Tratado de Cirugía Oncológica

Tratado de Cirugía Oncológica

Directores

Juan Carlos Meneu Díaz
Jefe de Servicio de Cirugía General y del Aparato Digestivo.
Hospital Universitario Ruber Juan Bravo, Madrid.
Board Europeo en Trasplante de Órganos Abdominales.
MBA en Gestión Sanitaria, Universidad Camilo José Cela, Madrid.
Catedrático, Departamento de Cirugía, Facultad de Ciencias de la Salud,
Universidad Europea de Madrid, Villaviciosa de Odón, Madrid.

María Aránzazu Moreno Elola-Olaso
Jefa de Servicio de Ginecología y Obstetricia,
Hospital Universitario Ruber Juan Bravo, Madrid.
Profesora Asociada, Departamento de Ginecología y Obstetricia,
Facultad de Ciencias de la Salud, Universidad Europea de Madrid, Villaviciosa de Odón, Madrid.

Director Asociado

Pedro Antonio Cascales Campos
Jefe de la Unidad de Cirugía Oncológica Peritoneal y Sarcomas,
Servicio de Cirugía General y del Aparato Digestivo,
Hospital Clínico Universitario Virgen de la Arrixaca, Murcia.
Profesor Titular, Departamento de Cirugía, Pediatría,
Obstetricia y Ginecología, Facultad de Ciencias de la Salud, Universidad de Murcia.

Avalado por:

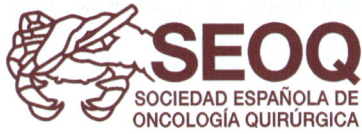
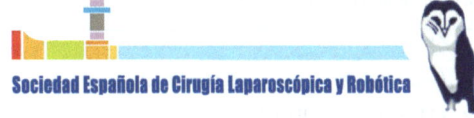
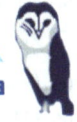

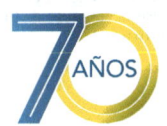 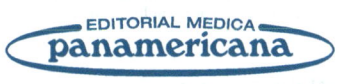

Desde 1953 formando Profesionales de la Salud

Buenos Aires - Bogotá - Madrid - México
www.medicapanamericana.com

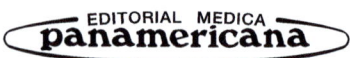

Visite nuestra página web:
http://www.medicapanamericana.com

ARGENTINA
Maipú 1300, piso 3 (C 1300 ACT)
Ciudad Autónoma de Buenos Aires, Argentina
Tel.: (54-11) 5031-6919
e-mail: info@medicapanamericana.com

COLOMBIA
Carrera 7a A. N.º 69-19 - Bogotá DC - Colombia
Tel.: (57-1) 235-4068
e-mail: infomp@medicapanamericana.com.co

ESPAÑA
Sauceda, 10 - 5ª planta - 28050 Madrid, España
Tel.: (34-91) 131-78-00
e-mail: info@medicapanamericana.es

MÉXICO
Av. Miguel de Cervantes Saavedra, n.º 233, piso 8, oficina 801
Col. Granada, Alcaldía Miguel Hidalgo
CP 11520 Ciudad de México, México
Tel.: (52-55) 5250-0664
e-mail: infomp@medicapanamericana.com.mx

ISBN: 978-84-1106-120-9 (Versión impresa + Versión digital)

ISBN: 978-84-1106-121-6 (Versión digital)

© 2025, EDITORIAL MÉDICA PANAMERICANA, S.A.
Sauceda, 10 - 5ª planta - 28050 Madrid - España
Depósito legal: M-24817-2024
Impreso en España

Coordinadores

Abradelo de Usera, Manuel
Jefe de Sección y Coordinador de Cirugía
Hepatobiliopancreática y Trasplante de Órganos
Abdominales, Hospital Universitario de Toledo.
Profesor Asociado de Cirugía, Universidad de Castilla
La Mancha.

Aguilera Molina, Yari
Facultativa Especialista de Área, Servicio de Cirugía
General y del Aparato Digestivo, Hospital Universitario
Ruber Juan Bravo, Madrid.
Profesora Asociada, Universidad Europea de Madrid,
Villaviciosa de Odón, Madrid.

Barrasa Shaw, Antonio
Médico Especialista, Hospital Vithas Valencia 9 de Octubre,
Valencia.
Profesor Adjunto, Facultad de Salud, Universidad Cardenal
Herrera CEU, Valencia.

Bretcha Boix, Pedro
Jefe de Cirugía General y del Aparato Digestivo, Área
de Cirugía Oncológica, Hospital Quirónsalud Torrevieja,
Alicante.

Calvo Pulido, María
Jefa de Servicio de Dermatología, Hospital Universitario
Ruber Juan Bravo, Madrid.
Jefa de Servicio de Dermatología y Medicina Estética,
Olympia, Quirónsalud, Madrid.
Profesora Asociada, Departamento de Dermatología,
Facultad de Ciencias de la Salud, Universidad Europea
de Madrid, Villaviciosa de Odón, Madrid.

García Santos, Francisco Javier
Jefe de Sección de Obstetricia y Ginecología, Hospital
Clínico San Carlos, Madrid.
Especialista de Ginecología Oncológica.
Profesor Asociado, Facultad de Medicina, Universidad
Complutense de Madrid.

Giordano, Pietro Giovanni
Facultativo Especialista de Área, Servicio de Cirugía
General y del Aparato Digestivo, Hospital Universitario
Ruber Juan Bravo, Madrid.

Gómez Ramírez, Joaquín
Coordinador de la Unidad de Cirugía Endocrina y
Patología Mamaria, Servicio de Cirugía General, Hospital
Universitario La Paz, Madrid. Hospital Ruber Juan Bravo,
Madrid.

Jódar Gimeno, Esteban
Jefe de Servicio de Endocrinología y Nutrición Clínica,
Hospital Universitario Quirónsalud, Madrid.
Catedrático, Facultad de Ciencias de la Salud, Universidad
Europea de Madrid, Villaviciosa de Odón, Madrid.

Matilla González, José María
Jefe de Servicio de Cirugía Torácica, Hospital Clínico
Universitario de Valladolid.
Profesor Asociado, Facultad de Ciencias de la Salud,
Universidad de Valladolid.

Meneu Díaz, Juan Carlos
Jefe de Servicio de Cirugía General y del Aparato Digestivo,
Hospital Universitario Ruber Juan Bravo, Madrid.
Catedrático, Departamento de Cirugía,
Facultad de Ciencias de la Salud, Universidad Europea
de Madrid, Villaviciosa de Odón, Madrid.

Moreno Elola-Olaso, María Aránzazu
Jefa de Servicio de Ginecología y Obstetricia, Hospital
Universitario Ruber Juan Bravo, Madrid.
Profesora Asociada, Departamento de Ginecología y
Obstetricia, Facultad de Ciencias de la Salud,
Universidad Europea de Madrid, Villaviciosa de Odón, Madrid.

Muguruza Trueba, Ignacio
Jefe de Departamento de Cirugía Torácica, Hospitales
Quirónsalud Públicos, Hospital Universitario Rey Juan
Carlos, Móstoles, Madrid.
Profesor Asociado, Facultad de Medicina, Universidad Rey
Juan Carlos, Móstoles, Madrid.

Ortiz Oshiro, Elena
Facultativa Especialista de Área, Servicio de Cirugía
General y del Aparato Digestivo, Hospital Universitario
Ruber Juan Bravo, Madrid.

Peinado Ibarra, Francois
Jefe de Servicio de Urología, Hospital Universitario Ruber
Juan Bravo, Madrid.
Profesor Asociado, Facultad de Medicina, Universidad
Europea de Madrid, Villaviciosa de Odón, Madrid.

Pérez Saborido, Baltasar
Jefe de Servicio de Cirugía General y Aparato
Digestivo, Responsable de la Unidad de Cirugía
Hepatobiliopancreática y Cirugía Robótica, Hospital
Recoletas Campo Grande, Valladolid.

Román García, Javier
Director Médico, Instituto de Oncología de Madrid (IOB), Hospital Beata María Ana, Madrid.
Coordinador de Oncología, Facultad de Ciencias Biomédicas y de la Salud, Universidad Europea de Madrid, Villaviciosa de Odón, Madrid.
Presidente de la Fundación Oncoayuda, Madrid.

Serrano Pardo, Rosario
Facultativa Especialista de Área, Servicio de Anatomía Patológica, Hospital Universitario Ruber Juan Bravo, Madrid.

Taboada Mostajo, Néstor
Facultativo Especialista de Área, Unidad Esofagogástrica, Servicio de Cirugía General y del Aparato Digestivo, Hospital Universitario Ruber Juan Bravo, Madrid.

Colaboradores

Abradelo de Usera, Manuel
Jefe de Sección y Coordinador de Cirugía Hepatobiliopancreática y Trasplante de Órganos Abdominales, Hospital Universitario de Toledo. Profesor Asociado de Cirugía, Universidad de Castilla La Mancha.

Acosta Rodríguez, Alejandro
Facultativo Especialista de Área, Unidad de Cirugía Hepatobiliopancreática, Servicio General y del Aparato Digestivo, Hospital Recoletas Campo Grande, Valladolid.

Aguilera Molina, Yari
Facultativa Especialista de Área, Servicio de Cirugía General y del Aparato Digestivo, Complejo Hospitalario Ruber Juan Bravo, Madrid.
Profesora Asociada, Universidad Europea de Madrid, Villaviciosa de Odón, Madrid.

Ajete Ramos, Yelene
Facultativa Especialista de Área, Servicio de Cirugía General y del Aparato Digestivo, Complejo Hospitalario Ruber Juan Bravo, Madrid.

Alcalá Valcárcel, Beatriz
Médico Interno Residente, Servicio de Ginecología y Obstetricia, Hospital Universitario Severo Ochoa, Leganés, Madrid.

Alcaraz Solano, Ángela
Médico Interno Residente, Unidad de Coloproctología, Servicio de Cirugía General y del Aparato Digestivo, Hospital Universitario Virgen de la Arrixaca, Murcia.

Alcázar López, Cándido Fernando
Facultativo Especialista de Área, Unidad Hepatobiliopancreática y Trasplante Hepático, Servicio de Cirugía General y del Aparato Digestivo, Hospital General Universitario Dr. Balmis, Alicante.

Álvarez Peña, Estíbaliz
Facultativa Especialista de Área, Servicio de Cirugía General y del Aparato Digestivo, Hospital Universitario La Luz, Quirónsalud, Madrid.
Profesora Titular, Facultad de Medicina, Universidad Francisco de Vitoria, Pozuelo de Alarcón, Madrid.

Andia Torrico, Daniela
Facultativa Especialista de Área, Servicio de Cirugía Torácica, Hospital Universitario Marqués de Valdecilla, Santander.

Arab Eblen, Clemente
Jefe de la Unidad de Ginecología Oncológica, Servicio de Cirugía, Instituto Oncológico FALP (Fundación Arturo López Pérez), Providencia, Santiago, Región Metropolitana, Chile. Profesor Asociado, Facultad de Medicina, Peñalolen, Santiago, Universidad de Chile.

Arnaiz Pérez, Alberto Ramón
Facultativo Especialista de Área, Servicio de Urología, Hospital Infanta Elena, Valdemoro, Madrid.

Arrocha Córdoba, Carlos Ernesto
Facultativo Especialista de Área, Unidad de Cirugía, Servicio General y del Aparato Digestivo, Hospital Clinic, Barcelona. Universidad de Panamá.

Atahualpa Arenas, Fredy
Facultativo Especialista de Área, Servicio de Cirugía General, Hospital Universitario La Luz, Quirónsalud, Madrid. Profesor Titular, Facultad de Medicina, Universidad Francisco de Vitoria, Pozuelo de Alarcón, Madrid.

Bailón Cuadrado, Martín
Facultativo Especialista de Área, Unidad de Cirugía Oncológica Peritoneal, Servicio de Cirugía General y del Aparato Digestivo, Hospital Universitario Río Hortega, Valladolid.
Profesor Asociado, Facultad de Medicina, Universidad de Valladolid.

Balaguer Román, Andrés
Médico Interno Residente, Servicio de Cirugía General y del Aparato Digestivo, Hospital Clínico Universitario Virgen de la Arrixaca, Murcia.

Barrasa Shaw, Antonio
Médico Especialista, Hospital Vithas Valencia 9 de Octubre, Valencia.
Profesor Adjunto, Facultad de Salud, Universidad Cardenal Herrera CEU, Valencia.

Bellón del Amo, Mónica
Facultativa Especialista de Área, Unidad de Oncología Ginecológica, Servicio de Obstetricia y Ginecología, Hospital Clínico San Carlos, Madrid.
Universidad Complutense de Madrid.

Berzal González-Mendiondo, Alba
Médico Interno Residente, Unidad Hepatobiliopancreática y Trasplante de Órganos Abdominales, Servicio de Cirugía General, Hospital Universitario 12 de Octubre, Madrid.

Bolufer Nadal, Sergio
Facultativo Especialista de Área, Servicio de Cirugía
Torácica, Hospital General Universitario Dr. Balmis, Alicante.

Bretcha Boix, Pedro
Jefe de Servicio de Cirugía General y del Aparato Digestivo,
Área de Oncología Quirúrgica, Hospital Quirónsalud
Torrevieja, Alicante.
Colaborador Docente, Facultad de Medicina, Universidad
Miguel Hernández, Elche, Alicante.

Carbonell Morote, Silvia
Facultativa Especialista de Área, Unidad de Cirugía
Oncológica, Servicio de Cirugía General, Hospital General
Universitario Dr. Balmis, Alicante.

Cascales Campos, Pedro Antonio
Jefe de Unidad de Cirugía Oncológica Peritoneal y
Sarcomas, Servicio de Cirugía General y del Aparato
Digestivo, Hospital Clínico Universitario Virgen de la
Arrixaca, El Palmar, Murcia.
Profesor Titular, Facultad de Ciencias de la Salud,
Universidad de Murcia.

Castell Gómez, José
Jefe Asociado, Servicio de Cirugía General y Digestiva,
Hospital Universitario La Luz, Quirónsalud, Madrid.
Profesor Titular, Universidad Francisco de Vitoria, Pozuelo
de Alarcón, Madrid.

Castro Luna, Ana
Facultativa Especialista de Área, Servicio de
Endocrinología y Nutrición, Hospital General Universitario
de Ciudad Real.

Cerezal Garrido, Luis Jorge
Jefe de Servicio de Cirugía Torácica, Hospital General
Universitario Dr. Balmis, Alicante.
Profesor Asociado, Facultad de Medicina, Universidad
Miguel Hernández, San Juan, Alicante.

Cervera Miguel, Juan Ignacio
Facultativo Especialista de Área, Servicio de Radiodiagnóstico,
Hospital Clínico Universitario de Valencia.
Profesor Asociado, Facultad de Medicina, Universidad
de Valencia.

Conde Adán, Ana
Facultativa Especialista de Área, Unidad de Ginecología
Oncológica, Servicio de Ginecología, MD Anderson Cancer
Center, Madrid.

Cortés Salgado, Alfonso
Facultativo Especialista de Área, Servicio de Oncología
Médica, Instituto de Oncología de Madrid (IOB), Hospital
Beata María Ana, Madrid.

Cortez Castedo, Patricia
Facultativa Especialista de Área, Unidad de Tumores de
Mama, Servicio de Oncología Médica, Complejo Hospitalario
Ruber Juan Bravo, Madrid.
Profesora Asociada, Facultad de Medicina, Universidad
Europea de Madrid, Villaviciosa de Odón, Madrid.

De Santiago García, Francisco Javier
Jefe de Servicio de Ginecología, MD Anderson Cancer
Center Madrid. Universidad Francisco de Vitoria, Pozuelo
de Alarcón, Madrid.

De Vega Sánchez, Blanca
Facultativa Especialista de Área, Unidad de Neumología
Intervencionista, Servicio de Neumología, Hospital Clínico
Universitario de Valladolid.
Colaboradora Docente, Facultad de Medicina, Universidad
de Valladolid.

Del Campo Mira, Jone Miren
Facultativa Especialista de Área, Servicio de Cirugía
Torácica, Hospital General Dr. Balmis, Alicante.

Díaz Pérez, Beatriz
Facultativa Especialista de Área, Servicio de Cirugía
General y del Aparato Digestivo, Hospital Universitario de
Canarias, Santa Cruz de Tenerife.

Díaz Pérez, David
Facultativo Especialista de Área, Servicio de Cirugía General
y del Aparato Digestivo, Hospital Universitario de Torrejón,
Madrid.
Colaborador Docente, Facultad de Medicina, Universidad
Francisco de Vitoria, Pozuelo de Alarcón, Madrid.

Díez del Val, Ismael
Jefe de Sección, Unidad de Cirugía Esófago-Gástrica
y Bariátrica, Servicio General y del Aparato Digestivo,
Hospital Universitario de Basurto, Bilbao.
Profesor Asociado, Facultad de Medicina y Enfermería,
Universidad del País Vasco, Bilbao.

Disdier Vicente, Carlos
Jefe de Servicio de Neumología, Unidad de Neumología
Intervencionista, Hospital Clínico Universitario de
Valladolid.
Profesor Asociado, Facultad de Medicina, Universidad
de Valladolid.

Domínguez Fernández, Roberto
Facultativo Especialista de Área, Servicio de Endocrinología
y Nutrición, Hospital Universitario Ruber Juan Bravo, Madrid.
Profesor Asociado, Facultad de Medicina, Universidad
Europea de Madrid, Villaviciosa de Odón, Madrid.

Durán Escribano, Carlos
Jefe de Servicio de Cirugía General, Hospital Universitario
La Luz, Quirónsalud, Madrid.
Profesor Titular, Facultad de Medicina, Universidad
Francisco de Vitoria, Pozuelo de Alarcón, Madrid.

Estébanez García, José Javier
Médico Interno Residente, Servicio de Cirugía General y del
Aparato Digestivo, Consorcio Hospital Universitario General
de Valencia.

Farré Alegre, Josep
Facultativo Especialista de Área de Cirugía Oncológica,
Servicio de Cirugía General y del Aparato Digestivo,
Hospital Quirónsalud Torrevieja, Alicante.

Fernández Candela, Alba
Facultativa Especialista de Área de Cirugía Oncológica,
Servicio de Cirugía General y del Aparato Digestivo,
Hospital Quirónsalud Torrevieja, Alicante.

Florez Gamarra, Mariela Lizet
Médico Especialista, Servicio de Cirugía General
y del Aparato Digestivo, Hospital Sanitas La Moraleja, Madrid.

Fundora Suárez, Yiliam
Facultativa Especialista de Área, Servicio de Cirugía General y del Aparato Digestivo, Coordinadora Quirúrgica de la Unidad de Trasplante Hepático, Hospital Clinic, Barcelona.
Profesora Asociada de Cirugía, Universitat de Barcelona.

Fuster Diana, Carlos A.
Jefe de la Unidad de Mama, Servicio de Cirugía General y del Aparato Digestivo,
Fundación Instituto Valenciano de Oncología, Valencia.
Profesor Asociado, Facultad de Medicina y Odontología, Universidad Católica de Valencia.

Gago Gago, Isabel
Facultativa Especialista de Área, Unidad de Mama, Servicio de Ginecología, Complejo Hospitalario Ruber, Madrid.
Colaborador Docente, Facultad de Medicina, Universidad Europea de Madrid, Villaviciosa de Odón, Madrid

Gálvez Muñoz, Carlos
Facultativo Especialista de Área, Servicio de Cirugía Torácica, Hospital General Universitario Dr. Balmis, Alicante.

García Nebreda, María
Facultativo Especialista de Área, Servicio de Cirugía General y del Aparato Digestivo, Hospital Universitario Infanta Leonor, Madrid.
Colaborador Docente, Facultad de Medicina, Universidad Complutense de Madrid.

García Santos, Francisco Javier
Jefe de Sección de Obstetricia y Ginecología, Hospital Clínico San Carlos, Madrid. Especialista en Ginecología Oncológica.
Profesor Asociado, Facultad de Medicina, Universidad Complutense de Madrid.

Giordano, Pietro Giovanni
Facultativo Especialista de Área, Servicio de Cirugía General y del Aparato Digestivo, Hospital Universitario Ruber Juan Bravo, Madrid.

Gómez Contreras, Ramón
Facultativo Especialista de Área, Servicio de Cirugía General y del Aparato Digestivo,
Hospital de Denia, Ribera Salud, Denia, Alicante.

Gonzabay Campos, Víctor Eduardo
Facultativo Especialista de Área, Servicio de Cirugía General y del Aparato Digestivo, Hospital Universitario Ruber Juan Bravo, Madrid.

Heras Garceau, María
Facultativa Especialista de Área, Servicio de Cirugía General, Hospital Universitario La Luz, Quirónsalud, Madrid.
Profesor Titular, Facultad de Medicina, Universidad Francisco de Vitoria, Pozuelo de Alarcón, Madrid.

Herránz Yagüe, José Antonio
Facultativo Especialista de Área, Servicio de Urología, Hospital Universitario de Fuenlabrada, Madrid.

Hoyas García, María Azahara
Facultativa Especialista de Área de Radiología de la Mama,

Servicio de Radiología, Hospital Universitario Severo Ochoa, Leganés, Madrid.

Jiménez Maestre, Unai
Facultativo Especialista de Área, Servicio de Cirugía Torácica, Hospital Universitario Cruces, Barakaldo, Bilbao.
Colaborador Docente, Facultad de Medicina, Universidad del País Vasco.

Jódar Gimeno, Esteban
Jefe de Servicio de Endocrinología y Nutrición Clínica, Hospital Universitario Quirónsalud, Madrid.
Catedrático, Facultad de Ciencias de la Salud, Universidad Europea de Madrid, Villaviciosa de Odón, Madrid.

Leturio Fernández, Saioa
Facultativa Especialista de Área, Unidad Esófago-gástrica, Servicio de Cirugía General y del Aparato Digestivo, Hospital Universitario Basurto, Bilbao.
Profesor Asociado, Facultad de Medicina, Universidad del País Vasco.

Lirio Gran, Francisco
Facultativo Especialista de Área, Servicio de Cirugía Torácica, Hospital General Universitario Dr. Balmis, Alicante.

López Couceiro, Laura
Facultativa Especialista de Área de Gastroenterología, Servicio de Medicina del Aparato Digestivo, Hospital Universitario Infanta Cristina, Parla, Madrid.

Loureiro González, Carlos
Facultativo Especialista de Área, Unidad de Cirugía Esófago-gástrica y Bariátrica, Servicio de Cirugía General y del Aparato Digestivo, Hospital Universitario Basurto, Bilbao.
Profesor Asociado, Facultad de Medicina y Enfermería, Universidad del País Vasco.

Luengo Pierrard, Patricia
Facultativa Especialista de Área, Unidad de Cirugía Endocrina y Mama, Servicio de Cirugía General y del Aparato Digestivo, Hospital Universitario Ramón y Cajal, Madrid.

Mafé Madueño, Juan José
Facultativo Especialista de Área, Servicio de Cirugía Torácica, Hospital General Universitario Dr. Balmis, Alicante.

Marcacuzco Quinto, Alberto Alejandro
Facultativo Especialista de Área, Unidad Hepatobiliopancreática y Trasplante de Órganos Abdominales, Servicio de Cirugía General, Hospital Universitario 12 de Octubre, Madrid.
Profesor Asociado, Facultad de Medicina, Universidad Complutense de Madrid.

Marco Martínez, María Amparo
Facultativa Especialista de Área, Servicio de Endocrinología y Nutrición, Hospital Quirónsalud Madrid, Pozuelo de Alarcón, Madrid.
Profesora Asociada, Facultad de Medicina, Universidad Europea de Madrid, Villaviciosa de Odón, Madrid.

Maroto Molina, Sergio
Facultativo Especialista de Área, Servicio de Cirugía Torácica, Hospital General Dr. Balmis, Alicante.

Marqués Medina, Elia
Facultativa Especialista de Área, Servicio de Cirugía General, Hospital Universitario Infanta Leonor, Madrid. Colaborador Docente, Facultad de Medicina, Universidad Complutense de Madrid.

Martínez Tellez, Elisabeth
Facultativa Especialista de Área, Coordinadora de Servicio de Cirugía Torácica, Hospital de la Santa Creu i Sant Pau, Barcelona.
Profesora Asociada, Departamento de Cirugía, Universitat Autònoma de Barcelona.

Martos Cabrera, Luisa
Facultativa Especialista de Área, Unidad de Oncología y Cirugía, Servicio de Dermatología, Hospital Universitario de la Princesa, Madrid.
Colaboradora Docente, Departamento de Dermatología, Universidad Autónoma de Madrid.

Matilla González, José María
Jefe de Servicio de Cirugía Torácica, Hospital Clínico Universitario de Valladolid.
Profesor Asociado, Facultad de Ciencias de la Salud, Universidad de Valladolid.

Mercader Cidoncha, Enrique
Facultativo Especialista de Área, Unidad de Cirugía Endocrina y Metabólica, Servicio de Cirugía General y del Aparato Digestivo, Hospital General Universitario Gregorio Marañón, Madrid.
Profesor Asociado, Facultad de Medicina, Universidad Complutense de Madrid.

Moreno Elola-Olaso, Almudena
Facultativa Especialista de Área, Unidad de Cirugía Bariátrica, Servicio de Cirugía General y del Aparato Digestivo, Hospital Universitario del Henares, Coslada, Madrid.
Profesora Asociada de Cirugía, Facultad de Medicina, Universidad Francisco de Vitoria, Pozuelo de Alarcón, Madrid.

Muguruza Trueba, Ignacio
Jefe de Departamento de Cirugía Torácica, Hospitales Quirónsalud Públicos, Hospital Universitario Rey Juan Carlos, Móstoles, Madrid.
Profesor Asociado, Facultad de Medicina, Universidad Rey Juan Carlos, Móstoles, Madrid.

Muñoz Muñoz, Paula
Facultativa Especialista de Área, Unidad de Cirugía Oncológica, Servicio de Cirugía General y del Aparato Digestivo, Hospital Quirónsalud Torrevieja, Alicante.

Naranjo Gozalo, Sara
Facultativa Especialista de Área, Servicio de Cirugía Torácica, Hospital Universitario Marqués de Valdecilla, Santander.
Profesora Asociada, Facultad de Medicina, Universidad de Cantabria, Santander.

Ojanguren Martiarena, Odile
Facultativa Especialista de Área, Servicio de Cirugía Torácica y Trasplante Pulmonar, Hospital Universitari Vall d'Hebron, Barcelona.

Ortiz Simón, Almudena
Facultativa Especialista de Área, Servicio de Obstetricia y Ginecología, Complejo Hospitalario Ruber Juan Bravo, Madrid.

Osorio Silla, Irene
Facultativa Especialista de Área, Unidad de Cirugía Endocrina y Patología de la Mama, Servicio General y del Aparato Digestivo, Fundación Jiménez Díaz, Madrid.

Pardo Martínez, Cristina
Facultativa Especialista de Área, Servicio de Cirugía General y del Aparato Digestivo, Hospital Universitario Infanta Leonor, Madrid.
Profesora Asociada, Facultad de Medicina, Universidad Complutense de Madrid.

Pascual Mateo, Carlos
Facultativo Especialista de Área, Servicio de Urología, Hospital Quirónsalud Sur, Alcorcón, Madrid.

Paseiro Crespo, Gloria
Jefa de Servicio de Cirugía General y del Aparato Digestivo, Hospital Universitario Infanta Leonor, Madrid.
Profesora Asociada, Facultad de Medicina, Universidad Complutense de Madrid.

Pérez Fidalgo, José Alejandro
Jefe de Servicio de Cirugía General y Aparato Digestivo, Responsable de la Unidad de Cirugía epatobiliopancreática y Cirugía Robótica, Hospital Recoletas Campo Grande, Valladolid.

Pérez Saborido, Baltasar
Jefe de Servicio de Cirugía General y Aparato Digestivo, Responsable de la Unidad de Cirugía Hepatobiliopancreática y Cirugía Robótica, Hospital Recoletas Campo Grande, Valladolid.

Pérez Torres, Jorge Brian
Facultativo Especialista de Área, Sección de Cirugía Hepatobiliopancreática y Trasplante, Servicio de Cirugía General y del Aparato Digestivo, Hospital Universitario de Canarias, Tenerife.
Colaborador Docente, Facultad de Medicina, Universidad de la Laguna.

Priego Priego, Araceli
Facultativa Especialista de Área, Servicio de Oncología Médica, Hospital Ruber Internacional, Madrid.

Ramia Ángel, José Manuel
Jefe de Servicio de Cirugía General y del Aparato Digestivo, Responsable de la Unidad de Cirugía Hepatobiliopancreática y Trasplante Hepático, Hospital General Universitario Dr. Balmis, Alicante.
Profesor Asociado, Facultad de Medicina, Universidad Miguel Hernández, San Juan, Alicante.

Ramírez Araya, Sebastián
Facultativo Especialista de Área, Unidad de Ginecología Oncológica, Servicio de Cirugía, Instituto Oncológico FALP

(Fundación Arturo López Pérez), Providencia, Santiago, Chile.
Colaborador Docente, Facultad de Medicina, Universidad de los Andes, Las Condes, Santiago, Chile.

Renovell Ferrer, Pablo
Jefe de Sección, Servicio de Cirugía Ortopédica y Traumatología, Hospital Clínico de Valencia.
Profesor Asociado, Facultad de Medicina, Universidad de Valencia.

Repáraz Herrero, Silvia
Médico Interno Residente, Servicio de Oncología Médica, Hospital Clínico San Carlos, Madrid.

Riquelme Oliveira, Alejandro
Facultativo Especialista de Área, Instituto de Oncología de Madrid (IOB), Hospital Beata María Ana, Madrid.
Colaborador Docente, Universidad Europea de Madrid, Villaviciosa de Odón, Madrid.

Rodríguez Jiménez, Pedro
Facultativo Especialista de Área, Unidad de Oncología y Cirugía, Servicio de Dermatología, Hospital Universitario La Princesa, Madrid.
Profesor Asociado, Departamento de Dermatología, Universidad Autónoma de Madrid.

Rodríguez Naranjo, Carla
Facultativa Especialista de Área, Servicio de Anatomía Patológica, Hospital Universitario Severo Ochoa, Leganés, Madrid.

Roldán Testillano, Rocío
Facultativa Especialista de Área, Servicio de Urología, Hospital Universitario Ruber Juan Bravo, Hospital Universitario de Fuenlabrada, Madrid.
Profesora Asociada, Universidad Europea de Madrid.

Román García, Francisco Javier
Director Médico, Instituto de Oncología de Madrid (IOB), Hospital Beata María Ana, Madrid.
Coordinador de Oncología, Facultad de Ciencias Biomédicas y de la Salud, Universidad Europea de Madrid.

Sánchez Moreno, Laura
Facultativa Especialista de Área, Servicio de Cirugía Torácica, Hospital Universitario Marqués de Valdecilla, Santander.

Sebastián Belloch, Leyre
Médico Interno Residente, Servicio de Cirugía Torácica, Hospital General Universitario Dr. Balmis, Alicante.

Sesma Romero, Julio
Facultativo Especialista de Área, Servicio de Cirugía Torácica, Hospital General Universitario Dr. Balmis, Alicante.

Silvestre Muñoz, Antonio
Jefe de Servicio de Cirugía Ortopédica y Traumatología, Unidad de Cirugía Reconstructiva, Hospital Clínico Universitario de Valencia.
Profesor Contratado-Doctor, Facultad de Medicina, Universidad de Valencia.

Sureda González, Manuel
Facultativo Especialista de Área, Servicio Plataforma de Oncología, Hospital Quirónsalud Torrevieja, Alicante.

Taboada Mostajo, Néstor
Facultativo Especialista de Área, Unidad Esofagogástrica, Servicio de Cirugía General y del Aparato Digestivo, Complejo Hospitalario Ruber Juan Bravo, Madrid.
Colaborador Docente, Universidad Europea de Madrid, Villaviciosa de Odón, Madrid.

Trujillo Reyes, Juan Carlos
Jefe Clínico, Servicio de Cirugía Torácica, Hospital de la Santa Creu y Sant Pau, Barcelona.
Profesor Asociado, Facultad de Medicina, Universitat Autònoma de Barcelona.

Uriarte Terán, Jon Ignacio
Facultativo Especialista de Área, Servicio de Cirugía General y del Aparato Digestivo, Hospital Universitario Juan Bravo, Madrid.

Uribe-Etxebarría Lugariza-Aresti, Naia
Facultativa Especialista de Área, Servicio de Cirugía Torácica, Hospital Universitario Cruces, Barakaldo, Bilbao.
Profesora Asociada, Facultad de Medicina, Universidad del País Vasco.

Vaillo Figuerola, Xavier
Médico Interno Residente, Servicio de Cirugía Torácica. Hospital General Universitario Dr. Balmis, Alicante.

Valdivia Mazeyra, Mariel Fabiola
Médico Residente, Servicio de Nefropatología, Universitätsklinikum Erlangen, Alemania.

Villalba Ferrer, Francisco
Coordinador de la Unidad de Cirugía Endocrina, Servicio de Cirugía General y del Aparato Digestivo, Consorcio Hospital General Universitario de Valencia.
Profesor Asociado, Facultad de Medicina, Universidad de Valencia.

Zarain Obrador, Leire
Facultativa Especialista de Área, Unidad de Cirugía Endocrino-metabólica, Servicio de Cirugía General y del Aparato Digestivo, Hospital General Universitario Gregorio Marañón, Madrid.

Prólogo

Un tratado de cirugía oncológica es un compendio de conocimiento especializado en el tratamiento quirúrgico del cáncer y, además, una demostración de cómo la especialización en las áreas médicas y quirúrgicas se ha tenido que integrar para afrontar el diagnóstico y tratamiento de la enfermedad oncológica, en la que el papel que podía desempeñar un especialista, de forma aislada, se tornaba, cuando menos, insuficiente. La observación clínica, tan valiosa a la hora de evaluar la evolución de los pacientes con cáncer, nos demuestra el carácter sistémico dinámico y singular de la enfermedad, aun cuando nos enfrentemos a «similares diagnósticos».

Conceptualmente, la cirugía oncológica hace referencia al tratamiento quirúrgico del cáncer y, por extensión, el cirujano oncológico sería aquel que dedica su actividad asistencial a operar a los pacientes con cáncer, lo cual, aunque pueda parecer lo mismo, no lo es, ya que el cirujano estará obligado a integrar su tratamiento dentro de una secuencia de procedimientos que tendrán impacto no solo sobre el resultado de su técnica, sino también en la decisión de la extensión y la secuencia del tratamiento quirúrgico.

Pensar que una enfermedad como la que nos ocupa, por el hecho de ser resecable en el momento en que se diagnostica, es una enfermedad local es difícilmente demostrable; en contra de esta aseveración podrían estar los buenos resultados e, incluso, la curación de algunos pacientes cuyo beneficio radica exclusivamente en el gesto quirúrgico, pero también están los pacientes que se plantean de esta forma y, a lo largo del tiempo —intervalo una vez más muy variable—, desarrollan nuevamente una lesión visible relacionada con la enfermedad inicial. Por estas y otras muchas observaciones clínicas, debemos, al menos, considerar la heterogeneidad que representa el binomio que forma el «paciente con su cáncer».

El desarrollo de la tecnología no excluye a la medicina, pero nuevamente la observación y el seguimiento de los pacientes nos han enseñado a modificar planes y estrategias de tratamiento que han ido consiguiendo mejorar los resultados y obtener mayores beneficios de las distintas terapias contra el cáncer; por lo tanto, aquellos médicos capaces de utilizar estas tecnologías sin abandonar el contacto con los pacientes conseguirán obtener la mayor efectividad en sus tratamientos.

La medicina de precisión nos está enseñando a adentrarnos en esta singularidad del diagnóstico y tratamiento de los pacientes, teniendo en cuenta no solo aspectos morfometabólicos y clínico-patológicos, sino también condiciones personales en cuanto a estilo de vida y nivel socioeconómico, que se integran a la hora de realizar una evaluación global. La ciencia de datos y su interpretación nos sitúan en una nueva etapa de entendimiento de la enfermedad y su evolución que, sin duda, también nos ayudará a mejorar los resultados.

Es por todo esto por lo que cobra un importante sentido la realización de un tratado en la cirugía del cáncer con este carácter integrador, ya que obedece a una nuestra realidad asistencial cotidiana.

Consideramos que compartir la coordinación de un tratado de cirugía oncológica es una tarea que requiere buen entendimiento y mejor relación. Es indudable que la simbiosis a la que asistimos entre la ginecología y obstetricia y la cirugía general y de aparato digestivo, encabezada por los doctores Moreno y Meneu —«tanto monta monta tanto»—, ha obtenido grandes logros, no solo a título personal, como se constata en sus brillantes currículos, sino también como «tándem quirúrgico», como abalan su actividad asistencial en común, su emprendimiento constante, su incansable trabajo docente y su interés por la investigación, pilares fundamentales para acometer la realización de una obra que seguro alcanzará su merecido prestigio.

Yolanda Quijano Collazo y **Emilio Vicente López**
Directores del Servicio de Cirugía General y Digestivo,
Hospital Universitario HM Sanchinarro, Madrid.
Facultad de Medicina, Centro Universitario HM de Ciencias de la Salud
de la Universidad Camilo José Cela, Madrid.

Prefacio

Es un honor introducir este tratado, cuya consulta se aconseja a todos los cirujanos y residentes de cirugía, que a lo largo de su carrera profesional, y en cada una de sus especialidades, tratarán a pacientes oncológicos. Y muy especialmente, a aquellos que se dedican a la cirugía oncológica, a los que nosotros denominamos, siguiendo a Blake Cady, *oncólogos quirúrgicos* (o *cirujanos oncológicos*).

Hablamos de cirujanos con entrenamiento específico en oncología, capaces de colaborar con los demás especialistas del área y con dedicación específica al tratamiento de los pacientes con enfermedades neoplásicas. Facultados para abordar la complejidad de la anatomía y manejar los tejidos con «delicada violencia», con objeto de tratar el cáncer. Sabiendo cuándo hacerlo y cuándo no, cuándo y cómo obtener márgenes libres, cuándo y cómo hacer un planteamiento curativo, o uno de apoyo a los demás especialistas, o uno encaminado a la reducción del tumor (citorreducción), o uno decididamente paliativo. Sabiendo que el 60 % de los pacientes que se curan de cáncer lo hacen con cirugía como único tratamiento. La cirugía oncológica constituye, por lo tanto, una piedra angular para el tratamiento moderno del cáncer.

Resulta evidente que el tratamiento ha cambiado sustancialmente desde que William S. Halsted teorizase sobre la progresión del cáncer y el papel del cirujano. Pero lo cierto es que, en la actualidad, el oncólogo quirúrgico está implicado en la prevención, el diagnóstico, el tratamiento definitivo, el tratamiento paliativo y la rehabilitación del paciente con un tumor maligno. Todo ello le concierne.

La estadística a nivel mundial muestra cómo la incidencia de tumores malignos subsidiarios de tratamiento quirúrgico (ya sea en estadios precoces o en más avanzados) continúa en ascenso. Y es previsible que se mantenga esta tendencia a corto, medio y largo plazo.

El conocimiento de la fisiopatología, la evaluación preoperatoria, el diagnóstico y tratamiento del cáncer que proporciona una titulación (y una certificación) es necesario, pero no suficiente para el tratamiento de este tipo de pacientes.

La búsqueda del perfeccionamiento y de la calidad asistencial, el estudio de los pacientes y la investigación clínica (y básica) son fundamentales para aumentar las posibilidades de éxito cuando nos enfrentamos a esta patología.

Por ello, el oncólogo quirúrgico debe tener un perfil específico, sólido y multidisciplinario, marcado por las siguientes habilidades técnicas: resección de órganos sólidos y vísceras huecas; anastomosis vasculares; anastomosis ureterales; creación de ostomías; manejo de la pared abdominal difícil; manejo exhaustivo del retroperitoneo, de la tecnología de quirófano y de la ecografía intraoperatoria; y cuidados del paciente crítico.

El papel del cirujano oncológico es y será fundamental en el tratamiento del cáncer. La contribución histórica del oncólogo quirúrgico en los avances tecnológicos para el tratamiento del cáncer ha sido esencial para mejorar la tasa de éxito. Los autores reivindicamos la responsabilidad actual del oncólogo quirúrgico como eslabón en el diagnóstico, tratamiento, seguimiento y desarrollo de innovaciones en el ámbito del cáncer. Y, por supuesto, como líder de los comités multidisciplinarios de tumores.

Este tratado proporciona esos conocimientos para el ejercicio eficiente de la cirugía oncológica, mediante un acceso bien estructurado a los fundamentos científicos disponibles, lo que combinado con la experiencia de sus autores, servirá de guía principal, abordando desde las bases fisiopatológicas hasta el cuidado posoperatorio, incluyendo diagnóstico, evaluación, optimización, técnicas quirúrgicas y complicaciones posoperatorias. La importancia de este libro radica en el enfoque integral para la comprensión profunda de la dificultad del tratamiento del paciente oncológico.

Adicionalmente, este texto nace con vocación de aunar los elementos curriculares requeridos por la European Society of Surgical Oncology (ESSO) para la elegibilidad en el examen European Board of

Surgery Qualification en Oncología Quirúrgica, tal y como avala la Sociedad Española de Oncología Quirúrgica (SEOQ).

Cada capítulo, con enfoque multidisciplinario, se apoya en la medicina basada en la evidencia, en la medicina basada en el valor y, por supuesto, en la experiencia clínica (desempeño) de reconocidos y preeminentes cirujanos y clínicos.

Se ha puesto especial énfasis en las técnicas quirúrgicas mínimamente invasivas, destacando en particular la cirugía robótica. Estas tecnologías son el presente y abren las puertas a un futuro integrando la inteligencia artificial, la realidad aumentada y la simulación. Aumentando, así, las posibilidades de curación quirúrgica con nuevos procedimientos provistos de una precisión sin precedentes. El conocimiento y la implementación de estos avances es esencial para cualquier cirujano que busque la excelencia quirúrgica.

Es adecuado reconocer que el presente proyecto, si bien ha sido «coral» en su ejecución, en un inicio fue impulsado por el Dr. Juan Carlos Meneu Díaz, catedrático de Cirugía General de la Universidad Europea de Madrid, quien ha dedicado toda su vida profesional a la cirugía general y del aparato digestivo, el trasplante de órganos abdominales y la cirugía oncológica. Su conocimiento y su contrastada experiencia en esta especialidad han sido fundamentales para que este tratado, un viejo anhelo, se materializara en esta magnífica e instructiva obra que ponemos a disposición de los especialistas. Su liderazgo y dedicación lo han hecho cristalizar. Su contribución a la cirugía y su compromiso con la formación y la docencia, *see one, do one, teach one*, ejemplarizante para nuevos médicos y futuros cirujanos, son una inspiración para todos nosotros.

Hago extensivo mi reconocimiento y profunda gratitud a los coordinadores y los autores de los diferentes capítulos, por su dedicación y compromiso con la excelencia. Han sido esenciales para la creación de este tratado.

Finalmente, quisiera resaltar el papel conductor y generador de las instituciones que han colaborado inestimablemente en este tratado: 1) la SEOQ, a través de su expresidente Pere Bretxa, y la Sociedad Española de Cirugía Laparoscópica y Robótica (SECLA), a través de su expresidenta Elena Ortiz; 2) la Cátedra de Investigación Médica Oncocir (CIMO), a través de su directora interna Anabel Castillo; 3) la Universidad Europea (UE), a través de su coordinador de Docencia e Investigación David Sanz; 4) la Unidad de Docencia e Investigación del Hospital Universitario Ruber Juan Bravo, a través de su director Javier Bermejo y, por supuesto, 5) la Editorial Médica Panamericana, artífice en último lugar de este sueño convertido en realidad. Cada una de estas entidades ha contribuido significativamente con recursos, conocimientos y plataformas de difusión del «saber» de la cirugía en el paciente oncológico. Sin su ayuda, este trabajo no habría visto la luz.

Confío en que este texto se convertirá en una herramienta valiosa para todos aquellos comprometidos con los avances del tratamiento quirúrgico del cáncer. Espero que encuentren esta edición muy valiosa como recurso clínico y educativo.

Dra. Mª Aránzazu Moreno Elola-Olaso

Índice

SECCIÓN I. Principios de cirugía oncológica   1

Coordinadores: Javier Román García y Rosario Serrano Pardo

SECCIÓN II. Cáncer de mama   101

Coordinadora: María Aránzazu Moreno Elola-Olaso

Principios de cirugía oncológica

I

Epidemiología del cáncer

1

J. Román García

OBJETIVOS

- Conocer las magnitudes de los diferentes tipos de tumores en los diferentes ámbitos geográficos.
- Comprender las diferencias entre la incidencia, prevalencia y mortalidad del cáncer.
- Aplicar el conocimiento de la epidemiología para diseñar las estrategias de la prevención primaria y secundaria frente al cáncer.
- Analizar la realidad epidemiológica del cáncer en un entorno determinado.
- Evaluar y sintetizar las respuestas frente a un reto epidemiológico.

CONCEPTO

Definición de epidemiología del cáncer

Aunque hay muchas posibles definiciones de la epidemiología del cáncer, es conveniente que la elegida exprese bien sus objetivos y contenidos.

Una visión amplia de esta disciplina la definiría como la ciencia que estudia la distribución del cáncer en la población humana, los factores que condicionan su aparición y su evolución temporal, social y geográfica y la aplicación de los conocimientos adquiridos —con métodos epidemiológicos— para el control del cáncer (orientación de la información a la acción).

Esto implica que la epidemiología es algo más que pura estadística descriptiva. Significa que el análisis descriptivo de la distribución del cáncer entre la población junto con el análisis causal de las enfermedades tumorales posibilitan el acceso a la información relevante y conocer de forma más precisa dichas enfermedades. Este conocimiento permite actuar sobre los factores de riesgo poblacionales y sobre las poblaciones en riesgo de un modo selectivo y eficiente.

De este modo, la epidemiología ya no es solo estadística y etiología, sino que también se enlaza con la detección precoz y la prevención en sus distintas variantes (primaria, secundaria, terciaria y cuaternaria).

Variables más frecuentes que considerar en la epidemiología del cáncer

Aunque son muchas las variables y los métodos con los que se analizan los datos epidemiológicos, los de mayor manejo práctico y a los que se hará referenncia son los siguientes.

Medidas de frecuencia

Se emplean, fundamentalmente, para analizar la situación global del cáncer o de tumores específicos en una población concreta y un período determinado. Se utilizan, preferentemente, la incidencia y la prevalencia.

Incidencia

Es el número de casos nuevos de una enfermedad en una población y en un período de tiempo determinados.

Puede expresarse como el número absoluto de casos nuevos en un año o como tasas y, en este caso, sería el número de casos nuevos por cada 100.000 personas en un período de un año.

La incidencia permite saber a qué ritmo se diagnostica un determinado tipo de cáncer o todos ellos en un período de tiempo concreto; es decir, refleja la dinámica de ocurrencia del cáncer en una población determinada.

Prevalencia

Está formada por todas las personas que, estando vivas, han sido diagnosticadas de la enfermedad en un período determinado (prevalencia de período) o en un momento concreto (prevalencia de punto). La enfermedad puede haber sido controlada o no, pero el paciente debe estar vivo en el momento del análisis.

La prevalencia permite saber qué porcentaje de la población está afectada por un tipo de cáncer o por todos ellos en un determinado período de tiempo.

Mortalidad

Se refiere a la magnitud de pacientes fallecidos en la población afectada por un determinado tumor o globalmente por

3

todos los tumores en una determinada área geográfica y en un período de tiempo.

Habitualmente, se expresa como un porcentaje del número de pacientes que fallecen desde el diagnóstico hasta un determinado punto (mortalidad a los 5 años, a los 10 años, etc.) con respecto al total de la población enferma. También recibe el nombre de *tasa de letalidad*.

Es frecuente que la mortalidad se estratifique en función de la edad y también en función del estadio de la enfermedad para tener un mejor conocimiento de la agresividad de la enfermedad. Es lo que se llama *tasas ajustadas de mortalidad*.

Supervivencia

Sería el concepto opuesto a la mortalidad y expresaría el porcentaje de pacientes que, habiendo sido diagnosticados de una patología neoplásica concreta, sobreviven un determinado período desde el diagnóstico. Es aplicable también al total de los pacientes con diagnóstico previo de cáncer.

Expresa, al igual que la mortalidad, el grado de agresividad de una determinada patología, y también puede estratificarse por edad o por estadios para tener una visión más ajustada.

Medidas de validez de una prueba

Se trata de definir conceptos que permitan saber si una determinada prueba es capaz de distinguir en una población si un sujeto padece o no una enfermedad.

Sensibilidad

Es la capacidad de una prueba para detectar dentro de una población a aquellos sujetos que padecen una enfermedad. Por lo tanto, mide la eficiencia para señalar a los pacientes con la enfermedad dentro de una población compuesta por personas sanas y enfermas.

El ideal de una prueba es que tenga una sensibilidad del 100 %, es decir, que detecte a la totalidad de pacientes enfermos dentro del global de la población.

Especificidad

Este concepto expresa la capacidad de una prueba para que sea positiva solo en pacientes con una determinada patología y que no lo sea cuando no existe la enfermedad que se busca.

Por lo tanto, una prueba que es positiva cuando el sujeto está sano disminuirá la especificidad de la prueba.

El ideal es que una prueba tenga una especificidad del 100 %, es decir, que todos los resultados positivos se correspondan realmente con pacientes con la enfermedad que se pretende detectar.

Valor predictivo positivo

Es un criterio de probabilidad y define con qué porcentaje de probabilidad un resultado de una prueba que sea positiva se asocia a la presencia real de una enfermedad.

El ideal es que este valor predictivo sea del 100 %.

Valor predictivo negativo

Este concepto define la probabilidad de que, si una prueba arroja un resultado negativo, el sujeto realmente no tenga la enfermedad.

El ideal es que este valor predictivo sea del 100 %.

Además de estos conceptos, es importante que las pruebas sean reproducibles, es decir, que ofrezcan iguales resultados cuando se repiten en un contexto análogo.

Se puede considerar que una prueba es robusta en sus resultados cuando, además de tener una alta sensibilidad, especificidad, valor predictivo positivo y valor predictivo negativo, es muy reproducible.

Medidas de asociación o efecto en los estudios epidemiológicos

Son medidas que permiten tener información de si un determinado factor de riesgo está asociado a la producción de la enfermedad. Dicho de otro modo, se han diseñado herramientas bioestadísticas que permiten valorar hasta qué punto, en un ensayo clínico, los resultados se deben a la casualidad o realmente se deben al factor que se está evaluando.

Significación estadística o *p*

Indica la probabilidad de que el resultado estadístico se deba a la casualidad.

Cuando la relación causal es de 0,05, quiere decir que hay una probabilidad del 5 % de que el resultado de un estudio se deba a la casualidad.

En la mayor parte de los estudios, se acepta que una *p* de 0,05 o menor implica «significación estadística»; es decir, que es muy improbable que los resultados de una investigación se deban a la casualidad.

Del mismo modo, es importante analizar si la significación estadística tiene o no impacto clínico relevante, porque, en ocasiones, es posible que el resultado demuestre significación estadística, pero no tenga un valor clínico relevante como para afectar a la estrategia frente a una enfermedad concreta.

ESTADÍSTICAS GLOBALES DE MAGNITUD DEL CÁNCER

Entre la información que ofrece la epidemiología del cáncer, uno de los datos más notables es la magnitud del fenómeno del cáncer en la población en relación con las diferentes áreas geográficas.

Para valorar adecuadamente los datos más recientes del cáncer, hay que tomar en consideración el impacto de la pandemia de la enfermedad por coronavirus de 2019 (COVID-19; del inglés, *coronavirus disease 2019*) en las estimaciones epidemiológicas del cáncer.

Es importante considerar que, durante los años 2020 y 2021, esta pandemia ha generado un exceso de mortalidad de la población en general y ha alterado la normalidad asistencial a nivel diagnóstico y terapéutico en la población oncológica por los siguientes motivos:

- Los pacientes oncológicos han tenido un mayor exceso de mortalidad incluso que la población general, sobre todo, cuando se produce infección por COVID-19 en los pacientes oncológicos que están en tratamiento activo.

- A nivel diagnóstico, se han producido retrasos notables, al dedicarse la mayor parte de los recursos sanitarios a los pacientes graves afectados por la pandemia, bloqueándose los canales habituales de diagnósticos oncológicos, lo que supone una alteración en las cifras de incidencia y prevalencia.
- La dificultad del acceso a las terapias oncológicas con retrasos muy significativos en el inicio del tratamiento de los pacientes oncológicos ha supuesto una pérdida de la eficiencia terapéutica oncológica, con un probable empeoramiento de la mortalidad y disminución de la prevalencia.

A continuación, se analizan los datos epidemiológicos del cáncer a nivel mundial.

Los datos más completos se obtienen a partir de las publicaciones periódicas del Observatorio Mundial del Cáncer (GCO; del inglés, Global Cancer Observatory), que elabora la Agencia Internacional para la Investigación del Cáncer (IARC; del inglés, International Agency for Research on Cancer), con sede en Lyon (Francia) y que pertenece a la Organización Mundial de la Salud (OMS).

Los últimos datos presentados corresponden a los del año 2020.

Incidencia del cáncer a nivel mundial

La población mundial calculada en 2022 por la Organización de Naciones Unidas (ONU) es de 7.993 millones de habitantes, con la siguiente distribución por continentes (**Fig. 1-1**):

1. Asia: 4.653.054.775 habitantes (58,21 %).
2. África: 1.340.598.147 habitantes (16,76 %).
3. América: 1.001.658.000 habitantes (12,52 %).
4. Europa: 748.636.026 habitantes (9,35 %).
5. Oceanía: 41.304.839 habitantes (0,51 %).

De acuerdo con los últimos datos presentados por la IARC a través del GCO correspondientes al año 2020, se diagnosticaron 19.292.789 casos nuevos de cáncer (incidencia).

Si se analiza la incidencia en las diferentes partes del mundo (**Fig. 1-2**), se observa que la proporción no es la

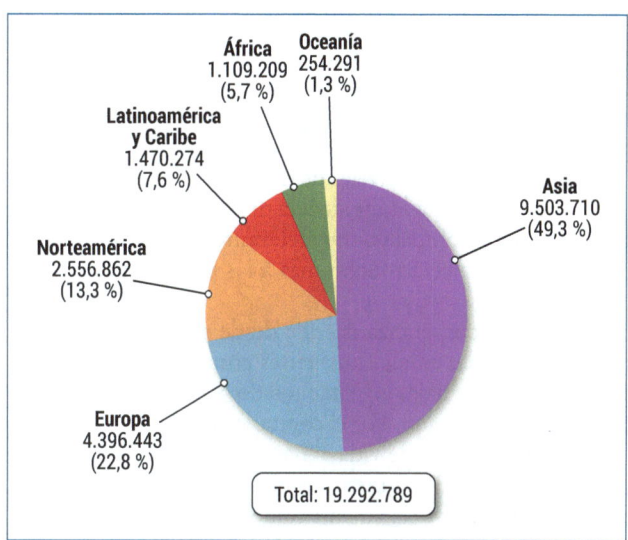

Figura 1-2. Número estimado de casos nuevos en 2020 de todos los cánceres en ambos sexos y en todas las edades por regiones geográficas. Traducida de: Global Cancer Observatory. International Agency for Research on Cancer (IARC) Organización Mundial de la Salud. https://gco.iarc.fr

misma que la que se correspondería con las tasas de población de los diferentes continentes:

- En Asia, se diagnosticaron 9.503.710 casos de cáncer, un 49,3 % del total.
- En África, se diagnosticaron 1.109.209 casos de cáncer, un 5,7 % del total.
- En América, se diagnosticaron: 2.559.862 casos en América del Norte (13,3 %) y 1.470.274 en Latinoamérica y los países caribeños (7,6 %), es decir, un total de 4.030.136 nuevos casos, el 20,9 % del total.
- En Europa, la incidencia en 2020 fue de 4.396.443 casos nuevos de cáncer, lo que representó un 22,8 %.
- Por último, en Oceanía, la incidencia fue de 254.291 casos nuevos, lo que implica el 1,3 % de los casos nuevos de cáncer del año 2020.

Población de cada continente (2022)

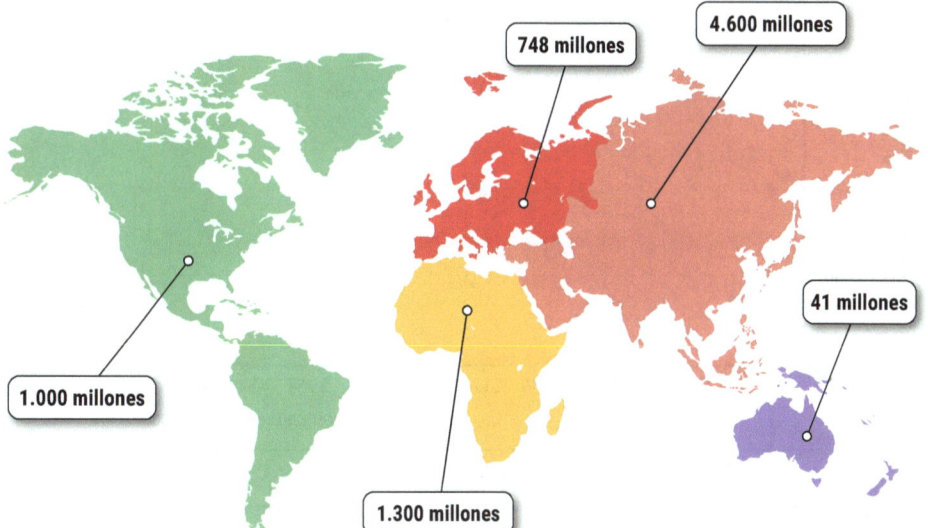

Figura 1-1. Población de cada continente (2022).
Adaptada de: Saber es práctico. Actualización del 12/Ene /22.

Si se observa el caso de África, con un 16,76 % de la población mundial, solo tiene el 5,7 % de los casos nuevos diagnosticados. Por el contrario, en Europa, con un 9,35 % de la población mundial, se diagnosticaron el 22,8 % de los casos nuevos de cáncer, datos en la línea de los de América del Norte y Oceanía, con niveles de desarrollo similares.

Cuando se analiza la incidencia del cáncer, es importante tener en cuenta como algo muy relevante la edad de la población: el cáncer afecta mucho más a las poblaciones envejecidas.

En África, la esperanza de vida desde el nacimiento es de 64 años, aunque, en algunos países como en Sierra Leona, es especialmente baja, algo menos de 52 años, la más baja del continente africano. Por el contrario, en muchos países de Europa, la esperanza de vida al nacer supera los 80 años.

En la **figura 1-3** del Instituto Nacional del Cáncer de los Estados Unidos, se ve claramente cómo el diagnóstico de cáncer afecta especialmente a los grupos de edad de más de 50 años y, sobre todo, a partir de los 75 años.

Evidentemente, los sistemas sanitarios están muy desarrollados en Europa y muy poco en África.

Asimismo, la mortalidad infantil en África es claramente superior a la de los países desarrollados y hace que el «envejecimiento» de la población, desafortunadamente, no se produzca.

Del mismo modo, el desarrollo de dispositivos organizados de prevención, detección precoz y asistencia sanitaria es muy deficitario en África y también contribuye a que se diagnostiquen menos casos de cáncer en la población, justo lo opuesto a lo que ocurre en Europa y en el resto de las economías desarrolladas.

La economía de las diferentes áreas del mundo marca enormes diferencias en la incidencia del cáncer (**Fig. 1-4**).

El gráfico facilitado por GLOBOCAN para 2020 muestra de forma muy expresiva las diferencias en las tasas de incidencia estimadas estandarizadas para todos los cánceres, en

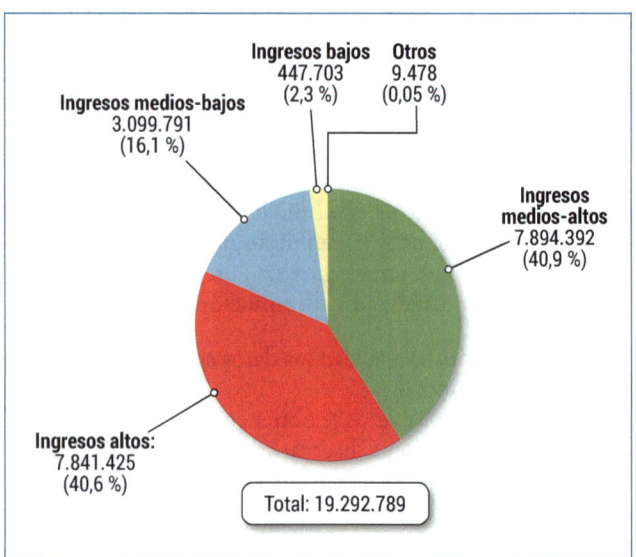

Figura 1-4. Número estimado de casos nuevos en 2020 de todos los cánceres en ambos sexos y en todas las edades de las diferentes regiones del mundo según su situación económica.
Traducida de: Global Cancer Observatory IARC. Organización Mundial de la Salud. https://gco.iarc.fr

ambos sexos y para todas las edades en función de su realidad económica.

Incidencia del cáncer en el mundo en función del tipo de cáncer

Si se considera la incidencia de cáncer en ambos sexos y en todas las edades a nivel mundial, los datos según el tipo de cáncer serían los siguientes (**Fig. 1-5**):

- A nivel mundial y para toda la población de ambos sexos, el tumor más frecuentemente diagnosticado es el cáncer de mama. En el año 2020, se estimaron 2.261.419 casos

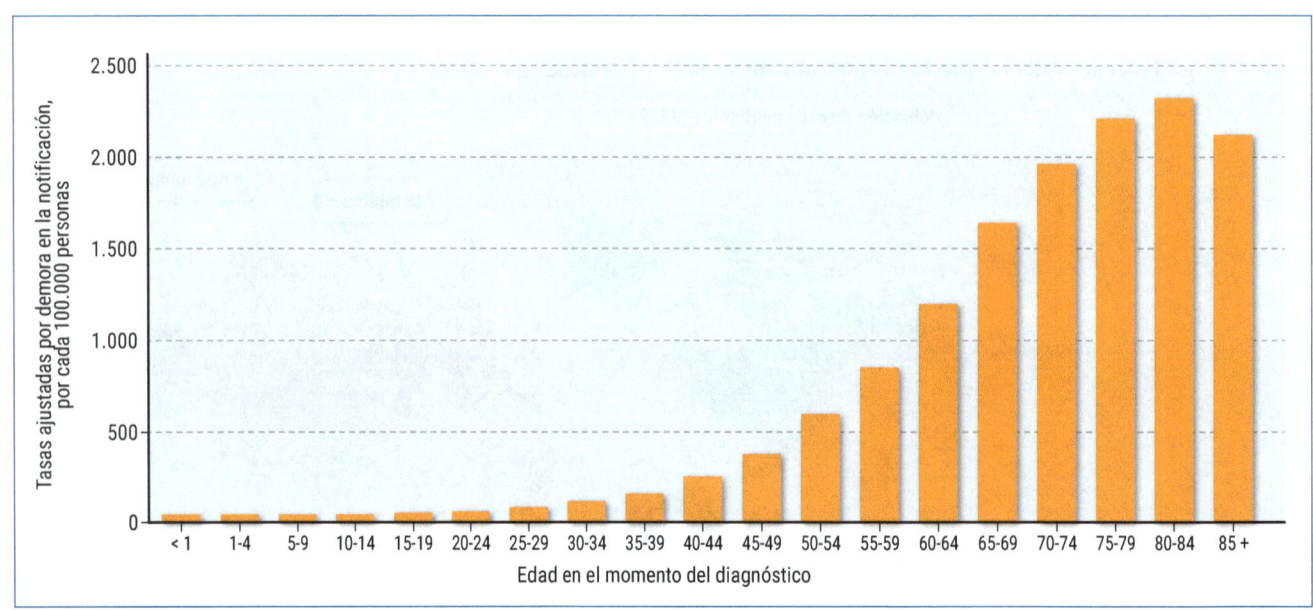

Figura 1-3. Tasas de incidencia por edad en el momento del diagnóstico para todos los tipos de cáncer: Programa SEER (*Surveillance, Epidemiology, and End Results*) 21 (2013-2017), para todas las razas y ambos sexos.
Adaptada de: Instituto Nacional del Cáncer. https://seer.cancer.gov

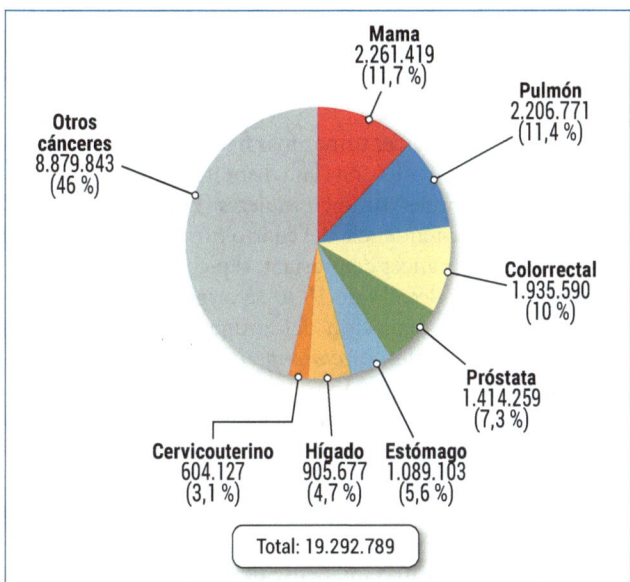

Figura 1-5. Número estimado de casos nuevos de cáncer en 2020 en todo el mundo, en ambos sexos y a todas las edades por tipo cáncer. Traducida de: Global Cancer Observatory IARC. Organización Mundial de la Salud. Https://gco.iarc.fr

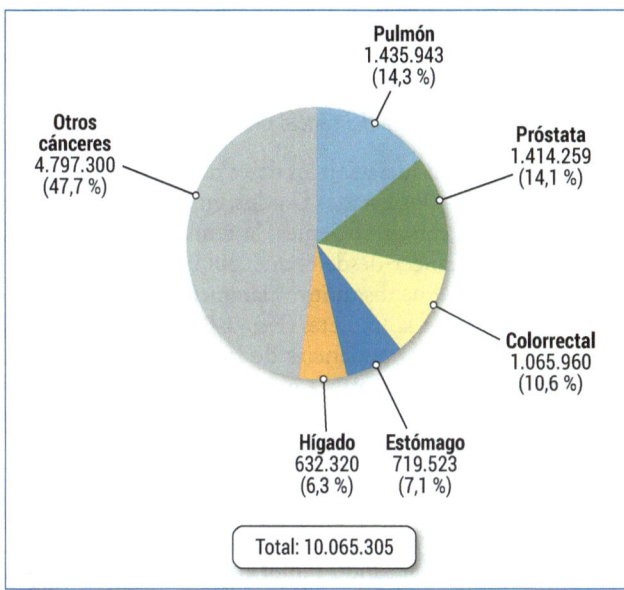

Figura 1-6. Número de casos nuevos de cáncer en 2020 a nivel mundial en varones de todas las edades por tipo de cáncer. Traducida de: Global Cancer Observatory IARC. Organización Mundial de la Salud. https://gco.iarc.fr

nuevos, lo que supone el 11,7 % de todos los tumores diagnosticados.
- El segundo tumor más diagnosticado fue el cáncer de pulmón, con 2.206.771 casos, lo que representa el 11,4 % del total.
- El tercero más diagnosticado fue el cáncer de colon, con 1.935.590 casos, que supone el 10 % del total.
- El cuarto de mayor incidencia fue el cáncer de próstata, con 1.148.515 casos, constituyendo el 7,3 % de los casos.
- El quinto más incidente fue el cáncer de estómago, con 1.414.259 casos, el 5,6 % del total.
- Más del 50 % de la incidencia tiene que ver con todos los demás tumores.

Si se considera la incidencia de cáncer en varones a nivel mundial, los datos serían los siguientes (**Fig. 1-6**):

- El tumor que con más frecuencia se diagnostica en varones es el cáncer de pulmón, afectando a 1.435.943 personas (el 14,3 % de la incidencia en 2020).
- En segundo lugar, el cáncer de próstata afectó a 1.414.259 de nuevas personas en 2020 (el 14,1 % de la incidencia).
- El cáncer colorrectal se situó en el tercer lugar en incidencia, con un total de 1.065.960 nuevos casos (el 10,6 % de la incidencia).
- En cuarto lugar, el cáncer de estómago registró 719.523 casos nuevos (el 7,1 % de la incidencia).
- En quinto lugar, el cáncer de hígado se diagnosticó en 632.320 varones (el 6,3 % de la incidencia).
- Casi el 50 % de la incidencia se corresponde con el resto de los tumores.

Si se considera la incidencia de cáncer en mujeres a nivel mundial, los datos serían los siguientes (**Fig. 1-7**):

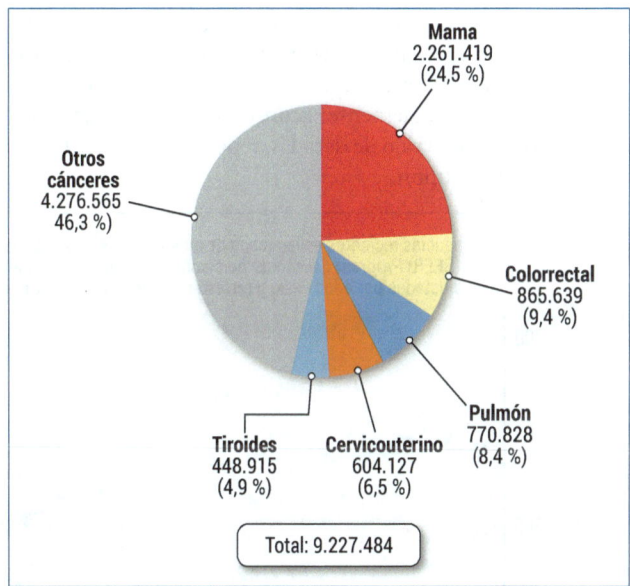

Figura 1-7. Número de casos nuevos de cáncer en 2020 a nivel mundial en mujeres de todas las edades por tipo de cáncer. Traducida de: Global Cancer Observatory IARC. Organización Mundial de la Salud. https://gco.iarc.fr

- El tumor que con más frecuencia se diagnostica en mujeres es, con mucha diferencia, el cáncer de mama, afectando a 2.261.419 personas (el 24,5 % de la incidencia en 2020).
- En segundo lugar, el cáncer colorrectal afectó a 865.639 mujeres en 2020 (el 9,4 % de la incidencia).
- El cáncer de pulmón se situó en el tercer lugar en incidencia, con 770.828 nuevos casos (el 8,4 % de la incidencia).
- En cuarto lugar, el cáncer de cuello uterino afectó a 604.127 casos nuevos (el 6,5 % de la incidencia).
- En quinto lugar, el cáncer de tiroides se diagnosticó en 448.915 mujeres (el 4,9 % de la incidencia).

- Algo menos del 50 % de la incidencia se corresponde con el resto de los tumores.

Variación de la incidencia del cáncer en el tiempo

Si se toman en consideración los datos de una sociedad desarrollada como son los Estados Unidos, en la que hay sistemas de registros del cáncer eficientes, la tendencia global de la incidencia del cáncer desde el año 2000 es discretamente descendente, aunque disminuye claramente en varones y se está estabilizado en las mujeres (**Fig. 1-8**).

Si se analizan las tendencias de los cinco tumores más frecuentes para ambos sexos a nivel mundial, los resultados son algo dispares.

La incidencia del cáncer de mama en una sociedad desarrollada como es la estadounidense está completamente estabilizada en los últimos años de acuerdo con los datos del National Cancer Institute (**Fig. 1-9**).

Con respecto al segundo tumor más frecuente, el cáncer de pulmón, y de acuerdo con datos del National Cancer Institute, hay una discordancia en la evolución de la incidencia entre varones y mujeres en los últimos años (**Fig. 1-10**).

Mientras que la tendencia es claramente a la baja en varones, la incidencia en mujeres está estabilizada después de un claro aumento entre los años 1970 y 2010. Esto se debe a la incorporación creciente y más reciente de la mujer al consumo de tabaco, mientras que, en el colectivo de varones, va disminuyendo notablemente el consumo en los últimos años, lo que, con un intervalo de décadas, repercute en la incidencia del cáncer de pulmón.

De hecho, las estimaciones de la Sociedad Estadounidense contra el Cáncer afirman que, en 2022, habrá más diagnósticos de cáncer de pulmón en los Estados Unidos en mujeres que en hombres (**Fig. 1-11**).

Con respecto al tercer tumor más frecuente, el cáncer colorrectal, se ha producido una clara disminución de la incidencia tanto en hombres como en mujeres (**Fig. 1-12**).

En cuanto a la tendencia del cuarto tumor en incidencia a nivel mundial, el cáncer de próstata, el pico de incidencia que se produjo en la década de 1990 se originó por el cribado masivo mediante detección del antígeno prostático específico (PSA; del inglés, *prostate-specific antigen*) y posterior biopsia prostática (**Fig. 1-13**).

Posteriormente, la gran polémica generada por los posibles efectos no deseados del cribado masivo ha hecho que disminuya la incidencia de nuevos casos.

Recientemente, se ha observado un nuevo repunte en la incidencia.

El quinto tumor más incidente del mundo, el cáncer gástrico, ha mostrado una tendencia descendente en ambos sexos a lo largo de los últimos años (**Fig. 1-14**).

Por último, cabe hacer una serie de consideraciones sobre el cáncer de cérvix, el cuarto tumor más frecuente en mujeres a nivel mundial y vinculado a la infección por el virus del papiloma humano (VPH).

Esta infección de transmisión sexual es muy frecuente en todos los lugares del mundo, pero la protección que confieren las vacunas hace que la progresión a cáncer de cérvix se produzca, fundamentalmente, en los países subdesarrollados o en desarrollo, donde las tasas de vacunación de la pobla-

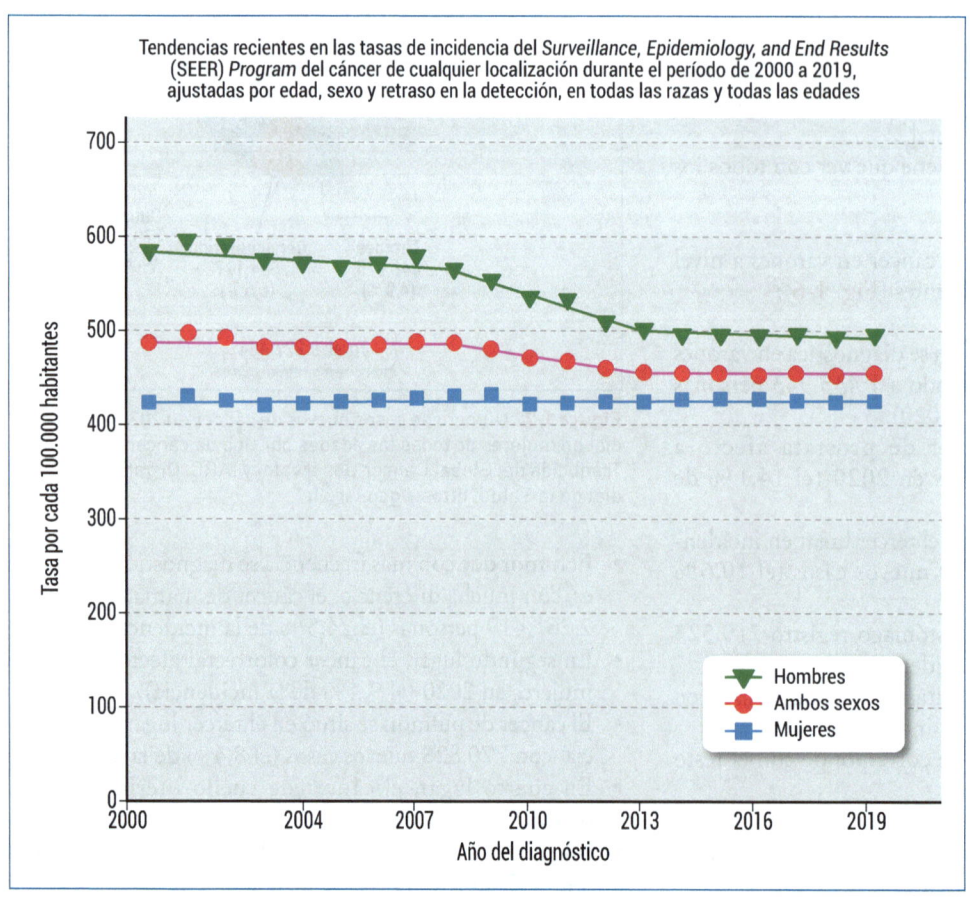

Figura 1-8. Variación de la incidencia del cáncer de cualquier localización en el período de 2000 a 2019 en Estados Unidos. Traducida de: Instituto Nacional del Cáncer. https://seer.cancer.gov

Figura 1-9. Variación de la incidencia del cáncer de mama en el período de 2000 a 2019 en Estados Unidos.
Traducida de: Instituto Nacional del Cáncer. https://seer.cancer.gov

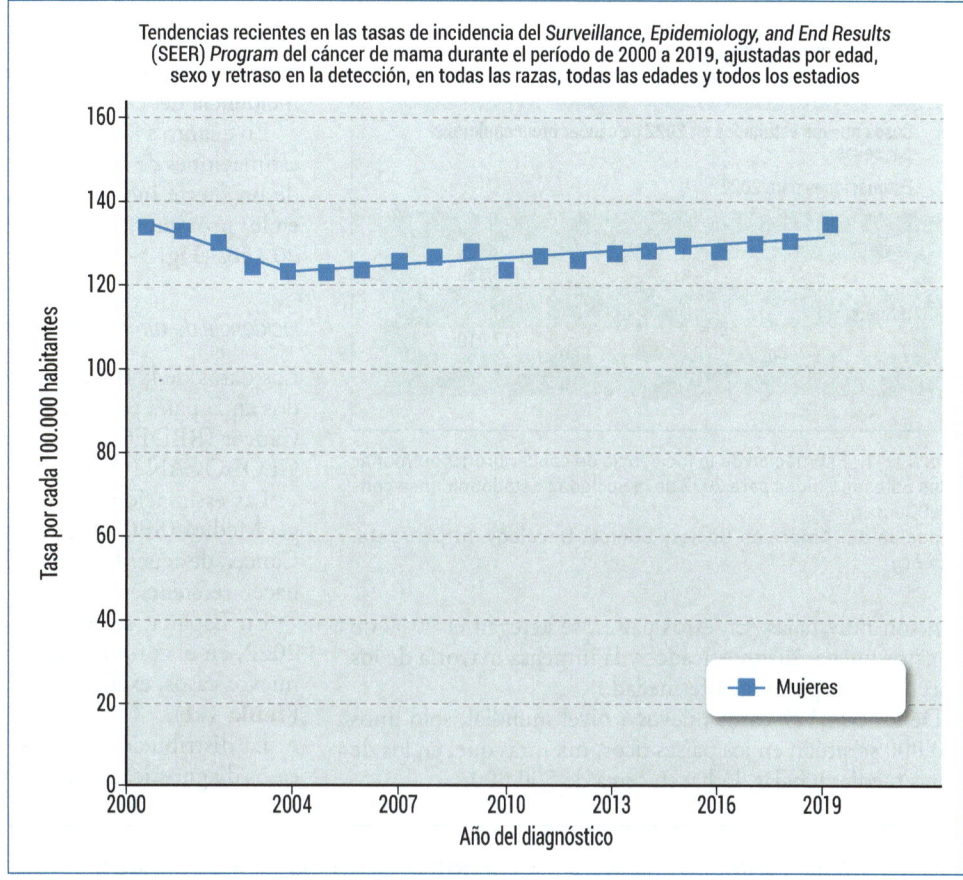

Figura 1-10. Variación de la incidencia del cáncer broncopulmonar en el período de 1975 a 2019 en Estados Unidos.
Traducida de: Instituto Nacional del Cáncer. https://seer.cancer.gov

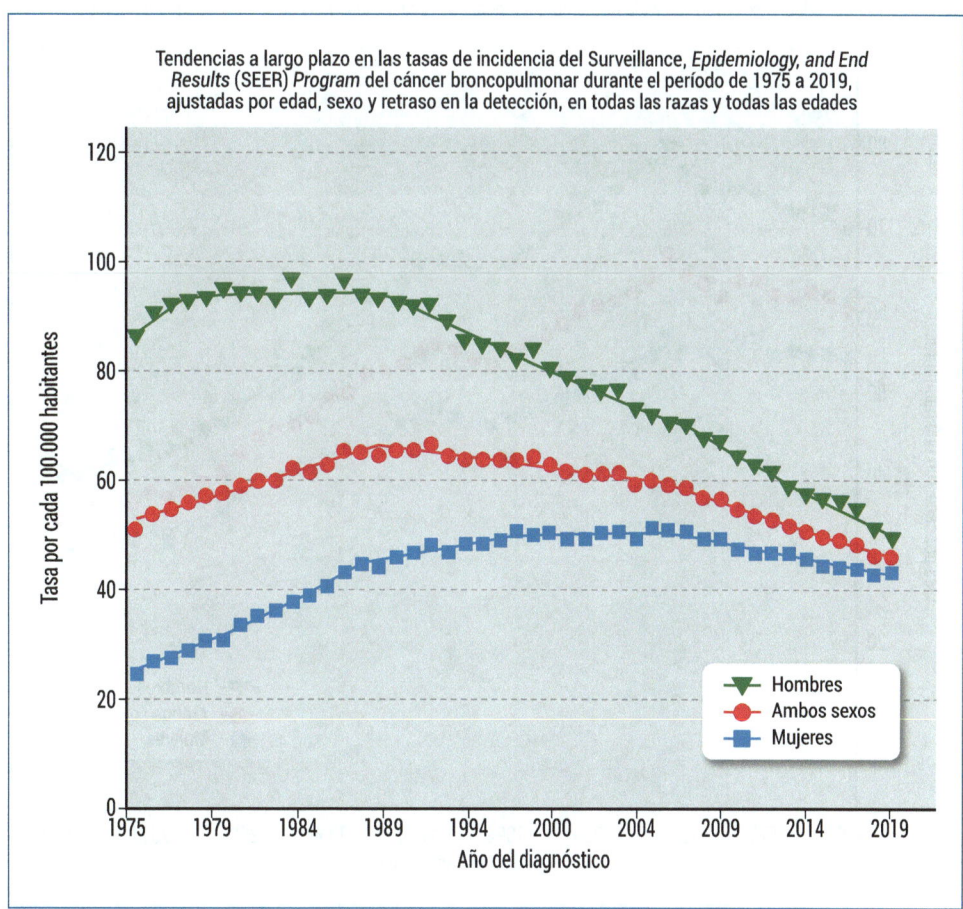

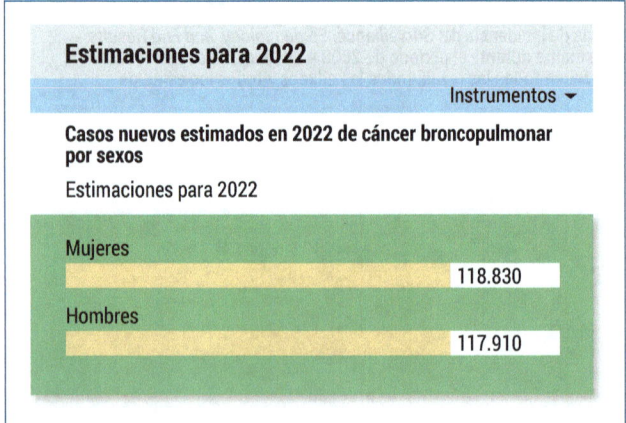

Figura 1-11. Estimación de la incidencia de cáncer broncopulmonar en los Estados Unidos para 2022 de la Sociedad Estadounidense contra el Cáncer.
Traducida de: American Society Clinical Oncology. https://beta. asco.org

ción son muy bajas. En estos países, se agregan el 90 % de los casos nuevos diagnosticados y la inmensa mayoría de los fallecimientos por esta enfermedad.

De los 604.127 casos nuevos a nivel mundial, solo unos 100.000 se sitúan en los países ricos, mientras que, en los de rentas medias y bajas, lo hacen cerca de 500.000.

Los programas de detección precoz en los países desarrollados han hecho que el diagnóstico de esta enfermedad se haga en estadios premalignos, lo que ha permitido bajar la incidencia del cáncer de cérvix en las últimas décadas.

En cuanto a las predicciones de futuro a nivel mundial, las estimaciones de la OMS, publicadas por GLOBOCAN, son de un fuerte incremento de la incidencia global del cáncer en los próximos años, siendo de casi el 50 % en los próximos 20 años (**Fig. 1-15**).

Incidencia de tumores en España

Los datos de la estimación de los nuevos casos diagnosticados en España proceden de la Red Española de Registro del Cáncer (REDECAN) y de los que periódicamente facilita GLOBOCAN (OMS).

Las estimaciones que la Sociedad Española de Oncología Médica (SEOM) ha publicado el Día Mundial contra el Cáncer, de acuerdo con los datos facilitados por REDECAN, hacen referencia a 2022.

En España, se estima que se diagnosticarán en el año 2022, en el conjunto de ambos sexos, un total de 280.101 nuevos casos, excluyendo los tumores de piel no melanoma (**Tabla 1-1**).

La distribución del tipo de tumor es diferente al de los casos diagnosticados *de novo* a nivel mundial y tiene relación

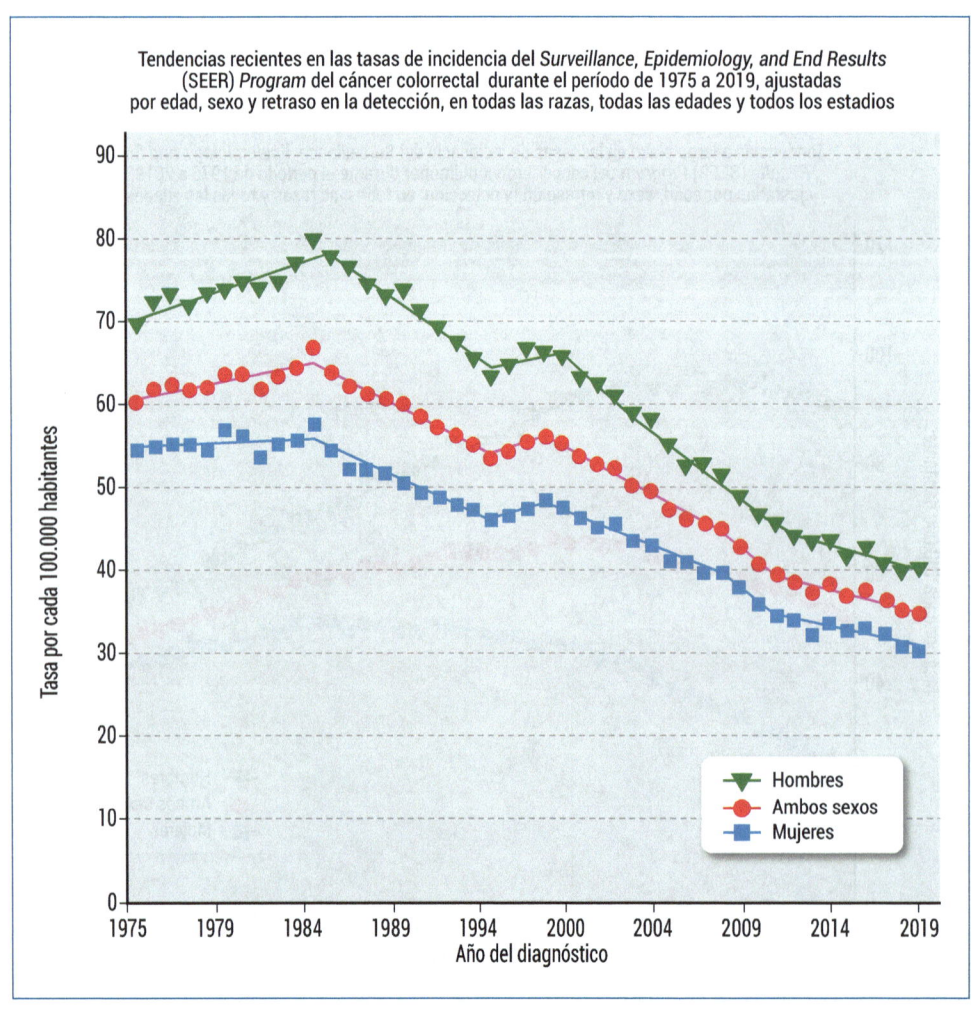

Figura 1-12. Variación de la incidencia del cáncer colorrectal en el período de 1975 a 2019 en Estados Unidos.
Traducida de: Instituto Nacional del Cáncer. https://seer.cancer.gov

Figura 1-13. Variación de la incidencia del cáncer de próstata en el período de 1975 a 2019 en Estados Unidos.
Traducida de: Instituto Nacional del Cáncer. https://seer.cancer.gov

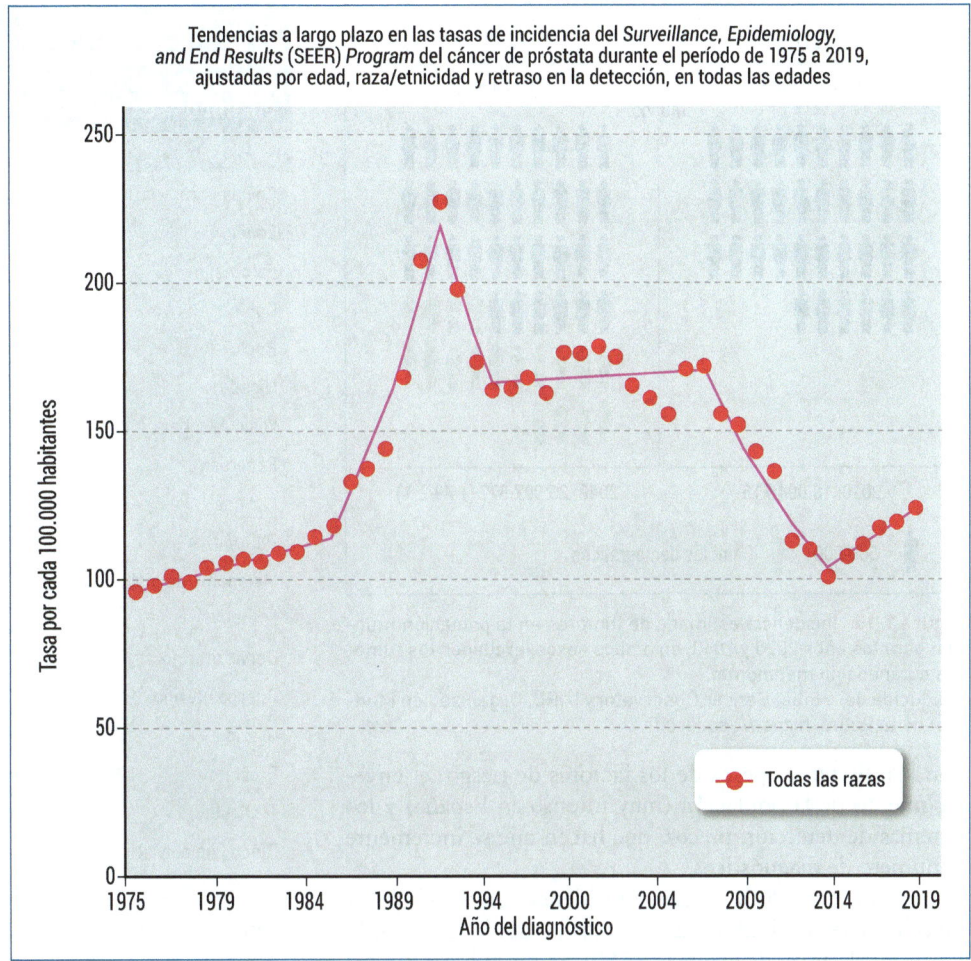

Figura 1-14. Variación de la incidencia del cáncer de estómago en el período de 1975 a 2019 en Estados Unidos.
Traducida de: Instituto Nacional del Cáncer. https://seer.cancer.gov

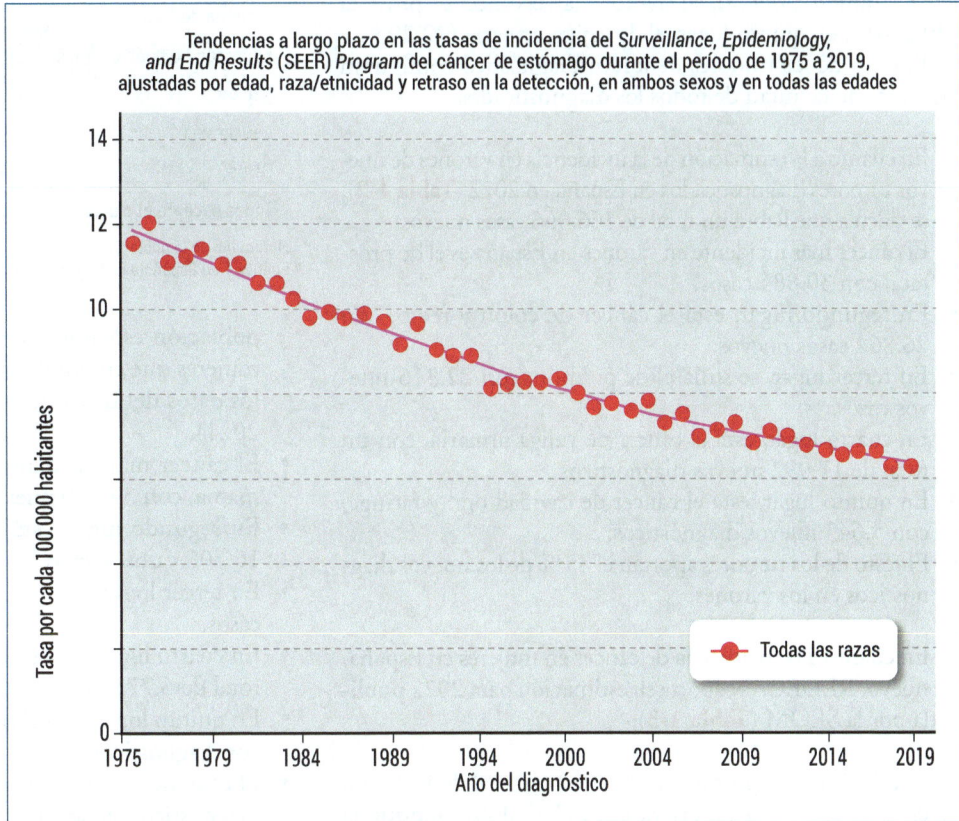

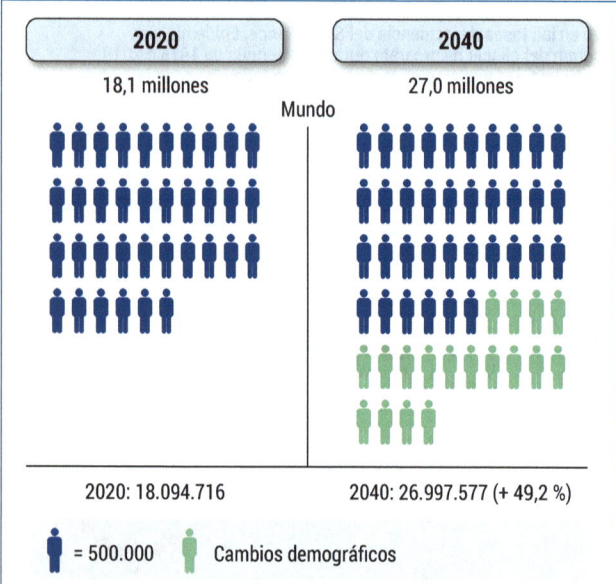

Figura 1-15. Incidencia estimada de tumores en la población mundial para los años 2020 y 2040, en ambos sexos (excluidos los tumores cutáneos no melanoma).
Traducida de: Global Cancer Observatory IARC. Organización Mundial de la Salud. https://gco.iarc.fr

con los diferentes pesos de los factores de riesgo, el envejecimiento de la población (muy intenso en España) y los sistemas de detección precoz, que hacen que se incremente el número de diagnósticos.

En España, en 2022, la mayor incidencia será la del cáncer de colon y recto (43.370 nuevos casos), seguido en segundo lugar por el cáncer de mama (34.750); en tercer lugar, el cáncer de pulmón (30.948); en cuarto lugar, el cáncer de próstata (30.884) y, en quinto lugar, el de vejiga urinaria (22.295).

El resto de los tumores de nuevo diagnóstico configuran algo más de la mitad de todos los diagnosticados:

- En cuanto a la estimación de la incidencia en varones de nuevos tumores diagnosticados en España en 2022 (**Tabla 1-2**), se calcula que habrá un total de 166.066 casos nuevos.
- El cáncer más incidente en varones en España es el de próstata, con 30.884 casos.
- En segundo lugar, está el cáncer de colon y recto, con 26.862 casos nuevos.
- En tercer lugar, se sitúa el de pulmón, con 22.316 nuevos casos.
- En cuarto lugar, está el cáncer de vejiga urinaria, con un total de 17.992 nuevos diagnósticos.
- En quinto lugar, está el cáncer de cavidad oral y faringe, con 5.643 nuevos diagnósticos.
- El resto de los tumores aportan el 35 % de los nuevos diagnósticos en los varones.

En cuanto a la incidencia de cáncer en mujeres en España, de nuevo, REDECAN aporta su estimación para 2022 publicada por la SEOM (**Tabla 1-3**):

- Se calcula que se producirán en 2022 un total de 120.035, cifra inferior a la de los varones (160.066), aunque la

Tabla 1-1. Estimación del número de casos de cáncer en España para el año 2022 según el tipo tumoral (excluidos los tumores cutáneos no melanoma) en ambos sexos

Tipo tumoral	N
Cavidad oral y faringe	7.779
Esófago	2.249
Estómago	6.913
Colon	28.706
Recto	14.664
Hígado	6.604
Vesícula biliar	2.834
Páncreas	9.252
Laringe	3.335
Pulmón	30.948
Melanoma de piel	7.474
Mama	34.750
Cérvix uterino	2.480
Cuerpo uterino	6.773
Ovario	3.600
Próstata	30.884
Testículo	1.428
Riñón (sin pelvis)	8.078
Vejiga urinaria	22.295
Encéfalo y sistema nervioso	4.169
Tiroides	6.040
Linfoma de Hodgkin	1.590
Linfomas no hodgkinianos	9.514
Mieloma	2.963
Leucemias	6.079
Otros	18.700
Todos excepto el cáncer de piel no melanoma	280.101

N: tamaño de la población.
Fuente: Red Española de Registros del Cáncer (REDECAN). https://redecan.org

población española es discretamente más numerosa en mujeres que en hombres (del 51 % frente al 49 %, según los datos del Instituto Nacional de Estadística [INE] de 2021).

- El cáncer más incidente en mujeres en España es el de mama, con 34.750 nuevos casos.
- En segundo lugar, está el cáncer de colon y recto, con 16.508 casos nuevos.
- En tercer lugar, se sitúa el de pulmón, con 8.632 nuevos casos.
- En cuarto lugar, está el cáncer del cuerpo uterino, con un total de 6.773 nuevos diagnósticos.
- En quinto lugar, está el cáncer de tiroides, con 4.640 nuevos diagnósticos.
- El resto de los tumores aportan casi el 60 % de los nuevos diagnósticos en las mujeres.

Tabla 1-2. Estimación del número de nuevos casos de cáncer en varones en España para el año 2022 según el tipo tumoral (excluidos los tumores cutáneos no melanoma)

Tipo tumoral	N
Cavidad oral y faringe	5.643
Esófago	1.861
Estómago	4.262
Colon	17.608
Recto	9.254
Hígado	5.100
Vesícula biliar	1.439
Encéfalo y sistema nervioso	2.198
Tiroides	1.400
Linfoma de Hodgkin	881
Linfomas no hodgkinianos	5.231
Mieloma	1.632
Leucemias	3.328
Otros	10.985
Todos excepto el cáncer de piel no melanoma	160.066

N: tamaño de la población.
Fuente: Red Española de Registros del Cáncer (REDECAN). https://redecan.org

Prevalencia del cáncer

Prevalencia del cáncer a nivel mundial

La prevalencia de período a cinco años a nivel mundial indica que, en 2020, había un total de 50.550.287 personas vivas diagnosticadas de cáncer entre 2015 y 2020.

La prevalencia está muy influenciada por la supervivencia de los diferentes tumores y esta es mayor en los países desarrollados, por lo que las proporciones observadas en Europa, América del Norte y Oceanía son mayores que cuando lo que se analiza es la incidencia (**Fig. 1-16**).

Si se analiza la prevalencia por sexos, hay que considerar que la población masculina a nivel mundial es discretamente superior a la femenina:

- Población actual: 8.009.222.145.
- Población masculina actual: 4.041.094.618 (50,5 %).
- Población femenina actual: 3.968.127.527 (49,5 %).

En la **figura 1-17**, se presenta el gráfico facilitado por el GCO de la prevalencia a cinco años del cáncer en varones en los distintos continentes, con un total cercano a los 25 millones.

Y en la **figura 1-18**, se muestra la representación gráfica de la prevalencia a cinco años del cáncer femenino a nivel mundial por continentes. Suponen un total de casi 26 millones de mujeres con cáncer.

En cuanto a la prevalencia a cinco años por tipo de tumor a nivel mundial si se consideran ambos sexos conjuntamente, hay más de 50 millones de personas afectadas (**Fig. 1-19**):

Tabla 1-3. Estimación del número de nuevos casos de cáncer en mujeres para el año 2022 según el tipo tumoral (excluidos los tumores cutáneos no melanoma)

Tipo tumoral	N
Cavidad oral y faringe	2.136
Esófago	388
Estómago	2.651
Colon	11.098
Recto	5.410
Hígado	1.504
Vesícula biliar	1.395
Páncreas	4.509
Laringe	403
Pulmón	8.632
Melanoma de piel	4.097
Mama	34.750
Cérvix uterino	2.480
Cuerpo uterino	6.773
Ovario	3.600
Riñón (sin pelvis)	2.506
Vejiga urinaria	4.303
Encéfalo y sistema nervioso	1.971
Tiroides	4.640
Linfoma de Hodgkin	709
Linfomas no hodgkinianos	4.283
Mieloma	1.331
Leucemias	2.751
Otros	7.715
Todos excepto el cáncer de piel no melanoma	120.035

N: tamaño de la población.
Fuente: Red Española de Registros del Cáncer (REDECAN). https://redecan.org

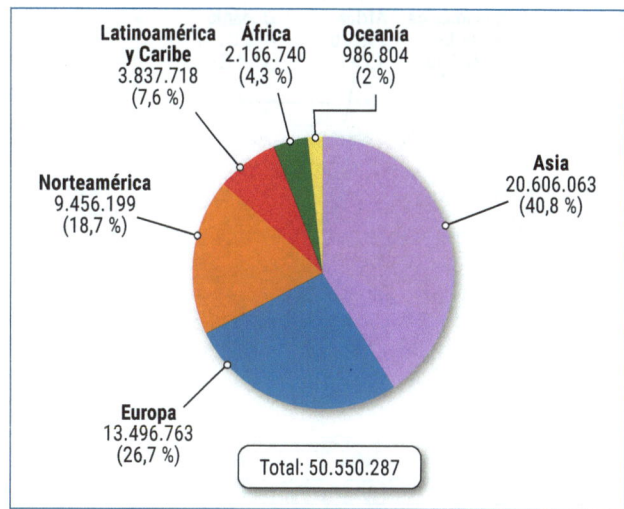

Figura 1-16. Prevalencia estimada (a cinco años) en 2020 de todos los tipos de cáncer a nivel mundial, en ambos sexos y a todas las edades. Traducida de: Global Cancer Observatory IARC. Organización Mundial de la Salud. https://gco.iarc.fr

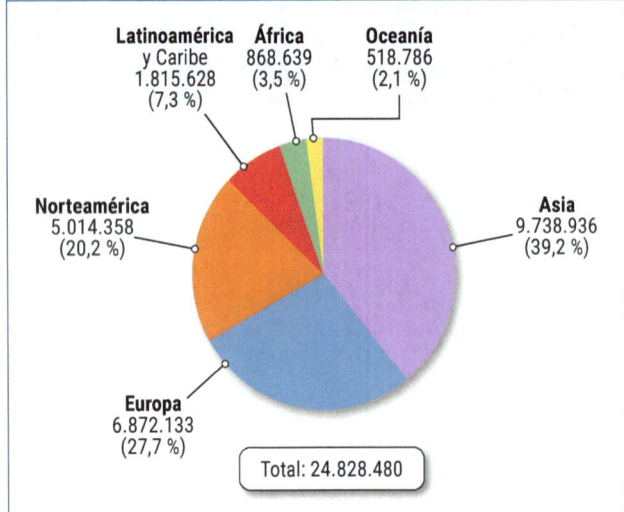

Figura 1-17. Prevalencia estimada (a cinco años) en 2020 de todos los tipos de cáncer a nivel mundial, en hombres y a todas las edades. Traducida de: Global Cancer Observatory IARC. Organización Mundial de la Salud. https://gco.iarc.fr

- En primer lugar, se sitúa el cáncer de mama (15,4 %).
- En segundo lugar, el cáncer colorrectal (10,4 %).
- En tercer lugar, el cáncer de próstata (9,8 %).
- En cuarto lugar, el cáncer de pulmón (5,2 %).
- En quinto lugar, el cáncer de tiroides (3,9 %).
- El resto de tumores agregados son el 55 % de esta prevalencia a cinco años.

Considerando exclusivamente a los varones, la prevalencia mundial a cinco años es de casi 25 millones de personas, con la siguiente distribución por órgano de origen (**Fig. 1-20**):

- En primer lugar, el cáncer de próstata (20 %).
- En segundo lugar, el cáncer colorrectal (11,5 %).
- En tercer lugar, el cáncer de pulmón (6,4 %).

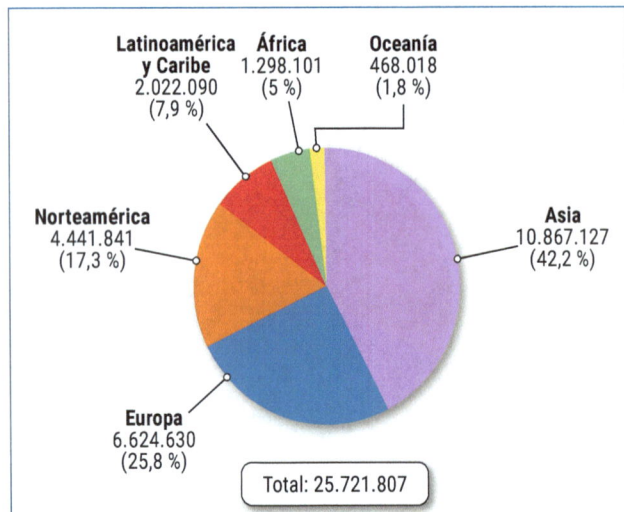

Figura 1-18. Prevalencia estimada (a cinco años) en 2020 de todos los tipos de cáncer a nivel mundial, en mujeres y a todas las edades. Traducida de: Global Cancer Observatory IARC. Organización Mundial de la Salud. https://gco.iarc.fr

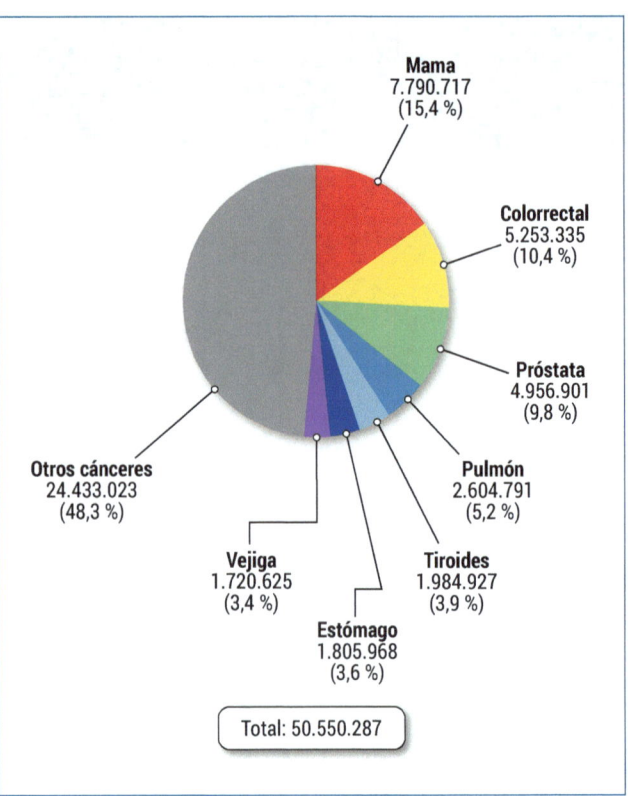

Figura 1-19. Prevalencia estimada (a cinco años) en 2020 a nivel mundial, en ambos sexos y a todas las edades. Traducida de: Global Cancer Observatory IARC. Organización Mundial de la Salud. https://gco.iarc.fr

- En cuarto lugar, el cáncer de vejiga (5,4 %).
- En quinto lugar, el cáncer gástrico (4,7 %).
- El resto de los tumores tienen una prevalencia a cinco años del 52 %.

En el caso de las mujeres, la prevalencia mundial a cinco años es de casi 26 millones de personas, con la siguiente distribución por órgano de origen (**Fig. 1-21**):

- En primer lugar, el cáncer de mama (30,3 %).
- En segundo lugar, el cáncer colorrectal (9,3 %).
- En tercer lugar, el cáncer de tiroides (6 %).
- En cuarto lugar, el cáncer de cérvix (5,8 %).
- En quinto lugar, el cáncer de cuerpo uterino (5,5 %).
- El resto de los tumores tienen una prevalencia a cinco años del 43,1 %.

Prevalencia del cáncer en España

En la publicación de la SEOM con datos de REDECAN de 2022, se aportan los datos de prevalencia total, es decir, todas las personas vivas que han sido diagnosticadas de cáncer en algún momento de la vida en España. Hay un total de 2.208.752, correspondiente a 1.153.193 varones y 1.055.559 mujeres.

En la **figura 1-22**, se analizan, por el órgano de origen del tumor, los casos de los 1.055.559 varones que estando vivos han tenido diagnóstico de cáncer en España:

- El más prevalente es el cáncer de próstata, con 259.788 personas.

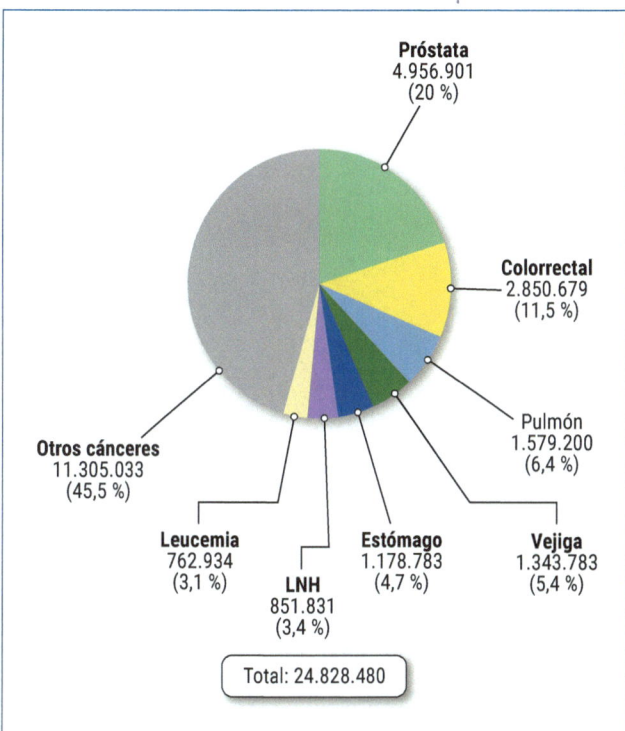

Figura 1-20. Prevalencia estimada (a cinco años) en 2020 a nivel mundial, en hombres y a todas las edades.
LNH: linfoma no hodgkiniano.
Traducida de: Global Cancer Observatory IARC. Organización Mundial de la Salud. https://gco.iarc.fr

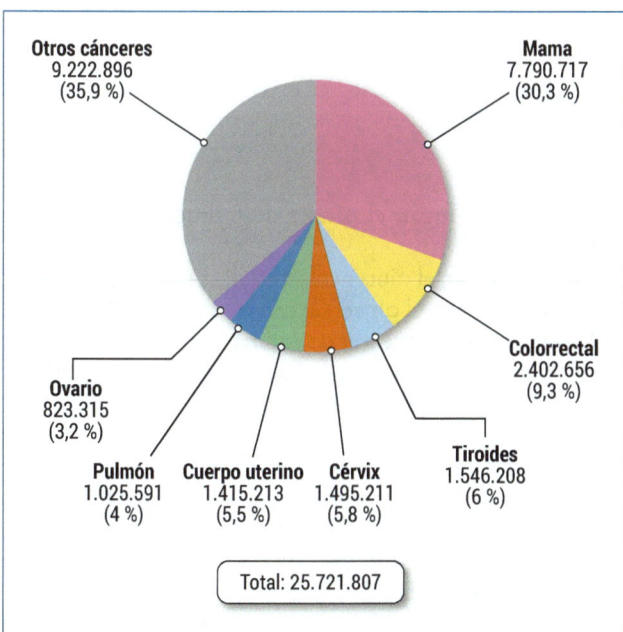

Figura 1-21. Prevalencia estimada (a cinco años) en 2020 a nivel mundial, en mujeres y a todas las edades.
Traducida de: Global Cancer Observatory IARC. Organización Mundial de la Salud. https://gco.iarc.fr

- En segundo lugar, el cáncer colorrectal, con 191.884 personas.
- En tercer lugar, el cáncer de vejiga urinaria, con 149.795 pacientes.

- En cuarto lugar, los linfomas no hodgkinianos, con 51.915 afectados.
- En quinto lugar, el cáncer de riñón no urotelial, con 44.137 casos.
- El resto de los tumores tienen una prevalencia de 369.440 personas afectadas por cáncer.

En la **figura 1-23**, se analizan, por el órgano de origen del tumor, los casos de las 1.198.193 mujeres que estando vivas han tenido diagnóstico de cáncer en España, cifra ligeramente superior a la de los varones por el tipo de cáncer que afecta a la mujer, su frecuencia relativa y su mayor supervivencia, lo que condiciona un alza en la prevalencia. La razón más importante es la alta supervivencia del cáncer de mama:

- El más prevalente es el cáncer de mama, con 516.827 mujeres afectadas.
- En segundo lugar, el cáncer colorrectal, con 148.265 mujeres.
- En tercer lugar, el cáncer de cuerpo uterino, con 83.099 pacientes.
- En cuarto lugar, el cáncer de tiroides, con 75.471 afectadas.
- En quinto lugar, el melanoma cutáneo, con 58.673 pacientes.
- El resto de los tumores tienen una prevalencia de 315.858 personas afectadas por cáncer.

Mortalidad por cáncer

Mortalidad por cáncer a nivel mundial

La estimación de mortalidad por cáncer que ha realizado el GCO para 2020 a nivel mundial para ambos sexos alcanza la cifra de 9.958.133 muertes (**Fig. 1-24**).

Más de la mitad de la mortalidad se localiza en el continente asiático, y casi un 20 %, en Europa.

La mortalidad por cáncer en Asia no se debe solo a su gran población, sino a una mayor tasa de mortalidad respecto a los continentes con mayor desarrollo económico, tal y como puede verse en la **figura 1-25**:

- La mayor mortalidad a nivel mundial considerando ambos sexos se debe al cáncer de pulmón, responsable de 1.796.144 muertes (el 18 % del total).
- En segundo lugar, el cáncer colorrectal es el responsable de 935.173 muertes (el 9,4 % del total).
- En tercer lugar, el cáncer hepático produce 830.180 muertes (el 8,3 % del total).
- En cuarto lugar, el cáncer gástrico genera 768.793 muertes (el 7,7 % del total).
- En quinto lugar, el cáncer de mama produce 684.996 muertes (el 6,9 % del total).
- Cabe destacar la gran letalidad del cáncer de pulmón y del cáncer gástrico y hepático en relación con su prevalencia, así como la baja letalidad del cáncer de mama, que es el más prevalente a nivel mundial y ocupa el quinto lugar en mortalidad (**Fig. 1-26**).

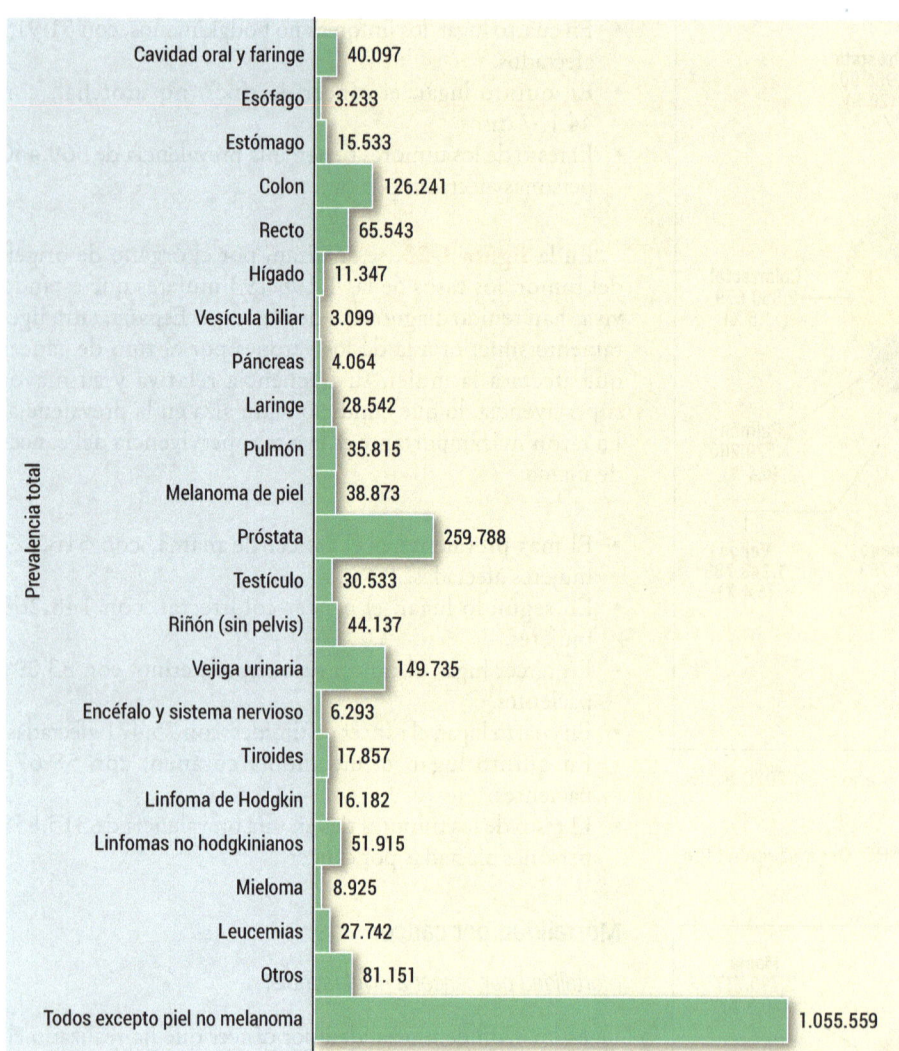

Figura 1-22. Estimación de la prevalencia total de cánceres específicos en hombres en España para el año 2020. Fuente: Red Española de Registros del Cáncer (REDECAN). https://redecan.org

Si se considera el sexo masculino exclusivamente, se estimó que las muertes por cáncer en 2020 fueron un total de 5.528.810 (**Fig. 1-27**):

- En relación con el tipo de cáncer que originó la letalidad, el primero fue el cáncer de pulmón, responsable de 1.188.679 muertes anuales, un 21,5 % de todas ellas.
- En segundo lugar, el cáncer de hígado, con 577.522 muertes (10,4 %).
- En tercer lugar, el cáncer colorrectal, al que se le atribuyeron 515.637 fallecidos en 2020 (9,3 %).
- En cuarto lugar, el cáncer gástrico, con 502.788 muertes (9,1 %).
- En quinto lugar, el cáncer de próstata, con 375.304 muertes (6,8 %).
- El resto de todos los tumores fue responsable de 2.368.880 fallecidos (42,85 %).

Respecto al sexo femenino, el cáncer produjo en 2020 en el ámbito mundial un total de 4.429.323 fallecimientos, cifra sensiblemente menor que la de los varones (**Fig. 1-28**):

- La mayor mortalidad se debió al cáncer de mama, responsable de 684.995 fallecimientos (15,5 %).

- En segundo lugar, el cáncer de pulmón, con 607.465 (13,7 %).
- En tercer lugar, el cáncer colorrectal, con 419 536 (9,5 %).
- En cuarto lugar, el cáncer de cérvix, con 341 831 (7,7 %).
- En quinto lugar, el cáncer de estómago, con 266.005 (6 %).
- El resto de los tumores generaron un total de 2.109.491 muertes por cáncer (47,62 %).

En cuanto a las tendencias de mortalidad, con los datos más robustos publicados en los Estados Unidos por el Centro Nacional de Estadísticas de Salud de los Centers for Disease Control and Prevention (CDC) (**Fig. 1-29**), se puede decir que va disminuyendo en hombres y mujeres en los últimos años de una forma continua, posiblemente, en relación con una mayor prevención, mejor diagnóstico precoz y tratamientos más eficientes. Posiblemente, estos datos son extrapolables al primer mundo, pero no así a los países en desarrollo o subdesarrollados.

Mortalidad por cáncer en España

En cuanto a la magnitud de la mortalidad por cáncer en España, la publicación de la SEOM de 2022 recoge datos y estimaciones de diferentes fuentes.

Figura 1-23. Estimación de la prevalencia total de cánceres específicos en mujeres en España para el año 2020. Fuente: Red Española de Registros del Cáncer (REDECAN). https://redecan.org

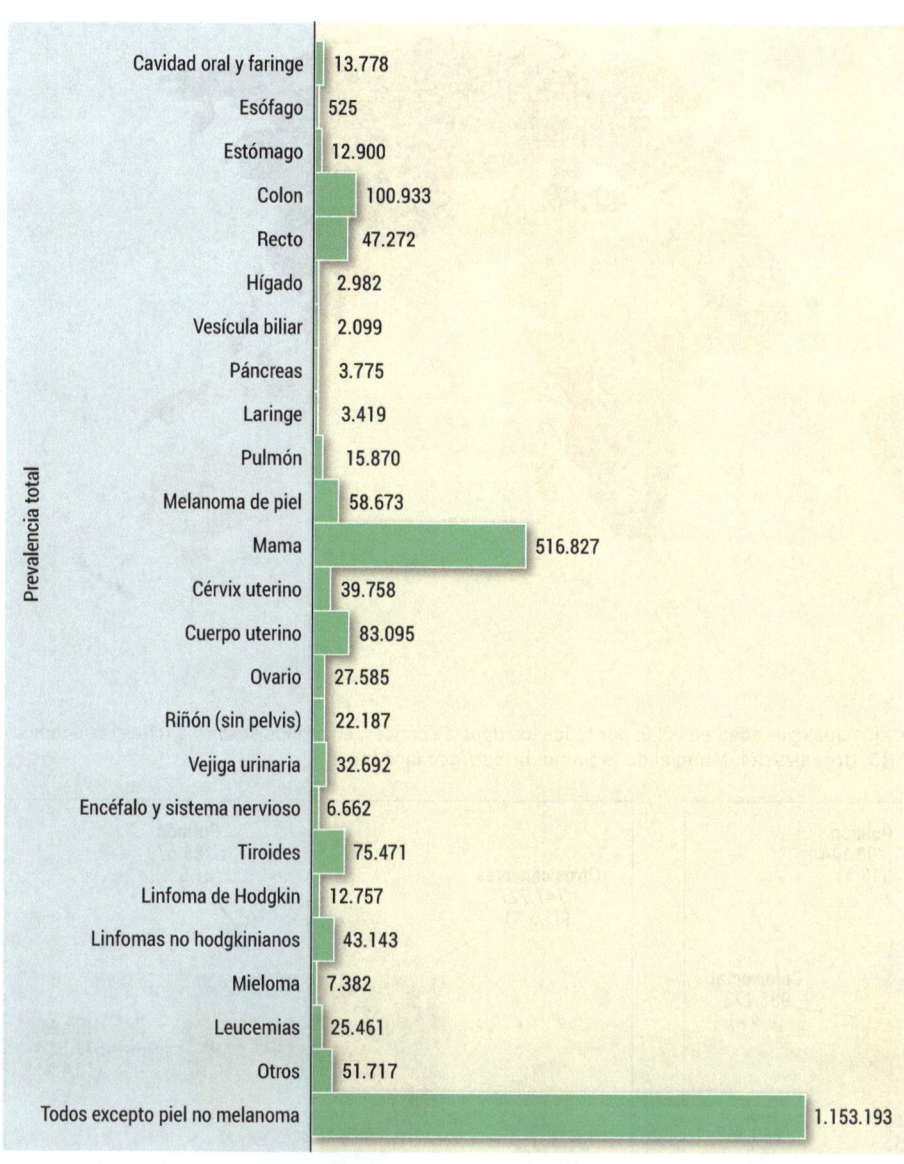

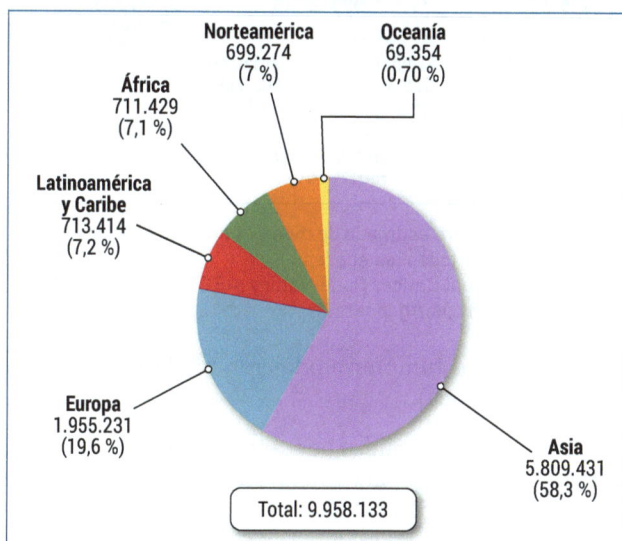

Figura 1-24. Número estimado de muertes en 2020 por todos los tipos de cáncer, en ambos sexos y a todas las edades. Traducida de: Global Cancer Observatory IARC. Organización Mundial de la Salud. https://gco.iarc.fr

El cáncer en 2020 fue la segunda causa de muerte en España, después de las enfermedades cardiovasculares, aunque en varones fue ya la primera.

A nivel global, ha superado incluso a la COVID-19 como causa de mortalidad en 2020.

El cáncer ha producido en España en 2020 un total de 112.241 muertes, un 22,83 % del total.

En los datos del INE, los fallecimientos de varones en España en 2020 fueron un total de 249.664.

Considerando solo los fallecimientos por cáncer en 2020, 67.247 varones murieron por esta causa, un 26,93 % del total, siendo la primera causa de mortalidad.

En estos mismos datos, el número de mujeres fallecidas en 2020 en España fue de 244.112, siendo el cáncer la segunda causa de mortalidad, con un total de 45.494 muertes, un 18,63 % de las muertes totales para ese período, solo superadas por las enfermedades cardiovasculares, que produjeron el 26,17 % de los fallecimientos (**Fig. 1-30**).

Si se considera el tipo de cáncer relacionado con la mortalidad, los datos aportados por el INE para 2020, globalmente para ambos sexos (**Tabla 1-4**) son los siguientes:

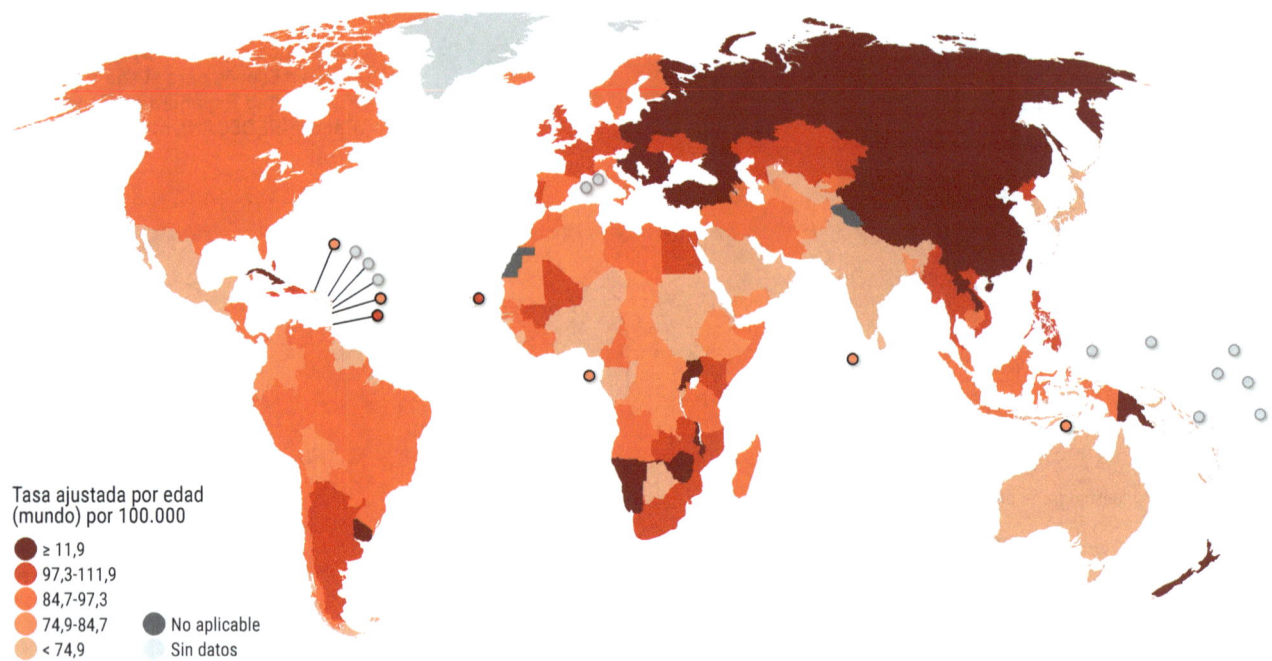

Figura 1-25. Tasas de mortalidad estimadas ajustadas por edad en 2020, por todos los tipos de cáncer, en ambos sexos y a todas las edades. Traducida de: Global Cancer Observatory IARC. Organización Mundial de la Salud. https://gco.iarc.fr

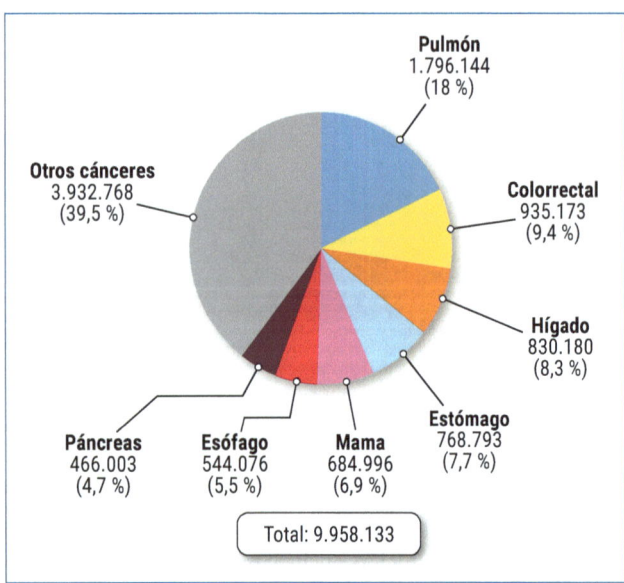

Figura 1-26. Número estimado de muertes en 2020 en todo el mundo, en ambos sexos y a todas las edades.
Traducida de: Global Cancer Observatory IARC. Organización Mundial de la Salud. https://gco.iarc.fr

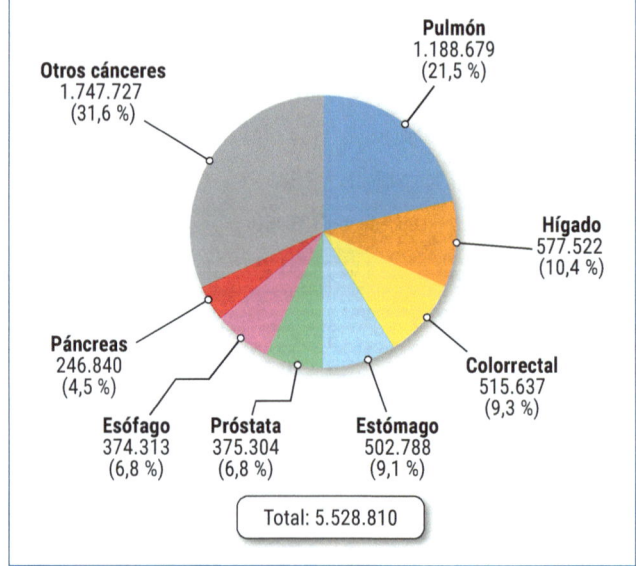

Figura 1-27. Número estimado de muertes en 2020 en todo el mundo, en hombres y a todas las edades.
Traducida de: Global Cancer Observatory IARC. Organización Mundial de la Salud. https://gco.iarc.fr

- El cáncer de pulmón fue la primera causa de mortalidad, afectando a 21.918 personas (el 19,44 % del total).
- En segundo lugar, se situó el cáncer de colon, con 11.131 fallecidos (el 9,87 % del total).
- En tercer lugar, el cáncer de páncreas, con 7.427 casos (el 6,61 % del total).
- En cuarto lugar, el cáncer de mama, con un total de 6.651 muertes (el 5,89 % del total).
- En quinto lugar, el cáncer de próstata, con un total de 5.922 decesos (el 5,25 % del total).

- El resto de los tumores produjeron 53.049 muertes (el 47,05 % del total).

Si se analiza la mortalidad por cáncer en varones, los datos aportados por el INE para 2020 muestran un total 67.247 fallecidos (**Tabla 1-5**):

- El cáncer de pulmón fue la primera causa de mortalidad, con 16.615 fallecidos (el 24,70 % del total).
- En segundo lugar, se situó el cáncer de colon, con 6.394 fallecidos (el 9,50 % del total).

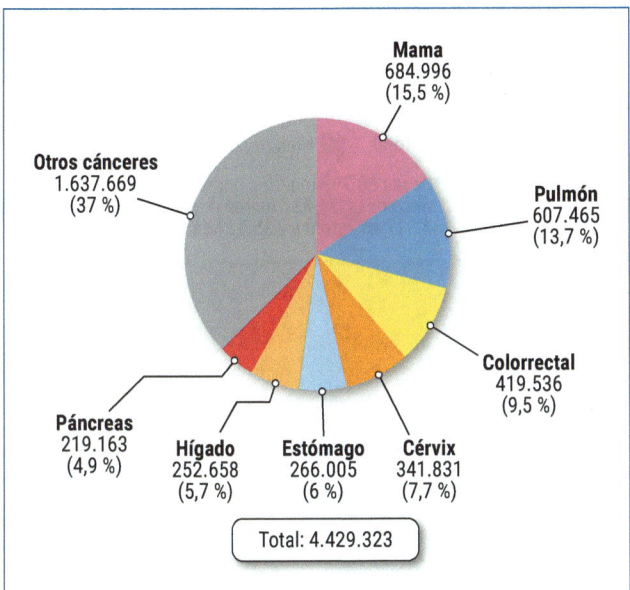

Figura 1-28. Número estimado de muertes en 2020 en todo el mundo, en mujeres y a todas las edades.
Traducida de: Global Cancer Observatory IARC. Organización Mundial de la Salud. https://gco.iarc.fr

- En tercer lugar, el cáncer de próstata, con 5.922 fallecidos (el 8,80 % del total).
- En cuarto lugar, el cáncer de páncreas, con un total de 3.824 muertes (el 5,68 % del total).

- En quinto lugar, el cáncer de vejiga, con un total 3.593 decesos (el 5,34 % del total).
- El resto de los tumores produjeron 30.899 muertes (el 45,94 % del total).

En lo que respecta a las mujeres, en 2020 se produjeron 45.494 fallecimientos (**Tabla 1-6**):

- De ellos, 6.572 corresponden a cáncer de mama (14,44 %).
- En segundo lugar, 5.303 se deben a cáncer de pulmón (11,65 %).
- En tercer lugar, 4.737 son atribuibles a cáncer de colon (10,41 %).
- En cuarto lugar, 3.603 son por cáncer de páncreas (7,91 %).
- En quinto lugar, 2.278 fallecimientos son secundarios a linfoma (5 %).
- El resto de los tumores produjeron 23.001 muertes (50,55 %).

Como ya se ha comentado previamente en los datos de España, como en muchos otros países del primer mundo que disponen de un desarrollado sistema de salud, la mortalidad estandarizada por cáncer está mejorando en ambos sexos (**Fig. 1-31**).

Por otra parte, la proyección en los próximos 20 años estima que la mortalidad aumentará notablemente, en gran parte, debido al aumento de la población por su envejecimiento progresivo (**Fig. 1-32**).

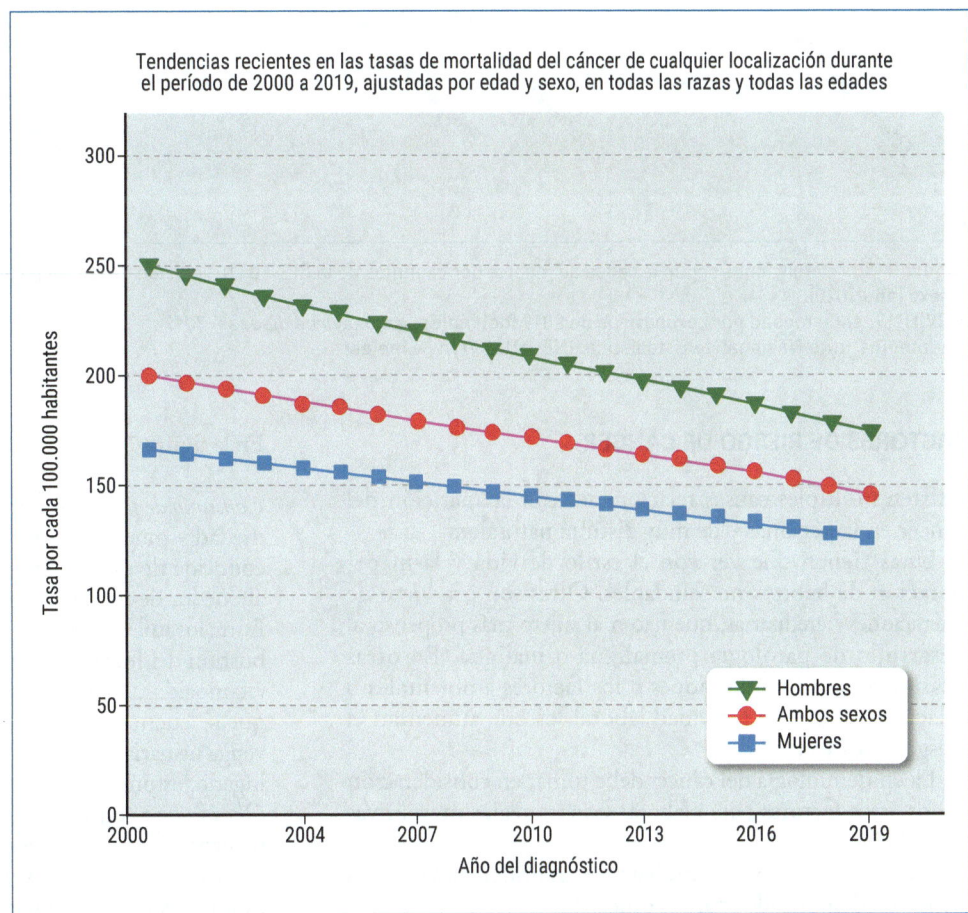

Figura 1-29. Variación de las tasas de mortalidad del cáncer de cualquier localización en el período de 2000 a 2019 en Estados Unidos. Traducida de: Instituto Nacional del Cáncer. https://seer.cancer.gov

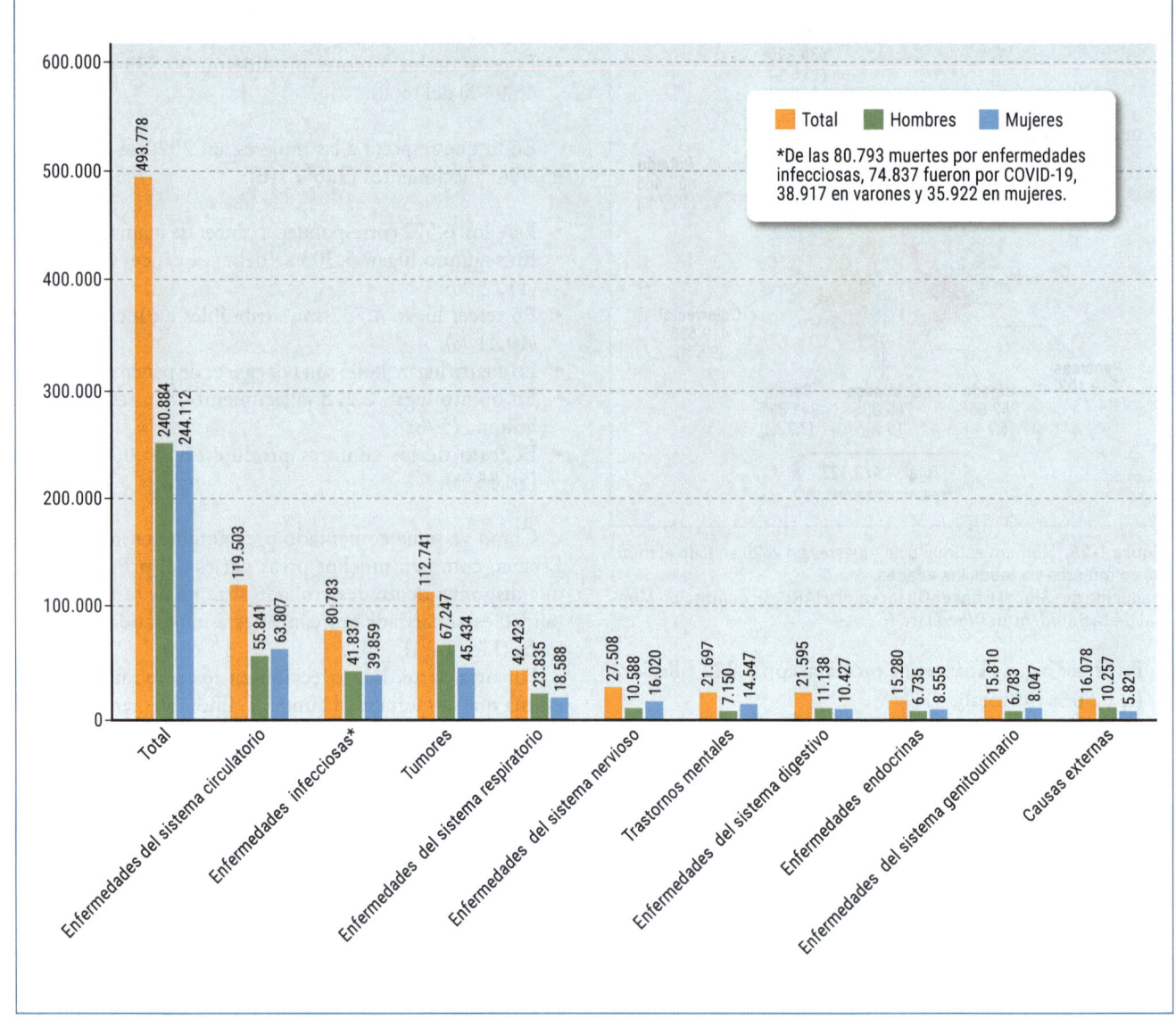

Figura 1-30. Defunciones según la causa de muerte por capítulos de la CIE-10 (10ª edición de la Clasificación Internacional de Enfermedades) y sexo (año 2020).
COVID-19: enfermedad por coronavirus de 2019 (del inglés, *coronavirus disease-2019*).
Fuente: Instituto Nacional de Estadística. INE. https://www.ine.es

FACTORES DE RIESGO DE CÁNCER

Existen múltiples causas relacionadas con la aparición del cáncer en la personas y de muy distinta naturaleza.

Unas tienen que ver con el estilo de vida y la incorporación de hábitos no saludables. Otras son producto de alteraciones hereditarias, que hacen al sujeto más propenso al desarrollo de patología premaligna o maligna. En otras ocasiones, son las infecciones o los factores ambientales o relacionados con la actividad laboral los que aumentan el riesgo de cáncer.

La epidemiología del cáncer debe tomar en consideración todos estos factores para elaborar las estrategias preventivas más eficientes.

De forma breve, se desarrollarán los principales factores de riesgo demostrados para el cáncer.

En la **figura 1-33**, se resumen las distintas causas del cáncer:

- *Consumo de tabaco:* es, sin duda, la principal causa de enfermedad y muerte prevenible y evitable, y es la mayor causa conocida de cáncer. Se considera que es el factor causal de alrededor de un tercio de todos los tumores malignos.
  Entre los miles de compuestos insalubres que genera la combustión del humo del tabaco, hay más de 60 carcinógenos reconocidos. Se asocia a muchos tipos de cáncer, entre los que se cuentan el de pulmón, cabeza y cuello, páncreas, vejiga urinaria, cuello uterino, colon y recto, esófago, riñón, hígado, estómago e, incluso, algunas leucemias.
- *Obesidad:* se considera responsable del 20 % de los tumores malignos, como el cáncer de mama, colon, recto, endometrio, esófago, riñón, páncreas y vesícula biliar, estómago, hígado, ovario, tiroides, meningioma y mieloma múltiple. Paradó-

Tabla 1-4. Fallecimientos por tumores en España en 2020, por causa, en ambos sexos

Tipo tumoral	Totales
Tumores	112.741
Tumor maligno de la tráquea, de los bronquios y del pulmón	21.918
Tumor maligno del colon	11.131
Tumor maligno del páncreas	7.427
Tumor maligno de la mama	6.651
Tumor maligno de la próstata	5.922
Tumor maligno del hígado y las vías biliares intrahepáticas	5.021
Tumores malignos del tejido linfático, de los órganos hematopoyéticos y de tejidos afines, excepto leucemia	5.011
Tumor maligno del estómago	4.917
Tumor maligno de sitios mal definidos, secundarios y de sitios no especificados	4.734
Tumor maligno del la vejiga	4.423
Tumor maligno del recto, de la porción rectosigmoide y del ano	3.994
Leucemia	3.363
Tumor maligno del encéfalo	3.091
Otros tumores malignos digestivos	2.508
Otros tumores de comportamiento incierto o desconocido	2.429
Tumor maligno del labio, de la cavidad bucal y de la faringe	2.399
Tumor maligno del riñón, excepto pelvis renal	2.116
Tumor maligno del ovario	2.036
Tumor maligno del esófago	1.823
Otros tumores malignos de la piel y de los tejidos blandos	1.669
Tumor maligno de otras partes del útero	1.600
Otros tumores malignos de las vías urinarias	1.588
Tumor maligno de la laringe	1.181
Tumor maligno de la piel	1.079
Tumor maligno del cuello del útero	673
Otros tumores malignos respiratorios e intratorácicos	502
Tumores malignos del hueso y de los cartílagos articulares	320

Fuente: Instituto Nacional de Estadística (INE). https://www.ine.es

Tabla 1-5. Fallecimientos por tumores en España en 2020, en varones

	Hombres
Tumores	67.247
Tumor maligno de la tráquea, de los bronquios y del pulmón	16.615
Tumor maligno del colon	6.394
Tumor maligno de la próstata	5.922
Tumor maligno del páncreas	3.824
Tumor maligno de la vejiga	3.593
Tumor maligno del hígado y las vías biliares intrahepáticas	3.416
Tumor maligno del estómago	2.946
Tumores malignos del tejido linfático, de los órganos hematopoyéticos y de tejidos afines, excepto leucemia	2.733
Tumor maligno de sitios mal definidos, secundarios y de sitios no especificados	2.565
Tumor maligno del recto, de la porción rectosigmoide y del ano	2.492
Leucemia	1.902
Tumor maligno del encéfalo	1.787
Tumor maligno del labio, de la cavidad bucal y de la faringe	1.708
Tumor maligno del esófago	1.461
Tumor maligno del riñón, excepto de la pelvis renal	1.386
Otros tumores de comportamiento incierto o desconocido	1.293
Otros tumores malignos digestivos	1.221
Otros tumores malignos de las vías urinarias	1.218
Tumor maligno de la laringe	1.084
Otros tumores malignos de la piel y de los tejidos blandos	967
Melanoma maligno de la piel	655
Otros tumores malignos respiratorios e intratorácicos	359
Tumores malignos del hueso y de los cartílagos articulares	182
Tumor maligno de la mama	79

Fuente: Instituto Nacional de Estadística (INE). https://www.ine.es

- *Sedentarismo y falta de ejercicio físico:* la actividad física moderada o intensa parece que tiene relación con una disminución de la incidencia de cáncer de pulmón, de colon, de mama y de útero. Se le atribuye hasta un 5 % de los casos de cáncer.
- *Riesgos laborales relacionados con el cáncer:* se han descrito más de 165 agentes relacionados con el cáncer en el entorno laboral de acuerdo con el criterio de la IARC. Aunque la prevención técnica en los puestos de trabajo ha tenido un gran desarrollo en los países desarrollados, todavía es una asignatura pendiente en muchos otros entornos. Posiblemente, está relacionado con la aparición del 5 % de los tumores.

jicamente, en el mundo, hay 900 millones de personas con sobrepeso y 300 millones con obesidad, y otros 1.200 millones de personas con desnutrición. Los datos de España proporcionados por el INE son muy preocupantes, con casi la mitad de la población con sobrepeso u obesidad (**Fig. 1-34**).

- *Factores dietéticos:* se ha asociado al cáncer de colon el consumo excesivo de carnes rojas procesadas y se le atribuye hasta un 5 % de los cánceres. Sin embargo, el consumo de frutas y verduras parece tener un efecto protector.

Tabla 1-6. Fallecimientos por tumores en España en 2020, en mujeres	
	Mujeres
Tumores	45.494
Tumor maligno de la mama	6.572
Tumor maligno de la tráquea, de los bronquios y del pulmón	5.303
Tumor maligno del colon	4.737
Tumor maligno del páncreas	3.603
Tumores malignos del tejido linfático, de los órganos hematopoyéticos y de tejidos afines, excepto leucemia	2.278
Tumor maligno de sitios mal definidos, secundarios y de sitios no especificados	2.169
Tumor maligno del ovario	2.036
Tumor maligno del estómago	1.971
Tumor maligno del hígado y las vías biliares intrahepáticas	1.605
Tumor maligno de otras partes del útero	1.600
Tumor maligno del recto, de la porción rectosigmoide y del ano	1.502
Leucemia	1.461
Tumor maligno del encéfalo	1.304
Otros tumores malignos digestivos	1.287
Otros tumores de comportamiento incierto o desconocido	1.136
Tumor maligno del la vejiga	830
Tumor maligno del riñón, excepto de pelvis renal	730
Otros tumores malignos de la piel y de los tejidos blandos	702
Tumor maligno del labio, de la cavidad bucal y de la faringe	691
Tumor maligno del cuello del útero	673
Melanoma maligno de la piel	424
Otros tumores malignos de las vías urinarias	370
Tumor maligno del esófago	362
Tumores malignos del hueso y de los cartílagos articulares	146
Otros tumores malignos respiratorios e intratorácicos	143
Tumor maligno de la laringe	97

Fuente: Instituto Nacional de Estadística (INE). https://www.ine.es

- *Infecciones:* se consideran responsables del 5 % de los tumores. Entre los diferentes agentes biológicos implicados en la génesis de tumores, hay que destacar la infección por el virus de la hepatitis B y C (hepatocarcinoma), por el VPH (cáncer de cuello uterino, de vulva, de vagina, de pene, del conducto anal, de boca y de garganta), por el virus de Epstein-Barr (carcinoma de nasofaringe y linfoma de Burkitt), por el virus de la inmunodeficiencia humana (sarcoma de Kaposi y linfomas no hodgkinianos), por la bacteria *Helicobacter pylori* (cáncer de estómago), por infestaciones por parásitos como *Schistosoma haematobium* (cáncer de vejiga) y por *Opisthorchis viverrini* (cáncer hepático).
- *Riesgos familiares hereditarios:* se considera que el 5 % de todos los cánceres son de origen hereditario. Existe una amplia variedad de mutaciones germinales que son causa de cáncer y que son transmisibles de generación en generación. Posiblemente, los dos más relevantes desde el punto de vista clínico son el cáncer de mama y de ovario asociado a mutaciones *BRCA1* y *BRCA2*, y el síndrome de Lynch, asociado a mutaciones en los genes reparadores de los defectos del ácido desoxirribonucleico en los genes *MLH1*, *MSH2*, *MSH6* y *PMS2*, relacionados con el cáncer de colon no poliósico, páncreas, vía biliar, intestino delgado, endometrio, ovario, urotelio y el cáncer renal.
- *Alcohol:* se ha relacionado con un 3 % de los casos de cáncer, fundamentalmente, de hígado, cabeza y cuello, esófago y mama. Recientemente, se han realizado recomendaciones desde las sociedades profesionales en el sentido de evitar completamente el consumo de alcohol.
- *Radiaciones solares:* están relacionadas, fundamentalmente, con el cáncer cutáneo y se les atribuye un 2 % de los tumores malignos.
- *Fármacos:* la IARC ha definido la relación de varios fármacos con la mayor frecuencia de aparición de tumores malignos. Se les atribuye el 1 % de los cánceres. Se describen por el IARC fármacos antineoplásicos, antibióticos, antidiabéticos, inmunosupresores, hormonas, antiepilépticos e hipotensores.
- *Factores reproductivos:* la menarquia precoz y la menopausia tardía se han relacionado con un mayor riesgo de aparición del cáncer de mama. Se les atribuye un porcentaje del 3 % como causa de cáncer de mama.
- *Polución ambiental:* la contaminación ambiental por vertidos a la atmósfera se ha asociado a diferentes tumores, como el de pulmón, riñón, vejiga y colon y recto. Se considera la causa del 2 % de los cánceres.
- *Hay otras causas que pueden causar hasta el 11 % de los tumores malignos* relacionadas con enfermedades inflamatorias crónicas, inmunosupresión, radiaciones ionizantes, compuestos radiactivos telúricos como el radón y otras múltiples posibles causas aún hoy desconocidas.

Si se analizan los factores de riesgo evitables, y de acuerdo con los datos recientemente publicados por el *Global Burden of Disease (GBD) 2019 Cancer Risk Factors Collaborators* (*Lancet*, 2022), este conjunto de factores es el responsable de 4.450.000 fallecimientos por cáncer y de 105 millones de años de vida perdidos por discapacidad o muerte derivadas del cáncer.

El tabaco es la principal causa de muerte por causa prevenible, seguida por el alcohol y el índice de masa corporal elevado.

La evolución de los factores de riesgo en 2010 y 2019 se muestran en la **figura 1-35**.

PREVENCIÓN DEL CÁNCER

La epidemiología no se limita a describir un fenómeno relacionado con la salud.

Se pretende que el análisis epidemiológico y el conocimiento generado puedan predecir quién tiene riesgo de

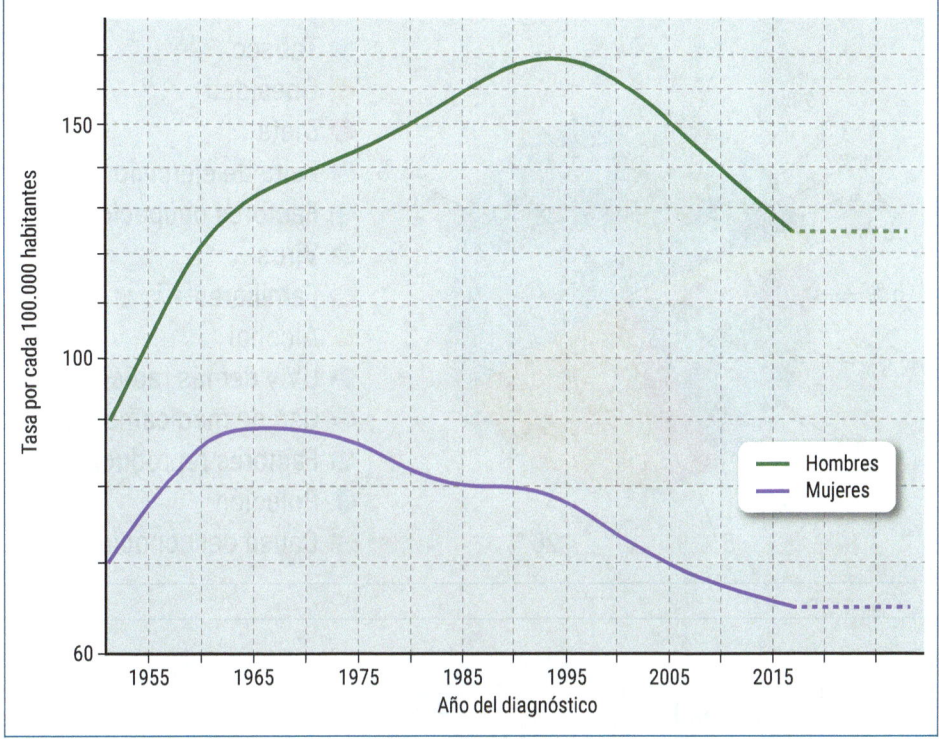

Figura 1-31. Evolución temporal de la mortalidad estandarizada por tumores en España.
Fuente: Global Cancer Observatory IARC. Organización Mundial de la Salud. https://gco.iarc.fr

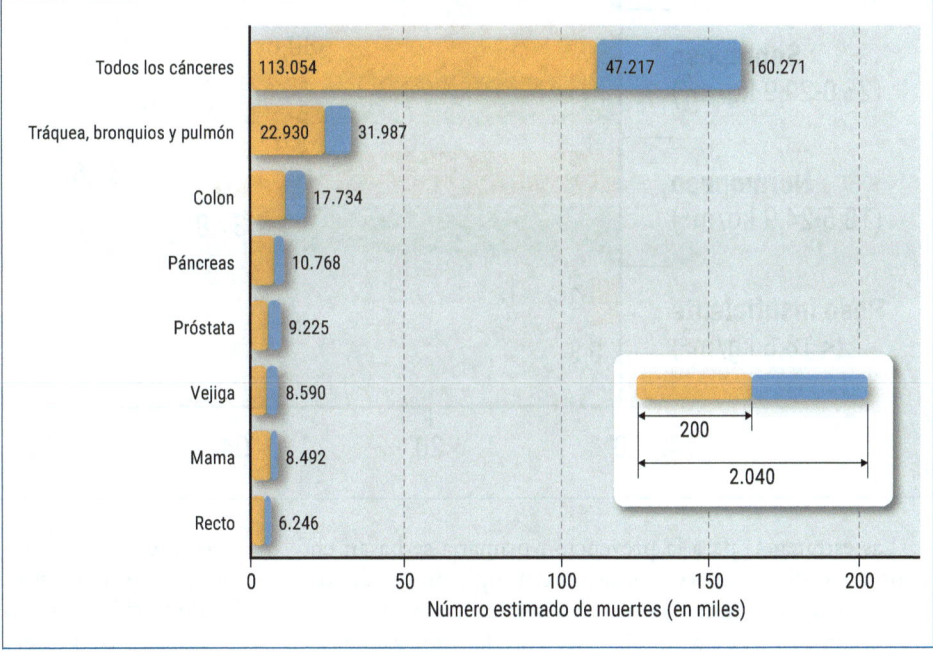

Figura 1-32. Mortalidad estimada por cáncer en España para los años 2020 y 2040, en ambos sexos.
Fuente: Global Cancer Observatory IARC. Organización Mundial de la Salud. https://gco.iarc.fr

enfermar de acuerdo con el análisis causal de la patología estudiada y cómo se puede actuar para mitigar el impacto de la enfermedad en la población, evitando su aparición o realizando un diagnóstico más precoz.

Las actuaciones preventivas deben basarse en estudios previos que hayan demostrado, en primer lugar, una relación causa-efecto del factor de riesgo y un tumor o grupo de tumores antes de ser puestas en marcha a nivel poblacional o en los grupos de riesgo.

El impacto de estas actuaciones debe medirse y demostrar eficiencia y coste-efectividad.

Prevención primaria oncológica

Se define como el conjunto de actividades de índole sanitaria dirigidas a una parte o a toda la población según el riesgo, y encaminadas a evitar el desarrollo de un cáncer.

Su objetivo es disminuir la incidencia de la enfermedad y, por ende, la prevalencia y la mortalidad.

Precisa el conocimiento previo de las causas o factores predisponentes que hacen que un individuo expuesto tenga una mayor probabilidad de enfermar con significación estadística y relevancia clínica.

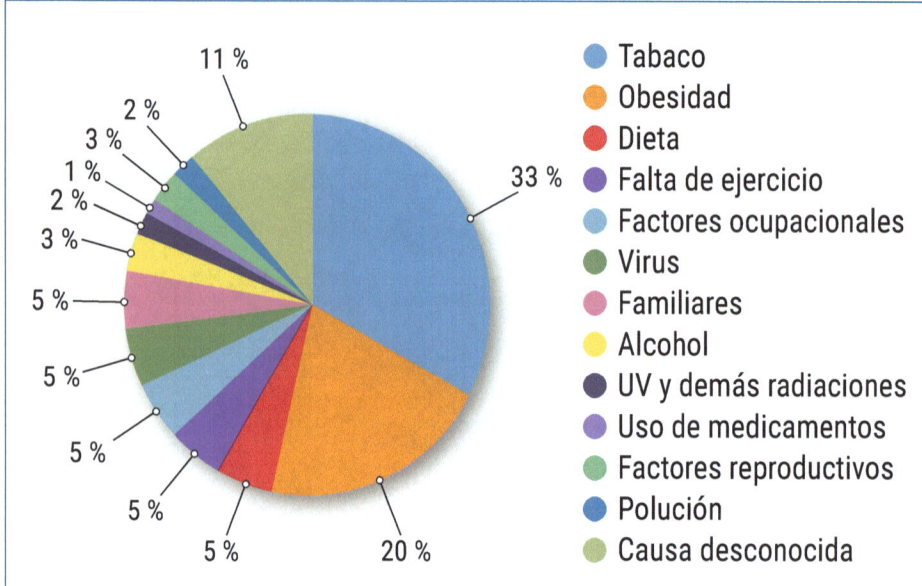

Figura 1-33. Impacto de los factores de riesgo y las causas de generación del cáncer.
UV: ultravioleta.
Fuente: Fundación Cris contra el Cáncer. https://criscancer.org/wp-content/uploads/2020/05/factoresriesgocausascancer.jpg

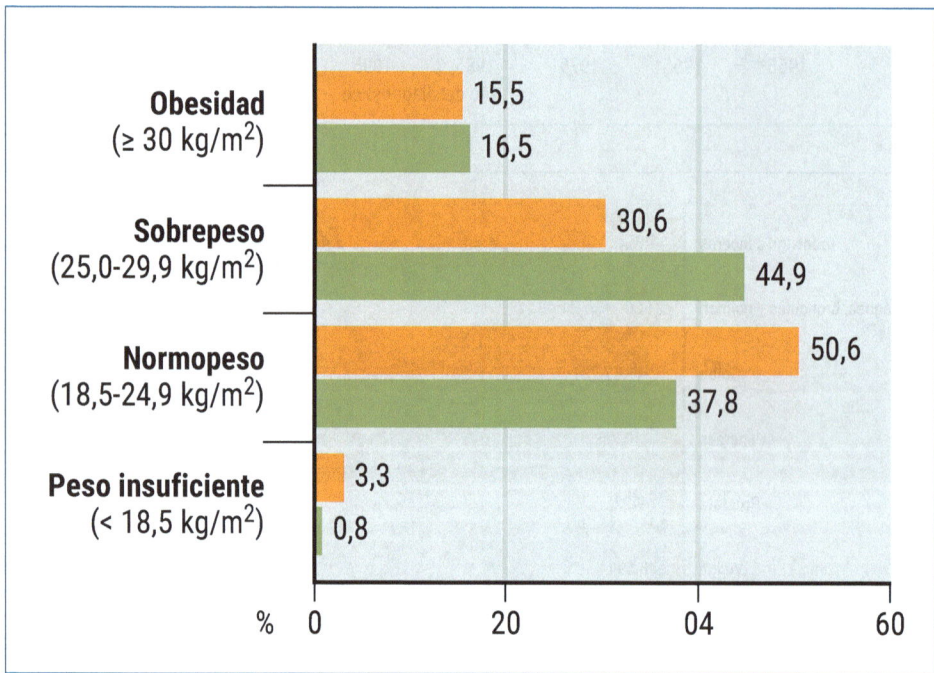

Figura 1-34. Índice de masa corporal de la población española mayor de 18 años en 2020.
Fuente: Instituto Nacional de Estadística (INE). https://www.ine.es

Las estrategias para la prevención primaria se basan en prohibir o disminuir la exposición del individuo al factor nocivo hasta niveles no dañinos para la salud, el uso de vacunas, el control de riesgos ambientales o la educación sanitaria. Estrategias basadas en el riesgo:

- *En población con riesgos no genéticos*, son de aplicación general y persiguen evitar factores de riesgo que afectan a la totalidad de los individuos:
  - Tabaco: control del tabaquismo con múltiples acciones.
  - Obesidad: educación sanitaria, cambios legislativos, etcétera.
  - Consumo de alcohol: educación sanitaria, cambios legislativos, etcétera.
  - Actividad física: educación sanitaria, facilitación, concienciación.

- *En población con riesgos ambientales*, son de aplicación a grupos de riesgo específico:
  - Radiación ultravioleta: educación sanitaria, cambios legislativos, protección rutinaria a la exposición solar y evitar las quemaduras.
  - Exposición ambiental a sustancias cancerígenas: educación y legislación.
  - Alimentación sana: cambios culturales y seguimiento de las recomendaciones de los expertos.
- *En población con riesgos laborales*, también dirigido a grupos profesionales seleccionados por el riesgo:
  - En estos casos, la educación sanitaria, la legislación y el control periódico de los trabajadores en riesgo son la clave de la prevención.
  - El Proyecto Carex a nivel europeo, incluye estimaciones de prevalencia de las exposiciones y el número de

Riesgo principal en 2010	Tasa de DALY estandarizada por edad en 2010	Riesgo principal en 2019	Tasa de DALY estandarizada por edad en 2019	Cambio porcentual en la tasa de DALY estandarizada por edad de 2010 a 2019
1. Tabaquismo	774,1 (729,9 a 818,1)	1. Tabaquismo	677,3 (616,4 a 740,3)	−12,5 (−19,6 a −4,8)
2. Consumo de alcohol	164,4 (148,3 a 182,3)	2. Consumo de alcohol	155,2 (138,4 a 173,5)	−5,6 (−12,9 a 2,2)
3. Índice de masa corporal elevado	127,9 (71,4 a 200,3)	3. Índice de masa corporal elevado	133,9 (76,2 a 206,8)	4,8 (−1,8 a 12,9)
4. Sexo no seguro	112,6 (99,2 a 124,4)	4. Sexo no seguro	107,2 (90,5 a 119,4)	−4,8 (−12,7 a 3,7)
5. Glucemia en ayunas elevada	101,3 (27,4 a 207,0)	5. Glucemia en ayunas elevada	104,2 (28,7 a 212,9)	2,9 (−2,8 a 9,5)
6. Contaminación por partículas ambientales	86,3 (63,3 a 109,0)	6. Contaminación por partículas ambientales	84,2 (62,1 a 108,3)	−2,4 (−12,5 a 10,1)
7. Exposición ocupacional a asbesto	61,1 (45,0 a 77,6)	7. Exposición ocupacional a asbesto	50,9 (37,8 a 64,7)	−16,7 (−21,8 a −11,5)
8. Dieta baja en cereales integrales	48,1 (18,4 a 63,0)	8. Dieta baja en cereales integrales	46,3 (17,8 a 61,1)	−3,6 (−9,1 a 1,9)
9. Dieta baja en leche	45,3 (29,4 a 61,2)	9. Dieta baja en leche	46,1 (29,8 a 62,2)	1,7 (−4,8 a 8,9)
10. Dieta baja en frutas	43,6 (22,1 a 68,7)	10. Tabaquismo pasivo	38,5 (24,8 a 55,5)	−5,2 (−13,7 a 4,0)
11. Tabaquismo pasivo	40,7 (26,6 a 57,9)	12. Dieta baja en frutas	36,0 (18,5 a 56,2)	−17,5 (−26,5 a −28,1)

Riesgos conductuales
Riesgos medioambientales y ocupacionales
Riesgos metabólicos

Figura 1-35. Principales factores de riesgo con el mayor grado de detalle para las tasas de años de vida ajustados por discapacidad por cáncer atribuible a factores de riesgo, estandarizadas por edad, en el ámbito mundial y en ambos sexos. Se muestran los diez principales factores de riesgo para las tasas de años de vida ajustados por discapacidad por cáncer estandarizadas por edad y los factores de riesgo que se incorporan y salen de la lista de los diez primeros entre 2010 y 2019. Las líneas discontinuas indican un descenso en la lista. Las líneas continuas muestran los ascensos o la ausencia de cambios en la lista. Los datos entre paréntesis son los intervalos de incertidumbre del 95 %. Los factores de riesgo con el mayor grado de detalle reflejan la jerarquía de la carga global de la enfermedad (GBD; del inglés, *global burden of disease*) en la que se encuentran estas categorías de riesgo, que van del nivel 2 al 4.
DALY: años de vida ajustados por discapacidad (del inglés, *disability-adjusted life-years*).
Traducida de: GBD 2019 Cancer Risk Factors Collaborators. The global burden of cancer attributable to risk factors, 2010-19: a systematic analysis for the Global Burden of Disease Study 2019. Lancet. 2022;400(10352):563-91.

trabajadores expuestos en múltiples sectores y en múltiples países con el objeto de conocer y controlar los riesgos oncogénicos en el entorno laboral de tipo químico, físico o biológico.

Prevención secundaria oncológica

En este caso, el objetivo es detectar la enfermedad precozmente, porque es bien sabido que, en la mayoría de los tumores, esta estrategia conduce a tratamientos más eficaces.

Para ello, se utilizan las campañas de diagnóstico precoz, también llamadas de cribado o *screening*.

La intensidad de estas campañas, la edad de inicio y la frecuencia dependen del nivel de riesgo del grupo de individuos a los que se dirigen para lograr los mejores resultados.

Las campañas poblacionales pueden variar en diferentes países y, habitualmente, depende no solo de las bases científicas que se aplican, sino de los recursos disponibles, al ser campañas masivas de alto impacto económico.

Los métodos utilizados en las campañas deben ser reproducibles, con elevada especificidad y sensibilidad, a ser posible, sencillos y poco invasivos y, preferiblemente, de bajo coste.

En el momento actual, se consideran de impacto que justifica su uso poblacional las siguientes campañas de cribado:

- *Cribado de cáncer de mama* (nivel de evidencia I, grado de recomendación A): todas las mujeres residentes en España de 50 a 69 años son invitadas a participar en el cribado poblacional, con intervalos de detección cada dos años. Sin embargo, en algunas regiones, se comienza el cribado a los 45 años.
Los estudios confirman que la mamografía de cribado reduce la mortalidad en las mujeres entre 50 y 69 años de edad, de acuerdo con los datos de la IARC.
- *Cribado de cáncer de cérvix* (nivel de evidencia I, grado de recomendación A): el cribado de mujeres sanas mediante citología cervical ha demostrado claramente su eficacia, puesto que su aplicación de forma adecuada y sistemática en determinados países ha conseguido reducir en un 70-80 % la incidencia y mortalidad por este tumor. Este beneficio se debe a la detección de lesiones premalignas asintomáticas, cuyo diagnóstico y tratamiento evita su progresión a carcinoma invasor.
La población diana es el grupo de mujeres con edad comprendida entre los 25 y los 65 años.

Entre los 25 y los 30 años, se debe hacer únicamente citología cervical cada tres años (sin prueba del VPH, debido a la elevada incidencia de infecciones transitorias).

Entre los 30 y los 65 años, se realiza la citología cervical cada tres años, si bien la opción preferente sería la realización de la prueba del VPH cada cinco años.

• *Cribado de cáncer colorrectal* (nivel de evidencia I, grado de recomendación A):
  – Detección de sangre oculta en heces (SOH): se recomienda la detección de SOH a partir de los 50 años, cada dos años, hasta los 69 años.
  – Colonoscopia: prueba diagnóstica que se debe realizar ante un resultado positivo en la prueba de SOH. Es la prueba más sensible y específica de todas las estrategias de cribado. Se recomienda la colonoscopia a partir de los 50 años, cada 10 años, hasta los 69 años.

• *Cribado de cáncer de próstata* (nivel de evidencia I, grado de recomendación C): la evidencia científica no sustenta la puesta en marcha de programas poblacionales de cribado de este tipo de cáncer.

En la población general sin aumento del riesgo, si se decide realizar cribado, se recomienda no comenzar antes de los 50 años, y se hará mediante determinación sérica de PSA, con intervalos de 2-4 años.

No se aconsejaría el examen de próstata mediante tacto rectal.

Se suspendería a los 69 años o antes, en caso de comorbilidad que limite la expectativa de vida a menos de 10 años. Debería ser valorado de forma individual.

• *Cribado de cáncer de pulmón* (nivel de evidencia I, grado de recomendación C): en el año 2011, el *National Lung Screening Trial* (NLST) demostró que la detección del cáncer de pulmón con tres tomografías axiales computarizadas de tórax anuales consecutivas con tomografías computarizadas de baja dosis redujo la mortalidad en un 20 % en comparación con una única radiografía de tórax, en fumadores de, al menos, 30 paquetes/año, o exfumadores de menos de 15 años, entre 55 y 74 años.

La evidencia científica disponible no sustenta la puesta en marcha de programas poblacionales de cribado para el cáncer de pulmón por su alto coste y alto riesgo de falsos positivos.

Debería ser valorado de forma individual.

FUENTES RELEVANTES PARA CONSULTAR

• Para las estimaciones de incidencia, prevalencia y mortalidad por cáncer en el mundo, se han utilizado datos del GCO elaborados por la IARC de la OMS, que recogen, a su vez, datos de GLOBOCAN junto con otras bases de datos; se encuentran disponibles en la página web: http://gco.iarc.fr/.

• Las estimaciones de incidencia del cáncer en España para el año 2022 las ha elaborado la REDECAN con los datos más actualizados proporcionados por los registros de cáncer de España (disponible en: https://www.redecan.org).

• Del Instituto Nacional de Estadística (INE) (https://www.ine.es/), se han obtenido los datos de la mortalidad por cáncer de España, disponibles para el año 2020.

• Los datos de prevalencia del cáncer y de supervivencia de los pacientes afectados en España también han sido elaborados por la REDECAN (https://www.redecan.org) a partir de los datos registrados en el país.

• Para datos de España, se recomienda consultar el sitio web del Centro Nacional de Epidemiología (https://cne.isciii.es/).

• Para datos europeos, se puede consultar también el sitio web del European Cancer Information System (ECIS) (https://ecis.jrc.ec.europa.eu/).

• Las cifras del cáncer en España: este informe, editado por la Sociedad Española de Oncología Médica (SEOM), en colaboración con REDECAN, aporta los últimos datos disponibles suministrados tanto por REDECAN y el INE para España, como por el CGO de la IARC de la OMS en el ámbito mundial.

• Sobre factores de riesgo evitables del cáncer, es relevante la publicación siguiente: GBD 2019 Cancer Risk Factors Collaborators. The global burden of cancer attributable to risk factors, 2010-19: a systematic analysis for the Global Burden of Disease Study 2019. *Lancet.* 2022;400(10352):563-91.

PUNTOS CLAVE

• Concepto y recursos técnicos en epidemiología.
• Estadísticas globales de magnitud del cáncer.
• Factores de riesgo del cáncer.
• Prevención primaria y secundaria del cáncer.

Cribado del cáncer

2

A. Riquelme Oliveira y S. Repáraz Herrero

OBJETIVOS

- Comprender la importancia del diagnóstico precoz de las neoplasias más prevalentes.
- Reconocer las poblaciones de riesgo a las que van dirigidos los programas de diagnóstico precoz.
- Conocer las principales pruebas diagnósticas utilizadas en los programas de cribado.
- Recordar la importancia de la información a la población general.
- Aplicar los resultados obtenidos en los programas de diagnóstico precoz para mejorar la supervivencia de la población general.
- Establecer poblaciones de riesgo y poblaciones diana a las que van dirigidas los principales programas de diagnóstico precoz.

INTRODUCCIÓN

Epidemiología del cáncer

El cáncer constituye la segunda causa de muerte a nivel mundial, solo precedido por las enfermedades cardiovasculares. La International Agency for Research on Cancer (IARC) estimó que, en el año 2020, se diagnosticaron, aproximadamente, 18,1 millones de casos nuevos de cáncer en el mundo (excluyendo los tumores cutáneos distintos al melanoma), y que esa cifra aumentará en las dos próximas décadas hasta los 27 millones. Esta tendencia al aumento en la incidencia de los tumores malignos también se puede ver en España; según los datos de la Red Española de Registros de Cáncer (REDECAN), se estima que el número de cánceres diagnosticados en España en 2022 alcanzará los 280.100, lo que representa un incremento respecto a años previos. Además, se estima que, en 2040, la incidencia de las enfermedades neoplásicas en España alcance los 341.000 casos.

Según el manual de la Sociedad Española de Oncología Médica (SEOM) de prevención y diagnóstico precoz del cáncer, España ocupa el lugar número 34 entre los países con mayor incidencia de tumores malignos, que engloba a los 184 países valorados en GLOBOCAN.

Incidencia

Los tumores con una mayor incidencia a nivel mundial en 2020 fueron, en orden decreciente, los cánceres de mama, de pulmón, de colon y recto, de próstata y de estómago.

En el caso de España, los tumores con mayor incidencia son: el cáncer colorrectal, el cáncer de mama, el cáncer de pulmón, el cáncer de próstata y el cáncer de vejiga urinaria. Los tumores más prevalentes a los cinco años del diagnóstico a nivel mundial, en orden decreciente, son: el cáncer de mama, el cáncer colorrectal, el cáncer de próstata, el cáncer de pulmón y el cáncer de tiroides.

Atendiendo a las diferencias de género, en España, los tumores más frecuentes en los hombres (incidencia del 59,6 % sobre el total de nuevos diagnósticos) son: el cáncer de próstata, el cáncer colorrectal, el cáncer de pulmón y el cáncer de vejiga.

Entre las mujeres, los tumores más frecuentes son los de mama, el cáncer colorrectal, el cáncer de útero y el cáncer de tiroides.

Mortalidad

A nivel mundial, el cáncer es una de las principales causas de muerte, habiendo sido la causa de unos 9,9 millones de muertes en el año 2020, según los datos de la IARC. Al igual que ocurre con la incidencia, se espera un incremento en la mortalidad en los próximos años, previéndose una mortalidad en el mundo en más de 16 millones para el año 2040. En España, se estima que la mortalidad por cáncer se incrementará de 113.000 casos en 2020 a más de 160.000 casos en 2040.

Los cánceres responsables del mayor número de fallecimientos a nivel mundial son: de pulmón, colorrectal, de hígado, de estómago y de mama.

> **!** En el caso de España, y atendiendo a los datos del Instituto Nacional de Estadística (INE) para 2020, en hombres, la principal causa de muerte son los tumores malignos, siendo el cáncer de pulmón la primera causa, seguido del cáncer colorrectal.
> Entre mujeres, la principal causa de muerte son las enfermedades cardiovasculares, seguidas por los tumores malignos. El cáncer de mama ocupa el primer lugar, seguido de los cánceres de pulmón y colorrectal.

IMPACTO ECONÓMICO

El impacto del cáncer no solo se debe entender desde la perspectiva de la salud física, sino también de la salud emocional, así como también desde la perspectiva económica y social.

La consultora estratégica Oliver Wyman ha elaborado un estudio para la Asociación Española Contra el Cáncer (AECC) que estima los costes económicos del cáncer, tanto sanitarios, como familiares, sociales y laborales. El estudio clasifica los costes en costes directos médicos, costes directos no médicos, y costes indirectos.

Si se analizan los costes económicos del cáncer desde la perspectiva de la sociedad, se deben incluir tanto costes directos como indirectos (pérdida de productividad e ingresos tanto del paciente como de su familia como consecuencia directa del cáncer). A su vez, los costes directos incluyen los costes sanitarios: costes médicos, factores o productos sanitarios que son consumidos, y los costes no sanitarios (transporte, adaptación del hogar, apoyo social, etcétera).

> **!** Globalmente, se estima que el cáncer cuesta a la sociedad española alrededor de 19.300 millones de euros. De este gasto, se considera que el 55 % lo asume el sistema sanitario, y el 45 % es asumido por el paciente y su familia. Un 48 % de la cantidad total —es decir, alrededor de 9.330 millones de euros— se destinan a costes médicos directos; el 12 %, a costes médicos no directos; y el 40 % restante, a costes indirectos.

El coste sanitario directo, al menos, se duplica en el caso de enfermedad metastásica. En los tumores metastásicos, se considera que el paciente no se cura, por lo que el coste sanitario directo se prolonga hasta el fallecimiento del paciente.

Si se asumen las recomendaciones de la Organización Mundial de la Salud (OMS) de implantación de estilos de vida saludable e implementación de programas de detección, se podrían evitar entre un 30 y un 50 % de los casos; el ahorro en España podría llegar a alrededor de 9.000 millones de euros anuales.

NIVELES DE PREVENCIÓN DE LOS TUMORES MALIGNOS

Prevención primaria

La prevención primaria está constituida por el conjunto de actividades sanitarias, promovidas por las autoridades sanitarias, dirigidas a la población general con el fin de evitar la aparición de enfermedad. Se centra en la promoción de la salud mediante la educación sanitaria poblacional, con el fin de disminuir la incidencia de la enfermedad.

Prevención secundaria

La prevención secundaria está constituida por el conjunto de medidas encaminadas a la detección del cáncer en sus fases iniciales de desarrollo, tanto en una fase presintomática, en el caso de los programas de cribado, como en una fase sintomática inicial. El objeto es tratar de forma precoz las enfermedades malignas, en fases que son potencialmente curables.

Prevención terciaria

La prevención terciaria se centra en reducir las consecuencias de la enfermedad, mejorar la calidad de vida y acelerar la reinserción en el ámbito familiar, social y laboral, así como reducir el grado de invalidez, las secuelas y la muerte prematura en caso de que no se haya logrado una recuperación.

Prevención cuaternaria

Se centra en evitar la yatrogenia. La constituyen el conjunto de actividades sanitarias orientadas a evitar, reducir y paliar el perjuicio provocado por las intervenciones médicas innecesarias o excesivas que se puedan realizar sobre un enfermo oncológico.

PREVENCIÓN PRIMARIA

Según cálculos de la OMS, se estima que la prevención primaria, aplicada de forma efectiva y sistemática, podría conseguir una disminución del 40 % de la incidencia de cáncer en el mundo.

Aproximadamente, un tercio de las muertes por cáncer son debidas a cinco factores de riesgo evitables: el tabaquismo, el consumo de alcohol, el mantenimiento de un peso saludable, una alimentación saludable y la realización de ejercicio físico regular.

La IARC de la OMS establece 12 medidas para la prevención primaria del cáncer. Estas medidas son:

1. Evitar el consumo de tabaco: se estima que el tabaco es responsable de hasta un 33 % de cánceres a nivel mundial, y de hasta un 22 % de las muertes por cáncer. En España, el 23,3 % de los varones y el 16,4 % de las mujeres son fumadores habituales, con un incremento progresivo del hábito tabáquico en mujeres en las últimas décadas. El tabaquismo es la principal causa prevenible de cáncer.
2. Convertir el domicilio en un lugar sin humos. Apoyar las políticas antitabaco en el entorno laboral.
3. Mantener un peso saludable mediante una alimentación equilibrada y la realización de ejercicio físico de forma regular.
4. Hacer ejercicio a diario. Limitar el tiempo que se permanece sentado.
5. Comer de manera saludable. Consumir gran cantidad de cereales integrales, legumbres, frutas y verduras. Limitar los alimentos hipercalóricos (ricos en azúcar o grasa) y evitar las bebidas azucaradas. Evitar la carne procesada.
6. Limitar el consumo de alcohol. La IARC publicó en 2020 un informe sobre la relación entre el alcohol y el

cáncer en Europa. Se estima que, en los países europeos, unos 180.000 casos de cáncer y unas 92.000 muertes por cáncer se debieron al alcohol en 2018. Europa tiene uno de los mayores niveles de consumo de alcohol a nivel mundial, y España ocupa el puesto número 13 en tumores asociados al alcohol, con un 4,4 % de tumores causados directamente por su consumo, según datos de la OMS. Además, se produce un efecto sinérgico con el hábito tabáquico.

7. Evitar la exposición excesiva al sol, especialmente, en los niños. Utilizar protección solar adecuada, y no usar cabinas de rayos ultravioleta A.
8. En el trabajo, protegerse de las sustancias cancerígenas, cumpliendo las instrucciones de la normativa de protección de la salud y seguridad laboral.
9. Averiguar si se está expuesto a radiación procedente de altos niveles naturales de radón en el domicilio, y tomar medidas para reducirlos.
10. La lactancia materna reduce el riesgo de cáncer en la madre. Si es posible, se recomienda amamantar al bebé.
11. Asegurarse de que los hijos participan en programas de vacunación, tanto contra el virus de la hepatitis B (VHB) para los recién nacidos como contra el virus del papiloma humano (VPH) en las niñas.
12. Participar en programas de cribado de cáncer colorrectal, de mama y de cuello uterino.

 Resumiendo todas las medidas de prevención primaria, la estrategia fundamental en la prevención del cáncer del Sistema Nacional de Salud consiste en promover entornos y hábitos de vida saludables, basados en las 12 recomendaciones del Código Europeo contra el cáncer, que se basan en cuatro pilares fundamentales:
1. Evitar el consumo de tabaco.
2. Promover una alimentación saludable, evitando el sobrepeso y la obesidad.
3. Promover la actividad física, evitando el sedentarismo.
4. Tener un consumo de alcohol moderado, si existe.

Asimismo, se recomienda cumplir la legislación vigente en cuanto a exposición a carcinógenos ambientales; promover la lactancia materna; el cribado poblacional de cáncer de cuello de útero, de mama y de colon y recto, así como la vacunación contra el VPH y el VHB.

PREVENCIÓN SECUNDARIA

La prevención secundaria se centra en la detección de los tumores malignos en su fase de desarrollo inicial, con el objeto de aplicar un tratamiento precoz que disminuya la prevalencia y la mortalidad.

Existen distintas estrategias para llevar a cabo estas campañas de detección precoz. Esta, idealmente, se lleva a cabo mediante una prueba de cribado. No obstante, no todos los tumores son susceptibles de hacer un cribado poblacional. Para que una prueba de cribado resulte eficiente, debe cumplir una serie de características tanto en la enfermedad que se pretende diagnosticar como en la prueba que realizar.

Con respecto a la enfermedad, las características que esta debería tener son:

- Que se trate de una enfermedad frecuente en la población a estudio (alta prevalencia).
- Que la enfermedad represente un problema de salud importante.
- Que tenga una fase presintomática larga.
- Que se tenga un conocimiento preciso de la evolución natural de la enfermedad.
- Que la enfermedad tenga un tratamiento eficaz, aceptable por la población, y que sea más eficaz en la fase presintomática.

Las características que debe tener una buena prueba de cribado son:

- Fácil de realizar.
- Inocua.
- Buena relación coste/efectividad.
- Buenos valores de validez: sensibilidad y valor predictivo positivo.
- Aceptable, y vista como necesaria por la comunidad.

De esta forma, siguiendo las recomendaciones de las autoridades sanitarias europeas, en España, se llevan a cabo tres programas de cribado del cáncer: el cribado del cáncer de colon, el cribado del cáncer de mama y el cribado del cáncer de cérvix.

Hasta el momento, no se ha demostrado la eficacia en el cribado poblacional de otros tumores malignos.

En la fase sintomática de los tumores malignos, se puede llevar a cabo una prevención secundaria, con el objeto de realizar un diagnóstico lo más rápido posible, que conduzca a un tratamiento precoz y, por lo tanto, a un mejor pronóstico de la enfermedad.

Para llevar a cabo esta modalidad de prevención secundaria, ya en fase sintomática de la enfermedad, son importantes las campañas de sensibilización y divulgación, tanto entre la población general como entre los propios profesionales de la salud. Se debe hacer hincapié en los síntomas de alarma, ante cuya aparición, el ciudadano debe solicitar una consulta médica. Los profesionales sanitarios deben, a su vez, ser instruidos para interrogar específicamente sobre síntomas de alarma, generales o localizadores, en consultas realizadas por otros motivos, particularmente, en grupos de edad de riesgo.

De esta manera, puede hablarse de síntomas de alarma del cáncer, que se describen a continuación, para que sean tenidos en cuenta para llevar a cabo el diagnóstico precoz de los diferentes tumores:

- Síntomas y signos de alarma generales en los tumores malignos:
  - Hiporexia: es un síntoma inespecífico, muy común en diferentes enfermedades, neoplásicas o no, pero que tienen una gravedad suficiente como para producir una afectación general. Es frecuente en otras entidades nosológicas, como las enfermedades cardíacas en fases avanzadas, la enfermedad pulmonar obstructiva crónica (EPOC), las enfermedades infecciosas o la patología autoinmunitaria.

- Astenia: con respecto a este síntoma, cabe hacer una consideración similar al punto precedente. Es inespecífico, pero asociado a algún signo de alarma localizador, debe siempre evocar la posibilidad de la existencia de un tumor maligno.
- Fiebre: las enfermedades malignas siempre entran en el diagnóstico diferencial de la fiebre de origen desconocido si, tras un período de tiempo razonable, en el que se han llevado a cabo exploraciones y estudios complementarios de primer nivel, no queda aclarado su origen.
- Sudoración nocturna: siempre debe sugerir la presencia de un linfoma, y obliga a una exploración sistemática en busca de adenopatías o esplenomegalia.
- Pérdida de peso: si es significativa, más de un 5 % del peso habitual en los últimos seis meses, siempre es un síntoma de alarma de primera magnitud, que puede orientar a la presencia de una enfermedad neoplásica, aunque también de otras enfermedades sistémicas, como la diabetes, el hipertiroidismo, etcétera.
- Síntomas y signos de alarma localizadores:
  - Síntomas respiratorios:
    - La hemoptisis es un síntoma de alarma con valor localizador para el cáncer de pulmón, aunque la causa más frecuente sea la bronquitis crónica.
    - La tos, la disnea y el dolor torácico que se prolongan en el tiempo sin una explicación clara deben conllevar la realización de pruebas complementarias —especialmente, de imagen—, que descarten la existencia de nódulos pulmonares o patología pleural.
    - La disfonía de reciente comienzo puede orientar a la afectación de las cuerdas vocales, tanto por afectación directa como por afectación del nervio recurrente.
  - Síntomas digestivos:
    - La disfagia progresiva, inicialmente, para sólidos y, progresivamente, para líquidos, debe sugerir la existencia de una masa en el tubo digestivo superior.
    - La presencia de sangrado rectal, ya sea en forma de hematoquecia, rectorragia o melena, va a obligar a la realización de estudios endoscópicos.
    - La ictericia —particularmente, indolora— puede orientar a tumores localizados en la cabeza del páncreas.
    - Un cambio reciente en el ritmo intestinal puede sugerir la existencia de una obstrucción parcial en el colon izquierdo.
    - La plenitud posprandial puede ser la manifestación inicial de un cáncer de ovario, particularmente, si no se encuentra una explicación alternativa, sobre todo, si es de reciente inicio.
  - Síntomas urológicos:
    - La hematuria siempre constituye un signo de alarma para los tumores de riñón y de vía urinaria, aunque su causa más frecuente sea la infección de orina. En el hombre, siempre debe tenerse en cuenta un posible origen prostático.
    - La disuria es un síntoma que traduce la inflamación de la vía urinaria distal, y puede constituir un síntoma de tumor. El aumento de tamaño indoloro de un testículo orienta a cáncer testicular.
- Síntomas ginecológicos: la metrorragia «en agua de lavar carne», que ocurre en mujeres posmenopáusicas, debe sugerir siempre la posibilidad de un cáncer de endometrio. Asimismo, toda lesión en labios mayores o menores debe ser valorada para descartar un cáncer de vulva.
- Síntomas cutáneos: ante una lesión cutánea que presenta un cambio reciente, se debe considerar la posibilidad de un melanoma. El uso de listas de criterios clínicos, como el ABCDE, puede ayudar a los profesionales sanitarios a identificar una lesión sospechosa:
  - A: *a*simetría.
  - B: *b*ordes irregulares.
  - C: cambios en la *c*oloración.
  - D: *d*iámetro mayor de 6 mm.
  - E: lesión que *e*voluciona cambiando de forma.
- Aparición de nódulos o masas: la aparición de bultos locales es uno de los síntomas de alarma más reconocidos tanto por la población general como por los profesionales sanitarios. Cualquier masa de reciente aparición debe hacer sospechar la existencia de una neoplasia en estas zonas: nódulos mamarios, nódulos testiculares, masas cervicales, masas supraclaviculares.

CÁNCER DE MAMA

Epidemiología

Es el tumor maligno más frecuente y la primera causa de muerte por cáncer en mujeres. Su incidencia está en aumento, pero la mortalidad ha descendido gracias a los avances en el tratamiento y el diagnóstico precoz.

Factores de riesgo

Genéticos y familiares

Solo el 10 % de los casos de cáncer de mama guardan relación directa con mutaciones en la línea germinal. Existen varios genes implicados, destacando el gen supresor tumoral p53, el gen *PTEN* y el *BRCA*. Las mutaciones en *BRCA* se transmiten de modo autosómico dominante y confieren un riesgo vital de cáncer de mama a las portadoras del 60-85 %. La mutación en *BRCA1* es especialmente frecuente entre mujeres de origen askenazí y también se asocia a un riesgo de, aproximadamente, el 33 % de presentar cáncer de ovario. Además, se pueden encontrar mutaciones adquiridas en estos genes en el cáncer de mama esporádico, así como sobreexpresión del oncogén *HER2/neu*, que, aunque inicialmente implicaba muy mal pronóstico, actualmente, ha mejorado dada la existencia de terapias dirigidas.

Estrógenos

El cáncer de mama puede ser una enfermedad hormonodependiente, con una proporción de varones: mujeres cercana a 150:1. Su incidencia aumenta de forma proporcional a la edad, al igual que ocurre en la mayoría de tumores, pero con la peculiaridad de que esta comienza a disminuir a raíz de la menopausia, debido a un cese en la exposición a estrógenos.

La duración de la vida menstrual es un componente sustancial del riesgo total de cáncer de mama, suponiendo factores de riesgo para su desarrollo la menarquia precoz, la edad tardía del primer embarazo, la nuliparidad, la menopausia tardía y el tratamiento hormonal sustitutivo. La talla y el peso ejercen efectos sustanciales sobre las concentraciones plasmáticas de estrógenos, por lo que la obesidad se considera un factor de riesgo para desarrollar cáncer de mama.

Anticonceptivos orales

La evidencia científica actual sugiere que estos fármacos, de tener algún efecto sobre el riesgo global de padecer cáncer de mama, este es ínfimo. Por el contrario, representan un factor de protección frente a los tumores epiteliales de ovario y los tumores endometriales.

Otros

Antecedentes personales de otros cánceres (ovario, endometrio, colon), irradiación, síndrome de Klinefelter, alto nivel socioeconómico o dieta rica en grasas.

Prevención secundaria

El programa de cribado del cáncer de mama va dirigido a toda la población femenina, entre los 50 y los 69 años de edad, y se basa en las campañas de información general para las mujeres a las que se dirige el programa mediante realización de mamografía con periodicidad bienal.

Mamografía

Supone el pilar del cribado del cáncer de mama, ya que es la única prueba que ha demostrado disminuir la mortalidad en un 25-30 %. Los hallazgos mamográficos se clasifican según el sistema Breast Imaging Reporting and Data System (BI-RADS®) en función de la sospecha de malignidad, estableciéndose una actitud que seguir según el grado.

La clasificación BI-RADS comprende los siguientes grados:

- BI-RADS 0: estudio insuficiente, requiere evaluación adicional o comparación con mamografías previas.
- BI-RADS 1: mamografía negativa. Continuar con el cribado con mamografía y revisiones ginecológicas.
- BI-RADS 2: lesión benigna. Continuar con el cribado normal.
- BI-RADS 3: lesión probablemente benigna (< 2 % de probabilidad de malignidad). Requiere un seguimiento más estrecho que el cribado normal, con mamografías cada 6-12 meses durante unos tres años. A lo largo del seguimiento, la lesión puede ser recategorizada.
- BI-RADS 4: lesión sospechosa. El riesgo de malignidad varía desde un 2 hasta un 94 %. Esta categoría se subdivide en tres en función del riesgo de malignidad:
  - BI-RADS 4A: probabilidad de malignidad del 2-9 %.
  - BI-RADS 4B: probabilidad de malignidad del 10-49 %.
  - BI-RADS 4C: probabilidad de malignidad del 50-94 %.
- BI-RADS 5: lesión altamente sugestiva de malignidad (probabilidad del 95-100 %).
- BI-RADS 6: lesión maligna con biopsia de malignidad.

Autoexploración

Pese a no haber demostrado ser eficaz en cuanto al aumento de la supervivencia, parece tener un efecto beneficioso en lo referente a la identificación de tumores en estadio localizado subsidiarios de tratamiento local conservador. Además, se asocia a un aumento de biopsias sobre lesiones mamarias benignas.

Exploración clínica

Desde el punto de vista visual, son datos sugestivos de malignidad las alteraciones del complejo aréola-pezón (retracción, eccema), la presencia de edema (es típica la «piel de naranja») y la ulceración de la piel. Además, en la palpación de la mama y las áreas linfáticas, son signos sugestivos de malignidad la presencia de masas con contorno irregular, adheridas a planos profundos y acompañadas de adenopatías fijas, de consistencia dura y homolaterales a la lesión.

Ecografía

Es útil en mujeres jóvenes, debido a la mayor densidad del tejido mamario, ya que, en estos casos, la sensibilidad de la mamografía disminuye. No ha demostrado reducir la mortalidad por cáncer de mama cuando se utiliza como método de cribado, pero puede emplearse para complementar a la mamografía. Ayuda a diferenciar los quistes de las lesiones sólidas y, en caso de lesiones no palpables, puede resultar de utilidad para guiar la biopsia.

Resonancia magnética nuclear

Su indicación principal es la detección de multifocalidad, resultando muy útil en la estadificación prequirúrgica del tumor. También puede utilizarse en el control de las cicatrices en el caso de tratamientos conservadores, en pacientes con prótesis mamaria y en el cribado de las mujeres de muy alto riesgo, como las portadoras de la mutación de *BRCA* o aquellas que han estado expuestas a radioterapia torácica, entre otras. Esta prueba aporta sensibilidad, aunque es menos específica que la mamografía y no ha demostrado un beneficio sobre la supervivencia.

CÁNCER COLORRECTAL
Epidemiología

El cáncer colorrectal es el tercer tipo de neoplasia más frecuente a nivel mundial y el segundo como causa de muerte por cáncer, solo superado por el cáncer de pulmón. Representa el tumor más incidente en ambos sexos en España, afectando, preferentemente, a los varones, con más de 44.000 casos en el último año. Aproximadamente, el 30 % de tumores colorrectales se diagnostican en fases avanzadas.

El 69 % es esporádico; el 25 % está relacionado con agregación familiar sin llegar a cumplir criterios para las formas hereditarias; el 2 % es debido al síndrome de Lynch; el 1 %, a la poliposis adenomatosa familiar; y el 1 % restante, a enfermedad inflamatoria intestinal.

Factores de riesgo

Edad y sexo masculino

La edad es el factor de riesgo que más se asocia a la incidencia del cáncer colorrectal, por encima de cualquier otro factor demográfico, encontrándose las mayores cifras de incidencia entre la sexta y la octava décadas de la vida. En las formas hereditarias, el diagnóstico suele ser antes de los 50 años.

Dieta y estilo de vida

Las dietas pobres en fibra, fruta y verdura, y ricas en grasas animales, carnes rojas y procesadas constituyen un factor de riesgo. A su vez, el consumo de alcohol y tabaco, la obesidad y el sedentarismo se asocian a un aumento de riesgo de cáncer colorrectal.

Antecedentes familiares

El riesgo de cáncer colorrectal se duplica si hay un familiar de primer grado diagnosticado antes de los 60 años o si hay dos familiares de primer grado con cáncer colorrectal, independientemente de la edad.

Enfermedad inflamatoria intestinal

El riesgo de padecer cáncer colorrectal aumenta de una a cinco veces respecto a la población general tras varios años de enfermedad, no encontrándose diferencias entre la enfermedad de Crohn y la colitis ulcerosa.

Síndrome de Lynch o cáncer colorrectal hereditario no poliposico

Es la forma más frecuente de cáncer colorrectal hereditario. Su herencia es autosómica dominante, con penetrancia alta. Se debe a mutaciones germinales en los genes de reparación del ADN (*MSH2, MSH6, MLH1* y *PMS2*), originando un estado denominado *inestabilidad de microsatélites*. Existen dos tipos de síndrome de Lynch: el de tipo I solo produce cáncer colorrectal, típicamente, en el colon derecho; y el de tipo II se asocia a tumores extracolónicos, como los de ovario, de estómago, del sistema nervioso central, etcétera.

Poliposis adenomatosa familiar

Enfermedad poco frecuente secundaria a una mutación en el gen *APC* del cromosoma 5, que se hereda de forma autosómica dominante. Se caracteriza por la aparición de múltiples pólipos (> 100) a lo largo de todo el intestino grueso y suele iniciarse a partir de la adolescencia. La penetrancia es del 100 %, por lo que todos los afectados, si no se realizan una colectomía profiláctica, desarrollarán cáncer colorrectal antes de los 40 años.

Prevención secundaria

Cribado poblacional

En España, los programas de cribado se basan en la realización de la prueba de sangre oculta en heces inmunológica con una periodicidad bienal en pacientes con edades comprendidas entre los 50 y los 69 años, en ausencia de otros factores de riesgo.

 La prueba de confirmación en los casos de resultado positivo es la colonoscopia.

Cribado en pacientes con enfermedad inflamatoria intestinal

Deben someterse a cribado de cáncer colorrectal mediante la realización de una colonoscopia a los 8-10 años del diagnóstico, excepto los pacientes con colangitis esclerosante primaria (CEP), que deben empezar con colonoscopias de cribado en el momento del diagnóstico de la CEP. El intervalo entre las colonoscopias viene determinado por los siguientes factores de riesgo: pancolitis, más de ocho años de evolución, inflamación endoscópica o histológica, presencia de seudopólipos, antecedentes familiares de cáncer colorrectal y CEP. Es importante realizar la colonoscopia cuando el paciente se encuentra en remisión clínica. En cuanto a la técnica, se puede emplear la colonoscopia con toma de biopsias al azar o la colonoscopia con cromoendoscopia y toma de biopsias dirigida en zonas de mucosa sospechosas de malignidad, representando esta última la técnica de elección para detectar displasia en pacientes con enfermedad inflamatoria intestinal.

Cribado en pacientes con síndrome de Lynch

Colonoscopia a partir de los 25 años o cinco años antes de la edad de diagnóstico del familiar más joven. Se debe realizar cada uno o dos años.

Cribado en pacientes con poliposis adenomatosa familiar

Colonoscopia a partir de los 10-15 años, con una periodicidad anual o bienal.

CÁNCER DE CÉRVIX

Epidemiología

El cáncer de cérvix es la cuarta neoplasia más frecuente en mujeres a nivel mundial, mientras que, en España, ocupa la décima posición, encontrándose entre los países con una de las incidencias más bajas de Europa. Esto se debe, en gran parte, a que un 83 % de los casos se dan en países en vías de desarrollo. Es un tumor típico de mujeres relativamente jóvenes y, en los países occidentales, su prevalencia es inferior a la del cáncer de mama y el cáncer de endometrio, y su incidencia se encuentra en clara disminución gracias a la existencia de vacunas frente al VPH y a un cribado eficiente.

La vacuna frente al VPH ha demostrado proteger frente a la aparición de lesiones preneoplásicas, y su administración está incluida en el calendario vacunal para las niñas de entre 9 y 14 años desde 2007. Actualmente, se comercializan tres tipos de vacunas:

- Vacuna bivalente: incluye los genotipos 16 y 18, protegiendo frente al 70 % de los tumores de cérvix.
- Vacuna tetravalente: incluye los genotipos 16, 18, 6 y 11, protegiendo frente al 70 % de los tumores de cérvix y frente a la aparición de condilomas acuminados.
- Vacuna nonavalente: incluye los serotipos de la vacuna tetravalente y cinco más de alto riesgo, confiriendo protección frente al 90 % de los cánceres de cérvix.

Factores de riesgo

A diferencia de la mayoría de las neoplasias, el cáncer de cérvix tiene un agente etiológico identificado: el VPH. El VPH es un virus ADN epiteliotropo que tiende a invadir las células epiteliales del cuello uterino localizadas en la zona de transición, que representa la zona más activa en cuanto a replicación celular. La infección por VPH es causa necesaria para el desarrollo del cáncer de cérvix. No obstante, no todas las cepas de VPH son oncogénicas; los serotipos más frecuentemente asociados al desarrollo de displasia de alto grado son el 16 y el 18, siendo responsables de hasta el 70 % de los tumores, lo que explica que representen el blanco principal de las vacunas aprobadas frente al VPH. Por el contrario, las cepas 6 y 11 no están relacionadas con el desarrollo de cáncer de cérvix. Además, este virus también es el agente etiológico del cáncer de vulva, de vagina, de ano, de pene y de algunas neoplasias de la cavidad oral.

La prevalencia de infección por VPH dista mucho de la del cáncer de cérvix, y esto se debe a que, mientras que la infección por VPH es causa necesaria para el desarrollo de la neoplasia, por sí misma no es causa suficiente para producir cáncer de cuello uterino. El VPH es una de las infecciones de transmisión sexual más común, y la mayoría de las mujeres sexualmente activas entran en contacto con el virus a lo largo de su vida. No obstante, hasta un 90 % de las infecciones por VPH se eliminan sin tratamiento durante los primeros dos años desde la adquisición. En el 10 % restante, cuando la infección persiste, el tiempo que transcurre hasta el desarrollo de cáncer invasivo es de, aproximadamente, 15 años. Existen otros factores de riesgo que favorecen la adquisición de la infección y potencian la capacidad oncogénica del virus, aumentando las probabilidades de desarrollar cáncer de cérvix:

- Conducta sexual de riesgo: edad joven al primer coito, promiscuidad sexual, no utilización de métodos barrera y tener una pareja sexual de riesgo elevado (en el caso de varones, se consideran de alto riesgo la promiscuidad sexual, la falta de higiene y el que no esté circuncidado).
- Genética: respuesta inmunitaria de cada individuo.
- Medioambientales: tabaquismo (las mujeres fumadoras duplican el riesgo de cáncer de cérvix respecto a las no fumadoras), uso de anticonceptivos orales, inmunosupre-

sión (destaca la coinfección del VPH y del virus de la inmunodeficiencia humana, antecedentes de otras enfermedades de transmisión sexual o coexistencia de estas.
- Multiparidad y primer embarazo a una edad temprana.

Prevención secundaria

El programa de detección del cáncer de cérvix se realiza de forma oportunista sobre las pacientes que acuden a revisión ginecológica por otro motivo, y se les ofrece la posibilidad de realizar una citología del cérvix para detectar la malignidad de forma precoz.

 La técnica validada como cribado poblacional es la citología, y el grupo diana de este cribado son las mujeres entre los 25 y los 65 años.

La técnica citológica más conocida es la prueba de Papanicoláu o la citología de triple toma, que obtiene una muestra citológica del endocérvix, el exocérvix y los fondos de saco vaginales. Su implantación como método de cribado ha conseguido una reducción de la morbimortalidad de hasta un 70 %. No obstante, esta técnica está siendo sustituida por la citología en medio líquido, ya que permite una interpretación más sencilla de la morfología celular por parte del anatomopatólogo. Las alteraciones citológicas detectadas se clasifican según el sistema Bethesda en función del pronóstico, determinando la actitud a seguir en cada caso.

Una técnica de reciente incorporación al cribado de lesiones cervicales es la prueba del VPH, que detecta la presencia del virus en las células obtenidas mediante citología. Esta prueba tiene un alto valor predictivo negativo; es decir, si una mujer no es portadora de infección por el VPH, es improbable que vaya a desarrollar una neoplasia cervical.

El cribado se debe iniciar a los 25 años en mujeres sexualmente activas. Entre los 25 y los 30 años, deben realizarse una citología cada tres años. Entre los 30 y los 65 años, el cribado ideal es la realización de la prueba del VPH cada cinco años. Los estudios indican que un programa de prevención basado en la vacunación frente al VPH junto a un cribado poblacional mediante la prueba de detección del VPH como prueba primaria cada cinco años sería la estrategia más coste-efectiva en España.

CÁNCER DE PRÓSTATA
Epidemiología

El cáncer de próstata constituye la primera neoplasia maligna en varones y la segunda más mortal, solo superada por el cáncer de pulmón, representando en torno al 8 % de muertes relacionadas con el cáncer. Se encuentra entre los cinco tumores más incidentes y prevalentes en España. Aproximadamente, uno de cada siete hombres desarrollará cáncer de próstata a lo largo de su vida. No obstante, en general, se trata de una enfermedad de desarrollo lento, lo que supone un tiempo de latencia de incluso diez años hasta que la enfermedad es clínicamente relevante, por lo que, en algunas series de autopsias en pacientes mayores de 85 años, se describe hasta un 70 % de cáncer de próstata diagnosticado de forma incidental.

Factores de riesgo

Edad

Es el principal factor de riesgo. El cáncer de próstata es el tumor maligno con una curva de incidencia más influenciada por la edad, con un claro aumento a partir de la séptima década de la vida. La media de edad en el diagnóstico ronda los 66 años, con un aumento de la incidencia a partir de los 55 años.

Etnia y geografía

Su incidencia varía según el área geográfica, siendo mayor en Australia/Nueva Zelanda, Norteamérica y norte de Europa y Europa occidental. Esta también afecta a la mortalidad, presentando un curso más agresivo en pacientes afroamericanos.

Genética

Existe predisposición genética, pero menos del 10 % de los pacientes tiene un cáncer de próstata hereditario, definido como la presencia de, al menos, tres familiares diagnosticados en la misma rama o dos familiares menores de 55 años con cáncer de próstata. El riesgo relativo de padecer cáncer de próstata es mayor en individuos con un familiar de primer grado afectado de cáncer de próstata, siendo este más elevado si el familiar es menor de 65 años o si el familiar afectado es un hermano frente a si es el padre. Algunas mutaciones en la línea germinal, como las producidas en *BRCA1*, *BRCA2*, *HOXB13*, *NBS1* y *CHEK2*, se han asociado a un incremento del riesgo de desarrollar cáncer de próstata, pero son poco frecuentes.

Factores dietéticos y síndrome metabólico

Tanto la hipertensión arterial como un aumento en el perímetro abdominal se han asociado a un mayor riesgo de cáncer de próstata. A su vez, un mayor índice de masa corporal, el consumo de alcohol y el déficit de vitamina D se asocian a una mayor incidencia de cáncer de próstata de alto grado histológico de agresividad.

Prevención secundaria

El objetivo radica en identificar a aquellos pacientes con enfermedad significativa tan precozmente como sea posible, con el fin de aplicar un tratamiento radical que sea curativo. A su vez, es importante distinguir a aquellos varones que no se beneficiarán del diagnóstico y tratamiento precoces, ya que su cáncer, en caso de presentarlo, nunca llegará a ser significativo desde el punto de vista clínico, por lo que el diagnóstico precoz no solo no beneficiaría al paciente en términos de mortalidad, sino que podría suponer un perjuicio para su salud, exponiéndolo a pruebas invasivas y tratamientos que implican un riesgo y no prolongan la esperanza de vida.

Cribado poblacional con antígeno prostático específico

El cribado poblacional mediante la determinación de los niveles de antígeno prostático específico (PSA; del inglés, *prostate-specific antigen*) supone el examen sistemático de una población asintomática. Aunque ha demostrado aumentar el diagnóstico de cáncer de próstata, esto únicamente supone un pequeño beneficio en la reducción de la mortalidad y el riesgo de desarrollar enfermedad metastásica. Sin embargo, incurre en un sobrediagnóstico y sobretratamiento muy elevado, motivo por el cual su realización no está recomendada de forma sistemática en pacientes asintomáticos.

Cribado individual o detección precoz (cribado oportunista)

Supone el examen de un paciente concreto asintomático, que desea conocer si tiene o no cáncer de próstata. Solo se recomienda en pacientes debidamente informados sobre los riesgos y beneficios de la medición del PSA. La edad para comenzar la detección precoz del cáncer de próstata depende del riesgo de cada paciente, que se estima en función de la edad, la raza y los antecedentes familiares. Se puede plantear la determinación del PSA en varones que cumplan las siguientes características: esperanza de vida mayor de 15 años, varones mayores de 50 años, a partir de los 45 años en pacientes con antecedentes familiares de cáncer de próstata o de raza afroamericana o en pacientes mayores de 40 años portadores de mutaciones en genes como *BRCA1* y *BRCA2* o mutaciones genéticas del síndrome de Lynch.

El PSA ha sido una herramienta fundamental para el diagnóstico y seguimiento del cáncer de próstata, al ser un marcador sérico específico de órgano. Considerado aisladamente, es un mejor factor predictivo de cáncer de próstata que el tacto rectal o la ecografía transrectal. Los valores de PSA se correlacionan de forma directa con el riesgo de padecer cáncer de próstata. Sin embargo, su valor también aumenta en patología prostática no maligna, como la prostatitis crónica o la hipertrofia benigna.

La alteración en los niveles de PSA de forma aislada no es indicación para la realización de biopsia prostática.

En los últimos 20 años, se ha asistido a una reducción de la mortalidad por cáncer de próstata, que, al menos en parte, puede atribuirse a un diagnóstico de la enfermedad en fases más precoces. Sin embargo, los programas de cribado poblacional en varones asintomáticos, empleando la determinación del PSA, no han logrado demostrar de forma sólida un beneficio, y su utilidad es, cuando menos, controvertida. Ninguna estrategia diseñada para el cribado del cáncer de próstata ha demostrado un valor indiscutible.

CÁNCER DE PULMÓN

Epidemiología

El cáncer de pulmón se encuentra entre los tumores con mayor incidencia a nivel mundial, siendo el tercer tumor más frecuentemente diagnosticado en España, especialmente, a partir de los 60 años. Además, es la primera causa de muerte en el mundo por cáncer.

Pese a que continúa siendo un tumor más frecuente en varones, a raíz del incremento progresivo del hábito tabáquico entre las mujeres desde la década de 1970, la incidencia entre ambos sexos muestra tendencia a igualarse.

El tipo histológico más frecuente actualmente es el adenocarcinoma, tanto en fumadores como en no fumadores.

Factores de riesgo

Consumo de tabaco

Representa el principal factor de riesgo para desarrollar cáncer de pulmón, siendo responsable de, aproximadamente, un 90 % de los casos. Son factores que influyen en la probabilidad de desarrollar cáncer de pulmón en fumadores: el número de cigarrillos diarios, los años de tabaquismo activo, la edad de inicio de consumo de tabaco, el grado de inhalación, el contenido de nicotina y el consumo de cigarrillos sin filtro. La reducción del riesgo de cáncer con el abandono del hábito tabáquico se hace evidente a partir de los cinco años de abstinencia. Los exfumadores que llevan más de 15 años sin fumar reducen su riesgo de desarrollar cáncer de pulmón un 85 % aproximadamente respecto a los fumadores activos. No obstante, el riesgo de los exfumadores sigue siendo mayor que el de una persona que nunca ha fumado. El riesgo para los fumadores pasivos también se ve incrementado, aunque en menor medida.

Otros carcinógenos pulmonares

Existen otros carcinógenos pulmonares como el asbesto, que presenta un papel sinérgico con el tabaco en el desarrollo de cáncer de pulmón, el radón, el humo de motores diésel o los metales como el arsénico, el cromo y el níquel.

Patología pulmonar previa

Enfermedades pulmonares como la EPOC, la fibrosis pulmonar o las enfermedades de tipo profesional, incrementan el riesgo de desarrollar cáncer de pulmón.

Predisposición genética

Existe evidencia de la implicación de factores genéticos hereditarios en el desarrollo de cáncer de pulmón, aunque aún no se conocen con exactitud los distintos mecanismos. Varios estudios han demostrado que las personas con familiares de primer grado con cáncer de pulmón tienen un riesgo aumentado de padecerlo, especialmente, si tienen varios familiares afectados y si estos fueron diagnosticados a una edad temprana. Además, en las células tumorales, se encuentran frecuentemente mutaciones adquiridas, entre las que destacan las mutaciones del gen *EGFR*, del gen *ALK* y del *ROS-1*. Estas mutaciones confieren mejor pronóstico por la disponibilidad de tratamientos específicos.

Prevención secundaria

La prevención del cáncer de pulmón, evitando fumar y promoviendo el abandono del hábito tabáquico, tendrá un impacto mucho mayor en la reducción de la mortalidad por cáncer de pulmón que la detección precoz.

Se ha demostrado que la radiografía simple de tórax o la radiología más citología de esputo son ineficaces para la detección precoz del cáncer de pulmón en pacientes asintomáticos.

> **!** La tomografía computarizada con baja dosis (LDCT; del inglés, *low-dose computed tomography*) de tórax, para adultos de 50 a 80 años que corren riesgo de cáncer de pulmón debido al tabaquismo, ha demostrado eficacia en la detección en fase presintomática del cáncer de pulmón, aunque es un método de cribado controvertido y complejo, que implica riesgos y beneficios que deberían ser considerados tanto por el médico como por el paciente.

Entre los beneficios, se puede considerar una reducción en la mortalidad de hasta un 20 %, en individuos seleccionados. Entre las críticas a este método de cribado, está la falta, en el momento actual, de estudios prospectivos que definan grupos de riesgo, la falta de estandarización de los hallazgos, y el alto coste del procedimiento.

CÁNCER DE OVARIO

Epidemiología

El cáncer de ovario es el cuarto tumor ginecológico en frecuencia y el más letal, con una supervivencia menor del 50 % a los cinco años del diagnóstico.

Pese a ser un tumor que aparece en mujeres de todas las edades, tiene un pico de incidencia en torno a la séptima década de vida.

Existen tres tipos histológicos: epiteliales (constituyen el 75 % del total y el 90 % de los tumores malignos), germinales (representan el 20-24%; especialmente frecuentes en mujeres menores de 20 años) y estromales (5 %).

Factores de riesgo

Edad

La incidencia de cáncer de ovario aumenta de forma directamente proporcional a la edad.

Número de ciclos ováricos a lo largo de la vida

Cada ovulación supone una cicatriz en el epitelio ovárico que puede generar displasias. Esta teoría explica por qué, en mujeres en tratamiento con anticonceptivos orales, multíparas o mujeres con síndrome del ovario poliquístico, el riesgo de padecer cáncer de ovario es menor. A su vez, se consideran factores de riesgo la menarquia precoz, la menopausia tardía y la nuliparidad. A diferencia del cáncer de mama, que es un tumor hormonodependiente, en el cáncer de ovario, estas diferencias se explican por el número de años ovulando, no por una mayor exposición a estrógenos.

Factores genéticos

Se estima que una cuarta parte de los tumores ováricos se deben a factores genéticos. Se han identificado varios genes relacionados con la susceptibilidad de padecer cáncer de ovario, principalmente, *BRCA*, así como genes asociados al síndrome de Lynch de tipo II.

Mutaciones en *BRCA*

Alrededor de un 15-20 % de los cánceres de ovario se relacionan con mutaciones de *BRCA*, especialmente, mutaciones de *BRCA1*, que aumentan el riesgo de cáncer de ovario en hasta un 40 %.

Síndrome de Lynch de tipo II

Se asocia a varios tipos de tumores, entre los que destacan el cáncer de colon, el cáncer de endometrio y el cáncer de ovario (representa el 1 % de los casos), aumentando el riesgo de este último en hasta un 38 %.

Endometriosis

Se relaciona con dos subtipos de tumores epiteliales de ovario, los tumores endometrioides (un 10 % asociados a endo-metriosis) y los tumores de células claras (son los tumores malignos más frecuentes en caso de endometriosis).

Prevención secundaria

La supervivencia en el cáncer de ovario va íntimamente ligada al estadio de la enfermedad en que se realiza el diagnóstico, pudiendo reducirse hasta en un 50 % si se diagnostica en estadios precoces.

 Actualmente, no existe ninguna prueba que cumpla los requisitos necesarios para emplearse como prueba de cribado de cáncer de ovario en la población general.

En población de alto riesgo, se emplea el cribado multimodal, que se basa en la combinación del marcador tumoral CA-125 en sangre y la ecografía transvaginal. Este cribado puede reducir en cierta parte el riesgo hasta la cirugía. No obstante, el único método que ha demostrado disminuir la mortalidad por cáncer de ovario en la población de alto riesgo es la salpingooforectomía bilateral profiláctica.

 PUNTOS CLAVE

- La prevención secundaria está constituida por el conjunto de medidas encaminadas a la detección del cáncer en sus fases iniciales de desarrollo, tanto en una fase presintomática, en el caso de los programas de cribado, como en una fase sintomática inicial. El objetivo es tratar de forma precoz las enfermedades malignas, en fases que son potencialmente curables.

- Para poder establecer un programa de diagnóstico precoz es necesario que: se trate de una enfermedad con alta prevalencia, sea un problema de salud importante, tenga una fase presintomática larga, se tenga conocimiento preciso de la historia natural y que tenga un tratamiento eficaz, aceptable por la población, y que sea más eficaz en la fase presintomática.

- Por otro lado, las pruebas utilizadas en los programas de diagnóstico precoz deben ser fáciles de realizar, inocuas, con buena relación coste/efectividad y una alta sensibilidad y valor predictivo positivo.

- La mamografía supone el pilar del cribado del cáncer de mama.

- En cáncer de colon los programas de cribado se basan en la realización de la prueba de sangre oculta en heces. La prueba de confirmación en los casos de test positivo es la colonoscopia.

- Para cáncer de cérvix la técnica validada como cribado poblacional es la citología.

- En cáncer de próstata, no está recomendada la determinación de PSA en sangre de forma sistemática en pacientes asintomáticos.

- La prevención del cáncer de pulmón, evitando fumar y promoviendo el abandono del hábito de fumar, tendrá un impacto mucho mayor en la reducción de la mortalidad por cáncer de pulmón que la detección precoz.

- Actualmente no existe ninguna prueba que cumpla los requisitos necesarios para emplearse como test de *screening* de cáncer de ovario en la población general.

BIBLIOGRAFÍA

Barry MJ. Clinical practice. Prostate-specific-antigen testing for early diagnosis of prostate cancer. N Engl J Med. 2001;344(18):1373-7.

Bayo Calero J (coord.). Manual SEOM de prevención y diagnóstico precoz del cáncer. Madrid: Sociedad Española de Oncología Médica (SEOM); 2017. Disponible en: https://seom.org/seomcms/images/stories/recursos/Manual_SEOM_Prevencion_2017.pdf

Ford DW, Koch KA, Ray DE, Selecky PA. Palliative and end-of-life care in lung cancer: diagnosis and management of lung cancer, 3rd ed: American College of Chest Physicians evidence-based clinical practice guidelines. Chest. 2013;143(5 Suppl):e498S-512S.

Gierisch JM, Coeytaux RR, Peragallo Urrutia R, Havrilesky LJ, Moorman PG, Lowery WJ, et al. Oral contraceptive use and risk of breast, cervical, colorectal, and endometrial cancers: a systematic review. Cancer Epidemiol Biomarkers Prev. 2013;22(11):1931-43.

Goff BA, Mandel L, Muntz HG, Melancon CH. Ovarian carcinoma diagnosis. Cancer. 2000;89(10):2068-75.

Hippisley-Cox J, Coupland C. Identifying women with suspected ovarian cancer in primary care: derivation and validation of algorithm. BMJ. 2011;344:d8009.

Islami F, Ward EM, Sung H, Cronin KA, Tangka FKL, Sherman RL, et al. Annual Report to the Nation on the Status of Cancer, Part 1: National Cancer Statistics. J Natl Cancer Inst. 2021;113(12):1648-69.

Longo DL, Fauci AS, Kasper DL, Hauser SL, Jameson JL, Loscalzo J (eds.). Harrison. Principios de medicina interna. 18ª ed. Madrid: McGraw-Hill Interamericana de España; 2013.

Mohammed N, Kestin LL, Grills IS, Battu M, Fitch DL, Wong CYO, et al. Rapid disease progression with delay in treatment of non-small-cell lung cancer. Int J Radiat Oncol Biol Phys. 2011;79(2):466-72.

Nixon RG, Wener MH, Smith KM, Parson RE, Strobel SA, Brawer MK. Biological variation of prostate specific antigen levels in serum: an evaluation of day-to-day physiological fluctuations in a well-defined cohort of 24 patients. J Urol. 1997;157(6):2183-90.

Olson SH, Mignone L, Nakraseive C, Caputo TA, Barakat RB, Harlap S. Symptoms of ovarian cancer. Obstet Gynecol. 2001;98(2):212-7.

Petrocchi S, Janssens R, Oliveri S, Arnou R, Durosini I, Guiddi P, et al. What matters most to lung cancer patients? A qualitative study in Italy and Belgium to investigate patient preferences. Front Pharmacol. 2021;12:602112.

Prestigiacomo AF, Stamey TA. Physiological variation of serum prostate specific antigen in the 4.0 to 10.0 ng/ml range in male volunteers. J Urol. 1996;155(6):1977-80.

Pretreatment evaluation of non-small-cell lung cancer. The American Thoracic Society and The European Respiratory Society. Am J Respir Crit Care Med. 1997;156(1):320-32.

Rivera MP, Mehta AC, Wahidi MM. Establishing the diagnosis of lung cancer: diagnosis and management of lung cancer, 3rd ed: American College of Chest Physicians evidence-based clinical practice guidelines. Chest. 2013;143(5 Suppl):e142S-e165S.

Siegel RL, Miller KD, Fuchs HE, Jemal A. Cancer statistics, 2022. CA Cancer J Clin. 2022;72(1):7-33.

Sociedad Española de Oncología Médica (SEOM). Las cifras del cáncer en España 2022. [Internet]. Madrid: Sociedad Española de Oncología Médica (SEOM); 2022. Disponible en: https://seom.org/images/LAS_CIFRAS_DEL_CANCER_EN_ESPANA_2022.pdf

Society of Gynecologic Oncologists Education Resource Panel Writing group; Collins Y, Einstein MH, Gostout BS, Herzog TJ, Massad LS, Rader JS, et al. Cervical cancer prevention in the era of prophylactic vaccines: a preview for gynecologic oncologists. Gynecol Oncol. 2006;102(3):552-62.

Stamey TA, Johnstone IM, McNeal JE, Lu AY, Yemoto CM. Preoperative serum prostate specific antigen levels between 2 and 22 ng/ml correlate poorly with post-radical prostatectomy cancer morphology: prostate specific antigen cure rates appear constant between 2 and 9 ng/ml. J Urol. 2002;167(1):103-11.

Stewart RJ, Stewart AW, Turnbull PR, Isbister WH. Sex differences in subsite incidence of large-bowel cancer. Dis Colon Rectum. 1983;26(10):658-60.

Walboomers JM, Jacobs MV, Manos MM, Bosch FX, Kummer JA, Shah KV, et al. Human papillomavirus is a necessary cause of invasive cervical cancer worldwide. J Pathol. 1999;189(1):12-9.

Wyman O. Informe "El impacto económico y social del cáncer en España". Madrid: Asociación Española Contra el Cáncer; 2020. Disponible en: https://www.oliverwyman.es/content/dam/oliver-wyman/Iberia/Publications/el-impacto-economico-y-social-del-cancer-en-espana.pdf

Quimioterapia y radioterapia

3

S. P. Cortez-Castedo

OBJETIVOS

- Revisar los aspectos terapéuticos del ámbito de la oncología médica y radioterápica.
- Describir las indicaciones de los diferentes fármacos antineoplásicos y su mecanismo de acción.
- Distinguir e interpretar las modalidades de radioterapia.

INTRODUCCIÓN

El tratamiento del cáncer constituye una disciplina que reúne diversas estrategias, que, en la mayoría de los casos, deben ser combinadas. Por un lado, están los tratamientos sistémicos, que incluyen la quimioterapia, las terapias biológicas, la hormonoterapia y la inmunoterapia; y, por otro, los tratamientos locales, como son la cirugía y radioterapia.

QUIMIOTERAPIA

Según la vigesimo-tercera edición del *Diccionario de la lengua española* de la Real Academia Española, se define el término *quimioterapia* como el «tratamiento de las enfermedades por medio de productos químicos».

 Consiste en la administración de fármacos antineoplásicos que provocan la destrucción de células tumorales.

La quimioterapia se ha usado, principalmente, como tratamiento de los cánceres metastásicos después de que los tratamientos locales hubieran fallado; sin embargo, hoy tiene un papel importante en el tratamiento curativo de algunas neoplasias.

Historia de la quimioterapia

El origen de la primera quimioterapia antineoplásica eficaz se basó tanto en la investigación minuciosa como en los hallazgos fortuitos derivados del uso del gas mostaza como arma durante la Primera Guerra Mundial. Hasta entonces, la mayoría de los tratamientos contra el cáncer avanzado habían sido ineficaces.

El gas mostaza, también conocido como mostaza azufrada, es un agente de guerra química con efecto vesicante sintetizado por Frederick Guthrie en 1860. Fue un arma de amplio uso por ambas partes del conflicto durante la Primera Guerra Mundial, con efectos muy nocivos e, incluso, mortales. La toxicidad de este agente varía en función de la dosis. Los efectos van desde síntomas leves, como irritación de la piel y conjuntivitis, hasta lesiones pulmonares graves producidas por la inhalación del gas. El gas mostaza también puede causr secuelas crónicas: los supervivientes pueden presentar náuseas, vómitos, alopecia y mayor vulnerabilidad a las infecciones. Estas manifestaciones resultan del efecto alquilante del veneno que daña el ácido desoxirribonucleico (ADN) —un componente vital de las células del organismo—, se reduce la formación de las células sanguíneas (aplasia medular) y se presenta una disminución anormal de los eritrocitos, leucocitos y trombocitos (pancitopenia). La médula ósea y el tubo digestivo eran las partes más afectadas por la exposición crónica a este gas.

No obstante, el aterrador uso del gas mostaza durante la Primera Guerra Mundial tuvo un aspecto positivo: el descubrimiento del primer agente quimioterapéutico moderno, que se fundamentó en el seguimiento de los supervivientes expuestos al gas mostaza.

Los efectos del gas mostaza en las células sanguíneas y la médula ósea fueron descritos por primera vez por el doctor Edward Krumbhaar en 1919, después de haber tratado a pacientes expuestos a este agente químico en Francia.

La mostaza nitrogenada fue el primer fármaco en mostrar regresiones tumorales en pacientes con linfoma de Hodgkin, y el primer quimioterápico aprobado por la agencia reguladora de medicamentos de los Estados Unidos (FDA; del inglés, Food and Drug Administration) para uso humano. Por otra parte, las observaciones del efecto del ácido fólico sobre la leucemia linfoblástica infantil dieron lugar al desarrollo de los fármacos antifolatos al final de la década de 1940. Desde entonces, el desarrollo de los agentes citostáticos ha sido espectacular.

En la década de 1960, se emplearon combinaciones de fármacos que resultaron efectivas en el tratamiento de leucemias infantiles, linfomas de células B y enfermedad de Hodgkin. Sin embargo, pronto se comprobó que el principal obstáculo a la quimioterapia era la toxicidad que originaba en los tejidos normales y el desarrollo de resistencia a los fármacos y su escasa especificidad.

El mecanismo de acción consiste en provocar una alteración celular, ya sea en la síntesis de ácidos nucleicos, la división celular o la síntesis de proteínas. La acción de los diferentes citostáticos varía según la dosis a la que se administren. Debido a su inespecificidad, afecta a otras células y tejidos normales del organismo, sobre todo, si se encuentran en división activa. Por lo tanto, la quimioterapia es la utilización de diversos fármacos que tiene la propiedad de interferir en el ciclo celular, ocasionando la destrucción de células.

Además, otro obstáculo importante que afecta a su eficacia para lograr la curación completa en algunos cánceres avanzados es la aparición de resistencias a los agentes de quimioterapia, bien resistencias *de novo*, bien adquiridas. Se continúan realizando esfuerzos importantes para dilucidar los mecanismos de resistencia celular a fármacos.

Objetivos de la quimioterapia

Los tratamientos locales que consiguen eliminar el tumor en estadio precoz son la cirugía y la radioterapia. La quimioterapia es el tratamiento sistémico que se distribuye por todo el organismo y actúa tanto localmente como a distancia para eliminar las células malignas.

En las últimas décadas, la aplicación de técnicas moleculares de análisis de ADN de las células normales y neoplásicas ha permitido identificar los mecanismos claves por los que la quimioterapia induce la muerte celular, así como los genes específicos asociados a resistencia a la quimioterapia. Igualmente, la tecnología ha proporcionado la posibilidad de conocer los cambios que confieren «quimiosensibilidad» con un fármaco concreto. Las aproximaciones terapéuticas más modernas afectan a las células malignas de manera más eficaz, y protegen a los tejidos normales del efecto del tratamiento.

Cómo actúa la quimioterapia

Las células cancerosas crecen y se reproducen de forma descontrolada. Las células normales y sanas «saben» que deben dejar de crecer y reproducirse cuando tocan otras células. El ácido ribonucleico (ARN) y el ADN en la célula le «dicen» cómo crecer y reproducirse. La quimioterapia daña el ARN o el ADN, lo que detiene el crecimiento del cáncer.

El ciclo celular de las células cancerosas es similar al de las células normales. El ciclo celular es la forma en que una célula se copia a sí misma para producir más células. Esto sucede en fases (**Fig. 3-1**):

- Fase G_0 (de descanso; no pasa nada).
- Fase G_1 (*gap 1*; fase de crecimiento).
- Fase S (síntesis; ocurre la copia del ADN).
- Fase G_2 (*gap 2*; una fase más de crecimiento).
- Fase M (mitosis; una célula se divide en dos células).
Algunos antineoplásicos pueden matar una célula durante

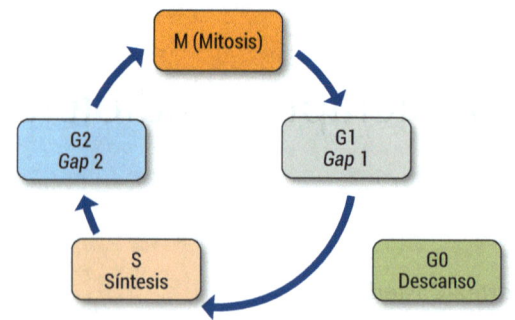

Figura 3-1. Ciclo celular.

cualquier fase del ciclo celular; se denominan *agentes inespecíficos del ciclo celular*. Otros fármacos matan las células cancerosas solo durante una cierta fase, tampoco pueden trabajar en la fase de reposo; estos se denominan *específicos del ciclo celular*.

> **!** Los fármacos específicos de ciclo celular más utilizados son el cisplatino, el carboplatino, la doxorubicina, la dacarbazina y melfalán; por el contrario, algunos de los fármacos no específicos de ciclo celular son la carmustina y la lomustina.

Entre los fundamentos básicos en cuanto a la acción de la quimioterapia, destacan los siguientes:

- La presencia de células residuales tras el tratamiento radical de un tumor localizado (cirugía o radioterapia) puede causar una recurrencia incurable. La extensión de este concepto a las micrometástasis serviría de fundamento para el tratamiento adyuvante.
- Una dosis determinada de quimioterapia mata a una fracción constante de células, con independencia de la cantidad de células expuestas. Existe una relación dosis-respuesta propia de cada fármaco y tipo de tumor. Una de sus consecuencias más importantes es que es improbable que un solo ciclo de quimioterapia pueda resultar curativo, por lo tanto, la quimioterapia deberá administrarse en múltiples ciclos repetidos para incrementar las posibilidades de curación. Una de las limitaciones es la heterogeneidad tumoral, que hace que cada tipo celular tenga diferente sensibilidad y resistencia a los fármacos empleados.
- Las células en reposo cinético son más resistentes a la citotoxicidad de la quimioterapia que las que se encuentran en fase de división.

Los tumores que mejor responden a la quimioterapia y que son más susceptibles a que esta los pueda curar son los que tienen una fracción de crecimiento más elevada, como los tumores germinales, las leucemias agudas, los linfomas de alto grado, etcétera.

En cuanto a la toxicidad sobre los tejidos sanos, los tejidos con mayores tasas de recambio celular, como la médula ósea y el epitelio de la mucosa digestiva, resultan más dañados con la quimioterapia.

En función de su sensibilidad a la quimioterapia, se puede clasificar a los tumores en varios grupos. Se consideran *quimiosensibles* aquellos tumores en los que la quimioterapia consigue respuestas en más del 50 % de los casos y respuestas completas en el 15-20 % de los pacientes, como es el caso del cáncer de mama, el de ovario, el de próstata o el microcítico de pulmón. Existen, además, algunos tumores *quimiocurables*, en los que muchos de los pacientes pueden curarse con la quimioterapia, como el linfoma de Hodgkin, los linfomas no hodgkinianos de alto grado, el carcinoma de testículo o el carcinoma embrionario de ovario.

Hay otros tumores considerados *quimiorresistentes*, en los que en menos de la mitad de los enfermos se consigue una respuesta con la quimioterapia, y la supervivencia no aumenta significativamente con esta, como el melanoma, el hepatocarcinoma y el cáncer de riñón. Para estos tipos de cáncer, resulta mucho más eficaz que la quimioterapia el empleo de otros agentes con mecanismos de acción distintos a la quimioterapia, como la inmunoterapia o los agentes dirigidos a terapias biológicas (terapias antidiana).

Se han descrito muchos mecanismos de resistencia a la quimioterapia: insuficiente transporte al interior celular, metabolismo intracelular acelerado, rápida eliminación del compartimento intracelular, incremento de la capacidad de reparación del daño producido al ADN, activación de vías de señalización de supervivencia de la célula, inhibición de vías de señalización de muerte celular programada (apoptosis), etcétera.

La administración de varios fármacos (poliquimioterapia combinada y secuencial) con distintos mecanismos de acción se postuló que podría evitar las resistencias y mejorar los resultados clínicos. Sin embargo, no siempre se debe utilizar poliquimioterapia para el tratamiento de todos los tipos tumorales y en todas las circunstancias. Muchos tumores sólidos con similar índice de proliferación presentan muy diferente quimiosensibilidad y resistencia. La poliquimioterapia puede aumentar el riesgo de toxicidad y, en algunas ocasiones, no se ha demostrado que la adición de un tercer o cuarto fármaco a las combinaciones añada un beneficio relevante, y sí una toxicidad considerable.

Por otra parte, existen otros dos conceptos importantes: *densidad de dosis* e *intensidad de dosis* de quimioterapia. Se requieren múltiples ciclos sucesivos de quimioterapia para reducir el volumen tumoral de manera progresiva. El intervalo entre los ciclos de quimioterapia puede resultar crucial para impedir la repoblación tumoral. La densidad de dosis se refiere al máximo acortamiento posible de los intervalos entre ciclos. La intensidad de dosis se refiere al incremento de dosis de quimioterapia de forma moderada con el soporte de factores de crecimiento hematopoyéticos; se ha relacionado con éxitos en algunas neoplasias hematológicas.

Un problema de la quimioterapia es la dificultad de que los fármacos atraviesen la barrera hematoencefálica, lo que limita el tratamiento de las metástasis cerebrales. También se ha observado que, en los últimos años, con la mejora de los tratamientos sistémicos, ha aumentado el número de recaídas de tumores sólidos en forma de metástasis cerebrales. En este sentido, se han desarrollado estrategias como la irradiación holocraneal profiláctica, la quimioterapia intratecal, nuevos fármacos con mayor capacidad para atravesar la barrera hematoencefálica, etcétera.

Se conocen otros factores que entorpecen el acceso del fármaco a las células tumorales, como la neovascularización formada por capilares anómalos. La hipótesis de normalización de la vasculatura por fármacos antiangiogénicos mejoraría el acceso de la quimioterapia al tumor y se potenciaría su acción.

Pese a los numerosos avances en fármacos dirigidos frente a dianas moleculares específicas, la quimioterapia sigue teniendo un papel fundamental en el tratamiento del cáncer, como se ha demostrado en las últimas décadas.

Respuesta a la quimioterapia

En los pacientes con cáncer avanzado y con enfermedad medible, es posible evaluar la respuesta a la quimioterapia de manera individual. Uno de los indicadores más importantes de la efectividad clínica de la quimioterapia es la tasa de respuesta:

- *Respuesta completa*: significa que no se detecta enfermedad tumoral en las pruebas radiológicas ni en los análisis ni por la exploración física u otras exploraciones complementarias. Un indicador para evaluar la calidad de la respuesta completa es la supervivencia libre de recaída, que es el tiempo transcurrido desde el momento en el que se finaliza el tratamiento hasta el momento de la recaída, que es cuando el cáncer reaparece.
- *Respuesta parcial*: significa que el tratamiento ha conseguido reducir el cáncer, pero todavía se ven lesiones tumorales en las pruebas de imagen o en las exploraciones que se le realizan al paciente.
- *Enfermedad estable o estabilización de la enfermedad*: significa que las lesiones tumorales no se han modificado de tamaño de manera significativa.
- *Progresión de la enfermedad*: si no existe beneficio del tratamiento y las lesiones tumorales crecen durante este. Se emplea el término *tiempo a la progresión* para evaluar el tiempo desde que se obtuvo la respuesta inicial o estabilización hasta que las lesiones tumorales vuelven a crecer.

> **!** En la quimioterapia adyuvante, no se pueden aplicar estos términos de evaluación de respuesta, porque se administra la quimioterapia cuando el tumor primario ya se ha extirpado por cirugía y no queda enfermedad en el momento de administración de la quimioterapia. En los programas de tratamiento adyuvante, la supervivencia libre de recaída y la supervivencia global son los principales indicadores.

Tipos de quimioterapia según la finalidad de la administración

Quimioterapia adyuvante

Se administra después de un tratamiento local (cirugía) en estadios precoces (enfermedad localizada o localmente avanzada), para disminuir el riesgo de diseminación a distancia del cáncer. Se debe identificar a los pacientes candidatos en función del riesgo de recurrencia. Actualmente, la quimioterapia adyuvante se considera el estándar de tratamiento para muchos tipos de tumores, incluidos el cáncer de mama o el cáncer de colon.

Quimioterapia neoadyuvante

Es la que se administra antes de cualquier tratamiento local con la finalidad de disminuir el estadio tumoral, pudiendo optimizar los resultados de la cirugía y de la radioterapia y, en algunas ocasiones, la respuesta obtenida al llegar a la cirugía es factor pronóstico. Se utiliza en el tratamiento del cáncer del conducto anal, de vejiga, de mama, de esófago, de laringe, de pulmón no microcítico y en el sarcoma óseo, principalmente.

Quimioterapia de inducción o conversión

Se utiliza en situaciones de cáncer avanzado en las que no es posible el tratamiento local, con intención de reducir la cantidad de enfermedad o lograr convertir la enfermedad en operable, cuando inicialmente no lo era (p. ej., quimioterapia de conversión o inducción en el cáncer de colon con enfermedad metastásica limitada al hígado, con metástasis irresecables de entrada, pero que se busca con la quimioterapia una reducción del tamaño o número de las metástasis para convertirlas en operables).

Radioquimioterapia concomitante

Se administra a la vez con la radioterapia con el fin de potenciar el efecto de la radiación o de actuar espacialmente con ella, es decir, potenciar el efecto local de la radiación y actuar de forma sistémica con la quimioterapia.

Quimioterapia paliativa

Se emplea en tumores con metástasis a distancia que no son susceptibles de tratamiento local y cuando la finalidad del tratamiento no sea curativa.

Tipos de quimioterapia según el modo de administración

Se distingue entre:

- *Monoterapia:* administración de un único fármaco antineoplásico.
- *Poliquimioterapia:* combina diferentes fármacos antineoplásicos para tratar de aumentar la eficacia del tratamiento, con el fin de disminuir la dosis de cada fármaco individual y aumentar la potencia terapéutica de todas las sustancias juntas.

Generalmente, el estadio y el tipo de cáncer determinan si es preferible la administración de un tratamiento único o la terapia combinada, en función siempre de resultados de ensayos contrastados.

Los esquemas de quimioterapia, habitualmente, se denominan con un acrónimo formado por la primera letra de cada uno de los fármacos de quimioterapia que componen el esquema (p. ej., el esquema ciclofosfamida, metotrexato y fluorouracilo).

La combinación de fármacos consigue:

- Máxima destrucción de células tumorales dentro del intervalo de toxicidad tolerada por el hospedador para cada fármaco; esto significa que cada agente usado en la combinación es administrado en dosis plenas.
- Proporciona un amplio intervalo de interacción entre los fármacos y las células tumorales con distintas alteraciones genéticas en una población tumoral heterogénea.
- Finalmente, puede prevenir o disminuir el desarrollo de resistencia celular a los fármacos.

Ciertos principios son útiles en la selección de las combinaciones de fármacos más efectivas:

- Solo los fármacos que hayan demostrado actividad en un determinado tumor deben ser empleados en combinación.
- Los fármacos que producen algún tipo de remisiones completas deben tener preferencia sobre las que producen solamente remisiones parciales.
- Cuando hay varios fármacos de una misma clase igualmente efectivos, se debe elegir aquel cuya toxicidad no coincida con la de los otros fármacos utilizados en la combinación.
- Los fármacos deben ser empleados en dosis y tiempo óptimos, y las combinaciones de fármacos, a intervalos determinados.
- Dado que los largos intervalos entre los ciclos afectan a la intensidad de dosis de los fármacos, el intervalo de tiempo entre ellos debe ser el más corto posible necesario para la recuperación de los tejidos más sensibles, fundamentalmente, la médula ósea.

La mayor parte de los programas de tratamiento se diseñan en función de la cinética de recuperación de la médula ósea tras la exposición a la quimioterapia. La introducción de los factores de estimulación de colonias granulocíticas como el filgrastim, y la molécula de acción más prolongada, pegfilgrastim, han supuesto un avance en el tratamiento del cáncer, al acelerar la recuperación medular o prevenir la aparición de mielosupresión grave; su uso ha facilitado la administración de dosis intensas de quimioterapia, reduciendo tanto la incidencia de infecciones como la necesidad de hospitalización.

La *densidad de dosis* se define como la cantidad de fármaco administrado por unidad de tiempo. Se expresa en miligramos por metro cuadrado por semana (mg/m^2 por semana), independientemente del programa y la vía de administración utilizados. Se ha documentado una relación positiva entre la densidad de dosis y la tasa de respuesta tumoral. El impacto de la densidad de dosis es especialmente importante en la eficacia de la quimioterapia adyuvante, de tal modo que una reducción de dosis en estas circunstancias está asociada a una eficacia terapéutica significativamente menor. Un ejemplo: se ha comparado la administración de paclitaxel-doxorubicina y ciclofosfamida, cada tres semanas, en el tratamiento adyuvante del cáncer de mama con afectación ganglionar axilar, frente al mismo esquema administrado cada dos semanas con el apoyo de factores estimulantes de colonias, y se ha podido comprobar mayor supervivencia libre de enfermedad y mayor supervivencia global en las pacientes que recibieron el régimen quincenal. También hay evidencia creciente de que la densidad de dosis alcanza una actividad clínica superior frente a la dosis estándar en la enfermedad metastásica, como se ha podido comprobar en el cáncer colorrectal, el cáncer de pulmón de células pequeñas, avanzado, y en los cánceres de células germinales con criterios de mal pronóstico.

Tipos de antineoplásicos según el mecanismo de acción

Véase la **figura 3-2**.

Antineoplásicos que actúan sobre el ADN

Alquilantes

Ejercen su mecanismo de acción por medio de enlaces cruzados dentro de las hebras de ADN; su citotoxicidad, probablemente, resulta del daño en la estructura del ADN, más que de la inactivación de la ADN-polimerasa y otras enzimas responsables de la síntesis de ADN. Son fármacos específicos del ciclo celular, pero no específicos de la fase (respecto al ciclo celular, se entiende); es decir, los fármacos destruyen un porcentaje de células a una dosis dada.

Los fármacos de este grupo tienen en común la toxicidad aguda ocasionada en la médula ósea en forma de mielosupresión e inmunosupresión. Además, afectan a la gametogénesis y pueden causar esterilidad masculina permanente; en las mujeres, pueden reducir el período reproductivo, con el inicio de una menopausia prematura. También se asocian a un incremento notable de la incidencia de la leucemia aguda no linfocítica, sobre todo, cuando se combinan con radioterapia extensa. Los más importantes son:

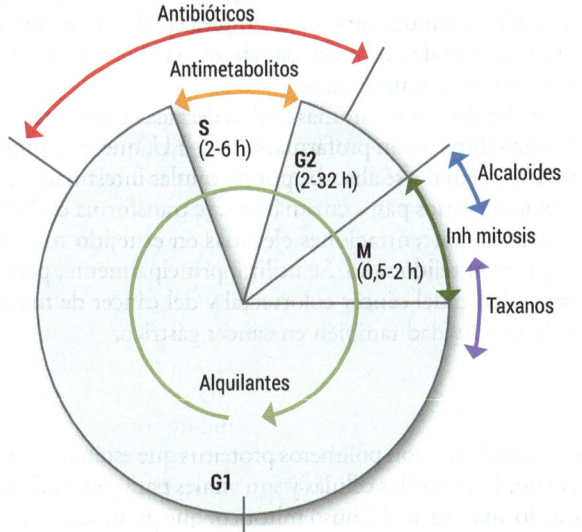

Figura 3-2. Antineoplásicos y mecanismo de acción.

- Ciclofosfamida: es el agente alquilante más utilizado. Se puede administrar por vía oral y no es vesicante cuando se administra por vía intravenosa. Sus principales efectos tóxicos son: mielosupresión, alopecia, náuseas y vómitos. También puede causar cistitis hemorrágica por la acción de algunos de sus metabolitos, como la acroleína, sobre el epitelio de la vejiga; una ingesta elevada de líquidos durante 24 o 48 horas puede evitar esta complicación. Es un fármaco muy utilizado en oncología y forma parte de los esquemas de poliquimioterapia, ya que se ha demostrado su actividad en diversas neoplasias (leucemias, linfomas, cáncer de mama, cáncer de ovario y sarcomas). También forma parte de los principales regímenes de inducción previos al trasplante de médula ósea.

- Ifosfamida: es un fármaco análogo a la ciclofosfamida, pero requiere dosis más altas para conseguir el mismo efecto antitumoral. Se administra exclusivamente por vía intravenosa, requiere una hidratación adecuada y mesna como medidas profilácticas.

- Clorambucilo: es estable en solución acuosa, por lo que se absorbe casi en su totalidad después de la administración oral. Se utiliza para el tratamiento de neoplasias hematológicas, como la leucemia linfocítica crónica.

- Busulfano: se ha empleado en la fase crónica de la leucemia mieloide, pero, actualmente, se utiliza solo en algunos regímenes de quimioterapia de inducción en el trasplante de médula ósea.

- Melfalán: su principal indicación es el mieloma múltiple.

- Dacarbazina y temozolomida: son agentes alquilantes del grupo de las tetrazinas. Al igual que con otros alquilantes, la toxicidad principal es la mielosupresión, aunque también causan náuseas y vómitos. Están indicadas en la enfermedad de Hodgkin, el glioblastoma y el melanoma maligno metastásico.

Derivados del platino

Forman enlaces covalentes con la guanina y la adenina del ADN. La mayoría de estas uniones son intracatenarias, aunque también pueden ser intercatenarias.

Los fármacos más importantes de este grupo son:

- Cisplatino y carboplatino: son fármacos con mecanismos de acción y actividad antitumoral similares, aunque difieren en el perfil toxicológico.

  El cisplatino tiene una toxicidad variada e importante. Es el fármaco antineoplásico más nefrotóxico, como se demuestra en el incremento de creatinina y de urea. Las lesiones renales consisten en esclerosis glomerular, fibrosis y necrosis tubular, lo que origina hipomagnesemia, hipocalcemia e hiponatremia. Es importante que el paciente esté bien hidratado y utilice manitol con el fin de reducir la toxicidad renal. El carboplatino puede ser una alternativa para los pacientes con deterioro progresivo de la función renal.

  Otro efecto adverso importante del cisplatino son los vómitos y las náuseas, que aparecen en casi todos los pacientes con dosis habituales, por lo que es preciso un tratamiento antiemético. La toxicidad neurológica se manifiesta por ototoxicidad, con la aparición de acúfenos e hipoacusia en el intervalo de las frecuencias altas, así como neuropatía periférica. La toxicidad medular se manifiesta con neuropatía, trombopenia y anemia moderada. La alopecia es poco frecuente. El cisplatino es el fármaco fundamental en el tratamiento de tumores germinales. Es activo en carcinomas epidermoides (tumores de cabeza, cuello, cérvix, esófago y vejiga), de pulmón, estómago y endometrio, el osteosarcoma y el neuroblastoma.

El carboplatino es diez veces más soluble que el cisplatino, por lo que se elimina más fácilmente por el riñón. Por lo tanto, los efectos adversos son menos importantes que con el cisplatino; el principal es la mielosupresión. También puede ocasionar reacciones de hipersensibilidad con más frecuencia que el cisplatino. Su principal indicación es el tratamiento del carcinoma de origen epitelial del ovario. Está también indicado en el carcinoma de pulmón de células pequeñas y en el carcinoma de células escamosas de cuello y cabeza.

- Oxaliplatino: este fármaco no presenta la nefrotoxicidad característica del cisplatino ni la mielotoxicidad grave del carboplatino, pero la toxicidad limitante es la neurológica. La neuropatía periférica aparece en el 95 % de los pacientes, en forma de parestesias en los dedos y calambres. Está indicado en monoterapia o en quimioterapia de combinación para el tratamiento del cáncer colorrectal metastásico y de otras neoplasias en etapa avanzada susceptibles de respuesta con análogos del platino, como el cáncer de ovario y el neuroblastoma.

Antibióticos citotóxicos

Son sustancias naturales producidas, fundamentalmente, por hongos capaces de alterar el crecimiento de otras células vivas. Ejercen su acción al modificar el ADN dentro de las células cancerosas para impedir que crezcan y se multipliquen.

Los más relevantes en oncología son:

- Bleomicina: pertenece al grupo de citostáticos polipéptidicos y se obtiene de una cepa de *Streptomyces verticillus*. Los efectos adversos más frecuentes son la aparición de fiebre en las 48 horas siguientes a su administración. La toxicidad principal y específica es la inducción de fibrosis pulmonar, de patogenia desconocida, pero también se ha descrito toxicidad cutánea (eritema, descamación de la piel e hiperpigmentación). La bleomicina se utiliza en el tratamiento de tumores germinales, linfomas y carcinomas de cabeza, cuello, laringe y tracto genitourinario.
- Dactinomicina (actinomicina D): es un fármaco aislado de *Streptomyces parvulus*. Tiene un mecanismo de acción dependiente de la intercalación del fármaco entre las dos cadenas del ADN, con lo que se impide la replicación correcta (a dosis altas) y se altera la síntesis del ARN (a dosis altas y bajas). Su toxicidad es similar a la de la doxorubicina; destacan las alteraciones gastrointestinales, hematológicas y dérmicas, pero no es cardiotóxico. Se utiliza para el tratamiento de tumores de rápida proliferación, fundamentalmente infantiles: tumores trofo-

blásticos, tumor de Wilms, sarcoma de Ewing y rabdomiosarcoma.

Antimetabolitos

Inhiben la acción de las enzimas relacionadas con la síntesis de purinas y pirimidinas, lo que desencadena la depleción celular de estas y la alteración de la síntesis de los ácidos nucleicos.

Entre estos, se encuentran los antifolatos (metotrexato, raltitrexed, pemetrexed), los análogos de las pirimidinas (5-fluorouracilo [5-FU], fluoropirimidinas orales, arabinósido de citosina, gemcitabina), los análogos de las purinas (6-mercaptopurina, tioguanina) y los análogos de la adenosina (fludarabina, pentostatina, cladribina).

Se utilizan para el tratamiento del cáncer de mama, cáncer de cabeza y cuello, osteosarcoma, leucemias, linfomas, cáncer colorrectal, enfermedad trofoblástica gestacional, cáncer de pulmón no microcítico, mesotelioma, cáncer de páncreas, cáncer de vejiga o cáncer de ovario, entre otras indicaciones.

Algunos de los más relevantes son:

- Metotrexato: puede administrarse por vía oral, pero presenta un perfil de absorción errático y saturable con dosis superiores a 25 mg/m². También se puede administrar por inyección intramuscular.
- 5-FU: es una pirimidina fluorada que actúa por inhibición competitiva de la timidilato-sintetasa, desplazando el sustrato natural y bloqueando la síntesis de timidilato. Además, se incorpora al ARN y al ADN, y altera su función. Puede utilizarse junto con ácido folínico para formar un complejo terciario más estable y aumentar, así, el bloqueo de la enzima, con lo que se incrementa también el efecto citotóxico del 5-FU. Produce mielosupresión y el síndrome palmoplantar (eritema y descamación dolorosa de manos y pies). La mucositis y la diarrea pueden ser problemas importantes. También puede producir neurotoxicidad central, sobre todo, en forma de síndrome cerebeloso. Se utiliza, principalmente, para el tratamiento adyuvante del cáncer colorrectal, el cáncer gástrico y el de mama. En infusión continua, también se emplea en el tratamiento de primera línea de neoplasias de cabeza y cuello, y de diversos tumores gastrointestinales.

Entre las fluoropirimidinas orales, destaca la capecitabina.

- Capecitabina: es un profármaco del 5-FU, que se administra por vía oral y se absorbe por las células intestinales. Por medio de varios pasos enzimáticos, se transforma en 5-FU y alcanza concentraciones elevadas en el tejido tumoral respecto al tejido sano. Se utiliza, principalmente, para el tratamiento del cáncer colorrectal y del cáncer de mama, y tiene actividad también en cáncer gástrico.

Antimicrotúbulos

Los microtúbulos son polímeros proteicos que están presentes en el citoplasma de las células y son vitales para su viabilidad, ya que forman parte del huso mitótico, que permite la migración de los cromosomas durante la mitosis, previamente a la división celular.

Los antineoplásicos que interaccionan con los microtúbulos son los alcaloides de la vinca (vincristina, vinblastina,
vinorelbina), los taxanos (paclitaxel, docetaxel y los nuevos
taxanos) y los análogos de las epotilonas.

Los alcaloides de la vinca se utilizan para el tratamiento
de neoplasias hematológicas, linfomas y mieloma múltiple;
también para sarcomas de partes blandas, tumor de Wilms,
neuroblastoma, carcinoma microcítico de pulmón, cáncer de
vejiga, cáncer de testículo y sarcoma de Kaposi. La vinorelbina
también se utiliza para el tratamiento del cáncer de mama y
de cáncer de pulmón no microcítico. Un efecto frecuente de
los alcaloides de la vinca es la irritación en el lugar de la
inyección, por lo que se requieren infusiones rápidas; también
pueden provocar neurotoxicidad, incluido íleo paralítico.

Los taxanos derivan de la corteza del tejo y son fármacos
de primer orden el tratamiento del cáncer. Se administran
por vía intravenosa. Destacan los siguientes:

- Paclitaxel: tiene una actividad elevada en el cáncer de mama,
cáncer de ovario y cáncer de pulmón no microcítico; además, ha demostrado actividad en el cáncer de endometrio, de
cérvix, de testículo y de cabeza y cuello. Un efecto secundario poco frecuente, pero muy relevante, es la posibilidad
de reacciones infusionales relacionadas con el disolvente
Cremophor® (en el 40 %, sin premedicación; y en el 1-3 %,
si se utiliza esta). Otro efecto secundario importante es la
neurotoxicidad, principalmente, en forma de parestesias en
manos y pies, que es dependiente de la dosis.
- Docetaxel: se utiliza para el tratamiento del cáncer de
mama, cáncer de pulmón no microcítico, cáncer de próstata, cáncer gástrico y cáncer de cabeza y cuello; también
tiene actividad en el cáncer de ovario. La toxicidad limitante de dosis de docetaxel suele ser la neutropenia. Las
reacciones de hipersensibilidad ocurren en < 3 % de los
casos. Son frecuentes otras alteraciones, como: alopecia,
astenia, artralgias, mucositis, diarrea, retención de líquidos, lagrimeo, etcétera.
- Nab-paclitaxel: contiene nanopartículas de un tamaño
de, aproximadamente, 130 nm constituidas por paclitaxel unido a albúmina sérica humana, donde el paclitaxel está
presente en estado amorfo, no cristalino. Tras la administración intravenosa, las nanopartículas se disocian rápidamente y se vuelven complejos solubles de paclitaxel unido
a albúmina de un tamaño de alrededor de 10 nm. Se sabe
que la presencia de albúmina unida a paclitaxel favorece
el transporte de este a través de las células endoteliales
para que llegue el fármaco desde el torrente sanguíneo al
tumor, y que este transporte está mediado por el receptor
de albúmina, que permite que la quimioterapia penetre
más eficientemente en los tejidos. Sus principales efectos
secundarios, al igual que para otros taxanos, son hematológicos y neurotoxicidad. El nab-paclitaxel se emplea en
el cáncer de páncreas, el cáncer de mama y el cáncer de
pulmón no microcítico.

Inhibidores de las topoisomerasas

Las topoisomerasas son enzimas que desempeñan un papel
fundamental en los procesos de replicación, transcripción
y reparación del ADN. Modifican la estructura terciaria de
doble hélice del ADN sin alterar la secuencia de nucleótidos.
En humanos, se han identificado tres tipos de topoisomerasas
(I, II y III).

Se incluyen en este grupo los siguientes fármacos: antraciclinas (doxorubicina [adriamicina], daunorubicina, análogos
de la doxorubicina [4-epirubicina, idarubicina], doxorubicinas liposomales, mitoxantrona), epipodofilotoxinas (etopósido, tenipósido), derivados de la camptotecina (irinotecán,
topotecán), dactinomicina [actinomicina D] y amsacrina:

- Antraciclinas: son sustancias producidas por bacterias del
género *Streptomyces* y con un mecanismo de acción múltiple. Provocan una inhibición de la topoisomerasa de tipo II,
enzima que mantiene la estructura terciaria del ADN, lo
que da lugar a la rotura del ADN y la alteración de los procesos de reparación (muerte celular). La mayor parte del
metabolismo es hepático, por lo que se debe modificar la
dosis de administración en caso de insuficiencia hepática.
La toxicidad limitante de dosis es la cardíaca, que puede
ser aguda o crónica. La aguda es independiente de la dosis
administrada y se presenta con la primera dosis en horas o
días. En cambio, la toxicidad cardíaca crónica depende de
la dosis total acumulada. Destacan las siguientes:
  - Doxorubicina o adriamicina: es el antibiótico antracicl-
  nico más utilizado. Está indicado en leucemias agudas;
  carcinoma de mama, vejiga, ovario y tiroides; neuroblastoma; tumor de Wilms; linfomas de Hodgkin y no hodgkinianos, sarcomas de tejidos blandos y osteosarcoma. Los
  efectos tóxicos principales son: mielosupresión, alopecia,
  náuseas, vómitos y miocardiopatía relacionada con la
  dosis. Con la dosis máxima recomendada (550 mg/m^2),
  pocos pacientes presentarán cardiotoxicidad.
  - Doxorubicinas liposomales: se diseñaron con la finalidad
  de disminuir la toxicidad cardíaca de la doxorubicina.
  En la actualidad, se dispone de tres formulaciones: liposomas convencionales (Myocet®), liposomas circulantes
  de semivida larga (Daunosome®) y liposomas pegilados
  (Caelyx®). Estos compuestos son, además de menos car-
  diotóxicos que las antraciclinas, menos vesicantes y provocan menos alopecia. Por el contrario, pueden producir
  más mucositis y afectación cutánea en forma de eritrodisestesia palmoplantar.
  - Epirubicina: presenta menor cardiotoxicidad. Pueden alcanzarse dosis máximas de 850 mg/m^2. Es eficaz en numerosas
  neoplasias: cáncer de mama, de ovario, cáncer microcítico
  de pulmón, linfomas, sarcomas, etcétera.
- Etopósido: es una epipodofilotoxina, que se incluye como
un componente importante de regímenes curativos de cáncer de células germinales; también se utiliza para el tratamiento del cáncer de pulmón microcítico y no microcítico,
y en el cáncer gástrico, linfomas y sarcomas pediátricos.
Se puede administrar por vía intravenosa y oral (al doble
de dosis).
- Derivados de la camptotecina (irinotecán y topotecán): son
inhibidores potentes de la topoisomerasa I. El irinotecán
se emplea, principalmente, para el tratamiento del cáncer
colorrectal metastásico; aunque también ha demostrado
utilidad en el cáncer gástrico y en el cáncer de pulmón

(microcítico y no microcítico). La toxicidad limitante de dosis de irinotecán es la diarrea (hasta en el 80 % de los pacientes, y en un 40 %, es grave); la segunda toxicidad es la neutropenia, que se suele presentar a partir de 7-10 días de la administración del fármaco.

El topotecán se utiliza, principalmente, para el tratamiento del cáncer de ovario, cáncer de cérvix y cáncer microcítico de pulmón. Su principal toxicidad es hematológica (neutropenia).

Antineoplásicos dirigidos contra el ARN tumoral

En este grupo, se encuentran los oligonucleótidos antisentido. Se cree que interfieren en la traducción formando un dúplex con el ARN mensajero, lo que lleva a su propia rotura a través de una ribonucleasa. El más conocido es el oblimersén; sin embargo, hasta ahora, los ensayos con oligonucleótidos han sido un fracaso.

RADIOTERAPIA

La radioterapia utiliza las radiaciones ionizantes solas (p. ej., en el cáncer de próstata) o en combinación con otros agentes (cirugía, quimioterapia, hormonoterapia, etc.; p. ej., en el cáncer de esófago). El 60 % de los pacientes con cáncer requieren tratamiento radioterápico. También es efectiva en determinadas enfermedades benignas, ya que se puede utilizar con finalidad antiinflamatoria, como en la artrosis.

Es una técnica muy especializada y compleja, no disponible en todos los hospitales; además, es muy costosa. Se necesita un amplio grupo de profesionales (técnicos especialistas en radioterapia, dosimetristas, enfermeros, radiofísicos y médicos especialistas en oncología radioterápica) para la planificación y el tratamiento de los pacientes tributarios de radioterapia, así como para el mantenimiento de las máquinas.

El tratamiento oncológico consiste en la administración de radiación ionizante en un volumen del cuerpo para erradicar o despoblar células tumorales, sin sobrepasar los límites tolerables para los tejidos normales. El objetivo de la radioterapia se basa en un aumento del control local del tumor (es decir, evitar que se produzca una recidiva del tumor una vez ha sido eliminado) y, en consecuencia, conseguir un aumento de la supervivencia. Los tratamientos de radioterapia son muy precisos y conformados; esto quiere decir que van muy dirigidos a la zona que se desea tratar, con el objetivo de poder dar la máxima dosis posible y causar el mínimo daño a los órganos críticos cercanos.

Indicaciones de la radioterapia

Las indicaciones son las siguientes:

- *Radioterapia con intención curativa* (60 %): el objetivo es eliminar o erradicar el tumor. Se distinguen los siguientes subtipos:
  - *Radioterapia radical o exclusiva*: constituye una alternativa a la cirugía en diferentes tumores iniciales (tumores de cabeza y cuello, pulmón o próstata). La radioterapia se administra en varias sesiones, mientras que la cirugía

se hace en un solo día. La radioterapia permite un menor impacto estético y funcional (p. ej., en el cáncer de próstata, la prostatectomía tiene más probabilidad de causar incontinencia urinaria o impotencia sexual).
  - *Radioterapia complementaria*: se administra además de la cirugía. Se subdivide en:
    - *Radioterapia preoperatoria o neoadyuvante*: normalmente, se administra de forma concomitante con la quimioterapia; es el tratamiento estándar en tumores localmente avanzados (tumores de cabeza y cuello, pulmón, esófago, cérvix uterino, recto). Permite reducir el tamaño tumoral y facilitar la cirugía.
    - *Radioterapia posoperatoria o adyuvante*: es el tratamiento complementario en diversos tumores (p. ej., cáncer de mama); se realiza con la intención de reducir los índices de recidivas locales.
- *Radioterapia paliativa* (40 %): el objetivo es mejorar o aliviar los síntomas provocados por el tumor o por las metástasis. Comprende los siguientes tipos:
  - *Radioterapia analgésica*: para reducir el dolor; fundamentalmente, se utiliza en metástasis óseas. Es la indicación más frecuente de radioterapia paliativa.
  - *Radioterapia desobstructiva*: indicada en el síndrome de la vena cava superior.
  - *Radioterapia descompresiva*: se utiliza en la compresión medular.
  - *Radioterapia hemostática*: para detener el sangrado tumoral.
  - *Radioterapia holocraneal*: junto con los corticoides, ha sido el tratamiento principal en pacientes con metástasis cerebrales múltiples. La radioterapia holocraneal aumenta la supervivencia de estos pacientes, con un índice de respuesta clínica y radiológica en torno al 55-60 %.

Modalidades de radioterapia

Se distinguen las siguientes modalidades:

- *Radioterapia externa* (85 %): la fuente de radiación está alejada del paciente. En el pasado, se utilizaban fuentes naturales de cobalto radiactivo, sustituyéndose por aceleradores lineales, por sus beneficios desde el punto de vista de la protección radiológica.
- *Braquiterapia* (15 %): también llamada *terapia de contacto*, donde la fuente de radiación está en contacto con el tumor. Según la situación de la fuente, se habla de:
  - *Endocavitaria*: para a tumores ginecológicos.
  - *Superficial*: para el cáncer de piel.
  - *Intersticial*: se utilizan agujas que atraviesan el tejido que se va a tratar, para el cáncer de mama o de cabeza y cuello.
  - *Endoluminal*: para tumores de pulmón o de esófago.

Mejoras en el tratamiento radioterápico

Para alcanzar una mayor precisión en el tratamiento, es necesario aumentar la dosis total que recibe el volumen tumoral, así como reducir la dosis que reciben los órganos de riesgo, con el objetivo de conseguir un mayor control local de la enfermedad y, en consecuencia, una mayor supervivencia.

Mejoras biológicas

Alteraciones en el fraccionamiento

El fraccionamiento (dosis por sesión) estándar es de 2 grais (Gy)/sesión, hasta llegar a una dosis total de entre 30 Gy en tratamientos paliativos (donde se administran pocas sesiones) y 80 Gy en tratamientos radicales (en los que se administran más sesiones). En los tratamientos radicales, se realizan, generalmente, entre 25 y 35 sesiones, los cinco días laborables de la semana, durante el tratamiento entre cinco y siete semanas.

Uno de los avances o mejoras del tratamiento radioterápico ha sido modificar el fraccionamiento estándar para mejorar los resultados terapéuticos.

Los más importantes son:

- Hipofraccionamiento (la dosis por sesión es > 2 Gy, menos sesiones y menor dosis total).
- Hiperfraccionamiento (la dosis por sesión es < 2 Gy, más sesiones y dosis total).

Fraccionamiento = toxicidad tardía.
Dosis total = toxicidad aguda.

Reducción del tiempo de tratamiento

El tiempo de tratamiento repercute en la calidad de vida de los pacientes y, en la actualidad, se tiende, en los tumores en los que es posible, acortar el tiempo total de tratamiento, cambiando de los esquemas de radioterapia externa clásica, en los que el paciente tiene entre cinco y ocho semanas de tratamiento, a esquemas de hipofraccionamiento de tres a cuatro semanas o, incluso, en algunos tipos de cáncer, a realizar radioterapia intraoperatoria, donde el tratamiento radioterápico se realiza en el momento de la cirugía.

Mejoras tecnológicas

Planificación con fusión de imágenes

La combinación de imágenes de resonancia magnética nuclear (RMN) o de tomografía por emisión de positrones (PET; del inglés, *positron emission tomography*) con las de la tomografía axial computarizada (TAC) de planificación permite una delimitación más precisa del volumen a irradiar.

Planificación 4D

Incorpora el tiempo; es útil en órganos que se mueven con la respiración para poder coordinar y decidir en qué momento del ciclo respiratorio se hace la irradiación, y así se establece en cada sesión.

Radioterapia de intensidad modulada

La radioterapia de intensidad modulada (IMRT; del inglés, *intensity modulated radiotherapy*) es una modalidad de radioterapia de alta precisión, donde la dosis se conforma a la estructura tridimensional del tumor. Está indicada en tumores de cabeza y cuello (para proteger la parótida y evitar la xerostomía) y en tumores de próstata (para proteger el recto).

Arcoterapia de intensidad modulada

La arcoterapia de intensidad modulada (IMAT; del inglés, *intensity modulated arc therapy*) es una modalidad de IMRT más sofisticada, en la que el cabezal del acelerador lineal gira a la vez que irradia. Permite tratamientos precisos y más rápidos que la IMRT.

Radioterapia guiada por imágenes

La radioterapia guiada por imágenes (IGRT; del inglés, *image guided radiotherapy*) son las técnicas de imágenes que se realizan antes de cada sesión y que permiten verificar los tratamientos. Los requisitos mínimos actualmente son semanales, pero hay muchos tratamientos en los que se debe realizar diariamente antes de cada sesión.

Radioterapia de intensidad modulada y radioterapia guiada por imágenes

La IMRT y la IGRT se complementan; la combinación de ambas permite aumentar la precisión y disminuir los márgenes de los volúmenes que se van a tratar. La IMRT permite conformar el volumen de irradiación, mientras que la IGRT precisa dónde se administra la radioterapia.

Protones

Modalidad de radioterapia en la que se utiliza un haz de partículas de protones; ello permite poder administrar más dosis al tumor y proteger más al tejido sano. Se utiliza para tumores que están muy cerca de estructuras sanas o en niños.

Radioterapia adaptativa

Se puede ir adaptando la distribución de la dosis según los cambios que se produzcan durante el tratamiento. Por ejemplo, en tumores que responden durante el tratamiento, se van reduciendo los campos de tratamiento.

Radioterapia estereotáctica

La radioterapia con técnica estereotáctica (SBRT; del inglés, *stereotactic body radiation therapy*) es una modalidad de radioterapia externa que utiliza un sistema de coordenadas tridimensionales independientes del paciente para la localización precisa de la lesión. También se caracteriza porque los haces de irradiación son altamente conformados, precisos y convergentes sobre la lesión, lo que hace posible la administración de dosis muy altas de radioterapia sin incrementar la irradiación de los órganos o estructuras sanas adyacentes.

Cuando el procedimiento se realiza en una sesión de tratamiento, se denomina *radiocirugía* y, si se administra en varias sesiones, se denomina *radioterapia estereotáctica*. Se precisan sistemas de fijación e inmovilización del paciente especiales.

La SBRT craneal (radiocirugía) está indicada en:

- Malformaciones arteriovenosas de más de 35 mm de diámetro.
- Tumoraciones benignas intracraneales menores de 40 mm de diámetro.
- Metástasis cerebrales (menos de cinco lesiones y de menos de 3 cm de diámetro).
- Astrocitomas de bajo grado menores de 3,5 cm.

Radioterapia intraoperatoria

Va cobrando más relevancia a lo largo de los últimos años. Una de las indicaciones más frecuentes de tratamiento es en el cáncer de mama de bajo riesgo.

Mejoras fisiológicas

Posicionamiento

Cuanto más inmovilizado y bien posicionado esté el paciente, mayor será la precisión del tratamiento.

Control de la respiración

Permite minimizar el movimiento de órganos como el pulmón y disminuir el error y, de esta manera, reducir la dosis a órganos sanos, como son el pulmón y el corazón.

Con estas mejoras, se consigue llegar en algunos tipos de cáncer hasta al 95 % de supervivencia a los cinco años. Los objetivos de la radioterapia en el futuro son seguir mejorando tecnológicamente para tratar con más precisión el tumor y poder aumentar la dosis en este, así como proteger los órganos sanos; también conseguir tratamientos más cortos, irradiaciones parciales y buscar nuevas dianas terapéuticas que, combinándolas con la radioterapia, aumenten su eficacia.

 Un gray (Gy) es la unidad derivada del sistema internacional de unidades que mide la dosis absorbida de radiación ionizante.

Los efectos de la radiación sobre las células pueden ser directos (directamente al ADN) o indirectos (afectan al medio celular, dando lugar a la formación de radicales libres por la radiólisis del agua; estos radicales libres son los que provocan el daño al ADN).

Factores que modifican la respuesta a la radioterapia

Factores físicos

Ligados a las características de las radiaciones (dosis, calidad, tipo de transferencia energética lineal, tasa de dosis).

Factores químicos

Están relacionados con:

- Radiosensibilizadores: oxígeno, citostáticos (quimioterapia). La quimioterapia es uno de los radiosensibilizadores más potentes.
- Radioprotectores: Ethyol® (amifostina).

Factores biológicos

Comprenden los siguientes:

- Grado de diferenciación celular: cuanto más indiferenciadas son las células, más radiosensibles resultan:
  - Grado 1: bien diferenciado, bajo grado. Menos radiosensible.
  - Grado 2: moderadamente diferenciado, grado medio.
  - Grado 3: mal diferenciado, grado alto.
  - Grado 4: indiferenciado, grado alto. Más radiosensible.
- Capacidad de división y reparación celular: las células que más se dividen son más radiosensibles.
- Fase del ciclo celular: las células son más radiosensibles en la fase del ciclo celular llamada G_2 y en la mitosis celular.

Factores ambientales

Incluyen los siguientes:

- Hidratación, temperatura (la disminución de temperatura disminuye la respuesta a la radiación).
- Radiosensibilidad celular: de menos a más radiosensibiidad:
  - Células musculares y nerviosas. Más radiorresistentes.
  - Células endoteliales y gástricas.
  - Mielocitos y células de las criptas intestinales.
  - Linfocitos maduros y espermatogonias. Más radiosensibles.

Toxicidad por radioterapia

Toxicidad aguda

Aparición en menos de seis meses después de la irradiación. Afecta a los tejidos de rápida proliferación celular. Puede ser reversible y restaurarse (inflamación, edema, hemorragia, etc.) o irreversible. Depende de la dosis total de radiación recibida.

Toxicidad tardía/crónica

Aparición pasados seis meses después de la irradiación. Debida a alteraciones en el estroma conjuntivo y vascular. Es irreversible y deja secuelas (fibrosis, atrofia, etc.). Depende de la dosis total y de la dosis por sesión de radiación administrada.

Factores que alteran la toxicidad de la irradiación

Comprenden los siguientes:

- Tipo de tejido irradiado.
- Volumen.
- Dosis, fraccionamiento y tiempo.
- Cambios bioquímicos.
- Radiosensibilizadores.

PUNTOS CLAVE

- En el tratamiento del cáncer es importante diferenciar el objetivo del mismo. Los tratamientos locales tienen como objetivo el control de los tumores en estadio precoz. Estos son, la cirugía y la radioterapia. Por otro lado, los tratamientos sistémicos, entre ellos la quimioterapia, se distribuyen por todo el organismo y actúan tanto localmente como a distancia para eliminar las células malignas.

- La quimioterapia consiste en la administración sistémica de fármacos antineoplásicos que provocan la destrucción célular.
- La radioterapia utiliza radiaciones ionizantes en una zona concreta, ya sea sola o en combinación con otros agentes (como la quimioterapia, la cirugía, la hormonoterapia, etcétera).

BIBLIOGRAFÍA

Cancer.Net. What is chemotherapy? Cancer Net. 2022. Disponible en: https://www.cancer.net/navigating-cancer-care/how-cancer-treated/chemotherapy/understanding-chemotherapy

Citron ML, Berry DA, Cirrincione C, Hudis C, Winer EP, Gradishar WJ, et al. Randomized trial of dose-dense versus conventionally scheduled and sequential versus concurrent combination chemotherapy as postoperative adjuvant treatment of node-positive primary breast cancer: first report of Intergroup Trial C9741/Cancer and Leukemia Group B Trial 9741. J Clin Oncol. 2003;21(8):1431-9.

De Vita VT. Principles of chemotherapy. En: De Vita VT, Hellman S, Rosemberg SA (eds.). Cancer principles and practice of oncology. Filadelfia: Lippincott; 1982. p. 132-55.

Faguet G. The war on cancer: an anatomy of failure, a blueprint for the future. Dordrecht: Springer Press; 2005.

García Mata J, García-Palomo Pérez A, García Gómez J. Quimioterapia antineoplásica. En: Cortés Funes H, Colomer Bosch, R (eds.). Principios del tratamiento oncológico. Barcelona: Publicaciones Permanyer; 2009. p. 219-59.

Guillén Ponce C, Molina Garrido MJ, Carrato Mena A. Cisplatino y análogos. En: Díaz-Rubio E, Pérez Segura P (eds.). Oncomecum 2013. Barcelona: Publicaciones Permanyer; 2013. p. 25-38.

Krumbhaar EB, Krumbhaar HD. The blood and bone marrow in yellow cross gas (mustard gas) poisoning. J Med Res. 1919;40(3):497-508.3. Disponible en en: http://www.ncbi.nlm.nih.gov/pmc/articles/PMC2104437/pdf/jmedres00019-0266.pdf

Pratt WB, Ruddon RW, Ensminger WD, Maybaum J. The anticancer drugs. 2ª ed. Nueva York: Oxford University Press; 1994.

Papac RJ. Origins of cancer therapy. Yale J Biol Med. 2001;74(6):391-8.

Real Academia Española. Quimioterapia. En: Diccionario de la lengua española. Disponible en: https://dle.rae.es/quimioterapia

Redondo A, Sereno M, González M. Terapéutica anticancerosa. En: Avances en farmacología del aparato digestivo y oncología. Módulo V. Madrid: Publicaciones del Consejo General de Colegios Oficiales de Farmacéuticos de España; 2004. p. 247-312.

Rosell R, Monzó M, Alberola V, Taron M, Barnadas A, Sánchez JM, et al. Determinants of response and resistance to cytotoxics. Semin Oncol. 2002;29(1 Suppl 4):110-8.

Sociedad Española de Oncología Radioterápica (SEOR). Disponible en: https://seor.org

Sociedad Española de Oncología Radioterápica (SEOR). Libro blanco de la oncología radioterápica en España SEOR 2021. Madrid: Fundación Española de Oncología Radioterápica (FEOR); 2021. Disponible en: https://seor.es/wp-content/uploads/2022/05/LIBRO-BLANCO-DIGITAL.pdf

Terapias biológicas e inmunoterapia

4

A. Cortés Salgado

OBJETIVOS

- Conocer el mecanismo de acción de la inmunoterapia, los principales fármacos utilizados actualmente y su perfil de toxicidad.
- Aprender el mecanismo de acción de otras terapias biológicas, como los anticuerpos dirigidos, anticuerpos conjugados y los fármacos de pequeña moléculas y su perfil de toxicidad.

INTRODUCCIÓN

La quimioterapia clásica y la radioterapia siguen siendo un pilar del tratamiento en la mayoría de los tumores. En la última década, y gracias a un mayor conocimiento de la biología tumoral, se han incorporado nuevas estrategias terapéuticas como la inmunoterapia o la terapia dirigida, que desempeñan un papel fundamental en muchos tumores. A continuación, se detallarán los aspectos más importantes de cada una de ellas.

INMUNOTERAPIA

Los avances progresivos en el campo de la inmunología han conducido a una mejor comprensión del sistema inmunitario y su relación con las células tumorales. Como resultado de ello, los ensayos clínicos con fármacos inmunoterápicos han aumentado a un ritmo exponencial y están revolucionando los tratamientos de distintas neoplasias. Muchos de estos fármacos forman parte del tratamiento neoadyuvante o adyuvante, por lo que es necesario que el cirujano oncológico conozca su mecanismo de acción y las toxicidades más relevantes.

Una respuesta inmunitaria citotóxica eficiente y específica contra un tumor requiere una interacción compleja entre varios tipos de células inmunitarias del sistema inmunitario adaptativo e innato:

- Los linfocitos CD8+ (que expresan el antígeno de diferenciación [del inglés, *cluster of differenciation*] 8) y las subclases Th1/Th2 (linfocitos T cooperadores [del inglés, *T helper cells*] 1 y 2) de los linfocitos T CD4+ —tradicionalmente, denominados *linfocitos T citotóxicos* y *linfocitos T auxiliares*— inician el reconocimiento entre antígenos propios y no propios, a través del reconocimiento que recibe el nombre de *sinapsis inmunitaria*.

- Las células naturales asesinas o *natural killer* (NK) no requieren la presentación de antígenos por parte del complejo principal de histocompatibilidad (MHC; del inglés, *major histocompatibility complex*) para la actividad citotóxica. De hecho, las células NK se dirigen a las células con baja expresión de MHC de clase 1 para su destrucción. Al igual que las células T, las células NK también expresan numerosas moléculas inhibidoras, en particular, varios subtipos de receptores similares a inmunoglobulinas asesinas (KIR; del inglés, *killer cell immunoglobulin-like receptors*).

- Existen otros tipos de células, como los linfocitos T reguladores (Treg) FoxP3+, CD25+, CD4+ y las células supresoras derivadas de mieloides (MDSC; del inglés, *myeloid-derived suppressor cells*), que inhiben en gran medida la actividad de los linfocitos T citotóxicos.

- Los macrófagos pueden diferenciarse en, al menos, dos fenotipos diferentes: macrófagos M1, que liberan interferón (IFN) gamma y son responsables de la fagocitosis, y macrófagos M2, que liberan citocinas como las interleucinas IL-4 e IL-10, el factor de crecimiento transformante beta (TGF-β; del inglés, *transforming growth factor-beta*), amortiguando las respuestas inflamatorias y fomentando la inmunotolerancia.

> **!** La sinapsis inmunitaria, el fenómeno más ampliamente estudiado en la vigilancia inmunitaria, es la capacidad de los linfocitos T para distinguir los antígenos propios de los no propios. Estos antígenos son presentados por células presentadoras de antígenos (APC; del inglés, *antigen presenting cells*), como lo son las células dendríticas. En general, la actividad citotóxica de una célula T CD8+ está regulada por la presencia y la orientación espacial de un conjunto de receptores estimulantes e inhibidores, cuya expresión está regulada por una miríada de citocinas.

Tipos de estrategias de inmunoterapia

En términos generales, se reconocen tres tipos de inmuno-terapia:

- Los inhibidores de puntos de control (en inglés, *immune checkpoint inhibitors*).
- La transferencia adoptiva de células T (en inglés, *adoptive T cell therapy*).
- Las vacunas terapéuticas contra el cáncer.

Inhibidores de puntos de control

Los inhibidores de puntos de control forman parte del tratamiento estándar en múltiples tumores, como el cáncer de pulmón, el melanoma o cáncer de vejiga, entre otros. El mecanismo de acción consiste en bloquear las proteínas de puntos de control inhibidores en las células T CD8+ o sus ligandos en las células presentadoras de antígenos o células tumorales, lo que permite la activación y la proliferación de las células T contra las células tumorales.

El descubrimiento y la aplicación clínica exitosa de tales inhibidores de puntos de control dirigidos a los ejes CTLA-4/CD80/CD86 y PD-1/PD-L1 en la terapia del cáncer culminó con la concesión del Premio Nobel de Medicina en 2018.

PD-1; PD-L1/2

La proteína de muerte celular programada 1 (PD-1; del inglés, *programmed death-1*) es una proteína transmembrana expresada en las células T, células B y células NK. Es una molécula inhibidora que se une al ligando 1 de muerte celular programada (PD-L1; también conocido como B7-H1) y PD-L2 (B7-H2). PD-L1 se expresa en la superficie de múltiples tipos de tejidos, incluidas muchas células tumorales, así como células hematopoyéticas; PD-L2 está más restringido a las células hematopoyéticas. La interacción entre PD-1 y PD-L1/2 inhibe directamente la apoptosis de la célula tumoral, promueve el agotamiento de las células T efectoras periféricas y promueve la conversión de células T efectoras en células reguladoras. Además, células adicionales, como células NK, monocitos y células dendríticas, también expresan PD-1 y/o PD-L1. De una manera fisiológica, PD-1 y PD-L1/L2 están regulados al alza, lo que destaca su papel como un freno fisiológico en la función efectora T citotóxica desenfrenada. Los anticuerpos PD-1 y PD-L1/2 liberan estos frenos fisiológicos e hiperactivan el sistema inmunitario para atacar a las células tumorales. Existen varios anticuerpos anti-PD-1 (pembrolizumab, nivolumab, dostarlimab) y anti-PD-L1 (atezolizumab, avelumab, durvalumab) aprobados para diferentes tumores.

T4 CTLA-4

La proteína 4 asociada a los linfocitos T citotóxicos (CTLA-4; del inglés, *cytotoxic T-lymphocyte antigen 4*) se descubrió en 1987 y se describió como un regulador negativo de la activación de las células T a mediados de la década de 1990. CTLA-4 ejerce su efecto cuando está presente en la superficie celular de los linfocitos T CD4+ y CD8+, donde tiene mayor afinidad por los receptores coestimuladores CD80 y CD86 (B7-1 y B7-2) sobre las células presentadoras de antígenos que el receptor coestimulador de células T CD28. La expresión de CTLA-4 se regula positivamente por el grado de activación del receptor de células T (TCR; del inglés, *T cell receptor*) y citocinas como la IL-12 y el IFN gamma, formando un ciclo de inhibición de retroalimentación en las células T efectoras activadas. Como resultado de ello, CTLA-4 puede considerarse ampliamente como un «freno» fisiológico en la activación de las células T CD4+ y CD8+, que es desencadenada por las APC. El anticuerpo anti-CTLA-4 ipilimumab fue el primer inhibidor del punto de control inmunitario que se aprobó inicialmente en pacientes con melanoma metastásico.

Transferencia adoptiva de células T

La transferencia adoptiva de células T es otro tratamiento inmunomodulador, que consiste en extraer células T de pacientes, modificarlas genéticamente para dirigirlas específicamente a una diana específica de la célula tumoral y transferirlas nuevamente al paciente. Una vez de vuelta en el paciente, estas células T se reactivan cuando se encuentran con el antígeno, montando un ataque citotóxico. Un tipo de transferencia adoptiva de células T que se muestra prometedora es la terapia de células T con receptor de antígeno quimérico (CAR-T; del inglés, *chimeric antigen receptor T-cell*). El CAR-T es un receptor transmembrana artificial que tiene un fragmento de anticuerpo que se dirige a los antígenos de la superficie celular en las células cancerosas y un dominio intracelular que activa la vía de señalización de CD3 una vez que se ha producido la unión del antígeno. Como tal, un CAR-T no requiere la presentación de antígenos por parte de una molécula MHC de clase I, lo que le permite superar los mecanismos de escape implicados en las vías de presentación de antígenos. La terapia con células CAR-T tiene éxito en las neoplasias malignas hematológicas, donde se ha descrito hasta un 53 % de remisión completa en el linfoma difuso de células B grandes. Su aplicabilidad en tumores sólidos en la actualidad es anecdótica.

Otra estrategia para la transferencia adoptiva de células T es transferir células T autólogas con un receptor de células T modificado genéticamente (TCR), que se dirige a los antígenos tumorales con mayor afinidad. Un TCR transgénico tiene la ventaja de reconocer una mayor variedad de antígenos potenciales que un CAR, incluidos los antígenos intracelulares, pero requiere que el péptido sea presentado por una molécula MHC de clase I.

Vacunas terapéuticas contra el cáncer

Usando una teoría similar a la de las vacunas preventivas para enfermedades infecciosas, las vacunas contra el cáncer implican impulsar la respuesta de las células T de un paciente contra un antígeno diana que está asociado o es específico de las células cancerosas. El mayor desafío en el diseño de una vacuna contra el cáncer radica en elegir un antígeno diana en una enfermedad que evoluciona continuamente. A pesar de estos desafíos, ha habido avances en vacunas personalizadas que contienen ARN que codifica proteínas mutadas o fragmentos de proteínas mutadas del propio tumor del paciente. Se han observado respuestas inmunitarias específicas del tumor después de la vacunación, y los pacientes que respondieron tuvieron una supervivencia libre de progresión sostenida de hasta 25 meses.

Toxicidad

La toxicidad de la inmunoterapia se produce como resultado de los efectos inmunomoduladores sobre los tejidos normales. Difiere de la toxicidad observada en pacientes que reciben quimioterapia o radioterapia, y se denominan eventos adversos relacionados con el sistema inmunitario (irAE; del inglés, *immune-related adverse events*).

El daño inmunomediado puede ocurrir en cualquier lugar del organismo, pero es más común en la piel y las mucosas, el tracto gastrointestinal, los órganos endocrinos, el hígado y los pulmones. La toxicidad de la piel puede presentarse como erupción, prurito o vitíligo, y tiende a ocurrir temprano en el tratamiento. La toxicidad gastrointestinal es común y puede ser grave; la diarrea puede ocurrir en el 27-54 % de los pacientes, mientras que la colitis se puede encontrar en el 8-22 % de aquellos en tratamiento anti-CTLA-4. Aunque la mayoría de los pacientes mejoran con el tratamiento con corticoides o con la infusión de infliximab, el 1 % de los pacientes con enterocolitis pueden sufrir perforación intestinal.

Los trastornos endocrinos relacionados con el sistema inmunitario incluyen hipertiroidismo o hipotiroidismo, hipofisitis y, en raras ocasiones, diabetes insulinodependiente secundaria a autoinmunidad. La hepatitis puede ocurrir en alrededor del 25-30 % de los pacientes que reciben terapia combinada, pero, a menudo, es asintomática y se diagnostica solo en las pruebas de función hepática. La mayoría de los efectos secundarios se controlan con tratamiento médico o mediante la suspensión de la inmunoterapia. Sin embargo, los efectos secundarios potencialmente mortales, como la miocarditis, la neumonitis y la perforación intestinal, exigen que los pacientes sean monitorizados estrechamente durante el tratamiento.

Futuro

Aunque el potencial de la inmunoterapia es innegable, no todos los pacientes responden, lo que pone de relieve la comprensión imperfecta de la inmunología del cáncer. Actualmente, no existen biomarcadores muy eficaces en la predicción de la respuesta a la inmunoterapia. La inestabilidad de microsatélites se usa como marcador predictivo de respuesta a anti-PD-1.

La expresión de PD-L1 se ha correlacionado con la respuesta al bloqueo de PD-1/PD-L1. Sin embargo, algunos pacientes con una expresión baja o nula de PD-L1 también se benefician del bloqueo de PD-1/PD-L1, lo que hace que la expresión de PD-L1 sea un mal biomarcador para este propósito. Una de las áreas de mejora en el futuro es el desarrollo de nuevos biomarcadores de respuesta que permitan seleccionar correctamente a aquellos pacientes que pueden obtener un beneficio significativo del tratamiento y a aquellos que no se van a beneficiar de él.

También se están desarrollando nuevas combinaciones de fármacos dirigidos a actuar en vías inhibidoras y estimuladoras. El gen 3 de activación de antilinfocitos (*LAG3*) y el inmunorreceptor de células anti-T con inmunoglobulinas (Ig) y dominio ITIM (TIGIT) son nuevos inhibidores de puntos de control que se están evaluando actualmente. Otra vía terapéutica de interés implica moléculas coestimuladoras de la superfamilia del receptor del factor de necrosis tumoral, como 4-1BB y la proteína relacionada con el receptor del factor de necrosis tumoral inducida por glucocorticoides (GITR), que están presentes en las células T CD8+ y proporcionan una segunda señal de activación cuando una célula T se une a un antígeno presentado por una APC. Este enfoque, que consiste en eliminar los frenos y aumentar la activación, es una estrategia de interés, particularmente, para los pacientes que tienen respuestas clínicas subóptimas al bloqueo de PD-1.

TERAPIA DIRIGIDA

Anticuerpos monoclonales

Los anticuerpos monoclonales, generalmente, se desarrollan para objetivos que se encuentran fuera de las células, ya que son relativamente demasiado grandes para introducirse dentro de ellas.

> **!** Los anticuerpos monoclonales se dirigen específicamente a las proteínas extracelulares e inhiben el crecimiento tumoral, al interrumpir las interacciones entre los receptores y los ligandos. Los anticuerpos pueden mediar sus acciones a través de un mecanismo directo o indirecto después de unirse a las células cancerosas. El mecanismo directo, generalmente, se refiere a la unión de un anticuerpo a un antígeno, receptor celular o proteína unida a la membrana para ejercer sus efectos directamente sobre los objetivos específicos para inducir la muerte celular. Por otro lado, el mecanismo indirecto se refiere a la respuesta posterior, como el reclutamiento de células efectoras o la fagocitosis después de la estimulación mediante la unión de anticuerpos a antígenos específicos de células cancerosas.

Los anticuerpos pueden actuar a través de diferentes mecanismos para ejercer su acción a través de cualquiera de los siguientes medios: citotoxicidad celular dependiente de anticuerpos (ADCC; del inglés, *antibody-dependent cellular cytotoxicity*), fagocitosis celular dependiente de anticuerpos (ADCP; del inglés, *antibody-dependent cellular phagocytosis*), citotoxicidad dependiente del complemento (CDC), bloqueo de la transducción de señales, inducción de apoptosis o entrega de *payloads* citotóxicos.

Por ejemplo, el trastuzumab puede actuar directamente para inhibir la proteína HER2, al desencadenar la internalización, degradación o dimerización de HER2, así como a través de un mecanismo indirecto para reclutar ADCC mediada por CD16 en células de cáncer de mama. Esto reduce la división de las células cancerosas, promueve la internalización del receptor e induce la detención del ciclo celular.

Anticuerpos monoclonales dirigidos al receptor del factor de crecimiento epidérmico: cetuximab, panitumumab

Las tirosina-cinasas son objetivos importantes para la terapia del cáncer, debido a su papel central en la señalización del factor de crecimiento, que conduce a la proliferación, diferenciación y supervivencia celular. Uno de los cuatro receptores del factor de crecimiento relacionados, el receptor del factor de crecimiento epidérmico (EGFR, HER1, ErbB1), es un miembro de la familia de receptores ErbB, una subfamilia de receptores de tirosina-cinasas estrechamente relacionados. El EGFR es un receptor de superficie celular de glicoproteínas transmembrana de 170 kilodaltons (kDa), activado por la unión de sus ligandos específicos, el factor de crecimiento epidérmico (EGF; del inglés, *epidermal growth factor*), el factor de crecimiento transformante alfa (TGF-α; del inglés, *transforming growth factor-alpha*), el factor de crecimiento similar al EGF que se une a heparina (HB-EGF; del inglés, *heparin-binding EGF-like growth factor*), la anfirregulina, la betacelulina, el epígeno y la epirregulina. Después de la unión del ligando, el EGFR sufre homodimerización, aunque el EGFR también puede formar un heterodímero con otro miembro de la familia de receptores ErbB, por ejemplo, ErbB2 (HER2).

Después de la dimerización, el complejo receptor-ligando se internaliza, se produce la autofosforilación y las vías de transducción de señales de la tirosina-cinasa conducen a la regulación de la transcripción de genes relacionados con el crecimiento y la supervivencia celular, la motilidad y la proliferación. La transducción de señales, que resulta de la activación del EGFR inducida por ligandos naturales, conduce a la activación de la proteína KRAS de tipo salvaje. En tumores con mutaciones de *KRAS*, la proteína KRAS mutante está continuamente activa y parece ser independiente de la regulación por el EGFR. Además de la importancia del EGFR en los procesos de supervivencia y funciones celulares normales, la expresión de EGFR puede contribuir al desarrollo de células cancerosas a través de efectos sobre la angiogénesis, la progresión del ciclo celular, la inhibición de la apoptosis y la metástasis. En varios tumores diferentes, el EGFR y sus ligandos están asociados al crecimiento de las células, y se encuentra una actividad elevada de la tirosina-cinasa del EGFR en muchos, si no en la mayoría, de los tumores sólidos, incluidos los de mama, riñón, cabeza y cuello, colon, cáncer de pulmón no microcítico, carcinomas de páncreas, ovario, próstata, glioma y vejiga. La expresión de EGFR en células malignas suele ser mayor que la cantidad expresada en células normales.

> ! Los anticuerpos monoclonales de unión al EGFR, cetuximab y panitumumab, se unen al receptor tanto en las células normales como en las tumorales, inhibiendo de manera competitiva la unión de los ligandos normales. La autofosforilación del receptor inducida por ligando y la activación de las cinasas asociadas al receptor se previenen así, lo que da como resultado la inhibición del crecimiento celular y, la disminución de las citocinas proinflamatorias y la producción del factor de crecimiento vascular.

Cetuximab

El cetuximab es un anticuerpo monoclonal (mAb; del inglés, *monoclonal antibody*) IgG1κ recombinante humano-ratón quimérico, de 152 kDa de peso molecular, que se une al dominio extracelular del EGFR humano. Se prepara incorporando las regiones Fv de un anticuerpo anti-EGFR de ratón con las regiones constantes de las cadenas H y L de la IgG1 humana. Se identificó la base estructural de la potente inhibición del EGFR del cetuximab y se demostró que se debe a dos efectos: la estructura cristalina de rayos X del fragmento de unión al antígeno Fab del cetuximab en un complejo con la región extracelular soluble de EGFR (sEGFR) reveló que el mAb interactúa con el dominio III de sEGFR, lo que interfiere en el acceso a la región de unión al ligando y evita estéricamente que el receptor sufra dimerización.

El cetuximab está aprobado por la Food and Drud Administration (FDA) y la Agencia Europea de Medicamentos (EMA) para el tratamiento del cáncer colorrectal metastásico y el cáncer de cabeza y cuello. Específicamente, la aprobación del cetuximab para el cáncer colorrectal es como agente único para el tratamiento de tumores que expresan EGFR después del fracaso de los regímenes basados en irinotecán y oxaliplatino o en pacientes intolerantes al irinotecán. Además, el cetuximab está aprobado para su uso en combinación con irinotecán para pacientes refractarios a la terapia con irinotecán.

En el cáncer de cabeza y cuello, se especifica la aprobación para el tratamiento del carcinoma de células escamosas en combinación con radioterapia y para el carcinoma de células escamosas recurrente o metastásico en combinación con terapia basada en platino y 5-fluorouracilo o en el carcinoma que progresa después de la terapia con platino. La adición de cetuximab en estas terapias combinadas produce un aumento de los efectos antitumorales en comparación con las terapias sin anticuerpos solas. La unión de cetuximab previene la autofosforilación del receptor inducida por ligandos naturales y la activación de las cinasas del receptor, lo que da como resultado la inhibición del crecimiento celular, la apoptosis y la disminución de las metaloproteinasas de la matriz, las citocinas proinflamatorias, la quimiocina IL-8 (CXCL8) y el factor de crecimiento del endotelio vascular (VEGF; del inglés, *vascular endothelial growth factor*). La reducción de los niveles séricos de VEGF por el cetuximab indica que la inhibición del VEGF inducida por anticuerpos puede estar asociada a alguna actividad antitumoral.

Las reacciones graves a la infusión y la posibilidad de una parada cardiorrespiratoria constituyen uno de los efectos secundarios más importantes del cetuximab. La gravedad y el riesgo de muchas de las reacciones a la infusión están precedidos por la aparición rápida de síntomas de obstrucción de las vías respiratorias, hipotensión, *shock*, paro cardíaco, infarto de miocardio y pérdida del conocimiento, reacciones graves (grados 3 y 4) que ocurrieron en el 2-5 % de 1.373 pacientes. Cabe destacar que el 90 % de los casos graves ocurrieron con la primera infusión, a pesar de la premedicación. En relación con la anafilaxia al cetuximab, se encontraron anticuerpos IgE contra α-d-galactosa-(1-3)-β-d-galactosa en un número alarmante de pacientes, especialmente, en el sur de Estados Unidos, que experimentaron reacciones graves de hipersensibilidad inmediata después de recibir el mAb. Se demostró que el disacárido reconocido por los anticuerpos IgE estaba presente en la porción Fab del anticuerpo quimérico en la asparagina 88 de la cadena pesada y, curiosamente, la mayoría de los pacientes alérgicos ya tenían los anticuerpos en suero antes de recibir el mAb. El descubrimiento de anafilaxia, angioedema y urticaria de inicio tardío después de consumir carne roja y su relación con las picaduras de garrapatas y la presencia del disacárido ligado a alfa en la carne roja proporciona una posible explicación para este fenómeno intrigante.

Se ha publicado, al menos, un protocolo para la desensibilización exitosa de las reacciones inmediatas inducidas por el cetuximab. Se inició premedicación con prednisolona 12 h y 1 h antes y difenhidramina 30 min antes del inicio del procedimiento. La dosis de infusión inicial de cetuximab fue de 1 µg; las dosis se duplicaron cada 15 min hasta alcanzar un total de 64 mg y, luego, se administró una dosis final de 325 mg para dar una dosis total acumulada de 844 mg. La aparición de reacciones cutáneas se manejó con difenhidramina, reducciones de dosis e infusión y una pausa de 30 min en el procedimiento en curso.

La parada cardiorrespiratoria o la muerte súbita ocurrió en el 2-3 % de los pacientes tratados con cetuximab y radioterapia o cetuximab y platino. La mayoría de los casos de fallecimiento fueron en pacientes con antecedentes de enfermedad cardíaca. Otras advertencias y precauciones emitidas por las agencias reguladoras son por la posibilidad de enfermedad pulmonar intersticial que se registró en cuatro de 1.570 pacientes (0,25 %); diversos eventos dermatológicos que ya se sabe que ocurren, por ejemplo, erupción «acneiforme» (con una incidencia del 76 al 88 %, hasta un 17 % grave), xerosis y fisuras, inflamación paroniquial, hipertricosis y secuelas infecciosas como celulitis y conjuntivitis; e hipomagnesemia y anomalías electrolíticas. Se produjo hipomagnesemia en el 55 % de los 365 pacientes de ensayos clínicos que recibieron cetuximab, y la afección resultó grave (grados 3 y 4) en el 6-17 % de los participantes.

De los eventos adversos informados con mayor frecuencia, los síntomas gastrointestinales, las infecciones, el desequilibrio electrolítico y los trastornos respiratorios y cutáneos se encuentran entre las incidencias más altas tanto en los resultados de los ensayos clínicos como en los informes de vigilancia posteriores a la comercialización.

Al igual que con los inhibidores de la tirosina-cinasa (TKI; del inglés, *tyrosine kinase inhibitors*) de molécula pequeña como el erlotinib y el gefitinib, los anticuerpos anti-EGFR como el cetuximab y el panitumumab provocan con frecuencia las denominadas erupciones «acneiformes» (más correctamente, erupciones papulopustulosas) en una gran proporción de pacientes. Estas reacciones suelen ser más graves con los mAb que con los fármacos de molécula pequeña y tienden a limitarse a las regiones seborreicas de la cara, el cuero cabelludo, el cuello, los hombros y la parte superior del tronco. El EGFR se expresa en las células de estas regiones y se cree que su inhibición conduce a defectos en la barrera epitelial, lo que permite la entrada de bacterias y, en última instancia, el desarrollo de la erupción característica.

La adición de la inhibición del EGFR a la radioterapia puede conducir a un aumento de la dermatitis por radiación, produciendo descamación húmeda o seca, necrosis o ulceración cutánea. Otros efectos adversos mucocutáneos mucho menos frecuentes incluyen prurito, exantema palmoplantar, telangiectasias, tricomegalia, alopecia, hiperqueratosis, granuloma pirógeno, hiperpigmentación cutánea y mucositis.

La mucositis grave es poco común con la terapia de inhibición del EGFR sola, pero es más probable que ocurra en combinación con quimioterapia o radioterapia citotóxica. La inhibición del EGFR también puede afectar la diferenciación de los queratinocitos, lo que lleva a una disminución de loricrina y al desarrollo de xerosis y fisuras cutáneas. La paroniquia, que puede sobreinfectarse, es un riesgo para todos los pacientes que reciben terapia con mAb anti-EGFR. Además de la paroniquia, pueden ocurrir otros cambios en las uñas, como el granuloma piógeno periungueal.

Panitumumab

El panitumumab es un mAb IgG2κ completamente humano recombinante, que se une al EGFR con alta afinidad. Al igual que el cetuximab, el panitumumab está aprobado para el tratamiento del cáncer colorrectal. Para el cáncer colorrectal, ambos mAb son igualmente efectivos. Las estructuras antigénicas reconocidas por el cetuximab han sido identificadas como una conformación de gran superficie en el dominio III del EGFR y, aunque las estructuras complementarias a los sitios de combinación del panitumumab siguen estando pobremente definidas, ya está claro que ambos epítopos no son idénticos. Esta conclusión está respaldada por casos de tratamiento efectivo con panitumumab en pacientes con progresión de la enfermedad bajo cetuximab y el desarrollo de resistencia al tratamiento con cetuximab en un paciente con cáncer colorrectal que adquirió una mutación puntual en el dominio EGFR (Argpor Ser en la posición 468), mientras que la unión y la eficacia del panitumumab permanecieron. Se ha sugerido que la caracterización de los sitios de unión de los dos mAb anti-EGFR podría ayudar a predecir la respuesta a los mAb en pacientes con mutaciones que conducen a la resistencia. En un esfuerzo por lograr esto para el panitumumab, el reconocimiento de epítopos se evaluó mediante la detección de bibliotecas de péptidos de expresión en fagos.

Este enfoque identificó un epítopo discontinuo que se superponía con el epítopo del cetuximab. Se demostró que los epítopos superpuestos constan de 17 aminoácidos, cuatro de los cuales están dirigidos por cetuximab y otros cuatro por panitumumab. Los autores creen que estos resultados tienen el potencial de mejorar los tratamientos mediante el uso de los hallazgos de reconocimiento para ayudar a seleccionar pacientes para terapias dirigidas a EGFR.

Con la aprobación acelerada de la FDA en 2006 como agente único «para el tratamiento del carcinoma colorrectal metastásico con progresión de la enfermedad durante o después de regímenes de quimioterapia con fluoropirimidina, oxaliplatino e irinotecán», el panitumumab fue aprobado posteriormente por la EMA en 2007 para el tratamiento del cáncer colorrectal metastásico KRAS de tipo salvaje como monoterapia después del fracaso de los regímenes de quimioterapia que contienen fluoropirimidina, oxaliplatino e irinotecán. En 2009, la FDA restringió la indicación a pacientes con tumores

KRAS salvajes, y en 2011, la EMA amplió la indicación al tratamiento de primera línea en combinación con FOLFOX (ácido folínico [leucovorina], fluorouracilo, oxaliplatino) o FOLFIRI (ácido folínico, fluorouracilo, más el inhibidor de la topoisomerasa irinotecán) y como tratamiento de segunda línea en combinación con FOLFIRI para pacientes que han recibido quimioterapia de primera línea basada en fluoropirimidina, excluyendo irinotecán. En 2014, la FDA revisó sus indicaciones del panitumumab para incluir una combinación de mAb con FOLFOX como tratamiento de primera línea.

En la primera aprobación del panitumumab en 2006, la FDA emitió una advertencia sobre toxicidad dermatológica y reacciones a la infusión, que indicaba que las toxicidades dermatológicas ocurrían en el 89 % de los pacientes y que el 12 % eran reacciones graves CTC de grado 3 o superior. Se dijo que ocurrían reacciones graves a la infusión en cerca del 1 % de los pacientes. En la información de prescripción revisada emitida por la FDA en agosto de 2014, se eliminó la referencia a las reacciones a la infusión en el recuadro de advertencia y se indicó que las toxicidades dermatológicas eran graves en el 15 % de los pacientes. Las enfermedades mucocutáneas provocadas por el panitumumab contribuyen a una amplia gama de manifestaciones clínicas que incluyen eritema, erupción cutánea, prurito, exfoliación de la piel, dermatitis acneiforme, xerosis, paroniquia y fisuras cutáneas, así como complicaciones infecciosas potencialmente mortales, como fascitis necrosante y abscesos. Se han descrito enfermedades mucocutáneas ampollosas potencialmente mortales con erosiones, ampollas y desprendimiento de la piel después de la administración de panitumumab, pero no siempre es fácil atribuirlas a la inhibición del EGFR inducida por anticuerpos o a toxicodermias inducidas por fármacos relacionadas con el sistema inmunitario, como el síndrome de Stevens-Johnson o la necrólisis epidérmica tóxica.

Otras advertencias y precauciones asociadas al uso de panitumumab se relacionan con las posibilidades de reacciones graves a la infusión (grado 3-4), con el recordatorio de que se han producido reacciones mortales; hipomagnesemia grave (que mostró una incidencia del 7 % en los ensayos clínicos), así como hipocalcemia e hipopotasemia; insuficiencia renal aguda resultante de diarrea abundante y deshidratación cuando el panitumumab se usa en combinación con quimioterapia; casos, algunos mortales, de enfermedad pulmonar intersticial y fibrosis pulmonar; toxicidades oculares como queratitis y queratitis ulcerosa; toxicidades dermatológicas causadas por la exposición a la luz solar como resultado de la fotosensibilidad inducida por el panitumumab; y la posibilidad de mayor toxicidad y mortalidad cuando se administra panitumumab en combinación con bevacizumab y quimioterapia.

En el resumen de la EMA del perfil de seguridad del panitumumab, las reacciones adversas que ocurren en ≥ 20 % de los pacientes se componen de trastornos cutáneos, trastornos gastrointestinales (diarrea, náuseas, vómitos, estreñimiento, dolor abdominal), trastornos generales (fatiga, pirexia), infecciones e infestaciones y anorexia. Es importante destacar que, cuando se usó panitumumab en combinación con quimioterapia, el perfil de seguridad se evaluó como los eventos adversos observados con el mAb como monoterapia más las toxicidades del régimen de quimioterapia. Cuando se hizo

esto, la EMA no informó nuevas toxicidades o empeoramiento de las toxicidades previamente reconocidas más allá de los efectos aditivos esperados. Las reacciones adversas más comunes (≥ 20 %) enumeradas por la FDA son erupciones cutáneas de presentación variable, paroniquia, fatiga, náuseas y diarrea. Otras reacciones adversas comunes que mostraron una diferencia de ≥ 5 % en comparación con las reacciones observadas en pacientes que recibieron solo el mejor tratamiento de apoyo fueron: estomatitis, inflamación de las mucosas, disnea, tos y una amplia gama de trastornos de la piel y del tejido subcutáneo.

Anticuerpos antiangiogénicos: bevacizumab

El bevacizumab es un mAb IgG1κ humanizado recombinante, de peso molecular de unos 149 kDa, que se une e inhibe la acción biológica del VEGF-A.

> **!** Los VEGF son una familia de proteínas segregadas con una estructura de nudo de cistina de unión al receptor altamente conservada, que comprende cinco miembros. Descubierto en 1983 y, a menudo, descrito como el «miembro fundador» de la familia, el VEGF-A (también llamado VEGF y factor de permeabilidad vascular [VPF; del inglés, *vascular permeability factor*]) se considera el regulador más importante de la formación de vasos sanguíneos en condiciones fisiológicas y patológicas.

Los cinco miembros de la familia VEGF se distinguen como VEGF-A, VEGF-B, VEGF-C, VEGF-D y factor de crecimiento placentario (PlGF o PGF; del inglés, *placental growth factor*). Antes del descubrimiento de los diferentes miembros de la familia, el VEGF-A se llamaba simplemente VEGF. El VEGF-A se une a los receptores VEGFR-1 (también llamado Flt-1) y VEGFR-2 (KDR/Flk-1), aunque es este último receptor el que parece mediar en la mayoría, si no en todas, las respuestas celulares al VEGF. Al promover la angiogénesis, el VEGF-A (y otros VEGF) actúa en las células endoteliales a través de una familia de tirosina-cinasas receptoras afines. Además de su función de promover la formación de vasos sanguíneos en sujetos sanos, la angiogénesis inducida por VEGF-A tiene un papel importante en la patogenia de una amplia gama de enfermedades humanas, por ejemplo, cánceres, artritis reumatoide y enfermedades oculares. Fue esta comprensión de las funciones del VEGF-A lo que condujo al desarrollo del bevacizumab y su posterior aplicación a una impresionante variedad de indicaciones contra el cáncer aprobadas y tratamientos no aprobados.

El VEGFR-1 recluta células madre hematopoyéticas, mientras que el VEGFR-2 regula la función endotelial vascular. Durante la señalización intracelular del VEGFR-2, la unión del VEGF-A al dominio extracelular del receptor induce la dimerización y la autofosforilación de residuos de tirosina intracelulares específicos. Varias proteínas intracelulares, por ejemplo, la proteína asociada a VEGFR (VRAP), Sck y la fosfolipasa C (PLC-γ), se unen a residuos de tirosina fosforilados específicos en el receptor a través de sus dominios de homología Src-2 (SH2), que conducen a la fosforilación y activación de estas proteínas. La activación de PLC-γ conduce a la hidrólisis del fosfatidilinositol 4,5-bifosfato (PIP2) de membrana, una generación de diacilglicerol (DAG) como segundo mensajero, un activador de la proteína-cinasa C, e inositol 1,4,5-trifosfato (IP3), que se une a un receptor en el retículo endoplásmico, liberando Ca^{2+} intracelular almacenado. Se activan muchas otras proteínas, incluidas Src, fosfoinositido 3-cinasa (PI3K) y proteína-cinasa activada por el mitógeno p38 (p38 MAPK), y la transducción de señales posterior produce varios efectos fisiológicos y patológicos, incluidos la proliferación, la migración, la permeabilidad y la supervivencia. Para crecer y proliferar, los tumores necesitan un suministro de sangre adecuado. Se ha encontrado una mayor expresión de VEGF en muchos tumores sólidos humanos, presumiblemente, alimentando la angiogénesis y ayudando a los tumores a crecer agresivamente. Al unirse al VEGF-A, el bevacizumab evita la activación del VEGFR-2 y la generación de nueva vasculatura tumoral. También parece que el bevacizumab potencia los efectos citotóxicos de la quimioterapia concurrente. El bevacizumab, en combinación con quimioterapia basada en fluoropirimidinas, fue aprobado para el cáncer colorrectal metastásico por primera vez por la FDA en 2004 y, luego, por la EMA en 2005. En los años siguientes, las aprobaciones de ambas agencias se ampliaron al cáncer de mama metastásico (con paclitaxel o capecitabina); el cáncer de pulmón no microcítico no escamoso (con un agente de platino); el carcinoma metastásico de células renales (con IFN alfa-2a); y el cáncer de cuello uterino (con paclitaxel y cisplatino o paclitaxel y topotecán). La FDA retiró la indicación para el cáncer de mama metastásico en 2010 debido a problemas de seguridad y eficacia. Se encontró que cuatro eventos adversos —proteinuria, hipertensión, disfunción ventricular izquierda y eventos hemorrágicos— presentaban un riesgo estadísticamente significativo asociado al bevacizumab en la terapia del cáncer de mama. El glioblastoma fue agregado por la FDA (pero no por la EMA) como indicación para la monoterapia con bevacizumab en 2009, y en 2012, la EMA, con ciertos requisitos, aprobó el bevacizumab en combinación con quimioterapia para el tratamiento del cáncer de epitelio ovárico, de las trompas de Falopio y cánceres peritoneales primarios.

Aunque las listas de indicaciones aprobadas para el bevacizumab varían entre las diferentes agencias reguladoras, la variedad relativamente amplia de tumores (alrededor de 30, incluidos los estudios de investigación y preliminares) tratados por este mAb y su combinación con quimioterapia asegura más o menos una gran cantidad y variedad de los consiguientes eventos adversos. Una extensa lista de advertencias y precauciones está encabezada por una advertencia de recuadro negro de la FDA para perforación gastrointestinal (que tiene una incidencia de hasta el 3,2 % en pacientes tratados), complicaciones de la cirugía y la cicatrización de heridas, y hemorragia grave o mortal. Se estima que la incidencia de perforación gastrointestinal inducida por bevacizumab es del 0,7 al 1,2 %, con una tasa de mortalidad del 11,5 al 37 %. Debido a que el bevacizumab tiene una semivida de 11 a 50 días, se recomienda un retraso de 5 a 8 semanas entre el tratamiento con bevacizumab y la cirugía y, para el inicio posoperatorio de la terapia con bevacizumab, un intervalo de 28 días después de la cirugía con una incisión completamente cicatrizada. Aunque se observaron estos retrasos, un paciente tratado con bevacizumab antes de la cirugía y un

segundo ciclo de tratamiento con bevacizumab desarrolló una rotura diafragmática, un evento adverso grave no informado previamente. El caso destaca la necesidad de un control cuidadoso después de la administración posoperatoria de bevacizumab. También ocurren fístulas no gastrointestinales, algunas mortales, que involucran sitios vaginales, vesicales, del tracto genital femenino, traqueoesofágicos, biliares, renales y de la vejiga, pero son poco comunes. La hemorragia puede ser menor, como epistaxis, o grave y a veces mortal en forma de hemoptisis, hemorragia gastrointestinal y vaginal, hematemesis, epistaxis y hemorragia del sistema nervioso central. Se han notificado casos graves y mortales de hemorragia pulmonar. Se han observado eventos tromboembólicos arteriales y venosos, algunos letales, en pacientes que reciben bevacizumab. Los eventos arteriales registrados incluyen infarto cerebral, ataques isquémicos, infarto de miocardio y angina. Los casos de hipertensión de grado 3 o 4 tienen una incidencia del 5 al 18 %; la incidencia de proteinuria (frecuencia del 21 al 63 %; grave del 3 %) aumenta en pacientes que reciben mAb; se ha notificado síndrome de encefalopatía posterior reversible (PRES; del inglés, *posterior reversible encephalopathy syndrome*) con una incidencia < 0,5 % y, aunque las reacciones a la infusión no son un problema importante, algunos resultados indican que las reacciones anafilácticas y anafilactoides al bevacizumab ocurren con mayor frecuencia en pacientes que reciben la proteína en combinación con quimioterapia. Las frecuencias de neutropenia grave e infecciones graves son del 21 al 26 % y del 4 al 5 %, respectivamente, con neumonía e infecciones de heridas y catéteres prominentes. Se ha observado insuficiencia ovárica en mujeres premenopáusicas que reciben bevacizumab en combinación con FOLFOX, lo que enfatiza la necesidad de informar a las mujeres en edad reproductiva sobre el riesgo para la fertilidad antes de comenzar el tratamiento con el anticuerpo.

Teniendo en cuenta la vigilancia posterior a la comercialización, un análisis de los 351 casos graves asociados con bevacizumab y registrados en la base de datos de farmacovigilancia francesa hasta finales de 2010 reveló que las reacciones del tracto gastrointestinal (21,9 %), los eventos tromboembólicos (4 %), la embolia pulmonar (3,2 %), la hipertensión (2,7 %), la hemorragia gastrointestinal (2,7 %) y la hemorragia cerebral o el accidente cerebrovascular (2,6 %) fueron los eventos adversos informados con mayor frecuencia. Mientras que las reacciones adversas ocurrieron dentro de una mediana de duración de cuatro ciclos, nueve de las 18 muertes debidas a una reacción adversa ocurrieron después de solo un ciclo. Las reacciones que causaron discapacidad fueron, principalmente, de origen neurológico (frecuencia del 40 %), especialmente, neuropatía, parálisis y paresia. Una búsqueda en la base de datos FAERS para el período 2004-2009 de nuevos eventos adversos del bevacizumab reveló el mayor número de informes de anomalías electrolíticas seguido de eventos cardiovasculares y neumonitis. Los trastornos clínicamente importantes, pero no etiquetados, incluyeron fascitis necrosante, trastornos de la pared vascular, arritmia y trastorno de la conducción, y trombocitopenia autoinmunitaria. De los 37.000 informes sobre bevacizumab en la base de datos FAERS a fines de 2012, las infecciones (6,2 %), los eventos gastrointestinales (5,5 %), hematológicos (3,8 %) y respiratorios (3,5 %) mostraron las incidencias más altas. Más específicamente, en el período posterior a la comercialización se han descrito casos de poliserositis, PRES, oclusión venosa, perforación de la vesícula biliar, perforación del tabique nasal, eventos tromboembólicos arteriales, hemorragia y numerosos trastornos oculares (debido al uso intravítreo no aprobado), por ejemplo, pérdida permanente de la visión, endoftalmitis, inflamación intraocular, desprendimiento de retina, aumento de la presión intraocular, hemorragia, «moscas volantes» e hiperemia ocular. En la base de datos de farmacovigilancia europea, a finales de 2012, los trastornos gastrointestinales (incidencia del 20,4 %), neurológicos (8 %), infecciosos (5 %), hematológicos y malignos (4 %), cutáneos (3 %) y renales (2,5 %), constituyeron los eventos adversos más frecuentes de los 17.672 informes, en su mayoría graves. La hipertensión aportó 597 casos; la trombosis venosa profunda, 367; la perforación gastrointestinal, 333; la proteinuria, 243; la sepsis, 172; la neumonía, 138; y la insuficiencia renal aguda, 133; y hubo 86 casos notificados de síndrome nefrótico. Las respuestas de hipersensibilidad que mostraron las frecuencias más altas fueron la anafilaxia, con 89 casos, y las reacciones anafilactoides, con 39 casos. Para las reacciones mucocutáneas, la eritrodisestesia palmoplantar fue el evento adverso más común, con 136 casos. Otros eventos adversos observados con menos frecuencia informados durante el período posterior a la comercialización incluyen diversos trastornos oculares, oclusión venosa mesentérica, úlcera gastrointestinal, necrosis intestinal, ulceración anastomótica, perforación de la vesícula biliar, osteonecrosis de la mandíbula, lesiones de la cavidad nasal, incluida la perforación del tabique, y disfonía.

Parece haber escasez de datos sobre la actividad inmunogénica del bevacizumab en ensayos clínicos y durante los años posteriores a la comercialización. Se ha afirmado que no se encontraron títulos elevados de anticuerpos contra el mAb en 500 pacientes tratados, y la FDA se ha referido a la detección de anticuerpos séricos antibevacizumab en 14 de 2.233 (0,63 %) pacientes con cáncer de colon. Tres de los pacientes tenían anticuerpos neutralizantes para el mAb, pero no se determinó su importancia clínica.

Anticuerpos monoclonales dirigidos al factor de crecimiento epidérmico humano 2: pertuzumab, trastuzumab y ado-trastuzumab emtansina

El receptor 2 del factor de crecimiento epidérmico humano o HER2 (también conocido como HER2/neu, ErbB2, CD340 y p185) es un miembro de la familia de cuatro miembros del oncogén vírico de la leucemia eritroblástica (gen ErbB); los otros son HER1 (EGFR, ErbB1), HER3 (ErbB3) y HER4 (ErbB4). Las proteínas ErbB son cada una de las tirosina-cinasas receptoras relacionadas con el EGFR. La estructura del receptor HER2, una proteína de 185 kDa, consta de un dominio de unión a ligando extracelular, una sección transmembrana y un dominio de proteína tirosina-cinasa intracelular con un extremo carboxiterminal regulador. También existe un dominio intracelular de tirosina-cinasa para HER1 y HER4, pero no para HER3. HER2 está inactivo en estado monomérico y necesita estar en estado dimérico u oligomérico para su activación. Aunque hay 11 factores de crecimiento que activan los receptores ErbB (EGF, TGF-α, HB-EGF, anfirregulina, betacelulina, epígeno, epirregulina y neurregulinas 1, 2, 3 y 4), no se conoce ningún ligando natural para HER2. La activación de la función de la cinasa del receptor procede, principalmente, de la heterodimerización u homodimerización mediada por ligando.

Además de la vía de activación dependiente del ligando, la activación del receptor independiente del ligando puede ocurrir con la activación provocada por la sobreexpresión de HER2 y una alta concentración de receptores de la superficie celular, que da como resultado la formación de homodímeros HER2/HER2. La sobreexpresión de HER2 conduce a la activación constitutiva de las vías de señalización del factor de crecimiento, con el consiguiente entorno favorable para el crecimiento de células de cáncer de mama. También se forman heterodímeros con EGFR, HER3 y HER4. Para la dimerización del receptor, HER2 no solo es el socio preferido, sino también el más importante. HER3 tiene una alta afinidad por HER2 y el heterodímero HER2/HER3 parece ser el más potente para promover el proceso de transducción de señales y la promoción de tumores. La autofosforilación de los residuos de tirosina en el dominio intracelular de HER2 activa las vías MAPK, PI3K/Akt, PLC-γ, PKC y el transductor de señal y activador de la transcripción (STAT), que conducen a la supervivencia y proliferación celular.

> **!** La sobreexpresión de HER2 como resultado de la amplificación del gen se encuentra en alrededor del 15-25 al 30 % de los cánceres de mama humanos, y esta sobreexpresión tiende a correlacionarse con tumores que son más agresivos y con peor pronóstico. Actualmente, la FDA y la EMA han aprobado los mAb dirigidos a HER2: pertuzumab, trastuzumab y el anticuerpo conjugado con fármaco, preparado mediante la conjugación de trastuzumab con la citotoxina mertansina.

Anticuerpos conjugados

Los anticuerpos conjugados (ADC; del inglés, *antibody-drug conjugates*) se concibieron como un enfoque para mejorar la ventana terapéutica de sus componentes principales, es decir, el anticuerpo dirigido y un citotóxico unido covalentemente al anticuerpo. Dotar al fármaco de especificidad hacia un objetivo molecular, en virtud de la unión de un anticuerpo, permite la utilización de compuestos citotóxicos muy potentes, que, de lo contrario, tendrían una toxicidad sistémica intolerable.

Los ADC aumentan la potencia intrínseca del tratamiento dirigido; por lo tanto, se requieren dosis más bajas para llegar al tumor y destruir de manera efectiva las células objetivo. Además, dependiendo de la naturaleza química del fármaco y su liberación en el tumor (ya sea intracelular o extracelular), algunos citotóxicos pueden posteriormente difundirse y matar las células circundantes (es el fenómeno conocido como *bystander effect* o «efecto por vecindad»). En consecuencia, estas características podrían mejorar los inconvenientes de las distribuciones tumorales heterogéneas de anticuerpos terapéuticos y disminuyen el riesgo de desarrollar resistencia.

A pesar del potencial del concepto, la implementación clínica de los ADC ha afrontado desafíos significativos, principalmente, en relación con la toxicidad.

El trastuzumab emtansina (anti-HER2 para el cáncer de mama metastásico HER2 positivo) obtuvo aprobaciones en 2011 y 2013, respectivamente.

El desarrollo clínico de los ADC se ha visto obstaculizado principalmente por la toxicidad sistémica debida a la liberación fuera del objetivo de la carga útil. La mayoría de los efectos adversos descritos en los informes clínicos se atribuyen a la potente toxicidad del citotóxico, lo que pone de relieve la importancia de mejorar el diseño del ADC con el objetivo de aumentar el índice terapéutico y prevenir la liberación prematura.

En ese sentido, la estructura química que une el anticuerpo al citotóxico, también llamada *linker*, desempeña un papel crucial en la determinación de la estabilidad del plasma para evitar liberaciones prematuras.

Terapia dirigida con pequeñas moléculas

Los fármacos diana orales, también denominados *pequeñas moléculas*, se definen como compuestos con un peso molecular relativamente bajo (< 900 Da) que pueden penetrar en las células para dirigirse a proteínas específicas dentro de ellas. Muchos de estos fármacos inhibidores se centran en inactivar las cinasas e interrumpir las vías de señalización que están desreguladas durante la carcinogénesis.

Estos fármacos pueden usarse para atacar los proteasomas, las cinasas dependientes de ciclina (CDK; del inglés, *cyclin-dependent kinases*) y los inhibidores de la poli ADP-ribosa polimerasa (PARP; del inglés, *poly-ADP-ribose polymerase*) para activar el punto de control del ciclo celular, desencadenar la apoptosis y coordinar la reparación del ADN.

Las cinasas desempeñan un papel importante en la regulación de las vías de señalización, que modulan muchas funciones fisiológicas, como el crecimiento celular, la proliferación, la migración y la angiogénesis. La desregulación de estas proteínas-cinasas puede causar un crecimiento celular anormal. Los inhibidores de molécula pequeña se unen de manera competitiva al sitio de unión de trifosfato de adenosina (ATP; del inglés, *adenosine triphosphate*) activo o inactivo de una tirosina-cinasa, lo que afecta directamente a las células tumorales. Un ejemplo principal es Glivec® (imatinib), una 2-fenilamino-pirimidina que inhibe de forma competitiva la unión del trifosfato de adenosina a la tirosina-cinasa de Abelson y es el primer inhibidor selectivo de la tirosina-cinasa aprobado en 2001 para el tratamiento del cáncer.

Por el contrario, los activadores de moléculas pequeñas desempeñan un papel crucial en la activación de los mecanismos anticancerígenos en las terapias moleculares dirigidas. Se ha descrito que los agonistas de Bax de molécula pequeña (SMBA1, SMBA2 y SMBA3) desfosforilan a Bax en el sitio S184 para restaurar la función proapoptótica en el cáncer de pulmón. Además, estos activadores de molécula pequeña pueden unirse a la piruvato-cinasa 2 para inducir la auxotrofia de la serina, lo que conduce a la citostasis en las células cancerosas del epitelio basal alveolar adenocarcinómico humano (A459). NSC146109 (XI-011 a partir

de entonces), un activador de p53 de molécula pequeña, restaura la función de p53, al inhibir la expresión de doble minuto X (MDMX), lo que lleva a la apoptosis en las células del cáncer de mama. El compuesto activador de la procaspasa 1 (PAC-1) tiene la capacidad de quelar los iones de cinc inhibidores lábiles de la procaspasa-3 para facilitar la autoactivación de la procaspasa-3 a caspasa-3, lo que da como resultado la inhibición del crecimiento tumoral a través de la apoptosis, particularmente, en el osteosarcoma y el linfoma. Los activadores de molécula pequeña TRC-794 y DT-1154 pueden unirse y activar la proteína fosfatasa 2A (PP2A), una serina/treonina-fosfatasa que actúa como un supresor de tumores en el cáncer de próstata.

Actualmente, los inhibidores de molécula pequeña son los únicos candidatos utilizados principalmente en la práctica clínica. Por lo tanto, el potencial del uso de activadores de moléculas pequeñas en el tratamiento del cáncer es grande y sigue siendo un área de investigación candente.

A continuación, se detallan algunos de los fármacos orales más empleados en la práctica clínica habitual.

Inhibidores de los receptores del factor de crecimiento epidérmico

Gefitinib

El gefitinib fue el primer TKI del EGFR que se desarrolló. Como muchos de los cánceres de pulmón no microcíticos sobreexpresan EGFR, se esperaba que el gefitinib tuviera una respuesta significativa en pacientes con estos tumores. Sin embargo, solo un número limitado de pacientes fueron sensibles al gefitinib. Después de este hallazgo, la FDA retiró su aprobación para el tratamiento de cáncer de pulmón no microcítico.

Dos artículos emblemáticos mostraron que los pacientes que respondieron al gefitinib tenían genes *EGFR* mutados, específicamente, deleciones en el exón 19 o mutación por sustitución en el exón 21 (L858R), por lo que estas mutaciones en *EGFR* se convirtieron en el marcador predictivo para las terapias con TKI del EGFR. Actualmente, el gefitinib está aprobado como terapia de primera línea en pacientes con deleciones del exón 19 del EGFR o en el cáncer de pulmón no microcítico metastásico positivo para la mutación del exón 21 (L858R). Los efectos secundarios de grado 3 y grado 4 incluyen diarrea, erupción cutánea y neumonía intersticial.

Erlotinib

El erlotinib es otro TKI del EGFR de primera generación. Se aprobó originalmente para el tratamiento del cáncer de pulmón no microcítico localmente avanzado o metastásico después del fracaso de, al menos, una línea de quimioterapia en 2004. Esta aprobación se realizó independientemente del estado de mutación del gen *EGFR*, ya que la estratificación del cáncer de pulmón no microcítico según la mutación del *EGFR* no era el estándar de atención en 2004. El erlotinib ya no está aprobado para su uso en esta indicación. Actualmente, está aprobado como terapia de primera línea en pacientes con deleciones en el exón 19 de *EGFR* o en el cáncer de pulmón no microcítico con mutación positiva en el exón 21 (L858R).

En dos ensayos controlados aleatorizados de erlotinib frente a quimioterapia estándar como tratamiento de primera línea para pacientes europeos con cáncer de pulmón no microcítico avanzado con mutación positiva de *EGFR* (EURTAC) y de erlotinib frente a quimioterapia como tratamiento de primera línea para pacientes con cáncer de pulmón no microcítico avanzado con mutación positiva de *EGFR*-cáncer de pulmón de células pequeñas (OPTIMAL), se comparó el erlotinib con el tratamiento estándar de cisplatino más docetaxel y el erlotinib con gemcitabina más carboplatino, respectivamente, en pacientes con cáncer de pulmón no microcítico con mutación de *EGFR*. El estudio OPTIMAL realizado en China mostró que el erlotinib aumentaba significativamente la supervivencia libre de progresión (SLP) en comparación con la quimioterapia (13,1 meses frente a 4,6 meses; cociente de riesgos instantáneos [HR; del inglés, *hazard ratio*] de 0,16; intervalo de confianza [IC] del 95 %: 0,10-0,26; nivel de significación estadística [*p*] <0,0001), con un mejor perfil de efectos secundarios. El estudio EURTAC realizado en Europa mostró resultados similares, con una mediana de SLP de 9,7 meses (IC del 95 %: 8,4-12,3) frente a 5,2 meses (4,5-5,8); HR de 0,37 (IC del 95 %: 0,25-0,54; *p* <0,0001) con erlotinib frente a quimioterapia, respectivamente, de nuevo con un mejor perfil de efectos secundarios. En 2013, se aprobó el erlotinib como tratamiento de primera línea para el cáncer de pulmón no microcítico portador de mutación de *EGFR*. También está aprobado como terapia de segunda o tercera línea en pacientes con cáncer de pulmón no microcítico con mutación en *EGFR* que no habían respondido a la quimioterapia previa. Los estudios que compararon el erlotinib y el gefitinib en otros entornos no mostraron ninguna diferencia significativa en la SLP y la supervivencia global. Esto puede explicarse por el hecho de que estas dos moléculas comparten estructuras químicas similares. Con base en un estudio que comparó el erlotinib con gemcitabina frente a la gemcitabina en monoterapia, la FDA aprobó el uso de erlotinib en combinación con gemcitabina en el cáncer de páncreas avanzado. Los efectos tóxicos de grado 3 o 4 más comunes con erlotinib fueron diarrea, enzimas hepáticas elevadas y erupción cutánea.

Inhibidores de la tirosina-cinasa del receptor del factor de crecimiento endotelial vascular (VEGFR)

Sunitinib

El sunitinib es un TIK multidiana que inhibe la señalización mediada por PDGFR (A y B), VEGFR1, VEGFR2, FLT3R, c-Kit y RET. El sunitinib está aprobado por la FDA para el tratamiento del cáncer de células renales metastásico y los tumores del estroma gastrointestinal (GIST; del inglés, *gastrointestinal stromal tumor*) resistente a imatinib. En 2017, el sunitinib también se aprobó como terapia adyuvante para pacientes adultos con alto riesgo de cáncer de células renales recurrente después de la nefrectomía. En un ensayo aleatorizado, doble ciego, de fase III en pacientes con cáncer de células renales locorregional que se sometieron a nefrectomía,

el sunitinib aumentó significativamente la mediana de duración de la SLP en comparación con el placebo: 6,8 años (IC del 95 %: 5,8 a no alcanzado) en el grupo del sunitinib frente a 5,6 años (IC del 95 %: 3,8 a 6,6) en el grupo del placebo; HR: 0,76 (IC del 95 %: 0,59-0,98; *p* = 0,03).

En un ensayo histórico de fase III en pacientes con cáncer de células renales metastásico avanzado que comparó la eficacia del sunitinib frente a IFN-α, el grupo del sunitinib mostró una mediana de SLP significativamente más larga (11 meses) en comparación con el IFN-α (5 meses); HR: 0,42 (IC del 95 % 0,32-0,54; *p* <0,001).

En un ensayo clínico prospectivo, controlado con placebo, aleatorizado, de fase III, que comparó la seguridad y la eficacia del sunitinib frente al placebo en pacientes con tumores del estroma gastrointestinal avanzado que no respondieron al imatinib, el sunitinib redujo significativamente la mediana de tiempo hasta la progresión del tumor 27,3 semanas (IC del 95 %: 16,0-32,1) en comparación con 6,4 semanas (4,4-10,0) en el grupo del placebo; HR: 0,33 (*p* <0,0001).

Los efectos secundarios frecuentes fueron neutropenia, leucopenia, diarrea, fatiga, náuseas, hipertensión y síndrome de mano-pie-boca de grado 3.

Lenvatinib

El lenvatinib es otro multi-TKI que inhibe el VEGFR con actividad inhibitoria también contra los receptores del factor de crecimiento de fibroblastos (FGFR1, FGFR2, FGFR3 y FGFR4), PDGFR, RET y Kit. La FDA aprobó el lenvatinib en 2015 para el tratamiento del cáncer de tiroides diferenciado refractario al yodo radiactivo. Fue aprobado para el cáncer de células renales metastásico como terapia de segunda línea en combinación con everólimus en 2016 después de la terapia antiangiogénica.

En un ensayo de fase II, aleatorizado, abierto y multicéntrico, que compara la eficacia del everólimus frente al lenvatinib en monoterapia y con la combinación de everólimus y lenvatinib en pacientes con cáncer de células renales metastásico como terapia de segunda línea en pacientes que previamente fueron tratados con una terapia antiangiogénica, el tratamiento combinado con lenvatinib más everólimus aumentó significativamente la mediana de la SLP 14,6 meses (IC del 95 %: 5,9-20,1) en comparación con el everólimus solo, de 5,5 meses (3,5-7,1); HR: 0,40 (IC del 95 %: 0,24-0,68; *p* = 0,0005). El lenvatinib en monoterapia mejoró significativamente la mediana de SLP 7,4 meses (IC del 95 %: 5,6-10,2); HR: 0,61 (IC del 95 %: 0,38-0,98; *p* = 0,048) en comparación con el everólimus solo.

En un estudio multicéntrico, aleatorizado, doble ciego y de fase III en el que participaron pacientes con cáncer de tiroides progresivo refractario al yodo radiactivo, se evaluó el lenvatinib frente a un placebo. La mediana de SLP fue de 18,3 meses en el grupo de lenvatinib frente a 3,6 meses en el grupo del placebo; el HR para progresión o muerte fue de 0,21 (*p* <0,001).

La hipertensión, la fatiga, las náuseas, los vómitos, la falta de apetito, la diarrea y el síndrome de mano-pie son los efectos secundarios más comunes.

Inihibidores de BRAF

Dabrafenib

Dabrafenib es uno de los inhibidores de la cinasa BRAF diseñado para inhibir la cinasa BRAF V600E en pacientes con melanoma avanzado.

El dabrafenib también se aprobó en 2014 como agente único para el tratamiento del melanoma no resecable o metastásico con mutación BRAF V600E positiva. En 2015, la FDA aprobó el dabrafenib en combinación con el trametinib para tratar a los pacientes con melanoma no resecable o metastásico con mutación BRAF V600E que habían recibido, al menos, una quimioterapia basada en platino. Esta combinación está actualmente aprobada como terapia de primera línea para la misma indicación.

Un ensayo controlado y aleatorizado de fase III abierto comparó el dabrafenib con la dacarbazina en pacientes con melanoma metastásico con mutación de BRAF V600E. Al igual que el vemurafenib, el dabrafenib mejoró significativamente la mediana de la SLP a 5,1 meses frente a la dacarbazina, de 2,7 meses; HR: 0,30 (IC del 95 %: 0,18-0,51; $p < 0,0001$).

Los efectos secundarios más frecuentes fueron hiperqueratosis, hiperqueratosis palmoplantar, carcinoma de células escamosas, fatiga, artralgia y fiebre.

Inhibidores de la cinasa dependiente de las ciclinas 4/6

Palbociclib

El palbociclib es un inhibidor dual de molécula pequeña CDK4/CKD6, que inicialmente recibió la aprobación acelerada de la FDA para el cáncer de mama avanzado o metastásico HR positivo, HER2 negativo, en 2015 en combinación con letrozol. Sin embargo, el palbociclib recibió la aprobación de la FDA en 2017 para la indicación definitiva tras un ensayo clínico internacional, aleatorizado, doble ciego, controlado con placebo —«Palbociclib: ensayos en curso en el manejo del cáncer de mama-2 (PALOMA-2)»—, en el que el palbociclib más letrozol y el placebo más letrozol se probó en mujeres posmenopáusicas como terapia de primera línea. La mediana de SLP fue significativamente mayor en el grupo de palbociclib más letrozol, de 24,8 meses (IC del 95 %: 22,1 a no estimable), en comparación con los 14,5 meses (IC del 95 %: 12,9 a 17,1) en el grupo de placebo y letrozol; HR para progresión de la enfermedad o muerte: 0,58 (IC del 95 %: 0,46-0,72; $p < 0,001$). Los eventos adversos de grado 3 o 4 más comunes encontrados fueron: neutropenia (en el 66,4 % de los pacientes del grupo de palbociclib más letrozol frente al 1,4 % en el grupo del placebo más letrozol), leucopenia (del 24,8 % frente al 0 %), anemia (del 5,4 % frente al 1,8 %) y fatiga (del 1,8 % frente al 0,5 %). Se notificó neutropenia febril en el 1,8 % de los pacientes del grupo de palbociclib más letrozol y en ninguno de los pacientes del grupo de placebo y letrozol. Sin embargo, a diferencia de las quimioterapias convencionales, la neutropenia causada por los inhibidores de CDK4/CDK6 es rápidamente reversible, debido a los efectos citostáticos en lugar de citotóxicos en la médula ósea.

Ribociclib

El ribociclib es otro inhibidor dual de la cinasa CDK4/CDK6, que fue aprobado por la FDA en 2017 para el tratamiento de mujeres posmenopáusicas con cáncer de mama avanzado o metastásico HR positivo, HER2 negativo. Siguiendo los datos de MONALEESA-2, un ensayo de fase III, aleatorizado, controlado con placebo, que comparó la eficacia del ribociclib más letrozol frente a placebo más letrozol, a los 18 meses, la tasa de SLP fue del 63,0 % (IC del 95 %: 54,6 a 70,3) en el grupo del ribociclib y del 42,2 % (IC del 95 %: 34,8 a 49,5) en el grupo del placebo. En pacientes con enfermedad medible al inicio, la tasa de respuesta objetiva (ORR; del inglés, *objective response rate*) fue del 52,7 % y del 37,1 %, respectivamente ($p < 0,001$).

Los eventos adversos comunes de grado 3 o 4 que se notificaron fueron: neutropenia (el 59,3 % en el grupo del ribociclib frente al 0,9 % en el grupo del placebo) y leucopenia (el 21,0 % frente al 0,6 %).

Abemaciclib

El abemaciclib es otro inhibidor de la cinasa CDK4/CKD6, pero más potente contra CDK4. Fue aprobado por la FDA en 2017 para el tratamiento de mujeres posmenopáusicas con cáncer de mama avanzado o metastásico HR positivo, HER2 negativo en combinación con fulvestrant como terapia de primera línea después de la publicación de «A Study of Abemaciclib (LY2835219) Combined With Fulvestrant en mujeres con cáncer de mama HER2-negativo con receptor hormonal positivo (MONARCH-2)» y como monoterapia en pacientes que habían progresado con terapia endocrina o quimioterapia en el contexto de enfermedad metastásica y después de la publicación del ensayo con el título «Un estudio de fase II de abemaciclib, en participantes con rastro de cáncer de mama previamente tratado que se ha propagado (MONARCH-1)».

MONARCH-2 fue un estudio internacional, doble ciego, de fase III, que analizó la eficacia de abemaciclib más fulvestrant, en mujeres con cáncer de mama en las que la enfermedad había progresado mientras recibían terapia endocrina neoadyuvante o adyuvante, ≤ 12 meses desde el final de la terapia endocrina adyuvante, o mientras recibían la primera línea de terapia endocrina para la enfermedad metastásica. La terapia de combinación prolongó significativamente la mediana de SLP en 16,4 meses frente a 9,3 meses con fulvestrant solo; HR: 0,553 (IC del 95 %: 0,449-0,681; $p < 0,001$). Los eventos adversos comunes encontrados en el grupo del abemaciclib frente al placebo fueron diarrea (en el 86,4 % frente al 24,7 %), neutropenia (en el 46,0 % frente al 4,0 %), náuseas (en el 45,1 % frente al 22,9 %) y fatiga (en el 39,9 % frente al 26,9 %).

MONARCH-1 es un ensayo que analizó la eficacia y la seguridad del abemaciclib como agente único en pacientes con cáncer de mama metastásico HER2 negativo y HR positivo. A los 12 meses, la ORR fue del 19,7 % (IC del 95 %: 13,3-27,5), la mediana de SLP fue de 6,0 meses y la mediana de supervivencia global fue de 17,7 meses.

PUNTOS CLAVE

- Las nuevas modalidades terapéuticas aprobadas para diferentes tumores, en muchas ocasiones, mejoran los datos previamente obtenidos con los tratamientos clásicos.

- Estos nuevos fármacos tienen perfiles de toxicidades diferentes que, a veces, comportan un desafío diagnóstico y terapéutico.

BIBLIOGRAFÍA

Araki T, Yashima H, Shimizu K, Aomori T, Hashita T, Kaira K, et al. Review of the treatment of non-small cell lung cancer with gefitinib. Clin Med Insights Oncol. 2012;6:407-21.

Davila ML, Brentjers R, Wang X, Rivière I, Sadelain M. How do CARs work?: early insights from recent clinical studies targeting CD19. Oncoimmunology. 2012;1(9):1577-83.

Demetri GD, Van Oosterom AT, Garrett CR, Blackstein ME, Shah MH, Verweij J, et al. Efficacy and safety of sunitinib in patients with advanced gastrointestinal stromal tumour after failure of imatinib: a randomised controlled trial. Lancet. 2006;368(9544):1329-38.

Elgundi Z, Reslan M, Cruz E, Sifniotis V, Kayser V. The state-of-play and future of antibody therapeutics. Adv Drug Deliv Rev. 2017;122:2-19.

Finn RS, Martin M, Rugo HS, Jones S, Im SA, Gelmon K, et al. Palbociclib and letrozole in advanced breast cancer. N Engl J Med. 2016;375(20):1925-36.

Gras Navarro A, Björklund AT, Chekenya M. Therapeutic potential and challenges of natural killer cells in treatment of solid tumor. Fron Immunol. 2015;6:202.

Hauschild A, Grob JJ, Demidov LV, Jouary T, Gutzmer R, Millward M, et al. Dabrafenib in BRAF-mutated metastatic melanoma: a multicentre, open-label, phase 3 randomised controlled trial. Lancet. 2012;380(9839):358-65.

Holmes K, Roberts OL, Thomas AM, Cross MJ. Vascular endothelial growth factor receptor-2: structure, function, intracellular signalling and therapeutic inhibition. Cell Signal. 2007;19(10):2003-12.

Hortobagyi GN, Stemmer SM, Burris HA, Yap YS, Sonke GS, Paluch-Shimon S, et al. Ribociclib as first-line therapy for HR-positive, advanced breast cancer. N Engl J Med. 2016;375(18):1738-48.

Junttila TT, Akita RW, Parsons K, Fields C, Philips GDL, Friedman LS, et al. Ligand-independent HER2/HER3/PI3K complex is disrupted by trastuzumab and is effectively inhibited by the PI3K inhibitor GDC-0941. Cancer Cell. 2009;15(5):429-40.

Kantoff PW, Higano CS, Shore ND, Berger ER, Small EJ, Penson DF, et al. Sipuleucel-T immunotherapy for castration-resistant prostate cancer. N Engl J Med. 2010;363(5):411-22.

Leach DR, Krummel MF, Allison JP. Enhancement of antitumor immunity by CTLA-4 blockade. Science. 1996;271(5256):1734-6.

List of Cleared or Approved Companion Diagnostic Devices (In Vitro and Imaging Tools). U.S. Food and Drug Administration. Disponible en: https://www.fda.gov/medical-devices/in-vitro-diagnostics/list-cleared-or-approved-companion-diagnostic-devices-in-vitro-and-imaging-tools

Motzer RJ, Hutson TE, Glen H, Michaelson MD, Molina A, Eisen T, et al. Lenvatinib, everolimus, and the combination in patients with metastatic renal cell carcinoma: a randomised, phase 2, open-label, multicentre trial. Lancet Oncol. 2015;16(15):1473-82.

Motzer RJ, Hutson TE, Tomczak P, Michaelson MD, Bukowski RM, Rixe O, et al. Sunitinib versus interferon alfa in metastatic renal-cell cancer. N Engl J Med. 2007;356(2):115-24.

Ozao-Choy J, Lee DJ, Faries MB. Melanoma vaccines: mixed past, promising future. Surg Clin North Am. 2014;94(5):1017-30, viii.

Paez JG, Jänne PA, Lee JC, Tracy S, Greulich H, Gabriel S, et al. EGFR mutations in lung, cancer: correlation with clinical response to gefitinib therapy. Science. 2004;304(5676):1497-500.

Ravaud A, Motzer RJ, Pandha HS, George DJ, Pantuck AJ, Patel A, et al. Adjuvant sunitinib in high-risk renal-cell carcinoma after nephrectomy. N Engl J Med. 2016;375(23):2246-54.

Saber H, Leighton JK. An FDA oncology analysis of antibody-drug conjugates. Regul Toxicol Pharmacol. 2015;71(3):444-52.

Sadelain M, Brentjens R, Rivière I. The basic principles of chimeric antigen receptor design. Cancer Discov. 2013;3(4):388-98.

Savage PA, Leventhal DS, Malchow S. Shaping the repertoire of tumor-infiltrating effector and regulatory T cells. Immunol Rev. 2014;259(1):245-58.

Schneider BJ, Naidoo J, Santomasso BD, Lacchetti C, Adkins S, Anadkat M, et al. Management of immune-related adverse events in patients treated with immune checkpoint inhibitor therapy: ASCO Guideline Update. J Clin Oncol. 2021;39(36):4073-126.

Silva APS, Coelho PV, Anazetti M, Simioni PU. Targeted therapies for the treatment of non-small-cell lung cancer: monoclonal antibodies and biological inhibitors. Hum Vaccin Immunother. 2017;13(4):843-53.

Sledge GW Jr, Toi M, Neven P, Sohn J, Inoue K, Pivot X, et al. MONARCH 2: abemaciclib in combination with fulvestrant in women with HR+/HER2-advanced breast cancer who had progressed while receiving endocrine therapy. J Clin Oncol. 2017;35(25):2875-84.

Voigt M, Braig F, Göthel M, Schulte A, Lamszus K, Bokemeyer C, et al. Functional dissection of the epidermal growth factor receptor epitopes targeted by panitumumab and cetuximab. Neoplasia. 2012;14(11):1023-31.

Wherry EJ. T cell exhaustion. Nat Immunol. 2011;12(6):492-9.

Tratamiento paliativo del cáncer. Nutrición en el paciente oncológico

5

A. Priego Priego

OBJETIVOS

- Comprender la importancia de los cuidados paliativos en el paciente oncológico.
- Reconocer los principales síntomas y complicaciones de los pacientes con enfermedad oncológica tanto en estadio precoz como en enfermedad avanzada, así como su manejo.
- Recordar la importancia del diagnóstico precoz del dolor en el paciente oncológico.
- Conocer los principales fármacos empleados en el tratamiento del dolor en el paciente oncológico e identificar sus principales efectos secundarios.
- Aplicar la rotación de opioides y titulación de dosis en pacientes con dolor refractario.
- Describir las principales herramientas de valoración nutricional del paciente oncológico y las recomendaciones y medidas para un adecuado soporte nutricional.
- Establecer las principales indicaciones de la nutrición parenteral en los pacientes oncológicos.

INTRODUCCIÓN

Los cuidados paliativos fueron definidos por la Organización Mundial de la Salud (OMS) en el año 2002 como «el cuidado activo y total de las personas con enfermedades que no tienen respuesta al tratamiento curativo, con el objetivo de conseguir la mejor calidad de vida posible controlando los síntomas físico-psíquicos y las necesidades espirituales y sociales de los pacientes». Sus fundamentos básicos son:

- Afirman la vida y consideran la muerte como un proceso normal dentro de esta; ni adelantan ni posponen la muerte.
- Proporcionan alivio de los síntomas y actúan sobre los aspectos psicológicos y espirituales de los pacientes.
- Ofrecen un soporte para ayudar a vivir tan activamente como sea posible hasta la muerte en el entorno natural del paciente, su domicilio.
- Brindan un sistema de ayuda a la familia durante la enfermedad y el duelo.

El cáncer supone un 25 % del total de muertes en España. No obstante, los avances en su tratamiento han comportado una mejora en la supervivencia de los pacientes y de su calidad de vida.

La mejora en la atención de los pacientes en fase avanzada y terminal ha supuesto un reto para la sanidad española.

SÍNDROME DE ANOREXIA-CAQUEXIA

El síndrome de anorexia-caquexia es una de las complicaciones más frecuentes en las enfermedades terminales, independientemente de su naturaleza. Es producto de la alteración metabólica irreversible secundaria al efecto de las citocinas y del factor de necrosis tumoral liberados por la interacción de la enfermedad terminal con el organismo. Comprende diferentes síntomas, que pueden presentarse de forma independiente o conjunta, como son la anorexia, la saciedad temprana, la pérdida de peso, la astenia, los vómitos y las náuseas crónicas.

El consejo dietético dirigido a la realización de varias ingestas al día, aunque de poca cantidad, puede ayudar a que el paciente y la familia se sientan más confortables.

De los tratamientos farmacológicos ensayados, los procinéticos, el acetato de megestrol, la medroxiprogesterona y los corticoides han mostrado una eficacia consistente, como se muestra en la **tabla 5-1**.

La utilidad de los procinéticos reside en su capacidad de mejorar el funcionamiento gastrointestinal enlentecido por la alteración del sistema nervioso autónomo presente en el síndrome de anorexia-caquexia.

El efecto conseguido con el acetato de megestrol, la medroxiprogesterona y los corticoides es un incremento del peso, del apetito y de la sensación de bienestar.

No parecen existir diferencias en la mejoría del apetito y en el peso entre el acetato de megestrol y los corticoides.

El efecto suele manifestarse en los primeros días de tratamiento, aunque el del acetato de megestrol y de la medroxiprogesterona puede retrasarse hasta las dos semanas. El efecto de los corticoides es pasajero —desaparece a las 3-4 semanas—, por lo que estos se utilizan en pacientes con pronóstico vital corto.

Tabla 5-1. Tratamiento farmacológico del síndrome de anorexia-caquexia

Supervivencia		Fármaco de elección	Período de latencia
Anorexia	< 1 mes	Dexametasona: 4-8 mg/24 h	• Suspender el tratamiento si no hay beneficio evidente en la primera semana • El tratamiento no debe superar las tres semanas • El efecto beneficioso se mantiene 2-4 semanas
		Prednisona: 30 mg/12-24 h	
		Metilprednisolona: 40 mg/24 h	
	> 1 mes	• Acetato de megestrol: 160 mg/24 h • Ajustar la dosis según la respuesta • Las dosis > 800 mg/24 h no aumentan la astenia	Tarda dos semanas en aumentar el apetito, y 3-4 semanas en aumentar el peso y mejorar la astenia
Astenia		Metilfenidato: 10 mg a demanda, hasta 40-60 mg/día	Rápido inicio de acción

NÁUSEAS Y VÓMITOS

Las náuseas y los vómitos son complicaciones frecuentes de los pacientes con cáncer avanzado. Su incidencia se estima en un 60 % para las náuseas y un 30 % para los vómitos.

Las causas más frecuentes en pacientes afectados de cáncer avanzado son la alteración de la motilidad gastrointestinal (por fármacos, por la neoplasia o por alteraciones metabólicas), el tratamiento con opioides (la incidencia es de, aproximadamente, un 70 %), las alteraciones metabólicas, las metástasis cerebrales y las alteraciones del sistema nervioso autónomo (**Tabla 5-2**).

El factor más importante para predecir la probabilidad de presentar náuseas y vómitos tras la quimioterapia es el potencial emetógeno de cada agente. Dichos agentes se dividen en cuatro categorías según la frecuencia esperada de vómitos en ausencia de tratamiento antiemético profiláctico (**Tabla 5-3**).

Cuando se combinan quimioterápicos, el nivel de emetogenicidad se determina identificando el agente con mayor riesgo emetógeno en la combinación y valorando la contribución relativa del otro agente.

Las guías de práctica clínica específicas de oncología recomiendan la selección del régimen de profilaxis y de tratamiento tras las 24 horas de su administración, en función del riesgo de emesis de la quimioterapia administrada (**Tabla 5-4**).

En la mayoría de los casos, la causa puede ser identificada a través de la historia clínica y de la exploración física.

> **!** • En el ámbito de los cuidados paliativos, identificar la causa de las náuseas y de los vómitos puede ser útil para seleccionar el tratamiento farmacológico más adecuado.
> • Sin embargo, el éxito de esta práctica se ve limitado, por una parte, por la existencia de causas multifactoriales y, por otra parte, por la ausencia de datos prospectivos que demuestren la superioridad de la aproximación terapéutica basada en la etiología frente a establecer un tratamiento empírico de las náuseas y de los vómitos, excepto en el caso de que sean secundarios a quimioterapia o radioterapia y a obstrucción intestinal.

Las siguientes características clínicas son especialmente útiles para evaluar las posibles etiologías:

- Los pacientes que reciben quimioterapia o radioterapia pueden presentar vómitos irruptivos a pesar de una adecuada profilaxis, por lo que hay que excluir otras posibles causas de emesis: la utilización de analgésicos opioides o antibióticos, metástasis en el sistema nervioso central, hipercalcemia, obstrucción gastrointestinal o gastroparesia.
- Los pacientes con ansiedad que han experimentado frecuentes náuseas o vómitos intensos tras recibir quimioterapia presentan un riesgo elevado de desarrollar náuseas y vómitos anticipatorios. Se trata de una respuesta condicionada, particularmente, en pacientes menores de 50 años, susceptibles a la cinetosis.

Tabla 5-2. Causas más frecuentes de náuseas y vómitos en el paciente oncológico

Tóxicas/metabólicas	Fármacos	Quimioterápicos, opioides, digoxina, suplementos de hierro, antibióticos, AINE, AAS, anticonvulsivos
	Insuficiencia de órgano	Hígado, riñón
	Metabólicas	Hipercalcemia, hiponatremia, cetoacidosis
Alteración de víscera	Obstrucción	Gástrica, de intestino delgado, biliar
	Estreñimiento	
	Gastroparesia	
	Inflamación/irritación	AINE, quimioterapia, radioterapia, gastritis, hepatitis, pancreatitis, colecistitis
SNC	Incremento de la presión intracraneal	Malignidad, hemorragia, radioterapia cerebral, absceso
	Vestibular	Fármacos, laberintitis
Ansiedad	Náuseas y vómitos anticipatorios	

AAS: ácido acetilsalicílico; AINE: antiinflamatorios no esteroideos; SNC: sistema nervioso central.

Tabla 5-3. Riesgo emetógeno de los agentes quimioterápicos

Riesgo emetógeno			
Nivel 4 (alto) **>90 %**	**Nivel 3 (moderado)** **90-30 %**	**Nivel 2 (bajo)** **30-10 %**	**Nivel 1 (mínimo)** **<10 %**
Cisplatino	Carboplatino	Eribulina	Inmunoterapia
Ciclofosfamida > 1.500 mg/m²	Ciclofosfamida < 1.500 mg/m²	Docetaxel	
Antraciclinas Doxorubicina >60 mg/m²	Doxorubicina < 60 mg/m²	Doxorubicina liposomal pegilada	Vinorelbina
Epirubicina >75 mg/m²	Epirubicina <75 mg/m²	Pemetrexed	
Ifosfamida > 2 g/m²	Ifosfamida <2 g/m² Temozolomida	Cabazitaxel Paclitaxel Abraxane®	
Estreptozocina	Metotrexato >250 mg/m²	Metotrexato 250-50 mg/m²	Metotrexato < 50 mg/m²
Dacarbazina	Oxaliplatino Irinotecán Trabectedina	5-FU Trastuzumab T-DM1 Gemcitabina	Pertuzumab

5-FU: 5-fluorouracilo; T-DM1: trastuzumab emtansina.

Tabla 5-4. Profilaxis antiemética

Riesgo emetógeno	Emesis aguda (administración pre-QT)	Emesis retardada (administración pos-QT)
Nivel 4	Dexametasona (12 mg i.v./*p.o.*) + Ondansetrón (8-16 mg) + Fosaprepitant (150 mg i.v.)/aprepitant (125 mg p.o.*)* o Dexametasona (12 mg i.v./*p.o.*) + Akynzeo® (netupitant/palonosetrón: 300/0,5 mg; 1 comprimido 1 h antes)	Dexametasona (8 mg p.o.; días 2-4) ± Aprepitant (80 mg; días 2-3)
Nivel 3 en pacientes con factores de riesgo	Dexametasona (12 mg i.v./*p.o.*) + Ondansetrón (8-16 mg) + Fosaprepitant (150 mg i.v.)/aprepitant (125 mg *p.o.*) o Dexametasona (12 mg i.v./*p.o.*) + Akynzeo® (netupitant/palonosetrón: 300/0,5 mg; 1 comprimido 1 h antes)	Dexametasona (8 mg p.o.; días 2-4) ± Aprepitant (80 mg; días 2-3)
Nivel 3 en pacientes sin factores de riesgo	Dexametasona (20 mg i.v./*p.o.*) + Ondansetrón (8-16 mg)	Dexametasona (8 mg *p.o.*; días 2-3)
Nivel 2	Dexametasona (12 mg i.v./*p.o.*)	X
Nivel 1	X	X

i.v.: intravenosos; *p.o.*: por vía oral (*per os*); QT: quimioterapia. 5-FU: 5-fluorouracilo; T-DM1: trastuzumab emtansina.

- La existencia de un cuadro de vómitos, dolor, distensión abdominal y aumento de los ruidos intestinales obliga a descartar una obstrucción intestinal.
- Es posible diferenciar una obstrucción proximal (gástrica o del intestino delgado) de una obstrucción distal (del intestino delgado distal y del colon) según el volumen del vómito posprandial. Si es distal, se acompaña con más frecuencia de volúmenes pequeños, vómitos fecaloideos y distensión abdominal. Los vómitos fecaloideos se pueden asociar también a una fístula gastrocólica.
- La relación entre el vómito y la ingesta puede ayudar a determinar la etiología del vómito. Vomitar la comida ingerida varias horas antes es sugestivo de obstrucción gástrica o gastroparesia.
- En pacientes con obstrucción o gastroparesia, las náuseas se alivian generalmente después del vómito, a diferencia de lo que ocurre con los pacientes que sufren náuseas producidas por fármacos o de causa metabólica, en los que persiste la náusea a pesar del vómito.
- Las náuseas acompañadas de ardor con frecuencia son sugestivas de enfermedad por reflujo gastroesofágico. La enfermedad por reflujo gastroesofágico se puede presentar como una náusea crónica sin los síntomas típicos del reflujo.
- En los pacientes que junto con los vómitos presentan cambios en la personalidad o signos de confusión, se debe descartar alguna alteración metabólica: hiponatremia, hipercalcemia o insuficiencia suprarrenal.
- La enfermedad intracraneal es más probable que se acompañe de cefalea, alteraciones en la marcha y déficits motores o sensitivos, mientras que las alteraciones metabólicas es más probable que se asocien a somnolencia y delirio.

- Los signos de focalidad neurológica o edema de papila son sugestivos de aumento de la presión intracraneal como causa del vómito.
- El delirio acompañado de náuseas obliga a descartar la septicemia como etiología.
- Los vómitos «en escopetazo» no solo se asocian a enfermedad neurológica, sino también a obstrucción gástrica.
- El estreñimiento es una causa frecuente de náuseas. Se debe preguntar sobre la frecuencia y consistencia de las deposiciones.
- Los pacientes con hepatomegalia o ascitis pueden presentar náuseas y vómitos por compresión extrínseca del estómago.
- Otras enfermedades, como la cardiopatía isquémica, la insuficiencia suprarrenal, la pancreatitis y la hepatitis, deben considerarse en el diagnóstico diferencial como posibles causas de náuseas y vómitos en el paciente con necesidades paliativas.

En la **tabla 5-5**, se muestra el abordaje farmacológico según la etiología de las náuseas y los vómitos en el paciente oncológico.

ESTREÑIMIENTO

El estreñimiento es un síntoma cuya prevalencia varía entre un 40 y un 50 % en los pacientes con enfermedad oncológica avanzada. Esta prevalencia aumenta hasta un 90 % en aquellos pacientes que, además, toman opioides.

En los pacientes oncológicos, supone un problema multifactorial, cuyas causas más frecuentes están relacionadas con

Tabla 5-5. Abordaje farmacológico de las náuseas y los vómitos según su etiología

Origen	Receptor	Causa	Fármaco de elección
Estímulo del centro del vómito (formación reticular y IV ventrículo)	• Acetilcolina • Histamina H_1	• Hipertensión intracraneal • Tumor primario o metastásico del SNC • Irritación de las meninges (infección, tumor) • Radioterapia craneal	• Dexametasona en dosis de 16 mg/día durante 4-5 días y disminuir a la mínima que controle los síntomas (4-6 mg/día) • Radioterapia holocraneal • Si persisten, añadir bloqueante H_1
Corteza cerebral	Múltiples receptores	• Reiteración de conductas repetidas: vómitos antes del ciclo de quimioterapia • Ansiedad • Estímulo sensorial intenso y desagradable	Benzodiacepinas
Zona gatillo quimiorreceptora (suelo del IV ventrículo)	• Dopamina D_2 • 5-HT_3	• Fármacos: opioides, anticonvulsivos • Alteraciones metabólicas: insuficiencia renal, encefalopatía hepática, hipercalcemia, hiponatremia, hipopotasemia	• Haloperidol en dosis de 1,5-5 mg/día • Ocasionalmente, hasta 20 mg/día • Si persisten, añadir dexametasona o sustituir por levomepromazina 25-100 mg/día
Aparato vestibular	• Acetilcolina • Histamina H1	• Infiltración tumoral del oído interno • Fármacos ototóxicos: los opioides incrementan la sensibilidad vestibular • Infección del oído interno	• Difenhidramina en dosis de 50 mg cada 6-8 h • Tietilperazina en dosis de 6,5 mg cada 8-12 h
Vagal	• Acetilcolina • 5-HT_3 • Otros	• Radioterapia intestinal • Tumores abdominales • Estreñimiento	• Antagonistas 5-HT_3 • Metoclopramida en dosis de 10 mg/8 h • Domperidona en dosis de 10 mg/6 h • Laxantes

5-HT3 :5-hidroxitriptamina 3; SNC: sistema nervioso central.

la propia enfermedad (inmovilidad, deficiencias nutricionales, etc.), con la depleción de fluidos (disminución de las ingestas, aumento de las pérdidas: vómitos, fiebre, etc.), seudoobstrucciones (invasión de la luz intestinal o fecaloma) y fármacos (opiáceos, diuréticos, antiinflamatorios no esteroideos, antimuscarínicos, fenotiacinas, derivados de la hioscina, antidepresivos tricíclicos, «setrones», octreotida, sulfato de hierro).

 Para un correcto manejo de este síndrome, es necesario un adecuado diagnóstico etiológico y funcional, lo cual permitirá emplear las medidas profilácticas y farmacológicas más adecuadas.

Medidas no farmacológicas para el manejo del estreñimiento

Son medidas preventivas, y su objetivo es fomentar hábitos que favorezcan una adecuada eliminación fecal y, por lo tanto, evitar las molestias y complicaciones secundarias del estreñimiento.

Muchas de ellas estarán contraindicadas en caso de situación de últimos días, donde se debe valorar más que nunca su beneficio para lograr mantener uno de los objetivos terapéuticos prioritarios en esa situación, como es el confort del paciente:

- Medidas ambientales: con frecuencia, no se consideran relevantes para ayudar al paciente a adquirir hábitos de eliminación fecal, sin embargo, son de suma importancia. Entre ellas, destacan la intimidad, la comodidad, la accesibilidad y un horario regular. Se debe intentar aprovechar el movimiento peristáltico más potente, que es el asociado al levantarse y en el momento del desayuno.
- Actividad física y toma de líquidos: la actividad física favorecerá los movimientos peristálticos, facilitando el tránsito intestinal, y la toma de líquidos, la fluidificación del bolo fecal. Se recomendarán, fundamentalmente, el agua, las infusiones y las sopas, pues tienen más contenido hídrico que los batidos, la leche o los zumos.
- Realizar masaje abdominal para promover el peristaltismo: el masaje abdominal debe realizarse fuera de la digestión, unas 2 horas después de la última comida. Es aconsejable antes del masaje beber un vaso de agua para hacer más fluido el bolo fecal. Los pasos que se deben seguir al realizar el masaje son los siguientes: inspiraciones profundas y movimiento abdominal a ritmo lento, ejerciendo una presión de mediana intensidad, siguiendo la dirección de las agujas del reloj. El masaje no debe durar más de 25 minutos y se debe realizar dos veces por semana.
- Postura: en pacientes con problemas expulsivos, la postura recomendada es la posición en cuclillas, puesto que es la más fisiológica, porque la musculatura puborrectal está en relajación y rectifica el ángulo anorrectal, lo cual facilita la expulsión de las heces.
- Repasar el tratamiento farmacológico del paciente con el objetivo de disminuir o retirar, si es posible, aquellos fármacos utilizados para el control de otros síntomas o comorbilidad asociada que pueden influir directamente en la aparición del estreñimiento.

Tratamiento farmacológico del estreñimiento

Hay que recordar que el único laxante que no se debe emplear nunca en pacientes con enfermedad avanzada es la fibra, pues, paradójicamente, aunque es el laxante más empleado y eficaz en la población general, en los pacientes con enfermedad avanzada, incapaces de movilizar e hidratar las heces, potencia la formación de fecalomas e induce al estreñimiento.

 No se ha encontrado ningún régimen laxante que presente una mejor respuesta para tratar el estreñimiento en pacientes con enfermedad avanzada.

Las recomendaciones del grupo de expertos de la Sociedad Europea de Cuidados Paliativos consisten en emplear en todo paciente diagnosticado de estreñimiento un laxante reblandecedor de las heces junto con uno estimulante del peristaltismo, pues permite una menor dosis de cada uno, disminuyendo los efectos secundarios que aparecerían si se empleasen las dosis necesarias en monoterapia de cada uno.

Se pueden asociar si es necesario más de dos laxantes, siempre que tengan mecanismos de acción diferentes.

En caso de que se desarrolle tolerancia a un tratamiento laxante que ha sido eficaz durante un tiempo, se deberá iniciar un nuevo régimen laxante.

En la **tabla 5-6**, se muestran los tipos de laxantes y las peculiaridades de su uso.

DOLOR

El dolor se define como una experiencia sensorial y emocional desagradable asociada a un daño tisular real o potencial.

Es un síntoma común en los pacientes oncológicos, sobre todo, en estadios avanzados, con una prevalencia que se estima en torno al 70 %. El dolor contribuye al deterioro físico y emocional del paciente, por lo que debería enfocarse como un problema en los sistemas de salud.

Sin embargo, sigue siendo frecuente el infratratamiento, especialmente, en pacientes en tratamiento curativo debido a multitud de factores (**Tabla 5-7**).

Es muy importante, por lo tanto, la educación de profesionales sanitarios, pacientes y familias en el diagnóstico y abordaje del dolor oncológico, así como la mejora en la comunicación médico-paciente.

Clasificación del dolor

Según su duración

De acuerdo con su duración, el dolor se clasifica en:

- Agudo: presenta un inicio brusco y de corta duración.
- Crónico: dura más de un mes.
- Irruptivo: dolor de intensidad moderada o grave que aparece sobre un dolor crónico. Puede ser de inicio inesperado o previsible (desencadenado por determinadas maniobras conocidas por el paciente).

Tabla 5-6. Tipos de laxantes

Principio activo		Dosis	Mecanismo de acción	Período de latencia	Observaciones
Formadores de volumen	Salvado	8 g/día	Aumentan la absorción de agua e incrementan la masa fecal, estimulando el peristaltismo	2-4 días	Muy poco útiles en cuidados paliativos, ya que se necesita ingerir 300 mL de agua y existe riesgo de producir seudoobstrucción intestinal
	Metilcelulosa	3-4 g/día			
	Plantago ovata	3-4 g/día			
Lubricantes	Aceite de parafina	10-20 mL cada 8-12 horas	Lubrica la superficie de las heces facilitando el paso y evita la absorción del agua del bolo fecal	1-3 días	• Riesgo de neumonía lipoidea por aspiración, irritación perianal • Interfiere en la absorción de vitaminas liposolubles: A, D, E y K • Indicado en suboclusión
Surfactantes	Docusato sódico	300-500 mg/día	Permite la mezcla de lípidos del bolo fecal con agua	1-3 días	No usar con parafina, porque las propiedades detergentes del docusato facilitan la absorción intestinal de parafina
Osmóticos	Lactulosa	15-30 mL cada 8-12 horas	Al incrementar la presión osmótica en el intestino, aumenta la secreción intestinal de agua	1-2 días	• Flatulencia, distensión abdominal • Las sales de magnesio comportan riesgo de hipermagnesemia si existe insuficiencia renal
	Lactitol	10-20 g/día		1-2 días	
	Sales de magnesio	10-30 mL/día		1-6 horas	
	Polietilenglicol	10-30 g/día		1-3 días	
Purgantes	Senósidos	15-30 mg/día	Actúan sobre el plexo mientérico y aumentan el peristaltismo	6-12 horas	Combinar con laxante reblandecedor
	Bisacodilo	10 mg/día			

Tabla 5-7. Barreras al adecuado tratamiento del dolor oncológico

Factores dependientes del paciente	Factores dependientes del prescriptor	Factores dependientes del sistema
• Se resiste a informar sobre su dolor • Escaso cumplimiento terapéutico • Alteraciones cognitivas que limitan la información • Temor a los efectos secundarios • Preocupación sobre la impresión negativa de la familia o los amigos si utiliza medicación para el dolor • Creencia de que el dolor no puede ser mejor tratado	• Escasa comunicación acerca del dolor que sufre el paciente • Preferencia de uso de analgésicos no potentes • Fallo en la evaluación del dolor • Falta de conocimientos • Falta de tiempo • Excesiva preocupación sobre los efectos secundarios de los opioides • Falta de multidisciplinariedad	• Falta de especialistas en el manejo del dolor

Según su fisiopatología

En función de su fisiopatología, el dolor se clasifica en:

- Dolor somático: se produce por la estimulación de los receptores del dolor en las estructuras musculoesqueléticas profundas y cutáneas superficiales.
- Dolor visceral: causado por infiltración, distensión o compresión de órganos dentro de la cavidad torácica o abdominal.
- Dolor neuropático: causado por lesión directa de estructuras nerviosas, ya sea por invasión directa tumoral, como consecuencia de la quimioterapia o por infecciones (herpes zóster, etc.). El paciente lo describe como sensaciones desagradables, quemantes o punzantes o como sensación de acorchamiento, hormigueo, tirantez o prurito.
- Mixto: coexistencia de varios de los mecanismos anteriores en un mismo paciente.

Evaluación del dolor

Existen diversas escalas que se emplean como herramienta en la evaluación del dolor del paciente oncológico. Las más usadas son:

1. Escala verbal simple (**Fig. 5-1**). Fue descrita por Keele en 1948. Se trata de una escala categórica verbal del dolor, en la cual el sujeto debe elegir la palabra que mejor cuantifica la intensidad de este. Habitualmente, se asocia a cada palabra un valor numérico para cuantificarlo y registrarlo.
   Es una escala útil y bien aceptada en ancianos, ya que es fácil de usar y comprender, aunque puede resultar difícil en pacientes con deterioro cognitivo y trastorno del lenguaje. No obstante, su sensibilidad es baja, y su gama de respuestas, escasa.

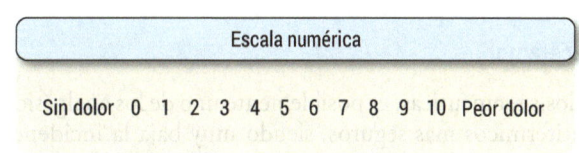

Escala verbal simple

Ausencia de dolor	1
Muy leve	2
Leve	3
Moderado	4
Intenso	5
Muy intenso	6

Figura 5-1. Escala verbal simple.

2. Escala visual analógica (**Fig. 5-2**). Fue descrita inicialmente por Scott Huskinson en 1976. Está formada por una línea horizontal o vertical de 10 cm de longitud dispuesta entre dos puntos, donde figuran las expresiones «sin dolor» y «máximo dolor imaginable», que corresponden a las puntuaciones de 0 y 10, respectivamente.

Sus ventajas son múltiples: simplicidad, fiabilidad, sensibilidad y fácil reproducibilidad. Entre los inconvenientes, destaca la imposibilidad por parte de algunos pacientes para marcar el punto de intensidad del dolor, por lo que no es fiable en pacientes con deterioro cognitivo u otras situaciones especiales.

3. Escala numérica (**Fig. 5-3**). Fue descrita por Downie en 1978. El paciente asigna un valor numérico a su dolor en función del grado de intensidad que considere, marcando con

Escala numérica

Sin dolor 0 1 2 3 4 5 6 7 8 9 10 Peor dolor

Figura 5-3. Escala numérica.

una «X» la casilla elegida. Se utiliza una escala del 0 al 10, siendo el 0 la ausencia de dolor y el 10 el máximo dolor imaginable.

Tratamiento del dolor

En 1986, la OMS diseñó la escalera analgésica de la OMS (**Fig. 5-4**) como un sencillo esquema de tratamiento progresivo del dolor oncológico.

Actualmente, se valora el salto al tercer escalón si la intensidad en las escalas de valoración del dolor lo requiere sin necesidad de pasar por opioides-débiles («ascensor analgésico»).

> **!** Conviene destacar una serie de aspectos importantes en el manejo del dolor:
> - El paciente y sus cuidadores deben estar implicados en todos los aspectos relacionados con el tratamiento. Deberán recibir información sobre la medicación, la dosificación, los intervalos de dosis y la aparición de los posibles efectos secundarios.
> - La prescripción de los fármacos debe hacerse a horas fijas, nunca a demanda.
> - La mejor vía de administración es aquella que resulte más cómoda para el paciente y que le ayude a mantener su actividad habitual. La más recomendada es la vía oral, aunque puede utilizarse la vía transdérmica, especialmente, en situaciones de intolerancia oral o dificultades en la deglución.
> - Hay que tener en cuenta los efectos adversos más frecuentes para intentar prevenirlos, sobre todo, las náuseas y los vómitos y el estreñimiento en el caso de utilizar opioides, o la toxicidad digestiva asociada a los antiinflamatorios no esteroideos, utilizando medicación concomitante que contrarreste su toxicidad.

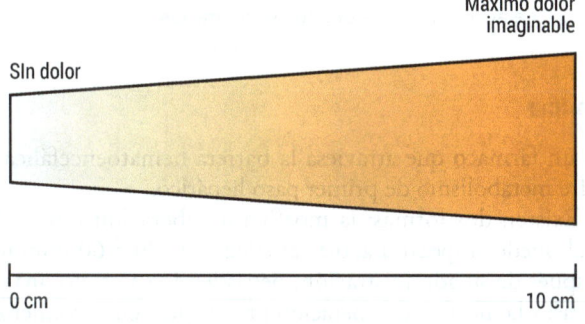

Figura 5-2. Escala visual analógica.

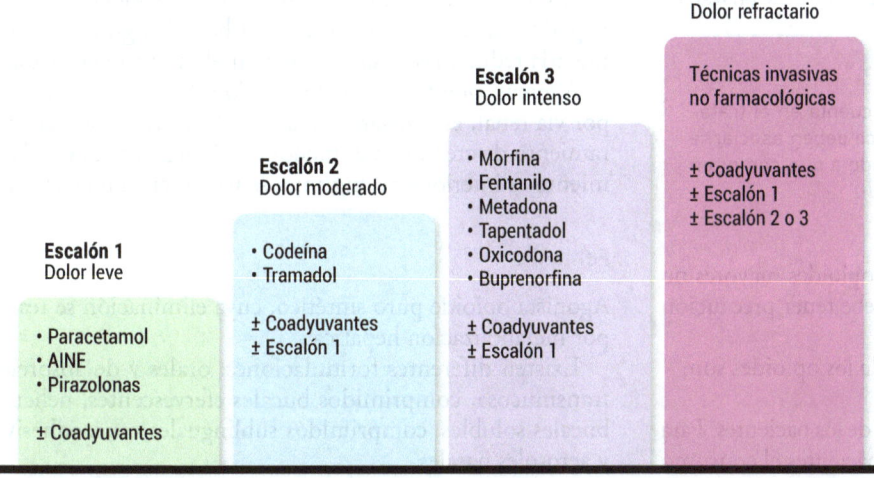

Figura 5-4. Escalera analgésica propuesta por la Organización Mundial de la Salud (OMS).
AINE: antiinflamatorios no esteroideos.

Tratamiento del dolor leve

Paracetamol

En dosis terapéuticas, es posiblemente uno de los analgésicos y antitérmicos más seguros, siendo muy baja la incidencia de reacciones adversas (su principal toxicidad es la hepática). Su dosis habitual es de 1 g/6-8 h por vía oral, intravenosa o rectal, siendo la dosis máxima de 4 g/día.

Metamizol

Es un derivado soluble de la aminopirina y comparte con esta los riesgos de producir agranulocitosis. También tiene propiedades antiinflamatorias y espasmolíticas. Su dosis habitual es de 1-2 g/6-8 h por vía oral o parenteral, siendo la dosis máxima de 3,5 g/día por vía oral y de 6 g/día por vía intravenosa.

Antiinflamatorios no esteroideos

Sus principales efectos terapéuticos y muchas de sus reacciones adversas pueden explicarse por su efecto inhibidor de la actividad de las ciclooxigenasas (COX), ya que actúan inhibiendo la COX-1 y la COX-2.

Su toxicidad principal es a nivel gastrointestinal, siendo, en la mayoría de ocasiones, de carácter leve (pirosis, dispepsia, gastritis o epigastralgias). Sin embargo, el efecto más temido es su capacidad para lesionar la mucosa gástrica o duodenal, causando erosiones y úlceras.

También presentan toxicidad renal y cardiovascular.

Tratamiento del dolor moderado y grave: opioides menores y mayores

La identificación de los receptores opioides, a partir del año 1975, permitió conocer el mecanismo de acción de estos fármacos. Inicialmente, se describieron tres tipos principales de receptores: μ, δ y κ. Posteriormente, fue descrito un cuarto receptor opioide: la nociceptina, con un papel fundamental en la modulación del dolor.

Los distintos opioides tienen diferentes patrones de interacción con cada uno de los receptores.

La división de agonistas opioides en menores y mayores fue incorporada en la primera propuesta de la escalera analgésica de la OMS, y se basa en diferencias farmacocinéticas.

> **!** Un aspecto importante a tener en cuenta en el tratamiento del dolor grave es que nunca deben asociarse opioides menores a mayores, debido a que compiten por su unión a los receptores mu (μ).

Además, no hay que olvidar que los opioides mayores no tienen techo analgésico, por lo que se debe tener precaución con el síndrome de abstinencia.

Los principales efectos secundarios de los opioides son:

- Xerostomía. Aparece hasta en el 75 % de los pacientes. Para su tratamiento, se recomienda a los pacientes el consumo de alimentos ácidos y el uso de manzanilla con limón o sustitutos salivares.
- Estreñimiento. Se produce hasta en el 95 % de los casos. Es dependiente de la dosis y no induce tolerancia. Debe prescribirse siempre un laxante desde el inicio del tratamiento y evaluar periódicamente la presencia de estreñimiento. Los laxantes de elección son los osmóticos. En los casos refractarios, se puede optar por el empleo de antagonistas opioides de acción selectiva periférica.
- Náuseas y vómitos. Se producen, aproximadamente, en el 30 % de los pacientes. Es un efecto dependiente de la dosis, pero con una rápida tolerancia. La metoclopramida o el haloperidol en dosis bajas son los fármacos más utilizados para su tratamiento.
- Síndrome de neurotoxicidad. Se caracteriza por alteraciones cognitivas, síndrome confusional agudo, alucinaciones (son muy características las alucinaciones táctiles), mioclonías e hiperalgesia. El tratamiento consiste en reducir la dosis, hidratar al paciente y valorar una rotación del opioide.
- Depresión respiratoria. Es un efecto secundario poco frecuente cuando estos fármacos se utilizan adecuadamente. Solo ocurre con dosis altas o con una escalada rápida.
- Retención urinaria. Hasta en el 25 % de los casos, se observa un retraso en el vaciamiento urinario. Este efecto es dependiente de la dosis.

> Un manejo clínico adecuado de los opioides debe basarse en un buen conocimiento de sus mecanismos de acción y de sus efectos secundarios.

Morfina

Es un fármaco que atraviesa la barrera hematoencefálica y sufre metabolismo de primer paso hepático.

Existen dos formas: la morfina de liberación rápida, la cual puede empezar a actuar alrededor de 30 a 60 minutos después de su administración, persistiendo su efecto unas 4 horas; y la morfina de liberación prolongada, cuyo comienzo de acción es, aproximadamente, de 2 a 3 horas, persistiendo su efecto unas 12 horas.

Cuando no exista posibilidad de utilizar la vía oral, puede administrarse por vía subcutánea o intravenosa.

Dado que su eliminación se realiza por metabolización hepática, en casos de insuficiencia hepática grave, se recomienda reducir las dosis o aumentar el intervalo entre estas.

Además, puesto que la eliminación de sus metabolitos es por vía renal, es necesario un ajuste de dosis cuando el aclaramiento de creatinina es menor de 60 mg/min. Si el aclaramiento es inferior a 30 mg/min, se recomienda no utilizarla.

Fentanilo

Agonista opioide puro sintético, cuya eliminación se realiza por metabolización hepática.

Existen diferentes formulaciones: orales y de absorción transmucosa, comprimidos bucales efervescentes, películas bucales solubles, comprimidos sublinguales mucoadhesivos y aerosoles nasales.

Los sistemas de fentanilo transdérmico han sido diseñados para liberar el fármaco de forma constante durante 72 horas. Su absorción se ve incrementada significativamente por la exposición a fuentes externas de calor o por la fiebre.

En comparación con la morfina, produce menos estreñimiento.

Buprenorfina transdérmica

Una de sus principales ventajas es que no necesita ajuste en casos de insuficiencia renal, y es seguro su uso en pacientes en hemodiálisis.

Sin embargo, se ha descrito un techo analgésico, por lo que su papel entre los opioides de tercer escalón es controvertido.

Además, puede producir síndrome de abstinencia si se da en pacientes que estén utilizando otros opioides.

Metadona

Sus principales ventajas son: su alta biodisponibilidad oral (mayor del 85 %); su elevada semivida plasmática, que facilita una posología cada 8-12 horas; su doble vía de eliminación, que permite no tener que ajustar las dosis en la insuficiencia renal; su supuesta utilidad en el tratamiento del dolor neuropático, por la capacidad de antagonizar con los receptores N-metil-D-aspartato; y su bajo coste.

Sin embargo, su utilidad clínica está limitada por la dificultad de titulación. La larga semivida plasmática y la acumulación en tejidos hace que las dosis no sean estables hasta cumplida una semana de tratamiento, por lo que se debe vigilar muy de cerca al paciente.

Oxicodona

Análogo semisintético de la morfina con una alta biodisponibilidad oral (60-90 %). Se elimina por metabolización hepática, produciendo escasos metabolitos activos. Tiene una potencia analgésica algo superior a la de la morfina y puede utilizarse por vía oral (preparaciones de liberación rápida y liberación retardada), subcutánea o intravenosa.

Tapentadol

Representa una nueva clase de fármacos analgésicos de acción central con un doble mecanismo de acción: agonista de receptores µ e inhibidor de la recaptación de la noradrenalina.

Se elimina por metabolismo hepático, excretándose luego en la orina en forma de metabolitos conjugados.

La formulación de liberación prolongada presenta buena eficacia clínica y mejor tolerabilidad gastrointestinal comparada con la morfina.

 Los opioides son la piedra angular en el tratamiento del dolor oncológico.

Rotación de opioides y titulación de dosis

En pacientes con dolor refractario o toxicidad intolerable, la rotación de opioides puede ser la única alternativa para conseguir un adecuado control sintomático. En más del 50 % de los casos, la rotación es efectiva.

 Los pasos a seguir para la rotación de opioides son:
1. Calcular la dosis diaria total del opioide (incluir las dosis extras).
2. Calcular la dosis equivalente del nuevo opioide (**Tabla 5-8**).
3. Disminuir por tolerancia cruzada incompleta un 25-30 % la dosis.
4. Establecer dosis de mantenimiento según la semivida del fármaco.
5. Prescribir dosis de rescate.
6. Valorar regularmente efectos secundarios y eficacia analgésica.

La titulación de dosis es el proceso a través del cual se busca la dosis necesaria para cada paciente de forma individualizada.

Para asegurar un control óptimo del dolor, debe administrarse un opioide de liberación prolongada a intervalos fijos y un opioide de liberación inmediata en los momentos de dolor irruptivo, con una dosis de, aproximadamente, un 15 % de la dosis total diaria de opioide.

Los aumentos tienen que ser de alrededor de un 25 % de la dosis total.

Si el paciente necesita más de cuatro rescates al día, conviene aumentar la dosis del opioide basal.

 El tratamiento del dolor es multimodal y combina estrategias individualizadas: tratamiento de la causa subyacente, modificación de la analgesia de base, utilización de rescates, así como terapias no farmacológicas y técnicas intervencionistas.

NUTRICIÓN EN EL PACIENTE ONCOLÓGICO

Se estima que la mitad de los pacientes con cáncer presentará caquexia a lo largo de la enfermedad, con una prevalencia de hasta el 80 % en la fase terminal de esta.

El estudio español NUPAC, diseñado para determinar la prevalencia de desnutrición en pacientes con cáncer avanzado, confirmó un 52 % de desnutrición moderada o grave, siendo del 57,7 % en el cáncer de esófago, del 50 % en el cáncer gástrico, del 47,1 % en el cáncer de laringe y del 17,6 % en

Tabla 5-8. Factor de conversión de opioides	
Conversión a morfina oral	**Factor**
Morfina por vía oral	×1
Morfina subcutánea	×2
Morfina intravenosa	×3
Oxicodona por vía oral	×2
Fentanilo intravenoso	÷10
Fentanilo transdérmico	×24 y ÷10
Buprenorfina transdérmica	÷0,583

el cáncer de próstata. El estudio mostró que existía poca conciencia de los médicos involucrados y pocos pacientes tenían un diagnóstico nutricional.

Los mecanismos que llevan a la desnutrición son múltiples: escaso aporte de energía y nutrientes, alteraciones en la digestión, absorción y metabolismo de los nutrientes y aumento de las necesidades metabólicas.

Entre las manifestaciones clínicas asociadas a la desnutrición, se encuentran la anorexia y la saciedad precoz, la astenia secundaria a la pérdida de masa muscular, la depresión, la incapacidad para concentrase y los edemas, entre otras, lo que facilita la aparición de una serie de complicaciones en estos pacientes:

- Limitación de las actividades básicas de la vida diaria.
- Peor tolerancia a los tratamientos.
- Alteraciones metabólicas.
- Mayor riesgo de infecciones.

> **!**
> - Por ello, el diagnóstico temprano es fundamental para poder realizar una adecuada intervención nutricional precoz.
> - Se recomienda una valoración nutricional de todo paciente oncológico en el momento del diagnóstico y durante el período de tratamiento para detectar pacientes desnutridos o con riesgo nutricional y realizar la intervención precoz.

Existen diferentes sistemas de cribado nutricional recomendamos por la Sociedad Europea de Nutrición Clínica y Metabolismo (ESPEN; del inglés, *European Society for Clinical Nutrition and Metabolism*) (**Tabla 5-9**).

Para establecer el diagnóstico de desnutrición se requieren, al menos, un criterio fenotípico y un criterio etiológico de los siguientes expuestos:

- Criterios fenotípicos:
  - Pérdida de peso >5 % en los seis meses previos o más del 10 % en más de seis meses.
  - Índice de masa corporal <20 kg/m^2 en <70 años, o <22 kg/m^2 en >70 años.
  - Reducción de la masa muscular determinada mediante técnicas validadas.
- Criterios etiológicos:
  - Reducción de la ingesta de alimentos: ≤50 % de los requerimientos en más de una semana o cualquier reducción durante más de dos semanas.
  - Inflamación: enfermedad/lesión aguda o relacionada con la enfermedad crónica.

Tabla 5-9. Sistemas de cribado nutricional

Subjective Global Assessment (SGA)

Malnutrition Universal Screening Tool (MUST)

Nutritional Risk Screening (NRS de 2002)

Mini Nutritional Assessment (MNA)

Short Nutritional Assessment Questionnaire (SNAQ)

Soporte nutricional en el paciente oncológico

Recomendaciones nutricionales y consejos higiénico-dietéticos

Las recomendaciones para el paciente oncológico son las siguientes:

- Entorno adecuado a la hora de comer, ambiente tranquilo y relajado, comer sentado y tomarse el tiempo necesario.
- Realizar, siempre que sea posible, algún ejercicio antes de la comida y tomar algún aperitivo que estimule el apetito. Es importante que no sea el propio paciente quien se prepare la comida.
- Alimentos variados, con la textura adecuada a cada situación y con diferentes presentaciones. Se administrará en cantidades pequeñas repartidas en cinco o seis tomas al día, procurando realizar el mayor aporte calórico en los momentos en que el paciente tolere mejor.
- Se deben evitar los condimentos excesivos, las temperaturas extremas, los fritos, los ácidos y la grasa excesiva.
- Aportar proteínas de alto contenido en calorías: leche entera, quesos, mantequilla vegetal, huevos, pescados y carne.
- La ingesta líquida debe ser abundante, alrededor de 2-3 litros al día.

Nutrición artificial

Existen diferentes tipos de nutrición artificial:

- Suplementación con nutrición enteral oral.
- Nutrición enteral por sonda.
- Nutrición parenteral.

La elección de un tipo u otro va a depender de la situación del paciente: diagnóstico oncológico, tratamiento, pronóstico, estado nutricional, requerimientos nutricionales y duración del soporte nutricional.

Las principales indicaciones de la nutrición parenteral son:

- Por contraindicación de acceso al tubo digestivo, como en casos de perforación u obstrucción intestinal.
- Por imposibilidad de acceso al tubo digestivo, como ocurre en las fístulas enterocutáneas de alto flujo, en las que no se dispone de tubos para colocar distalmente a estas, en el íleo paralítico, la hemorragia digestiva, o en una superficie de absorción insuficiente por cirugía oncológica amplia.
- Tubo digestivo ineficaz, como en el síndrome del intestino corto, las fístulas de alto flujo y la insuficiencia intestinal por enteritis inducida por radiación.
- Por baja ingesta oral o enteral. La nutrición parenteral complementaria se puede utilizar cuando existe una pérdida del 60 % de las necesidades nutricionales durante más de una o dos semanas, y se prevea una mejora del estado nutricional y de la calidad de vida.

En pacientes en situación de cuidados paliativos, el soporte nutricional debe realizarse cuando el beneficio esperado supere el potencial riesgo.

PUNTOS CLAVE

- Los cuidados paliativos constituyen una herramienta fundamental para mejorar la atención sanitaria de las personas en la fase final de la vida.
- Los principios de un control efectivo de síntomas en el paciente oncológico incluyen una valoración individualizada de la etiología o mecanismo subyacente de cada síntoma, una evaluación de los tratamientos farmacológicos y no farmacológicos disponibles, la elección de la pauta de tratamiento más sencilla, efectiva y cómoda para el paciente y la información al enfermo y a su familia.

- Se recomienda realizar una evaluación integral del dolor, teniendo en cuenta su etiología, intensidad y repercusión en el enfermo.
- Las intervenciones nutricionales deben realizarse durante todo el proceso terapéutico del paciente oncológico.
- En los pacientes con enfermedad avanzada en seguimiento por cuidados paliativos, se realizarán intervenciones nutricionales en función del pronóstico vital.

BIBLIOGRAFÍA

Álvarez Hernández J, Muñoz Carmona D, Planas Vila M, Rodríguez Rodríguez I, Sánchez Rovira P, Seguí Palmer MA. Documento de consenso. Nutr Hosp. 2008;1(1):13-48.

August DA, Huhmann MB; American Society for Parenteral and Enteral Nutrition (A.S.P.E.N.) Board of Directors. A.S.P.E.N. clinical guidelines: nutrition support therapy during adult anticancer treatment and in hematopoietic cell transplantation. JPEN J Parenter Enteral Nutr. 2009;33(5):472-500.

Bandieri E, Romero M, Ripamonti CI, Artioli F, Sichetti D, Fanizza C, et al. Randomized trial of low-dose morphine versus weak opioids in moderate cancer pain. J Clin Oncol. 2015;34(5):436-42.

Bentley A, Boyd K. Use of clinical pictures in the management of nausea and vomiting: a prospective audit. Palliat Med. 2001;15(3):247-53.

Bruera E, Sweeny C. Cachexia and asthenia in cancer patients. Lancet Oncol. 2000;1:138-47.

Cherny N, Ripamonti C, Pereira J, Davis C, Fallan M, McQuay H, et al.; Expert Working Group of the European Association of Palliative Care Network. Strategies to manage the adverse effects of oral morphine: an evidence-based report. J Clin Oncol. 2001;19(9):2542-54.

Clemens KE, Klaschick E. Management of constipation in palliative care patients. Curr Opin Support Palliat Care. 2008;2(1):22-7.

Davies MP, Hallerberg G; Palliative Medicine Study Group of the Multinational Association of Supportive Care in Cancer. A systematic review of the treatment of nausea and/or vomiting in cancer unrelated to chemotherapy or radiation. J Pain Symptom Manage. 2010;39(4):756-67.

Davis MP, Walsh D. Treatment of nausea and vomiting in advanced cancer. Support Care Cancer. 2000;8(6):444-52.

Fallon M, Giusti R, Aielli F, Hoskin P, Rolke R, Sharma M, et al. Management of cancer pain in adult patients: ESMO Clinical Practice Guidelines. Ann Oncol. 2018;29(Suppl 4): iv166-91.

González-Barboteo J, Trelis-Navarro J, Tuca-Rodríguez A, Gómez-Batiste X. Rotación de opioides: una alternativa en el tratamiento del dolor refractario en pacientes con cáncer. Med Clin (Barc). 2010;135(13):617-22.

Goodman M, Low J, Wilkinson S. Constipation management in palliative care: a survey of practices in the United Kingdom. J Pain Symptom Manage. 2005;29(3):238-44.

Hadley G, Derry S, Moore RA, Wiffen PJ. Transdermal fentanyl for cancer pain. Cochrane Database Syst Rev. 2013;2013(10):CD010270.

Laviano A, Meguid MM, Rossi-Fanelli F. Cancer anorexia: clinical implications, pathogenesis, and therapeutic strategies. Lancet Oncol. 2003;4(11):686-94.

Noguera A, Centeno C, Librada S, Nabal M. Clinical use of oral laxatives in palliative care services in Spain. Support Care Cancer. 2010;18(11):1491-4.

Paice JA, Ferrer B. The management of cancer pain. CA Cancer J Clin. 2011;61(3):157-82.

Palma Milla S, Lisbona Catalán A, Gómez Candela C. Nutrición parenteral en el paciente oncológico. Revision. Nutr Clin Med. 2015;9(2):173-87.

Pasternak GW. Opiate pharmacology and relief of pain. J Clin Oncol. 2014;32(16):1655-61.

Portenoy RK, Ahmed E. Principles of opioid use in cancer pain. J Clin Oncol. 2014;32(16):1662-70.

Ripamonti CI, Santini D, Maranzano E, Berti M, Roila F; ESMO Guidelines Working Group. Management of cancer pain: ESMO Clinical Practice Guidelines. Ann Oncol. 2012;23 Suppl 7:vii139-54.

Roila F, Herrstedt J, Aapro M, Gralla RJ, Einhorn LH, Ballatori E, et al. Guideline update for MASCC and ESMO in the prevention of chemotherapy- and radiotherapy-induced nausea and vomiting: results of the Perugia consensus conference. Ann Oncol. 2010;21 Suppl 5:v232-43.

Segura A, Pardo J, Jara C, Zugazabeitia L, Carulla J, De Las Peñas R, et al. An epidemiological evaluation of the prevalence of malnutrition in Spanish patients with locally advanced or metastatic cancer. Clin Nutr. 2005;24(5):801-14.

Stewart GD, Skipworth RJE, Fearon KCH. Cancer cachexia and fatigue. Clin Med (Lond). 2006;6(2):140-3.

Strasser F. Appraisal of current and experimental approaches to the treatment of cachexia. Curr Opin Support Palliat Care. 2007;1(4):312-6.

Valenzuela-Landaeta K, Rojas P, Basfi-fer K. Nutritional assessment for cancer patient. Nutr Hosp. 2012;27(2):516-23.

Viruzuela JA, Escobar Y, Cassinello J, Borrega P; SEOM (Spanish Society of Clinical Oncology). Treatment of cancer pain: Spanish Society of Medical Oncology (SEOM) recommendations for clinical practice. Clin Transl Oncol. 2012;14(7):499-504.

Yavuzsen T, Davis MP, Walsh D, LeGrand S, Lagman R. Systematic review of the treatment of cancer-associated anorexia and weight loss. J Clin Oncol. 2005;23(33):8500-11.

Anatomía patológica del cáncer

6

M. F. Valdivia Mazeyra

OBJETIVOS

- Exponer las características principales sobre las alteraciones histológicas y moleculares que afectan a las células ante un daño crónico y que luego son el origen de las neoplásicas malignas.
- Describir la epidemiología, los factores de riesgo y las mutaciones que dan origen a los principales cánceres en nuestro medio.
- Identificar las características histológicas y moleculares básicas de las principales neoplasias malignas para su correcto diagnóstico anatomopatológico.
- Analizar el informe anatomopatológico protocolizado de los cánceres más frecuentes en relación con sus principales hallazgos histomoleculares y los que influyen en el manejo y pronóstico posterior del paciente.

GENERALIDADES

Definición

Los tumores pueden ser *benignos* (cuando son localizados y resecables) o *malignos*. Estos últimos (conocidos como *cáncer*) son neoplasias que pueden invadir, destruir estructuras adyacentes, ser difíciles de operar y diseminarse localmente o a distancia.

Características

Alteraciones en la diferenciación y morfología celular

Desdiferenciación

Cuando las células neoplásicas van perdiendo gradualmente las características morfológicas y funcionales de las células del órgano de origen.

Anaplasia

Se conoce como anaplasia cuando no existe ninguna característica de diferenciación de órgano primario (mayor grado de desdiferenciación).

Pleomorfismo

Es la variación en la forma y tamaño celular; es decir, que las células dejan de ser uniformes.

Morfología nuclear anormal

Se observa que el tamaño de los núcleos de las células neoplásicas es mayor en relación con el volumen citoplasmático. Además, la forma de los núcleos es irregular, con la cromatina densamente agrupada (hipercromática) y con nucléolos muy grandes y visibles.

Mitosis

Las numerosas mitosis en el tejido neoplásico reflejan la elevada tasa de replicación de dicho tumor, siendo de mayor importancia en cuanto a la malignidad de dicho tumor las mitosis anómalas y atípicas.

Pérdida de la polaridad

Cuando las células neoplásicas pierden la orientación habitual entre sí o en relación con la membrana basal, provocando un crecimiento desorganizado.

Otras alteraciones

El estroma acompañante se torna más vascularizado, debido al estímulo angiogénico que genera la propia proliferación neoplásica, como consecuencia de la gran proliferación celular.

Cambios morfológicos secundarios a la adaptación celular a un daño crónico

Metaplasia

Es el reemplazo de un tipo celular por otro y, en la mayoría de los casos, ocurre durante un proceso de reparación o regeneración tisular.

Displasia

Ocurre, principalmente, en células epiteliales cuando tienen un crecimiento desordenado y se pierde la estructura tisular normal. Además, se altera la morfología celular.

Carcinoma *in situ*

Cuando la displasia es grave, afecta a todo el espesor del epitelio y no atraviesa la membrana basal.

Generalmente, los cambios celulares se producen en el orden antes mencionado, pero no siempre se debe considerar que la metaplasia/displasia va a progresar obligatoriamente hacia un tumor maligno.

Invasión local

La proliferación desorganizada de la neoplasia provoca la infiltración y destrucción de los tejidos y estructuras vecinos, haciendo que los tumores malignos tengan una mala delimitación y, generalmente, carezcan de una cápsula.

Metástasis

Se trata de la diseminación de las células neoplásicas a lugares sin vecindad al tumor primario. Generalmente, un tumor maligno tiene mayor probabilidad de metastatizar cuanto mayor es la presencia de las características anteriormente mencionadas. Además, las posibilidades de curación de dicha neoplasia disminuyen marcadamente cuando existen metástasis.

La diseminación tumoral puede ocurrir por tres vías de propagación:

- *Siembra directa*: cuando la infiltración ocurre hacia órganos que no tienen una barrera física de delimitación, como las cavidades y superficies (pleural, peritoneal, pericárdica, subaracnoidea, articular).
- *Diseminación linfática*: la diseminación por medio de los vasos linfáticos es muy frecuente en tumores de estirpe epitelial y menor en los de estirpe mesenquimal.
- *Diseminación hematógena*: la diseminación a través de los vasos sanguíneos se observa frecuentemente en los sarcomas, aunque también se presenta en los tumores epiteliales. La presencia histológica de invasión vascular en la neoplasia primaria es una característica muy relacionada con las metástasis hematógenas.

Bases moleculares del cáncer

El origen en la formación de las neoplasias malignas es muy complejo y cada día se conocen múltiples vías moleculares alteradas asociadas a la aparición de los tumores según el órgano de donde provengan. Existe una base que tener en cuenta en relación con el origen genético de los tumores: se trata del daño genético celular y la posterior acumulación de mutaciones con la expansión clonal de la célula afectada (**Fig. 6-1**).

CÁNCER DE PULMÓN

Etiología y patogenia

Tabaco

Es muy conocida y está bien estudiada la relación estrecha entre el tabaquismo y el origen de cáncer pulmonar, que se presenta en casi el 80 % de los fumadores (activos o que dejaron que fumar recientemente). Existe una correlación lineal entre los paquetes-año fumados y la frecuencia de cáncer pulmonar. También hay que tener en cuenta los efectos cancerígenos del tabaco en personas no fumadoras, como es el caso de la exposición pasiva al humo del tabaco.

Según la Organización Mundial de la Salud (OMS), aproximadamente, el 25 % de cánceres de pulmón a nivel mundial se presenta en personas no fumadoras, siendo más frecuente en países occidentales. Este tipo de cánceres ocurren generalmente en mujeres, y es del tipo de adenocarcinoma. Tienen mayor relación con mutaciones del gen *EGFR*, y las mutaciones del gen *TP53* no son infrecuentes.

Riesgos industriales

Existen varios elementos ambientales relacionados con distintas ocupaciones que aumentan considerablemente el riesgo de padecer cáncer pulmonar, como el amianto, el arsénico, el cromo, el uranio, el níquel, el cloruro de vinilo, el gas mostaza, las radiaciones ionizantes, etc. En varios casos, el cáncer pulmonar secundario a estos agentes, tiene un período

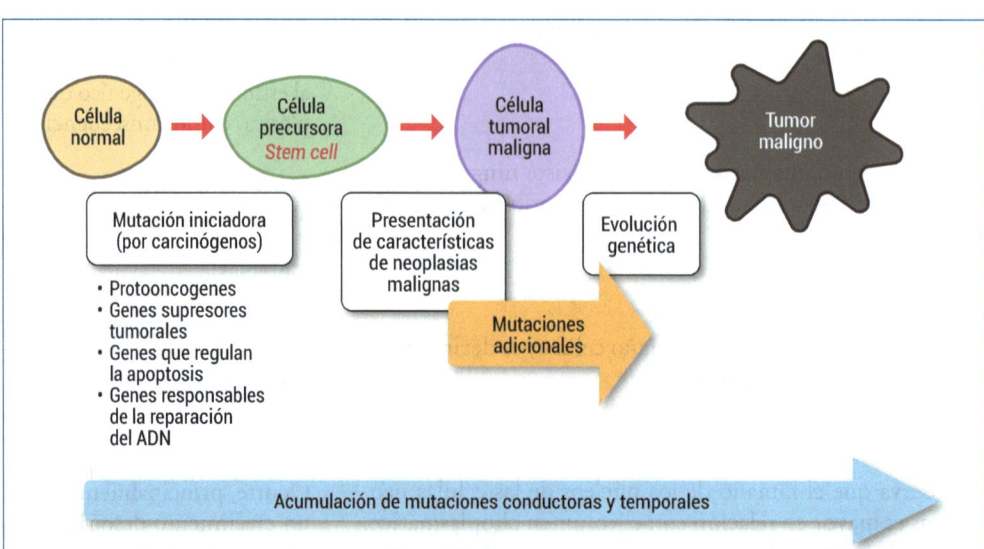

Figura 6-1. Desarrollo de una neoplasia maligna mediante la adquisición de mutaciones. ADN: ácido desoxirribonucleico.

de latencia muy prolongado (desde 10 hasta 30 años tras la exposición).

Contaminación ambiental

La exposición crónica a sustancias tóxicas suspendidas en la niebla tóxica (*smog*) produce un proceso de inflamación crónica y reparación, constituyendo un factor de riesgo sinérgico en combinación con otros elementos (como el tabaco).

Mutaciones adquiridas

Se ha observado que el cáncer pulmonar relacionado con el tabaco se originaría por la acumulación de varias mutaciones genéticas (iniciadoras y conductoras) a lo largo del curso de la evolución de la enfermedad, como son las siguientes:

- Adenocarcinoma: se asocia a mutaciones en oncogenes con ganancia de función de estos en un tercio de los casos de adenocarcinomas, aproximadamente. Ejemplos de dichos oncogenes serían: el gen *EGFR*-exón 19 (el 10-15 % en neoplasias pulmonares en personas de raza blanca fumadoras y un porcentaje más alto en personas asiáticas no fumadoras), el gen *ALK* (el 3-5 % de neoplasias pulmonares), el gen *ROS-1* (el 1 % de neoplasias pulmonares), el gen *MET* (el 2-5 % de neoplasias pulmonares), el gen *RET* (el 1-2 % de neoplasias pulmonares), el gen *BRAF* (el 2 % de neoplasias pulmonares), el gen *PI3K* (el 2 % de neoplasias pulmonares) y el gen *KRAS* (el 30 % de tumores).
- Carcinoma epidermoide: generalmente, se asocia a deleciones cromosómicas que alteran distintos locus de genes supresores tumorales, como: 3p, 9p (del gen *CDKN2A*) y 17p (del gen *TP53*). Otros carcinomas epidermoides tienen la amplificación del gen *FGFR1*.

Gracias al estudio y reconocimiento de muchas de estas mutaciones en los distintos cánceres de pulmón, se han podido plantear en los últimos años muchas dianas terapéuticas para el manejo de estos tumores. Por lo tanto, es muy importante el diagnóstico de las principales mutaciones por medio de la ayuda histológica-molecular para plantear el tratamiento adecuado del paciente.

Clasificación

Véase la **tabla 6-1**.

Adenocarcinoma

Lesiones precursoras

Hiperplasia adenomatosa atípica

Son lesiones pequeñas (inferiores a 5 mm), simples o múltiples. Se observa en estas lesiones un incremento de neumocitos displásicos, que revisten los alvéolos que se encuentran ligeramente fibróticos.

Tabla 6-1. Clasificación del cáncer de pulmón	
Adenocarcinoma (50 %)	• Adenocarcinoma *in situ* • Adenocarcinoma mínimamente invasivo (no mucinoso y mucinoso) • Adenocarcinoma no mucinoso invasivo • Adenocarcinoma mucinoso invasivo
Carcinoma epidermoide (20 %)	• Queratinizante, no queratinizante, basaloide
Tumores neuroendocrinos	• Carcinoma de células pequeñas (15 %) (y combinado) • Carcinoma neuroendocrino de células grandes (y combinado) • Tumor carcinoide (típico y atípico)
Otros (13 %)	

Adenocarcinoma *in situ*

Anteriormente se denominaba *carcinoma bronquioloalveolar*. Se trata de lesiones que miden menos de 3 cm y pueden objetivarse radiológicamente como nódulos periféricos solitarios, nódulos múltiples, como una consolidación o, rara vez, de forma difusa. Está compuesto por neumocitos más displásicos que en la hiperplasia adenomatosa atípica y se disponen siguiendo un patrón lepídico (revistiendo las paredes alveolares). Pueden ser o no del tipo mucinoso.

Adenocarcinoma invasor

Presentan diferenciación glandular y pueden o no tener producción de mucina. Se localizan, generalmente, en la periferia del lóbulo pulmonar y tienden a ser más pequeños que los carcinomas epidermoides. Se han descrito varios patrones de crecimiento como: el acinar (las células forman estructuras muy parecidas a glándulas), el lepídico (las células se ubican siguiendo los tabiques alveolares), el papilar (existen ejes fibrovasculares recubiertos por células neoplásicas), el micropapilar (las células forman estructuras parecidas a papilas sin ejes vasculares) y el sólido (**Fig. 6-2**). El patrón acinar es el más frecuente, y los patrones micropapilar y sólido, los de peor pronóstico.

Histológicamente, se suelen observar elementos glandulares evidentes en los tumores bien diferenciados, pero se podrían ver también sábanas compactas de células pleomórficas en los casos poco diferenciados.

Para determinar el componente invasor, se debe observar que las células neoplásicas infiltran los tabiques alveolares en más de 5 mm. Cuando la neoplasia mide menos de 3 cm y el componente invasor es pequeño (menor de 5 mm), se denomina *adenocarcinoma microinvasor*.

El adenocarcinoma puede presentar extensión por los espacios alveolares a distancia del tumor principal.

En el estudio inmunohistoquímico, las células neoplásicas expresan citoqueratina 7, napsina A, y el factor 1 de transcripción tiroideo (TTF-1; del inglés, *thyroid transcription factor 1*).

Como se mencionó anteriormente, el adenocarcinoma presenta múltiples mutaciones genéticas, que actualmente

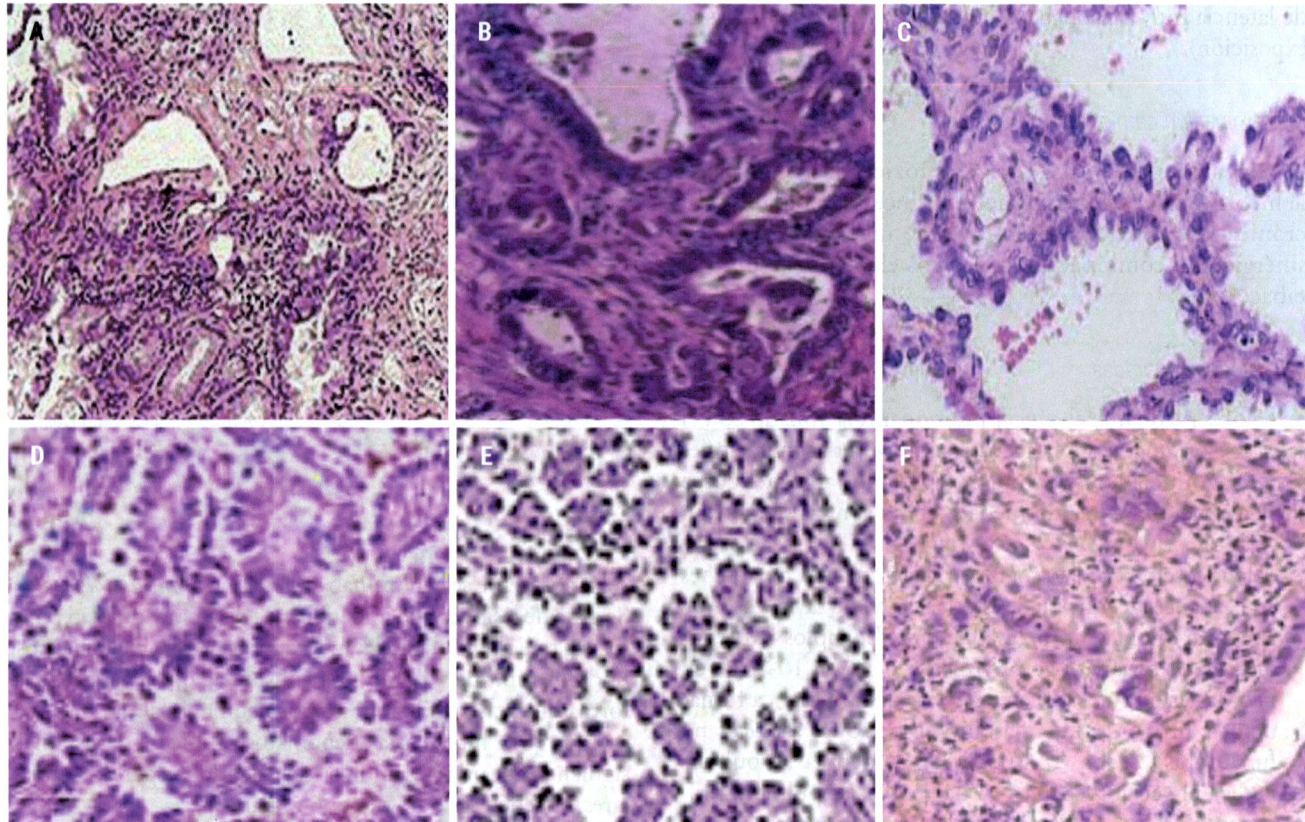

Figura 6-2. Adenocarcinoma pulmonar: patrones. **A)** Adenocarcinoma invasor. **B)** Patrón acinar. **C)** Patrón lepídico. **D)** Patrón papilar. **E)** Patrón micropapilar. **F)** Patrón sólido.

son dianas terapéuticas; por lo tanto, en los estudios complementarios en los casos de adenocarcinomas en estadios avanzados, se evalúa de forma protocolizada la presencia de mutaciones del gen *EGFR* y el gen *KRAS* con estudios moleculares de amplio espectro y el reordenamiento de los genes *ALK* y *ROS* mediante inmunohistoquímica (tinción citoplasmática en la celularidad tumoral) o análisis de hibridación por fluorescencia *in situ* (FISH; del inglés, *fluorescence in situ hybridization*). Además, se incluye la evaluación inmunohistoquímica en relación con la sobreexpresión de PD-L1 (tinción de membrana en el más del 1 % o del 50 % de la celularidad tumoral) y la posibilidad de recibir inmunoterapia con inhibidores de puntos de control (PD-L1/PD-1) en estos carcinomas (**Fig. 6-3**).

También se puede realizar el estudio de mutaciones génicas no esenciales como: *MET*, *HER2*, *RET*, *MEK1*, *PIK3CA*, *NTRK1*, *KRAS*, etcétera.

Carcinoma epidermoide

Lesiones precursoras

Metaplasia escamosa y displasia

El epitelio normal de las vías respiratorias (ciliado seudoestratificado), a consecuencia del daño y reparación crónica, se transforma en un epitelio escamoso estratificado, que, posteriormente, adopta características morfológicas de malignidad.

Carcinoma *in situ*

Se denomina así a esta neoplasia cuando los cambios displásicos abarcan todo el espesor del epitelio sin sobrepasar la membrana basal de este.

Carcinoma epidermoide invasivo

A medida que la neoplasia prolifera, puede adoptar las siguientes formas de crecimiento: exofítico hacia la luz bronquial (masa oclusiva que provoca atelectasias o infecciones) o penetrar hacia la pared bronquial y crecer en el tejido peribronquial o hacia el parénquima pulmonar.

En la mayoría de los casos, la tumoración es central, de consistencia firme, con áreas hemorrágicas, necróticas o cavitada.

En el estudio histológico, se identifican puentes intercelulares o focos de queratinización (formación de perlas córneas o células con un citoplasma intensamente eosinófilo) en las lesiones bien diferenciadas. Dichas características van disminuyendo a medida que la neoplasia pierde diferenciación. La celularidad neoplásica en la evaluación inmunohistoquímica expresa p63 y p40 (**Fig. 6-4**).

Al igual que en la evaluación complementaria realizada en el adenocarcinoma, en el carcinoma epidermoide en estadios avanzados, se deben realizar estudios protocolizados de mutaciones del gen *EGFR* de amplio espectro y expresión inmunohistoquímica de PD-L1. Hay que tener en cuenta que

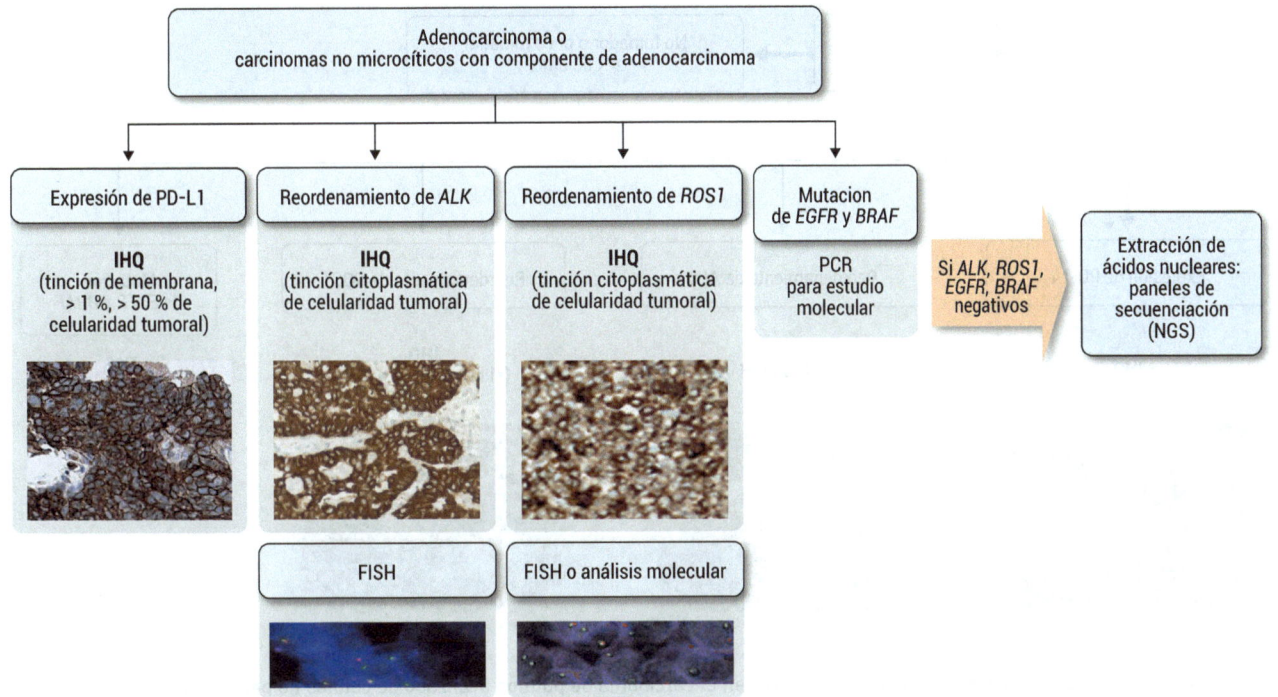

Figura 6-3. Algoritmo de determinación de biomarcadores en el carcinoma de pulmón avanzado de células no pequeñas. FISH: hibridación por fluorescencia *in situ* (del inglés, *fluorescence in situ hybridization*); IHQ: inmunohistoquímica; NGS: secuenciación masiva en paralelo (del inglés, *next-generation sequencing*); PCR: reacción en cadena de la polimerasa (del inglés, *polymerase chain reaction*); PD-L1: ligando 1 de muerte celular programada (del inglés, *programmed death-ligand 1*).

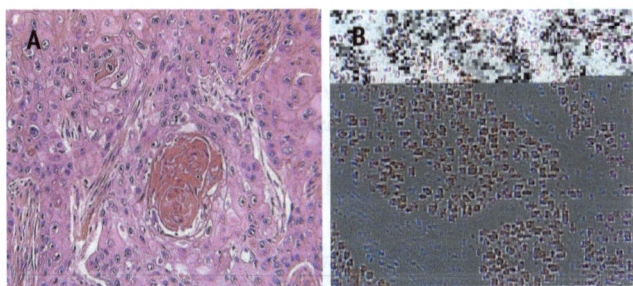

Figura 6-4. Carcinoma epidermoide pulmonar. **A)** Carcinoma epidermoide queratinizante moderadamente diferenciado. **B)** Tinción nuclear p40 en la celularidad neoplásica del carcinoma epidermoide.

el panel de estudio se ampliará en pacientes con carcinoma epidermoide que nunca fumaron o fumaron muy poco o son menores de 50 años (**Fig. 6-5**).

Evaluación anatomopatológica

En el estudio macroscópico e histológico de la lesión neoplásica, se informará sobre los siguientes aspectos más importantes, que influirán en el diagnóstico, el manejo y el pronóstico del paciente:

- Localización, tamaño y focalidad tumoral.
- Histología (tipo celular, patrones asociados y grado de diferenciación).
- Diseminación por espacios aéreos (en el adenocarcinoma): se denomina a la agrupación de células tumorales o células aisladas que se extienden más allá del borde del tumor primario en el resto del parénquima pulmonar a través de los espacios aéreos.
- Invasión pleural: con ayuda de tinciones complementarias (tinción de fibras elásticas de Van Gieson), se puede determinar cuándo la neoplasia infiltra más allá de la capa elástica externa de la pleura sin sobrepasar la superficie de la pleura visceral (tipo PL-1) o cuándo llega por encima de la superficie pleural visceral (tipo PL-2).
- Invasión directa a estructuras adyacentes (carina, pleura parietal, pericardio, diafragma, corazón, esófago, vértebras, etc.).
- Invasión linfovascular.
- Efecto del tratamiento neoadyuvante: se evalúa el porcentaje de tumoración viable, necrosis, fibrosis e inflamación observado en los cortes histológicos.
- Estado de los márgenes quirúrgicos: se evalúan los márgenes bronquiales principales y vasculares. Se determina con márgenes afectados, en los cuales se observa celularidad tumoral en contacto con el margen propiamente dicho. Además, se registra la distancia más cercana a la que se encuentra la neoplasia a un margen correspondiente.
- Ganglios linfáticos regionales: se estudian el número de ganglios linfáticos aislados y el número de ganglios que presentan focos de metástasis del carcinoma.

Estadificación TNM patológica

Según la 8ª edición de la clasificación del Comité Estadounidense del Cáncer (AJCC; del inglés, American Joint

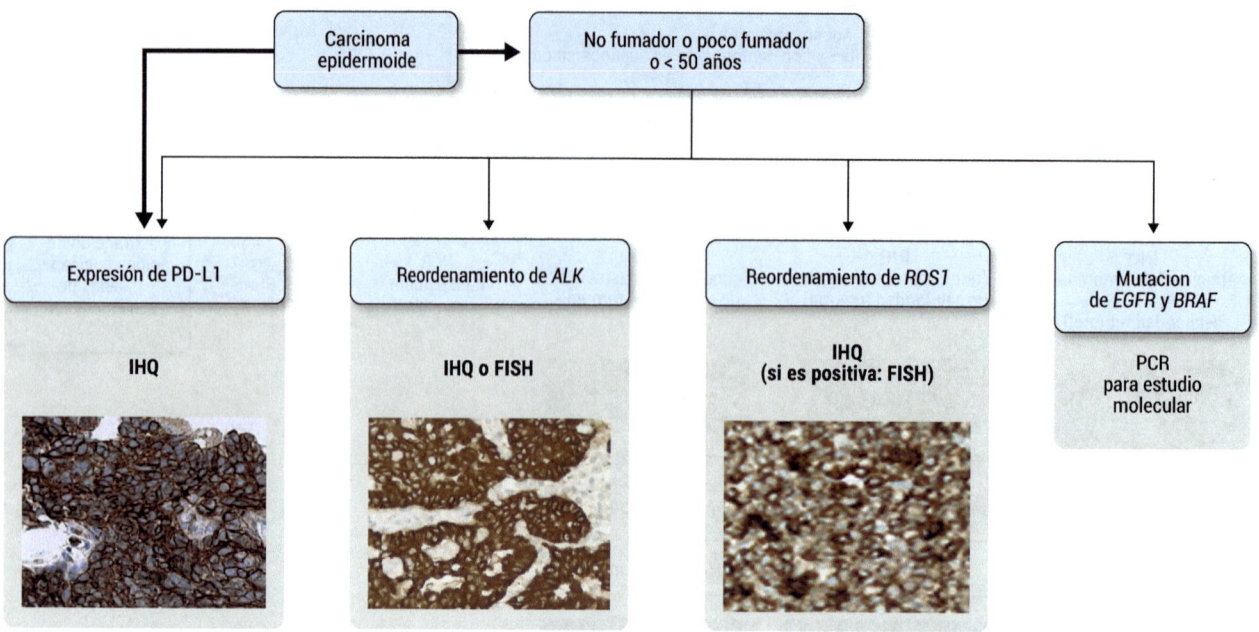

Figura 6-5. Algoritmo de determinación de biomarcadores en el carcinoma de pulmón avanzado de células no pequeñas. FISH: hibridación por fluorescencia *in situ* (del inglés, *fluorescence in situ hybridization*); IHQ: inmunohistoquímica; PCR: reacción en cadena de la polimerasa (del inglés, *polymerase chain reaction*); PD-L1: ligando 1 de muerte celular programada (del inglés, *programmed death-ligand 1*).

Committe on Cancer) (**Tabla 6-2**), se deben informar los hallazgos anatomopatológicos con los hallazgos relativos al tumor (T), la afectación ganglionar (N) y la metástasis a distancia (M: si se dispone de dicha información), anteponiendo las siguientes letras:

- p: indica que se trata de la evaluación anatomopatológica.
- m: la evaluación es de tumores primarios múltiples.
- y: la neoplasia estudiada fue posterior al tratamiento.

CARCINOMA DE PÁNCREAS

Patogenia

El carcinoma de páncreas se origina por la mutación genética asociada a la expresión modificada de oncogenes y genes supresores tumorales. Los más comunes son:

- Mutaciones activadoras del oncogén *KRAS* (> 90 % de los casos).

Tabla 6-2. Estadificación del cáncer de pulmón según la clasificación TNM del American Joint Committe on Cancer (AJCC)

	Tis	Adenocarcinoma *in situ*, carcinoma epidermoide *in situ*
Tumor (T)	T1	Tumor ≤3 cm sin afectación de la pleura o del bronquio principal (T1 mi: adenocarcinoma mínimamente invasivo; T1a: < 1 cm; T1b: 1-2 cm; T1c: 2-3 cm)
	T2	Tumor de 3-5 cm o con afectación del bronquio principal, pero no de la carina, afectación de la pleura visceral o atelectasias lobulares (T2a: 3-4 cm, T2b: 4-5 cm)
	T3	Tumor >5-7 cm o tumor con afectación de la pleura parietal, de la pared torácica, del diafragma, del nervio frénico, de la pleura mediastínica, del pericardio parietal o nódulos tumorales independientes en el mismo lóbulo
	T4	Tumor >7 cm o cualquier tumor con invasión del mediastino, del corazón, de los grandes vasos, de la tráquea, del nervio laríngeo recurrente, del esófago, del cuerpo vertebral o de la carina, o nódulos tumorales independientes en un lóbulo homolateral diferente
Ganglios linfáticos regionales (N)	N0	Sin metástasis en los ganglios linfáticos regionales
	N1	Afectación intraparenquimatosa o peribronquial homolateral o afectación hiliar nodular
	N2	Metástasis en ganglios linfáticos mediastínicos o subcarinales homolaterales
	N3	Metástasis en ganglios linfáticos mediastínicos o hiliares contralaterales, escaleno homolateral o contralateral, o ganglios linfáticos supraclaviculares
Metástasis a distancia (M)	M0	Sin metástasis a distancia
	M1	Metástasis a distancia (M1a: nódulo tumoral independiente en el lóbulo contralateral, o nódulos pleurales, o derrame maligno pleural o pericárdico; M1b: metástasis extratorácica aislada en un solo órgano; M1c: metástasis extratorácicas múltiples)

TNM: estadificación de tumor, afectación ganglionar y metástasis a distancia.

- Mutaciones inactivadoras del gen *CDKN2A* (30 % de los casos).
- Mutaciones inactivadoras del gen supresor tumoral *SMAD4* (55 % de los casos).
- Mutaciones inactivadoras del gen *TP53* (70-75 % de los casos).

En el origen del cáncer pancreático, también influye la presencia de factores de riesgo, como: tabaquismo, pancreatitis, obesidad visceral, diabetes *mellitus* y cuadros de predisposición hereditaria, como el síndrome de Peutz-Jeghers (mutación del gen *STK1*), pancreatitis hereditaria (alteración del gen *PRSS1*, *SPINK1*), síndrome de melanoma-nevos displásicos múltiples familiares (mutación del gen *CDKN2A*), cáncer de mama y ovario hereditarios (mutaciones múltiples: *BRCA1*, *BRCA2*, *PALB2*, *ATM*) y cáncer colorrectal hereditario no poliposo (mutaciones múltiples: *MLH1*, *MSH2*, *PMS2*).

Clasificación

Véase la **tabla 6-3**.

Adenocarcinoma ductal

Lesiones precursoras

Véase la **figura 6-6**.

Neoplasia intraepitelial pancreática

Se trata del desarrollo de epitelio displásico en los conductos pancreáticos pequeños, siendo, generalmente, hallazgos microscópicos y que se ubican cerca de los adenocarcinomas invasivos. Dado a que estas lesiones presentan las mismas alteraciones genéticas que los carcinomas invasivos, se considera que, aproximadamente, el 90 % de estos últimos, se originan a partir de la neoplasia intraepitelial pancreática.

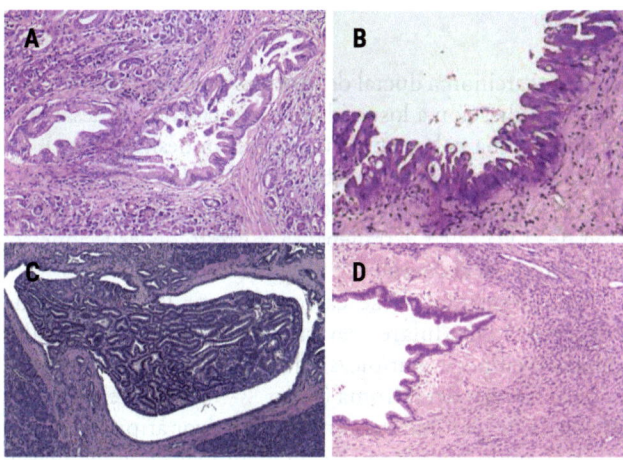

Figura 6-6. Lesiones precursoras del carcinoma pancreático. **A)** Neoplasia intraepitelial pancreática de grado 2. **B)** Neoplasia mucinosa papilar intraductal. **C)** Neoplasia tubulopapilar intraductal. **D)** Neoplasia quística mucinosa.

Neoplasia mucinosa papilar intraductal

Es una lesión que se forma en el conducto pancreático principal o sus ramas secundarias y se ubica, generalmente, en la cabeza pancreática. A pesar de ser lesiones pequeñas (< 1 cm), cuando se localizan en el conducto principal, a menudo, son sintomáticas. Se caracteriza por la presencia de formaciones papilares tapizadas por un epitelio cilíndrico productor de mucina, con distintos grados de atipia y con cuatro variantes histológicas: gástrica, intestinal, pancreatobiliar y oncocítica. En un tercio de los casos de neoplasia mucinosa papilar intraductal, se observa un componente de carcinoma invasivo asociado, y este último es el factor pronóstico.

Neoplasia tubulopapilar intraductal

Se ubica en la cabeza pancreática en, aproximadamente, el 50 % de los casos y está formado por glándulas tubulares intraductales muy empaquetadas, glándulas cribiformes y algunas estructuras papilares. El componente epitelial puede tener distintos grados de atipia citológica (grados de displasia). Presenta un componente de carcinoma invasivo en más del 50 % de casos.

Neoplasia quística mucinosa

Es una lesión quística multilocular con contenido mucinoso, que se localiza en el cuerpo o la cola del páncreas y no tiene comunicación con los conductos pancreáticos. Se presenta, en su mayoría, en mujeres de mediana edad. Dicha lesión está recubierta en el interior por un epitelio cilíndrico productor de mucina, con un estroma subyacente de tipo ovárico (positivo para marcadores inmunohistoquímicos de receptores de estrógenos, progesterona e inhibina). El epitelio interno del quiste puede tener distintos grados de displasia. Aproximadamente, un tercio de los casos de neoplasia quística mucinosa se acompaña de un componente de carcinoma invasivo.

Tabla 6-3. Clasificación del carcinoma de páncreas	
Adenocarcinoma ductal (85-90 %)	Tipo NE, carcinoma coloide, carcinoma de células en «anillo de sello», carcinoma medular, carcinoma adenoescamoso, carcinoma hepatoide, carcinoma de células grandes con fenotipo rabdoide, carcinoma indiferenciado, carcinoma indiferenciado con células gigantes de tipo osteoclastos, etcétera
Carcinoma de células acinares (1-2 %)	Tipo NE, cistoadenocarcinoma de células acinares, carcinoma mixto neuroendocrino-acinar, carcinoma mixto ductal-acinar, carcinoma mixto neuroendocrino-ductal, carcinoma mixto ductal-acinar
Otros	Pancreatoblastoma, neoplasia sólido-seudopapilar, carcinoma neuroendocrino de células grandes, carcinoma neuroendocrino de células pequeñas, etc.

NE: no especificado.

Definición

El adenocarcinoma ductal de páncreas tiene una gran capacidad de infiltración a los tejidos peripancreáticos y desarrollo de un estroma colágeno denso (reacción desmoplásica). La mayoría de las lesiones se ubican en la cabeza del páncreas (60 %) y forman lesiones exofíticas, que producen obstrucción de la vía biliar extrahepática. El resto de las lesiones se encuentran en el cuerpo (15 %) y la cola (5 %).

Histológicamente, se caracteriza por la presencia de estructuras glandulares revestidas por células epiteliales cúbicas o cilíndricas atípicas y de carácter infiltrativo difuso entre la fibrosis del estroma (v. **Fig. 6-6**). De acuerdo con la presencia de glándulas con menor o mayor atipia, se determina el grado de diferenciación glandular de la neoplasia. Frecuentemente, presentan invasión vascular-linfática, perineural y siembra directa a otros órganos intraabdominales; además, pueden existir metástasis a distancia (a hígado y pulmones).

En el estudio inmunohistoquímico, la lesión neoplásica presenta positividad para los marcadores: citoqueratinas (CK) 7, CK 8, CK 18 y CK 19; mucinas MUC1, MUC3, MUC4 y MUC5AC; antígeno carcinoembrionario (CEA; del inglés, *carcinoembryonic antigen*); CA 125 y CA 19-9. La pérdida de expresión de los siguientes marcadores puede ayudar en el diagnóstico: pVHL (en > 90 % de adenocarcinomas) y SMAD4/DPC4 (en un 55 % de adenocarcinomas; específico de carcinomas *in situ* o invasivos) (**Fig. 6-7**).

El pronóstico es desfavorable y la supervivencia a los cinco años es del 3-5 %. La resecabilidad del tumor es el factor más importante para el pronóstico.

Evaluación anatomopatológica

En el estudio macroscópico e histológico de la lesión neoplásica, se informa sobre los siguientes aspectos más importantes que influirán en el diagnóstico, el manejo y el pronóstico del paciente:

- Localización y tamaño tumoral.
- Histología (tipo celular y grado de diferenciación).

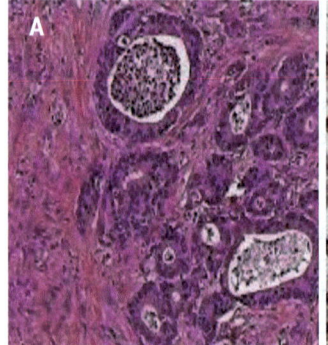 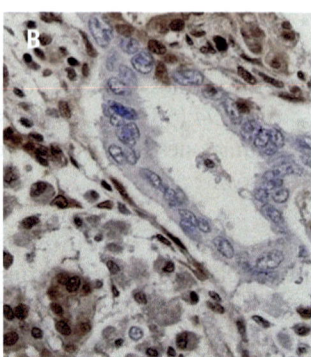

Figura 6-7. Adenocarcinoma ductal de páncreas. **A)** Diferenciación glandular moderada y estroma desmoplásico. **B)** Glándula atípica con pérdida del marcador SMAD4.

- Extensión directa a estructuras adyacentes (superficie pancreática, ampolla de Vater, duodeno, vía biliar, vena porta, vena mesentérica, arteria mesentérica, arteria hepática común, etcétera).
- Invasión linfovascular.
- Invasión perineural.
- Efecto del tratamiento neoadyuvante: se evalúa la cantidad de celularidad neoplásica viable según la escala de regresión tumoral de Ryan modificada (respuesta «completa», «casi completa», «parcial» o «sin respuesta»).
- Estado de los márgenes quirúrgicos: se evalúan los márgenes gástrico, duodenal, de la vía biliar y peripancreático. Se determina como márgenes afectados aquellos en los cuales se observa celularidad tumoral en contacto con el margen propiamente dicho. Además, se establece la distancia más cercana a la que se encuentra la neoplasia de un margen correspondiente.
- Ganglios linfáticos regionales: se estudia el número de ganglios linfáticos aislados y el número de ganglios que presentan focos de metástasis del carcinoma.

Estadificación TNM patológica

Según la 8ª edición de la clasificación TNM del AJCC (**Tabla 6-4**), se deben informar los hallazgos anatomopatológicos del tumor (T), afectación ganglionar (N) y metás-

Tabla 6-4. Estadificación del cáncer de páncreas según la clasificación TNM del American Joint Committe on Cancer (AJCC)

	Tis	Carcinoma *in situ* (neoplasia intraepitelial pancreática 3, neoplasia mucinosa papilar intraductal con displasia de alto grado, neoplasia tubulopapilar intraductal con displasia de alto grado, neoplasia quística mucinosa con displasia de alto grado)
Tumor (T)	T1	Tumor ≤ 2 cm (T1a: < 0,5 cm; T1b: > 0,5 y < 1 cm; T1c: 1-2 cm)
	T2	Tumor de 2-4 cm
	T3	Tumor > 4 cm
	T4	Tumor que compromete el tronco celíaco o la arteria mesentérica superior o la arteria hepática común
Ganglios linfáticos regionales (N)	N0	Sin metástasis en los ganglios linfáticos regionales
	N1	Metástasis en 1-3 ganglios linfáticos regionales
	N2	Metástasis en cuatro o más ganglios linfáticos regionales
Metástasis a distancia (M)	M0	Sin metástasis a distancia
	M1	Metástasis a distancia

TNM: estadificación de tumor, afectación ganglionar y metástasis a distancia.

tasis a distancia (M; si se dispone de dicha información), anteponiendo las siguientes letras:

- p: indica que se trata de la evaluación anatomopatológica.
- m: la evaluación es de tumores primarios múltiples.
- y: la neoplasia estudiada fue posterior al tratamiento.

CÁNCER DE MAMA

Epidemiología

El cáncer de mama es la neoplasia más frecuente y más mortal entre las mujeres a nivel mundial. En Estados Unidos en el año 2019, más de 260.000 mujeres fueron diagnosticadas de cáncer de mama infiltrante y más de 40.000 mujeres fallecieron a causa de este. Su incidencia se incrementa después de los 30 años y cuando la paciente es de ascendencia europea. El riesgo de muerte ha disminuido entre las mujeres jóvenes y mayores debido a la detección selectiva mamográfica y por las diversas modalidades terapéuticas.

Patogenia

Factores de riesgo

Véase la **tabla 6-5**.

Alteraciones mutacionales en el cáncer de mama familiar

Aproximadamente, el 12 % de los cánceres de mama se originan por herencia de un gen o varios genes de predisposición, representando las mutaciones de penetrancia moderada a alta entre el 8 y el 17 % de casos. Los genes de penetrancia elevada más importantes son los genes supresores tumorales, siendo las mutaciones en los genes *BRCA1* y *BRCA2* responsables del 80 al 90 % de casos de cánceres de mama monogénicos y entre el 3 y el 6 % de los cánceres de mama en general.

Tabla 6-5. Factores de riesgo de cáncer de mama	
Factores de riesgo	**Riesgo relativo**
• Sexo femenino • Incremento de la edad • Antecedentes familiares claros (más de un pariente de primer grado, de edad joven, múltiples cánceres) • Antecedentes personales • Mutaciones germinales con penetrancia elevada • Alta densidad mamaria	> 4,0
• Antecedentes familiares (un pariente de primer grado) • Radiación en dosis altas en el tórax a una edad temprana • Mutaciones germinales con penetrancia moderada	2,1-4,0
• Menarquia temprana (< 12 años) • Primer embarazo tardío (> 35 años) • Ausencia de lactancia materna • Nuliparidad • Menopausia tardía (> 55 años) • Tratamiento hormonal exógeno • Consumo elevado de alcohol • Obesidad posmenopáusica • Inactividad física	1,1-2,0

En la **tabla 6-6**, se presentan las mutaciones más frecuentemente asociadas a la predisposición al cáncer de mama hereditario.

Clasificación

Clasificación histológica

Los principales subtipos son: carcinoma ductal (*in situ* e invasivo; de tipo no especificado) y carcinoma lobulillar (*in situ* e invasivo). Existen otros subtipos menos frecuentes, como: carcinoma tubular, carcinoma mucinoso, adenocarcinoma apocrino, carcinoma metaplásico, carcinoma papilar encapsulado con invasión, carcinoma sólido papilar con invasión, carcinoma adenoide quístico, tumor neuroendocrino, carcinoma neuroendocrino, etcétera.

Clasificación molecular

Los principales subtipos se muestran en la **tabla 6-7**.

Carcinoma ductal

Se trata de una proliferación clonal de células epiteliales de los conductos mamarios.

Lesión precursora: carcinoma ductal in situ o carcinoma intraductal (CID)

Se trata de una lesión que se produce por el crecimiento anormal de células que revisten los conductos mamarios y se limita a ellos. Estas lesiones se encuentran rodeadas por células mioepiteliales y pueden extenderse por el sistema ductal de dicha mama. El CID se origina, a su vez, a partir de la *hiperplasia ductal atípica*, la cual se define por la presencia de células epiteliales ductales con características citológicas o arquitecturales similares a las del CID de bajo grado y que mide < 2 mm de diámetro o hay < 2 espacios ductales afectados (**Fig. 6-8**).

El CID presenta cuatro patrones de crecimiento (**Fig. 6-9**):

- *Cribiforme*: presenta espacios redondeados entre las células y pueden contener material secretor calcificado.
- *Comedociano*: las células neoplásicas se disponen formando una lesión nodular imprecisa con núcleos pleomorfos de alto grado y un área central necrótica.
- *Papilar*: se observan estructuras papilares formadas por ejes fibrovasculares sin capa de células mioepiteliales.
- *Micropapilar*: existen protrusiones complejas de tipo bullosa y sin presencia de ejes fibrovasculares.

Además, se debe evaluar el grado nuclear en el CID, tomando los parámetros que se exponen en la **tabla 6-8**.

En el estudio inmunohistoquímico del CID, se deben evaluar los siguientes marcadores (**Fig. 6-10**):

- Receptores de estrógenos y progesterona: se determina el porcentaje de núcleos de la celularidad neoplásica que presentan, las tinciones y la intensidad de estos. El porcentaje

Tabla 6-6. Mutaciones más frecuentemente asociadas a la predisposición al cáncer de mama hereditario

	Gen (síndrome)	Riesgo de cáncer de mama	% de cánceres monogénicos	Otros cánceres asociados
Mutaciones germinales de elevada penetrancia	*BRCA1* (Cáncer de mama y ovario familiar)	40-90 % (femenino) 1 % (masculino)	55 %	Ovárico, trompa de Falopio, próstata, páncreas, etc.
	BRCA2 (Cáncer de mama y ovario familiar)	30-60 % (femenino) 6 % (masculino)	35 %	Ovárico, próstata, páncreas, etc.
	PTEN (Síndrome de Cowden)	20-80 % (femenino) <1 % (masculino)	<1 %	Endometrio, tiroides, otros
	CDH1 (Carcinoma gástrico difuso hereditario)	50 % (femenino)	<1 %	Cáncer de estómago de células «en anillo de sello», colon
	TP53 (Síndrome de Li-Fraumeni)	50-60 % (femenino) <1 % (masculino)	<1 %	Leucemia, tumores cerebrales, sarcomas, etc.
	STKI1 (Síndrome de Peutz-Jeghers)	40-60 % (femenino)	<1 %	Colon, ovárico, páncreas, etc.
	PALB2 (Cáncer de mama hereditario)	30-60 % (femenino) <1 % masculino	<1 %	Páncreas, próstata
Mutaciones germinales de moderada penetrancia	*ATM* (Ataxia-telangiectasia)	15-30 % (femenino)	5 %	
	CHEK2 (Cáncer de mama hereditario)	10-30 % (femenino)	5 %	Tiroides, próstata, colon, riñón

Tabla 6-7. Clasificación molecular del cáncer de mama

	Luminal A	Luminal B		HER-2 positivo	Triple negativo
		B1	B2		
Receptor de estrógenos	+++	+	+	–	–
Receptor de progesterona	+++	±	–	–	–
Ki-67	Bajo	Cualquiera	Alto	Cualquiera	Cualquiera
HER-2	–	+	+	+	–
% de cánceres de mama	40-55 % (proliferación baja a moderada)	10 % (proliferación alta)		20 %	15 %

HER-2: receptor de tipo 2 del factor de crecimiento epidérmico humano (del inglés, *human epidermal growth factor receptor* [2]).

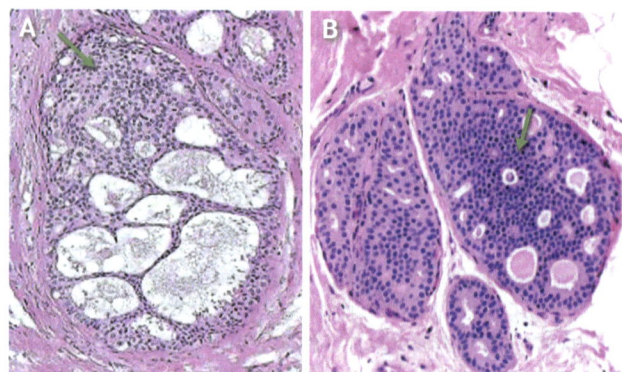

Figura 6-8. Hiperplasia ductal atípica. **A** y **B)** Muestran un área de proliferación de células epiteliales atípicas (flechas verdes) en medio de un crecimiento epitelial ductal benigno.

de la presencia de estos marcadores ayudará a determinar la posibilidad del uso de hormonoterapia.

• Índice de proliferación: se realiza mediante la observación de la tinción nuclear de las células tumorales con el

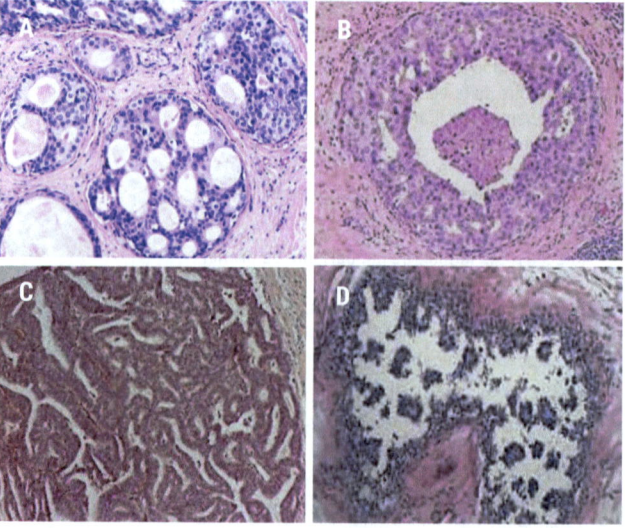

Figura 6-9. Patrones de crecimiento del carcinoma intraductal de mama. **A)** Patrón cribiforme. **B)** Patrón con comedonecrosis. **C)** Patrón papilar. **D)** Patrón micropapilar.

Tabla 6-8. Determinación del grado nuclear en el carcinoma intraductal

	Grado 1 (bajo)	Grado 2 (intermedio)	Grado 3
Pleomorfismo nuclear	Monótono	Intermedio	Muy pleomorfo
Tamaño nuclear	1,5-2 veces el tamaño del núcleo normal del epitelio ductal	Intermedio	2,5 veces el tamaño del núcleo normal del epitelio ductal
Distribución de la cromatina	Difusa, finamente dispersa	Intermedia	Vesicular, irregular
Nucléolos	Ocasionales	Intermedios	Prominentes, múltiples
Mitosis	Ocasionales	Intermedias	Frecuentes
Orientación	Polarizada hacia los espacios luminales	Intermedia	No polarizada hacia los espacios luminales

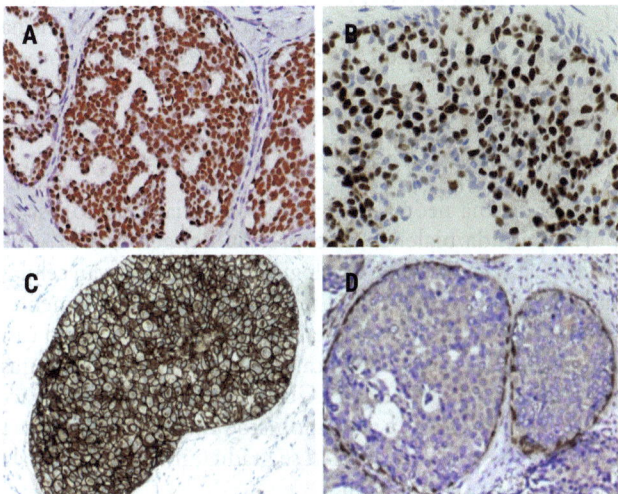

Figura 6-10. Marcadores inmunohistoquímicos del carcinoma intraductal. **A)** Patrón nuclear del receptor de estrógenos. **B)** Patrón nuclear del índice de proliferación Ki-67. **C)** Patrón de membrana de E-cadherina. **D)** Patrón nuclear de las células mioepiteliales con p63 cuando se conserva el conducto mamario con carcinoma intraductal.

marcador Ki-67. Este porcentaje, junto a la evaluación de los receptores hormonales, ayudarán en identificar el tipo luminal del carcinoma de mama.

- E-cadherina: se debe observar la tinción en la membrana citoplasmática de dicho marcador. Representa la presencia de la proteína de adhesión celular cadherina E en esta neoplasia.
- Marcadores de células mioepiteliales: se recomienda el uso de un mínimo de dos marcadores inmunohistoquímicos (p63, caldesmón, citoqueratinas, etc.) que resalten la presencia de células mioepiteliales alrededor del conducto mamario íntegro que contiene el carcinoma de mama.

Carcinoma ductal invasivo (CDI)

Se denomina CDI cuando la neoplasia ductal mamaria atraviesa y rompe el conducto mamario para infiltrar de forma desordenada el estroma circundante. La mayoría de CDI (entre el 70 y el 75 %) presentan estructuras glandulares: ductales de tipo adenocarcinoma que no se clasifican en una variedad específica; a estos se les denomina CDI «sin otra especificación» o no especificado (NOS; del inglés, *not otherwise specified*). Otras variantes más especiales y poco

frecuentes del CDI son: el carcinoma mucinoso (coloide), el carcinoma tubular, el carcinoma papilar, el carcinoma apocrino, el carcinoma micropapilar, el carcinoma con patrón medular, el carcinoma metaplásico, el carcinoma secretor y el carcinoma inflamatorio.

Se trata de lesiones radiodensas, de bordes irregulares en el estudio mamográfico y que, en la evaluación macroscópica, se identifican con bordes espiculados, mal delimitados y de consistencia dura y rasposa, según el grado de reacción desmoplásica del estroma.

Histológicamente, la neoplasia está compuesta por un infiltrado de células tumorales individuales o grupos celulares formando estructuras glandulares, que infiltran el tejido fibrograso circundante, induciendo reacción desmoplásica en forma variable. El CDI se gradúa histológicamente según la escala histológica de Nottingham, que evalúa los parámetros que se recogen en la **tabla 6-9**.

En la evaluación inmunohistoquímica, además de identificar la presencia de los receptores hormonales, el índice de

Tabla 6-9. Escala histológica de Nottingham

		Puntuación
Formación de túbulos/ glándulas	>75 %	1
	10-75 %	2
	<10 %	3
Pleomorfismo nuclear	Núcleos pequeños, cromatina uniforme y de tamaño regular	1
	Núcleos con cierto incremento del tamaño, vesiculosos, nucléolo visible y moderada variabilidad	2
	Núcleos aumentados de tamaño, nucléolo prominente, formas y tamaños muy variables	3
Recuento de mitosis por 10 campos de gran aumento (en el área de mayor actividad mitótica)	>7	1
	8-14	2
	15 o más	3
Puntuación total	Grado 1	3, 4 o 5
	Grado 2	6 o 7
	Grado 3	8 o 9

proliferación Ki-67 y la presencia de E-cadherina, se debe observar la ausencia de células mioepiteliales alrededor de los grupos tumorales y la observación de la expresión de HER-2 (para determinar la posibilidad del uso terapéutico del anticuerpo monoclonal hacia el receptor de tipo 2 del factor de crecimiento epidérmico humano: HER-2; del inglés, *human epidermal growth factor receptor 2*) (**Tabla 6-10**). En casos con resultado «equívoco» de la presencia de expresión de HER-2, se procede a la evaluación de este mediante FISH (**Fig. 6-11**).

Carcinoma lobulillar

Se trata de la proliferación monoclonal de células epiteliales que conforman los lobulillos en la unidad ductulolobulillar terminal (UDLT) de la mama. Son células uniformes, poco cohesivas, que crecen distendiendo el lobulillo, de forma pagetoide, debajo de la capa epitelial y, posteriormente, pueden invadir el tejido circundante.

Tabla 6-10. Evaluación inmunohistoquímica de la expresión del receptor de tipo 2 del factor de crecimiento epidérmico humano (HER-2) en el carcinoma ductal invasivo

Puntuación	Criterio	Resultado
0	No hay tinción o tinción de membrana incompleta, poco perceptible en ≤ 10 % de las células tumorales	Negativo
1+	Tinción de membrana incompleta, poco perceptible en > 10 % de las células tumorales	Negativo
2+	Tinción de membrana completa débil o moderada en > 10 % de las células tumorales o tinción de membrana completa intensa en ≤ 10 % de las células tumorales	Equívoco
3+	Tinción completa de membrana, intensa en > 10 % de las células tumorales	Positivo

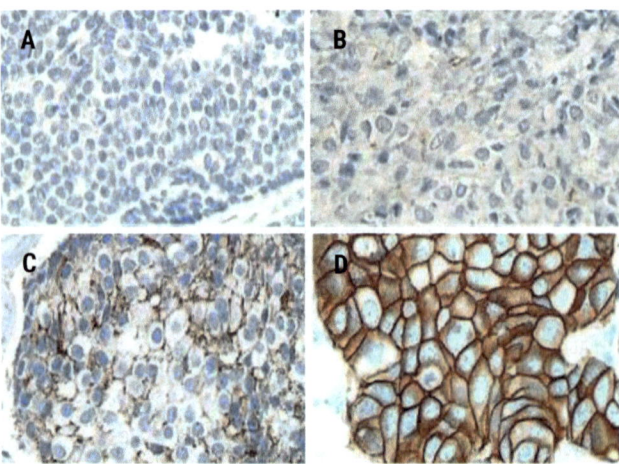

Figura 6-11. Evaluación de la expresión inmunohistoquímica del receptor de tipo 2 del factor de crecimiento epidérmico humano (HER-2; del inglés, human epidermal growth factor receptor 2) en el carcinoma de mama. **A)** 0: negativo. **B)** 1+: negativo. **C)** 2+: inequívoco. **D)** 3+: positivo.

Lesión precursora: *carcinoma lobulillar* in situ *(CLIS)*

Esta lesión ocurre cuando existe el crecimiento anómalo de las células lobulillares que llenan y expanden más del 50 % de los lobulillos de la UDLT. El CLIS es bilateral en el 20-40 % de los casos y, generalmente, es un hallazgo incidental.

Se caracteriza por la presencia de células de pequeño tamaño, monótomas, discohesivas, con el núcleo redondeado y pequeño nucléolo. Puede haber células con vacuolas de mucina intracitoplasmática (en forma de «anillo de sello»).

En el estudio inmunohistoquímico, al igual que lo observado en la CID, se deben evaluar los receptores hormonales, el índice de proliferación Ki-67 y observar la ausencia del marcador de membrana citoplasmática: E-cadherina. La pérdida de la proteína de adhesión celular E-cadherina determina la falta de cohesividad característica de esta lesión tumoral (**Fig. 6-12**).

Carcinoma lobulillar invasivo *(CLI)*

Se trata de una neoplasia de células epiteliales no cohesivas por la pérdida bialélica de expresión del gen *CDH1*, que codifica la E-cadherina. Histológicamente, se observan células individuales que infiltran el tejido estromal, generalmente, con una disposición lineal («en fila india») y con poca o casi ninguna reacción desmoplásica. No se identifican estructuras glandulares (v. **Fig. 6-12**). El CLI presenta las mismas características citológicas e inmunohistoquímicas previamente descritas en el CLIS. También se gradúa utilizando la escala histológica de Nottingham.

Biopsia selectiva del ganglio centinela

Se denomina *ganglio centinela* al primer ganglio linfático regional que recibe el drenaje linfático de la zona de la mama en donde se localiza el carcinoma. La evaluación de la presencia de infiltrado neoplásico en uno o más ganglios linfáticos regionales (axilar) orienta a la realización o no del vaciamiento ganglionar (linfadenectomía) de este. Es importante realizar el estudio del ganglio centinela axilar en pacientes con estudio ecográfico negativo, debido a que se determina con certeza la presencia o no de infiltración tumoral en dicho ganglio y, por ende, si el resto de ganglios linfáticos regionales pudieran tener metástasis. Cabe tener en cuenta que las metástasis ganglionares representan uno de los factores predictivos más relacionados con la recidiva y la supervivencia, y el vaciamiento ganglionar es un procedimiento con mucha morbilidad posterior.

La identificación del ganglio centinela se realiza mediante la inyección de colorantes o radiomarcadores en la zona tumoral previa a la cirugía de mama y la posterior captación de dichas sustancias en el primer ganglio linfático axilar. Se extirpa dicho ganglio y, posteriormente, se procede al estudio intraoperatorio de este por medio de dos métodos: evaluación microscópica y sistemática.

Evaluación microscópica

Se realizan cortes perpendiculares al eje mayor del ganglio en fresco de 2 mm de grosor. El grosor de dichos cortes no debe

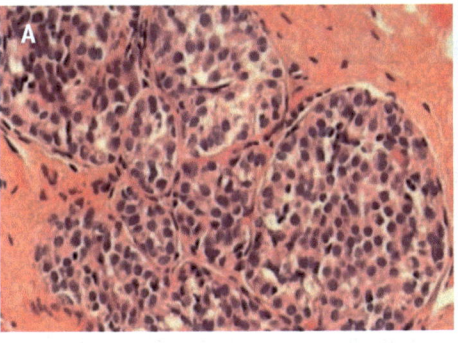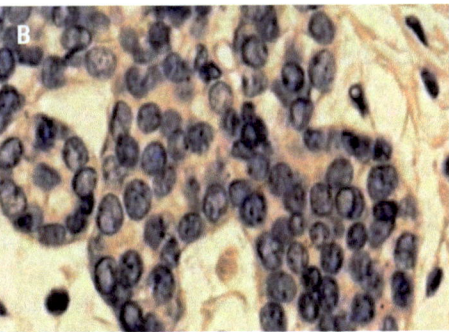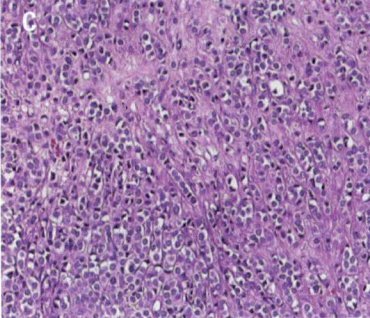

Figura 6-12. Carcinoma lobulillar. **A)** Carcinoma lobulillar *in situ*. **B)** Pérdida del marcador citoplasmático E-cadherina. **C)** Carcinoma lobulillar infiltrante: células individuales y en fila.

ser superior a 2 mm, dado que la evaluación intraoperatoria del ganglio centinela se basa en la identificación de focos de macrometástasis del carcinoma. Las macrometástasis son los focos de infiltración neoplásica que miden como mínimo 2 mm de diámetro.

Los cortes realizados del ganglio se colocan conforme al orden y la orientación en que queden dispuestos tras el corte (**Fig. 6-13**).

Se realizan improntas de todos los cortes para su posterior evaluación citológica y se elige el corte más representativo para el procesamiento histológico por congelación. El resto del material se procesará de manera rutinaria en diferido para el posterior estudio microscópico de confirmación de los hallazgos intraoperatorios o la presencia de otros focos de metástasis antes no encontrados.

Evaluación sistemática

El ganglio centinela en fresco se tritura en pequeños fragmentos, los cuales serán procesados en una máquina que evalúa la presencia del carcinoma de mama en las células del parénquima ganglionar (OSNA; del inglés, *one-step nucleic acid amplification*). Este estudio se realiza por medio de amplificación cuantitativa del ácido ribonucleico mensajero (ARNm) de la CK 19, que, característicamente, se expresa en las células tumorales y tiene baja expresión en las células normales del ganglio linfático. Con este método, se pueden identificar macrometástasis, micrometástasis y ausencia de metástasis.

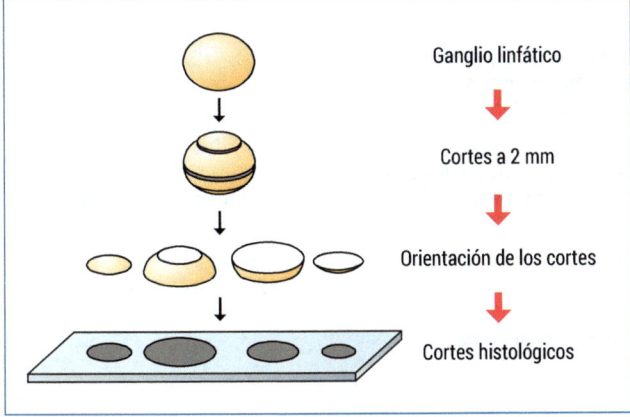

Figura 6-13. Evaluación microscópica de la biopsia selectiva del ganglio centinela.

Factores pronósticos del carcinoma de mama invasivo

Véase la **tabla 6-11**.

Evaluación anatomopatológica

En el estudio macroscópico e histológico de la lesión neoplásica, se informa de los siguientes aspectos más importantes que influirán en el diagnóstico, manejo y pronóstico del paciente:

- Neoplasia *in situ*: se evalúa la localización y el tamaño tumoral, el tipo histológico, el patrón de crecimiento, el grado nuclear, la necrosis, la presencia de microcalcificaciones, los márgenes quirúrgicos (en el CID, se consideran márgenes positivos cuando la celularidad neoplásica se ubica a ≤ 2 mm de distancia de este o se establece la distancia a la que se encuentra la infiltración más cercana).
- Neoplasia infiltrante: se estudian los siguientes apartados:
  - Localización y tamaño tumoral.
  - Focalidad.
  - Tipo y grado histológico (mediante evaluación de la escala de Nottingham).
  - Presencia de componente de neoplasia *in situ*.
  - Extensión hacia la piel, el pezón y el músculo esquelético.
  - Invasión linfovascular.
  - Microcalcificaciones.
  - Efecto del tratamiento neoadyuvante: se observa la persistencia de células tumorales individuales o «en nidos» respecto al tamaño de lecho tumoral y la presencia de componente *in situ* o metástasis ganglionares. Se realiza mediante diversos sistemas de evaluación, como el de Miller-Payne, la carga tumoral residual (RCB; del inglés, *residual cancer burden*), según la calculadora del MD Anderson Cancer Center, entre otros.
  - Estado de los márgenes quirúrgicos: se determinan como márgenes afectados aquellos en los cuales se observa celularidad tumoral del componente infiltrante en contacto con el margen propiamente dicho y los del componente de carcinoma intraductal que se ubiquen a ≤ 2 mm de distancia de este. Además, se establece la distancia más cercana a la que se encuentra la neoplasia de un margen correspondiente.
  - Ganglios linfáticos regionales: se estudian el número de ganglios linfáticos aislados, el número de ganglios que

Tabla 6-11. Factores pronósticos del carcinoma de mama invasivo

Factor pronóstico	Metástasis a distancia	Se trata del factor de mal pronóstico más importante, ya que, cuando está presente, es poco probable la curación
	Metástasis a ganglios linfáticos regionales	Segundo factor pronóstico de importancia. La supervivencia libre de enfermedad depende del número de ganglios afectados por metástasis
	Tumor	A mayor tamaño tumoral, aumenta la posibilidad de metástasis a ganglios linfáticos axilares, disminuye la supervivencia, y se incrementa la probabilidad de infiltración local del tumor hacia la piel o la pared torácica
	Grado histológico	A mayor grado histológico, disminuye la supervivencia
	Expresión de receptores hormonales y HER-2	La supervivencia es más alta cuando los receptores hormonales son altos y sin la expresión de HER-2, y es baja cuando están ausentes los receptores hormonales y el HER-2
Otros factores pronósticos	Tipos histológicos especiales, invasión linfovascular, respuesta a la quimioterapia y perfil de expresión génica	Tipos histológicos especiales, invasión linfovascular, respuesta a la quimioterapia y perfil de expresión génica

HER-2: receptor de tipo 2 del factor de crecimiento epidérmico humano (del inglés, *human epidermal growth factor receptor 2*).

presentan focos de macrometástasis (miden > 2 mm), micrometástasis (miden de 0,2 a 2 mm) y de células tumorales aisladas (miden < 0,2 mm o tienen ≤ 200 células), la presencia de extensión extraganglionar y el tamaño del depósito metastásico más grande.

- Estudio inmunohistoquímico:
  - Receptores de estrógenos y progesterona: se estudia su presencia, porcentaje e intensidad.
  - Expresión de HER-2: negativo (0, 1+), inequívoco (2+)

o positivo (3+).
- Índice de proliferación: mediante la evaluación del porcentaje de presencia del Ki-67.

Estadificación TNM patológica

Según la 8ª edición de la clasificación TNM del AJCC (**Tabla 6-12**), se deben informar los hallazgos anatomopatológicos del tumor (T), la afectación ganglionar (N) y las

Tabla 6-12. Estadificación del cáncer de mama según la clasificación TNM del American Joint Committe on Cancer (AJCC)

Tumor (T)	Tis	• Carcinoma ductal *in situ* • pTis (Paget): enfermedad de Paget del pezón no asociada a carcinoma invasivo o carcinoma ductal *in situ* en el parénquima mamario adyacente
	T1	El tumor mide ≤20 mm de diámetro máximo: >1 mm, pero ≤5 mm (pT1a); >5 mm, pero ≤10 mm (pT1b); >10 mm, pero ≤20 mm (pT1c)
	T2	El tumor mide >20 mm, pero ≤50 mm
	T3	El tumor mide >50 mm
	T4	Tumor de cualquier tamaño que invade la pared torácica o la piel (ulceración o nódulos cutáneos): • T4a: se extiende a la pared torácica, invade o se adhiere al músculo pectoral en ausencia de invasión a estructuras de la pared torácica que se califican como T4 • T4b: ulceración o nódulos satélites ipsilaterales o edema de la piel («piel de naranja») que no cumple criterios de carcinoma inflamatorio • T4c: T4a y T4b se encuentran presentes • T4d: carcinoma inflamatorio
Ganglios linfáticos regionales (N)	N0	Sin metástasis en los ganglios linfáticos regionales
	N1	pN1mi: micrometástasis (aproximadamente, 200 células, >0,2 mm y <2 mm): • pN1a: metástasis en 1-3 ganglios linfáticos axilares; al menos, uno con metástasis >2 mm • pN1b: metástasis en el ganglio centinela ipsilateral mamario interno • pN1c: pN1a y pN1b combinados
	N2	• pN2a: metástasis en 4-9 ganglios linfáticos axilares; al menos, uno con metástasis >2 mm • pN2b: metástasis clínicamente detectada en ganglios linfáticos mamarios internos con o sin confirmación microscópica, con ganglios axilares negativos
	N3	• pN3a: metástasis en 10 o más ganglios linfáticos axilares; al menos, uno con metástasis >2 mm • pN3b: pN1a o pN2a en presencia de cN2b (ganglios mamarios internos positivos por imágenes) o pN2a en presencia de pN1b • pN3c: metástasis en ganglios linfáticos supraclaviculares ipsilaterales
Metástasis a distancia (M)	M0	Sin metástasis a distancia
	M1	pM1: metástasis histológicamente comprobadas, que midan >2 mm

TNM: estadificación de tumor, afectación ganglionar y metástasis a distancia.

metástasis a distancia (M; si se dispone de dicha información), anteponiendo las siguientes letras:

- p: indica que se trata de la evaluación anatomopatológica.
- m: la evaluación es de tumores primarios múltiples.
- y: la neoplasia estudiada fue posterior al tratamiento.

CÁNCER DE ESÓFAGO

Adenocarcinoma

Epidemiología

Esta neoplasia ocurre preferentemente en personas de raza blanca, del sexo masculino, y tiene una incidencia variable en el ámbito mundial (siendo muy frecuente en Estados Unidos, Reino Unido, Canadá, Australia, etcétera).

Patogenia y factores de riesgo

El adenocarcinoma de esófago se origina por el daño crónico y el proceso reparativo alterado ocasionado por la enfermedad por reflujo gastroesofágico (ERGE) sobre la mucosa esofágica. La ERGE puede evolucionar hacia un cambio anormal del epitelio escamoso esofágico hacia epitelio de tipo intestinal; es decir, una metaplasia intestinal conocida como *esófago de Barrett*.

Se ha descrito que dicha progresión ocurre en un tiempo prolongado y se asocia a la adquisición de alteraciones genéticas como:

- Mutaciones en los genes supresores *TP53*, *CDKN2A* (que codifica las proteínas p16 y p19-ARF).
- Amplificación de oncogenes *EGFR*, *ERBB2*, *MET*, ciclina D1 y ciclina E.

Como factores de riesgo para el desarrollo de adenocarcinoma esofágico, se encuentran los siguientes:

- Obesidad: debido a la gran frecuencia de presentación de ERGE relacionada con la obesidad.
- Tabaquismo.
- Lesión por sustancias caústicas.
- Exposición a la radiación.

También se sabe que una dieta alta en verduras y frutas frescas, y la infección con algunos fenotipos de *Helicobacter pylori* serían factores que disminuirían la probabilidad de padecer este tipo de neoplasia esofágica.

Lesión precursora: esófago de Barrett

Se define como la presencia endoscópica de una mucosa esofágica de color salmón, que se extiende a más de 1 cm por encima de la unión esofagogástrica, con la confirmación histológica de metaplasia intestinal.

La metaplasia intestinal, posteriormente, puede acompañarse de cambios neoplásicos, como (**Fig. 6-14**):

- Displasia de bajo grado: las glándulas de tipo intestinal tienen cierto incremento en su cantidad (hiperplasia) y atipia celular leve (hipertrofia nuclear, hipercromasia, estratificación, algunas mitosis y escasa pérdida de mucina intracitoplasmática). Además, se identifican algunas zonas de pérdida de maduración celular hacia la superficie glandular.
- Displasia de alto grado: las glándulas se fusionan y adoptan un patrón cribiforme. Se observa una marcada atipia celular: gran hipercromasia, frecuentes mitosis, pérdida de la polaridad celular y ausencia de mucina.

Características

Esta neoplasia se presenta en el tercio distal del esófago y puede invadir el cardias. Macroscópicamente, son lesiones de tipo parches planos o ligeramente sobreelevados, o lesiones ulceradas y difusas.

Histológicamente, se observan, en la mayoría de casos, estructuras glandulares de tipo intestinal (v. **Fig. 6-14**) y, con menor frecuencia, pueden ser del tipo de células «en anillo de sello» (similares al carcinoma gástrico difuso). El grado de diferenciación varía según el porcentaje de glándulas que se asemejen al epitelio intestinal.

En el estudio inmunohistoquímico, la celularidad neoplásica es positiva para los marcadores CK 7 y CK 19.

Al igual que los pacientes con adenocarcinomas gástricos avanzados, los pacientes con adenocarcinomas en la unión esofagogástrica pueden beneficiarse del tratamiento con el anticuerpo monoclonal hacia el HER-2. Por lo tanto, se evalúa la sobreexpresión de HER-2 mediante inmunohistoquímica o FISH (**Fig. 6-15**).

En el estudio inmunohistoquímico de HER-2, se observa la presencia de expresión de membrana y su intensidad en las células tumorales (**Tabla 6-13**).

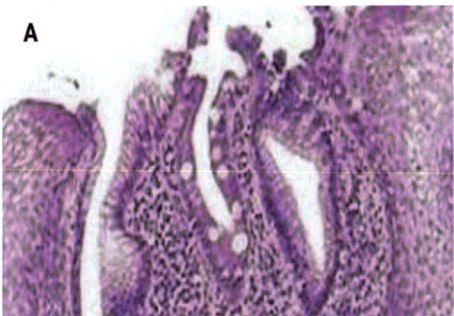
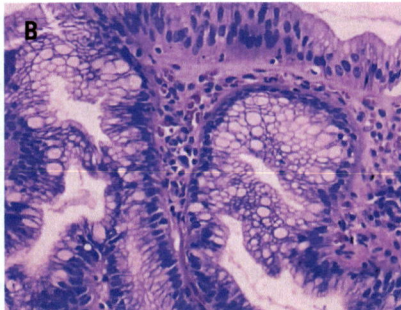
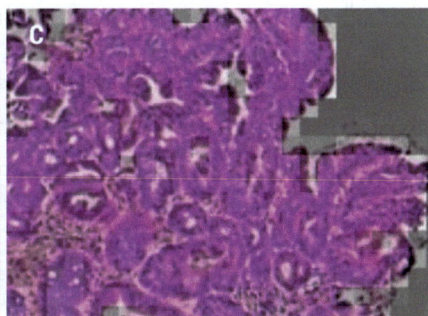

Figura 6-14. Esófago de Barrett. **A)** Metaplasia intestinal sin displasia. **B)** Displasia de bajo grado. **C)** Displasia de alto grado.

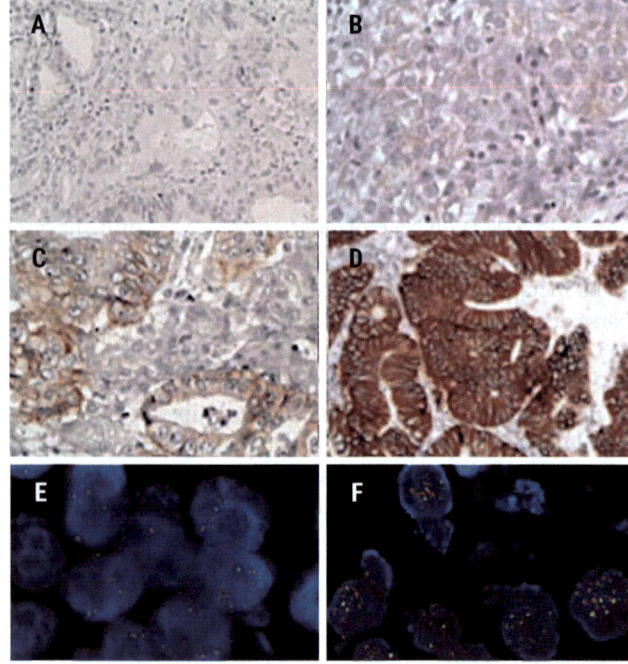

Figura 6-15. Evaluación de la expresión del receptor de tipo 2 del factor de crecimiento epidérmico humano (HER-2; del inglés, *human epidermal growth factor receptor 2*) por imunohistoquímica. **A)** 0: Negativo. **B)** 1+: negativo. **C)** 2+: inequívoco. **D)** 3+: positivo. Evaluación de la expresión de HER-2 por hibridación por fluorescencia *in situ* (FISH; del inglés, *fluorescence in situ hybridization*). **E)** No amplificación del gen *HER-2*. **F)** Amplificación del gen *HER-2*.

En el estudio por FISH del *HER-2*, se observa la presencia o ausencia de la amplificación de dicho gen en la muestra.

Carcinoma epidermoide

Epidemiología

Se presenta con mayor frecuencia que el adenocarcinoma de esófago, y mayoritariamente en hombres de más de 45 años. La incidencia del carcinoma epidermoide es mayor en poblaciones rurales y de bajos ingresos económicos (Irán, parte central de China, Hong Kong, Brasil, Sudáfrica, etcétera).

Factores de riesgo

Los factores de riesgo para el desarrollo de carcinoma epidermoide de esófago comprenden:

- Consumo de alcohol.
- Tabaquismo.
- Pobreza.
- Lesión por sustancias caústicas.
- Acalasia.
- Síndrome de Plummer-Vinson.
- Dietas pobres en frutas y verduras.
- Consumo frecuente de bebidas muy calientes.
- Exposición a radiación: al recibir radioterapia en el mediastino, puede aparecer carcinoma epidermoide esofágico desde 5-10 años o mucho después de la exposición.

Lesiones precursoras: displasia escamosa, neoplasia intraepitelial, carcinoma in situ

El epitelio escamoso esofágico presenta alteraciones citológicas de atipia y, arquitecturalmente, dicha atipia se observa en cierto espesor del epitelio. Se denomina *neoplasia intraepitelial de bajo grado* cuando la atipia celular se encuentra en < 50 % del epitelio, y *de alto grado* (o displasia de alto grado o carcinoma *in situ*) cuando está en > 50 %.

Características

El carcinoma epidermoide se localiza en el tercio medio del esófago, donde aparece inicialmente como placas de color blanco-grisáceas, que, posteriormente, se transforman en masas exofíticas, ulceradas o infiltrantes en la pared de forma difusa. Esta última presentación provoca el engrosamiento, la estrechez y la rigidez del esófago.

Histológicamente, está formado por nidos de células con citoplasma eosinófilo opaco, con puentes intercelulares o focos de queratinización. Se clasifican en lesiones bien diferenciadas cuando conservan las características antes mencionadas, o pobremente diferenciadas cuando las pierden y adquieren más mitosis y necrosis (**Fig. 6-16**).

Tabla 6-13. Evaluación inmunohistoquímica de la expresión del receptor de tipo 2 del factor de crecimiento epidérmico humano en el adenocarcinoma de esófago

Puntuación HER-2	Piezas quirúrgicas	Biopsias	Resultado
0	• No reactividad • Patrón de membrana en < 10 % de las células tumorales	• No reactividad • No patrón de membrana en ninguna célula tumoral	Negativo
1+	Patrón de membrana muy débil en ≥ 10 % de las células tumorales o células reactivas en una parte de su membrana	Grupo de células tumorales (≥ 5 células) con un patrón de membrana muy débil sin importar el porcentaje de células	Negativo
2+	Patrón de membrana lateral o basolateral débil o completo moderado en ≥ 10 % de las células tumorales	Grupo de células tumorales (≥ 5 células) con un patrón de membrana lateral o basolateral débil o moderadamente completo sin importar el porcentaje de células	Inequívoco
3+	Patrón de membrana lateral o basolateral completo e intenso en ≥ 10 % de las células tumorales	Grupo de células tumorales (≥ 5 células) con un patrón de membrana lateral o basolateral completo e intenso sin importar el porcentaje de células	Positivo

HER-2: receptor de tipo 2 del factor de crecimiento epidérmico humano (del inglés, *human epidermal growth factor receptor 2*)

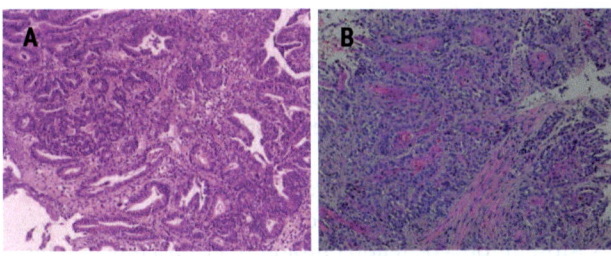

Figura 6-16. Carcinoma de esófago. **A)** Adenocarcinoma bien diferenciado. **B)** Carcinoma epidermoide moderadamente diferenciado.

La gran irrigación linfática que presenta el esófago permite que fácilmente presenten metástasis ganglionares o diseminación perimetral o longitudinal. Además, puede identificarse invasión por contigüidad a otros órganos cercanos.

Las células tumorales expresan positividad para citoqueratinas (pancitoqueratina AE1/AE3, CK 5/6), p63 y p40.

Evaluación anatomopatológica

En el estudio macroscópico e histológico de la lesión neoplásica, se informa sobre los siguientes aspectos más importantes que influirán en el diagnóstico, manejo y pronóstico del paciente:

- Localización y tamaño tumoral.
- Relación con la unión esofagogástrica: si la lesión se encuentra íntegramente en el esófago, el punto medio de lesión está en el esófago distal y compromete a la unión esofagogástrica, el punto medio de la lesión se ubica en la unión esofagogástrica o el punto medio de la lesión está a 2 cm o menos dentro del estómago proximal y compromete a la unión esofagogástrica.
- Histología (tipo celular y grado de diferenciación).
- Extensión tumoral en profundidad: si la tumoración invade las distintas capas del esófago (lámina propia, muscular de la mucosa, submucosa, muscular propia, adventicia) o llega a estructuras adyacentes (pleura, pericardio, vena ácigos, diafragma, peritoneo, aorta, etcétera).

- Invasión linfovascular.
- Invasión perineural.
- Efecto del tratamiento neoadyuvante: se evalúa la cantidad de celularidad neoplásica viable según la escala de regresión tumoral de Ryan modificada (respuesta «completa», «casi completa», «parcial» o «sin respuesta»).
- Estado de los márgenes quirúrgicos: se evalúan los márgenes proximal, distal, radial y de la mucosa. Se determina como márgenes afectados aquellos en los cuales se observa celularidad tumoral en contacto con el margen propiamente dicho. Además, se establece la distancia más cercana a la que se encuentra la neoplasia de un margen correspondiente. También se observa la presencia de displasia de alto o bajo grado y metaplasia intestinal en los márgenes quirúrgicos o su cercanía.
- Ganglios linfáticos regionales: se estudian el número de ganglios linfáticos aislados y el número de ganglios que presentan focos de metástasis del carcinoma.

Estadificación TNM patológica

Según la 8ª edición de la clasificación TNM del AJCC (**Tabla 6-14**), se debe informar de los hallazgos anatomopatológicos del tumor (T), la afectación ganglionar (N) y las metástasis a distancia (M; si se dispone de dicha información), anteponiendo las siguientes letras:

- p: indica que se trata de la evaluación anatomopatológica.
- m: la evaluación es de tumores primarios múltiples.
- y: la neoplasia estudiada fue posterior al tratamiento.

CÁNCER DE ESTÓMAGO

Según la OMS, los tumores gástricos se clasifican histológicamente en: tumores epiteliales, tumores mesenquimales, linfomas y tumores secundarios (**Tabla 6-15**).

De estas neoplasias, el adenocarcinoma es la neoplasia maligna más frecuente en la zona gástrica (90 %).

Tabla 6-14. Estadificación del cáncer de esófago según la clasificación TNM del American Joint Committe on Cancer (AJCC)

Tumor (T)	Tis	Displasia de alto grado (células tumorales confinadas en el epitelio, sin sobrepasar la membrana basal)
	T1	El tumor invade la lámina propia (T1a) o la muscular de la mucosa (T1b)
	T2	El tumor invade la muscular propia
	T3	El tumor invade la adventicia
	T4	El tumor invade estructuras adyacentes: • T4a: invade pleura, pericardio, vena ácigos, diafragma o peritoneo • T4b: invade aorta, cuerpos vertebrales o vía aérea
Ganglios linfáticos regionales (N)	N0	Sin metástasis en los ganglios linfáticos regionales
	N1	Metástasis en 1-2 ganglios linfáticos regionales
	N2	Metástasis en 3-6 ganglios linfáticos regionales
	N3	Metástasis en siete o más ganglios linfáticos regionales
Metástasis a distancia (M)	M0	Sin metástasis a distancia
	M1	Metástasis a distancia

TNM: estadificación de tumor, afectación ganglionar y metástasis a distancia.

Tabla 6-15. Clasificación del cáncer de estómago según la Organización Mundial de la Salud

Tumores epiteliales	• Lesiones premalignas • Carcinomas (adenocarcinoma, carcinoma adenoescamoso, carcinoma medular, carcinoma hepatoide, carcinoma epidermoide, carcinoma indiferenciado) • Neoplasias neuroendocrinas (tumores neuroendocrinos, carcinomas neuroendocrinos, carcinoma adenoneuroendocrino mixto, etc.)
Tumores mesenquimales	Tumor glómico, tumor de células granulares, leiomioma, fibromixoma plexiforme, tumor del estroma gastrointestinal, sarcoma de Kaposi, leiomiosarcoma, sarcoma sinovial
Linfomas	
Tumores secundarios	

Epidemiología

La incidencia del cáncer gástrico es muy variable según el área geográfica, siendo muy frecuente en Japón, Costa Rica, Chile y Europa del Este. La mortalidad por cáncer gástrico ha disminuido en los últimos años (en los Estados Unidos, supone actualmente el 2,5 % de las causas de muerte), debido al mejor control y manejo de los factores de riesgo que influyen en la aparición de esta neoplasia. Además, se ha observado que se presenta frecuentemente en personas con un nivel socioeconómico bajo.

Hay que tener en cuenta que existe un aumento en la incidencia del cáncer gástrico en la zona del cardias, que estaría asociado al esófago de Barrett, la ERGE y la obesidad. Por lo tanto, hay que recordar que el cáncer gástrico proximal y el cáncer del esófago distal comparten otras características etiológicas, clínicas y terapéuticas distintas al cáncer del resto del estómago.

Factores de riesgo y patogenia

Los siguientes factores se relacionan con la presencia de carcinoma gástrico:

- Genéticos:
  - Asociación a cánceres hereditarios: cáncer gástrico difuso hereditario, síndrome de Lynch, poliposis adenomatosa familiar, mutaciones en los genes *BRCA1* y *BRCA2*, síndrome de Li-Fraumeni, síndrome de Peutz-Jeghers, etcétera.
  - Grupo sanguíneo A.
- Ambientales:
  - Alimentación: ahumada y muy salada (por presencia de compuestos N-nitrosos y el benzo[α]pireno), alimentos muy condimentados, carnes rojas, etcétera.
  - Inadecuada conservación o refrigeración de los alimentos.
  - Ingestión de alcohol, bebidas calientes, nitrato de sodio.
  - Tabaquismo.
  - Exposición a radiaciones.
- Lesiones premalignas:
  - Gastritis atrófica, metaplasia intestinal y displasia.
  - Anemia perniciosa.

- Gastrectomía (más frecuente la de tipo Billroth II).
- Pólipos gástricos: hiperplásicos múltiples, superiores a 2 cm con mayor displasia.
- Enfermedad de Ménétrier (gastropatía hipertrófica).
- Infecciosos:
  - Sobrecrecimiento bacteriano.
  - *Helicobacter pylori* (portadora del gen CaG+).
- Otros: linfoma de tejido linfoide asociado a mucosas (asociado a la infección por *Helicobacter pylori*).

Aunque la mayoría de casos de cáncer gástrico son de origen esporádico, se han detectado alteraciones genéticas en los casos hereditarios que han ayudado a comprender mejor la patogenia del carcinoma de estómago. Las principales alteraciones conocidas son:

- Relacionadas con la inestabilidad cromosómica: existe mutación de *TP53*, *ARID1A*, *KRAS*, *PIK3CA*, *ERBB2* y *APC*. Es la forma más habitual de presentación y se asocia a la presencia de metaplasia intestinal.
- Relacionadas con la inestabilidad de microsatélites: frecuentemente asociado a la hipermetilación del promotor *MLH1*. Se observa en edades avanzadas y en el sexo femenino. También se asocia a las mutaciones génicas de *PIK3CA*, *ERBB2*, *ERBB3* y *EGFR*.
- Relacionadas con la estabilidad cromosómica: presenta menos mutaciones de *TP53* y aneuploidia. Se asocia a mutaciones en los genes *CDH1* (37 %) y *RHOA* (15 %). Tienen una morfología difusa y se presentan en personas más jóvenes. El cáncer gástrico difuso hereditario ocurre por la pérdida de función del gen supresor tumoral *CDH1*, que codifica la proteína de adhesión celular: E-cadherina.

Otras mutaciones relacionadas con el cáncer gástrico (más relacionadas con el de tipo intestinal) son las que incrementan la señalización del vía Wnt (como la pérdida de la función del gen supresor tumoral de la poliposis adenomatosa familiar [PAF] y ganancia en la función del gen que codifica la β-catenina), silenciamiento de genes que participan en la señalización de factor de crecimiento transformante beta (TGF-β; del inglés, *transforming growth factor-beta*), la regulación de la apoptosis (*BAX*) y el control del ciclo celular (*CDKN2A*).

Adenocarcinoma

Lesión precursora: adenoma gástrico

Llamado también *displasia polipoide gástrica*. Puede presentarse en cualquier parte del estómago y, generalmente, son lesiones únicas. Son de dos tipos: intestinal y foveolar gástrico. Los del tipo intestinal se asocian frecuentemente a cuadros de gastritis crónica con cambios de metaplasia intestinal y alteraciones posteriores de displasia de bajo o alto grado.

Clasificación

Véase la **tabla 6-16**.

Tabla 6-16. Clasificación del adenocarcinoma gástrico		
Bormann (macroscópicamente)	**Laurent**	**Organización Mundial de la Salud**
• Tipo I (polipoide) • Tipo II (fungoso) • Tipo III (ulcerante) • Tipo IV (difuso infiltrante)	• Tipo intestinal • Tipo difuso • Tipo mixto	• Adenocarcinoma papilar • Adenocarcinoma tubular • Adenocarcinoma mucinoso • Adenocarcinoma poco cohesivo (células «en anillo de sello» y otras variantes) • Adenocarcinoma mixto

Características

La mayoría de casos de adenocarcinomas gástricos se localizan en el antro gástrico (en la curvatura mayor).

Los adenocarcinomas de tipo intestinal adoptan macroscópicamente una formación exofítica y, a veces, ulcerada. Histológicamente, están formadas por estructuras glandulares con mucina intracitoplasmática o en la luz glandular. Dichas glándulas se asemejan al epitelio glandular intestinal, aunque, según el grado de desdiferenciación, pueden perder dichas características (**Fig. 6-17**).

Los de tipo difuso, macroscópicamente, muestran las paredes gástricas engrosadas, con pérdida parcial de los pliegues gástricos. En la evaluación histológica, se observan pequeños grupos o células individuales poco cohesivas, que infiltran ampliamente y de manera difusa el tejido gástrico. Las células no forman glándulas y están constituidas por las células «en anillo de sello» (células de pequeño tamaño y con una gran vacuola de mucina citoplasmática, que empuja periféricamente al núcleo). Las células neoplásicas generan una reacción desmoplásica marcada en el estroma y constituye el aspecto rígido de la pared gástrica; se llama *linitis plástica* cuando dichos cambios son más generalizados en el estómago (**Fig. 6-18**).

En el estudio inmunohistoquímico, las células tumorales expresan principalmente CK 7, CDX2 y MUC5AC. Las células «en anillo de sello» pierden la expresión del marcador de membrana E-cadherina.

También se realiza el estudio de la expresión del gen *HER-2* por medio de inmunohistoquímica o FISH, al igual que lo revisado en el adenocarcinoma de esófago distal, para determinar la posibilidad del uso de anticuerpos monoclonales contra EGFR en casos de adenocarcinoma gástrico avanzado.

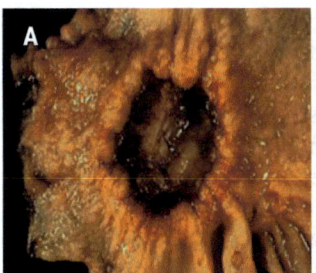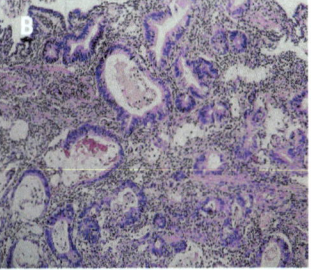

Figura 6-17. Adenocarcinoma gástrico de tipo intestinal. **A)** Vista macroscópica de una lesión exofítica y ulcerada en el antro gástrico. **B)** Vista histológica del patrón glandular infiltrativo.

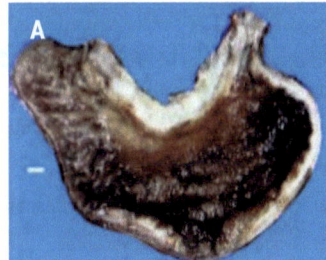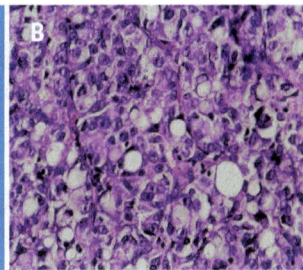

Figura 6-18. Adenocarcinoma gástrico de tipo difuso. **A)** Vista macroscópica de la pared gástrica engrosada y con pérdida de pliegues (linitis plástica). **B)** Vista histológica del patrón de células «en anillo de sello».

Evaluación anatomopatológica

En el estudio macroscópico e histológico de la lesión neoplásica, se informa sobre los siguientes aspectos más importantes que influirán en el diagnóstico, manejo y pronóstico del paciente:

• Localización y tamaño tumoral.
• Histología (tipo celular de acuerdo con la clasificación de Laurent o la clasificación de la OMS y grado de diferenciación).
• Extensión tumoral en profundidad: si la tumoración invade las distintas capas del estómago (lámina propia, muscular de la mucosa, submucosa, muscular propia, subserosa, serosa) o llega a estructuras adyacentes (bazo, colon transverso, hígado, diafragma, páncreas, etcétera).
• Invasión linfovascular.
• Invasión perineural.
• Efecto del tratamiento neoadyuvante: se evalúa la cantidad de celularidad neoplásica viable según la escala de regresión tumoral (respuesta «completa», «casi completa», «parcial» o «sin respuesta»).
• Estado de los márgenes quirúrgicos: se evalúan los márgenes proximal, distal, radial (omento) y de la mucosa. Se determinan como márgenes afectados aquellos en los cuales se observa celularidad tumoral en contacto con el margen propiamente dicho. Además, se establece la distancia más cercana a la que se encuentra la neoplasia de un margen correspondiente. También se observa la presencia de displasia de alto o bajo grado.
• Ganglios linfáticos regionales: se estudian el número de ganglios linfáticos aislados y el número de ganglios que presentan focos de metástasis del carcinoma.

Estadificación TNM patológica

Según la 8ª edición de la clasificación TNM del AJCC (**Tabla 6-17**), se debe informar de los hallazgos anatomopatológicos del tumor (T), la afectación ganglionar (N) y las metástasis a distancia (M; si se dispone de dicha información), anteponiendo las siguientes letras:

• p: indica que se trata de la evaluación anatomopatológica.
• m: la evaluación es de tumores primarios múltiples.
• y: la neoplasia estudiada fue posterior al tratamiento.

Tabla 6-17. Estadificación del cáncer de estómago según la clasificación TNM del American Joint Committe on Cancer (AJCC)

Tumor (T)	Tis	Carcinoma *in situ* (tumor intraepitelial sin invasión de la lámina propia, displasia de alto grado)
	T1	El tumor invade la lámina propia o la muscular de la mucosa (T1a), o invade la submucosa (T1b)
	T2	El tumor invade la muscular propia
	T3	El tumor invade el tejido conjuntivo de la subserosa, sin llegar al peritoneo visceral
	T4	El tumor invade estructuras adyacentes: • T4a: invade el peritoneo visceral (serosa) • Tab: invade estructuras adyacentes
Ganglios linfáticos regionales (N)	N0	Sin metástasis en los ganglios linfáticos regionales
	N1	Metástasis en 1 a 2 ganglios linfáticos regionales
	N2	Metástasis en 3 a 6 ganglios linfáticos regionales
	N3	Metástasis en 7 o más ganglios linfáticos regionales
Metástasis a distancia (M)	M0	Sin metástasis a distancia
	M1	Metástasis a distancia

TNM: estadificación de tumor, afectación ganglionar y metástasis a distancia.

CÁNCER DE INTESTINO GRUESO

Según la OMS, los tumores del intestino grueso se clasifican histológicamente en: tumores epiteliales, tumores mesenquimales, linfomas y tumores secundarios (**Tabla 6-18**).

Epidemiología

Representa la mayoría de neoplasias malignas del tubo digestivo y, aproximadamente, el 10 % de mortalidad por cáncer a en el ámbito mundial. Ocurre entre los 60 y los 70 años.

Factores de riesgo

Los factores de riesgo de desarrollo de cáncer de intestino grueso comprenden:

- Factores alimentarios: baja ingesta de fibra vegetal no absorbible y elevada ingesta de carbohidratos refinados y grasas.

Tabla 6-18. Clasificación histológica del cáncer de intestino grueso según la Organización Mundial de la Salud

Tumores epiteliales	• Adenomas (tubular, velloso, tubulovelloso), con displasia de bajo o alto grado • Lesiones serradas: pólipos hiperplásicos, lesión serrada sésil, adenoma serrado tradicional • Pólipos hamartomatosos • Carcinomas (adenocarcinoma, carcinoma adenoescamoso, carcinoma de células fusiformes, carcinoma de células escamosas, carcinoma indiferenciado) • Neoplasias neuroendocrinas (tumor neuroendocrino, carcinoma neuroendocrino, carcinoma adenoneuroendocrino mixto, etc.)
Tumores mesenquimales	Lipoma, leiomioma, tumor del estroma gastrointestinal, leiomiosarcoma, angiosarcoma, sarcoma de Kaposi, etc.
Linfomas	
Tumores secundarios	

- Sobrepeso, obesidad e inactividad física.
- Tabaquismo.
- Consumo elevado de alcohol.
- Edad: superior a los 50 años.
- Raza: la raza negra en los Estados Unidos y los judíos procedentes de Europa oriental tienen mayor riesgo de desarrollar cáncer colorrectal.
- Antecedentes personales: de carcinoma colorrectal o de pólipos adenomatosos o de enfermedad inflamatoria intestinal (enfermedad de Crohn o colitis ulcerosa).
- Antecedentes familiares: de carcinoma colorrectal (CCR) o de pólipos adenomatosos, o síndrome hereditarios (síndrome de Lynch, poliposis adenomatosa familiar, etcétera).

Patogenia

En múltiples estudios, se ha comprobado que el CCR ocurre por la acumulación gradual de varias mutaciones en distintos genes con mecanismos de ocurrencia muy distintos. Se reconocen dos vías genéticas en el origen del CCR (**Fig. 6-19**; **Tabla 6-19**).

Lesiones precursoras

Adenomas

Son lesiones epiteliales pediculadas o sésiles. Se recomienda su vigilancia desde los 45 años (salvo en personas con antecedentes familiares de CCR, en quienes suele iniciarse a edades más tempranas), por medio del estudio de colonoscopia. A pesar de la estrecha relación del CCR con los adenomas (siendo el tamaño la correlación más descrita), no todos los adenomas progresan hacia la aparición de adenocarcinomas.

Estas lesiones presentan displasia epitelial de bajo grado cuando tienen hipercromatismo, alargamiento y estratificación nuclear, acompañado de pérdida de mucina citoplasmática. La displasia epitelial de alto grado se caracteriza por el redondeamiento nuclear, pérdida de la polaridad

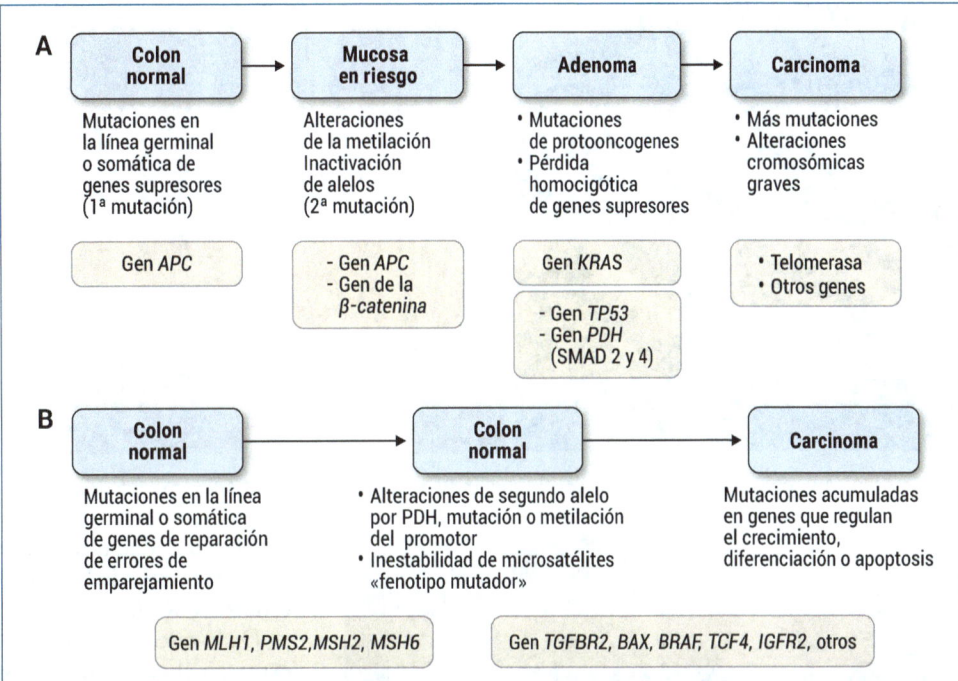

Figura 6-19. Vías moleculares de la patogenia del adenocarcinoma colorrectal: **A)** vía clásica APC/β-catenina y **B)** vía de MSI.

Tabla 6-19. Vías genéticas identificadas en la aparición del cáncer colorrectal

Vía *APC*/β-catenina	Vía de MSI
Es la vía clásica de la transformación del adenoma a carcinoma	Ocurren anomalías en la reparación de errores de emparejamiento del ácido desoxirribonucleico y la acumulación de mutaciones en regiones de repetición de microsatélites del genoma (tumores MSI altos)
Representa el 80 % de los casos esporádicos	
Etapa inicial: origina la inactivación de ambas copias del gen *APC*, con la acumulación de β-catenina y activa la transcripción de genes que promueven la proliferación celular	Las alteraciones en los microsatélites producen variación en la expresión de genes implicados en el crecimiento celular (receptor de TGFβ II) y de la proteína proapoptótica (BAX)
Etapa tardía: se agregan mutaciones de *KRAS*, que favorecen el crecimiento celular e impiden la apoptosis. Mutaciones de *SMAD2*, *SMAD4*, *TP53*. Aparición de telomerasas	Existe un subtipo que no presenta mutaciones en la reparación de errores del ADN, sino que tienen un fenotipo de hipermetilación de islas CpG (CIMP). La región promotora de MLH1 está hipermetilada, lo cual reduce su función reparadora. Se acompaña de mutaciones de *BRAF* y no tienen alterado *KRAS* ni *TP53*

MSI: inestabilidad de microsatélites (del inglés, *Microsatellite instability*); BAX: proteína X asociada a Bcl2 (del inglés, *Bcl2-associated X Protein*); MLH1: MutL Homolog 1 Protein; CIMP: CpG fenotipo de metilación de islas Citocina y Guanina (del inglés, *CpG Island methylator phenotype*); TGFβ: factor de crecimiento transformante Beta (del inglés, *Transforming grow factor beta*).

nuclear, nucléolos prominentes, aumento de mitosis y alteración de la arquitectura glandular (se torna un patrón cribiforme).

Los adenomas pueden clasificarse como (**Fig. 6-20**):

- *Adenomas tubulares*: si el componente tubular (glándulas redondeadas) representa más del 75 % de la lesión. Son pólipos pequeños y pediculados.
- *Adenomas vellosos*: si el componente velloso (vellosidades alargadas) representa más del 75 % de la lesión. Son pólipos grandes y, con mayor frecuencia, se relacionan con la presencia de carcinomas.
- *Adenomas tubulovellosos*: tienen una arquitectura mixta (entre un 25 y un 75 % de la lesión está compuesta por componente tubular, y el resto, por componente velloso o viceversa).

Lesiones serradas sésiles

Ocurren, principalmente, en el colon derecho y miden más de 5 mm. Las criptas presentan un epitelio dentado, que se observa hasta la base de estas y provoca su dilatación en forma de «T» o «L» invertidas (**Fig. 6-21**). El 80 % de estas lesiones tienen mutaciones de *BRAF*, y se ha estudiado que presentan una alta tasa de metilación del ácido desoxirribonucleico (ADN) y producen un alto nivel de inestabilidad de microsatélites. Se recomienda extirparlos completamente y hacer un seguimiento estrecho entre 1 y 5 años.

Carcinoma intramucoso

Se define como tal cuando las células tumorales han sobrepasado la membrana basal e invaden la lámina propia hasta la

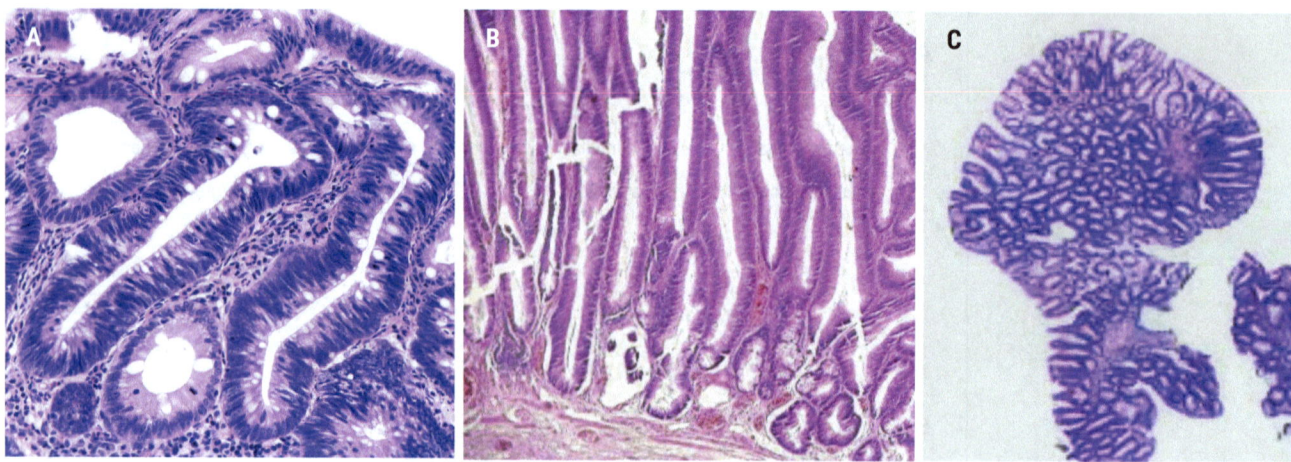

Figura 6-20. Adenomas de colon. **A)** Adenoma tubular. **B)** Adenoma velloso. **C)** Adenoma tubulovelloso.

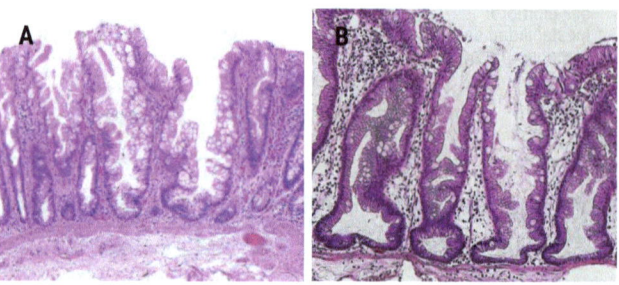

Figura 6-21. Lesiones serradas sésiles. **A)** Epitelio serrado hasta la base de las criptas. **B)** Dilatación de las criptas en forma de «T» o «L» invertidas.

muscular de la mucosa (**Fig. 6-22**). Estas lesiones no implican un riesgo de metástasis, debido a que la mucosa intestinal carece de vasos linfáticos. Por lo tanto, la resección completa del pólipo es curativa.

Se denomina *adenocarcinoma invasivo* cuando las células tumorales sobrepasan la muscular de la mucosa hacia la submucosa (hacia el tallo submucoso) y constituyen un riesgo de diseminación metastásica. La evaluación del grado de invasión del adenocarcinoma sobre un pólipo se realiza mediante la clasificación de Haggitt (v. **Fig. 6-22**).

Características

Los adenocarcinomas que se localizan en el colon proximal son masas exofíticas y ulceradas, mientras que las lesiones del colon distal son anulares («en anillo de servilleta») y producen estenosis de la luz intestinal.

Histológicamente, se trata de neoplasias compuestas por glándulas conformadas por células cilíndricas altas con las alteraciones citológicas y arquitecturales descritas en los adenomas. Además, están acompañadas de un estroma con un marcado infiltrado inflamatorio agudo y crónico y reacción desmoplásica. Presentan distintos grados de diferenciación de acuerdo con el porcentaje de componente glandular que se observa en la lesión (**Fig. 6-23**).

Las variantes de carcinoma mucinoso y de células «en anillo de sello» se definen por la presencia de más del 50 % del volumen tumoral con un componente mucinoso y de células «en anillo de sello», respectivamente.

La celularidad tumoral en el estudio inmunohistoquímico presenta positividad, principalmente, para los siguientes marcadores: CK 20, CDX2 y SATB2.

Dado que, aproximadamente, el 60 % de los CCR sobreexpresan el gen *EGFR*, y esta sobreexpresión se ha asociado

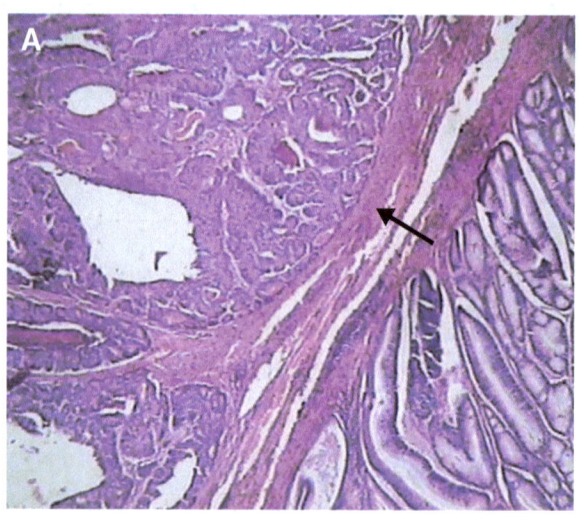

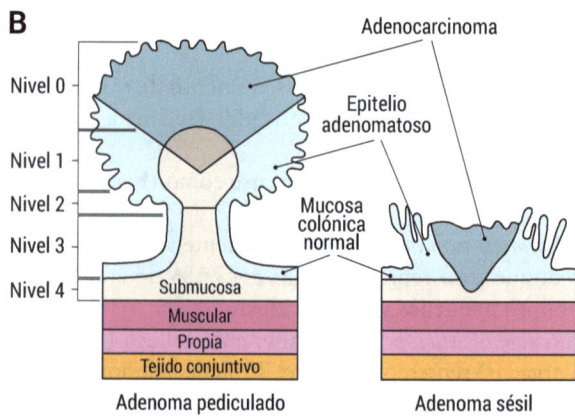

Figura 6-22. Carcinoma intramucoso. **A)** Adenocarcinoma colorrectal intramucoso que no sobrepasa la muscular de la mucosa (flecha negra). **B)** Clasificación de Haggitt para la evaluación de adenocarcinomas sobre pólipos pediculados o sésiles (De la Cruz Alfonso y Hernández Urra, 2011).

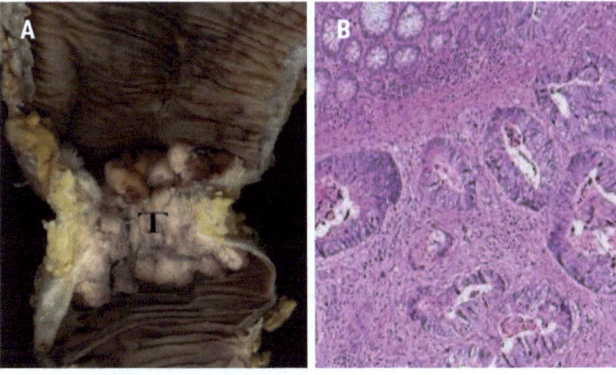

Figura 6-23. Adenocarcinoma colorrectal invasivo. **A)** Vista macroscópica (la T indica la lesión neoplásica exofítica). **B)** Vista microscópica.

a mayor riesgo de metástasis y menor supervivencia, actualmente, se han iniciado terapias con anticuerpos monoclonales anti-EGFR de forma sistemática. Además, en casos avanzados de la enfermedad, se realizan estudios moleculares para detectar la presencia de mutaciones de *KRAS*, *NRAS* y *BRAF* y la amplificación de *HER-2*.

También de forma rutinaria se estudia en el CCR la presencia de alteraciones de los genes reparadores de errores de emparejamiento del ADN, por medio de la evaluación inmunohistoquímica (expresión nuclear) de *MLH1*, *PMS2*, *MSH2* y *MSH6*.

Evaluación anatomopatológica del cáncer de colon

En el estudio macroscópico e histológico de la lesión neoplásica, se informa sobre los siguientes aspectos más importantes que influirán en el diagnóstico, manejo y pronóstico del paciente:

- Localización y tamaño tumoral.
- Histología (tipo celular y grado de diferenciación).
- Extensión tumoral en profundidad: si la tumoración invade las distintas capas del colon (lámina propia, muscular de la mucosa, submucosa, muscular propia, subserosa, serosa) o llega a estructuras adyacentes.
- Invasión linfovascular: según invada vasos de pequeño calibre y vasos venosos de mayor calibre (intramural o extramural).
- Invasión perineural.
- Presencia de *budding* tumoral: se denomina *budding* tumoral a la presencia de células tumorales individuales o en grupos que contengan menos de cinco células en las áreas peritumorales (**Fig. 6-24**). Se ha asociado como un factor pronóstico adverso y de un mayor riesgo de metástasis ganglionares. El recuento del *budding* tumoral se realiza en zonas del tumor donde estas agrupaciones se visualicen en mayor cantidad, y se gradúa de acuerdo con el número de *budding* evaluado en 0,785 mm^2 de campo del microscopio (puntuación baja: 0-4; intermedia: 5-9; y alta: > 10).
- Efecto del tratamiento neoadyuvante: se evalúa la cantidad de celularidad neoplásica viable según la escala de regresión tumoral de Ryan modificada (respuesta «completa», «casi completa», «parcial» o «sin respuesta»).

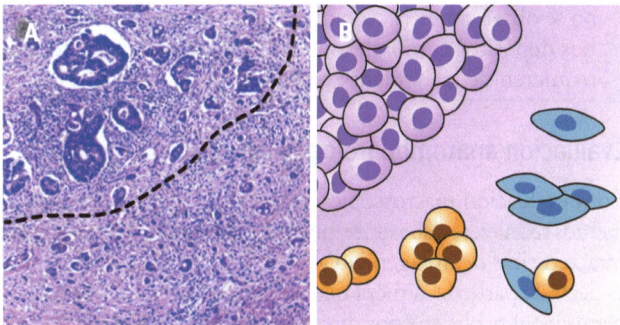

Figura 6-24. *Budding* tumoral. **A)** Vista histológica (la línea discontinua representa el frente tumoral y, por fuera de este, se observan los grupos celulares desprendiéndose de él). **B)** Vista esquemática (Maffeis *et al.*, 2019).

- Estado de los márgenes quirúrgicos: se evalúan los márgenes proximal, distal, radial (circunferencial-mesentérico) y de la mucosa.
  Se denomina *margen radial o circunferencial* al borde quirúrgico conformado por tejido de partes blandas creado quirúrgicamente por la separación o disección de la zona retroperitoneal o subperitoneal de la pieza quirúrgica. Este margen tiene que evaluarse en todas las piezas quirúrgicas de colon que no están recubiertas por una capa serosa de peritoneo (**Fig. 6-25**).
  Se determinan como márgenes afectados aquellos en los cuales se observa celularidad tumoral en contacto con el margen propiamente dicho. Además, se establece la distancia más cercana a la que se encuentra la neoplasia de un margen correspondiente. También se observa la presencia de displasia de alto o bajo grado y carcinoma intramucoso.
- Ganglios linfáticos regionales: se estudian el número de ganglios linfáticos aislados y el número de ganglios que presentan focos de metástasis del carcinoma. En las piezas quirúrgicas de colon, se deben evaluar, al menos, 12 ganglios linfáticos, ya que dicho número de ganglios determina un parámetro de la calidad quirúrgica, ayuda a una mejor estadificación del CCR e incrementa la probabilidad de encontrar metástasis ganglionares.
- Evaluación de depósitos tumorales: se denomina *depósito tumoral* a la agrupación de células neoplásicas dentro del tejido adiposo pericólico o perirrectal o en el mesenterio adyacente cercano al tumor primario, pero donde

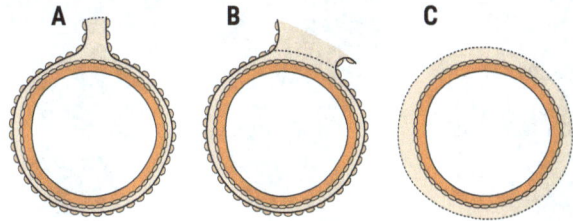

Figura 6-25. Margen radial o circunferencial en el colon. **A)** Segmento de colon envuelto completamente por peritoneo. **B)** Segmento de colon envuelto parcialmente por peritoneo (la línea punteada muestra el margen radial sin peritoneo). **C)** Segmento de recto que no está recubierto por peritoneo (la línea punteada muestra el margen radial sin peritoneo).

no se observan estructuras vasculares ni tejido ganglionar. Los depósitos tumorales son factores de mal pronóstico y requieren de tratamiento adyuvante.

Evaluación anatomopatológica del cáncer de recto

En la evaluación macroscópica de las piezas quirúrgicas de segmentos rectales, se debe tener mucho cuidado para determinar las características del margen radial o circunferencial (mesorrecto), es decir, la parte de la pieza que no se encuentra recubierta por peritoneo y se obtiene por disección quirúrgica (**Fig. 6-26**).

Según la calidad de la resección, el mesorrecto se puede clasificar macroscópicamente como: «completo», «casi completo» e «incompleto» (**Fig. 6-27**; **Tabla 6-20**).

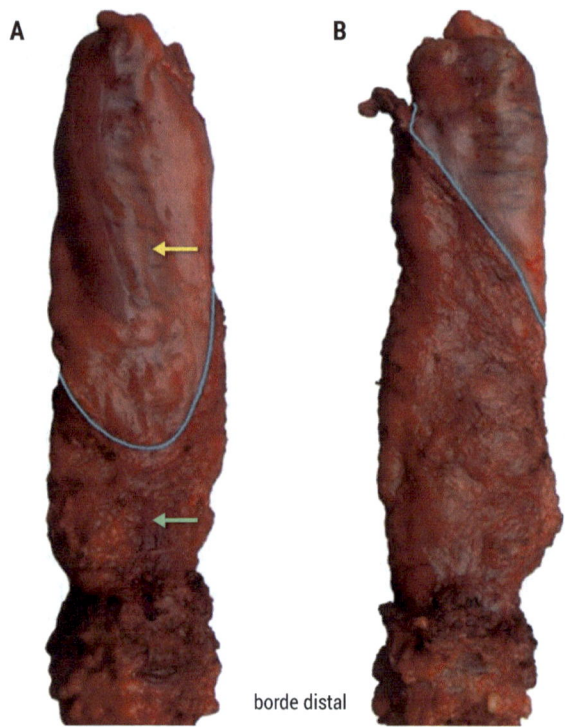

Figura 6-26. Pieza quirúrgica de resección de recto. **A)** Cara anterior: porción recubierta por peritoneo (flecha amarilla) y porción no recubierta por peritoneo (mesorrecto anterior) (flecha verde). **B)** Cara posterior: porción no recubierta por peritoneo (mesorrecto posterior).

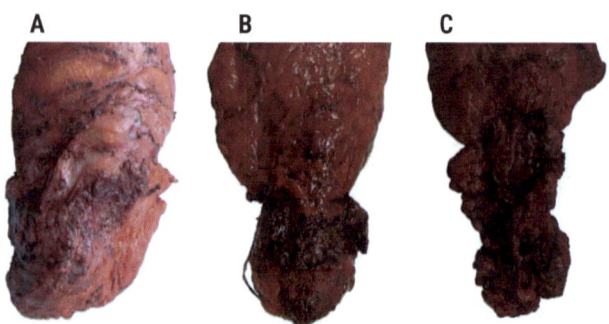

Figura 6-27. Calidad de resección del mesorrecto. **A)** Completo. **B)** Casi completo. **C)** Incompleto.

Tabla 6-20. Clasificación del mesorrecto según la calidad de resección	
Completo	• Superficie lisa o irregularidades menores • Ningún defecto de superficie mayor de 5 mm de profundidad • Ausencia de estrechamiento hacia el margen distal (conning) • En secciones transversas, el margen circunferencial aparece liso
Casi completo	• Irregularidades de la superficie con defectos mayores de 5 mm, pero no llegan a la muscular propia • Muscular propia no visible • Moderado estrechamiento del espécimen hacia el margen distal
Incompleto	• Defectos de mesorrecto hasta la muscular propia • En secciones transversas, el margen circunferencial aparece muy irregular

Además de los puntos revisados en la evaluación anatomopatológica del cáncer de colon, en el adenocarcinoma de recto, se debe poner énfasis en la evaluación microscópica del margen radial, debido a que su positividad incrementa el riesgo de recurrencia tumoral y de muerte. Por lo tanto, se considera margen radial positivo cuando la lesión tumoral o un ganglio linfático infiltrado por células neoplásicas se localizan a 1 mm o menos de distancia del margen no recubierto por peritoneo (margen radial pintado previamente) (**Fig. 6-28**).

Estadificación TNM patológica

Según la 8ª edición de la clasificación TNM del AJCC (**Tabla 6-21**), se debe informar sobre los hallazgos anatomopatológicos del tumor (T), la afectación ganglionar (N) y las metástasis a distancia (M; si se dispone de dicha información), anteponiendo las siguientes letras:

- p: indica que se trata de la evaluación anatomopatológica.
- m: la evaluación es de tumores primarios múltiples.
- y: la neoplasia estudiada fue posterior al tratamiento.

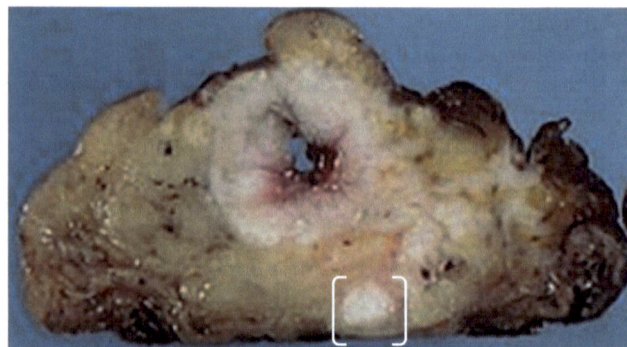

Figura 6-28. Margen radial de resección de recto probablemente positivo: posible infiltración tumoral de ganglio linfático a 1 mm del margen radial pintado (entre corchetes).

Tabla 6-21. Estadificación del carcinoma colorrectal según la clasificación TNM del American Joint Committe on Cancer (AJCC)		
Tumor (T)	Tis	Carcinoma *in situ*, carcinoma intramucoso
	T1	El tumor invade la submucosa (atraviesa la muscular de la mucosa, pero no llega a la muscular propia)
	T2	El tumor invade la muscular propia
	T3	El tumor invade la muscular propia hacia los tejidos pericólicos (subserosa)
	T4	El tumor invade estructuras adyacentes: • T4a: invade el peritoneo visceral (serosa, incluyendo la perforación macroscópica del intestino) • Tab: invade o se adhiere a estructuras adyacentes
Ganglios linfáticos regionales (N)	N0	Sin metástasis en los ganglios linfáticos regionales
	N1	Metástasis en 1-3 ganglios linfáticos regionales
	N2	Metástasis en cuatro o más ganglios linfáticos regionales
Metástasis a distancia (M)	M0	Sin metástasis a distancia
	M1	Metástasis a distancia en uno o más órganos o metástasis peritoneal

TNM: estadificación de tumor, afectación ganglionar y metástasis a distancia.

PUNTOS CLAVE

- Es importante conocer y entender las alteraciones celulares adaptativas funcionales y patológicas ante el daño crónico para poder comprender los hallazgos histopatológicos encontrados en los principales carcinomas.
- Las mutaciones iniciadoras en los distintos genes son la base fundamental en los primeros cambios moleculares de la carcinogénesis, a los cuales se debe asociar la acumulación de otras mutaciones adicionales (conductoras y temporales) para evolucionar en la aparición de lesiones tumorales.
- En la evaluación anatomopatológica de las distintas neoplasias, es importante realizar la adecuada descripción de las características histológicas, la extensión, la invasión linfovascular y perineural tumoral, el efecto del tratamiento previo, los márgenes quirúrgicos y las metástasis ganglio-

nares para determinar la estadificación TNM patológica y poder hacer la correcta correlación para fines terapéuticos y de pronóstico del paciente.
- Dado que, en la actualidad, existen nuevas dianas terapéuticas de los cánceres más frecuentes basadas en sus alteraciones mutacionales, es importante hacer la correcta caracterización histológica del tumor, así como el estudio inmunohistoquímico y molecular para detectar dichas mutaciones.
- Es importante conocer y saber diagnosticar las lesiones precursoras de los cánceres más frecuentes, así como entender las diversas vías de origen de sus mutaciones para el adecuado manejo precoz y evitar las consecuencias relacionadas a la morbimortalidad de sus formas invasivas y avanzadas.

BIBLIOGRAFÍA

Ahn S, Woo JW, Lee K, Park SY. HER2 status in breast cancer: changes in guidelines and complicating factors for interpretation. J Pathol Transl Med. 2020;54(1):34-44.

Albanell J, Andreu X, Calasanz M, Concha A, Corominas JM, García-Caballero T, et al. Guidelines for HER2 testing in breast cancer: a national consensus of the Spanish Society of Pathology (SEAP) and the Spanish Society of Medical Oncology (SEOM). Clin Transl Oncol. 2009;11(6):363-75.

Alsop BR, Sharma P. Esophageal cancer. Gastroenterol Clin N Am. 2016;45(3):399-412.

Amin M, Gress D, Meyer Vega L, Edge S. American Joint Committee on Cancer: AJCC Cancer Staging Manual. 8ª ed. Nueva York: Springer; 2016.

Bosman F, Carneiro F, Hruban R, Theise N. WHO Classification of Tumours. Volume 1: Digestive system tumours. 5ª ed. Ginebra: World Health Organization (WHO); 2019.

Brosens LAA, Hackeng WM, Offerhaus GJ, Hruban RH, Wood LD. Pancreatic adenocarcinoma pathology: changing "landscape". J Gastrointest Oncol. 2015;6(4):358-74.

Campa-Thompson M, Weir R, Calcetera N, Quirke P, Carmack S. Pathologic processing of the total mesorectal excision. Clin Colon Rectal Surg. 2015;28(1):43-52.

College of American Pathologists. Cancer protocol templates. [Internet]. 2022. Disponible en: https://www.cap.org/protocols-and-guidelines/cancer-reporting-tools/cancer-protocol-templates

De la Cruz Alfonso N, Hernández Urra MC. Pólipos y lesiones neoplásicas superficiales del colon. Rev Acta Méd Centro. 2011;5(2):1-17.

Fleming M, Ravula S, Tatishchev SF, Wang HL. Colorectal carcinoma: pathologic aspects. J Gastrointest Oncol. 2012;3(3):153-73.

Goldblum J, McKenney J. Rosai y Ackerman patología quirúrgica. 11ª ed. Medellín: Amolca; 2019.

Hruban RH, Takaori K, Klimstra DS, Adsay NV, Albores-Saavedra J, Biankin AV, et al. An illustrated consensus on the classification of pancreatic intraepithelial neoplasia and intraductal papillary mucinous neoplasms. Am J Surg Pathol. 2004;28(8):977-87.

Hu B, El Hajj N, Sittler S, Lammert N, Barnes R, Meloni-Ehrig A. Gastric cancer: classification, histology and application of molecular pathology. J Gastrointest Oncol. 2012;3(3):251-61.

Jain S, Dhingra S. Pathology of esophageal cancer and Barrett's esophagus. Ann Cardiothorac Surg. 2017;6(2):99-109.

Johncilla M, Yantiss RK. Histology of colorectal carcinoma proven and purported prognostic factors. Surg Pathol Clin. 2020;13(3):503-20.

Kim B, Kim J, Kang G, Chang H, Kang D, Kim J, et al. Standardized pathology report for colorectal cancer, 2nd edition. J Pathol Transl Med. 2020;54(1):1-19.

Klimstra DS, Pitman MB, Hruban RH. An algorithmic approach to the diagnosis of pancreatic neoplasms. Arch Pathol Lab Med. 2009;133(3):454-64.

Kumar V, Abbas A, Aster J. Robbins y Cotran patología estructural y funcional. 10ª ed. Madrid: Elsevier; 2021.

Lakhani S, Ellis I, Schnitt S, Tan P, Van De Vijver M. WHO Classification of Tumours. Volume 2: breast tumours. 5ª ed. Ginebra: World Health Organization (WHO); 2019.

López-Ríos F, De Castro J, Concha A, Garrido P, Gómez-Román J, Isla D, et al. Actualización de las recomendaciones para la determinación de biomarcadores en el carcinoma de pulmón avanzado de célula no pequeña. Consenso Nacional de la Sociedad Española de Anatomía Patológica y de la Sociedad Española de Oncología Médica. Rev Esp Patol. 2015;48(2):80-9.

Lugli A, Kirsch R, Ajioka Y, Bosman F, Cathomas G, Dawson H, et al. Recommendations for reporting tumor budding in colorectal cancer based on the International Tumor Budding Consensus Conference (ITBCC) 2016. Mod Pathol. 2016;30(9):1299-311.

Maffeis V, Nicolè L, Cappellesso R. RAS, cellular plasticity, and tumor budding in colorectal cancer. Front Oncol. 2019;9:1255.

Mills S, Greenson J, Hornick J, Longacre T, Reuter V. Sternberg's diagnostic surgical pathology. 6ª ed. Alphen aan den Rijn: Wolters Kluwer; 2016.

National Comprehensive Cancer Nerwork. NCCN Guidelines. [Internet]. Disponible en: https://www.nccn.org/guidelines/category_2

Park CK, Jung WH, Koo JS. Pathologic evaluation of breast cancer after neoadjuvant therapy. J Pathol Transl Med. 2016;50(3):173-80.

Pathology Outlines. Text book chapters. [Internet]. Disponible en: https://www.pathologyoutlines.com/

Pfeifer J, Humphrey P, Ritter J, Dehner L. Manual Washington de patología quirúrgica. 3ª ed. Madrid: Wolters Kluwer; 2019.

Priyanthi Kumarasinghe M, Armstrong M, Foo J, Raftopoulos SC. The modern management of Barrett's oesophagus and related neoplasia: role of pathology. Histopathology. 2021;78(1):18-38.

Rüschoff J, Hanna W, Bilous M, Hofmann M, Osamura RY, Penault-Llorca F, et al. HER2 testing in gastric cancer: a practical approach. Mod Pathol. 2012;25(5):637-50.

Sahoo S, Lester SC. Pathology of breast carcinomas after neoadjuvant chemotherapy: an overview with recommendations on specimen processing and reporting. Arch Pathol Lab Med. 2009;133(4):633-42.

The University of Texas MD Anderson Cancer Center. Residual cancer burden calculator. [Internet]. Disponible en: http://www3.mdanderson.org/app/medcalc/index.cfm?pagename=jsconvert3

Tsang JYS, Tse GM. Molecular classification of breast cancer. Adv Anat Pathol. 2020;27(1):27-35.

Weaver DL. Pathology evaluation of sentinel lymph nodes in breast cancer: protocol recommendations and rationale. Mod Pathol. 2010;23 Suppl 2:S26-32.

WHO Classification of Tumours. Volume 5: thoracic tumours. 5ª ed. Ginebra: World Health Organization (WHO); 2021.

Yakirevich E, Resnick MB. Pathology of gastric cancer and its precursor lesions. Gastroenterol Clin North Am. 2013;42(2):261-84.

Cáncer de mama

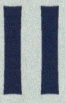

Diagnóstico por imagen del cáncer de mama. Radiología intervencionista de la mama

7

M. A. Hoyas García

 OBJETIVOS

- Conocer la importancia del diagnóstico precoz del cáncer de mama.
- Describir las características semiológicas del cáncer de mama en las distintas pruebas de imagen (mamografía, ecografía y resonancia magnética).
- Identificar las principales indicaciones de la resonancia magnética de mama.
- Reconocer y valorar las principales técnicas intervencionistas guiadas por imagen para el diagnóstico y tratamiento de las lesiones mamarias.

DIAGNÓSTICO POR IMAGEN DEL CÁNCER DE MAMA

El cáncer de mama es el segundo tumor maligno más frecuente en la mujer. En Europa, es la primera causa de muerte por cáncer.

El diagnóstico en estadios tempranos, un eficaz manejo y un adecuado tratamiento han demostrado que pueden disminuir de forma importante la tasa de mortalidad por cáncer de mama.

Es por eso por lo que el diagnóstico precoz es el primer eslabón en esta cadena de actuación, en la cual, la radiología de mama tiene un papel principal: diagnosticar el cáncer de mama. Para ello, el especialista debe tener un conocimiento avanzado de cómo se puede manifestar esta enfermedad (hallazgos semiológicos) en los diferentes métodos disponibles de imagen.

El *screening* o cribado es una estrategia de detección precoz. El cáncer de mama cumple los requisitos epidemiológicos requeridos para ser susceptible de cribado: elevada morbimortalidad, prevalencia alta del estado preclínico detectable, posibilidad de tratamiento efectivo y existencia de una prueba de cribado de alta sensibilidad y especificidad, bajo coste y escasos efectos secundarios. Los resultados del metanálisis de ocho ensayos clínicos aleatorizados iniciados entre los años 1963 y 1982, con 500.000 participantes en Europa, Estados Unidos y Canadá demostraron que el cribado mamográfico reduce la mortalidad por cáncer de mama en un 20-30 %. Como consecuencia de estos resultados, se iniciaron los programas poblacionales de cribado: en varios países europeos, empezaron a finales de la década de 1980 y, en España, en el año 1990. La mamografía es el único método actualmente aceptado para el cribado del cáncer de mama. Permite su detección precoz y es la única prueba que ha demostrado una reducción de las tasas de mortalidad por cáncer de mama para mujeres entre los 50 y los 69 años de edad.

> **!** El objetivo de la radiología de mama es reducir la mortalidad y también mejorar la calidad de vida a través del diagnóstico precoz (prevención secundaria). El diagnóstico del cáncer de mama en su etapa inicial hace que las posibilidades terapéuticas sean menos agresivas, reduciendo, así, la morbilidad y aumentando la calidad de vida.

En este tema, se revisará la forma de presentación del cáncer de mama en las técnicas de imagen más utilizadas en la actualidad: mamografía, ecografía y resonancia magnética nuclear (RMN).

El cáncer de mama no va a tener siempre la misma forma de presentación; muchos cánceres se van a presentar con características específicas reconocibles, sin embargo, muchos otros lo harán de forma similar a las lesiones premalignas e, incluso, lesiones benignas, solapándose entre ellos determinadas características semiológicas. Así que los radiólogos solo van a poder estimar la probabilidad de que una lesión puede ser cáncer o no mediante el sistema de informes y datos de imágenes mamarias (BI-RADS®, *Breast Imaging Reporting and Data System*) y, por supuesto, será el estudio anatomopatológico el que dará el diagnóstico definitivo.

El cáncer infiltrante de mama tiene la capacidad de infiltrar con células tumorales el estroma mamario, con la capacidad potencial de infiltrar estructuras adyacentes y metástasis a distancia.

La mayoría de los tumores malignos de mama se originan en el propio parénquima mamario, en concreto, en la unidad ductal terminal, siendo carcinomas ductales prácticamente el 80 % de todos ellos, seguidos del carcinoma lobulillar (5-10 %). Mucho menos frecuentes son los tumores originados en el estroma mamario, como el angiosarcoma o el linfoma.

Los hallazgos semiológicos del cáncer infiltrante de mama en los diferentes métodos diagnósticos serán un reflejo de los cambios histológicos que estos tumores son capaces de producir en el tejido mamario. En el capítulo, se revisará cuál es la forma de presentación más frecuente del carcinoma infiltrante de mama y se utilizara para ello el léxico BI-RADS®.

Hallazgos mamográficos y en tomosíntesis

El valor diagnóstico de la mamografía se basa en su capacidad para detectar anormalidades en la mama (sensibilidad) y su capacidad para diferenciar con seguridad entre patologías benignas y malignas (especificidad). La sensibilidad varía del 64 al 98 % y tiene una especificidad, aproximadamente, del 90 %. La sensibilidad de la mamografía para detectar cáncer disminuye de forma importante con el incremento de la densidad mamaria: a más densidad, menor sensibilidad para la detección de cáncer.

La adquisición de la imagen mamográfica se realiza mediante los mamógrafos digitales. El mamógrafo digital consta de un tubo de rayos X, que emite fotones de baja energía, y un receptor, que es el detector.

Las imágenes mamográficas deben cumplir los criterios de calidad MQSA (*Mammography Quality Standars Act*) de posicionamiento, compresión, definición, contraste, exposición, ruido, artefactos e identificación.

El estudio convencional consta de dos proyecciones de cada mama: una craneocaudal y otra oblicua mediolateral. La realización de dos proyecciones en cada mama es fundamental para no pasar por alto lesiones visualizadas en una sola proyección, así como para realizar una correcta localización de estas.

A partir del desarrollo técnico de la mamografía digital, y sirviendo esta como plataforma de base, se han podido desarrollar otras técnicas de uso actual como la tomosíntesis, la mamografía de contraste y el diagnóstico asistido por ordenador.

La tomosíntesis es una técnica radiológica tridimensional que obtiene series de imágenes que se reconstruyen de modo semejante a las de la tomografía axial computarizada (TAC) a partir de varias adquisiciones mamográficas, a baja dosis, que realiza el tubo movilizándose en diferentes ángulos. Es una técnica que permite una disminución de la superposición de los tejidos, ya que adquiere de manera secuencial imágenes consecutivas que se reconstruyen en cortes individuales, revelando la arquitectura interna de la mama. Esta cualidad le otorga la capacidad de aumentar la tasa de detección de cáncer, así como de disminuir el número de rellamadas innecesarias y falsos positivos. La dosis total es equiparable a la que se aplica en un estudio convencional.

La mamografía con contraste se basa en las propiedades de la angiogénesis tumoral (neovascularización y aumento de la permeabilidad vascular) y su detección mediante el uso de los contrastes intravenosos (i.v.). Añadir la captación de contraste a la mamografía permite aumentar la visibilidad de las lesiones. Esta aplicación mejora la detección de tumores en mamas densas. Se valoran aspectos morfológicos y cuantitativos (curvas de captación) de las imágenes. En general, las lesiones siguen el patrón de captación de la RMN y su sensibilidad está cercana a la de esta. Tiene la ventaja de su mayor disponibilidad y a un coste claramente inferior.

> **!** El cáncer de mama, en mamografía y tomosíntesis, puede aparecer como:
> • Una masa.
> • Calcificaciones.
> • Distorsión de la arquitectura.
> • Densidad de nueva aparición.
> • Asimetría focal.
> • Retracción de la piel.
> • Engrosamiento de la piel.
> • Adenopatías axilares.

La manifestación más frecuente del cáncer de mama en mamografía es una masa densa, de forma irregular, con el margen espiculado (**Fig. 7-1**). Las espículas pueden considerarse casi patognomónicas de cáncer de mama. El margen de la lesión es el descriptor con mayor valor predictivo positivo (**Fig. 7-2**).

Otra manifestación de cáncer infiltrante son las calcificaciones asociadas a una masa, densidad focal o distorsión (**Fig. 7-3**). Las microcalcificaciones aisladas son la manifestación más frecuente del carcinoma ductal *in situ* o carcinoma intraductal (**Fig. 7-4**).

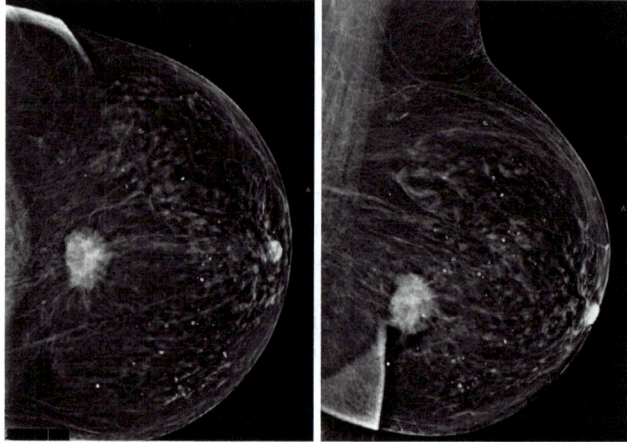

Figura 7-1. Mamografías en proyección craneocaudal y oblicua mediolateral, donde se observa un nódulo con márgenes espiculados en la unión de los cuadrantes inferiores.

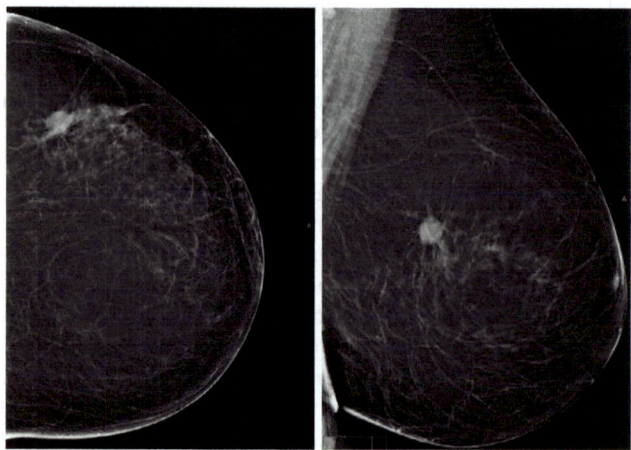

Figura 7-2. Mamografías en proyección craneocaudal y oblicua mediolateral, donde se observa un nódulo de márgenes mal definidos en la unión de los cuadrantes externos.

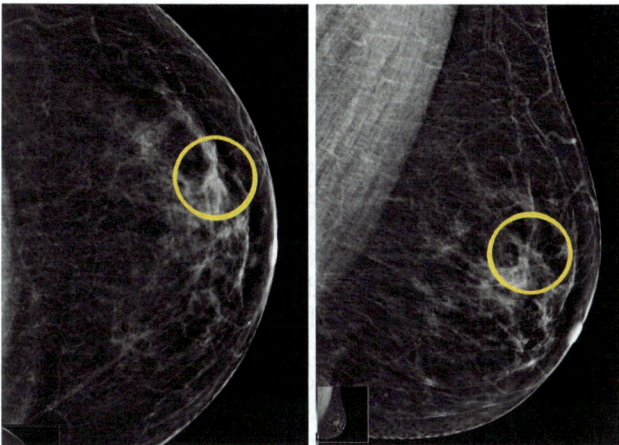

Figura 7-3. Mamografías en proyección craneocaudal y oblicua mediolateral, donde se observan microcalcificaciones asociadas a una distorsión mamaria (círculo).

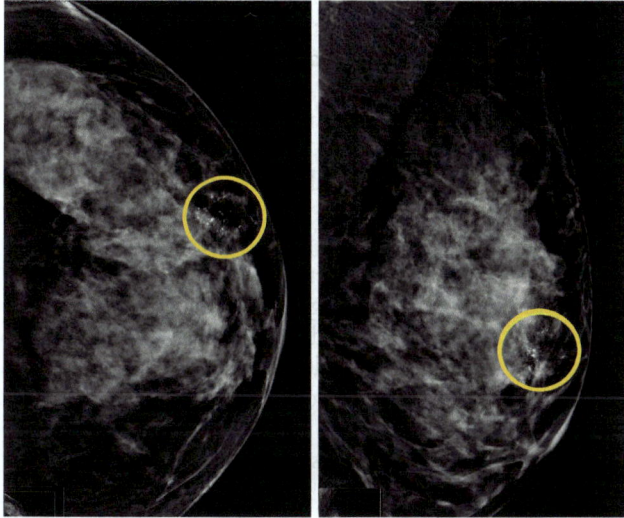

Figura 7-4. Mamografía en proyecciones craneocaudal y oblicua mediolateral, donde se observan microcalcificaciones sospechosas de malignidad (círculo).

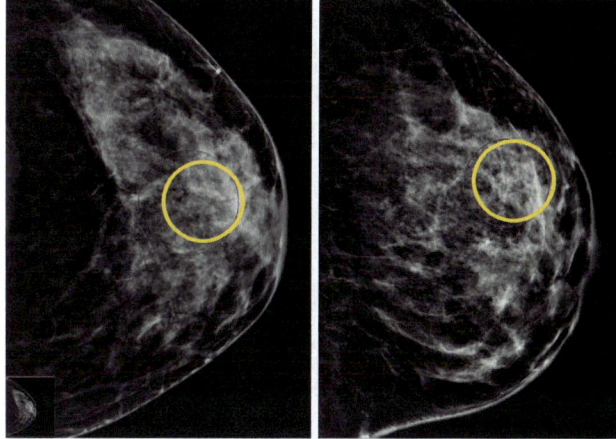

Figura 7-5. Mamografía en proyecciones craneocaudal y oblicua mediolateral, donde se observa una imagen de distorsión arquitectural (círculo).

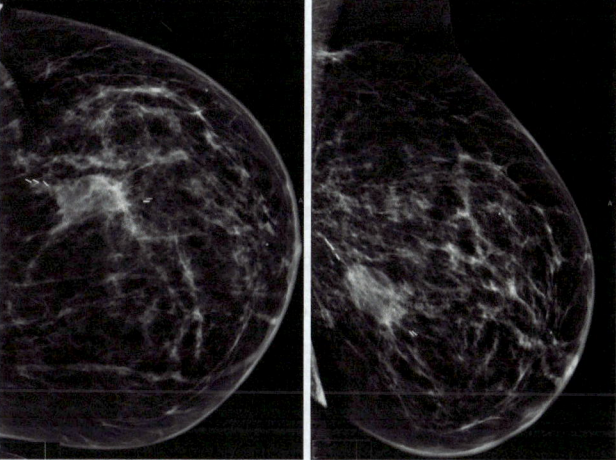

Figura 7-6. Mamografía en proyecciones craneocaudal y oblicua mediolateral, donde se observa la imagen de una cicatriz posquirúrgica en el cuadrante inferior externo. También se pueden apreciar los clips posquirúrgicos y el engrosamiento de la piel en relación con cambios de la radioterapia.

Para caracterizar adecuadamente las microcalcificaciones, hay que valorar:

- La forma que adopta el grupo.
- La distribución de las microcalcificaciones.
- La morfología de las microcalcificaciones.
- El número de microcalcificaciones.

Se consideran sospechosas de malignidad las microcalcificaciones que forman un grupo de forma irregular, de distribución en línea, de morfología fina y diferente densidad unas de otras, con bordes irregulares y de diferentes tamaños dentro del mismo grupo.

El carcinoma de mama no siempre crece produciendo una masa visible, sino que, al ir creciendo en el interior del parénquima mamario normal, va a ir produciendo una disrupción del tejido, dando lugar auna distorsión de la arquitectura (**Fig. 7-5**).

También pueden producir distorsión de la arquitectura las cicatrices posquirúrgicas, las necrosis grasas o las cicatrices radiales (**Fig. 7-6**).

Cuando se compara una exploración mamográfica con las anteriores y se aprecia una densidad de nueva aparición, no se debe olvidar que se puede estar ante la presencia de un carcinoma.

Se denomina *asimetría focal* a una pequeña densidad de tejido fibroglandular (menos de un cuadrante) que es asimétrico entre ambas mamas y se visualiza con morfología similar en ambas proyecciones mamográficas (**Fig. 7-7**). Cuando la asimetría focal se asocia a distorsión, microcalcificaciones o a una lesión palpable, se puede estar ante un carcinoma.

La retracción focal de la piel y el engrosamiento focal o difuso de la piel pueden a veces ser la única manifestación visible en la mamografía de un carcinoma.

La demostración de adenopatías axilares no es un hallazgo específico del cáncer de mama, porque puede darse en enfermedades sistémicas como el linfoma. Sin embargo, precisan estudio, sobre todo, si son unilaterales, porque pueden ser la manifestación de un carcinoma de mama con siembra tumoral axilar (**Fig. 7-8**).

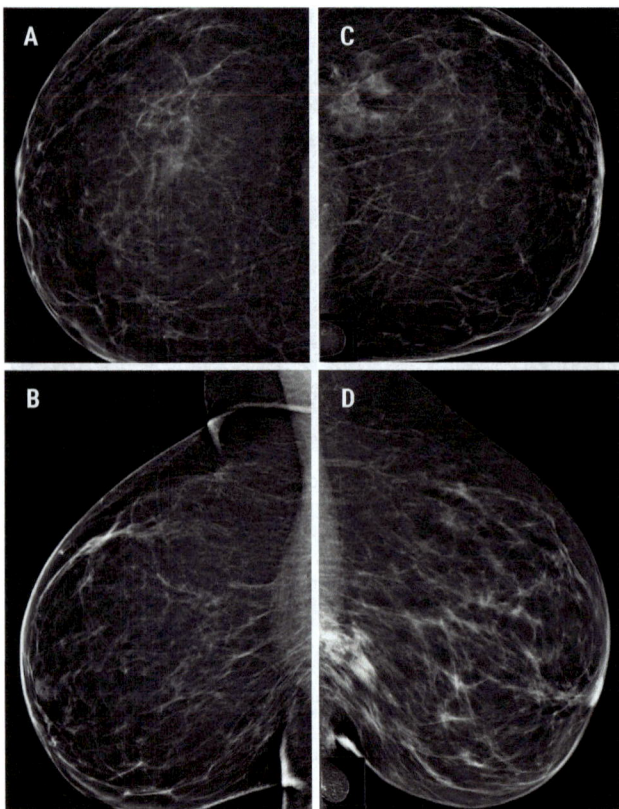

Figura 7-7. Mamografía. **A)** Mamografía en proyección craneocaudal. **B)** Oblicua mediolateral. En la mamografía izquierda **(C** y **D)**, se puede observar asimetría focal en el cuadrante inferior externo.

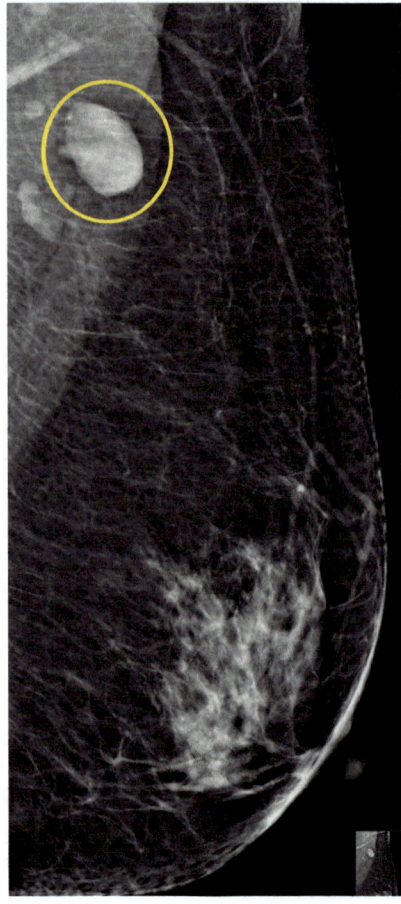

Figura 7-8. Mamografía en proyección craneocaudal, donde se observa una adenopatía axilar (círculo).

Hallazgos ecográficos

La ecografía es muy importante en el diagnóstico de la patología mamaria. A diferencia de la mamografía, ni la densidad mamaria ni la superposición de densidades suponen ningún problema en la interpretación de la imagen ecográfica. Tiene capacidad para distinguir los diferentes tejidos mamarios, así como la naturaleza quística o sólida de las lesiones, y todo ello en ausencia de radiaciones ionizantes.

La sensibilidad diagnóstica de la mamografía en las mamas poco densas es mayor que la de la ecografía. En las mamas densas, sin embargo, la sensibilidad de la mamografía es considerablemente menor que la de la ecografía. En la última edición del BI-RADS® (5ª ed., 2013), se consideran mamas densas a aquellas incluidas en las categorías C (mamas heterogéneas) y D (mamas extremadamente densas) según la densidad mamaria (**Fig. 7-9**). Por lo tanto, el hecho de complementar la mamografía con la ecografía supone —sobre todo, en este último grupo de mujeres— un considerable incremento de la sensibilidad. Hay que tener en cuenta, sin embargo, que tanta sensibilidad irá acompañada también de un incremento de biopsias innecesarias.

Además, la ecografía es el método de elección en los procedimientos intervencionistas de la mama, salvo en el caso de las calcificaciones y de aquellas imágenes mamográficas sin traducción ecográfica, donde la localización mamográfica guiada con estereotaxia es lo más adecuado.

El hecho de realizarse en tiempo real (pudiendo visualizar el trayecto de la aguja a lo largo de todo el procedimiento), de ser una técnica muy rápida, de no utilizar radiaciones ionizantes y de ser más cómoda tanto para la paciente como para el médico especialista, la convierten en la guía de imagen más usada.

De entre los procedimientos intervencionistas guiados por ecografía, se encuentran:

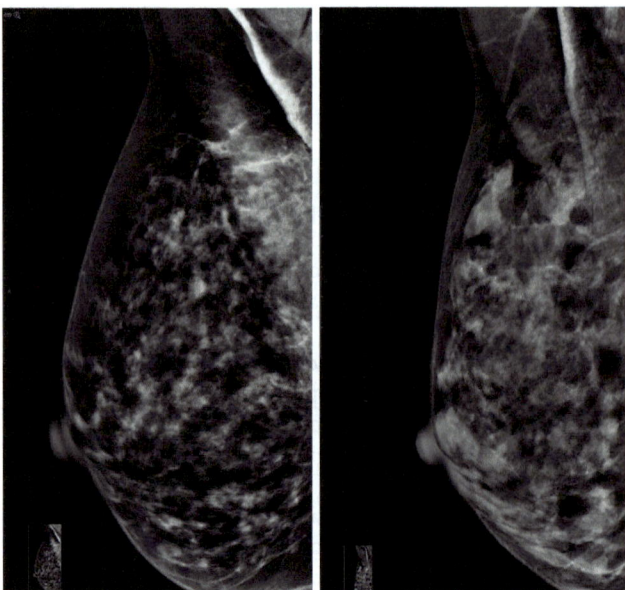

Figura 7-9. Mamografías en proyección craneocaudal, donde se observan dos ejemplos de mama densa (categorías C y D del sistema de informes y datos de imágenes mamarias [BI-RADS®, *Breast Imaging Reporting and Data System*].

- Punción-evacuación de quistes.
- Punción-aspiración con aguja fina: para obtener una citología de la lesión.
- Biopsia con aguja gruesa (BAG) (**Fig. 7-10**): biopsias de corte de calibre 14 números Gauge (G).
- Biopsia asistida por vacío (BAV).
- Ablación percutánea de lesiones: como la crioablación.
- Localización prequirúrgica de lesiones: arpón (**Figs. 7-11** y **7-12**), localización radioguiada de lesiones ocultas (ROLL; del inglés, *radioguided occult lesion localisation*), localización del ganglio centinela y de lesiones no palpables (SNOLL; del inglés, *sentinel node and occult lesion localization*), semillas radioactivas, semillas ferromagnéticas [**Fig. 7-13**]).
- Ganglio centinela.
- Marcaje de lesiones posbiopsia.
- Marcaje pretratamiento neoadyuvante.
- Marcaje de ganglios afectados.
- Drenaje de abscesos.
- Galactografía (tras la inyección de contraste intraductal).

Se denomina *second-look* ecográfico a realizar un estudio ecográfico selectivo de la zona en la que previamente con RMN se ha identificado un hallazgo sospechoso de malignidad. El objetivo es realizar la biopsia guiada por ecografía, dado que la biopsia guiada por RMN es un procedimiento caro, largo y que precisa de administración de contraste intravenoso.

El rastreo en busca de ganglios patológicos es fundamental en la estadificación del cáncer de mama, y la ecografía es el

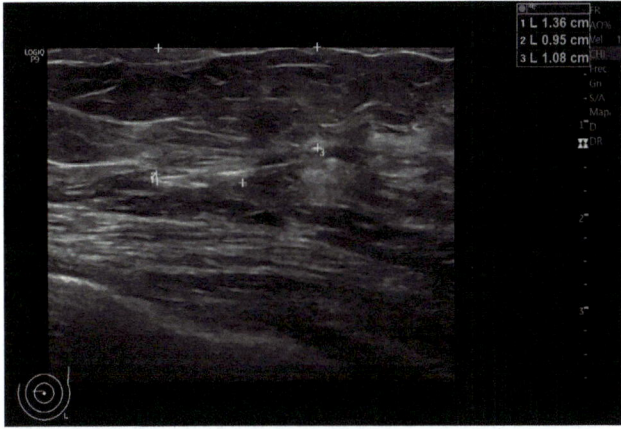

Figura 7-11. Imagen ecográfica donde se visualiza el marcaje prequirúrgico de un nódulo de mama mediante arpón.

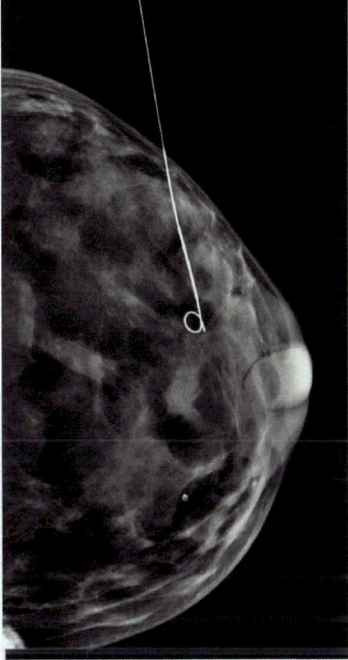

Figura 7-12. Imagen de mamografía en proyección craneocaudal, donde se visualiza el marcaje prequirúrgico de microcalcificaciones mediante arpón.

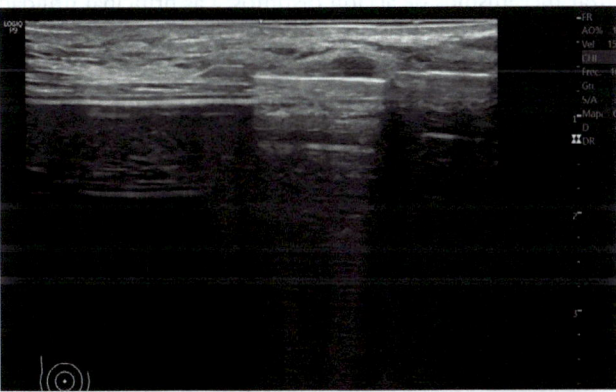

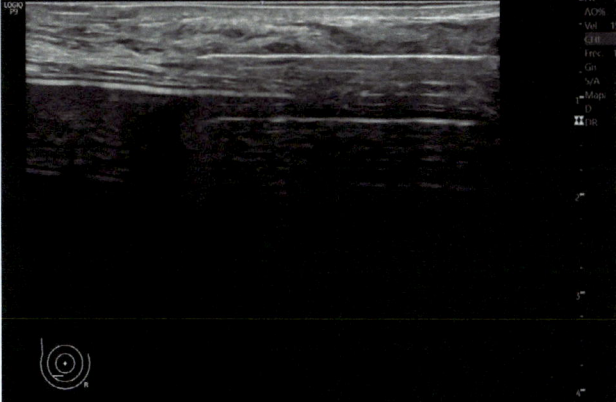

Figura 7-10. Imágenes de ecografía durante el procedimiento de biopsia con aguja gruesa de un nódulo de mama en una paciente portadora de prótesis mamaria.

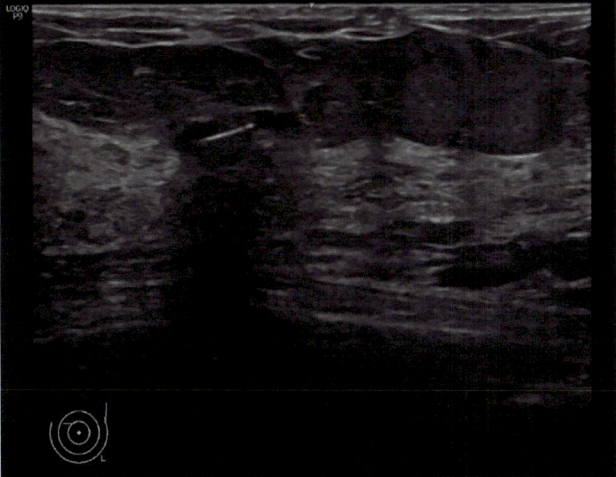

Figura 7-13. Imagen de ecografía donde se visualiza la imagen de marcaje prequirúrgico mediante semilla ferromagnética, que se coloca en el interior del nódulo de la mama.

método de elección, siendo moderadamente sensible y altamente específica. La ecografía no solo consigue identificar el ganglio, sino que también permite pronosticar su afectación tumoral o no, en función de criterios morfológicos, y dirigir la aguja en tiempo real para su punción, bien sea con aguja fina, bien con aguja gruesa y posterior análisis anatomopatológico.

La ecografía permite estudiar: ganglios axilares (los tres niveles de Berg), ganglios de la cadena mamaria interna, ganglios supraclaviculares y ganglios intramamarios.

> **!** Los criterios morfológicos más importantes sugestivos de afectación metastásica de un ganglio son (**Fig. 7-14**):
> • Ausencia de hilio graso.
> • Engrosamiento cortical (focal, asimetría, lobulaciones) mayor de 3,5 mm.
> Se puede apreciar la diferencia morfológica observando un ganglio axilar de morfología benigna (**Fig. 7-15**).

Con la intención de incrementar la reproducibilidad de la ecografía, han surgido algunos sistemas automatizados de ecografía mamaria, conocidos en inglés como *automated breast ultrasound* (ABUS™). La mayoría de estos sistemas utiliza un transductor de grandes dimensiones que el técnico en imagen para el diagnóstico, tras aplicar una generosa cantidad de gel conductor, desplaza por prácticamente toda la superficie mamaria en forma de diferentes barridos. Las imágenes se reconstruyen, con una resolución de imagen de hasta 1 mm, en los tres planos del espacio (axial, sagital y coronal), motivo por el cual también se conoce a estos sistemas como *ecografía en 3D*.

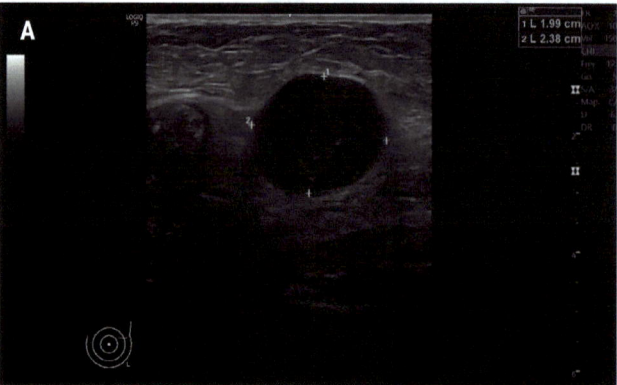

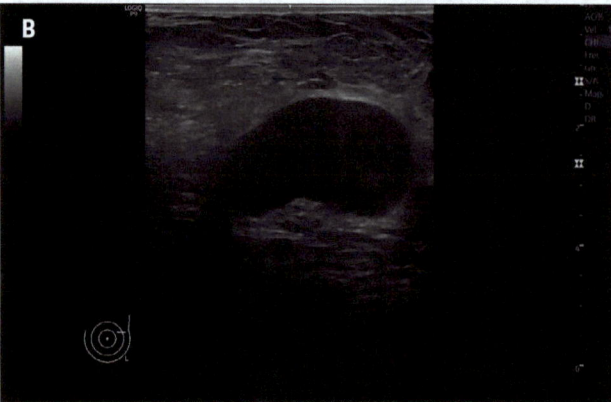

Figura 7-14. Imágenes de ecografía. **A)** Imagen donde se visualiza una adenopatía con ausencia de hilio graso. **B)** Imagen con engrosamiento cortical patológico.

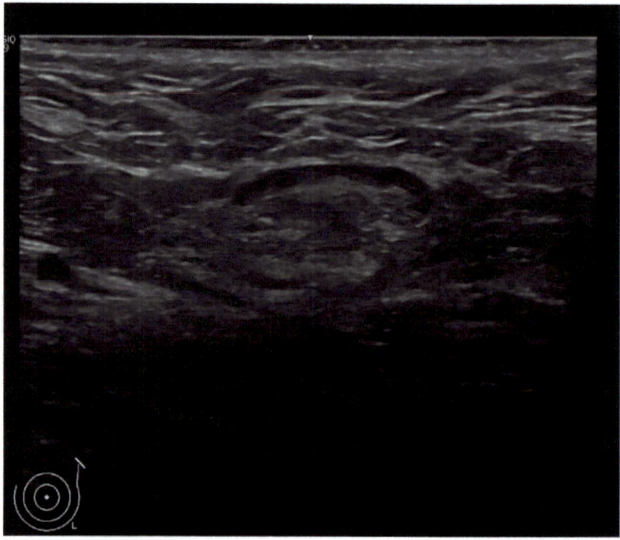

Figura 7-15. Imagen de ecografía donde se muestra un ganglio axilar de morfología benigna: cortical fina y presencia de hilio graso.

Más recientemente, ha aparecido una nueva técnica que, a diferencia de las anteriores, evalúa aspectos no tan morfológicos, sino más funcionales, como, por ejemplo, la dureza de la lesión. En general, las lesiones blandas suelen considerarse de naturaleza benigna, a diferencia de las lesiones más duras. Sin embargo, este aspecto es muy difícil demostrarlo con el modo B ecográfico. Por todo ello, han surgido dos técnicas novedosas que comparten el mismo nombre, *sonoelastografía*, pese a utilizar mecanismos de acción distintos. Las principal utilidad de la sonoelastografía sería la de reclasificar mejor aquellas lesiones ecográficas sólidas y bien definidas, cuyo aspecto en modo B no puede por sí solo establecer de forma rotunda la categorización BI-RADS 3 (lesión probablemente benigna, precisa seguimiento) o BI-RADS 4a (lesión con baja sospecha de malignidad, que requiere biopsia y estudio histológico).

Como en mamografía, para describir las lesiones, se utilizará el léxico BI-RADS® de ultrasonidos; para ello, hay que basarse en:

• La forma.
• La orientación.
• El contorno/el margen.
• La ecoestructura.
• Las características acústicas posteriores.

> Se considerarán sospechosas de malignidad las lesiones de forma irregular, con crecimiento antiparalelo al plano cutáneo, contorno no circunscrito (mal definido, microlobulado, espiculado) (**Fig. 7-16**), la presencia de halo ecogénico (**Fig. 7-17**) y la presencia de sombra acústica posterior. Por lo general, las lesiones hiperecogénicas son benignas.

Hallazgos en resonancia magnética nuclear

La aplicación de la RMN en el diagnóstico mamario se ha desarrollado ampliamente durante la década de 1990 y hasta la actualidad, alcanzando un papel crucial en los protocolos

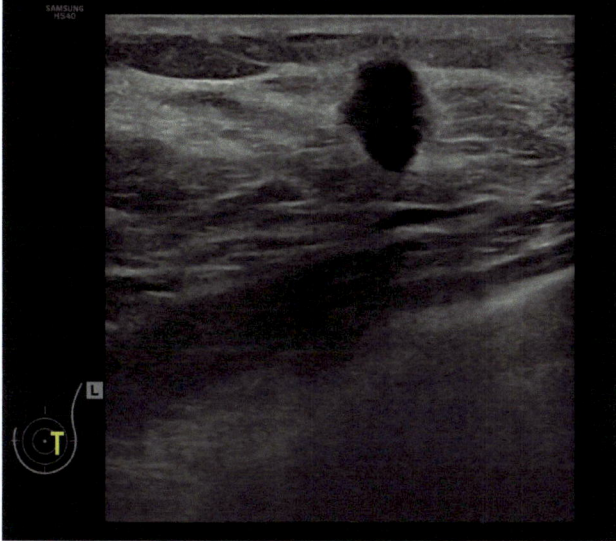

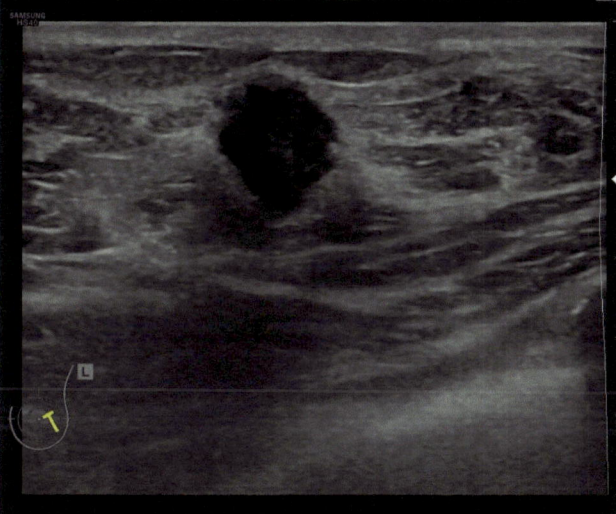

Figura 7-16. Imágenes de ecografía que muestran lesiones sospechosas de malignidad: forma irregular, con crecimiento antiparalelo al plano cutáneo y contorno no circunscrito.

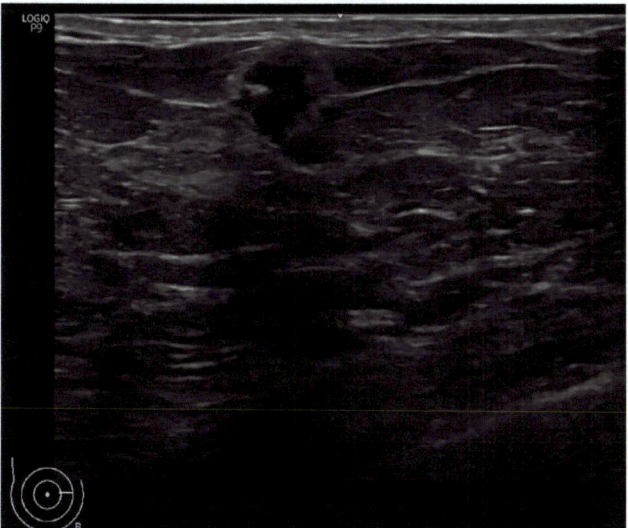

Figura 7-17. Imagen de ecografía donde se observa un nódulo de morfología sospechosa con presencia de halo ecogénico circundante.

de abordaje diagnóstico de esta patología, en especial, por su alta sensibilidad para el diagnóstico del cáncer de mama.

Es importante asegurarse de que no exista contraindicación para la introducción de la paciente en la RMN, como los dispositivos eléctricos cardíacos, implantes cocleares incompatibles, etc., y descartar alergias al contraste o insuficiencia renal grave. También estaría contraindicada en pacientes claustrofóbicas que no toleran esta prueba y donde no es recomendable la sedación, dado que la paciente está posicionada en decúbito prono.

Al igual que la densidad mamográfica limita la visibilidad de lesiones, la captación glandular basal limita la detección de lesiones en RMN. En el caso de que la paciente sea premenopáusica, dada la influencia del estado hormonal en la captación basal de contraste, es importante realizar el estudio en la segunda semana del ciclo (entre el 5º y el 13er día tras el inicio de la menstruación).

Existen diferencias técnicas significativas entre los distintos protocolos de obtención de la imagen, según escuelas, equipos, etc.; en esencia, todos pretenden conseguir una información morfológica buena en un tiempo aceptable. Un aspecto fundamental es la necesidad de realizar estudios bilaterales que permitan definir el patrón de realce basal y su distribución simétrica o asimétrica, y poder evaluar adecuadamente las lesiones múltiples y bilaterales, como quistes y fibroadenomas.

Otro aspecto relevante desde el punto de vista técnico es el relacionado con el uso del contraste i.v. Es importante saber que las lesiones «no captan» contraste. El incremento de señal se debe a la extravasación del contraste al espacio extracelular, causado por la permeabilidad de los vasos y al gradiente de concentración a lo largo del tiempo entre el espacio intersticial y vascular. Se utilizan quelatos de gadolinio a 0,1 mmol/kg de peso.

Las principales indicaciones de la RMN mamaria son:

- Cribado de pacientes de alto riesgo: pacientes con mutaciones genéticas, con alta penetrancia, que predisponen al cáncer de mama (*BRCA1*, *BRCA2*, *TP53*), mujeres con riesgo familiar superior al 20-25 % a lo largo de su vida, y pacientes con antecedente de irradiación torácica entre los 10 y los 30 años. El cribado debe iniciarse a los 25-30 años. Se recomienda realizar RMN anual (**Fig. 7-18**).
- Carcinoma de origen desconocido: se define de forma clásica como la existencia de un cáncer de tipo mamario que se presenta como enfermedad metastásica (por lo general, en forma de adenopatías axilares), sin enfermedad demostrable en la mama según las técnicas convencionales. La RMN permite detectar la lesión mamaria en un 50-61 % de los casos, lo que permite un abordaje conservador y un tratamiento más específico en un porcentaje significativo de pacientes.
- Estadificación preoperatoria en pacientes con cáncer de mama: en la última década, se ha demostrado que la RMN mamaria es superior a las técnicas convencionales para determinar el tamaño tumoral, definir el componente intraductal extenso (que frecuentemente acompaña a los tumores infiltrantes), valorar la multifocalidad (detecta más focos en entre un 1 y 20 %), la multicentri-

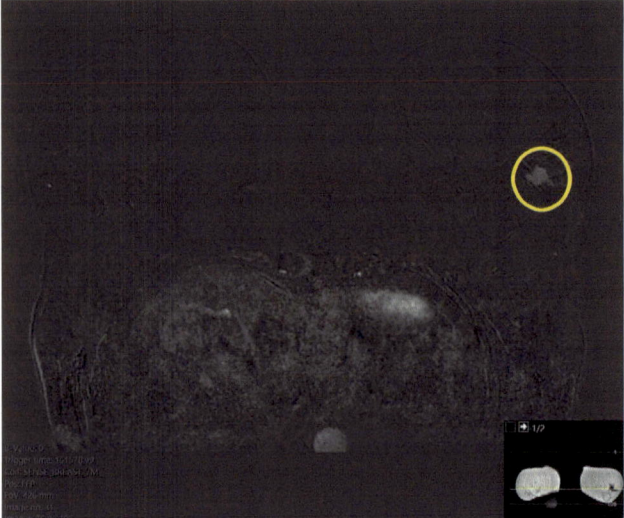

Figura 7-18. Imagen de resonancia magnética nuclear. Secuencia de sustracción, donde se observa un realce de tipo masa patológico en la mama izquierda (círculo).

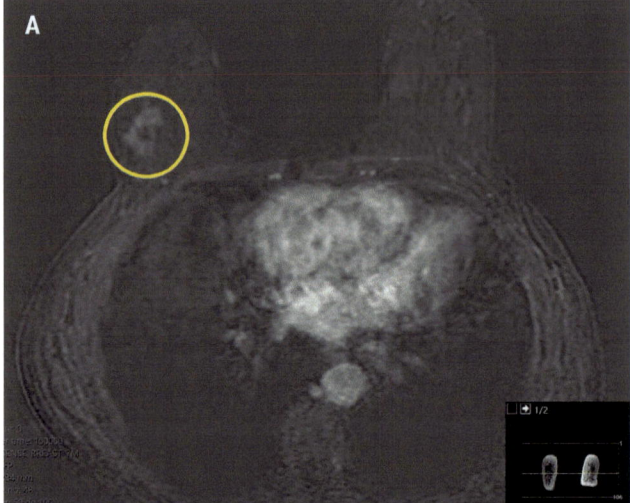

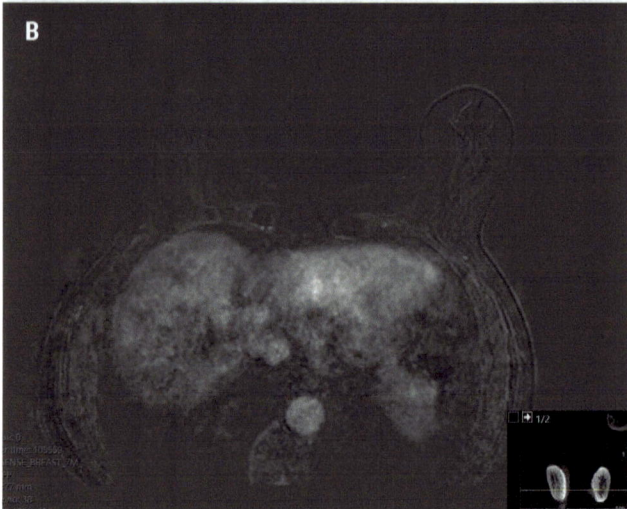

Figura 7-20. Imágenes de resonancia magnética nuclear; secuencias de sustracción. **A)** Se observa un realce de tipo masa patológico en la mama derecha. Tras quimioterapia neoadyuvante. **B)** Se visualiza la desaparición completa de dicho realce; se trata, por lo tanto, de una respuesta patológica completa.

cidad (2-24 %), y en el diagnóstico de carcinoma contralateral (2-7 %) (**Fig. 7-19**). La RMN también puede aportar información adicional en lesiones del complejo aréola-pezón y en la afectación de la musculatura pectoral y la pared torácica.

• Evaluación de la respuesta al tratamiento neoadyuvante: el tratamiento neoadyuvante es la quimioterapia que se aplica previamente a la cirugía con el objetivo de reducir el tumor y permitir una cirugía conservadora. Se aplica también en el caso de tumores localmente avanzados no operables. En la práctica, se aplica a tumores T3 y T4 o con adenopatías axilares afectadas. El control postratamiento tiene que realizarse dos semanas después del último ciclo y dos antes de la cirugía. La valoración de la repuesta ha de hacerse aplicando los criterios RECIST 1.1, (*Response Evaluation Criteria in Solid Tumors*) (**Fig. 7-20**).

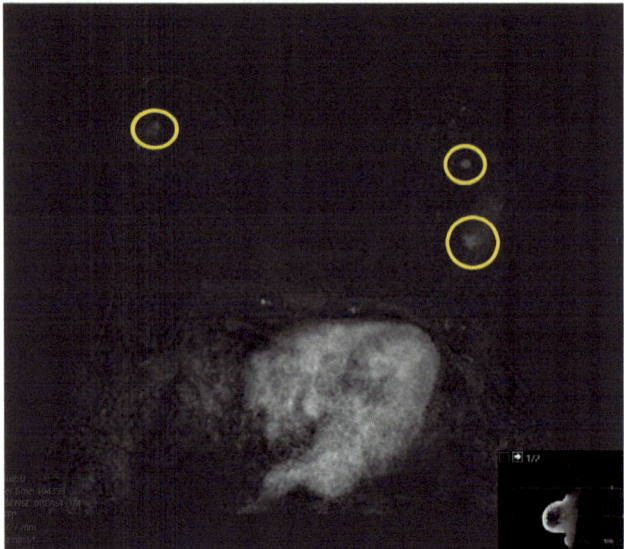

Figura 7-19. Imagen de resonancia magnética nuclear. Secuencia de sustracción, donde se observan realces patológicos multicéntricos y bilaterales (círculos).

• Diagnóstico de recidiva tumoral: el riesgo de recidiva es del 1-2 % anual, más frecuente entre los 18 meses y los cinco años. La RMN es la técnica con mayor valor predictivo negativo. Hay que tener en cuenta que la cicatriz se puede captar durante los seis primeros meses. Las cicatrices muestran realces tardíos y progresivos. La indicación de la RMN en el seguimiento y cribado en todas las pacientes tras una cirugía conservadora es todavía controvertida.

• Pacientes con secreción por el pezón: la galactografía tiene limitaciones; es una técnica difícil que precisa entrenamiento, en un 10 % de los casos, no es posible realizarla por problemas técnicos. La RMN se ha postulado como técnica de elección en estas pacientes por su alta sensibilidad (90 %), que permite detectar la lesión causante.

• Implantes mamarios: se utiliza la RMN sin contraste i.v. y mediante secuencias específicas para realzar o anular la silicona, para valorar la integridad del implante. Está descrita una sensibilidad del 78 % y una especificidad del 91 % (significativamente mayor a las técnicas convencionales) para diagnosticar y diferenciar la rotura intracapsular o extracapsular, así como en la detección del cáncer. Debe realizarse en pacientes con sospecha de rotura, tras las técnicas convencionales (**Fig. 7-21**).

- Aclaración de hallazgos no concluyentes con las técnicas convencionales: fundamentalmente, se utiliza para excluir cáncer.

 La RMN es el método más sensible para diagnosticar cáncer de mama. Se ha publicado una alta sensibilidad de la RMN cercana al 100 % en el caso de un carcinoma invasivo, de forma que un resultado negativo de la prueba podría excluir casi por completo la presencia de una enfermedad tumoral infiltrante.

El Colegio Estadounidense de Radiología ha establecido unos criterios diagnósticos morfológicos y dinámicos a la hora de analizar una lesión. Tiene cierto paralelismo con el BI-RADS® mamográfico y ecográfico.

Primero se evaluarán las características morfológicas:

- Realce de tipo foco: menor de 5 mm, no es específico. Es demasiado pequeño para ser caracterizado.
- Realce de tipo masa: se evaluará la forma, el margen y el realce interno.
- Realce de tipo no masa: se evaluará su distribución (regional, lineal, segmentaria o difusa).

- El carcinoma infiltrante se suele presentar como un realce de tipo masa de morfología irregular, de borde mal definido, espiculado o con un realce interno heterogéneo o en anillo (**Fig. 7-22**).
- El realce de tipo no masa es más típico del carcinoma ductal *in situ* (**Fig. 7-23**).

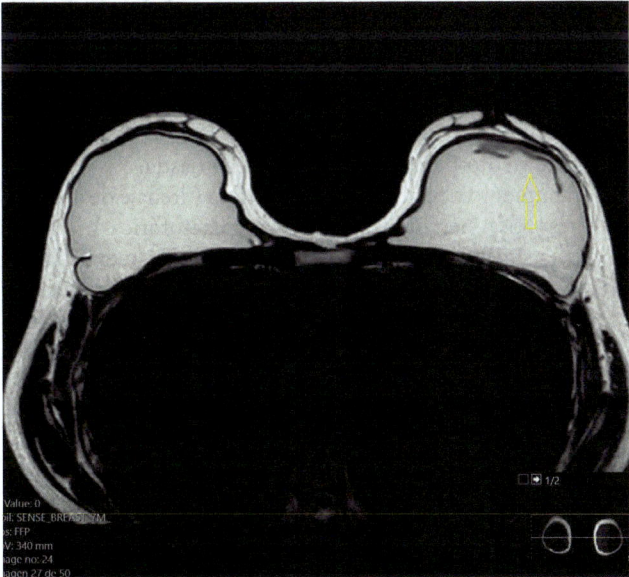

Figura 7-21. Imagen de resonancia magnética nuclear de mama. Secuencia potenciada en T2, donde se observa el «signo de los tallarines» (*linguine*; líneas curvilíneas formadas por la rotura de la cápsula); es un signo de rotura intracapsular de prótesis (flecha amarilla).

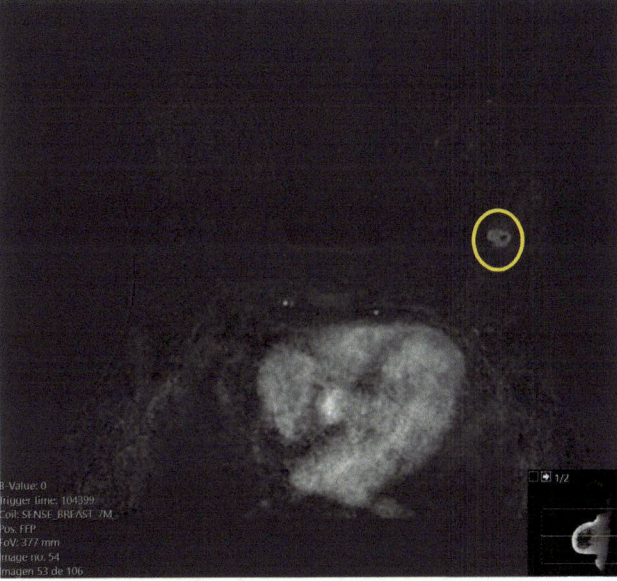

Figura 7-22. Imagen de resonancia magnética nuclear. Secuencia de sustracción, donde se muestra un realce de tipo masa de morfología irregular, de borde mal definido con un realce en anillo (círculo).

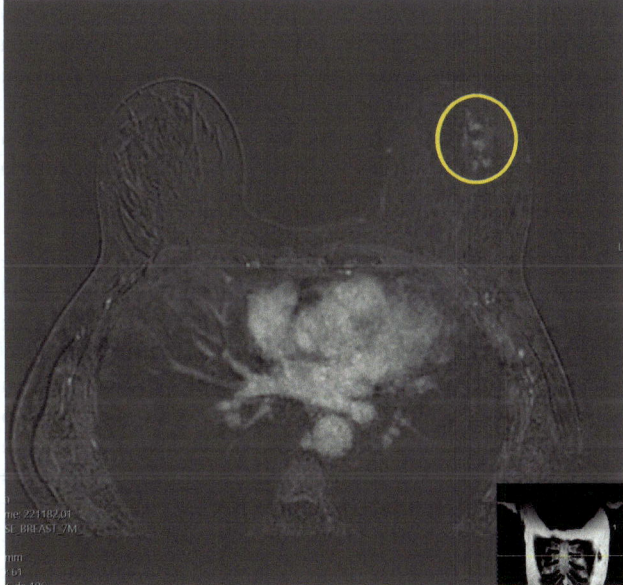

Figura 7-23. Imagen de resonancia magnética nuclear. Secuencia de sustracción, donde se observa un realce de tipo no masa en la mama izquierda (círculo).

Una vez realizado el estudio morfológico, se evaluará el estudio cinético del contraste:

- Se valorará la elevación de la intensidad entre los 2 y los 3 minutos iniciales tras la administración de contraste, que puede ser rápida, intermedia o lenta. La mayoría de los carcinomas muestran un realce rápido.
- También se estudiará el comportamiento tras el tercer minuto, pudiendo presentar una captación progresiva/curva de tipo 1 (presente en el 12 % de los carcinomas), una captación en meseta/curva de tipo 2 (en el 30 % de los carcinomas) o de lavado/curva de tipo 3 (en el 60 % de los carcinomas) (**Fig. 7-24**).

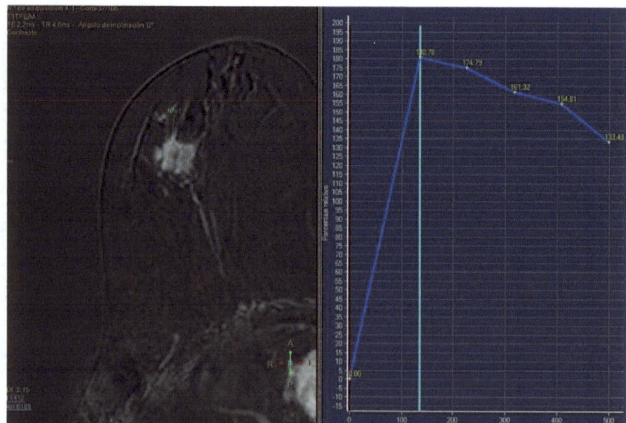

Figura 7-24. Se observa una imagen de estudio cinético con realce rápido y curva de tipo 3, típica de carcinomas.

RADIOLOGÍA INTERVENCIONISTA DE LA MAMA

Este apartado se centrará en las técnicas más avanzadas de intervencionismo mamario.

La introducción de la mamografía de cribado en la década de 1980 supuso un gran incremento en la detección de lesiones mamarias no palpables, cuyo diagnóstico histológico, inicialmente, requería la realización de una biopsia quirúrgica. Sin embargo, el hecho de que solo un 20-40 % de las lesiones no palpables biopsiadas quirúrgicamente correspondiesen a lesiones malignas, unido a la morbilidad quirúrgica y los altos costes que ocasiona la cirugía, potenciaron, a principios de la década de 1990, el desarrollo de la BAG.

La sensibilidad de la BAG (calibre de 14 G) cuando se realiza una biopsia de masas bajo control ecográfico es del 95 %, pero disminuye hasta el 85 % en el caso de grupos de microcalcificaciones si se utiliza la guía estereotáxica. Es por ello por lo que, a mediados de la década de 1990, comienzan a desarrollarse las técnicas de BAV, que nacen con el objetivo de conseguir una muestra más abundante de la lesión y, con ello, reducir los casos de falsos negativos e infravaloraciones histológicas que se producen con la BAG.

La BAV consiste en un dispositivo que utiliza la combinación de bisturí rotatorio en el interior de una cánula unida a un sistema de aspiración asistido por vacío. La principal ventaja de esta técnica es que permite adquirir muestras contiguas de tejido (sin necesidad de sacar la aguja de la mama) de mayor tamaño que la BAG. Las agujas que se emplean con esta técnica utilizan calibres de entre 7 y 14 G.

! La BAV puede realizarse utilizando como guía de biopsia tanto la ecografía como la estereotaxia o la RMN. El desarrollo de estos dispositivos de biopsia percutánea ha permitido que el papel del radiólogo vaya más allá del diagnóstico (obtención de muestra histológica) y que los emplee con fines terapéuticos en determinadas situaciones.

Cuando se habla de fines terapéuticos, la guía ecográfica es la más utilizada. Debido a su potencial capacidad de extirpación completa de la lesión, es una técnica muy eficaz

como alternativa a la cirugía y con un coste significativamente inferior.

Las indicaciones terapéuticas más aceptadas para los sistemas percutáneos son las siguientes:

- Extirpación percutánea de lesiones papilares intraquísticas e intraductales (en el tratamiento de la secreción patológica): la secreción patológica (espontánea, unipórica) se asocia a la presencia de lesiones intraductales en un 15 % de los casos, de los que un 40-70 % corresponden a papilomas, y menos del 5 %, a patología maligna. La extirpación percutánea de lesiones intraductales mediante BAV presenta importantes ventajas sobre las técnicas quirúrgicas en cuanto a la posibilidad de extirpación selectiva del componente intraductal y extraductal, con muy baja morbilidad y escasas contraindicaciones. Las series publicadas muestran unas cifras de seguridad diagnóstica alta (el 80-100 % de los casos tratados), por lo cual, en casos de lesiones centrales, puede considerarse esta técnica como alternativa a la cirugía.
- Extirpación percutánea de nódulos benignos o probablemente benignos como alternativa a la cirugía: algunos autores recomiendan confirmación histológica percutánea previa, aunque, cuando se cumplen criterios estrictos de probable benignidad (BI-RADS 3), no es imprescindible. Se acepta como única limitación el tamaño de la lesión; en la mayoría de las publicaciones, se establece un límite de 3 cm de tamaño para poder realizar este procedimiento. En las series publicadas, la extirpación completa oscila entre el 73 y el 100 %. La extirpación percutánea supone una reducción de costes superiores al 70 % respecto a la cirugía.
- Extirpación percutánea de lesiones histológicas de riesgo (lesiones de categoría B3) en situaciones determinadas: las lesiones de riesgo histológico son lesiones de carácter proliferativo que asocian mayor posibilidad de desarrollar cáncer de mama en su evolución. La capacidad de la BAV de conseguir extirpaciones completas de la lesión hace posible plantearse el seguimiento radiológico de las pacientes, en vez de someterlas a cirugía del lecho de biopsia, en casos seleccionados de lesiones de riesgo.
- Tratamiento percutáneo de la ginecomastia.
- Tratamiento de patología inflamatoria (drenaje de abscesos y resección percutánea de fístulas galactofóricas).
- Se ha sugerido también como técnica para la extirpación del lecho tumoral en los casos de carcinoma infiltrante tratados con quimioterapia neoadyuvante y que consiguen una respuesta radiológica completa, como alternativa a la cirugía convencional.

Las técnicas de biopsia escisional percutánea —ABBI (del inglés, *advanced breast biopsy instrumentation*), BLES (del inglés, *breast lesion excision system*), etc.— permiten la obtención de un único espécimen de gran calibre y extirpar completamente lesiones de pequeño tamaño. La biopsia escisional percutánea es raramente utilizada en la actualidad, debido a que sus resultados no son superiores a los que se consiguen con las técnicas descritas con anterioridad, son mucho más agresivas y de coste significativamente más alto.

Técnicas de ablación térmica

El tratamiento del cáncer de mama evoluciona a terapias cada vez más personalizadas según las condiciones y preferencias de cada paciente y tiende en todos los aspectos a conseguir la curación mediante procedimientos menos invasivos. En este contexto, las técnicas de ablación percutáneas están también progresando, con el objetivo de conseguir resultados similares al tratamiento quirúrgico, pero disminuyendo la morbilidad, con menor tiempo de hospitalización y con mejores resultados estéticos.

 En pacientes que no son candidatas a cirugía, la ablación percutánea ya es una opción. Fundamentalmente, en pacientes con contraindicaciones médicas para cirugía y aquellas cuya preferencia personal es evitar la cirugía.

Estas técnicas consisten en la utilización de energía (frío, en el caso de la crioablación, o calor, en el caso de la radiofrecuencia o microondas) trasmitida directamente al tumor a través de un dispositivo, de forma que se destruyen las células tumorales.

Con excepción de la ablación por ultrasonidos, técnica transcutánea, las demás requieren la inserción percutánea intratumoral de una cánula o aplicador.

El objetivo del tratamiento es destruir el tumor y un margen de tejido circundante de 5-10 mm. Para ello, es importante la inserción de la cánula-electrodo en el centro del tumor, siguiendo el eje mayor de este, para garantizar que la zona de ablación incluya el volumen total planificado.

La técnica más utilizada para guiar la inserción del aplicador es la ecografía, seguida de la RMN y, con mucha menos frecuencia, la estereotaxia. La utilización de la ecografía como guía requiere que la lesión sea perfectamente identificable por esta técnica y presente una buena delimitación con el parénquima adyacente. La inserción del aplicador debe ser muy precisa y ha de ser realizada por radiólogos expertos en punción ecoguiada y con ecógrafos de alta resolución.

Además, hay que añadir que, para estos procedimientos, son necesarias ciertas condiciones en relación con la lesión, como son el tamaño tumoral (< 2 cm), localización al menos a 1 cm de la piel y del músculo pectoral, y no tener un componente intraductal asociado.

La principal limitación es la imposibilidad de monitorizar el efecto del tratamiento, debido a la instauración lenta y progresiva de una zona hiperecogénica mal definida que oculta el tumor.

Crioablación o crioterapia

Es la destrucción tisular mediante congelación que conduce a la disrupción de las membranas, induciendo la muerte celular mediante varios mecanismos:

- Rotura de las membranas celulares (debido a formación de cristales intracelulares).
- Deshidratación (se congela el líquido extracelular primero, osmosis, y luego rotura).
- Trombosis vascular (por daño endotelial, agregación plaquetaria y microtrombos).

Se aplica directamente una temperatura citotóxica (–20 °C) mediante la introducción de una criosonda en el tejido que aplica nitrógeno líquido o gas argón.

Se realiza con guía ecográfica en dos ciclos consecutivos de congelación-descongelación. En el primer ciclo de congelación, se crea una bola de hielo anecoica, que aumenta progresivamente hasta abarcar el volumen tisular planificado. Una ventaja de esta técnica es que el margen anterior de la bola de hielo está muy bien definido ecográficamente, lo que permite controlar en tiempo real la extensión de la lesión térmica.

Requiere solo anestesia local y es un procedimiento de menos de 45 minutos.

Esta técnica está aceptada por la Food and Drug Administration (FDA) de los Estados Unidos en el tratamiento de fibroadenomas sin cirugía.

Recientes estudios indican que la rotura celular producida por la crioablación puede producir una respuesta inmunitaria sistémica de ataque al tumor que actúa a nivel local y también sobre la enfermedad a distancia (metástasis).

Para el cáncer de mama, se ha usado en el carcinoma ductal infiltrante menor de 2 cm de diámetro con tasas de éxito del 85 al 100 % y, para dichos tumores menores de 1 cm, tasas del 100 %.

En el momento actual, hay dos ensayos clínicos activos en los Estados Unidos (FROST y Ice3) que evalúan la eficacia a largo plazo de la crioablación sin cirugía para el cáncer de mama en estadio precoz. Su objetivo es comprobar la eficacia de la crioablación en mujeres de más de 50 años como alternativa a la cirugía. Además, las pacientes reciben tratamiento hormonal durante cinco años y radioterapia de la mama afectada.

Se debe realizar seguimiento de estas pacientes con mamografía, ecografía y RMN. La RMN es la técnica más sensible en la evaluación de lesión residual o recurrencia tumoral. La ausencia de realce en al área de ablación es el mejor factor predictivo de ablación tumoral completa.

La mayoría de los casos en los que no se ha observado una respuesta completa tras la ablación se han debido a la presencia de carcinoma ductal *in situ* asociado, localizado fuera de la zona de ablación.

 PUNTOS CLAVE

- El diagnóstico precoz del cáncer de mama disminuye la morbilidad y la mortalidad.
- Existen características semiológicas típicas que ayudan a identificar el cáncer de mama en las distintas pruebas de imagen.

- La radiología intervencionista mamaria permite no solo diagnosticar una lesión, sino tratarla mediante su escisión o con técnicas ablativas.

BIBLIOGRAFÍA

Alonso-Bartolomé P, Vega-Bolívar A, Torres-Tabanera M, Ortega E, Acebal-Blanco M, Garijo-Ayensa F, et al. Sonographically guided 11-G directional vacuum-assisted breast biopsy as an alternative to surgical excision: utility and cost study in probably benign lesions. Acta Radiol. 2004;45(4):390-6.

American College of Radiology (ACR). ACR BI-RADS atlas, breast imaging reporting and data system. 5ª ed. Reston: ACR; 2013.

Apesteguía L, Iríbar M, López Ruiz JA, Mariscal A, Martínez V, Pina L, et al. Procedimientos intervencionistas de la mama. Madrid: Sociedad Española de Diagnóstico por Imagen de la Mama (SEDIM); 2009.

Apesteguía L, Mellado M, Sáenz J, Cordero JL, Reparáz B, De Miguel C. Vacuum-assisted breast biopsy on digital stereotaxic table of non palpable lesions non-recognisable by ultrasonography. Eur Radiol. 2002;12(3):638-45.

Apesteguía L, Ovelar A, Alfaro C. Actualización en intervencionismo mamario terapéutico. Radiología. 2011;53(3):226-35.

Bedi DG, Krishnamurthy R, Krishnamurthy S, Edeiken BS, Le-Petross H, Fornage BD, et al. Cortical morphologic features of axillary lymph nodes as a predictor of metastasis in breast cancer: in vitro sonographic study. AJR Am J Roentgenol. 2008;191(3):646-52.

Bianchi S, Caini S, Renne G, Cassano E, Ambrogetti D, Cattani MG, et al. Positive predictive value for malignancy on surgical excision of breast lesions of uncertain malignant potential (B3) diagnosed by stereotactic vacuum-assisted needle core biopsy (VANCB): a large multi-institutional study in Italy. Breast. 2011;20(3):264-70.

Camps Herrero. J. Resonancia magnética de mama: estado actual y aplicación clínica. Radiología. 2011;53(1):27-38.

Clauser P, Bazzocchi M, Marcon M, Londero V, Zuiani C. Results of short-term follow-up in BI-RADS 3 and 4a breast lesions with a histological diagnosis of fibroadenoma at percutaneous needle biopsy. Breast Care (Basel). 2017;12(4):238-42.

Clauser P, Mann R, Athanasiou A, Prosch H, Pinker K, Dietzel M, et al. A survey by the European Society of Breast Imaging on the utilization of breast MRI in clinical practice. Eur Radiol. 2018;28(5):1909-18.

Fleming MM, Holbrook AI, Newell MS. Update on image-guided percutaneous ablation of breast cancer. AJR Am J Roentgenol. 2017;208(2):267-74.

Han BK, Schnall MD, Orel SG, Rosen M. Outcome of MRI-guided breast biopsy. AJR Am J Roentgenol. 2008;191(6):1798-804.

Henry-Tillman RS, Harms SE, Westbrook KC, Korourian S, Klimberg VS. Role of breast magnetic resonance imaging in determining breast as a source of unknown metastatic lymphadenopathy. Am J Surg. 1999;178(6):496-500.

Heywang-Köbrunner SH, Schreer I, Barter S. Diagnostic breast imaging: mammography, sonography, magnetic resonance imaging, and interventional procedures. 3ª ed. Nueva York; Thieme Medical Publishers, Inc.; 2014.

Hooley RJ, Durand MA, Philpotts LE. Advances in digital breast tomosynthesis. AJR Am J Roentgenol. 2017;208(2):256-66.

Houssami N, Turner RM, Morrow M. Meta-analysis of pre-operative magnetic resonance imaging (MRI) and surgical treatment for breast cancer. Breast Cancer Res Treat. 2017;165(2):273-83.

Kopans DB. La mama en imagen. 2ª ed. Madrid: Marbán; 1999.

Lauby-Secretan B, Loomis D, Straif K. Breast-cancer screening--viewpoint of the IARC Working Group. N Engl J Med. 2015;372(15):1479.

McDonald ES, Oustimov A, Weinstein SP, Synnestvedt MB, Schnall M, Conant EF. Effectiveness of digital breast tomosynthesis compared with digital mammography: outcomes analysis from 3 years of breast cancer screening. JAMA Oncol. 2016;2(6):737-43.

Mellado Rodríguez M, Osa Labrador AM. Cribado de cáncer de mama. Estado actual. Radiología. 2013;55(4):305-14.

Pagni P, Spunticchia F, Barberi S, Caprio G, Pahglicci C. Use of core needle biopsy rather than fine needle aspiration cytology in the diagnostic approach of breast cancer. Case Rep Oncol. 2014;7(2):452-8.

Park VY, Kim MJ, Kim EK, Moon HJ. Second-look US: how to find breast lesions with a suspicious MR imaging appearance. Radiographics. 2013;33(5):1361-75.

Plana MN, Carreira C, Muriel A, Chiva M, Abraira V, Emparanza JI, et al. Magnetic resonance imaging in the preoperative assessment of patients with primary breast cancer: systematic review of diagnostic accuracy and meta-analysis. Eur Radiol. 2012;22(1):26-38.

Rostagno R. Importancia de la ecografía de la axila. Lo que debemos saber los radiólogos. Base de la presentación efectuada en el Congreso Español de Mastología (octubre 2013). Rev Argent Mastol. 2014;33(120):243-56.

Sanderink WBG, Mann RM. Advances in breast intervention: where are we now and where should we be? Clin Radiol. 2018;73(8):724-34.

Sardanelli F, Boetes C, Borisch B, Decker T, Federico M, Gilbert FJ, et al. Magnetic resonance imaging of the breast: recommendations from the EUSOMA working group. Eur J Cancer. 2010;46(8):1296-316.

Saslow D, Boetes C, Burke W, Harms S, Leach MO, Lehman CD, et al.; American Cancer Society Breast Cancer Advisory Group. American Cancer Society guidelines for breast screening with MRI as an adjunct to mammography. CA Cancer J Clin. 2007;57(2):75-89.

Smith DN, Rosenfield Darling ML, Meyer JE, Denison CM, Rose DI, Lester S, et al. The utility of ultrasonographically guided large-core needle biopsy: results from 500 consecutive breast biopsies. J Ultrasound Med. 2001;20(1):43-9.

Sociedad Española de Senología y Patología Mamaria (SESPM). Manual de práctica clínica en senología 2019. 4ª ed. Madrid: Sociedad Española de Senología y Patología Mamaria; 2019.

Stavros AT. Breast ultrasound. 2ª ed. Filadelfia: Lippincott Williams & Wilkins; 2018.

Tokumoto M, Kashiwagi S, Ishihara S, Asano Y, Sakimura C, Kurata K, et al. Clinical experience with a handheld vacuum assisted biopsy system (VACORA®) for mammary lesions. Gan To Kagaku Ryoho. 2014;41(12):1887-9.

Torres Tabanera M, López Ruiz JA, Vega Bolívar A. Técnicas de exploración de la mama. Anatomía radiológica, semiología general e indicaciones. En: Del Cura JL, Pedraza S, Gayete A; Sociedad Española de Radiología Médica (eds.). Radiología esencial. Vol. 2. Madrid: Editorial Médica Panamericana; 2009. p. 935-48.

Trop I, Dugas A, David J, El Khoury M, Boileau JF, Larouche N, et al. Breast abscesses: evidence-based algorithms for diagnosis, management, and follow-up. Radiographics. 2011;31(6):1683-99.

Vedantham S, Karellas A, Vijayaraghavan GR, Kopans DB. Digital breast tomosynthesis: state of the art. Radiology. 2015;277(3):663-84.

Ward RC, Lourenco AP, Mainiero MB. Ultrasound-guided breast cancer cryoablation. AJR Am J Roentgenol. 2019;213(3):716-22.

Yuan Y, Chen XS, Liu SY, Shen KW. Accuracy of MRI in prediction of pathologic complete remission in breast cancer after preoperative therapy: a meta-analysis. AJR Am J Roentgenol. 2010;195(1):260-8.

Enfermedades benignas de la mama. Diagnóstico diferencial

8

A. Ortiz Simón y C. Rodríguez Naranjo

OBJETIVOS

- Exponer la clasificación de las lesiones de alto riesgo de cáncer de mama.
- Establecer cuál es el diagnóstico de cada una de ellas.
- Describir el manejo de estas lesiones, que habitualmente suponen un desafío.
- Determinar si es necesario realizar escisión quirúrgica tras el diagnóstico de estas lesiones por biopsia por aguja gruesa.
- Valorar si puede sustituir la biopsia por aspiración asistida por vacío a la escisión quirúrgica y establecer en qué casos.
- Definir el seguimiento posterior de estas pacientes tras el tratamiento de la lesión en sí.
- Identificar las indicaciones de quimioprevención del cáncer de mama en pacientes con diagnóstico de este tipo de lesiones.

INTRODUCCIÓN

El aumento de los programas de cribado de cáncer de mama, así como la generalización de las biopsias percutáneas, ha aumentado el diagnóstico de lesiones benignas no palpables, además de lesiones de alto riesgo en el contexto de estos programas.

Las lesiones precursoras o preinvasivas de cáncer de mama son aquellas que condicionan un mayor riesgo de padecer dicha enfermedad. Este riesgo es el mismo no solo en la mama afectada, sino en la mama contralateral, aumenta con el tiempo y puede verse influido por la presencia de factores de riesgo (estado hormonal, antecedentes familiares, etc.), aunque sobre esto hay conclusiones contradictorias. En la actualidad, estas lesiones se consideran marcadoras de riesgo y no un estadio precursor del cáncer de mama.

Bajo el término de *lesiones proliferativas de la mama* se engloban un conjunto de lesiones con diferente riesgo relativo de desarrollo de cáncer de mama posterior, siendo dos veces superior en las lesiones proliferativas sin atipia y multiplicándose hasta cuatro veces en las lesiones con atipia. La importancia de conocer su manejo para el clínico radica en desarrollar estrategias de seguimiento y prevención de un futuro cáncer de mama.

Algunos de los retos en el diagnóstico de estas lesiones radican en que no existen imágenes radiológicas específicas de cada una de ellas y, por otro lado, entrañan una gran dificultad para el anatomopatólogo para el diagnóstico diferencial con el carcinoma. El dilema, por lo tanto, se plantea en que existe una tasa de infradiagnóstico mediante biopsia percutánea importante, que hace que en muchos casos sea necesaria la biopsia quirúrgica.

La bibliografía publicada sobre el manejo de estas lesiones mediante biopsia por aspiración asistida con vacío frente a escisión quirúrgica es muy heterogénea y arroja resultados dispares sobre la tasa de infradiagnóstico. Harían falta estudios prospectivos para obtener datos significativos.

Existe también discrepancia en el seguimiento posterior de estas mujeres.

Por todo ello, estas lesiones suponen un reto diagnóstico y terapéutico para el clínico y hace importante realizar la evaluación de cada uno de los casos en un comité multidisciplinario, adecuando la toma de decisiones individualizada para cada paciente.

> El riesgo del tratamiento con biopsia percutánea de estas lesiones es su «infradiagnóstico» y, por lo tanto, requieren, en ocasiones, de biopsia quirúrgica para su confirmación.

CLASIFICACIÓN

Existen diferentes clasificaciones de las lesiones mamarias. Las enfermedades benignas pueden tener distintos riesgos relativos de cáncer de mama, como se muestra en la **tabla 8-1**.

La clasificación utilizada por el National Health Service Breast Cancer Screening Programme, de uso recomendado por las guías europeas para el control de calidad de cribado y diagnóstico de cáncer de mama, establece cinco categorías:

- B1: tejido mamario normal.
- B2: lesión histológica benigna.
- B3: lesiones de potencial maligno incierto (las abordadas en este tema).
- B4: lesión histológica sospechosa de malignidad.
- B5: lesión histológica maligna.

Tabla 8-1. Riesgo relativo (RR) de cáncer de mama en lesiones proliferativas

Lesiones no proliferativas (RR: 1,2-1,4)	• Quiste simple • Fibrosis • Fibroadenoma (simple) • Alteración columnar (simple) • Metaplasia apocrina (simple) • Hiperplasia ductal leve
Lesiones proliferativas sin atipia (RR: 1,7-2,1)	• Hiperplasia ductal usual • Adenosis esclerosante • Hiperplasia columnar • Papiloma • Cicatriz radial
Lesiones proliferativas con atipia (RR >4)	• Hiperplasia ductal atípica • Hiperplasia lobulillar atípica • Carcinoma lobulillar *in situ*
Riesgo no claro	• Tumor tipo mucocele (*mucocele-like*) • Atipia apocrina • Atipia secretora

 La importancia del diagnóstico de lesiones de riesgo condiciona un mayor riesgo que en la población general de desarrollo de cáncer de mama y, por lo tanto, requiere estrategias de seguimiento para estas pacientes.

Lesiones proliferativas sin atipia

Hiperplasia ductal usual

Se trata de una lesión que corresponde con un aumento de las células ductales con agrupamiento sincitial desordenado y formación de luces periféricas (hendiduras periféricas) y trayecto irregular. Los núcleos son ovoides y puede asociar necrosis. En cualquier caso, mantiene sus características de benignidad (**Figs. 8-1** y **8-2**).

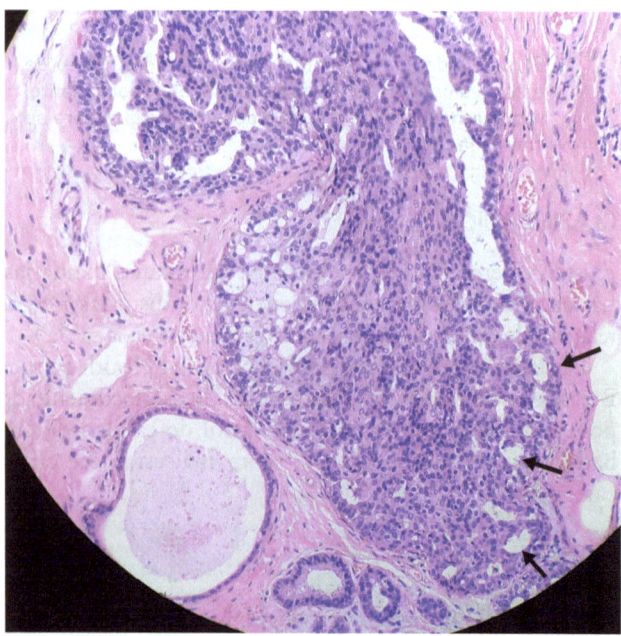

Figura 8-1. Hiperplasia ductal usual. Núcleos ovalados con variación en el tamaño y forma nuclear. Espacios periféricos irregulares en forma de hendidura (flechas).

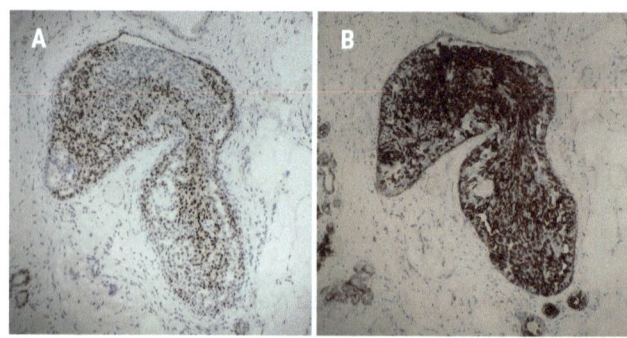

Figura 8-2. Hiperplasia ductal usual. **A)** Receptores de estrógenos (positividad heterogénea). **B)** CK5/6 patrón en mosaico (positividad heterogénea).

Habitualmente, se diagnostican incidentalmente en una biopsia o por masa palpable (**Figs. 8-3** y **8-4**).

El riesgo asociado de padecer cáncer de mama es mínimo y, por lo tanto, no requiere tratamiento.

Adenosis esclerosante

Se trata de un aumento en el número o tamaño del componente glandular a nivel del lobulillo.

Puede presentarse como masa o lesión sospechosa en la mamografía, por lo que requiere biopsia para su diagnóstico.

El riesgo de padecer cáncer de mama es muy bajo, por lo que no precisa ningún tratamiento.

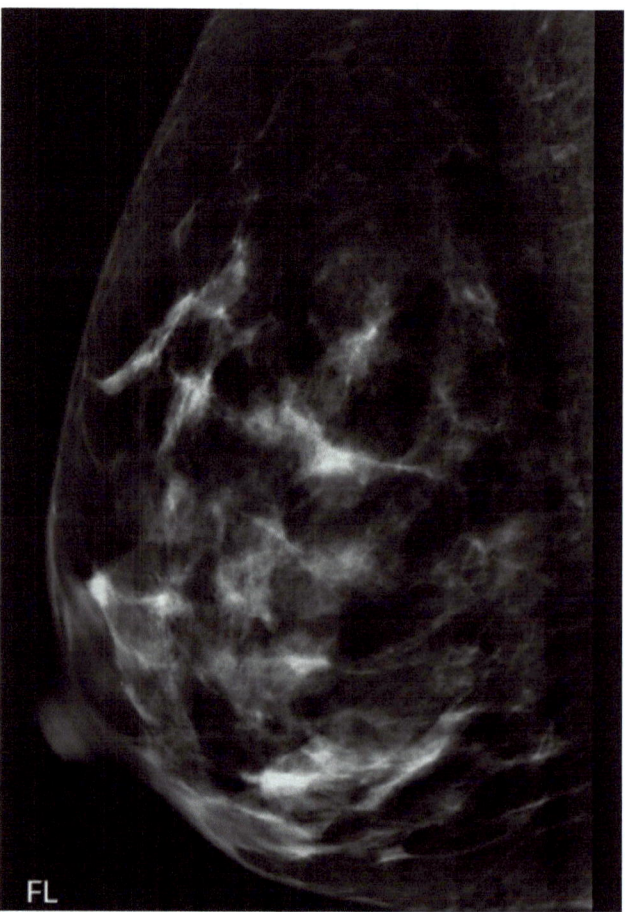

Figura 8-3. Mamografía sin hallazgos.

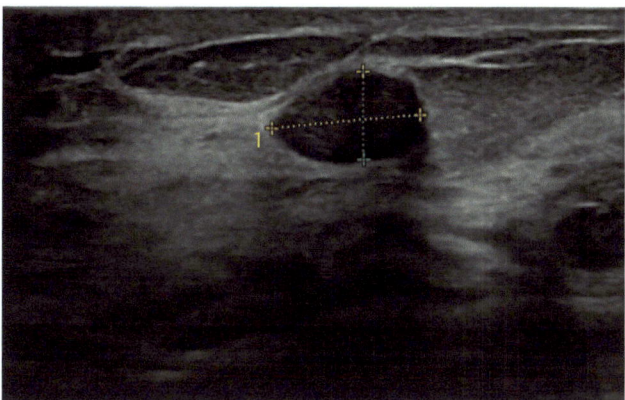

Figura 8-4. Ecografía de nódulo hipoecoico de nueva aparición palpable. Biopsia con aguja gruesa con fibroadenoma con hiperplasia ductal usual.

En los cortes histológicos, con la tinción de hematoxilina-eosina, se pueden llegar a confundir con lesiones infiltrantes (categoría 5, B5); es por ello por lo que conviene realizar estudios de inmunohistoquímica para demostrar la presencia de mioepitelio (p63, p40 calponina), descartando, así, que se trate de lesiones infiltrantes (**Figs. 8-5** y **8-6**).

Hiperplasia columnar sin atipia

Se trata de una lesión agrupada dentro de las lesiones de células columnares (cambio columnar, hiperplasia de células columnares y atipia de epitelio plano).

En este caso, se caracteriza por conductos dilatados revestidos por epitelio monoestratificado (una sola capa o dos capas

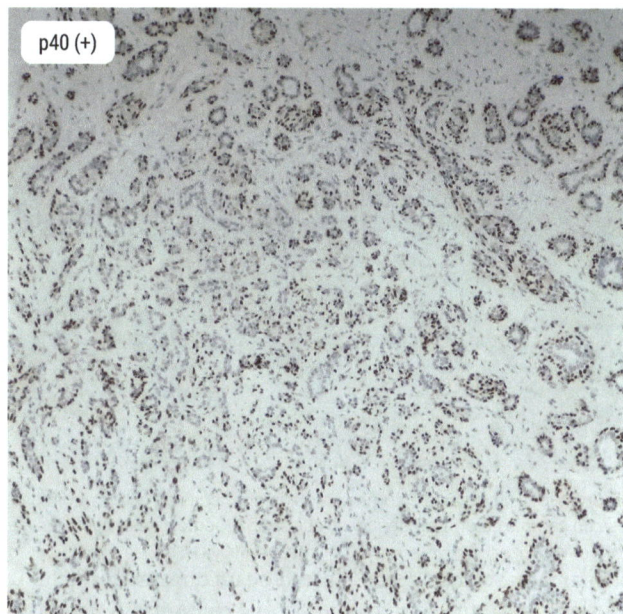

Figura 8-6. Adenosis esclerosante. Tinción de inmunohistoquímica para p40 que pone de manifiesto la presencia de células mioepiteliales alrededor de los acinos.

sería cambio columnar) (**Fig. 8-7**) o multiestratificado (más de dos capas sería hiperplasia columnar) (**Fig. 8-8**) de células columnares con proyecciones apicales, que pueden mostrar secreción o microcalcificaciones intraductales (de hecho, es bastante frecuente). En el caso del cambio columnar, se disponen en una sola hilera, mientras que en la hiperplasia, se disponen de forma multiestratificada.

Papiloma

Se trata de una proliferación de estructuras papilares hacia la luz de un conducto dilatado/quiste (formación de células

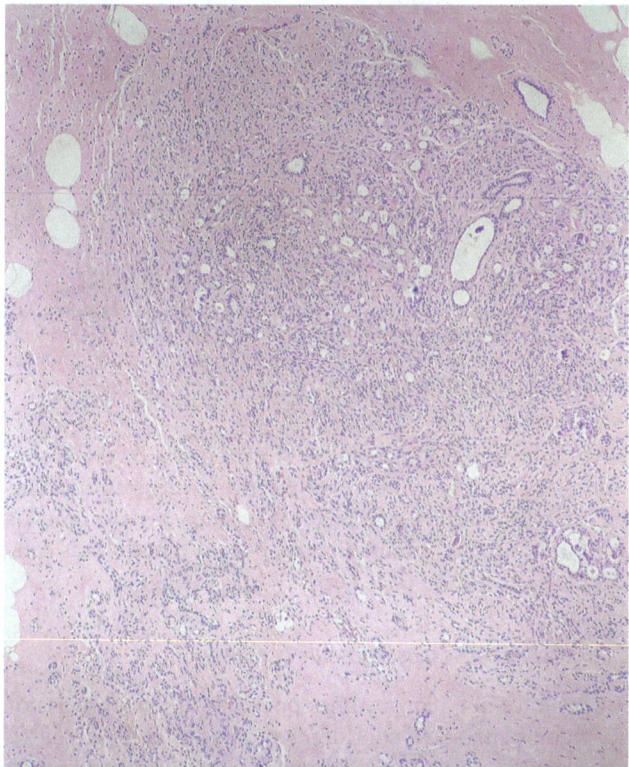

Figura 8-5. Adenosis esclerosante. Incremento de estructuras glandulares y proliferación estromal que las distorsiona y las comprime.

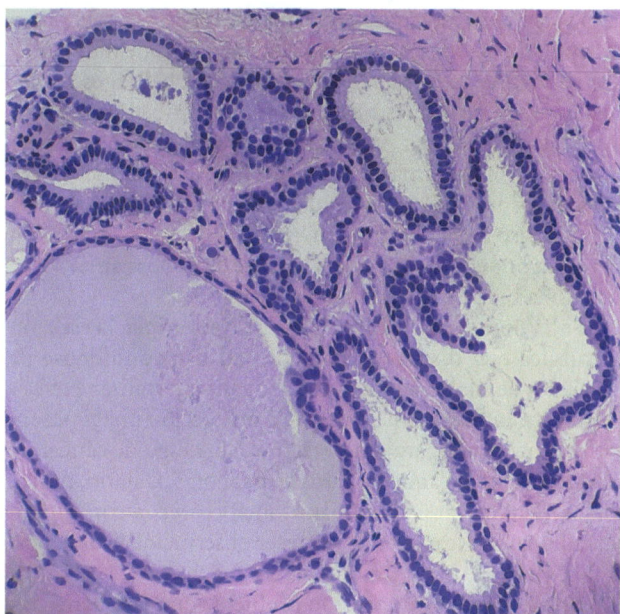

Figura 8-7. Cambio columnar. Una sola capa de células epiteliales columnares con signos de secreción apical (*apical snouts*). Núcleos orientados perpendicularmente a la membrana basal.

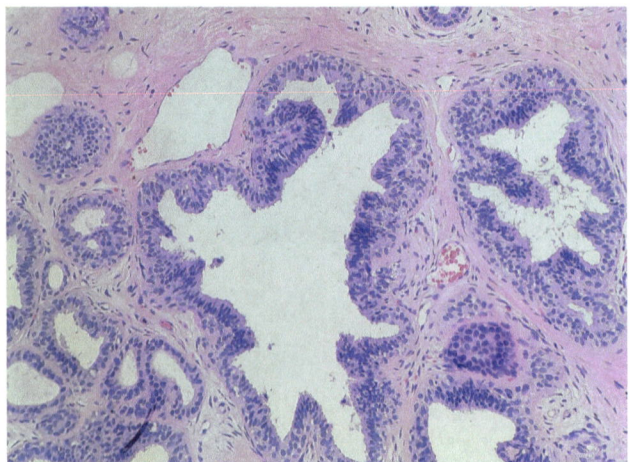

Figura 8-8. Hiperplasia columnar. Más de dos capas de células epiteliales con cambio columnar; seudoestratificación. Contornos irregulares.

papilares que crecen desde la pared de un quiste hacia la luz). Pueden asociar frecuentemente cambio columnar, hiperplasia ductal usual, hiperplasia ductal atípica y carcinoma ductal *in situ* o atipia. Son un grupo heterogéneo, que incluye el papiloma intraductal solitario benigno, el papiloma atípico y los papilomas múltiples. Pueden ser difíciles de distinguir en la muestra por biopsia con aguja gruesa (BAG)-biopsia asistida por vacío (BAV), por lo que habitualmente se requiere su escisión quirúrgica para confirmar el diagnóstico y descartar hiperplasia o cáncer (**Figs. 8-9** y **8-10**).

Con respecto a su presentación clínica, pueden ser asintomáticos o presentarse como secreción del pezón, incluida la telorragia.

Tanto en la mamografía como en la ecografía (**Fig. 8-11**) y en la resonancia magnética nuclear (RMN), se pueden ver como una masa o un defecto de replección en la galactografía.

Cuando la biopsia es seguida de exéresis quirúrgica, se calcula que hay un riesgo de infraestimación de la lesión del 10-35 %. En un metanálisis que incluye 2.236 casos, el riesgo de infraestimación es del 15,7 %. Esta tasa varía de modo que, si la BAG-BAV es de papiloma solitario con hallazgos benignos, el riesgo de infraestimación se sitúa entre el 0 y el 5 %, aconsejándose en estas pacientes observación, y siendo mayor el riesgo de infraestimación en casos de papiloma asociado a masa o discordancia radiopatológica.

En el caso de papilomas con atipia, la decisión de escisión está clara por el alto riesgo de asociar cáncer de mama, sobre todo, si la biopsia revela hiperplasia atípica.

Por lo tanto, en el papiloma solitario sin atipia, la escisión quirúrgica está discutida. La Sociedad Estadounidense de Cirujanos de Mama aconseja individualizar y realizar exéresis quirúrgica en caso de masa palpable o secreción por el pezón, discordancia radiopatológica, factores de riesgo de cáncer de mama o atipia. En aquellos casos de papiloma solitario, único, con biopsia central sin atipia, asintomáticos y con concordancia radiopatológica, se podría ofrecer observación y vigilancia radiológica.

Los papilomas múltiples son proliferaciones papilares con múltiples unidades ductolobulillares o en ramas terminales del sistema ductal. Hay bibliografía contradictoria sobre su manejo y riesgo relativo (RR). No está claro si el riesgo es

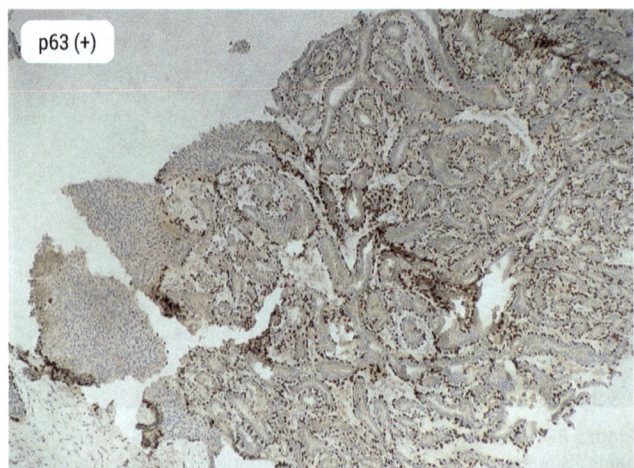

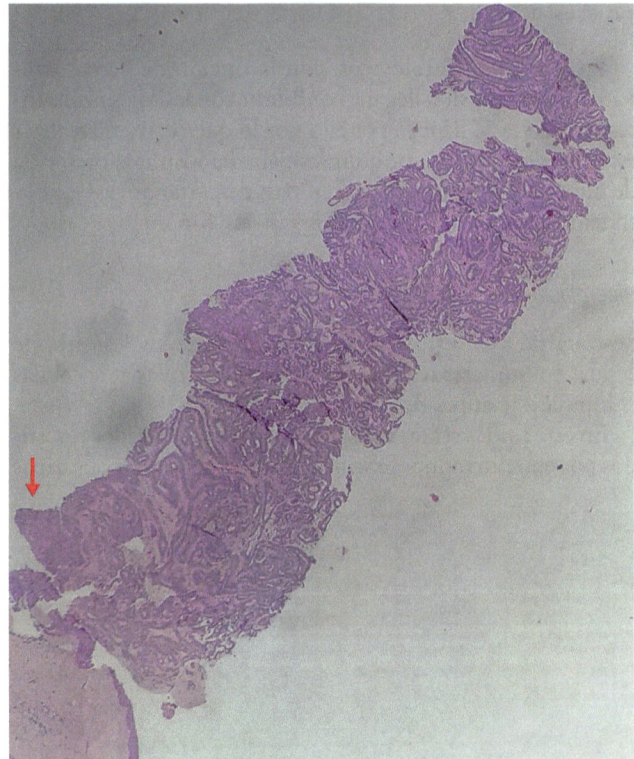

Figura 8-9. Papiloma intraductal. **A)** Con inmunohistoquímica para p63, se ponen de manifiesto las células mioepiteliales tanto en los ejes fibrovasculares como en la periferia del ducto. **B)** Biopsia con aguja gruesa que muestra un papiloma intraductal con hiperplasia ductal usual focal (flecha roja).

mayor que en papilomas únicos. La presencia de papilomas múltiples sin atipia confiere un RR de 3, mientras que, con atipia, el RR se eleva a 7. Bajo los mismos criterios que los papilomas simples, podría optarse por un manejo más conservador, aunque no está claro.

Cicatriz radial o lesión esclerosante compleja

Son lesiones que (constituidas por un estroma fibroelástico acompañado de conductos radiando desde el centro hacia la periferia en una configuración estrellada) contienen colágeno, formando nidos estrellados y elementos epiteliales (**Fig. 8-12**).

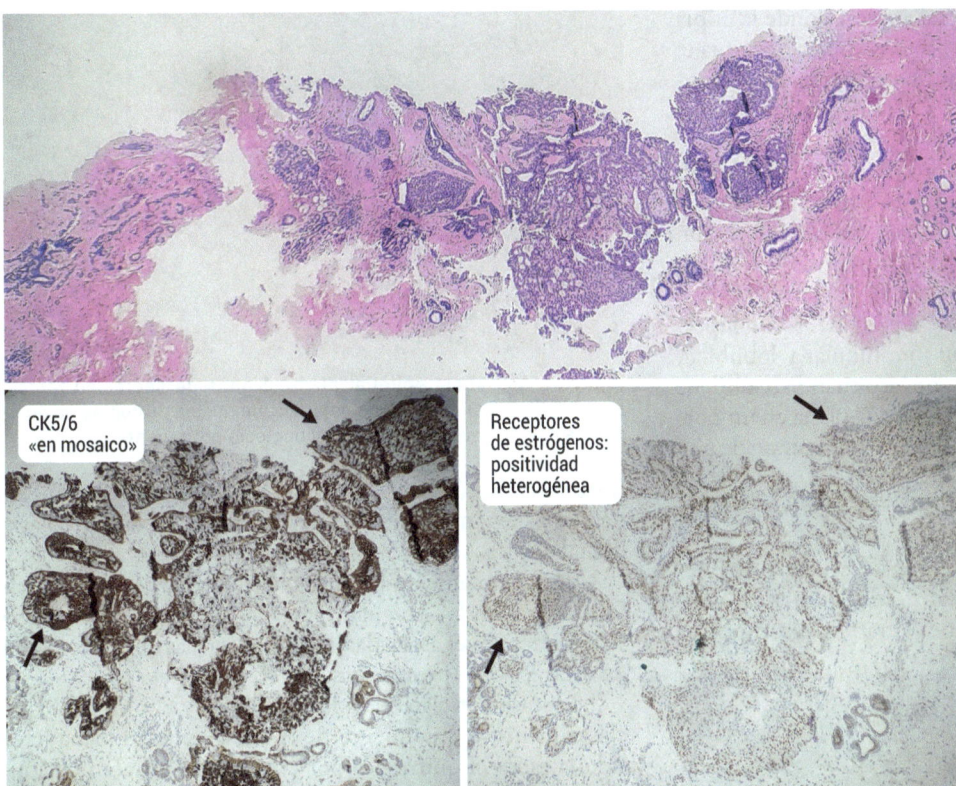

Figura 8-10. Papiloma intraductal. Biopsia con aguja gruesa que muestra un papiloma intraductal fragmentado con hiperplasia ductal usual (flechas).

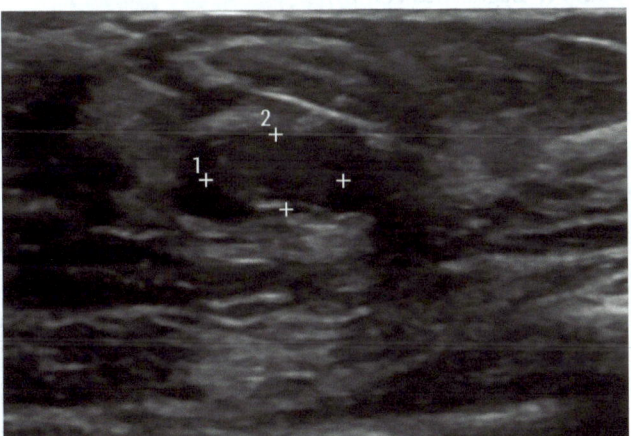

Figura 8-11. Ecografía de papiloma.

En las pruebas de imagen, aparecen con lesiones espiculadas difíciles de distinguir del cáncer de mama.

Su riesgo de infradiagnóstico se sitúa alrededor del 8-17 %, por lo que clásicamente su tratamiento ha sido su exéresis quirúrgica. Sin embargo, algunos estudios sugieren que, cuando esta lesión aparece sola, la tasa de infradiagnóstico se sitúa entre el 0,6 y el 3,6 % y esta tasa es aún menor cuando se realiza BAV (0-1 %).

La recomendación actual es que la cicatriz radial debe extirparse, aunque es razonable el seguimiento radiológico en aquellos casos de lesiones pequeñas que se eliminan por BAV y en las que existe concordancia radiopatológica.

El riesgo de cáncer de mama tras la escisión es pequeño, por lo que no requiere tratamiento posterior, incluida la quimioprevención.

Lesiones proliferativas con atipia

Atipia epitelial plana

Se trata de una alteración de las unidades ductolobulillares con reemplazo de las células epiteliales por una o varias capas de células, que muestran atipia citológica de bajo grado

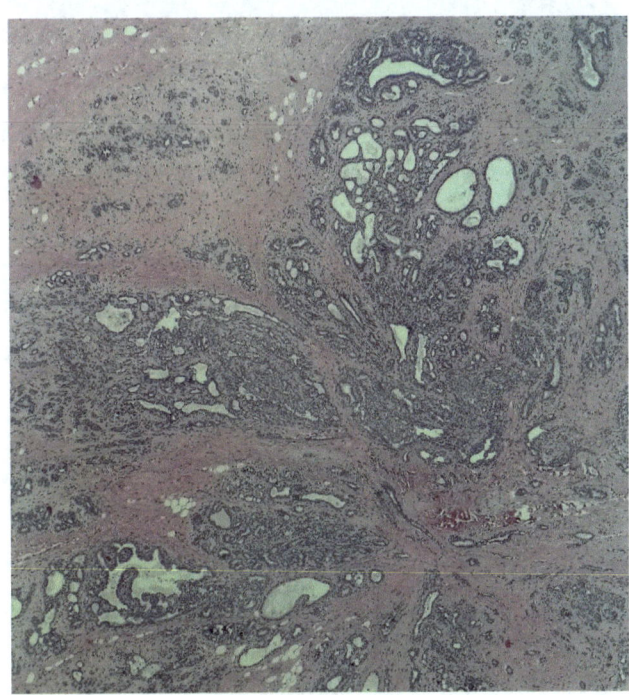

Figura 8-12. Cicatriz radial. Estroma fibroelastótico y ductos radiando desde el centro en una configuración estrellada.

(a diferencia de la hiperplasia ductal atípica, donde la atipia es de alto grado). En la hiperplasia ductal atípica, la atipia es de bajo grado. La atipia de grado intermedio y alto se consideraría ya un carcinoma ductal *in situ* (independientemente del tamaño de la lesión).

Puede mostrar micropapilas, pero no puentes ni patrón cribiforme (alteraciones arquitecturales características de la hiperplasia ductal atípica y del carcinoma ductal *in situ*). Son células negativas para citoqueratina 5/6 y positivas para receptores de estrógenos (**Figs. 8-13**, **8-14** y **8-15**).

La atipia epitelial plana se asocia en muchos casos a hiperplasia ductal atípica, carcinoma *in situ*, tubular y lobulillar, por lo que existe riesgo de infradiagnóstico cuando se obtiene una biopsia con resultado de atipia epitelial plana en un porcentaje variable del 0-30 %, dependiendo de si se trata de una atipia epitelial plana pura o no.

Diagnóstico

Normalmente, su detección se realiza mediante mamografía, con presencia de calcificaciones amorfas, pleomórficas

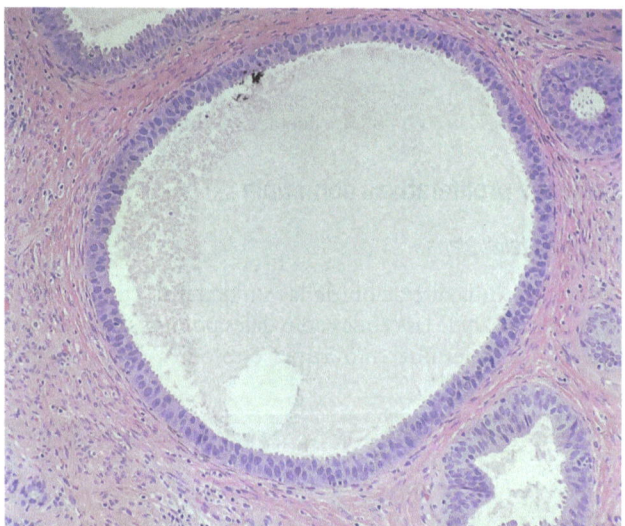

Figura 8-13. Atipia epitelial plana. Glándulas dilatadas de contornos redondeados.

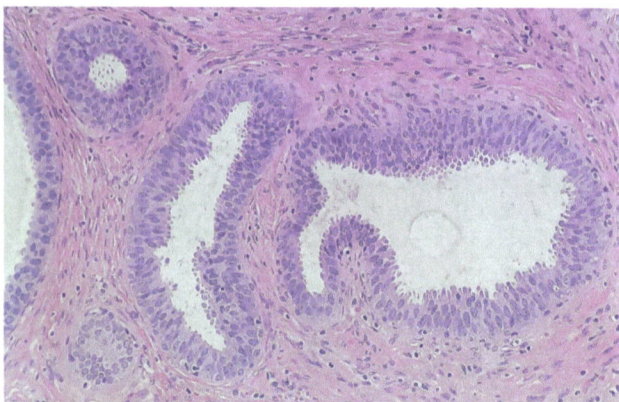

Figura 8-14. Atipia epitelial plana. Varias capas de células columnares bajas con signos de secreción (*apical snouts*). Pérdida de polarización (los núcleos ya no se sitúan perpendiculares a la membrana basal, sino que se encuentran desordenados).

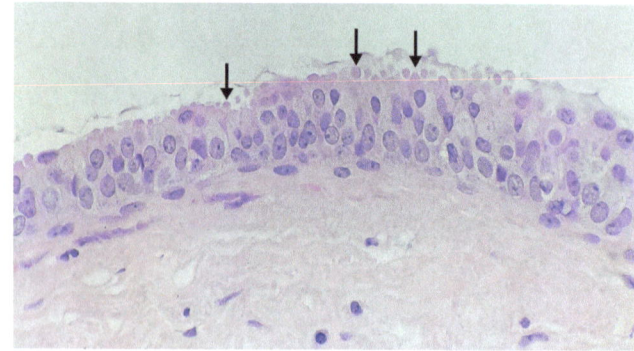

Figura 8-15. Atipia epitelial plana. Signos de secreción (*apical snouts*), (flechas). Pérdida de polarización nuclear. Citoplasma eosinófilos con núcleos redondeados y nucléolo prominente.

finas y gruesas (**Figs. 8-16** y **8-17**). Por su presentación, en ocasiones, es indistinguible del carcinoma o la hiperplasia ductal atípica.

Ocasionalmente, puede detectarse mediante ecografía en forma de nódulo, irregular, paralelo, hipoecogénico, con o sin calcificaciones asociadas; toda ellas formas de presentación de otras lesiones precursoras.

La escasa correlación radiopatológica y clínica hace que clásicamente el tratamiento de la atipia epitelial plana haya sido la escisión quirúrgica por el riesgo de infraestimación, sobre todo, en caso de nódulo como forma de aparición, así como el diagnostico con BAG.

Tratamiento

El manejo de la atipia epitelial plana clásicamente ha sido la escisión quirúrgica, dado que el porcentaje de infraestimación es variable (0-30 %), sin embargo, en los últimos

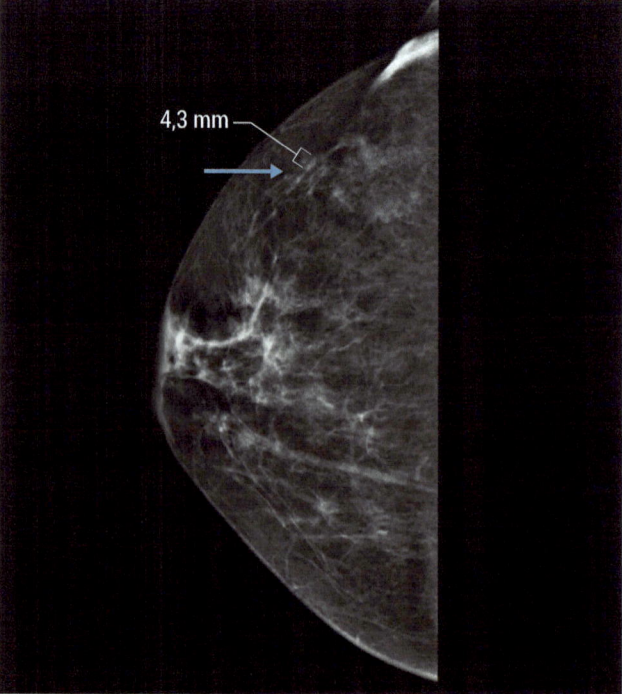

Figura 8-16. Mamografía con calcificaciones pleomórficas (flecha azul). Biopsia con aguja gruesa con atipia epitelial plana.

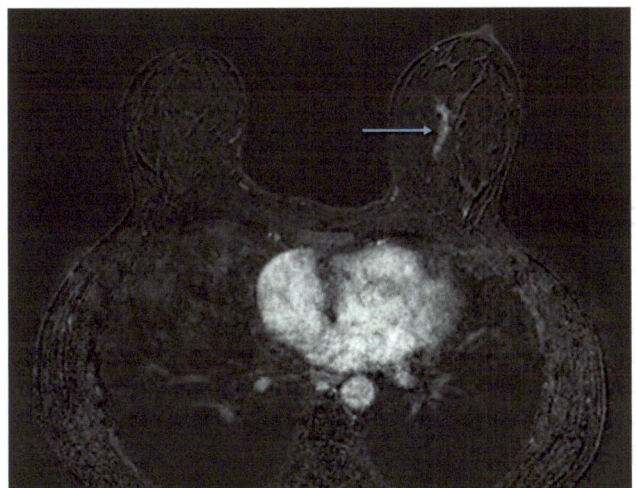

Figura 8-17. Radiografía de mama con calcificaciones (flecha azul). Biopsia con aguja gruesa con atipia epitelial plana.

años, esta tendencia parece cambiar dependiendo de algunas características.

En caso de la atipia epitelial plana con hiperplasia ductal atípica asociada, la escisión quirúrgica está clara.

Con respecto a la atipia epitelial plana en una biopsia de nódulo, también se debería realizar exéresis quirúrgica por el riesgo de infradiagnóstico.

En el caso de la atipia epitelial plana pura que se presenta como calcificaciones, hay bibliografía contradictoria. La recomendación es la exéresis quirúrgica por un riesgo de infraestimación del 5 % de cáncer de mama (un 1 % de cáncer de mama invasivo, y un 2 % de carcinoma *in situ*), aunque cada vez son más las corrientes que abogan por el seguimiento radiológico en caso de encontrar en la BAV atipia epitelial plana pura con eliminación mediante la técnica de, al menos, el 90 % de las calcificaciones. Algunos estudios sugieren que el riesgo de infraestimación tras la escisión de las calcificaciones con BAV y con adecuada concordancia radiopatológica es muy bajo y, por lo tanto, la escisión quirúrgica no sería necesaria. Algunos autores no encuentran esta concordancia.

El consenso internacional para lesiones B3, con algunas excepciones que se verán más adelante, y algunos otros estudios posteriores, consideran la BAV como una alternativa aceptable a la cirugía siempre y cuando se trate de calcificaciones (no nódulo), con correlación radiopatológica y tamaño menor de 2,5 cm (por encima de esto, no sería posible la escisión de más del 90 % de la lesión con BAV).

Después de la escisión de la lesión, no son necesarios tratamientos adicionales ni la obtención de márgenes libres.

Tras la confirmación de la biopsia con atipia epitelial plana pura, el riesgo de padecer cáncer de mama es similar al asociado a las lesiones proliferativas sin atipia; por lo tanto, estas mujeres pueden regresar a la vigilancia poblacional.

> En la atipia epitelial plana, se realizará escisión quirúrgica. Una opción aceptable es el seguimiento de la paciente cuando se realizó la BAV y se obtuvo el resultado de atipia epitelial plana en una lesión menor de 2,5 cm, exista concordancia radiopatológica (BI-RADS 4A/B) y escisión de más del 90 % de la lesión.

Hiperplasia ductal atípica

Se trata de una alteración celular, en la arquitectura y la extensión ductal. Es una proliferación de células epiteliales monomorfas de morfología oval o redonda con una distribución regular. Se dispone con patrón cribiforme, formando puentes o micropapilas. Su extensión es menor de 2 mm o afecta a menos de dos espacios ductales separados (diferencia con el carcinoma *in situ*). Expresa receptores de estrógenos y es negativa para citoqueratina 5/6 (diferencia con la hiperplasia ductal usual) (**Figs. 8-18** y **8-19**).

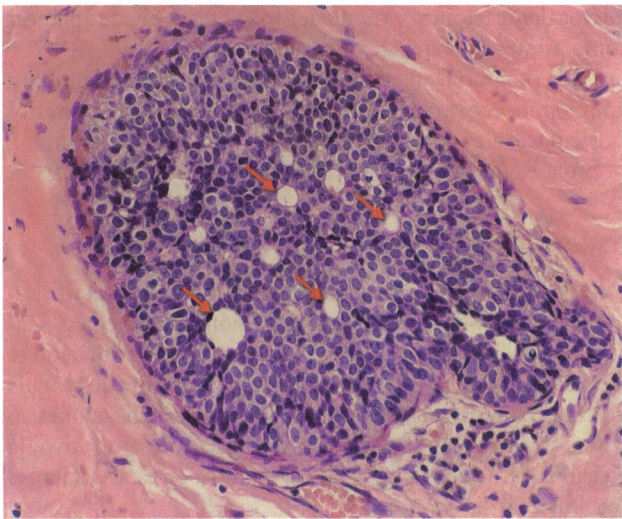

Figura 8-18. Hiperplasia ductal atípica. Proliferación intraductal de células monótonas de bajo grado nuclear y patrón cribiforme. Espacios polarizados o microacinos (flechas rojas).

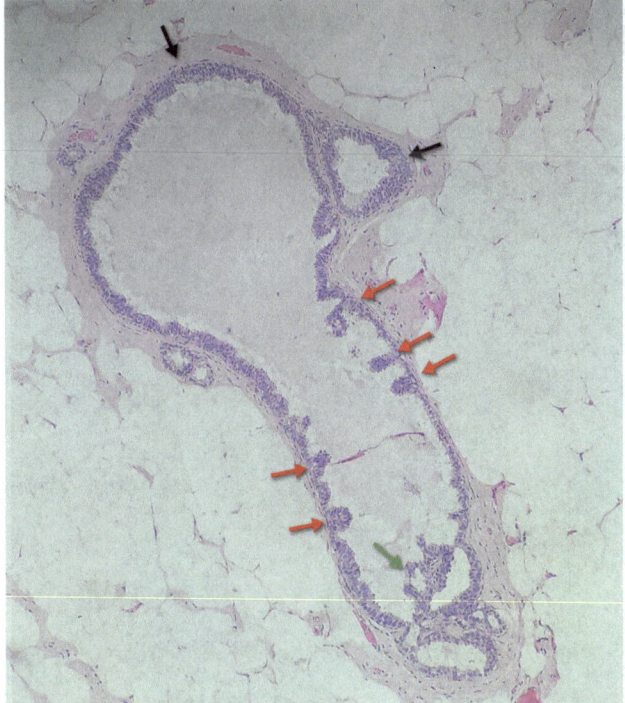

Figura 8-19. Hiperplasia ductal atípica. Hiperplasia ductal atípica micropapilar sobre atipia epitelial plana (flechas negras). Puentes rígidos (flecha verde). Micropapilas (flechas rojas).

El riesgo acumulado de padecer cáncer de mama para estas pacientes es del 30 % a los 25 años, por lo que, si se diagnostica en mujeres, el riesgo de padecer cáncer de mama es muy elevado. Modelos predictivos como el modelo de Gail o el de Tyrer-Cuzick estiman el riesgo general de padecer cáncer de mama en mujeres con estas lesiones y teniendo en cuenta otros antecedentes, pero es una estimación general, no individual.

Diagnóstico

La hiperplasia ductal atípica, generalmente, es asintomática.La presentación más frecuente en la mamografía es en forma de microcalcificaciones. Con menor frecuencia, puede aparecer como asimetría o área de distorsión (**Fig. 8-20**).

En la ecografía, en ocasiones, puede encontrarse como un nódulo hipoecoico y sin sombra acústica ni refuerzo posterior y orientación paralela a la piel.

En la RMN, no presenta ningún patrón específico.

Tratamiento

Dado que la diferencia entre hiperplasia ductal atípica y carcinoma ductal *in situ* es su área de extensión (2 mm) o la afectación de dos unidades ductales, el riesgo de infraestimación se sitúa en torno al 10-20 %, dependiendo del calibre de la aguja utilizada para biopsia, la presencia de microcalcificaciones en la muestra y las residuales tras la biopsia. Por este motivo, la escisión quirúrgica sigue siendo el estándar en estas pacientes tras una biopsia positiva.

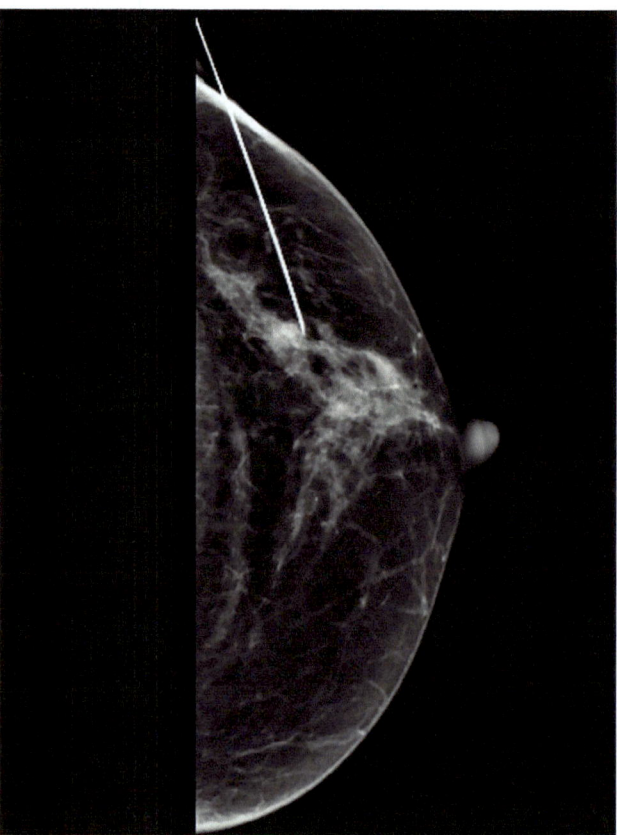

Figura 8-20. Mamografía con calcificaciones. Biopsia con aguja gruesa con hiperplasia ductal atípica.

La tasa de infradiagnóstico disminuye cuando se utiliza la BAV, así como con algunos factores, como la ausencia de lesión extensa, que se eliminen al 50 % de las calcificaciones observadas en la mamografía, la ausencia de necrosis y que la hiperplasia ductal atípica afecte solo a una o dos unidades lobulillares del conducto terminal, disminuyendo la tasa de infraestimación en estos casos al 3-5 %. En estos casos, cabría esperar que, con la biopsia, fuera suficiente para evitar la escisión quirúrgica, sin embargo, aún no hay modelos validados al respecto.

En la pieza quirúrgica, cuando hay contacto con el margen, no está indicada la reescisión, excepto en tres circunstancias: cuando la lesión está solo presente en el margen, cuando está cerca de alcanzar criterios de carcinoma ductal *in situ* o cuando la imagen sospechosa inicialmente no ha sido extirpada por completo.

Hiperplasia lobulillar atípica

Constituye una proliferación celular monomorfa y discohesiva que rellena más del 50 % de la unidad acinar sin distenderla (a diferencia del carcinoma lobulillar *in situ*). En la inmunohistoquímica, se caracteriza por ser negativa para la E-cadherina y por alteración en la reactividad para la β-catenina y p120 (**Fig. 8-21**).

Agrupadas bajo el término de *neoplasias intralobulillares*, que incluyen la hiperplasia lobulillar atípica y el carcinoma lobulillar *in situ*, han sido consideradas como marcador de riesgo de cáncer de mama homolateral y contralateral, con un riesgo relativo de 4-5 para la hiperplasia lobulillar atípica y de 8-10 para el carcinoma lobulillar *in situ*, siendo, por lo tanto, necesaria una estrecha vigilancia en estas pacientes, así como su tratamiento.

Diagnóstico

Su presentación suele ser un hallazgo casual en la biopsia mamaria, con una incidencia del 0,02-3 %, con una media

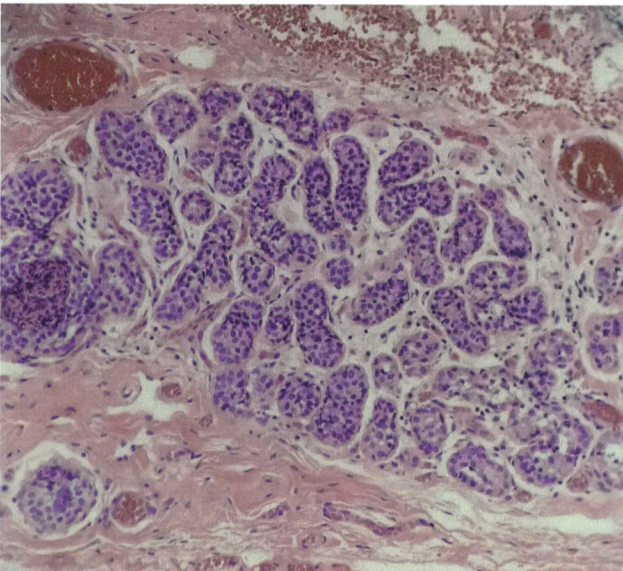

Figura 8-21. Hiperplasia lobulillar atípica. Acinos levemente expandidos y ocupados por células monomorfas con escaso citoplasma y núcleos pequeños.

de edad de presentación de 49 años y, frecuentemente, suele ser multifocal y bilateral.

Gran parte de ellas no presentan traducción en la mamografía. En caso de traducción mamográfica, la forma más frecuente de presentación son calcificaciones puntiformes y, menos frecuentemente, masa, asimetría focal o área de distorsión.

En el caso de la ecografía, puede asociarse a lesión hipoecoica o distorsión (**Fig. 8-22**).

En la RMN, puede mostrar un patrón similar al carcinoma ductal *in situ*.

Tratamiento

El riesgo de carcinoma de bajo grado asociado en el diagnóstico incidental de hiperplasia lobulillar atípica se sitúa por debajo del 3 %; por lo tanto, el diagnóstico de esta lesión de manera incidental no indica la escisión quirúrgica, siempre y cuando exista concordancia radiopatológica; por ejemplo, situación de masa con hiperplasia lobulillar atípica asociada o quistes apocrinos con hiperplasia lobulillar asociada. Si no existe esta correlación, estará indicada la escisión quirúrgica.

Una vez realizada la escisión, no será necesario realizar reescisión con lesión presente en el margen de la pieza quirúrgica.

El riesgo de cáncer de mama que confiere la presencia de esta lesión se multiplica por cuatro con respecto a la población general; en algunos estudios, el riesgo es mayor en pacientes

con hiperplasia lobulillar atípica que en la hiperplasia ductal atípica, aunque los datos son contradictorios.

Por otro lado, el riesgo de padecer cáncer de mama es bilateral, aunque algo mayor en la mama donde se localiza esta lesión.

Con respecto a los antecedentes familiares, hay datos contradictorios. Mientras que algunos estudios mostraron que el riesgo de padecer cáncer era mayor en pacientes con antecedentes familiares, otros estudios han encontrado que dichos antecedentes son un factor de riesgo independiente de la lesión encontrada, y aumentaba el riesgo en caso de atipia.

En cualquier caso, dado el riesgo multiplicado por cuatro en estas pacientes, ha de ofrecerse quimioprofilaxis y seguimiento estrecho.

> 💡 La diferencia entre la hiperplasia lobulillar atípica y el carcinoma lobulillar *in situ* es su extensión inferior al 50 % de las unidades lobulillares. La hiperplasia lobulillar atípica, siempre que exista correlación radiopatológica, no requiere la escisión quirúrgica y multiplica por cuatro veces el riesgo de padecer cáncer de mama.

Carcinoma lobulillar in situ

Se trata de una proliferación de células monomorfas con núcleo redondo y pequeñas, que distienden el lobulillo más del 50 %. Es una lesión de alto riesgo para desarrollar carcinoma invasor entre 8 y 10 veces superior al de la población general.

Muchos autores agrupan la hiperplasia lobulillar atípica y el carcinoma lobulillar *in situ* en su variante clásica bajo el término de *neoplasias intralobulillares*.

Según su histología, se diferencian tres tipos fundamentales (el clásico dentro de las lesiones B3b, mientras que el pleomórfico y el florido se consideran lesiones B5) (**Figs. 8-23** y **8-24**):

- Carcinoma lobulillar *in situ* clásico: proliferación de células pequeñas con núcleos pequeños y bordes bien definidos. El citoplasma suele ser eosinófilo y, ocasionalmente, con vacuolas. Suele tener receptores estrogénicos positivos y, más raramente, expresar receptores para el receptor 2 del factor de crecimiento epidérmico humano (HER2; del inglés, *human epidermal growth factor receptor 2*).

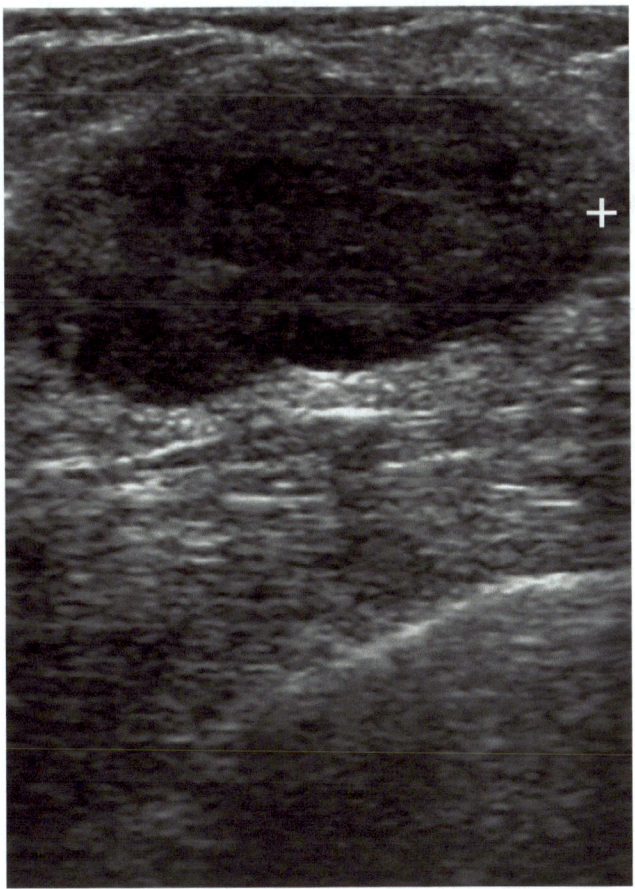

Figura 8-22. Ecografía con nódulo. Biopsia con aguja gruesa de fibroadenoma con hiperplasia lobulillar atípica.

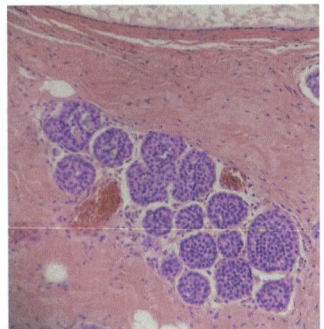
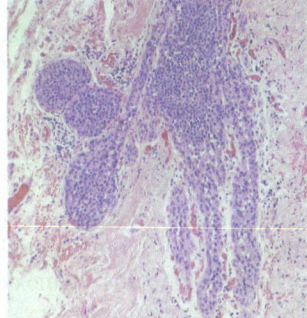

Figura 8-23. Carcinoma lobulillar *in situ*. Carcinoma lobulillar *in situ* clásico. Acinos ocupados y expandidos por células pobremente cohesivas y monomorfas con escaso citoplasma y núcleos pequeños.

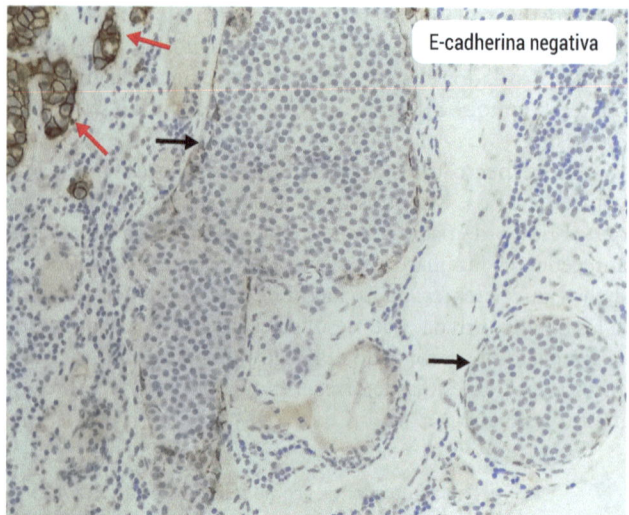

E-cadherina negativa

Figura 8-24. Carcinoma lobulillar *in situ* con pérdida de expresión de E-cadherina (flechas negras). Control interno positivo (células de carcinoma ductal infiltrante), (flechas rojas).

El crecimiento dentro del conducto puede ser sólido o pagetoide.

- Carcinoma lobulillar *in situ* pleomórfico: sus células suelen ser más grandes que en la variante clásica, con más pleomorfismo nuclear y mayor necrosis. Se asocia con mayor frecuencia a carcinoma infiltrante.
- Carcinoma lobulillar *in situ* florido: presenta mayor distensión de los conductos y lobulillos implicados, por lo que con mayor frecuencia se presenta como masa.

Diagnóstico

La edad media de aparición suele ser entre los 44 y los 49 años, es más frecuente en mujeres premenopáusicas. Su diagnóstico ha aumentado debido al incremento en el número de mamografías diagnósticas en esta franja de edad.

En la mamografía, suele presentarse como calcificaciones puntiformes, de alta densidad y pequeño diámetro. En el caso de la variante pleomórfica, las calcificaciones suelen ser mayores.

El carcinoma lobulillar *in situ* no suele tener traducción ecográfica y, si lo hace, generalmente, es un nódulo hipoecoico microlobulado (BI-RADS 4) o de contornos bien definido (BI-RADS 3) cuando aparece asociado a fibroadenoma (**Fig. 8-25**).

En la RMN, presenta patrones parecidos al carcinoma ductal *in situ*, realce parcheado o masas con realce.

Tratamiento

Si el diagnóstico se hace mediante BAG, la tasa de infradiagnóstico se sitúa alrededor del 10-50 %, mientras que si se hace mediante BAV sobre microcalcificaciones, la tasa se reduce si se han obtenido un mínimo de 20 muestras, han desaparecido las microcalcificaciones y existe correlación radiopatológica.

En aquellos casos donde no se cumplan los criterios anteriores, así como variantes pleomórficas y floridas, se debe realizar escisión quirúrgica.

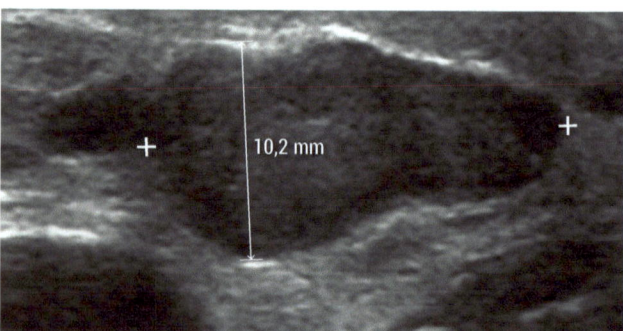

10,2 mm

Figura 8-25. Ecografía con nódulo microlobulado compatible con fibroadenoma. Biopsia con aguja gruesa de fibroadenoma con carcinoma lobulillar *in situ*.

Por otro lado, si en una pieza quirúrgica se encuentra un carcinoma lobulillar *in situ* en su variante clásica, no es necesario obtener márgenes libres, ya que el riesgo de padecer cáncer de mama a lo largo de la vida es similar en ambas mamas (aproximadamente, del 1 % al año) y el riesgo de recurrencia también es similar en ambas mamas.

En el caso de carcinoma lobulillar *in situ* clásico encontrado en una muestra quirúrgica con carcinoma invasivo, aparece en un 5 % de muestras quirúrgicas. Se ha considerado que la presencia de esta lesión en los márgenes ha aumentado el riesgo de recurrencia, sin embargo, otros estudios no parecen apoyarlo. Los criterios de márgenes afectados deben seguirse según el carcinoma infiltrante que asocie y no según la presencia o no de carcinoma lobulillar *in situ* clásico en el margen.

Finalmente, en el carcinoma lobulillar *in situ* en su variante florida y pleomórfica, por su comportamiento más agresivo y probablemente precursor de cáncer de mama, sí se deben obtener márgenes libres en la escisión quirúrgica similares al carcinoma ductal *in situ*.

A las mujeres con diagnóstico de carcinoma lobulillar *in situ* —especialmente, en su variante pleomórfica y florida—, se les debe ofrecer quimioprevención y vigilancia.

 El carcinoma lobulillar *in situ* clásico se considera lesión B3b y aumenta el riesgo de cáncer de mama 8-10 veces. La BAV es una opción aceptable cuando hay concordancia radiopatológica. Las variantes pleomórfica y florida son lesiones B5 y deben ser tratadas de manera escisional con márgenes de seguridad.

SEGUIMIENTO DE PACIENTES CON LESIONES DE ALTO RIESGO

Las mujeres con hiperplasia atípica, así como aquellas que tienen carcinoma lobulillar *in situ*, deben ser sometidas a estrategias de seguimiento, habitualmente, con examen clínico cada seis meses y mamografía anual.

En las mujeres con riesgo de cáncer de mama ≥ 1,7 % mayores de 35 años, se debería realizar este examen de forma semestral, así como una mamografía anual. En caso de estar disponible, sería recomendable realizar mamografía con tomosíntesis.

En mujeres con hiperplasia atípica o carcinoma lobulillar *in situ*, debería realizarse también un examen clínico cada 6-12 meses, así como una mamografía anual, comenzando en el momento del diagnóstico, pero no antes de los 30 años. Si está disponible la mamografía con tomosíntesis, sería recomendable utilizarla.

El período de seguimiento de estas pacientes no está claro, aunque el riesgo de desarrollo de cáncer de mama permanece toda la vida. La National Comprehensive Cancer Network (NCCN) sugiere hacer seguimiento de por vida hasta que la paciente no quiera someterse a este, mientras que algunas unidades están haciendo seguimiento a cinco años.

La RMN es una prueba muy sensible, pero menos específica; sobre todo, en mujeres jóvenes, la importancia de esta prueba lo aporta su alto valor predictivo negativo. Genera un mayor número de biopsias negativas.

A pesar de que la RMN ha demostrado aumentar el diagnóstico de cánceres de mama más pequeños y con ganglios negativos, esto no ha demostrado mejorar la supervivencia libre de enfermedad ni global.

No hay evidencia para recomendar el uso de la RMN en el seguimiento de estas pacientes.

A las pacientes con lesiones de riesgo, se les debe realizar una vigilancia activa con exploración física cada seis meses y mamografía anual.

ESTRATEGIAS DE PREVENCIÓN DEL CÁNCER DE MAMA

Modificaciones en el estilo de vida

Hay evidencia que indica que la obesidad, el consumo de alcohol y la hormonoterapia son factores que elevan el riesgo de cáncer de mama, sin embargo, no está claro que los cambios en el estilo de vida reduzcan el riesgo de cáncer de mama, pero una promoción del estilo de vida saludable siempre es recomendable en la población general.

Hormonoterapia

El uso de la hormonoterapia aumenta el riesgo de cáncer de mama cuando se usa principalmente con estrógenos solos. En algunos estudios, este riesgo se sitúa alrededor del 26 % y aumenta con la duración del tratamiento, así como con lo alejado de la edad de la menopausia que se inicie dicho tratamiento (cuanto más alejado, más aumenta el riesgo).

Por otro lado, este riesgo decrece rápidamente cuando se suspende la hormonoterapia. Finalmente, la hormonoterapia aumenta la densidad mamaria y, por lo tanto, dificulta el seguimiento de estas pacientes mediante mamografía.

En mujeres con alto riesgo de cáncer de mama, está contraindicada la terapia hormonal sustitutiva.

Consumo de alcohol

Parece claro que el consumo de alcohol aumenta el riesgo de cáncer de mama. No está estudiado si su reducción disminuye dicho riesgo.

La NCCN establece que el riesgo de cáncer de mama está aumentado si se consumen diariamente más de 30 mL de alcohol destilado, 177 mL de vino o 236 mL de cerveza.

Ejercicio e índice de masa corporal

El aumento de la actividad física representa un claro descenso en el riesgo de cáncer de mama, hasta un 20 % frente a mujeres inactivas, cuando se realiza de manera moderada con una media de 5 horas a la semana.

Por otro lado, las mujeres con obesidad y sobrepeso tienen mayor riesgo de desarrollar cáncer de mama posmenopáusico. Curiosamente, hay evidencia de que las mujeres premenopáusicas con sobrepeso tienen menor riesgo de cáncer de mama que las que no lo tienen.

Dieta

No está muy claro cuáles son los elementos de la dieta que aumentan el riesgo de cáncer de mama, pero la ganancia de peso y la obesidad en la edad adulta aumentan el riesgo de cáncer de mama. Parece que el daño producido por la dieta es mayor en la adolescencia hasta la edad adulta. Un aumento en la ingesta de frutas y verduras disminuye el riesgo de cáncer de mama, incluso en mujeres con poca actividad física.

Parece que los niveles de vitamina D adecuados producen un efecto protector sobre la mama.

Es importante en la población general, así como en las pacientes de riesgo, modificar el estilo de vida para disminuir el riesgo de cáncer de mama.

Quimioprevención

En este caso, se analizarán los inhibidores selectivos de los receptores de estrógenos: tamoxifeno y raloxifeno, que son los fármacos aprobados para la quimioprevención de las pacientes con lesiones de alto riesgo.

Ambos son un grupo de fármacos con actividad antagonista de los estrógenos sobre la mama, sin embargo, el tamoxifeno tiene efecto estrogénico sobre el útero, el hígado, el hueso y el sistema de coagulación, mientras que el raloxifeno tiene efecto estrogénico sobre el hueso y los lípidos, pero antagonista de estrógenos sobre el útero y la mama.

Los criterios sobre su uso son: mujeres premenopáusicas con edad ≥ 35 años, con expectativa de vida superior a 10 años y, al menos, uno de los siguientes criterios:

- Carcinoma lobulillar *in situ*.
- Hiperplasia ductal atípica o lobulillar atípica.
- Riesgo de cáncer de mama ≥ 1,7% a cinco años determinado por la plataforma del modelo de Gail.

En el caso de las mujeres posmenopáusicas, la elección de quimioprevención dependerá del riesgo-beneficio en función de la edad, la presencia de útero o la comorbilidad.

Tamoxifeno

LA NCCN recomienda el uso de tamoxifeno como opción de estrategia de reducción del riesgo de cáncer de mama en pacientes con lesiones de alto riesgo mayores de 35 años, sanas, con expectativa de vida superior a 10 años y riesgo de cáncer de mama ≥ 1,7 % al año determinado por la plataforma del modelo de Gail o presencia de carcinoma lobulillar *in situ*. El consenso establece que el beneficio es superior al riesgo en estas pacientes.

Con respecto a la dosis, está indicado 20 mg/día durante cinco años, aunque hay ensayos en fase III para analizar si administrar dosis de 5 mg/día en ciclos más cortos podría mejorar la tolerancia del tratamiento manteniendo el beneficio, aunque aún no hay conclusiones al respecto.

La utilidad de tamoxifeno por debajo de los 35 años es desconocida.

El seguimiento de pacientes en tratamiento con tamoxifeno debe centrarse en la detección precoz de sus complicaciones:

- Cáncer de endometrio: el riesgo de cáncer de endometrio en mujeres tratadas con tamoxifeno es superior en mayores de 50 años, con un RR del 4,01 % (intervalo de confianza del 95 %: 1,70-10,90) y este riesgo no es superior en menores de 49 años. El riesgo es superior al inicio de tratamiento y durante los primeros cinco años, decreciendo posteriormente. También está ligeramente aumentado el riesgo de sarcoma uterino. Ambos tipos de cáncer están aumentados en pacientes que toman tamoxifeno frente a placebo. Sin embargo, el riesgo de desarrollar cáncer de endometrio es bajo (0,91 por cada 1.000 pacientes con placebo frente a 2,30 con tamoxifeno), mientras que la prevención del tamoxifeno de cáncer de mama a los cinco años es de siete casos por cada 1.000 pacientes; por lo tanto, el beneficio supera al riesgo de cáncer de endometrio.

  Para mujeres con útero intacto, se debería realizar una revisión ginecológica en cada visita. Las mujeres con cáncer de endometrio presentan sangrado vaginal precoz; por lo tanto, la evaluación precoz de este síntoma debería ser fundamental. No hay evidencia suficiente para recomendar la ecografía ginecológica o la biopsia de endometrio en mujeres asintomáticas como prueba de cribado.
- Catarata y retinopatía: el RR de desarrollar catarata en pacientes en tratamiento con tamoxifeno es de 1,14; por lo tanto, si se presentan durante su uso síntomas visuales, estas pacientes deberían ser sometidas a evaluación oftalmológica.

  Hay estudios que sugieren un aumento de retinopatía en pacientes en tratamiento con tamoxifeno.
- Densidad mineral ósea: el tamoxifeno ejerce un efecto agonista o antagonista sobre el hueso dependiendo del estado hormonal de la paciente. En las mujeres premenopáusicas, su efecto es antagonista, de modo que potencialmente aumenta el riesgo de osteoporosis, mientras que, en mujeres posmenopáusicas, su efecto sobre el hueso es agonista, aumentando la densidad mineral ósea.

La NCCN no recomienda la densitometría en pacientes premenopáusicas, porque la osteopenia/osteoporosis es infrecuente.
- Riesgo tromboembólico: se ha encontrado una mayor incidencia de eventos tromboembólicos (trombosis venosa profunda, tromboembolia pulmonar e infarto) en pacientes tratadas con tamoxifeno a los cinco años (cinco casos por cada 1.000 mujeres), y cabe señalar que no se han relacionado con la presencia de alteraciones en la coagulación, alteraciones en el factor V de Leiden o mutaciones en el gen de la protrombina *G20210A*. Aumenta su riesgo con el aumento de la edad.

  A las mujeres en tratamiento con tamoxifeno se les debería enseñar a reconocer los síntomas asociados a eventos trombóticos, saber que la inmovilización prolongada aumenta este riesgo y consultar en caso de síntomas.

  Si se produce un evento trombótico, el tamoxifeno debe ser suspendido.
- Calidad de vida: dos estudios evaluaron la calidad de vida en pacientes en tratamiento con tamoxifeno frente a placebo, concluyendo que, en mujeres tratadas con tamoxifeno, no se produjeron cambios en la incidencia de depresión, ansiedad o calidad de vida, aunque sí parece empeorar estos trastornos en mujeres con problemas preexistentes.

> Se indica la quimioprevención con tamoxifeno en dosis de 20 mg/día en pacientes con alto riesgo de cáncer de mama, mayores de 35 años, con expectativa de vida superior a 10 años, riesgo de cáncer de mama ≥ 1,7 % al año establecido por plataformas como el modelo de Gail y presencia de carcinoma lobulillar *in situ*.

Raloxifeno

La ventaja que ofrece el raloxifeno frente al tamoxifeno es que no incrementa el riesgo de cáncer de endometrio y aumenta la densidad mineral ósea, sin embargo, es menos eficaz en la prevención del cáncer de mama (RR: 1,24; intervalo de confianza del 95 %: 1,05-1,47). Este perfil lo haría útil en mujeres posmenopáusicas sanas ≥ 35 años, con expectativa de vida superior a 10 años, riesgo de cáncer de mama ≥ 1,7 % al año o carcinoma lobulillar *in situ*. No está indicado su uso en mujeres premenopáusicas fuera de ensayos clínicos.

La dosis administrada debe ser de 60 mg/día.

A pesar de la evidencia de la reducción del cáncer de mama utilizando estos agentes, hay un estudio que revela que solo el 44 % de las pacientes con estas lesiones han recibido quimioprevención. La NCCN apoya el uso de quimioprevención en pacientes con lesiones de alto riesgo.

> Existe fuerte recomendación de uso de quimioprevención en pacientes con lesiones de alto riesgo. El agente de elección es el tamoxifeno en dosis de 20 mg/día. Una alternativa es el raloxifeno en mujeres posmenopáusicas.

PUNTOS CLAVE

- Las lesiones precursoras o preinvasivas son un grupo de lesiones con un potencial de aumento de riesgo de cáncer de mama variable en función de la histología.
- El aumento en el número de mamografías y biopsias ha producido un incremento del diagnóstico de estas lesiones.
- No presentan patrones específicos en pruebas de imagen que permitan descartar su asociación a cáncer de mama.
- En estas lesiones, la correlación radiopatológica es fundamental para minimizar el riesgo de infradiagnóstico.
- El tratamiento de las lesiones con atipia inicialmente es escisional, siendo la BAV una alternativa razonable en algunos casos.

- En las lesiones sin atipia, el riesgo de cáncer de mama es menor, mientras que, con atipia, este está aumentado, siendo estas pacientes las que requieren mayor seguimiento.
- El seguimiento establecido para las lesiones con atipia incluye una exploración clínica cada seis meses y mamografía anual. Si se dispone de mamografía con tomosíntesis, esta representa una alternativa razonable.
- Entre las estrategias de prevención, se encuentra la quimioprofilaxis con tamoxifeno en dosis de 20 mg/día durante cinco años.
- Como reflexión final: si la tendencia general es ser cada vez menos agresivos en el manejo del cáncer de mama, hay que replantear el manejo de las pacientes con alto riesgo de cáncer de mama.

BIBLIOGRAFÍA

American Society of Breast Surgeons (ASBrS). Official statement. Consensus guideline on concordance assessment of image-guided breast biopsies and management of borderline or high-risk lesions. Columbia: ASBrS; 2016. Disponible en: https://www.breastsurgeons.org/docs/statements/Consensus-Guideline-on-Concordance-Assessment-of-Image-Guided-Breast-Biopsies.pdf

Aulmann S, Braun L, Mietzsch F, Longerich T, Penzel R, Schirmacher P, et al. Transitions between flat epithelial atypia and low-grade ductal carcinoma in situ of the breast. Am J Surg Pathol. 2012;36(8):1247-52.

Berg JC, Visscher DW, Vierkant RA, Pankratz VS, Maloney SD, Lewis JT, et al. Breast cancer risk in women with radial scars in benign breast biopsies. Breast Cancer Res Treat. 2008;108(2):167-74.

Bianchi S, Giannotti E, Vanzi E, Marziali M, Abdulcadir D, Boeri C, et al. Radial scar without associated atypical epithelial proliferation on image-guided 14-gauge needle core biopsy: analysis of 49 cases from a single-centre and review of the literature. Breast. 2012;21(2):159-64.

Bowman K, Muñoz A, Mahvi DM, Breslin TM. Lobular neoplasia diagnosed at core biopsy does not mandate surgical excision. J Surg Res. 2007;142(2):275-80.

Caplain A, Drouet Y, Peyron M, Peix M, Faure C, Chassagne-Clément C, et al. Management of patients diagnosed with atypical ductal hyperplasia by vacuum-assisted core biopsy: a prospective assessment of the guidelines used at our institution. Am J Surg. 2014;208(2):260-7.

Coopey SB, Mazzola E, Buckley JM, Sharko J, Belli AK, Kim EMH, et al. The role of chemoprevention in modifying the risk of breast cancer in women with atypical breast lesions. Breast Cancer Res Treat. 2012;136(3):627-33.

Crystal P, Sadaf A, Bukhanov K, McCready D, O'Malley F, Helbich TH. High-risk lesions diagnosed at MRI-guided vacuum-assisted breast biopsy: can underestimation be predicted? Eur Radiol. 2011;21(3):582-9.

Day R, Ganz PA, Costantino JP, Cronin WM, Wickerman DL, Fisher B. Health-related quality of life and tamoxifen in breast cancer prevention: a report from the National Surgical Adjuvant Breast and Bowel Project P-1 Study. J Clin Oncol. 1999;17(9):2659-69.

Dialani V, Venkataraman S, Frieling G, Schnitt SJ, Mehta TS. Does isolated flat epithelial atypia on vacuum-assisted breast core biopsy require surgical excision? Breast J. 2014;20(6):606-14.

Fallowfield L, Fleissig A, Edwards R, West A, Powles TJ, Howell A, et al. Tamoxifen for the prevention of breast cancer: psychosocial impact on women participating in two randomized controlled trials. J Clin Oncol. 2001;19(7):1885-92.

Frykerg ER. Lobular carcinoma in situ of the breast. Breast J. 1999;5(5):296-303.

Ghofrani M, Tapia B, Tavassoli FA. Discrepancies in the diagnosis of intraductal proliferative lesions of the breast and its management implications: results of a multinational survey. Virchows Arch. 2006;449(6):609-16.

Hartmann LC, Sellers TA, Frost MH, Lingle WL, Degnim AC, Ghosh K, et al. Benign breast disease and the risk of breast cancer. N Engl J Med. 2005;353(3):229-37.

Kim SY, Kim EK, Lee HS, Kim MJ, Yoon JH, Koo JS, et al. Asymtomatic benign papilloma without atypia diagnosed at ultrasonography-guided 14-gauge

core needle biopsy: which subgroup can be managed by observation? Ann Surg Oncol. 2016;23(6):1860-6.

Lamb LR, Bahl M, Gadd MA, Lehman CD. Flat epithelial atypia: upgrade rates and risk-stratification approach to support informed decision making. J Am Coll Surg. 2017;225(6):696-701.

Lucioni M, Rossi C, Lomoro P, Ballati F, Fanizza M, Ferrari A, et al. Positive predictive value for malignancy of uncertain malignant potential (B3) breast lesions diagnosed on vacuum-assisted biopsy (VAB): is surgical excision still recommended? Eur Radiol. 2021;31(2):920-7.

Menen RS, Ganesan N, Bevers T, Ying J, Coyne R, Lane D, et al. Long-term safety of observation in selected women following core biopsy diagnosis of atypical ductal hyperplasia. Ann Surg Oncol. 2017;24(1):70-6.

Middleton LP, Sneige N, Coyne R, Shen Y, Dong W, Dempsey P, et al. Most lobular carcinoma in situ and atypical lobular hyperplasia diagnosed on core needle biopsy can be managed clinically with radiologic follow-up in a multidisciplinary setting. Cancer Med. 2014;3(3):492-9.

Mitnick JS, Vázquez MF, Harris MN, Roses DF. Differentiation of radial scar from scirrhous carcinoma of the breast: mammographic-pathologic correlation. Radiology. 1989;173(3):697-700.

Murray MP, Luedtke C, Liberman L, Nehhozina T, Akram M, Brogi E. Classic lobular carcinoma in situ and atypical lobular hyperplasia at percutaneous breast core biopsy: outcomes of prospective excision. Cancer. 2013;119(5):1073-9.

National Comprehensive Cancer Network. NCCN Clinical Practice Guidelines in Oncology. Breast cancer risk reduction. Plymouth Meeting: National Comprehensive Cancer Network; 2023. Disponible en: https://www.nccn.org/professionals/physician_gls/pdf/breast-screening.pdf

National Comprehensive Cancer Network. NCCN Clinical Practice Guidelines in Oncology. Breast cancer screening and diagnosis. Plymouth Meeting: National Comprehensive Cancer Network; 2022. Disponible en: https://www.nccn.org/professionals/physician_gls/pdf/breast-screening.pdf

Nguyen CV, Albarracín CT, Whitman GJ, López A, Sneige N. Atypical ductal hyperplasia in directional vacuum-assisted biopsy of breast microcalcifications: considerations for surgical excision. Ann Surg Oncol. 2011;18(3):752-61.

Page DL, Dupont WD, Rogers LW, Rados MS. Atypical hyperplastic lesions of the female breast. A long-term follow-up study. Cancer. 1985;55(11):2698-708.

Pandey S, Kornstein MJ, Shank W, Shaw de Paredes E. Columnar cell lesions of the breast: mammographic findings with histopathologic correlation. Radiographics. 2007;27 Suppl 1:S79-89.

Pinder SE, Ellis IO. The diagnosis and management of pre-invasive breast disease: ductal carcinona in situ (DCIS) and atypical ductal hyperplasia (ADH)--current definitions and classification. Breast Cancer Res. 2003;5(5):254-7.

Piubello Q, Parisi A, Eccher A, Barbazeni G, Franchini Z, Iannucci A. Flat epithelial atypia on core biopsy: which is the management? Am J Surg Pathol. 2009;33(7):1078-84.

Rageth CJ, O'Flynn EAM, Pinker K, Kubik-Huch RA, Mundinger A, Decker T, et al. Second International Consensus Conference on lesions of uncertain malignant potential in the breast (B3 lesions). Breast Cancer Res Treat. 2019;174(2):279-96. Erratum in: Breast Cancer Res Treat. 2019;176(2):481-2.

Sasson AR, Fowble B, Hanlon AL, Torosian MH, Freedman G, Boraas M, et al. Lobular carcinoma in situ increases the risk of local recurrence in selected patients with stages I and II breast carcinoma treated with conservative surgery and radiation. Cancer. 2001;91(10):1862-9.

Schiaffino S, Calabrese M, Melani EF, Trimboli RM, Cozzi A, Carbonaro LA, et al. Upgrade rate of percutaneously diagnosed pure atypical ductal hyperplasia: systematic review and meta-analysis of 6458 lesions. Radiology. 2020;294(1):76-86.

Schnitt SJ, Collins LC. Pathology of benign breast disorders. En: Harris JR (ed.). Breast diseases. 4ª ed. Filadelfia: Lippincott Williams and Wilkins; 2010. p. 69.

Sociedad Española de Senología y Patología Mamaria (SESPM). Manual de práctica clínica en senología 2019. Madrid: Sociedad Española de Senología y Patología Mamaria; 2019.

Visscher DW, Nassar A, Degnim AC, Frost MH, Vierkant RA, Frank RD, et al. Sclerosing adenosis and risk of breast cancer. Breast Cancer Res Treat. 2014;144(1):205-12.

Wahab RA, Lee SJ, Mulligan ME, Zhang B, Mahoney MC. Upgrade rate of pure flat epithelial atypia diagnosed at core needle biopsy: a systematic review and meta-analysis. Radiol Imaging Cancer. 2021;3(1):e200116.

Wen X, Cheng W. Nonmalignant breast papillary lesions at core-needle biopsy: a meta-analysis of underestimation and influencing factors. Ann Surg Oncol. 2013;20(1):94-101.

World Health Organization (WHO). WHO Classification of Tumours of the Breast. 5ª ed. Lyon: IARC Press; 2019.

Cáncer de mama. *In situ*. Invasivo. Localmente avanzado

9

A. Ortiz Simón

OBJETIVOS

- Describir la clasificación de los distintos tipos de cáncer de mama: carcinoma *in situ*, invasivo y localmente avanzado.
- Establecer el diagnóstico de cáncer de mama.
- Identificar las indicaciones de estudio de extensión.
- Revisar el tratamiento quirúrgico del cáncer de mama: cirugía sobre la mama y sobre la axila y sus indicaciones.

INTRODUCCIÓN

El cáncer de mama es la neoplasia más frecuente en las mujeres españolas. Una de cada ocho mujeres padecerá cáncer de mama a lo largo de su vida. Supone la cuarta causa de mortalidad por cáncer. En España, la mayoría de los cánceres se diagnosticarán entre los 45 y los 80 años, con un pico máximo entre los 45 y los 65 años. Un 6 % de los cánceres serán diagnosticados por debajo de los 65 años.

Las tasas de incidencia son 3-4 veces superiores en Europa (80-90 casos/100.000 mujeres) y América (90 casos/100.000 mujeres) con respecto a África Central (28 casos/100.000 mujeres) o Asia (26 casos/100.000 mujeres); sin embargo, las tasas de mortalidad son menores (12-14 frente a 15-18 muertes por cada 100.000 habitantes al año), lo que refleja el impacto positivo en el diagnóstico precoz y el tratamiento en los programas de salud.

Los factores de riesgo de cáncer de mama son:

- Menarquia precoz.
- Menopausia tardía.
- Anticonceptivos con estrógenos.
- Terapia hormonal sustitutiva.
- Nuliparidad.
- Obesidad.
- Alcohol.
- Primer embarazo por encima de los 35 años.
- Familiar de primer grado con antecedente de cáncer de mama.
- Lesiones proliferativas de la mama.
- Mamas densas.
- Portadoras de *BRCA1* y *BRCA2*.
- Radiación torácica por debajo de los 30 años.

Todos ellos son factores que se deben tener en cuenta en la anamnesis de las pacientes cuando presentan algún síntoma sospechoso de cáncer de mama.

El cáncer de mama es la neoplasia más frecuente en la mujer en los países occidentales. El diagnóstico precoz mejora significativamente el pronóstico de estas pacientes.

CLASIFICACIÓN DEL CÁNCER DE MAMA

Carcinoma *in situ*

El carcinoma ductal *in situ* (CDIS) representa un conjunto de neoplasias confinadas en los conductos y lobulillos que difieren en apariencia histológica y potencial biológico. El objetivo del tratamiento de estas lesiones es prevenir la progresión a carcinoma invasivo.

Antes de la mamografía de cribado, era poco frecuente su diagnóstico y se solía presentar como nódulo palpable, secreción por el pezón o enfermedad de Paget, la mayoría de ellos con alto grado citológico y cuyo tratamiento solía ser la mastectomía. Con la incorporación de la mamografía de cribado poblacional, la forma más frecuente de presentación es como hallazgos en mamografía y posterior biopsia, por lo tanto, está clínicamente oculto, apareciendo como microcalcificaciones.

En la década de 1970, la incidencia de CDIS era de 5,8 casos por cada 100.000 mujeres, mientras que, en el inicio del siglo XXI, esta incidencia se sitúa en 32,5 casos por cada 100.000 mujeres, gracias a la mamografía de cribado.

El CDIS es menos frecuente que el carcinoma invasivo y más raro por debajo de los 30 años. Su incidencia aumenta con la edad, con una tasa de 0,6 casos por cada 1.000 mamografías en mujeres de los 40 a los 50 años y 1,3 casos por cada 1.000 mamografías en mujeres de los 50 a los 89 años. La afectación a distancia es excepcional en el CDIS puro (menor del 1 %).

Anatomía patológica

Se trata de una neoplasia intraductal que afecta a la unidad ductolobulillar, con una extensión mayor de 2 mm o afectación de más de dos conductos, sin evidencia de afectación del estroma circundante. La clasificación del CDIS se basa clásicamente en el patrón de crecimiento y diferencia cinco tipos:

- Tipo comedón: las células tumorales son grandes, con pleomorfismo nuclear y alto índice de mitosis. Se caracteriza por importante necrosis central, que se calcifica, y esto se traduce en la mamografía en calcificaciones lineales. Este subtipo presenta importante riesgo de recidiva local.
- Tipo cribiforme: las células tumorales son de mediano o pequeño tamaño, con necrosis individuales, menor índice de mitosis y núcleos hipercromáticos uniformes. Las glándulas están unidas sin estroma intermedio.
- Tipo micropapilar: células de pequeño a mediano tamaño, con menor mitosis, que se sitúan perpendiculares a la membrana basal. No tienen núcleos fibrovasculares.
- Tipo papilar: a diferencia de la anterior, las papilas presentan un eje fibrovascular.
- Tipo sólido: células tumorales que llenan y distienden los conductos sin formar papilas ni presentar necrosis.

En función del grado nuclear o la presencia o no de necrosis, se clasifican en:

- Alto grado: importante aneuploidia y mitosis. Carecen de receptores de estrógenos y progesterona, suelen poseer receptores para el receptor 2 del factor de crecimiento epidérmico humano (HER2; del inglés, *human epidermal growth factor receptor 2*), así como sobreexpresión de p53 e importante angiogénesis.
- Bajo grado: generalmente, células diploides y escasa mitosis. Poseen receptores positivos para estrógenos y progesterona, rara vez para HER2 y no presentan alteración de p53.
- Grado intermedio: generalmente, con alteraciones parciales de la expresión molecular de las anteriores.

La positividad para HER2, los niveles elevados del índice mitótico Ki-67 (mayor del 10 %) y la negatividad para los receptores estrogénicos se relacionan con mayor riesgo de recurrencia local.

Esta clasificación representa una importante implicación pronóstica en función del tipo de CDIS; por lo tanto, clasifica a las pacientes con mayor riesgo de recaída.

La negatividad para receptores estrogénicos y de progesterona, la positividad para HER2 y el alto índice de mitosis representan un mayor riesgo de recaída en el CDIS.

Diagnóstico

La gran mayoría de mujeres con CDIS tienen alteraciones mamográficas, fundamentalmente, microcalcificaciones. El CDIS representa el 80 % de los cánceres que se ven como calcificaciones en la mamografía.

Algunos patrones mamográficos son sugestivos de CDIS, de modo que las calcificaciones pleomórficas generalmente se asocian a CDIS de alto grado con comedonecrosis, mientras que las calcificaciones finas se relacionan con mayor frecuencia con CDIS de bajo grado.

La mamografía subestima con frecuencia la multifocalidad de las lesiones, sobre todo, en lesiones extensas. Las lesiones de alto grado suelen ser continuas, mientras que las de intermedio y bajo grado suelen aparecer separadas incluso 1 cm.

Cuando la presentación del CDIS se da en forma de masa o área de distorsión, con mayor frecuencia, se asocia a carcinoma invasivo. En este caso, sí tiene traducción ecográfica.

Con respecto a la resonancia magnética nuclear (RMN), no se indica de rutina en el estudio preoperatorio de pacientes con CDIS.

El uso de RMN no ha demostrado que aumente la probabilidad de obtener márgenes libres cuando se indica cirugía conservadora y parece tener una tasa de sobreestimación e infraestimación del 11-28 %, aumentando, con ello, la probabilidad de realizar mastectomía, con el sobretratamiento que ello implica.

Por su elevada sensibilidad, puede ser útil en el estudio de lesiones multicéntricas, aunque hay CDIS diagnosticados por mamografía que no presentan correlación en la RMN (falsos negativos); por lo tanto, su uso no debe establecerse de rutina.

La biopsia con aguja gruesa infraestima la infiltración hasta en el 50 % de los casos, mientras que la biopsia con aspiración asistida por vacío), en un 18 % de los casos. Por otro lado, entre el 10 y el 20 % de las piezas quirúrgicas diagnosticadas previamente mediante biopsia como CDIS, en la anatomía patológica definitiva, encuentran componente infiltrante.

Con respecto a la estadificación de tumor, ganglios (del inglés, *nodes*), metástasis (TNM), el CDIS se clasifica como TisN0M0, ya que es un estadio inicial confinado a los conductos.

El diagnóstico del tamaño del CDIS continúa siendo un reto. La RMN no se indica de rutina en su estudio. Su clasificación no se incluye en el TNM; su estadio es TisN0M0, ya que es un estadio confinado a los conductos.

Tratamiento

Tratamiento quirúrgico

El objetivo de la resección quirúrgica es la exéresis de la lesión con márgenes negativos y con resultado estético aceptable.

Por lo general, el tratamiento conservador de la mama seguido de radioterapia es equivalente en supervivencia global a la mastectomía. La mastectomía es eficaz en el tratamiento del CDIS con unas tasas de recurrencia local alrededor del 1 %, sin embargo, constituye en algunos casos un tratamiento demasiado agresivo para estas pacientes. La cirugía conservadora es un tratamiento con menos morbilidad, aunque con mayor tasa de recurrencia local, pero también baja. Por lo tanto, la opción de cirugía conservadora de la mama en mujeres con CDIS es razonable, con baja tasa de complicaciones quirúrgicas y con la misma supervivencia global que la mastectomía, siendo esta última una opción razonable para las pacientes que desean minimizar el riesgo de recurrencia o no lo desean, o presentan contraindicación para la radioterapia.

Son contraindicaciones de cirugía conservadora:

- Mala relación tumor-mama que no garantice un resultado estético aceptable.
- Tumor multicéntrico (tumor que afecte a dos cuadrantes diferentes), siendo esta una contraindicación relativa.

La mastectomía es curativa en el 98 % de los casos de CDIS, con una tasa de recurrencia ipsilateral alrededor del 1 %, generalmente, asociada a márgenes inadecuados o exéresis de tejido mamario en la mastectomía. Se recomendará, por lo tanto, mastectomía en lesiones extensas, contraindicación de radioterapia posterior, elección de la paciente o portadoras de mutación *BRCA*. En caso de mastectomía, se optará por la reconstrucción inmediata.

En el informe anatomopatológico de la pieza quirúrgica, debe constar:

- Grado nuclear y presencia de necrosis.
- Tamaño de la lesión.
- Orientación de la pieza por parte del cirujano.
- Expresión de receptores de estrógenos. El papel de la sobreexpresión de HER2 no se recomienda de rutina en el CDIS puro.
- Distancia del margen más cercano: con respecto a los márgenes negativos, su valoración condiciona la tasa de recidiva local en el seguimiento. Se considera margen negativo aquel que dista, al menos, 2 mm, estando asociado a menor riesgo de recidiva. Según la amplitud del margen, hay menor riesgo de recidiva local a los 10 años (0-1 mm: 18 %; 2 mm: 10 %; entre 3 y 5 mm: 8,5 %; y 1 cm: 11 %; no hay evidencia de que los márgenes superiores a 2 mm mejoren la tasa de recurrencia local en asociación a radioterapia).

Con respecto al manejo axilar, la biopsia selectiva de ganglio centinela (BSGC) en mujeres que se someten a cirugía conservadora no está indicada de rutina. Teniendo en cuenta que el infradiagnóstico se sitúa entre un 10 y un 20 % (estas pacientes tendrán finalmente componente invasivo), no se realizará de entrada BSGC, salvo en aquellas con riesgo de presentar componente invasivo finalmente, es decir:

- Tumores mayores de 5 cm.
- Alto grado nuclear.
- Mastectomía: por la alteración del drenaje linfático, que impedirá su posterior localización en caso de componente infiltrante en la pieza de mastectomía.

Tras la cirugía conservadora, en caso de encontrar criterios de realización de BSGC (infiltración, etc.), esta se podrá realizar con posterioridad.

Radioterapia

Cuando se realiza cirugía conservadora en estas pacientes, el estándar para la prevención de la recidiva es la administración de radioterapia adyuvante, pudiendo ser valorable su omisión en casos seleccionados, aunque se recomienda en todos los casos completar el tratamiento con radioterapia. Parece claro que un mayor tratamiento local se asocia a mayor control local de la enfermedad en el seguimiento a largo plazo.

La radioterapia adyuvante tras la cirugía conservadora disminuye la tasa de recidiva local tanto *in situ* como infiltrante en más de un 50 %. No incide sobre la supervivencia global ni sobre la recidiva en la mama contralateral.

El esquema de radioterapia se ha de administrar dentro de la ocho semanas poscirugía. Esto se asocia a una menor tasa de recaída que períodos superiores. La dosis diaria es de 1,8 grais (Gy) durante 4,5-5 semanas, con un total de dosis de 50-60 Gy, con, a menudo, una sobreimpresión del lecho tumoral de 10-20 Gy, aunque también se podría valorar no realizarla en casos seleccionados.

Los factores que más inciden en la recaída son la edad joven (menor de 40 años), grado de diferenciación intermedio o alto, patrón sólido o cribiforme y los márgenes de resección. El problema surge en aquellos subgrupos de pacientes cuyo riesgo de recaída es pequeño, utilizando únicamente escisión quirúrgica, ya que se podría estar sobretratándolas. La dificultad consiste en seleccionar a estas pacientes.

Algunos estudios han categorizado a las pacientes por criterios anatomopatológicos, como son el bajo grado histológico, el tamaño < 2,5 cm y los márgenes ≥ 10 mm, en los que la omisión de radioterapia podría ser una opción razonable, aunque faltan estudios aleatorizados que lo avalen.

Otros estudios han utilizado criterios de expresión genética para subdividir a aquellas pacientes cuyo beneficio de radioterapia es más limitado usando la puntuación de Oncotype® DX para identificar a aquellas pacientes con riesgo de recaída, categorizándolas como:

- Bajo riesgo < 39 (12 % CDIS-5 % carcinoma infiltrante).
- Riesgo intermedio 39-54 (25-9 %, respectivamente).
- Alto riesgo > 55 (27-19 %, respectivamente).

Sin embargo, el riesgo de recidiva incluso en el grupo de bajo riesgo es superior al 10 % (que es el riesgo de recaída en la mama contralateral); por lo tanto, se necesitan más estudios para validarlo.

Con respecto a la sobreimpresión en el lecho tumoral que se administra para el control de la enfermedad local en el carcinoma invasivo, no está tan establecido su papel. Se podría evitar en pacientes con edad > 50 años, con bajo grado o intermedio, tamaño ≤ 2,5 cm con márgenes de resección negativos (≥ 3 mm).

Tratamiento sistémico

El papel principal de la terapia endocrina en las pacientes con CDIS es prevenir la recidiva ipsilateral, así como en la mama contralateral. La cirugía junto con la radioterapia y posterior terapia endocrina en pacientes con CDIS con receptores estrogénicos positivos mejora el control local de la recidiva. Al igual que la radioterapia, no ha demostrado aumentar la supervivencia global.

El tamoxifeno será la terapia de elección, en dosis de 20 mg al día durante cinco años. Reduce el riesgo de eventos en ambas mamas en un 30 % a los 10-15 años. Si existe mala tolerancia, la dosis de 5 mg al día durante tres años parece una opción razonable.

En mujeres posmenopáusicas, el anastrozol ha demostrado ser no inferior al tamoxifeno en la prevención de la recaída local y contralateral, sobre todo, en mujeres de menos de 60 años (cabe preguntarse si las mayores presentan buen pronóstico de entrada con bajo riesgo de recaída).

A pesar de que la sobreexpresión de HER2 parece un factor de riesgo de recaída en las pacientes con CDIS, la administración de terapia anti-HER2 no está indicada en el momento actual fuera de ensayo clínico.

 El tratamiento conservador junto con radioterapia representa una buena opción para las pacientes con CDIS, con supervivencia global superponible a la mastectomía. En cirugía conservadora, este tratamiento irá acompañado de radioterapia posterior (disminuyendo la recidiva local) y tratamiento sistémico (reduciendo la recaída en ambas mamas).

Seguimiento

Incluye exploración física semestral y mamografía anual durante los primeros cinco años, solicitando la primera mamografía tras 6-12 meses de finalizar la radioterapia. Tras esto, se establecería seguimiento anual con exploración física y mamografía.

Carcinoma infiltrante de mama

Clasificación anatomopatológica

Las neoplasias malignas se clasifican en función de su origen: epitelial (carcinoma), mesenquimal (sarcoma) y otros (linfoma, melanoma, etcétera).

Se revisarán las neoplasias epiteliales.

Carcinoma infiltrante de tipo no especial

En él se incluyen todos aquellos que no presentan rasgos claramente específicos de ningún grupo. Su apariencia es heterogénea, con crecimiento en cordones, trabéculas o nidos, con diferente proporción glandular.

Carcinoma ductal infiltrante

Es la variante más frecuente, hasta el 76 % de los cánceres de mama. Crece formando túbulos con células con mayor o menor grado de atipia citológica y sin membrana basal, así como la capa externa de células mioepiteliales. Se dividen en tres grados:

- Grado 1 o bien diferenciados: células que infiltran el estroma como nidos sólidos de glándulas con núcleos uniformes y escasa mitosis.
- Grado 2 o moderadamente diferenciados: células que infiltran el estroma como nidos sólidos con cierta diferenciación glandular, con cierto pleomorfismo nuclear y actividad mitótica moderada.

- Grado 3 o pobremente diferenciados: grupos de células tumorales sin diferenciación en glándulas con importante atipia celular y actividad mitótica.

Carcinoma lobulillar infiltrante

Segundo grupo más frecuente; hasta el 10 % de los cánceres de mama. Se caracterizan por carecer de formaciones tubulares; infiltran el estroma mamario y la grasa como células aisladas o en fila. Son células poco cohesivas, de menor tamaño que las del carcinoma ductal infiltrante, con menos citoplasma y escasamente atípicas. Su discohesividad se debe a la pérdida de E-cadherina (hasta en el 85 % de los casos esta es negativa) y presentan un patrón metastásico particular (hueso, meninges, tracto gastrointestinal, ovario, etc.). Con mayor frecuencia, sin multicéntricos y bilaterales.

Carcinoma tubular

Menos frecuente; se trata de estructuras glandulares o tubulares bien diferenciadas que infiltran el estroma. Son túbulos alargados. Las células presentan diferenciación de bajo grado y, por lo tanto, se trata de una variante de buen pronóstico, que raramente metastatiza.

Carcinoma mucinoso

Representan el 1-2 % de los cánceres de mama. Se trata de lagos de mucina, donde flotan nidos celulares. Las células suelen tener núcleos uniformes con atipia leve. Al igual que el anterior, presenta excelente pronóstico.

Carcinoma con rasgos medulares

Dentro de él se incluyen el carcinoma medular, el medular atípico y el infiltrante con rasgos medulares. Tiene un borde tumoral circunscrito, alto grado nuclear e intenso infiltrado linfoide. Mientras que el primero presenta buen pronóstico, el tercero es más agresivo.

Clasificación molecular

El esquema de tratamiento adyuvante en el contexto del cáncer de mama inicial se basa en factores de riesgo de recidiva y factores predictivos de respuesta al tratamiento. Según el estudio inmunohistoquímico, se definen cinco subtipos de cáncer de mama, que evalúan los receptores hormonales de estrógenos y progesterona, la amplificación o sobreexpresión de HER2 y el índice de proliferación Ki-67 (en este último, queda aceptado un punto de corte del 20 % para diferenciar los distintos subtipos).

Teniendo en cuenta los parámetros anteriores, se definen los siguientes cinco subtipos diferentes de cáncer de mama (**Tabla 9-1**).

Luminal A

Presenta receptores de estrógenos y progesterona positivos, HER2 negativo y Ki-67 bajo. Son el 50-60 % de los tumores

Tabla 9-1. Clasificación molecular del cáncer de mama

Subtipo	Inmunohistoquímica
Luminal A	• RE–, RP+ • HER2– • Ki-67 <20 %
Luminal B	• RE+, RP–+ y/o – • HER2– en el 75 % de los casos • Ki-67 >20 %
HER2 enriquecido	• RE–, RP– • HER2+
Triple negativo	• RE–, RP– • HER2–

HER2: receptor 2 del factor de crecimiento epidérmico humano (del inglés, *human epidermal growth factor receptor 2*); Ki-67: índice de proliferación Ki-67; RE: receptores de estrógenos; RP: receptores de progesterona.

luminales, los de mejor pronóstico; presentan mayor supervivencia sin recaída, buena respuesta a la hormonoterapia y poco beneficio del tratamiento con quimioterapia.

Luminal B

Constituye el 15-20 % de los tumores luminales. Expresa receptores de estrógenos positivos, progesterona moderada o baja y Ki-67 mayor del 20 %. Tiene peor pronóstico que el anterior, así como recidiva, que es con mayor frecuencia visceral que ósea (a diferencia del anterior). Se beneficia de quimioterapia y hormonoterapia.

Triple negativo

Constituye del 10 al 15 % de los cánceres de mama. Tiene ausencia de receptores de estrógenos, progesterona y HER2. Es positivo para citoqueratina 5/6, se asocia a *BRCA*, tiene una alta tasa de proliferación y mal pronóstico. En función de la infiltración linfocitaria, se asocia a mejor respuesta a la quimioterapia y, por lo tanto, mejor pronóstico.

Receptor 2 del factor de crecimiento epidérmico humano positivo

Son entre el 10 y el 15 % de total de los cánceres de mama. Presentan alta expresión de los genes relacionados con la amplificación de HER2. Tienen peor pronóstico, aunque poseen una diana específica con anticuerpos monoclonales. que son el trastuzumab y el pertuzumab, con alta tasa de respuesta a la quimioterapia, incluidos los taxanos y las antraciclinas.

Tipo normal (normal-like)

Con escasa expresión de los genes característicos de las células luminales. No se utiliza este subtipo en la práctica diaria.

Clasificación TNM

No solo presenta implicación pronóstica el subtipo tumoral, sino también su tamaño, la afectación ganglionar y la afectación a distancia (**Tablas 9-2**, **9-3**, **9-4** y **9-5**).

Tabla 9-2. Tumor primario

Tamaño	Descripción
Tx	RE+, RP+
T0	No hay tumor primario
Tis	Carcinoma *in situ*
T1 (≤2 cm)	• T1mi: microinvasión, 0,1 cm de invasión máxima • T1a: tumor de 0,1- ≤0,5 cm • T1b: tumor >0,5- ≤1 cm • T1c: tumor >1 cm- y ≤2 cm
T2	Tumor >2 cm y ≤5 cm
T3	Tumor >5 cm
T4	• T4a: tumor con extensión a la pared torácica sin incluir el músculo pectoral • T4b: edema de piel («piel de naranja»), ulceración de la piel o nódulos cutáneos en la misma mama • T4c: T4a + T4b • T4d: carcinoma inflamatorio

Tabla 9-3. Estadio ganglionar

Categoría N	Descripción
Nx	No pueden evaluarse los ganglios
N0	No hay afectación ganglionar
N1	Metástasis en los ganglios axilares ipsilaterales móviles en los niveles I y II de Berg
N2	• N2a: metástasis en los ganglios axilares ipsilaterales fijos entre sí o a otras estructuras en los niveles I y II de Berg • N2b: metástasis en la cadena mamaria interna ipsilateral únicamente sin afectación axilar
N3	• N3a: metástasis en los ganglios infraclaviculares ipsilaterales (nivel III de Berg) • N3b: metástasis en la cadena mamaria interna ipsilateral y axilares simultáneamente • N3c: metástasis en los ganglios supraclaviculares ipsilaterales

Tabla 9-4. Metástasis a distancia

Categoría N	Descripción
M0	No hay evidencia clínica ni radiológica de afectación a distancia
M1	Metástasis a distancia detectada por clínica o medios radiológicos y/o metástasis con estudio histológico mayores de 0,2 mm

El estadio inicial incluye estadio I, IIA y el subgrupo IIB con T2N1, mientras que el localmente avanzado son aquellos T3N0, estadio IIIA y IIIC. Aproximadamente, un 5 % de los casos tendrán metástasis en el momento del diagnóstico.

- El subtipo histológico, el tamaño tumoral, y la afectación ganglionar y a distancia suponen los principales factores de riesgo de recaída.
- El subtipo luminal A es el de mejor pronóstico.

Tabla 9-5. Clasificación TNM

Estadio	T (tumor primario)	N (ganglios)	M (metástasis)
0	Tis	N0	M0
IA	T1	N0	M0
IB	T0-T1	N1mi	M0
IIA	T0 T1 T2	N1 N1 N0	M0
IIB	T2 T3	N1 N0	M0
IIIA	T0 T1 T2 T3	N2 N2 N2 N1-N2	M0
IIIB	T4	N0-N2	M0
IIIC	Cualquier T	N3	M0
IV	Cualquier T	Cualquier N	M1

ESTUDIO DE EXTENSIÓN

El estadio inicial del tumor, así como la recaída de este junto con el subtipo histológico, suponen los mayores factores pronósticos en cáncer de mama.

Para el diagnóstico inicial, hay que realizar una detallada historia clínica, así como una exploración física, analítica con recuento hematológico, función renal y hepática, aunque la National Comprehensive Cancer Network (NCCN) no encuentra beneficio adicional para la detección de metástasis al diagnóstico con la analítica sanguínea. No está indicada la determinación de marcadores tumorales al inicio.

Estudio de extensión local: resonancia magnética nuclear

En todas las pacientes se realizará mamografía bilateral y ecografía, incluyendo la valoración axilar.

El uso de RMN de manera sistemática es controvertido. Teniendo en cuenta que un 25 % de los tumores son multifocales, un 20 % son multicéntricos y un 3 % son bilaterales sincrónicos, la RMN parece ser útil en la determinación del tamaño tumoral, focos adicionales y extensión a la pared torácica o estructuras ganglionares. La RMN tiene una sensibilidad elevada (alrededor del 100 %) para la detección del cáncer de mama, sin embargo, su especificidad es variable en función de la técnica o la experiencia del radiólogo.

Los detractores de su uso extendido argumentan el alto índice de falsos positivos de esta prueba, con el aumento del número de mastectomías para no sistematizar su uso. Por otro lado, el uso de RMN no modifica la supervivencia global de las pacientes y arroja resultados contradictorios en la tasa de márgenes afectados.

La European Society of Breast Imaging (EUSOMI) o la Sociedad Española de Oncología Médica (SEOM) la recomiendan sistemáticamente, mientras que la NCCN no. Esta última la contempla como una opción para el estudio de extensión mamaria, inicio de quimioterapia neoadyuvante, detección de multifocalidad o multicentricidad en la misma mama o como cribado inicial de la mama contralateral, así como afectación ganglionar sin lesión mamográfica evidente, enfermedad de Paget sin lesión mamográfica asociada o pacientes de alto riesgo.

Muchas guías la recomiendan, al menos, en discrepancia entre mamografía-ecografía, mama densa, carcinoma lobulillar o cuando la paciente vaya a recibir irradiación parcial de la mama.

En cualquier caso, aquellos hallazgos adicionales por RMN deberían ser biopsiados para adecuar la extensión de la lesión y, por lo tanto, no debería realizarse en aquellos casos en los que no es posible realizar biopsia por RMN ni indicar tratamiento sin confirmación histológica de cada uno de los hallazgos por RMN.

Estudio de extensión sistémico

La enfermedad metastásica en estadios iniciales es rara, por lo que no está indicado el estudio de extensión en estadios I y IIA en ausencia de síntomas de metástasis.

En general, se indicará un estudio de extensión en:

- Afectación axilar.
- Tumor mayor de 5 cm.
- Tumor agresivo.
- Recidiva locorregional.
- Síntomas, signos o alteración analítica sospechosa.
- Candidatas a neoadyuvancia.

Con respecto a las pruebas utilizadas:

- Estudio de tórax: la radiografía de tórax es muy específica, pero poco sensible, presentando mayor sensibilidad en la tomografía axial computarizada (TAC) de tórax, con un 14 % de falsos positivos.
- Estudio de abdomen: con una ecografía abdominal sería suficiente para su estudio, solicitando RMN abdominal en caso de dudas.
- Estudio óseo: la gammagrafía ósea por su bajo coste y disponibilidad es la técnica habitual de estudio, aunque algunas guías indican que podría no realizarse si se efectúa TAC toracoabdominopélvica normal.
- Con respecto a la tomografía por emisión de positrones (PET; del inglés, *positron emission tomography*), no está indicada de rutina en el cáncer de mama sin afectación axilar. La PET puede detectar metástasis no visibles (hasta un 20 % más) por otras técnicas, por lo que, para algunas guías, está recomendada como estudio de extensión en tumores localmente avanzados y cáncer inflamatorio. Esta podría reemplazar, sin embargo, su disponibilidad es variable.
- En caso de síntomas neurológicos o de compresión medular, debería realizarse RMN de columna y cerebral.

En cualquier caso, ante la sospecha de recaída local o a distancia, debería realizarse una biopsia confirmatoria con estudio de inmunohistoquímica para optimizar el tratamiento posterior.

 En el diagnóstico del cáncer de mama, es fundamental hacer una detallada historia clínica, exploración, analítica y valoración de mama y axila mediante ecografía y mamografía. Hay controversia sobre el uso sistemático de la RMN; en cualquier caso, los hallazgos adicionales con RMN deben ser biopsiados. El estudio de extensión a distancia no está indicado de rutina.

TRATAMIENTO QUIRÚRGICO DEL CÁNCER DE MAMA

Una vez establecido el diagnóstico de cáncer de mama, se debe seleccionar el tratamiento primario en función de las características del tumor, tamaño, etc. El objetivo actual del tratamiento persigue personalizarlo, proporcionando el mejor manejo terapéutico para cada paciente.

El objetivo del tratamiento quirúrgico es el control de la enfermedad, así como su estadificación definitiva a nivel mamario y axilar. Ambos proporcionarán pronóstico de recidiva. Por lo tanto, el tratamiento quirúrgico incluye cirugía sobre la mama y sobre la axila.

La intención de la cirugía debe ser siempre radical, es decir, extirpación de la enfermedad locorregional con un buen resultado estético.

Por otro lado, la administración de tratamientos neoadyuvantes en el cáncer localmente avanzado con fenotipos favorables (triple negativo y HER2 positivos) ha mejorado el tratamiento quirúrgico posterior.

Cirugía de la mama

Con respecto a la cirugía de la mama, el tratamiento radical con mastectomía y la cirugía conservadora con radioterapia posterior presentan cifras de supervivencia global similares (recientes estudios apoyan que incluso ligeramente superior en el caso de cirugía conservadora), por lo tanto, la elección de una u otra dependerá del tamaño tumoral, la localización, las preferencias de la paciente, la contraindicación de radioterapia o la mala relación mama-tumor.

Cirugía conservadora: técnicas oncoplásticas

La cirugía conservadora de mama permite a las pacientes el tratamiento sobre el tumor, preservando su mama, con una morbilidad mínima y seguridad oncológica. Son candidatas a cirugía conservadora de la mama aquellas lesiones T1-T3 con N0-N1.

Son contraindicaciones de la cirugía conservadora:

- Cáncer de mama en gestante que necesitará radioterapia durante la gestación.
- Microcalcificaciones difusas sospechosas.
- Márgenes positivos difusos a pesar de las ampliaciones.
- Carcinoma inflamatorio.

Son contraindicaciones relativas la radioterapia previa sobre mama o tórax, enfermedad del tejido conectivo activa (lupus, esclerodermia), tumores de más de 5 cm por mala relación mama-tumor o márgenes positivos tras cirugía primaria.

La tumorectomía incluye exéresis del tumor con mínima manipulación de la pieza y orientación espacial de esta, con evaluación de márgenes intraoperatorios.

Cuando la exéresis se prevé mayor del 20-25 % del volumen mamario, está recomendada la utilización de técnicas oncoplásticas.

Las incisiones más habituales incluyen el acceso periareolar, en el surco o en el contorno mamario, con reposición de tejido dermoglandular y remodelado con tejido circundante siempre que sea posible, para optimizar los resultados estéticos.

Debido al aumento de lesiones no palpables, se establece la necesidad de localización prequirúrgica de la lesión para su posterior exéresis en quirófano. Son múltiples los métodos que existen para este fin, siendo necesario para ello la presencia de localizadores posbiopsia.

Los métodos de localización incluyen:

1. Marcaje con arpón: técnica muy establecida en cirugía mamaria. Dentro de sus inconvenientes, están la migración del arpón, la rotura o sección, las molestias para la paciente en su colocación, así como la complejidad del circuito para su colocación el día de quirófano.
2. Ecografía intraoperatoria: útil en lesiones sólidas y visibles con ecografía. Permite el estudio intraoperatorio de los márgenes y es coste-efectivo. Algunos estudios apoyan que reduce el riesgo de márgenes afectados, consigue la exéresis de menor volumen mamario y con mejor satisfacción para la paciente. Dentro sus inconvenientes, está la curva de aprendizaje de los cirujanos.
3. Localización radioguiada de lesiones ocultas (ROLL; del inglés, *radioguided occult lesion localization*): consiste en la inyección intratumoral de tecnecio 99 (^{99}Tc) y su localización posterior con gammasonda. Es una técnica fácil y segura y permite la BSGC (SNOLL; del inglés, *sentinel node and occult lesion localization*). Dentro de sus inconvenientes, están la contaminación del trayecto de la aguja y la extravasación o difusión del ^{99}Tc por los conductos.
4. Semilla magnética: se puede colocar días antes de la cirugía, no alterando así el tiempo quirúrgico. El problema que plantea es su alto coste, la interferencia en la RMN, que no se puede recolocar y que precisa mamografía de control.

En revisiones sistemáticas, se establece el arpón como técnica probada y segura, siendo las semillas y la ROLL alternativas también válidas, ninguna de ellas superior en resultados a la otra.

Con respecto a las técnicas oncoplásticas, tienen como objetivo el tratamiento quirúrgico conservador en aquellas pacientes que requieren resección en localizaciones con alto riesgo de deformidad (polo inferior o cuadrantes internos), así como las resecciones amplias en procesos multifocales y la optimización de la posterior radioterapia en caso de gigantomastia.

Las particularidades de la cirugía conservadora tras tratamiento neoadyuvante son que, en estos casos con respuesta a la quimioterapia, se realizará exéresis de la zona marcada con espiral (*coil*). No serán candidatas a cirugía conservadora aquellas pacientes con afectación inicial de la piel, tumores T3 o presencia de microcalcificaciones extensas. En estos casos, se realizará mastectomía tras el tratamiento neoadyuvante.

Por otro lado, un segundo elemento lo constituye la simetrización para mejorar la calidad de vida de las pacientes. Ambos hechos se ven dificultados por la curva de aprendizaje necesaria, así como el aumento del tiempo quirúrgico que supone.

La evaluación de los márgenes es fundamental en cirugía conservadora, ya que estos condicionan un factor pronóstico. Tras la escisión quirúrgica, de manera intraoperatoria, resulta de gran utilidad de evaluación radiológica de la pieza, siendo obligatoria en el caso de exéresis de microcalcificaciones. Para ello, la pieza deber ser orientada antes del estudio y se podrá evaluar mediante radiografía de la pieza o ecografía. Este estudio intraoperatorio no sustituye el posterior análisis anatomopatológico.

En el estudio diferido de la pieza quirúrgica en anatomía patológica, para el carcinoma invasivo, se considera margen negativo aquel tumor sin contacto con la tinta (*no ink on tumor*), independientemente de que lleve asociado CDIS (cabe recordar en el CDIS puro o con microinvasión que el margen aceptable es de 2 mm).

No se consideran márgenes ampliables la piel (siempre que clínicamente no esté afectada) o la fascia del pectoral.

Si tras la ampliación de márgenes vuelven a estar afectados, se deberá realizar mastectomía, así como en aquellos casos en que la paciente rechace dicha ampliación, debiendo ofrecerse, si es factible, la reconstrucción inmediata.

La cirugía conservadora es una buena opción para el tratamiento del cáncer de mama. En la actualidad, se utilizan accesos de baja visibilidad, así como técnicas oncoplásticas para obtener los mejores resultados estéticos.

Mastectomía

Consiste en la exéresis de la glándula mamaria. Se realizará en aquellos casos donde esté contraindicada la cirugía conservadora o si la paciente la rechaza.

La mastectomía simple incluye exéresis de la glándula mamaria, la piel y el complejo aréola-pezón. Con respecto a la mastectomía ahorradora de piel o ahorradora de piel y pezón con reconstrucción inmediata, ofrece resultados oncológicos seguros, con tasas de recaída y supervivencia global superponibles a los de la mastectomía simple. No debe realizarse preservación del complejo aréola-pezón en el caso de tumores cercanos a este (menos de 2 cm), enfermedad de Paget, secreción por el pezón o con componente de CDIS asociado.

Para un mejor resultado estético y éxito de la cirugía reconstructiva, se deben preservar la línea paraesternal, el surco inframamario, la línea axilar anterior y el contorno mamario superior, así como el tejido celular subcutáneo asociado a estos.

Cirugía axilar

En los últimos tiempos, del mismo modo que la cirugía mamaria tiende hacia la conservación, ha ocurrido lo mismo con el manejo de la axila. Se debe realizar una adecuada evaluación axilar antes de la cirugía y el marcaje de los ganglios biopsiados previo a la terapia sistémica primaria.

La BSGC está indicada en todos los casos de cirugía conservadora de la mama (excepto en el carcinoma inflamatorio) donde la axila sea clínica y radiológicamente negativa. El análisis del ganglio centinela se realizará mediante hematoxilina-eosina (en caso de tumores con ausencia de citoqueratina 19) o con OSNA® (*one step nucleic acid amplification*) de manera intraoperatoria.

Son indicaciones de BSGC en caso de carcinoma infiltrante:

- Carcinoma infiltrantes cT1-2 y cT3 con axila clínica y radiológicamente negativa.
- Carcinoma de mama en el varón.

Son contraindicaciones:

- Cáncer de mama con ganglios metastásicos N1-N2.
- Carcinoma inflamatorio (T4d).
- Radioterapia axilar previa a dosis de 50 Gy.
- Carcinoma localmente avanzado con afectación ganglionar, en ausencia de terapia sistémica primaria.

No son contraindicaciones de BSGC:

- BSGC previa.
- Cirugía de aumento mamario o reducción.
- Tumor multifocal o multicéntrico.
- Tumorectomía previa.
- Puérperas o lactantes (retirar la lactancia materna 24 horas antes de la detección, no utilizar colorantes vitales).
- Radioterapia axilar previa o mamaria (dependiendo de la dosis).

La técnica más extendida de localización del ganglio centinela es la que utiliza la inyección periareolar o intratumoral de 99Tc. El radiomarcador ideal debe tener un tránsito rápido por el sistema linfático y permanecer en los ganglios de forma prolongada.

Con respecto a los colorantes, se han utilizado tres tipos de colorantes vitales (azul patente, azul de isosulfán y azul de metileno), encontrándose una tasa de hasta el 95 % de ganglios centinela como localizador único; sin embargo, su uso no está exento de complicaciones, ya que presentan hasta un 1 % de reacciones anafilácticas, así como necrosis o tatuaje cutáneo.

También se han utilizado marcadores fluorescentes (verde de indocianina), con resultados similares a las técnicas tradicionales. Es una técnica más barata que el uso de radiomarcador, no requiere el servicio de medicina nuclear y permite la detección de mayor número de ganglios (de 3-5 ganglios frente a 1-2 para las técnicas tradicionales).

El uso combinado con doble marcador obtiene resultados mejores, con tasas más elevadas de identificación del ganglio centinela.

Cuando se realiza BSGC, si el resultado es negativo, no requiere tratamiento adicional. Se procederá a realizar linfadenectomía axilar en caso de macrometástatasis cuando el ganglio se analiza mediante hematoxilina-eosina o aparecen más de 5.000 copias si se analiza mediante OSNA. No se realizará en caso de micrometástasis (250-5.000 copias) o células tumorales aisladas (< 250 copias).

Tampoco se realizará linfadenectomía axilar (criterios ACOSOG Z0011) en la BSGC positiva siempre y cuando se cumplan todos los siguientes criterios:

- Indicación de cirugía conservadora.
- Tumor menor de T2.
- ≤ 2 ganglios centinela positivos mediante hematoxilina-eosina o suma total mediante OSNA menor de 15.000 copias.
- Indicación de radioterapia posterior.

El manejo axilar tras tratamiento neoadyuvante dependerá del estadio previo al inicio de la adyuvancia.

En el caso de pacientes con N0 (clínica y radiológicamente), se realizará, del mismo modo que en cirugía primaria, la BSGC. La afectación ganglionar de cualquier tipo (células tumorales aisladas, micrometástasis o macrometástasis) es indicación de linfadenectomía axilar.

En el caso de pacientes N1 clínica o radiológicamente antes del inicio de la neoadyuvancia, tradicionalmente se realizaba linfadenectomía tras esta, sin embargo, en la actualidad, se puede realizar con seguridad BSGC, debido a la disminución de la morbilidad, así como a la alta tasa de respuesta a la adyuvancia. Para disminuir la tasa de falsos negativos, en estos casos, se recomienda marcar con *coil* el ganglio positivo antes de la terapia sistémica primaria, evaluar la axila mediante prueba de imagen tras la terapia sistémica primaria y, si existe respuesta a tratamiento, marcar el ganglio positivo preoperatoriamente para su exéresis en quirófano y detección con doble marcador.

En caso de cáncer de mama localmente avanzado N2-N3, se realizará linfadenectomía axilar de los niveles I y II de Berg, con exéresis del nivel III en caso de ganglios patológicos.

La BSGC es el método de estadificación ganglionar en pacientes con axila radiológica y clínicamente no afectada. Su resultado positivo no siempre implica la realización de linfadenectomía posterior. Tras la neoadyuvancia, cualquier afectación axilar será indicación de linfadenectomía.

Radioterapia

La radioterapia constituye uno de los pilares en el tratamiento local para el control de la enfermedad, reduciendo la recidiva locorregional en dos tercios de las pacientes. El cambio en las terapias adyuvantes ha modificado el esquema de administración de radioterapia, de modo que, en pacientes que no requieran quimioterapia adyuvante, la radioterapia debe ser administrada en las siguientes ocho semanas al tratamiento quirúrgico. En caso de quimioterapia, dicha radioterapia será administrada tras seis meses de cirugía, comenzando antes de un mes tras el último ciclo de quimioterapia.

Es importante delimitar los volúmenes que se van a radiar mediante TAC y la planificación de la dosis.

Radioterapia sobre la mama

Se utiliza tras cirugía mamaria en caso de carcinoma infiltrante, así como intraductal (puede considerarse en casos seleccionados su omisión) en caso de cirugía conservadora. También se utilizará en el carcinoma localmente avanzado tras quimioterapia neoadyuvante y sobre las que no se pueda realizar tratamiento quirúrgico.

Se realiza irradiación de toda la mama, aunque hay casos donde se puede practicar una irradiación parcial de esta (pacientes mayores de 60 años, tumor ≤ 2 cm, unifocal, no lobulillar, receptores hormonales positivos, sin invasión linfovascular y ausencia de carcinoma intraductal extenso).

El esquema de tratamiento estándar incluye radioterapia hipofraccionada con intervalo total de 50-60 Gy, con dosis de 2-2,67 Gy al día, logrando buen control local de la enfermedad. En pacientes ancianas y con comorbilidad, pueden considerarse esquemas hipofraccionados de 5-6 sesiones de 5-7 Gy una vez a la semana, con resultados similares, pero con peor resultado cosmético.

La sobreimpresión del lecho tumoral o *boost* está indicada en todas las pacientes menores de 70 años con 16 Gy de media en total (entre 10 y 25 Gy, dependiendo de factores como la edad, los márgenes, etc.), reduciendo el porcentaje de recidivas locales. Para la sobreimpresión del lecho tumoral, es necesaria en el momento quirúrgico la colocación de clips metálicos en este, con especial importancia en el momento actual con incisiones alejadas del sitio tumoral, así como las técnicas oncoplásticas.

En el caso de no poder realizarse una cirugía, se administrará el mismo esquema sobre la mama con sobreimpresión del tumor con dosis algo superiores (20-30 Gy).

Radioterapia sobre las cadenas ganglionares

La irradiación axilar de los niveles I-III de Berg y la fosa supraclavicular estará indicada en aquellos casos de BSGC con ganglios positivos sin indicación de linfadenectomía.

Tras la realización de linfadenectomía, se irradiarán el nivel III y la fosa supraclavicular en caso de ganglios positivos. Se irradiarán los niveles I y II, además de lo anterior, en casos de linfadenectomía insuficiente (menos de 10 ganglios), afectación extensa o persistente (tras quimioterapia) o infiltración masiva de la grasa periganglionar.

En el caso de radioterapia sobre la pared torácica, está indicada cuando hay una recidiva local y la paciente no había recibido radioterapia previa, en tumores T3-4 o afectación ganglionar. La dosis será la misma que la empleada a nivel mamario.

La radioterapia sobre la cadena mamaria interna está indicada en casos de ganglio positivo a este nivel o presencia de factores de riesgo (tumor T3, localización en la unión de los cuadrantes internos o central, premenopáusicas, afectación axilar N2-3).

La radioterapia supone uno de los tratamientos adyuvantes que mejora el control local de la enfermedad. Se ha de planificar mediante TAC su administración. El esquema estándar de tratamiento son regímenes de hipofraccionamiento con radiación de la mama y *boost* sobre el lecho tumoral.

PUNTOS CLAVE

- El cáncer de mama es la neoplasia maligna más frecuente en la mujer en países occidentales, siendo su supervivencia superior en estos casos.
- El CDIS se considera un precursor potencial de carcinoma invasivo.
- El CDIS se clasifica según su grado histológico en tres tipos con diferente importancia pronóstica.
- Se recomienda su exéresis con márgenes de seguridad de, al menos, 2 mm, con posterior radioterapia asociada y tratamiento sistémico adyuvante.
- El cáncer de mama invasivo debe ser clasificado de manera adecuada. En la práctica clínica, la clasificación más utilizada es la inmunohistoquímica, siendo el luminal A y B los de pronóstico más favorable.

- La clasificación TNM junto con el subtipo histológico son los factores pronósticos más utilizados.
- El estudio de la mama y la axila debe incluir mamografía y ecografía. El estudio de extensión a distancia no está indicado de rutina.
- El tratamiento conservador está indicado en pacientes con cáncer de mama, con estudios que incluso apoyan su superioridad sobre la mastectomía. La cirugía oncoplástica facilita el resultado estético.
- El tratamiento axilar incluye BSGC y, en algunos casos, linfadenectomía.
- La radioterapia posterior debe ser administrada en caso de cirugía conservadora y en algunos casos de mastectomía.

BIBLIOGRAFÍA

Agarwal S, Pappas L, Neumayer L, Kokeny K, Agarwal J. Effect of breast conservation therapy vs mastectomy on disease-specific survival for early-stage breast cancer. JAMA Surg. 2014;149(3):267-74.

Blichert-Toft M, Nielsen M, Düring M, Møller S, Rank F, Overgaard M, et al. Long-term results of breast conserving surgery vs. mastectomy for early stage invasive breast cancer: 20-year follow-up of the Danish randomized DBCG-82TM protocol. Acta Oncol. 2008;47(4):672-81.

Brewster AM, Hortobagyi GN, Broglio KR, Kau SW, Santa-Maria CA, Arun B, et al. Residual risk of breast cancer recurrence 5 years after adjuvant therapy. J Natl Cancer Inst. 2008;100(16):1179-83.

Colleoni M, Sun Z, Price KN, Karlsson P, Forbes JF, Thürlimann B, et al. Annual hazard rates of recurrence for breast cancer during 24 years of follow-up: results from the International Breast Cancer Study Group Trials I to V. J Clin Oncol. 2016;34(9):927-35.

Fisher B, Anderson S, Bryant J, Margolese RG, Deutsch M, Fisher ER, et al. Twenty-year follow-up of a randomized trial comparing total mastectomy, lumpectomy, and lumpectomy plus irradiation for the treatment of invasive breast cancer. N Engl J Med. 2002;347(16):1233-41.

Giuliano AE, Hunt KK, Ballman KV, Beitsch PD, Whitworth PW, Blumencranz PW, et al. Axillary dissection vs no axillary dissection in women with invasive breast cancer and sentinel node metastasis: a randomized clinical trial. JAMA. 2011;305(6):569-75.

Haagensen CD, Stout AP. Carcinoma of the breast: II. Criteria of operability. Ann Surg. 1943;118(5):859-70.

Hamaker ME, Bastiaannet E, Evers D, Van de Water W, Smorenburg CH, Maartense E, et al. Omission of surgery in elderly patients with early stage breast cancer. Eur J Cancer. 2013;49(3):545-52.

Hartmann-Johnsen OJ, Kåresen R, Schlichting E, Nygård JF. Survival is better after breast conserving therapy than mastectomy for early stage breast cancer: a registry-based follow-up study of Norwegian women primary operated between 1998 and 2008. Ann Surg Oncol. 2015;22(12):3836-45.

Hwang ES, Lichtensztajn DY, Gomez SL, Fowble B, Clarke CA. Survival after lumpectomy and mastectomy for early stage invasive breast cancer:

the effect of age and hormone receptor status. Cancer. 2013;119(7): 1402-11.

Kesson EM, Allardice GM, George WD, Burns HJG, Morrison DS. Effects of multidisciplinary team working on breast cancer survival: retrospective, comparative, interventional cohort study of 13 722 women. BMJ. 2012;344:e2718.

Lee SJ, Schover LR, Partridge AH, Patrizio P, Wallace WH, Hagerty K, et al.; American Society of Clinical Oncology. American Society of Clinical Oncology recommendations on fertility preservation in cancer patients. J Clin Oncol. 2006;24(18):2917-31.

Litière S, Werutsky G, Fentiman IS, Rutgers E, Christiaens MR, Van Limbergen E, et al. Breast conserving therapy versus mastectomy for stage I-II breast cancer: 20 year follow-up of the EORTC 10801 phase 3 randomised trial. Lancet Oncol. 2012;13(4):412-9.

National Comprehensive Cancer Network (NCCN). NCCN Clinical Practice Guidelines in Oncology. Breast cancer. Version 4.2023. Plymouth Meeting: NCCN; 2023. Disponible en: https://www.nccn.org/professionals/physician_gls/pdf/breast.pdf

National Comprehensive Cancer Network (NCCN). NCCN Clinical Practice Guidelines in Oncology. Genetic/familial high-risk assessment: breast, ovarian, and pancreatic. Version 3.2023. Plymouth Meeting: NCCN; 2023. Disponible en: https://www.nccn.org/login?ReturnURL=https://www.nccn.org/professionals/physician_gls/pdf/genetics_bop.pdf

Siegel RL, Miller KD, Fuchs HE, Jemal A. Cancer Statistics, 2021. CA Cancer J Clin. 2021;71(1):7-33.

Van Maaren MC, De Munck L, De Bock GH, Jobsen JJ, Van Dalen T, Linn SC, et al. 10 year survival after breast-conserving surgery plus radiotherapy compared with mastectomy in early breast cancer in the Netherlands: a population-based study. Lancet Oncol. 2016;17(8):1158-70.

Veronesi U, Cascinelli N, Mariani L, Greco M, Saccozzi R, Luini A, et al. Twenty-year follow-up of a randomized study comparing breast-conserving surgery with radical mastectomy for early breast cancer. N Engl J Med. 2002;347(16):1227-32.

Enfermedad metastásica en el cáncer de mama

10

J. Román García

OBJETIVOS

- Conocer los diferentes subtipos de cáncer de mama metastásico y los tipos de fármacos disponibles.
- Comprender los objetivos del tratamiento del cáncer de mama metastásico.
- Aplicar las mejores pautas de tratamiento en función del subtipo tumoral del cáncer de mama metastásico.
- Valorar las necesidades psicosociales de las pacientes con cáncer de mama metastásico.
- Analizar la conveniencia de la integración de los ensayos clínicos y la consulta de una segunda opinión para las pacientes con cáncer de mama metastásico.
- Evaluar el impacto económico del cáncer de mama metastásico en España.

INTRODUCCIÓN

El cáncer de mama metastásico es una enfermedad incurable en el momento actual, aunque con una amplia gama de tratamientos eficientes que están aumentando a gran velocidad.

La gama actual de tratamientos disponibles era impensable hace solo 20 años.

En realidad, el cáncer de mama no es una única enfermedad, sino que es más bien un amplio grupo de enfermedades que son muy diferentes en cuanto a su evolución, su respuesta a los tratamientos y su supervivencia, aunque todas se originen en la glándula mamaria.

Aunque, en general, se hará referencia a «las» pacientes de cáncer de mama metastásico en femenino, en realidad, un porcentaje pequeño, cercano al 1 %, son varones.

En este momento, el tratamiento del cáncer de mama metastásico se basa en el conocimiento del patrón de expresión molecular del tumor, lo que permite personalizar las terapias.

En el momento del diagnóstico de la enfermedad metastásica, es importante conocer los siguientes aspectos, con el fin de que el tratamiento pueda diseñarse de un modo personalizado:

- Edad y comorbilidad de la paciente y los tratamientos que recibió en el momento del diagnóstico.
- Cuál era el patrón de expresión molecular del tumor cuando fue inicialmente diagnosticado (receptores de estrógenos, receptores de progesterona, expresión del receptor 2 del factor de crecimiento epidérmico humano [HER2; del inglés, *human epidermal growth factor receptor 2*], proliferación celular con índices como Ki-67).
- Cuál es el patrón de expresión molecular de la enfermedad metastásica cuando se diagnostica, puesto que, en un porcentaje de pacientes, es diferente al inicial. Concretamente, la expresión de los receptores hormonales puede ser diferente en el 15-30 % de los casos y, en cuanto a la expresión de HER2, hasta en un 5 %.
- Es necesario conocer la expresión del ligando 1 de la proteína 1 de muerte celular programada (PD-L1; del inglés, *programmed cell death protein 1-ligand 1*) en la metástasis y la posible mutación del gen de la fosfatidilinositol-3-cinasa (*PI3K*; del inglés, *phosphatidylinositol 3-kinase gene*), puesto que, de nuevo, pueden ser necesarios para elegir el tratamiento óptimo.
- Cuál es el intervalo de tiempo entre el diagnóstico inicial y la aparición de las metástasis (intervalo libre de enfermedad).
- Qué órganos están afectados (mama, ganglios, hueso, partes blandas, hígado, pulmón, sistema nervioso, médula ósea) o si se trata de un caso oligometastásico.
- Si se está o no ante una crisis visceral, entendida no como afectación de las vísceras por las metástasis, sino por una disfunción visceral grave por afectación extensa del hígado, o linfangitis pulmonar, o afectación masiva de la médula ósea o leptomeningitis carcinomatosa, que compromete la vida de la paciente a corto plazo y hace imprescindible un tratamiento urgente.
- Es importante tener una analítica completa y marcadores tumorales CEA (antígeno carcinoembrionario; del inglés, *carcinoembryonic antigen*) y el antígeno del cáncer CA 15.3 (del inglés, *cancer antigen 15.3*). Los marcadores tumorales no tienen valor predictivo, pero sí pueden ayudar para monitorizar la enfermedad durante el tratamiento.
- En pacientes con cáncer de mama triple negativo o HER2 sobreexpresado, o con antecedentes familiares de cáncer de mama o de ovario, o en menores de 30 años, debe hacerse un estudio de mutaciones de genes asociados al cáncer de mama familiar, como mínimo, *BRCA1* y *BRCA2* y, a ser posible, un panel amplio de detección de mutaciones de cáncer hereditario.
- Los estudios de secuenciación masiva en paralelo o secuenciación de nueva generación (NGS; del inglés, *next-genera-*

tion sequencing) pueden ser de interés para detectar mutaciones accionables (subsidiarias de tratamiento específico con fármacos dirigidos a dianas moleculares) como fusiones de genes *NTRK*, inestabilidad de microsatélites y carga mutacional del tumor, aunque muchas veces no alteran el plan terapéutico ni mejoran el pronóstico por encontrarse en raras ocasiones.

El cáncer de mama es la enfermedad neoplásica de mayor incidencia en ambos sexos y, obviamente, en la mujer, puesto que la frecuencia en mujeres es más de 100 veces superior a la del hombre. Se diagnosticó en 2020 a más de 2.260.000 personas en todo el mundo y produjo más de 680.000 fallecimientos.

En España, se diagnosticó de cáncer de mama en 2021 a más de 33.000 mujeres, siendo el tumor más diagnosticado después del cáncer de próstata.

La tendencia es a la estabilización en el diagnóstico de esta patología, de acuerdo con la tasa de casos por 100.000 mujeres analizada en países con un buen registro de casos nuevos de cáncer como ocurre en los Estados Unidos.

El cáncer de mama es metastásico desde el diagnóstico solo en alrededor del 6 % de los casos. Por lo tanto, en la gran mayoría de los casos, las pacientes con metástasis sobrevienen tras un intervalo libre de enfermedad de duración muy variable, incluso muchos años después del diagnóstico inicial.

Las mujeres diagnosticadas de cáncer de mama metastásico desde el inicio son más mayores (mediana de edad: 65 años); las que no son metastásicas desde el inicio y tienen un intervalo libre de enfermedad desde el diagnóstico inicial son más jóvenes (mediana de edad: 56 años).

Además, es más frecuente que sean posmenopáusicas si se objetivan metástasis en el momento del diagnóstico inicial (79 %). Cuando no se evidencia diseminación metastásica al comienzo de la enfermedad, el porcentaje de posmenopáusicas baja al 64 %.

Sin embargo, si se considera la prevalencia total del cáncer de mama —es decir, todas las personas vivas que han sido diagnosticadas a lo largo de su vida, independientemente de si están o no curadas—, la cifra es mucho más abultada y alcanza a más de 516.000 mujeres en España. Esto es así, fundamentalmente, por la gran supervivencia que se obtiene en esta patología.

En cuanto a la mortalidad por cáncer de mama, en España, este tumor produjo más de 6.600 fallecimientos en 2020 y 138.000 en Europa en 2018.

La supervivencia global a los cinco años del cáncer de mama, considerando todos los subtipos y estadios, es del 96 % en la población europea (datos de la European Society for Medical Oncology [ESMO] de 2021).

Pero, si se considera la supervivencia a los cinco años de las pacientes con cáncer de mama metastásico, el dato es diferente, siendo solo del 38 %. Aun siendo un dato impactante, se ha logrado una mejora significativa en los últimos años y es mucho mejor que en otros tumores muy prevalentes, como el cáncer de pulmón metastásico y el cáncer de colon metastásico.

La gran mayoría de las mujeres con diagnóstico *de novo* de cáncer de mama no son metastásicas (94-95 %). Sin embargo,

de este amplio grupo, el 30 % tendrán metástasis en el futuro, afectando con mucha mayor frecuencia a las que presentan compromiso ganglionar en el momento del diagnóstico y a determinados subtipos, como el triple negativo y el luminal B de alto riesgo.

Hay datos que demuestran que el pronóstico de las pacientes de cáncer de mama con metástasis en el momento del diagnóstico inicial es mejor que el de aquellas que desarrollan metástasis después del tratamiento primario y adyuvante. Se ha observado una mejora de las tasas de supervivencia a los cinco años en las primeras y un empeoramiento en las segundas.

La mediana de supervivencia global de las que debutan con enfermedad metastásica es de 2,8 años, y de 2,3 años para las que han progresado con metástasis posteriormente.

Posiblemente, los tratamientos adyuvantes en las pacientes no metastásicas al diagnóstico seleccionan clones tumorales resistentes y hacen que el pronóstico sea peor cuando se diseminan, con más casos de metástasis hepáticas y cerebrales, a pesar de que la adyuvancia en sí misma disminuya el riesgo de metastatizar. Es decir, metastatizan menos pacientes con la adyuvancia del tratamiento inicial, pero, cuando lo hacen, la enfermedad es más agresiva y resistente al tratamiento.

Las recientes mejoras en la supervivencia del cáncer de mama metastásico se deben, sobre todo, a los avances terapéuticos en el subtipo HER2+.

EVALUACIÓN DEL FENOTIPO DE CÁNCER DE MAMA PREVIO AL TRATAMIENTO

La clasificación por fenotipo tumoral del cáncer de mama es importante, porque permite predecir la evolución del tumor y la sensibilidad a los diferentes tratamientos.

Se puede establecer de una forma sencilla mediante inmunohistoquímica.

Se acepta la clasificación que se muestra en la **figura 10-1**.

Los receptores hormonales (RH) son los receptores de estrógenos (REg) y los receptores de progesterona (RPg) que

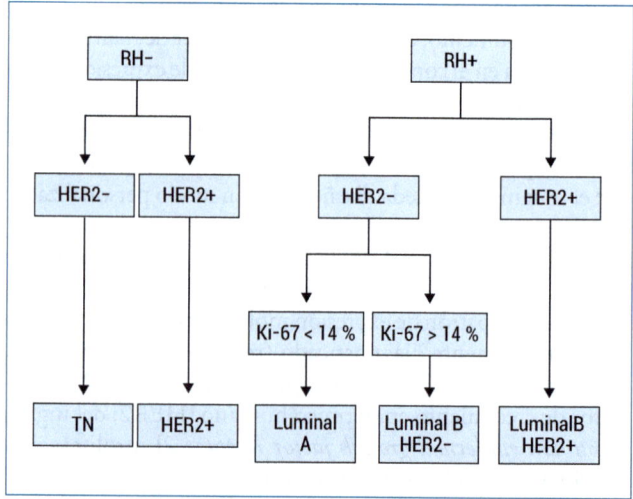

Figura 10-1. Clasificación inmunohistoquímica del cáncer de mama. HER2: receptor 2 del factor de crecimiento epidérmico humano (del inglés, *human epidermal growth factor receptor 2*); Ki-67: índice de proliferación Ki-67; RH: receptores hormonales; TN: triple negativo.

están implicados en líneas de señales intracelulares que activan finalmente la proliferación celular a nivel del núcleo de las células malignas. El 78 % de los cánceres de mama expresan RH (REg y/o RPg).

HER2 es un gen que interviene en los procesos de proliferación celular. Su proteína se expresa en la membrana de las células cancerosas y transmite señales proliferativas al núcleo celular para que se active la división celular. Cuando el gen está amplificado, la célula es capaz de incrementar su capacidad de reproducción, siendo la base del crecimiento del tumor.

Puede determinarse mediante inmunohistoquímica, expresándose como positividad 0, +, ++, +++; y también mediante hibridación por fluorescencia *in situ* (FISH; del inglés, *fluorescence in situ hybridization*), expresándose como amplificado o no amplificado.

El 15 % de los cánceres de mama sobreexpresan HER2 (+++/+++) y hasta el 55 % pueden ser HER2 *low* o de baja sobreexpresión (+/+++ o ++/+++ con FISH negativa para HER2).

Ki-67 es una proteína del núcleo celular que se caracteriza por encontrarse en las células que se están dividiendo, a diferencia de las que están en reposo. Representa una aproximación al nivel con que las células de un tumor se están dividiendo en el momento de realizar la biopsia. Se identifica mediante inmunohistoquímica.

Aunque, como se verá más adelante, hay otros factores que hay que analizar para diseñar el tratamiento, el llamado «fenotipo» tumoral es una parte clave en la toma de decisiones.

Para ello, se precisa conocer el estado del REg, del RPg y de la expresión de HER2 en la biopsia de la lesión metastásica, independientemente de que se sepa el estado en la biopsia del tumor inicial en la mama y el Ki-67.

Para los casos triple negativo, es preciso conocer el estado del receptor PD-L1 en la biopsia de la lesión metastásica.

Para los tumores luminales, que son los que tienen receptores hormonales positivos y HER2 negativo, se requiere conocer el estado mutacional de *PI3K* en la lesión metastásica o mediante biopsia líquida.

Para los casos en los que la enfermedad ha progresado al tratamiento inicial, es conveniente conocer la existencia de fusiones *NTRK*, así como si hay inestabilidad de microsatélites y la carga mutacional del tumor, ya que puede dar lugar a tratamientos dirigidos específicos.

Asimismo, es conveniente indicar un estudio de mutaciones de línea germinal para la detección de las relacionadas con el cáncer de mama hereditario en pacientes muy jóvenes (menores de 30 años), o con antecedentes familiares de cáncer de mama, o en pacientes con tumores HER2 sobreexpresados o triple negativos.

En cuanto a los subtipos de cáncer de mama, como se ve en la **figura 10-2**, esta es su distribución y frecuencia:

- Luminal sin sobreexpresión de HER2 (68 %).
- RH+/HER2+ (10 %).
- RH–/HER2– o triple negativo (10 %).
- RH–/HER2+ (4 %).

Un 7 % de los tumores tienen un subtipo tumoral indeterminado.

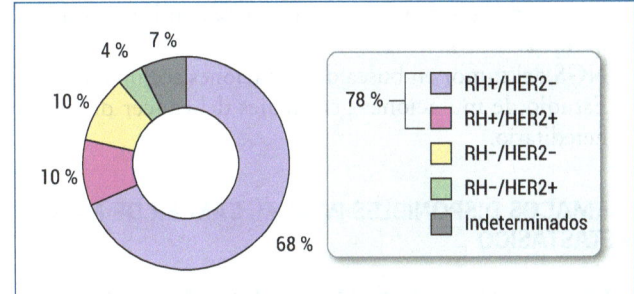

Figura 10-2. Distribución y frecuencia de los subtipos de cáncer de mama.
HER2: receptor 2 del factor de crecimiento epidérmico humano (del inglés, *human epidermal growth factor receptor 2*); RH: receptores hormonales.

Por lo tanto, el 78 % de los tumores de mama expresan de un modo o de otro los RH.

OBJETIVOS DEL TRATAMIENTO DEL CÁNCER DE MAMA DISEMINADO

Cuando se plantea el tratamiento del cáncer de mama diseminado, hay que tener en consideración que se trata de una enfermedad, en general, incurable y, por lo tanto, los objetivos son diferentes a cuando la curación definitiva es posible.

Sin embargo, no se debe renunciar a conseguir la mejor supervivencia con la mayor preservación de la calidad de vida, con un control adecuado de los síntomas que produzca la enfermedad y, además, minimizando los efectos secundarios de la terapia antineoplásica.

Aunque la mediana de supervivencia de las pacientes con carcinoma de mama metastásico es de algo menos de tres años, la variabilidad es muy grande en función de los diferentes subtipos de tumor y de las características de cada una, y hay pacientes que pueden sobrevivir varias décadas a pesar de la diseminación tumoral.

En pacientes con poca diseminación de la enfermedad, la aplicación de terapias más exigentes desde el punto de vista locorregional es una actitud terapéutica correcta y conveniente.

EXPLORACIONES COMPLEMENTARIAS INICIALES EN PACIENTES CON CARCINOMA DE MAMA METASTÁSICO

Las exploraciones recomendadas para comenzar un tratamiento de un cáncer de mama metastásico son las siguientes:

- Analítica con marcadores tumorales CEA y CA 15.3.
- Mamografía/ecografía de mama.
- Tomografía axial computarizada (TAC) toracoabdominopélvica.
- Gammagrafía ósea.
- Tomografía por emisión de positrones (PET) con TAC; sustituye a la TAC y a la gammagrafía ósea).
- Electrocardiograma.
- Ecocardiograma.
- Densitometría ósea.
- Si hay focalidad neurológica, resonancia magnética nuclear (RMN) craneal o craneoespinal.

- Biopsia de la enfermedad metastásica con inmunohisto-química.
- NGS del tumor en busca de mutaciones accionables.
- Estudio de mutaciones germinales del cáncer de mama hereditario.

FÁRMACOS DISPONIBLES PARA EL CÁNCER DE MAMA METASTÁSICO

Fármacos quimioterápicos para el cáncer de mama

Es el tratamiento más antiguo y menos selectivo de todos los que se utilizan para el cáncer de mama metastásico.

Es muy eficaz, sobre todo, en situaciones críticas como las crisis viscerales.

Habitualmente, tienen toxicidad y es difícil mantenerlos indefinidamente.

Todos ellos se suelen acompañar de un régimen antiemé-tico y, para evitar reacciones alérgicas, se usa una premedi-cación que combina fármacos con actividad antihistamínica anti-H_1, anti-H_2 y anti-H_3, así como corticoides como dexa-metasona o 6-metilprednisolona.

Con frecuencia, se requieren cambios de tipo de fármaco por resistencia a estos y progresión de la enfermedad.

Para el cáncer de mama metastásico, suelen usarse en monoterapia secuencial, aunque se asocian si se requiere una respuesta más rápida.

Con frecuencia, se combinan con fármacos dirigidos selec-tivamente a dianas terapéuticas, como los inhibidores de las tirosina-cinasas o los anticuerpos monoclonales.

Tienen mecanismos de acción muy diferentes.

Pueden utilizarse por vía oral o intravenosa, depen-diendo de cada molécula, y con muy variados esquemas de utilización.

En la enfermedad metastásica, el número de ciclos que se administran depende de la evolución de la enfermedad y su respuesta al tratamiento, de la toxicidad generada, de la cali-dad de vida de la paciente y de sus expectativas de conciliar una vida de calidad con los resultados obtenidos.

Estos son los fármacos más frecuentemente utilizados:

- 5-fluorouracilo: es un quimioterápico de la familia de los antimetabolitos. Interfiere en la síntesis de ácido desoxirri-bonucleico (ADN), al bloquear la conversión del ácido desoxiuridílico a ácido timidílico por la enzima celular timidilato-sintetasa. El fluorouracilo también puede inter-ferir en la síntesis de ácido ribonucleico (ARN). Se admi-nistra por vía intravenosa. Como efectos secundarios des-tacables, están, entre otros, la mielosupresión con riesgo de infecciones, mucositis, diarrea y alteraciones cardíacas. Antes de su administración, se requiere evaluar mediante estudio farmacogenómico la capacidad de la paciente para metabolizar el fármaco mediante la determinación de mutaciones en el metabolismo de la dihidropirimidi-na-deshidrogenasa (DPYD; del inglés, *dihydropyrimidine dehydrogenase*).
- Capecitabina: es un quimioterápico de la familia de los antimetabolitos. Es un precursor del 5-fluorouracilo e inhibe el ARN y bloquea la síntesis de proteínas. Se admi-nistra por vía oral. Como efectos secundarios destacables, están, entre otros, la diarrea y la eritrodisestesia palmo-plantar Antes de su administración, se requiere evaluar mediante estudio farmacogenómico la capacidad de la paciente para metabolizar el fármaco mediante la deter-minación de mutaciones en el metabolismo de la DPYD.
- Carboplatino: es un derivado metálico que se une al ADN y produce enlaces cruzados dentro de la cadena de este y entre sus cadenas, teniendo como efecto final el bloqueo de la síntesis del ADN. Se administra por vía intravenosa. Como efectos secundarios destacables, están, entre otros, la alopecia y la toxicidad hematológica. Tiene menos neu-rotoxicidad y nefroxicidad que el cisplatino.
- Cisplatino: tiene un mecanismo de acción similar al carbo-platino mediante la unión al ADN, inhibiendo su síntesis. Se administra por vía intravenosa. Como efectos secunda-rios destacables, están, entre otros, la alopecia y la ototoxi-cidad, neurotoxicidad y nefroxicidad.
- Ciclofosfamida: es un citostático de la familia de la mos-taza nitrogenada que actúa en la fase S (síntesis) del ciclo celular, produciendo puentes intracatenarios e intercate-narios en la doble hélice del ADN e inhibiendo su síntesis. Se puede administrar por vía oral y por vía intravenosa. Como efectos secundarios destacables, están, entre otros, la mielosupresión e inmunosupresión con riesgo de infec-ciones, la alopecia y la cistitis hemorrágica.
- Docetaxel: es un taxano de origen natural que estimula el ensamblaje de tubulina en microtúbulos estables, inhi-biendo su polimerización, lo que conduce a un marcado descenso de tubulina libre. *In vitro*, altera la red tubular de las células, que es esencial para las funciones vitales de la mitosis y la interfase celular. Se utiliza por vía intravenosa. Como efectos secundarios destacables, están, entre otros, la mielosupresión con riesgo de infecciones, la diarrea, la alopecia, la neuropatía, la onicopatía y las alteraciones hepáticas.
- Paclitaxel: es otro taxano de origen natural que estimula el ensamblaje de microtúbulos a partir de los dímeros de tubulina y estabiliza los microtúbulos, impidiendo la des-polimerización. Inhibe la formación del huso mitótico en la división celular, bloqueando el proceso de mitosis.
Se utiliza por vía intravenosa. Precisa ser vehiculado con una sustancia llamada cremofor, que puede inducir reac-ciones de hipersensibilidad.
Como efectos secundarios destacables, están, entre otros, la mielosupresión con riesgo de infecciones, mialgias, diarrea, alopecia, neuropatía, onicopatía y alteraciones hepáticas.
- Paclitaxel fijado a proteínas (nab-paclitaxel; del inglés, *nano albumin bound-paclitaxel*): es una formulación de nanopar-tículas de paclitaxel unido a albúmina. Entre otras cosas, evita las reacciones de hipersensibilidad al cremofor, que habitualmente se asocia al paclitaxel. El principio activo es el paclitaxel y, por lo tanto, su perfil de toxicidad es simi-lar, salvo las reacciones de hipersensibilidad al cremofor, que pueden caracterizar al paclitaxel.
- Doxorubicina: es un antibiótico citotóxico que ejerce su acción mediante la inhibición del ADN, ARN y síntesis proteica.
Se utiliza por vía intravenosa.

Como efectos secundarios destacables, están, entre otros, la alopecia, la mielosupresión con riesgo de infecciones, la mucositis y la miocardiopatía, debiendo detenerse su administración si es posible antes de alcanzar dosis de 400-550 mg/m^2 en función de la administración previa de fármacos con cardiotoxicidad, irradiación torácica o patología cardíaca previa.

- Doxorubicina liposomal pegilada: es una molécula de clorhidrato de doxorubicina encapsulada en liposomas con metoxipolietilenglicol unido a su superficie. Este proceso de «pegilación» impide que los liposomas sean detectados por el sistema mononuclear fagocítico, aumentando el tiempo de permanencia en sangre.
Se administra por vía intravenosa.
Como efectos secundarios destacables, están, entre otros, la eritrodisestesia palmoplantar, la mucositis y la miocardiopatía.

- Epirubicina: es un antibiótico citotóxico que ejerce su acción intercalándose entre los pares de bases de la doble hélice de ADN, inhibiendo su síntesis.
Se utiliza por vía intravenosa.
Como efectos secundarios destacables están, entre otros, la alopecia, la mielosupresión con riesgo de infecciones, la mucositis y la miocardiopatía, debiendo detenerse su administración si es posible antes de alcanzar dosis de 900 mg/m^2 en función de la administración previa de fármacos con cardiotoxicidad, irradiación torácica o patología cardíaca previa.

- Eribulina: es un citotóxico que ejerce su acción inhibiendo la fase de crecimiento de los microtúbulos sin afectar a la fase de acortamiento y secuestra la tubulina en agregados no productivos.
Se utiliza por vía intravenosa.
Como efectos secundarios destacables, están, entre otros, la mielosupresión con riesgo de infecciones, las mialgias, la diarrea, la alopecia, la neuropatía y la onicopatía.

- Gemcitabina: es un antimetabolito análogo de las pirimidinas que se metaboliza intracelularmente a dos nucleósidos, ambos con actividad citotóxica por inhibición de la síntesis de ADN, lo que parece inducir el proceso de muerte celular programada (apoptosis). Se utiliza por vía intravenosa.
Como efectos secundarios destacables, están, entre otros, la mielosupresión con riesgo de infecciones, las mialgias y el síndrome seudogripal y la alteración de las pruebas de función hepática.

- Ixabepilona: actúa uniéndose directamente con las subunidades β-tubulina, interfiriendo en la dinámica microtubular y bloqueando las células en la fase mitótica durante el ciclo de la división celular, provocando la muerte de estas.
Se utiliza por vía intravenosa.
Como efectos secundarios destacables, están, entre otros, la neuropatía periférica, las artromialgias, la alopecia, la debilidad y la mielosupresión.

- Metotrexato: pertenece a la familia de los antimetabolitos. Actúa inhibiendo competitivamente la dihidrofolato-reductasa, impidiendo la síntesis de timidina, requerida para la síntesis de ADN, ARN, timidilatos y proteínas. Se utiliza por vía intravenosa, intramuscular y por vía oral.

Como efectos secundarios destacables, están, entre otros, las alteraciones gastrointestinales y la hepatotoxicidad.

- Vinorelbina: pertenece al grupo de los alcaloides de la vinca. Inhibe la polimerización de la tubulina y bloquea la mitosis en G2-M, causando la muerte celular en la interfase o en la siguiente mitosis. Se utiliza por vía intravenosa.
Como efectos secundarios destacables, están, entre otros, las alteraciones hematológicas, la neurotoxicidad, las alteraciones digestivas y la flebitis.

Fármacos antihormonales («hormonoterapia»)

Los receptores de estrógenos (REg) son parte esencial del mecanismo de proliferación de las células del cáncer de mama de los subtipos luminal, es decir, de los que expresan REg y/o progesterona (RPg) (un 78 % de todos los cánceres de mama).

Estos receptores se activan al interaccionar con los estrógenos circulantes de la paciente, induciendo señales intracelulares que en el núcleo de las células promueven la replicación del ADN y la división celular, permitiendo la proliferación de las células tumorales.

Los mecanismos de resistencia a los antiestrógenos se producen por mutaciones del REg o por activación intrínseca de este, dejando de precisar la unión al estrógeno para inducir su efecto proliferativo sobre la célula.

Existen diferentes mecanismos de acción de los fármacos con efecto antiestrogénico.

La indicación de los diferentes fármacos puede ser selectiva en pacientes premenopáusicas o posmenopáusicas, o puede actuar en ambos escenarios.

Estos son los fármacos antiestrogénicos más frecuentemente utilizados:

- Tamoxifeno: es un modulador selectivo de los REg, impidiendo la unión del estrógeno al receptor. Es antagonista de los REg y, por lo tanto, con propiedades antiestrogénicas en la mama y el útero, pero preserva su efecto estrogénico en el hueso, el hígado y sistema nervioso central (SNC). Puede usarse en mujeres premenopáusicas y posmenopáusicas y en varones. Se utiliza por vía oral. Como efectos secundarios destacables, están, entre otros, la proliferación endometrial y los sofocos y, raramente, cáncer de endometrio y tromboembolia venosa.

- Inhibidores de la aromatasa (letrozol, anastrozol y exemestano): actúan bloqueando la síntesis de estrógenos a partir de los andrógenos mediante la inhibición de la enzima aromatasa, fundamentalmente, en las glándulas suprarrenales en la menopausia. Se administran todos por vía oral y son igualmente eficaces. Pueden usarse en mujeres premenopáusicas, si se realiza una castración quirúrgica o farmacológica —con agonistas de la hormona liberadora de hormona luteinizante (LHRH; del inglés, *luteinizing hormone-releasing factor*)—, y en varones, si se asocia un agonista de la LHRH. Como efectos secundarios destacables, están, entre otros, los sofocos, la sequedad de piel y vaginal, las artromialgias, la dislipidemia y la osteoporosis.

- Inhibidores de la LHRH: los de uso más frecuente son la goserelina y la leuprolida. Son moléculas similares a la hormona hipotalámica LHRH, que estimula la producción hipofisaria de hormona luteinizante (LH; del inglés, *luteinizing hormone*) y de hormona foliculoestimulante (FSH; del inglés, *follicle-stimulating hormone*). Estos fármacos inducen una regulación a la baja del receptor de LHRH en la hipófisis, que disminuye la producción de FSH y LH. En las mujeres, estimula la supresión de la síntesis de estrógenos en el ovario. Induce una castración química, pero el efecto inicial antes de las 2-4 semanas es estimular la producción de FSH y LH y puede producirse un efecto agudo hiperestrogénico con consecuencias negativas por crecimiento del tumor. Este efecto inicial no deseado en pacientes con metástasis óseas puede producir dolor óseo, hipercalcemia e, incluso, raras veces, compresión medular. Se administran por vía subcutánea o intramuscular. Se usan, fundamentalmente, en mujeres premenopáusicas. Inducen menopausia precoz y amenorrea, con sus efectos clásicos de sofocos, insomnio, reducción de la libido y sequedad vaginal y, a largo plazo, osteoporosis.

- Fulvestrant: es un degradador selectivo de los receptores de estrógenos (SERD; del inglés, *selective estrogen receptor degrader*), que actúa destruyendo el receptor e inutilizando su función, aunque también impide la unión del estrógeno con el receptor. El resultado final es impedir el efecto proliferativo de la interacción entre el estrógeno y su receptor. Se administra por vía intramuscular. Se utiliza, fundamentalmente, en mujeres posmenopáusicas o en mujeres premenopáusicas con un agonista de la LHRH. También puede usarse en varones. Puede inducir sofocos, fatiga, náuseas y dolores articulares.
- Acetato de megestrol: se cree que actúa suprimiendo la hormona LH y aumentando el metabolismo de los estrógenos, disminuyendo sus concentraciones plasmáticas con efecto antiproliferativo sobre las células de cáncer de mama luminal. Se administra por vía oral. Como efectos secundarios relevantes, hay que destacar el aumento de apetito con ganancia de peso y las alteraciones tromboembólicas.
- Antiestrógenos del futuro: SERD de última generación. Son fármacos con una gran capacidad para destruir el REg. Se administran por vía oral y se están investigando en monoterapia o asociados a inhibidores de las cinasas. Mejoran la supervivencia libre de progresión respecto a la terapia antiestrogénica convencional. Pueden ser eficientes en tumores con mutación del REg. Hay ensayos avanzados con amcenestrant, giredestrant, elacestrant, camizestrant e imlunestrant. Aún no están comercializados.
- Los PROTAC (quimeras dirigidas a la proteólisis; del inglés, *proteolisis targeted chimera*) son SERD que tienen dos extremos funcionales, uno que se liga al REg y otro que se liga con el sistema de degradación de la ubicuitina, produciéndose la proteólisis del REg. Se han presentado recientemente datos de ARV-471. Aún no están comercializados.
- Los SERCA (antagonistas selectivos covalentes de los receptores de estrógenos; del inglés, *selective estrogen receptor covalent antagonist*) son pequeñas moléculas orales que se fijan de forma covalente al REg induciendo su destrucción. Se han presentado recientemente datos favorables de H3B-6545 en pacientes previamente muy tratadas y con el REg mutado. Aún no están comercializados.
- Los CERAN (antagonistas del receptor de estrógenos com-

pleto; del inglés, *complete estrogen receptor antagonists*) se ligan al receptor de estrógenos en sus dos extremos, AF1 y AF2, induciendo su degradación. Recientemente, se han presentado datos en pacientes tratadas previamente con el fármaco oral experimental OP-125. Aún no están comercializados.

Inhibidores de las cinasas dependientes de ciclinas

Son fármacos que actúan como reguladores del ciclo celular en combinación habitualmente con terapia antiestrogénica (inhibidores de la aromatasa y fulvestrant). Se administran por vía oral. Se usan en mujeres posmenopáusicas y en premenopáusicas con castración quirúrgica o farmacológica. Son:

- Palbociclib: es un inhibidor de las cinasas dependientes de ciclinas CDK4 y CDK6. Las ciclinas D1 y CDK4/6 son vías de señalización que conducen a la proliferación celular. Bloquea la progresión de la célula de la fase G1 a la fase S del ciclo celular a través de la disminución de la proteína del retinoblastoma (pRb) y de la fosforilación resultante de la expresión y la señalización del factor de transcripción E2F reducida. Se administra por vía oral durante tres semanas seguidas y una de descanso. Como efectos secundarios relevantes, hay que destacar, entre otros, la neutropenia con muy baja incidencia de sepsis, la fatiga y la anemia.
- Ribociclib: actúa como inhibidor de las cinasas dependientes de ciclinas CDK4 y CDK6. Estas cinasas son activas tras su unión a la ciclina D y desempeñan un papel crucial en las vías de señalización que conducen a la proliferación celular en el cáncer de mama. El complejo D-CDK4/6 regula el ciclo celular mediante fosforilación de la pRb. Se administra por vía oral durante tres semanas seguidas y una de descanso. Como efectos secundarios relevantes, hay que destacar, entre otros, la neutropenia con muy baja incidencia de sepsis, la elevación de ciertas enzimas hepáticas y una posible alteración del ritmo cardíaco, aunque muy poco frecuente, por prolongación del intervalo QT.
- Abemaciclib: actúa como inhibidor de las cinasas dependientes de ciclinas 4 y 6 (CDK4 y CDK6). La ciclina D1 y la CDK4/6 promueven la fosforilación de la pRb, la progresión del ciclo celular y la proliferación celular. Al inhibir la fosforilación de la pRb, se bloquea la progresión de la fase G1 a la fase S del ciclo celular, ocasionando senescencia y apoptosis. Se administra por vía oral, en dos tomas diarias y de forma continua. Su toxicidad principal es la diarrea y, con menos frecuencia que los anteriores, la neutropenia.

Fármacos inhibidores de la diana de la rapamicina en las células de mamíferos (m-TOR): everólimus

El everólimus inhibe selectivamente la diana de la rapamicina en las células de mamíferos (m-TOR; del inglés, *mammalian target of rapamycin*), una proteína-cinasa clave, que regula el crecimiento, la proliferación y la supervivencia celular. La cinasa m-TOR es activada, principalmente, por la vía de señalización de la PI3K a través de la proteína-cinasa B (Akt/PKB) (**Fig. 10-3**). Se usa por vía oral en mujeres posmenopáusicas en combinación con exemestano. Los efectos adversos son,

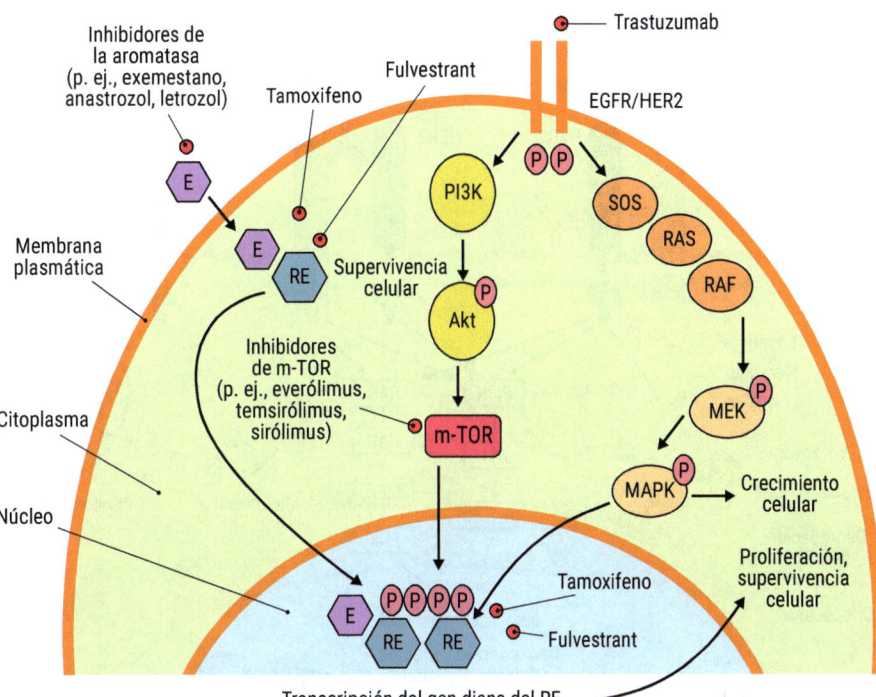

Figura 10-3. Mecanismo de acción de los inhibidores de m-TOR. Akt: proteína-cinasa B; E: estrógeno; EGFR: receptor del factor de crecimiento epidérmico (del inglés, *epidermal growth factor receptor*); HER2: receptor 2 del factor de crecimiento epidérmico humano (del inglés, *human epidermal growth factor receptor 2*); MAPK: proteína-cinasa activada por mitógenos (del inglés, *mitogen-activated protein kinase*); MEK: MAP cinasa cinasa; m-TOR: diana de la rapamicina en las células de mamíferos (del inglés, *mammalian target of rapamycin*); P: fosforilación (del inglés, *phosphorylation*); PI3K: fosfatidilinositol-3-cinasa (del inglés, *phosphatidylinositol 3-kinase*); RE: receptor de estrógenos.

fundamentalmente, la estomatitis dolorosa, la diarrea, la astenia y la neumonitis intersticial.

Fármacos específicos para mutaciones de *PI3K*: alpelisib

El alpelisib: es un inhibidor de la PI3K, alfa-específico, de clase I (PI3K alfa). Las mutaciones de ganancia funcional de *PI3K* producen la activación de la señal de PI3K alfa y de Akt, la transformación celular y la generación de tumores. La inhibición de la fosforilación de las dianas de la cascada de PI3K, incluyendo las Akt inducidas por el alpelisib, reduce el crecimiento tumoral de las células del cáncer de mama. Se utiliza conjuntamente con fulvestrant en hombres y mujeres con mutación del gen *PI3K*. Los efectos secundarios incluyen diarrea, erupciones cutáneas, fatiga, anemia, náuseas y vómitos, llagas en la boca, hiperglucemia y alteración de las enzimas hepáticas.

Fármacos anti-HER2

Son fármacos para los cánceres de mama con sobreexpresión de HER2, aunque algunos de ellos se están empezando a posicionar en los cánceres de mama HER2 *low* (baja sobreexpresión).

HER2 pertenece a una cadena de señales que actúan finalmente sobre el núcleo celular activando la replicación del ADN y la proliferación celular.

En este momento, existen varios fármacos con actividad anti-HER2 demostrada.

Hay inhibidores orales de la tirosina-cinasa (neratinib, tucatinib y lapatinib), anticuerpos monoclonales (trastuzumab, pertuzumab y margetuximab) e inmunoconjugados de anticuerpo y medicamento citostático (trastuzumab emtansina y trastuzumab deruxtecán) (**Fig. 10-4**).

Algunos de ellos se usan en combinación con quimioterapia y con hormonoterapia. Algunos tienen mayor efectividad sobre las metástasis cerebrales.

Estas son sus principales características:

- Trastuzumab: es un anticuerpo monoclonal humanizado IgG1 (inmunoglobulina G1) contra HER2. Se utiliza por vía intravenosa y subcutánea en mujeres premenopáusicas y posmenopáusicas y en hombres con cáncer de mama que sobreexpresan HER2. Tiene un perfil bajo de toxicidad, siendo preciso controlar un bajo nivel de riesgo (< 5 %) de miocardiopatía mediante ecocardiografía periódica.
- Pertuzumab: es un anticuerpo monoclonal que bloquea la dimerización entre HER2 y HER3 y, por lo tanto, de forma diferente, aunque sinérgica, respecto al trastuzumab. Se utiliza por vía intravenosa en mujeres premenopáusicas y posmenopáusicas y en hombres con cáncer de mama que sobreexpresa HER2. Se utiliza habitualmente en combinación con trastuzumab (recientemente comercializado por vía subcutánea) y un taxano. Puede combinarse con hormonoterapia. Su tolerancia es habitualmente buena y sus efectos secundarios son escasos, pero requiere vigilancia de los efectos secundarios sobre el corazón.
- Margetuximab: este fármaco es similar al trastuzumab en cuanto a que es un anticuerpo monoclonal IgG1 anti-HER2 con mayor afinidad para ciertas isoformas del receptor. Se utiliza en combinación con diferentes fármacos quimioterápicos en pacientes que ya han recibido, al menos, dos terapias dirigidas al HER2. Se administra por vía intravenosa una vez cada tres semanas. Este fármaco comporta el riesgo de causar problemas cardíacos y debe controlarse con ecocardiogramas periódicos.

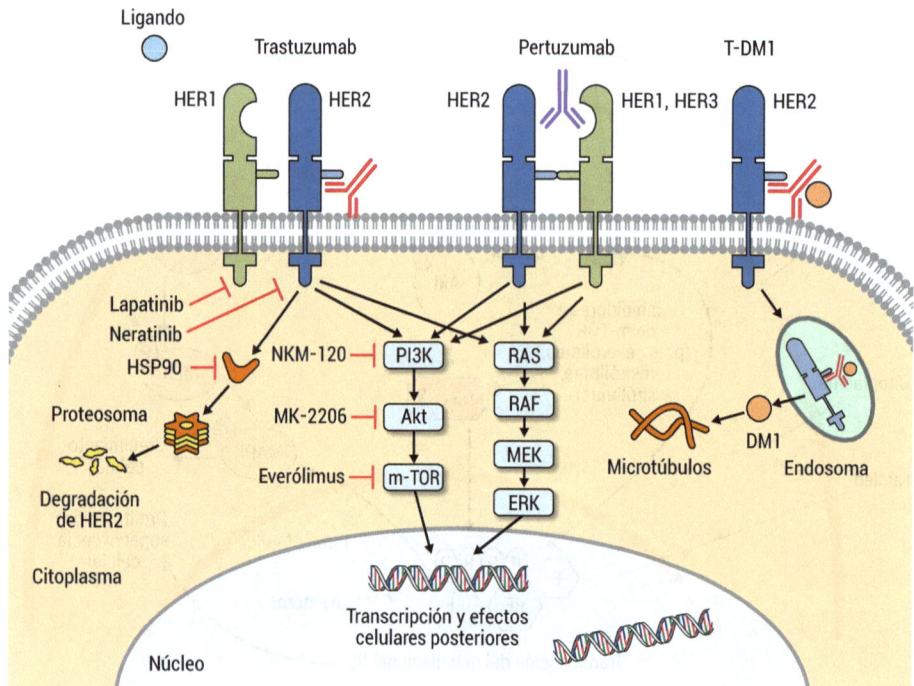

Figura 10-4. Terapias dirigidas frente al cáncer de mama avanzado HER-2. Akt: proteína-cinasa B; ERK: cinasa regulada por señales extracelulares (del inglés, *extracellular signal-regulated kinase*); DM1: mertansina; HER1: receptor 1 del factor de crecimiento epidérmico humano (del inglés, *human epidermal growth factor receptor 1*); HER2: receptor 2 del factor de crecimiento epidérmico humano (del inglés, *human epidermal growth factor receptor 2*); HER3: receptor 3 del factor de crecimiento epidérmico humano (del inglés, *human epidermal growth factor receptor 3*); MAPK: proteína-cinasa activada por mitógenos (del inglés, *mitogen-activated protein kinase*); MEK: MAP (proteína-cinasa activada por mitógenos) cinasa cinasa; m-TOR: diana de la rapamicina en las células de mamíferos (del inglés, *mammalian target of rapamycin*); PI3K: fosfatidilinositol-3-cinasa (del inglés, *phosphatidylinositol 3-kinase*).

- Pertuzumab, trastuzumab y hialuronidasa: es una combinación de pertuzumab, trastuzumab y hialuronidasa-zzxf en dosis única subcutánea. Se combina con docetaxel y puede ser administrada en el hospital de día o en el domicilio por un profesional sanitario. Los efectos secundarios más frecuentes cuando se administra con fármacos quimioterápicos son los propios de la quimioterapia, como la alopecia, las náuseas, la diarrea, la mielosupresión y la fatiga.
- Ado-trastuzumab emtansina o T-DM1: se utiliza actualmente en segunda o tercera línea. Es un inmunoconjugado que se compone de trastuzumab y DM1. El trastuzumab actúa sobre el receptor HER2 y sobre la vía PI3K. DM1 actúa uniéndose a la tubulina, inhibiendo su polimerización y deteniendo el ciclo celular en la fase G2/M, provocando la apoptosis. DM1 es entre 20 y 200 veces más potente que los taxanos y los alcaloides de la vinca. Se administra por vía intravenosa cada tres semanas. Como efectos secundarios posibles, aunque no probables, están las alteraciones cardíacas y la hepatotoxicidad.
- Trastuzumab deruxtecán: es la nueva indicación de segunda línea en el cáncer de mama metastásico HER2+ por haber demostrado mayor efectividad que T-DM1. Es un inmunoconjugado que se compone de trastuzumab y ocho moléculas de deruxtecán. El trastuzumab actúa sobre el receptor HER2 y sobre la vía PI3K. El deruxtecán es 10 veces más potente que el metabolito activo del irinotecán, el SN-38. El inmunoconjugado se liga al dominio extracelular del receptor de HER2, se internaliza y se escinde, liberando la carga citostática. Se administra por vía intravenosa cada tres semanas. El principal riesgo es la inducción de enfermedad pulmonar intersticial, con baja mortalidad si la detección es precoz.

- Tucatinib: es un inhibidor de las cinasas oral con acción anti-HER2. Se usa en combinación con capecitabina y trastuzumab. Tiene actividad en tercera línea o posteriores, incluso a nivel de metástasis cerebrales. Como efectos secundarios, puede producir diarrea y hepatopatía.
- Neratinib: es un inhibidor de las cinasas oral con acción anti-HER2. Se usa en combinación con capecitabina. Tiene actividad en tercera línea o posteriores, incluso a nivel de metástasis cerebrales. Como efectos secundarios, puede producir diarrea y hepatopatía.
- Lapatinib: es un inhibidor de las cinasas oral con acción anti-HER2. Se usa en combinación con capecitabina. Tiene actividad en tercera línea o posteriores. También puede combinarse con letrozol y con trastuzumab. Se difunde al cerebro y puede usarse cuando hay enfermedad del SNC. Como efectos secundarios, puede producir diarrea y hepatopatía.

Fármacos inmunoconjugados contra el antígeno 2 de la superficie celular del trofoblasto humano (anti-TROP-2): sacituzumab govitecán

El sacituzumab govitecán es un inmunoconjugado de un anticuerpo monoclonal que se liga al antígeno 2 de la superficie celular del trofoblasto humano (TROP-2; del inglés, *human trophoblast cell surface antigen 2*) con un quimioterápico, el SN-38, que inhibe la topoisomerasa I. Se utiliza por vía intravenosa los días 1 y 8 cada tres semanas. Está indicado en pacientes con tumores metastásicos triple negativos en progresión con quimioterapia. Sus efectos secundarios fundamentales son la neutropenia y la sepsis neutropénica, la anemia y la diarrea.

Fármacos inmunoterápicos: pembrolizumab

El pembrolizumab es un anticuerpo monoclonal humanizado IgG4/kappa que se liga al receptor de PD-1 (del inglés, *programmed death-1*). Está indicado en el tratamiento del cáncer de mama metastásico triple negativo en primera línea en combinación con quimioterapia (paclitaxel, nab-paclitaxel, gemcitabina o carboplatino) si el tumor tiene una expresión de PD-L1 con una puntuación positiva combinada (CPS; del inglés, *combined positive score*) > 10. Está indicado en tumores con inestabilidad de microsatélites alta (IMS-A) o deficiencia en la reparación de los errores de emparejamiento (MMR; del inglés, *mismatch repair*). Se administra cada tres o seis semanas por vía intravenosa. Los efectos secundarios fundamentales dependen de una hiperactivación del sistema inmunitario, con frecuentes manifestaciones de dermatitis autoinmunitaria y tiroiditis autoinmunitaria y, menos frecuentemente, alteración autoinmunitaria del colon, pulmón, hígado, riñón, miocardio y sistema nervioso. Puede provocar, por exceso de autoinmunidad, daño en cualquier órgano.

Fármacos específicos para fusiones *NTRK*

Es un tipo de tratamiento denominado «agnóstico», dado que puede ofrecerse a pacientes cuyo tumor tiene una fusión de *NTRK* (del inglés, *neurotrophic tropomyosin receptor kinase*), independientemente de la localización de origen. Los tumores metastásicos de mama con esta alteración molecular se benefician de estos tratamientos.

Existen dos fármacos en este momento, el entrectinib y el larotrectinib, que son inhibidores de las tirosina-cinasas y actúan contra las proteínas NTRK 1, 2 y 3 y TRKA (del inglés, *tropomyosin receptor kinase A*) B y C.

Estas alteraciones moleculares actúan acelerando la proliferación celular.

Son fármacos que se administran por vía oral.

Como efectos adversos más frecuentes, se encuentran la astenia, el estreñimiento, la disgeusia, el edema, los mareos, la diarrea, las náuseas, las disestesias, la disnea, la anemia, la alteración renal, los vómitos, la tos, la pirexia y las alteraciones cognitivas.

Fármacos específicos para mutación del gen *BRCA1* o *BRCA2*

Son los llamados inhibidores de la poli-adenosina-ribosa-polimerasa (PARP) y es un tipo de tratamiento destinado a bloquear la reparación del ADN en las células tumorales, provocando la apoptosis.

Están indicados para los cánceres de mama metastásicos HER2– con mutación germinal de los genes *BRCA1* y *BRCA2*.

El 80 % de los tumores en pacientes con mutaciones *BRCA1* son del subtipo triple negativo.

El 75 % de los tumores en pacientes con mutaciones *BRCA2* son del subtipo luminal.

Mejoran la supervivencia sin progresión y, probablemente, mejoran la supervivencia general y las tasas de respuesta tumoral. Los fármacos son:

- Olaparib: impide uno de los mecanismos de reparación del ADN. Es especialmente eficaz en tumores que tienen alterada la vía de reparación del ADN conocida como recombinación homóloga. Está indicado como monoterapia para el tratamiento de pacientes adultas con cáncer de mama localmente avanzado o metastásico HER2–, que tiene mutaciones germinales en *BRCA1* y *BRCA2*.
  Las pacientes deben haber recibido tratamiento previo con una antraciclina y un taxano en (neo)adyuvancia o para la enfermedad metastásica, salvo contraindicación para su administración.
  Se administra por vía oral.
  Los efectos secundarios más frecuentes incluyen fatiga, anemia, náuseas y vómitos, dolor de cabeza, diarrea, disminución del apetito, alopecia y alteraciones hematológicas.
- Talazoparib: actúa inhibiendo la PARP (iPARP) por un doble mecanismo, mediante la inhibición directa de la PARP a través de su acción catalítica y mediante un fenómeno de *trapping*, por el que se une a la proteína PARP y no se disocia fácilmente del ADN. Esto impide la reparación, replicación y transcripción del ADN.
  Se administra por vía oral.
  El principal efecto secundario es la toxicidad hematológica.

Fármacos antirresortivos

Son los bisfosfonatos y el denosumab. En principio, el objetivo de estos fármacos es reducir el riesgo de metástasis óseas, dolor óseo, fracturas patológicas e hipercalcemia.

Las principales características de estos fármacos son las siguientes:

- Bisfosfonatos (ácido zoledrónico, pamidronato): de acuerdo con el metanálisis de Cochrane, en las pacientes con enfermedad avanzada sin afectación ósea, los bisfosfonatos no redujeron el riesgo de que el cáncer se disemine a los huesos y tampoco se prolongó la supervivencia. En las pacientes con diseminación ósea de la enfermedad, los bisfosfonatos redujeron las complicaciones (fracturas y dolor de huesos) y mejoraron el tiempo de supervivencia. La calidad de vida mejoró ligeramente.
  Actúan sobre el hueso inhibiendo la acción de los osteoclastos, que son las células encargadas de la resorción ósea y, por ello, favorece el aumento de la densidad del hueso y disminuye el riesgo de fracturas vertebrales y de cadera en las pacientes afectadas de osteoporosis. Como efectos secundarios destacables, están la hipocalcemia, la osteonecrosis mandibular y el escaso riesgo de nefropatía.
- Denosumab: reduce el riesgo de complicaciones esqueléticas del cáncer como el dolor o las fracturas patológicas, la compresión medular o los requerimientos de cirugía o radioterapia en comparación con los bisfosfonatos, pero no mejora la supervivencia en comparación con ellos.
  El denosumab es un anticuerpo monoclonal humano (IgG2) que se une con gran afinidad y especificidad al ligando del receptor activador del factor nuclear κ B (RANKL; del inglés, *receptor activator of nuclear factor κ B ligand*), que es una proteína que activa al osteoclasto al unirse a un receptor de superficie de estas células. Esta

interacción entre RANKL y su ligando de la superficie del osteoclasto produce activación de estas células, con las consecuencias de aumento de resorción y destrucción ósea. La interacción del denosumab con el RANKL provoca la reducción del número de osteoclastos y bloquea su función.

PAPEL DE LOS TRATAMIENTOS LOCALES (CIRUGÍA Y RADIOTERAPIA) EN EL CÁNCER DE MAMA METASTÁSICO Y OLIGOMETASTÁSICO

En las pacientes con cáncer de mama metastásico al inicio, el planteamiento eficiente en términos de supervivencia se dirige a los tratamientos sistémicos dirigidos según el fenotipo tumoral:

- Los tratamientos locales sobre la mama/axila en pacientes metastásicas no han demostrado aumento de supervivencia, pero pueden tener un papel muy importante en casos concretos donde es necesario paliar los efectos sobre la paciente. Sería el caso de la afectación sintomática de la mama por infiltración tumoral (sangrado, dolor, infección secundaria, etc.) o a nivel locorregional (linfedema, infiltración del plexo a nivel axilar, etcétera).
- Los tratamientos locales fuera de la mama/axila tienen todo su sentido como herramienta paliativa si hay dolor intratable, compresión medular, metástasis en el SNC y, en general, si pueden ofrecer una paliación adecuada de los síntomas de la paciente.

Si la enfermedad sistémica está controlada, pero la enfermedad en la mama o la axila está siendo sintomática, puede realizarse cirugía y/o radioterapia para el control de los síntomas o para evitar complicaciones locorregionales.

Hay otros dos escenarios distintos de tratamiento local de las lesiones sintomáticas que requieren paliación:

- El tratamiento del tumor primario de la mama/axila en pacientes metastásicas desde el principio: como norma general, las pacientes asintomáticas a nivel locorregional deben centrar su terapia en el tratamiento sistémico.
Los ensayos clínicos publicados en este escenario de tratamiento quirúrgico —y, en ocasiones, radioterápico— sobre la mama/axila, algunas veces, al principio del proceso terapéutico y, otras, después del tratamiento sistémico, no han demostrado en su mayoría impacto en la supervivencia y algunos tienen sesgo de selección o reclutamiento insuficiente. Los ensayos clínicos publicados no son concluyentes para recomendar un tratamiento locorregional sobre el tumor primario/axila en pacientes asintomáticas con enfermedad sistémica, aunque cada caso debería evaluarse en el comité de tumores.
- El tratamiento local de las lesiones secundarias en la enfermedad oligometastásica: se entiende por enfermedad oligometastásica cuando hay un máximo de cinco lesiones en total (no tienen que ser en el mismo órgano) y todas tienen que ser subsidiarias de tratamiento local. En principio, y aun con escasa evidencia de incremento de la supervivencia, se admite el tratamiento locorregional de las lesiones metastásicas con cirugía y/o radioterapia cuando ha habido una buena respuesta al tratamiento sistémico con buen control de la enfermedad. En estos casos, debe evaluarse de forma multidisciplinaria el tratamiento locorregional de la mama/axila.

TRATAMIENTO DE LOS CÁNCERES DE MAMA METASTÁSICOS LUMINALES (RH+) HER2–

Los tumores luminales HER 2– tienen REg y/o RPg positivos y representan el 78 % de los cánceres de mama.

Este tipo de tumores pueden presentarse en mujeres premenopáusicas o posmenopáusicas y tiene un tratamiento diferente.

Las pacientes premenopáusicas pueden ser tratadas con los mismos esquemas que las posmenopáusicas siempre que se sometan a castración quirúrgica o farmacológica con inhibidores de la LHRH (goserelina, etc.). La castración quirúrgica tiene un efecto más rápido y evita el aumento de estrógenos que inicialmente inducen los inhibidores de la LHRH.

Es importante determinar la secuencia temporal de la recaída o progresión de la enfermedad con respecto a la terapia hormonal antiestrogénica previa.

Esta relación temporal clasifica el grado de resistencia.

Se entiende como *resistencia primaria a la terapia antiestrogénica* cuando se produce en dos circunstancias:

- Cuando la enfermedad progresa durante los dos primeros años de la adyuvancia con antiestrógenos (duración habitual entre cinco y ocho años).
- Cuando progresa durante los seis primeros meses del tratamiento antiestrogénico de primera línea para el cáncer de mama metastásico.

Se entiende como *resistencia secundaria o adquirida a la terapia antiestrogénica* en una de estas tres circunstancias:

- Cuando la enfermedad progresa durante el tratamiento adyuvante, pero después de dos años del inicio.
- Cuando la enfermedad progresa después del tratamiento adyuvante, pero dentro de los 12 meses desde la finalización.
- Cuando la enfermedad progresa después de seis meses de tratamiento de primera línea para el cáncer de mama metastásico.

La primera línea de tratamiento preferente para pacientes posmenopáusicas con tumores que expresan receptores hormonales (RH) y son HER2–, sin crisis viscerales, es la combinación de hormonoterapia (letrozol, anastrozol, exemestano o fulvestrant) con inhibidores de las cinasas dependientes de ciclinas (palbociclib, ribociclib o abemaciclib).

Esta combinación ha reemplazado en la mayoría de los casos a la utilización exclusiva de terapia antiestrogénica en sus diferentes formas.

Han demostrado eficacia en cánceres metastásicos *de novo* y en los que se producen en pacientes previamente diagnosticadas y tratadas en estadios localizados. También son eficaces en cánceres con resistencia primaria y secundaria o adquirida.

Pueden ofrecerse también a las mujeres premenopáusicas a las que se ha realizado castración quirúrgica o tratamiento con agonistas parciales de la LHRH.

Asimismo, pueden ofrecerse a mujeres con tratamiento antiestrogénico previo e, incluso, a pacientes que han recibido esta combinación previamente si el intervalo libre de progresión desde su interrupción es mayor de 12 meses, aunque los datos son más escasos.

La combinación puede usarse en el cáncer de mama metastásico en el varón, pero requiere también la adición de inhibidores de la LHRH.

Cuando la paciente ha recibido previamente un inhibidor de la aromatasa en adyuvancia o como tratamiento de la enfermedad y ha progresado durante el tratamiento o antes de 12 meses de este, es conveniente introducir en la combinación fulvestrant en vez de inhibidores de la aromatasa.

Con respecto a los tres inhibidores de las cinasas (palbociclib, ribociclib, abemaciclib), no hay evidencia de superioridad de uno sobre otro. La posología y el perfil de toxicidad es también algo diferente.

La combinación de hormonoterapia e inhibidores de las cinasas es superior a la hormonoterapia en términos de supervivencia libre de progresión, que es el tiempo que pasa desde que se inicia el tratamiento hasta que progresa la enfermedad.

La supervivencia libre de progresión para el tratamiento combinado de hormonoterapia e inhibidores de las cinasas es de, aproximadamente, dos años. Las pacientes posteriormente progresan de forma generalizada.

Un enfoque práctico de tratamiento de los tumores de mama luminales metastásicos podría ser el siguiente:

- En primera línea y en pacientes de alto riesgo por comorbilidad y una puntuación en la escala ECOG (*Eastern Cooperative Oncology Group*) de 2-3, una opción podría ser la hormonoterapia exclusiva con inhibidores de la aromatasa o fulvestrant.
- En primera línea en pacientes sin comorbilidad reseñable, la preferencia es la combinación de cualquiera de los inhibidores de las cinasas con inhibidores de la aromatasa, siempre que no haya riesgo de fracaso funcional inmediato de órganos como el hígado o el pulmón, en cuyo caso, se requiere quimioterapia.
- Si hay progresión a esta primera línea y no hay crisis visceral, se debe cambiar a fulvestrant e inhibidor de la aromatasa en función del tratamiento previo.
- Si hay progresión y no hay crisis visceral, se puede ofrecer tratamiento con everólimus e inhibidores de la aromatasa o fulvestrant.
- Otra opción, si tiene mutaciones de *PI3K*, es cambiar a alpelisib-fulvestrant.
- Si tiene mutaciones en *BRCA* o *PALB*, otra alternativa es la utilización de inhibidores de la PARP (olaparib o talazoparib).
- Siempre que haya riesgo de fracaso funcional visceral o que se hayan agotado las líneas previas de hormonoterapia y terapias dirigidas, hay que utilizar la quimioterapia. En las pacientes sin riesgo inminente, es mejor la monoterapia, reservando las combinaciones para los casos en los que se requiera un tratamiento más enérgico.

- En los casos en los que se ha usado quimioterapia en primera línea por enfermedad visceral grave y mejora adecuadamente, se puede cambiar y mantener con inhibidores de las cinasas más inhibidores de la aromatasa o fulvestrant.
- Si se requiere quimioterapia, la primera opción, si no ha tenido quimioterapia adyuvante previa o han pasado más de 12 meses, es un taxano (docetaxel o paclitaxel) o una antraciclina (doxorubicina o epirubicina) y, como alternativas a la enfermedad en progresión, han demostrado efectividad la eribulina, la capecitabina, la vinorelbina, la gemcitabina y los derivados del platino (carboplatino y cisplatino).
- Si no están indicadas o lo han recibido antes de 12 meses en adyuvancia, podría haber indicación de utilizar nab-paclitaxel o doxorubicina liposomal.

También es una opción la combinación de capecitabina o paclitaxel con bevacizumab.

La quimioterapia elegida se debe mantener hasta la progresión de la enfermedad o toxicidad limitante, salvo decisión contraria de la paciente, que debe ser informada adecuadamente de los riesgos y beneficios de la terapia.

La supervivencia libre de progresión de la monoterapia con quimioterapia tras progresión a inhibidores de las ciclinas/hormonoterapia es de cuatro meses aproximadamente.

TRATAMIENTO DE LOS CÁNCERES DE MAMA METASTÁSICOS RH+, HER 2+

Este subtipo tumoral expresa REg y/o RPg y sobreexpresa HER2. Representa el 10 % de los cánceres de mama.

Tratamiento de primera línea

El tratamiento inicial en primera línea de estos tumores metastásicos va a depender de si existe o no una contraindicación para utilizar quimioterapia y si han recibido o no fármacos anti-HER2 en adyuvancia:

- Pacientes que no han recibido adyuvancia con anti-HER2: en el caso de que no haya contraindicación para el uso de citostáticos por las condiciones de la paciente, el tratamiento de elección es la combinación de trastuzumab y pertuzumab junto con un taxano (docetaxel o paclitaxel) durante un mínimo de seis ciclos, para luego continuar sin el taxano y con trastuzumab y pertuzumab hasta progresión o toxicidad limitante.

En el tratamiento de mantenimiento, se puede agregar terapia hormonal con inhibidores de la aromatasa o fulvestrant, salvo que sea premenopáusica, en cuyo caso, puede utilizarse tamoxifeno o proceder a castración quirúrgica o con inhibidores de la LHRH, y entonces puede hacerse igual que en las pacientes posmenopáusicas.

Si, por el contrario, la paciente no debe recibir quimioterapia en primera línea por edad y condiciones de comorbilidad, el tratamiento ideal es el trastuzumab y el pertuzumab, con tratamiento hormonal con inhibidores de la aromatasa o fulvestrant si es posmenopáusica.

Igualmente, en las premenopáusicas, se puede hacer castración quirúrgica o farmacológica y proceder como en las posmenopáusicas o utilizar tamoxifeno.

Este tratamiento se mantendrá hasta progresión o toxicidad limitante.

- Pacientes que han recibido adyuvancia con anti-HER2: si la recurrencia se produce antes de un año de haber concluido la adyuvancia, se recomienda pasar a un tratamiento de segunda línea en vez de continuar con pertuzumab-trastuzumab.

Si la recurrencia es después de 12 meses, se puede intentar el tratamiento con taxanos y pertuzumab-trastuzumab o bien continuar con la segunda línea, según las circunstancias de la paciente.

Tratamiento de segunda línea

Cuando la paciente progresa a la primera línea, hasta hace relativamente poco tiempo, el tratamiento de elección era el T-DM1 (trastuzumab emtansina), inmunoconjugado con funcionalidad anti-HER2 y citostático.

Sin embargo, recientemente, el ensayo DESTINY Breast 03, liderado por el Dr. Javier Cortés en el ámbito internacional, ha demostrado una clara superioridad en este escenario de segunda línea respecto a T-DM1, mejorando muy claramente las tasas de progresión o muerte.

Las pacientes habían sido tratadas en primera línea con trastuzumab y un taxano (**Figs. 10-5**, **10-6** y **10-7**).

Las pacientes en progresión a la primera línea de taxano-pertuzumab-trastuzumab con metástasis cerebrales sintomáticas que no requieren actuación quirúrgica inmediata se pueden tratar en segunda línea con trastuzumab deruxtecán o con la combinación de tucatinib-trastuzumab y capecitabina, que, de acuerdo con los datos del estudio HER2CLIMB, tiene una notable actividad, incluso en

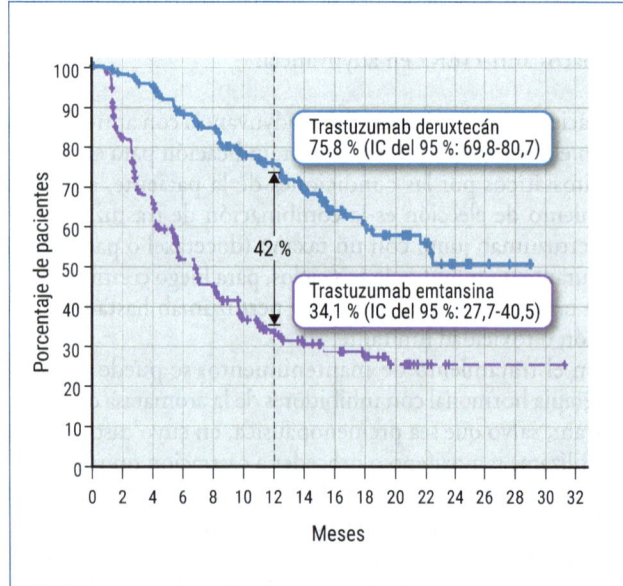

Figura 10-5. Resultados de supervivencia libre de progresión del estudio DESTINY-Breast03.
IC: intervalo de confianza.

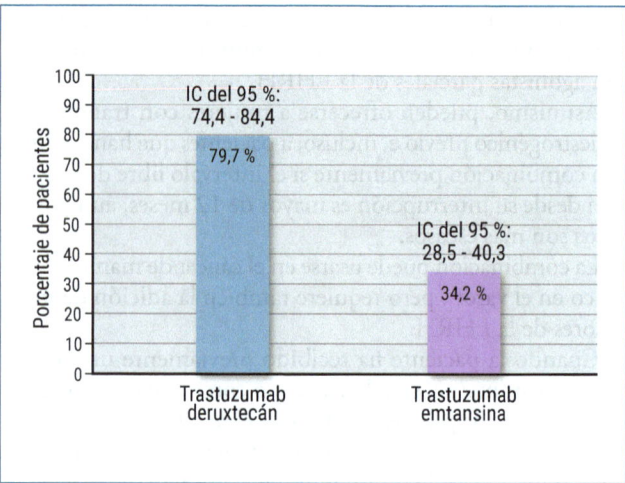

Figura 10-6. Resultados de tasa de respuesta global del estudio DESTINY-Breast03.
IC: intervalo de confianza.

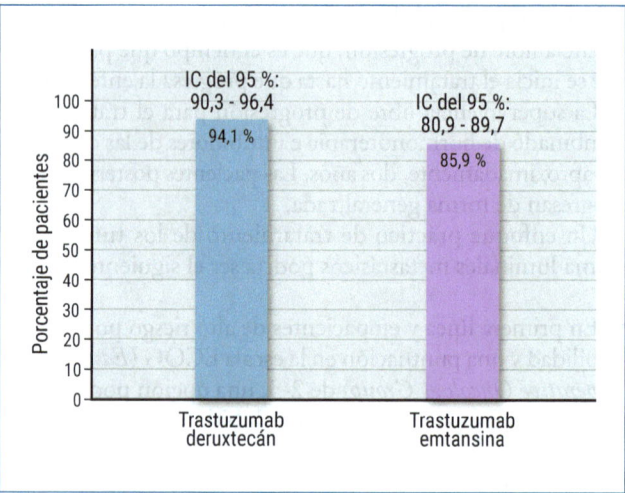

Figura 10-7. Resultados de supervivencia global a los 12 meses del estudio DESTINY-Breast03.
IC: intervalo de confianza.

las tratadas previamente en segunda línea con T-DM1 (**Figs. 10-8**, **10-9**, **10-10** y **10-11**).

Tratamiento de tercera línea y posteriores

El tratamiento de las pacientes que han progresado a dos líneas de tratamiento anti-HER2 previas debe hacerse en función de los tratamientos previos recibidos:

- Si ha recibido en primera línea taxano-pertuzumab-trastuzumab y en segunda línea T-DM1: si no hay complicaciones conocidas del SNC, la tercera línea podría ser tucatinib-capecitabina-trastuzumab y, a la progresión, la cuarta línea con trastuzumab deruxtecán.

También puede hacerse a la inversa, comenzando en tercera línea con trastuzumab deruxtecán y, a la progresión, la cuarta línea con tucatinib-capecitabina-trastuzumab.

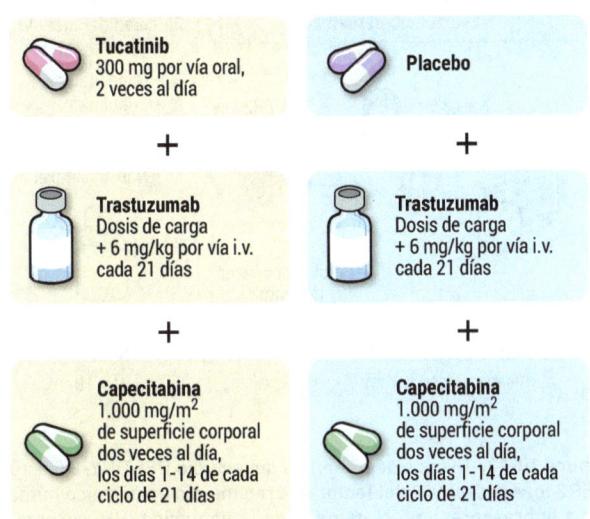

Figura 10-8. Grupos de tratamiento del estudio HER2CLIMB. i.v.: intravenosa.

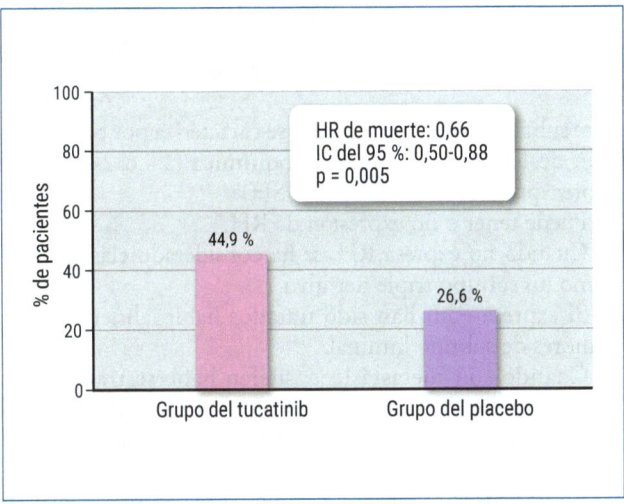

Figura 10-10. Resultados de supervivencia global a los dos años del estudio HER2CLIMB.
HR: cociente de riesgos instantáneos (del inglés, *hazard ratio*); IC: intervalo de confianza; *p*: nivel de significación estadística.

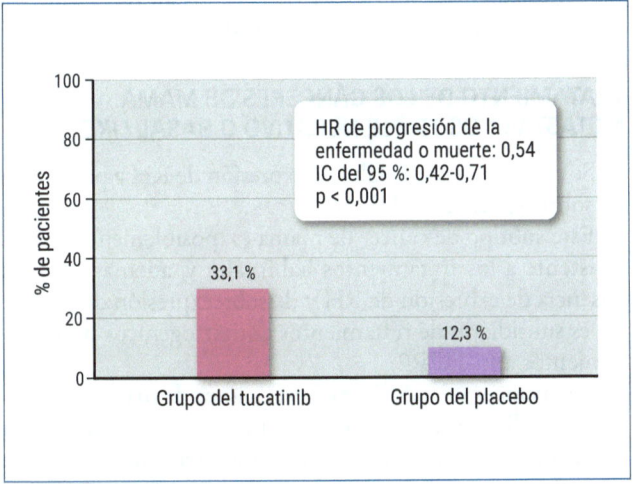

Figura 10-9. Resultados de supervivencia libre de progresión a un año del estudio HER2CLIMB.
HR: cociente de riesgos instantáneos (del inglés, *hazard ratio*); IC: intervalo de confianza; *p*: nivel de significación estadística.

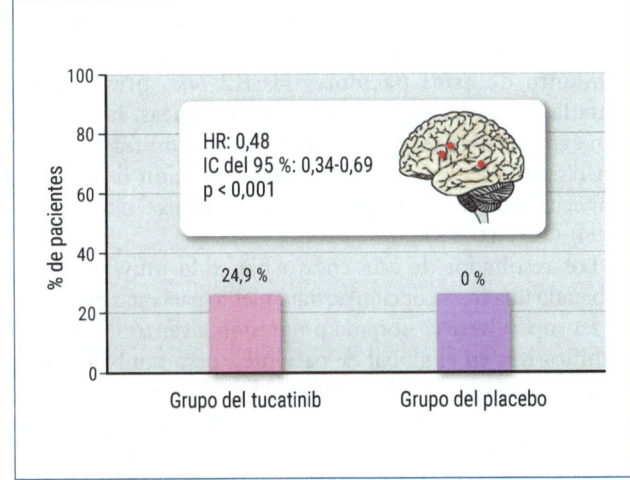

Figura 10-11. Resultados de supervivencia libre de progresión a un año en pacientes con metástasis cerebral del estudio HER2CLIMB.
HR: cociente de riesgos instantáneos (del inglés, *hazard ratio*); IC: intervalo de confianza; *p*: nivel de significación estadística.

- A la progresión a la cuarta línea, se puede iniciar una quinta línea con diferentes fármacos en el orden que se prefiera, en función de las características de las pacientes y la toxicidad predecible.
  Los fármacos son los siguientes:
  – Trastuzumab-lapatinib o
  – Trastuzumab con quimioterapia o
  – Margetuximab con quimioterapia o
  – Neratinib con quimioterapia.
- Si ha recibido en primera línea taxano-pertuzumab-trastuzumab y en segunda línea trastuzumab deruxtecán: si no hay complicaciones conocidas del SNC, la tercera línea podría ser tucatinib-capecitabina-trastuzumab y, a la progresión, la cuarta línea con T-DM1.

También puede hacerse a la inversa, comenzando en tercera línea con T-DM1 y, a la progresión, la cuarta línea con tucatinib-capecitabina-trastuzumab.
Una vez que progresan a la cuarta línea, las alternativas, de nuevo, son las siguientes:
– Trastuzumab-lapatinib o
– Trastuzumab con quimioterapia o
– Margetuximab con quimioterapia o
– Neratinib con quimioterapia.
En las pacientes con síntomas derivados de las metástasis cerebrales, si tienen menos de 10 lesiones, se puede realizar cirugía inicial y luego irradiar; si tienen más de 10 lesiones, se ha de hacer irradiación directamente.
En las pacientes con mal pronóstico respecto a las metástasis cerebrales, se debe proceder a la irradiación holocraneal.

TRATAMIENTO DE LOS TUMORES HER2 *LOW* (HERCEPTEST 1+/+++ O 2+/+++ SIN SOBREEXPRESIÓN POR FISH) PREVIAMENTE TRATADOS

Este subtipo de cáncer de mama se caracteriza por baja expresión de HER2 en inmunohistoquímica (1+ o 2+/+++ sin sobreexpresión de HER2 por FISH).

Puede tener o no expresión de RH.

Cuando no expresa RH, se ha considerado clásicamente como un subtipo triple negativo.

Si expresa RH, han sido tratados habitualmente como tumores de subtipo luminal.

Cuando son metastásicos, suelen haberse tratado con diferentes esquemas que pueden haber incluido quimioterapia y hormonoterapia en adyuvancia según el subtipo tumoral.

Ahora, tras la progresión y como parte del tratamiento de la enfermedad metastásica, pueden tener una nueva opción de tratamiento.

Los fármacos más clásicos para el tratamiento de los tumores HER2+++ como trastuzumab, pertuzumab, lapatinib, etc., no habían tenido efecto sobre estas pacientes HER2 *low*.

Recientemente, se han publicado los resultados del ensayo DESTINY-Breast 04, en el que se compara el tratamiento de estas pacientes HER2 *low*, previamente tratadas, más del 60 % con tres o más líneas, la mayoría con expresión de receptores hormonales, con trastuzumab deruxtecán frente a quimioterapia a elección del médico (capecitabina, eribulina, gemcitabina, paclitaxel o nab-paclitaxel) (**Fig. 10-12**).

Los resultados de este ensayo han sido muy positivos, habiendo una nueva opción de tratamiento para estas pacientes.

La supervivencia libre de progresión alcanzó diferencias significativas en el global de pacientes, pero también en los subgrupos con o sin RH positivos (**Fig. 10-13**).

También la supervivencia global mejoró en el global de las pacientes tratadas con trastuzumab deruxtecán, así como en los subgrupos con RH positivos y negativos (**Fig. 10-14**).

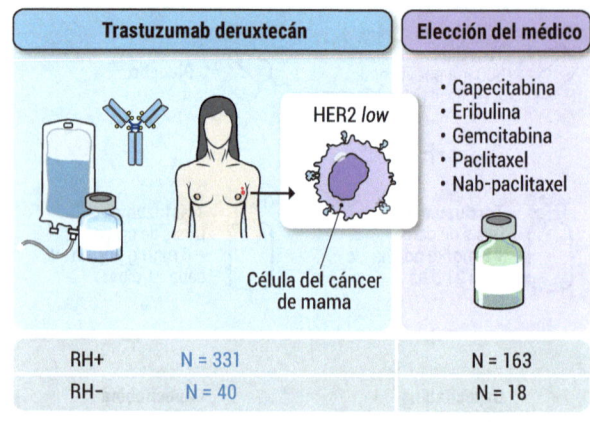

Figura 10-12. Grupos de pacientes del estudio DESTINY-Breast04. HER2 *low*: receptor 2 del factor de crecimiento epidérmico humano (baja sobreexpresión); N: tamaño de la población; RH: receptores hormonales.

El trastuzumab deruxtecán es un nuevo estándar de tratamiento para pacientes HER2 *low*, con o sin RH positivos, previamente tratadas para enfermedad metastásica.

TRATAMIENTO DE LOS CÁNCERES DE MAMA METASTÁSICOS TRIPLE NEGATIVO O BASAL *LIKE*

Se caracteriza por la falta de expresión de RH y por la falta de sobreexpresión de HER2.

Este subtipo de cáncer de mama es, posiblemente, el más resistente a los tratamientos habituales y, además, dada la ausencia de expresión de RH y de sobreexpresión de HER2, no es subsidiario de tratamientos antiestrogénicos ni de tratamientos anti-HER2.

Los avances terapéuticos en este tumor de mal pronóstico se han realizado recientemente, aunque aún se está lejos de tener un pronóstico favorable para estas pacientes, ya que la supervivencia mediana se estima en unos 12 meses.

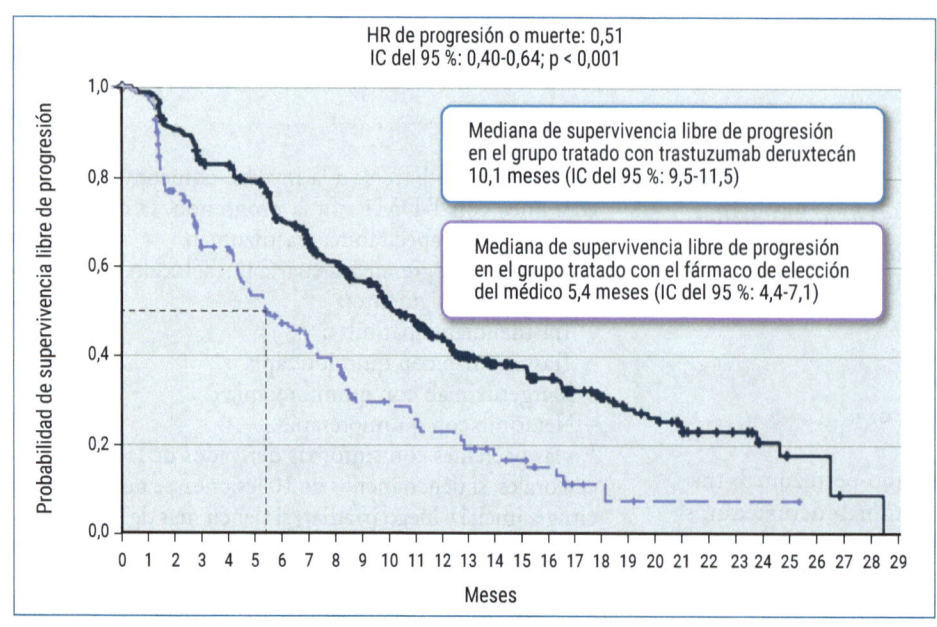

Figura 10-13. Mediana de supervivencia libre de progresión en el grupo de pacientes con tumores que expresan receptores hormonales del estudio DESTINY-Breast04.
HR: cociente de riesgos instantáneos (del inglés, *hazard ratio*); IC: intervalo de confianza; *p*: nivel de significación estadística.

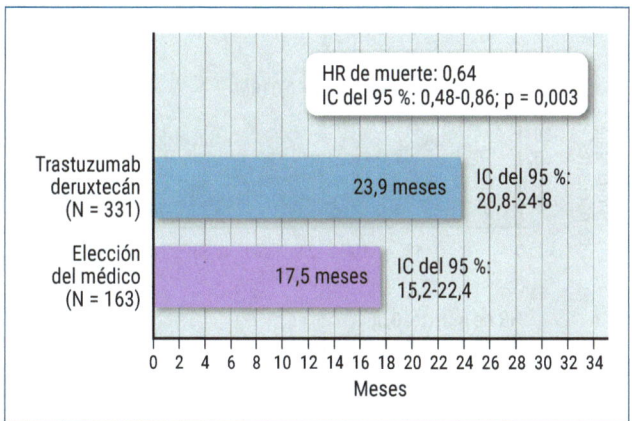

Figura 10-14. Mediana de supervivencia global en el grupo de pacientes con tumores que expresan receptores hormonales del estudio DESTINY-Breast04.
HR: cociente de riesgos instantáneos (del inglés, *hazard ratio*); IC: intervalo de confianza; N: tamaño de la población; *p*: nivel de significación estadística.

Para el manejo práctico de estas pacientes, es obligado confirmar el estado de triple negativo mediante biopsia de la lesión metastásica más accesible, evitando la biopsia ósea, dadas las mayores dificultades de manejo de la muestra y de obtención de resultados fiables. En principio, es mejor biopsia de tejido que biopsia líquida para obtener ADN circulante de células tumorales o estas mismas células.

Se considera que el paso siguiente, una vez confirmada la triple negatividad para REg, RPg y HER2, es la valoración del estado de PD-L1, la existencia de mutaciones germinales de los genes *BRCA1* y *BRCA2* y *PALB*, la inestabilidad de

microsatélites, la carga mutacional del tumor y la posibilidad de fusiones de *NTRK*.

Los tumores con inmunohistoquímica para HER2 con resultado de +/+++ o ++/+++ con FISH para HER2 sin amplificación deben ser manejados específicamente como HER2 *low*.

A estas pacientes, hay que reestadificarlas completamente, incluyendo la detección de metástasis en el SNC mediante RMN cerebral.

Una vez definidos los parámetros previos, la actuación sería la que se expone a continuación.

Tratamiento de primera línea

Pacientes con expresión de PD-L1 y sin mutaciones germinales de BRCA 1 y 2 o PALB

El tratamiento inicial habitual es un esquema de quimioterapia con inmunoterapia asociada.

La combinación de atezolizumab y nab-paclitaxel, evaluada en el ensayo IMpassion130 en pacientes con 12 meses de intervalo libre de enfermedad respecto al tratamiento quimioterápico adyuvante previo, ha conseguido la aprobación de la Agencia Europea de Medicamentos (EMA; del inglés, *European Medicines Agency*), no así de la Food and Drug Administration (FDA) de los Estados Unidos, por falta de datos confirmatorios.

En pacientes con expresión de PD-L1, ha obtenido un incremento en la supervivencia global respecto a las pacientes tratadas con nab-paclitaxel y placebo sin atezolizumab (**Fig. 10-15**).

Sin embargo, en el ensayo IMpassion131, la combinación de atezolizumab con paclitaxel no logró beneficios en

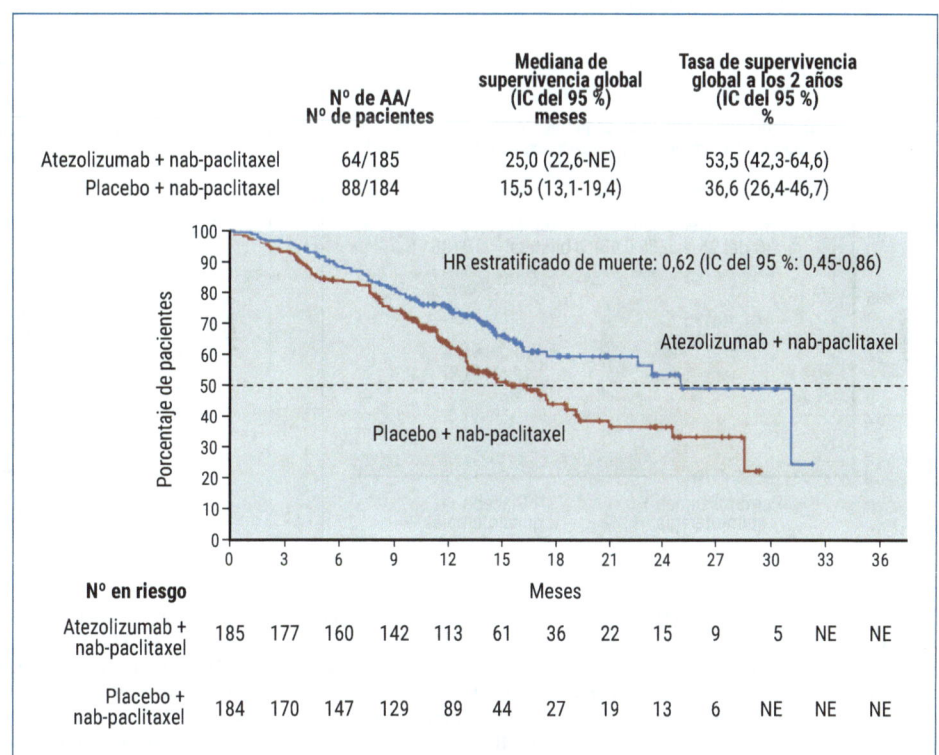

Figura 10-15. Resultados de supervivencia global en el subgrupo PD-L1 positivo del estudio IMpassion130.
AA: acontecimientos adversos; HR: cociente de riesgos instantáneos (del inglés, *hazard ratio*); IC: intervalo de confianza; NE: no evaluable; PD-L1: ligando 1 de la proteína 1 de muerte celular programada (del inglés, *programmed cell death protein 1-ligand 1*).

la supervivencia libre de enfermedad ni en la supervivencia global respecto al paclitaxel-placebo.

En el ensayo KEYNOTE-355, se ha demostrado que la combinación de pembrolizumab con quimioterapia (nab-paclitaxel, paclitaxel o gemcitabina/carboplatino) en pacientes que progresan seis o más meses después de la adyuvancia con quimioterapia mejora la supervivencia libre de progresión (9,7 meses frente a 5,6 meses; cociente de riesgos instantáneos [HR; del inglés, *hazard ratio*]: 0,65) y la supervivencia global (23,0 meses frente a 16,1 meses; HR: 0,73) con respecto a la quimioterapia en pacientes con expresión de PD-L1 (CPS > 10), siendo un nuevo estándar para esta población de pacientes.

También se objetivó una mayor tasa de respuesta global (del 52,7 % frente al 40,8 %) y un mayor control de la enfermedad (del 65,0 % frente al 54,4 %) (**Fig. 10-16**).

La mediana de duración de la respuesta en pacientes con CPS > 10 tratadas con pembrolizumab y quimioterapia fue de 12 meses.

Sin embargo, si el punto de corte de expresión de PD-L1 medido por CPS en vez de ser ≥ 10 era ≥ 1, no se lograba significación estadística en la supervivencia global cuando se comparaba quimioterapia y pembrolizumab frente a quimioterapia y placebo (**Figs. 10-17** y **10-18**).

No hay datos robustos que avalen el tratamiento de mantenimiento con inmunoterapia sola con pembrolizumab tras la inducción con tratamiento con pembrolizumab y quimioterapia.

Pacientes con expresión de PD-L1 con CPS < 10 y sin mutaciones germinales de BRCA1 y 2 o PALB

En estos casos, la primera línea es quimioterapia y puede variar en función de la que haya realizado la paciente previa-

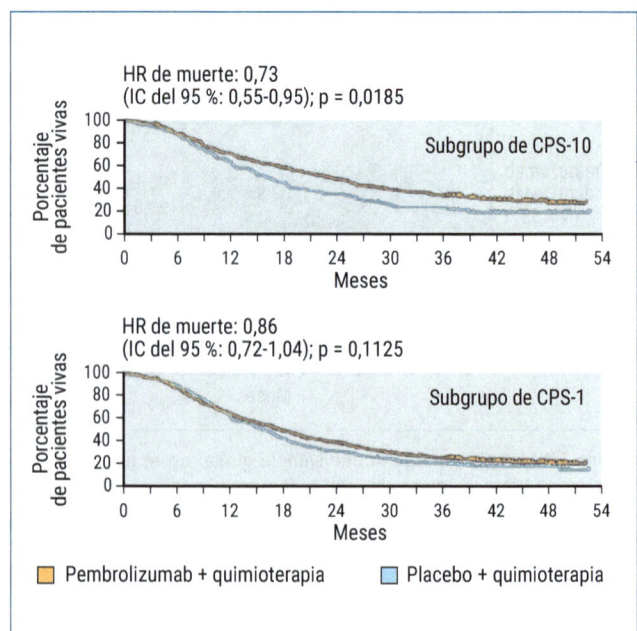

Figura 10-17. Resultados de supervivencia global del estudio KEYNOTE-355.
CPS: puntuación positiva combinada (del inglés, *combined positive score*); HR: cociente de riesgos instantáneos (del inglés, *hazard ratio*); IC: intervalo de confianza; *p*: nivel de significación estadística.

mente en adyuvancia, siendo las antraciclinas y los taxanos la elección, salvo tratamiento reciente.

Otra posibilidad es utilizar nab-paclitaxel y carboplatino en combinación, ya que ha demostrado superioridad en supervivencia libre de enfermedad respecto a carboplatino y gemcitabina y nab-paclitaxel y gemcitabina.

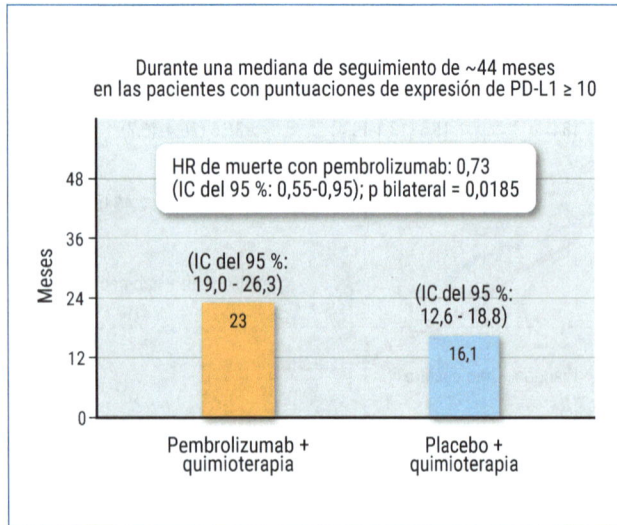

Figura 10-16. Resultados de la mediana de supervivencia global del estudio KEYNOTE-355.
HR: cociente de riesgos instantáneos (del inglés, *hazard ratio*); IC: intervalo de confianza; *p*: nivel de significación estadística; PD-L1: ligando 1 de la proteína 1 de muerte celular programada (del inglés, *programmed cell death protein 1-ligand 1*).

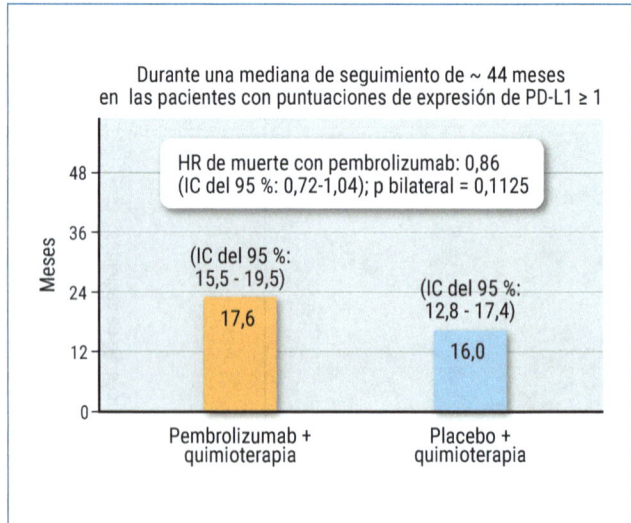

Figura 10-18. Resultados de la mediana de supervivencia global del estudio KEYNOTE-355.
HR: cociente de riesgos instantáneos (del inglés, *hazard ratio*); IC: intervalo de confianza; *p*: nivel de significación estadística; PD-L1: ligando 1 de la proteína 1 de muerte celular programada (del inglés, *programmed cell death protein 1-ligand 1*).

De nuevo, la monoterapia tiene menos efectos secundarios que la combinación de fármacos, pero, si puede haber riesgo de fracaso funcional orgánico, se deben asociar fármacos para lograr el máximo efecto.

La combinación de paclitaxel o capecitabina con bevacizumab está aprobada en Europa, pero no en Estados Unidos, y se basa en una discreta mejora de la supervivencia libre de enfermedad de 2,7 meses, con mayores efectos secundarios y alto coste económico.

Pacientes con expresión de PD-L1 con CPS < 10 y con mutaciones germinales de BRCA1 y 2 o PALB

Aproximadamente, el 5 % de todos los cánceres de mama tienen mutación *BRCA*, pero el 25 % de las pacientes diagnosticadas de cáncer de mama triple negativo tienen una mutación de línea germinal *BRCA1* o *BRCA2*. Estas pacientes suelen tener antecedentes familiares de cáncer de mama, suelen ser más jóvenes o pertenecientes a la etnia judía askenazí.

En estas pacientes, se recomienda la utilización de inhibidores de la PARP.

El olaparib y el talazoparib están actualmente aprobados como monoterapia para el tratamiento del cáncer de mama triple negativo metastásico con mutación de línea germinal *BRCA1* o *BRCA2*, según los resultados de dos ensayos de fase III: OlympiAD y EMBRACA.

Olaparib

La ficha técnica que aprueba su indicación para Europa es la siguiente: «monoterapia para el tratamiento de pacientes adultos con mutaciones germinales *BRCA1/2*, que tienen cáncer de mama localmente avanzado o metastásico HER2 negativo. Los pacientes deberían haber sido tratados previamente con una antraciclina y un taxano en (neo)adyuvante o tratamiento metastásico a menos que los pacientes no fueran aptos para estos tratamientos (ver sección 5.1). Los pacientes con cáncer de mama positivo para receptores hormonales también deben haber progresado durante o después de la terapia endocrina previa, o deben considerarse inadecuados para la terapia endocrina».

Existen discrepancias con respecto a la necesidad de que se haya dado previamente a estas pacientes quimioterapia con taxanos y antraciclina y, posiblemente, haya beneficio sin que esto se haya producido.

En el estudio OlimpiAD, se demostró una mejora con significación estadística en la supervivencia libre de progresión al utilizar olaparib respecto a quimioterapia con capecitabina, eribulina o vinorelbina en pacientes con carcinoma de mama triple negativo metastásico y mutación de *BRCA1* o *BRCA2* y hasta un máximo de dos líneas de quimioterapia previa (**Fig. 10-19**).

Con respecto a la supervivencia global, los resultados presentados años más tarde para el mismo estudio no demostraron mejora para el total del grupo (19,3 meses con olaparib frente a 17,1 meses con quimioterapia; HR: 0,90), pero sí una tendencia claramente más favorable en supervivencia para las pacientes que no habían recibido quimioterapia previa. La calidad de vida fue mejor para las pacientes tratadas con olaparib (**Fig. 10-20**).

Respecto a la quimioterapia, el carboplatino es discretamente superior a los taxanos, con una leve mejora de menos de tres meses de la supervivencia libre de progresión.

Talazoparib

La ficha técnica describe la siguiente autorización para el cáncer de mama metastásico triple negativo: «está indicado en monoterapia para el tratamiento de pacientes adultos con mutaciones *BRCA1/2* (por sus siglas en inglés) germinales con cáncer de mama localmente avanzado o metastásico HER2 (por sus siglas en inglés) negativo. Los pacientes deben haber sido tratados previamente con una antraciclina y/o un taxano, en (neo)adyuvancia, enfermedad localmente avanzada o metastásica, a no ser que los pacientes no fueran candidatos para estos tratamientos».

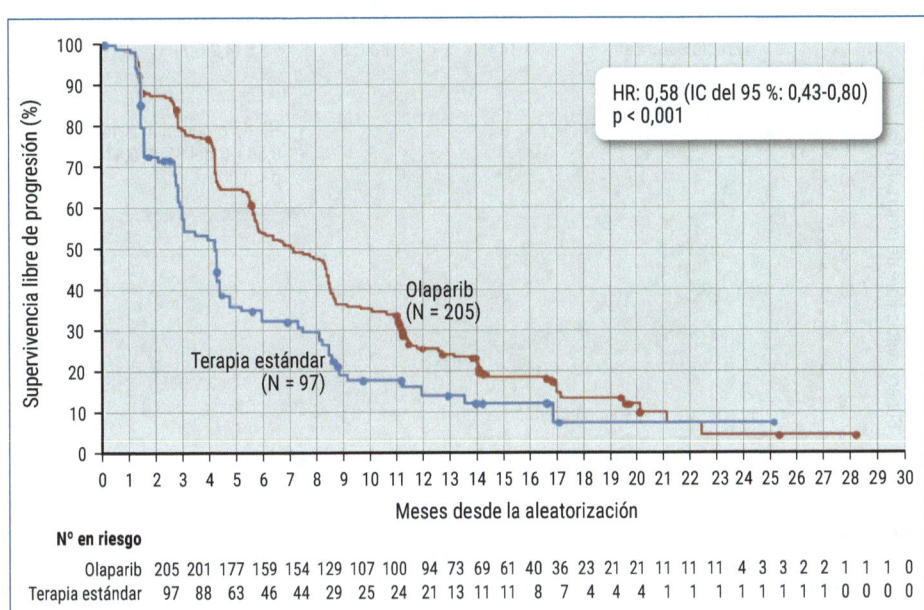

Figura 10-19. Resultados de supervivencia libre de progresión del estudio OlympiAD.
HR: cociente de riesgos instantáneos (del inglés, *hazard ratio*); IC: intervalo de confianza; N: tamaño de la población; *p*: nivel de significación estadística.

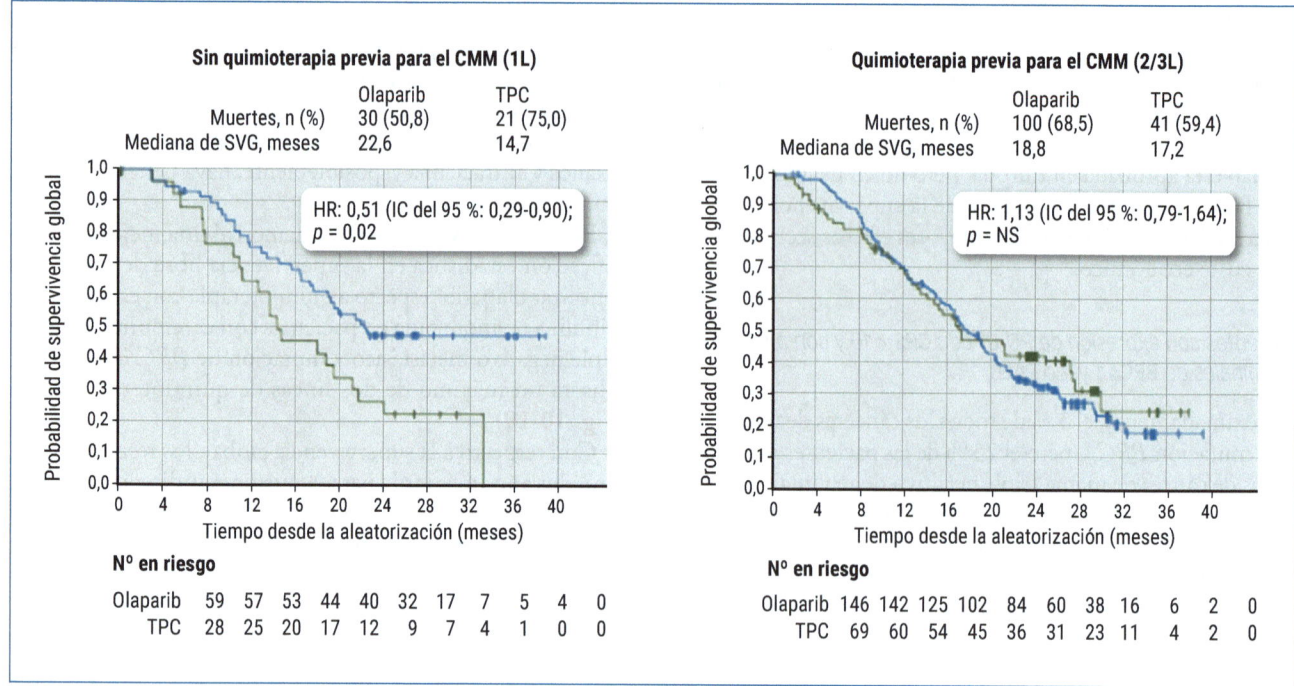

Figura 10-20. Resultados de supervivencia global del estudio OlympiAD.
CMM: cáncer de mama metastásico; HR: cociente de riesgos instantáneos (del inglés, *hazard ratio*); IC: intervalo de confianza; L: línea; n: tamaño de la muestra; NS: no significativo; *p*: nivel de significación estadística; SVG: supervivencia global; TPC: tratamiento de elección del médico (del inglés, *treatment of physician's choice*).

Los datos del ensayo EMBRACA demostraron que el talazoparib mejora la supervivencia libre de progresión respecto al tratamiento de quimioterapia con capecitabina, eribulina, gemcitabina o vinorelbina en pacientes con cáncer de mama con mutación de *BRCA* y cáncer de mama metastásico triple negativo o luminal HER2–: grupo del talazoparib: 8,6 meses (intervalo de confianza [IC] del 95 %: 7,2-9,3); y grupo de la quimioterapia: 5,6 meses (IC del 95 %: 4,2-6,7). El HR fue de 0,54 (IC del 95 %: 0,41-0,71; *p* = 0,001). En el subgrupo triple negativo, el HR fue de 0,60 (IC del 95 %: 0,41-0,87) (**Fig. 10-21**).

La tasa de respuesta fue del 62,6 % en el grupo del talazoparib, en comparación con el 27,2 % en el grupo de la quimioterapia.

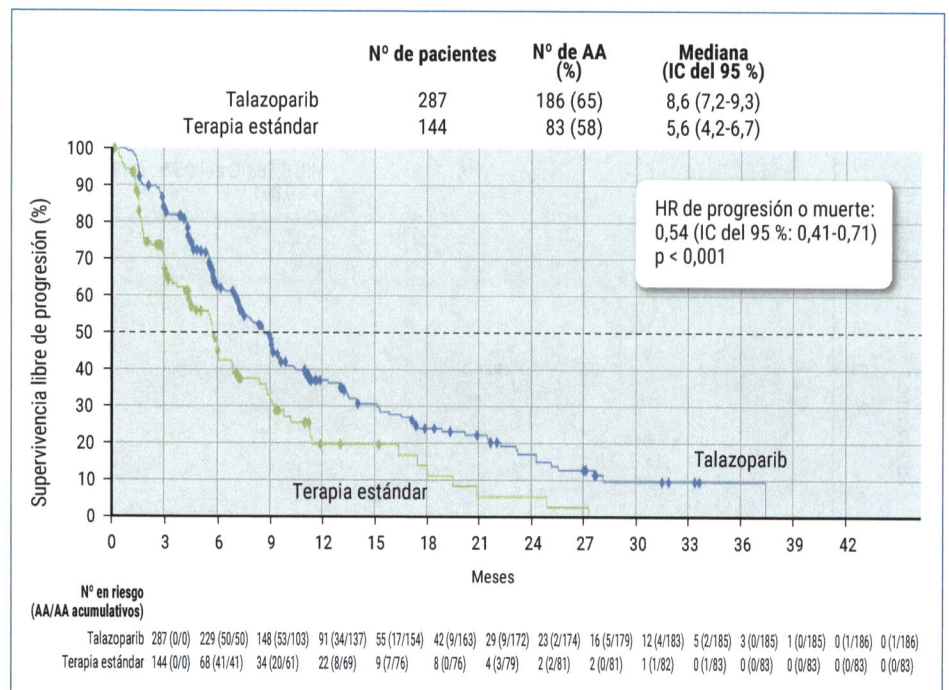

Figura 10-21. Resultados de supervivencia libre de progresión del estudio EMBRACA.
AA: acontecimientos adversos; HR: cociente de riesgos instantáneos (del inglés, *hazard ratio*); IC: intervalo de confianza; *p*: nivel de significación estadística.

No hubo beneficio en la supervivencia global del talazoparib respecto a la quimioterapia: la mediana de supervivencia global fue de 19,3 meses (16,6-22,5 meses) frente a 19,5 meses (17,4-22,4 meses); HR: 0,848 (IC del 95 %: 0,670-1,073; *p* = 0,17).

Tratamiento de segunda línea tras progresión

Independientemente del estado de PD-L1 o de la mutación de *BRCA* o *PALB* —y, sobre todo, si la paciente ya recibió antraciclinas y taxanos y, más aún, si recibió, además, carboplatino y capecitabina en adyuvancia—, se debe considerar la opción de sacituzumab govitecán.

La aprobación por la EMA se debe a los resultados del ensayo ASCENT. Todas las pacientes habían recibido, al menos, dos líneas de quimioterapia, una en adyuvancia y otra en enfermedad diseminada.

Se comparó el sacituzumab govitecán con eribulina o gemcitabina. La mediana de la supervivencia sin progresión con sacituzumab govitecán fue de 4,8 meses frente a 1,7 meses con eribulina o gemcitabina, y la mediana de supervivencia global fue de 11,8 meses frente a 6,9 meses, respectivamente.

La tasa de respuesta global fue del 31 % con sacituzumab govitecán y del 4 % con eribulina o gemcitabina, y la duración de la respuesta fue una mediana de 6,3 meses frente a 3,6 meses, respectivamente.

No hubo grandes diferencias en los efectos secundarios (**Fig. 10-22**).

Tratamiento de tercera línea tras progresión

Si se produce progresión a sacituzumab govitecán, la monoterapia con otros quimioterápicos como eribulina, capecitabina o vinorelbina es adecuada.

De acuerdo con algunos datos de pacientes tratadas con pembrolizumab en segunda o tercera línea con tumores triple negativos con fuerte expresión de PD-L1 (CPS > 20), esta opción fuera de ficha técnica puede ser valorada con la paciente (ensayo KEYNOTE119). Las pacientes con expresión de PD-L1 con CPS > 10 no obtuvieron beneficio con pembrolizumab comparado con la quimioterapia en este mismo ensayo.

TRATAMIENTO DE LAS CRISIS VISCERALES

Se define una crisis visceral en una paciente con cáncer de mama metastásico cuando se produce una grave alteración de la función orgánica con síntomas y signos evidentes, con evolución rápida e impacto en las pruebas funcionales o de laboratorio.

No es sinónimo de enfermedad *bulky* o voluminosa en cuanto a gran carga tumoral, aunque pueden coincidir. Se requiere daño funcional evidente y riesgo vital inminente con empeoramiento de la ECOG, alcanzando el nivel 3.

Puede considerarse crisis visceral si, en presencia de evolución clínica rápidamente progresiva (en menos de tres meses) y deterioro funcional obvio, la paciente tiene alguna de estos problemas:

- Afectación hepática mayor de un tercio de su volumen con elevación rápida de la bilirrubina en ausencia de síndrome de Gilbert o alargamiento del tiempo de protrombina.
- Linfangitis carcinomatosa pulmonar con disnea progresiva. Metástasis cerebrales sintomáticas.
- Metástasis leptomeníngeas.
- Compresión medular sintomática.
- Infiltración de la médula ósea con repercusión hematológica.
- Derrame pericárdico con repercusión hemodinámica.

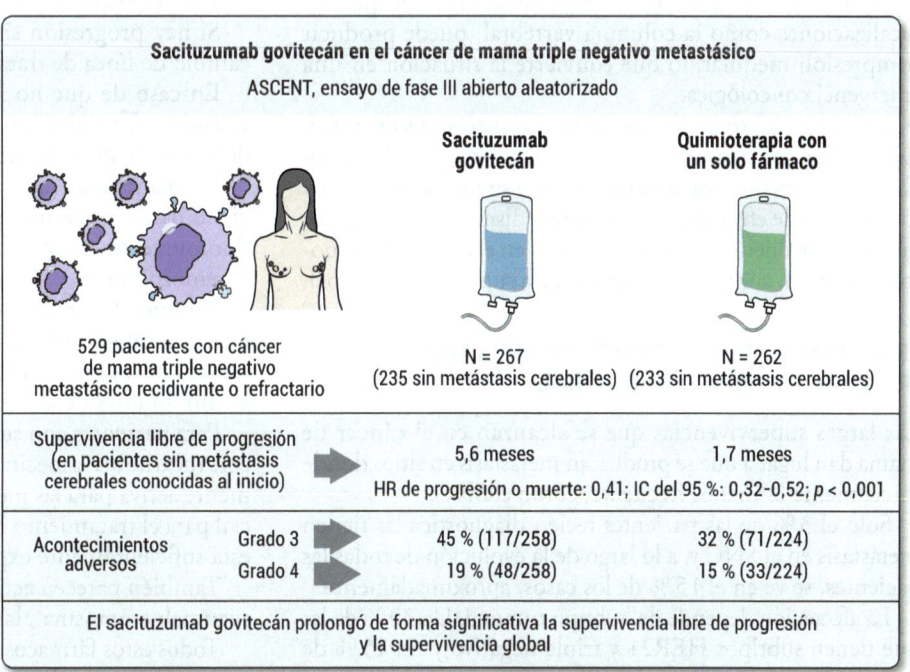

Figura 10-22. Resultados del estudio ASCENT.
HR: cociente de riesgos instantáneos (del inglés, *hazard ratio*); IC: intervalo de confianza; N: tamaño de la población; *p*: nivel de significación estadística.

- Derrame pleural con repercusión funcional respiratoria.
- Carcinomatosis peritoneal sintomática.

El subtipo tumoral de especial riesgo es el triple negativo por la agresividad de la enfermedad.

Requiere tratamiento agresivo sistémico antineoplásico con la mejor terapia disponible en función de los tratamientos previos y medidas de control local enérgicas, como irradiación cerebral o neurocirugía para la afectación del SNC, soporte hematológico para la infiltración de la médula ósea, drenaje o derivación quirúrgica del derrame pericárdico o del derrame pleural, soporte respiratorio para la insuficiencia respiratoria o evacuación de la ascitis en la carcinomatosis peritoneal.

En pacientes con corta evolución de la enfermedad y escaso tratamiento previo, es posible obtener largas supervivencias si se controla la crisis visceral.

TRATAMIENTO DE LAS METÁSTASIS ÓSEAS

El tratamiento de las metástasis óseas es, fundamentalmente, sistémico con las mejores pautas adaptadas a cada subtipo tumoral.

Es importante, sobre todo, cuando la diseminación ósea es masiva, prestar especial atención al desarrollo de hipercalcemia, por su especial gravedad, e instaurar el tratamiento más precoz posible.

Asimismo, es fundamental hacer especial hincapié en el tratamiento del dolor, ya que la enfermedad secundaria ósea suele ser muy sintomática.

En estas pacientes, se debe hacer una valoración anticipada del riesgo de fracturas patológicas para tratar de evitarlas con procedimientos de instrumentación ósea. La valoración del especialista del aparato locomotor es muy importante en este contexto.

En ocasiones —y, sobre todo, con los tratamientos hormonales con antagonistas de la LHRH—, puede producirse un incremento inicial de la actividad del tumor, que, en localizaciones como la columna vertebral, puede producir compresión medular, lo que convierte la situación en una emergencia oncológica.

En principio, todas las pacientes con metástasis óseas son subsidiarias de tener tratamiento antirresortivo con bisfosfonatos o, aún mejor, con denosumab, por su mayor actividad y mejor perfil de efectos adversos, ya que disminuye el riesgo de que se desarrollen eventos secundarios en el aparato locomotor y mejoran, aunque discretamente, la supervivencia global.

TRATAMIENTO DE PACIENTES CON AFECTACIÓN DEL SISTEMA NERVIOSO CENTRAL

Las largas supervivencias que se alcanzan en el cáncer de mama dan lugar a que se produzcan metástasis en sitios donde inicialmente es menos frecuente, como el SNC.

Solo el 3 % de las pacientes recién diagnosticadas tienen metástasis en el SNC y, a lo largo de la evolución de todas las pacientes, se ve en el 15 % de los casos, aproximadamente.

La afectación depende del subtipo tumoral. Un 30 % de las que tienen subtipos HER2+ y triple negativo y un 15 % de los subtipos luminales tendrán afectación cerebral a lo largo de su evolución. Esta alta frecuencia solo se ve superada por la que ocurre en el cáncer de pulmón.

El pronóstico vital ha mejorado para estas pacientes en los últimos años, sobre todo, en las pacientes con subtipo HER2+, por la buena actividad para las lesiones intracraneales de los fármacos anti-HER2, que alcanzan supervivencias medianas con enfermedad cerebral de hasta casi dos años.

El tratamiento de la diseminación cerebral habitualmente debe ser muy agresivo, sobre todo, en mujeres jóvenes y con enfermedad sintomática.

Es importante tratar precozmente el edema cerebral con corticoides y las convulsiones, si se han producido, con anticonvulsivos. En caso de que no haya convulsiones, no siempre se requiere tratamiento preventivo.

Cuando se produce afectación motora de los miembros inferiores, debe considerarse la prevención de la tromboembolia venosa.

La radioterapia, ya sea holocraneal para la enfermedad cerebral con múltiples lesiones o la irradiación selectiva de las metástasis aisladas o escasas (radiocirugía), es el tratamiento ideal para estas pacientes.

En ocasiones concretas, se recurre a la cirugía como forma de controlar un síndrome convulsivo intratable o hemorragia intralesional con hipertensión intracraneal.

Cuando se trata de diseminación leptomeníngea o meningitis carcinomatosa, el pronóstico es infausto, con una mediana de supervivencia global de cuatro meses y una tasa de supervivencia al año del 13 %.

Es más frecuente en el carcinoma lobulillar de subtipo luminal.

Habitualmente, se trata con quimioterapia sistémica y radioterapia y, excepcionalmente, con quimioterapia intratecal.

Respecto al tratamiento antineoplásico sistémico, si la paciente tiene buen control de la enfermedad extracraneal, se mantendrá el tratamiento previo y se valorará el tratamiento específico a nivel del SNC.

Si hay progresión sistémica y cerebral, está indicado el cambio de línea de tratamiento.

En caso de que no haya margen terapéutico local para tratar la enfermedad intracraneal, puede plantearse un cambio del tratamiento sistémico.

En cuanto a los fármacos quimioterápicos que tienen actividad para la enfermedad intracraneal, se ha descrito con el fluorouracilo, la capecitabina, la doxorubicina, el cisplatino, la temozolomida y el etopósido.

También hay referencias de actividad para la enfermedad intracraneal entre los antiestrógenos como el tamoxifeno, el acetato de megestrol y los inhibidores de la aromatasa y para los inhibidores de las ciclinas.

Para pacientes con subtipo HER2+, la terapia combinada con tucatinib + capecitabina + trastuzumab parece especialmente activa para las metástasis cerebrales, aunque su potencial para el tratamiento de la diseminación leptomeníngea no está suficientemente explorado.

También parecen activos el trastuzumab deruxtecán, trastuzumab emtansina , lapatinib, neratinib y capecitabina.

Todos estos fármacos están bien probados en pacientes con metástasis cerebrales controladas previamente con radioterapia, aunque pueden tener un impacto positivo sobre estas lesiones y contribuir a su control adicional.

MONITORIZACIÓN DE LOS TRATAMIENTOS ANTINEOPLÁSICOS DEL CÁNCER DE MAMA METASTÁSICO

Habitualmente, los tratamientos requieren para su monitorización un estudio comparativo de las lesiones existentes antes del tratamiento y a lo largo de la evolución del caso.

En la medida de lo posible, los métodos diagnósticos de control de la evolución deben ser los mismos para garantizar la comparabilidad.

Para ello, es importante que el inicio del tratamiento se haga antes de que transcurran más de cuatro semanas desde la obtención de las imágenes previas al tratamiento. En los casos muy agresivos, este intervalo debería ser aún menor.

Una vez iniciado el tratamiento y en ausencia de datos clínicos de empeoramiento que aconsejen una reevaluación más temprana, tres meses puede ser una opción adecuada para hacerlo.

En casos de menor gravedad o de enfermedad muy controlada, el seguimiento puede hacerse cada tres o seis meses.

Las pruebas deben elegirse en función de su eficiencia para el control y seguimiento de las lesiones metastásicas.

En ciertos contextos, como la enfermedad secundaria ósea, la gammagrafía puede dar imágenes de supuesto empeoramiento cuando hay datos de mejoría clínica por la especial característica del hueso de mejorar con osteosíntesis, lo que puede «empeorar» las imágenes gammagráficas.

Aunque la PET-TAC puede dar una información temprana de respuesta, es una prueba cara y que irradia más que la radiología convencional, por lo que hay que ser cautos en su utilización.

Si hay sospecha de diseminación neurológica, la RMN es la prueba de elección.

Los datos clínicos deben guiar los procedimientos aun por encima de los protocolos establecidos para un mayor beneficio de las pacientes.

DURACIÓN DE LOS TRATAMIENTOS

Aunque normalmente los tratamientos de la enfermedad metastásica se plantean de forma indefinida, salvo toxicidad limitante o progresión de la enfermedad, hay algunas excepciones.

Algunos fármacos, como la bleomicina o las antraciclinas, tienen una alta tasa de toxicidad pulmonar o cardíaca cuando se sobrepasan determinadas dosis, por lo que, en principio, no deben ser usados por encima de estas dosis. Para la bleomicina, se recomienda no exceder de las 400 U, aunque la toxicidad se puede producir con dosis menores. Además, es importante valorar la administración de otros fármacos neumotóxicos o la historia previa de irradiación pulmonar.

En el caso de la doxorubicina, las dosis superiores a 550 mg/m^2 de superficie corporal aumentan notablemente el riesgo de miocardiopatía, que puede conducir a una insuficiencia cardíaca refractaria.

Es importante verificar en cada administración de tratamiento antineoplásico la aparición de la toxicidad ligada a cada fármaco para detener su administración antes de que el daño sea irreversible o modular su dosificación en función de la gravedad del efecto adverso.

La mayor parte de los fármacos tienen toxicidades más prevalentes, aunque no haya dosis mínima o máxima recomendada, por lo que, en cada administración, debe categorizarse la toxicidad.

Es conveniente utilizar un sistema normalizado de evaluación de la toxicidad que sea un lenguaje clínico universal. Habitualmente, se utiliza el sistema de criterios comunes de toxicidad (CTC; del inglés, *common toxicity criteria*), que gradúa el efecto secundario de menos a más en una escala de 0 a 4.

Excepcionalmente, en tumores en los que se produce una respuesta completa en una enferma con cáncer de mama metastásico, se plantea la suspensión del tratamiento, pero esto requiere un análisis muy pormenorizado del caso y una comunicación muy clara entre el oncólogo y la paciente.

Es importante no perpetuar en el tiempo tratamientos que hayan demostrado pérdida de eficiencia y progresión de la enfermedad. En estos casos, hay que valorar un cambio de tratamiento antes que acumular toxicidad con un tratamiento ineficiente.

SOPORTE EMOCIONAL PARA LAS PACIENTES CON CÁNCER DE MAMA METASTÁSICO

Las enfermedades crónicas tienen un gran impacto sobre los pacientes en la esfera emocional, de relación personal y profesional, y económica.

Recibir un diagnóstico de cáncer es posiblemente una de las circunstancias más estresantes con las que puede encontrarse un ser humano.

Si la enfermedad crónica, como es el cáncer de mama metastásico, tiene, además, un tratamiento casi continuo, incluso durante años, con su toxicidad asociada, el impacto es continuado y creciente.

Aunque las estadísticas son muy variadas, hasta la mitad de las pacientes serán diagnosticadas de estrés o ansiedad o depresión durante la evolución de la enfermedad metastásica.

El riesgo de suicidio se ha estimado en algo menos del 5 % y el suicidio en pacientes oncológicos se ha cifrado en menos del 1 %.

Las pacientes con cáncer de mama metastásico precisan un soporte emocional desde el primer momento de su enfermedad y a lo largo de su evolución.

Aunque las pacientes con buen soporte familiar y social tienen una gran ventaja sobre las que no lo tienen, el apoyo profesional de un especialista en salud mental es fundamental.

A veces, las pacientes con patología psiquiátrica previa concomitante deben recibir tratamiento específico farmacológico para controlar sus síntomas y mejorar su calidad de vida.

Es muy frecuente que estas pacientes se encuentren con barreras sociales o clínicas para poder ser atendidas por los especialistas de salud mental, por lo que el dispositivo asistencial oncológico debe ser muy facilitador en este aspecto.

TRATAMIENTO DE SOPORTE Y CUIDADOS PALIATIVOS

Si se ha partido de la base de que el cáncer de mama metastásico es por definición incurable, es obvio que las pacientes al final de su recorrido entrarán en una situación en la que los recursos terapéuticos eficientes se habrán agotado.

Pero si es evidente que en este punto los tratamientos de soporte y los cuidados paliativos son imprescindibles para lograr la mejor calidad de vida de la paciente en su tramo vital final, también lo es que estos cuidados deben ofrecerse a lo largo de toda la evolución de la enfermedad.

El oncólogo debe estar perfectamente coordinado con el médico de familia y con el especialista de cuidados paliativos para ofrecerle el mejor tratamiento de soporte en todo momento.

Es fundamental que el control del dolor sea óptimo y, para ello, deben prescribirse los analgésicos que se precisen atendiendo también a los efectos secundarios que se produzcan.

Además, en ocasiones, los tratamientos farmacológicos no son suficientes y se requieren procedimientos más complejos, como bloqueos epidurales, bombas de infusión continua, irradiación selectiva, etc.; para ello, el oncólogo debe coordinar la actuación de estos especialistas para obtener los mejores resultados.

Los tratamientos de la esfera psiquiátrica y el apoyo espiritual personalizado y respetuoso con las creencias y afinidades de la paciente son imprescindibles.

La atención a los cuidadores de la paciente es también algo que debe ser objeto de atención por parte del equipo de soporte y cuidados paliativos.

En ocasiones, es imprescindible que no haya barreras para la hospitalización cuando se requiera, aunque el tratamiento domiciliario personalizado según las necesidades es ideal en estos casos.

ENSAYOS CLÍNICOS PARA EL CÁNCER DE MAMA Y CONSULTAS DE SEGUNDA OPINIÓN

La investigación clínica se ha convertido en una herramienta asistencial de calidad en el tratamiento del cáncer de mama metastásico.

Lejos de ser «la última opción», es un medio por el que las pacientes pueden acceder a tratamientos eficientes con mucha antelación, puesto que, desafortunadamente, los fármacos eficientes tardan en ser comercializados por barreras de tipo político y económico, incluso en el primer mundo.

Hay evidencia de que las pacientes que tienen acceso a ensayos clínicos tienen una mayor supervivencia.

Los ensayos clínicos han demostrado ser la forma más racional de avanzar en un terreno tan complejo como el de la oncología. Además, normalmente, los nuevos fármacos o las combinaciones de fármacos conocidos o dosificaciones diferentes tienen siempre un comparador, que es un tratamiento aprobado y de la máxima eficiencia, de tal modo que la paciente tenga garantías. Asimismo, los fármacos han sido ya probados, salvo en los ensayos de fase I.

Los participantes de los ensayos clínicos lo hacen siempre de modo voluntario y reversible, pudiendo retirarse en cualquier momento y sin penalización alguna por parte del médico tratante.

Deben dar su consentimiento escrito tras haber recibido información exhaustiva por escrito y con tiempo suficiente para su valoración.

Además, hay una fuerte cobertura aseguradora para compensar la incertidumbre sobre los efectos adversos de los nuevos tratamientos.

Los costes económicos para el paciente/participante suelen ser inexistentes, ya que suelen estar cubiertos por el promotor del ensayo. En el caso de España, el 80 % de los ensayos clínicos son promovidos y financiados por la industria farmacéutica.

Según datos recientes de Farmaindustria, el 70 % de los más de 225 ensayos clínicos de cáncer de mama abiertos en España son de fase I y II, y más de la mitad van dirigidos al cáncer de mama metastásico.

Respecto a la segunda opinión oncológica, cada vez es más frecuente y más razonable que las pacientes con cáncer de mama metastásico, en algún momento de su evolución, busquen conocer la opinión de un profesional experto para saber si el planteamiento que se les ha propuesto es o no adecuado también sobre si hay alternativas asistenciales o de ensayo clínico que puedan mejorar su pronóstico.

Es importante también en el caso de tumores poco frecuentes o con complicaciones raras.

Las pacientes no tienen por qué ocultar a su oncólogo habitual que van a obtener una segunda opinión, sino más bien al contrario. No es un motivo de ofensa en absoluto. Al revés, incluso su oncólogo habitual puede ayudarles en la elección de la persona y del centro más adecuados para hacer la consulta.

La paciente debe preparar la consulta de segunda opinión para sacar el máximo partido de ella y hacer todas las preguntas que considere relevantes.

Por último, las conclusiones de la consulta y las recomendaciones del oncólogo consultor deben ser compartidas con el oncólogo habitual de la paciente.

IMPACTO SOCIOSANITARIO Y ECONÓMICO DEL CÁNCER DE MAMA EN ESPAÑA

Teniendo en cuenta que el cáncer de mama es la patología oncológica más diagnosticada en mujeres en España, y la segunda más frecuente considerando ambos sexos globalmente, con 34.750 nuevos casos estimados en 2022, parece obvio que su repercusión personal, familiar, social, asistencial sanitaria y económica va a ser muy importante.

En España, viven 516.827 mujeres que, en algún momento de su vida, han sido diagnosticadas de cáncer de mama y prácticamente todas requieren un control periódico, y muchas, un tratamiento activo.

Asimismo, mueren cada año en España más de 6.600 mujeres como consecuencia del cáncer de mama metastásico, lo que supone el 1,3 % de todos los fallecimientos de España por cualquier causa.

De acuerdo con las estimaciones de la consultora Oliver Wyman, que realizó un estudio del coste del cáncer en España para la Asociación Española contra el Cáncer, los cuidados y tratamientos de una paciente con un cáncer de mama metastásico en el año 2018 ascendían a 35.732 euros (€) anuales.

Se calculó también que los cuidados paliativos de los meses finales de vida tendrían un coste estimado de 7.832 € anuales.

Además, hay una pérdida notable de la capacidad productiva y de generar ingresos en un contexto de cáncer de mama metastásico.

Las estimaciones de este estudio son que una paciente con un cáncer de mama metastásico generará un coste equivalente a 210.142 € a lo largo de su vida. Este coste se sufraga por el sistema público sanitario en un 55 % y por la paciente y sus familiares en un 45 %.

Se estima que el coste anual en España del cáncer de mama es de 2.200 millones de €, lo que supone el 11,4 % del coste total de todos los procesos oncológicos de España, cuyo coste total se estima en 19.300 millones de €, equivalente al 1,6 % del producto interior bruto español.

PUNTOS CLAVE

- Evaluación del fenotipo de cáncer de mama previo al tratamiento.
- Objetivos del tratamiento del cáncer de mama metastásico (CMM).
- Exploraciones complementarias iniciales en pacientes con carcinoma de mama metastásico.
- Fármacos disponibles para el cáncer de mama metastásico.
- Papel de los tratamientos locales (cirugía y radioterapia) en el cáncer de mama metastásico y oligometastásico.
- Tratamiento de los cánceres de mama metastásicos luminales HER 2 - (RH + HER 2-).
- Tratamiento de los cánceres de mama metastásicos HER 2 +.
- Tratamiento de los tumores HER 2 *low*.
- Tratamiento de los cánceres de mama metastásicos triple negativo o basal *like*.

- Tratamiento de las crisis viscerales.
- Tratamiento de las metástasis óseas.
- Tratamiento de pacientes con afectación del SNC.
- Monitorización de los tratamientos antineoplásicos del cáncer de mama metastásico.
- Duración de los tratamientos.
- Soporte emocional para las pacientes con cáncer de mama metastásico.
- Tratamiento de soporte y cuidados paliativos.
- Ensayos clínicos para el cáncer de mama y consultas de segunda opinión.
- Impacto sociosanitario y económico del cáncer de mama en España.

BIBLIOGRAFÍA

Bardia A, Hurvitz SA, Tolaney SM, Loirat D, Punie K, Oliveira M, et al. Sacituzumab govitecan in metastatic triple-negative breast cancer. N Engl J Med. 2021;384(16):1529-41.

Cortés J, Kim SB, Chung WP, Im SA, Park YH, Hegg R, et al. Trastuzumab deruxtecan versus trastuzumab emtansine for breast cancer. N Engl J Med. 2022;386(12):1143-54.

Cortés J, Rugo HS, Cescon DW, Im SA, Yusof MM, Gallardo C, et al. Pembrolizumab plus chemotherapy in advanced triple-negative breast cáncer. N Engl J Med. 2022;387(3):217-26.

European Society for Medical Oncology. ESMO Clinical Practice Guideline for the diagnosis, staging and treatment of patients with metastatic breast cancer. ESMO. Disponible en: www.esmo.org.

Gnant M. Overcoming endocrine resistance in breast cancer: importance of mTOR inhibition. Expert Rev Anticancer Ther. 2012;12(12):1579-89.

Litton JK, Rugo HS, Ettl J, Hurvitz SA, Gonçalves A, Lee KH, et al. Talazoparib in patients with advanced breast cancer and a germline BRCA mutation. N Engl J Med. 2018;379(8):753-63.

Modi S, Jacot W, Yamashita T, Sohn J, Vidal M, Tokunaga E, et al. Trastuzumab deruxtecan in previously treated HER2-low advanced breast cancer. N Engl J Med. 2022;387(1):9-20.

Murphy RK, Loi S, Okines A, Paplomata E, Hamilton E, Hurvitz SA, et al. Tucatinib, trastuzumab, and capecitabine for HER2-positive metastatic breast cancer. N Engl J Med. 2020;382(7): 597-609.

National Comprehensive Cancer Network (NCCN) Guidelines. Treatment by cancer type. Breast cancer; Disponible en www.nccn.org. Overview of the approach to metastasic breast cancer. NCCN. Disponible en: www.uptodate.com.

Robson M, Im SA, Senkus E, Xu B, Domchek SM, Masuda N, et al. Olaparib for metastatic breast cancer in patients with a germline BRCA mutation. N Engl J Med. 2017;377(6):523-33.

Robson ME, Tung N, Conte P, Im SA, Senkus E, Xu B, et al. OlympiAD final overall survival and tolerability results: Olaparib versus chemotherapy treatment of physician's choice in patients with a germline BRCA mutation and HER2-negative metastatic breast cancer. Ann Oncol. 2019;30(4):558-66.

Schmidt P, Adams S, Rugo HS, Schneeweiss A, Barrios CH, Iwata H, et al. Atezolizumab and nab-paclitaxel in advanced triple-negative breast cancer. N Engl J Med. 2018;379(22):2108-21.

Singh JC, Jhaveri K, Esteva FJ. HER2-positive advanced breast cancer: optimizing patient outcomes and opportunities for drug development. Br J Cancer. 2014;111(10):1888-98.

Genética en el cáncer de mama. Pacientes de riesgo elevado de cáncer de mama

11

Y. Ajete Ramos, A. Moreno Elola-Olaso y Y. Fundora Suárez

OBJETIVOS

- Identificar las variaciones genéticas que dan lugar a las alteraciones malignas de la mama.
- Revisar las nuevas clasificaciones relacionadas con la biología molecular del cáncer de mama.
- Reconocer los principales factores de riesgo relacionados con el cáncer de mama.

INTRODUCCIÓN

Todos los cánceres son genéticos, ya que se originan de mutaciones en genes implicados bien en la regulación del ciclo celular, bien en la reparación del ácido desoxirribonucleico (ADN). Sin embargo, no todos los cánceres son hereditarios. Si a partir de una célula somática en la que acontece la mutación de uno de sus genes en sus dos alelos se desarrolla un cáncer, se habla de *cáncer esporádico*. Por otro lado, cuando el paciente presenta en su línea germinal una mutación, esta aparecerá en todas las células del organismo. Dado que es necesaria la mutación de los dos alelos de un determinado gen en una célula para producir cáncer, tener uno de los alelos afectados en todas las células del organismo aumenta exponencialmente la probabilidad de presentar uno o varios tumores, así como de presentar este tumor a una edad más precoz que un paciente sin mutación heredada.

A pesar de que la mortalidad por cáncer de mama ha disminuido sustancialmente con la evolución de los tratamientos disponibles, se estima que este tumor provoca anualmente cerca de medio millón de muertes en el mundo. Los avances en secuenciación del genoma de las últimas dos décadas han demostrado cómo el cáncer de mama no es una única entidad, sino una enfermedad heterogénea y compleja que puede deberse a diferentes alteraciones a nivel genético, en la cual, diferentes vías de activación tumoral pueden desarrollar un cáncer, con diferente tratamiento y pronóstico según la vía de proliferación celular activada.

Ya en la década de 1970, Lynch *et al.* comunicaron, en estudios epidemiológicos, la asociación entre cánceres de mama/ovario y su alta incidencia en determinadas familias. Sin embargo, no es hasta 1990 cuando el equipo de King identificó el gen de susceptibilidad heredada al cáncer de mama/ovario, *denominado breast cancer gene 1* (*BRCA1*), en el cromosoma 17q; dicho gen fue clonado en 1994. Este mismo año, Wooster *et al.* identificaron un segundo gen cuya mutación provocaba efectos similares al anterior, localizado en el cromosoma 13q, denominado *breast cancer gene 2* (*BRCA2*) y que fue clonado un año después.

Los genes de susceptibilidad al cáncer de mama presentan una estructura genómica de gran tamaño. El gen *BRCA1* posee 24 exones, que codifican una proteína de unos 1.863 aminoácidos, con un peso molecular de 220 kilodaltons (kDa). El gen *BRCA2* posee 27 exones, que codifican una proteína de 3.418 aminoácidos, con un peso molecular de unos 384 kDa. Los genes *BRCA1* y *BRCA2* son considerados genes supresores de tumores. Numerosos estudios apuntan a que las proteínas codificadas en los genes *BRCA* son esenciales para preservar la estructura cromosómica. Se las relaciona con mecanismos de reparación del ADN a través de interacciones con otros genes y proteínas, sobre los que se sigue investigando para descubrir el orden y la función de estos en el control de la carcinogénesis. Una mutación en los genes *BRCA* generaría proteínas truncadas incapaces de mantener la integridad del genoma. Los genes supresores de tumores tienen un modelo de actuación característico. Para que se produzca una pérdida completa de la función normal del gen, se requieren cambios en ambos alelos. Así, individuos con una mutación inherente en una copia del gen, necesitan la pérdida o aberración de la copia normal para desarrollar la enfermedad.

Se han descrito más de 600 mutaciones y variantes alélicas en el gen *BRCA1* desde su identificación. En el gen *BRCA2*, hasta el momento, se han identificado unas 450 mutaciones. Este hecho puede ser debido a que el *BRCA2* fue clonado más tarde, es mayor y, por lo tanto, más difícil de analizar que el *BRCA1*. La mayoría de las mutaciones encontradas en ambos genes consisten en pequeñas deleciones, inserciones o mutaciones de pérdida de sentido, que conducen a un truncamiento prematuro en la transcripción de la proteína, lo que implica la pérdida de su función. Estas se distribuyen a lo largo de toda la secuencia genómica, incluso en zonas intrónicas, no pudiéndose señalar puntos calientes o áreas de mayor concentración. Este hecho dificulta su detección.

Perou *et al.* publicaron en el año 2000 un revolucionario estudio que sentó las bases de la clasificación del cáncer de mama en subtipos. En este artículo, recogió los datos de expresión génica de 65 tumores de mama mediante la técnica de *microarrays*, que representaban 8.102 genes, y observó cómo los cánceres de mama se agrupaban en cuatro grandes grupos según su expresión génica, a los que denominó *subtipos intrínsecos del cáncer de mama.*

Durante la pasada década, el grupo de trabajo *The Cancer Genome Atlas Project* realizó uno de los esfuerzos más importantes hasta la fecha para caracterizar los 12 tumores primarios más frecuentes a distintos niveles a escala molecular (ADN, expresión génica, micro-ARN, etc.). En el cáncer de mama, se estudiaron muestras de más de 500 cánceres de mama primarios y se apreció cómo se podían distinguir cuatro grandes *clusters* de perfiles genéticos, que se podían diferenciar como grupos homogéneos, y que presentaban una gran similitud con los subtipos descritos una década antes por Perou. Cada uno de estos grupos presentaba unos elementos moleculares característicos que los diferenciaban del resto, sugiriendo que un cáncer de mama podía producirse mediante distintas vías de activación, cada una de las cuales correspondía a unas alteraciones moleculares específicas.

El panel de expertos de St. Gallen, en 2011, sugirió por primera vez tener en cuenta el uso de los subtipos intrínsecos para el desarrollo de ensayos clínicos en el contexto de cáncer de mama no metastásico e incentivó a la elaboración de estrategias terapéuticas para cada uno de estos subtipos.

Dadas las dificultades técnicas para la determinación del subtipo intrínseco en la práctica clínica, se desarrollaron unos marcadores inmunohistoquímicos (IHQ) subrogados que hicieran accesible una aproximación diagnóstica a estos subtipos intrínsecos. Estos marcadores son los receptores hormonales (RH) de estrógenos (REg) y progesterona (RPg), la determinación de la expresión celular del receptor 2 del factor de crecimiento epidérmico humano (HER2; del inglés, *human epidermal growth factor receptor 2*) y el índice proliferativo (Ki-67). De aquí parte la clasificación subrogada del cáncer de mama en subtipos (luminal A, luminal B, HER2 + y triple negativo), que es la que mayoritariamente se utiliza hoy en la práctica clínica.

Los receptores de esteroides sexuales (estrógenos y progesterona) se expresan en el 75 % de los cánceres y estimulan el crecimiento del epitelio normal y neoplásico. El HER2 lo expresan el 15 % de los casos y es un indicador de mal pronóstico. Sin embargo, se dispone de terapia específica frente a estos receptores. Las lesiones malignas que no expresan REg, progesterona ni HER2 se denominan *tumores triple negativos.* Tienen un mal pronóstico, por su alto riesgo de recidiva a los cinco años.

Actualmente, el pilar sobre el que se sustenta el manejo multidisciplinario del cáncer de mama se basa en el diagnóstico, en el cual se utilizan parámetros clínicos (estadificación TNM: tumor, ganglios [del inglés, *nodes*] y metástasis) e IHQ para distribuir a las pacientes en grupos que se puedan beneficiar de los distintos tratamientos disponibles. El subtipo intrínseco está basado en la expresión génica, y el subrogado, en la IHQ.

El valor de la IHQ se puso de manifiesto en el año 2013, en St. Gallen. Se redactó un consenso que clasificaba el cáncer de mama en cuatro grandes grupos (luminal A, luminal B, triple negativo y subtipo HER2, con base en la biología molecular e IHQ.

La escala TNM del Comité Estadounidense Conjunto sobre el Cáncer (AJCC; del inglés, American Joint Committee on Cancer) se basaba en la extensión anatómica, sin reflejar la heterogénea biología del cáncer de mama. Por este motivo, en su última edición, se incorporaron grupos pronósticos teniendo en cuenta la expresión de biomarcadores, la IHQ y la genética. Estos datos ayudan a evaluar el comportamiento molecular de las células neoplásicas, complementando, de esta manera, la clasificación tradicional basada en la extensión de la enfermedad.

En la última actualización de los subtipos intrínsecos, se añade el luminal B enriquecido con HER2. Esta combinación de RH y HER2 se explica gracias a los grupos integradores (*integrative clusters*). Estos son variaciones genéticas adquiridas y heredadas que contribuyen a una expresión genética anormal. En 2012, el estudio *Molecular Taxonomy of Breast Cancer International Consortium* (METABRIC) realizó un análisis de la arquitectura genómica y de transcripción de 2.000 cánceres de mama. Aparecieron, así, nuevas plataformas genómicas y se descubrieron aberraciones compartidas entre los subtipos moleculares, aportando significación pronóstica.

El estudio METABRIC describe un grupo de alteraciones genéticas que se comportan como oncogenes y permiten clasificar el cáncer de mama en grupos integradores con características propias. Se descubren 10 grupos integradores asociados a un determinado número de copias aberrantes. Cada uno de ellos confiere unas características clínicas determinadas, que refinan aún más los subgrupos existentes. Hasta la fecha, representan la taxonomía molecular más extensa del cáncer de mama. Recogen características de los subgrupos, crean otros nuevos e, incluso, algunos son compartidos por subtipos moleculares.

A continuación, se desglosan cada uno de estos 10 grupos integradores (abreviados internacionalmente como «InClust»):

- InClust 1: fundamentalmente, se encuentra en el cáncer de tipo luminal B. Confiere un pronóstico intermedio. Se caracteriza por la amplificación de 17q23 y una intensa inestabilidad genómica. La mutación representativa de este grupo es *GATA3*, diferenciándose del resto de luminal B. La amplificación de 17q23 afecta a genes adyacentes como *RPS6KB1* o *PPM1D*. El primero está implicado en la ruta de la diana de la rapamicina en las células de mamíferos (mTOR; del inglés, *mammalian target of rapamycin*), actuando sobre la proliferación celular. El segundo está relacionado con la p53, implicada en la ruta de la apoptosis. Esto podría proporcionar dianas terapéuticas.
- InClust 2: se encuentra tanto en el cáncer de tipo luminal A como luminal B. Es el subtipo de peor pronóstico dentro de todos los de tipo luminal. Está caracterizado por la amplificación de 11q13/14, patrón «en tormenta de fuego» y una alta ganancia de número de copias. En esta región,

se encuentran varios genes conductores, relacionados con el cáncer de mama y ovario, como *CCND1* (11q13.3), *EMSY* (11q13.5), *PAK1* (11q14.1) y *RSF1* (11q14.1). Se caracteriza por un bajo infiltrado inflamatorio en comparación con el InClust 1.

- InClust 3: relacionado con el grupo luminal A. Clínicamente, estos tumores presentan bajo grado y poca incidencia de afectación ganglionar. Tiene muy pocas alteraciones genómicas y se caracteriza por su baja inestabilidad genómica. Es uno de los subgrupos más prevalentes. Confiere el mejor pronóstico de todos los grupos integradores, con una supervivencia del 90 % a los 10 años.

- InClust 4: es compartido por tumores de tipo luminal A y triple negativo. Confiere buen pronóstico, con una supervivencia del 80 % a los 10 años del diagnóstico, explicado por la infiltración de células no tumorales. Molecularmente, se caracteriza por una baja inestabilidad genómica. Tiene un número mínimo de copias, desprovisto de aberraciones, el llamado «CNA-*devoid*» o alteración de número de copias sin aberración (del inglés, *devoid of somatic copy-number aberrations*). Alrededor del 20 % presentan deleciones en el receptor de linfocitos T (TCR; del inglés, *T cell receptor*), localizado en los cromosomas 7 y 14. Histológicamente, tienen un gran infiltrado linfocitario. Dentro de este InClust, se distinguen dos entidades, una con mejor pronóstico y comportamiento luminal y otra con comportamiento basal, conservando el infiltrado linfocitario.

- InClust 5: está representado tanto en el cáncer de tipo luminal como no luminal. Está caracterizado por un alto nivel de amplificación del 17q12, lo que implica específicamente la amplificación del gen *ERBB2*. Se encuentran los tumores HER2 con REg negativo (HER2 puro), representando el 58 %, y los luminales B HER2 enriquecido (42 %). Consta de alta inestabilidad genómica. Este subgrupo es el de peor supervivencia, de alrededor del 45 % a los 10 años.

- InClust 6: se encuentra en tumores con REg positivo, comprendiendo tanto el luminal A como el luminal B. Se caracteriza por una amplificación específica del 8p12, común en los cánceres de mama con REg positivo. Tiene una alta inestabilidad genómica y un pronóstico intermedio. Junto con el InClust 2, es el de peor pronóstico en el cáncer hormonal puro (HER2-), debiendo estudiarse como factor pronóstico de este.

- InClust 7: fundamentalmente, en tumores de tipo luminal A. Tienen buen pronóstico, con una supervivencia a los 10 años de alrededor del 80 %. Molecularmente, está caracterizado por la ganancia de 16p y la pérdida de 16q, aparte de la amplificación de 8q. Consta también de la mayor frecuencia de mutaciones en *MAP3K1* y *CTCF* dentro de todos los grupos integradores.

- InClust 8: muy similar al InClust 7, también aparece en los tumores de tipo luminal A y tiene una supervivencia de alrededor del 80 % a los 10 años. Las diferencias aparecen a nivel molecular, con ganancia de 1q y pérdida de 16q; este evento es bastante común. Aparecen mutaciones en *PIK3CA*, *GATA3* y *MAP2K4*.

- InClust 9: aparece en varios subtipos intrínsecos, pero, fundamentalmente, en el luminal B HER2-. Tiene un pronóstico intermedio, con una supervivencia de alrededor del 60 % a los 10 años. Se caracteriza por una alta inestabilidad genómica, dominada por la mutación de *TP53*. Molecularmente, se observa una desregulación en 8q y una amplificación de 20q.

- InClust 10: representa, fundamentalmente, tumores triple negativo. Tienen una alta mortalidad dentro de los primeros cinco años del diagnóstico, pero, superados estos, la mortalidad se estabiliza. Clínicamente, son mujeres jóvenes con un cáncer de alto grado y pobre diferenciación. Molecularmente, se caracterizan por una pérdida de 5q y ganancias de 8q, 10p y 12p; genéticamente, no suelen tener amplificaciones, pero sí alteración en el número de copias, daño en la reparación del ADN y alteración de genes implicados en la apoptosis (*CDC20*, *AURKB*, *BCL2*, etcétera).

La clasificación tradicional del cáncer de mama según las características patológicas y la IHQ (REg, RPg, HER2) está afianzada por su validez, rentabilidad y aplicabilidad clínica. Con el avance tecnológico, se revelaron alteraciones transcriptómicas, epigenéticas, genómicas y proteómicas no conocidas. Proporcionaron una descripción más completa de la biología del cáncer de mama, aportando información sobre su estratificación e identificando nuevos genes impulsores y biomarcadores.

METABRIC genera un subgrupo molecular robusto. El tamaño del estudio permitió analizar los locus de rasgo cuantitativo, identificando cada locus que contribuye al fenotipo tumoral. Los genes que contienen la mayoría de las mutaciones implicadas son conocidos, pero las alteraciones en el número de copias (CNA; del inglés, *copy number alterations*) de regiones genómicas suponen un avance. La expresión génica junto con las CNA aporta una mejor apreciación de la heterogeneidad en los subgrupos moleculares existentes.

Los grupos integradores proporcionan información sobre los posibles impulsores moleculares y comportamiento biológico de determinados tumores. La correlación entre los cambios en el número de copias y la expresión génica hace que los grupos integradores difieran de la clasificación clásica, proporcionando subtipos más refinados.

El uso de los grupos integradores debe ser complementario a los subtipos tradicionales, ya que ambos desempeñan un papel importante en el manejo de las pacientes. El futuro de la clasificación del cáncer de mama integrará información clínica de la paciente, información histopatológica del tumor e información molecular revelada por perfiles genómicos, transcriptómicos y proteómicos, proporcionando pruebas diagnósticas, pronósticas y predictivas más específicas para cada subtipo.

FACTORES DE RIESGO DEL CÁNCER DE MAMA

El cáncer de mama no es una enfermedad transmisible o infecciosa. A diferencia de algunos cánceres que tienen causas relacionadas con procesos infecciosos, como la infección por el virus del papiloma humano y el cáncer del cuello uterino, no se conocen infecciones víricas o bacterianas relacionadas con su aparición.

Alrededor de la mitad de los casos de cáncer de mama corresponden a mujeres sin ningún factor de riesgo identificable, a excepción del género (mujer) y la edad (más de 40 años). Algunos factores aumentan el riesgo de padecer esa enfermedad, como son el envejecimiento, la obesidad, el consumo perjudicial de alcohol, los antecedentes familiares de cáncer de mama, el historial de exposición a radiación, el historial reproductivo (como la edad de la menarquia y la edad al primer embarazo), el consumo de tabaco y la terapia hormonal posterior a la menopausia.

Entre los factores que se reconoce que podrían reducir el riesgo de padecer esta enfermedad, se encuentran: la lactancia materna prolongada, realizar ejercicio físico de forma habitual, el control del peso corporal, y evitar conductas nocivas, como el consumo frecuente de alcohol, la exposición al humo del tabaco, el uso prolongado de terapias hormonales sustitutivas y la exposición excesiva a las radiaciones.

Aunque se pudiesen controlar todos los factores de riesgo potencialmente modificables, el riesgo de padecer cáncer de mama tan solo se reduciría como máximo en un 30 %, ya que existen factores no modificables en íntima relación con esta patología.

La pertenencia al género femenino es el principal factor de riesgo de cáncer de mama. Aproximadamente, entre el 0,5 y el 1 % de los casos de cáncer de mama afecta a varones. El tratamiento de esta enfermedad en los varones sigue los mismos principios que los que se aplican a las mujeres.

Los antecedentes familiares de cáncer de mama aumentan el riesgo de padecerlo, pero la mayor parte de las mujeres a las que se diagnostica cáncer de mama no tienen antecedentes familiares conocidos de la enfermedad. La falta de antecedentes familiares conocidos no necesariamente significa que una mujer esté menos expuesta a padecer cáncer de mama.

Algunas mutaciones genéticas hereditarias de «alta penetrancia» aumentan el riesgo de cáncer de mama, las más predominantes de las cuales son las mutaciones en los genes *BRCA1* y *BRCA2*. Las mujeres a las que se detectan mutaciones en esos importantes genes podrían estimar la posibilidad de adoptar estrategias de reducción del riesgo. La identificación de los factores asociados a una mayor incidencia de cáncer de mama es importante en el cribado de salud global en las mujeres.

Edad y sexo

La edad es, probablemente, el factor de riesgo más importante. El riesgo de cáncer de mama aumenta rápidamente con la edad durante los años de actividad sexual en la mujer; después de la menopausia, la frecuencia se incrementa, pero con menos rapidez. La incidencia del cáncer de mama ajustada según la edad continúa aumentando con la edad creciente de la población femenina. El cáncer de mama es excepcional en personas menores de 20 años, y los casos en estas mujeres suponen menos del 2 % de todos. Después, la incidencia aumenta hasta 1 de cada 233 entre los 30 y 39 años, 1 de cada 69 de los 40 a los 49 años, 1 de cada 42 entre los 50 y los 59 años, 1 de cada 29 de los 60 a los 69, y 1 de cada 8 a los 80 años. O, dicho de otra manera, las mujeres tienen actualmente un riesgo promedio del 12,2 % de recibir un diagnóstico de cáncer de mama en algún momento de sus vidas. El sexo también es un factor de riesgo importante, porque la inmensa mayoría de los cánceres de mama se produce en mujeres. No obstante, también hay cáncer de mama en los hombres, aunque es menos del 1 % de la incidencia en las mujeres. Los tumores de mama en hombres son con más probabilidad benignos y secundarios a ginecomastia o a otros tumores no cancerosos.

Antecedentes personales de cáncer de mama

Los antecedentes de cáncer en una mama aumentan la probabilidad de un segundo cáncer primario en la otra mama. La magnitud del riesgo depende de la edad al diagnóstico del primer cáncer primario, el estado de los receptores de estrógenos del cáncer de mama inicial y el uso de quimioterapia sistémica y tratamiento hormonal complementarios. En números absolutos, el riesgo real oscila entre un 0,5-1 %/año para pacientes de menor edad, y un 0,2 % en pacientes de edad avanzada.

Las pacientes tratadas por un tumor primario de mama tienen un riesgo de desarrollar un segundo cáncer de mama de tres a cinco veces más alto que la población general. Dentro de estas pacientes, hay un subgrupo de mujeres en que la probabilidad es aún mayor, estas son las pacientes tratadas en edad joven, de menos de 50 años, con esperanza de vida de más de 20 años con carcinoma ductal *in situ* y tipos histológicos de buen pronóstico. También presentan mayor riesgo de cáncer de mama contralateral las mujeres con antecedentes familiares de cáncer de mama y las que tuvieron el tumor primario multicéntrico.

Factores hormonales y reproductivos

La duración total de la actividad hormonal del ovario es el condicionante del riesgo de padecer cáncer de mama y, por ello, la fisiología hormonal endógena desempeña un papel crucial. La importancia que poseen los estrógenos y los gestágenos no está suficientemente aclarada, pero se estima un aumento del riesgo de padecer cáncer de mama en las situaciones con mayor intervalo de tiempo en que la mama está sometida al influjo hormonal del ovario, como sucede en las dos situaciones de menarquia precoz y menopausia tardía.

El intervalo de tiempo transcurrido entre la telarquia y el primer embarazo a término resulta un período crucial para determinar el riesgo de cáncer de mama. Con el inicio de la pubertad, las hormonas segregadas por el ovario inducen la proliferación del epitelio ductal de la mama, es decir, que los estrógenos y la progesterona estimulan la actividad mitótica de las células de los conductos terminales de la mama. En las sociedades en que la menarquia es temprana, probablemente, debida a una dieta conveniente, la producción de estrógenos en la adolescencia es más prolongada; como la secreción de estrógenos condiciona la proliferación del epitelio de la mama, el proceso transcurre de forma continua hasta el final del primer embarazo, de tal manera que, si el intervalo se acorta, la incidencia de cáncer de mama disminuye y, en la menarquia precoz, el riesgo de cáncer de mama se ve incrementado. Una mujer con menarquia antes de los 12 años y con instauración cíclica de la menstruación tiene un aumento del riesgo del 50 % comparado con las mujeres que tienen la menarquia después de los 15 años. Aproximadamente, existe un 15 % de disminución del riesgo por cada año que se retrasa la menarquia.

Durante la gestación, las hormonas esteroideas se segregan en cantidad considerable y contribuyen a la diferenciación de las células de los lobulillos, que se preparan para la secreción láctea, lo que las hace resistentes a la carcinogénesis. En las mujeres que tienen hijos, disminuye el riesgo de cáncer de mama en comparación con las nulíparas, pero el efecto protector del embarazo a término se cumple hasta la edad de los 30 años, porque, en la mujer con primer embarazo después de los 35 años, el riesgo relativo aumenta, y con incremento progresivo con la edad de la primera gestación. En algún estudio, el efecto protector de la multiparidad se limita a las mujeres en que el cáncer se diagnostica después de los 50 años, pero, antes de esa edad, la nuliparidad no significa un mayor riesgo de cáncer de mama.

La edad del primer embarazo a término es un factor importante de riesgo. Las mujeres con primer embarazo a término después de los 30 años tienen el doble de riesgo que las que tienen el primer embarazo antes de los 18 años. Las nulíparas tienen riesgo similar a la mujer con primer embarazo a los 30 años.

Se piensa que la lactancia materna disminuye la incidencia del cáncer de mama, no obstante, los estudios epidemiológicos han sido incapaces de estimar de manera precisa el efecto de la lactancia sobre el riesgo de cáncer de mama. El efecto protector se limita a las mujeres con tumores diagnosticados en el período de la premenopausia y, desde luego, con el condicionante de que el período de lactancia sea prolongado. El aborto inducido parece que empeora el riesgo, aunque no está absolutamente establecido.

La edad tardía de la menopausia se relaciona con un aumento del riesgo de cáncer de mama. Las mujeres con menopausia natural antes de los 45 años tienen la mitad de riesgo de cáncer de mama comparado con las mujeres que tienen la menopausia después de los 55 años. La menopausia artificial quirúrgica o con radiaciones tiene un efecto protector cuando sucede de manera precoz. El efecto protector de la castración se relaciona directamente con la edad en que se realiza; es máxima si acaece antes de 35 años, lo que confiere un 64 % de protección y, conforme aumenta la edad en que se hace la castración, disminuye la protección. El efecto protector del riesgo no empieza a manifestarse hasta pasados los cinco primeros años de la menopausia, llegando a un 35 % de protección a los 10 años y hasta un 50 % a los 20 años.

Distribución geográfica

El carcinoma de mama es más frecuente en Estados Unidos, Canadá y los países de Europa septentrional, y se observa con menos frecuencia en Asia, América Latina y África. Las diferencias se explican por factores genéticos y ambientales, fundamentados, principalmente, en estudios de mujeres emigrantes; por ejemplo, las mujeres japonesas que viven en Hawái tienen el doble de riesgo que las que viven en Japón.

De la misma manera, las mujeres chinas que viven en California tienen más del doble de riesgo que las que viven en China. En ambas poblaciones de emigrantes a Estados Unidos, aumenta progresivamente la incidencia de cáncer de mama en las generaciones sucesivas, que llega casi a igualarse con la de las mujeres norteamericanas.

Las mujeres de estatus socioeconómico alto estimado por el grado de educación e ingresos económicos tienen mayor riesgo, aunque la tasa de mortalidad sea inferior. También se observa mayor incidencia en las mujeres que viven en la ciudad que en zonas rurales.

Factores de riesgo histológicos

Las alteraciones histológicas diagnosticadas en las biopsias de mama representan una categoría importante de factores de riesgo para dicho cáncer. El carcinoma lobulillar *in situ* (CLIS) es un trastorno relativamente infrecuente que se observa básicamente en mujeres premenopáusicas de menor edad. Suele ser un hallazgo accidental en la biopsia realizada por otro motivo, y no se presenta en forma de masa palpable ni de microcalcificaciones sospechosas en la mamografía.

En la mayoría de pacientes que reciben el diagnóstico de CLIS, se elige una estrategia conservadora. Las tres opciones que pueden comentarse con la paciente son vigilancia estrecha, quimioprevención con tamoxifeno o raloxifeno y mastectomía bilateral. El CLIS predispone a sufrir carcinomas posteriores, y el riesgo dura toda la vida y es igual para ambas mamas. Un tratamiento con tamoxifeno durante cinco años reduce el riesgo de cáncer de mama en un 56 %. Para aquellas que elijan la cirugía, la mastectomía total bilateral sigue siendo la técnica de elección. La enfermedad benigna de la mama produce una línea continua de cambios histológicos, y se divide, a grandes rasgos, en lesiones histológicas que muestran alteraciones epiteliales proliferativas y aquellas que presentan alteraciones epiteliales no proliferativas. Los cambios no proliferativos abarcan la hiperplasia leve y moderada de las células luminales dentro de los conductos mamarios; estos cambios no aumentan significativamente el riesgo de desarrollar un cáncer de mama a lo largo de la vida de la mujer. Los cambios proliferativos dentro del sistema ductal mamario se asocian a un mayor riesgo de padecer un cáncer de mama.

Estudios posteriores se han unido a este esquema de clasificación: lesiones no proliferativas, proliferación del epitelio mamario sin atipia (hiperplasia grave), y cambios proliferativos con atipia. La hiperplasia ductal atípica (HDA) y la hiperplasia lobulillar atípica (HLA) se clasifican como cambios proliferativos con atipia. El cociente de riesgos para el cáncer de mama en mujeres con HDA o HLA es, aproximadamente, cuatro o cinco veces superior al riesgo de cáncer de mama en la población general.

Los antecedentes familiares de cáncer de mama y de hiperplasia atípica aumentan el riesgo hasta casi nueve veces el de la población general. Así pues, el riesgo anual de desarrollar un cáncer de mama para una mujer con CLIS es ligeramente inferior al 1 %/año, y con HDA o HLA, es del 0,5-1 %/año. En estos cálculos influyen la edad al diagnóstico, la situación respecto a la menopausia y los antecedentes familiares.

Estilo de vida

La relación entre el peso y el cáncer de mama depende estrictamente de la edad. Para las mujeres posmenopáusicas y con edad de 60 años, el riesgo se incrementa con el aumento del peso; se estima que un exceso de 10 kg puede aumentar tanto el riesgo como en un 80 %. El aumento del riesgo, posiblemente, se debe a la producción de estrógenos por la grasa a partir de los andrógenos suprarrenales. En contraste, en las mujeres premenopáusicas, el exceso de peso muestra resultados contradictorios. Por los datos disponibles que proceden de estudios experimentales en animales, de los estudios ecológicos, de las poblaciones migratorias y de los ensayos de casos y controles, avalan la asociación entre consumo de grasas y cáncer de mama. Sin embargo, los estudios de cohortes no confirman esta asociación, probablemente, debido a la escasa variabilidad de la ingesta. El efecto de los diferentes tipos de grasa no está aclarado, hasta el punto de considerar algunos tipos de ácidos grasos como posibles quimioprotectores.

Durante mucho tiempo, se ha estimado que el aumento de grasas de origen animal —sobre todo, de grasas saturadas y los derivados lácteos— supone un factor de riesgo importante en el cáncer de mama, pero no existe un acuerdo unánime, y los estudios apuntan más a que el riesgo se debe a la ingesta de calorías totales que al solo consumo de grasa animal. En los estudios de correlación, existe una asociación lineal entre el consumo de grasa, dieta hipercalórica y cáncer de mama, aunque esto no se cumple en los estudios de casos y controles, ni en los prospectivos. En las personas vegetarianas y con hábito de vida de reducción del consumo de grasa, se observa una protección frente al cáncer de mama. En la actualidad, se atribuye una explicación adicional a la obesidad y aumento excesivo de peso, compatible con las posibles alteraciones en la secreción y metabolismo de las hormonas esteroideas, y quizá este mecanismo sea la explicación del aumento de riesgo.

Los estudios epidemiológicos sobre la alimentación con aceite y proteínas de soja que contiene fitoestrógenos están de actualidad; se sabe que estos compuestos se unen a los receptores plasmáticos de estrógenos y actúan como estrógenos, pero con acción más débil. En las mujeres con dieta rica en proteínas de soja, se demuestran una excreción acrecentada de isoflavonoides y se estima como posible mecanismo el que estas mujeres así alimentadas tienen una incidencia más baja de cáncer de mama. De la misma manera, en el estudio prospectivo de casos y controles sobre fitoestrógenos y cáncer de mama, se observa una reducción evidente de la incidencia de cáncer de mama entre mujeres con una ingesta rica en proteínas de soja, medida por la excreción de fitoestrógenos.

El alcohol es el componente de la dieta para el que existe una relación evidente con el aumento del riesgo de cáncer de mama; así, en la revisión de los 17 estudios de cohortes y de casos y controles publicados, se detecta en 14 de ellos una relación cierta. El aumento del riesgo se demuestra en pacientes premenopáusicas que consumen más de 15 g de alcohol al día, y el riesgo se incrementa en las mujeres que consumen más de esa cantidad.

No existe relación con el hábito del tabaco, consumo de cafeína o metilxantinas, ni con el estrés, ni con la depresión.

El ejercicio físico moderado reduce la incidencia de cáncer de mama y se estima que el ejercicio intenso de las deportistas en la juventud protege del desarrollo de tumores malignos en la mama. Diversos mecanismos, todos ellos de índole hormonal, están imbricados; por una parte, es evidente la reducción del número de ciclos ovulatorios, también se reduce el peso, no hay obesidad ni depósito de grasa, con lo que disminuye el aporte de tejido graso para la aromatización de andrógenos a estrógenos.

Cirugía mamaria previa

Desde hace tiempo, se estima la existencia de una relación entre enfermedades benignas de la mama y el riesgo de cáncer. En las lesiones con histología de hiperplasia ductal leve o lesiones no proliferativas, que comprenden la mayoría de las muestras de biopsia, no se observa incremento del riesgo. En la enfermedad proliferativa o hiperplasia ductal sin atipias, aumenta el riesgo de cáncer de mama de 1,5 a 2 veces. En la hiperplasia ductal atípica, el riesgo relativo de padecer cáncer de mama se incrementa cinco veces y, en las pacientes diagnosticadas de CLIS, el riesgo relativo se incrementa de 8 a 10 veces.

Por otra parte, independientemente del resultado anatomopatológico de la muestra de la biopsia de mama, se estima que una sola intervención dobla el riesgo de cáncer de mama y, si hay más de una biopsia, se aumenta el riesgo cinco veces al de la población general.

Tratamiento hormonal

Existe una gran preocupación respecto del tratamiento hormonal sustitutivo y la posibilidad del aumento de riesgo de desarrollar cáncer de mama. Los estudios de cohortes, de casos controles y metanálisis parecen concluir que, con tratamientos de larga duración, de más de cinco años, aumenta ligeramente el riesgo de padecer cáncer de mama. Se describe un aumento del riesgo relativo de 1,3 en mujeres con tratamientos muy prolongados, de más de 10-20 años.

La toma de anticonceptivos orales y su relación con el cáncer de mama ha sido objeto de muchos estudios, pero, por los resultados de estudios amplios, no se conoce que haya un aumento de la incidencia. La discreta elevación del riesgo del amplio estudio epidemiológico efectuado por la Surveillance, Epidemiology, and End Results (SEER) y la revisión de las publicaciones médicas entre las mujeres consumidoras de anticonceptivos orales lo relacionan con una duración prolongada de la toma mayor de 10 años, con el inicio de manera precoz, antes de transcurridos cinco años de la menarquia y el empleo de anticonceptivos de gran potencia gestágena. De la misma manera, se describe un aumento del riesgo de cáncer de mama en las mujeres que toman la medicación durante muchos años y no han tenido embarazos.

Exposición a radiaciones ionizantes

La exposición a radiaciones ionizantes aumenta el riesgo de cáncer de mama, como se demuestra en los estudios sobre mujeres supervivientes en las explosiones atómicas de Hiroshima y Nagasaki, y de las mujeres con exposición a exploraciones radiográficas repetidas. Está bien establecido que las radiaciones ionizantes en dosis moderada o alta antes de los 40 años aumenta el riesgo de cáncer de mama, y el riesgo se incrementa con dosis más altas. También se describe mayor proporción de cáncer de mama en mujeres tratadas con radioterapia por enfermedad de Hodgkin. El riesgo se acumula en mujeres jóvenes de entre 10 y 20 años y es escaso en las mujeres de más de 35 años. El riesgo de cáncer de mama se hace evidente hacia los 5 y 10 años después de la radiación, con el pico de máxima incidencia a los 15 años y con una mayor mortalidad a los 20 años. Este incremento del riesgo se mantiene durante toda la vida.

Antecedentes familiares

Muchos estudios han evaluado la relación entre antecedentes familiares y el riesgo de cáncer de mama. Las familiares de primer grado (madres, hijas y hermanas) de pacientes con cáncer de mama tienen un riesgo de dos a tres veces mayor de padecer la enfermedad. El riesgo es mucho más elevado si, en las familiares de primer grado afectadas, el cáncer debutó antes de la menopausia y fue bilateral. El riesgo no está elevado significativamente en mujeres con familiares no tan próximas afectadas por cánceres de mama (primas, tías, abuelas), aunque el cáncer de mama en tías paternas podría asociarse a una predisposición genética. En familias con múltiples miembros afectados, especialmente, con cáncer bilateral y de inicio precoz, el riesgo absoluto en familiares de primer grado se acerca al 50 %, compatible con una herencia autosómica dominante en esas familias.

Factores de riesgo genéticos

Se calcula que los factores genéticos son los responsables del 5-10 % de todos los cánceres de mama, pero es posible que representen el 25 % de los casos en mujeres menores de 30 años. En 1990, King *et al.* identificaron una región en el brazo largo del cromosoma a 17 (17q21) que contenía un gen de susceptibilidad al cáncer.

El gen *BRCA1* se descubrió en 1994; hoy se sabe que las mutaciones del *BRCA1* son responsables de hasta el 40 % de los cánceres familiares de mama. Un año después, se descubrió un segundo gen de susceptibilidad, el *BCRA2*. Además del aumento del riesgo de cáncer mamario, las mujeres con mutaciones del *BRCA1* o del *BRCA2* tienen más riesgo de cáncer de ovario (el 45 % de riesgo a lo largo de la vida para las portadoras del *BRCA1).*

Las mutaciones deletéreas del *BRCA1* o del *BRCA2* son infrecuentes en la población general. La frecuencia de mutaciones es, aproximadamente, de una de cada 1.000 (0,1 %) en la población estadounidense. Algunas poblaciones, relativamente cerradas, pueden tener tasas de prevalencia más elevadas y muestran preferencia por ciertas mutaciones, denominadas *mutaciones fundadoras,* incluidas las mutaciones 185 del AG y 5382insC del *BRCA1,* que se encuentran hasta en el 1 % de la población judía askenazí (judíos originarios de Europa del Este), y la mutación C4446T de familias francocanadienses.

El *BRCA1* es un gen de gran tamaño, con 22 exones codificantes y más de 500 mutaciones; muchas de estas son exclusivas y limitadas a una familia concreta, lo que hace que las pruebas genéticas sean técnicamente difíciles. El *BRCA1* es un gen supresor de tumores, y la susceptibilidad a la enfermedad se hereda de forma autosómica dominante. Las mutaciones en la línea germinal inactivan un único alelo heredado del *BRCA1* en todas las células, y esto precede a un acontecimiento somático en las células epiteliales mamarias, que elimina el alelo restante y causa el cáncer. El producto del gen puede regular negativamente el crecimiento celular, y también está implicado en la detección y reparación del daño genético. El gen *BRCA2* está situado en el cromosoma 13 y es responsable de hasta el 30 % de los cánceres de mama familiares; al contrario que el *BRCA1*, se asocia a un mayor riesgo de cáncer de mama en los hombres. Las mujeres con una mutación del *BRCA2* tienen, asimismo, un riesgo del 20-30 % de padecer cáncer de ovario a lo largo de sus vidas.

La penetrancia del *BRCA1* y del *MC42* significa la probabilidad de que los portadores de mutaciones en estos genes desarrollen realmente un cáncer. Las estimaciones iniciales de esa probabilidad fueron elevadas, pero un cálculo más reciente ha determinado que la penetrancia de las mutaciones del *BRCA1* y del *BRCA2* es del 56 %. Es razonable plantear una tasa de cáncer de mama del 50-70 % para los portadores de mutaciones en el *BRCA1* o el *BRCA2*.

La anatomía patológica del cáncer de mama asociado al *BRCA1* es desfavorable si se la compara con la del cáncer asociado al *BRCA2,* y comprende tumores de gran malignidad, negativos para RH y aneuploides, con una mayor fracción en fase S (síntesis) del ciclo celular. Hay una asociación fuerte entre el subtipo basal del cáncer de mama y las mutaciones del *BRCA1*. Las mujeres portadoras de una mutación en el *BRCA1* que desarrollan un cáncer de mama tienen muchas probabilidades de presentar un cáncer de mama de tipo basal; hasta el 10 % de los tumores de tipo basal aparecen en mujeres en las que se encuentra una mutación. Esto no es cierto para los cánceres asociados al *BRCA2*, que son con más frecuencia positivos para RH. Las tasas de mortalidad global de pacientes con cáncer de mama asociado al *BRCA1* o *BRCA2* son similares a las de mujeres con cáncer de mama esporádico. Como el riesgo de desarrollar un cáncer de mama es elevado en las portadoras de una mutación del gen *BRCA,* se considera que la cirugía profiláctica es la estrategia más racional. Para aquellas mujeres que prefieren someterse a un programa de seguimiento muy estrecho, se recomienda el uso de la resonancia magnética nuclear (RMN). No está clara la eficacia de la quimioprevención en portadoras de mutaciones del *BRCA*, especialmente, del *BRCA1*, que tienden a presentar cáncer de mama negativos para REg.

OTROS SÍNDROMES GENÉTICOS RELACIONADOS CON EL RIESGO DE CÁNCER DE MAMA

Diversos síndromes familiares se relacionan con un riesgo elevado de cáncer de mama. Estos originan un pequeño número de pacientes con cáncer de mama y, por lo general, se les identifica por otras manifestaciones clínicas.

Síndrome de Li-Fraumeni

El síndrome mejor conocido es el de Li-Fraumeni, que se caracteriza por el desarrollo de gran variedad de cánceres que se presentan en niños y adultos; incluye cáncer de mama, sarcoma de tejidos blandos, tumor cerebral, osteosarcoma, leucemia, carcinoma de la corteza suprarrenal y, posiblemente, otros tipos de tumores. Los miembros de estas familias desarrollan cáncer a edad temprana y, con frecuencia, presentan tumores múltiples. Las posibilidades de que cualquier miembro de la familia presente un cáncer son altas: del 50 % hacia los 30 años y de más del 90 % a los 70 años de edad. Este síndrome se relaciona con mutaciones de la línea germinal *p53*; se trata de un gen supresor tumoral con las dos copias inactivadas en muchos tumores, lo que concuerda con la hipótesis de Knudsen, es decir, existe por vía hereditaria la mutación en una de las copias y se produce después la pérdida de la otra copia por otra causa distinta, y representa la frecuencia de mutaciones más alta en el cáncer de mama. Las mutaciones del *p53* se relacionan con la pérdida de heterocigosidad en el cromosoma 17p13.1 y codifica una fosfoproteína nuclear de 53 kDa, cuyo papel principal es regular el ciclo celular y mantener la integridad del ADN. Si el ADN se daña, entonces, aumentan los niveles de p53 y el ciclo celular se detiene en G1 para permitir la reparación.

Debido a la gran heterogeneidad del cáncer de mama, se considera importante estudiar el espectro de mutaciones de *p53*, ya que estas mutaciones tienen especificidad histopatológica; por ejemplo, no se encuentran mutaciones en el tumor mucinoso ni en el papilar infiltrante. También se describe la relación entre mutaciones del *p53* con el estadio avanzado del tumor, indicando que contribuye a la progresión del tumor y a una alta velocidad de proliferación celular.

Síndrome de Cowden

La enfermedad de Cowden se presenta con rareza. Se caracteriza por múltiples lesiones mucocutáneas, que incluyen triquilemomas faciales, queratosis de partes acras y papilomas orales; también se describen vitíligo y angiomas. Se observa la proliferación benigna en otros órganos, del tipo de hamartomas y tumores de localización variada, como tiroides, mama, pólipos gastrointestinales, leiomiomas uterinos y lipomas. Las enfermedades benignas de la mama que se describen consisten en fibroadenoma, lesiones fibroquísticas, malformaciones de la aréola y pezón y la hiperplasia epitelial.

En las publicaciones, se observa una incidencia aumentada de cáncer de mama cuando se compara con la población general. El cáncer de mama se diagnostica en 10 de 21 pacientes femeninas, con cáncer bilateral en cuatro casos. El síndrome se considera que se hereda de forma autosómica dominante, con expresividad variable.

Síndrome de Peutz-Jeghers

El síndrome de Peutz-Jeghers es un trastorno con herencia autosómica dominante, que se caracteriza por la existencia de hamartomas gastrointestinales y pigmentación mucocutánea, los cuales no se consideran premalignos; se relaciona con el riesgo elevado de tumores gastrointestinales y no gastrointestinales, que incluyen el cáncer bilateral de mama.

Síndrome de Muir

El síndrome de Muir es una variante del síndrome de tipo II de Lynch. Se caracteriza por la asociación de múltiples tumores en la piel, y tumores malignos del tracto digestivo inferior y del aparato genitourinario. Muchas de las lesiones son habituales, como el carcinoma de células basales, los acantomas, y los divertículos en el colon que aparecen en la edad adulta, como sucede en la población general. La herencia de este síndrome es autosómica dominante, con alta penetrancia. Las mujeres con este síndrome presentan una tendencia aumentada al cáncer de mama, particularmente, después de la menopausia. Se han descrito tres genes responsables del cáncer de colon. El síndrome de Muir resulta de la mutación de la línea germinal en los lugares *MSH2* del cromosoma 2p y *MLH1* del cromosoma 3p21; son genes que afectan la capacidad de las células para reparar el daño al ADN.

Ataxia-telangiectasia

A diferencia de las alteraciones descritas con anterioridad, la ataxia-telangiectasia es un síndrome autosómico recesivo. Los homocigotos se caracterizan por degeneración neurológica progresiva, con ataxia cerebelosa, telangiectasias oculocutáneas, hipersensibilidad a las radiaciones y un aumento de incidencia de enfermedades malignas. El gen de la ataxia-telangiectasia se relaciona con una sensibilidad anormal para radiación ionizante, y los homocigotos tienen un riesgo aumentado 100 veces de cáncer. Por lo general, las pacientes mueren antes de los 20 años de edad de linfoma o leucemia.

Los heterocigotos constituyen cerca del 1 % de la población de Estados Unidos. Estos individuos tienen un mayor riesgo de cáncer en cualquier localización. Los estudios epidemiológicos consideran en las portadoras femeninas del gen un riesgo mayor de cáncer de mama e incrementado en cinco veces. El diagnóstico de exposición ocupacional a la radiación ionizante se relaciona con un riesgo alto de cáncer de mama entre los portadores de ataxia-telangiectasia. Recientemente, se identificó el gen en el cromosoma 11q22-23, del que se describen unas seis mutaciones como más frecuentes; dos de ellas en familias de Japón son las más frecuentemente observadas. La ataxia-telangiectasia no contribuye de forma importante al riesgo familiar de cáncer de mama, pero sí se puede considerar como un factor de riesgo de cáncer de mama.

Translocación constitucional de los cromosomas 11q;22q

En más de 100 familias, se describe la translocación del brazo largo del cromosoma 11 con el brazo largo del cromosoma 22. La descripción de individuos con esta anomalía asciende en el año 1980, pero, hasta 1994, no se publica la existencia de enfermedades malignas; entonces es cuando se describen ocho casos de cáncer de mama en familias de Suecia, con un total de 22 portadores.

ESTRATEGIAS PARA REDUCIR EL RIESGO DE CÁNCER DE MAMA

La mayoría de los factores que influyen en el riesgo femenino de cáncer de mama, como la herencia, la edad o la edad de la menarquia y de la menopausia, están lejos de cualquier control. Otros factores, como la elección de tener un embarazo antes de los 20 años de edad o el incremento en la paridad, no se modifican con facilidad por razones obvias. Las modificaciones en el estilo de vida (dieta adecuada pobre en grasas animales, ejercicio y reducción del consumo de alcohol) no se relacionan de manera convincente con una disminución del riesgo de cáncer de mama, pero se recomiendan como medidas coherentes con una buena salud general. Esto es de vital importancia para dar la libertad a las mujeres de que tomen decisiones informadas en relación con riesgos adicionales y beneficios potenciales que puedan incurrir a partir del uso de estrógenos exógenos (anticonceptivos orales, inducción de la ovulación, estrógenos sustitutivos de la menopausia).

Para las mujeres con un riesgo moderado de cáncer de mama, la detección rutinaria, de acuerdo con las guías recomendadas, es la estrategia más importante para asegurar la detección precoz, ya que, hasta la fecha, los esfuerzos para diseñar programas de detección con base en factores de riesgo no son productivos, porque la estimación de la efectividad en las mujeres diana de acuerdo con un grupo de factores de riesgo claves como los antecedentes familiares, la edad de la menarquia y la paridad, ha demostrado que estos programas fallan en la mayoría de los casos. Desde el punto de vista de salud pública, todas las mujeres en una categoría apropiada de edad deben explorarse de acuerdo con las normas recomendadas.

OPCIONES DE TRATAMIENTO

Una vez conocido el riesgo alto de padecer cáncer de mama, el tratamiento implica la vigilancia, la quimioprevención y la mastectomía profiláctica, aunque existen pocos datos de que estas opciones reduzcan la mortalidad en enfermas de alto riesgo.

Vigilancia

La vigilancia atenta de la mujer es muchas veces la opción elegida. Aunque no existen datos de ensayos prospectivos sobre la eficacia de la vigilancia en pacientes de alto riesgo, se adopta esta vía por extrapolación del conocimiento de que el esfuerzo de una detección precoz reduce la mortalidad en mujeres de más de 50 años. La propuesta es de Lynch, basada en la experiencia propia de vigilancia de familias de alto riesgo; para ello, recomienda empezar las exploraciones muy pronto, unos 10 años antes del diagnóstico del familiar más joven afectado. Se recomienda la mamografía anual y la exploración clínica cada seis meses y, en algún caso muy especial, se recomienda la mamografía cada seis meses.

Quimioprevención

Se dispone en la actualidad de resultados de tres estudios aleatorizados en mujeres con riesgo de cáncer de mama empleando la toma de 20 mg/día de tamoxifeno durante cinco años. El estudio americano selecciona a las pacientes para entrar en el protocolo del National Surgical Adjuvant Breast and Bowel Project mediante el método de Gail; tras un seguimiento de 55 meses, se interrumpe el ensayo unos 14 meses antes de completar el tiempo previsto, porque se considera que el efecto protector del tamoxifeno está suficientemente probado, no necesitando mayor seguimiento.

El número de cánceres de mama aparecidos en las mujeres tratadas es prácticamente la mitad de los acontecidos en el grupo de control, lo que representa un 49 % de reducción del riesgo, que llega al 69 % para los cánceres con REg positivos. El estudio inglés y el italiano concluyen que el tamoxifeno no protege del cáncer de mama, pero, en ambos, la selección de pacientes es diferente: se incluyen mujeres más jóvenes y pacientes en tratamiento con estrógenos sustitutivos de la menopausia; además, en el ensayo inglés, se admiten mujeres de riesgo por los antecedentes de familiares afectados y, en el italiano, la condición precisa de mujeres histerectomizadas.

Quedan sin contestar algunas preguntas, como son la duración del efecto protector del tamoxifeno en la reducción del riesgo, el efecto del tamoxifeno sobre mujeres portadoras de los genes *BRCA1* y *BRCA2* y el efecto sobre el riesgo de muerte por cáncer.

Mastectomía profiláctica

La mastectomía profiláctica en pacientes de alto riesgo es de una eficacia desconocida, porque no se dispone de ensayos prospectivos aleatorizados, que, idealmente, deberían comparar dos técnicas: la mastectomía frente a la vigilancia o quimioprevención con tamoxifeno, con seguimiento de 10 y hasta 20 años.

Los datos disponibles se basan en estudios retrospectivos con indicaciones médicas que no siempre incluyen a las pacientes de alto riesgo, pero se dispone de seguimiento largo de hasta 14 y 17 años con persistencia del beneficio. Los cánceres que se describen aparecen como recidivas; lo hacen en la pared torácica y en la axila, y no se describen metástasis a distancia.

Con la técnica de mastectomía subcutánea, se describe una persistencia de tejido mamario, como se demuestra en una serie de necropsias. El tejido mamario residual se localiza, fundamentalmente, en la región periareolar y en márgenes periféricos. Por este motivo, es recomendable la mastectomía total, con prótesis subpectoral de suero fisiológico o por injertos de colgajos próximos.

Los tumores *BRCA1* y *BRCA2* representan el 10 % de los cánceres de mama y ovario hereditarios. En estas pacientes, se ha demostrado cómo la mastectomía reductora de riesgo (MRR) preventiva es la estrategia más efectiva para disminuir el riesgo de cáncer de mama, con una disminución de riesgo de entre el 90 y el 100 %. Como contrapartida, la MRR es una intervención agresiva y mutilante en población sana, lo que puede suponer una decisión difícil para la paciente, ya que es un procedimiento irreversible, con una morbilidad quirúrgica no despreciable, y que provoca un cambio en la imagen corporal y la sexualidad de la paciente, lo cual puede tener un importante impacto psicológico.

En pacientes con mutación *BRCA1*, se ha demostrado cómo la MRR a los 25 años aumenta la supervivencia global de estas pacientes un 13 %, y hasta en un 8 % en las pacientes con mutación *BRCA2*. Antes de realizar la MRR, es indispensable que a las pacientes se les haya realizado una exploración clínica, una mamografía y una RMN mamaria en los últimos seis meses para descartar la presencia de un cáncer y, en caso de presentar hallazgos sospechosos, deben biopsiarse.

Una de las principales dudas que surgen a la hora de indicar una MRR es cuál es la edad óptima para indicar esta intervención. Ya se ha visto el enorme beneficio que supone esta cirugía a los 25 años en términos de supervivencia a largo plazo. Sin embargo, diferir la cirugía en estas pacientes hasta los 40 años disminuye el beneficio de supervivencia en un 2 % en pacientes con *BRCA1* y en un 1 % en pacientes con *BRCA2*. La realización de una MRR a los 25 años puede presentar un enorme impacto psicológico en la paciente, por lo que, en casos seleccionados, teniendo en cuenta los antecedentes familiares, la edad de aparición de cáncer de mama más joven en la familia, la edad de la paciente al diagnóstico de la mutación, la posibilidad de realizarse un seguimiento adecuado, y los deseos de la paciente, sería razonable posponer la MRR.

RECOMENDACIONES PARA LA MUJER CON SUSCEPTIBILIDAD HEREDITARIA AL CÁNCER DE MAMA

En el momento actual, existe controversia e incertidumbre sobre el tratamiento de la mujer sana portadora de susceptibilidad hereditaria al cáncer de mama. No se conoce que la vigilancia y el seguimiento de estas mujeres reduzcan la mortalidad de los cánceres relacionados en las mujeres de alto riesgo. Además, se entiende que la vigilancia clínica y la mamografía no son capaces de detectar lesiones premalignas; ni siquiera les ofrece protección. Desde el punto de vista teórico, parece lógico que, una vez eliminado el tejido en riesgo, se reduzca la probabilidad del desarrollo de cáncer, pero hay pocos datos que demuestren la eficacia de la mastectomía en este sentido. Además, existe la evidencia de que la técnica quirúrgica no extirpa todo el tejido mamario, ni siquiera con la mastectomía total; es posible que la mutación de la línea germinal esté presente en el tejido mamario residual y la paciente quede en riesgo de padecer cáncer de mama. De manera similar sucede con la ovariectomía; la técnica no garantiza la protección absoluta frente al cáncer de ovario, porque es posible la generación de tumores a partir de la superficie peritoneal, con el riesgo estimado entre el 2 y el 25 %. En este sentido, existe la especulación sobre si los tumores de la superficie peritoneal son, en realidad, producto de metástasis de cáncer de ovario no diagnosticado o de una

lesión primaria. Esta última explicación se ajusta a la realidad anatómica del origen del epitelio que recubre el ovario, que es la simple capa celular del peritoneo, que se refleja en el ovario y lo recubre. Se precisan estudios prospectivos sobre el papel profiláctico de la mastectomía y de la ovariectomía en las mujeres portadoras de los genes *BRCA1* y *BRCA2*. Estas dudas dificultan el consejo a la paciente portadora sobre el beneficio potencial de las técnicas quirúrgicas para no ofrecer un falso sentido de seguridad.

En la mujer que tiene un diagnóstico de mutación del gen *BRCA1*, el Colegio Estadounidense de Obstetricia y Ginecología recomienda la ovariectomía bilateral cuando se completa la descendencia o en el momento de la menopausia, porque no existe un programa de diagnóstico precoz de cáncer de ovario.

La actitud a seguir ante el resto de mutaciones de alto y moderado riesgo es controvertida, ya que, al ser mutaciones menos frecuentes, se tiene menos información del beneficio de la MRR. La indicación quirúrgica se decidirá en estos casos de forma individualizada, teniendo en cuenta los antecedentes familiares de cáncer de mama, la posibilidad de realizarse un seguimiento adecuado y los deseos de la paciente.

Los genes *BRCA1* y *BRCA2* están involucrados en el 90 % de los casos de cáncer de ovario hereditario. El cáncer de ovario presenta una problemática especial, ya que hasta el 75 % de las mujeres se diagnostican en estadio avanzado independientemente de la realización de cribado, tanto en la población general como en las pacientes con predisposición genética.

La salpingooforectomía bilateral reductora de riesgo (SORR), en la actualidad, es el método más efectivo para la disminución de riesgo de cáncer de ovario hereditario (reducción de entre un 80 y un 90 % de incidencia, aunque pueden desarrollar tumor peritoneal), así como la mortalidad asociada a este tumor. Las principales guías clínicas recomiendan la realización de SORR entre los 35 y los 40 años en mujeres portadoras de *BRCA1* y entre los 40 y los 45 años en portadoras de *BRCA2*.

Una vez decidida la indicación de SORR, la paciente deberá realizarse un estudio mediante ecografía transvaginal y marcadores tumorales para descartar cáncer de ovario previo a la cirugía. La SORR puede realizarse en el mismo acto quirúrgico que la MRR sin apenas aumentar la morbilidad y, a la hora del estudio anatomopatológico, debe incluirse toda la pieza de manera protocolizada en busca de un carcinoma oculto.

Por otro lado, varios estudios han demostrado que la SORR *per se* es capaz de disminuir la incidencia de cáncer de mama un 42 % en las pacientes premenopáusicas con mutación *BRCA1* y *BRCA2*. Con respecto al resto de mutaciones, cada una de ellas presenta un riesgo relativo diferente de cáncer de ovario y, en función de este riesgo, se valorará con la paciente la posibilidad de SORR en casos seleccionados.

PUNTOS CLAVE

- Las principales variaciones genéticas que dan lugar a las alteraciones malignas de la mama son las mutaciones del gen *BRCA1* y *BRCA2*.
- Las nuevas clasificaciones relacionadas con la biología molecular del cáncer de mama son, según el subtipo intrín-

seco, basado en la expresión génica. También se clasifica según los marcadores IHQ; estos marcadores son los REg y RPg, la determinación de la expresión celular del HER2 y el Ki-67. De aquí, parte la clasificación subrogada del cáncer de mama en subtipos (luminal A, luminal B, HER2 + y

(Continúa)

PUNTOS CLAVE (*cont.*)

triple negativo). Además, el pilar sobre el que se sustenta el manejo multidisciplinario del cáncer de mama se basa en el diagnóstico, en el cual, se utilizan parámetros clínicos de estadificación TNM e IHQ para su clasificación.

- Entre Los principales factores de riesgo que se relacionan con la génesis del cáncer de mama, se incluyen: la edad, la edad temprana de la menarquia, la edad tardía de la menopausia, la nuliparidad, la edad tardía para el primer embarazo, la obesidad, la exposición a altas dosis de radioterapia, la ausencia de lactancia materna, los antecedentes de algunos tipos de enfermedades benignas de la mama, los antecedentes de CLIS, el antecedente personal de cáncer de mama y los antecedentes familiares de cáncer de mama en uno o más familiares de primer grado. Los factores relacionados con el estilo de vida, como la dieta con un contenido elevado de grasas animales, el consumo de alcohol y la actividad física, también afectan al riesgo de cáncer de mama.

BIBLIOGRAFÍA

Amin MB, Greene FL, Edge SB, Compton CC, Gershenwald JE, Brookland RK, et al. The Eighth Edition AJCC Cancer Staging Manual: continuing to build a bridge from a population-based to a more "personalized" approach to cancer staging: CA Cancer J Clin. 2017;67(2):93-9.

Anderson DE. Some characteristics of familial breast cancer. Cancer. 1971;28(6):1500-4.

Berg WA, Blume JD, Cormack JB, Mendelson EB, Lehrer D, Böhm-Vélez M, et al. Combined screening with ultrasound and mammography vs mammography alone in women at elevated risk o f breast cancer. JAMA. 2008;299(18):2151-63.

Bernstein L, Henderson BE, Hanisch R, Sullivan-Halley J, Ross RK. Physical exercise and reduced risk of breast cancer in young women. J Natl Cancer Inst. 1994;86(18):1403-8.

Bernstein JL, Thompson WD, Risch N, Holford TR. The genetic epidemiology of second primary breast cancer. Am J Epidemiol. 1992;136(8):937-48.

Brinton LA, Schairer CS, Hoover RN, Fraumeni JF Jr. Menstrual factors and risk of breast cancer. Cancer Invest. 1988;6(3):245-54.

Byrne C, Brinton LA, Haile RW, Schairer C. Heterogeneity of the effect of family history on breast cancer risk. Epidemiology. 1991;2(4):276-84.

Cancer Genome Atlas Network. Comprehensive molecular portraits of human breast tumours. Nature. 2012;490(7418):61-70.

Cancer Genome Atlas Research Network; Weinstein JN, Collisson EA, Mills GB, Mills Shaw KR, Ozenberger BA, et al. The Cancer Genome Atlas Pan-Cancer analysis project. Nat Genet. 2013;45(10):1113-20.

Cejalvo JM, Pascual T, Fernández-Martínez A, Adamo B, Chic N, Vidal M, et al. Distribution of the PAM50 breast cancer subtypes within each pathology-based group: a combined analysis of 15,339 patients across 29 studies. Ann Oncol. 2017;28(Suppl 5):V603.

Curtis C, Shah SP, Chin SF, Turashvili G, Rueda OM, Dunning MJ, et al. The genomic and transcriptomic architecture of 2,000 breast tumours reveals novel subgroups. Nature. 2012;486(7403):346-52.

Dawson SJ, Rueda OM, Aparicio S, Caldas C. A new genome-driven integrated classification of breast cancer and its implications. EMBO J. 2013;32(5):617-28.

DeSantis CE, Bray F, Ferlay J, Lortet-Tieulent J, Anderson BO, Jemal A. International variation in female breast cancer incidence and mortality rates. Cancer Epidemiol Biomarkers Prev. 2015;24(10):1495-506.

De Waard F. Diet and breast cancer. En: Benito E, Giacosa A, Hill MJ (eds.). Public education on diet and cancer. Nueva York: Kluwer Academic Publishers; 1991.

Finn RS, Liu Y, Zhu Z, Martin M, Rugo HS, Diéras V, et al. Biomarker analyses of response to cyclin-dependent kinase 4/6 inhibition and endocrine therapy in women with treatment-naïve metastatic breast cancer. Clin Cancer Res. 2020;26(1):110-21.

Finn RS, Martin M, Rugo HS, Jones S, Im SA, Gelmon K, et al. Palbociclib and letrozole in advanced breast cancer. N Engl J Med. 2016;375(20):1925-36.

Fisher B, Costantino JP, Wickerham DL, Redmond CK, Kavanah M, Cronin WM, et al. Tamoxifen for prevention o f breast cancer: report of the National Surgical Adjuvant Breast and Bowel Project P-1 Study. J Natl Cancer Inst. 1998;90(18):1371-88.

Fujii T, Kogawa T, Dong W, Sahin AA, Moulder S, Litton JK, et al. Revisiting the definition of estrogen receptor positivity in HER2-negative primary breast cancer. Ann Oncol. 2017;28(10):2420-8.

Geiersbach KB, Chen H, Emmadi R, Haskell GT, Lu X, Liu YJ, et al. Current concepts in breast cancer genomics: an evidence based review by the CGC breast cancer working group. Cancer Genet. 2020;244:11-20.

Ginsburg O, Yip CH, Brooks A, Cabanes A, Caleffi M, Dunstan Yataco JA, et al. Breast cancer early detection: a phased approach to implementation. Cancer. 2020;126 Suppl 10:2379-93.

Goldhirsch A, Winer EP, Coates AS, Gelber RD, Piccart-Gebhart M, Thürlimann B, et al.; Panel members. Personalizing the treatment of women with early breast cancer: highlights of the St Gallen International Expert Consensus on the Primary Therapy of Early Breast Cancer 2013. Ann Oncol. 2013;24(9):2206-23.

Haagensen C. Diseases o f the breast. 3ª ed. Filadelfia: W. B. Saunders; 1986.

Hartmann LC, Sellers TA, Frost MH, Lingle WL, Degnim AC, Ghosh K, et al. Benign breast disease and the risk o f breast cancer. N Engl J Med. 2005;353(3):229-37.

Henderson BE, Pike MC, Casagrande JT. Breast cancer and the oestrogen window hypotesis. Lancet. 1981;2(8242):363-4.

Henderson BE, Ross RK, Judd HL, Krailo MD, Pike MC. Do regular ovulatory cycles increase breast cancer risk? Cancer. 1985;56(5):1206-8.

Ilbawi AM, Velázquez-Berumen A. World Health Organization list of priority medical devices for cancer management to promote universal coverage. Clin Lab Med. 2018;38(1):151-60.

Kelsey JL. Breast cancer epidemiology: summary and future directions. Epidemiol Rev. 1993;15(1):256-63.

Kelsey JL, Gammon MD. The epidemiology of breast cancer. CA Cancer J Clin. 1991;41(3):146-65.

La Vecchia C, Bosetti C, Lucchini F, Bertuccio P, Negri E, Boyle P, et al. Cancer mortality in Europe, 2000-2004, and an overview of trends since 1975. Ann Oncol. 2010;21(6):1323-60.

MacMahon B, Cole P, Lin TM, Lowe CR, Mirra AP, Ravnihar B, et al. Age at first birth and breast cancer risk. Bull World Health Organ. 1970;43(2):209-21.

McCormack V, McKenzie F, Foerster M, Zietsman A, Galukande M, Adisa C, et al. Breast cancer survival and survival gap apportionment in sub-Saharan Africa (ABC-DO): a prospective cohort study. Lancet Glob Health. 2020;8(9):e1203-e1212.

Mei J, Zhao J, Fu Y. Molecular classification of breast cancer using the mRNA expression profiles of immune-related genes. Sci Rep. 2020;10(1):4800.

Mutebi M, Anderson BO, Duggan C, Adebamowo C, Agarwal G, Ali Z, et al. Breast cancer treatment: a phased approach to implementation. Cancer. 2020;126 Suppl 10:2365-78.

Nelson HD, Tyne K, Naik A, Boutgatsos C, Chan BK, Humphrey L; U.S. Preventive Services Task Force. Screening for breast cancer: an update for the U.S. Preventive Services Task Force. Ann Intern Med. 2009;151(10):727-37, W237-42.

Newcomb PA, Storer BE, Longnecker MP, Mittendorf R, Greenberg ER, Clapp RW, et al. Lactation and a reduced risk of premenopausal breast cancer. N Engl J Med. 1994;330(2):81-7.

Perou CM, Sørlie T, Eisen MB, Van de Rijn M, Jeffrey SS, Rees CA, et al. Molecular portraits of human breast tumours. Nature. 2000;406(6797):747-52.

Pike MC, Berstein L, Spicer DV. Exogenous hormones in breast cancer risk. En: Mederhuber JE (ed.). Current therapy in oncology. San Luis: MO Decker; 1993. p. 292-303.

Prat A, Cheang MCU, Galván P, Nuciforo P, Paré L, Adamo B, et al. Prognostic value of intrinsic subtypes in hormone receptor-positive metastatic breast cancer treated with letrozole with or without lapatinib. JAMA Oncol. 2016;2(10):1287-94.

Prat A, Fan C, Fernández A, Hoadley KA, Martinello R, Vidal M, et al. Response and survival of breast cancer intrinsic subtypes following multi-agent neoadjuvant chemotherapy. BMC Med. 2015;13:303.

Prat A, Galván P, Jiménez B, Buckingham W, Jeirianian HA, Schaper C, et al. Prediction of response to neoadjuvant chemotherapy using core needle biopsy samples with the prosigna assay. Clin Cancer Res. 2016;22(3):560-6.

Prat A, Parker JS, Fan C, Cheang MCU, Miller LD, Bergh J, et al. Concordance among gene expression-based predictors for ER-positive breast cancer treated with adjuvant tamoxifen. Ann Oncol. 2012;23(11):2866-73.

Provenzano E, Ulaner GA, Chin SF. Molecular classification of breast cancer. PET Clin. 2018;13(3):325-38.

Ries LAG, Miller BA, Hankey BF; Surveillance, Epidemiology, and End Results (SEER) Program. Cancer statistics review 1973-1991: tables and graphs. NIH publ no 94-2789. Bethesda: USDHHS. National Cancer Institute; 1994.

Rosen PR. Rosen's breast pathology. 2ª ed. Filadelfia: Lippincott Williams & Wilkins; 2001.

Rositch AF, Unger-Saldaña K, DeBoer RJ, Ng'ang'a A, Weiner BJ. The role of dissemination and implementation science in global breast cancer control programs: frameworks, methods, and examples. Cancer. 2020;126 Suppl 10:2394-404.

Rossouw JE, Anderson GL, Prentice RL, LaCroix AZ, Kooperberg C, Stefanick ML, et al.; Writing Group for the Women's Health Initiative Investigators. Risks and benefits of estrogen plus progestin in healthy postmenopausal women: principal results from the Women's Health Initiative randomized controlled trial. JAMA. 2002;288(3):321-33.

Russnes HG, Lingjærde OC, Børresen-Dale AL, Caldas C. Breast cancer molecular stratification: from intrinsic subtypes to integrative clusters. Am J Pathol. 2017;187(10):2152-62.

Sardanelli F, Aase HS, Álvarez M, Azavedo E, Baarslag HJ, Balleyguier C, et al. Position paper on screening for breast cancer by the European Society of Breast Imaging (EUSOBI) and 30 national breast radiology bodies from Austria, Belgium, Bosnia and Herzegovina, Bulgaria, Croatia, Czech Republic, Denmark, Estonia, Finland, France, Germany, Greece, Hungary, Iceland, Ireland, Italy, Israel, Lithuania, Moldova, The Netherlands, Norway, Poland, Portugal, Romania, Serbia, Slovakia, Spain, Sweden, Switzerland and Turkey. Eur Radiol. 2017;27(7):2737-43.

Sattin RW, Rubin GL, Webster LA, Huezo CM, Wingo PA, Ory HW, et al. Family history and the risk of breast cancer. JAMA. 1985;253(13):1908-13.

Schwartz AG, King MC, Belle SH, Satariano WA, Swanson GM. Risk of breast cancer to relatives of young breast cancer patients. J Natl Cancer Inst. 1985;75(4):665-8.

Sociedad Española de Oncología Médica (SEOM). Cifras del cáncer en España 2021. SEOM. 2021. Disponible en: https://seom.org/prensa/el-cancer-en-cifras

Stefanick ML, Anderson GL, Margolis KL, Hendrix SL, Rodabough RJ, Paskett ED, et al.; WHI Investigators. Effects of conjugated equine estrogens on breast cancer and mammography screening in postmenopausal women with hysterectomy. JAMA. 2006;295(14):1647-57.

Stoltenberg M, Spence D, Daubman BR, Greaves N, Edwards R, Bromfield B, et al. The central role of provider training in implementing resource-stratified guidelines for palliative care in low-income and middle-income countries: lessons from the Jamaica Cancer Care and Research Institute in the Caribbean and Universidad Católica in Latin America. Cancer. 2020;126 Suppl 10:2448-57.

Thomas DB, Noonan EA. Breast cancer and extended lactation. The WHO Collaborative Study of Neoplasia and Steroid Contraceptives. Int J Epidemiol 1993;22(4):619-26.

Toniolo PG, Levitz M, Zeleniuch-Jacquotte A, Banerjee S, Koenig KL, Shore RE, et al. A prospective study of endogenous estrogens and breast cancer in postmenopausal women. J Natl Cancer Inst. 1995;87(3):190-7.

Tsang JYS, Tse GM. Molecular classification of breast cancer. Adv Anat Pathol. 2020;27(1):27-35.

Turnbull L, Brown S, Harvey I, Olivier C, Drew P, Napp V, et al. Comparative effectiveness of MRI in a breast cancer (COMICE) trial: a randomised controlled trial Lancet. 2010;375(9714):563-71.

Vatten LJ, Kvinnsland S. Pregnancy-related factors and risk of breast cancer in a prospective study of 29,981 Norwegian women. Eur J Cancer. 1992;28A(6-7):1148-53.

Velázquez Berumen A, Jiménez Moyao G, Rodríguez NM, Ilbawi AM, Migliore A, Shulman LN. Defining priority medical devices for cancer management: a WHO initiative. Lancet Oncol. 2018;19(12):e709-19.

Waks AG, Winer EP. Breast cancer treatment: a review. JAMA. 2019;321(3):288-300.

Wild CP, Weiderpass E, Stewart BW (eds.). World cancer report: cancer research for cancer prevention. [Internet]. Lyon: International Agency for Research on Cancer. Disponible en: http://publications.iarc.fr/586

Yuan JM, Yu MC, Ross RK, Gao YT, Henderson BE. Risk factors for breast cancer in Chinese women in Shanghai. Cancer Res. 1988;48(7):1949-53.

Cirugía en el cáncer de mama. Abordaje multidisciplinario

12

I. Gago Gago y B. de Alcalá Valcárcel

 OBJETIVOS

- Revisar las distintas técnicas quirúrgicas que se realizan en pacientes con cáncer de mama a nivel de la mama y de la axila para el mejor control de la enfermedad.
- Justificar las indicaciones y contraindicaciones para la cirugía conservadora de la mama.
- Describir el tipo de incisión en la piel en técnicas de baja visibilidad.
- Exponer cada técnica quirúrgica en cirugía oncoplástica y determinar cuál de ellas se aplicaría según el segmento mamario en que se encuentre el tumor.
- Identificar los tipos de mastectomías y su indicación.
- Enumerar y describir las distintas técnicas quirúrgicas de reconstrucción mamaria.
- Analizar la indicación de la biopsia selectiva del ganglio centinela (BSGC).
- Conocer técnicamente la realización de la BSGC.
- Determinar cuándo y cómo se realiza una linfadenectomía axilar.

INTRODUCCIÓN

La evolución en los cambios de planificación quirúrgica en los últimos años se ha debido, fundamentalmente, a la mejora del diagnóstico de lesiones de mama cada vez más pequeñas y con menor diseminación linfática y a distancia, así como a los avances en la tipificación de tumores según sus características moleculares. Los tratamientos neoadyuvantes en lesiones de gran tamaño han posibilitado acercarse a más indicaciones de cirugías conservadoras. La sistematización de la biopsia selectiva del ganglio centinela (BSGC) a nivel axilar es otro punto clave en la reducción de linfadenectomías axilares. Todo ello ha llevado actualmente a la desescalada quirúrgica en el manejo de los tumores de mama.

Se han cambiado, pues, los paradigmas de radicalidad hacia tendencias conservadoras tanto para el manejo locorregional como en el tejido ganglionar axilar. Cabe mencionar los trabajos iniciales de Veronesi en 1981 y Fischer en 1989 como pioneros en este sentido.

La clasificación molecular y la incorporación de agentes biológicos para el tratamiento neoadyuvante han posibilitado un enfoque individualizado para cada paciente en función de la estirpe tumoral, con la finalidad de obtener el mayor beneficio oncológico.

En las pacientes con tumores triple negativos o con amplificación del gen del receptor 2 del factor de crecimiento epidérmico humano (HER2; del inglés, *human epidermal growth factor receptor 2*) —HER2 enriquecido—, se obtendrá una mayor tasa de respuestas completas (en torno al 60 %) aplicando el tratamiento neoadyuvante específico e individualizado.

La introducción de las técnicas quirúrgicas oncoplásticas ha hecho posible aumentar el número de cirugías conservadoras con un buen control locorregional consiguiendo, mejores resultados estéticos.

Los cirujanos plásticos, asimismo, han contribuido a la reducción de indicaciones de mastectomías radicales, con cambio hacia técnicas más conservadoras, preservándose la piel y el complejo aréola-pezón (CAP) en pacientes seleccionadas y aumentando el número de reconstrucciones inmediatas.

Actualmente, el enfoque de la paciente con un cáncer de mama ha de ser abordado por el comité de mama, compuesto por radiólogos, anatomopatólogos, cirujanos o ginecólogos, oncólogos médicos con formación especializada en mama y cirujanos plásticos. En el comité, se presenta a la paciente y, según las características moleculares del tumor, su clasificación TNM (tumor/ganglios [del inglés, *nodes*]/metástasis) y la relación entre el tamaño tumoral y el tamaño de la mama, se personaliza la terapéutica que seguir para obtener la radicalidad oncológica tumoral exigida con los mejores resultados estéticos.

Los comités de mama han de estar actualizados en las directrices que marcan las oncoguías de la mama nacionales e internacionales y las decisiones de comités de expertos, con el fin de indicar los tratamientos óptimos para obtener en la paciente una supervivencia libre de enfermedad y global idónea y con el menor número de recidivas locales y a distancia.

Respecto a las indicaciones quirúrgicas, que serán las que se analizarán en este tema, hay que reseñar que la cirugía sobre la mama siempre ha de ser radical, es decir, extirpación de la enfermedad locorregional con márgenes quirúrgicos de seguridad, manteniendo un buen resultado estético y con un manejo de la axila adecuado, imprescindible para la estadificación tumoral (N), dado el valor pronóstico y terapéutico asociado que conlleva.

En el 66 % de las pacientes operadas de cáncer de mama, se debería realizar una cirugía conservadora y, en el 90 % de los casos, han de someterse a un procedimiento de estadificación axilar, ya sea del ganglio centinela o linfadenectomía axilar (el objetivo sería conseguir el 100 %).

Para sistematizar o como índice de contenidos en el abordaje quirúrgico en el cáncer de mama, se dividirá el mismo en:

- Manejo quirúrgico de la mama: el tipo de tratamiento que se programará va a depender de la estadificación tumoral según la clasificación internacional TNM, es decir, del tamaño tumoral, de la relación entre el tamaño tumoral y el tamaño de la mama, de la existencia de lesiones multifocales o multicéntricas y de la respuesta tumoral a los tratamientos de neoadyuvancia previa. Con estos parámetros, se decidirá:
  - Cirugías conservadoras, dentro de la cuales, se incluyen las técnicas oncoplásticas, que son las que se están imponiendo en los distintos centros que operan cáncer de mama.
  - Mastectomías con o sin técnicas de reconstrucción mamaria inmediata o diferida.
- Manejo quirúrgico de los ganglios locorregionales:
  - BSGC.
  - Linfadenectomía axilar.

MANEJO QUIRÚRGICO DE LA MAMA

Cirugías conservadoras: técnicas oncoplásticas

Se definen como todas aquellas técnicas quirúrgicas sobre la mama mediante las cuales se obtiene un buen control oncológico del tumor, con la radicalidad de extirpación de la lesión con márgenes libres para un máximo control de la enfermedad local y mínima mutilación de la mama.

Se tendrá en cuenta la relación del tamaño tumoral con la mama que se va a tratar, pero, en líneas generales, se indica en cánceres de mama T1-T3 con N0-N1 y M0 de la clasificación TNM. En las pacientes con mamas de pequeño tamaño, se limitaría esta técnica en tumores > 2 cm por malos resultados estéticos.

Se realiza la exéresis del tejido tumoral amplia para mantener el margen (sin fragmentarlo), y se envía marcado en dos márgenes para la orientación espacial al anatomopatólogo, y siempre se debe intentar la mínima manipulación.

> **!** Se consideran márgenes libres de enfermedad, para cánceres de mama *in situ*, cuando el tejido tumoral sano en torno al tumor es de 2 mm o mayor y, en el carcinoma infiltrante o invasivo, es imprescindible que, en todos los márgenes de resección, no contacte con la tinta (concepto *no ink on tumor*).

Si se trata de tumores en áreas de microcalcificaciones, son marcadas de forma previa radiológicamente para su localización y, tras la exéresis, se realizará una radiografía de la pieza tumoral para la comprobación de la extirpación de todas las microcalcificaciones. Siempre que se realicen cirugías conservadoras en pacientes con tumores infiltrantes, se asocia radioterapia adyuvante tras la cirugía para la consolidación del tratamiento local (la cual ha de tenerse en cuenta, asimismo, para el resultado estético final). La paciente ha de aceptar el tratamiento radioterápico posoperatorio mediante la firma de consentimiento informado.

Cabe recordar que siempre se dejará un clip metálico en el lecho quirúrgico tumoral para el control del lecho tumoral, pues sirve de referencia en casos de afectación de márgenes tumorales para la ampliación y como referencia para realizar la radioterapia.

Hay que señalar que, en las lesiones tumorales posteriores o profundas, se extirpa la fascia del músculo pectoral para asegurar un margen libre de tumor.

Las contraindicaciones absolutas de la cirugía conservadora de la mama son las siguientes:

- Pacientes gestantes que requieran la aplicación de la radioterapia durante la gestación.
- Pacientes con microcalcificaciones difusas, dado que no se podría asegurar la exéresis de la totalidad de la lesión ni se consigue un resultado estético adecuado.
- Pacientes con márgenes quirúrgicos afectados a pesar de ampliaciones.
- Pacientes con carcinoma inflamatorio, por ser un tumor que al diagnóstico tiene afectación local extensa de la piel (T4d).

Y respecto a las contraindicaciones relativas, serían para pacientes con radioterapia previa en la mama o tórax o que presentan enfermedad activa del tejido conjuntivo (lupus, esclerodermia) o tumores > 5 cm (por relación tumor/mama: nivel de evidencia 2B) y pacientes con afectación amplia de márgenes de resección tumoral.

En función del tejido extirpado, se describen tres tipos de técnicas quirúrgicas conservadoras:

1. Tumorectomías: se realiza la extirpación de la lesión tumoral con márgenes sin incluirse la piel.
2. Segmentectomías: se procede a la extirpación de un segmento de mama, es decir, resecciones más amplias de tejido mamario sin incluirse la piel igualmente.
3. Cuadrantectomías: consiste en la extirpación de un cuadrante de la mama, incluyendo la piel de dicho cuadrante, por la proximidad del tumor o en los tumores centrales de la mama que afectan al CAP.

En todas las técnicas quirúrgicas, las incisiones en la piel se realizan buscando el mejor resultado estético según la localización de las lesiones.

> **!** En la actualidad, la tendencia en todos los centros es la realización de técnicas oncoplásticas, que son las que se analizarán detenidamente, dado que constituyen las técnicas de referencia de la cirugía conservadora de la mama.

Son una serie de técnicas quirúrgicas cuya finalidad es conseguir el mejor resultado estético para cada tipo de tumor y paciente, manteniendo la radicalidad que precisan los cánceres de mama. Para realizarlas, es necesario un adiestramiento específico y una curva de aprendizaje realizada por expertos en cirugía oncoplástica de mama.

El objetivo principal con su aplicación es prevenir o minimizar deformidades en el volumen, la forma, el contorno mamario y a nivel del CAP.

Se asocia en innumerables ocasiones a remodelación mamaria: trasladando de tejido mamario de zonas de la mama con mayor tejido hacia el lecho tumoral para cubrir los defectos creados tras la resección.

Precisa una planificación preoperatoria muy individualizada para cada paciente con la finalidad de practicar incisiones en piel de baja visibilidad, aplicar maniobras de tunelización desde la incisión en la mama hasta la zona tumoral, las cuales alejan la tumorectomía de la incisión en la piel, y técnicas de desplazamiento del CAP para obtener los mejores resultados estéticos y mantener la simetría mamaria.

En muchas pacientes, se podrá realizar la resección axilar y mamaria por la misma incisión, siendo el reto actual de la cirugía oncoplástica la vía de abordaje quirúrgico uniportal, consiguiendo procedimientos mínimamente invasivos.

Precisa en muchas pacientes la simetrización de la mama contralateral para mejorar el resultado estético final, con lo que implica un aumento en el tiempo quirúrgico, hecho importante para la planificación en quirófano.

> **!** Un concepto anatómico que introduce la oncoplastia es la división de la mama en áreas o segmentos, que orientarán en el abordaje quirúrgico de la mama, dividiéndola en ocho segmentos.

Segmentación de la mama (**Fig. 12-1**):

- Segmento I: o lateral, es la zona anatómica de la mama con mayor tejido y en la que se localizan el mayor porcentaje de lesiones tumorales.
- Segmento II: es el área superior de la mama, que va desde la zona periareolar a la zona visible de la mama.
- Segmento III: o infraclavicular, es la zona más visible y expuesta denominada «zona social».

- Segmento IV: es el área medial superior, siendo una de las zonas de más difícil remodelación por su escaso tejido.
- Segmento V: coincide con la zona del cuadrante inferointerno.
- Segmento VI: polo inferomedial de la mama. En esta zona aparecen importantes deformidades a modo de «hachazo» y desviaciones del CAP a modo de «pico de loro» si no se realiza la técnica oncoplástica adecuada.
- Segmento VII: área a 2-3 cm por encima del surco inframamario; es una zona poco visible y de escasa repercusión estética.
- Segmento VIII: es el área concéntrica al CAP.

A continuación, se describen las técnicas quirúrgicas empleadas en oncoplastia.

Incisiones de baja visibilidad

Se trata de incisiones que mantienen el envoltorio mamario y no provocan desplazamiento del CAP. Por ello, se mantendrá la simetría mamaria, no precisando simetrización de la mama contralateral.

Se pueden realizar diversos tipos de incisiones (**Fig. 12-2**).

Acceso areolar

Permite la resección de las tumoraciones próximas a la aréola entorno a 2 cm de distancia, y sus principales indicaciones son lesiones en el polo superior de la mama en la zona de los segmentos II y III. No alterarían el contorno mamario. Si se realiza tunelización, se podrían abordar las regiones localizadas en la zona del escote, correspondientes al cuadrante superointerno y los intercuadrantes internos (muy selectivamente, en lesiones pequeñas < 2 cm) y siendo la mama de tamaño medio.

Acceso axilar

Se realiza la incisión en la línea axilar anterior, y permite la exéresis tumoral de lesiones localizadas en la cola de Spencer y el cuadrante superoexterno o segmento I de la mama, sin precisar remodelado, dado el mayor tejido mamario a este nivel.

A veces, se utiliza para tumoraciones de localización medial e inferiores con tunelización asociada, y si el volumen mamario es de tamaño medio.

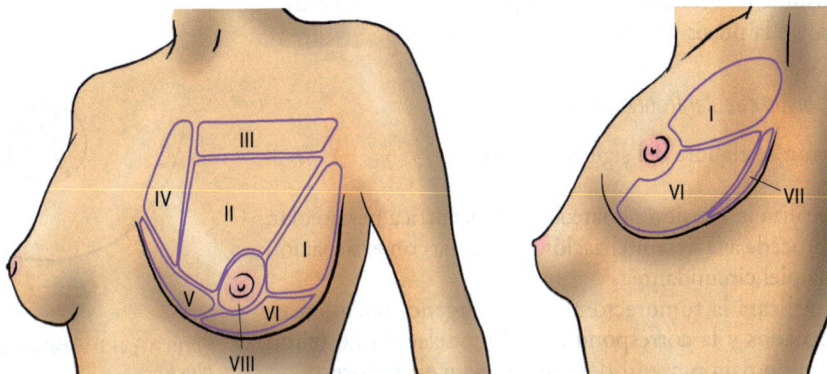

Figura 12-1. Gráfico de la segmentación de la mama.

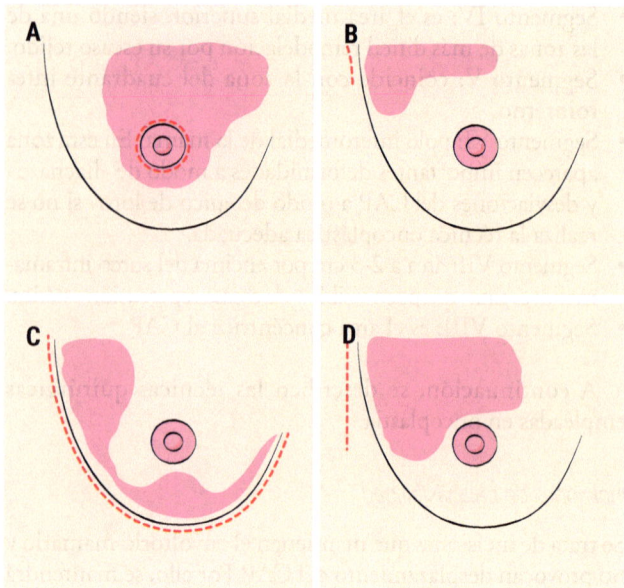

Figura 12-2. Gráfico de los abordajes quirúrgicos de baja visibilidad en la mama. **A)** Acceso areolar. **B)** Acceso axilar. **C)** Acceso inframamario. **D)** Acceso lateral.

Puede emplearse como puerto único, asociando la estadificación ganglionar, bien mediante BSGC, bien mediante linfadenectomía si estuviera indicada.

Acceso inframamario

Se incide en el surco mamario para abordar tumores próximos a este (que sean de tamaño < 5 cm) y en que el tamaño mamario permita la remodelación del lecho tumoral mediante colgajos dermoglandulares. Una ligera ptosis mamaria es favorable, dado que se oculta la visibilidad del surco.

Acceso lateral

Se procede a la incisión en el borde lateral externo mamario y su indicación es para tumoraciones en el cuadrante externo o en la unión de los cuadrantes externos.

Todos los accesos de baja visibilidad pueden ser utilizados como abordaje único para exéresis de la tumoración y el manejo axilar, pero requieren entrenamiento y práctica en la tunelización y remodelado de tejido mamario, así como volúmenes de mama adecuados para prevenir asimetrías y deformidades.

Se asume una asimetría a medio plazo secundaria a radioterapia y a la ptosis progresiva de la contralateral.

Mamoplastia circular (round-block)

Su patrón se elabora del siguiente modo:

1. Se realiza la incisión periareolar y concéntrica periareolar.
2. Se procede a la desepitelización de la zona con extirpación de la piel circundante.
3. Se realizará la tumorectomía con márgenes oncológicos adecuados y la correspondiente remodelación de tejido mamario para prevenir deformidades en el contorno.

4. Se suturan los bordes periareolar con el circunferencial para el cierre, quedando una cicatriz única periareolar (**Fig. 12-3**).

> ! Las indicaciones de este tipo de técnica son las tumoraciones yuxtareolares en mama cónica de tamaño medio y mamas con ptosis leve.

El resultado estético es extraordinario, dado que queda la cicatriz periareolar en el límite del CAP.

El volumen de la tumorectomía extirpado ha de ser limitado, en torno a 50 g, por lo que es innecesaria la simetrización contralateral en la mayoría de las mujeres.

A veces, se requerirá únicamente la elevación del CAP contralateral en pacientes con mamas ptósicas para mejor resultado estético.

Es una técnica que se ha de limitar para tumores no superiores a 2 cm, en mamas de tamaño medio y sin ptosis o muy leve.

Mamoplastia horizontal

Para la elaboración del patrón, se siguen los pasos detallados a continuación:

1. Semicircunferencia periareolar en el borde superior y concéntrica a 2-3 cm parareolar.
2. Diseño a modo de «alas de mariposa».
3. Desepitelización y exéresis de la tumoración.
4. Sutura de los bordes (**Fig. 12-4**).

Es la técnica quirúrgica ideal de iniciación del cirujano oncológico, dada su accesibilidad, sencilla planificación y leves secuelas estéticas si se programa adecuadamente.

> ! Está indicada en lesiones tumorales en el polo superior que va desde las 4 a las 8 h de elección cuanto más cerca se encuentren del CAP.

Puede utilizarse como cirugía de rescate en intervenciones previas del polo superior para la ampliación de márgenes quirúrgicos. Es mejor indicarla para pacientes con mamas de tamaño medio y con una ptosis moderada.

Como contraindicación absoluta, estarían los tumores de polo inferior o superior excesivamente periféricos al CAP y en

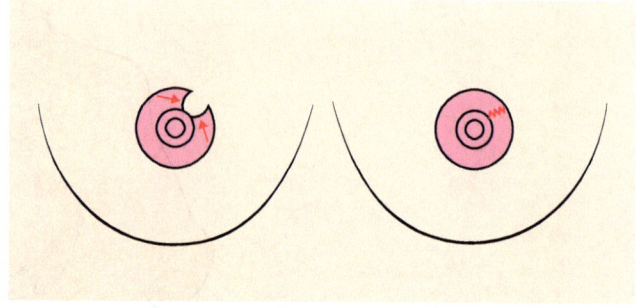

Figura 12-3. Gráfico del patrón de mamoplastia circular o *round-block*.

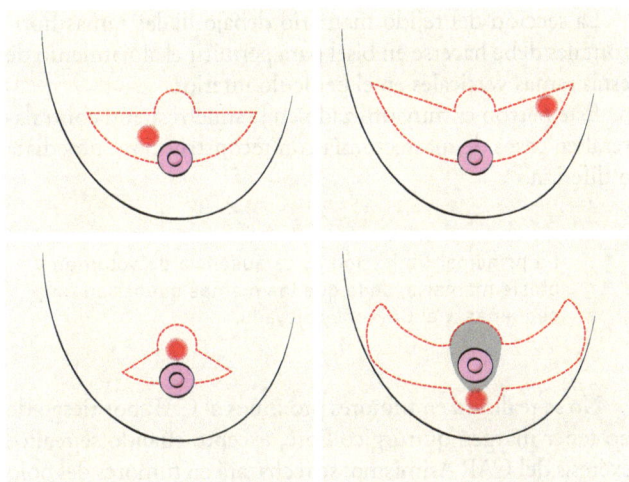

Figura 12-4. Gráfico del patrón de mamoplastia horizontal

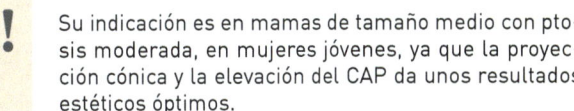

! Su indicación es en mamas de tamaño medio con ptosis moderada, en mujeres jóvenes, ya que la proyección cónica y la elevación del CAP da unos resultados estéticos óptimos.

pacientes con volumen mamario reducido y, como relativa, los procesos multifocales y las mamas de tamaño grande.

La técnica tiende a aplanar la mama y confiere mayor diámetro transverso.

Mamoplastia vertical de rama única

Los patrones verticales permiten actuar sobre tumores de mama en el polo inferior, con la obtención de unos resultados estéticos muy aceptables. La mayor dificultad en su realización es la movilización del CAP, dado que se recoloca la aréola y es necesario garantizar la irrigación vascular de esta (**Fig. 12-5**).

Sus indicaciones son:

• Tumores de polo inferior en los que, con la movilización del CAP hacia arriba, se dará a la mama un aspecto más cónico y se elevará el CAP.
• Tumores del polo superior en los que, con la utilización de un pedículo inferior, se puede remodelar el defecto de tejido en el lecho tumoral.

Por ello, está limitada en mamas pequeñas y sin ptosis, así como en mamas grandes y con gran ptosis por pésimos resultados estéticos.

No debe utilizarse en procesos difusos y multicéntricos (microcalcificaciones, carcinoma ductal *in situ*), dado que sería dificultosa la opción de ampliación de márgenes quirúrgicos en el supuesto de que estén afectados.

Resecciones laterales o mamoplastia lateral

Son las técnicas quirúrgicas que, con la incisión desde la aréola hasta la axila, permiten realizar resecciones mamarias en el segmento I o lateral de la mama, siendo idóneas cuanto se precise de tumorectomías amplias o segmentectomías. Debe asociarse, en ocasiones, la medialización de la aréola y del pezón mediante un patrón circular para prevenir el defecto de la lateralización y distorsión del CAP, y es conveniente asociar la remodelación mediante la movilización del tejido mamario del polo superior.

La necrosis es excepcional, gracias a la preservación de la irrigación del CAP.

Produce como efecto secundario la reducción lateral del contorno mamario, que redondea la mama sin ocasionar gran defecto estético (**Fig. 12-6**).

Mamoplastia vertical de rama doble

Es el patrón de mayor complejidad, dado que combina dos ramas: la vertical y la horizontal. Es la técnica que permite resecar tumores en el polo inferior y superior en pacientes con mamas de gran tamaño y con importante ptosis.

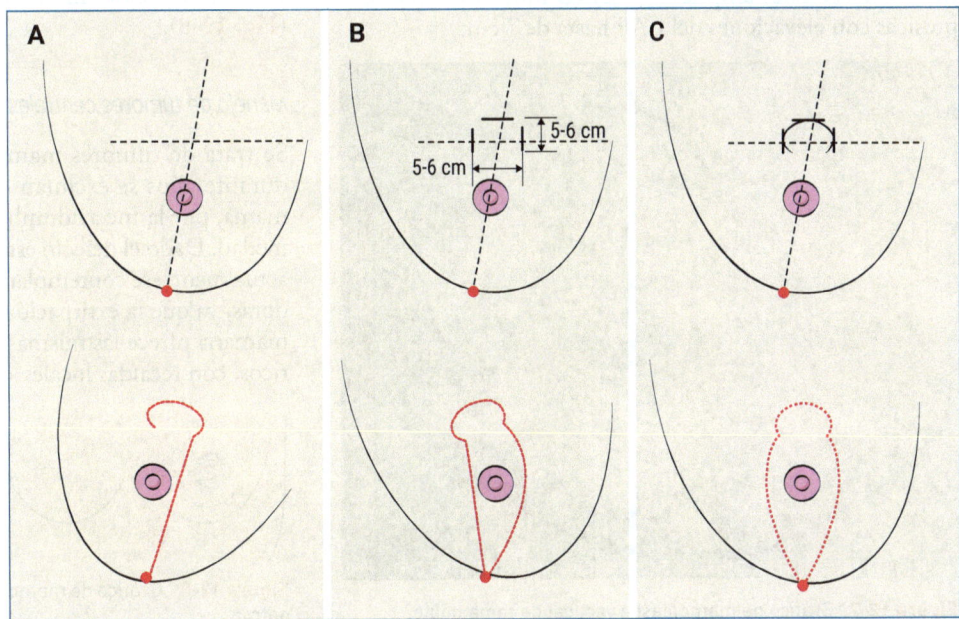

Figura 12-5. Gráfico de mamoplastia vertical de rama única.

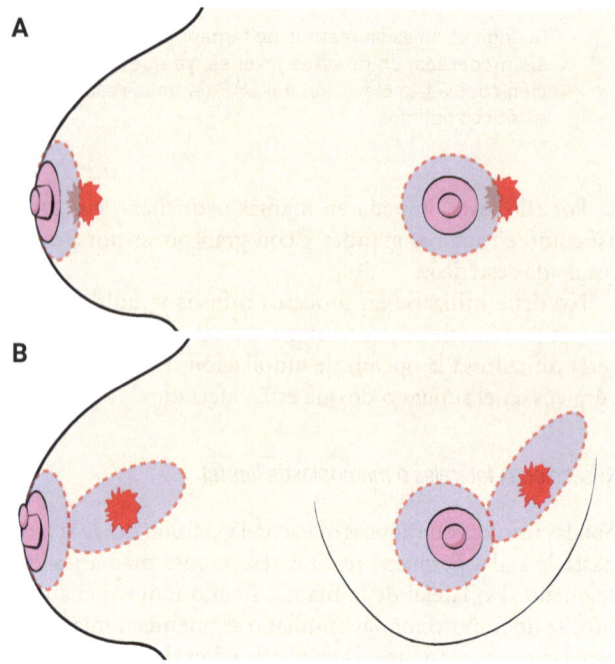

A

B

Figura 12-6. Gráfico de resecciones laterales o mamoplastia lateral.

Dependiendo de donde provenga la irrigación de la aréola, se subdividen en:

- Patrón de doble rama con pedículo superior, siendo la irrigación del CAP de este pedículo vascular y que permite resecciones amplias del polo inferior en tumores situados desde las 4 a las 8 horas.
- Patrón de doble rama de pedículo inferior, cuya irrigación del CAP se realiza del pedículo vascular inferior y permite la extirpación de tumores situados en la región lateral y medial del polo inferior, lateral y medial al polo superior e, incluso, para lesiones en el segmento II y III (**Fig. 12-7**).

La pieza quirúrgica será en forma de herradura, permitiendo resecciones amplias en mamas muy voluminosas y ptósicas con elevaciones del CAP hasta de 7 cm.

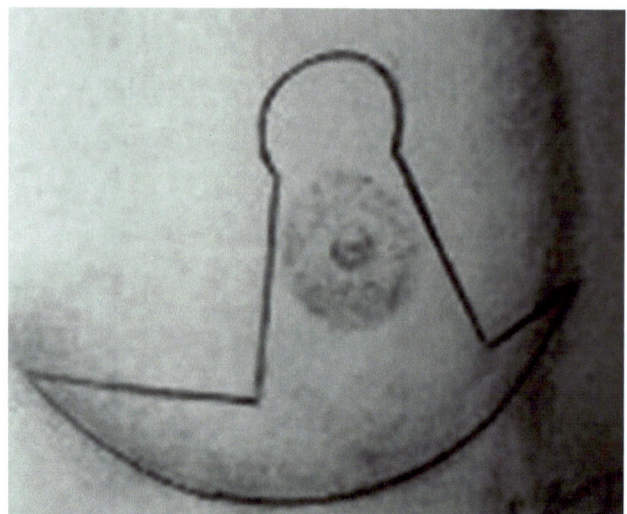

Figura 12-7. Gráfico de mamoplastia vertical de rama doble.

La sección del tejido mamario debajo de las ramas horizontales debe hacerse en bisel para permitir el alojamiento de estas ramas verticales en el pedículo inferior.

Este patrón es muy utilizado en la simetrización contralateral en casos de mastectomía con reconstrucción inmediata o diferida.

> **!** La principal limitación es la ausencia de volumen y ptosis mamaria, dado que las mamas quedarían muy pequeñas, y el CAP, muy elevado.

No se realizará en tumores próximos al CAP, por riesgo de no tener margen quirúrgico libre, excepto cuando se realice exéresis del CAP. Asimismo, se rechazará en tumores del polo superior que afecten a la piel suprayacente (por no poderse garantizar un adecuado control de la enfermedad).

Mamoplastia de rotación inferior

Es la técnica de elección en tumoraciones de mama del cuadrante inferointerno y la región de intercuadrantes internos para prevenir deformaciones, dado que son las zonas mamarias de menor volumen. No se realizan para lesiones del cuadrante superointerno ni en tumoraciones próximas al CAP. Los mejores resultados son en mamas con ptosis leve o moderada, pues, si son muy ptósicas, se realizaría mejor una mamoplastia vertical de doble rama.

El patrón se inicia con una incisión en la zona de la aréola y del surco mamario (a veces, no es necesaria completamente en ambas zonas si permite el cierre sin tensión). A continuación, se practica la incisión radial para proceder a la tumorectomía; seguidamente, se realiza un colgajo del polo inferior y lateral mamario, que debe descolgarse de la fascia pectoral para que cubra el lecho tumoral. Se suturan las dos ramas del patrón en el surco mamario y radial, con posterior cierre periareolar. La irrigación del colgajo proviene de las ramas toracoepigástricas y la complicación más temida puede ser la isquemia de este (**Fig. 12-8**).

Manejo de tumores centrales de la mama

Se trata de tumores mamarios que afectan al CAP y que durante años se excluían de las técnicas conservadoras de mama, por la incertidumbre en el control local de la enfermedad. Dado el defecto estético que supone para la paciente, actualmente, se contemplan las técnicas quirúrgicas conservadoras, ya que la extirpación central seguida de la irradiación mamaria ofrece las mismas garantías que en tumores periféricos, con recaídas locales < 85 % a los cinco años.

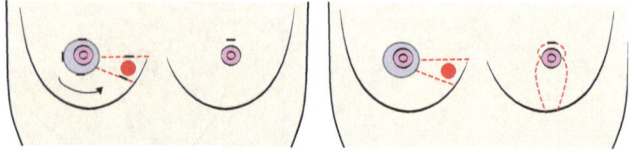

Figura 12-8. Gráfico de mamoplastia de rotación inferior, diseño del patrón.

Asimismo, la cuadrantectomía central puede conservar fielmente la morfología original de la mama con el posterior tatuaje del CAP frente a injertos a ese nivel.

La invasión neoplásica de la aréola es excepcional (en < 1 % de las pacientes), siendo, eso sí, la afectación del tejido subareolar y del pezón en todas ellas.

Tipos de resecciones:

- Cuadrantectomías centrales sin remodelación mamaria:
  - Con la incisión en huso: en tumores con afectación directa del CAP o cuando es inviable su reconstrucción tras la extirpación tumoral. Se realizará una incisión en la piel elíptica, en la que se incluye el CAP y orientada hacia el ecuador mamario. Se extirpa el tumor y se efectúa el cierre con sutura horizontal (**Fig. 12-9**).
  - Con la incisión concéntrica: se realiza una incisión a 3-2 mm del borde areolar, se reseca toda la estructura CAP englobando el tumor y, para finalizar, se aproximan los bordes a modo de «bolsa de tabaco» (**Fig. 12-10**).
- Recesiones centrales con remodelación mamaria: indicadas en mujeres con grandes volúmenes mamarios. Se distinguen:
  - La técnica de Grisotti: se realiza mediante un colgajo dermoglandular (*flap*) de pedículo inferior, en el cual, se diseña la porción cutánea circular, que dará lugar a la nueva aréola.
  La elevación de la isla cutánea se realizará junto con el pedículo inferior, tras la sección de las ramas verticales del patrón. Se moviliza el disco cutáneo abriendo la rama vertical para facilitar la rotación de la isla cutánea (**Fig. 12-11**).
  - Confecciones de técnicas de pedículo inferior o de doble rama vertical, que, por el volumen mamario, precisarán simetrización de la mama contralateral.

- Las técnicas quirúrgicas de oncoplastia son el procedimiento de referencia de la cirugía conservadora de mama, manteniendo la radicalidad y mejorando los resultados estéticos finales.
- Las incisiones en la piel de baja visibilidad son las de acceso areolar, axilar, inframamario y lateral.
- La elaboración de los distintos patrones de mamoplastia se efectúan visualizando los gráficos asociados a las distintas técnicas quirúrgicas.
- Las indicaciones quirúrgicas se realizan en función del segmento de la mama afectado por la tumoración, el tamaño tumoral y las características mamarias de volumen y ptosis.
- Se incluyen actualmente en técnicas conservadoras tumores centrales de la mama, siendo de elección la técnica de Grisotti.

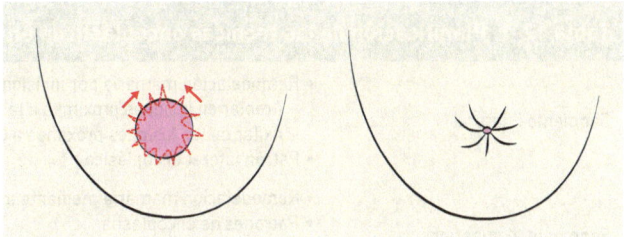

Figura 12-10. Gráfico del abordaje en tumores centrales con incisión periareolar y con cierre en bolsa de tabaco.

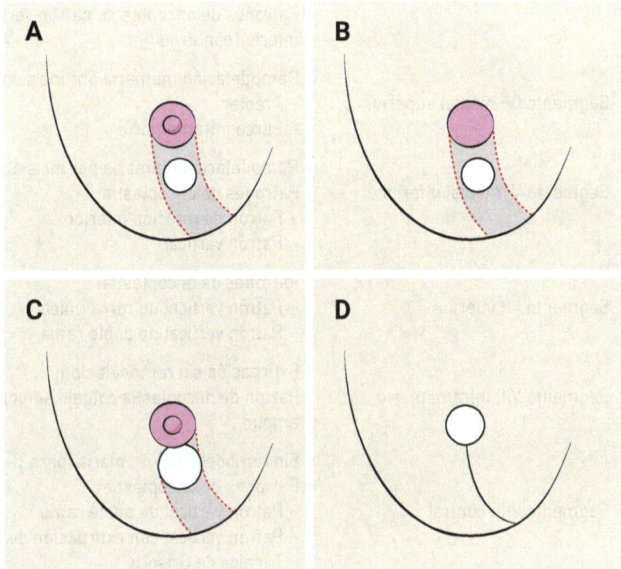

Figura 12-11. Gráfico de la técnica de Grisotti para tumoraciones centrales con remodelación de la mama.

En la **tabla 12-1**, se resumen las distintas técnicas oncoplásticas de elección en función del segmento mamario afectado por la tumoración.

Mastectomías y técnicas de reconstrucción mamaria con implantes o colgajos

Mastectomías clásica, ahorradora de piel y ahorradora de piel y del complejo aréola-pezón

La técnica quirúrgica de la mastectomía clásica consiste en la extirpación de la glándula mamaria, la piel y el CAP, abarcando toda su extensión desde el segundo o tercer arco costal al sexto o séptimo arcos costales, la línea paraesternal y la línea axilar anterior. Las incisiones en la piel serán a modo de huso, siendo las más utilizadas las transversales (Stewart

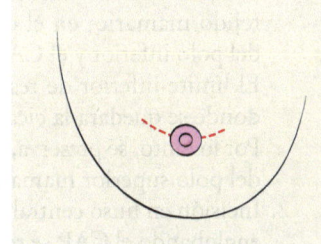
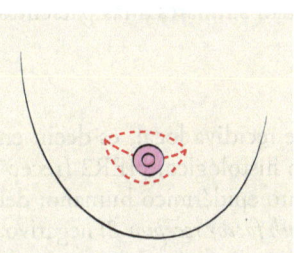
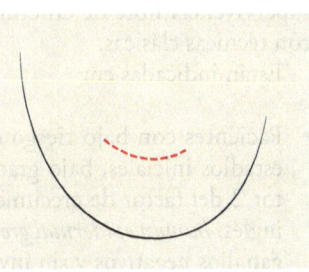

Figura 12-9. Gráfico del abordaje en tumoraciones centrales con incisión en huso que engloba el complejo aréola-pezón.

Tabla 12-1. Planificación de las técnicas oncoplásticas en función de la localización tumoral

Segmento I: lateral	• Remodelación mamaria por incisión:
	  – Areolar en lesiones próximas a la aréola
	  – Axilar en las lesiones próximas a la axila
	• Patrón lateral oncoplásico
		• En lesiones próximas a la aréola, riesgo de desviación lateral del CAP
		• Valorar la medialización circular de la aréola

Segmento II: superior	• Remodelación mamaria mediante incisión periareolar
	• Patrones de oncoplastia
	  – *Round block* (circular)
	  – Patrón vertical con pedículo inferior	

Segmento III: infraclavicular	• Remodelación mamaria mediante incisión periareolar o paralela a la aréola no visible • Patrones de oncoplastia: patrón vertical con pedículo inferior o interno	

Segmento IV: medial superior	• Remodelación mamaria por incisión:
	  – Areolar
	  – Surco inframamario
		La remodelación debe realizarse mediante la movilización del tejido glandular de los segmentos II y III

Segmento V: medial inferior	• Remodelación mamaria por incisión inframamaria
	• Patrones de oncoplastia:
	  – Patrón de rotación inferior
	  – Patrón vertical
		Útil remodelación mediante colgajo adipofascial

Segmento VI: inferior	• Patrones de oncoplastia:
	  – Patrón vertical de rama única
	  – Patrón vertical de doble rama	

Segmento VII: inframamario	• Extirpación sin remodelación • Patrón de oncoplastia colgajo adipofascial si hay defecto amplio	Infrecuente localización y escasa repercusión en la imagen corporal

Segmento VIII: central	• Sin remodelación mamaria (para resecciones pequeñas)
	• Patrones de oncoplastia:
	  – Patrón vertical de doble rama
	  – Patrón vertical con extirpación de la aréola
	  – Técnica de Grisotti
		• En casos de extirpación sin remodelación:
		  – Cierre «en ojal»
		  – Cierre «en jareta» en caso de incisión circular

o Leighton y Orr), con modificaciones en su oblicuidad en función de la localización de las lesiones y el tipo de mama de la paciente.

Se indica en casos de contraindicación de tratamiento conservador, imposibilidad de radioterapia adyuvante y por deseo expreso de la paciente.

En la técnica quirúrgica, tras la incisión en la piel en huso, se realiza la disección de colgajos dérmicos, alcanzando en su margen superior al borde clavicular, inferior hasta el surco mamario, medial en la línea esternal y lateral en la línea axilar, incluyéndose la cola de Spencer. Se debe resecar en la mastectomía más radical la fascia del músculo pectoral.

En la mastectomía ahorradora de piel y en la preservadora del CAP con reconstrucción inmediata, realizada en pacientes seleccionadas, se han objetivado tasas de recidiva local y supervivencia libre de enfermedad similares a las pacientes con técnicas clásicas.

Están indicadas en:

• Pacientes con bajo riesgo de recidiva local, es decir, en estadios iniciales, bajo grado histológico, HER2 (receptor 2 del factor de crecimiento epidérmico humano; del inglés, *human epidermal growth factor receptor 2*) negativo, ganglios negativos y sin invasión linfoglandular y que no comprometa ni la piel ni el CAP.
• En cirugía de reducción de riesgo en pacientes con mutaciones genéticas de alto riesgo de cáncer de mama (*BRCA1*, *BRCA2*).
• Pacientes con atipias graves o que tengan neoplasias lobulillares.
• Pacientes con carcinomas ductales *in situ* sin compromiso clínico ni radiológico de afectación de la piel y lesiones alejadas del CAP.

Nunca se indicarán en la enfermedad de Paget por la afectación del CAP, o en cánceres *in situ* próximos al CAP ni en pacientes con carcinomas inflamatorios.

Dentro del grupo de pacientes en que se indica mastectomía ahorradora de piel, se describen dos técnicas:

1. Patrón de Stewart orientado al polo inferior, que se inicia con el diseño en la piel en huso, preservando la piel y el tejido mamario del polo superior; se reseca el resto de tejido mamario, en el que se incluye el tejido mamario del polo inferior y el CAP, que se extirpan en su totalidad. El límite inferior de resección es el surco inframamario, donde se quedará la cicatriz.
   Por lo tanto, se preserva, de esta forma, parte o la totalidad del polo superior mamario (**Fig. 12-12**).
2. Incisión en huso central en que se diseña el huso en la piel englobando el CAP, se reseca todo el tejido mamario hasta

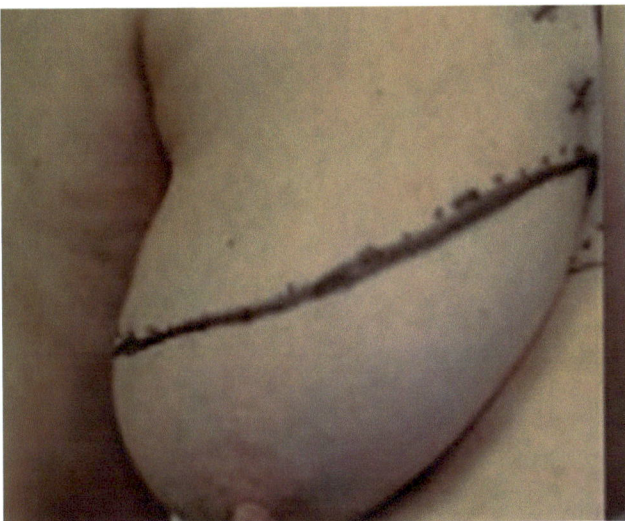

Figura 12-12. Diseño del patrón de mastectomía con preservación de la piel en el polo superior de tipo Stewart.

planos profundos y se preserva parte del polo superior e inferior mamario. Se sutura y queda una cicatriz radial (**Fig. 12-13**).

> **!** Las mastectomías con preservación de la piel y el CAP se indicarán en tumores alejados del CAP o de elección en pacientes que precisan mastectomía bilateral reductora de riesgo.

Se realizan mediante una incisión única en el polo inferior a nivel del surco mamario; se despega toda la glándula mamaria, empezando por la parte posterior en el plano prepectoral, con liberación cutánea hasta el polo superior y, finalmente, la cola de Spencer. La cicatriz se queda a nivel del surco mamario. La zona crítica en esta cirugía es la resección mamaria en la proximidad del CAP, por mayor riesgo de necrosis a este nivel (**Fig. 12-14**).

Técnicas de reconstrucción mamaria

Son las técnicas quirúrgicas que se utilizarán para la reconstrucción del volumen mamario tras la mastectomía. Ya sean realizadas de forma inmediata o diferida, clásicamente, se han utilizado tres grupos de técnicas de reconstrucción, con implantes mamarios empleando prótesis y expansores, técnicas basadas en tejido autólogo que emplean el tejido propio de la paciente con colgajos pediculados como el del dorsal ancho, el colgajo musculocutáneo transversal del recto abdominal (TRAM; del inglés, *transverse rectus abdominis musculocutaneous*), el colgajo perforante de la arteria toracodorsal (TDAP; del inglés, *thoracodorsal artery perforator*) o colgajos microquirúrgicos como el colgajo perforante de la arteria epigástrica inferior (DIEP; del inglés, *deep inferior epigastric perforator*), el colgajo de la arteria epigástrica inferior superficial (SIEA; del inglés, *superficial inferior epigastric artery*), el colgajo perforante de la arteria glútea superior (SGAP; del inglés, *superior gluteal artery perforator*), el colgajo perforante de la arteria glútea inferior (IGAP; del inglés, *inferior gluteal artery perforator*), el colgajo miocutáneo transverso del recto interno (TMG; del inglés, *transverse myocutaneus gracilis*), el *lipofilling* (lipotransferencia) y técnicas mixtas.

Se presentarán las más utilizadas en la actualidad.

Reconstrucciones con implante directo o tipo expansor-prótesis

El contexto idóneo para prótesis directa es la realizada con técnica prepectoral actualmente e indicada para pacientes que precisen una mastectomía de reducción de riesgo o profiláctica, más que en un contexto oncológico. Tras la mastectomía, se coloca el implante con el volumen adecuado según la mama contralateral (**Fig. 12-15**).

Respecto al implante expansor-prótesis, puede ser utilizado tanto en reconstrucción inmediata como diferida. Es compa-

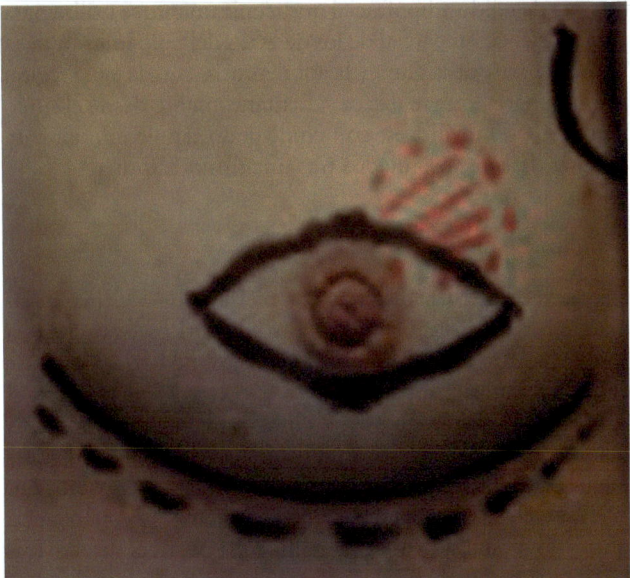

Figura 12-13. Diseño del patrón de mastectomía con preservación de la piel con incisión en huso.

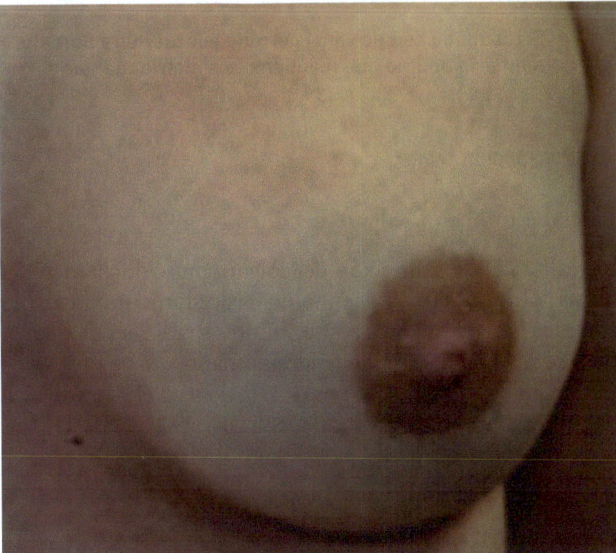

Figura 12-14. Diseño del patrón de mastectomía con preservación de la piel y el complejo aréola-pezón con implante directo. Véase la cicatriz en el polo inferior.

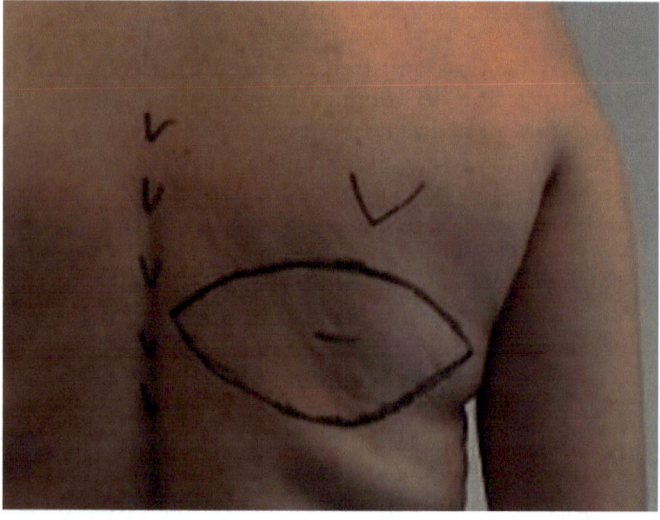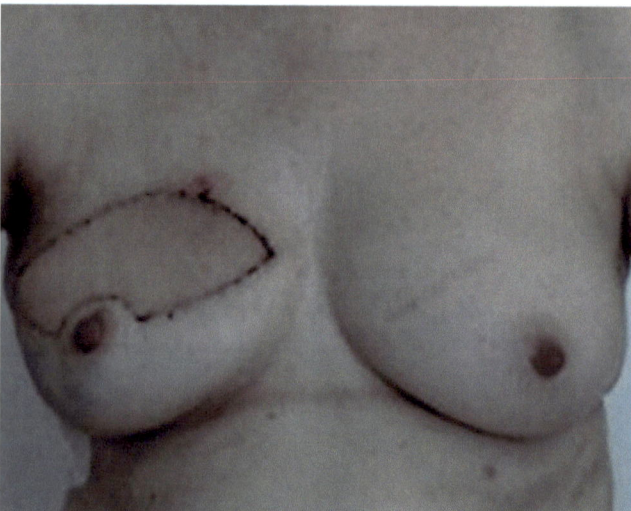

Figura 12-15. Diseño del patrón del colgajo del músculo dorsal ancho con recubrimiento parcial posterior de la mama.

tible con la radioterapia posoperatoria, sin generar complicaciones ni secuelas estéticas graves.

Precisará la paciente una segunda intervención para la inserción del implante o la prótesis definitiva.

Está contraindicada en pacientes no colaboradoras y con pared torácica irradiada.

Como principios técnicos básicos a tener en cuenta en la colocación del expansor, se encuentran:

- La cobertura total o parcial del expansor por el músculo pectoral.
- La cobertura lateral con el músculo serrato mayor.
- Que se posicione el expansor a 1-2 cm debajo del surco inframamario.
- Que se precise el relleno progresivo del expansor mediante una válvula.
- La colocación de la prótesis definitiva generalmente tras realizarle a la paciente la radioterapia.

> ! El resultado estético final permite adecuar un volumen mamario óptimo que mantiene la simetría mamaria.

Reconstrucción con colgajos

Parcial o total con colgajo del dorsal ancho

Se realiza con la utilización del colgajo musculocutáneo del músculo dorsal ancho, siendo un procedimiento a caballo entre los procedimientos conservadores y radicales de mama, pues se mantiene parte de tejido mamario y, si se precisa de tratamiento radioterápico posoperatorio para el control local del proceso tumoral, se podría realizar sin secuelas estéticas importantes.

Sus indicaciones son:

- Pacientes con carcinoma de mama primario infiltrante o *in situ* o como cirugía de rescate tras intervenciones previas conservadoras con márgenes quirúrgicos insuficientes.

Serían los contextos idóneos los cánceres *in situ* extensos o infiltrantes multifocales en pacientes con mamas de tamaño pequeño o moderado.
- Pacientes con recidiva local en la mama o la pared torácica. La principal limitación en estos casos es la irradiación local previa sobre esa mama.

La técnica quirúrgica consta de una serie de pasos que se inician con la mastectomía y, después, se procede con la paciente colocada lateralmente a la realización de un huso en la piel de la espalda, que engloba el músculo dorsal con resección de este sobre la parrilla costal, preservándose su pedículo vasculonervioso. Se tuneliza subdérmicamente el colgajo hasta la colocación en la zona receptora del lecho de la mastectomía (v. **Fig. 12-15**).

Colgajo adipofascial

Se trata de tejido adipofascial que técnicamente se utiliza para la reconstrucción parcial de los defectos del polo inferior de la mama a partir de la grasa y la aponeurosis situada en la región inframamaria, que se diseca subcutáneamente desde el surco mamario. Se moviliza ese contenido graso al polo inferior para rellenar defectos originados tras una tumorectomía.

Colgajo epigástrico

Se diseña como isleta de tejido con piel a partir del surco inframamario y está irrigado por los vasos epigástricos. Se utiliza esta técnica quirúrgica para solventar el cierre de heridas durante complicaciones posoperatorias en procesos localizados en el cuadrante inferointerno o en los intercuadrantes internos de la mama. Permite el inicio de tratamientos adyuvantes y posteriormente decidir la técnica quirúrgica definitiva tras su finalización.

También se emplea en pacientes con mamas pequeñas con tumores en dichas áreas de la mama para cubrir el defecto tras la exéresis tumoral (**Fig. 12-16**).

El inconveniente son las cicatrices secundarias en los cuadrantes internos.

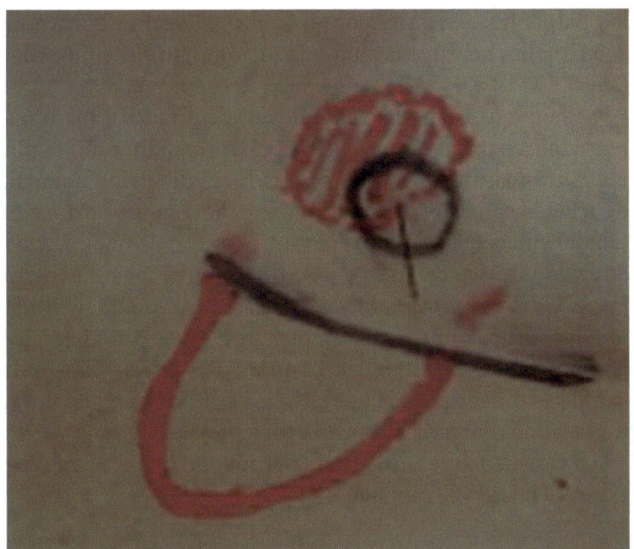

Figura 12-16. Diseño del patrón del colgajo epigástrico.

Colgajo de músculo recto anterior del abdomen (TRAM)

Consiste en la transposición de un bloque de tejido dermograso con la piel de la región abdominal infraumbilical, que se obtiene en forma de huso y se confecciona con una abdominoplastia inferior con la vascularización a esa zona y se traslada a la región mamaria, irrigado por los vasos epigástricos y vehiculado por el músculo recto anterior del abdomen. El colgajo puede ser de pedículo superior, ipsilateral o contralateral, o de doble pedículo. Incluso se puede utilizar el pedículo desepitelizado para aportar únicamente volumen con músculo y grasa, y también usar dos medios colgajos con un pedículo cada uno para la reconstrucción bilateral (**Fig. 12-17**).

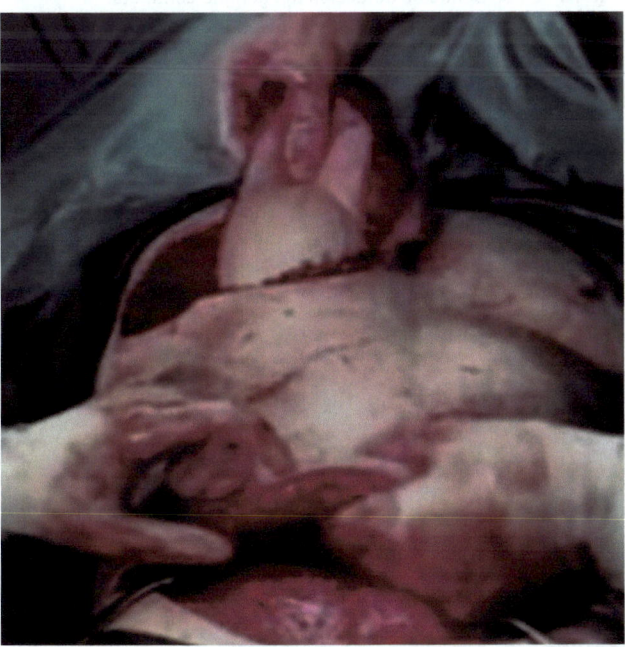

Figura 12-17. Movilización del colgajo de tipo musculocutáneo transversal del recto abdominal.

El doble pediculado sería con ambos músculos rectos abdominales y ambos pedículos vasculares, y es utilizado en pacientes con riesgo de necrosis (fumadoras, diabéticas, etcétera).

> **!** Hoy en día, se indican, preferentemente, tres técnicas de colgajo libre, tras desarrollar Holmström los primeros en 1979: TRAM libre, DIEP y SIEA, los cuales son realizados mediante técnicas de microcirugía.

El colgajo unipediculado de pedículo superior contralateral se realiza tras la reconstrucción mamaria posmastectomía en pacientes con exceso de tejido abdominal y cuando la mama contralateral es voluminosa y ptósica. También en pacientes que rechazan un implante o cuyo implante previo sufrió retracción capsular; asimismo, en pacientes que han recibido o recibirán radioterapia.

Los colgajos de tipo TRAM libre o DIEP son las técnicas basadas en la transferencia microquirúrgica únicamente de la piel y la grasa de la zona dadora, generalmente, el abdomen, sin precisar sacrificio muscular (DIEP/SIEA) o con un sacrificio mínimo de este (TRAM libre), realizándose las anastomosis microquirúrgicas para la vascularización en la zona receptora.

Menos frecuentemente, se seleccionan otras zonas dadoras como la glútea perforante de la arteria glútea superior o la cara interna de los muslos (TUG; del inglés, *transverse upper gracilis*).

Puede utilizarse en reconstrucciones inmediatas o diferidas, siendo la técnica de referencia de la reconstrucción mamaria hoy por hoy para los cirujanos plásticos.

Son de gran utilidad en pacientes con afectación importante en la piel del tórax por radioterapia previa y con una alteración axilar posquirúrgica. Se utilizan los vasos de la mamaria interna como vasos receptores.

La única contraindicación absoluta es la abdominoplastia, y, como relativas, la obesidad, el mal estado general y las fumadoras, por mayor riesgo de complicaciones.

>
> - Las técnicas de la mastectomía son: la clásica, la ahorradora de piel y la ahorradora de piel y CAP.
> - La mastectomía de elección en pacientes portadoras de riesgo genético será la preservadora de piel y CAP asociada a prótesis directa. Los colgajos de tipo TRAM libre o DIEP basados en la transferencia microquirúrgica son la técnica de referencia para los cirujanos plásticos.

MANEJO QUIRÚRGICO DE LOS GANGLIOS LOCORREGIONALES

El estado de los ganglios axilares es uno de los factores pronósticos más importantes en pacientes con cáncer de mama en estadio inicial.

Siguiendo la clasificación internacional TNM, se describen los niveles de afectación ganglionar en la axila en Nx (no es posible su evaluación por falta de datos), N0 (como ausencia de adenopatías axilares) y N1, N2 y N3 (con afectación de los ganglios axilares).

A continuación, se describen las dos técnicas que se manejan para el estudio axilar.

Biopsia selectiva del ganglio centinela

El ganglio centinela es el primer ganglio linfático axilar que recibe drenaje de un tumor primario de mama; por lo tanto, su detección es prioritaria, pudiéndose detectar uno o varios centinelas que se han de resecar para el posterior estudio anatomopatológico.

En el estudio inicial de la axila por técnicas radiológicas (de elección, la ecografía axilar), si se detecta algún ganglio sospechoso de malignidad, se realiza punción aspirativa con aguja fina (PAAF) o biopsia con aguja gruesa (BAG) para la obtención de tejido y, en caso de positividad, se indicará de entrada la linfadenectomía axilar cuando se programe la cirugía.

Hoy en día, nadie discute que la BSGC es la técnica de elección para la estadificación ganglionar en el cáncer de mama, siendo la menos invasiva y con menos secuelas respecto al linfedema asociado a la exéresis de ganglios a nivel axilar.

Las indicaciones de la BSGC son:

• Carcinomas infiltrantes cT1, cT2 y cT3 con N0 siempre que la axila sea clínica, ecográfica y patológicamente negativa.
• Carcinomas intraductales con indicación de mastectomía, o algún caso de alto riesgo de microinfiltración.

Las contraindicaciones de la BSGC son:

• Cáncer de mama infiltrante con ganglios metastásicos (N1-N2).
• Carcinoma inflamatorio (cT4d).
• Radioterapia axilar previa de 50 grais.
• Carcinoma localmente avanzado con infiltración ganglionar en ausencia de tratamiento sistémico.

La técnica quirúrgica más utilizada para la detección ganglionar es la inyección intraperitumoral, periareolar o subdérmica de un nanocoloide o trazador como el tilmanocept marcado con tecnecio 99 metaestable (^{99m}Tc), que es realizada en la unidad de medicina nuclear el día previo a la cirugía. Se hace la linfogammagrafía, con la cual, se determina preoperatoriamente la localización y el número de ganglios linfáticos detectados.

Se puede asociar como técnica mixta con colorante (azul de isosulfán, azul de metileno o azul patente), que se inyecta el día de la cirugía y se objetiva cómo se difunde en la zona del tejido linfático y tiñe el ganglio o los ganglios tumorales, haciéndose visibles para su exéresis.

La técnica quirúrgica de la BSGC consiste en la realización de una pequeña incisión axilar, seguida de la disección de tejido linfograso hasta la localización con la sonda, que detecta la radiación emitida por el ganglio o los ganglios centinelas (si se utiliza el colorante asociado, se extirparán los ganglios que se visualicen de color azul). Se han de extirpar los ganglios cuya captación radiactiva sea superior al 10 % del que más capta con la sonda de detección y

los palpables o visibles con el azul. Lo ideal es conseguir 2-3 ganglios centinelas para una mejor estadificación axilar (**Figs. 12-18** y **12-19**).

Se remiten el ganglio o los ganglios detectados a anatomía patológica para su estudio intraoperatorio o diferido, según el protocolo individualizado para cada estadio y tipo tumoral, de acuerdo con el protocolo aceptado en el comité de mama. El estudio intraoperatorio con la técnica molecular de amplificación de ácido nucleico en un solo paso (OSNA; del inglés, *one-step nucleic acid amplification*), que es la más aceptada, permite un diagnóstico inmediato intraoperatorio y, en casos seleccionados, seguir con la linfadenectomía axilar si se precisase por la afectación ganglionar (en estudios diferidos, se requeriría una segunda intervención en la paciente).

La tasa actualmente de falsos negativos con esta técnica de OSNA en la BSGC está en < 5 %.

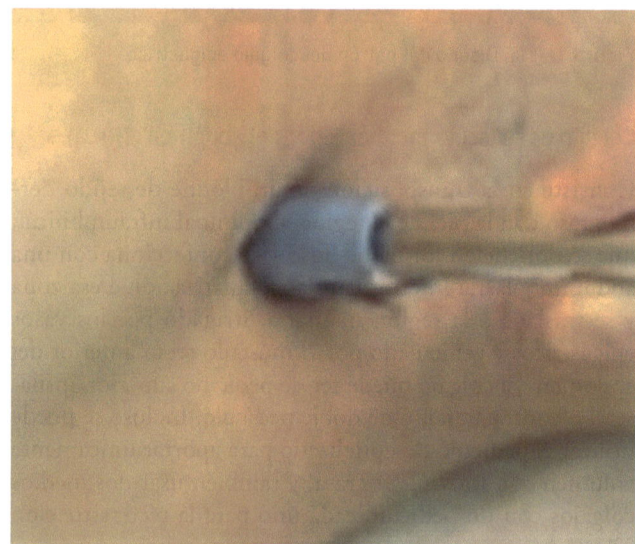

Figura 12-18. Sonda de detección del ganglio centinela.

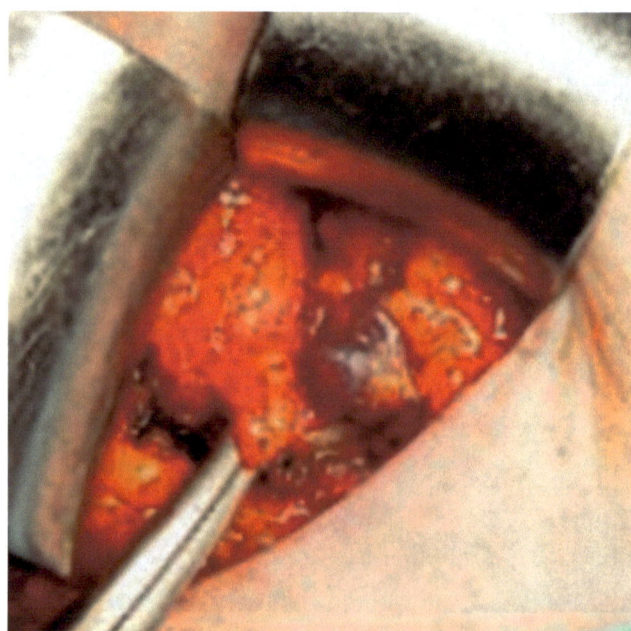

Figura 12-19. Disección axilar del ganglio centinela.

Según el panel de expertos internacional, se admite que tras la realización de la BSGC:

- No se precisará cirugía axilar adicional en los casos de acuerdo con los criterios de los estudios realizados por ACOSOG-Z0011/Amaros:
  - Pacientes con cáncer de mama T1-T2 y ganglio centinela negativo (N0).
  - Diagnóstico en ganglio centinela con micrometástasis o células tumorales aisladas.
  - Afectación de uno o dos ganglios positivos (en diagnóstico por OSNA > 25.000 copias).
  - Indicada la cirugía conservadora para el control local de la paciente.
  - Asociando radioterapia sobre la mama prevista y la región axilar si estuviese afectada.
  - Pacientes que no hayan tenido tratamiento neoadyuvante previo.
- Si el ganglio centinela no es identificado, se realizará una linfadenectomía axilar.
- Si se ha realizado tratamiento neoadyuvante:
  - Si el ganglio centinela es negativo antes de la neoadyuvancia, no está indicada la BSGC posneoadyuvancia ni la linfadenectomía axilar.
  - Si el ganglio centinela es positivo, se puede repetir la BSGC posneoadyuvancia, tras el marcado del ganglio afectado y obteniendo, al menos, tres ganglios tras la técnica asociada de colorante y ^{99m}Tc, siguiendo el criterio de la National Comprehensive Cancer Network (NCCN) de 2019 para el cáncer de mama y del comité de expertos de Saint Gallen.

 En los casos de positividad para células tumorales aisladas o micrometástasis, se realizará una linfadenectomía axilar, y, si fuesen negativos los ganglios detectados, no se precisaría la linfadenectomía axilar.

En resumen, los avances en la detección de la afectación axilar mediante la BSGC y nuevos consensos de expertos internacionales basados en los estudios realizados ha supuesto una desescalada en el manejo axilar, manteniéndose las mismas tasas de supervivencia global, supervivencia libre de enfermedad y recidivas locales axilares en las pacientes con cánceres de mama en estadios iniciales.

Linfadenectomía axilar

Actualmente, se han reducido el número de indicaciones, dado el diagnóstico precoz de los cánceres de mama; de hecho, en pacientes con T1-T2 (< 3 cm), hasta el 70 % de ellas presentan ganglios axilares negativos.

La técnica quirúrgica se inicia mediante una incisión en la piel en la línea axilar anterior o transversa del borde del músculo dorsal al del pectoral, sabiendo que anatómicamente el hueco axilar está delimitado por la vena axilar en la parte superior, el músculo dorsal ancho en la lateral, los músculos pectoral mayor y menor en la anterior, el músculo serrato y la pared torácica medialmente, y los arcos costales 4º y 5º como límite inferior (**Fig. 12-20**).

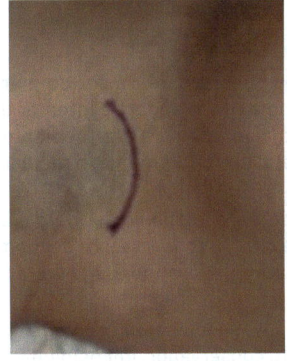
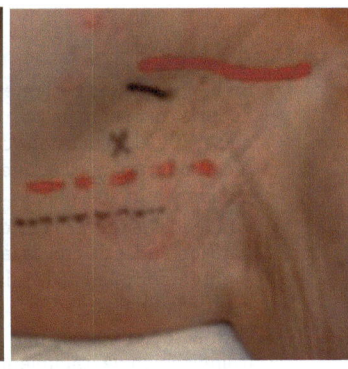

Figura 12-20. Incisión para la linfadenectomía transversa y en la línea axilar anterior.

Las indicaciones actuales son:
- Pacientes con ganglios axilares positivos en el momento del diagnóstico.
- Pacientes con cánceres infiltrantes en que no se obtenga drenaje en la BSGC.
- Cánceres inflamatorios.
- Pacientes en neoadyuvancia no incluidas para BSGC.
- Pacientes que no cumplan los criterios resultantes del estudio ACOSOG-Z0011.

Se debe realizar la disección meticulosa para preservar los pedículos vasculonerviosos del nervio dorsal ancho y del nervio torácico largo, con el fin de evitar complicaciones derivadas de su lesión.

Se dividirán los niveles ganglionares en la axila en:

- Nivel I: serían los ganglios localizados lateralmente al músculo pectoral menor.
- Nivel II: son los ganglios que se encuentran posteriormente al músculo pectoral menor.
- Nivel III: aquellos ganglios situados medialmente al músculo pectoral menor.

En estadios iniciales, se extirparán los ganglios de los niveles I y II y del nivel III, únicamente si existe una afectación tumoral de los niveles previos o si se encuentran ganglios palpables a ese nivel.

Una vez realizada la exéresis, tras hemostasia cuidadosa, se cierra la piel y se deja un drenaje para evitar seromas.

 Se ha consensuado que ha de extirparse un mínimo de 10 ganglios, siendo este un índice de calidad quirúrgica para un buen diagnóstico axilar.

En ocasiones, como en pacientes tras la posneoadyuvancia y mujeres mayores, se podrá tener un número más reducido, sin que se trate de una mala disección axilar.

- La BSGC es la técnica de referencia en el manejo quirúrgico axilar.
- Las indicaciones de la linfadenectomía axilar y su técnica quirúrgica.

PUNTOS CLAVE

- En el 66 % de las pacientes operadas de cáncer de mama debería realizarse una cirugía conservadora e intentar llegar al 100 % en la estatificación axilar, ya sea mediante la técnica del ganglio centinela, preferiblemente, o mediante linfadenectomía axilar.
- Las técnicas quirúrgicas de oncoplastia son el *gold standard* (estándar de oro) de la cirugía conservadora de mama, manteniendo la radicalidad y mejorando los resultados estéticos finales.
- La mastectomía, hoy por hoy, se indica en casos de contraindicación de tratamiento conservador, imposibilidad de radioterapia adyuvante y por deseo expreso de la paciente.
- Respecto a la reconstrucción mamaria con colgajos

- de elección para los cirujanos plásticos son los de tipo TRAM libre o DIEP, basados en la transferencia microquirúrgica.
- El estado de los ganglios axilares es uno de los factores pronósticos más importantes en pacientes con cáncer de mama en estadio inicial, siendo la técnica de la BSGC el *gold standard* en el manejo quirúrgico axilar.
- Indicaciones actuales de linfadenectomía axilar incluyen a pacientes con ganglios axilares positivos al diagnóstico, con cánceres infiltrantes en que no se obtenga drenaje en la BSGC, cánceres inflamatorios, en neoadyuvancia no incluidas para BSGC y que no cumplan los criterios resultantes del estudio ACOSOG Z0011-32.

BIBLIOGRAFÍA

Acea Nebril B. Cirugía oncológica de la mama .Técnicas oncoplásticas y reconstructivas. 3ª ed. Barcelona: Elsevier-Masson; 2013.

Burstein HJ, Curigliano G, Loibl S, Dubsky P, Gnant M, Poortmans P, et al. Estimating the benefits of therapy for early-stage breast cancer: the St. Gallen International Consensus Guidelines for the primary therapy for early breast cancer 2019. Ann Oncol. 2019;30(10):1541-57.

Domíngez Cunchillos F, Ballester Sapiña JB, De Castro Parga G (eds.). Guías clínicas de la Asociación Española de Cirujanos. Cirugía de la mama. [Internet]. 2ª ed. Madrid: Arán; 2017. Disponible en: https//www.aecirujanos.es/files/documentacion/documentos÷cirugia-mama.pdf.

National Comprehensive Cancer Network (NCCN). NCCN Guidelines. Invasive breast cancer. [Internet]. Version 4.2022. Plymouth Meeting: NCCN; 2022. Disponible en: https://www.nccn.org/guidelines/guidelines-detail?category=1&id=1419

Sociedad Española de Senología y Patología Mamaria (SESPM). Manual de práctica clínica en senología 2019. [Internet]. 4ª ed. Madrid: SESPM; 2019. Disponible en: https://www.sespm.es/wp-content/uploads/2020/02/MANUAL-SESPM-2019-web-protegido.pdf

Sociedad Española de Senología y Patología Mamaria (SESPM). Vía clínica de cáncer de mama. [Internet]. Madrid: SESPM; 2020. Disponible en: https://www.sespm.es/wp-content/uploads/2020/07/LIBRO-VIA-CLINICA-SESPM-2020-ES-defini-patro.pdf

Cáncer de colon, recto y ano. Carcinomatosis peritoneal

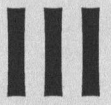

Cribado de cáncer de colon y recto

13

L. López Couceiro

OBJETIVOS

- Conocer las indicaciones del cribado de cáncer colorrectal (CCR) en función del riesgo del individuo.
- Determinar el seguimiento de las lesiones colónicas y conocer las técnicas endoscópicas de resección, así como la indicación de tratamiento quirúrgico de lesiones no invasivas.
- Determinar el riesgo de desarrollo de CCR en función de los antecedentes familiares.

INTRODUCCIÓN

Epidemiología del cáncer colorrectal

El cáncer colorrectal (CCR) es una de las neoplasias más frecuentes en los países occidentales. De acuerdo con la Organización Mundial de la Salud (OMS), el CCR es el tercer tipo de cáncer más diagnosticado tras el de mama y de pulmón.

En España, se diagnostican aproximadamente 43.370 nuevos casos de CCR al año, siendo este el segundo cáncer con mayor mortalidad tras el de pulmón. La incidencia aumenta de forma progresiva con la edad, especialmente a partir de los 50 años. El envejecimiento de la población, el tipo de dieta y la exposición a factores de riesgo ambientales son factores de riesgo conocidos. La implementación de programas de cribado poblacional ha contribuido al mayor diagnóstico de este tipo de cáncer.

Poblaciones de riesgo para el desarrollo de cáncer colorrectal

Dentro de la valoración del riesgo de CCR de un paciente, es fundamental evaluar los antecedentes personales y familiares mediante una adecuada anamnesis que recoja los casos de CCR o adenomas avanzados del individuo y de sus familiares.

En caso de que no existan antecedentes personales o familiares relevantes (enfermedad inflamatoria intestinal, CCR u otros cánceres de la esfera del síndrome de Lynch), la edad es el factor de riesgo más importante. De esta manera, los individuos asintomáticos menores de 50 años, sin antecedentes o situaciones clínicas predisponentes, presentan un riesgo bajo, por lo que no se consideran candidatos a un cribado poblacional. Sin embargo, las personas con edad ≥ 50 años se consideran población de riesgo medio y es la población diana del programa de cribado de CCR.

Los individuos que presenten un mayor riesgo personal o familiar de desarrollo de CCR serán manejados de forma específica de acuerdo con su situación.

Finalmente, cuando un individuo presenta signos o síntomas sugestivos de CCR, se debe realizar una exploración diagnóstica, no siendo subsidiarios de programas de cribado poblacional.

En ausencia de otros factores de riesgo, la edad es el más relevante. Las personas con edad ≥ 50 años constituyen la población de riesgo medio, y es la población a la que se dirige el programa de cribado.

DIAGNÓSTICO DE CÁNCER COLORRECTAL EN PACIENTES SINTOMÁTICOS

El CCR es un tumor de crecimiento lento, motivo por el cual la mayoría de los pacientes con un cáncer de colon en estadio precoz pueden no presentar síntomas, y se podrían diagnosticar mediante un programa de cribado.

Los síntomas del CCR se producen generalmente por su crecimiento hacia la luz colónica o por afectación de estructuras adyacentes. Los síntomas o signos más frecuentes son hematoquecia o, menos frecuentemente, melenas en caso de lesiones de colon derecho, anemia ferropénica no explicada por otras causas, cambios en el hábito intestinal, pérdida ponderal o dolor abdominal. Asimismo, pueden debutar en forma de obstrucción intestinal. Los síntomas más predominantes se recogen en la **tabla 13-1**.

Se deberá realizar una colonoscopia a aquellos pacientes que presenten los síntomas descritos. Por otra parte, en pacientes que cursen con síntomas leves e inespecíficos, es decir, con sospecha baja de CCR, se podría realizar como estudio diagnóstico alternativo una prueba de sangre oculta en heces inmunológica (SOHi). Sin embargo, de momento no está establecida la validez de esta prueba en pacientes

191

Tabla 13-1. Síntomas frecuentes al diagnóstico de cáncer colorrectal

Anemia ferropénica de causa no aclarada y los síntomas asociados a esta	Masa abdominal o rectal palpable mediante tacto rectal
Rectorragia, hematoquecia, melenas (en caso de procedencia de colon derecho, tras descartar el sangrado digestivo alto)	Síntomas distales: urgencia, sensación de vaciamiento incompleto, incontinencia fecal, etc.
Cambio en el hábito intestinal de nueva aparición: diarrea, estreñimiento, cambio en la consistencia de las heces	Dolor abdominal o distensión abdominal, generalmente, asociados a datos de alarma
Pérdida ponderal asociada a síntomas digestivos	

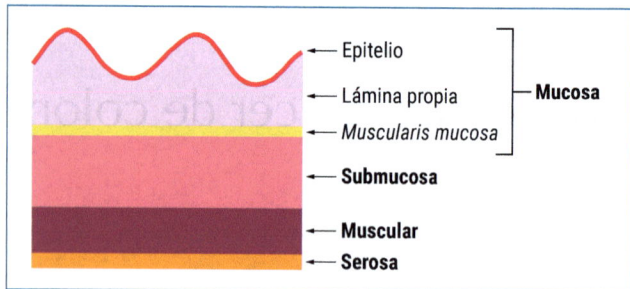

Figura 13-1. Representación de las capas del colon.

sintomáticos frente a la colonoscopia. Por este motivo, en aquellos pacientes con un resultado negativo de SOHi y persistencia de síntomas que puedan sugerir una neoplasia colónica, se deben considerar estudios adicionales. Por otra parte, la prueba de SOHi no está indicada en pacientes con colonoscopia reciente y de calidad o en aquellos pacientes que presenten sangrado macroscópico.

 En caso de rectorragia macroscópica, la prueba de SOHi no está indicada por presentar sangrado visible.

La colonoscopia es la prueba de elección utilizada para el diagnóstico de CCR. A pesar de esto, dado que se trata de una prueba invasiva, con necesidad de preparación catártica y de sedación, puede no estar recomendada en pacientes añosos o con comorbilidad grave, por lo que la colonografía por tomografía axial computarizada (TAC) puede ser una buena alternativa en estos casos.

CARACTERÍSTICAS DE LAS LESIONES PRENEOPLÁSICAS EN COLONOSCOPIA

Lesiones preneoplásicas en colonoscopia

La mucosa colónica no tiene vasos linfáticos, por lo que las lesiones que no sobrepasan la submucosa no causan metástasis ganglionares o a distancia. Por este motivo, cualquier lesión neoplásica, como la mayoría de los pólipos colónicos, que se limite a la mucosa (incluyendo el epitelio, la lámina propia y la muscular de la mucosa) debe considerarse precancerosa o «no invasiva», independientemente del grado de displasia.

A mayor profundidad de afectación de la submucosa, existe más riesgo de metástasis linfáticas. Se representan las capas del colon en la **figura 13-1**.

Tipos de pólipos colónicos

Dentro de los pólipos colónicos, los más frecuentes son los *pólipos adenomatosos* (60-70 %). En este grupo, los más predominantes son los *adenomas tubulares* (contienen más de un 75 % de componente tubular). Otros tipos son los *adenomas vellosos* (más del 80 % de componente velloso) o *tubulovello-*

sos, en caso de ser lesiones mixtas. Pueden presentar *displasia de bajo* o *de alto grado* (este último término es equivalente a carcinoma *in situ* o intramucoso).

Un pólipo se considera avanzado si mide más de 1 cm, si tiene displasia de alto grado o componente velloso. La prevalencia de elementos vellosos o displasia de alto grado en las lesiones de 6-9 mm es baja; en adenomas menores de 5 mm, es muy poco frecuente.

Los *pólipos serrados* agrupan tres tipos distintos de lesiones:

- *Adenomas serrados tradicionales*: son raros en comparación con los otros subtipos. Se encuentran generalmente en el colon izquierdo; son el único grupo que son predominantemente displásicos.
- *Pólipo/adenoma serrado sésil*: pueden ser o no displásicos, aunque la gran mayoría no lo son. Los pólipos serrados sésiles que contienen displasia pueden progresar a cáncer y son considerados la lesión de partida de CCR por la vía serrada de la carcinogénesis.
- *Pólipos hiperplásicos*: son los más frecuentes dentro de este grupo; generalmente, son subcentimétricos y se localizan en el recto y el sigma. La posibilidad de malignización de los pólipos hiperplásicos subcentimétricos en el recto y el sigma es muy baja, motivo por el cual en muchas ocasiones no se resecan ni requieren seguimiento.

Los pólipos inflamatorios, juveniles y hamartomatosos no tienen potencial maligno, aunque estos últimos se pueden encontrar en entidades como el síndrome de Peutz-Jeghers o la poliposis juvenil.

Las diferentes lesiones colorrectales se representan en la **figura 13-2**.

Caracterización endoscópica de las lesiones colónicas

Cuando se identifica un pólipo, es fundamental valorar las características macroscópicas de la lesión para poder predecir así su posibilidad de invasión submucosa. Es necesario describir el tamaño, la morfología y el patrón de la superficie.

Morfología y tamaño

La *clasificación de París* agrupa los pólipos en función de su morfología. Según esto, se pueden dividir en: *polipoideos*, dentro de los cuales se encuentran los pólipos con morfología *pediculada* (Tipo 0-Ip); o *sésiles*, si la base de implantación es más amplia (0-Is). El subtipo *no polipoideo* se divide en

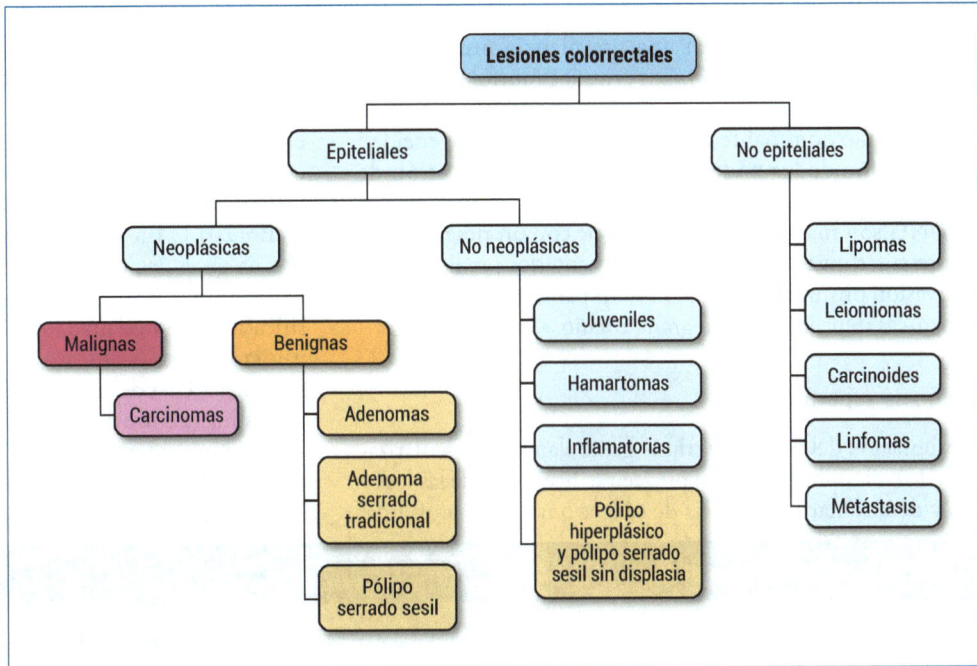

Figura 13-2. Lesiones colónicas. Se resaltan las lesiones mencionadas en el texto.

planoelevado (0-IIa), *plano* (0-IIb) o *deprimido* (0-IIc). Estos últimos son importantes, ya que presentan un porcentaje de displasia de alto grado y cáncer de hasta el 50 %.

Dentro del grupo no polipoideo, se añadió más tarde el término de *lesiones de crecimiento lateral* (LST; del inglés, *lateral spreading tumor*), siendo lesiones con un crecimiento horizontal mayor de 10 mm. Se subclasifican en *granulares* y *no granulares* según tengan o no nódulos en su superficie. Las lesiones de tipo granular (LST-G) se dividen en: *homogéneas* si los nódulos son del mismo tamaño; o *mixtas*, si presentan

tamaños diferentes. Por otra parte, las LST no granulares (LST-NG) se subclasifican en *planoelevada* y de tipo *seudodeprimida*. Esta clasificación se ilustra en la **figura 13-3**.

La caracterización morfológica puede ayudar a determinar la probabilidad de que una lesión contenga componente invasivo, aunque esta clasificación tiene variabilidad interobservador. En lesiones pediculadas, cuanto mayor es el tamaño de la lesión, mayor es el riesgo de invasión en profundidad. En cambio, en las lesiones deprimidas, de tipo IIc, el riesgo de invasión submucosa puede existir incluso en lesiones de menos de 1 cm.

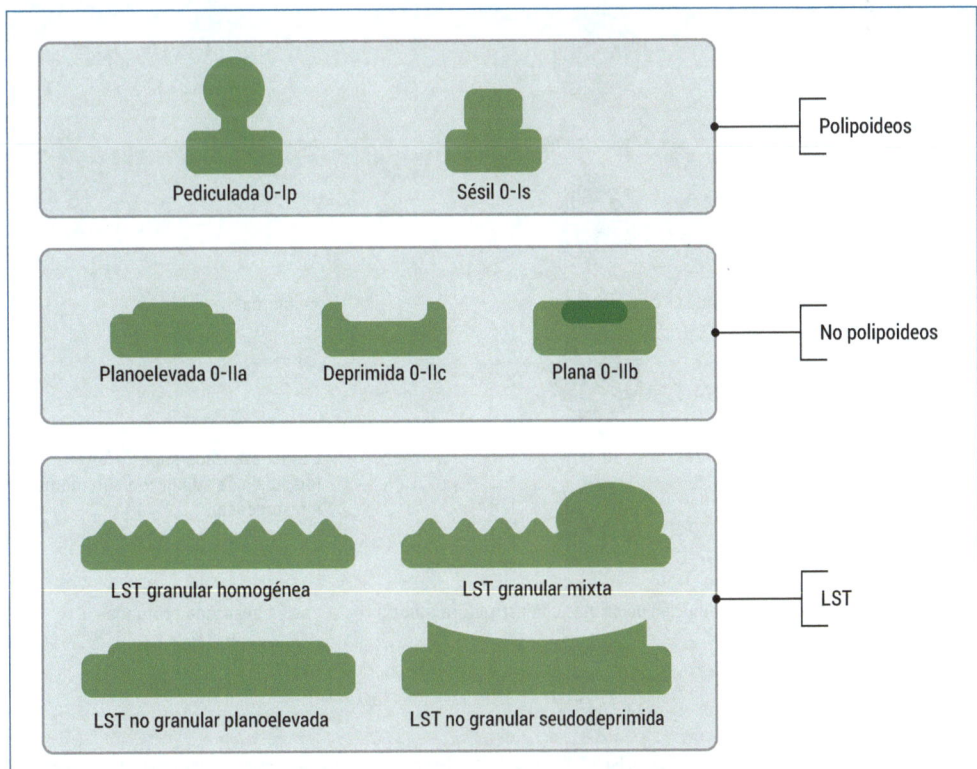

Figura 13-3. Clasificación de París de los pólipos colónicos según su morfología.
LST: lesión de crecimiento lateral (del inglés, *lateral spreading tumor*).

Dentro de las LST, las más frecuentes son las LST-G. Las LST-G homogéneas tienen una prevalencia muy baja de enfermedad invasiva (< 1 %). Los criterios morfológicos asociados a carcinoma invasivo en estos pólipos son la presencia de un nódulo dominante de gran tamaño, la heterogeneidad en el tamaño de los nódulos y los cambios en el patrón de criptas que sugieran invasión profunda. Por otro lado, las LST-NG son más infrecuentes, aunque con un riesgo mayor de presentar invasión submucosa. Los criterios predictivos de la invasión profunda son presentar un patrón de criptas invasivo, áreas deprimidas o un gran tamaño.

Patrón de superficie

La valoración del patrón de criptas glandulares y la vascularización de las lesiones permiten predecir la histología de las lesiones y determinar la presencia de cáncer o invasión profunda.

De esta manera, el desarrollo de vasos aberrantes o la pérdida del patrón de criptas habitual sugieren lesiones invasivas.

Kudo *et al.* clasificaron el patrón de criptas de los pólipos del colon en siete categorías, reflejadas en la **tabla 13-2**, con el fin de predecir la histología de las lesiones. Esta clasificación es compleja, requiere de experiencia y endoscopios con posibilidad de magnificación.

En 2011, un grupo de expertos creó una clasificación basada en el uso de cromoendoscopia virtual NBI, denominada NICE (NBI International Colorectal Endoscopic Classification), representada en la **tabla 13-3**. Esta clasificación valora las características del pólipo, los vasos y el patrón de superficie. Una de las limitaciones de esta clasificación es que no distingue entre displasia de bajo grado, de alto grado e invasión submucosa superficial en lesiones de tipo 2. Por esta razón, surgió en Japón en 2014 la clasificación del JNET (Japan NBI Expert Team), la cual requiere endoscopia de magnificación.

Tabla 13-2. Clasificación de Kudo

Patrón de criptas	Descripción	Histología más probable	Tratamiento
I	Criptas redondeadas	Mucosa normal	Ninguno
II	Criptas más grandes y regulares	Pólipos hiperplásicos, adenoma serrado sésil (criptas más anchas y redondas)	Ninguno en rectosigma/resección endoscópica
IIIs	Criptas más pequeñas de lo normal, patrón tubular corto, redondeado	Adenomas	Resección endoscópica
III L	Patrón tubular más alargado (cilindros)	Adenomas	Resección endoscópica
IV	Criptas formando circunvoluciones	Adenomas	Resección endoscópica
Vi	Criptas irregulares	Lesión avanzada superficial (displasia de alto grado/carcinoma intramucoso)	Resección endoscópica en casos seleccionados/cirugía
Vn	Pérdida o disminución de criptas con estructura amorfa	Lesión avanzada profunda	Cirugía

Adaptado de: Kudo S, Lambert R, Allen JI, Fujii H, Fujii T, Kashida H, et al. Nonpolypoid neoplastic lesions of the colorectal mucosa. Gastrointest Endosc. 2008;68(14):S3-47.

Tabla 13-3. Clasificación NICE (NBI International Colorectal Endoscopic Classification)

	Tipo 1	Tipo 2	Tipo 3
Color	Igual o más pálido que la mucosa	Marrón en comparación con la mucosa	Marrón o marrón oscuro, a veces con áreas blanquecinas parcheadas
Vascularización	Ninguna o vasos aislados que atraviesan la lesión	Vasos marrones alrededor de estructuras blanquecinas	Áreas de vasos que se interrumpen o ausencia de vasos
Patrón de superficie	Puntos oscuros o blancos, de tamaño uniforme, o una ausencia homogénea de patrón	Estructura blanquecina ovalada, tubular o ramificada rodeada de vasos marrones	Amorfo o ausencia de patrón en la superficie
Histología más probable	Hiperplásico	Adenoma	Cáncer invasivo en la submucosa profunda

- La mucosa del colon no tiene vasos linfáticos; si las lesiones están confinadas a la mucosa, no existe riesgo de invasión linfática.
- Se consideran pólipos avanzados aquellos > 1 cm, con displasia de alto grado o componente velloso. Es necesario valorar el tamaño, la morfología y los patrones de superficie para determinar el riesgo de invasión submucosa.
- Las lesiones con componente deprimido o con pérdida de patrón mucoso o vascular tienen más riesgo de invasión en profundidad.

Técnicas de resección endoscópica

Como se ha mencionado, antes de tratar una lesión, es necesario determinar el tamaño, la localización, la morfología y los patrones de superficie, para establecer así la mejor forma de tratamiento.

Las lesiones menores de 3 mm se pueden resecar mediante pinza fría de biopsias. Si miden entre 3 y 10 mm y no presentan signos de invasión profunda, se opta por la resección con asa fría, ya que la tasa de invasión submucosa y la posibilidad de complicaciones son bajas con estas técnicas.

Para lesiones de mayor tamaño (≥ 10 mm), se recomienda realizar una resección mucosa endoscópica (RME). Esta técnica consiste en la inyección submucosa de sustancias coloides o cristaloides y la resección posterior con asa de diatermia, pudiendo realizarse en bloque o de forma fragmentada. Se acepta la resección fragmentada en lesiones que presenten bajo riesgo de invasión profunda. Otra técnica de resección endoscópica es la disección submucosa endoscópica (DSE), que consiste en la exéresis de lesiones mediante el uso de bisturís endoscópicos tras la inyección submucosa de fluido, disecando de forma progresiva la lesión de la submucosa. La DSE consigue tasas de resecciones en bloque superiores a la RME, aunque tiene una mayor tasa de complicaciones y requiere un entrenamiento específico. En el caso de LST-NG seudodeprimidas > 20-30 mm, deben considerarse técnicas alternativas para lograr una resección en bloque (DSE, cirugía), dado el riesgo significativo de presentar focos de invasión submucosa.

El bajo porcentaje de invasión submucosa en las LST-G hace que puedan ser tratadas generalmente mediante RME. Con respecto a las LST-NG, las seudodeprimidas tienen un mayor porcentaje de invasión submucosa y deben ser extirpadas preferentemente en bloque. Se representan las técnicas endoscópicas de resección en la **figura 13-4** y la **tabla 13-4**.

Análisis histológico de las lesiones colónicas

Se define como adenocarcinoma precoz o en estadio pT1 aquel que sobrepasa la muscular de la mucosa y se extiende a través de la submucosa, pero sin llegar a la muscular propia.

Existen varios factores de riesgo histológicos descritos para el desarrollo de metástasis ganglionares en el CCR precoz:

- Grado de infiltración en la submucosa: en caso de invasión submucosa menor de 1.000 μm, el riesgo de metástasis linfáticas es prácticamente nulo si no se asocia a otros factores de mal pronóstico. En lesiones sésiles, se emplea la clasificación de Kikuchi, donde se divide la invasión submucosa en tres niveles de profundidad (sm1, sm2 y sm3, según afecte al tercio superior, medio o inferior, respectivamente). En caso de lesiones pediculadas, se emplea la clasificación de Haggitt, siendo el grado 4 el de mayor riesgo de metástasis linfáticas:
  - Nivel 0: carcinoma *in situ*, localización intramucosa.
  - Nivel 1: invasión de la capa submucosa limitada a la cabeza.
  - Nivel 2: invasión limitada al cuello.
  - Nivel 3: invasión limitada al tallo.
  - Nivel 4: invasión de la submucosa de la pared por debajo del tallo.
- Invasión linfovascular: la ausencia de invasión linfática o vascular es un factor de buen pronóstico.
- *Tumor budding*: es la presencia de células tumorales aisladas o en grupos situadas en el frente infiltrante del tumor. Se clasifica en tres grupos, según el número de nidos presentes, siendo los grados 2 y 3 de peor pronóstico.
- Márgenes laterales y verticales libres de neoplasia, distancia desde el margen de resección al frente de invasión: un margen ≤ 1 mm tanto lateral como en profundidad indica afectación.
- Grado de diferenciación: las lesiones pobremente diferenciadas implican un peor pronóstico.

La coexistencia de varios factores confiere un mayor riesgo de metástasis linfáticas. Se recogen en la **figura 13-5**.

CRIBADO DE CÁNCER COLORRECTAL EN POBLACIÓN DE RIESGO MEDIO

La población de riesgo medio está constituida por individuos de 50 años o más, sin antecedentes familiares o personales que sugieran un CCR de origen genético, enfermedad

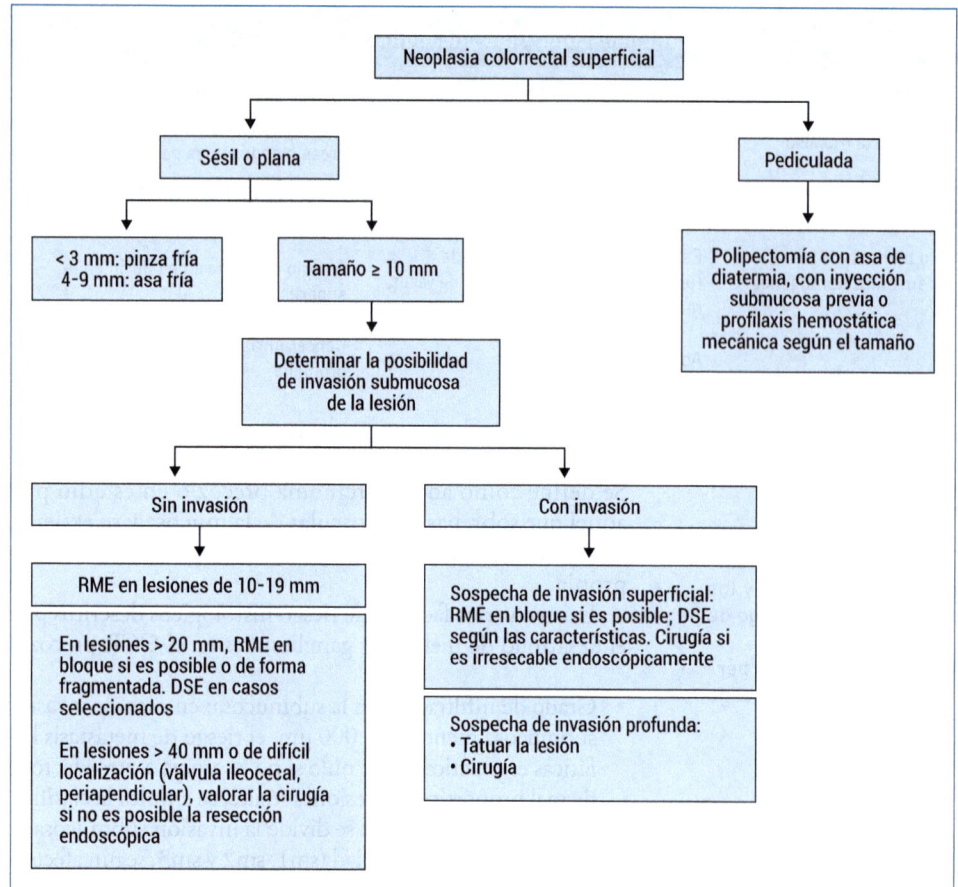

Figura 13-4. Tratamiento de lesiones colorrectales.
DSE: disección submucosa endoscópica; RME: resección mucosa endoscópica.

Tabla 13-4. Tratamiento endoscópico para las lesiones colorrectales

Subtipo morfológico	Tamaño <20-30 mm	Tamaño >20-30 mm
LST-G homogénea	RME	Generalmente RME (fragmentada si existe bajo riesgo invasivo)
LST-G mixta	RME	Valorar de forma individual según el riesgo de invasión, RME o DSE
LST-NG planoelevada	RME	Valorar de forma individual según el riesgo de invasión, RME o DSE
LST-NG seudodeprimida	RME	DSE

DSE: disección submucosa endoscópica; LST-G: lesión de crecimiento lateral (del inglés, *lateral spreading tumor*) granular; LST-NG: lesión de crecimiento lateral (del inglés, *lateral spreading tumor*) no granular; RME: resección mucosa endoscópica.

inflamatoria intestinal o lesiones colónicas avanzadas. Este grupo constituye la población diana de los programas de cribado.

La edad de finalización del cribado en la mayoría de las guías de práctica clínica (GPC) es de 75 años. Por encima de esta edad, no existe una evidencia firme de continuar con el cribado, por lo que, entre los 76 y los 85 años, se debe individualizar la decisión en función de la comorbilidad. Por encima de los 85 años, el cribado de CCR no está recomendado.

Recientemente, las GPC del American College of Gastroenterology (ACG) plantean adelantar la edad de cribado a los 45 años en población de riesgo medio, por la mayor incidencia de cáncer precoz en las últimas décadas, si bien, se necesitan estudios para generalizar esta recomendación.

Objetivos del programa de cribado poblacional

El objetivo del programa de cribado es reducir la incidencia y la mortalidad asociada de CCR mediante la detección y resección de las lesiones precursoras.

En general, el crecimiento de los adenomas colorrectales es lento y se estima que deben transcurrir entre 5 y 10 años para que un pólipo ≤ 10 mm pueda degenerar en un cáncer invasivo.

La prevalencia de pólipos y la posibilidad de degeneración maligna aumentan con la edad, el tamaño y determinadas características histológicas.

Estrategias de cribado

Las pruebas de cribado de CCR se agrupan en cuatro categorías:

1. Pruebas realizadas en las heces (SOH y detección del ácido desoxirribonucleico [ADN] fecal).
2. Exploraciones endoscópicas (sigmoidoscopia y colonoscopia).

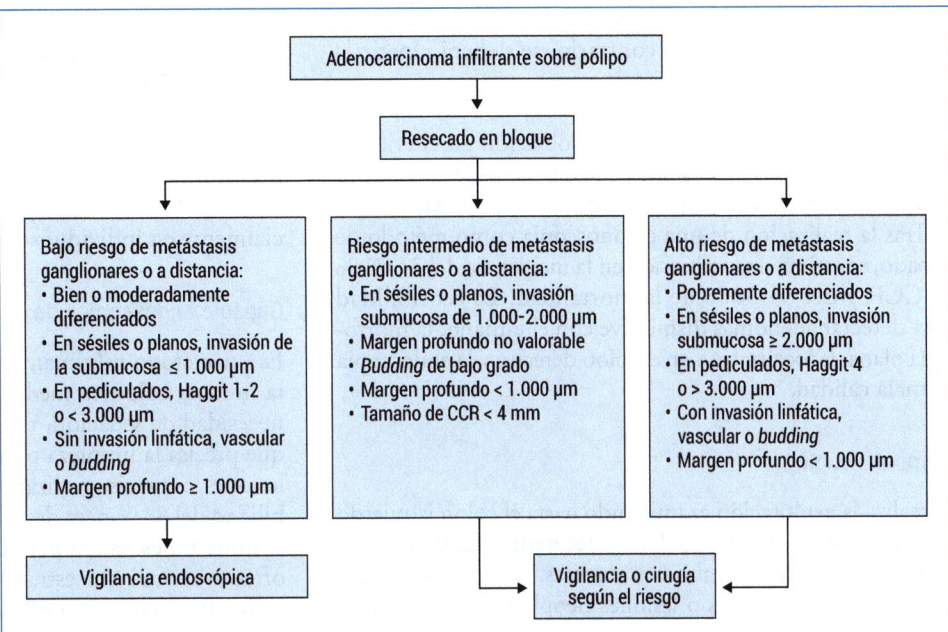

Figura 13-5. Seguimiento de lesiones con invasión submucosa pT1 tras resección endoscópica. CCR: cáncer colorrectal.

3. Pruebas de imagen (colonografía por TAC y cápsula endoscópica de colon).
4. Biomarcadores en la sangre periférica (ADN metilado de la septina 9 y micro-ARN).

Pruebas en heces

Estas pruebas se caracterizan por ser no invasivas, sin efectos adversos:

- *Sangre oculta en heces mediante el método guayaco* (SOHg): se basa en la actividad seudoperoxidasa del grupo hemo, que induce la oxidación del guayaco al añadirse peróxido de hidrógeno. Requiere la toma de tres muestras, realizar una dieta previa durante 3 días (eliminando carnes rojas y cítricos) y evitar el tratamiento con antiinflamatorios no esteroideos y los suplementos de vitamina C.
- SOHi: se basa en anticuerpos monoclonales o policlonales antiglobina humana. Pueden ser pruebas cualitativas o cuantitativas. Se realizan con una sola muestra y no requieren modificaciones dietéticas ni restringir la toma de fármacos. Puede existir variabilidad entre los diferentes kits según el fabricante. Esta prueba pierde sensibilidad con altas temperaturas (> 30 °C), por lo que se recomienda disminuir al mínimo el tiempo entre la recogida y la lectura y mantenerlo a 4 °C. Los fármacos antiagregantes o anticoagulantes no modifican el rendimiento de la prueba de SOHi, aunque la doble antiagregación puede elevar el número de falsos positivos.
Globalmente, la prueba tiene una sensibilidad del 79 % y una especificidad del 94 % para el diagnóstico de CCR, aunque la sensibilidad es menor para la detección de adenomas avanzados.
La validez diagnóstica de la prueba de SOHi para detectar neoplasia avanzada es muy superior a la de la prueba de SOHg, además de presentar una mejor adherencia por

la forma de recogida de muestras. Por este motivo, se prefiere de elección la SOHi para el cribado.
- Análisis de ADN fecal: permite identificar alteraciones moleculares presentes en los adenomas, lesiones serradas avanzadas y CCR. Se obtiene recogiendo una muestra en el domicilio, y no requiere restricciones dietéticas o medicamentosas ni preparación previa. Un resultado positivo requiere la confirmación mediante una colonoscopia. Este método tiene un elevado coste y una mayor complejidad técnica con respecto a otras pruebas de cribado. Por este motivo y por la peor relación coste-efectividad, su aplicabilidad como prueba de cribado de primera línea es limitada.

Exploraciones endoscópicas

Tanto la colonoscopia como la sigmoidoscopia son pruebas invasivas con potenciales efectos secundarios inherentes a la prueba (perforación, hemorragia, etc.) y requieren sedación y preparación intestinal. Por este motivo, es necesario evaluar el riesgo anestésico de los pacientes antes de su realización.

Colonoscopia

La colonoscopia permite la visualización directa de la mucosa. Se realiza bajo sedación, con una dieta baja en residuos los días previos y limpieza anterógrada del colon con solución evacuante. Para que una colonoscopia de cribado sea válida y considerada de calidad, debe cumplir los siguientes requisitos:

- Completa, es decir, llegando a canular el ciego.
- Tiempo de retirada de, al menos, 6-8 minutos.
- Adecuada preparación intestinal, reflejada mediante la escala de Boston (BBPS; del inglés, *Boston Bowel Preparation Scale*), que otorga a cada tramo del colon una puntuación de 0 a 3 según el grado de preparación. Para ser una

preparación aceptable, cada tramo del colon debe tener, al menos, un 2. En caso contrario, se deberá repetir la exploración.

La participación por parte de la población en el cribado con colonoscopia es menor que con las pruebas fecales, según estudios comparativos entre esta exploración y la SOHi.

Tras la realización de una colonoscopia como método de cribado, se estima una reducción en la incidencia del 31-71 % de CCR y del 65-88 % de la mortalidad. La sensibilidad para detectar adenomas disminuye con el tamaño, la morfología plana, la localización en el colon derecho y la endoscopia de mala calidad.

Sigmoidoscopia

Se realiza la exploración examinando hasta el colon izquierdo (distal al ángulo esplénico). No es necesaria la sedación, y la preparación se lleva a cabo con enemas. En caso de hallazgos patológicos, pólipos o lesiones neoplásicas, es necesario completar el estudio mediante colonoscopia completa. Para realizar una exploración adecuada, se recomienda insertar el endoscopio por encima de los 40 cm y garantizar una buena preparación.

La sensibilidad de la sigmoidoscopia se estima del 58-75 % para las lesiones pequeñas y del 72-86 % para neoplasias avanzadas. Diversos ensayos clínicos aleatorizados muestran una reducción de la mortalidad por CCR del 27 %, limitado al CCR distal. La sensibilidad de la sigmoidoscopia es inferior a la de la colonoscopia, con menor reducción de la incidencia y mortalidad por CCR.

Esta estrategia no se ha considerado de primera línea para el cribado de CCR, ya que la infraestructura necesaria es similar a la requerida en una colonoscopia, no se examina el colon entero y requiere una colonoscopia completa en caso de hallazgos.

Exploraciones por pruebas de imagen

Se han incorporado métodos alternativos a las pruebas de cribado tradicionales, de carácter no invasivo, que pueden contribuir a mejorar la adherencia actual al cribado de CCR. Son útiles en pacientes con mayor comorbilidad o imposibilidad técnica para completar una colonoscopia.

Colonografía por tomografía axial computarizada

Consiste en la obtención de imágenes por TAC tras la insuflación del colon y su reconstrucción con un *software* por ordenador. La prueba se puede realizar sin preparación intestinal, con toma de contraste oral, sin embargo, la sensibilidad es más baja para detectar lesiones si no se usa preparación intestinal. Si el resultado es positivo, es necesario realizar colonoscopia.

La sensibilidad oscila entre el 68 y el 98 % para las lesiones de 6 mm y entre el 67 y el 94 % para las de 10 mm. La precisión diagnóstica para las lesiones serradas o planas es significativamente menor que la de la colonoscopia. Por otra parte, un valor adicional es la detección de patología extra-

colónica en el 5-37 % de los casos. Se ha propuesto que el intervalo de tiempo tras una colonografía por TAC de cribado sea a los 5-10 años.

La colonografía por TAC presenta escasas complicaciones. Se han descrito perforaciones colónicas en 2 de cada 10.000 procedimientos, lo cual disminuye si se utiliza dióxido de carbono. Otra desventaja es la exposición a radiación, especialmente en individuos jóvenes.

Cápsula endoscópica de colon

Es un método mínimamente invasivo que permite explorar la mucosa colónica mediante una cápsula endoscópica, sin necesidad de sedación, radiación o insuflación de aire, aunque precisa la limpieza previa del colon. En caso de detectar lesiones, es preciso realizar una colonoscopia. Tiene una sensibilidad del 84 % para detectar adenomas mayores de 10 mm, aunque no es válida para detectar lesiones serradas. Podría ofrecerse como una estrategia de rescate para individuos que rechazan la colonoscopia o en centros que no disponen de colonografía por TAC. Esta estrategia no está incluida por el momento en los programas de cribado.

Cribado basado en biomarcadores en sangre periférica

El análisis de los biomarcadores sanguíneos no se contempla todavía entre las estrategias recomendadas para el cribado de CCR. No obstante, se están haciendo avances en este campo; por ejemplo, se están investigando diferentes tipos de moléculas, como la detección en sangre del ADN metilado de la septina 9.

- La estrategia de cribado aceptada es la SOHi, que únicamente requiere una muestra. Se debe almacenar a 4 °C hasta su entrega y no requiere la suspensión de fármacos.
- Para que una colonoscopia se considere válida, es preciso que sea completa (hasta el ciego), con un tiempo de retirada > 6 minutos y con preparación superior a una puntuación de 2 en la escala de Boston en todos los tramos. En caso de mala preparación en alguno de los tramos, se debe repetir la exploración.

Estrategia de cribado en España

En España, el programa de cribado de CCR se incorporó a la cartera común de servicios del Sistema Nacional de Salud en el año 2014 (Orden SSI/2065/2014) mediante la realización de SOHi bienial:

- Población objetivo: hombres y mujeres de edades comprendidas entre los 50 y los 69 años.
- Prueba de cribado: SOHi.
- Intervalo entre exploraciones: 2 años.

Criterios de exclusión del programa de cribado

De forma general, los criterios de exclusión del programa de cribado son:

- Pacientes diagnosticados de CCR.
- Pacientes portadores de mutaciones en genes que predisponen al desarrollo de CCR, como poliposis adenomatosa familiar y síndrome de Lynch, entre otros.
- Antecedentes familiares de CCR con criterios de alto riesgo.
- Pacientes con diagnóstico previo de adenomas o neoplasias serradas colorrectales que cumplan alguno de los criterios de alto riesgo: cinco o más lesiones de cualquier tamaño y/o diámetro ≥ 20 mm.
- Pacientes con diagnóstico previo de enfermedad de Crohn o colitis ulcerosa, por requerir seguimiento específico.
- Enfermedad terminal o enfermedad grave e irreversible que contraindique la realización posterior de la colonoscopia o el tratamiento de los hallazgos detectados.
- Pacientes que se hayan realizado colonoscopia por otros motivos en los 5 años anteriores al cribado.

Seguimiento una vez realizado el cribado de cáncer colorrectal

La vigilancia endoscópica tras la extirpación de pólipos colorrectales se determina en función del número de lesiones, tamaño e histología y calidad de la endoscopia. En caso de preparación deficitaria, se debe repetir la colonoscopia en 3-6 meses.

Se recogen las recomendaciones actuales de seguimiento en la **figura 13-6**.

Se recomienda realizar una colonoscopia de seguimiento pospolipectomía a los 3 años en caso de encontrar 5-9 adenomas, adenomas > 10 mm o con displasia de alto grado, lesiones serradas > 10 mm o con displasia. Se determinará la periodicidad de la siguiente exploración según los hallazgos de la endoscopia de control. Si no hubiese pólipos que requirieran seguimiento, la siguiente colonoscopia se realizaría transcurridos 5 años de esta última exploración. Si tras esta no se detectan lesiones, se volverá al cribado poblacional mediante SOHi a los 5 años de aquella, es decir, para volver al cribado poblacional, se requieren dos colonoscopias sin hallazgos que requieran modificar el intervalo de seguimiento. Si en alguna de las colonoscopias de seguimiento se detectaran pólipos que requirieran vigilancia, la siguiente colonoscopia se recomendaría a los 3 años o según los hallazgos.

No requieren vigilancia por colonoscopia el hallazgo de 1-4 adenomas menores de 10 mm o con displasia de bajo grado, pólipos hiperplásicos en recto y sigma o las lesiones serradas < 1 cm sin displasia. En estos casos se puede retomar la realización de SOHi a los 5 años de la colonoscopia.

Se recomienda una colonoscopia de revisión de escara a los 3-6 meses en resecciones fragmentadas de lesiones > 20 mm. En caso de CCR diagnosticado endoscópicamente con colonoscopia basal incompleta, se recomienda realizar una colonoscopia perioperatoria completa a los 3-6 meses. Si hay disponibilidad de colonografía por TAC, se recomienda su realización antes de la intervención en casos de neoplasia obstructiva.

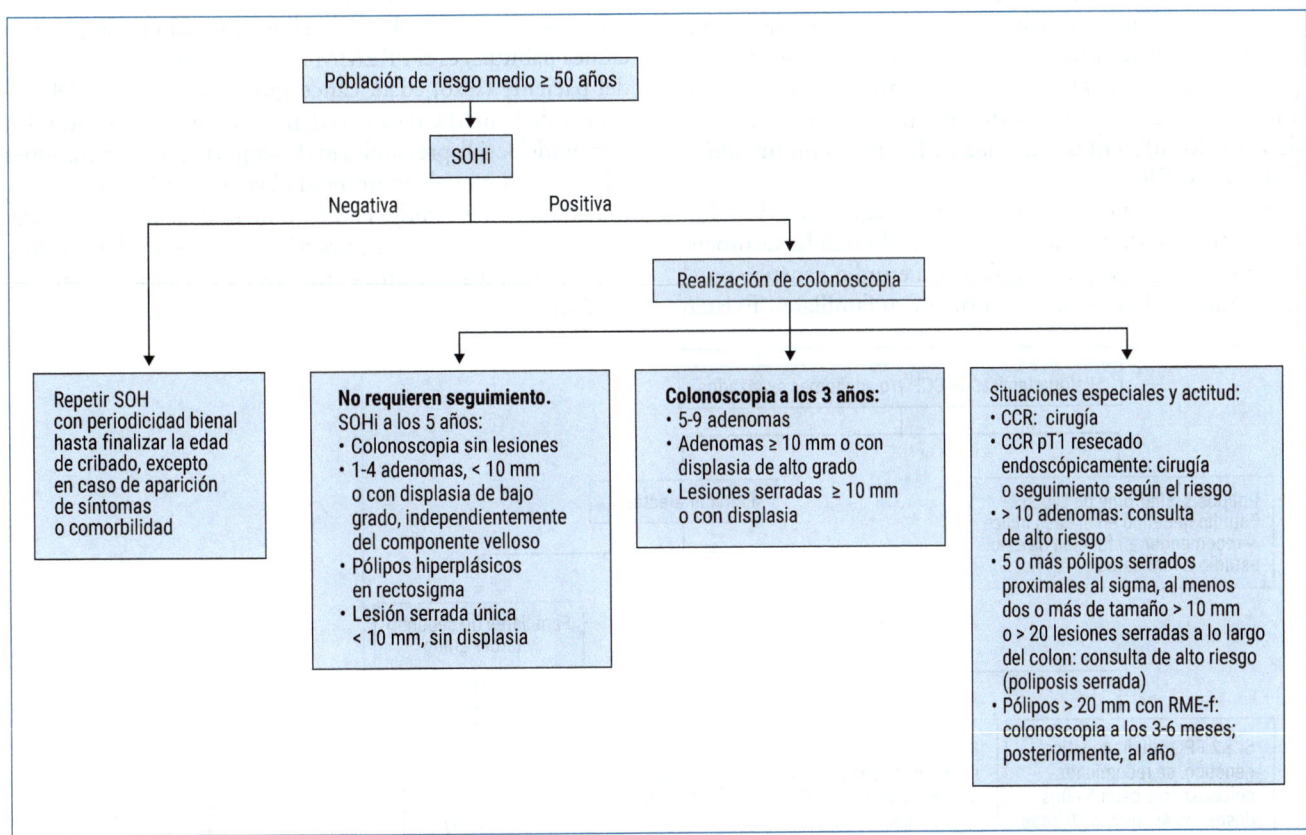

Figura 13-6. Recomendaciones de seguimiento de lesiones colónicas.
CCR: cáncer colorrectal; RME-f: resección mucosa endoscópica fragmentada; SOH: sangre oculta en heces; SOHi: sangre oculta en heces inmunológica.

CRIBADO DE CÁNCER COLORRECTAL EN POBLACIÓN DE RIESGO ALTO

Seguimiento a pacientes con diagnóstico de cáncer colorrectal

En caso de diagnóstico de CCR, se recomienda la primera colonoscopia de vigilancia al año de la intervención; posteriormente, 3 años después de esta y, tras esto, cada 5 años si las colonoscopias son normales o sin lesiones avanzadas.

Se recomiendan visitas cada 3-6 meses desde la cirugía los tres primeros años con determinación de marcadores tumorales; posteriormente, cada 6-12 meses a los 4 y 5 años tras la cirugía. Se recomienda TAC toracoabdominopélvica cada 6-12 meses desde la cirugía los 3 primeros años en pacientes con alto riesgo de recurrencia.

Identificación de la población de alto riesgo en función de los antecedentes familiares

Antes de establecer una estrategia preventiva, se recomienda determinar si la agregación familiar corresponde a alguno de los síndromes hereditarios asociados al CCR conocidos.

Se considera familiares de primer grado (FPG) a los padres, hijos y hermanos. Los abuelos, tíos, nietos y sobrinos son considerados familiares de segundo grado, los bisabuelos y primos son los familiares de tercer grado.

Los FPG de pacientes con CCR tienen un mayor riesgo de padecer esta neoplasia que la población general, aunque este riesgo es variable en función del parentesco, la edad del caso índice al diagnóstico, el número de personas afectadas en la familia y el sexo. No obstante, los estudios prospectivos no reflejan diferencias marcadas con respecto a la población de riesgo medio que justifiquen estrategias de cribado diferentes entre los individuos con un único FPG con CCR.

En caso de que el FPG tenga un diagnóstico de CCR precoz (menor de 50 años), se individualizarán las recomendaciones, ya que se puede realizar un estudio genético en el caso índice y determinar así el riesgo en familiares. Existen estudios que encuentran un riesgo superior cuando el diagnóstico en el FPG es precoz, por lo que las guías europeas mantienen la recomendación de realizar colonoscopia a los FPG de pacientes con CCR < 50 años.

Una vez descartado el riesgo genético en individuos con FPG con CCR, se recomienda el cribado igual que en la población general con prueba de SOHi como alternativa a la colonoscopia y, en caso de realizarse una colonoscopia, el seguimiento deberá realizarse en función de los hallazgos.

En el caso de que el paciente tenga dos o más FPG diagnosticados, se asume un riesgo aumentado de CCR, lo que justifica realizar una estrategia de cribado basada en colonoscopia cada 5 años a partir de los 40 años de edad o 10 años antes de la edad en la que el miembro más joven fue diagnosticado.

Cuando los antecedentes de neoplasia colorrectal se hallan limitados a familiares de segundo y tercer grado, el cribado recomendado es el mismo que el propuesto para la población de riesgo medio, con SOHi a partir de los 50 años. Se resumen las recomendaciones en la **figura 13-7**.

Existe una recomendación general de analizar en todos los CCR diagnosticados la inmunohistoquímica de las proteínas reparadoras o inestabilidad de microsatélites para identificar a aquellos candidatos al análisis de mutaciones germinales del síndrome de Lynch. En pacientes con antecedentes familiares sugestivos de síndrome de Lynch o agregación familiar, sin estudio genético o sin muestras de tumor disponibles, se pueden emplear modelos predictivos matemáticos, que calculan el riesgo de ser portador de una mutación en alguno de los genes reparadores del ADN basándose en la historia personal y familiar de cáncer. Uno de ellos, utilizado en la práctica clínica habitual, es el PREMM5 Model, que incluye variables del paciente (sexo, edad, cáncer previo de la esfera del síndrome de Lynch) y de antecedentes familiares de cáncer. En este modelo, si la probabilidad de ser portador de mutaciones relacionadas con el síndrome de Lynch es ≥ 2,5 %, se recomienda solicitar estudio en una unidad de consejo genético.

En caso de detectar lesiones adenomatosas en el individuo, se proponen los siguientes criterios para realizar un análisis genético:

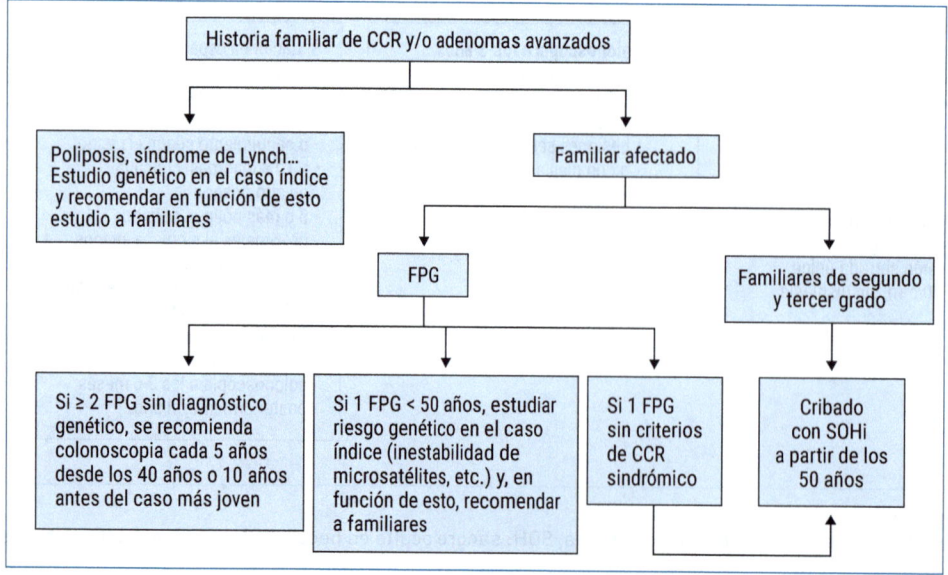

Figura 13-7. Recomendaciones de seguimiento a familiares. CCR: cáncer colorrectal; FPG: familiares de primer grado; SOHi: sangre oculta en heces inmunológica.

- El hallazgo de ≥ 20 adenomas colorrectales en un individuo, independientemente de la edad.
- El hallazgo de ≥ 10 adenomas colorrectales antes de los 40 años.
- El hallazgo de ≥ 10 adenomas cuando existe un antecedente personal o familiar de CCR antes de los 60 años.
- El hallazgo de ≥ 10 adenomas cuando existe un antecedente familiar de poliposis adenomatosa atenuada.

- En pacientes con un único FPG de CCR, no está indicado realizar colonoscopia de forma general; se recomienda cribado poblacional con SOHi.
- Si el FPG tiene diagnóstico precoz (≤ 50 años), se puede realizar un estudio genético en el caso índice y luego extender las recomendaciones a los familiares o plantear colonoscopia.

- Si presenta dos FPG, se recomienda colonoscopia cada cinco años a partir de los 40 años o 10 años antes del diagnóstico del caso índice.
- En caso de familiares de segundo y tercer grado, se realizará cribado poblacional, salvo sospecha de síndrome de Lynch.

Cribado en síndromes polipósicos, síndrome de Lynch y cáncer colorrectal familiar

El seguimiento de estas enfermedades es específico y se consideran pacientes de alto riesgo, motivo por el cual deben ser valorados en una consulta de alto riesgo oncológico. El seguimiento de estos pacientes se especifica en la **tabla 13-5**, aunque se dará más información en el capítulo correspondiente.

Tabla 13-5. Cribado en los síndromes polipósicos, síndrome de Lynch y cáncer colorrectal de tipo X

Síndrome	Cáncer	Técnica de cribado	Inicio y periodicidad
Poliposis adenomatosa familiar (PAF) Poliposis adenomatosa atenuada (PAFa) (Gen *APC*)	Colorrectal	Colonoscopia	• PAF: inicio a los 10-12 años, cada 1-2 años. Si hay adenomas, anual hasta la colectomía • PAFa: inicio a los 18-20 años, cada 2 años. Si hay adenomas, anual
	Duodeno	Gastroscopia de visión frontal y duodenoscopio	• Inicio al debut de los adenomas de colon o a los 25-30 años, cada 5 años • Si hay adenomas según la clasificación de Spigelman
	Tiroides	Ecografía	Inicio a los 25-30 años, anual
	Desmoides	TAC	Si existen antecedentes familiares de desmoides o personal de cirugía abdominal
	Hepatoblastoma	Ecografía, alfafetoproteína	Cada 6 meses hasta los 7 años
Poliposis adenomatosa asociada al gen *MUTYH*	Colorrectal	Colonoscopia	• Inicio a los 18-20 años, cada 2 años • Si hay adenomas: colonoscopia anual
	Duodeno	Gastroscopia de visión frontal y duodenoscopia	Inicio a los 18-20 años, cada 2 años. Si hay adenoma, anual
Poliposis asociadas a *POLE/POLD1* o *NTHL-1*	Colorrectal	Colonoscopia	*POLD1, NTHL-1*: inicio a los 30-35 años, anual
Síndrome de poliposis serrada	Colorrectal	Colonoscopia	Cada 1-3 años
Síndrome de Peutz-Jeghers	• Colorrectal • Gástrico	• Colonoscopia • Gastroscopia	Inicio a los 8 años. Si es normal, retomar el seguimiento a los 18 años, cada 2-3 años
	Intestino delgado	Cápsula, TAC, RMN	Desde los 25 años, anual
	Mama	Mamografía, ecografía, RMN	Desde los 25 años, anual
	Endometrio, cérvix, ovario	Ecografía transvaginal, citología, Ca-125	Desde los 25-30 años, cada 3 años
	Páncreas	Ecoendoscopia	Desde los 30 años, anual
Síndrome de poliposis juvenil	• Colorrectal • Estómago	• Colonoscopia • Gastroscopia	Inicio a los 15 años, cada 2-3 años
Síndrome de Cowden	Mama	Mamografía, RMN	Inicio a los 30-35 años, anual
	Tiroides	Ecografía	Inicio a los 18 años, anual
Síndrome de Lynch	Colorrectal	Colonoscopia	Inicio a los 20-25 años, con periodicidad anual
	Ginecológico	Ecografía transvaginal y/o aspirado/biopsia endometrial	Inicio a los 30-35 años, anual

(Continúa)

Tabla 13-5. Cribado en los síndromes polipósicos, síndrome de Lynch y cáncer colorrectal de tipo X (*cont.*)

Síndrome	Cáncer	Técnica de cribado	Inicio y periodicidad
Síndrome de Lynch	Gástrico	Gastroscopia	• Si existe agregación familiar, a partir de los 30-35 años, cada 1-3 años • Si no hay agregación, erradicar *Helicobacter pylori*
	Otras lesiones	Estrategias más intensivas que en la población general si hay agregación familiar (próstata, mama, urológicos, páncreas)	
Cáncer colorrectal familiar de tipo X	Colorrectal	Colonoscopia	A partir de los 35 años de edad o 10 años antes de la edad de diagnóstico del familiar afectado más joven, cada 3-5 años

RMN: resonancia magnética nuclear; TAC: tomografía axial computarizada.

 ### PUNTOS CLAVE

- La población de riesgo medio para padecer CCR está constituida por personas > 50 años, sin antecedentes personales de CCR, sin riesgo familiar de CCR o situaciones predisponentes como la enfermedad inflamatoria intestinal. Esta población es candidata a cribado de CCR mediante SOHi bienal.
- Por debajo de los 50 años, no está indicado el cribado de CCR, salvo en presencia de síntomas, aunque algunas GPC proponen adelantar el cribado a los 45 años.
- La colonoscopia debe ser completa, bien preparada (puntuación ≥ 2 por tramo) y con un tiempo de retirada adecuado; si no es así, se debe plantear repetir la exploración en 3-6 meses mejorando la preparación.
- En caso de lesiones colónicas, se establecerá el seguimiento en función del número, tamaño y tipo de resección. En caso de lesiones mayores de 20 mm y resección fragmentada, se recomienda la revisión de la escara a los 3-6 meses.
- No requieren seguimiento endoscópico los siguientes hallazgos: 1-4 adenomas menores de 10 mm o con displasia de bajo grado, pólipos hiperplásicos en recto-sigma o lesiones serradas < 1 cm sin displasia.
- En caso de diagnóstico de CCR, se deben realizar colonoscopias al año, a los 3 años de la colonoscopia anual y, tras esto, a los 5 años. La periodicidad será cada 5 años o ajustada según los hallazgos. En todo diagnóstico de CCR, se tomarán muestras para inestabilidad de microsatélites.
- En pacientes con un único FPG de CCR se recomienda cribado poblacional con SOHi. Si presenta dos FPG, se recomienda colonoscopia cada 5 años a partir de los 40 años o 10 años antes del diagnóstico del caso índice. En caso de familiares de segundo o tercer grado, no está indicado el cribado con colonoscopia.
- Se recomienda el estudio genético en pacientes con ≥ 20 adenomas colorrectales (independientemente de la edad), en aquellos que tengan ≥ 10 adenomas y menos de 40 años, y antecedentes familiares de CCR o de poliposis.

BIBLIOGRAFÍA

Albéniz E, Pellisé M, Gimeno García AZ, Lucendo AJ, Alonso Aguirre PA, Herreros de Tejada A, et al.Guía clínica para resección mucosa endoscópica de lesiones colorrectales no pediculadas. Gastroenterol Hepatol. 2018;41(3):175-90.

Atkin W, Dadswell E, Wooldrage K, Kralj-Hans I, Von Wagner C, Edwards R, et al. Computed tomographic colonography versus colonoscopy for investigation of patients with symptoms suggestive of colorectal cancer (SIGGAR): a multicentre randomised trial. Lancet. 2013;381(9873):1194-202.

Brenner H, Stock C, Hoffmeister M. Effect of screening sigmoidoscopy and screening colonoscopy on colorectal cancer incidence and mortality: systematic review and meta-analysis of randomised controlled trials and observational studies. BMJ. 2014;348:g2467.

Cash BD, Fleisher MR, Fern R, Rajan E, Haithcock R, Kastenberg DM, et al. Multicentre, prospective, randomised study comparing the diagnostic yield of colon capsule endoscopy versus CT colonography in a screening population (the TOPAZ study). Gut. 2021;70(11):2115-22.

Cubiella J, Marzo-Castillejo M, Mascort-Roca JJ, Amador-Romero FJ, Bellas-Beceiro B, Clofent-Vilaplana J, et al. Diagnosis and prevention of colorectal cancer. 2018 Update. Gastroenterol Hepatol. 2018;41(9):585-96.

Cubiella J, Salve M, Díaz-Ondina M, Vega P, Alves MT, Iglesias F, et al. Diagnostic accuracy of the faecal immunochemical test for colorectal cancer in symptomatic patients: comparison with NICE and SIGN referral criteria. Colorectal Dis. 2014;16(8):O273-82.

Ferlitsch M, Moss A, Hassan C, Bhandari P, Dumonceau JM, Paspatis G, et al. Colorectal polypectomy and endoscopic mucosal resection (EMR): European Society of Gastrointestinal Endoscopy (ESGE) Clinical Guideline. Endoscopy. 2017;49(3):270-97.

Fitzpatrick-Lewis D, Ali MU, Warren R, Kenny M, Sherifali D, Raina P. Screening for colorectal cancer: a systematic review and meta-analysis. Clin Colorectal Cancer. 2016;15(4):298-313.

González-Huix Lladó F, Figa Francesch M, Huertas Nadal C. Criterios de calidad que deben exigirse en la indicación y en la realización de la colonoscopia. Gastroenterol Hepatol. 2010;33(1):33-42.

Grau J, Serradesanferm A, Polbach S, García-Basteiro AL, Trilla A, Castells A. Programas de cribado del cáncer colorrectal en la población de riesgo medio en la Unión Europea y España. Gastroenterol Hepatol. 2010;33(2):111-8.

Hassan C, Antonelli G, Dumonceau JM, Regula J, Bretthauer M, Chaussade S, et al. Post-polypectomy colonoscopy surveillance: European Society of Gastrointestinal Endoscopy (ESGE) Guideline - Update 2020. Endoscopy. 2020;52(8):687-700.

Holme Ø, Schoen RE, Senore C, Segnan N, Hoff G, Løberg M, et al. Effectiveness of flexible sigmoidoscopy screening in men and women and different age groups: pooled analysis of randomised trials. BMJ. 2017;356:i6673.

Kastrinos F, Uno H, Ukaegbu C, Alvero C, McFarland A, Yurgelun MB, et al. Development and validation of the PREMM5 model for comprehensive risk assessment of Lynch syndrome. J Clin Oncol. 2017;35(19):2165-72.

Kudo S, Rubio CA, Teixeira CR, Kashida H, Kogure E. Pit pattern in colorectal neoplasia: endoscopic magnifying view. Endoscopy. 2001;33(4):367-73.

Ladabaum U, Mannalithara A. Comparative effectiveness and cost effectiveness of a multitarget stool DNA test to screen for colorectal neoplasia. Gastroenterology. 2016;151(3):427-39.e6.

Lin JS, Piper MA, Perdue LA, Rutter CM, Webber EM, O'Connor E, et al. Screening for colorectal cancer: updated evidence report and systematic review for the US preventive services task force. JAMA. 2016;315(23): 2576-94.

Mansouri D, McMillan DC, Crearie C, Morrison DS, Crighton EM, Horgan PG. Temporal trends in mode, site and stage of presentation with the introduction of colorectal cancer screening: a decade of experience from the West of Scotland. Br J Cancer. 2015;113(3):556-61.

National Institute for Health and Care Excellence (NICE). Quantitative faecal immunochemical tests to guide referral for colorectal cancer in primary care. Diagnostics guidance [DG30]. Londres: NICE; 2017. Disponible en: https://www.nice.org.uk/guidance/dg30

Pickhardt PJ, Hassan C, Halligan S, Marmo R. Colorectal cancer: CT colonography and colonoscopy for detection--systematic review and meta-analysis. Radiology. 2011;259(2):393-405.

Pohl H, Draganov P, Soetikno R, Kaltenbach. Colonoscopic Polypectomy, Mucosal Resection, and Submucosal Dissection. Clin Gastrointest Endosc. 2019:402-424.e3.

Rex DK, Hassan C, Bourke MJ. The colonoscopist's guide to the vocabulary of colorectal neoplasia: histology, morphology, and management. Gastrointest Endosc. 2017;86(2):253-63.

Segnan N, Senore C, Andreoni B, Azzoni A, Bisanti L, Cardelli A, et al.; SCORE3 Working Group-Italy. Comparing attendance and detection rate of colonoscopy with sigmoidoscopy and FIT for colorectal cancer screening. Gastroenterology. 2007;132(7):2304-12.

Shaukat A, Kahi CJ, Burke CA, Rabeneck L, Sauer BG, Rex DK. ACG clinical guidelines: colorectal cancer screening 2021. Am J Gastroenterol. 2021;116(3):458-79.

Sung H, Ferlay J, Siegel RL, Laversanne M, Soerjomataram I, Jemal A, et al. Global Cancer Statistics 2020: GLOBOCAN estimates of incidence and mortality worldwide for 36 cancers in 185 countries. CA Cancer J Clin. 2021;71(3):209-49.

Westwood M, Lang S, Armstrong N, Van Turenhout S, Cubiella J, Stirk L, et al. Faecal immunochemical tests (FIT) can help to rule out colorectal cancer in patients presenting in primary care with lower abdominal symptoms: a systematic review conducted to inform new NICE DG30 diagnostic guidance. BMC Med. 2017;15(1):189.

Cáncer de recto. Adenocarcinoma. Estadificación y tratamiento. Otras variantes histológicas (tumores del estroma gastrointestinal y tumores neuroendocrinos)

14

Á. Alcaraz Solano, A. Balaguer Román y P. A. Cascales Campos

 OBJETIVOS

- Revisar los principios básicos del manejo diagnóstico y terapéutico del cáncer de recto.
- Describir el manejo de otras neoplasias malignas del recto diferentes al adenocarcinoma.
- Analizar la importancia futura de otras alternativas terapéuticas como el *watch and wait* y la inmunoterapia.

INTRODUCCIÓN

El cáncer colorrectal (CCR) es el tercer cáncer más diagnosticado en nuestro medio, tras el de mama y el de pulmón. Es, a su vez, la neoplasia más frecuentemente diagnosticada si se considera a ambos sexos en conjunto. Aproximadamente, entre un tercio y un cuarto de todos los CCR se originan en el recto. La existencia de una localización extraperitoneal en el recto, y la mayor morbilidad y tasa de recidiva asociada a su tratamiento, hacen que sea preciso establecer estrategias diagnósticas y terapéuticas específicas.

El cáncer de recto suele ser esporádico en más del 75 % de los casos. Es el doble de frecuente en varones que en mujeres y su incidencia aumenta con la edad, de tal forma que más de la mitad de los casos se diagnostican en pacientes mayores de 60 años. Debe tenerse en cuenta de una manera especial el hecho de que, en los últimos años, el diagnóstico en edades tempranas ha aumentado de forma sustancial.

Se han descrito algunos factores de riesgo que podrían estar implicados en su desarrollo:

- Factores ambientales: la dieta, con un exceso en el consumo de grasas y abundantes carnes rojas, el déficit en el consumo de fibra y calcio, y diversos componentes relacionados con la polución pueden estar implicados en una persona con mayor susceptibilidad.
- Lesiones premalignas: se observa un riesgo aumentado de CCR en los pacientes con enfermedades inflamatorias crónicas del tubo digestivo que afectan al colon (la colitis ulcerosa se ha relacionado con un mayor riesgo de desarrollar CCR, especialmente, en formas extensas), y la aparición de adenomas de colon con un tamaño superior a los 2 cm (50 %), de adenomas tubulares (25 %) y de adenomas vellosos (40 %). Anecdóticamente, se ha identificado la bacteriemia por *Streptococcus bovis* como un factor de riesgo asociado.
- Factores genéticos: alrededor del 25 % de los CCR tienen una base genética hereditaria, ya sea en el contexto del CCR familiar, del CCR asociado o no a poliposis, el síndrome de Lynch, etc. La mayoría de ellos se deben a existencia de alteraciones genéticas que están implicadas en la mitosis, la apoptosis y la reparación del ácido desoxirribonucleico (ADN).

Sin duda, el pólipo de colon, siguiendo la secuencia etiopatogénica conocida como «pólipo-adenoma-carcinoma», es la lesión premaligna por excelencia. Los pólipos son una de las lesiones más frecuentes del colon y se definen como la protrusión o elevación de la mucosa hacia la luz colónica por proliferación celular. El número de pólipos que se puede desarrollar es variable de un paciente a otro, y también pueden estar asociados a síndromes de poliposis colónicas como los que se describen en otro tema. Los pólipos benignos pueden ser hiperplásicos, inflamatorios y hamartomatosos. Por definición, no degeneran. Sin embargo, es bien conocida la capacidad de degeneración de los pólipos adenomatosos, que se consideran auténticas lesiones premalignas. Dentro de los pólipos adenomatosos (tubulares, vellosos, y tubulovellosos), son los pólipos vellosos los de mayor potencial malignizador y, por sí solos, justifican hasta el 85 % de los cánceres colorrectales.

La secuencia pólipo-adenoma-carcinoma se inicia, generalmente, con una alteración en la regulación del crecimiento celular y la apoptosis de la mucosa del epitelio del colon con la inactivación el gen *APC* (*adenomatous polyposis coli*). Pueden darse también mutaciones del protooncogén *K-RAS*, que también desregula el crecimiento celular, favoreciendo la aparición de lesiones exofíticas con tendencia, en su evolución, a la displasia de grado intermedio. Cuando estas desregulaciones progresan y se altera, además, el gen *DCC* (*deleted in colon cancer gene*), responsable de la adhesión molecular, la apoptosis y supresión tumoral, la displasia progresa y se vuelve de alto grado. Es entonces cuando entra en juego la supresión del gen *P53* (reparación del ADN), momento en el que la malignización se vuelve un hecho.

No todos los CCR presentan esta mencionada secuencia pólipo-adenoma-carcinoma. Hasta el 10-15 % de los CCR están producidos por la denominada «vía serrada», que se caracteriza por la presencia de inestabilidad de microsatélites e inactivación de los genes reparadores del ADN (cambios epigenéticos, hipermetilación del promotor del gen *MLH1*), cuya presencia tiene también implicaciones terapéuticas.

HISTOLOGÍA

Por lo que respecta a la histología, debe entenderse en el cáncer de colon el mismo patrón histológico que en el cáncer de recto. La gran mayoría son adenocarcinomas (95 %), pero existe un pequeño porcentaje de tumores de otras estirpes histológicas, como los tumores neuroendocrinos, los sarcomas, los linfomas y los carcinomas de células escamosas, que tienen características y tratamientos diferentes y que a lo largo de este tema se irán desarrollando.

MANIFESTACIONES CLÍNICAS

El cáncer de recto puede manifestarse a través de una serie de síntomas que varían en intensidad y presentación. No obstante, un porcentaje nada despreciable pueden ser asintomáticos. Entre los síntomas más característicos destacan los cambios en el hábito intestinal, como la persistencia de diarrea o estreñimiento, así como alteraciones en la forma de las heces. Estos síntomas iniciales pueden pasar desapercibidos o ser atribuidos a otras condiciones mórbidas.

El sangrado rectal, ya sea visible en las heces o al limpiarse, emerge como uno de los datos clínicos más distintivos. A medida que la enfermedad progresa, el dolor abdominal o el tenesmo rectal pueden volverse más evidentes, fluctuando entre la presencia de episodios intermitentes hasta su progresión hacia la persistencia de los síntomas. La sensación de evacuación incompleta o sensación continua de la necesidad de defecar (tenesmo) genera incomodidad y supone para el paciente una creciente consciencia de estos cambios en la función intestinal. La pérdida inexplicada de peso —a menudo, asociada a la pérdida de apetito— y la fatiga persistente son señales adicionales y tardías. En etapas más avanzadas, el cáncer de recto puede desencadenar complicaciones como la obstrucción intestinal, que puede ser, por otra parte, el cuadro clínico de debut en algunas personas. El dolor anal no suele ser un síntoma asociado al cáncer de recto, a excepción de algunas situaciones en las que el aparato esfinteriano se encuentra comprometido. La perforación espontánea del cáncer de recto puede desencadenar, en función de la altura en la que se localice este, desde un cuadro de abdomen agudo peritonítico hasta un cuadro de similar al del absceso pelvirrectal.

DIAGNÓSTICO

Las herramientas básicas para el diagnóstico del cáncer de recto siguen siendo la realización de una buena historia clínica, que incluya también los antecedentes familiares, la exploración física con el tacto rectal, y el estudio endoscópico del colon. Una vez realizado el diagnóstico, debe procederse al estudio de extensión. A continuación, se detallan los elementos diagnósticos y de estadificación.

Historia clínica y exploración física

Los antecedentes personales deben siempre explorarse en pacientes con sospecha o reciente diagnóstico de CCR. No solo interesan los antecedentes enfocados en la neoplasia colorrectal, sino que se debe reflejar la presencia de cualquier neoplasia que pueda orientar hacia la presencia de síndromes que se asocian a su desarrollo. Debe interrogarse cuidadosamente la existencia de rectorragia o tenesmo rectal, que son los signos y síntomas frecuentes en el cáncer de recto. Por su cercanía al margen anal, el tacto rectal se vuelve fundamental y puede aportar información sobre la localización, la altura de la lesión y la relación de la lesión con otras estructuras pélvicas adyacentes. La información del tacto rectal al diagnóstico también puede orientar en el futuro sobre la estrategia quirúrgica que realizar.

Marcadores tumorales

Los marcadores como el antígeno carcinoembrionario (CEA; del inglés, *carcinoembryonic antigen*) y el Ca-19.9 son útiles, más que para el diagnóstico, para el seguimiento una vez tratado el paciente.

Colonoscopia

El estudio endoscópico del colon es fundamental y permite poner de manifiesto la presencia de lesiones de posible origen tumoral, la toma de biopsias y, por lo tanto, el diagnóstico de confirmación. La colonoscopia debe ser completa hasta el fondo cecal para el cribado de lesiones sincrónicas. Si es posible la exploración de todo el colon, por estenosis o acodamiento de este, deben indicarse otras estrategias como la colonoscopia virtual (colonoscopia mediante tomografía computarizada o colono-TAC).

Tomografía axial computarizada

La función primordial del TAC es el estudio de la extensión peritoneal y a distancia del tumor. En lesiones pélvicas voluminosas, como las que muestran algunos tumores del estroma gastrointestinal (GIST; del inglés, *gastrointestinal stromal tumors*) rectales, también se utiliza para la biopsia radioguiada.

Resonancia magnética

La resonancia magnética (RM) es esencial en la estadificación del cáncer de recto, ya que proporciona una visión nítida de las capas de la pared del recto, permitiendo una evaluación precisa de la profundidad de la afectación tumoral. Específicamente, es una herramienta que permite la diferenciación de los tumores T3 de los T4 y la valoración, además, de la fascia mesorrectal, estructura fundamental para definir el margen de resección circunferencial. La RM facilita la identificación de ganglios linfáticos regionales, pero no es el mejor método, ya que la información proporcionada se suele basar en parámetros morfológicos de tamaño exclusivamente, y su sensibilidad en este aspecto desciende por debajo del 80 %. La evaluación del surco interesfinteriano también la convierte en una herramienta valiosa para la decisión de la estrategia quirúrgica en tumores en los que, por su altura, pueden acabar precisando una amputación abdominoperineal (AAP).

Ecografía transanal

La ecografía transanal es una herramienta fundamental dentro de la estadificación local del cáncer de recto. Permite una visualización detallada de la pared rectal y la evaluación precisa de la profundidad de la afectación tumoral, especialmente, para diferenciar, en este caso, los tumores T1 de los T2. No es una técnica muy fiable para establecer el grado de afectación de la fascia mesorrectal. La ecografía transanal permite también la valoración del aparato esfinteriano, y en los tumores anteriores del recto, el grado de implicación de las vesículas seminales y la próstata en el hombre, y la vagina y el cuello uterino en la mujer.

Tomografía de emisión de positrones (PET)

La tomografía por emisión de positrones (PET; del inglés, *positron emission tomography*) junto con la TC (PET-TC) desempeña un papel esencial en la estadificación del cáncer de recto, al proporcionar información metabólica y anatómica valiosa. Utilizando la ^{18}F-fluorodesoxiglucosa como marcador radiactivo, la PET-TC puede describir las áreas con mayor actividad metabólica, permitiendo la detección de posibles metástasis a distancia. Esta modalidad también desempeña un papel crucial en la localización precisa de lesiones en el área pélvica y la evaluación de la respuesta al tratamiento. Aunque se utiliza en combinación con otras técnicas de imagen, como la RM y la ecografía, la PET-TC contribuye significativamente a la toma de decisiones terapéuticas, al ofrecer una visión integral de la enfermedad.

ESTADIFICACIÓN

La estadificación del cáncer de recto proporciona una comprensión detallada de la extensión y la gravedad de la enfermedad. Esta evaluación sistemática no solo guía las decisiones sobre el tratamiento más adecuado, sino que también contribuye significativamente a la estimación del pronóstico. Para la estadificación, suele recurrirse a la clasificación TNM (tumor/ganglios linfáticos [*nodes*]/metástasis), descrita por la International Union Against Cancer (IUAC) y el American Joint Committee on Cancer (AJCC), que se actualiza periódicamente. Este sistema de estadificación tiene en cuenta tres variables clave: la profundidad de invasión de la lesión (T) (en lo que respecta a las diferentes capas de la pared intestinal: mucosa, submucosa, muscular propia, tejidos perirrectales y órganos estructurales adyacentes); la presencia y el número de ganglios (N); y, finalmente, la presencia o no de metástasis a distancia (M). La estadificación TNM puede ser clínica (c-TNM) o patológica (p-TNM). Debe también especificarse si es una reestadificación clínica, pero después de terapia neoadyuvante (y-TNM).

El valor de la T y la N definitivo viene determinado por el estudio anatomopatológico. Sin embargo, la M ya puede venir establecida por las diferentes pruebas de imagen y los hallazgos intraoperatorios. La clasificación TNM se detalla en la **tabla 14-1**. Además, en la **tabla 14-2**, se pueden observar los diferentes estadios de acuerdo con los valores etiquetados en ella.

TRATAMIENTO DEL ADENOCARCINOMA

El tratamiento del cáncer de recto tiene una serie de rasgos diferenciales respecto al del cáncer de colon, fundamentalmente, por la alta tasa de recidivas locales que clásicamente se

---

Tabla 14-1. Estadificación TNM

T: afectación local del tumor primario	• TX: no se puede evaluar
	• T0: sin evidencia de tumor primario
	• Tis: carcinoma *in situ* o intramucoso (afectación de lámina propia sin extensión a la muscular de la mucosa)
	• T1: el tumor invade la submucosa (a través de la muscular de la mucosa, pero no de la muscular propia)
	• T2: el tumor invade la *muscularis* propia
	• T3: el tumor invade los tejidos perirrectales a través de la *muscularis* propia
	• T4: el tumor invade el peritoneo visceral o se adhiere a un órgano o estructura adyacente:
	  – T4a: el tumor invade a través del peritoneo visceral (incluida la perforación intestinal a través del tumor y la invasión tumoral continúa a través de áreas de inflamación hacia la superficie del peritoneo visceral)
	  – T4b: el tumor invade o se adhiere directamente a órganos o estructuras adyacentes

N: afectación de ganglios (*nodes*) linfáticos regionales	• NX: no se pueden evaluar
	• N1: de uno a tres ganglios afectados:
	  – N1a: un ganglio regional es positivo
	  – N1b: dos o tres ganglios regionales son positivos
	  – N1c: no hay ganglios afectados, pero sí depósitos tumorales en la subserosa, el mesenterio o los tejidos perirrectales/mesorrectales pericolónicos
	• N2: cuatro o más ganglios linfáticos afectados:
	  – N2a: de cuatro a seis ganglios
	  – N2b: siete o más ganglios linfáticos regionales son positivos

M: diseminación y metástasis a distancia	• M0: sin metástasis a distancia por imagen (esta categoría no la pueden asignar los anatomopatólogos)
	• M1: se identifica metástasis en uno o más sitios u órganos distantes o metástasis peritoneal:
	  – M1a: en un sitio u órgano y sin metástasis en el peritoneo
	  – M1b: metástasis en dos o más sitios u órganos sin metástasis peritoneal
	  – M1c: metástasis peritoneal sola o con metástasis en otros sitios u órganos

Tabla 14-2. Estadios del cáncer de recto			
Estadio	**T**	**N**	**M**
Estadio 0	Tis	N0	M0
Estadio I	T1-T2	N0	M0
Estadio IIA	T3	N0	M0
Estadio IIB	T4a	N0	M0
Estadio IIC	T4b	N0	M0
Estadio IIIA	T1-T2	N1	M0
	T1	N2a	M0
Estadio IIIB	T3-T4a	N1	M0
	T2-T3	N2a	M0
	T1-T2	N2b	M0
Estadio IIIC	T4a	N2a	M0
	T3-T4a	N2b	M0
Estadio IVA	Cualquiera	Cualquiera	M1a
Estadio IVB	Cualquiera	Cualquiera	M1b
Estadio IVC	Cualquiera	Cualquiera	M1c

M: metástasis; N: ganglios [del inglés, nodes]; T: tumor.

han descrito en el seguimiento. Además de la técnica quirúrgica, la estrategia oncológica difiere sustancialmente en tanto que en este escenario se posiciona fuertemente la radioterapia preoperatoria. Además de determinar la intención de la cirugía del cáncer de recto (curativa o paliativa), es importante tener en cuenta aspectos a la hora de la toma de decisiones terapéuticas, como la afectación y el funcionamiento normal del aparato esfinteriano, además de la función genitourinaria y sexual del paciente. Huelga decir que el abordaje debe ser multidisciplinario y contar con especialistas en oncología médica, oncología quirúrgica y oncología radioterápica, además de radiólogos especialmente preparados para el manejo de esta patología.

La cirugía como alternativa curativa única y como primera arma terapéutica fue hasta hace unas décadas la aproximación general en el abordaje del cáncer de recto. Sin embargo, las secuelas de esta, las dificultades para la estandarización de la técnica y la disparidad en los términos oncológicos referidos a la resección y la linfadenectomía practicadas permitieron el desarrollo de otros esquemas terapéuticos. En algunos escenarios, el manejo ha cambiado, dando un giro de 180 grados y se incluyen esquemas donde la cirugía pasa a un segundo lugar, como es el caso del *watch and wait*, donde los pacientes seleccionados con una aparente respuesta completa tras la neoadyuvancia son seguidos estrechamente sin plantearse la cirugía. En este sentido, no hay que perder de vista los prometedores resultados que el tratamiento con inmunoterapia ha arrojado en lo que ahora son sus inicios.

Tratamiento quirúrgico primario

A continuación, se repasa la anatomía quirúrgica del recto, y se describe la técnica quirúrgica de elección, así como las opciones de cirugía en el tratamiento quirúrgico primario del cáncer de recto.

Anatomía quirúrgica

El recto es un segmento del intestino grueso que se extiende desde la unión rectosigmoidea (a unos 12-15 cm del margen anal) hasta el anillo anorrectal. En función de la distancia del tumor desde el extremo distal al margen anal, estos se clasifican en tumores bajos (hasta 5 cm), medios (entre 5,1 y 10 cm) y altos (de 10,1 a 15 cm), con implicaciones en la técnica quirúrgica indicada.

Una estructura que debe tenerse siempre en cuenta es la fascia mesorrectal (FMR), que representa la fascia visceral de la porción extraperitoneal del recto y que envuelve a la grasa mesorrectal que contiene la vascularización y los ganglios linfáticos del recto. Por detrás, el plano avascular viene determinado por la fascia parietal presacra o fascia de Waldeyer. Este plano es el que debe seguirse cuando se realiza la escisión total del mesorrecto (ETM).

Entre la fascia parietal y el sacro, se encuentra el espacio retrorrectal, que contiene a los vasos presacros. La FMR y la fascia parietal se fusionan, aproximadamente, a la altura de la cuarta vértebra sacra (S4), y forma el ligamento rectosacro, que se dirige caudalmente para insertarse en la cara posterior del recto, y que debe dividirse durante la cirugía. Anteriormente, la FMR se fusiona con el vestigio del septo urogenital para formar la fascia de Denonvilliers en el varón o el tabique rectovaginal en la mujer.

La inserción del peritoneo en el recto es más alta en las partes laterales que en su cara anterior, razón por la que el tercio superior del recto tiene un componente intraperitoneal (lateral). La reflexión peritoneal anterior se delimita como una estructura lineal que se extiende desde la superficie vesical en el varón o la uterina en la mujer hasta la cara anterior del recto. Por debajo de este punto, el peritoneo se fusiona con la fascia de Denonvilliers.

El tercio inferior del recto corresponde ya a los últimos 5-6 cm, y se extiende desde los músculos elevadores en la pelvis hasta el margen anal. El mesorrecto en esta parte del recto se adelgaza y fusiona con la FMR, que se continúa con fibras del esfínter interno, que tienen continuidad con las fibras circulares de la pared del recto.

Los elementos de sostén del recto forman el denominado *suelo pélvico*, y están constituidos por el ligamento rectosacro y el complejo de los elevadores (puborrectal, pubococcígeo, ileococcígeo y coccígeo). El recto forma una angulación con el canal anal, al estar estirado hacia delante por el puborrectal. El esfínter externo está formado por un anillo muscular que se fusiona con fibras del elevador del ano y que rodean al esfínter interno.

El drenaje linfático de los dos tercios superiores del recto tiene lugar a través de ganglios del mesorrecto y arteria mesentérica inferior (eje esplenoportal), mientras que el tercio distal lo hace a través de la cadena ilíaca interna.

Escisión total del mesorrecto

Cada año se diagnostican en España alrededor de 9.000 casos de cáncer de recto, y la técnica quirúrgica de elección debe incluir la ETM. La escisión mesorrectal completa fue descrita y generalizada inicialmente por R. Heald y ha supuesto un cambio radical en los resultados pronósticos del cáncer de recto en relación con un parámetro crucial: las recidivas locales tras la cirugía puestas de manifiesto durante el seguimiento de estos pacientes. Actualmente, se sabe que la escisión completa del mesorrecto es la técnica estándar en pacientes con tumores rectales situados hasta a 10 cm del margen anal. Por encima de esta distancia, puede realizarse una extirpación parcial que incluya, al menos, 5 cm de margen distal desde la lesión, porque la presencia de depósitos tumorales distales más allá de 5 cm es excepcional.

La escisión mesorrectal completa implica realizar una meticulosa disección para separar el mesorrecto, que contiene vasos sanguíneos y los ganglios linfáticos. Este enfoque busca preservar los nervios y otros órganos cercanos para mejorar la calidad de vida del paciente posoperatorio. La extirpación completa del tumor y la atención especializada contribuyen a reducir la recurrencia y mejorar la supervivencia a largo plazo. La preservación de la función anatómica y la calidad de vida posoperatoria se ven favorecidas por la precisión de la técnica y la individualización del tratamiento según las características específicas del paciente y del cáncer de recto.

La buena práctica de esta intervención es crucial si se tiene en cuenta que prácticamente la totalidad de los pacientes intervenidos que presentan recidiva local tres años después de la operación acaba falleciendo. Sin embargo, tras la estandarización de la resección del mesorrecto, solo el 2,6 % de los pacientes intervenidos recae tres años después de la cirugía.

Existe una estrecha relación entre el grado de afectación del mesorrecto y el pronóstico tras la intervención quirúrgica. En España, este concepto se implementó dentro de las unidades de cirugía colorrectal a mediados de la primera década de este siglo dentro del denominado «Proyecto Vikingo». Este proyecto surgió después de los excelentes resultados obtenidos en Noruega (de ahí la denominación del proyecto) en la formación específica de los cirujanos colorrectales para una adecuada escisión completa del mesorrecto, lo que se correlacionó con un interesantísimo descenso de las recidivas locales en el seguimiento. Los últimos datos en España muestran unas tasas de supervivencia tras la cirugía del cáncer de recto superiores al 80 %. No obstante, deben tenerse en cuenta también los límites circunferenciales. Aunque se realice una resección mesorrectal completa, el margen circunferencial puede estar afectado y ser este hecho la fuente de recidivas locales: puede ser necesaria la resección extendida —especialmente, en los cánceres de localización anterior (aparato genital femenino o próstata-vejiga en varones)— para obtener este margen circunferencial libre de afectación.

Tras la cirugía, la evaluación del mesorrecto es fundamental para establecer su verdadera escisión completa. La escisión del mesorrecto se considera adecuada cuando este está íntegro, la superficie mesorrectal es lisa y la resección no ha generado un «efecto de cono» en su margen inferior. En pacientes con amputaciones abdominoperineales, debe constatarse que el borde de la sección está fuera del plano de los elevadores (cuyos músculos incluye) y la pieza de resección debe tener una morfología cilíndrica.

Opciones quirúrgicas

El tratamiento de elección en el *cáncer de recto* pasa por la resección quirúrgica del tumor a través de técnicas más o menos mutilantes en función del grado de extensión local, afectación neurolinfovascular, grado de diferenciación, localización y comorbilidad del paciente.

Desde una menor hasta una mayor agresividad, se cuenta con alternativas como:

- Resección local.
- Resección anterior baja o ultrabaja, con o sin ileostomía de protección.
- AAP y colostomía terminal.

La extirpación quirúrgica más conservadora y menos agresiva es la resección local. Esta se lleva a cabo mediante un abordaje mínimamente invasivo a través del ano —microcirugía endoscópica transanal (TEMS; del inglés, *transanal endoscopic microsurgery*) o cirugía transanal mínimamente invasiva (TAMIS; del inglés, *transanal minimally invasive surgery*)— y está reservada para casos muy seleccionados, generalmente, para tumores Tis o T1 en los que es posible un margen de resección libre. La resección local exclusiva puede ser válida también como medida paliativa en el control sintomático de aquellos pacientes en los que su comorbilidad no permite otra alternativa quirúrgica más agresiva.

La resección anterior del recto o la AAP son alternativas quirúrgicas oncológicas que persiguen la resección macroscópicamente completa con márgenes libres del tumor (resección R0). Cualquiera de estas técnicas debe perseguir la escisión completa del mesorrecto, principio básico e innegociable en la cirugía oncológica del cáncer de recto. La cirugía debe obtener un margen distal tumoral de, como mínimo, 1 cm, la exéresis completa del mesorrecto con un margen circunferencial libre, y una linfadenectomía que permita obtener, al menos, 12 ganglios.

La elección de una u otra técnica depende de la localización (el recto alto y medio es subsidiario de resección anterior baja/ultrabaja y la AAP en tumores que no permiten la preservación esfinteriana), de la viabilidad o no a la hora de reconstruir el tránsito digestivo mediante una anastomosis, y de la seguridad respecto al margen oncológico de la cirugía.

En el caso de la resección anterior, la anastomosis puede protegerse mediante una ileostomía derivativa en la fosa ilíaca derecha, mientras que, en la AAP, tras el cierre del periné, la cirugía se acompañará de una colostomía terminal definitiva. En el caso de la resección anterior baja o ultrabaja, la ileostomía derivativa se aconseja en pacientes con anastomosis de riesgo, especialmente, aquellos que han sido tratados antes de la cirugía con neoadyuvancia basada en radioterapia y quimioterapia. En general, son factores de riesgo asociados a la dehiscencia de esta anastomosis: la edad, la pelvis estrecha, el sexo masculino y, como se ha nombrado previamente, la quimiorradioterapia preoperatoria. La ileostomía derivativa no evita la dehiscencia, pero sí las consecuencias de esta, y su reconstrucción suele realizarse tres meses después desde la fecha de la cirugía y siempre teniendo en cuenta la necesidad de no interferir en un eventual tratamiento adyuvante sistémico.

Quimioterapia y radioterapia neoadyuvante

La única recomendación inequívoca respaldada por los resultados de ensayos aleatorizados para la terapia neoadyuvante se basa en la presencia de un tumor clínico (c) T3 o cT4, según la estadificación previa al tratamiento. En estos casos, se sugiere optar por la quimioterapia y la radioterapia preoperatoria, o la radioterapia de corta duración en lugar de realizar una resección inicial seguida de terapia adyuvante.

La radioterapia con fraccionamiento convencional durante 5-6 semanas (50 grais [Gy]), junto con quimioterapia simultánea basada en fluoropirimidinas, generalmente, se considera el enfoque preferido. Comparado con la terapia posoperatoria, este enfoque combinado preoperatorio presenta ventajas, como una tasa más alta de preservación del esfínter, una incidencia menor de estenosis anastomótica y un mejor control local, manteniendo al mismo tiempo una supervivencia a largo plazo similar, como se detalla en otra sección.

Otra alternativa para pacientes con adenocarcinoma de recto localmente avanzado, potencialmente resecable, es la radioterapia preoperatoria de corta duración (25 Gy, 5 Gy por día, «estilo sueco»). Sin embargo, este método no ha ganado popularidad, y se prefiere la radioterapia preoperatoria de larga duración, siempre y cuando el paciente pueda tolerarla.

Persiste la controversia en cuanto a si todos los pacientes con cáncer de recto transmural y sin un margen circunferencial amenazado deben someterse a quimioterapia y radioterapia neoadyuvante o cirugía inicial. Las directrices más recientes de la European Society for Medical Oncology (ESMO) para el tratamiento del cáncer de recto sugieren que los pacientes con una profundidad de invasión más allá de la muscular propia de no más de 5 mm son candidatos apropiados para una cirugía inicial en lugar de la radioterapia neoadyuvante, incluso si tienen ganglios positivos, siempre que los músculos elevadores no estén amenazados, la fascia mesorrectal esté claramente libre y no haya extensión extraganglionar.

Aunque no existe evidencia de alta calidad que respalde el beneficio de la terapia con quimioterapia y radioterapia neoadyuvante en comparación con la cirugía inicial para otros subgrupos de pacientes con cáncer de recto, se sugiere también el uso de la terapia neoadyuvante en casos como:

- La presencia de ganglios linfáticos clínicamente positivos en un paciente con cáncer de recto cT1/2 estadificado por RM o ecografía endoscópica transrectal.
- La existencia de tumores que parecen invadir o «amenazan» la fascia mesorrectal en las imágenes preoperatorias, debido a la menor probabilidad de lograr un MRC libre de tumor con cirugía inicial.

Por otro lado, el uso de terapia preoperatoria para un cáncer de recto clínico distal T1N0 o T2N0 con el objetivo de convertir una resección abdominoperineal en una resección anterior baja o proctectomía con anastomosis coloanal es también controvertido y aún no es una opción estandarizada. Sin embargo, en casos en los que el paciente no es un buen candidato para la cirugía, o rechaza la AAP, la radioterapia o la radioquimioterapia inicial, seguida de una reestadificación, deben ser obligatorias.

Actualmente, el esquema incluye el uso de fluoropirimidinas como el 5-fluorouracilo (5-FU) (en bolo o perfusión continua), o su profármaco, la capecitabina oral. Estos fármacos, además de su efecto citotóxico, permiten la radiosensibilización de los tejidos a la radioterapia externa. El uso de otros fármacos en este momento terapéutico, como el oxaliplatino, el irinotecán o agentes monoclonales, tampoco ha supuesto una mejoría pronóstica en relación con el esquema clásico descrito.

El esquema neoadyuvante permite lograr tasas de respuesta patológica completa del 10 al 25 %. Otra área de controversia es si estos pacientes que muestran una respuesta clínica completa a la radioterapia neoadyuvante deben someterse a cirugía transabdominal de inmediato. Cada vez hay más datos que respaldan la curación a largo plazo en pacientes que optan por la estrategia de «observar y esperar» en lugar de la resección quirúrgica inmediata cuando tienen una respuesta clínica completa.

Quimioterapia y radioterapia adyuvante

La mayoría de los pacientes seleccionados para radioterapia neoadyuvante o radioterapia de corta duración también reciben, al menos, cuatro meses de quimioterapia adyuvante posoperatoria. En los cánceres de recto en estadios II o III, se recomienda optar por una terapia combinada después de la resección. Esta modalidad combina quimioterapia con fluoropirimidinas y radioterapia pélvica concomitante, siendo preferible a la cirugía sola, incluso en casos de escisión mesorrectal total. En términos de tratamiento adyuvante, la radioterapia sola ha demostrado un mejor control local y tiempos más prolongados hasta la recurrencia en pacientes con cáncer de recto resecado en estadios II o III. Por otro lado, ensayos previos establecieron la eficacia de la quimioterapia basada en fluoropirimidinas, con o sin radioterapia, después de la resección del adenocarcinoma rectal en los mismos estadios, mejorando la supervivencia libre de enfermedad.

Las tasas de recidivas locales varían en función del estadio, siendo menos común en adenocarcinomas T1 a T2 y más frecuente en estadios T3N0 y T3/4 con ganglios positivos. La ETM ha demostrado reducir significativamente estas recurrencias locales.

Este enfoque terapéutico, aunque respaldado por consenso y recomendaciones, sigue siendo objeto de debate en la comunidad médica, y la toma de decisiones debe ser personalizada, considerando los riesgos y beneficios para cada paciente. Los esquemas más utilizados se basan en la infusión continua de 5-FU sensibilizante junto con ciclos de radioterapia de 45-55 Gy y cuatro ciclos de quimioterapia adyuvante de mantenimiento con bolo de 5-FU modulado con leucovorina (ácido folínico) o sin esta. Estos esquemas aumentan la supervivencia de forma global, a pesar de que la radioterapia parece tener un papel en la reducción de la recidiva local a los cinco años, pero no en términos de supervivencia. La radioterapia sí ha demostrado mejorar la supervivencia de pacientes menores de 60 años y en los sometidos a una AAP.

Watch and wait en respuestas completas a la neoadyuvancia

El manejo no quirúrgico para pacientes con respuesta clínica completa a la terapia neoadyuvante convencional es un tema controvertido. A pesar de la falta de ensayos aleatorizados, el tratamiento no quirúrgico se está convirtiendo en una alternativa aceptable. Aún no se dispone de datos maduros para garantizar que los resultados de supervivencia sean equivalentes a los del tratamiento quirúrgico convencional, y esto es particularmente importante, dada la evolución natural del cáncer de recto y la tasa de recurrencias tardías entre 5 y 10 años después de la resección.

En aquellos casos en los que se alcanza la respuesta completa serológica (definida por normalización de marcador tumoral), radiológica (medida por RM y PET) y patológica (biopsia de la cicatriz con ausencia de células tumorales) junto con una neoadyuvancia completa, se puede proponer este esquema conservador.

El protocolo de «esperar y ver» incluye la realización de una rectoscopia, resonancia y PET, junto con exploración física cuidadosa cada tres meses durante los dos primeros años y cada seis meses más allá de esta fecha. Las tasas de respuesta completa de más del 30 % justifican su planteamiento, con la ventaja de redimir de la necesidad de resecciones mutilantes como la AAP. En cualquier caso, esta opción, y la incertidumbre durante del seguimiento, deben ser bien explicadas y consensuadas con el paciente tras ser discutido el caso individualmente dentro de un equipo multidisciplinario. Un problema importante de este esquema conservador es el riesgo de metástasis en los ganglios linfáticos a pesar de la regresión completa del tumor primario. Incluso en los cánceres de recto ypT0 tratados con ETM, el riesgo de metástasis en los ganglios linfáticos o depósitos mesorrectales supera el 10 %, lo que también genera controversias cuando se plantean esquemas intermedios de resección local incluso en tumores T3N0 para evitar una cirugía aún más mutilante.

Inmunoterapia

En el cáncer de recto, hasta entre un 5 y un 10 % de los pacientes tienen alta inestabilidad de microsatélites (MSI-H; del inglés, *microsatellite instability-high status*) o errores en la reparación del ADN (dMMR; del inglés, *deficient mismatch repair*). La inmunoterapia con inhibidores de los puntos de control inmunitario podría ser eficaz como terapia de primera línea. En esta propuesta de tratamiento, cabe destacar la irrupción en el cáncer de recto del dostarlimab, un anticuerpo monoclonal inhibidor de la proteína 1 de muerte celular programada (anti-PD-1; del inglés, *programmed cell death protein 1*) —punto de control de la apoptosis—, aprobado inicialmente para el tratamiento del cáncer de endometrio. El dostarlimab es una inmunoglobulina G4 (IgG4) humanizada dirigida contra la PD-1, con un riesgo del 2,5 % de inducir la formación de autoanticuerpos (riesgo menor que en otros ejemplos de inmunoterapia). Este anticuerpo ha demostrado lograr un buen control de la enfermedad metastásica de tumores sólidos, como es el caso del cáncer de endometrio y de otros tumores malignos que presentan inestabilidad de microsatélites y pérdida de puntos de control de la apoptosis. Es por ello por lo que se plantea su uso en el cáncer de colon metastásico en el que se constate dicha inestabilidad (su presencia permite contar con los anticuerpos anti-PD-1 como alternativa terapéutica). Los primeros datos de la eficacia del dostarlimab en pacientes con cánceres de recto proceden de un pequeño ensayo prospectivo, en el que 12 pacientes con cáncer de recto dMMR en estadio II o III recibieron dostarlimab (500 mg cada tres semanas) durante seis meses y, posteriormente, quimiorradioterapia estándar y cirugía. Los pacientes tuvieron una respuesta clínica completa después del dostarlimab, sin evidencia de tumor residual o recurrente en RM, PET con ^{18}F-FDG, endoscópica o tacto rectal, o la pieza de biopsia. Se sabe que es un tratamiento bien tolerado y sin efectos adversos mayores, pero se está a la espera de los resultados oncológicos a largo plazo, aún no disponibles.

Se están planteando también otros esquemas en tumores de recto MSI-H y dMMR con el uso de pembrolizumab y nivolumab con o sin ipilimumab, que podrían ser una herramienta ya no solo en el caso de tumores localmente avanzados, sino también como segundas líneas de tratamiento en tumores quimiorresistentes.

Manejo local del cáncer de recto metastásico

Dentro de este apartado, merece la pena desarrollar el manejo de los pacientes con cáncer de recto y metástasis hepáticas. El manejo de los pacientes con metástasis hepáticas sincrónicas potencialmente resecables —especialmente, en el contexto de CCR— plantea desafíos considerables en la toma de decisiones clínicas. La evidencia actual no establece pautas definitivas para la irradiación pélvica local. En general, el enfoque principal debería dirigirse hacia las resecciones, con criterios oncológicos, tanto del cáncer de recto y sus metástasis, cuando fuera posible y también con un interés curativo.

Existen varias estrategias aceptables, como la quimioterapia inicial seguida de radioterapia de corta duración, o el tratamiento con quimioterapia y radioterapia de larga duración, seguida de una resección sincrónica de las metástasis durante la cirugía del recto, o la cirugía secuencial. Una opción razonable sería el tratamiento con radioterapia de ciclo corto para integrar mejor las diferentes estrategias en el tratamiento integral del paciente. Los estudios retrospectivos han arrojado luz sobre el impacto de la radioterapia pélvica en la recurrencia y la supervivencia. Parece que la radioterapia puede reducir la tasa de la recurrencia pélvica aun sin ofrecer un aumento significativo de la supervivencia global.

Para pacientes con metástasis sincrónicas irresecables, la combinación de radioterapia de corta duración y la quimioterapia sistémica se indican especialmente en casos sintomáticos, ya que puede ofrecer un alivio de los síntomas y, en algunos casos, evitar la cirugía.

OTRAS VARIANTES HISTOLÓGICAS

A continuación se describen otras neoplasias malignas del recto diferentes al adenocarcinoma, como son los tumores neuroendocrinos (TNE), los carcinomas neuroendocrinos

(NEC; del inglés, *neuroendocrine carcinoma*) y carcinomas mixtos adenoneuroendocrinos (MANEC; del inglés, *mixed adenoneuroendocrine carcinoma*), los linfomas, los carcinoma, escamosos rectales, los GIST y el sarcoma rectal.

Tumores neuroendocrinos

Los TNE del recto son neoplasias de estirpe epitelial y de diferenciación neuroendocrina (cromogranina A, sinaptofisina). Se clasifican según el grado de diferenciación, el número de mitosis y el índice de proliferación Ki-67 en: TNE, NEC y MANEC.

Los TNE suelen manifestarse como lesiones submucosas o polipoideas pequeñas, generalmente, asintomáticas o con síntomas generales como el sangrado digestivo o el tenesmo rectal. Casi la mitad de estas se limitan a mucosa y submucosa, pero el 24 % llega a infiltrar la muscular y hasta el 15 % afecta a la grasa perirrectal. La afectación ganglionar depende en gran medida del tamaño del tumor y la invasión linfovascular. Las metástasis hepáticas son más frecuentes en tumores rectales más grandes (más del 50 % de los tumores mayores de 2 cm se asocian al desarrollo de metástasis hepáticas).

El diagnóstico es, fundamentalmente, endoscópico, con biopsias de la lesión. La ecografía endorrectal permite una estadificación local precisa respecto a la afectación de las diferentes capas del recto y la presencia de lesiones ganglionares mesorrectales. Además de la RM y la TC, el Octreoscan es una prueba interesante. Los TNE rectales no suelen ser productores de serotonina, por lo que su estudio, el metabolito de la serotonina, el 5-hidroxiindolacético en orina, no se determina de rutina. La cromogranina A puede emplearse en el seguimiento.

Por lo que respecta al tratamiento, la cirugía es de elección:

- En tumores pequeños de menos de 1 cm, la resección local puede ser suficiente, ya que el riesgo de diseminación ganglionar es prácticamente nulo y se describe en menos del 5 % de los pacientes, lo que no evita el tener que estudiar la afectación ganglionar con ecografía y RM, así como valorar el porcentaje de Ki-67 en la biopsia diagnóstica. La actitud proactiva frente a estas lesiones genera un pronóstico significativamente mejor que la mera observación, por lo que deben extirparse.
- En tumores de entre 1 y 2 cm, la resección local podría ser una opción válida, pero solo para casos seleccionados, pues hasta el 15 % de las lesiones asocia ya afectación ganglionar al diagnóstico. En estos casos, o ante la presencia de alto índice mitótico en la biopsia diagnóstica, el tratamiento de elección debe ser la cirugía radical, al igual que en el adenocarcinoma.
- En tumores de más de 2 cm, el tratamiento debe ser la cirugía radical, ya sea una resección anterior de recto o AAP, en función de la distancia al margen anal. Entre el 60 y el 80 % suele asociar metástasis ganglionares.
- En tumores con metástasis hepáticas operables, debe proponerse una cirugía curativa, ya que la supervivencia a los cinco años puede alcanzar el 60-80 %. El abordaje quirúrgico puede implicar incluso la realización de un trasplante hepático en los casos de metástasis de TNE no resecables y siempre que se pueda conseguir el control local en el recto.

- En tumores metastásicos no operables, se han utilizado la octreotida LAR (del inglés, *long acting relese*) y el interferón alfa como tratamientos paliativos. También se ha empleado la radioterapia con péptidos análogos de la somatostatina marcados con radionúclidos, con respuestas del 30 % en pacientes con tumores que expresan receptores de la somatostatina. La tasa de respuesta a la quimioterapia es baja, de menos del 25 %, y se relega a casos de progresión y, por ello, tampoco se recomienda tratamiento adyuvante.

En los tumores de < 1 cm sin factores de mal pronóstico, no es preciso el seguimiento posoperatorio. En el resto, se emplea la ecografía endorrectal, la rectoscopia, la RN o la TC y la cromogranina A como marcador en sangre.

Carcinomas neuroendocrinos y carcinomas mixtos adenoneuroendocrinos

Los NEC y los MANEC constituyen la variante maligna de alto grado, pobremente diferenciada y G3 por definición de los tumores neuroendocrinos. Expresan marcadores neuroendocrinos (cromogranina A, sinaptofisina), y es característica la atipia celular, la necrosis y la alta actividad proliferativa, de mayor agresividad y peor pronóstico que los TNE. Su incidencia anual es de dos casos por 1.000.000 de habitantes. La supervivencia media es de 11 meses.

Clínicamente, generan síntomas iguales a las otras variantes del cáncer de recto, como el sangrado y el tenesmo rectal. Su diagnóstico suele ser tardío, y muchos de ellos son ya metastásicos. Por lo que respecta a los marcadores neuroendocrinos, los NEC suelen ser cromogranina A-negativos. En estos casos, la enolasa neuronal específica puede ser utilizada como marcador.

El tratamiento definitivo, cuando es posible, es el quirúrgico, y suele ser necesaria la quimioterapia adyuvante en la mayoría de los casos, quedando la radioterapia relegada al manejo de la recaída local. Una alternativa en casos en los que la cirugía no es una opción es la combinación de quimiorradioterapia.

Linfomas

La mayor parte de los linfomas primarios del recto son linfomas no hodgkinianos de células B: de células B grandes, de células del manto, folicular, de Burkitt y de tipo MALT (del inglés, *mucosa-associated lymphoid tissue*). Los de células T suelen ser propios de la población oriental. El íleon terminal es la localización más frecuente de los linfomas intestinales, siendo excepcional la localización en el recto.

Para considerar un linfoma intestinal como primario, deben cumplirse una serie de características, como son: ausencia de adenopatías periféricas patológicas (incluida la afectación mediastínica), ausencia de afectación del hígado, el bazo y la medula ósea, y presencia de un recuento normal de linfocitos en sangre periférica. Su desarrollo se ha relacionado con la inmunosupresión (corticoides, receptores de trasplante), el virus de la inmunodeficiencia humana (VIH), *Helicobacter pylori* y la enfermedad inflamatoria intestinal (EII).

La clínica acompañante suele ser la de dolor abdominal, pérdida de peso, cambio en el hábito intestinal y rectorragia. En el recto, suele consistir en un engrosamiento mural concéntrico y estenosante (a diferencia del colon, que suele tener aspecto polipoide).

A nivel terapéutico, es de elección la resección quirúrgica. La quimioterapia (con el régimen R-CHOP: rituximab, ciclofosfamida, doxorubicina (hidroxidaunomicina), vincristina y prednisona) inicial se emplea en pacientes con tumor localmente avanzado o en casos de enfermedad metastásica. La adyuvancia está indicada en caso de tumores agresivos o estadios avanzados. La radioterapia se reserva para casos quimiorresistentes o para control local en caso de cirugía no radical.

La supervivencia a los cinco años de los linfomas colorrectales está entre el 25 y el 57 %.

Carcinoma escamoso rectal

Es una variante muy poco frecuente. Pueden tener un patrón histológico mixto y se denominan entonces *carcinomas adenoescamosos*. Se ha relacionado con enfermedades inflamatorias del recto, infecciones por el virus del papiloma humano (VPH) y adenocarcinoma previo.

Los síntomas son los típicos, siendo más frecuente la rectorragia. Suelen ser tumores polipoideos estenosantes y ulcerados. Su diagnóstico es endoscópico con biopsias. Los carcinomas escamosos expresan citoqueratinas CAM 5.2, AE1/AE3 y 34B.

El tratamiento de elección sigue siendo el quirúrgico, seguido de la quimioterapia y radioterapia adyuvante. Existen casos de respuesta completa tras el esquema neoadyuvante. En estos casos, su tratamiento no está estandarizado; si se decide una actitud conservadora, es preciso un seguimiento estrecho.

La supervivencia a los cinco años es del 50 % en el estadio II y del 33 % cuando hay afectación ganglionar.

Tumores del estroma gastrointestinal

Los GIST son neoplasias mesenquimales raras del tracto gastrointestinal. Surgen de la pared intestinal, a partir de las células de Cajal (células marcapasos gastrointestinales) y suelen presentarse en el estómago y el intestino delgado. Sin embargo, también pueden surgir en cualquier porción del tracto gastrointestinal como el recto. Ocasionalmente, también aparecen fuera del tubo digestivo como en el epiplón,

el mesenterio y el peritoneo. Los GIST clásicamente se han identificado como leiomiomas o leiomiosarcomas hasta la llegada del diagnóstico molecular. La mayoría de los GIST albergan mutaciones características en KIT (CD117) o en el receptor alfa del factor de crecimiento derivado de plaquetas (PDGFRA). Otras mutaciones, como las alteraciones de la succinato-deshidrogenasa (SDH) u otros genes son menos frecuentes. DOG-1 y PKC-theta son marcadores inmunohistoquímicos independientemente del estado mutacional de KIT o PDGFRA. Especialmente, DOG-1 se ha convertido en un marcador de diagnóstico ampliamente utilizado además de KIT.

Un pequeño porcentaje de los pacientes con GIST tienen uno de varios síndromes genéticos asociados que incluyen el síndrome GIST familiar primario, la neurofibromatosis de tipo 1, el síndrome de Carney-Stratakis y la tríada de Carney (GIST, paraganglioma y condromas pulmonares). Los casos familiares de GIST son indistinguibles de los casos esporádicos en términos de fenotipo, histología y características moleculares. No existe una distribución diferente por sexos, aunque los GIST con mutaciones de *SDH* son más frecuentes en pacientes pediátricos y el doble de frecuente, dentro de este grupo, en niñas.

El GIST es una neoplasia de localización submucosa, que puede alcanzar grandes tamaños. La localización es importante, pues los tumores del estómago suelen tener un pronóstico mejor que los localizados a nivel rectal. Además de la localización, el tamaño y el índice mitótico, referenciado este como el número de mitosis por 50 campos de gran aumento, suelen caracterizar el comportamiento biológico de estos tumores (**Tabla 14-3**).

Aunque pueden ser descubiertos de forma casual en el contexto de exploraciones realizadas por otro motivo, el sangrado digestivo es la manifestación clínica más frecuente. El diagnóstico es eminentemente histológico. Debe realizarse el estudio de las diferentes mutaciones asociadas al GIST. Dentro de las mutaciones en *KIT*, la localización del exón mutado es de importancia pronóstica y terapéutica: la mutación del exón 11 es la más frecuente; la mutación del exón 9 confiere una resistencia parcial al tratamiento específico. Las mutaciones de los exones 13, 14, 17 y 18 son más raras. Un porcentaje no despreciable de GIST (10-15 %) no presentarán mutaciones en *KIT* ni en *PDGFRA*: son los denominados «GIST salvajes». Dentro de las mutaciones de *PDFGFA*, la del exón 18 es la mutación de PDGFRA más frecuente. Hay

Tabla 14-3. Clasificación de Miettinen en los tumores del estroma gastrointestinal (GIST)					
Parámetros tumorales			**Riesgo de progresión**		
Índice mitótico	**Tamaño**	**Estómago**	**Duodeno**	**Yeyuno/íleon**	**Recto**
<5 mitosis/50 CGA	<2 cm	Ninguno	Ninguno	Ninguno	Ninguno
	<2 cm y <5 cm	Muy bajo	Bajo	Bajo	Bajo
	>5 cm y <10 cm	Bajo	Alto	Moderado	Alto
	>10 cm	Moderado	Alto	Alto	Alto
>5 mitosis/50 CGA	<2 cm	Ninguno	Datos insuficientes	Alto	Alto
	<2 cm y <5 cm	Moderado	Alto	Alto	Alto
	>5 cm y <10 cm	Alto	Alto	Alto	Alto
	>10 cm	Alto	Alto	Alto	Alto

CGA: campos de gran aumento.

que tener en cuenta de forma significativa dentro de esta localización la mutación D842V, que confiere al GIST una resistencia franca al imatinib.

En los pacientes con neoplasias accesibles al estudio endoscópico, más que una biopsia convencional, debe plantearse una biopsia guiada por ecoendoscopia. En los pacientes en los que no se pueda llegar al diagnóstico mediante este método, pero con una alta sospecha de GIST, debe contemplarse la biopsia percutánea guiada por imagen. Si no es posible, la resección quirúrgica puede formar parte del arsenal diagnóstico. Además, debe completarse el estudio de extensión local y a distancia con TC, RM (de elección por la localización pélvica de los GIST rectales) y PET-TC.

En la localización rectal, el tratamiento de elección es el quirúrgico, con resección en bloque con márgenes amplios sin necesidad de linfadenectomía (los GIST no suelen dar extensión metastásica adenopática, a excepción de los GIST asociados a mutación de *SDH*). Los tumores pequeños pueden ser subsidiarios de resección local, siempre que sea viable un margen quirúrgico libre. A partir de los 5 cm, es obligada la cirugía en bloque, con resección anterior o amputación en función de la localización y evitando la rotura intraoperatoria del tumor, que ensombrece el pronóstico.

En los tumores con dudosa resecabilidad o en los que, aun siendo resecables, impliquen una cirugía mutilante (p. ej., por afectación del aparato esfinteriano), debe contemplarse el tratamiento neoadyuvante con el inhibidor de la tirosina-cinasa (imatinib). Por lo que respecta a la adyuvancia, es un tumor quimiorresistente y radiorresistente.

El tratamiento adyuvante debe contemplarse en todos los casos de riesgo, intermedio o alto, y comprende para la mayoría de los pacientes el uso de imatinib. El genotipo ADO de estos tumores es importante a la hora de decidir el tratamiento, ya que, por ejemplo, los GIST con mutaciones del exón 9 deben recibir el doble de tratamiento.

El tratamiento debe mantenerse, por lo general, más de tres años e, incluso, cinco, si no se desarrollan resistencias, que se manifestarán con la aparición de la recaída o la progresión de la enfermedad. En pacientes con enfermedad irresecable o metastásica, el tratamiento debe mantenerse indefinidamente. La mayoría de las recidivas se producen en los primeros cinco años, siendo rara la recidiva tras 10 años. Líneas sucesivas de tratamiento contemplan otros inhibidores de la tirosina-cinasa como el sunitinib, en segunda línea, o el regorafenib, en tercera línea, con una buena tasa de respuesta. Para los pacientes con mutaciones D842V, el fármaco avapritinib es de elección.

Sarcoma rectal

Los sarcomas rectales son muy poco frecuentes; los digestivos representan el 2,6 % del total de sarcomas y, dentro de estos, solo el 15 % son de localización colorrectal. Se trata de tumores que suelen tener origen en la muscular de la mucosa o en la muscular propia. El más frecuente es el leiomiosarcoma.

Por lo que respecta a la histología, expresan marcadores como la desmina y actina, siendo negativos para c-Kit y CD34 (lo que permite diferenciarlos de los GIST). No expresan un marcador característico que pueda tener implicaciones en el seguimiento.

Son lesiones de tipo polipoideo de tamaño medio de 2-5 cm. Por ello, el diagnóstico es eminentemente endoscópico. El grado histológico (G1, G2 o G3 determinado en función de la diferenciación, la necrosis tumoral y el número de mitosis), el tamaño y la invasión de órganos adyacentes determinan su pronóstico. El tratamiento suele ser la resección quirúrgica. La radioterapia es una alternativa. En caso de recidiva, la enfermedad suele anidar en el hígado, el pulmón o la pelvis. Y, en ese caso, se recurre a la cirugía, la quimioterapia y la radioterapia.

PUNTOS CLAVE

- En el cáncer de recto, la afectación Tis define el estadio 0. Los estadios III viene determinados por la afectación ganglionar.
- La quimiorradioterapia preoperatoria es el estándar de atención para los pacientes con enfermedad T3-4 o N+.
- En el linfoma intestinal primario, deben cumplirse una serie de características: ausencia de adenopatías periféricas patológicas (incluida la afectación mediastínica), ausencia de afectación del hígado, el bazo y la medula ósea y presencia de un recuento normal de linfocitos en sangre periférica.
- Los GIST se originan en las células de Cajal. La mutación D842V debe tratarse con avapritinib, pues esta mutación confiere resistencia al imatinib.

BIBLIOGRAFÍA

André T, Shiu KK, Kim TW, Vittrup Jensen B, Henrik Jensen L, Punt C, et al. Pembrolizumab in microsatellite-instability-high advanced colorectal cancer. N Engl J Med. 2020;383(23):2207-18.

Cercek A, Lumish M, Sinopoli J, Weiss J, Shia J, Lamendola-Essel M, et al. PD-1 blockade in mismatch repair-deficient, locally advanced rectal cancer. N Engl J Med. 2022;386(25):2363-76.

Errasti Alustiza J, Espín Basany E, Reina Duarte A. Rare tumors of the rectum. Narrative review. Cir Esp. 2014;92(9):579-88.

Fletcher CDM, Berman JJ, Corless C, Gorstein F, Lasota J, Longley BJ, et al. Diagnosis of gastrointestinal stromal tumors: a consensus approach. Int J Surg Pathol. 2002;10(2):81-9.

Heald RJ, Husband EM, Ryall RD. The mesorectum in rectal cancer surgery-- the clue to pelvic recurrence? Br J Surg. 1982;69(10):613-6.

Kang YK, George S, Jones RL, Rutkowski P, Shen L, Mir O, et al. Avapritinib versus regorafenib in locally advanced unresectable or metastatic GI stromal tumor: a randomized, open-label phase III study. J Clin Oncol. 2021;39(28):3128-39.

Overman MJ, Lonardi S, Wong KYM, Lenz HJ, Gelsomino F, Aglietta M, et al. Durable clinical benefit with nivolumab plus ipilimumab in DNA mismatch repair-deficient/microsatellite instability-high metastatic colorectal cancer. J Clin Oncol. 2018;36(8):773-9.

Persiani R, Biondi A, Pennestrì F, Fico V, De Simone V, Tirelli F, et al. Transanal total mesorectal excision vs laparoscopic total mesorectal excision in the treatment of low and middle rectal cancer: a propensity score matching analysis. Dis Colon Rectum. 2018;61(7):809-16.

Smith FM, Ahad A, Oliva Pérez R, Marks J, Bujko K, Heald RJ. Local excision techniques for rectal cancer after neoadjuvant chemoradiotherapy: what are we doing? Dis Colon Rectum. 2017;60(2):228-39.

Vendrely V, Rivin Del Campo E, Modesto A, Jolnerowski M, Meillan N, Chiavassa S, et al. Rectal cancer radiotherapy. Cancer Radiother. 2022;26(1-2):272-8.

Wang Z, Shan J, Zhou X, Wang J, Yu G, Dong W, et al. Surgery, radiotherapy, chemotherapy, targeted therapy, and immunotherapy of rectal adenocarcinoma with penile metastasis: a case report. J Gastrointest Oncol. 2023;14(2): 1155-65.

Wilkinson N. Management of rectal cancer. Surg Clin North Am. 2020;100(3): 615-28.

Cáncer de ano. Epidermoide y melanoma

15

J. I. Uriarte Terán

OBJETIVOS

- Identificar el virus del papiloma humano (VPH) como agente etiológico principal en el carcinoma escamoso de ano.
- Reconocer la importancia de la detección de las lesiones intraepiteliales de alto grado mediante la anoscopia de alta resolución y el papel del cribado y la vacunación para prevenir su progresión a cáncer.
- Recordar las diferentes formas de presentación del carcinoma escamoso de ano, así como las pruebas diagnósticas necesarias para decidir su tratamiento.
- Exponer las diferentes opciones terapéuticas según el estadio tumoral y comprender el papel de la cirugía en el carcinoma escamoso de ano.
- Revisar otros tipos de neoplasias anales con menor prevalencia y sus características principales.

EPIDEMIOLOGÍA DEL CÁNCER ANAL

El cáncer de ano es una neoplasia originada desde la línea dentada hasta el margen anal. Supone el 2,6 % de las neoplasias gastrointestinales, sin embargo, su incidencia sigue ascendiendo un 2,2 % anualmente. El subtipo histológico más común es el carcinoma escamoso, con una incidencia anual de 0,5-2 por cada 100.000 habitantes.

ETIOLOGÍA DEL CÁNCER ESCAMOSO DE ANO

El 85 % de los cánceres de ano están producidos por el virus de papiloma humano (especialmente, VPH-16 y VPH-18). La infección por estos agentes está en aumento, dado el mayor número de parejas sexuales en la vida de una persona y de relaciones sexuales de riesgo. Otros factores de riesgo incluyen la presencia de condilomas genitales, la inmunosupresión, el tabaco y, principalmente, el virus de la inmunodeficiencia humana (VIH), que, a su vez, favorecen la persistencia de la infección por el VPH. También se han relacionado enfermedades benignas, como la fístula perianal, con el carcinoma escamoso de ano. El carcinoma verrucoso (tumor de Buschke-Lowenstein) es una entidad no relacionada con el VPH.

LESIONES PRECURSORAS DEL CÁNCER DE ANO

La neoplasia intraepitelial anal (AIN; del inglés, *anal intraepithelial neoplasia*) de alto grado es la lesión precursora principal del carcinoma escamoso anal.

Aunque el cribado está justificado, no se encuentra unificado. La citología infraestima el grado de displasia y presenta falsos negativos, sobre todo, en pacientes infectados por el VIH.

Esto hace que se destaque la anoscopia de alta resolución como prueba de referencia y como primera prueba a realizar en pacientes de alto riesgo.

Existe controversia respecto a tratar las lesiones de bajo grado por su mínima progresión a carcinoma. Sin embargo, parece recomendable tratar las de alto grado, siendo la electrocoagulación la opción más indicada.

Neoplasia intraepitelial

La lesión escamosa intraepitelial anal es el cambio displásico de las células escamosas epiteliales de la zona transicional del conducto anal. Recientemente, se ha propuesto una nomenclatura unificada que designe la neoplasia intraepitelial en lesión intraepitelial escamosa de bajo grado (LSIL; del inglés, *low-grade squamous intraepithelial lesion*) o de alto grado (HSIL; del inglés, *high-grade squamous intraepithelial lesion*). La LSIL corresponde a la neoplasia intraepitelial AIN-1, así como la HSIL se correlaciona con AIN-2 y AIN3, que son las verdaderas lesiones precursoras. Parece que esta manera de clasificar la AIN refleja mejor la biología de estas lesiones. Sin embargo, el proyecto LAST (Lower Anogenital Squamous Terminology) permite la subclasificación de la HSIL en AIN-2 y AIN-3, ya que ambos difieren tanto en factores de riesgo (parece que los pacientes con AIN-3 presentan más prevalencia de VPH-16) como en evolución a carcinoma escamoso. Parece que el riesgo estimado a los cinco años de carcinoma escamoso de ano tras presentar AIN-3 puede ser del 3,4 % (del 14 % en el caso de los pacientes infectados por el VIH y del 3 % en pacientes no infectados por el VIH), incluso se ha observado que el tratamiento de dichas lesiones reduce la progresión a carcinoma hasta un 60 %, lo que justifica su tratamiento.

A pesar de que, siendo una lesión precancerosa tratable, con una incidencia considerable y que, por ello, estaría justificado un cribado, a diferencia del cáncer de cérvix, en el ano, no está bien establecido. Hasta la actualidad, la citología anal era la prueba de elección en el cribado. Sin embargo, se describen sensibilidades entre el 69 y el 93 % y especificidades del 32 al 59 % según las series, con unos falsos negativos del 23 %, que asciende al 45 % en el caso de pacientes infectados por el VIH. Además, la citología parece infraestimar el grado de displasia, ya que hasta el 54 % de las LSIL parecen presentar AIN-2 o 3 en la biopsia. Todo esto indica que puede ser necesario realizar la prueba de referencia (anoscopia de alta resolución) en caso de presentar cualquier lesión citológica, incluso aunque la citología sea negativa, sobre todo, en pacientes infectados por el VIH. Respecto al estudio genético del VPH, no parece que eleve la sensibilidad de la citología, por lo que su papel en el diagnóstico de la AIN sigue sin estar definido.

La prueba de referencia es la anoscopia de alta resolución, un colposcopio modificado que magnifica la imagen entre 8 y 20 veces. Consiste en visualizar desde la piel perianal hasta unos pocos centímetros por encima de la unión escamocolumnar, con la intención de detectar y biopsiar, tras la tinción con ácido acético al 5 % durante 1-2 minutos, lesiones sospechosas de AIN de alto grado. Sin embargo, se trata de una técnica dependiente del operador, que, además de tener experiencia en identificar dichas lesiones, es importante que sepa tomar las muestras, lo que implica una curva de aprendizaje elevada.

No existen pautas unificadas para el cribado. La guía de la American Society of Colon and Rectal Surgeons (ASCRS) recomienda la utilización de citología anal únicamente en pacientes de alto riesgo (hombres que tienen sexo con hombres, mujeres con antecedentes de neoplasia intraepitelial cervical, trasplante de órgano sólido, personas infectadas por el VIH, etc.), pero no como técnica de cribado universal. Asimismo, recomienda la anoscopia de alta resolución solo en manos expertas. Respecto al seguimiento, solo recomienda realizar una nueva prueba en caso de lesión visible. Otras guías recomiendan realizar una anoscopia de alta resolución a los seis meses tras el tratamiento de una lesión de alto grado y al año en caso de una lesión de bajo grado. Respecto a la prevención primaria, debe recomendarse la vacunación contra el VPH, ya que disminuye la prevalencia de infección por el VPH y la incidencia del carcinoma anal.

Existe controversia sobre si se deben tratar las lesiones de bajo grado, ya que la mayoría remiten y los riesgos del tratamiento pueden superar a los beneficios, aunque, por otro lado, podrían reducir la ansiedad de los pacientes y el contagio del virus. En cuanto a las lesiones de alto grado, existe poca evidencia respecto a este tema, aunque parece que existe beneficio en tratar todas las lesiones, sobre todo, en pacientes infectados por el VIH. Sin embargo, el ensayo clínico ANCHOR, aún en desarrollo, parece que aportará luz respecto a este tema. Existen diferentes tratamientos para dichas lesiones como el imiquimod, el 5-fluorouracilo (5-FU), el láser de dióxido de carbono (CO_2) o los infrarrojos, aunque la guía de la National Comprehensive Cancer Network (NCCN) recomienda el electrocauterio como terapia de elección:

- Se recomienda realizar anoscopia de alta resolución en pacientes de alto riesgo, sobre todo, en los infectados por el VIH.
- Se debe aconsejar la vacunación contra el VPH de forma sistemática.
- Se deben tratar todas las lesiones de alto grado, siendo la forma más recomendada la electrocoagulación.

Carcinoma verrucoso (tumor de Buschke-Lowenstein)

Se asemeja macroscópicamente al condiloma, aunque no parece estar relacionado con el VPH. Microscópicamente, también puede ser similar al condiloma, aunque la presencia de coilocitos indica el segundo. Se trata de una lesión premaligna, donde sus células displásicas tienden a desplazar los tejidos profundos más que a infiltrarlos, sufriendo transformación maligna en el 30-56 % de los pacientes. El tratamiento consiste en la escisión local amplia, incluso la resección abdominoperineal en casos de múltiples recurrencias, transformación maligna o invasión del recto o el esfínter anal. Dicho tratamiento se debe combinar con otros tratamientos como la quimiorradioterapia.

Paget perianal

Lesión rara perianal que puede originarse como neoplasia cutánea primaria o secundaria de una neoplasia gastrointestinal o genitourinaria y que, generalmente, afecta a pacientes de 60-80 años. Se cree que puede originarse en las células apocrinas o en las células basales de la epidermis. Se presenta como prurito perianal, sangrado o dolor secundarios a una placa eritematodescamativa (**Fig. 15-1**).

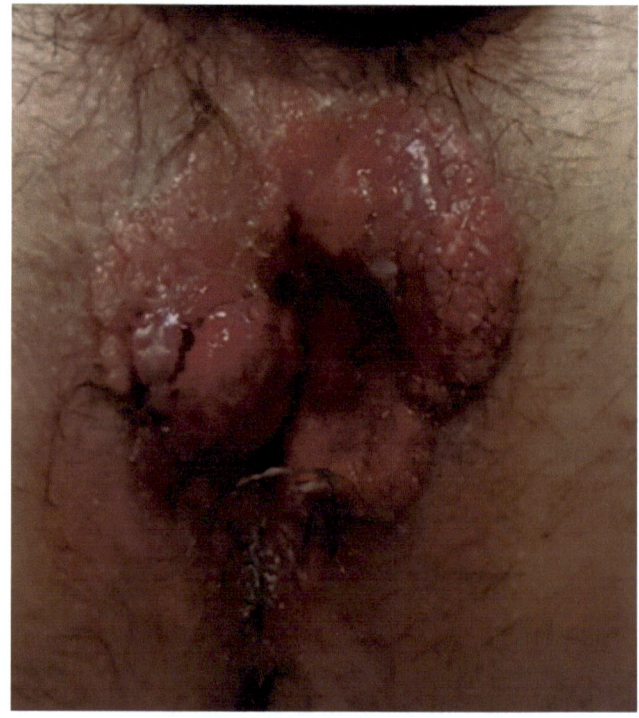

Figura 15-1. En la región perianal, neoformación vegetante sobre piel distrófica de, aproximadamente, 10 cm de longitud, dura, dolorosa, con pequeñas erosiones superficiales.

El diagnóstico requiere una biopsia que demuestre la presencia de células pagetoides (células ovaladas con citoplasma con reacción positiva al ácido peryódico de Schiff [PAS; del inglés, *periodic acid Schiff*] y núcleo pleomorfo). La positividad de la citoqueratina 20 (CK20) permite diferenciarla del melanoma o la enfermedad de Bowen. Para los casos de lesión cutánea primaria, se recomienda la escisión local amplia con márgenes de 1 cm. En casos de origen gastrointestinal, puede requerir amputación abdominoperineal junto con la escisión amplia de la lesión cutánea. Finalmente, en pacientes con lesiones no resecables, se puede administrar radioterapia externa.

DIAGNÓSTICO DEL CÁNCER ESCAMOSO DE ANO

Se tendrá un alto índice de sospecha ante úlceras anales que no curan, rectorragia o alteraciones de la deposición, realizando siempre un tacto rectal.

Se debe realizar siempre serología para el VIH, examen ginecológico, tomografía axial computarizada (TAC) torácica y abdominal, resonancia magnética nuclear (RMN) pélvica y tomografía por emisión de positrones (PET) con TAC (PET-TAC).

El síntoma más frecuente del carcinoma escamoso de ano es la rectorragia, frecuentemente, confundida con hemorroides. También puede presentarse como una masa, úlcera de evolución tórpida, picor, urgencia defecatoria, tenesmo, incontinencia o fístula anal. Todo esto justifica que el primer acto diagnóstico sea un tacto rectal.

La extensión ganglionar en tumores proximales ocurre a los ganglios linfáticos paravertebrales y perirrectales. Aquellos inmediatamente por encima de la línea dentada drenan a los ganglios de los vasos pudendos internos y de los ilíacos internos. Por debajo de la línea dentada y en carcinomas del margen anal o perianal, presentan un drenaje a los ganglios ilíacos externos, femorales o inguinales. Por ello, durante el diagnóstico inicial, se debe realizar una exploración inguinal bilateral. Asimismo, se recomienda conocer el estado serológico de VIH y, en caso de las mujeres, un examen ginecológico y citología cervical.

Para la estadificación, se debe realizar TAC de tórax y abdomen. Existe controversia respecto a la RMN en la estadificación de la T (tumor) de la clasificación TNM (tumor/ganglios [del inglés, *nodes*]/metástasis) en el cáncer de ano; las guías europeas recomiendan realizar RMN, o ecografía endoscópica (EUS; del inglés, *endoscopic ultrasonography*) cuando se sospecha de un tumor T1 o cuando no hay disponibilidad de RMN; en cambio, las guías de la NCCN recomiendan la RMN para la evaluación de los ganglios linfáticos pélvicos, pero no para la T. La RMN es menos útil para tumores T1 pequeños, sin embargo, establece de manera fiable la afectación del complejo esfinteriano y la infiltración de órganos pélvicos, y caracteriza tumores que surgen de fístulas anales o condilomas.

Aunque no debe sustituir a la TAC en el diagnóstico, las guías de la NCCN recomiendan la realización de PET-TAC para la evaluación del tumor, adenopatías y metástasis a distancia, ya que detecta hasta el 20 % de metástasis no diagnosticadas y 25 % de adenopatías inguinales no detectadas.

Además, la actividad metabólica del tumor primario y las adenopatías tienen valor pronóstico, aparte de predecir los resultados de la quimiorradioterapia.

ESTADIFICACIÓN DEL CÁNCER ESCAMOSO DE ANO

La estadificación del cáncer de ano se realiza según el sistema TNM del American Joint Committee on Cancer (AJCC), en su 8ª edición (**Tablas 15-1** y **15-2**).

Aproximadamente, un 26 % de los pacientes presentan tumores T1; un 50 %, tumores T2; un 16 %, tumores T3, y un 8 %, tumores T4. El 34 % de los pacientes presentan metástasis ganglionares, y el 6 %, metástasis a distancia, siendo los lugares más frecuentemente afectados el hígado, el pulmón, los ganglios linfáticos extrapélvicos y el hueso.

TRATAMIENTO DEL CÁNCER ESCAMOSO DE ANO

La base del tratamiento del carcinoma escamoso de ano es la quimioterapia y la radioterapia.

Tabla 15-1. Clasificación TNM del AJCC (8ª edición, 2017)

T (tumor)	• Tx: no es posible valorar la existencia de un tumor primario • T0: no hay evidencia de tumor primario • Tis: lesión escamosa intraepitelial de alto grado • T1: tumor ≤2 cm • T2: tumor >2 cm, pero ≤5 cm • T3: tumor >5 cm • T4: tumor de cualquier tamaño con invasión de órganos adyacentes, como vagina, uretra o vejiga (no se incluye la invasión de la pared rectal, la piel perianal, el tejido celular subcutáneo o la musculatura esfinteriana)
N (ganglios [*nodes*])	• Nx: no es posible valorar los ganglios linfáticos • N0: no hay afectación de ganglios linfáticos regionales • N1: metástasis en ganglios linfáticos inguinales, mesorrectales o de la ilíaca interna o externa • N1a: metástasis en ganglios linfáticos inguinales, mesorrectales o de la ilíaca interna • N1b: metástasis en ganglios linfáticos de la ilíaca externa • N2b: metástasis en ganglios linfáticos de la ilíaca externa con cualquier afectación N1a
M (metástasis)	• M0: no existen metástasis a distancia • M1: existen metástasis a distancia

AJCC: American Joint Committee on Cancer.

Tabla 15-2. Estadificación

• Estadio 0	• Tis N0 M0
• Estadio I	• T1 N0 M0
• Estadio IIA	• T2 N0 M0
• Estadio IIB	• T3 N0 M0
• Estadio IIIA	• T1 N1 M0
	• T2 N1 M0
• Estadio IIIB	• T4 N0 M0
• Estadio IIIC	• T3 N1 M0
	• T4 N1 M0
• Estadio IV	• Cualquier T y N. M1

M: metástasis; N: ganglios [del inglés, *nodes*]; T: tumor.

> **!** La cirugía está indicada en la escisión local en tumores T1N0 bien diferenciados o como cirugía radical en la recurrencia local o en la progresión tumoral local a pesar de la radioterapia y quimioterapia.

A continuación, se exponen las diferentes modalidades de tratamiento según la situación tumoral:

- Enfermedad locorregional:
  - *T1, N0 bien o moderadamente diferenciado o algunos T2N0 sin afectación esfinteriana:* escisión local con margen de 1 cm. En caso de márgenes inadecuados, preferiblemente, se debe realizar una nueva escisión, pudiendo plantearse la quimioterapia basada en mitomicina/5-FU, mitomicina/capecitabina o 5-FU/cisplatino + radioterapia.
  - *T1N0 pobremente diferenciado, T2-T4N0 o cualquier TN+ (+ afectación de ganglios paraaórticos que puedan incluirse en campo de radioterapia):* quimioterapia basada en mitomicina/5-FU, mitomicina/capecitabina o 5-FU/cisplatino + radioterapia. Se prefiere radioterapia de intensidad modulada (IMRT; del inglés, *intensity-modulated radiation therapy*) respecto a la radioterapia externa convencional, administrando una dosis entre 30 y 60 grais según el estadio tumoral.
- *Enfermedad metastásica:* quimioterapia basada en carboplatino/paclitaxel principalmente. La guía de la NCCN propone la opción de anticuerpos anti-PD-1 (del inglés, *programmed death-1*) como el nivolumab o el pembrolizumab.
- *Recurrencia local:* amputación abdominoperineal, siendo frecuente la necesidad de cubrir el defecto con colgajo.
- *Recurrencia en la cadena ganglionar inguinal:* linfadenectomía inguinal. En caso de no haber recibido radioterapia previa, asociar radioterapia + quimioterapia basada en mitomicina/5-FU o mitomicina/capecitabina. En caso de haber recibido dicha radioterapia, asociar quimioterapia únicamente basada en carboplatino/paclitaxel o 5-FU/cisplatino.
- *Enfermedad persistente:* se recomienda la actitud expectante durante cuatro meses, ya que se ha visto que la respuesta aumenta con el tiempo. En caso de duda de que pueda existir progresión, se recomienda una nueva biopsia que demuestre tumor. En caso de regresión o no progresión, se recomienda seguir con la actitud expectante, reevaluando con pruebas de imagen cada tres meses.
- *Enfermedad progresiva:* en caso de demostrar progresión tumoral en las biopsias, se debe reestadificar al paciente.
  - *Progresión local:* realizar una amputación abdominoperineal + linfadenectomía inguinal en caso de presentar adenopatías inguinales positivas.
  - *Enfermedad metastásica:* quimioterapia.

SEGUIMIENTO DEL CÁNCER ESCAMOSO DE ANO

Las guías de la NCCN recomiendan la realización de tacto rectal y palpación inguinal cada 3-6 meses durante cinco años, además de anoscopia cada 6-12 meses durante tres años y TAC toracoabdominopélvica o TAC torácica con RMN abdominopélvica anualmente durante tres años (**Figs. 15-2** y **15-3**).

> 💡
> - Se debe plantear la escisión local con margen de 1 cm en tumores T1N0 bien o moderadamente diferenciados.
> - En caso de persistencia de enfermedad, la respuesta al tratamiento aumenta con el tiempo, por lo que se recomienda mantener una actitud expectante con una nueva biopsia si es preciso.
> - Se recomienda proponer la cirugía radical solo en la recidiva o progresión locales de la enfermedad.

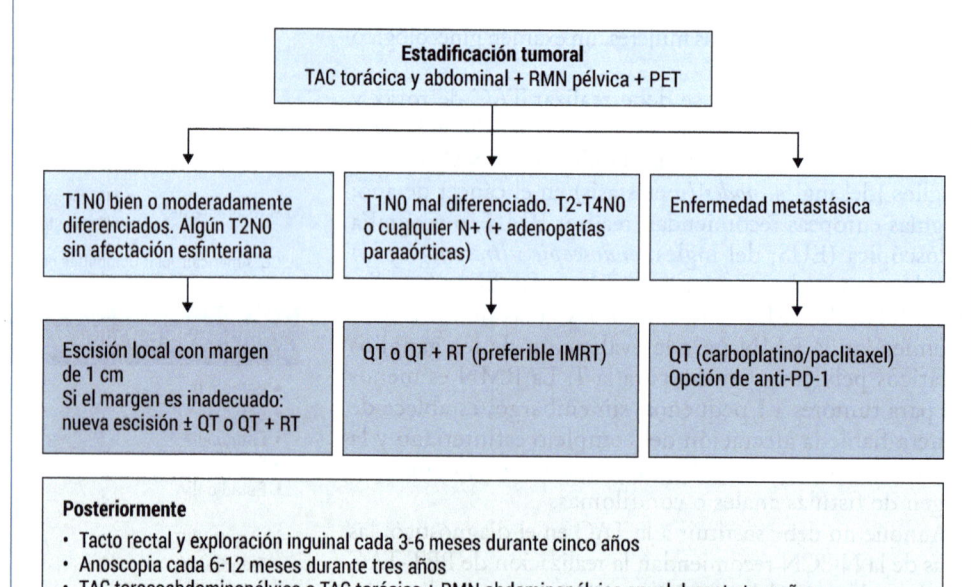

Figura 15-2. Algoritmo de tratamiento y seguimiento. IMRT: radioterapia de intensidad modulada (del inglés, *intensity-modulated radiation therapy*); PET: tomografía por emisión de positrones (del inglés, *positron emission tomography*); QT: quimioterapia; RMN: resonancia magnética nuclear; RT: radioterapia; TAC: tomografía axial computarizada.

Estadificación tumoral
TAC torácica y abdominal + RMN pélvica + PET

T1N0 bien o moderadamente diferenciados. Algún T2N0 sin afectación esfinteriana	T1N0 mal diferenciado. T2-T4N0 o cualquier N+ (+ adenopatías paraaórticas)	Enfermedad metastásica
Escisión local con margen de 1 cm. Si el margen es inadecuado: nueva escisión ± QT o QT + RT	QT o QT + RT (preferible IMRT)	QT (carboplatino/paclitaxel) Opción de anti-PD-1

Posteriormente
- Tacto rectal y exploración inguinal cada 3-6 meses durante cinco años
- Anoscopia cada 6-12 meses durante tres años
- TAC toracoabdominopélvica o TAC torácica + RMN abdominopélvica anual durante tres años

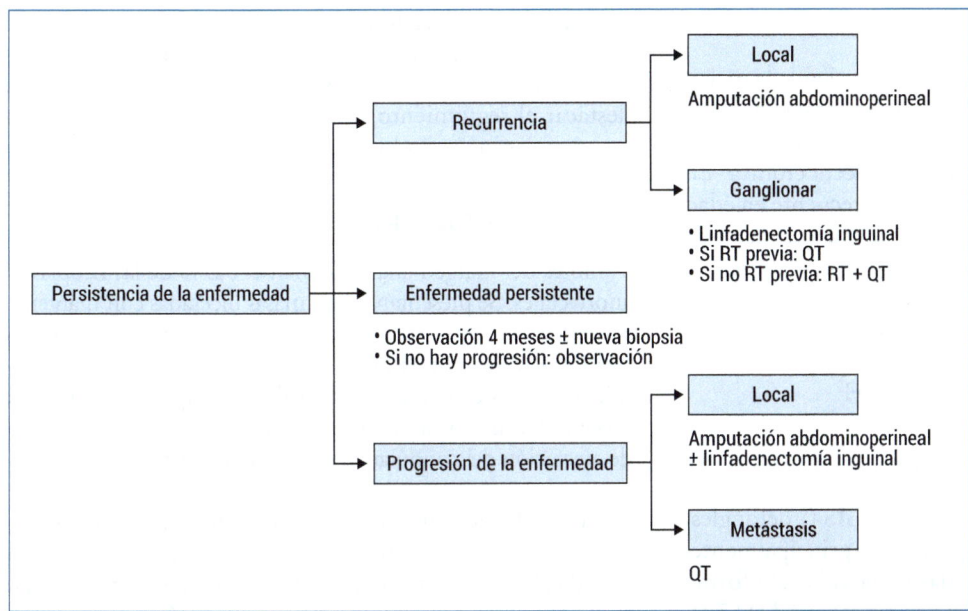

Figura 15-3. Actitud ante la persistencia de enfermedad. QT: quimioterapia; RT: radioterapia.

OTROS TUMORES ANALES

Adenocarcinoma anal

Originado en las glándulas anales, supone < 10 % de los cánceres de ano, siendo los principales factores de riesgo la inflamación crónica local, las fístulas anales y la enfermedad de Crohn. Las guías recomiendan el tratamiento según lo indicado para el adenocarcinoma de recto, sin embargo, la estadificación de la T se determina por el diámetro tumoral, al igual que en el carcinoma escamoso de ano (T1: ≤ 2 cm; T2: 2-5 cm; T3: > 5 cm; T4: invasión de órganos vecinos).

La mayoría de los estudios muestran superioridad de la quimiorradioterapia neoadyuvante seguida de una amputación abdominoperineal. Sin embargo, están surgiendo estudios que proponen la escisión local en tumores cT1, incluso en pacientes seleccionados con tumores cT2 si se asocia a quimiorradioterapia neoadyuvante. Aun así, se trata de la estirpe tumoral anal con peor pronóstico según la base de datos *Surveillance, Epidemiology and End Result* (SEER) (**Fig. 15-4**).

Melanoma anal

Supone < 1,6 % de los melanomas y el 1 % de las neoplasias malignas de ano. A diferencia del melanoma cutáneo, que se asocia a la radiación solar, el melanoma anal parece presentar relación con la inmunodepresión, ya que su incidencia es mayor en pacientes con infección por el VIH y el VPH. Tiene una mediana de supervivencia de 24 meses, ya que el 60 % de los pacientes presenta metástasis a distancia al diagnóstico, probablemente, debido a la dificultad diagnóstica, al ser la mayoría de los melanomas amelanóticos, semejando patología benigna.

A diferencia del melanoma cutáneo, donde las metástasis ganglionares locorregionales tienen implicación pronóstica, existe controversia en el caso del melanoma anorrectal y, por ello, en el melanoma anorrectal, el papel de la biopsia selectiva del ganglio centinela no está establecido. Además, la realiza-

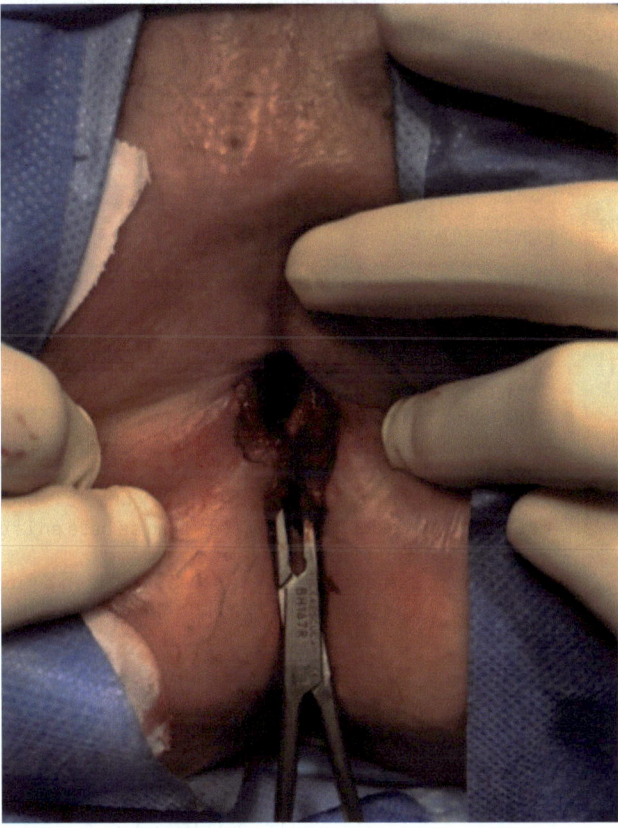

Figura 15-4. Adenocarcinoma anal sobre fístula perianal.

ción de la linfadenectomía inguinal y mesorrectal no parece mejorar el pronóstico de los pacientes, lo que podría indicar que la diseminación linfática y hematógena ocurre al mismo tiempo.

No parece que una cirugía radical (amputación abdominoperineal) mejore la supervivencia ni reduzca el riesgo de recidiva local, por lo que se prefiere la escisión local independientemente del estadio tumoral, por su menor morbilidad.

Linfomas

Suponen el 0,2 % de los tumores anorrectales, siendo la mayoría linfomas no hodgkinianos. La mayoría ocurre en pacientes con infección por el VIH, en quienes suele ser extraganglionar, presentándose como una masa o úlcera crónica. En pacientes sin infección por el VIH, es más frecuente en edad avanzada, relacionado con colitis ulcerosa, y suele tratarse de linfomas B asociados a mucosas. El diagnóstico requiere la realización de biopsia para poder guiar el tratamiento. El tratamiento suele incluir la administración de antirretrovíricos y quimioterapia, estando la cirugía únicamente indicada en el caso de los linfomas B no asociados a VIH.

Tumores del estroma gastrointestinal

Los tumores del estroma gastrointestinal (GIST; del inglés, *gastrointestinal stromal tumor*) se presentan, principalmente, entre la quinta y la séptima décadas de la vida. De forma similar al GIST de otras localizaciones, expresan CD117 en el 96 % de los casos. El tratamiento de elección es la resección quirúrgica, valorando el riesgo de recidiva en caso de realizar resección local. Algunos autores recomiendan realizar una amputación abdominoperineal en tumores mayores de 2 cm.

Aún queda por determinar el uso de los inhibidores de la tirosina-cinasa, aunque se acepta en casos de tumores irresecables, recurrencia local o metástasis a distancia. Es importante destacar el seguimiento a largo plazo, ya que se han visto recurrencias incluso a los 10 años de la cirugía.

Carcinoma basocelular

Tumores del margen anal; suponen el 0,2 % de las neoplasias anorrectales. Se presentan como masas ulceradas con márgenes sobreelevados, que, frecuentemente, se confunden con hemorroides. Requieren una biopsia para su diagnóstico, y el tratamiento consiste en la escisión local con margen de 5-10 mm, precisando, en ocasiones, amputación abdominoperineal en caso de afectación del conducto anal. Hay que tener en cuenta que:

- En el adenocarcinoma anal, el tratamiento de elección es la quimiorradioterapia neoadyuvante seguida de cirugía radical. En tumores T1, se puede proponer escisión local.
- En el melanoma anal, se prefiere la escisión local respecto a la cirugía radical.
- El linfoma asociado a VIH suele ser extraganglionar y el tratamiento consiste en antirretrovíricos y quimioterapia. La cirugía se reserva para los linfomas B no asociados a VIH.

PUNTOS CLAVE

- La estirpe tumoral más frecuente en el ano es el carcinoma escamoso.
- El agente causal principal es el VPH.
- Aunque está justificado un cribado en la AIN, no existe un método consensuado. La vacunación debe recomendarse de forma sistemática.
- Para el diagnóstico y la estadificación del carcinoma escamoso, de debe realizar una biopsia por anoscopia, una TAC torácica y abdominal, una RMN pélvica y una PET-TAC.
- El tratamiento del carcinoma escamoso se basa en la quimiorradioterapia.
- La cirugía está indicada en tumores T1N0 bien o moderadamente diferenciados, mediante escisión local con 1 cm de margen o en la recidiva local o enfermedad local progresiva mediante la amputación abdominoperineal.
- Ante enfermedad persistente, se debe realizar observación activa durante 4-6 meses antes de plantear una nueva biopsia y tratamiento.
- En el adenocarcinoma anal, en general, se recomienda la quimiorradioterapia neoadyuvante seguida de amputación abdominoperineal.
- En el melanoma anal, se recomienda la escisión local amplia. La linfadenectomía no mejora la supervivencia, por lo que no está establecida la biopsia selectiva del ganglio centinela en el melanoma anorrectal.

BIBLIOGRAFÍA

Anwar S, Welbourn H, Hill J, Sebag-Montefiore D. Adenocarcinoma of the anal canal – a systematic review. Colorectal Dis. 2013;15(12):1481-8.

Ates M, Akbulut S, Tuncer A, Sahin E, Karabulut E, Sarici KB. Squamous cell carcinoma arising from perianal Buschke-Lowenstein tumor (giant condyloma acuminatum): comprehensive literature review. J Gastrointest Cancer. 2022;53(4):1083-92.

Benson AB, Venook AP, Al-Hawary MM, Azad N, Chen YJ, Ciombor KK, et al. NCCN clinical practice guidelines in oncology (NCCN Guidelines), anal carcinoma, version 1. 2022. Disponible en: https://www.nccn.org/professionals/physician_gls/pdf/anal.pdf

Berenson AB, Guo F, Chang M. Association of human papillomavirus vaccination with the incidence of squamous cell carcinomas of the anus in the US. JAMA Oncol. 2022;8(4):1-3.

Betancourt EM, Wahbah MM, Been LC, Chiao EY, Citron DR, Laucirica R. Anal cytology as a predictor for anal intraepithelial neoplasia in HIV-positive men and women. Diagn Cytopathol. 2013;41(8):697-702.

Bleicher J, Cohan JN, Huang LC, Peche W, Pickron TB, Scaife CL, et al. Trends in the management of anorectal melanoma: a multi-institutional retrospective study and review of the world literature. World J Gastroenterol. 2021;27(3):267-80.

Brogden DRL, Lupi MEE, Warren OJ, Kontovounisios C, Mills SC. Comparing and contrasting clinical consensus and guidelines for anal intraepithelial neoplasia in different geographical regions. Updates Surg. 2021;73(6):2047-58.

Buzard CL, Rizzolo D. An overview of anal intraepithelial neoplasia. JAAPA. 2018;31(7):1-5.

Carvalho N, Albergaria D, Lebre R, Firia J, Fernandes V, Vidal H, et al. Anal canal gastrointestinal stromal tumors: case report and literature review. World J Gastroenterol. 2014;20(1):319-23.

Cho SD, Groves E, Lao VV. History of high-resolution anoscopy. Clin Colon Rectal Surg. 2018;31(6):336-46.

Ciarrocchi A, Pietroletti R, Carlei F, Amicucci G. Extensive surgery and lymphadenectomy do not improve survival in primary melanoma of the anorectum: results from analysis of a large database (SEER). Colorectal Dis. 2017;19(2):158-64.

Ciga-Lozano MA, Cerdán Santacruz C. Cáncer de ano y enfermedades premalignas. En: Parilla Paricio P, García-Granero Ximénez E, Martín Pérez E, Morales Conde S, Navarro Soto S, Targarona Soler EM (dirs.). Cirugía AEC. 3ª ed. Madrid: Editorial Médica Panamericana. 2022; 695-704.

De Nardi P, Guarneri G, Canevari C, Tamburini A, Slim N, Passoni P, et al. Prognostic value of fluorodeoxyglucose positron emission tomography/computed tomography and inguinal sentinel lymph node biopsy in patients with anal cancer. Colorectal Dis. 2019;21(9):1017-24.

Eng C, Jácome AA, Das P, Chang GJ, Rodríguez-Bigas M, Skibber JM, et al. A phase II study of capecitabine/oxaliplatin with concurrent radiotherapy in locally advanced squamous cell carcinoma of the anal canal. Clin Colorectal Cancer. 2019;18(4):301-6.

Faber MT, Frederiksen K, Palefsky JM, Kjaer SK. Risk of anal cancer following benign anal disease and anal cancer precursor lesions: a Danish nationwide cohort study. Cancer Epidemiol Biomarkers Prev. 2020;29(1):185-92.

Hemachandran N, Goyal A, Bhattacharjee HK, Sharma R. Radiology of anal and lower rectal cancers. Clin Radiol. 2021;76(12):871-8.

Jutten E, Kruijff S, Francken AB, Holzik MFL, Van Leeuwen BL, Van Westreenen HL, et al. Surgical treatment of anorectal melanoma: a systematic review and meta-analysis. BJS Open. 2021;5(6):zrab107.

Law C, Eykman E, Pennington T, Ip J, Pincott S. Perianal extramammary Paget's disease: a diagnosis worth considering. ANZ J Surg. 2020;90(11):E135-6.

Leccisotti L, Manfrida S, Barone R, Ripani D, Tagliaferri L, Masiello V, et al. The prognostic role of FDG PET/CT before combined radio-chemotherapy in anal cancer patients. Ann Nucl Med. 2020;34(1):65-73.

Lewis GD, Haque W, Butler EB, Teh BS. Survival outcomes and patterns of management for anal adenocarcinoma. Ann Surg Oncol. 2019;26(5):1351-7.

Oweira H, Giryes A, Mannhart M, Decker M, Schlumpf R, Abdel-Rahman O. Assessment of the external validity of the American Joint Committee on Cancer 8th staging system for anal carcinoma. Curr Med Res Opin. 2018;34(5):923-9.

Palefsky JM, Lee JY, Jay N, Goldstone SE, Darragh TM, Dunlevy HA, et al. Treatment of anal high-grade squamous intraepithelial lesions to prevent anal cancer. N Engl J Med. 2022;386(24):2273-82.

Pulido A, Baniandrés O, Borregón P, Cano N, Parra V, Suárez R, et al. Enfermedad de Paget extramamaria como forma de presentación de un adenocarcinoma de canal anal. Gastroenterol Hepatol. 2011;34(5):376-7.

Rao S, Guren MG, Khan K, Brown G, Renehan AG, Steigen SE, et al. Anal cancer: ESMO clinical practice guidelines for diagnosis, treatment and follow-up. Ann Oncol. 2021;32(9):1087-100.

Roberts JR, Siekas LL, Kaz AM. Anal intraepithelial neoplasia: a review of diagnosis and management. World J Gastrointest Oncol. 2017;9(2):50-61.

Roy AC, Wattchow D, Astill D, Singh S, Pendlebury S, Gormly K, et al. Uncommon anal neoplasms. Surg Oncol Clin N Am. 2017;26(1):143-61.

Schaefer T, Satzger I, Gutzmer R. Clinics, prognosis and new therapeutic options in patients with mucosal melanoma: a retrospective analysis of 75 patients. Medicine (Baltimore). 2017;96(1):e5753.

Siddharthan RV, Lanciault C, Tsikitis VL. Anal intraepithelial neoplasia: diagnosis, screening, and treatment. Ann Gastroenterol. 2019;32(3):257-63.

Stewart DB, Gaertner WB, Glasgow SC, Herzig DO, Feingold D, Steele SR; Clinical Practice Guidelines Committee of the American Society of Colon and Rectal Surgeons. The American Society of Colon and Rectal Surgeons clinical practice guidelines for anal squamous cell cancers (revised 2018). Dis Colon Rectum. 2018;61(7):755-74.

Tan GY, Chong CK, Eu KW, Tan PH. Gastrointestinal stromal tumor of the anus. Tech Coloproctol. 2003;7(3):169-72.

Tang J, Zhu L, Huang Y, Yang L, Ge D, Hu Z, et al. Development and validation of prognostic survival nomograms for patients with anal canal cancer: a SEER-based study. Int J Gen Med. 2021;14:10065-81.

Thompson HM, Kim JK. Perianal Paget's disease. Dis Colon Rectum. 2021;64(5):511-5.

Tsay CJ, Pointer T, Chandler JB, Nagar AB, Protiva P. Anal adenocarcinoma: case report, literature review and comparative survival analysis. BMJ Open Gastroenterol. 2021;8(1):e000661.

Virgilio E, Mercantini P, Santangelo G, Canali G, Peritore V, Balducci G. Anorectal melanoma: a rare aggressive type of melanoma. ANZ J Surg. 2017;87(5):421-2.

Pólipos y síndromes poliposicos del colon

16

P. A. Cascales Campos, Á. Alcaraz Solano y A. Balaguer Román

 OBJETIVOS

- Describir los principales síndromes de poliposis colorrectales en función del tipo de pólipo predominante, así como las bases genéticas que los producen.
- Reconocer los patrones clínicos dentro de los diferentes síndromes poliposicos del colon, así como los criterios generales de diagnóstico de estos.
- Exponer las estrategias de manejo y seguimiento de los pacientes con estos síndromes.

RECUERDO GENERAL DE LOS POLIPOS DE COLON

A continuación, se describen las principales características de los pólipos adenomatosos, los pólipos serrados, así como de los pólipos no neoplásicos.

Pólipos adenomatosos

Son los pólipos más frecuentes. Pueden ser: tubulares (85 %), tubulovellosos (10 %) o vellosos (5 %). Por definición, los adenomas vellosos son lesiones premalignas. Es importante tener claros los siguientes conceptos:

- *Adenoma avanzado*: se trata de pólipos adenomatosos que cumplen alguna de las siguientes características:
  – Tamaño ≥ 10 mm.
  – > 2 adenomas con displasia de bajo grado.
  – Adenoma velloso o con displasia de alto grado.
- *Carcinoma intraepitelial* (displasia de alto grado): la lesión maligna no sobrepasa la membrana basal del epitelio; no tiene capacidad de diseminación.

- *Carcinoma intramucoso*: existe ya una auténtica invasión de la membrana basal, pero no la muscular de mucosa; en esta fase, la lesión todavía no tiene capacidad de diseminación a distancia.
- *Carcinoma invasor*: afecta a la submucosa; en esta situación y en función del tipo de pólipo, es de utilidad la clasificación de Haggitt (pediculados) o Kikuchi (sésiles) (**Tabla 16-1**).

Pólipos serrados

Se denominan así por el aspecto histológico de su epitelio («dientes de sierra»). Se clasifican en tres categorías:

- *Pólipos hiperplásicos* (80-90 %): especialmente, en el rectosigma (riesgo de malignización controvertido).
- *Adenoma serrado sésil* (15-20 %): preneoplásico y típico en el colon derecho.
- *Adenoma serrado tradicional* (1-6 %): pediculado y en el colon izquierdo, preneoplásico.

Tabla 16-1. Clasificación de Haggitt y de Kikuchi para los diferentes pólipos malignizados del colon y su manejo recomendado

			Manejo
Pólipos pediculados (Haggitt)	Grado 0	No afecta a la muscular de la mucosa (carcinoma *in situ*)	Polipectomía y vigilancia
	Grado 1	Afecta a la submucosa de la cabeza del pólipo	
	Grado 2	Afecta a la submucosa del cuello del pólipo	
	Grado 3	Afecta a la submucosa de cualquier parte del tallo	
	Grado 4	Afecta a la submucosa por debajo del tallo	Resección segmentaria del colon
Pólipos sésiles (Kikuchi)	Sm1	Tercio superior de la submucosa	Polipectomía
	Sm2	Tercio medio de la submucosa	Resección segmentaria del colon
	Sm3	Tercio inferior de la submucosa	

La «vía serrada» de la carcinogénesis colorrectal se sabe ya que es la responsable de hasta un 20-30 % de todos los cánceres colorrectales (CCR). La localización en el colon derecho, además de la presencia de displasia, son los principales factores de riesgo de malignización. Se recomienda la resección endoscópica completa de los todos los pólipos serrados, a excepción de aquellos hiperplásicos, de pequeño tamaño (< 5 mm) y localizados en el rectosigma (no han demostrado aumentar el riesgo de CCR). La cirugía (resección segmentaria del colon) se reserva para pólipos no extirpables por endoscopia, por su localización y/o tamaño. Se consideran lesiones avanzadas cuando hay ≥ 1 lesión serrada con displasia o tamaño ≥ 10 mm. Los pólipos serrados en el colon derecho, además de los que presentan displasia, tienen mayor riesgo de malignización.

Pólipos no neoplásicos

Son pólipos sin riesgo de malignización:

- *Pólipos inflamatorios*: asociados al proceso regenerativo de un foco inflamatorio en el colon (enfermedad de Crohn o colitis ulcerosa, colitis amebiana o disentería bacilar, etcétera).
- *Pólipos hamartomatosos*: consecuencia de la proliferación de células maduras de la mucosa. Suelen verse en entidades como la poliposis juvenil y el síndrome de Peutz-Jeghers (SPJ).

En la **figura 16-1**, puede verse una recomendación general para el manejo de los pólipos de colon cuando, una vez resecados, se conocen sus características colonoscópicas e histopatológicas.

SÍNDROMES POLIPÓSICOS DEL COLON

Los síndromes poliposicos incluyen un grupo de enfermedades, casi siempre hereditarias, caracterizadas por el desarrollo de numerosos pólipos gastrointestinales, con un riesgo aumentado de desarrollar un CCR, además de neoplasias en otros órganos y manifestaciones extraintestinales de la enfermedad. Las poliposis colorrectales se clasifican en función del tipo de pólipo predominante.

Poliposis adenomatosa familiar clásica (PAF), atenuada (PAFa) y poliposis asociada a mutación de *MUTYH* (PAM)

La poliposis adenomatosa familiar (PAF) es la poliposis más frecuente. Tiene una prevalencia de, aproximadamente, un caso por cada 15.000 personas y afecta a ambos sexos por igual.

En la *variante clásica*, los pólipos adenomatosos se distribuyen por todo el colon (> 100, con una media de 1.000 pólipos). La clínica aparece a los 30-40 años con síntomas inespecíficos (rectorragia, dolor abdominal o diarrea), con un riesgo de malignización del 100 %. La *variante atenuada* aparece más tarde (CCR en torno a los 50 años), con menos pólipos (menos de 100 y localizados, fundamentalmente, en el colon derecho). El riesgo de malignización de estos pólipos ronda el 60 %. Debe hacerse el diagnóstico diferencial con el síndrome de Lynch y la poliposis asociada a mutación de *MUTYH* (PAM).

Debe sospecharse la PAF en pacientes con 10 o más adenomas en una o en sucesivas colonoscopias. Si se detecta la mutación, se confirma la enfermedad. La ausencia de la mutación no descarta la enfermedad (ocurre en el 20-30 %) y debe tenerse en cuenta que hasta un 30 % de los casos se producen por una mutación *de novo* (no existirán antecedentes familiares de PAF).

En su génesis, la PAF se debe a una mutación germinal de las variantes patogénicas del gen supresor de tumores, ubicado en el cromosoma 5q21-q22 (gen *APC*). Es necesario que se den mutaciones en ambos alelos, por lo que, además de la mutación germinal de uno de ellos, la enfermedad se manifiesta ante el desarrollo combinado de la mutación somática del otro. Se han descrito más de 1.000 mutaciones diferentes del gen *APC* asociadas. La enfermedad sigue un patrón de herencia autosómico dominante con penetrancia casi completa respecto al desarrollo de pólipos del colon y con penetrancia variable de las manifestaciones extracolónicas. Hasta uno de cada cuatro casos se deben a mutaciones de novo, por lo que estos pacientes no presentan antecedentes familiares de la enfermedad. La ubicación de la mutación en el gen *APC* se ha asociado con la gravedad de la poliposis colónica, el grado de riesgo de cáncer, la edad de aparición del cáncer, la supervivencia y la presencia y frecuencia de manifestaciones extracolónicas. Las mutaciones entre los codones 169 a 1.393 están asociadas a la PAF clásica. La PAF atenuada (PAFa) se asocia a mutaciones que típicamente se encuentran en los extremos 5' (5' al codón 158) y 3' (3' al codón 1.596) del gen *APC*. También se han descrito otras correlaciones genotipo-fenotipo con las mutaciones de determinados codones específicos y el desarrollo de manifestaciones extraintestinales; son las lesiones retinianas benignas (hipertrofia congénita del epitelio pigmentario de la retina), el desarrollo de tumores desmoides, o el meduloblastoma.

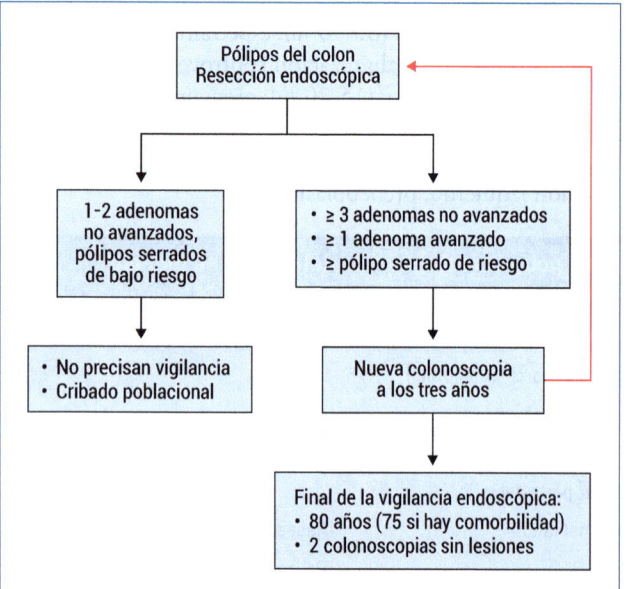

Figura 16-1. Manejo y seguimiento del paciente al que se le resecan pólipos del colon durante una colonoscopia.

Formas clínicas de la poliposis adenomatosa familiar

Clínicamente, la enfermedad puede ser asintomática hasta el desarrollo de CCR, por lo que los síntomas derivados de este pueden guiar el diagnóstico (pérdidas hemáticas digestivas, dolor abdominal, diarrea u obstrucción intestinal, etc.). El diagnóstico se suele realizar entre los 20 y los 40 años. Las dos formas más comunes de la PAF son:

- *Forma clásica*: se caracteriza por la presencia de hasta miles de pólipos colorrectales adenomatosos. Estas formas de la enfermedad suelen presentar una edad de debut mucho más temprana, con una media de edad de aparición de los pólipos en torno a los 15-17 años e, incluso, menores. En estos pacientes, es universal el desarrollo de un CCR (que suele ser del colon izquierdo), con una media de edad en torno a los 40 años. Casi la mitad de estos desarrollan, además, neoplasias sincrónicas.
- *Forma atenuada*: generalmente, se caracteriza por el desarrollo de no más de 100 pólipos con una edad de aparición más tardía que en las formas clásicas y un cáncer de colon del segmento más proximal. Aunque el riesgo de desarrollar un CCR no es universal, se sitúa en la nada despreciable cifra del 75 %.

Manifestaciones extracolónicas

Además de los pólipos adenomatosos del colon, los pacientes con PAF pueden presentar uno o varios de los siguientes hallazgos extracolónicos:

- *Pólipos gástricos*: suelen ser pólipos pequeños, de glándulas fúndicas, sésiles y menores de 1 cm, localizados en el antro gástrico. También algunos pacientes pueden desarrollar centenares de estos y, en más de la mitad de los casos, los pólipos gástricos se asocian a displasia de bajo grado. En la práctica clínica, tienen un riesgo bajo de evolucionar a un cáncer gástrico.
- *Adenocarcinoma gástrico y poliposis proximal del estómago*: es una variante rara que se caracteriza por la presencia de más de 100 pólipos en el cuerpo y fondo gástricos, sin afectación del antro. Aunque los pólipos de las glándulas fúndicas son el tipo más común de pólipo gástrico identificado, se pueden observar también pólipos hiperplásicos y pólipos adenomatosos. Estos pacientes tienen un alto riesgo de desarrollar un cáncer gástrico. Curiosamente, esta forma excepcional de poliposis no se acompaña de poliposis colónica.
- *Adenomas duodenales*: la presencia de adenomas duodenales es frecuente en los enfermos con PAF, y el riesgo de degeneración a un adenocarcinoma, evidente. De hecho, el adenocarcinoma —especialmente, ampular y periampular— es la segunda causa de muerte en los pacientes con PAF. Menos frecuente es la aparición de adenomas en la vesícula biliar y el intestino delgado (especialmente, en el íleon distal).
- *Tumores desmoides*: son tumores mesenquimales (de estirpe fibroblástica), que aparecen hasta en el 15 % de los pacientes con PAF. Aunque estos tumores crecen lentamente y no metastatizan, pueden causar una morbilidad y mortalidad significativas. Son, pues, tumores benignos de comportamiento maligno. Pueden aparecer afectando a la pared abdominal, ser de localización intraabdominal (estas dos formas son las más frecuentes) o localizarse fuera el abdomen. Con relativa frecuencia, están asociados a una cirugía previa. Si bien algunos pueden resolverse espontáneamente o permanecer estables en el seguimiento, un porcentaje de pacientes presentarán morbilidad asociada a su crecimiento con dolor, obstrucción intestinal, obstrucción ureteral y compromiso vascular mesentérico. Un porcentaje de pacientes con tumores desmoides pueden sufrir una afortunada regresión espontánea de la lesión, pero no es lo frecuente.
- *Otras manifestaciones*: otras manifestaciones asociadas a la poliposis adenomatosa incluyen la presencia de nódulos tiroideos benignos, cáncer papilar de tiroides, hepatoblastomas y tumores del sistema nervioso central (SNC), como el meduloblastoma. Los quistes sebáceos o epidermoides, los lipomas, los osteomas, los fibromas, las anomalías dentales (p. ej., dientes impactados, anquilosis dentales, hipodoncia o dientes supernumerarios), los angiofibromas nasofaríngeos juveniles y los adenomas suprarrenales también se han asociado a PAF. Asimismo, la hipertrofia congénita del epitelio pigmentario de la retina es otra característica de la enfermedad en algunas familias.

El *síndrome de Gardner* se define ante la presencia de alguna de las siguientes manifestaciones extracolónicas junto con la PAF:

- Lesiones gastroduodenales:
  - Pólipos gástricos: pólipos de glándulas fúndicas (benignos) y adenomas (infrecuentes, premalignos).
  - Pólipos duodenales: es la manifestación extracolónica más frecuente, habitualmente, en forma de adenomas periampulares, que son premalignos (cáncer más frecuente en pacientes con PAF tras el CCR).
- Lesiones extraintestinales:
  - Hipertrofia congénita del epitelio pigmentario de la retina (70-80 %): asintomática.
  - Osteomas (50-90 %).
  - Quistes epidermoides (50 %).
  - Tumores desmoides (10-15 %).
  - Cáncer papilar de tiroides (2 %).
  - Cáncer de páncreas (2 %).
  - Hepatoblastoma (1 %): típico en niños < 7 años.
  - Dientes supernumerarios.

El *síndrome de Turcot* (tipo II) se describe como la asociación en pacientes con PAF de tumores del SNC (el meduloblastoma es el más frecuente). Esta entidad es de herencia autosómica recesiva y combina la mutación germinal del gen *APC* junto con la de otros genes reparadores del ácido desoxirribonucleico (*MSH2, MLH1 y PMS2*). El síndrome de Turcot de tipo I también asocia tumores del SNC, pero dentro del CCR hereditario no asociado a poliposis (síndrome de Lynch).

Diagnóstico

El diagnóstico de PAF debe sospecharse en cualquier paciente que tenga 10 o más adenomas colorrectales acumulados. También se debe sospechar si un individuo tiene antecedentes de adenomas en combinación con manifestaciones extracolónicas asociadas a la PAF, como adenomas duodenales/ampulares, tumores desmoides, cáncer papilar de tiroides, hipertrofia congénita del epitelio pigmentado de la retina, quistes epidérmicos u osteomas, incluso si el número absoluto de adenomas es más bajo.

En algunas circunstancias, el diagnóstico clínico de PAF es fácilmente evidente por la herencia autosómica dominante de la poliposis colónica difusa y las características extracolónicas clásicas. Una mutación de la línea germinal en el gen APC establece un diagnóstico de PAF y se deben ofrecer las pruebas genéticas específicas a los familiares en riesgo del caso índice. Esto incluye a todos los familiares de primer grado del caso índice y también a la descendencia de primer grado de estos familiares en los que se detecte dicha mutación del gen *APC*. Además, a los familiares de segundo grado, se les pueden ofrecer evaluaciones y pruebas genéticas cuando un miembro de la familia rechaza las pruebas genéticas o ha fallecido.

La edad razonable para comenzar la evaluación genética de la mutación *APC* en menores es de 10 a 12 años e, incluso, antes en familias de pacientes con tumores de aparición temprana como el hepatoblastoma.

Seguimiento tras el diagnóstico de la poliposis adenomatosa familiar

En las personas diagnosticadas con la presencia de una mutación de la variante clásica de la PAF, el cribado precoz del CCR ha de comenzar en la preadolescencia (10-12 años) mediante colonoscopia completa. Durante las exploraciones endoscópicas, debe describirse exhaustivamente el número y la distribución de los pólipos, así como proceder a la biopsia de estos. Estos dos datos serán importantes para la toma posterior de decisiones. Las revisiones anuales con nuevas colonoscopias son obligadas durante toda la vida, incluso aunque en alguna de ellas no se visualicen pólipos colorrectales. En los familiares sin la mutación, se recomienda una colonoscopia anual hasta los 24 años y, si no se aprecian pólipos, la frecuencia de detección puede espaciarse (cada dos años hasta los 34 años, cada tres años hasta los 44 años y cada tres e, incluso, cinco años posteriormente).

En personas con PAF, dado que las lesiones aparecen de una forma más tardía, el inicio del cribado puede también retrasarse a la adolescencia tardía con una cadencia de exploraciones colonoscópicas cada 1-2 años.

Colectomía en pacientes con poliposis adenomatosa familiar

La cirugía sigue siendo el único tratamiento potencialmente curativo para pacientes con PAF. Decidir el momento más adecuado para realizarla es también un desafío, especialmente, en formas clásicas donde este se posiciona en la misma adolescencia de la persona. En términos generales, la cirugía se lleva a cabo entre los 12 y los 15 años en las formas clásicas, y puede retrasarse en torno a los 25 años en las formas atenuadas, incluso después si las colonoscopias de control van siendo favorables.

Son indicaciones de la colectomía las siguientes:

- Diagnóstico confirmado de CCR.
- Incremento progresivo del número de pólipos en cada colonoscopia.
- Displasia de alto grado o adenomas múltiples mayores de 6 mm.
- Síntomas graves como la hemorragia gastrointestinal.

En términos generales, la cirugía más adecuada es la proctocolectomía total. Tras la resección de todo el colon y el recto, la cirugía puede continuar con la realización de una anastomosis ileoanal con reservorio o bien mediante el posicionamiento de una ileostomía definitiva en la fosa ilíaca derecha. En algunos pacientes con mínima afectación de la mucosa rectal (ausencia de pólipos o presencia de menos de 10 adenomas rectales que pueden ser resecados y vigilados endoscópicamente), puede preservarse parte del recto y realizar una anastomosis ileorrectal. Esta posibilidad debería obviarse en pacientes con un fenotipo asociado al desarrollo de tumores desmoides por el hecho de que puede ser muy dificultoso el acceso de nuevo a la cavidad abdominal o realizar la resección rectal del remanente y la reconstrucción con anastomosis ileoanal, por la retracción de los mesos intestinales ante la presencia del tumor desmoide.

Los pacientes que son tratados con panproctocolectomía total con anastomosis ileoanal con reservorio pueden desarrollar una reservoritis, aunque, por lo general, de menor intensidad y gravedad que la que aparece para el mismo procedimiento quirúrgico en pacientes con enfermedad inflamatoria intestinal. Además, el estudio endoscópico debe centrarse también en la evaluación del reservorio, pues está descrito el riesgo de desarrollo de adenomas y carcinomas en este.

La evaluación endoscópica del recto, si lo hay, o de la bolsa ileal debe realizarse cada 6-12 meses (o cada año para los pacientes con ileostomías terminales).

Los antiinflamatorios no esteroideos —especialmente, el sulindaco y el celecoxib— se utilizan de manera adyuvante en pacientes con pólipos residuales tras la cirugía (reducen el número y tamaño de los adenomas en la PAF, no en la PAM), pero no deben plantearse como alternativa y no eliminan el riesgo de malignización de los pólipos. Estos fármacos también generan mejoría de los pólipos duodenales.

En la **tabla 16-2**, puede verse un resumen de las principales características de la PAF y sus variantes.

Seguimiento y manejo de la patología extracolónica

En pacientes con PAF, se recomienda, además:

- Gastroduodenoscopia: este es el único cribado obligatorio que se recomienda de forma universal en los pacientes con PAF. Todos los pacientes con el diagnóstico de PAF deben tener al diagnóstico una gastroduodenoscopia, incluidos los pacientes con forma atenuadas de la enfermedad. Se vuelve a recordar en este apartado que el cáncer asociado a la malignización de los pólipos duodenales supone la segunda

Tabla 16-2. Principales características de la poliposis adenomatosa familiar en sus diferentes modalidades

	PAF	PAFa	PAM
Número de pólipos	1.000 (> 100)	< 100	20
Distribución de pólipos	Todo el colon	Más en el colon derecho	Más en el colon derecho
Riesgo de malignización	100 %	60 %	40 %
Media de edad de CCR	30-40 años	50 años	>50 años
Edad de la cirugía	18-20 años	25 años	Cuando no se asegure un control adecuado con colonoscopia
Cribado	Sigmoidoscopia bianual a los 10-12 años y anual tras la aparición de adenomas	Colonoscopia bianual a los 18-20 años y anual tras la aparición de adenomas	Colonoscopia bianual a los 18-20 años y anual tras la aparición de adenomas solo en homocigotos
Mutación	Gen *APC* Cromosoma 5q		Gen *MYH* (o *MUTYH*), cromosoma 1p
Herencia	Autosómica dominante (el 50 % de la descendencia)		Autosómica recesiva
Cirugía	Proctocolectomía total con reservorio y anastomosis ileoanal o colectomía total con anastomosis ileorrectal		

CCR: cáncer colorrectal; PAF: poliposis adenomatosa familiar; PAFa: poliposis adenomatosa familiar atenuada; PAM: poliposis asociada a *MUTYH*.

causa de muerte, tras el CCR, en los pacientes con PAF. La exploración debería repetirse cada 1-5 años según los hallazgos, que se definen dentro de la clasificación de Spiegelman (**Tabla 16-3**), que tiene en cuenta el número, la estructura de las lesiones, el tamaño y la presencia de displasia. Así, los pacientes con estadios 0-I pueden ser revisados cada cinco años, cada tres años los estadios II y cada año los estadios III. La resección quirúrgica es clara en pacientes con estadios IV, con necesidad de indicar una duodenopancreatectomía cefálica o una duodenectomía según la posición de la lesión. Recientemente, la duodenotomía y la mucosectomía están ganando adeptos, en buena parte, por el alto riesgo de nueva aparición de los adenomas.

- Tumores desmoides: los tumores desmoides pueden ser totalmente asintomáticos o generar morbilidad. Suelen tener un crecimiento lento, pero progresivo, y estar asociados a intervenciones quirúrgicas previas, lo que influye también en la toma de decisiones. Se ha intentado una gran variedad de tratamientos médicos (especialmente sulindaco y tamoxifeno), que podrían estar indicados en el grupo de pacientes asintomáticos. El problema del abordaje quirúrgico de los tumores desmoides en este contexto es el

índice de recidiva elevadísimo (que puede llegar al 90 %). Debe informarse bien al paciente y la familia de los riesgos y expectativas de la cirugía en el tumor desmoide. La cirugía debe realizarse buscando conseguir un margen de seguridad de, al menos, 1 cm en toda su extensión. La radioterapia externa adyuvante, de indicarse, no tiene valor en los desmoides intraperitoneales y se reserva para la resección de desmoides extraabdominales o los que se desarrollan en el espesor de la pared abdominal.

- Ecografía cervical: cada 2-5 años desde finales de la adolescencia, por la posibilidad mencionada previamente de desarrollar un cáncer de tiroides. El examen físico carece de sensibilidad para la detección de las lesiones tiroideas.
- Cribado del hepatoblastoma: suele incluir la determinación de alfafetoproteína en sangre y ecografía abdominal cada seis meses hasta los 7 años. Al contrario, suele indicarse el cribado de la PAF en niños diagnosticados de un hepatoblastoma.

En la **figura 16-2**, se presenta un resumen de las pruebas para el cribado utilizadas en la PAF.

Poliposis asociada a la mutación de *MUTYH*

La PAM es un síndrome de poliposis autosómico recesivo. Los pacientes afectados tienen múltiples adenomas colorrectales y un mayor riesgo de desarrollar CCR. Se ha considerado esta poliposis, que no es más que una poliposis adenomatosa, como un apartado diferente para su mejor comprensión.

MUTYH es un gen cuya proteína repara el daño oxidativo del ADN. Los genes diana que están mutados como consecuencia del daño oxidativo influyen fuertemente en el fenotipo de la poliposis. Las dos variantes patogénicas del gen *MUTYH* más comunes en europeos occidentales y norteamericanos son Y179C y G396D.

Tabla 16-3. Clasificación de Spiegelman

Variable	Puntuación		
	1	**2**	**3**
Número	1-4	5-20	>20
Tamaño	1-4	5-10	>10
Tipo de adenoma	Tubular	Tubulovelloso	Velloso
Displasia	Leve	–	Grave

La clasificación de Spiegelman establece cuatro estadios de acuerdo con las puntuaciones de los diferentes apartados: estadio I, puntuación de 1-4; estadio II, puntuación de 5-6; estadio III, puntuación de 7-8; estadio IV, puntuación de 9-12.

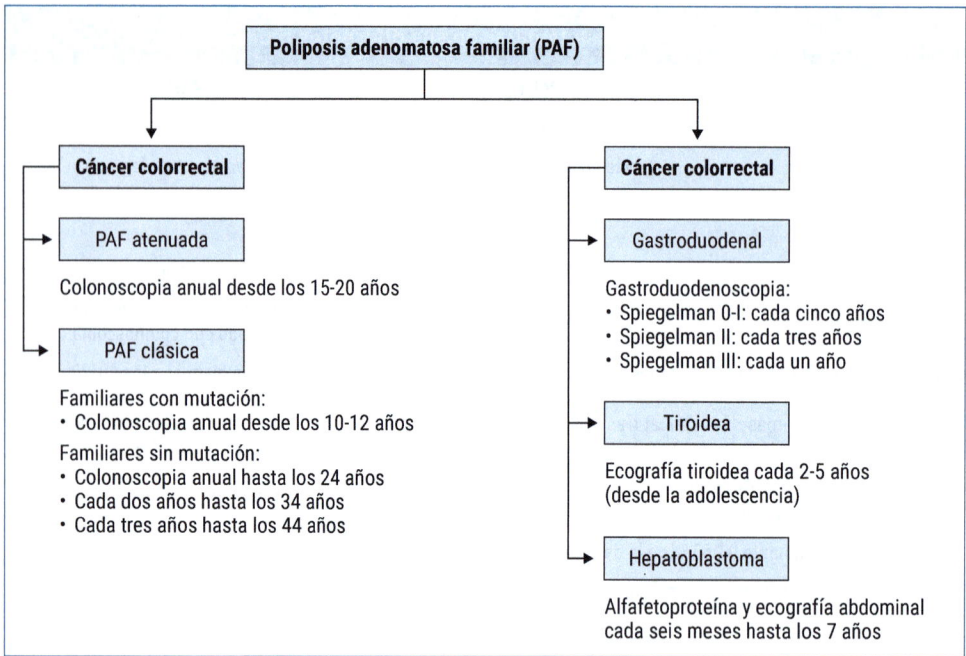

Figura 16-2. Recomendaciones en el manejo de los pacientes con poliposis adenomatosa familiar.

La PAM se caracteriza típicamente por la presencia de múltiples adenomas colorrectales y los factores ambientales y epigenéticos también pueden afectar el fenotipo de PAM. Las personas con PAM, generalmente, desarrollan entre 10 y 100 pólipos colorrectales, que se manifiestan entre los 50 y los 60 años de vida. Aunque los adenomas son el tipo de pólipo predominante, en algunos pacientes, se desarrollan múltiples pólipos serrados hiperplásicos y/o sésiles. Las personas con variantes patogénicas bialélicas de MUTYH y PAM tienen un alto riesgo de desarrollar CCR, que está presente en hasta dos tercios de los pacientes en el momento de la presentación. En las personas con una afectación de un solo alelo (portadores), el riesgo de CCR no es tan alto (menos del 10 %). En cualquier caso, la presencia de CCR se da con mayor frecuencia en el colon derecho.

Además de las manifestaciones colónicas, también se han asociado varias manifestaciones extracolónicas en esta poliposis. Las personas con PAM tienen un mayor riesgo de desarrollar pólipos gastrointestinales superiores y parecen tener un mayor riesgo de desarrollar cáncer duodenal. El riesgo de cáncer de tiroides también parece aumentar moderadamente.

El diagnóstico diferencial fundamental debe establecerse con la PAF. A diferencia de la PAM (que se asocia a herencia autosómica recesiva), en la mayoría de las familias con PAF, se puede detectar una transmisión vertical (de padres a hijos) de la poliposis por el carácter dominante de su herencia. En cualquier caso, también existen mutaciones del gen *APC de novo*, como se ha comentado previamente y, en estos pacientes, el estudio genético que incluya ambos síndromes es fundamental para el diagnóstico preciso.

Para el cribado y la detección del CCR, se recomienda la realización de una colonoscopia anual o bianual, a partir de los 25-30 años. También debe indicarse la gastroduodenoscopia en el diagnóstico, al igual que el cribado de las lesiones tiroideas mediante ecografía anual.

Poliposis hamartomatosas

En la **tabla 16-4**, se muestra un resumen de las principales poliposis hamartomatosas.

Síndrome de Peutz-Jeghers

El SPJ es un síndrome autosómico dominante (cromosoma 19p, mutación germinal del gen *STK11*, también llamado *LKB1*), caracterizado por múltiples pólipos hamartomatosos en el tracto gastrointestinal, pigmentación mucocutánea y un mayor riesgo de cáncer gastrointestinal y no gastrointestinal.

Los componentes fundamentales de este síndrome son la presencia de:

- Pólipos hamartomatosos (90-100 %): en el intestino delgado —más específicamente, el yeyuno— (60-90 %), colon (50-60 %) o estómago (25 %). Los pólipos gastrointestinales se desarrollan en la primera década de la vida, y la mayoría de los pacientes presentan síntomas entre las edades de 10 y 30 años. Los pólipos hamartomatosos también pueden aparecer fuera del tracto gastrointestinal, incluida la pelvis renal, la vejiga urinaria, los pulmones y la nasofaringe. Los pólipos, al crecer, es común que se ulceren (hemorragia) o sirvan de cabeza de invaginación para el desarrollo de una obstrucción intestinal (dolor abdominal cólico recidivante y crónico), hecho que ocurre hasta en dos tercios de los pacientes. Los pólipos hamartomatosos no se malignizan. Endoscópicamente, pueden ser sésiles, pediculados o lobulados. Desde el punto de vista histológico, son hamartomas que característicamente contienen una proliferación de músculo liso que se extiende hacia la lámina propia en forma de arborización; el epitelio suprayacente es normal (pólipos de Peutz-Jeghers).
- Pigmentación melánica mucocutánea (95 %): tienen una localización preferente alrededor de la boca, seguidas de las localizadas en las palmas de las manos. Están causadas

Tabla 16-4. Características fundamentales de las poliposis hamartomatosas con los datos clínicos fundamentales asociados para su identificación o sospecha

Poliposis	Herencia-mutación	Dato clínico para la identificación
Peutz-Jeghers	*STK1* (también llamada *LKB1*, del Cr-19p)	Dolor abdominal cólico recidivante y crónico Lesiones hiperpigmentadas peribucales
Poliposis juvenil	*BMPRA* (Cr-10) o *SMAD4* (Cr-18)	HDB Invaginación intestinal Antecedentes del síndrome en la familia
Síndrome de Cowden	*PTEN* (Cr-10q)	Triquilemomas faciales, fibromas orales, lipomas subcutáneos y queratosis acra
Síndrome de Cronkhite-Canada	No hereditaria	Alopecia, onicodistrofia e hiperpigmentación cutánea Malabsorción (causa principal de muerte)

Cr: cromosoma; HDB: hemorragia digestiva baja.

por la acumulación de macrófagos cargados de pigmentos en la dermis, y tienen una morfología plana, de color gris azulado o marrón y, con un tamaño que no supera los 5 mm de diámetro. La pigmentación mucocutánea aumenta en tamaño y número durante los años siguientes al nacimiento y finalmente desaparece después de la pubertad, con excepción de las de la mucosa bucal. La transformación maligna es excepcional. Pueden confundirse con las vulgarmente denominadas «pecas», de las que se diferencian, fundamentalmente, por la localización (periumbilical en este síndrome, y alrededor de la nariz y las mejillas, las «pecas clásicas»).

Los pacientes con SPJ tienen una incidencia mayor de cáncer digestivo y extradigestivo (90 %), sobre todo, de mama, colon, páncreas, estómago, ovarios (tumores de los cordones sexuales) y testículos.

La presencia de alguna de las siguientes circunstancias puede orientar al clínico hacia el diagnóstico del SPJ y, por lo tanto, indicar la realización de pruebas genéticas para detectar una mutación de la línea germinal en el gen *STK11*:

- Dos o más pólipos hamartomatosos del tracto gastrointestinal de tipo Peutz-Jeghers.
- Hiperpigmentación mucocutánea característica en una persona con antecedentes familiares del síndrome.
- Cualquier número de pólipos de Peutz-Jeghers en un individuo con antecedentes familiares de un familiar de primer grado.
- Cualquier número de pólipos de Peutz-Jeghers en una persona con la pigmentación mucocutánea característica del SPJ.

El tratamiento incluye la realización de polipectomías endoscópicas. Por la distribución difusa de la poliposis, no se indica tratamiento quirúrgico, salvo en las complicaciones. Las medidas de cribado en este síndrome deberían incluir:

- Exploración gastrointestinal: gastroscopia y colonoscopia a los 8 años. Si hay lesiones, seguimiento cada 2-3 años. Si no hay lesiones, se repite a los 18 años con seguimiento posterior cada 2-3 años. El intestino delgado debe valorarse a los 25 años mediante cápsula endoscópica y/o enterorresonancia magnética o enterotomografía computarizada (entero-TC), con seguimiento posterior anual.

- Examen ginecológico cada tres años desde los 25-30 años.
- Estudio mamario anual a partir de los 25 años.
- Ecoendoscopia (para la valoración del páncreas) anual desde los 30 años.
- Examen testicular: examen físico desde el nacimiento y con ecografía ante hallazgos anómalos.

Poliposis juvenil

El síndrome de poliposis juvenil es una afección autosómica dominante caracterizada por múltiples pólipos hamartomatosos en todo el tracto gastrointestinal. Se debe a una mutación germinal en el gen *BMPRA* (cromosoma 10) o en el gen *SMAD4* (cromosoma 18). Los individuos con mutaciones en *SMAD4* pueden tener poliposis más profusa en el tracto gastrointestinal superior y un mayor riesgo de cáncer (específicamente, gástrico) en comparación con los individuos con una mutación en *BMPR1A*.

La poliposis juvenil se caracteriza por la presencia de:

- Pólipos hamartomatosos: los pólipos pueden ser clínicamente manifiestos ya en la primera década de la vida (sangrado digestivo, invaginación intestinal, diarrea) y la mayoría ya presentan síntomas antes de los 20 años. Las lesiones polipoideas se localizan preferentemente en el colon y el recto, generalmente, con un tamaño superior a los 2 cm. El sangrado rectal es el síntoma de presentación más común. Otros síntomas incluyen dolor abdominal debido a la obstrucción por invaginación intestinal, diarrea debido a enteropatía perdedora de proteínas y prolapso rectal de pólipos. Las personas afectadas de este síndrome también son susceptibles de desarrollar otros tipos de pólipos (inflamatorios, hiperplásicos, adenomatosos).
- Incidencia aumentada de neoplasias gastrointestinales (10-60 %): los pacientes tienen un riesgo mayor de neoplasias digestivas (estómago, intestino delgado y colon) no asociadas a la degeneración de estos pólipos.
- Los pacientes pueden asociar malformaciones craneales, cardíacas o genitourinarias.

El síndrome se sospecha en pacientes con más de cinco pólipos juveniles colorrectales o, al menos, dos pólipos en otras partes del tracto gastrointestinal, o con un único pólipo juvenil con antecedentes familiares. Si hay sospecha clínica, se recomienda solicitar un estudio genético. El cribado de neoplasias se hace mediante colonoscopia y gastroduodenoscopia desde los 15 años, cada 2-3 años si no se detectan pólipos, y cada año en caso contrario. El tratamiento se basa en la polipectomía endoscópica, reservándose la cirugía en casos de pólipos múltiples o complicaciones (hemorragia grave, obstrucción intestinal, invaginación).

La *poliposis juvenil de la infancia* es una variante rara en la que se desarrollan pólipos juveniles también en el tracto gastrointestinal e intestino delgado, ya desde los primeros años de la vida. En el estómago, los pólipos juveniles pueden ser más difíciles de reconocer y, a menudo, se parecen a pólipos hiperplásicos u otros pólipos gástricos hamartomatosos. La región antropilórica es el sitio más común para este tipo de pólipos gástricos.

Síndrome de Cowden

De herencia autosómica dominante por la mutación germinal en el gen *PTEN*. Los hallazgos cutáneos y orales son distintivos y comunes del síndrome de Cowden. A menudo, son el hallazgo inicial que guía el estudio y el diagnóstico. Aunque comúnmente se observa en la segunda década de la vida, la edad de aparición puede variar de los 4 a los 75 años.

Las lesiones cutáneas características son:

- Triquilemomas faciales: son hamartomas de la vaina radicular externa del folículo piloso u otros apéndices de la piel que se localizan en la cara y el cuello de pacientes con síndrome de Cowden. La presencia de múltiples triquilemomas es un signo clínicamente significativo del síndrome de Cowden. Dermatológicamente, son pápulas del mismo color de la piel, parecidas a las verrugas vulgares, con superficies ligeramente rugosas; histológicamente, las lesiones contienen grandes células ricas en glucógeno. Clínicamente, los triquilemomas son indistinguibles de otras lesiones cutáneas y, por lo tanto, para un diagnóstico preciso, deben biopsiarse.
- Queratosis acra: se manifiesta como pequeñas pápulas verrugosas queratósicas en la parte dorsal de las manos, las muñecas o los pies. También pueden aparecer lesiones en las palmas de las manos o las plantas de los pies.
- Fibromas orales: tienen predilección por las regiones periorificiales, extendiéndose a veces hasta las fosas nasales.
- Otras lesiones: puede ser especialmente frecuente la presencia de lipomas subcutáneos.

La manifestación extracutánea notificada con más frecuencia del síndrome de Cowden es la enfermedad de la tiroides, que ocurre en más de la mitad de los pacientes. Las anomalías benignas, como el bocio multinodular, la tiroiditis de Hashimoto y los adenomas son muy comunes. Por otro lado, el cáncer de mama es la neoplasia maligna más frecuente. Su aparición suele ser temprana, de origen ductal y, a menudo, están rodeados por lesiones hamartomatosas con intensa infiltración colágena, lo que puede indicar un origen asociado a los cambios hamartomatosos intramamarios. La patología de la mama en las mujeres con síndrome de Cowden, tanto benigna como maligna, suele ser multifocal y bilateral.

Se han asociado otros tumores malignos a los pacientes con este síndrome, como el cáncer de endometrio, el carcinoma renal, el melanoma y el cáncer colorrectal.

El manejo de los pólipos implica la resección endoscópica, reservándose la cirugía para aquellos en los que no es posible la resección endoscópica. Se requiere vigilancia de las neoplasias malignas más prevalentes mediante colonoscopia, examen ginecológico y dermatológico, mamografías y ecografía tiroidea periódicas.

Síndrome de Cronkhite-Canada

Se trata de una entidad poco frecuente, sin agregación familiar (no hereditaria) y caracterizada por la presencia de pólipos gastrointestinales hamartomatosos y alteraciones ectodérmicas (alopecia, onicodistrofia e hiperpigmentación cutánea). Presenta mal pronóstico, con una mortalidad del 60 %, no tanto porque los pólipos se malignicen, sino porque la enfermedad cursa con un síndrome malabsortivo y enteropatía grave con desnutrición pronunciada. No existe tratamiento específico para esta entidad.

Síndrome de poliposis serrada

El síndrome de poliposis serrada (SPS) se caracteriza por la presencia de pólipos serrados múltiples o de gran tamaño, en el colon derecho, con alto riesgo de CCR. Los pólipos en el SPS pueden ser grandes y planos y, a menudo, se encuentran a lo largo de las crestas de los pliegues haustrales. El moco y los residuos frecuentemente se adhieren a los pólipos, una característica que puede dificultar la discriminación del pólipo de la mucosa colónica normal circundante. Se sugiere una predisposición genética con influencia de factores ambientales (principalmente, el tabaco).

La mutación del gen *RNF43* ha estado más estrechamente relacionada con el SPS, pero sigue siendo muy poco común. Pese a lo reciente de su descripción, la evidencia actual lo está situando como el síndrome poliposico más frecuente (por delante incluso de la PAF). En la poliposis serrada, no hay evidencia de mayor riesgo de neoplasias extracolónicas.

Son criterios diagnósticos:

- Presencia de cinco o más pólipos serrados proximales al sigma, al menos, dos de ellos ≥ 1 cm.
- Presencia de > 20 pólipos serrados a lo largo de todo el colon.
- Cualquier número cuando hay afectado un familiar de primer grado con el síndrome.

Se recomienda la colonoscopia anual con polipectomía completa de todas las lesiones > 3 mm con cirugía si no es posible asegurar un control endoscópico. En familiares de primer grado, se debe realizar colonoscopia de cribado a partir de los 40 años o 10 años antes de la edad de diagnóstico del caso índice con SPS o con CCR del familiar afectado más joven. El seguimiento posterior se hará cada cinco años, modificando los intervalos según los hallazgos.

PUNTOS CLAVE

- Si en una colonoscopia hay 1-2 adenomas no avanzados o un pólipo serrado de bajo riesgo, no hace falta seguimiento específico más allá del establecido para el cribado poblacional general.
- Todas las poliposis son enfermedades hereditarias y autosómicas dominantes, menos la PAM (gen *MUTYH*), que es recesiva, y el síndrome de Cronkhite-Canada, que no es hereditario.
- El adenoma periampular del duodeno puede degenerar a un carcinoma; de hecho, es la segunda causa de muerte en pacientes con PAF después, por supuesto, del cáncer

- de colon. Por eso, la gastroscopia es el único cribado que se recomienda en pacientes con PAF.
- La hipertrofia del epitelio pigmentado de la retina en el síndrome de Gardner es asintomática.
- Se deben diferenciar dos tipos de síndrome de Turcot: el tipo I, asociado al síndrome de Lynch (cáncer colorrectal no asociado a poliposis); y el tipo II, asociado a la PAF y donde el tumor más frecuente del SNC es el meduloblastoma.
- En la poliposis serrada, no hay evidencia de un mayor riesgo de neoplasias extracolónicas.

BIBLIOGRAFÍA

Anderson RD, Patel R, Hamilton JK, Boland CR. Cronkhite-Canada syndrome presenting as eosinophilic gastroenteritis. Proc (Bayl Univ Med Cent). 2006;19(3):209-12.

Bretthauer M, Løberg M, Wieszczy P, Kalager M, Emilsson L, Garborg K, et al. N Engl J Med. 2022;387(17):1547-56.

Gupta S, Lieberman D, Anderson JC, Burke CA, Dominitz JA, Kaltenbach T, et al. Recommendations for follow-up after colonoscopy and polypectomy: a consensus update by the US Multi-Society Task Force on Colorectal Cancer. Gastrointest Endosc. 2020;91(3):463-85.e5.

Jenne DE, Reimann H, Nezu J, Friedel W, Loff S, Jeschke R, et al. Peutz-Jeghers syndrome is caused by mutations in a novel serine threonine kinase. Nat Genet. 1998;18(1):38-43.

Khalid O, Radaideh S, Cummings OW, O'Brien MJ, Goldblum JR, Rex DK. Reinterpretation of histology of proximal colon polyps called hyperplastic in 2001. World J Gastroenterol. 2009;15(30):3767-70.

Li J, Woods SL, Healey S, Beesley J, Chen X, Lee JS, et al. Point mutations in exon 1B of APC reveal gastric adenocarcinoma and proximal polyposis of the stomach as a familial adenomatous polyposis variant. Am J Hum Genet. 2016;98(5):830-42.

Moisio AL, Järvinen H, Peltomäki P. Genetic and clinical characterisation of familial adenomatous polyposis: a population based study. Gut. 2002;50(6):845-50.

Sano W, Hirata D, Teramoto A, Iwatate M, Hattori S, Fujita M, et al. Serrated polyps of the colon and rectum: remove or not? World J Gastroenterol. 2020;26(19):2276-85.

Sato E, Goto T, Honda H. Peutz-Jeghers syndrome. JAMA Dermatol. 2022;158(11):1316.

Sieber OM, Lipton L, Crabtree M, Heinimann K, Fidalgo P, Phillips RKS, et al. Multiple colorectal adenomas, classic adenomatous polyposis, and germ-line mutations in MYH. N Engl J Med. 2003;348(9):791-9.

Slowik V, Attard T, Dai H, Shah R, Septer S. Desmoid tumors complicating familial adenomatous polyposis: a meta-analysis mutation spectrum of affected individuals. BMC Gastroenterol. 2015;15:84.

Sninsky JA, Shore BM, Lupu GV, Crockett SD. Risk factors for colorectal polyps and cancer. Gastrointest Endosc Clin N Am. 2022;32(2):195-213.

Stanich PP, Pearlman R, Hinton A, Gutiérrez S, LaDuca H, Hampel H, et al. Prevalence of germline mutations in polyposis and colorectal cancer-associated genes in patients with multiple colorectal polyps. Clin Gastroenterol Hepatol. 2019;17(10):2008-15.e3.

Valle L. Recent discoveries in the genetics of familial colorectal cancer and polyposis. Clin Gastroenterol Hepatol. 2017;15(6):809-19.

Van Lier MGF, Korsse SE, Mathus-Vliegen EMH, Kuipers EJ, Van den Ouweland AM, W Vanheusden K, et al. Peutz-Jeghers syndrome and family planning: the attitude towards prenatal diagnosis and pre-implantation genetic diagnosis. Eur J Hum Genet. 2012;20(2):236-9.

Venesio T, Molatore S, Cattaneo F, Arrigoni A, Risio M, Ranzani GN. High frequency of MYH gene mutations in a subset of patients with familial adenomatous polyposis. Gastroenterology. 2004;126(7):1681-5.

Carcinomatosis peritoneal de origen colorrectal. Carcinoma de apéndice

17

V. E. Gonzabay Campos y C. E. Arrocha Córdoba

OBJETIVOS

- Identificar los casos de carcinomatosis peritoneal de cáncer colorrectal que se benefician de tratamiento multimodal, que incluye cirugía citorreductora (CRS; del inglés, *cytoreductive surgery*) y quimioterapia intraperitoneal hipertérmica (HIPEC; del inglés, *hyperthermic intraperitoneal chemotherapy*).
- Distinguir los criterios de selección de los pacientes con carcinomatosis peritoneal que se beneficien de la CRS.
- Cuestionar el papel de la HIPEC en la CRS actual.
- Plantear el algoritmo de decisiones en el caso de carcinoma de origen apendicular con sospecha de tumor mucinoso.

INTRODUCCIÓN

Las metástasis peritoneales tienen un peor pronóstico en comparación con otros sitios metastásicos y, comparativamente, responden menos a las terapias sistémicas. El equipo encargado a menudo se enfrenta al desafío que conlleva su tratamiento, y han trabajado para introducir terapias innovadoras. Como resultado, el desarrollo en este campo se ha centrado en gran medida en el sitio de la enfermedad, en lugar de la histología. La cirugía citorreductora (CRS; del inglés, *cytoreductive surgery*), es decir, la extirpación completa de toda la enfermedad macroscópica, y la quimioterapia intraperitoneal hipertérmica (HIPEC; del inglés, *hyperthermic intraperitoneal chemotherapy*), en la que se hace circular una solución de quimioterapia calentada en la cavidad peritoneal a una velocidad de flujo fija de 30 a 120 minutos manteniendo una temperatura abdominal de 42 a 43 °C, constituyen una terapia locorregional agresiva que se introdujo en la década de 1980.

El principio básico es la destrucción intraoperatoria de células tumorales mediante el proceso de difusión de fármacos quimioterapéuticos en los depósitos de células tumorales residuales después de la CRS, usando calor para potenciar su citotoxicidad.

Algunos de los indicadores pronósticos comunes que se utilizan para seleccionar pacientes para este tratamiento son el índice de carcinomatosis peritoneal de Sugarbaker, que determina la extensión de la enfermedad, la integridad de la puntuación de citorreducción y el grado histológico del tumor. La principal preocupación ha sido la alta morbilidad y mortalidad de este procedimiento, por lo que se ha asociado a una curva de aprendizaje prolongada, que alcanza un máximo de 120 procedimientos, lo que no es solo difícil para el cirujano, sino también para el centro; sin embargo, con el tiempo, ha habido una reducción en la morbilidad y mortalidad, y ahora, en centros experimentados, es similar a la de otras cirugías gastrointestinales mayores.

Fisiopatología de la diseminación peritoneal

La aparición de la carcinomatosis peritoneal es el resultado de una mezcla molecular entre las células tumorales y los elementos del hospedador, que comprende varios pasos bien definidos. En primer lugar, las células tumorales individuales o en grupos se desprenden del tumor primario y acceden a la cavidad peritoneal. En el segundo paso, estas células tumorales libres se vuelven susceptibles al transporte peritoneal regular a lo largo de rutas predecibles. El tercer paso implica la unión al peritoneo distante, donde las células tumorales, durante el cuarto paso, invaden el espacio subperitoneal. El tejido subyacente proporciona el andamiaje necesario para la proliferación tumoral, y el paso final implica la angiogénesis, que sustenta la proliferación tumoral y permite un mayor crecimiento metastásico. Es importante darse cuenta de que estos pasos, conocidos como la «cascada metastásica peritoneal», no necesariamente ocurren de forma aislada, sino que describen un proceso continuo e interdependiente.

Los síntomas clínicos son derivados de la localización de los implantes, y pueden ir desde síntomas inespecíficos (malestar abdominal, náuseas, pérdida de peso, astenia) hasta síntomas de oclusión intestinal o ascitis.

PRESENTACIÓN CLÍNICA

Los sitios comunes para los implantes peritoneales son el epiplón, el mesenterio, la superficie intestinal, el fondo de saco de Douglas, la corredera parietocólica —en especial, la derecha— y el espacio subdiafragmático. Los pacientes presentan inicialmente síntomas inespecíficos, como malestar abdominal, náuseas, pérdida de peso, caquexia y fatiga; sin embargo, estos síntomas a menudo son indistinguibles de las características más generales de la enfermedad maligna. El crecimiento del tumor en las superficies intestinales y la acumulación de líquido asociada eventualmente dan como resultado signos de obstrucción intestinal y volúmenes incapacitantes de ascitis.

EVALUACIÓN DE LA EXTENSIÓN DE LA ENFERMEDAD

Las pruebas de imagen actualmente constituyen la piedra angular para la evaluación preoperatoria de pacientes sometidos a CRS e HIPEC.

Una tomografía axial computarizada (TAC) con contraste que incluya el tórax, el abdomen y la pelvis es la modalidad más utilizada. Descarta metástasis a distancia importantes y puede predecir la extensión de la enfermedad y su potencial resecabilidad. La sensibilidad de la TAC para detectar metástasis peritoneales varía del 60 al 93 %, y depende en gran medida del tamaño y la ubicación de la lesión. La sensibilidad de la TAC oscila entre el 59 y el 94 % para lesiones > 5 cm, entre el 9 y el 28 % para lesiones < 5 cm, y es solo del 11 al 28 % para lesiones < 1 cm ; sin embargo, tiene una limitación a la hora de determinar con precisión la afectación del intestino delgado y mesenterio.

> La TAC es la prueba de imagen fundamental para la determinación de la extensión de la enfermedad, sin embargo, tiene limitaciones a la hora de precisar la afectación de intestino y su mesenterio y, por ende, para predecir con fidelidad la posibilidad de realizar una CRS eficaz.

Varios investigadores han utilizado la resonancia magnética nuclear (RMN) para evaluar la extensión de la enfermedad; aquella que se realiza con contraste tiene una sensibilidad del 87 % y un valor predictivo negativo del 73 % para detectar metástasis peritoneales por segmento de la cavidad abdominal; sin embargo, los resultados dependen de la experiencia del intérprete y, en manos experimentadas, puede ser más precisa, especialmente, para detectar lesiones en la superficie intestinal y lesiones < 1 cm de tamaño.

En el caso de la tomografía por emisión de positrones con TAC (PET-TAC) con fluorodesoxiglucosa (FDG), la sensibilidad es del 58 al 100 % para detectar metástasis peritoneales. Tiene la limitación de no poder detectar tumores muy pequeños y tumores mucinosos y superponerse con otras condiciones no cancerosas.

Por lo tanto, las modalidades de imagen actuales parecen carecer de precisión para predecir la extensión de la enfermedad, así como la posibilidad de una citorreducción completa. Sin embargo, se han definido criterios de imagen para la inoperabilidad, y estos ayudan a excluir inicialmente a ciertos pacientes.

Las metástasis extraabdominales múltiples o los ganglios linfáticos retroperitoneales voluminosos (> 2 cm) se consideran contraindicaciones absolutas.

Otras contraindicaciones son la resección intestinal extensa, que probablemente comprometa la calidad de vida futura; por ejemplo: dos o más sitios de obstrucción segmentaria del intestino delgado; pacientes que requieran una gastrectomía total con una colectomía total; afectación de la cabeza pancreática, el trígono vesical y el hilio hepático; y afectación masiva o difusa del espacio pleural (**Tabla 17-1**).

Antes de someter una carcinomatosis peritoneal a peritonectomía, es necesario evaluar el pronóstico y la factibilidad. Por lo tanto, es fundamental conocer de forma preventiva y con exactitud: el origen del tumor, el índice de carcinomatosis peritoneal, el grado de afectación del intestino delgado y su mesenterio, y el número y extensión de la resección de órganos que se va a realizar.

La laparoscopia permite poder visualizar todas las superficies peritoneales y regiones de la cavidad abdominal y su uso como herramienta de diagnóstico para afecciones que no pueden diagnosticarse únicamente mediante evaluación clínica y, además, permite tomar muestras de líquidos y tejidos para un diagnóstico anatomopatológico al mismo tiempo.

TRATAMIENTO

Tratamiento multimodal de las metástasis peritoneales del cáncer colorrectal

El tratamiento convencional del cáncer colorrectal con metástasis peritoneales es la quimioterapia sistémica; en ausencia de un tratamiento definitivo, se administra a los pacientes esquemas de quimioterapia cuyo objetivo se basa en el incremento de la supervivencia, la paliación de los síntomas o ambos objetivos. El tratamiento de las metástasis peritoneales con CRS e HIPEC ha incrementado significativamente la supervivencia de estos enfermos, a pesar de que solo se puede realizar en un grupo selecto de pacientes, con condiciones específicas de la enfermedad peritoneal como extensión, localización y afectación de órganos. Sin embargo, este tratamiento no es un reemplazo del tratamiento sistémico, y es necesario administrar terapia sistémica adicional para obtener resultados óptimos.

> El tratamiento de las metástasis peritoneales con CRS e HIPEC ha incrementado significativamente la supervivencia de estos enfermos, a pesar de que solo se puede realizar un grupo selecto de pacientes.

Tabla 17-1. Contraindicaciones absolutas y relativas de la cirugía citorreductora	
Contraindicaciones absolutas	**Contraindicaciones relativas**
• Metástasis extraabdominales múltiples • Ganglios linfáticos retroperitoneales voluminosos	• Dos o más sitios de oclusión de intestino delgado • Necesidad de gastrectomía total o colectomía total • Afectación de la cabeza pancreática • Afectación del trígono vesical • Afectación del hilio hepático • Afectación masiva o difusa del espacio pleural

Quimioterapia sistémica como tratamiento único de las metástasis peritoneales

Los esquemas combinados de quimioterapia son el eje del tratamiento del cáncer colorrectal con metástasis peritoneales, con la introducción del oxaliplatino y el irinotecán. La supervivencia global, que con el régimen de 5-fluorouracilo (5-FU) y ácido folínico (leucovorina) rara vez alcanzaba los 12 meses, se incrementó hasta los casi 20 meses. Actualmente, se sitúa en 15,6 meses con FOLFIRI (ácido folínico + 5-FU + irinotecán) y en 19,5 meses con FOLFOX (ácido folínico + 5-FU + oxaliplatino). Además, este beneficio se puede incrementar aún más con la adición de bevacizumab o cetuximab en los tumores con *KRAS* no mutado. Sin embargo, los estudios no están realizados exclusivamente en pacientes con enfermedad peritoneal; engloban a pacientes en estadio IV, incluyendo pacientes con enfermedad hepática limitada, que suelen tener un pronóstico más favorable.

Los estudios que han analizado las diferentes localizaciones de la enfermedad metastásica y sus distintas supervivencias han encontrado que la localización peritoneal aislada no es muy frecuente, se encuentra en un 4-6 %, y la media de supervivencia de los pacientes con enfermedad metastásica peritoneal es de 10,4 meses frente a 17,3 meses en los pacientes sin metástasis peritoneales. Estos estudios demuestran la escasa eficacia de los regímenes actuales de quimioterapia en el tratamiento de las metástasis peritoneales del cáncer colorrectal; es por ello por lo que es necesario realizar tratamientos multimodales que incluyen la CRS.

Cirugía citorreductora y quimioterapia intraperitoneal hipertérmica. Evidencia actual

El objetivo de la citorreducción es conseguir la resección completa de los implantes macroscópicos en la cavidad peritoneal para que la enfermedad microscópica sea tratada con HIPEC.

Los pacientes en los que se realiza CRS e HIPEC, en comparación con los pacientes en los que se realiza solo terapia sistémica, tienen una supervivencia media de 63 meses y una supervivencia a los 24 meses del 81 %, y, a los cinco años, del 51 %.

Se han realizado relativamente pocos estudios que comparen la CRS e HIPEC con la terapia sistémica. Verwaal *et al.* llevaron a cabo un estudio en el que se compararon la CRS y la HIPEC con la quimioterapia sistémica con 5-FU y ácido folínico. Se aleatorizó a un total de 105 pacientes; se comparó el grupo de quimioterapia sistémica con cirugía paliativa para prevenir complicaciones o CRS e HIPEC con mitomicina C. La media de supervivencia en el grupo de la HIPEC fue de 22,2 meses frente a 12,6 meses en el grupo de quimioterapia sistémica y cirugía paliativa, a pesar de que de los pacientes a los que se les realizó la CRS en casi la mitad no se consiguió una resección CC-0/CC-1. La principal crítica que actualmente suscita este estudio es que se realizó en la época en la que el esquema de quimioterapia elegido era 5-FU y ácido folínico, menos eficaz que los esquemas actuales.

El grupo de Elias *et al.*, en Francia, comparó a 48 pacientes con metástasis peritoneales de varios centros, que recibían terapia sistémica a base de oxaliplatino e irinotecán, con 48 pacientes a los que se les había realizado CRS e HIPEC con oxaliplatino. La supervivencia a los cinco años fue del 51 % para el grupo de la CRS e HIPEC frente al 13 % en el grupo del tratamiento con terapia sistémica, con una media de supervivencia de 62,7 meses.

En un estudio multicéntrico con 523 pacientes, se describió una media de supervivencia de 30,1 meses, con una supervivencia a los cinco años del 27 % y un período libre de enfermedad del 10 % con CRS e HIPEC. El grupo de pacientes con enfermedad residual mayor de 2,5 mm no tuvo supervivencia. En el análisis multivariable, los factores independientes fueron la citorreducción completa, el valor del índice de carcinomatosis peritoneal, la positividad de ganglios linfáticos y el uso de tratamiento adyuvante. Este estudio demostró que se puede tener una morbilidad y mortalidad bajas con una supervivencia elevada en pacientes con un índice de carcinomatosis peritoneal (PCI; del inglés, *peritoneal cancer index*) < 20.

En la experiencia presentada por Sugarbaker *et al.* en 318 pacientes, el tiempo medio de supervivencia fue de 21,5 meses para toda la cohorte, pero, para los pacientes con una citorreducción CC-0/CC-1, la media de supervivencia fue de 36,6 meses, en comparación con los 18,3 meses y los 7,2 meses de los pacientes con resecciones CC-2 y CC-3, respectivamente. El impacto de la citorreducción se mantuvo incluso en el análisis multivariable. La supervivencia fue del 35 y el 25 % a los tres y a los cinco años, respectivamente.

Papel de la quimioterapia intraperitoneal hipertérmica

Es posible que la mayor cantidad del beneficio observado se deba a la citorreducción completa. Es por ello por lo que el papel de la HIPEC ha sido cuestionado, porque, además, no existe uniformidad en el protocolo de la administración de los fármacos, las soluciones y los diferentes métodos de aplicación. La HIPEC tiene varios beneficios teóricos. Se realiza inmediatamente después de la citorreducción, por lo que se efectúa antes de la formación de adherencias peritoneales. El calor por sí mismo tiene efectos citotóxicos y potencia el efecto citotóxico de los quimioterápicos. Existen, en realidad, pocos ensayos clínicos prospectivos que se hayan realizado para determinar los parámetros ideales en términos de temperatura, tiempo, tipo de perfusión y el tipo de fármaco citotóxico. No existen guías establecidas y, habitualmente, se lleva a cabo según la experiencia de cada centro.

Realizar ensayos clínicos para evaluar la HIPEC no solo es caro, sino que también entraña la dificultad añadida de que es difícil de evaluar.

Quimioterapia sistémica para la quimioterapia intraperitoneal hipertérmica antes o después

En pacientes con enfermedad extensa, la HIPEC se usa para reducir la carga tumoral, además de la quimioterapia sistémica. Este enfoque, que se denomina *quimioterapia sistémica intraperitoneal y neoadyuvante* (NIPS; del inglés, *neoadjuvant intraperitoneal and systemic chemotherapy*), funciona contra los nódulos tumorales pequeños, y puede facilitar la CRS y la HIPEC posteriores en pacientes que respondan a la terapia.

La NIPS también tiene ciertas limitaciones. Las adherencias pueden limitar la distribución del fármaco y rara vez se observa su eficacia y respuesta completa; el uso de la NIPS aumenta la morbilidad y la mortalidad posteriores y, además, la fibrosis que se desarrolla en pacientes que responden al tratamiento puede limitar la evaluación de la extensión de la enfermedad en la laparoscopia/laparotomía posteriores.

Quizás el método más comúnmente empleado es la HIPEC que se administra intraoperatoriamente, inmediatamente después de realizar la CRS. La HIPEC se ha combinado con CRS y ha mostrado un beneficio clínico en muchos ensayos de fase II y algunos de fase III. La quimioterapia se administra durante 3-5 días después de la cirugía desde el día 1 postoperatorio; esto se denomina *quimioterapia intraperitoneal posoperatoria temprana* (EPIC; del inglés, *early postoperative intraperitoneal chemotherapy*). Dado que se realiza inmediatamente después de la cirugía, no se han formado adherencias, lo que reduce la distribución desigual, y la enfermedad residual es mínima. La selección de fármacos para EPIC es importante, y los fármacos específicos del ciclo celular como el 5-FU y los taxanos son los más adecuados. Se administra a través de drenajes colocados durante la cirugía y, a menudo, se realiza además de HIPEC.

NIPS combinada a largo plazo, también conocida como *quimioterapia intraperitoneal posoperatoria secuencial* (SPIC; del inglés, *sequential postoperative intraperitoneal chemotherapy*), busca consolidar el esfuerzo quirúrgico de la CRS al agregar ciclos a largo plazo de quimioterapia intraperitoneal posoperatoria. Estrictamente hablando, esta estrategia puede denominarse «terapia adyuvante posoperatoria», en lugar de «quimioterapia perioperatoria». También se puede usar como un puente quimioterapéutico en pacientes que han tenido una CRS incompleta y están siendo considerados para una CRS secundaria. Este enfoque se puede utilizar como puente quimioterapéutico entre la cirugía inicial incompleta y la citorreducción definitiva o la cirugía de revisión.

En pacientes con carcinomatosis peritoneal, la recurrencia en la cavidad peritoneal es común y puede ocurrir en ausencia de enfermedad sistémica. Se debe emplear una estrategia de tratamiento optimizada que utilice una combinación de uno o más de estos enfoques para tratar a los pacientes, a fin de proporcionar el máximo beneficio tanto en la supervivencia libre de recurrencia como en la general.

Supervivencia a largo plazo de la cirugía citorreductora y la quimioterapia intraperitoneal hipertérmica

Pocos pacientes que se someten a CRS e HIPEC experimentan una supervivencia libre de enfermedad y supervivencia global prolongadas. Goere *et al.* analizaron los resultados en 107 pacientes tratados entre 1995 y 2005 que tuvieron un seguimiento de más de cinco años. La mediana de seguimiento fue de 77 meses y las tasas de supervivencia a los cinco y a los 10 años fueron del 35 y del 15 %, respectivamente. Los pacientes que estuvieron libres de enfermedad durante cinco años después del tratamiento de la carcinomatosis peritoneal colorrectal o su recurrencia se consideraron curados, y 17 pacientes (16 %) pertenecieron a este grupo; 14 de estos

17 pacientes nunca desarrollaron recurrencia. Se excluyó del análisis a los pacientes que fallecieron en el perioperatorio o por otras causas. En el análisis multivariante, un PCI de 10 o menos fue el único factor independiente que predijo la curación. Se ha notificado una tasa de curación similar en pacientes sometidos a resección quirúrgica de metástasis hepáticas colorrectales. Otro estudio realizado por los mismos autores confirmó estos hallazgos: la supervivencia global a los cinco años en pacientes sometidos a CRS e HIPEC no fue significativamente diferente de los sometidos a resección de metástasis hepáticas (del 36,5 y del 38,5 %, respectivamente).

ASPECTOS PRÁCTICOS. SELECCIÓN DEL PACIENTE PARA CIRUGÍA CITORREDUCTORA Y QUIMIOTERAPIA INTRAPERITONEAL HIPERTÉRMICA

En la selección del paciente ideal para plantear realizar una CRS e HIPEC, hay que tener en cuenta factores del paciente y factores de su enfermedad para que el desarrollo del proceso que se lleve a cabo sea exitoso (**Tabla 17-2**).

El consenso de los centros con más experiencia en el tratamiento de la carcinomatosis peritoneal incluye entre los factores más importantes para obtener una citorreducción completa: el PCI y la capacidad de realizar citorreducción completa. Respecto al PCI, en un estudio realizado en 180 pacientes, se demostró que no existe beneficio de realizar la CRS cuando el PCI es superior a 17, incluso cuando se ha obtenido una citorreducción completa. En otro estudio multicéntrico retrospectivo francés con 523 pacientes, la supervivencia con un PCI > 20 fue del 10 %; los autores en este caso consideran que si, además, el PCI > 20 se acompaña de un bajo estado funcional, afecta a ganglios linfáticos y ha tenido una mala respuesta a la quimioterapia, es una contraindicación de la citorreducción e HIPEC.

Tabla 17-2. Factores del paciente	
Factor del paciente	**Descripción**
Escala ECOG	Se recomienda que el paciente tenga una puntuación en la escala ECOG ≤ 2. Los pacientes con una ECOG de 3 o 4 tienen un RR de 4,3 veces de menor supervivencia global después de CRS o HIPEC
Diabetes	Los diabéticos tienen mayor probabilidad de desarrollar complicaciones (del 27 % frente al 15,3 %), con una mortalidad más alta a 30 y 90 días de plazo (del 8,8 % frente al 2,7 %); $p < 0,05$
Edad > 70 años	Tienen una mortalidad a los 30 días (del 13,6 % frente al 3,9 %) y a los 90 días (del 27,4 % frente al 10,2 %) más alta. Sin embargo, estos resultados tienden a mejorar en centros con experiencia con programas bien establecidos
Malnutrición	Los pacientes con sarcopenia tienen un índice de operación más alto (del 25,6 % frente al 12,1 %; $p = 0,012$) Los pacientes con un valor de albúmina < 3,5 g/dL presentan un mayor número de complicaciones y fístulas enterocutáneas

CRS: cirugía citorreductora (del inglés, *cytoreductive surgery*); ECOG: *Eastern Cooperative Oncology Group*; HIPEC: quimioterapia intraperitoneal hipertérmica (del inglés, *hyperthermic intraperitoneal chemotherapy*); p: nivel de significación estadística; RR: riesgo relativo.

Sugarbaker *et al.*, en su estudio con 380 pacientes, encuentra que el PCI de más de 12 es un marcador predictivo de recurrencia de la enfermedad con una especificidad del 100 %. Ha habido otros estudios con resultados similares que no encuentran beneficios con un PCI mayor de 17. Debido a estos hallazgos, no es recomendable realizar CRS e HIPEC en pacientes con valores de PCI mayores de 17-20.

El segundo factor predictivo de supervivencia es el índice de compleción de la citorreducción; solo se deben someter a cirugía los pacientes en los que es posible realizar una citorreducción completa (CC-0/CC-1), ya que los pacientes con resecciones CC-⅔ tienen una supervivencia similar a la que tienen los pacientes con terapia sistémica sola.

La respuesta al tratamiento neoadyuvante es un factor predictivo favorable del pronóstico. En un estudio realizado por Passot *et al.*, los pacientes que obtuvieron una respuesta completa a la quimioterapia tuvieron un incremento significativo en la supervivencia en comparación con los que presentaron una respuesta mínima o no tuvieron respuesta clínica.

 El valor del PCI comúnmente aceptado para realizar CRS e HIPEC es menor de 17-20. Además, se debe garantizar que el índice de citorreducción sea completo para garantizar una buena supervivencia a largo plazo.

Métodos de quimioterapia intraperitoneal hipertérmica y fármacos

Se han desarrollado diferentes metodologías para realizar HIPEC en centros con experiencia en el manejo de neoplasias malignas de la superficie peritoneal, como se describe a continuación.

Técnica de abdomen abierto

La cavidad abdominal se expande después de la CRS mediante la aplicación de suturas de tracción en la piel, lo que eleva el borde de la piel y proporciona el llamado «coliseo». Esta técnica asegura que la solución de quimioterapia llegue a todos los sitios abdominales. Se usa un calentador para mantener una hipertermia moderada (de 41 a 43 °C) dentro del abdomen y la pelvis. La mayoría de los centros de tratamiento utilizan un único catéter de entrada, que se mueve en el sentido de las agujas del reloj desde el cuadrante superior derecho hasta debajo del hemidiafragma izquierdo, al surco paracólico izquierdo, a la pelvis, al surco paracólico derecho y, luego, de vuelta al cuadrante superior derecho. Se evita el flujo de entrada directo dentro de las regiones del intestino delgado. Para eliminar la solución de quimioterapia del espacio peritoneal, se colocan uno o más catéteres de salida en áreas abdominales separadas. El flujo de la solución de quimioterapia generalmente se establece entre 1 y 1,5 L/min.

Técnica de abdomen cerrado

Algunos grupos cierran el abdomen antes de realizar la HIPEC y, luego, vuelven a abrirlo para practicar las anastomosis y reparar los desgarros seromusculares, para, final-mente, realizar de nuevo el cierre del abdomen. Durante la HIPEC, solo la piel se cierra herméticamente para evitar la fuga de la solución de quimioterapia, y las otras capas de la pared abdominal anterior permanecen en contacto con la solución de quimioterapia durante el procedimiento. En la técnica totalmente cerrada, las anastomosis intestinales y las reparaciones seromusculares se realizan antes de la HIPEC, se insertan drenajes y se realiza un cierre formal de la pared abdominal antes de realizar la HIPEC.

Las ventajas asociadas a la técnica de abdomen cerrado son la capacidad de lograr rápidamente y mantener la hipertermia y una mayor seguridad del personal quirúrgico. Otra ventaja que se cree que está asociada a la técnica de HIPEC cerrada es que el aumento de la presión intraabdominal puede incrementar la penetración de la quimioterapia en el tejido.

Técnicas de abdomen semiabierto/semicerrado

El expansor de la cavidad peritoneal fue descrito por primera vez por Fujimura *et al.* Durante esta técnica, se asegura un cilindro de acrílico sobre la herida. Este cilindro contiene catéteres de entrada y salida lo suficientemente grandes como para permitir que el intestino delgado flote en el perfundido calentado y permite la manipulación manual del perfundido. En comparación con la técnica de perfusión cerrada, se logra una distribución más uniforme del fármaco, aumentando temporalmente el volumen de la cavidad peritoneal. Este método se utilizó, principalmente, para el tratamiento de la carcinomatosis peritoneal gástrica.

El expansor de la cavidad abdominal, también conocido como *técnica de Landager*, es una técnica de abdomen semicerrado con abdomen abierto que garantiza la protección contra posibles exposiciones peligrosas y permite el acceso permanente a toda la cavidad del abdomen, asegurando una distribución uniforme del fármaco. Durante este método, los bordes de la piel se grapan herméticamente con un expansor de cavidad abdominal suave, sostenido por un retractor de retención automática de Thompson colocado sobre el abdomen. De esta forma, el nivel del líquido puede elevarse ampliamente por encima del nivel de los bordes de la piel. El peritoneo de la pared anterior y los bordes de la pared están constantemente expuestos al líquido.

Fármacos más comúnmente utilizados en la quimioterapia intraperitoneal hipertérmica

Los dos fármacos dominantes que forman la columna vertebral de estos regímenes son el oxaliplatino y la mitomicina C.

Oxaliplatino

El oxaliplatino –oxalato-1,2-diaminociclohexano-platino (II)– es un complejo de platino de tercera generación y uno de los agentes más activos contra los tumores colorrectales y apendiculares.

El primer régimen y el más utilizado fue desarrollado por Elias *et al.*, quienes concluyeron que una dosis de 460 mg/m^2 en 2 L/m^2 de solución de quimioterapia durante 30 minutos produce el máximo efecto terapéutico. El tejido tumoral lo absorbe rápidamente y, por lo tanto, el tiempo de aplicación de 30 minutos es suficiente. Sin embargo, este régimen se ha asociado a ciertas complicaciones, como hemorragia y trombocitopenia. Otro problema con el fármaco es que no es estable en soluciones que contienen cloruro, y el uso de una solución portadora a base de dextrosa puede provocar alteraciones electrolíticas graves e hiperglucemia.

Mitomicina C

La mitomicina C es un antibiótico tumoral alquilante extraído de bacterias del género *Streptomyces*. Provoca el entrecruzamiento del ácido desoxirribonucleico (ADN), la apoptosis y la muerte celular. La mitomicina C ha sido uno de los primeros fármacos y de los más comúnmente utilizados para la HIPEC para carcinomatosis peritoneal de varios sitios, como el cáncer colorrectal, apendicular, gástrico y de ovario y el mesotelioma maligno. También se utiliza para realizar EPIC. La mitomicina experimenta un aumento térmico moderado y se elimina lentamente de la cavidad peritoneal; más del 50 % del fármaco se retiene a los 90 minutos y, por lo tanto, los regímenes de HIPEC que utilizan este fármaco tienen un tiempo de aplicación prolongado de 90 minutos. Algunos cirujanos usan un régimen basado en el área de superficie corporal en el que se agrega la dosis completa al principio, mientras que otros usan un régimen basado en la concentración o administran la dosis en dos fracciones, una al principio y otra a la mitad del procedimiento. El régimen de dosis triple puede dar lugar a niveles peritoneales más estables del fármaco.

PRONÓSTICO Y RESULTADOS A CORTO Y LARGO PLAZO

Morbilidad y mortalidad

En varias series amplias de CRS e HIPEC realizadas para metástasis peritoneales que surgen de varios sitios primarios, las tasas de morbilidad de grado 3-4 oscilan entre el 12 y el 66 %, y la mortalidad entre el 0 y el 4,3 %. Dos estudios más amplios de un solo centro de 1.200 y 1.125 pacientes registraron una morbilidad de grado 3-4 y tasas de mortalidad a los 30 días del 9,6 y el 20 % y del 1,5 y el 2,2 %, respectivamente. Estos pacientes fueron tratados durante un período de 20 y 25 años. Las complicaciones más comunes son las complicaciones entéricas, que comprenden fugas anastomóticas y perforaciones intestinales, las complicaciones hematológicas y las complicaciones infecciosas.

Cirugía citorreductora y quimioterapia intraperitoneal hipertérmica de repetición

La carcinomatosis peritoneal ya no puede considerarse como una enfermedad metastásica terminal irresecable, ya que existe una creciente evidencia de que los pacientes afectados por carcinomatosis peritoneal se benefician del procedimiento CRS/HIPEC. Pero un subgrupo de pacientes con carcinomatosis peritoneal presenta enfermedad recurrente confinada a la cavidad peritoneal después del primer procedimiento, lo que podría explicarse por el estadio avanzado de la enfermedad en el momento del diagnóstico. El manejo de estos pacientes es un desafío sin protocolos establecidos y sin evidencia clara de las modalidades de tratamiento para la enfermedad recurrente después de la CRS/HIPEC primaria. Los centros de alto volumen abordan la enfermedad recurrente con estrategias heterogéneas, quimioterapia aditiva, radioterapia, CRS iterativa (reducción) o CRS/HIPEC repetida/iterativa, y ha habido un debate razonable con respecto a la tolerabilidad de CRS/HIPEC repetidas, debido a la extensión de la operación y el impacto clínico y fisiológico en el paciente.

Sugarbaker *et al.* y Chua *et al.* registraron las cohortes más grandes de pacientes que pudieron someterse a una segunda CRS/HIPEC (un 26 % 124/472 y un 16 % 79/466, respectivamente). Esta opción de tratamiento se realiza y justifica en pacientes muy seleccionados con la intención de lograr un mayor control de la enfermedad y prolongar la supervivencia. La CRS/HIPEC repetida es una opción quirúrgica técnicamente factible, pero los riesgos de los procedimientos iterativos deben evaluarse cuidadosamente, además del posible beneficio de supervivencia. Múltiples estudios han demostrado que la supervivencia después de la CRS/HIPEC inicial se vio influida negativamente por diferentes factores, como un aumento del PCI, puntuación en la escala de calidad de vida del Eastern Cooperative Oncology Group (ECOG) alta, mala nutrición y tipo histopatológico de tumor primario. La CRS/HIPEC repetida tiene resultados significativamente buenos a largo plazo, con una morbilidad y mortalidad similares a las de la CRS/HIPEC inicial.

Seleccionar no solo al paciente correcto, sino también el momento correcto para realizar procedimientos iterativos en centros de atención terciaria de alto volumen con experiencia en el tratamiento de la enfermedad de la superficie peritoneal es de suma importancia para lograr una supervivencia prolongada. La CRS/HIPEC repetida podría considerarse como opción de tratamiento para pacientes muy seleccionados con carcinomatosis peritoneal recurrente.

Papel de la quimioterapia intraperitoneal hipertérmica en la prevención y el tratamiento de las metástasis peritoneales precoces

El desarrollo y la implementación adecuada de estrategias de prevención y tratamiento temprano dependen en gran medida de la identificación de aquellos pacientes con cáncer colorrectal que tienen un alto riesgo de desarrollar metástasis peritoneales. El riesgo general de desarrollo de carcinomatosis peritoneal metacrónico después del tratamiento curativo del cáncer colorrectal se ha estimado en un 10-20 %. Sin embargo, este riesgo es sustancialmente mayor en subgrupos seleccionados de pacientes, según varios parámetros clinicopatológicos.

Como se muestra, los factores de riesgo más fuertemente asociados al desarrollo de carcinomatosis peritoneal metacrónico son:

- Metástasis peritoneales limitadas y sincrónicas resecadas por completo en la cirugía del tumor primario: las carcinomatosis peritoneales sincrónicas se encuentran en el 4,3-7,8 % de las resecciones de cáncer colorrectal. La recidiva peritoneal se produce en el 54-75 % de estos pacientes y, en su mayor parte, tiene una extensión limitada (promedio de PCI al año de 8-10).

- Metástasis ováricas sincrónicas aisladas: las metástasis ováricas macroscópicas, sin enfermedad peritoneal asociada, se encuentran en el 0,8-7,4 % de las pacientes con cáncer colorrectal; la incidencia de carcinomatosis peritoneal metacrónica posterior oscila entre el 62 y el 71 %.
- Perforación del tumor primario: se desconoce la incidencia de perforaciones tumorales verdaderas. Las estimaciones oscilan entre el 1,6 y el 5,4 % de todos los cánceres colorrectales. Aproximadamente, el 27 % de los pacientes con una perforación en el tumor primario o cerca de él desarrollarán carcinomatosis peritoneal.
- Tumor primario pT4: un estudio prospectivo ha demostrado que el 15,6 % de los pacientes con un tumor pT4 desarrollarán carcinomatosis peritoneal un año después de la cirugía del tumor primario.
- Tumor primario mucinoso: aproximadamente, del 3 al 15 % de todos los pacientes tienen un tumor primario mucinoso colorrectal. Una proporción relativamente alta de estos pacientes tienen carcinomatosis peritoneal en el momento de la cirugía primaria, lo que guarda similitudes con las neoplasias apendiculares mucinosas; la incidencia de carcinomatosis peritoneal metacrónica en pacientes sin enfermedad peritoneal sincrónica se estima en un 22 %.

Actualmente, se emplean tres enfoques distintos: un enfoque proactivo, en el que los pacientes que se considera que tienen un alto riesgo de diseminación peritoneal microscópica se someten a CRS (incluida la resección del tumor primario combinada con la resección de órganos con alto riesgo de compromiso) e HIPEC; un enfoque adyuvante, en el que pacientes seleccionados se someten a HIPEC en el período posoperatorio inmediato o tardío después de la resección primaria; y un enfoque de segunda revisión, en el que los pacientes seleccionados se someten a una operación sistemática de segunda revisión, aproximadamente, un año después de la resección primaria, con citorreducción de cualquier enfermedad peritoneal observada e HIPEC.

TUMORES APENDICULARES

Los tumores apendiculares y el seudomixoma peritoneal son dos cuadros clínicos raros, pero que a menudo se describen juntos por su asociación tan cercana. El seudomixoma peritoneal es una entidad clínica rara que se caracteriza, sobre todo, por ascitis mucinosa e implantes peritoneales, generalmente, originados de un tumor apendicular perforado. Los tumores apendiculares mucinosos son responsables de un 90 % de los casos. Con CRS e HIPEC, estos pacientes pueden tener una supervivencia prolongada.

Tumores mucinosos apendiculares

Una gran variedad de tumores surgen del apéndice cecal, sin embargo, los tumores mucinosos son de especial interés debido a su propensión a la diseminación peritoneal; en especial, los tumores mucinosos de bajo grado son los que, debido a sus características histopatológicas, pueden invadir

la pared apendicular, causar rotura de la pared apendicular y producir implantes peritoneales. Los tumores mucinosos apendiculares constituyen el 1 % de los tumores digestivos y el 2 % de los tumores colónicos.

Manejo quirúrgico de los tumores apendiculares

Un tumor apendicular habitualmente es un hallazgo incidental durante una cirugía por otra causa, lo más común, por apendicitis aguda. El cirujano debe tener cuidado si el tumor no está roto o perforado para evitar que esto suceda. Para tumores benignos epiteliales no carcinoides, una apendicectomía con márgenes libres es suficiente.

Para los tumores malignos, el consenso habitual es realizar una hemicolectomía derecha para efectuar una adecuada linfadenectomía. Para el adenocarcinoma de tipo intestinal, las metástasis ganglionares se encuentran presentes en un 66,7 % de los pacientes. Sin embargo, el mismo autor también describe que los tumores apendiculares mucinosos tienen una diseminación ganglionar solo en el 4,2 % de los casos y no tiene impacto en la supervivencia, no hubo diferencia en este caso en realizar una hemicolectomía derecha y una apendicectomía con márgenes libres.

Sugarbaker *et al.* sugieren que se puede trasladar el concepto del ganglio centinela a los tumores apendiculares. En la arteria apendicular, se encuentran entre cuatro y siete ganglios. Si uno de los ganglios se encuentra afectado, se procede a realizar una hemicolectomía derecha; si se encuentran libres, se puede realizar una cecectomía con el fin de obtener un margen de resección libre. Además, recomiendan, entre otras cosas, que tanto para tumores benignos como malignos se realice una exploración de la cavidad abdominal en busca de implantes mucosos; en mujeres, examinar los ovarios en busca de la presencia de metástasis. Alrededor de un 20 % de los pacientes con una neoplasia de tipo mucinosa del apéndice desarrolla un pseudomixoma peritoneal.

SEUDOMIXOMA PERITONEAL

Se refiere a la acumulación de mucina dentro de la cavidad peritoneal secundaria a una neoplasia epitelial mucinosa. Se define como un síndrome clínico caracterizado por la presencia de mucina libre u organizada con o sin células neoplásicas en la cavidad peritoneal y el patrón típico de redistribución. Alrededor del 94 % de los casos se desarrollan a partir de un tumor mucinoso del apéndice. Los sitios de origen menos frecuentes son un carcinoma mucinoso primario de ovario y adenocarcinomas de vesícula biliar, estómago, colon y recto, páncreas, trompas de Falopio, uraco, pulmón y mama. Actualmente, se considera una afección maligna.

En 2010, el Comité Conjunto Estadounidense sobre el Cáncer (AJCC; del inglés, American Joint Committee on Cancer) y la Organización Mundial de la Salud (OMS) propusieron una clasificación de dos niveles para el seudomixoma peritoneal:

- De bajo grado: que se caracteriza por acumulaciones de mucina con baja celularidad (< 10 %), citología blanda y epitelio cúbico no estratificado.

- De alto grado: que se caracteriza por acumulaciones de mucina con alta celularidad, atipia citológica moderada/grave y morfología cribiforme «en anillo de sello» con estroma desmoplásico.

Diagnóstico. Marcadores tumorales. Pruebas de imagen

Los tumores apendiculares tienden a ser un hallazgo incidental, ya sea en imágenes o durante una cirugía realizada por otras indicaciones, habitualmente, por apendicitis aguda o evaluación de una masa pélvica, con menos frecuencia, durante una hernioplastia. La acumulación intraperitoneal de mucina en sí casi no produce síntomas, hasta que hay una gran distensión que produce malestar abdominal y dificultad para respirar. Estos pacientes suelen estar bien conservados hasta muy tarde en el curso de la enfermedad, cuando aparece la obstrucción y se ve comprometida la ingesta oral. Por lo general, los síntomas no guardan proporción con los hallazgos clínicos.

Una historia de apendicectomía con desarrollo subsiguiente de metástasis/ascitis peritoneal puede apuntar hacia el diagnóstico. En casos menos avanzados, la densidad (alta atenuación debido a la mucina) del líquido ascítico en la tomografía es sugestiva de ascitis mucinosa y seudomixoma peritoneal. Cuando se considera posible una citorreducción completa y el cuadro clínico es propio, puede no ser necesaria la biopsia. Cuando el diagnóstico está en duda o se planea una intervención no quirúrgica, es prudente realizar una biopsia para confirmar el diagnóstico y determinar el grado. Una aspiración guiada por ecografía del líquido mucinoso, que a menudo es la primera prueba que se realiza, puede producir solo líquido sin células y puede ser inadecuada. Lo ideal es una biopsia peritoneal u omental realizada por vía laparoscópica.

Tanto para la paracentesis como para la laparoscopia, no se deben utilizar sitios de punción o puertos laterales, ya que esto puede dar lugar a la siembra de tumores en la pared abdominal, lo que reduce la probabilidad de erradicación de la enfermedad. Muchas veces, el acceso laparoscópico y la visualización pueden verse comprometidos por la extensión de la enfermedad, en particular, por un compromiso omental grande, lo que hace imposible una evaluación laparoscópica precisa.

Marcadores tumorales: CEA, CA-125 y CA-19.9

La determinación de marcadores tumorales —antígeno carcinoembrionario (CEA; del inglés, *carcinoembryonic antigen*), CA125 (del inglés, *cancer antigen 125*) y CA19.9 (del inglés, *cancer antigen 19.9*)— debe realizarse para todos los pacientes sometidos a CRS e HIPEC. Varios estudios han encontrado que la elevación del marcador preoperatorio se correlaciona con una supervivencia inferior. Los pacientes con uno o más marcadores elevados tienen menos probabilidades de tener una citorreducción completa, tienen una propensión a la recurrencia y tienen una supervivencia pobre en comparación con aquellos que tienen marcadores normales. Estos marcadores también se pueden utilizar para el seguimiento, y los

marcadores en aumento después de la cirugía son indicativos de recurrencia de la enfermedad.

Pruebas de imagen

Dentro de los estudios de imagen, la que se realiza con mayor frecuencia es una TAC con contraste del tórax, el abdomen y la pelvis. La enfermedad mucinosa suele estar representada por áreas de baja atenuación, con islas de alta atenuación debido a material sólido dentro de la ascitis mucinosa (**Tabla 17-3**).

También se utiliza una TAC para evaluar la extensión de la enfermedad y determinar el índice de cáncer peritoneal (TAC-PCI).

La RMN se utiliza cada vez más para evaluar las metástasis peritoneales y algunos han informado de una mayor precisión en la predicción del PCI; sin embargo, requiere un protocolo estricto: preparación intestinal, 6 horas de ayuno y tiempo de exploración prolongado. En manos de radiólogos experimentados, se ha descubierto que es más preciso predecir la afectación del intestino delgado con una RMN que con una TAC; y también puede ser mejor que esta para detectar enfermedades de pequeño. Tanto la TAC como la RMN se pueden usar en conjunto para predecir con precisión la operabilidad.

La PET se utiliza en pacientes con adenocarcinoma apendicular para detectar metástasis a distancia, mientras que la mayoría preferiría una TAC toracoabdominopélvica. La ^{18}F-FDG-PET preoperatoria puede ser útil para diferenciar entre grados patológicos basados en la captación de ^{18}F-FDG y la combinación de ^{18}F-FDG-PET con TAC mejora la evaluación de la diseminación peritoneal.

Selección de los pacientes

Se deben abordar dos cuestiones al seleccionar pacientes para el procedimiento: la capacidad del paciente para soportar el procedimiento y la capacidad del cirujano para extirpar completamente el tumor. En los pacientes con un buen estado funcional (ECOG de 0-1), los resultados son mejores que en aquellos con un mal estado funcional, y estos pacientes deben ser excluidos. De manera similar, los pacientes con un nivel de albúmina sérica de menos de 3 g/dL tienen un mal resultado. Tanto para tumores de alto como de bajo grado, siempre que sea posible una citorreducción completa, se justifica una cirugía independientemente del PCI. Para tumores de alto grado, se puede considerar la quimioterapia preoperatoria. No existe un límite de PCI más allá del cual no se puede lograr una citorreducción completa. Del mismo modo, un mal estado general no siempre impide un abordaje quirúrgico agresivo. Sin embargo, tales decisiones las toma

Tabla 17-3. Hallazgos característicos de la tomografía axial computarizada
• Compromiso de las superficies del hígado y el bazo por los depósitos mucinosos
• Preservación de la serosa del intestino delgado
• Afectación extensa del epiplón
• Colecciones intraperitoneales loculadas
• Calcificaciones curvilíneas
• Líquido alrededor del apéndice o una masa en la región apendicular

mejor un equipo multidisciplinario en un centro experto. La evaluación de los pacientes en centros expertos asegura que a ningún paciente se le niegue la oportunidad de someterse a una resección curativa.

Tratamiento

En comparación con el cáncer de colon, los tumores apendiculares mucinosos con diseminación peritoneal tienden a permanecer confinados a la cavidad peritoneal, con una baja incidencia de diseminación a los ganglios linfáticos, el hígado y otros sitios distantes de metástasis. Esta biología tumoral única los convierte en candidatos para una terapia locorregional agresiva. Las recurrencias fuera del abdomen y la pelvis son poco comunes. El estándar de atención para el seudomixoma peritoneal es una terapia locorregional agresiva que comprende CRS completa e HIPEC. El tratamiento convencional que suele repetirse es el drenaje de mucina o la cirugía *debulking*, que consiste en la extirpación del tumor primario y del epiplón. El objetivo de la CRS debe ser la eliminación completa de la enfermedad macroscópica. Se han identificado varios indicadores pronósticos para la selección de pacientes.

El objetivo de la CRS es lograr una citorreducción completa (CC-0, sin tumor residual; o CC-1, tumor residual < 2,5 mm). Se requiere una incisión en la línea media desde el xifoides hasta el pubis con resección de todas las cicatrices anteriores. Para esto, se requieren una o más de las cinco peritonectomías con resección de vísceras adyacentes. Solo se resecan las áreas de afectación de la enfermedad. Las superficies peritoneales normales no se resecan. La única excepción es una omentectomía, que se realiza incluso sin depósitos tumorales macroscópicos en el epiplón. Cuando la enfermedad es extensa, se realiza una exploración minuciosa para buscar contraindicaciones para CRS, y no se debe resecar el intestino hasta que se finalice el plan quirúrgico. De particular mención es la técnica de resección de la cápsula de Glisson, que frecuentemente está involucrada.

Aproximadamente, un tercio de los pacientes presentan una enfermedad extensa. Si bien no existe una definición estándar de lo que constituye una enfermedad extensa, Elias *et al.* la han definido como un PCI > 28 . Los pacientes con enfermedad extensa suelen requerir la resección de múltiples vísceras y uno o más segmentos del intestino. El sacrificio de grandes segmentos del intestino delgado que conduce a un remanente de 2 m es a menudo el factor limitante para lograr una CRS completa. Cuando el remanente es menor de 2 m, los pacientes requieren nutrición parenteral total. Cuando se requiere la colectomía total, se deben preservar, al menos, 3 m de intestino delgado y, si el remanente colónico es menor de 30-50 cm, se ha de preservar, al menos, 2,5 m. No se debe realizar una gastrectomía total en pacientes que se han sometido a una resección extensa del intestino delgado. Para la siembra de tumores en la pelvis, puede ser necesaria la resección del peritoneo pélvico junto con el peritoneo prevesical, el fondo de saco de Douglas y el rectosigmoide para lograr una citorreducción completa.

Para pacientes seleccionados con extensión limitada de la enfermedad (PCI < 10) y grado bajo, se han utilizado CRS laparoscópicas e HIPEC con el objetivo de reducir la morbilidad y la estancia hospitalaria. Las tasas de conversión informadas fueron bajas y mejoraron con la experiencia. La selección de pacientes es importante. Los inconvenientes de este abordaje son la dificultad para evaluar adecuadamente ciertas áreas como el mesenterio del intestino delgado, la dificultad de la técnica en pacientes obesos y aquellos con cirugía previa extensa, el potencial de diseminación de células malignas (discutible) y tiempos quirúrgicos prolongados. Con una experiencia creciente, la utilidad de dichos procedimientos podría aumentar específicamente en pacientes con enfermedad más extensa.

Quimioterapia intraperitoneal hipertérmica en el seudomixoma peritoneal

La HIPEC se realiza después de la extirpación completa del tumor mediante la técnica abierta, semiabierta o cerrada durante 30-120 minutos, utilizando un régimen basado en mitomicina C u oxaliplatino. El oxaliplatino se elimina rápidamente de la cavidad peritoneal (un 80 % en 60 minutos); por lo tanto, la HIPEC se realiza durante 30 minutos, mientras que la mitomicina C tarda más tiempo (un 80 % en 90 minutos) en aclararse; por lo tanto, la duración de la HIPEC es de 90 min. En algunos protocolos, se incluye una infusión intravenosa simultánea de 5-FU. El mecanismo es una mayor concentración del fármaco en las superficies peritoneales calentadas, que conduce a una exposición prolongada del tumor al fármaco.

La solución portadora de oxaliplatino es dextrosa al 5 %, que puede provocar hiperglucemia, hiponatremia y acidosis metabólica en el período posoperatorio. Estos efectos se vuelven más pronunciados a una temperatura de perfusión de 42 a 43 °C. La HIPEC con oxaliplatino, también se asocia a una mayor reducción en el recuento de neutrófilos y plaquetas en el período posoperatorio en comparación con un protocolo basado en mitomicina. Hay un aumento significativo de las complicaciones hemorrágicas después de la HIPEC con oxaliplatino según lo informado por el estudio francés multicéntrico retrospectivo de 771 pacientes. La dosis de oxaliplatino es, según el protocolo de Elias *et al.*, de 460 mg/m^2, que es varias veces superior a la de la administración intravenosa. Actualmente, están en uso clínico otros dos regímenes que usan una dosis más baja de oxaliplatino.

PRONÓSTICO A CORTO Y LARGO PLAZO DEL SEUDOMIXOMA PERITONEAL

Indicadores pronósticos

El factor pronóstico más importante es la citorreducción completa (CC-0/CC-1); la enfermedad residual de > 2,5 mm se considera un *debulking* y no citorreducción. La supervivencia de los pacientes con citorreducción completa es del 85 % para la CC-0 y de un 85 % para pacientes con CC-1, a diferencia del pronóstico de los pacientes con una resección CC-2/CC-3, que es de un 24 %, sin que se vea influenciada por la diferenciación del tumor o el PCI. Conseguir una citorreducción completa requiere mucha habilidad técnica y una considerable curva de aprendizaje, que está calculada para 90 procedimientos por cirujano y 100 por centro.

El PCI es un factor pronóstico importante en el seudomixoma peritoneal, sin embargo, a diferencia del cáncer colorrectal o del cáncer gástrico, no existe un valor de corte para realizar la citorreducción. En cambio, es especialmente importante la localización anatómica de la enfermedad, sobre todo, cuando se encuentra involucrado el intestino delgado y el mesenterio que hagan imposible la resección completa.

> El PCI es un factor pronóstico importante en el seudomixoma peritoneal, sin embargo, a diferencia del cáncer colorrectal o del cáncer gástrico, no existe un valor de corte para realizar la citorreducción.

Papel de la quimioterapia en el seudomixoma peritoneal

El papel que cumple la quimioterapia en estos tumores no está claro. Se puede utilizar como tratamiento adyuvante en los pacientes con tumores de alto grado o con otros factores de mal pronóstico. Además, se suele utilizar en pacientes con tumores irresecables o aquellos que han tenido recurrencias después de la CRS y la HIPEC. El esquema FOLFOX 4 ha mostrado actividad en los pacientes que se han catalogado como irresecables, o con recurrencias; además, la adición de bevacizumab ha incrementado la supervivencia libre de progresión de la enfermedad y la supervivencia a largo plazo.

En otro estudio en que se analizó la adición de bevacizumab, se evidenció una respuesta en el 58 % de los pacientes, basada en la mejoría en las pruebas de imagen, los marcadores y la estabilización de la enfermedad.

PUNTOS CLAVE

- El principio básico es la destrucción intraoperatoria de células tumorales mediante el proceso de difusión de fármacos quimioterapéuticos en los depósitos de células tumorales residuales después de la CRS, usando calor para potenciar su citotoxicidad.
- En la evaluación preparatoria de todo paciente con carcinomatosis peritoneal, los estudios de imagen constituyen la pieza angular; siendo la TAC con contraste la modalidad más utilizada.
- Hasta el día de hoy, las modalidades terapéuticas como la CRS y la HIPEC han incrementado de manera significativa la supervivencia, tomando en cuenta su uso en pacientes selectos.
- La decisión del empleo de la quimioterapia sistémica para la HIPEC debe ser discutida en consenso con un equipo multidisciplinario y evaluar a cada paciente de acuerdo con sus características individuales, incluyendo las características de su enfermedad.
- Existen distintas modalidades de técnicas quirúrgicas empleadas en el tratamiento de cada paciente, cada una con ventajas y desventajas que deben ser tomadas en cuenta a la hora de su elección.
- Entre los fármacos más empleados en el tratamiento de la carcinomatosis peritoneal durante la HIPEC, se encuentran el oxaliplatino y la mitomicina C. Cada uno de estos fármacos cuenta con sus dosis de aplicación, efectos terapéuticos y efectos adversos distintos.
- La CRS y la técnica de HIPEC pueden ser usadas de manera repetitiva en pacientes que cumplan criterios para su aplicación y, en pacientes tratados previamente que cumplan criterios de riesgo, se puede dar su uso para la prevención y tratamiento de metástasis peritoneales precoces.
- En el momento de decidir el manejo de los tumores apendiculares, el consenso habitual es realizar una hemicolectomía derecha, para efectuar una adecuada linfadenectomía.
- El diagnóstico de seudomixoma peritoneal puede pasar desapercibido en sus inicios, y no será hasta muy avanzada la enfermedad cuando presentará síntomas.
- Ante dudas del diagnóstico de seudomixoma peritoneal, puede requerirse biopsia y, posteriormente, plantear una estrategia terapéutica.
- Los marcadores tumorales se pueden utilizar para el seguimiento y, así, poder evaluar una posible recurrencia, debido al aumento del valor.
- Existen hallazgos característicos en la TAC que puede ayudar a definir el diagnóstico de pseudomixoma peritoneal y es por ello por lo que se ha convertido en el estudio que se utiliza con mayor frecuencia.
- Existen dos puntos a tener en cuenta a la hora de seleccionar a los pacientes aptos para tratamiento: la capacidad funcional del paciente y la experiencia del cirujano.
- El estándar de tratamiento para el seudomixoma peritoneal es la terapia locorregional agresiva, que comprende CRS completa e HIPEC.
- El factor pronóstico más importante es la citorreducción completa (CC-0/CC-1).
- El papel de la quimioterapia en el seudomixoma peritoneal sigue siendo dudoso, sin embargo, hay quienes defienden su utilidad.

BIBLIOGRAFÍA

Adam R, De Gramont A, Figueras J, Guthrie A, Kokudo N, Kunstlinger F, et al. The oncosurgery approach to managing liver metastases from colorectal cancer: a multidisciplinary international consensus. Oncologist. 2012;17(10): 1225-39.

Alexander-Sefre F, Chandrakumaran K, Banerjee S, Sexton R, Thomas JM, Moran B. Elevated tumour markers prior to complete tumour removal in patients with pseudomyxoma peritonei predict early recurrence. Colorectal Dis. 2005;7(4):382-6.

Bakrin N, Deraco M, Glehen O, Morris DL, Van der Speeten K. Cytoreductive surgery & perioperative intraperitoneal chemotherapy for peritoneal surface malignancy: textbook and video atlas. Woodbury: CineMed; 2017.

Baratti D, Kusamura S, Martinetti A, Seregni E, Laterza B, Oliva DG, et al. Prognostic value of circulating tumor markers in patients with pseudomyxoma peritonei treated with cytoreductive surgery and hyperthermic intraperitoneal chemotherapy. Ann Surg Oncol. 20117;14(8):2300-8.

Barbosa LRLS, Lacerda-Filho A, Barbosa LCLS. Immediate preoperative nutritional status of patients with colorectal cancer: a warning. Arq Gastroenterol. 2014;51(4):331-6.

Bartlett DL. HIPEC: the complexities of clinical trials. Ann Surg Oncol. 2008;15(5):1277-9.

Benhaim L, Honoré C, Goéré D, Delhorme JB, Elias D. Huge pseudomyxoma peritonei: surgical strategies and procedures to employ to optimize the rate of complete cytoreductive surgery. Eur J Surg Oncol. 2016;42(4):552-7.

Bhatt A. Management of peritoneal metastases-cytoreductive surgery, HIPEC and beyond. Nueva York: Springer; 2018.

Bokemeyer C, Bondarenko I, Hartmann JT, De Braud F, Schuch G, Zubel A, et al. Efficacy according to biomarker status of cetuximab plus FOLFOX-4 as first-line treatment for metastatic colorectal cancer: the OPUS study. Ann Oncol. 2011;22(7):1535-46.

Carmignani CP, Hampton R, Sugarbaker CE, Chang D, Sugarbaker PH. Utility of CEA and CA 19-9 tumor markers in diagnosis and prognostic assessment of mucinous epithelial cancers of the appendix. J Surg Oncol. 2004;87(4):162-6.

Carr NJ, Cecil TD, Mohamed F, Sobin LH, Sugarbaker PH, González-Moreno S, et al.; Peritoneal Surface Oncology Group International. A consensus for classification and pathologic reporting of pseudomyxoma peritonei and associated appendiceal neoplasia: The results of the Peritoneal Surface Oncology Group International (PSOGI) Modified Delphi Process. Am J Surg Pathol. 2016;40(1):14-26.

Ceelen WP, Levine E. Intraperitoneal cancer therapy: principles and practice. Boca Ratón: CRC Press; 2015.

Choe JH, Overman MJ, Fournier KF, Royal RE, Ohinata A, Rafeeq S, et al. Improved survival with anti-VEGF therapy in the treatment of unresectable appendiceal epithelial neoplasms. Ann Surg Oncol. 2015;22(8):2578-84.

Coakley FV, Choi PH, Gougoutas CA, Pothuri B, Venkatraman E, Chi D, et al. Peritoneal metastases: detection with spiral CT in patients with ovarian cancer. Radiology. 2002;223(2):495-9.

Delhorme JB, Triki E, Romain B, Meyer N, Rohr S, Brigand C. Routine second-look after surgical treatment of colonic peritoneal carcinomatosis. J Visc Surg. 2015;152(3):149-54.

Diop AD, Fontarensky M, Montoriol PF, Da Ines D. CT imaging of peritoneal carcinomatosis and its mimics. Diagn Interv Imaging. 2014;95(9):861-72.

Dromain C, Leboulleux S, Auperin A, Goere D, Malka D, Lumbroso J, et al. Staging of peritoneal carcinomatosis: enhanced CT vs. PET/CT. Abdom Imaging. 2008;33(1):87-93.

Elias D, Honoré C, Dumont F, Ducreux M, Boige V, Malka D, et al. Results of systematic second-look surgery plus HIPEC in asymptomatic patients presenting a high risk of developing colorectal peritoneal carcinomatosis. Ann Surg. 2011;254(2):289-93.

Elias D, Lefevre JH, Chevalier J, Brouquet A, Marchal F, Classe JM, et al. Complete cytoreductive surgery plus intraperitoneal chemohyperthermia with oxaliplatin for peritoneal carcinomatosis of colorectal origin. J Clin Oncol. 2009;27(5):681-5.

Elias D, Matsuhisa T, Sideris L, Liberale G, Drouard-Troalen L, Raynard B, et al. Heated intra-operative intraperitoneal oxaliplatin plus irinotecan after complete resection of peritoneal carcinomatosis: pharmacokinetics, tissue distribution and tolerance. Ann Oncol. 2004;15(10):1558-65.

Esquivel J, Chua TC, Stojadinovic A, Torres Melero J, Levine EA, Gutman M, et al. Accuracy and clinical relevance of computed tomography scan interpretation of peritoneal cancer index in colorectal cancer peritoneal carcinomatosis: a multi-institutional study. J Surg Oncol. 2010;102(6):565-70.

Franko J, Shi Q, Meyers JP, Maughan TS, Adams RA, Seymour MT, et al. Prognosis of patients with peritoneal metastatic colorectal cancer given systemic therapy: an analysis of individual patient data from prospective randomised trials from the Analysis and Research in Cancers of the Digestive System (ARCAD) database. Lancet Oncol. 2016;17(12): 1709-19.

Hompes D, Tiek J, Wolthuis A, Fieuws S, Penninckx F, Van Cutsem E, et al. HIPEC in T4a colon cancer: a defendable treatment to improve oncologic outcome? Ann Oncol. 2012;23(12):3123-9.

Koopman M, Antonini NF, Douma J, Wals J, Honkoop AH, Erdkamp FL, et al. Sequential versus combination chemotherapy with capecitabine, irinotecan, and oxaliplatin in advanced colorectal cancer (CAIRO): a phase III randomised controlled trial. Lancet. 2007;370(9582):135-42.

Kusamura S, Moran BJ, Sugarbaker PH, Levine EA, Elias D, Baratti D, et al. Multicentre study of the learning curve and surgical performance of cytoreductive surgery with intraperitoneal chemotherapy for pseudomyxoma peritonei. Br J Surg. 2014;101(13):1758-65.

Larsen SG. Value of laparoscopy before cytoreductive surgery and hyperthermic intraperitoneal chemotherapy for peritoneal carcinomatosis (Br J Surg 2013;100:285-92). Br J Surg. 2013;100(2):292.

Lee NK, Kim S, Kim HS, Jeon TY, Kim GH, Kim DU, et al. Spectrum of mucin-producing neoplastic conditions of the abdomen and pelvis: cross-sectional imaging evaluation. World J Gastroenterol. 2011;17(43): 4757-71.

Lemmens VE, Klaver YL, Verwaal VJ, Rutten HJ, Coebergh JWW, De Hingh IH. Predictors and survival of synchronous peritoneal carcinomatosis of colorectal origin: a population-based study. Int J Cancer. 2011;128(11):2717-25.

Levine EA, Stewart JH 4th, Shen P, Russell GB, Loggie BL, Votanopoulos KI. Intraperitoneal chemotherapy for peritoneal surface malignancy: experience with 1,000 patients. J Am Coll Surg. 2014;218(4):573-85.

Low RN, Barone RM, Lucero J. Comparison of MRI and CT for predicting the Peritoneal Cancer Index (PCI) preoperatively in patients being considered for cytoreductive surgical procedures. Ann Surg Oncol. 2015;22(5):1708-15.

Matsuda K, Hotta T, Takifuji K, Yamamoto M, Nasu T, Togo N, et al. Clinical impact of a macroscopically complete resection of colorectal cancer with peritoneal carcinomatosis. Surgery. 2012;151(2):238-44.

Menassel B, Duclos A, Passot G, Dohan A, Payet C, Isaac S, et al. Preoperative CT and MRI prediction of non-resectability in patients treated for pseudomyxoma peritonei from mucinous appendiceal neoplasms. Eur J Surg Oncol. 2016;42(4):558-66.

Pai RK, Longacre TA. Appendiceal mucinous tumors and pseudomyxoma peritonei: histologic features, diagnostic problems, and proposed classification. Adv Anat Pathol. 2005;12(6):291-311.

Pande R, Sunga A, Levea C, Wilding GE, Bshara W, Reid M, et al. Significance of signet-ring cells in patients with colorectal cancer. Dis Colon Rectum. 2008;51(1):50-5.

Passot G, Bakrin N, Isaac S, Decullier E, Gilly FN, Glehen O, et al. Postoperative outcomes of laparoscopic vs open cytoreductive surgery plus hyperthermic intraperitoneal chemotherapy for treatment of peritoneal surface malignancies. Eur J Surg Oncol. 2014;40(8):957-62.

Passot G, You B, Boschetti G, Fontaine J, Isaac S, Decullier E, et al. Pathological response to neoadjuvant chemotherapy: a new prognosis tool for the curative management of peritoneal colorectal carcinomatosis. Ann Surg Oncol. 2014;21(8):2608-14.

Pietrantonio F, Maggi C, Fanetti G, Iacovelli R, Di Bartolomeo M, Ricchini F, et al. FOLFOX-4 chemotherapy for patients with unresectable or relapsed peritoneal pseudomyxoma. Oncologist. 2014;19(8):845-50.

Rau B, Königsrainer A, Mohamed F, Sugarbaker PH. Peritoneal tumors and metastases: surgical, intraperitoneal and systemic therapy. Londres: Springer Nature; 2021.

Russell AH, Tong D, Dawson LE, Wisbeck WM, Griffin TW, Laramore GE, et al. Adenocarcinoma of the retroperitoneal ascending and descending colon: sites of initial dissemination and clinical patterns of recurrence following surgery alone. Int J Radiat Oncol Biol Phys. 1983;9(3):361-5.

Sadeghi B, Arvieux C, Glehen O, Beaujard AC, Rivoire M, Baulieux J, et al. Peritoneal carcinomatosis from non-gynecologic malignancies: results of the EVOCAPE 1 multicentric prospective study. Cancer. 2000;88(2):358-63.

Sasaki Y, Hamaguchi T, Yamada Y, Takahashi N, Shoji H, Honma Y, et al. Value of KRAS, BRAF, and PIK3CA mutations and survival benefit from systemic chemotherapy in colorectal peritoneal carcinomatosis. Asian Pac J Cancer Prev. 2016;17(2):539-43.

Segelman J, Granath F, Holm T, Machado M, Mahteme H, Martling A. Incidence, prevalence and risk factors for peritoneal carcinomatosis from colorectal cancer. Br J Surg. 2012;99(5):699-705.

Seshadri RA, Hemanth RE. Diagnostic laparoscopy in the pre-operative assessment of patients undergoing cytoreductive surgery and HIPEC for peritoneal surface malignancies. Indian J Surg Oncol. 2016;7(2):230-5.

Shankar S, Ledakis P, El Halabi H, Gushchin V, Sardi A. Neoplasms of the appendix: current treatment guidelines. Hematol Oncol Clin North Am. 2012;26(6):1261-90.

Vaira M, Cioppa T, D'Amico S, De Marco G, D'Alessandro M, Fiorentini G, et al. Treatment of peritoneal carcinomatosis from colonic cancer by cytoreduction, peritonectomy and hyperthermic intraperitoneal chemotherapy (HIPEC). Experience of ten years. In Vivo. 2010;24(1):79-84.

Valle SJ, Alzahrani N, Alzahrani S, Traiki TB, Liauw W, Morris DL. Enterocutaneous fistula in patients with peritoneal malignancy following cytoreductive surgery and hyperthermic intraperitoneal chemotherapy: incidence, management and outcomes. Surg Oncol. 2016;25(3):315-20.

Van Vugt JLA, Braam HJ, Van Oudheusden TR, Vestering A, Bollen TL, Wiezer MJ, et al. Skeletal muscle depletion is associated with severe postoperative complications in patients undergoing cytoreductive surgery with hyperthermic intraperitoneal chemotherapy for peritoneal carcinomatosis of colorectal cancer. Ann Surg Oncol. 2015;22(11):3625-31.

Verwaal VJ, Bruin S, Boot H, Van Slooten G, Van Tinteren H. 8-year follow-up of randomized trial: cytoreduction and hyperthermic intraperitoneal chemotherapy versus systemic chemotherapy in patients with peritoneal carcinomatosis of colorectal cancer. Ann Surg Oncol. 2008;15(9):2426-32.

Verwaal VJ, Van Ruth S, De Bree E, Van Sloothen GW, Van Tinteren H, Boot H, et al. Randomized trial of cytoreduction and hyperthermic intraperitoneal chemotherapy versus systemic chemotherapy and palliative surgery in patients with peritoneal carcinomatosis of colorectal cancer. J Clin Oncol. 2003;21(20):3737-43.

Young RH. Pseudomyxoma peritonei and selected other aspects of the spread of appendiceal neoplasms. Semin Diagn Pathol. 2004;21(2):134-50.

Zoetmulder FA. Cancer cell seeding during abdominal surgery: experimental studies. Cancer Treat Res. 1996;82:155-61.

Cirugía en el cáncer de colon y recto. Abordaje por laparotomía, laparoscopia y asistencia robótica

18

Y. Aguilera Molina y D. Díaz-Pérez

OBJETIVOS

- Conocer los principales datos epidemiológicos del cáncer colorrectal y su importancia.
- Recordar la fisiopatología de esta entidad y, con ello, los escenarios clínicos a los que enfrentarse.
- Comprender que, dentro del arsenal terapéutico, se encuentra que el tratamiento de elección es el quirúrgico.
- Describir la anatomía quirúrgica y diferentes vías de abordaje para tratar esta patología.

CIRUGÍA EN EL CÁNCER DE COLON. EPIDEMIOLOGÍA E IMPORTANCIA DEL PROBLEMA

El cáncer colorrectal (CCR) es una enfermedad común y letal. El riesgo de desarrollar CCR está influenciado tanto por factores ambientales como genéticos. Debido a su frecuencia y mortalidad importantes, es un gran problema de salud pública en Norteamérica, Europa y otras regiones con estilos de vida y hábitos alimentarios similares.

En general, el CCR es el tercer cáncer más comúnmente diagnosticado en hombres y el segundo en mujeres, según la base de datos GLOBOCAN de la Organización Mundial de la Salud. Las tasas de incidencia y mortalidad son sustancialmente más altas en los hombres que en las mujeres.

En los Estados Unidos, anualmente, se diagnostican aproximadamente 151.030 nuevos casos de cáncer de intestino grueso, de los cuales 106.180 son cáncer de colon, y el resto, cáncer de recto. Anualmente, cerca de 52.580 estadounidenses mueren de CCR, lo que representa en torno al 8 % de todas las muertes por cáncer.

Las tasas de incidencia más altas se encuentran en Australia y Nueva Zelanda, Europa y América del Norte, y las tasas más bajas se hallan en África y el centro-sur de Asia. Estas diferencias geográficas parecen ser atribuibles a las diferencias en las exposiciones dietéticas y ambientales. En los Estados Unidos, las tasas de incidencia de CCR han disminuido alrededor de un 2 % por año; por el contrario, han aumentado rápidamente en varias áreas históricamente de bajo riesgo, incluida España, y varios países de Asia Oriental y Europa del Este. Se ha observado un cambio gradual hacia los cánceres de colon del lado derecho, con un mayor aumento relativo en la incidencia a este nivel, probablemente por las mejoras diagnósticas y la facilidad para polipectomías endoscópicas profilácticas del colon izquierdo. La edad es un factor de riesgo importante para el cáncer colorrectal esporá-dico. Es poco común antes de los 40 años; la incidencia comienza a aumentar significativamente entre los 40 y los 50 años, y las tasas de incidencia específicas por edad aumentan en cada década sucesiva a partir de entonces. Los datos más recientes indican que la incidencia de CCR está aumentando en el grupo de menores de 50 años, incluso, en menores de 40 años, fundamentalmente, de colon izquierdo y más aún de recto.

Las tasas de mortalidad por CCR han disminuido gradualmente desde mediados de la década de 1980 en los Estados Unidos y en muchos otros países occidentales, presumiblemente por la mejor detección y extirpación tempranas, sumado a tratamientos más efectivos. En contraste con estos datos, las tasas de mortalidad continúan aumentando en muchos países con recursos e infraestructura de salud más limitados, particularmente, en América Central y del Sur y Europa del Este.

ANATOMÍA QUIRÚRGICA

Para entender de manera apropiada los tipos de abordajes quirúrgicos en el cáncer colorrectal, es crucial recordar la anatomía quirúrgica del colon, necesaria para realizar la técnica oncológica.

Colon derecho

Recuerdo anatómico

El colon derecho es la porción proximal del colon. Se divide en tres partes: el *ciego*, el *colon ascendente* y el ángulo *derecho del colon*. Está cubierto por delante y por dentro por el *peritoneo visceral*. Está unido a la pared abdominal posterior por el mesocolon hasta el peritoneo parietal preaórtico. La raíz del mesocolon derecho se distingue del retroperitoneo en la zona de la fascia prerrenal.

El ciego puede ser más o menos móvil según el nivel de fusión del peritoneo visceral con el peritoneo parietal por fuera (inicio de la fascia de Toldt). Está unido a la pared abdominal posterior hasta el peritoneo preaórtico por el mesocolon, que es continuo con el mesenterio ileal. Frente al ciego, en el retroperitoneo, se encuentran el uréter, los vasos ilíacos y los vasos genitales. El colon ascendente (10-15 cm) es un segmento fijado hacia afuera por la fusión del peritoneo visceral con el peritoneo parietal posterolateral para formar la «gotiera» (corredera o canal) parietocólica derecha. Esta zona de fusión se denomina *fascia de Toldt*. El ángulo derecho del colon es también un segmento fijo.

Está vascularizado por dos pedículos: el *ileocecoapendicular* y el *cólico superior derecho*. Ambos proceden del sistema mesentérico superior. La arteria ileocecocoloapendicular es la rama terminal de la arteria mesentérica superior (AMS) y es la más constante. La arteria cólica superior derecha es la segunda rama que nace de la AMS después de la cólica media. Está presente en alrededor del 60 % de los casos y se inserta en el mesocolon en el borde inferior del bloque duodenopancreático. Cada vena correspondiente acompaña a cada rama arterial. La vena cólica superior derecha se une en la mayoría de los casos a la vena gastroomental derecha y a la pancreaticoduodenal anterosuperior para formar el *tronco venoso gastrocólico de Henle*. El segmento anterolateral derecho de la vena mesentérica superior (VMS) entre la terminación de la vena ileocecocoloapendicular y el tronco de Henle, corresponde al *tronco quirúrgico de Gillot*. El drenaje linfático sigue la vascularización arterial antes descrita. Los ganglios intermedios drenan en los preaórticos cerca del origen de la arteria mesentérica superior. Estos ganglios linfáticos «mesentéricos superiores» reciben la linfa de los ganglios preaórticos «mesentéricos inferiores» y drenan en los ganglios preaórticos «celíacos».

Anatomía práctica en el colon derecho

La liberación de las uniones peritoneales del colon al peritoneo visceral preaórtico puede efectuarse de abajo hacia arriba (*caudal-to-cranial approach*), de dentro hacia fuera (*medial-to-lateral*), de arriba hacia abajo (*cranial-to-caudal*) o de fuera hacia dentro (*lateral-to-medial*).

En caso de disección de abajo hacia arriba, la liberación comienza en la raíz del mesenterio, y el plano de disección debe distinguir el mesenterio del retroperitoneo para ser oncológica. En caso de disección de dentro hacia fuera, la liberación del colon se consigue mediante un acceso inicial a los pedículos vasculares cólicos derechos, que se exponen al tensar el pedículo ileocecoapendicular y hacer una incisión del mesocolon en el plano entre este y la fascia prerrenal. La disección del pedículo en el origen debe ser cuidadosa para no lesionar la VMS que lo cruza a este nivel. En caso de disección de fuera hacia dentro, la liberación se inicia en la fascia de Toldt derecha con el plano de disección entre el peritoneo visceral del mesocolon y el peritoneo parietal. Para una buena liberación cólica derecha, es necesario liberar el colon transverso derecho mediante un despegamiento coloepiploico, que debe ser cuidadoso para no lesionar el tronco venoso de Henle.

Colon izquierdo

Recuerdo anatómico

Consta de segmentos fijos: el ángulo izquierdo y el *colon descendente*; y un segmento móvil: el *colon sigmoide*. Está cubierto en sus caras anterior e interna por el peritoneo visceral y unido a la pared abdominal posterior por el mesocolon hasta el peritoneo parietal preaórtico. Su porción distal está fijada por fuera por la *fascia de Toldt* (espacio parietocólico izquierdo), formada por la fusión del peritoneo visceral mesocólico y el peritoneo parietal. Se relaciona con el riñón, el uréter izquierdo, los vasos genitales y el psoas. La *unión rectosigmoidea* se encuentra, para el cirujano, frente al *promontorio*. El colon izquierdo está vascularizado por dos pedículos procedentes de la arteria mesentérica inferior: la *arteria cólica superior izquierda* y el *tronco de las arterias sigmoideas*.

La arteria mesentérica inferior (AMI) nace de la aorta y se divide en tres ramas. La primera es la arteria cólica superior izquierda, que vasculariza el ángulo izquierdo y el colon descendente. La segunda rama es el tronco de las arterias sigmoideas, que vascularizan el colon sigmoide. Se anastomosan con la arteria cólica superior izquierda y las ramas de la arteria rectal superior. La última rama es la *arteria rectal superior*. La vascularización venosa sigue la misma distribución tributaria. El drenaje linfático del colon izquierdo sigue la vascularización arterial antes descrita. Los ganglios intermedios drenan en los preaórticos cerca del origen de la AMI. Estos ganglios linfáticos «mesentéricos inferiores» drenan en los ganglios preaórticos «mesentéricos superiores» y, luego, «celíacos».

Anatomía práctica en el colon izquierdo

Hay que liberar el colon que se va a resecar y el inmediatamente proximal para que descienda libremente al recto. Al igual que la colectomía derecha, puede efectuarse de dentro hacia fuera o de fuera hacia dentro. El transverso se libera mediante un despegamiento coloepiploico que permite la abertura de la transcavidad de los epiplones. El ángulo se libera con cuidado por delante de la cola del páncreas y el polo inferior del bazo. La liberación se centra entonces en el colon descendente, con la liberación de la fascia de Toldt izquierda. El mesocolon se libera del retroperitoneo, respetando el uréter izquierdo. El pedículo vascular debe seccionarse en función del vaciamiento ganglionar: mesentérico inferior, cólico superior izquierdo o sigmoideo.

En un vaciamiento mesentérico inferior, es importante respetar el plexo hipogástrico superior que inerva la pelvis (vejiga, próstata) con riesgos posoperatorios de vejiga neurógena, eyaculación retrógrada y disfunción eréctil.

Tras la sección de la AMI, la vascularización del colon descendido es proporcionada por la red mesentérica superior a través de comunicaciones del arco de Riolano. La viabilidad debe evaluarse durante la intervención a simple vista o con verde de indocianina. La ligadura de la AMI puede ser en el nivel «alto» y corresponde a la ligadura en su origen, y el nivel «bajo» conserva la cólica superior izquierda, con la consiguiente ligadura de la sigmoidea y rectal superior. Algunos estudios muestran que la exéresis completa del mesocolon con ligadura alta se asocia con un mayor número de ganglios extirpados, una mejor supervivencia a los cinco años, pero una mayor morbilidad posoperatoria. Estos datos siguen siendo controvertidos. La ligadura baja limita el riesgo de lesión del plexo hipogástrico superior y las complicaciones neurógenas asociadas.

Colon transverso

Recuerdo anatómico

Según la distribución vascular, sus dos tercios proximales forman parte del colon derecho (vascularización mesentérica superior) y su tercio distal forma parte del izquierdo (vascularización mesentérica inferior).

La parte proximal se nutre de las arterias cólicas superior derecha y media. La *arteria cólica media* es la primera rama que nace en la cara anterior de la arteria mesentérica superior. Está presente en alrededor del 95 % de los casos. Se divide en las ramas derecha e izquierda, que se anastomosan con la arteria cólica superior derecha y la arteria cólica superior izquierda. Los anatomistas describen una comunicación entre las redes mesentéricas superior e inferior a través de la arteria cólica marginal, que conecta la arteria cólica media y la arteria cólica superior izquierda. La vascularización venosa del colon transverso sigue la misma distribución que la del colon derecho. Según se ha descrito, el drenaje linfático sigue la vascularización arterial. El drenaje proximal lo proporcionan los vasos y ganglios linfáticos que siguen a la cólica media y el tercio distal está drenado por vasos y ganglios linfáticos que siguen a la arteria cólica superior izquierda.

Anatomía práctica en el colon transverso

El colon transverso se extirpa en cuatro intervenciones principales: colectomía derecha ampliada, colectomía izquierda ampliada, colectomía angular izquierda y colectomía subtotal.

En una *colectomía derecha ampliada*, la arteria cólica media se secciona en su origen. En una *colectomía angular izquierda*, el colon transverso se libera mediante un despegamiento coloepiploico y, por detrás, hasta la raíz del mesocolon transverso.

En una *colectomía subtotal*, la liberación es completa. En una *colectomía izquierda ampliada*, la resección se extiende desde el colon transverso hasta la charnela rectosigmoidea. Para un tumor en el colon transverso derecho, en la práctica no se efectúa una colectomía segmentaria, sino una colectomía derecha ampliada y su vaciamiento correspondiente. Para un tumor del tercio medio, se puede elegir entre una colectomía derecha ampliada o una colectomía izquierda ampliada.

En la práctica, la colectomía derecha ampliada es la intervención más frecuente. En el caso de los cánceres del ángulo izquierdo del colon, todavía no hay consenso; se puede elegir entre la colectomía angular izquierda, la colectomía subtotal y la colectomía izquierda ampliada. Sin embargo, los estudios que comparan estas tres intervenciones han demostrado que la colectomía angular izquierda es suficiente desde el punto de vista oncológico, con resultados de supervivencia idénticos.

ABORDAJE POR LAPAROTOMÍA EN EL CÁNCER DE COLON

Cáncer de colon derecho

La colectomía derecha programada es el tratamiento de base. Asocia una resección de los últimos centímetros del íleon, del colon ascendente hasta una porción variable del transverso, así como un vaciamiento ganglionar que engloba las zonas correspondientes de mesenterio y de mesocolon. El paradigma oncológico defendido en la laparotomía conserva los principios de control vascular en el origen y la resección monobloque (**Fig. 18-1**).

El acceso por laparotomía de los cánceres cólicos derechos sigue utilizándose porque estos tumores suelen descubrirse de forma tardía y, por tanto, son muy voluminosos. Dado que el tamaño puede justificar por sí solo una abertura abdominal considerable, la laparoscopia puede perder interés. Además, todas las situaciones complicadas (oclusión, infección tumoral, extensión a otros órganos) se solucionan en mejores condiciones por laparotomía. Al contrario que el acceso laparoscópico por el que se liberan las inserciones externas

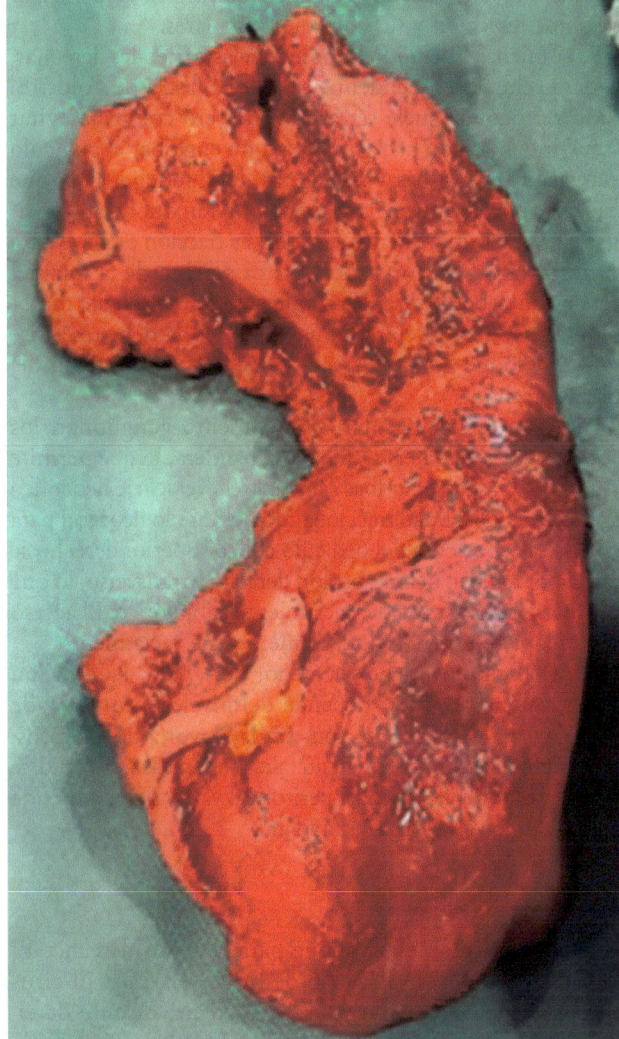

Figura 18-1. Pieza quirúrgica de hemicolectomía derecha.

cólicas al final, el procedimiento por laparotomía comienza por una movilización de estas estructuras antes de los controles vasculares.

El paciente se coloca en decúbito supino y los brazos en cruz. El cirujano en el lado derecho y su ayudante frente a él. No hay que dudar en situarse a la izquierda para operar el colon ascendente y para liberar con más facilidad el ángulo cólico derecho. El campo expone desde la línea mamilar hasta el pubis. El sondaje vesical no es necesario, salvo recomendación anestésica. La sonda gástrica puede ser útil si el estómago tiene aire. No está justificada en el posoperatorio.

Existen dos principales vías de acceso: la media y la transversa derecha. La vía media puede ampliarse según las dificultades encontradas y es la más utilizada. La vía transversa derecha es más selectiva y podría conllevar un riesgo menor de eventraciones. Sin embargo, puede hacer que sea difícil el acceso al ciego e íleon terminal.

La exposición se obtiene mediante valvas y separadores; se palpa el tumor con la mano y se evalúa su movilidad, así como del íleon. La exploración peritoneal confirma el estudio preoperatorio. Se recomienda exteriorizar marco el ileocólico derecho, ya que permite «sacarlo» prácticamente de la laparotomía y reconstruir una anatomía quirúrgica para escoger el tipo de resección y sus controles vasculares.

Se comienza liberando las adherencias parietales derechas; al tensar el colon ascendente, se abre la fascia de Toldt. El plano retrocólico suele ser avascular, pero conviene evitar discurrir demasiado hacia atrás para no englobar el pedículo ureteral y para no pasar por detrás del duodeno. Hay que deslizarse por delante de la segunda porción duodenal y dirigirse hacia el eje mesentérico superior. La tracción es suave para no desgarrar la vena gastrocólica. La sección de la raíz del mesenterio debe alcanzar la prolongación de la raíz del mesocolon transverso. El epiplón mayor en teoría debe resecarse en monobloque por su extremo derecho con la porción del colon derecho.

Para el control vascular y vaciamiento ganglionar, los mesos pueden exponerse a modo de bandera, lo que permite estudiar los vasos por ambas caras. El relieve del eje ileocólico se aprecia con facilidad traccionando del ángulo ileocecal para ligarlo. La exposición del pedículo cólico superior derecho se realiza por tensión del mesocolon derecho y transverso, lo que permite escoger el nivel del vaciamiento subpilórico. El acceso laparoscópico mejora indudablemente este vaciamiento.

El sacrificio ileal debe ser menor de 10 cm. La elección de la sección transversa depende del nivel del tumor y de la calidad de la vascularización. En la mayoría de los casos, se realizan anastomosis laterolaterales mecánicas. La pared se cierra en bloque y el drenaje peritoneal ya no se recomienda en caso de ileocolectomía estándar.

Cáncer de colon izquierdo

Es menos utilizada esta vía que para el colon derecho. El paciente se coloca en posición de brazos en cruz. El cirujano se encuentra a la derecha, su ayudante delante de él. La incisión es media infraumbilical, más o menos ampliada según las necesidades, y suficiente para movilizar el ángulo

izquierdo del colon. Se utilizan valvas para separar los bordes de la laparotomía, en la parte superior para la movilización del ángulo y en suprapúbico para el tiempo pélvico. También existen anillos retractores.

Un paso fundamental es la movilización del ángulo izquierdo. El despegamiento coloepiploico se inicia en medial y prosigue hasta el extremo izquierdo.

Una vez abierta la transcavidad de los epiplones, se abre el peritoneo del parietocólico izquierdo hasta el promontorio. El colon, con su meso, se libera entonces desde fuera hacia dentro, respetando las fascias cólica descendente y renal. Para preservar la técnica propuesta por Heald, la «escisión completa del mesocolon», es crucial el respeto de la fascia peritoneal y visceral del mesocolon. Además de este precepto, describió la ligadura «alta» < 2 cm de la aorta. Esta técnica también se aplica a las colectomías derechas y, en ambos casos, aumenta el vaciado ganglionar. El mesocolon transverso izquierdo se secciona en el borde del páncreas. El peligro de este tiempo quirúrgico es la lesión esplénica.

En el cáncer de sigma, la sección de los vasos suele efectuarse después de la movilización del ángulo izquierdo y del colon descendente. La disección aborda, a nivel del ángulo de Treitz, la VMI, que se liga y secciona. Se abre entonces el peritoneo visceral del mesocolon izquierdo siguiendo la vena hasta la AMI. El vaciamiento ganglionar se inicia al nivel de la AMI, y la sección vascular se efectúa a nivel de la AMI o de la arteria rectal superior (**Fig. 18-2**).

Para la movilización del colon sigmoide, de fuera hacia dentro, se abre el parietocólico izquierdo y el peritoneo visceral hasta la unión rectosigmoidea. La disección se continúa en el plano del mesorrecto hasta la elección del punto de sección rectal. La anastomosis más utilizada es la terminoterminal mecánica, tras la cual, se realiza una prueba de estanqueidad. La pared se cierra en un plano.

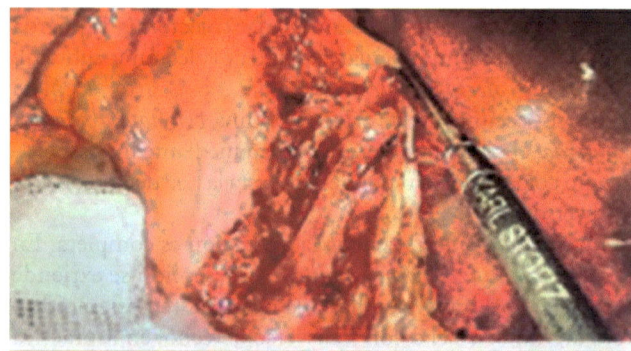
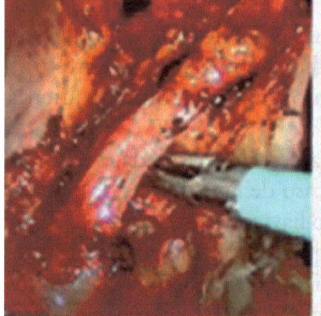
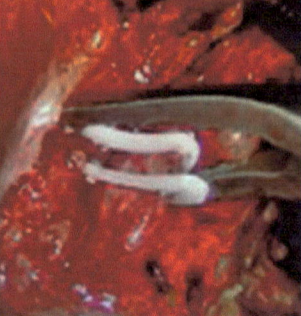

Figura 18-2. Sección vascular. Se efectúa a nivel de la mesentérica inferior.

Cáncer de colon transverso

Como se ha comentado en el apartado de anatomía, se puede extirpar con: colectomía derecha o izquierda ampliadas, colectomía subtotal o colectomía angular izquierda.

ABORDAJE POR LAPAROSCOPIA EN EL CÁNCER DE COLON

Cáncer de colon derecho

La laparoscopia ha supuesto una revolución, al mejorar la calidad del posoperatorio en la restauración del tránsito, disminución del dolor y duración de la hospitalización. Además, se han validado sus cualidades oncológicas equivalentes a las de la laparotomía. Sin embargo, no se puede aplicar a todos los tumores del colon derecho, ya que está menos recomendada en tumores que requieren incisión de extracción significativa, T4 del TNM (clasificación de tumor/ganglios [*nodes*]/metástasis), obstrucción o peritonitis, o adherencias intensas. Sí es beneficiosa en tumores medianos/pequeños, en obesos, profundos y con buen control vascular y buenos vaciamientos.

El paquete mesentérico superior debe respetarse obligatoriamente. Sí se seccionan en su origen el pedículo ileocólico, el cólico derecho medio y el pedículo del ángulo cólico derecho.

La disección cólica se realiza de medial a lateral. Hay que liberar las inserciones bajas, que son la fascia de Toldt, la fijación del ciego y la raíz del mesenterio. También las inserciones altas del ligamento gastrocólico que engloba los ganglios epiploicos y el pedículo subpilórico. Esta disección puede ser cerca del colon transverso —la más segura, pero pasa por alto estaciones ganglionares proximales— o, idealmente, subpilórica, con mayor exéresis ganglionar, pero más peligrosa. Se ha desarrollado la escisión completa mesocólica con ligadura central de los vasos, objeto de controversia en su beneficio-riesgo todavía.

El paciente se coloca en decúbito supino con el brazo derecho en abducción y el brazo izquierdo a lo largo del cuerpo. La posición más habitual del cirujano es en flanco izquierdo con el ayudante a su derecha. El primer trocar es la óptica en la zona periumbilical. El trocar de 10 mm se sitúa en la fosa ilíaca izquierda, y el de 5 mm, a nivel suprapúbico. El ayudante manipula una pinza situada en el subcostal derecho. Para una correcta exposición, hay que movilizar el intestino delgado a la izquierda y liberar las adherencias que lo obstaculicen.

Prosigue la exposición del pedículo ileocólico con tracción del meso. El peritoneo se incide en una zona medial e inferior a este eje, discurriendo por detrás para rodearlo y ligarlo. Posteriormente, se realiza una disección roma por el mesocolon, de medial a lateral, para descender el retroperitoneo y sus elementos, y liberar la segunda porción duodenal. Desde esta maniobra, se deberían aislar el meso y las adenopatías hasta el territorio de la cólica media. En profundidad, se abre la fascia de Toldt y se crea una ventana donde se visualiza el hígado y la vesícula.

La exposición del triángulo subpilórico es un momento delicado por el riesgo de lesión vascular del pedículo cólico derecho y del tronco de Henle. Tras esto, quedarían por liberar las inserciones externas al epiplón mayor, al ángulo hepático y a la fascia de Toldt. El epiplón mayor se secciona en orientación perpendicular al antro gástrico y se accede a la transcavidad; la disección se prolonga hacia abajo y sobre la raíz del mesenterio para preparar el íleon terminal y la extracción de la pieza quirúrgica; la laparotomía puede realizarse en transverso o en línea media, con un protector que aísla la pieza del contacto con la pared, y se realiza la anastomosis. Todas las opciones anastomóticas son posibles, la más frecuente es la laterolateral mecánica. Se reintroduce el intestino en la cavidad, se colocan las asas y se verifica la hemostasia.

Cáncer de colon izquierdo

Se coloca al paciente con los brazos a lo largo del cuerpo, con sujeciones en los hombros y la pelvis que sobresalga de la mesa. Para la creación del neumoperitoneo se sugiere la perforación con aguja de Veress en el punto de Palmer. El cirujano se coloca a la derecha, y el ayudante, a su lado o en frente. El trocar para la óptica sobre el ombligo, 12 mm en la fosa inferior derecha para trabajo y 5 mm en el hipocondrio derecho e izquierdo.

Se explora la cavidad para descartar carcinomatosis o metástasis, así como para comprobar la tinta china del tatuaje endoscópico. La movilización del ángulo esplénico hace necesaria la exposición del ángulo de Treitz; a su izquierda aparece la VMI, que se liga y secciona previa separación entre la fascia renal y la cólica descendente por el plano embriológico. Posteriormente, se abre la transcavidad en su totalidad y se continúa el despegamiento hacia el parietocólico izquierdo hasta el origen de la arteria cólica superior izquierda (ACSI), que puede seccionarse o no en función de los requisitos técnicos y oncológicos. Se continúa la liberación cuidadosa para evitar traumatismos del bazo, con el despegamiento coloepiploico del colon descendente.

Una vez identificadas la ACSI, la AMI y la rectal superior, la sección puede efectuarse en la AMI justo por encima de la arteria rectal superior o en el origen de esta, respetando la ACSI. Se liberan las posibles adherencias y se continúa la disección parietocólica izquierda respetando el retroperitoneo y sus elementos. Cuando se ha seccionado el peritoneo visceral a ambos lados del meso, la disección se efectúa en contacto con la cara posterior del pedículo rectal superior en la línea media y entre la fascia rectal y la fascia presacra (que se continúa con la fascia renal). Una vez definido el nivel de sección, se secciona el mesorrecto hasta la pared rectal y se aplica una endograpadora lineal al recto. El colon suprayacente se hace descender hacia la pelvis y se extrae la pieza por Pfannenstiel protegido y se realiza la anastomosis colorrectal terminoterminal mecánica preferiblemente. Se recomienda realizar una prueba de estanqueidad introduciendo aire por el ano (**Fig. 18-3**).

ASISTENCIA ROBÓTICA EN EL CÁNCER DE COLON

Desde la aplicación de la tecnología robótica en el campo del cáncer colorrectal, ha continuado la controversia sobre las perspectivas optimistas o pesimistas de mejores resultados en comparación con la cirugía laparoscópica convencional.

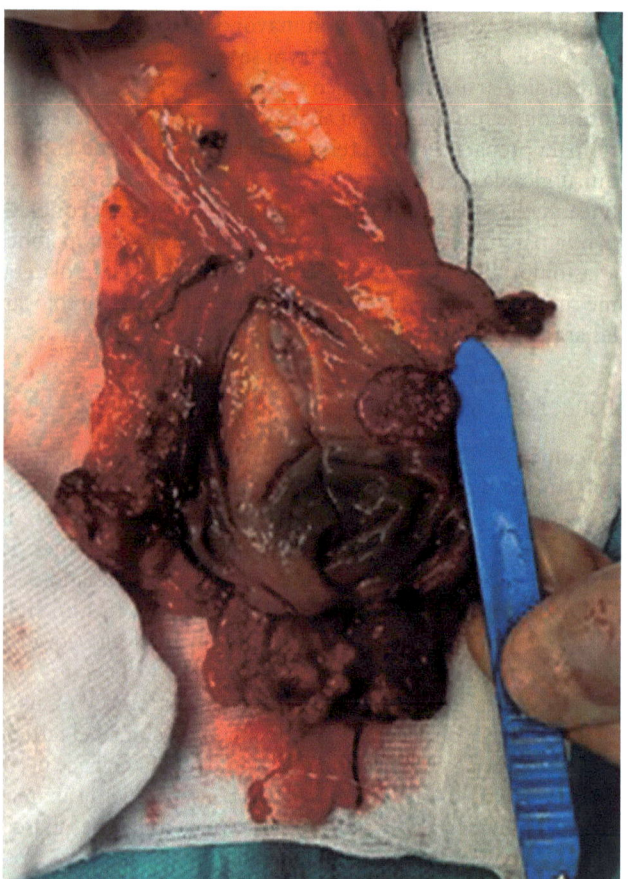

Figura 18-3. Pieza quirúrgica de hemicolectomía izquierda.

El sistema robótico está optimizado para cirugía en un espacio reducido debido a sus características técnicas, por lo que en cirugía colorrectal la robótica se ha aplicado principalmente a la cirugía rectal, donde los beneficios son evidentes.

Para procedimientos como la fase colónica de la cirugía rectal, la movilidad es algo inferior a la que proporciona la cirugía laparoscópica. Por ello, la técnica híbrida en la que solo se realiza la fase pélvica con un sistema robótico es la más utilizada en cirugía colorrectal, aunque cada vez menos. Esto se debe a que la cirugía del cáncer de colon se realiza principalmente en una cavidad abdominal amplia, por lo que la ventaja de la tecnología robótica en comparación con la laparoscopia no es particularmente notable, pero completamente adaptable.

Sin embargo, también hay algunas ventajas en el robot en la cirugía del cáncer de colon, una de las cuales es que las anastomosis intracorpóreas son más fáciles. Incluso en el caso de la cirugía laparoscópica del colon derecho, la anastomosis se realiza frecuentemente de forma extracorpórea utilizando una grapadora mecánica. Esto se debe a que, aunque se pueda articular una endograpadora laparoscópica, la anastomosis intracorpórea en esta modalidad sigue siendo difícil de manejar, y también es difícil realizar suturas con instrumentos laparoscópicos, concretamente cerrar el canal intestinal común. Varios estudios describen que los sistemas robóticos son útiles para este procedimiento. Dado que la anastomosis intracorpórea

se puede realizar más fácilmente con una endograpadora articulada robótica, es posible evitar una amplia variedad de disecciones colónicas innecesarias (p. ej., movilización rutinaria del ángulo hepático). El cambio en el método de anastomosis puede reducir el dolor posoperatorio y el riesgo de hernia incisional al cambiar el sitio de extracción a una incisión de Pfannenstiel en lugar de una incisión en la línea media para la anastomosis mecánica extracorpórea. Además, en algunos informes, el número de ganglios linfáticos en la colectomía robótica del lado derecho es significativamente mayor, por lo que parece que se puede esperar cierta ventaja oncológica. Otro de los beneficios es una menor pérdida hemática en esta modalidad.

La aplicación del sistema robótico a la cirugía del colon se ha simplificado desde que se introdujeron plataformas donde el brazo robótico es estrecho y largo verticalmente en comparación con modelos anteriores, por lo que hay una amplia gama de movimientos que lo hacen más versátil. Por lo tanto, es más adecuado para cirugía en un área grande en comparación con modelos anteriores, que se especializaron en movimientos intensivos en un lugar estrecho. Incluso cuando se aplica en cirugía rectal, es posible cubrir el rango quirúrgico de varios cuadrantes sin un proceso de desacoplamiento y reacoplamiento. Este cambio tecnológico facilita la aplicación del sistema robótico en la cirugía del cáncer de colon.

Sin embargo, el tiempo operatorio más largo y el alto coste son las principales debilidades de este procedimiento. Hasta la fecha, la mayoría de los resultados quirúrgicos, patológicos y oncológicos a largo plazo no han mostrado todavía ventajas significativas sobre la cirugía laparoscópica.

BASES PARA CIRUGÍA RECTAL ONCOLÓGICA

El tratamiento para el cáncer de recto ha evolucionado a gran escala en los últimos años, haciendo énfasis en que debe realizarse de forma multidisciplinaria para resultados óptimos. El equipo debe estar integrado por cirujanos, oncólogos, radioterapeutas, radiólogos y anatomopatólogos y es recomendable también el apoyo de estomaterapeutas.

La neoadyuvancia se emplea para alcanzar resultados oncológicos adecuados y un mejor control local en caso avanzados.

La cirugía constituye la piedra angular para el tratamiento curativo del cáncer. Puede practicarse una escisión local o una extirpación total, dependiendo del estadio, localización y tamaño de la tumoración. Asimismo, puede realizarse por vía abierta, laparoscópica o robótica. El mejor abordaje se determina individualmente, ya que depende de las características del paciente y del tumor, así como la experiencia del cirujano. Hasta la fecha, no se ha establecido cuál es el mejor abordaje.

Las intervenciones quirúrgicas se clasifican en dos:

1. Curativas cuando no hay invasión de los márgenes ni perforación de la pieza quirúrgica. Incluyen la resección local, la resección anterior con anastomosis, la intervención de Hartmann y la amputación abdominoperineal.
2. Con intención de curar con resección del recto que presenta una invasión microscópica de cualquier margen (menos de 1 mm de distancia del margen tumoral) y cuando el recto o el tumor se han perforado durante la cirugía.

El recto se divide en tres partes: inferior (4-8 cm), medio (8-12 cm) y superior (12-15 cm). El canal anal es de 0-4 cm. Se recomienda la resección radical para tumoraciones del recto inferior:

- Recto inferior T1N0: el tumor invade solo la submucosa. No hay afectación ganglionar. Se recomienda realizar una escisión local, resección anterior baja o amputación abdominoperineal con escisión completa del mesorrecto. Estoma de derivación.
- Recto inferior T2N0: el tumor invade la muscular propia sin afectación ganglionar. Se recomienda realizar una resección anterior baja o amputación abdominoperineal con estoma de derivación.
- Recto inferior en estadio II (T3, invasión del mesorrecto) y III (T1, T2, T3, N1, N2): hay que tener en cuenta los siguientes factores para elegir entre una resección anterior baja con escisión completa del mesorrecto y una amputación abdominoperineal: si hay invasión del plano de los elevadores, invasión del aparato esfinteriano y si el margen inferior esta a 1 cm por debajo del tumor y no se puede hacer una anastomosis segura, está indicado realizar una amputación abdominoperineal.
- Recto medio, T1N0: escisión microscópica transanal. Lo más común es realizar una resección anterior baja y estoma de derivación.
- Recto medio, T2N0: resección radical. Resección anterior baja con escisión completa del mesorrecto y estoma de derivación.
- Recto medio en estadio II (T3, invasión del mesorrecto) y III (T1, T2, T3, N1, N2): resección anterior baja con escisión completa del mesorrecto y estoma de derivación.
- Recto alto, T1 y T2: resección radical. Resección anterior baja con escisión parcial del mesorrecto.
- Recto alto en estadio II (T3, invasión del mesorrecto) y III (T1, T2, T3, N1, N2): resección anterior baja con escisión parcial del mesorrecto.

Para la realización de las diferentes técnicas quirúrgicas, deben tenerse en cuenta los siguientes factores:

- Estadificación adecuada.
- Tamaño de la tumoración.
- Distancia desde el margen anal. Recto alto: 12-15 cm del margen anal; recto medio: 8-12 cm del margen anal; recto bajo: 4-8 cm del margen anal. Así como el margen inferior del tumor al límite superior del aparato esfinteriano.
- Presencia de invasión local hacia las paredes de la pelvis u órganos a distancia.
- Afectación ganglionar local.
- Anatomía pélvica del paciente.
- Función del aparato esfinteriano previa a la cirugía.

Todo tratamiento quirúrgico del cáncer de recto debe incluir una resección amplia del cáncer con márgenes negativos histológicamente. La *escisión total del mesorrecto* descrita por Heald es una pieza clave para el tratamiento eficaz, así como una linfadenectomía correcta y, cuando sea posible, realizar una anastomosis para restablecer el tránsito intestinal.

En los casos de tumoración rectal alta, se deben resecar 5 cm de mesorrecto por debajo del tumor, realizando una resección parcial del mesorrecto. Hay que evitar el efecto «cono» al realizarla.

La escisión total del mesorrecto es la técnica estándar para la extirpación del tejido perirrectal. Es importante recordar que las células malignas se pueden diseminar por el mesorrecto, no solo por la mucosa y la muscular propia del recto.

Se debe realizar la disección de la fascia pélvica entre las capas visceral y parietal para obtener en bloque todo el tejido perirrectal, el cual debe incluir márgenes laterales y circunferenciales, ganglios y depósitos vasculares/perineurales del cáncer.

Una disección precisa por el plano areolar por fuera de la fascia mesorrectal facilita la preservación nerviosa. Siguiendo el plano areolar por encima del promontorio, se visualizan los nervios hipogástricos derecho e izquierdo, que delimitan el nivel de disección que se debe localizar inmediatamente por delante y medial a dichos nervios. En la pelvis quirúrgica, los nervios están adheridos a la fascia; según se avanza por el espacio presacro y en la cara lateral a nivel de los ligamentos laterales, están los nervios simpáticos y parasimpáticos que forman el plexo hipogástrico inferior con los nervios erigentes (esplácnicos). La disección se debe mantener medial al envoltorio vasculonervioso siempre que no haya una invasión directa por el tumor. Otro punto crítico en la disección es a nivel de las vesículas seminales, pues dicho complejo neurovascular se encuentra justo lateral a estas en el varón y los ligamentos cardinales en la mujer. Finalmente, en el varón, cuando la disección se realiza por delante de la fascia de Denonvilliers, esto es, cuando el tumor se localiza en la cara anterior del recto, se localiza el plexo periprostático (**Fig. 18-4**).

En la parte más distal del recto, cuando finaliza el mesorrecto en el suelo pélvico, en la zona de los músculos elevadores, la disección está peor definida y puede ser necesario un abordaje diferente cuando se va a realizar una amputación abdominoperineal.

En las tumoraciones de gran tamaño donde está afectada toda la pared, se debe obtener un margen distal adecuado si se desean preservar los esfínteres y realizar una anastomosis coloanal. El límite superior del anillo anorrectal es el límite inferior de margen distal de resección.

En tumores bajos que afectan solo a la mucosa, la submucosa y la porción más superficial del esfínter interno, se puede realizar una resección interesfinteriana, desde la línea dentada o, incluso, desde el surco interesfinteriano.

En cuanto a la calidad del mesorrecto, la valoración macroscópica tiene implicación pronóstica:

- Plano de la muscular propia (previamente denominado mesorrecto «pobre» o «incompleto»): hay poca cantidad de mesorrecto con defectos que llegan hasta la muscular propia.
- Plano intramesorrectal (previamente denominado «parcialmente completo»): cantidad moderada de mesorrecto con una superficie irregular y un efecto de «cono» moderado. En ningún sitio se ve la muscular propia.
- Plano del mesorrecto (previamente denominado mesorrecto «bueno» o «completo»): tiene un mesorrecto completo, aun-

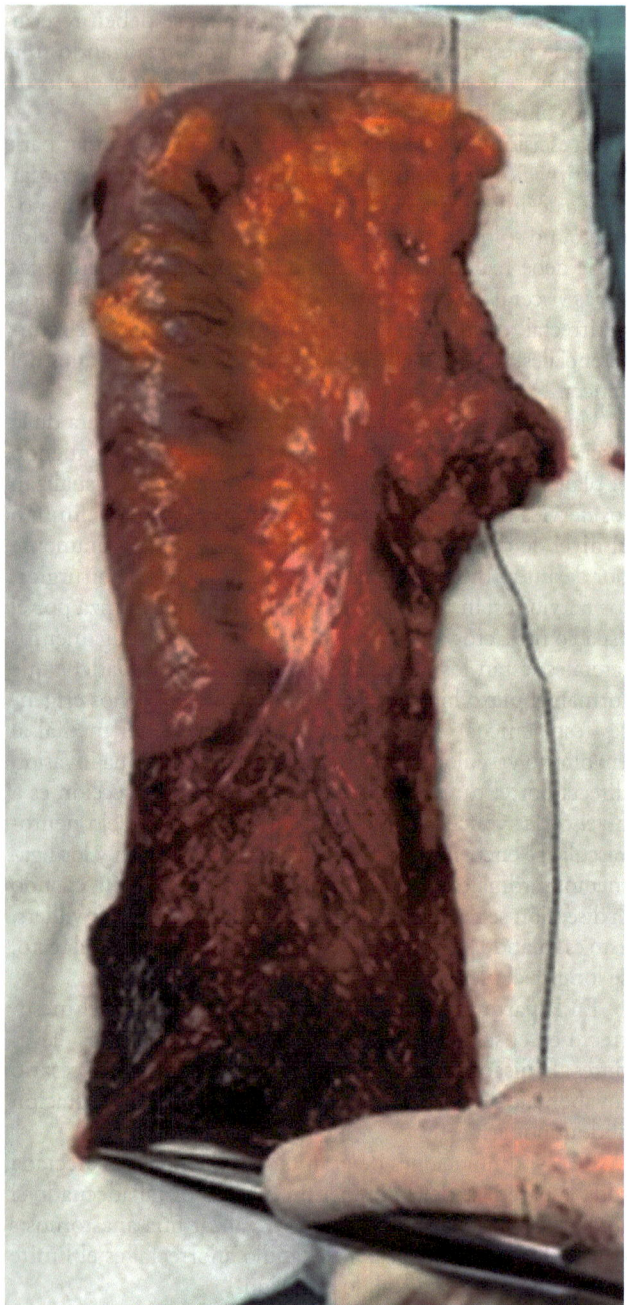

Figura 18-4. Pieza quirúrgica de hemicolectomía izquierda con escisión total del mesorrecto.

que haya pequeñas irregularidades de la superficie lisa de este. Si hay defectos, tienen una profundidad máxima de 5 mm, y no hay efecto de «cono» en el margen distal.

Los márgenes oncológicos adecuados son el objetivo primario para la cirugía del cáncer de recto:

- En tumoraciones de recto alto, el margen distal debe estar como mínimo a 5 cm del tumor.
- Para el margen distal en tumoraciones localizadas en el recto medio, se aconsejan 2 cm por debajo de la tumoración.
- Los localizados en el recto bajo por debajo del margen mesorrectal distal deben estar a 1 cm.

- Margen radial y circunferencial: se requiere 1 mm histológicamente. Este parámetro es un factor pronóstico independiente.

La clasificación de las operaciones por el tumor residual (estadio R) es la siguiente:

- r0: cuando no hay tumor macroscópico ni microscópico residual.
- r1: cuando hay tumor microscópico residual en el margen de resección circular.
- r2: cuando hay tumor macroscópico en el margen de resección circular.

La ligadura vascular se realiza en la raíz de la arteria rectal superior, distalmente a la salida de la arteria cólica izquierda. No hay evidencia de un valor oncológico mayor si se realiza una ligadura de la AMI en origen, salvo si existe afectación ganglionar a ese nivel. Si se precisa una movilización del ángulo esplénico para realizar la anastomosis sin tensión, se pueden ligar los vasos mesentéricos inferiores, verificando la correcta vascularización (**Fig. 18-5**).

La linfadenectomía se realiza con el propósito de estadificación, control local y para la interrupción de la cascada de metástasis. No hay un número de ganglios determinado, pero el American College of Surgeons, el College of American Pathologists, la National Comprehensive Cancer Network (NCCN) y la American Association of Clinical Oncology, han establecido 12 ganglios como un numero aceptable.

En la linfadenectomía pélvica lateral o extendida, hay que tener en cuenta que, mientras que la resección total del mesorrecto incluye el drenaje linfático principal del recto, el segmento anorrectal distal adicionalmente se drena por los vasos ilíacos internos a través de los vasos pudendos y rectales medios. En el cáncer rectal avanzado, la progresión se puede diseminar por estos pedículos laterales hacia la pelvis.

La linfadenectomía extendida incluye la disección del compartimiento ganglionar de la ilíaca común, la ilíaca interna y la arteria obturatriz. Esta técnica varía según la localización geográfica.

Los ganglios ilíacos internos positivos han demostrado tener mayor riesgo de recidiva local, y los de la obturatriz

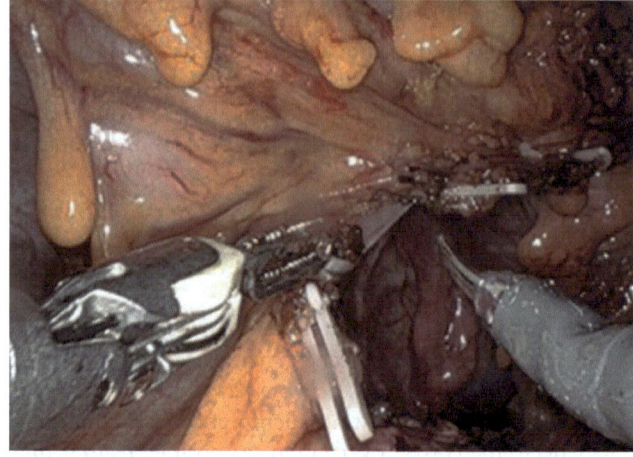

Figura 18-5. Hemolocks y sección de la arteria mesentérica inferior.

son marcadores de enfermedad avanzada y con mayor posibilidad de metastatizar. Los ganglios positivos en la cadena ilíaca externa con predictivos de metástasis. Estos pacientes no se benefician de linfadenectomía; se trataría la enfermedad sistémica.

Las guías de la Japanese Society for Cancer of the Colon and Rectum recomiendan la linfadenectomía pélvica lateral para cáncer de recto bajo T3/T4 por debajo de la reflexión peritoneal.

Para la población occidental, dependiendo de sus protocolos, los pacientes con cáncer de recto bajo suelen recibir quimioterapia prequirúrgica y no se requiere linfadenectomía extendida. No obstante, es difícil evitar recurrencias en el compartimiento pélvico lateral en el cáncer avanzando; se recomienda realizarlo si presenta ganglios clínicamente positivos.

Hasta ahora, no hay un consenso sobre la definición de ganglios positivos o aumentados de tamaño, por lo tanto, se sugiere seguir los protocolos establecidos en cada centro. Hay que considerar que el tamaño no es indicación para linfadenectomía extendida, pero sí es indicativo que, a mayor tamaño, se eleva el riesgo de malignidad.

RESECCIÓN ANTERIOR BAJA

Es una proctosigmoidectomía anterior. Al inicio de la cirugía, se realizan los mismos pasos quirúrgicos que al efectuar una cirugía de colon izquierdo, continuando con resección de recto, dependiendo de la localización tumoral.

Al practicar una resección anterior baja, se restablece el tránsito intestinal realizando una anastomosis, ya sea colorrectal o coloanal. Las anastomosis colorrectales usualmente tienen una buena reserva rectal.

Las anastomosis altas por encima de 8 cm se recomienda que sean terminoterminales.

En las anastomosis bajas, para aumentar la capacidad del neorrecto y con ello mejorar el síndrome de la resección anterior, se pueden utilizar dos opciones: los reservorios en «J» de colon y las anastomosis lateroterminales.

La anastomosis lateroterminal (Baker) coloanal se puede utilizar para incrementar la capacidad del neorrecto. Después de la sección del recto, el lado lateral del colon se anastomosa al canal anal, haciendo una anastomosis en «T».

Los reservorios colónicos en «J» están indicados en resecciones ultrabajas, coloanales e interesfinterianas. Se utilizan los 8 cm distales del colon para crear el reservorio.

El reservorio se ha comprobado que no debe ser mayor de 5 cm, pues los reservorios mayores presentan con frecuencia dificultad de vaciamiento. Cuando la pelvis es muy estrecha, no es posible acoplar un reservorio; en esos casos, la coloplastia transversa puede ser una alternativa que obtiene resultados funcionales similares. Ofrecen mejoría en la función anorrectal en los dos primeros años, no existiendo diferencias significativas pasado este tiempo.

En las anastomosis situadas a 8 cm o menos del margen anal, o si el paciente ha recibido radioterapia pélvica previa o está con tratamiento inmunosupresor o corticoides, se recomienda hacer una ileostomía de derivación para evitar las complicaciones inmediatas y tardías del fallo de sutura, que pueden ser catastróficas, mientras que las complicaciones de una ileostomía son más manejables.

Desde un punto de vista técnico, la sección de la AMI preservando la cólica izquierda, la movilización del ángulo esplénico y la sección de la VMI pueden ser gestos necesarios para conseguir una anastomosis sin tensión.

La resección anterior baja interesfinteriana con proctectomía está indicada para pacientes seleccionados en quienes la resección anterior baja presenta márgenes distales inadecuados. Podría ser una alternativa antes de realizar una amputación abdominoperineal. Se realiza extendiendo el margen distal al separar el esfínter interno y el externo, y extirpando parcial o completamente el esfínter anal interno; anatómicamente, el esfínter anal interno es la continuación de la capa muscular del recto. Posteriormente, se realiza una anastomosis coloanal preservando el esfínter anal externo. Está indicada cuando la lesión está a menos de 1 cm del anillo anorrectal, lesiones que invaden el esfínter anal interno, pero no el plano interesfinteriano o el esfínter anal externo. La decisión de realizar una resección anterior baja interesfinteriana depende del borde inferior de la lesión. Está indicada para candidatos jóvenes y con buena función del aparato esfinteriano prequirúrgica y sin alteraciones del ritmo intestinal.

Muchos de estos pacientes desarrollan el síndrome de la resección anterior, presentando en un 58,8 % urgencia fecal. A los 10 años de la intervención, un 18 % de los pacientes requieren un estoma.

AMPUTACIÓN ABDOMINOPERINEAL

El procedimiento fue descrito por primera vez por Sir William Ernest Miles en 1908. Consiste en la extirpación de colon distal, recto, ano y aparato esfinteriano, así como en la confección de una colostomía permanente.

Está indicado para pacientes en los que la enfermedad afecta al aparato esfinteriano, al canal anal o al tabique rectovaginal. En lesiones localizadas en el tercio inferior sin margen distal adecuado (5 cm proximal o 2 cm distal) o con afectación de la continencia preoperatoria, se recomienda realizar una amputación abdominoperineal (AAP).

Los resultados de control local de la enfermedad cuando se realiza una AAP son inferiores a los obtenidos con resecciones anteriores en los tumores localizados en los últimos 5 cm del recto. La calidad de la resección del canal anal y del mesorrecto son peores, y la cifra de perforaciones mayores en la AAP y con menor supervivencia. Las piezas de AAP clásicas adquieren un estrechamiento a nivel del canal, que es la zona donde se afecta de forma más frecuentemente el margen circunferencial. Los resultados podrían ser mejores con una técnica que obtenga una pieza de resección cilíndrica. Se recomienda una escisión del músculo elevador del ano, ya que se ha demostrado una disminución en la recurrencia local y mejoría de la supervivencia, aunque si se realiza una disección extensa del suelo pélvico, puede aumentar la incidencia de infección de la herida y de disfunción urogenital.

Independientemente de la técnica quirúrgica elegida, la mesa operatoria debe tener la capacidad de ajustarse a una posición de litotomía y de pronación en *jackknife* (posición genupectoral).

Antes de la intervención, se recomienda que el paciente acuda a una consulta de estomaterapia para marcar el sitio del estoma y recibir educación sobre cuidados del estoma.

El tiempo abdominal comprende los siguientes pasos:

- Movilización del colon izquierdo y sigma. Se puede realizar de medial a lateral o viceversa. Se practica una sección del mesenterio por detrás de la arteria rectal superior por encima del promontorio para visualizar el plano areolar, creando una ventana para identificar el uréter y los vasos gonadales.
- Se identifica y diseca la arteria rectal superior en su origen de la AMI. Se puede realizar una ligadura alta (AMI) o baja (arteria rectal superior).
- Disección y liberación de la fascia de Toldt para la movilización medial del colon izquierdo. Se secciona el mesocolon y se ligan los vasos marginales.
- Se realiza una escisión total del mesorrecto por el plano avascular entre la fascia presacra y la fascia del mesorrecto. Se continúa la disección posterior, lateral y anterior. La movilización del recto termina por debajo de las vesículas seminales en varones y a nivel del cérvix en las mujeres en el borde superior del coxis. En este punto, todavía no se diseca el mesorrecto de los músculos elevadores.
- Sección del colon izquierdo con una grapadora lineal por lo menos a 5 cm proximales al tumor, con suficiente movilización para realizar una colostomía sin tensión.

El tiempo perineal comprende los siguientes pasos:

- Este tiempo quirúrgico puede llevarse acabo en posición de litotomía o en pronación genupectoral.
- Se realiza una sutura del ano «en bolsa de tabaco». Se incide la piel en forma de huso alrededor del ano, extendiéndose hacia el borde inferior del sacro y exponiendo la grasa de la fosa isquiorrectal. La disección se lleva a cabo por fuera del esfínter anal externo; se puede utilizar un retractor de tipo Lone Star® para optimizar la exposición.
- La disección se continúa posteriormente, dividiendo el rafe anococcígeo hasta llegar al coxis. En algunas ocasiones, se puede resecar el coxis para obtener mejores márgenes oncológicos.
- Lateralmente se identifican los músculos elevadores del ano y se disecan hasta el punto de inserción en la pared lateral de la pelvis.
- Se ligan los vasos hemorroidales y pudendos.
- Luego se realiza una disección y separación del mesorrecto de la fascia anterior presacra para entrar en el mismo plano de la disección abdominal.
- La disección anterior re realiza traccionando el recto posteriormente y haciendo una incisión transversa para exponer los músculos perineales transversos.
- Se separan los músculos pubococcígeos y puborrectoureteral y la fascia para exponer la pared del recto.
- El colon ya seccionado y el recto se extraen a través de la incisión perineal (**Fig. 18-6**).
- Se cierra el suelo pélvico en dos capas con sutura absorbible de 2/0. Usualmente se dejan drenajes. La piel se cierra con sutura absorbible. Algunos defectos, si son

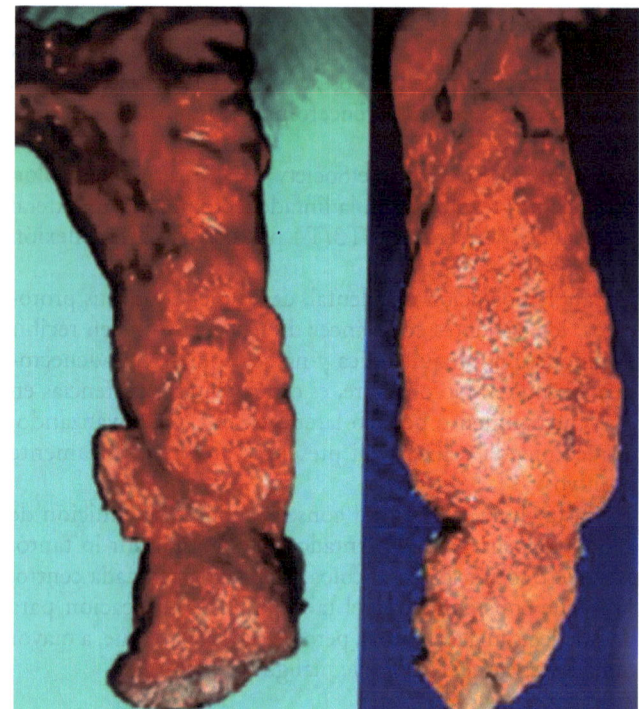

Figura 18-6. Pieza quirúrgica de una amputación abdominoperineal.

muy grandes, pueden requerir una reconstrucción con malla biológica o con un colgajo musculocutáneo. Se puede utilizar un colgajo del músculo recto abdominal o del recto interno o bien un colgajo de rotación del glúteo mayor.

ABORDAJE TRANSANAL. CIRUGÍA ENDOSCÓPICA TRANSANAL

La cirugía local se acepta para los tumores T1, polipoideo o nodular, menores de 3 cm, y accesibles a la escisión quirúrgica, si la tumoración afecta a menos del 30 % de la circunferencia rectal, es tumoración móvil, y de grado histológico I-II. Es adecuada en pT1 sm1-sm2, y si se pueden obtener márgenes oncológicos adecuados, sin evidencia radiológica de metástasis ganglionar (N0).

Se puede plantear la cirugía local en lesiones desfavorables pT1 y pT2; en estos casos, es muy aconsejable asociar quimiorradioterapia posoperatoria, aunque no existe una clara evidencia al respecto. También en pacientes con comorbilidad asociada en los que no es aconsejable una cirugía radical. O en pacientes que se niegan a cirugía transabdominal.

No se recomienda realizar en tumoraciones en pT1 sm3 y pT2, grado histológico III y IV, tipo mucinoso, células «en anillo de sello», estirpe medular, presencia de islotes tumorales aislados en la submucosa, invasión linfovascular, neovascularización, respuesta inflamatoria y afectación del espacio perineural. En estos casos, se recomienda la realización de una resección oncológica en los siguientes 30 días.

Es muy importante realizar un seguimiento exhaustivo en pacientes en los que se realiza la intervención con intención de curar para detectar de forma precoz recidivas. El tacto rectal, la rectoscopia y la ecografía endorrectal junto otras pruebas de imagen y marcadores son la forma ideal del seguimiento.

Abordaje transanal

Se recomienda para tumoraciones de recto bajo a menos de 5 cm del margen anal. El plano de resección debe ser la grasa perirrectal, obteniendo un disco completo con margen circunferencial de 1 cm. Es importante la obtención de una pieza con espesor completo en toda su extensión, con una profundidad a la grasa perirrectal con un mínimo de 2 mm de margen. Se puede utilizar un retractor como el Lone Star® para facilitar la exposición.

Otras formas de resección local

En lesiones localizadas en el recto medio alto, se puede acceder por una vía posterior de Kraske, en la que se realiza un abordaje perineal, por encima del ano, se secciona el cóccix y se asciende lateralmente al sacro para poder acceder al recto, realizando una proctectomía y una resección completa de la pared afectada; o con el procedimiento transesfinteriano de York-Mason. Las desventajas son la fístula rectal y la posibilidad de siembra de células tumorales. Los avances conseguidos con las resecciones abdominales y endoscópicos han hecho que estos abordajes estén desechados en el tratamiento del cáncer de recto.

Cirugía endoscópica transanal

Se puede realizar la cirugía endoscópica transanal en tres plataformas diferentes, en las cuales se puede visualizar y manipular las lesiones rectales que con el abordaje transanal convencional no se pueden alcanzar. Las dos plataformas rígidas son la microcirugía endoscópica transanal (TEM; del inglés, *transanal endoscopic microsurgery*) y la operación transanal endoscópica (TEO; del inglés, *transanal endoscopic operation*). Y la plataforma flexible es la cirugía mínimamente invasiva transanal (TAMIS; del inglés, *transanal minimally invasive surgery*). Independientemente de la plataforma utilizada, se siguen los mismos principios quirúrgicos.

Microcirugía endoscópica transanal

Recomendada para tumoraciones de 5-15 cm del margen anal. Se utiliza un rectoscopio de 4 cm de diámetro y, dependiendo de la altura de la tumoración, la longitud puede ser de 6-20 cm. En el rectoscopio, se agrega una tapa estanca con cuatro canales de trabajo, uno para la óptica, con una salida de videocámara para el monitor, otros tres para instrumental de 5 mm: pinzas de agarre, aspirador, bisturí monopolar, bisturí ultrasónico (si se dispone de él), portaagujas, portaclips y tijeras. La insuflación de neumorrecto no debe ser mayor de 10 mmHg.

Cuando la lesión es posterior, el paciente se coloca en posición de litotomía; si es anterior, en decúbito prono; y, si está lateral, en el decúbito lateral correspondiente.

La exéresis debe ser el espesor completo de la pared rectal a través del plano de la grasa perirrectal, para obtener una exéresis completa. El defecto puede quedarse abierto, siempre y cuando esté extraperitoneal. Pero es recomendable realizar una sutura. Se utiliza una sutura monofilamento reabsorbible; se puede colocar un clip en su extremo para evitar hacer el nudo. Se recomienda realizarla en sentido transversal para evitar la estenosis. Después de la extracción, se debe enviar la pieza a anatomía patológica orientada y marcada.

Cirugía mínimamente invasiva transanal

Esta técnica se desarrolló como un híbrido entre la TEM y la cirugía laparoscópica por una única incisión (SILS; del inglés, *single incision laparoscopic surgery*). Fue descrita por primera vez por Atallah *et al.* en 2010. Esta plataforma da acceso a lesiones rectales más distales, y se pueden utilizar los mismos instrumentos que en cirugía laparoscópica. El paciente se puede colocar en posición de litotomía independientemente de la localización del tumor, porque permite un campo quirúrgico de 360°. Están disponibles estos dispositivos: SILS™ Port y GelPOINT® Path (**Fig. 18-7**).

En 2009, se introdujo la escisión mesorrectal total transanal (TaTME; del inglés, *transanal total mesorectal excision*). En la TaTME, se aborda el tumor a través del ano, lo que permite una mejor visualización y facilita la movilización del recto distal, incluyendo su mesorrecto.

Las bases anatómicas dependen de una técnica de disección de abajo-arriba.

Con esta técnica, se tiene una visualización magnificada de las estructuras pélvicas. Se puede controlar el margen distal del tumor, identificar y preservar tejido nervioso y realizar una disección más segura y efectiva. La movilización del ángulo esplénico, la ligadura de los vasos mesentéricos inferiores y la movilización del colon descendente, se realizan por vía laparoscópica simultáneamente colocando un separador anal como en la TAMIS. Se realiza una sutura «en bolsa de tabaco»

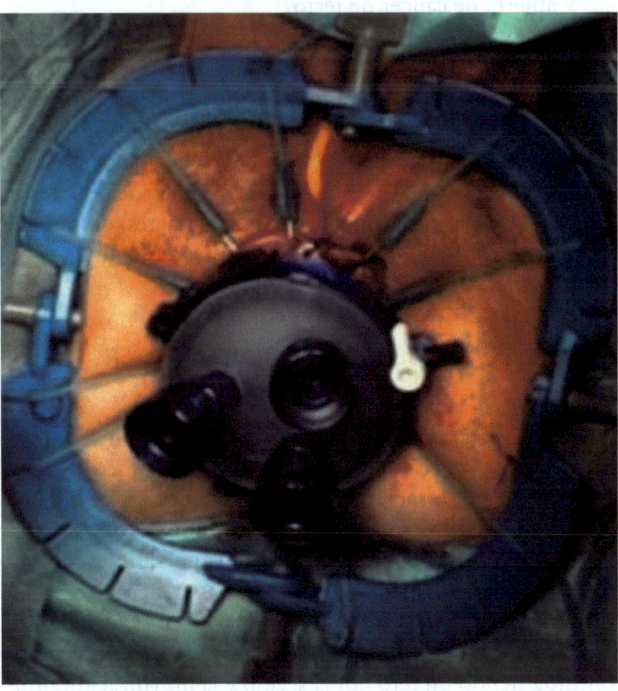

Figura 18-7. Colocación de GelPOINT® y retractor Lone Star®.

distal al tumor. Se coloca un GelPOINT® y el AirSeal® para mantener el neumorrecto. Se secciona la pared rectal y se realiza la disección. Después de unirse a la disección abdominal, la pieza quirúrgica se puede extraer por una incisión de Pfannenstiel o por vía anal. Por lo tanto, incluso en el cáncer rectal bajo puede crearse una anastomosis coloanal y la resección puede ser más radical. Si es preciso, se realiza una ileostomía de protección. Actualmente, se están realizando varios estudios para valorar si, en efecto, tiene mayor ventaja sobre la cirugía laparoscópica y sus resultados oncológicos a largo plazo.

CIRUGÍA ABIERTA: LAPAROTOMÍA PARA EL CÁNCER DE RECTO

La cirugía de recto abierta sigue los principios quirúrgicos de la cirugía oncológica descritos previamente.

Está indicada para pacientes en los cuales el riesgo de no obtener márgenes circunferenciales oncológicos es alto, con obstrucción intestinal aguda o perforación. Estas son recomendaciones de las guías de la NCCN.

Se han realizado varios ensayos clínicos aleatorizados (CLASICC, COREAN, COLOR II) comparando la cirugía abierta y la laparoscópica, los cuales concluyen que la cirugía laparoscópica para el cáncer de recto presenta un índice de resección incompleta del mesorrecto más alto que en la cirugía abierta, pero presentan índices similares en márgenes circunferenciales y distales, así como cantidad de ganglios linfáticos extirpados. También describen una recuperación más temprana de la función intestinal, menor estancia hospitalaria y menor morbilidad posoperatoria en la cirugía laparoscópica.

En otros metanálisis (ACOSOG y ALaCaRT), no encontraron diferencias significativas en la tasa de supervivencia general, supervivencia libre de enfermedad, recurrencia locorregional o recurrencia a distancia entre la cirugía laparoscópica y abierta de cáncer de recto.

Queda por ver si la cirugía laparoscópica seguirá brindando las mismas ventajas que la cirugía abierta después de que se hayan implementado los protocolos de recuperación mejorada tras la cirugía colorrectal (ERAS®; del inglés, *Enhanced Recovery after Surgery*).

Otros estudios encontraron un mayor riesgo de desarrollar disfunción sexual en varones (pero no en mujeres) después de la cirugía laparoscópica de cáncer de recto en comparación con la cirugía abierta.

ABORDAJE LAPAROSCÓPICO PARA EL CÁNCER DE RECTO

En general, la cirugía de cáncer de recto mínimamente invasiva solo debe ser realizada por cirujanos con experiencia en la realización de proctectomía mínimamente invasiva con escisión total del mesorrecto, debido al limitado espacio de trabajo en la pelvis, sobre todo en pacientes varones, obesos y pacientes con tumores voluminosos. La resección rectal alta con una TEM se puede realizar más fácil por vía laparoscópica. Sin embargo, la resección del cáncer de recto inferior continúa siendo un reto por el acceso y la movilización limitada, teniendo como consecuencia una resección no radical.

La vía laparoscopia está indicada para realizar cirugía de recto, con algunas contraindicaciones relativas como la infiltración de órganos vecinos, obstrucción intestinal, perforación o recidiva local.

La cirugía laparoscópica de cáncer de recto se ha asociado a beneficios a corto plazo de menos íleo y dolor posoperatorio, una estancia más corta, menos complicaciones posoperatorias y menos transfusiones de sangre. Sin embargo, la mayoría de los estudios se realizaron antes de que la práctica de la recuperación mejorada después de la cirugía (ERAS®) fuera ampliamente aceptada.

Entre las desventajas, algunos estudios muestran que la vía laparoscópica tiene tiempos quirúrgicos más prolongados y mayor coste económico. Sin embargo, otros estudios muestran una mejor relación coste-eficacia que la abierta por la disminución de la estancia hospitalaria y el descenso de la morbilidad posquirúrgica.

ASISTENCIA ROBÓTICA PARA EL CÁNCER DE RECTO

La cirugía robótica tiene varias ventajas técnicas sobre la cirugía abierta y laparoscópica. El sistema proporciona una plataforma de operación estable, imágenes tridimensionales, instrumentos articulados y una cámara estable controlada por el cirujano que es principalmente beneficiosa en áreas donde el espacio y la maniobrabilidad son limitados, como la pelvis.

Los resultados publicados del ensayo ROLARR, que compara la TEM asistida por robot con la TEM laparoscópica, no muestran ventajas de la asistencia robótica. La cirugía laparoscópica asistida por robot y la convencional dieron como resultado tasas estadísticamente similares de conversión a laparotomía (del 8,1 frente al 12,2 %), margen de resección circunferencial positivo (del 5,1 frente al 6,3 %), mortalidad (del 0,9 frente al 0,9 %), complicaciones generales (del 33,1 frente al 31,7 %), complicaciones intraoperatorias (del 15,3 frente al 14,8 %), fuga anastomótica (del 12,2 frente al 9,9 %) y disfunción vesical o sexual posoperatoria. El enfoque robótico se asoció a un tiempo operatorio más largo (en un promedio de 38 minutos) y un coste hospitalario más alto (en un promedio de 980 libras o 1 132 dólares por paciente); aunque una de las críticas fue que solo requería que los cirujanos que participaron hubieran realizado un mínimo de 30 procedimientos rectales oncológicos de cirugía mínimamente invasiva, lo que supuso una variabilidad significativa en la experiencia de los cirujanos, particularmente en cirugía robótica.

En un último metanálisis publicando por Wang *et al.* donde se incluyeron 20 estudios con un total de 5.496 pacientes, se describe que, en el grupo de cirugía robótica, se observó un tiempo operatorio más prolongado (razón de posibilidades u *odds ratio* [OR]: 0,48; intervalo de confianza [IC] del 95 %: 0,14-0,82), menor tasa de conversión a cirugía abierta (OR: 0,55; IC del 95 %: 0,44-0,69), estancia hospitalaria más corta (OR: −0,15; IC del 95 %: de −0,30 a 0,00), recuperación más rápida de la función intestinal (OR: −0,38; IC del 95 %; de −0,74 a −0,02) y menos complicaciones posoperatorias (OR: 0,79; IC del 95 %: 0,65-0,97). No se observaron diferencias en cuanto a factores oncológicos (número de ganglios extraídos, margen de resección distal y margen circunferencial).

La TAMIS robótica se realiza a través de una plataforma robótica por un puerto único, que funciona de la misma forma que un GelPoint®. Esta técnica ofrece una visión tridimensional, instrumental articulada y la libertad de posicionar la aguja para lesiones posteriores.

Aunque la TaTME robótica (RTaTME; del inglés, *robotic transanal total mesorectal excision*) todavía está en sus inicios, su potencial en términos de integridad mesorrectal, márgenes de resección, número de ganglios linfáticos extraídos y tasa de conversión es prometedor. Con el desarrollo de sistemas robóticos, la RTaTME debería ser el paso de progreso fundamental en la evolución de la cirugía mínimamente invasiva.

El futuro de la cirugía robótica continúa desarrollándose. Con el algoritmo de inteligencia artificial (IA) en el campo de la medicina, su amplia aplicación en el diagnóstico y tratamiento de una variedad de cánceres, especialmente el CCR, ahora atrae una atención considerable. En general, las aplicaciones de IA en el campo médico tienen dos ramas principales: virtual y física. La rama virtual comprende el aprendizaje automático y profundo. La rama física incluye dispositivos médicos y robots. Con la importación de IA, la próxima generación de robots quirúrgicos se ajustará a las acciones iniciadas por humanos a un plan quirúrgico personalizado, al aprovechar la segmentación digital 3D generada antes de la cirugía. La incorporación de IA a la cirugía robótica garantiza la implementación precisa de los pasos planificados previamente de la cirugía quirúrgica.

PUNTOS CLAVE

- El CCR es una patología muy prevalente en nuestro medio.
- Puede ser una urgencia quirúrgica, por lo que todo cirujano debe dominar su tratamiento.
- La anatomía quirúrgica en el cáncer de colon es un elemento clave para realizar una técnica correcta oncológica.
- En función de la localización y características de los tumores (tamaño, urgente o electivo, etc.), puede ser apropiado un abordaje por laparotomía, laparoscopia o robótico.
- En la colectomía derecha, la laparotomía todavía sigue necesitándose de manera nada desdeñable.
- La laparoscopia es la técnica, de manera genérica, de elección para la cirugía del CCR.

- No se ha demostrado superioridad del abordaje por robot respecto a la laparoscopia, aunque puede ser particularmente efectivo en el recto.
- La TEM es la técnica de referencia para una cirugía de cáncer de recto radical.
- La estadificación y el estudio completo e individualizado es clave para la elección quirúrgica de un paciente.
- La cirugía robótica para el tratamiento del cáncer de recto es una técnica emergente que puede superar algunos de los inconvenientes técnicos que plantean los abordajes laparoscópicos convencionales, mejorando el alcance y el efecto de las operaciones radicales.

BIBLIOGRAFÍA

Arteaga I, Díaz H, Carrillo A. Técnica quirúrgica: cirugía laparoscópica del cáncer de recto. En: Targarona EM, Feliu X, Salvador JL (eds.). Guías clínicas de la Asociación Española de Cirujanos. Cirugía endoscópica. 2ª ed. Madrid: Arán. p. 414-9.

Bretagnol F, Leroy J. Laparoscopic resection for T4 colon cancer: perioperative and long-term outcomes. Updates Surg. 2016;68(1):59-62.

Bruzzi M, M'harzi L, Poghosyan T, Ben Abdallah I, Papadimitriou A, Ragot E, et al. Arterial vascularization of right colon with implications for surgery. Surg Radiol Anat. 2020;42(4):429-35.

Capdevila Castillón J, Tabernero Caturla J. Tratamiento neoadyuvante y adyuvante del cáncer de colon y recto. En: Ortiz Hurtado H (ed.). Guías clínicas de la Asociación Española de Cirujanos. Cirugía colorrectal. Madrid: Arán; 2012. p. 301-16.

Cazelles A, Manceau G, Maggiori L. Anatomía quirúrgica del colon. EMC Consulte. Técnicas quirúrgicas - Aparato digestivo. 2023;39(1):1-9.

De'Angelis N, Martínez-Pérez A, Winter DC, Landi F, Vitali GC, Le Roy B, et al. Extended right colectomy, left colectomy, or segmental left colectomy for splenic flexure carcinomas: a European multicenter propensity score matching analysis. Surg Endosc. 2021;35(2):661-72.

Debove C, Lefèvre JH, Parc Y. Mesocolic excision for colonic adenocarcinoma. Bull Cancer. 2017;104(2):177-81.

Deijen CL, Van den Broekb JJ, Poelmanc MM, Schreurs WH, Tuynman JB, Sietses C, et al. Avances en cirugía del cáncer de recto: recorrido histórico y nuevas perspectivas después del estudio COLOR II. Cir Esp. 2016;94(1):1-3.

Denet C, Laforest A. Tratamiento quirúrgico del cáncer de colon izquierdo. EMC Consulte. Técnicas quirúrgicas - Aparato digestivo. 2022;38(4): 1-20.

Dolejs SC, Waters JA, Ceppa EP, Zarzaur BL. Laparoscopic versus robotic colectomy: a national surgical quality improvement project analysis. Surgical Endosc. 2017;31(6):2387-96.

Komen N, Dewint P, Van den Broeck S, Pauli S, Se Schepper H. Rectal cancer surgery: what's in a name? Acta Gastroenterol Belg. 2019;82(1):67-74.

Liu G, Zanhg S, Zhang Y, Fu X, Liu X. Robotic surgery in rectal cancer: potential, challenges, and opportunities. Curr Treat Options Oncol. 2022;23(7):961-79.

Morarasu S, Clancy C, Cronin CT, Matsuda T, Heneghan HM, Winter DC. Segmental versus extended colectomy for tumours of the transverse colon: a systematic review and meta-analysis. Colorectal Dis. 2021;23(3): 625-34.

Mushtaq HH, Shah SK, Agarwal AK. The current role of robotics in colorectal surgery. Curr Gastroenterol Rep. 2019;21(3):11.

Ortiz Hurtado H, Armendáriz Rubio P. Cáncer de recto. En: Ortiz Hurtado H (ed.). Guías clínicas de la Sociedad Española de Cirujanos. Cirugía colorrectal. Madrid: Arán; 2012. p. 277-90.

Saur NM, Bleier J. Transanal endoscopic surgery (TES). UpToDate. 2022. [actualizado el 6 de febrero de 2024].

Serra X. Microcirugía endoscópica transanal (TEM). En: Targarona EM, Feliu X, Salvador JL (eds.). Guías clínicas de la Asociación Española de Cirujanos. Cirugía endoscópica. 2ª ed. Madrid: Arán; 2010. p. 424-9.

Shixun MA, Yan C, Yifeng C, Guo T, Yang X, Lu Y, et al. Short-term outcomes of robotic-assisted right colectomy compared with laparoscopic surgery: a systematic review and meta-analysis. Asian J Surg. 2019;42(5):589-98.

Simó V, Arredondo J, Hernán C, Jiménez LM, Ielpo B, Fernández J, et al. Rectal cancer treatment by transanal total mesorectal excision: results in 100 consecutive patients. Cir Esp (Engl Ed). 2019;97(9):510-6.

Sociedad Española de Cirugía Laparoscópica y Robótica (SECLA), Ortiz Oshiro E, De Agustín Asencio JC. Cirugía laparoscópica, torácica y robótica. Madrid: Editorial Médica Panamericana; 2022.

Spinoglio G, Bellora P, Monni M. Robotic technology for colorectal surgery: procedures, current applications, and future innovative challenges. Chirurg. 2017;88(Suppl 1):29-33.

Stitzenberg KB, Barnes E. Advances in rectal cancer surgery. Clin Colorectal Cancer. 2022;21(1):55-62.

Trinh BB, Jackson NR, Hauch AT, Hu T, Kandil E. Robotic versus laparoscopic colorectal surgery. JSLS. 2014;18(4):e2014.00187.

Ustuner MA, Deniz A, Simsek A. Laparoscopic versus open surgery in colorectal cancer: is laparoscopy safe enough? J Coll Physicians Surg Pak. 2022;32(9):1170-4.

Valverde A. Colectomie droite pour cancer. EMC Consulte. Techniques chirurgicales-Appareil digestif. 2021;38(3):1-20.

Venara A, Barbieux J, Lermite E. Cancer du côlon en occlusion. EMC Consulte. Techniques chirurgicales-Appareil digestif. 2017;12(4):1-8.

Wang X, Cao G, Mao W, Lao W, He C. Robot-assisted versus laparoscopic surgery for rectal cancer: a systematic review and meta-analysis. J Cancer Res Ther. 2020;16(5):979-89.

Wei R, Crook C, Bamford R. Abdominoperineal resection. StatPearls. Treasure Island (FL): StatPearls Publishing; 2023.

West NP, Hohenberger W, Weber K, Perrakis A, Finan PJ, Quirke P. Complete mesocolic excision with central vascular ligation produces an oncologically superior specimen compared with standard surgery for carcinoma of the colon. J Clin Oncol. 2010;28(2):272-8.

Yang Y, Wang G, He J, Zhang J, Xi J, Wang F. High tie versus low tie of the inferior mesenteric artery in colorectal cancer: a meta-analysis. Int J Surg. 2018;52:20-4.

Yeo HL, Isaacs AJ, Abelson JS, Milsom JW, Sedrakyan A. Comparison of open, laparoscopic, and robotic colectomies using a large national database: outcomes and trends related to surgery center volume. Dis Colon Rectum. 2016;59(6):535-42.

Zou LN, Lu XQ, Wan J. Techniques and feasibility of the caudal-to-cranial approach for laparoscopic right colectomy with complete mesenteric excision. Dis Colon Rectum. 2017;60(4):e23-4.

Cáncer de esófago, gástrico e intestinal

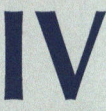

Cáncer de esófago: adenocarcinoma, carcinoma epidermoide y tumor del estroma gastrointestinal

19

C. Loureiro González, S. Leturio Fernández e I. Díez del Val

OBJETIVOS

- Repasar las referencias anatómicas topográficas del esófago y de la unión esofagogástrica para clasificar sus tumores.
- Recordar los medios disponibles para el diagnóstico y la estadificación del cáncer de esófago, así como sus indicaciones.
- Clasificar por estadios clínicos, patológicos y posneoadyuvancia cuando proceda, el cáncer de esófago.
- Describir las diferentes opciones terapéuticas en el cáncer de esófago, sus combinaciones y sus indicaciones según la fase evolutiva de la enfermedad y las características del propio paciente.
- Establecer las pautas de seguimiento y control de los pacientes tratados de cáncer de esófago.
- Identificar las características diferenciales de los tumores del estroma gastrointestinal esofágicos en su diagnóstico y tratamiento.

INTRODUCCIÓN

El cáncer de esófago es el séptimo en frecuencia del mundo, con más de 600.000 casos diagnosticados en 2020. Los dos tipos histológicos más frecuentes son el carcinoma escamoso o epidermoide (que supone la histología más frecuente a nivel mundial) y el adenocarcinoma (tipo más común y con incidencia en aumento en los países occidentales), mientras que los tumores del estroma gastrointestinal (GIST; del inglés, *gastrointestinal stromal tumor*) suponen un tipo histológico muy infrecuente en la localización esofágica, que se analizará por su manejo diferenciado y que no se considera al hablar de cáncer de esófago.

El cáncer de esófago presenta un comportamiento agresivo tanto localmente, facilitado por la ausencia de capa serosa, como por su frecuente diseminación ganglionar y hematógena. Todo ello conlleva una supervivencia a los cinco años pobre, inferior al 20 % en numerosas series.

El diagnóstico precoz es dificultoso, principalmente, porque la aparición de disfagia (síntoma más característico) supone, en general, la existencia de un tumor avanzado.

Actualmente, sin embargo, gracias a los programas de cribado que se realizan en el seguimiento del esófago de Barrett en pacientes asintomáticos, cada vez se diagnostican más adenocarcinomas en estadio precoz, lo que posibilita tratamientos efectivos, tanto endoscópicos como quirúrgicos, mejorando la supervivencia.

La selección de los pacientes, el manejo multidisciplinario y la concentración de pacientes en unidades de referencia están contribuyendo igualmente a mejorar el pronóstico de la enfermedad.

REFERENCIAS ANATÓMICAS

Es interesante conocer ciertas referencias anatómicas del órgano, que van a resultar de utilidad no solo para unificar la terminología a la hora de definir la localización de las lesiones, sino para decidir los planteamientos terapéuticos. Estas referencias se muestran en la **figura 19-1** y dividen el esófago en:

- Cervical: desde el músculo cricofaríngeo hasta el estrecho torácico superior (a unos 18-20 cm de la arcada dentaria).
- Tercio superior: desde el estrecho torácico superior hasta el borde inferior del cayado de la ácigos, a unos 25 cm de la arcada dentaria.

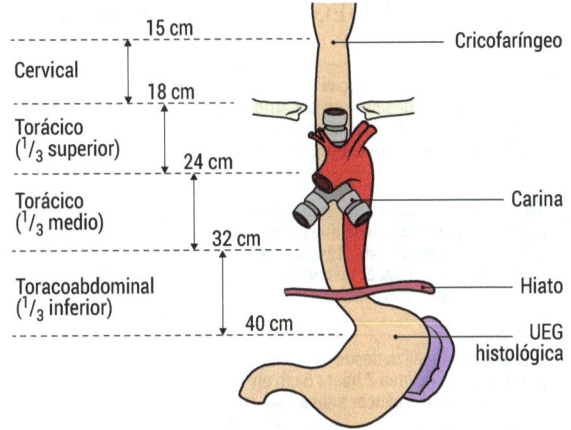

Figura 19-1. Clasificación del tumor primario. UEG: unión esofagogástrica.

263

- Tercio medio: hasta el borde inferior de las venas pulmonares inferiores (a unos 32 cm de la arcada dentaria).
- Tercio inferior: desde el borde inferior de las venas pulmonares inferiores hasta la unión esofagogástrica (UEG) (incluye el esófago intraabdominal).
- UEG: comprende los adenocarcinomas de los 5 cm distales del esófago y de los 5 cm proximales de estómago que afectan al cardias; se agrupan empleando la clasificación de Siewert en tipos I, II y III, tal como se muestra en la **figura 19-2**.

> ❗ A efectos de su clasificación y su manejo, y dado su comportamiento biológico, los adenocarcinomas tipo Siewert I y II se consideran cánceres de esófago, mientras que el tipo III se incluye entre los gástricos.

TIPOS HISTOLÓGICOS

Tal y como se ha señalado previamente, en nuestro medio, se viene apreciando un incremento en la frecuencia del cáncer de esófago, a expensas, fundamentalmente, del adenocarcinoma, que se relaciona con el reflujo gastroesofágico, el esófago de Barrett y la dieta rica en grasas; mientras que la incidencia de los tumores epidermoides, más ligados al sexo masculino, el hábito tabáquico y el alcohol, muestra una disminución, sobre todo, en los países occidentales. Otros tipos histológicos que incluyen los tumores mesenquimales, los neuroendocrinos y los tumores benignos, son mucho más infrecuentes.

Aunque el consumo de tabaco y de alcohol son importantes factores de riesgo con efecto sinérgico entre ellos para el carcinoma escamoso de esófago, en diferentes zonas de Asia la incidencia de este subtipo es mucho más elevada tras ajustar por la exposición a estos factores, de ahí que deba considerarse la existencia de predisposición genética o de otros factores ambientales. El adenocarcinoma surge, frecuentemente, sobre un esófago de Barrett, siendo factores asociados tanto a este como a su evolución a adenocarcinoma, la frecuencia y la duración de los episodios de reflujo gastroesofágico.

Por lo que respecta a la localización, aunque los carcinomas escamosos pueden surgir en cualquier zona del esófago, lo hacen más frecuentemente en la porción proximal o media, mientras que los adenocarcinomas suelen presentarse en el tercio distal y la UEG. La 8ª edición del sistema TNM

(tumor/ganglios [del inglés, *nodes*]/metástasis) establece diferencias en la clasificación clínica y patológica entre ambos tipos histológicos, tal y como se comentará posteriormente.

> 💡 La frecuencia y duración de los episodios de reflujo gastroesofágico son factores asociados al desarrollo del esófago de Barrett y a su evolución a adenocarcinoma.

DIAGNÓSTICO Y ESTADIFICACIÓN

La mayoría de los cánceres de esófago se diagnostican en nuestro medio en fase sintomática, siendo la disfagia la clínica más común, que puede ser de instauración progresiva (inicialmente, para los sólidos), pero, habitualmente, los pacientes no solicitan atención hasta fases más avanzadas, cuando, frecuentemente, ya se asocia pérdida ponderal. La presencia de signos exploratorios, como son los cambios en la voz o la palpación de adenomegalias cervicales o supraclaviculares, indican enfermedad avanzada con infiltración recurrencial o ganglionar amplia.

> ❗ El estudio esencial que debería realizarse siempre en primer lugar ante un adulto con disfagia es la endoscopia digestiva alta, que permite el diagnóstico y la confirmación mediante la toma de biopsias múltiples.

En ocasiones, sin embargo, el primer estudio solicitado ante una disfagia es un tránsito baritado, que puede mostrar una estenosis irregular o ulceración, pero, ocasionalmente, puede simular un trastorno motor, siendo preciso en todos los casos completar el estudio mediante una gastroscopia; también en pacientes con hemorragia digestiva alta, aspiraciones o vómitos de repetición y ante pérdida de peso o apetito, debería solicitarse. En el estudio endoscópico, resulta fundamental la localización de la lesión por su distancia hasta la arcada dentaria y a la UEG, así como indicar la eventual afectación de esta. También los tumores precoces son ocasionalmente diagnosticados mediante gastroscopia en el contexto del control de un esófago de Barrett conocido. Ante el diagnóstico de tumores pequeños y aparentemente superficiales, la resección mucosa endoscópica permite una valoración precisa de la profundidad de la lesión, que condiciona el tratamiento.

Tras la confirmación histológica del diagnóstico, debe completarse la estadificación del tumor, para lo que, en primer lugar, se realizará una tomografía axial computarizada (TAC) cervicotoracoabdominopélvica con contraste intravenoso, que permite estudiar tanto la infiltración local (T) y ganglionar (N), como la presencia de enfermedad metastásica. Sin embargo, la valoración de la T presenta limitaciones mediante la TAC, siendo de utilidad la ecoendoscopia para distinguir los tumores que afectan a la mucosa o submucosa de los más avanzados, así como para estudiar la infiltración de órganos adyacentes con mayor nivel de precisión; adicionalmente, permite la biopsia por punción de adenopatías sospechosas de malignidad, siempre que pueda realizarse sin atravesar el tumor primario. La ecoendoscopia no debe realizarse en caso de enfermedad ganglionar demostrada o metastásica, dado que no modificará el manejo terapéutico; ni en

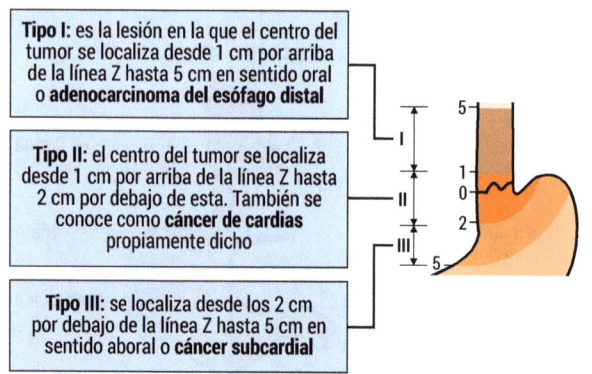

Figura 19-2. Clasificación de Siewert de los adenocarcinomas de la unión esofagogástrica.

caso de estenosis infranqueable, porque la dilatación de esta incrementa las complicaciones, y el empleo de minisondas reduce de forma importante la precisión del estudio.

La realización sistemática de una tomografía por emisión de positrones con TAC (PET-TAC) permite modificar el manejo de los pacientes entre un 5 y un 20 %, al detectar metástasis ocultas con mayor sensibilidad que la TAC, por lo que es recomendable su realización tras una TAC que no objetive enfermedad diseminada y antes de la ecoendoscopia, tanto para evitar su realización en presencia de metástasis a distancia como para dirigir el estudio ante ganglios con captación patológica en la PET-TAC.

Tal y como se ha señalado previamente, ante la sospecha con las pruebas anteriores de una lesión precoz, podría estar indicada (en caso de lesiones menores de 2 cm y sin ulceración) la realización de resección mucosa endoscópica, que precisa la profundidad de la invasión tumoral.

En tumores con sospecha de infiltración traqueobronquial, la broncoscopia resulta de utilidad, como también la ecografía cervical y supraclavicular ante sospecha de adenopatías patológicas, pudiendo asociar la punción de estas, dado que puede modificar la estrategia terapéutica. En los adenocarcinomas de la UEG y del tercio distal esofágico, la laparoscopia diagnóstica puede ser útil para descartar la presencia de carcinomatosis, sobre todo, ante la existencia de hallazgos dudosos tanto en la TAC como en la ecoendoscopia.

 En la estadificación del cáncer de esófago tras la confirmación histológica, el primer estudio que se debe realizar es la TAC cervicotoracoabdominopélvica.

Estadificación TNM (8ª edición)

Esta última versión de la clasificación TNM tiene en cuenta, en la agrupación por estadios, no solo la T, N y M, sino también la localización de la lesión primaria, así como el tipo y el grado histológico. También incluye una clasificación clínica y otra postratamiento neoadyuvante, por ser este cada vez más frecuente en el manejo del cáncer de esófago.

Tumor primario (T)

El tumor primario se muestra en la **tabla 19-1**. La subdivisión de la afectación T4 (invasión de estructuras adyacentes) en T4a y T4b tiene implicaciones terapéuticas, además de pronósticas, dado que diferencia las estructuras que podrían extirparse durante la cirugía, de las no resecables, entre las que se incluyen aorta, cuerpo vertebral y tráquea, dato que contraindica la cirugía.

Ganglios linfáticos regionales

Los ganglios linfáticos regionales se muestran en la **tabla 19-2**.

Metástasis a distancia

Las metástasis a distancia se presentan en la **tabla 19-3**. Las clasificaciones occidentales consideran de forma habitual la

Tabla 19-1. Clasificación del tumor primario (T)

T0		Sin evidencia de tumor primario
Tis		Displasia de alto grado (equivalente a carcinoma *in situ*)
T1		El tumor invade la lámina propia, la muscular de la mucosa o la submucosa
	T1a	Invade la lámina propia o la muscular de la mucosa
	T1b	Invade la submucosa
T2		El tumor invade la muscular propia
T3		El tumor invade la adventicia esofágica
T4		Invasión de estructuras adyacentes
	T4a	Invade estructuras «resecables» (pleura, peritoneo, diafragma, vena ácigos o pericardio)
	T4b	Invasión de estructuras «irresecables» (aorta, cuerpo vertebral o tráquea)

Tabla 19-2. Clasificación de la infiltración ganglionar (N)

N0	No se objetivan metástasis ganglionares
N1	Metástasis en 1-2 ganglios linfáticos regionales
N2	Metástasis en 3-6 ganglios linfáticos regionales
N3	Metástasis en 7 o más ganglios linfáticos regionales

Tabla 19-3. Clasificación de la afectación metastásica (M)

M0	Sin evidencia de metástasis a distancia
M1	Metástasis a distancia

presencia de adenopatías supraclaviculares infiltradas como enfermedad M1. Por el contrario, en la clasificación japonesa, empleada también en otros países asiáticos, se considera dicha infiltración como enfermedad locorregional, siendo candidata a tratamiento de intención radical, sobre todo, ante afectación ganglionar limitada.

Grado histológico

El grado histológico (G) se muestra en la **tabla 19-4**.

Estadificación clínica

La estadificación clínica (cTNM) o agrupación por estadios los diferencia en función del tipo histológico, de ahí que se presenten dos tablas: la **tabla 19-5**, correspondiente al carcinoma escamoso, y la **tabla 19-6**, para el adenocarcinoma.

Tabla 19-4. Clasificación del grado histológico (G)

Gx	No se ha podido evaluar
G1	Bien diferenciado
G2	Moderadamente diferenciado
G3	Pobremente diferenciado, indiferenciado

Tabla 19-5. Estadificación clínica del carcinoma escamoso

	T	N	M
Estadio 0	Tis	N0	M0
Estadio I	T1	N0-1	M0
Estadio II	T2	N0-1	M0
	T3	N0	M0
Estadio III	T3	N1	M0
	T1-3	N2	M0
Estadio IVA	T4	N0-2	M0
	Cualquier T	N3	M0
Estadio IVB	Cualquier T	Cualquier N	M1

M: metástasis; N: ganglios [del inglés, *nodes*]; T: tumor.

Tabla 19-6. Estadificación clínica del adenocarcinoma

	T	N	M
Estadio 0	Tis	N0	M0
Estadio I	T1	N0	M0
Estadio IIA	T1	N1	M0
Estadio IIB	T2	N0	M0
	T2	N1	M0
Estadio III	T3	N0-1	M0
	T4a	N0-1	M0
	T1-4a	N2	M0
Estadio IVA	T4b	N0-2	M0
	Cualquier T	N3	M0
Estadio IVB	Cualquier T	Cualquier N	M1

M: metástasis; N: ganglios [del inglés, *nodes*]; T: tumor.

Estadificación anatomopatológica (pTNM)

La estadificación anatomopatológica (pTNM) se presenta en la **tabla 19-7**. El informe anatomopatológico debe incluir la mayor profundidad de invasión, el tipo histológico, el grado de diferenciación y el número de ganglios con infiltración tumoral, así como el número total de ganglios obtenidos para una adecuada clasificación por estadios. Adicionalmente, por sus implicaciones pronósticas, se debe incluir la existencia o ausencia de invasión vascular, linfática o perineural y la localización del tumor en relación a los márgenes y a la UEG. Si se trata de un adenocarcinoma con afectación de dicha unión, debe informarse sobre la distancia del epicentro del tumor respecto a esta.

Estadificación posneoadyuvancia (ypTNM)

La estadificación posneoadyuvancia (ypTNM) se trata de una estadificación anatomopatológica de tumores tratados con neoadyuvancia con radioquimioterapia (RTQT) o QT y se muestra en la **tabla 19-8**.

En la estadificación anatomopatológica tras el tratamiento neoadyuvante, además de lo indicado previamente respecto al informe anatomopatológico, debe incluirse una valoración de la respuesta al tratamiento. La más recomendada en el momento actual es la de Ryan, por proporcionar una adecuada reproducibilidad entre anatomopatólogos; esta divide el grado de regresión tumoral en 0 (respuesta completa sin células tumorales viables), 1 (respuesta casi completa, con células tumorales aisladas o pequeños grupos), 2 (respuesta parcial, con células tumorales residuales y evidente regresión tumoral, pero más que células aisladas o pequeñas agrupaciones) y 3 (respuesta pobre o ausencia de respuesta, con extenso cáncer residual sin evidencia de regresión tumoral). Dada la influencia de las metástasis ganglionares en la supervivencia, se recomienda incluir los ganglios linfáticos en el grado de regresión. Tras la RTQT, es frecuente que se encuentren lagos de mucina acelulares, que no deben ser interpretados como tumor residual.

Tabla 19-7. Estadificación anatomopatológica del cáncer de esófago

	M0					M1 (incluye ganglios linfáticos no regionales)
	N0 escamoso	N0 adenocarcinoma	N1	N2	N3	
Tis	Estadio 0	Estadio 0				
T1a	IA (G1 y Gx) IB (G2-3)	IA (G1 y Gx) IB (G2) IC (G3)	IIB	IIIA		
T1b	IB	IB (G1-2 y Gx) IC (G3)				
T2	IB (G1) IIA (G2-3 y Gx)	IC (G1-2) IIA (G3 y Gx)	IIIA	IIIB	IVA	IVB
T3	IIA (Inf.) IIA (Med.-Sup. G1) IIB (Med.-Sup. G2-3) IIB (Gx)	IIB		IIIB		
T4a		IIIB		IVA		
T4b		IVA				

G: grado histológico; Inf.: inferior; M: metástasis; Med.: medio; N: ganglios [del inglés, *nodes*]; Sup.: superior; T: tumor.

Tabla 19-8. Estadificación patológica tras tratamiento neoadyuvante del cáncer de esófago

	M0				M1
	N0	N1	N2	N3	
T0-2	I	IIIA	IIIB		IVB
T3	II	IIIB		IVA	
T4a	IIIB	IVA			
T4b	IVA				

M: metástasis; N: ganglios [del inglés, *nodes*]; T: tumor.

TRATAMIENTO

Una adecuada estadificación tumoral resulta imprescindible para la toma de decisiones terapéuticas. En los tumores T1a, la resección mucosa endoscópica es el tratamiento habitualmente recomendable; en los casos T1b y algunos T2 sin afectación ganglionar, estaría indicada la esofagectomía directa, mientras que las lesiones localmente avanzadas (>T2 o N+) tienen su mejor opción terapéutica con QT o RTQT seguidas de esofagectomía, y los pacientes afectados de enfermedad metastásica se benefician de tratamiento sistémico o paliativo, sin resección quirúrgica. Tal y como se señalará más adelante, la localización tumoral puede condicionar la posibilidad de resección quirúrgica en las lesiones muy próximas a la unión faringoesofágica.

 En el cáncer de esófago, dado que el mejor tratamiento para cada paciente varía en función de su estadio tumoral, es imprescindible una correcta estadificación preterapéutica.

Los pacientes afectados de cáncer de esófago son frecuentemente enfermos deteriorados por la propia enfermedad y por enfermedades intercurrentes, por lo que resulta imprescindible valorar su capacidad de soportar tratamientos agresivos y que requieren una adecuada reserva funcional. En este sentido, es necesario evaluar la función respiratoria, hepática y cardiovascular, así como el estado nutricional, dada la frecuente presencia de cierto grado de desnutrición (en ocasiones, grave), que debe corregirse en lo posible previamente al tratamiento. La presencia de anemia es otro punto a descartar y, en caso de presentarse (dado que, habitualmente, es ferropénica), debería corregirse con suplementación de hierro, habitualmente, por vía intravenosa para conseguir una rápida respuesta. Adicionalmente, la inclusión de los pacientes en programas de ejercicio físico adaptados a sus posibilidades ayuda a la optimización de su situación funcional y mejora la tolerancia a los tratamientos tanto quirúrgicos como de QT y RT. Los protocolos de recuperación intensificada incluyen todos estos y otros aspectos y se ha demostrado que mejoran la tolerancia de los pacientes a la esofagectomía y a los tratamientos complementarios, por lo que deberían ser la norma en el manejo de estos enfermos.

A continuación, se desarrollarán las diferentes opciones terapéuticas, detallando la elección de cada una de ellas en función del estadio de la enfermedad.

Resección endoscópica

En el cáncer esofágico precoz, el desarrollo de las resecciones endoscópicas ha mostrado resultados en supervivencia a largo plazo similares a los obtenidos con la cirugía en casos seleccionados (aquellos que presentan bajo riesgo de metástasis ganglionares), con una casi inexistente mortalidad y muy baja morbilidad asociada al procedimiento, así como mejor calidad de vida respecto a la esofagectomía. El cáncer esofágico precoz se define como aquel confinado a la mucosa o submucosa, sin evidencia de afectación ganglionar ni a distancia. La subclasificación propuesta por la Sociedad Japonesa de Enfermedades del Esófago (JES) resulta muy útil para conocer el riesgo de metástasis ganglionares, que va a condicionar el tratamiento adecuado, y se muestra en la **tabla 19-9**.

 La presencia de ulceración de la lesión es una contraindicación a su resección endoscópica.

Otros factores pronósticos que condicionan la decisión terapéutica serían:

- Tamaño de la lesión.
- Grado de diferenciación histológico: bien o moderadamente diferenciados, mejor que pobremente diferenciados.
- Invasión linfática o vascular.
- Afectación de márgenes laterales o profundos.
- Tipo de lesión según la clasificación de París: plana mejor que no plana.

Antes de valorar la indicación de tratamiento endoscópico, hay que cerciorarse del estadio clínico del tumor, mediante ecoendoscopia, TAC, PET y endoscopia de alta

Tabla 19-9. Clasificación de la Sociedad Japonesa de Enfermedades del Esófago (JES) del cáncer esofágico precoz

Clasificación de la JES		m1	M2	m3	sm1	sm2	sm3
TNM		Tis	T1a		T1b		
Definición (nivel de invasión)		Limitado al epitelio	Lámina propia, pero sin sobrepasarla	Muscular de la mucosa, pero sin sobrepasarla	Tercio superficial de la submucosa (< 200 µm de profundidad)	Tercio medio y el más profundo de la submucosa, respectivamente (> 200 µm)	
Riesgo de afectación ganglionar	ADC	0-2 %			0-13 %	19-26 %	40-67 %
	CEE	0-5 %		8-18 %	8-16 %	22-35 %	40-62 %

TNM: estadificación por tumor, ganglios [del inglés, *nodes*] y metástasis.

definición con imágenes de banda estrecha (NBI; del inglés, *narrow band imaging*) o cromoendoscopia. De este modo, se descarta la afectación a distancia u otras lesiones a lo largo de la mucosa esofágica.

Con frecuencia, es necesario realizar la resección mucosa endoscópica para completar la estadificación, informando de la profundidad de la afectación, el tipo y la diferenciación histológica, la invasión linfática o vascular y la eventual afectación de los márgenes laterales y profundos.

La forma habitual de practicar la resección es mediante elevación de la mucosa con inyección de líquido en la submucosa, lo que permite su succión y resección mediante un asa de polipectomía, técnica conocida como *resección mucosa endoscópica*. En caso de lesiones de mayor tamaño o con sospecha de afectación submucosa superficial, la disección submucosa endoscópica (que consiste en el marcado de los límites de la lesión con bisturí eléctrico y su disección por el plano submucoso tras la inyección de líquido en dicho plano) permite la obtención de una pieza de mayor tamaño y profundidad, con una aceptable tasa de complicaciones en manos experimentadas.

Cualquiera de las dos formas de resección endoscópica puede proporcionar un tratamiento definitivo en:

- Adenocarcinoma bien o moderadamente diferenciado, que no afecte a la submucosa (m1, m2, m3), sin invasión linfovascular y con márgenes profundos libres (preferiblemente, que no excedan los 20 mm de diámetro).
- Carcinoma escamoso bien diferenciado que no afecte a la muscular de la mucosa (m1, m2), sin invasión linfovascular, con márgenes libres y cuyo tamaño no exceda los 10 mm de diámetro.

También se puede considerar el tratamiento endoscópico en pacientes malos candidatos a cirugía, previa valoración individual, en:

- Adenocarcinoma sm1 bien o moderadamente diferenciado, sin invasión linfovascular y márgenes profundos libres, sobre todo, < 20 mm.
- Carcinoma escamoso m3 bien diferenciado, sin invasión linfovascular, con márgenes libres y < 10 mm de diámetro.

En los cánceres de esófago precoces, la resección mucosa no solo es un procedimiento terapéutico, sino que, en ocasiones, se indica para completar la estadificación.

Al ser pacientes no quirúrgicos, se valorará individualmente la eventual indicación de tratamiento adyuvante.

En caso de existencia de esófago de Barrett, debe asociarse un tratamiento ablativo de este con radiofrecuencia o plasma de argón, idealmente, hasta conseguir su desaparición, debido al riesgo de lesiones sincrónicas y metacrónicas. Adicionalmente, es precisa una adecuada supresión de la producción de ácido con inhibidores de la bomba de protones, mantenidos a largo plazo.

En los carcinomas escamosos con displasia de alto grado multifocal, estaría indicado también el tratamiento ablativo de la mucosa displásica, sobre todo, en aquellos pacientes malos candidatos al tratamiento quirúrgico por razón de su edad o de comorbilidad asociada.

Todos los pacientes tratados con resección endoscópica deberán seguir un control endoscópico periódico ante la posibilidad de recidiva.

Tratamiento quirúrgico

Aunque este tratamiento será desarrollado de forma más extensa en otro capítulo (v. **Cap. 21** Esofagectomía. Técnicas. Laparoscopia y robótica), se presentarán aquí unas consideraciones básicas al respecto. Va a estar indicado si hay dificultades técnicas para la resección endoscópica (ausencia de elevación submucosa, indicativa muchas veces de infiltración tumoral profunda), lesiones ulceradas, recidiva tras resección endoscópica presumiblemente curativa, lesiones amplias no resecables endoscópicamente o preferencia del paciente. El papel de la esofagectomía como tratamiento único en el cáncer de esófago se encuentra en disminución, dado que cada vez es más frecuente el empleo de tratamientos neoadyuvantes por diagnosticarse la enfermedad en fases avanzadas.

La resección quirúrgica debe considerarse en todos los pacientes con estado general aceptable (capaces de soportar la esofagectomía), excepto en caso de tumores proximales situados a menos de 5 cm del músculo cricofaríngeo, candidatos a RTQT radical, dado que su tratamiento quirúrgico implicaría la resección faríngea asociada a la esofagectomía para garantizar márgenes de resección sanos. Este procedimiento resulta complejo técnicamente y tiene muy alta tasa de morbilidad asociada, por lo que se realiza en un número muy limitado de centros.

> **!** El objetivo de la cirugía con intención curativa es lograr una resección R0, es decir, conseguir la extirpación macroscópica y microscópica de la masa tumoral. La obtención de la citada resección R0 se garantiza de forma adecuada mediante la extirpación de, al menos, 5 cm de margen macroscópico proximal y distal con respecto a la tumoración, así como las adenopatías periesofágicas y del tronco celíaco.

La cirugía paliativa debe evitarse en la medida de lo posible, particularmente, en pacientes con enfermedad claramente avanzada o irresecable, que puede ser paliada por otros medios.

A pesar del incremento de diagnósticos precoces en endoscopias de seguimiento de esófago de Barrett, la mayoría de pacientes en nuestro medio son diagnosticados cuando presentan disfagia, lo que suele suponer un tumor, al menos, T3. En esta fase, el porcentaje de afectación ganglionar se aproxima al 80 %, y de ahí que la esofagectomía como tratamiento aislado sea insuficiente y el tratamiento multimodal deba ser lo más habitual.

> **!** La RTQT neoadyuvante y la QT perioperatoria son las estrategias que han demostrado mayor beneficio asociadas al tratamiento quirúrgico.

Se ha explorado (sobre todo, en el carcinoma escamoso) la posibilidad de evitar la esofagectomía en aquellos pacientes con respuesta completa a la RTQT, realizándola solo ante persistencia o recidiva de la enfermedad, pero aún no existen resultados que sustenten esta opción más allá de casos seleccionados.

Radioquimioterapia neoadyuvante

El tratamiento neoadyuvante fue propuesto con las teóricas ventajas de aumentar la tasa de resecabilidad, tratar de forma precoz las micrometástasis y disminuir la tasa de recidiva local; todo ello con el objetivo final de aumentar la supervivencia global de estos pacientes. Por el contrario, implica un potencial aumento de la morbimortalidad quirúrgica.

En el carcinoma resecable de esófago y la UEG proximal localmente avanzado, diferentes estudios han demostrado la superioridad de la RTQT neoadyuvante seguida de cirugía respecto a esta sola, tanto en la prolongación de la supervivencia como en la reducción de las recidivas locorregionales. En el caso del adenocarcinoma del esófago distal y la UEG, la QT perioperatoria se considera una opción aceptable, con una supervivencia global similar, aunque la respuesta local es menor que cuando se añade la RT.

El metanálisis de Gebski *et al.* en 2007 demostró que la RTQT mejoraba la supervivencia, tanto en el adenocarcinoma como en el carcinoma escamoso. Los resultados esperados con el tratamiento neoadyuvante son: supervivencia a los tres años del 35-40 %, una tasa de respuestas completas patológicas del 25 % y un aumento del porcentaje de resecciones R0 al 80 %. El ensayo CROSS (Van Hagen *et al.*, 2012) corrobora los datos apuntados, con un aumento en la supervivencia global (mediana de 49 frente a 24 meses), una tasa de respuestas patológicas completas del 29 % y un porcentaje de resecciones R0 del 92 %, lo que supone un nivel de evidencia 1 para su aplicación en tumores localmente avanzados previamente a la cirugía.

Se consideran candidatos:

- Pacientes de ≤ 75 años.
- Con buena situación funcional (ECOG PS [del inglés, *Eastern Cooperative Oncology Group performance status*] de 0-1), según se muestra en la **tabla 19-10**.
- Estadios T3-4a o N+ y M0.
- Ausencia de comorbilidad relevante.
- Ausencia de irradiación previa del área.

Aunque el estándar en el tratamiento de tumores esofágicos ha sido la RT externa en tres dimensiones (3DRT; del inglés, *three-dimensional radiation therapy*), actualmente, se recomienda utilizar la técnica de IMRT/VMAT (RT de intensidad modulada/arcoterapia volumétrica de intensidad modulada (IMRT/VMAT); del inglés, *intensity-modulated radiation therapy/volumetric modulated arc therapy*), tanto en tratamientos con intención

neoadyuvante, como radical o adyuvante. El objetivo es evitar dosis altas de radiación en estructuras adyacentes al esófago, consiguiendo, así, mejor cumplimiento de los criterios dosimétricos de seguridad/tolerancia de órganos críticos. En la **tabla 19-11**, se presentan los volúmenes de tratamiento.

Previamente al inicio de la neoadyuvancia con RT, se realiza una TAC de simulación, que debe reunir las siguientes condiciones:

- Decúbito supino.
- Brazos hacia arriba y cabeza en hiperextensión.
- Máscara termoplástica de inmovilización (según la localización).
- Contraste oral e intravenoso.
- Ayuno de 3 horas en caso de tumores del tercio inferior y de la UEG.
- Fusión con PET/TAC.

Los esquemas de RTQT posibles para el tratamiento neoadyuvante son:

- Estándar:
  - Cisplatino en dosis de 80 mg/m²: los días 1 y 29.
  - 5-fluorouracilo (5-FU) en dosis de 1.000 mg/m² en perfusión continua: los días 1 a 4 y 29 a 32.
  - Radioterapia concomitante (tumor + ganglios linfáticos patológicos + cadenas ganglionares de drenaje) con 45 grais (Gy) en fracciones de 1,8 Gy.
- Esquema CROSS:
  - Carboplatino: 2 áreas bajo la curva (AUC; del inglés, *area under curve*) a la semana.
  - Paclitaxel: 50 mg/m² a la semana.
  - RT concomitante (tumor + ganglios linfáticos patológicos + cadenas ganglionares de drenaje) con 41,4 Gy en fracciones de 1,8 Gy.

> **!** En ausencia de progresión —es decir, en caso de estabilización, respuesta parcial o completa a la RTQT—, la cirugía debe realizarse idealmente entre seis y ocho semanas después de la finalización del tratamiento, condicionado a la recuperación del paciente.

Tabla 19-10. Clasificación de la situación funcional (*performance status*) del *Eastern Cooperative Oncology Group* (ECOG)

0. Asintomático
1. Síntomas menores, ambulatorio
2. Sintomático, con permanencia en cama <50 % del día
3. Sintomático, con permanencia en cama >50 % del día, pero no totalmente encamado
4. Encamado el 100 % del día

Tabla 19-11. Volúmenes de tratamiento radioterápico en el cáncer de esófago

- GTV: tumor macroscópico visible. Si se evidencia enfermedad ganglionar macroscópica, bien por TAC o por PET/TAC, debe contornearse también como GTV ganglionar (GTV N)
- CTV T: GTV T + 3-4 cm en sentido craneocaudal y 1 cm de margen radial
- CTV N: GTV N + 1 cm. Áreas ganglionares en riesgo en función de la localización del tumor primario:
  - Tumores cervicales: incluir las FSC
  - Tumores torácicos del tercio superior: mediastínicos ± FSC
  - Tumores torácicos del tercio medio: ganglios mediastínicos + paraesofágicos
  - Tumores torácicos del tercio inferior: paraesofágicos + mediastínicos posteriores/medios, gástrica izquierda y celíacos
- PTV: volumen blanco de planificación: CTV + margen de 0,7-1 cm

CTV: volumen objetivo clínico (del inglés, *clinical target volume*); FSC: fosas supraclaviculares; GTV: volumen tumoral bruto (*gross tumor volume*); PET: tomografía por emisión de positrones; PTV: planificación del volumen de tratamiento (*planning treatment volume*); TAC: tomografía axial computarizada.

En casos en los que se sospeche que la RT pueda no ser seguida de cirugía, puede aplicarse un *boost* (sobreimpresión), que incluye exclusivamente el tumor macroscópico, hasta alcanzar una dosis de 50,4 Gy. Puede hacerse de forma secuencial en 28 fracciones o utilizando la técnica SIB (del inglés, *simultaneous integrated boost*): 25 fracciones de 1,8 Gy al volumen inicial y fracciones de 2-2,1 Gy en la sobreimpresión.

Quimioterapia perioperatoria

En el metanálisis de Gebski *et al.* de 2007, la QT perioperatoria reportó un beneficio en la supervivencia global, que fue significativo para los adenocarcinomas. Los estudios en fase III de Cunningham *et al.* (MAGIC-2006) e Ychou *et al.* (2011) de adenocarcinoma gástrico, que incluían tumores del tercio inferior de esófago y de la unión esofagogástrica, demostraron la superioridad en supervivencia global y libre de enfermedad de la QT perioperatoria respecto a la cirugía sola (nivel de evidencia 1). El ensayo FLOT4 (Al-Batran *et al.*, 2019), con una mejoría en la mediana de supervivencia de 35 a 50 meses respecto al MAGIC, ha convertido al FLOT en el estándar de tratamiento para los pacientes con buen estado funcional. Sin embargo, dada la elevada toxicidad de este esquema, en aquellos pacientes cuyo estado funcional no sea tan adecuado por razón de su edad o comorbilidad, resulta preferible un esquema FOLFOX (ácido folínico + 5-FU + oxaliplatino) (similar al esquema FLOT, pero sin incluir el taxano y, según el estado del paciente, en ocasiones, reduciendo la dosis de fluorouracilo).

Las opciones de RTQT neoadyuvante y de QT perioperatoria son válidas en el adenocarcinoma de tercio inferior de esófago y cardias. En este sentido, los resultados preliminares del ensayo Neo-AEGIS, que compara la QT perioperatoria (inicialmente, empleando esquema MAGIC y, posteriormente, FLOT) con la RTQT neoadyuvante, no muestra inferioridad de la QT. Teniendo en cuenta la evidencia disponible, en el centro de los autores, la QT perioperatoria se plantea para:

- Pacientes candidatos a recibir tratamiento neoadyuvante y no tributarios de RT.
- Adenocarcinoma de la UEG de tipo Siewert II (y Siewert I en consideraciones individualizadas).
- Adenocarcinoma de esófago distal o de la UEG cT2N0, en los que no es clara la indicación de RTQT neoadyuvante.

El esquema FLOT consiste en cuatro ciclos preoperatorios y cuatro posoperatorios, cada 14 días, con:

- Fluorouracilo en dosis de 2.600 mg/m² en infusión continua durante 24 horas.
- Ácido folínico (leucovorina) en dosis de 200 mg/m² por vía intravenosa.
- Oxaliplatino en dosis de 85 mg/m² por vía intravenosa.
- Docetaxel en dosis de 50 mg/m² por vía intravenosa.

 En el adenocarcinoma de tercio inferior de esófago y cardias localmente avanzado, tanto la RTQT neoadyuvante como la QT perioperatoria son opciones válidas que mejoran los resultados de la cirugía sola.

Tratamiento adyuvante

En aquellos pacientes que han recibido QT preoperatoria y resección R0, debe completarse la QT según el esquema descrito. En caso de resecciones R1 —y, ocasionalmente, R2—, tras QT preoperatoria, puede considerarse la RTQT adyuvante.

En ausencia de tratamiento preoperatorio, la indicación de RTQT adyuvante debe plantearse en pacientes EGOG PS 0-1 con posoperatorio no prolongado por complicaciones médicas o quirúrgicas, según el tipo de tumor y el tipo de resección (R0 frente a tumor residual macroscópico o microscópico):

- Carcinoma escamoso:
  - Indicaciones: resección R1 (bordes afectados) o R2.
  - Esquema: el mismo de RTQT que el descrito para el tratamiento neoadyuvante.
- Adenocarcinoma:
  - Indicaciones: tumores de la UEG pT2 con factores pronósticos desfavorables, pT3-T4, N(+) o resecciones R1-R2.
  - Esquema de MacDonald: QT con 5-FU (425 mg/m²) y ácido folínico (20 mg/m²) durante cinco días cada cuatro semanas (o capecitabina) con RT concomitante entre el segundo y el tercer ciclo (45 Gy a 1,8 Gy/fracción, incluyendo lecho quirúrgico + anastomosis + áreas ganglionares de drenaje).

> **!** En los pacientes tratados con RTQT neoadyuvante en los que se consigue una resección R0 y la pieza de esofagectomía no muestra una respuesta patológica completa (ypT+ y/o ypN+), está indicado con nivel de evidencia 1 el tratamiento con nivolumab durante un máximo de un año, basado en los resultados del ensayo Checkmate-577, habiendo recibido la aprobación con esta indicación, tanto de la Food and Drug Administration(FDA) estadounidense, como de la European Medicines Agency (EMA).

El nivolumab es un anticuerpo monoclonal contra el PD-1 (*programmed death-1*) de los linfocitos T, que evita su unión al ligando PD-L1 (*programmed death ligand-1*) de las células tumorales. Estas proteínas (PD-1 y PD-L1) actúan como puntos de control, que ayudan a evitar que las respuestas inmunitarias sean excesivas y, en ocasiones, evitan que los linfocitos T destruyan células tumorales, por lo que su bloqueo mejora esta destrucción.

Ante una resección R1 o R2 tras una RTQT neoadyuvante, las opciones se limitan a la observación o el manejo paliativo.

Radioquimioterapia radical

La RTQT mejora la supervivencia global y libre de enfermedad respecto a la RT sola (Al-Sarraf *et al.*, 1997). La supervivencia esperable a los cinco años es del 27 %, con una mediana de 14 meses. Debido a que son cifras superponibles a las conseguidas con cirugía sola, se han tratado de comparar estos dos abordajes terapéuticos. Un primer ensayo de fase III

(Bedenne *et al.*, 2007) aleatorizaba a los pacientes respondedores y sin toxicidad grave a la RTQT neoadyuvante a completar el tratamiento de RTQT hasta alcanzar dosis radicales u operar. Los resultados en supervivencia fueron de igualdad, lo que significaría que, para dichos pacientes (respondedores y sin toxicidad), continuar la RTQT sería una opción válida. Otro estudio de fase III (Stahl *et al.*, 2005) compara las dos estrategias, pero con aleatorización desde el inicio. El resultado en supervivencia también es de igualdad, pero a costa de una alta mortalidad relacionada con la toxicidad en el grupo de cirugía, lo que puede ser explicado por el esquema de neoadyuvancia excesivamente intensivo o por una baja experiencia del equipo quirúrgico.

En este sentido, es interesante saber que, en el 65 % de las biopsias negativas tras el tratamiento neoadyuvante, existe enfermedad residual en la pieza de resección.

En el centro de los autores, se plantea el tratamiento RTQT radical en los siguientes casos:

- Localización: tumores situados a menos de 5 cm del cricofaríngeo.
- Extensión local: T4b.
- Inoperabilidad por comorbilidad, siempre que esta no contraindique el tratamiento oncológico activo.
- Negativa del paciente a la cirugía.

> ⚠ En los casos T4b, es preciso valorar el riesgo de complicaciones locales graves, particularmente, la fístula aortoesofágica o aereodigestiva, que podría verse incrementado por la asociación de RT, por lo que, si este se considera significativo, se optaría por tratamiento solo con QT.

El esquema empleado es:

- Cisplatino en dosis de 80 mg/m^2: los días 1 y 29.
- 5-FU en dosis de 1.000 mg/m^2 en perfusión continua: los días 1 a 4 y 29 a 32.
- RT concomitante:
  - Planificación del volumen de tratamiento 1 (PTV1; del ingles, *planning treatment volume 1*): tumor + GL patológicos + cadenas ganglionares de drenaje con 45 Gy en fracciones de 1,8 Gy.
  - PTV2: *boost* que incluye el tumor macroscópico exclusivamente con dosis total de 5,4 a 9 Gy en fracciones de 1,8 Gy. Puede ser secuencial o con técnica de refuerzo integrado simultáneo.
- Tras finalizar la RT: dos ciclos de cisplatino-5-FU en las mismas dosis cada tres semanas.

Por supuesto, la aplicación de este esquema de tratamiento exige un seguimiento posterior exhaustivo para detectar precozmente una eventual recidiva, siempre que el paciente pudiera ser candidato a esofagectomía de rescate.

Tratamiento paliativo

Está ampliamente demostrado que integrar la atención paliativa de una manera precoz desde el diagnóstico de la enfermedad neoplásica y a lo largo del tratamiento oncológico estándar supone un impacto positivo en la calidad de vida de los pacientes. En los pacientes con buen estado general (ECOG PS: 0-2) y que no presenten contraindicaciones, la QT paliativa es una opción terapéutica que puede aumentar la supervivencia, controlar los síntomas y mejorar o mantener la calidad de vida.

En el momento actual, se recomienda en los pacientes con enfermedad metastásica realizar un estudio de inestabilidad de microsatélites (MSI; del inglés, *microsatellite instability*) o reparación de los errores de emparejamiento (MMR; del inglés, *mismatch repair*), así como de expresión de PD-L1 y de l receptor 2 de factor de crecimiento epidérmico humano (HER2; del inglés, *human epidermal growth factor receptor 2*). (este último solo en los adenocarcinomas) si no habían sido realizados antes, por permitir la asociación de terapias dirigidas que mejoran los resultados de la QT. Entre estas terapias, es preciso citar el nivolumab y el pembrolizumab (anticuerpos monoclonales frente al PD-1) y el trastuzumab (anticuerpo monoclonal frente al receptor HER2), aunque existen otras cuyas indicaciones están en pleno desarrollo.

En los adenocarcinomas del tercio inferior o de la UEG locorregionales sin posibilidad de tratamiento radical o metastásicos, se emplean los esquemas estándar del adenocarcinoma gástrico, ya que, en todos los estudios pivotales, se incluyó a este subgrupo de pacientes:

- CF (cisplatino + fluorouracilo)-trastuzumab en tumores que sobreexpresen HER2 (Bang *et al.*, 2010).
- DCF: docetaxel, cisplatino, 5-FU (Van Cutsem *et al.*, 2006).
- ECF: epirubicina, cisplatino, 5-FU (Ross *et al.*, 2002) y sus modificaciones (Cunningham *et al.*, 2008).
- Fluoropirimidina, cisplatino u oxaliplatino, combinados con nivolumab (Janjigian *et al.*, 2021) o pembrolizumab (Sun *et al.*, 2021).

En pacientes no tributarios de recibir triple terapia o que han progresado a una primera línea, son planteables simplificaciones de estos esquemas o tratamiento con otros quimioterápicos con actividad demostrada en adenocarcinoma gastroesofágico como el irinotecán o el paclitaxel (Dank *et al.*, 2008; Ilson *et al.*, 2000).

Sin embargo, en el carcinoma escamoso, los estudios de fase III no han conseguido demostrar un beneficio en la supervivencia para los pacientes tratados con QT, aunque sí en las respuestas o mejoría sintomática. Se utiliza por analogía la combinación de cisplatino-5-FU utilizada en los estadios locorregionales. A esta combinación, se le puede asociar nivolumab o pembrolizumab si el tumor presenta expresión de PD-L1 o inestabilidad de microsatélites.

Además, otros fármacos como los taxanos o el irinotecán han mostrado cierta actividad y resultan alternativas que valorar.

En la evaluación del riesgo/beneficio de los tratamientos quimioterápicos paliativos, así como en el tratamiento con RTQT, es de la máxima importancia evaluar con precisión la toxicidad derivada del tratamiento. Para ello, se utilizan los *criterios comunes de eventos adversos* (CTCAE v.4.0). La toxicidad que ocurre con más frecuencia en el cáncer de esófago se muestra en la **tabla 19-12**.

Tabla 19-12. Criterios Comunes de Terminología para Eventos Adversos (CTCAE v.4.0)

Evento	Grado 1	Grado 2	Grado 3	Grado 4	Grado 5
Disfagia	Sintomática, permite dieta normal	Sintomática, altera la dieta normal o la deglución	Comer o tragar gravemente alterado. Es necesaria la SNG, la NPT o el ingreso	Consecuencias amenazantes para la vida. Indicada la intervención urgente	Muerte
Esofagitis	Asintomática, diagnóstico radiológico. Intervención no indicada	Sintomática, altera la dieta normal o la deglución. Suplementos dietéticos indicados	Comer o tragar gravemente alterado. Es necesaria la SNG, la NPT o el ingreso	Consecuencias amenazantes para la vida. Indicada la intervención urgente	Muerte
Mucositis oral	Asintomática o síntomas leves. Intervención no indicada	Dolor moderado, no interfiere en la ingesta. Indicada la modificación de la dieta	Dolor intenso. Interfiere en la ingesta	Consecuencias amenazantes para la vida. Indicada la intervención urgente	Muerte
Náuseas	Pérdida de apetito sin alteración en los hábitos alimentarios	Ingesta oral disminuida, sin importante pérdida de peso, deshidratación o malnutrición	Inadecuada ingesta calórica o hídrica. Es necesaria la SNG, la NPT o el ingreso	–	–
Vómitos	1-2 episodios/día	3-5 episodios/día	Más de cinco episodios/día. Es necesaria la SNG, la NPT o el ingreso	Consecuencias amenazantes para la vida. Indicada la intervención urgente	Muerte
Diarrea	Aumento en menos de cuatro deposiciones/día respecto al basal	Aumento en 4-6 deposiciones/día respecto al basal	Aumento en más de siete deposiciones/día respecto al basal. Incontinencia. Indicada la hospitalización	Consecuencias amenazantes para la vida. Indicada la intervención urgente	Muerte
Anemia	<10 g/dL	10-8 g/dL	<8 g/dL	Consecuencias amenazantes para la vida. Indicada la intervención urgente	Muerte
Plaquetopenia	<75.000/µL	75-50.000/µL	50-25.000/µL	<25.000/µL	
Leucopenia	<3.000/µL	3-2.000/µL	2-1.000/µL	<1.000/µL	
Neutropenia	<1.500/µL	1.500-1.000/µL	1.000-500/µL	<500/µL	

NPT: nutrición parenteral total; SNG: sonda nasogástrica.

Otras estrategias locorregionales van encaminadas a controlar de la mejor manera posible síntomas como el dolor, la disfagia o el sangrado, particularmente, en pacientes no candidatos a QT. Para ello, pueden combinarse la RT (externa en dosis habitual de 30 Gy en 10 sesiones de 3 Gy o braquiterapia con ^{192}Ir), la endoscopia o la medicación oral, sin olvidar un adecuado soporte nutricional.

Entre otros, pueden destacarse los siguientes tratamientos paliativos disponibles:

- *Sonda nasogástrica:* indicada como medida transitoria en los pacientes con disfagia que van a ser sometidos a tratamiento con RTQT o en los que se espera una supervivencia muy breve.
- *Endoprótesis autoexpandible:* indicada en pacientes con disfagia y esperanza de vida superior a 2-3 meses. En los casos de fístula esofagobronquial, está indicada (prótesis recubierta), aunque no presenten disfagia y su esperanza de vida sea relativamente breve. En los tumores de esófago cervical, se precisa, al menos, la existencia de 2 cm de esófago libres de tumor por debajo de la boca de Killian. Los datos actuales respecto

a los efectos adversos de la endoprótesis tras la RTQT son contradictorios, por lo que debe individualizarse cada caso.
- *Gastrostomía percutánea* (radiológica mejor que endoscópica): indicada en pacientes con esperanza de vida superior a 2-3 meses, en los que no es factible la colocación de endoprótesis (esófago cervical) o está desaconsejada (tratamiento con RTQT paliativa).

 La quimioterapia paliativa en el cáncer de esófago metastásico no solo aumenta la supervivencia, sino que mejora la calidad de vida de los pacientes.

Estrategia terapéutica

A continuación, se resume el tratamiento recomendado en cada estadio en el centro de los autores, que se muestra también en la **figura 19-3**:

- *T1aN0* (+T1b/sm1 con elevado riesgo quirúrgico): resección endoscópica. Es preciso valorar los criterios pronósti-

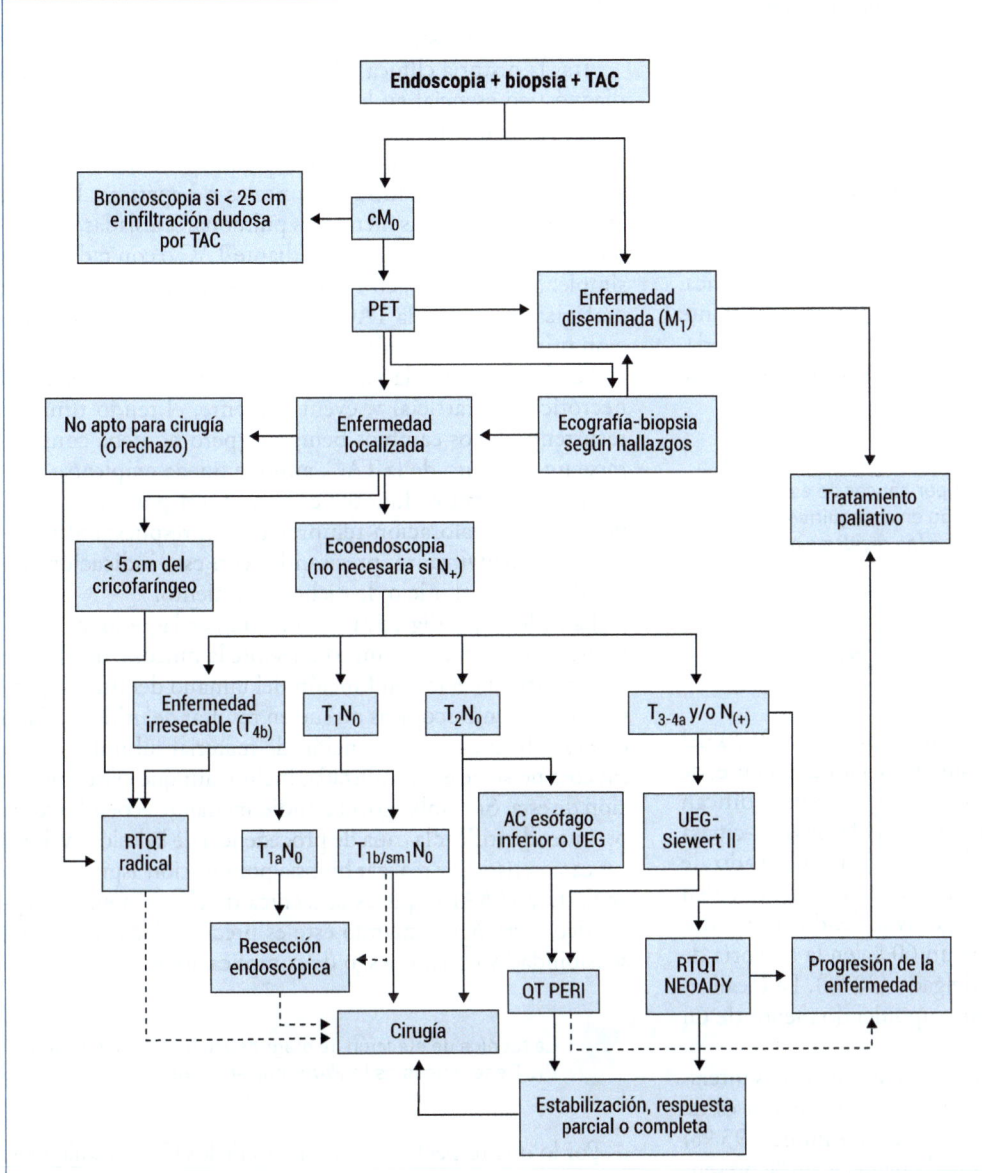

Figura 19-3. Algoritmo diagnóstico-terapéutico del cáncer de esófago en el Hospital Universitario de Basurto.
AC: adenocarcinoma; M: metástasis; N: ganglios [del inglés, *nodes*]; NEOADY: neoadyuvante; PERI: perioperatoria; PET: tomografía por emisión de positrones; QT: quimioterapia; RTQT: radioquimioterapia; T: tumor; TAC: tomografía axial computarizada; TTO: tratamiento; UEG: unión esofagogástrica.

cos (tamaño, grado de diferenciación, márgenes, invasión linfovascular) para decidir entre completar el tratamiento con esofagectomía o seguimiento estrecho.

- RTQT radical en *esófago cervical*, *T4b* (eventualmente, solo QT ante el riesgo de complicaciones locales) o *inoperabilidad* del paciente.
- T1b-2 N0:
  - Adenocarcinoma T2N0 del tercio inferior o de la UEG: QT perioperatoria (FLOT).
  - Resto: cirugía.
- T3-4a o N(+):
  - QT perioperatoria (FLOT) en el adenocarcinoma de cardias de Siewert II.
  - RTQT neoadyuvante, seguida de cirugía en el resto (tumores de esófago y de la UEG de Siewert I).
- *M1:* QT paliativa si existe buena situación funcional, frecuentemente, con asociación de terapias dirigidas. Valorar el tratamiento local radioterápico o endoscópico dirigido a paliar la disfagia.

SEGUIMIENTO

Esófago de Barrett con displasia

El seguimiento se realiza mediante endoscopia de alta definición con biopsias en toda la zona previamente diagnosticada de esófago de Barrett, según el protocolo de Seattle. Además, debe resecarse toda lesión visible, aunque sea sutil, y tratarse de nuevo la metaplasia intestinal si reaparece:

- Displasia de bajo grado: gastroscopia cada seis meses el primer año y, posteriormente, anual.
- Displasia de alto grado: gastroscopia cada tres meses el primer año, cada seis durante el segundo y, luego, anualmente.

Tras tratamiento con intención radical

- Tis, T1a o T1b (sm1 o no candidato a cirugía) tratado mediante resección endoscópica: gastroscopia cada tres meses el primer año, cada 4-6 meses el segundo y anualmente de forma indefinida. TAC a demanda en caso de aparición de clínica.

- Tras esofagectomía: analítica completa y marcadores al mes de la intervención, cada cuatro meses durante dos años, semestral el tercero y anual posteriormente. TAC anual con contraste en todos los pacientes y semestral durante los dos primeros años en pacientes con alto riesgo de recidiva (todos los neoadyuvados, pT3, pN+ y/o afectación linfovascular). Endoscopia y/o estudio baritado solamente por indicación clínica, en función de los síntomas o la analítica.
- Tras RTQT radical: gastroscopia cada 3-6 meses durante dos años, cada seis meses el tercero y, luego, a demanda. TAC cada seis meses durante dos años si el paciente puede ser candidato a cirugía de rescate.

 Tras la esofagectomía radical por cáncer de esófago, la endoscopia solo tiene indicación en el seguimiento ante la aparición de clínica, dado que las recidivas no suelen ser intraluminales.

TUMORES DEL ESTROMA GASTROINTESTINAL ESOFÁGICOS

Los GIST son las neoplasias mesenquimales más comunes del tracto gastrointestinal (80 %), resultantes, habitualmente, de mutaciones activadoras en alguno de los genes que codifican los receptores proteínicos de la familia de la tirosina-cinasa KIT o del receptor del factor de crecimiento derivado de plaquetas de tipo alfa (PDGFRA). Pueden presentarse en cualquier localización del tubo digestivo, siendo la más frecuente el estómago (alrededor de un 60 % en la mayoría de series), seguida por el intestino delgado (30 %). La localización esofágica es muy infrecuente, suponiendo menos de un 1 % de los diagnósticos.

Estos tumores parecen tener su origen en las células intersticiales de Cajal del plexo mientérico, cuya función es de marcapasos intestinales. La mayoría de estos tumores (95 %) expresan KIT (CD117) y, aproximadamente, el 80 % presentan una mutación activadora en el gen del receptor proteico de tirosina cinasa KIT; otro 5-10 % de los GIST tiene una mutación primaria en el gen del *PDGFRA*, siendo ambas mutaciones excluyentes. Entre el 10 y el 15 % no presentan mutaciones de *KIT* ni de *PDGFRA* (denominados GIST de tipo salvaje o *wild-type GIST*). Las mutaciones de pérdida de función en los genes de la enzima succinato-deshidrogenasa (SDH) o la pérdida de expresión proteínica de la subunidad B de la enzima en la inmunohistoquímica se han identificado en la mayoría de los *wild-type GIST*, de ahí que, en estos, se emplee también el término *GIST SDH-deficientes*.

! Las localizaciones más frecuentes de diseminación metastásica son hepática y peritoneal, siendo excepcional la afectación ganglionar linfática, salvo en el caso de los SDH-deficientes, que la presentan de forma frecuente.

A diferencia de los sarcomas, entre los que suelen clasificarse por su origen mesenquimal, la afectación pulmonar

solo se presenta en casos muy avanzados con múltiples localizaciones metastásicas.

Tras la historia clínica y la exploración física, el elemento diagnóstico esencial en los GIST es la TAC toracoabdominopélvica con contraste intravenoso, que permite definir el tamaño de la lesión, su posible organodependencia y la presencia de metástasis intraperitoneales o hepáticas. Dada la excepcionalidad de las metástasis pulmonares aisladas, el estudio torácico puede realizarse mediante TAC o con radiografía simple. Sin embargo, en el caso de los GIST de localización esofágica, es precisa la TAC torácica para valorar la localización primaria de la lesión.

La PET-TAC ayuda a diferenciar el tumor activo del tejido necrótico o cicatricial y, eventualmente, el tejido tumoral recurrente de los cambios benignos, pero no debe considerarse un sustituto de la TAC, aunque puede emplearse para clarificar hallazgos dudosos en esta. Otra posible utilidad podría ser la valoración temprana de la respuesta al tratamiento neoadyuvante, precisando, con esta indicación, un estudio previo al inicio de dicho tratamiento.

La endoscopia digestiva va a mostrar, en las lesiones esofágicas, únicamente una impronta sobre la mucosa, que puede encontrarse ulcerada en función del tamaño del tumor, pero las biopsias endoscópicas no suelen resultar de utilidad, dado que es infrecuente la obtención de material submucoso y la mucosa no suele estar infiltrada, incluso aunque exista ulceración de esta. Sin embargo, el estudio mediante ecoendoscopia permite identificar la capa de procedencia de la lesión, valorar sus características y realizar biopsia por punción aspirativa con aguja fina (PAAF), que es la técnica de elección en el diagnóstico histológico cuando este es preciso, dada su elevada sensibilidad y el bajo riesgo de complicaciones.

 La técnica de elección de diagnóstico histológico de los GIST esofágicos es la PAAF por ecoendoscopia.

Por lo que respecta al tratamiento de los GIST esofágicos, es necesario optar entre una enucleación de estos o una esofagectomía (sin linfadenectomía, por carecer de utilidad), en función del tamaño de la lesión, dado que la resección parcial y la anastomosis esofagoesofágica no es una opción segura. La enucleación no es de forma global una opción recomendable para el tratamiento de los GIST, pero constituye una alternativa aceptable en los de localización esofágica, tal y como han mostrado diferentes trabajos.

! En cualquier caso, la neoadyuvancia con imatinib puede resultar de utilidad si la reducción del tamaño lesional permite una cirugía conservadora del órgano, siempre tras la confirmación diagnóstica y la realización de un estudio mutacional que muestre la presencia de una mutación con alta posibilidad de respuesta.

La observación con control mediante ecoendoscopia o TAC seriadas cada 6-12 meses es una alternativa a la resección en las lesiones gástricas <2 cm asintomáticas, estables y sin hallazgos de riesgo en la ecoendoscopia (borde extraluminal irregular, patrón ecográfico heterogéneo o presencia de espacios quísticos y focos ecogénicos), debiendo resecarse los del resto de localizaciones. Sin embargo, la guía clínica de la European Society for Medical Oncology (ESMO) extiende esta posibilidad de manejo expectante con controles seriados a las lesiones con las características indicadas esofágicas o duodenales.

La indicación de tratamiento adyuvante va a venir determinada por el riesgo de recidiva dependiente del tamaño, el índice mitótico y la existencia de rotura tumoral intraoperatoria, que condiciona siempre un alto riesgo de recidiva. Su pronóstico

es similar al de los GIST de origen intestinal, a diferencia de los gástricos, que presentan un menor riesgo de recidiva local y a distancia. El seguimiento de estos pacientes debe realizarse mediante TAC seriadas, aunque no existen protocolos consensuados de la frecuencia recomendable de realización.

 La enucleación de los GIST esofágicos puede ser una alternativa de tratamiento aceptable, a diferencia de los de otras localizaciones, donde se considera contraindicada.

 PUNTOS CLAVE

- El cáncer de esófago es una enfermedad de mal pronóstico, con un tratamiento complejo.
- La adecuada estadificación preterapéutica permite diseñar el tratamiento más adecuado para cada fase evolutiva de la enfermedad.
- La PET-TAC permite diagnosticar metástasis no detectables por otros medios.
- La resección endoscópica puede ser un tratamiento curativo en el cáncer esofágico precoz.

- El tratamiento combinado a la esofagectomía con RTQT neoadyuvante o QT perioperatoria es el que mejores posibilidades de curación aporta en el cáncer de esófago localmente avanzado.
- La QT paliativa mejora no solo la supervivencia, sino también la calidad de vida de los pacientes afectados de cáncer de esófago metastásico.
- Los GIST esofágicos se deben tratar con esofagectomía sin linfadenectomía asociada o con enucleación, en función de su tamaño.

BIBLIOGRAFÍA

AJCC/UICC. Cancer staging manual: TNM classification of malignant tumors. 8ª ed. Nueva York: Springer International Publishing; 2017.

Al-Batran SE, Homann N, Pauligk C, Goetze TO, Meiller J, Kasper S, et al. Investigators. Perioperative chemotherapy with fluorouracil plus leucovorin, oxaliplatin, and docetaxel versus fluorouracil or capecitabine plus cisplatin and epirubicin for locally advanced, resectable gastric or gastro-oesophageal junction adenocarcinoma (FLOT4): a randomised, phase 2/3 trial. Lancet 2019;393(10184):1948-57.

Al-Sarraf M, Martz K, Herskovic A, Leichman L, Brindle JS, Vaitkevicius VK, et al. Progress report of combined chemoradiotherapy versus radiotherapy alone in patients with esophageal cancer: an intergroup study. J Clin Oncol. 1997;15(1):277-84.

Bang YJ, Van Cutsem E, Feyereislova A, Chung HC, Shen L, Sawaki A, et al. Trastuzumab in combination with chemotherapy versus chemotherapy alone for treatment of HER2-positive advanced gastric or gastro-oesophageal junction cancer (ToGA): a phase 3, open-label, randomised controlled trial. Lancet. 2010;376(9742):687-97.

Bedenne L, Michel P, Bouché O, Milan C, Mariette C, Conroy T, et al. Chemoradiation followed by surgery compared with chemoradiation alone in squamous cancer of the esophagus: FFCD 9102. J Clin Oncol. 2007;25(10):1160-8.

Berger A, Rahmi G, Perrod G, Pioche M, Canard JM, Cesbron-Métivier E, et al. Long-term follow-up after endoscopic resection for superficial esophageal squamous cell carcinoma: a multicenter Western study. Endoscopy. 2019;51(4):298-306.

Casali PG, Blay JY, Abecassis N, Bajpai J, Bauer S, Biagini R, et al. Gastrointestinal stromal tumours: ESMO-EURACAN-GENTURIS Clinical Practice Guidelines for diagnosis, treatment and follow-up. Ann Oncol. 2022;33(1):20-33.

Cunningham D, Allum WH, Stenning SP, Thompson JN, Van de Velde CJH, Nicolson M, et al. Perioperative chemotherapy versus surgery alone for resectable gastroesophageal cancer. N Engl J Med. 2006;355(1):11-20.

Cunningham D, Starling N, Rao S, Iveson T, Nicolson M, Coxon F, et al. Capecitabine and oxaliplatin for advanced esophagogastric cancer. N Engl J Med. 2008;358(1):36-46.

Dank M, Zaluski J, Barone C, Valvere V, Yalcin S, Peschel C, et al. Randomized phase III study comparing irinotecan combined with 5-fluorouracil and

folinic acid to cisplatin combined with 5-fluorouracil in chemotherapy naive patients with advanced adenocarcinoma of the stomach or esophagogastric junction. Ann Oncol. 2008;19(8):1450-7.

Doki Y, Ajani JA, Kato K, Xu J, Wyrwicz L, Motoyama S, et al. Nivolumab combination therapy in advanced esophageal squamous-cell carcinoma. N Engl J Med. 2022;386(5):449-62.

Gebski V, Burmeister B, Smithers BM, Foo K, Zalcberg J, et al. Survival benefit from neoadjuvant chemoradiotherapy or chemotherapy in oesophageal carcinoma: a meta-analysis. Lancet Oncol. 2007;8(3):226-34.

Gu Y, Swisher SG, Ajani JA, Correa AM, Hofstetter WL, Liao Z, et al. The number of lymph nodes with metastasis predicts survival in patients with esophageal or esophagogastric junction adenocarcinoma who receive preoperative chemoradiation. Cancer. 2006;106(5):1017-25.

Ilson DH, Forastiere A, Arquette M, Costa F, Heelan R, Huang Y, et al. A phase II trial of paclitaxel and cisplatin in patients with advanced carcinoma of the esophagus. Cancer J. 2000;6(5):316-23.

Janjigian YY, Shitara K, Moehler M, Garrido M, Salman P, Shen L, et al. First-line nivolumab plus chemotherapy versus chemotherapy alone for advanced gastric, gastro-oesophageal junction, and oesophageal adenocarcinoma (CheckMate 649): a randomised, open-label, phase 3 trial. Lancet. 2021;398(10294):27-40.

Kelly RJ, Ajani JA, Kuzdzal J, Zander E, Van Custem E, Piessen G, et al. Adjuvant nivolumab in resected esophageal or gastroesophageal junction cancer. N Engl J Med. 2021;384(13):1191-203.

Kitagawa Y, Uno T, Oyama T, Kato K, Kato H, Kawakubo H, et al. Esophageal cancer practice guidelines 2017 edited by the Japan Esophageal Society: part 1. Esophagus. 2019;16(1):1-24.

Kitagawa Y, Uno T, Oyama T, Kato K, Kato H, Kawakubo H, et al. Esophageal cancer practice guidelines 2017 edited by the Japan esophageal society: part 2. Esophagus 2019;16(1):25-43.

National Cancer Comprehensive Network (NCCN). Clinical practice guidelines in oncology: esophageal and esophagogastric junction cancers. Version 4. 2022.

National Cancer Comprehensive Network (NCCN). Clinical practice guidelines in oncology: gastrointestinal stromal tumors (GIST). Version 2. 2022.

Obermannová R, Alsina M, Cervantes A, Leong T, Lordick F, Nilsson M, et al.; ESMO Guidelines Committee. Oesophageal cancer: ESMO Clinical

Practice Guideline for diagnosis, treatment and follow-up. Ann Oncol. 2022;33(10):992-1004.

Reynolds JV, Preston SR, O'Neill B, Lowery MA, Baeksgaard L, Crosby T, et al. Neo-AEGIS (Neoadjuvant trial in Adenocarcinoma of the Esophagus and Esophago-Gastric Junction International Study): preliminary results of phase III RCT of CROSS versus perioperative chemotherapy (Modified MAGIC or FLOT protocol). (NCT01726452). J Clin Oncol. 2021;39(15 Suppl):4004.

Robb WB, Bruyere E, Amielh D, Vinatier E, Mabrut JY, Perniceni T, et al. Esophageal gastrointestinal stromal tumor. Is tumoral enucleation a viable therapeutic option? Ann Surg. 2015;261(1):117-24.

Ross P, Nicolson M, Cunningham D, Valle J, Seymour M, Harper P, et al. Prospective randomized trial comparing mitomycin, cisplatin, and protracted venous-infusion fluorouracil (PVI 5-FU) with epirubicin, cisplatin, and PVI 5-FU in advanced esophagogastric cancer. J Clin Oncol. 2002;20(8):1996-2004.

Ryan R, Gibbons D, Hyland JMP, Treanor D, White A, Mulcahy HE, et al. Pathological response following long-course neoadjuvant chemoradiotherapy for locally advanced rectal cancer. Histopathology. 2005;47(2):141-6.

Sepe PS, Moparty B, Pitman MB, Saltzman JR, Brugge WR. EUS-guided FNA for the diagnosis of GI stromal cell tumors: sensitivity and cytologic yield. Gastrointest Endosc. 2009;70(2):254-61.

Stahl M, Stuschke M, Lehmann N, Meyer HJ, Walz MK, Seeber S, et al. Chemoradiation with and without surgery in patients with locally advanced squamous cell carcinoma of the esophagus. J Clin Oncol. 2005;23(10):2310-7.

Sun JM, Shen L, Shah MA, Enzinger P, Adenis A, Doi T, et al.; KEYNOTE-590 Investigators. Pembrolizumab plus chemotherapy versus chemotherapy alone for first-line treatment of advanced oesophageal cancer (KEYNOTE-590): a randomised, placebo-controlled, phase 3 study. Lancet. 2021;398(10302):759-71.

Van Custem E, Moiseyenko VM, Tjulandin S, Majlis A, Constenla M, Boni C, et al. Phase III study of docetaxel and cisplatin plus fluorouracil compared with cisplatin and fluorouracil as first-line therapy for advanced gastric cancer: a report of the V325 Study Group. J Clin Oncol. 2006;24(31): 4991-7.

Van Hagen P, Hulsof MCCM, Van Lanschot JJB, Steyerberg EW, Van Berge Henegouwen MI, Wijnhoven BPL, et al. Preoperative chemoradiotherapy for esophageal or junctional cancer. N Engl J Med. 2012;366(22): 2074-84.

Ychou M, Boige V, Pignon JP, Conroy T, Bouché O, Lebreton G, et al. Perioperative chemotherapy compared with surgery alone for resectable gastroesophageal adenocarcinoma: an FNCLCC and FFCD multicenter phase III trial. J Clin Oncol. 2011;29(13):1715-21.

Adenocarcinoma gástrico. Tumores del estroma gastrointestinal. Linfomas gástricos. Carcinoides gástricos. Cáncer gástrico difuso hereditario

20

C. Pardo Martínez, M. García Nebreda y G. Paseiro Crespo

OBJETIVOS

- Describir los tipos más comunes de cáncer gástrico.
- Revisar su etiopatogenia e incidencia.
- Establecer cómo diagnosticarlos.
- Examinar el abordaje terapéutico de dichos tumores.
- Considerar el papel de la cirugía en cada uno de estos tumores gástricos.

ADENOCARCINOMA GÁSTRICO

Introducción

El adenocarcinoma gástrico representa el 90 % de los tumores gástricos malignos. Pese a que su incidencia está experimentando un descenso paulatino en países occidentales, continúa siendo uno de los tumores más frecuentes en el mundo, ocupando el cuarto lugar en incidencia y siendo la cuarta causa de muerte por cáncer en el año 2020. Afecta al doble de varones que de mujeres, y más de la mitad mundial de casos ocurren en los países del este asiático, sobre todo, en China.

Etiopatogenia

La carcinogénesis del adenocarcinoma gástrico no está todavía bien establecida. En 2007, Hanahan y Weinberg sugirieron la existencia de una serie de alteraciones esenciales en la fisiología celular, que determinan el desarrollo de un cáncer. Existen diferentes mutaciones genéticas en el adenocarcinoma gástrico, pero no se ha podido establecer una progresión similar a la secuencia adenoma-carcinoma descrita en los adenocarcinomas colorrectales. Esta evolución sería secundaria no solo a la combinación de los factores ambientales y las variantes genéticas susceptibles, sino también a alteraciones genéticas y epigenéticas.

Entre los factores ambientales, se encuentran los siguientes:

- *Helicobacter pylori* (HP): se trata de un carcinógeno de clase I según la Organización Mundial de la Salud (OMS), siendo la causa más frecuente de gastritis crónica. No se conoce con exactitud el mecanismo carcinogénico, pero la hipótesis más aceptada es el desarrollo de gastritis crónica atrófica, produciendo hipoclorhidria, que facilita el sobrecrecimiento bacteriano y el aumento de nitrosaminas y nitrosamidas con alta capacidad mutacional. El riesgo de infección varía con la edad, la ubicación geográfica y el origen étnico. Solo el 15-20 % de los pacientes con infección por HP desarrollan patología ulcerosa, y menos del 1 %, adenocarcinoma gástrico.

- Tabaco: aumenta la secreción ácida gástrica, favoreciendo la aparición de gastritis y patología ulcerosa. Por otra parte, contiene N-nitrosaminas y óxidos de nitrógeno, ambos cancerígenos gástricos, porque forman radicales libres con elevado potencial oxidante.

- Dieta: los alimentos salados, ahumados o curados y ciertos encurtidos se consideran factores de riesgo para el adenocarcinoma gástrico. Por otra parte, la dieta rica en fruta y verduras, debido a su contenido en carotenos, tocoferol y folatos con acción antioxidante, se consideran un factor protector.

- Otros: el alcohol y la exposición a nitrosaminas no se han podido relacionar con el adenocarcinoma gástrico; tampoco el efecto protector de la vitamina C.

- Lesiones preneoplásica: la anemia perniciosa, los pólipos adenomatosos gástricos, la enfermedad de Ménétrier y el antecedente de gastrectomía previa son entidades que aumentan el riesgo de desarrollar un adenocarcinoma gástrico. El adenocarcinoma gástrico esporádico se desarrolla en pacientes mayores, normalmente, tras la evolución a lo largo de los años de una gastritis crónica atrófica.

Clasificación

Histológica

La clasificación de Lauren, publicada en el año 1965, sigue siendo la clasificación histológica más empleada. Distingue tres subtipos de adenocarcinoma gástrico: *intestinal* (53 %), *difuso* (33 %) y *mixto* (14 %), y cada subtipo tiene una histología y un pronóstico distintos.

El subtipo intestinal se caracteriza por presentar formaciones glandulares y por la presencia de células similares a las intestinales. Está asociado a la gastritis crónica y, por lo tanto, se localiza más habitualmente en el antro, correspondiendo a los adenocarcinomas bien o moderadamente diferenciados, y adopta macroscópicamente forma polipoide. La vía de diseminación más frecuente es la hematógena, en forma de metástasis hepáticas.

El subtipo difuso es un adenocarcinoma mal diferenciado e infiltrativo, con células pequeñas, redondeadas y dispersas, que invaden de manera aislada o en pequeños grupos, sin presencia de glándulas; puede alojar células en anillo de sello y mucina. Se localizan con mayor frecuencia en el fundo gástrico y su diseminación suele darse por la superficie peritoneal en forma de carcinomatosis. Es el subtipo más frecuente en los casos de agregación familiar y hereditarios, así como en pacientes jóvenes.

Existen modificaciones de la clasificación de Lauren que incluyen datos histológicos y la localización anatómica, obteniéndose tres subtipos totalmente distintos en cuanto a pronóstico y expresión molecular: *proximal no difuso, distal no difuso* y *difuso*.

En 2010, la OMS publicó una clasificación más detallada y actualizada. Se clasifican dentro del subtipo intestinal de Lauren los *tumores papilares* y los *tumores tubulares*. El subtipo difuso de Lauren se denomina *pobremente cohesivo*, llamándose *carcinoma de células «en anillo de sello»* si estas células representan el 50 % de la muestra tumoral, o *carcinoma mucinoso* cuando las áreas de mucina extracelular suponen más del 50 % de la muestra tumoral. Esta clasificación distingue un subtipo más, los *carcinomas medulares o con estroma linfoide*, a los que no se puede aplicar la clasificación de Lauren.

Molecular

En 2014, el *Atlas del Genoma del Cáncer* (TCGA; *The Cancer Genome Atlas*) publicó los resultados del perfil genómico de 295 adenocarcinomas gástricos primarios. Se establecieron cuatro subtipos genómicos: *tumores con inestabilidad de microsatélites* (MSI+) (22 %), *tumores relacionados con la infección por el virus de Epstein-Barr* (VEB+) (9 %), *tumores genómicamente estables* (20 %) y *tumores cromosómicamente inestables* (CIN) (50 %).

Desde la publicación en 2020 de la 5ª clasificación de tumores digestivos de la OMS, se recomienda la realización de un panel inmunohistoquímico para la detección de diferentes marcadores (MLH1, PMS2, MSH2 MSH6, VEB, factor de crecimiento epidérmico humano [HER2; del inglés, *human epidermal growth factor receptor 2*], p53 y E-cadherina) con el fin de clasificar los tumores según el subgrupo molecular. El cáncer gástrico difuso se caracteriza habitualmente por ser genómicamente estable, por la expresión aberrante de la E-cadherina y la negatividad de los marcadores de inestabilidad de microsatélites, del VEB y de p53. La identificación de estos marcadores moleculares puede conducir al desarrollo de terapias específicas.

Diagnóstico y estadificación

Endoscopia

La piedra angular del diagnóstico del adenocarcinoma gástrico es la endoscopia digestiva alta. Los datos clínicos del cáncer gástrico suelen ser vagos e inespecíficos y, por lo tanto, cualquier síntoma gastrointestinal alto que no se resuelva, incluyendo molestias epigástricas, pirosis o eructos excesivos, es indicación de su realización.

Es importante conocer las características endoscópicas de las lesiones gástricas sospechosas, especialmente, en el cáncer gástrico temprano, donde, en ocasiones, solo se pueden apreciar sutiles cambios en la mucosa o en su patrón capilar. Todas las lesiones delimitadas, ya sean elevadas, deprimidas o irregularidades, tanto en la coloración como en la superficie mucosa, deben tomarse como sospechosas y, por lo tanto, debe recurrirse a técnicas de contraste como la coloración con azul de metileno o índigo carmín, o la realización de endoscopia avanzada como la magnificación, o la imagen de banda estrecha (en inglés, *narrow-band imaging*), para poder realizar biopsias dirigidas.

Cuando se realizan biopsias de una lesión ulcerada sospechosa, deben tomarse del borde distal de la úlcera y de la base de esta. El tejido neoplásico suele aparecer en el margen de la ulceración. Cuando se sospecha un cáncer de tipo linitis plástica, por la rigidez de la pared y los pliegues gruesos, las biopsias de la mucosa superficial no suelen confirmar el diagnóstico. La biopsia única de la lesión confirma el diagnóstico solo en el 70 % de los casos de cáncer gástrico. Graham *et al.* demuestran que un total de siete biopsias aumenta la precisión del diagnóstico al 98 %.

La documentación precisa de la extensión de la enfermedad mediante el examen endoscópico es extremadamente importante y útil para la evaluación de la respuesta del tumor a la quimioterapia preoperatoria y para la planificación del procedimiento quirúrgico. La información sobre el grado de afectación de la pared gástrica se utiliza para determinar si el paciente necesita una gastrectomía distal, total o con extensión esofágica.

Es muy útil hacer un examen de inflado y desinflado para evaluar la rigidez de la pared gástrica en caso de enfermedad avanzada. La pared gástrica afectada suele perder flexibilidad y volverse rígida.

Ecografía endoscópica

Es una prueba dependiente del explorador, pero importante tanto para el diagnóstico como la estadificación, ya que puede evaluar la profundidad de la invasión del tumor primario e identificar y realizar una biopsia de cualquier adenopatía sospechosa de afectación. La evaluación mediante ecografía de la afectación de la pared gástrica posee una sensibilidad y especificidad superiores al 85 % para distinguir los tumores T1-2 de los T3-4.

La sensibilidad y la especificidad de la estadificación N (ganglios [del inglés, *nodes*]) es menor, del 83 y el 67 %, respectivamente, debido a la dificultad para identificar ganglios distantes.

Tomografía axial computarizada toracoabdominopélvica

Se trata de la prueba de elección para realizar el estudio de extensión.

En la tomografía axial computarizada (TAC) de tórax, se debe prestar especial atención a las adenopatías mediastínicas y supraclaviculares, ya que, en caso de presentar afectación, se trataría de una enfermedad en estadio IV. Además, las metástasis pulmonares pueden ocurrir sin enfermedad ganglionar o hepática.

En las imágenes de abdomen, se ha de prestar especial atención a la presencia de adenopatías periceliacas, paraaórticas, ganglios peritoneales, ascitis y aumento de la densidad omental. Por otra parte, se debe valorar especialmente la posible afectación de la cabeza del páncreas en el cáncer gástrico distal, y de la cola pancreática, bazo y esófago distal en el cáncer gástrico proximal. Estos hallazgos son signos potenciales de cánceres marginalmente resecables y pueden hacer necesario ampliar el estudio.

La precisión global de la estadificación por TAC es solo del 53 %, debido a la baja precisión en el estadio T (43-82 %); sin embargo, es una herramienta fundamental para la estadificación.

Tomografía por emisión de positrones

En la actualidad, la tomografía por emisión de positrones (PET; del inglés, *positron emission tomography*) es una prueba de uso frecuente para la estadificación de la patología neoplásica, sin embargo, en el cáncer gástrico, la fluorodesoxiglucosa (FDG)-PET tiene una sensibilidad de entre el 58 y el 94 % y, por lo tanto, no es una prueba útil para confirmar o descartar el diagnóstico.

La FDG-PET tiene una precisión baja, especialmente, en los casos de adenocarcinoma mucinoso o de células «en anillo de sello». En estos tipos histológicos de cáncer gástrico, subestima la extensión de la enfermedad y una captación negativa no descarta la presencia de enfermedad, metastásica ni confirma la respuesta al tratamiento. La combinación de FDG-PET/TAC tiene una mayor precisión en la estadificación (66 %) que la PET (47 %) o la TAC (51 %) por separado.

Laparoscopia exploradora con lavado peritoneal

Se estima que, en el momento del diagnóstico, entre el 20 y el 30 % de los pacientes tienen enfermedad peritoneal diseminada. Una vez diagnosticada, la enfermedad peritoneal se clasifica como enfermedad en estadio IV, y la resección quirúrgica no se recomienda fuera del entorno de los ensayos clínicos. Además, la carcinomatosis peritoneal es la enfermedad metastásica más difícil de detectar mediante pruebas de imagen.

Por lo tanto, es aconsejable realizar una laparoscopia diagnóstica para tumores en estadios IB-III tributarios de tratamiento neoadyuvante, para descartar enfermedad metastásica. Debe examinarse toda la superficie peritoneal cuidadosamente y cualquier lesión sospechosa ha de ser biopsiada. Además, debe obtenerse una citología por lavado peritoneal instilando suero fisiológico en la cavidad peritoneal. El lavado peritoneal tiene una sensibilidad muy baja, pero un lavado peritoneal positivo en ausencia de carcinomatosis macroscópica puede ayudar a seleccionar a un grupo de pacientes que se beneficiarían de un tratamiento neoadyuvante (**Fig. 20-1**).

Estadificación

La estadificación preoperatoria tiene como finalidad determinar la extensión de la enfermedad, con el fin de establecer un plan terapéutico personalizado. Se basa en las directrices marcadas por la 8ª edición de la clasificación TNM (tumor, ganglio, metástasis), avalada por la Union for International Cancer Control (UICC) y el American Joint Committee on Cancer (AJCC) en 2017 (**Tabla 20-1**).

La 8ª edición se ha dividido en tres clasificaciones concretas: clasificación clínica (cTNM) basada en las pruebas diagnósticas; clasificación anatomopatológica (pTNM) aplicable tras una resección tumoral oncológica; y una tercera (ypTNM) aplicable tras un tratamiento neoadyuvante seguido de resección quirúrgica. Incorpora las categorías N3a y N3b y, además, se añade el grado histológico (G).

Otro importante cambio conceptual que incluye la 8ª edición está relacionado con la clasificación de los tumores de la unión gastroesofágica (UGE), en la que se cataloga a los tumores cuyo epicentro se encuentra a una distancia mayor de 2 cm distal a la línea Z (tipo III de Siewert) como adenocarcinomas gástricos, mientras que los tumores cuyo epicentro se encuentra entre 5 cm proximales y 2 cm distales a la línea Z (tipo I y II de Siewert) como esofágicos.

Tratamiento

El manejo del cáncer gástrico requiere un enfoque multidisciplinario. Los principales tratamientos oncológicos del carcinoma gástrico se basan en la cirugía, las terapias sistémicas y la radioterapia. Por otra parte, existen tratamientos paliativos que suponen una parte importante del tratamiento oncológico, e incluyen la colocación de endoprótesis, las derivaciones quirúrgicas y las medidas de soporte.

Quimioterapia

En el año 2006, se publicó el ensayo MAGIC por el British Research Council. En este estudio, se aleatorizó el adenocarcinoma gástrico y de la UGE resecable a quimioterapia perioperatoria con epirubicina, cisplatino y 5-fluorouracilo (ECF) seguida de cirugía radical o cirugía radical sin quimioterapia. Se incluyó a un pequeño número de pacientes T1 o N0, pero la mayoría de los pacientes tenían una enfermedad superior o igual a T2 o N1. Los resultados mostraron un efecto significativo de reducción del estadio tumoral, con un beneficio en la supervivencia libre de enfermedad y en la supervivencia global a los cinco años (36,3 meses frente a 23,0 meses) en el grupo de la quimioterapia perioperatoria. En el grupo de quimioterapia perioperatoria, el 90,7 % de los pacientes aleatorizados que iniciaron la quimioterapia preoperatoria completaron el esquema previsto (tres ciclos), pero solo el 49,5 % de los pacientes completaron tres ciclos más tras la resección quirúrgica.

En el año 2017, se publicó el ensayo aleatorio en fase III FLOT4, donde se comparó el esquema ECF perioperatorio o el esquema ECX (EC + capecitabina) con otro régimen de terapia sistémica perioperatoria: 5-fluorouracilo, leucovorina (ácido folínico), oxaliplatino y docetaxel (FLOT), para enfer-

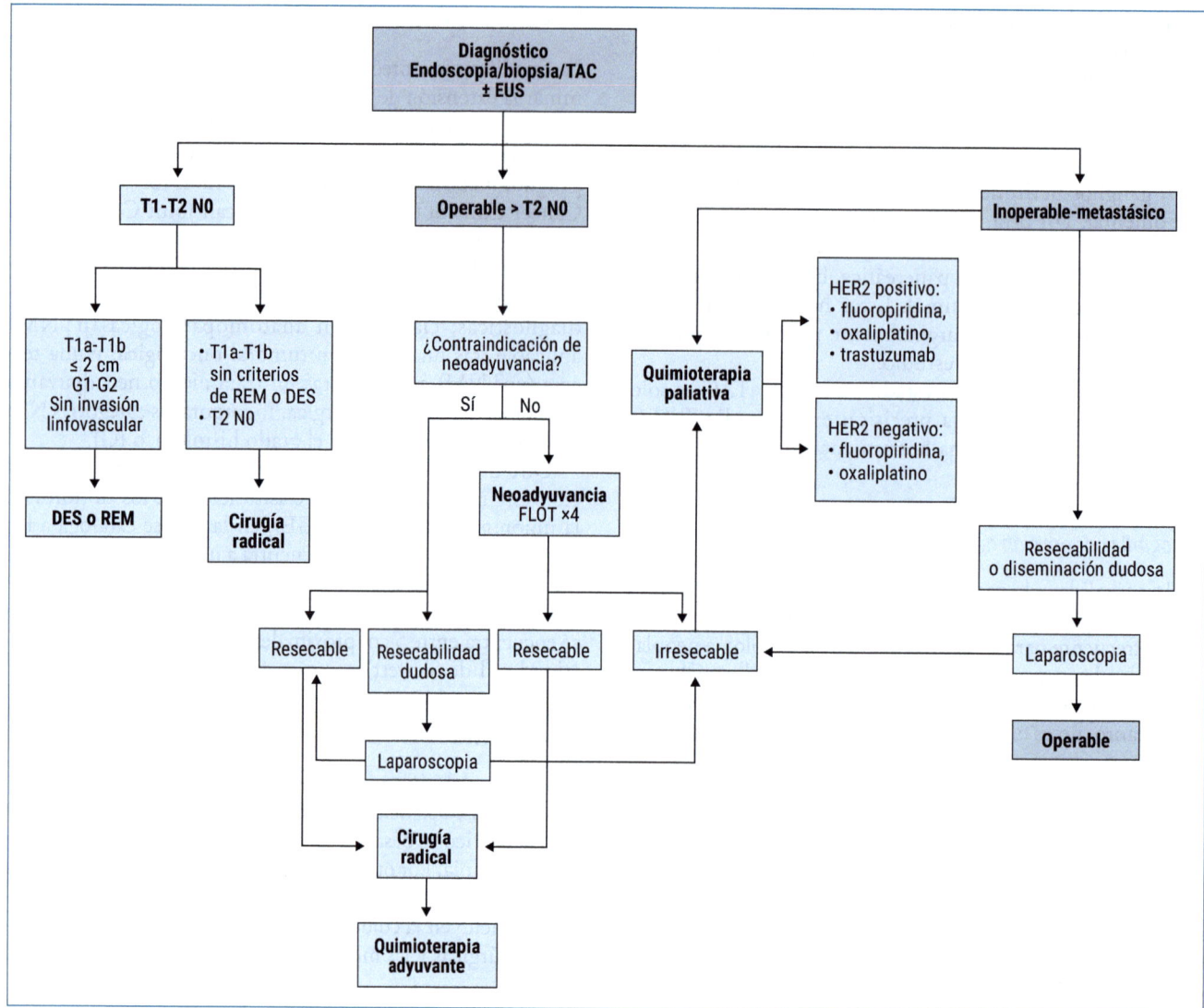

Figura 20-1. Algoritmo diagnóstico-terapéutico del adenocarcinoma gástrico.
DES: disección endoscópica mucosa; EUS: ecografía endoscópica (del inglés, *endoscopic ultrasound*); FLOT: 5-fluorouracilo, ácido folínico (leucovorina), oxaliplatino y docetaxel; G: grado histológico; HER2: receptor 2 del factor de crecimiento epidérmico humano (del inglés, *human epidermal growth factor receptor 2*); N: ganglios [del inglés, *nodes*]; REM: resección endoscópica mucosa; T: tumor; TAC: tomografía axial computarizada.

Tabla 20-1. 8ª edición de la clasificación AJCC-TNM

	TX	El tumor primario no se puede evaluar
	T0	Sin evidencia del tumor primario
	Tis	Tumor intraepitelial, sin invasión de la lámina propia. Displasia de alto grado
	T1a	El tumor primario invade la lámina propia o la muscular de la mucosa
Tumor primario (T)	T1b	El tumor primario invade la submucosa
	T2	El tumor invade la muscular propia
	T3	El tumor invade la subserosa
	T4a	El tumor invade el peritoneo parietal
	T4b	El tumor invade órganos vecinos
	N0	Sin metástasis en los ganglios regionales
Ganglios linfáticos regionales (N; del inglés, *node*)	N1	Se encuentran metástasis en 1-2 ganglios
	N2	Se encuentran metástasis en 3-6 ganglios

(Continúa)

Tabla 20-1. 8ª edición de la clasificación AJCC-TNM (cont.)

Ganglios linfáticos regionales (N; del inglés, *node*)		N3a	Se encuentran metástasis en 7-15 ganglios
		N3b	Se encuentran metástasis en más de 16 ganglios
Metástasis a distancia (M)		M0	Sin metástasis a distancia
		M1	Metástasis a distancia o citología peritoneal positiva
		GX	El grado histológico no se puede evaluar
		G1	Bien diferenciado
Grado de diferenciación histológica (G)		G2	Moderadamente diferenciado
		G3	Pobremente diferenciado o indiferenciado

Estadio	T	N	M
0	Tis	N0	M0
IA	T1	N0	M0
IB	T1	N1	M0
	T2	N0	M0
IIA	T1	N2	M0
	T2	N1	M0
	T3	N0	M0
IIB	T1	N3a	M0
	T2	N2	M0
	T3	N1	M0
	T4a	N0	M0
IIIA	T2	N3a	M0
	T3	N2	M0
	T4a	N1	M0
	T4a	N2	M0
	T4b	N0	M0
IIIB	T1	N3b	M0
	T2	N3b	M0
	T3	N3a	M0
	T4a	N3a	M0
	T4b	N1	M0
	T4b	N2	M0
IIIC	T3	N3b	M0
	T4a	N3b	M0
	T4b	N3a	M0
	T4b	N3b	M0
IV	Cualquier T	Cualquier N	M1

AJCC: American Joint Committe on Cancer; TNM: estadificación por tumor, ganglios (del inglés, nodes) y metástasis; UICC: Union for International Cancer Control.

medad en estadio superior o igual a T2 o N1. Los resultados mostraron una mejor reducción de estadio y una mayor tasa de resección R0 con una mejor mediana (35 frente a 50 meses) y supervivencia global a los cinco años (del 36 frente al 45 %) en el grupo de FLOT. Con este resultado, el esquema FLOT se convirtió en el régimen de primera elección en la quimioterapia perioperatoria.

Aunque el esquema FLOT ha demostrado una excelente eficacia en comparación con otros regímenes, presenta un perfil de efectos secundarios significativo. Por lo tanto, en pacientes con mala situación funcional, se recomienda el uso de FOLFOX (ácido folínico, fluorouracilo y oxaliplatino) para mejorar la tolerancia.

Radioterapia

Se trata de otra línea de tratamiento para el manejo locorregional de la enfermedad, sin tener impacto sobre la enfermedad metastásica. El empleo de la radioterapia en el cáncer gástrico es controvertido. En el año 2001, se publicaron los resultados positivos del ensayo de Intergroup (INT-0116), donde se aleatorizó a los pacientes con cáncer gástrico resecable en dos grupos: el primero fue tratado solo con cirugía frente a un segundo grupo tratado con quimiorradioterapia adyuvante. Los resultados mostraron una recurrencia locorregional significativamente menor y una mejor supervivencia global en el grupo de quimiorradiación adyuvante. En el año 2018, fue publicado el ensayo CRITICS, donde se asignó aleatoriamente a los pacientes en estadio IB-IVA a quimioterapia perioperatoria o a quimiorradioterapia posoperatoria. En la mayoría de los pacientes, se realizó al menos una linfadenectomía D1. El resultado mostró una mediana de supervivencia global de 43 meses en el grupo con quimioterapia frente a 37 meses del grupo con quimiorradiación. El ensayo coreano (ARTIST) publicado en 2015 tampoco demostró diferencias en la supervivencia libre de enfermedad ni en la global en pacientes sometidos a gastrectomía D2.

Actualmente, se están realizando dos grandes ensayos aleatorizados (TOPGEAR y CRITCS II) que comparan la radiación neoadyuvante y la radiación neoadyuvante combinada con un enfoque de quimioterapia perioperatoria.

Cirugía

La resección quirúrgica completa es fundamental en el tratamiento con intención curativa del cáncer gástrico. La evidencia indica que se deben obtener márgenes macroscópicos libres de 2 a 6 cm, disminuyendo, así, la probabilidad de márgenes microscópicos positivos. Actualmente, las guías japonesas recomiendan un margen proximal de, al menos, 3 cm para los tumores T2 o más profundos con un patrón intestinal (tipos 1 y 2 de la OMS) y de 5 cm para los que tienen un patrón de crecimiento infiltrativo o difuso (tipos 3 y 4 de la OMS). Para los tumores que invaden el esófago, el margen de resección de 5 cm no es necesario, pero se recomienda el examen intraoperatorio de la línea de resección para asegurar una resección R0. Las guías de la National Comprehensive Cancer Network (NCCN) recomiendan márgenes libres de enfermedad macroscópica de 4 cm.

La afectación linfática es la forma más habitual de diseminación y, por lo tanto, la linfadenectomía es fundamental para una correcta cirugía con intención curativa, debiéndose obtener un mínimo de 15 ganglios linfáticos. La extensión de la linfadenectomía se clasifica según los criterios del nivel D en: D1, D1+ o D2; y se define según el tipo de gastrectomía realizada. Sigue siendo un punto controvertido entre las guías orientales y occidentales, si bien es cierto que las últimas versiones de ambas aceptan la linfadenectomía D2 como el estándar en el cáncer gástrico avanzado potencialmente curable. La linfadenectomía D1 o D1+ podría ser considerada en tumores T1. La esplenectomía no se incluye en la actual definición de linfadenectomía D2, y solo será necesaria en caso de infiltración o afectación linfática del hilio esplénico.

En el año 2010, Songun et al. publicaron un ensayo clínico aleatorizado, en el que comparaban la linfadenectomía D2 frente a la D1. Sus resultados evidenciaban una mayor mor-

bilidad (del 43 frente al 25 %) y mortalidad posoperatorias (del 10 frente al 4 %) en el grupo con linfadenectomía D2, sin apreciarse diferencias en la supervivencia acumulada a los cinco años (del 35 frente al 30 %).

En el año 2015, se realizó una revisión sistemática de Cochrane, donde la linfadenectomía D2 se asoció a una supervivencia específica de la enfermedad significativamente mayor que con la linfadenectomía D1. Por otra parte, la linfadenectomía D2 se asoció a una mayor tasa de mortalidad.

El ensayo del Japan Clinical Oncology Group (JCOG) comparó la linfadenectomía D2 y D3. La linfadenectomía D3 no tuvo diferencias estadísticamente significativas en la supervivencia global ni en la supervivencia libre de enfermedad a los cinco años, pero sí una mayor tasa de complicaciones de forma estadísticamente significativa.

A medida que la tecnología y la afinidad de los cirujanos por las técnicas mínimamente invasiva han ido aumentando, se han desarrollado la gastrectomía laparoscópica y robótica para el cáncer gástrico. La primera gastrectomía laparoscópica se documentó en 1994, y la primera gastrectomía robótica, en 2003. La gastrectomía laparoscópica conlleva una menor pérdida hemática peroperatoria, un mayor tiempo quirúrgico, un posoperatorio más confortable, una menor morbilidad respiratoria, con una recuperación más rápida y una morbimortalidad similar a la abierta.

Las directrices actuales consideran que los abordajes quirúrgicos mínimamente invasivos pueden considerarse, siempre que el equipo quirúrgico presente la experiencia necesaria en la realización de estos procedimientos, en los cánceres gástricos tempranos o casos seleccionados localmente avanzados. Los enfoques mínimamente invasivos, generalmente, no se recomiendan para el cáncer gástrico voluminoso T4b o N2.

Las resecciones extendidas se deben plantear en tumores T4b que invaden órganos adyacentes para obtener un margen negativo. Los órganos adyacentes más comúnmente afectados por el cáncer gástrico son el bazo, el páncreas, el hígado y el colon transverso. Un metanálisis publicado por Brarr et al., que analiza más de 1.300 pacientes sometidos a resección en bloque por enfermedad T4, mostró una morbilidad significativamente mayor (11-90 %) y mortalidad (2-15 %), con una tasa de resección R0 del 38 al 100 % y una supervivencia global a los cinco años del 11 al 45 %. En estos casos, la laparoscopia diagnóstica es de gran importancia para descartar la enfermedad peritoneal. Las resecciones R1/R2 tienen resultados extremadamente pobres y deben evitarse mediante una planificación preoperatoria meticulosa.

Tratamiento endoscópico

La resección endoscópica mucosa (REM) y la disección endoscópica submucosa (DES) han demostrado su utilidad en los países orientales, donde existe un elevado número de pacientes, como señalan Soetikno et al., diagnosticados en una fase temprana. En los países occidentales, donde no se dispone de programas de cribado para detectar estos cánceres gástricos tempranos, hay menos oportunidades para la resección endoscópica, y los estudios asiáticos de seguridad y eficacia no tienen la misma aplicabilidad.

Cuando se compara la REM y la DES no existen estudios prospectivos disponibles. Los metanálisis de Lian y Facciorusso demuestran que la DES es superior en términos de resección en bloque, con mayor tasa de márgenes negativos microscópicos y menor tasa de recidiva local. En estos estudios, se encontró una mayor tasa de perforación en el grupo de la DES que en el de la REM (del 4 frente al 1 %, respectivamente).

Como conclusión, las últimas guías clínicas, tanto orientales como occidentales, reconocen que la REM o DES del cáncer gástrico en estadio temprano puede considerarse una terapia adecuada cuando la lesión tiene ≤ 2 cm de diámetro, la anatomía patológica se describe como moderadamente o bien diferenciada, no penetra más allá de la submucosa superficial, no muestra infiltración linfovascular y tiene márgenes laterales y profundos claros. La escisión en bloque de pequeñas lesiones gástricas mediante DES ha demostrado ser más eficaz que la REM, pero requiere un equipo endoscopista con experiencia y tiene un riesgo significativo de complicaciones.

Terapias dirigidas e inmunoterapia

Con la elaboración de los perfiles genéticos de los cánceres y el descubrimiento de ciertos marcadores moleculares, la oportunidad de adaptar regímenes farmacológicos eficaces a cada individuo se está convirtiendo en una realidad. Las terapias dirigidas en forma de anticuerpos monoclonales e inhibidores de moléculas pequeñas se han convertido en aspectos importantes de la terapia multimodal oncológica.

Dentro del cáncer gástrico, el fármaco que más se ha evaluado es el trastuzumab, anticuerpo monoclonal cuyo mecanismo de acción es la unión selectiva al receptor de tipo 2 del factor de crecimiento epidérmico humano (HER2, del inglés, *human epidermal growth factor receptor 2*). El HER2 se sobreexpresa en la superficie de las células tumorales en el 15-37 % de los cánceres gástricos, estimulando su proliferación. Cuando el trastuzumab se une al HER2, inhibe su proliferación.

El ensayo aleatorizado coreano de fase III ToGA de Bang *et al.* compara la combinación de trastuzumab asociado a quimioterapia con quimioterapia sola en pacientes con cáncer gástrico avanzado. El primer grupo mostró una mayor supervivencia libre de enfermedad, así como mayor supervivencia global.

A diferencia del cáncer de mama, ni el pertuzumab, en primera línea, ni el trastuzumab emtansina, en segunda línea, han sido eficaces para mejorar la supervivencia de los pacientes con cáncer gástrico con sobreexpresión de HER2.

Retos futuros en el manejo del adenocarcinoma gástrico

Los retos del cáncer gástrico son epidemiológicos y terapéuticos. El primer objetivo debe ser reducir la tasa de incidencia mediante la salud pública, la aplicación de programas de cribado y el desarrollo de nuevas herramientas menos invasivas para la detección precoz.

Un reto importante es traducir los recientes descubrimientos en biología molecular a un tratamiento eficaz. La heterogeneidad entre los tipos de pacientes y los tipos tumorales sigue siendo una barrera crucial para el desarrollo de fármacos para terapias dirigidas. Además, la mayoría de los cánceres gástricos no son sensibles a las terapias con inhibidores de control inmunitario.

En los próximos años, las investigaciones actualmente en desarrollo que podrían implicar un cambio en la práctica clínica son:

- Ensayo VESTIGE: compara la inmunoterapia adyuvante frente a la quimioterapia.
- Ensayo TOPGEAR: compara la quimiorradioterapia frente a la quimioterapia neoadyuvante.
- Ensayo INNOVATION: compara la quimioterapia frente a la quimioterapia más terapia anti-HER2 en el cáncer gástrico resecable.
- Ensayo SPOTLIGHT: compara la quimioterapia frente a la quimioterapia más claudiximab (anticlaudina 18.2) en el cáncer gástrico metastásico de primera línea.

TUMORES DEL ESTROMA GASTROINTESTINAL GÁSTRICOS

Introducción

Los tumores del estroma gastrointestinal (GIST; del inglés, *gastrointestinal stromal tumors*) son tumores poco frecuentes, suponen entre el 0,1 y el 3 % de todas las neoplasias del tubo digestivo. Sin embargo, son los tumores mesenquimales más comunes (80 %) del tracto gastrointestinal.

Se originan en las células intersticiales de Cajal o en sus células mesenquimales precursoras, localizadas de manera difusa en la muscular propia y alrededor del plexo mientérico. Son células nerviosas especializadas, cuya función es ejercer de marcapasos del peristaltismo gastrointestinal.

La incidencia de los GIST, 1-2 casos por cada 100.000 habitantes, ha aumentado en las últimas décadas debido al aumento de diagnósticos incidentales y al avance en las técnicas inmunohistoquímicas. Son más frecuentes en la población de mediana edad (mediana de 60-65 años) y no hay diferencias entre ambos sexos.

El estómago es la localización más frecuente de los GIST (50-70 %). La mayoría de los tumores sintomáticos asientan en el cuerpo gástrico (40 %), seguido del antro (25 %) y del píloro (20 %). Alrededor del 60 % son submucosos y crecen hacia la luz, el 30 % son subserosos y el 10 % son intramurales. En ocasiones, se observa una ulceración central, que puede penetrar en la profundidad de la masa tumoral.

Fisiopatología

A nivel molecular, los GIST se caracterizan por presentar mutaciones activadoras que afectan, fundamentalmente, a dos genes que codifican receptores de la tirosina-cinasa: *KIT* y *PDGFRA*.

El 75-80 % de los GIST afectan al protooncogén c-KIT, que codifica el receptor transmembrana de la tirosina-cinasa o CD117. Las mutaciones más frecuentes se localizan en el exón 11 (80-90 %), seguidas del exón 9 (10 %) y el exón 13 (1 %), y todas ellas conducen a una hiperplasia de las células de Cajal y, posteriormente, al desarrollo de un GIST.

La mutación de *PDGFRA* se encuentra en, aproximadamente, el 15 % de los GIST. El gen *PDGFRA* codifica el receptor alfa de la tirosina-cinasa (RTK). La mutación más común del *PDGFRA* se encuentra en el exón 18 y, en menos del 1 %, se pueden encontrar mutaciones en el exón 12 o en el exón 14.

Alrededor del 15 % de los GIST no tienen una mutación detectable del gen *KIT* o *PDGFRA*; se trata de los denominados GIST *wild-type*" o WT, más frecuentes en los GIST pediátricos esporádicos. A medida que se avanza en su estudio, se han descubierto nuevas mutaciones presentes en este grupo; entre ellas, se encuentran los genes *SHD*, *BRAF*, *HRAS* y *NRAS*. Por este motivo, actualmente, autores como Wu *et al.* recomiendan cambiar la denominación *wild-type* por «tumor sin mutación identificada» o GIST «NOS» (*not otherwise specified*).

La **tabla 20-2** muestra la clasificación molecular de estos tumores.

Inmunohistoquímica

Existen varias proteínas que muestran diferentes sensibilidades y especificidades en el diagnóstico de los GIST. CD117 y DOG1 son los marcadores más sensibles y específicos; se encuentran hasta en el 99 % de los GIST y raramente se expresan en tumores no GIST. Aunque el CD34 se ha utilizado ampliamente en el diagnóstico de los GIST, en la actualidad, no se emplea para este fin debido a su menor sensibilidad diagnóstica. Ocasionalmente, también pueden ser positivos para la actina, S-100 y la desmina.

CD117 es muy sensible (95 %), pero no completamente específico, ya que puede expresarse en tumores como el melanoma, el seminoma, el angiosarcoma, el neuroblastoma, el sarcoma de Ewing o el carcinoma de células claras renales. DOG1 (del inglés, *discovered on GIST*) tiene la misma sensibilidad, pero es mucho más específico.

Los marcadores de músculo liso (SMA y desmina) y el marcador neural (S-100) son útiles cuando se excluye el diagnóstico de GIST y son necesarios para el diagnóstico de otros tumores mesenquimales, como los schwannomas (S-100) y los tumores de músculo liso (SMA y desmina).

Clínica y diagnóstico

Como se ha mencionado anteriormente, los diagnósticos de manera incidental son cada vez más frecuentes. Los GIST gástricos de pequeño tamaño (menores de 2 cm) suelen ser asintomáticos, pero, si aumentan de tamaño, pueden presentar sensación de masa, hematemesis, melena, dispepsia, náuseas, vómitos o saciedad precoz.

Alrededor del 10 % de los GIST gástricos pueden presentarse de forma urgente con hemorragia digestiva alta. Ocasionalmente, la rotura del tumor en la cavidad peritoneal también puede causar hemorragia intraabdominal.

En la endoscopia digestiva alta, se observan como lesiones con o sin ulceración, o protrusiones submucosas que crecen hacia la luz gástrica. En este caso, es recomendable realizar una ecoendoscopia, ya que las protrusiones submucosas, en un alto porcentaje de casos, están producidas por compresiones extrínsecas.

La tasa de éxito de una biopsia realizada por endoscopia se sitúa en un 35 % aproximadamente, ya que, con frecuencia, son muestras superficiales que no alcanzan el tumor; sin embargo, cuando se realiza mediante control ecoendoscópico, la tasa de éxito aumenta hasta el 80-90 %. Las biopsias son necesarias en caso de irresecabilidad, si se plantea un tratamiento neoadyuvante o si existen dudas diagnósticas, pero pueden evitarse en pacientes con bajo riesgo quirúrgico y tumores potencialmente resecables. Siempre es preferible realizarlas por vía endoscópica que percutánea, debido al riesgo de diseminación.

La TAC es la modalidad de imagen más utilizada en el diagnóstico de los GIST primarios y metastásicos. La TAC con contraste puede mostrar una masa intramural endofítica o exofítica en la pared gástrica. Los GIST pequeños (< 5 cm) se muestran como masas homogéneas, de paredes lisas y con márgenes definidos, mientras que los grandes (> 5 cm) aparecen como masas heterogéneas, debido a hemorragia, necrosis o degeneración quística, con márgenes bien o mal definidos y calcificaciones poco frecuentes.

La resonancia magnética nuclear (RMN) no suele aportar más información en los GIST gástricos, aunque puede ser de utilidad para valorar la existencia de metástasis hepáticas. La PET o la combinación PET-TAC han demostrado ser

Tabla 20-2. Clasificación molecular de los tumores del estroma gastrointestinal

Mutación		Frecuencia	Localización anatómica
Mutación c-kit (CD117) 80-90 %	Exón 11	80-90 %	Sin preferencia
	Exón 9	10 %	Intestino delgado y colorrectal
	Exón 13	1 %	Sin preferencia
Mutación *PDGRA* (RTK) 10-15 %	Exón 18	5 %	Gástrica, mesentérica y epiplón
	Exón 12	1 %	Sin preferencia
	Exón 14	<1 %	Gástrica
Wild type o *Not otherwise specied* 10-15 %	*BRAF*	7 %	Sin preferencia
	SHD	<1 %	Gastrointestinal
	HRAS y *NRAS*	<1 %	Sin preferencia

RTK: receptor de la tirosina-cinasa.

de gran utilidad en la predicción de la respuesta tumoral a los fármacos quimioterápicos en pacientes con enfermedad metastásica o irresecable.

Tratamiento

Quirúrgico

Es el de elección y viene condicionado por su tamaño. En las lesiones *menores de 2 cm* de diámetro, se recomienda realizar vigilancia endoscópica cada 6-12 meses. Se indicará la exéresis en caso de crecimiento o aparición de síntomas.

Las lesiones con un *tamaño de 2 cm* normalmente son asintomáticas y puede optarse también por vigilancia endoscópica si no hay factores de mal pronóstico endoscópicos. Se recomienda la exéresis cuando existen datos de riesgo en la ecoendoscopia (bordes irregulares, ulceración, zonas heterogéneas). En estos casos, puede valorarse la resección endoscópica en centros con experiencia, pero este abordaje está en discusión en el momento actual debido al riesgo de rotura, diseminación y de exéresis con márgenes incompletos.

Para todos los GIST *mayores de 2 cm de diámetro y resecables*, la resección quirúrgica es el tratamiento de elección. El procedimiento quirúrgico realizado debe tener como objetivo la resección del tumor con márgenes histológicamente negativos.

Dada la limitada extensión intramural, rara vez están indicadas las resecciones anatómicas ampliadas (como la gastrectomía total). La resección segmentaria o en cuña para obtener márgenes libres suele ser suficiente. La linfadenectomía no es necesaria, dada la baja incidencia de metástasis ganglionares; sin embargo, debe realizarse la resección de los ganglios aumentados de tamaño en los pacientes con diagnóstico de GIST con deficiencia de succinato-deshidrogenasa (SDH).

Los GIST de gran tamaño suelen ser frágiles y con una fina seudocápsula, que se rompe con facilidad. Se debe hacer todo lo posible para evitar dicha rotura y la diseminación peritoneal del tumor (R2). Las muestras de resección deben extraerse del abdomen en bolsas protectoras para evitar el derrame o la siembra de la entrada de los puertos. Se puede considerar un abordaje laparoscópico para determinados GIST en localizaciones anatómicas favorables, realizada por cirujanos con experiencia laparoscópica adecuada.

Von Mehren *et al.* destacan que la resección ha de realizarse con una morbilidad mínima y, en general, debe evitarse la resección multivisceral compleja. De precisarse esta, se valorará el empleo de neoadyuvancia con imatinib preoperatorio.

Imatinib neoadyuvante

Debe considerarse siempre de forma individualizada. El tratamiento se administra de 2 a 6 meses antes de la intervención, con el objetivo de favorecer una reducción del tamaño y la vascularización, facilitando la cirugía y evitando resecciones multiviscerales. Es obligatorio realizar un análisis mutacional antes de iniciar el tratamiento y un seguimiento con TAC o

PET-TAC para identificar de forma precoz a aquellos pacientes que no respondan.

Los resultados de los estudios prospectivos de Eisenberg y McAuliffe han demostrado la seguridad y eficacia del imatinib preoperatorio en pacientes sometidos a resección quirúrgica, pero no se ha podido determinar el beneficio en cuanto a la supervivencia, ya que todos los pacientes incluidos también recibieron imatinib postoperatorio.

Enfermedad metastásica o irresecable

El imatinib es el tratamiento principal para los GIST metastásicos sensibles. La cirugía puede estar indicada en los siguientes casos:

- Progresión limitada de la enfermedad refractaria a imatinib.
- Tumores localmente avanzados, o no resecables previamente, o enfermedad de bajo volumen en estadio IV, después de una respuesta favorable a la terapia sistémica con imatinib.
- Tratamiento de la hemorragia u obstrucción sintomática.

Pronóstico

Las variables principales que marcan el pronóstico de los GIST son el índice mitótico, la rotura tumoral, el tipo de resección quirúrgica y la localización, siendo la localización gástrica un factor de buen pronóstico.

Se han diseñado varias clasificaciones pronósticas que combinan estos factores. La más empleada en la actualidad es la 8ª edición de la AJCC, que diferencia entre GIST gástricos y no gástricos (**Tabla 20-3**).

LINFOMAS GÁSTRICOS PRIMARIOS

El linfoma gástrico primario (LGP) representa el 5 % de las neoplasias gástricas primarias; es un tumor poco frecuente, que supone del 4 al 20 % de los linfomas no hodgkinianos (LNH).

La localización extraganglionar más frecuente del LNH es el estómago; representa entre el 30 y el 40 % de todos los linfomas extraganglionares y entre el 55 y el 65 % de todos los linfomas gastrointestinales. La incidencia es mayor en pacientes varones (2:1) mayores de 50 años. Tienen una presentación clínica inespecífica, con síntomas similares a la patología ulcerosa o la gastritis.

Juárez-Salcedo *et al.* han descrito posibles factores de riesgo asociados a la patogenia del LGP; entre ellos: la infección por HP, el virus de la inmunodeficiencia humana (VIH), el VEB, el virus de la hepatitis B (VHB) y el virus linfotrópico humano de células T (HTLV; del inglés, *human T-lymphotropic virus*), la enfermedad celíaca, la enfermedad inflamatoria intestinal y la inmunosupresión.

Para establecer un diagnóstico y una estatificación precisa, es necesario tener una confirmación histopatológica, motivo por el cual la principal prueba diagnóstica es la endoscopia digestiva alta. Suekane *et al.* señalan que la ecoendoscopia ha demostrado tener mayor sensibilidad para valorar el grado de invasión parietal y las adenopatías perigástricas. Para realizar

Tabla 20-3. 8ª edición de la clasificación AJCC-TNM de los tumores del estroma gastrointestinal

	TX	El tumor primario no se puede evaluar		
	T0	Sin evidencia del tumor primario		
Tumor primario (T)	T1	Tumor ≤ 2 cm		
	T2	Tumor > 2 cm, pero ≤ 5 cm		
	T3	Tumor > 5 cm, pero ≤ 10 cm		
	T4	Tumor > 10 cm en su diámetro mayor		
Ganglios linfáticos regionales (N; del inglés, *node*)	N0	Sin metástasis en ganglios regionales		
	N1	Metástasis en ganglios regionales		
Metástasis a distancia (M)	M0	Sin metástasis a distancia		
	M1	Metástasis a distancia		
Grado histológico (G)	GX	El grado histológico no se puede evaluar		
	G1	Bajo grado: índice de mitosis ≤ 5/50 HPF		
	G2	Alto grado: índice de mitosis > 5/50 HPF		

				Índice mitótico
Estadio I	T1 o T2	N0	M0	Bajo grado
Estadio IB	T3	N0	M0	Bajo grado
	T1	N0	M0	Alto grado
Estadio II	T2	N0	M0	Alto grado
	T4	N0	M0	Bajo grado
Estadio IIIA	T3	N0	M0	Alto grado
Estadio IIIB	T4	N0	M0	Alto grado
Estadio IV	Cualquier T	N1	M0	Cualquier grado
	Cualquier T	Cualquier N	M1	Cualquier grado

AJCC: American Joint Committe on Cancer; HPF: campos de gran aumento (del inglés, *high power fields*); TNM: estadificación por tumor, ganglios (del inglés, nodes] y metástasis.

el estudio de extensión, se debe hacer una TAC y una biopsia de médula ósea.

La gastrectomía se limita a casos raros y seleccionados de LGP, habiendo quedado relegada, fundamentalmente, a fracasos en el tratamiento médico, enfermedad locorregional avanzada o para el tratamiento de las complicaciones, en especial, el sangrado o la perforación.

Hay muchas opciones en el tratamiento del LGP, incluyendo antibióticos, terapia de erradicación de HP, inmunoterapia, quimioterapia y radioterapia.

Los linfomas del tejido linfático asociado a mucosas (MALT; del inglés, *mucosa-associated lymphoid tissue*) de bajo grado y los tumores en estadio precoz suelen responder a la terapia erradicadora de HP. Si las lesiones están más avanzadas y afectan a toda la pared gástrica, se debe recurrir al tratamiento quimioterápico con CHOP (ciclofosfamida, doxorubicina, vincristina y prednisolona).

Un estudio aleatorizado publicado en 2004 comparó cuatro posibles tratamientos: cirugía sola, cirugía con radioterapia, cirugía con CHOP y CHOP aislado, encontrando una mayor supervivencia a los 10 años y una menor morbilidad en el grupo tratado con CHOP únicamente.

El pronóstico general depende de las características del tumor y de los factores relacionados con el hospedador, así como el subtipo histológico, la edad y el estado funcional.

CARCINOIDE GÁSTRICO

Introducción

Los tumores carcinoides son tumores poco comunes, de crecimiento lento, que se originan en las células del sistema neuroendocrino difuso. Se presentan con mayor frecuencia en los tejidos derivados del intestino embrionario. Los tumores de intestino proximal, que representan hasta el 25 % de los casos, surgen en el pulmón, el timo, el estómago o el duodeno proximal.

El carcinoide gástrico es una rara entidad, que, en la actualidad, se engloba dentro de las denominadas neoplasias neuroendocrinas (NEN; del inglés, *neuroendocrine neoplasms*), que, como describe Grozinsky-Glasberg *et al.*, constituyen un grupo de tumores epiteliales con características morfológicas e inmunohistoquímicas de diferenciación neuroendocrina.

Aunque todas las NEN comparten una configuración similar y una expresión neuroendocrina específicas, difieren mucho en su comportamiento en función del lugar de origen, el grado histológico, las manifestaciones clínicas y la producción hormonal.

Hay tres tipos de NEN gástricos:

- Tipo I (70-80 % del total): suelen ser asintomáticos. A menudo, se descubren durante una endoscopia por reflujo, anemia u otras razones; por lo general, son multifocales. Son más comunes en las mujeres (proporción mujeres: hombres de 2,5:1) a una media de edad de 63 años; es posible que se encuentre aclorhidria e hipergastrinemia y, a menudo, hay indicios de hiperplasia de células G en el antro. La gastrina estimula estos tumores que surgen cuando hay antecedentes de gastritis atrófica crónica en el cuerpo del estómago, por lo general, debido a una anemia perniciosa autoinmunitaria y, a veces, debido a una infección por HP. Raramente, dan metástasis, por lo que tienen un excelente pronóstico.

- Tipo II (5-10 %): son los menos frecuentes y se presentan a una media de edad de 50 años, sin preferencia de sexo. Se piensa que la hipergastrinemia del síndrome de Zollinger-Ellison (SZE) relacionado con la neoplasia endocrina múltiple de tipo 1 (MEN1; del inglés, *multiple endocrine neoplasia*) promueve la hiperplasia de células similares a las enterocromafines (ECL; del inglés, *enterochromaffin-like*), que conduce a la aparición de estos tumores. Pueden aparecer metástasis en hígado y hueso, pese a lo cual, su pronóstico es bueno.
- Tipo III (15-20 %): son el segundo tipo más común de tumor carcinoide gástrico; resultan más frecuentes en los hombres (proporción de hombres:mujeres de 2,8:1) a una media de edad de 55 años. Es un tumor de aparición esporádica, con una alta prevalencia de metástasis tanto a nivel linfático (50-100 %) como hepático (22-75 %) y su pronóstico es similar al del adenocarcinoma.

Su etiología sigue siendo desconocida, salvo cuando aparecen asociados a ciertos síndromes genéticos hereditarios como las MEN de tipo 1 y 2 (MEN1 y MEN2), el síndrome de Von Hippel-Lindau y la esclerosis tuberosa 1 y 2 (TSC1 Y TSC2; del inglés, *tuberous sclerosis 1/2*). En casos esporádicos de tumores carcinoides gastrointestinales, se han encontrado, gracias a análisis de hibridación genómica comparativa, numerosos desequilibrios cromosómicos. Los más comunes son las ganancias que afectan a los cromosomas 5, 14, 17 (en especial, 17q) y 19, y las pérdidas que afectan a los cromosomas 11 (en especial, 11q) y 18. El gen mutado que se notifica con más frecuencia en los tumores carcinoides gastrointestinales es el *CTNNB1*. Estos conocimientos están suponiendo grandes avances oncológicos, aunque la evidencia continúa siendo insuficiente.

Epidemiología

Aunque las NEN se consideran raras, su incidencia se ha visto incrementada de manera global en las últimas cuatro décadas, lo que ha hecho que, en la actualidad, reciban más atención tanto de los clínicos como de los investigadores. Se calcula una incidencia anual en Europa de entre 2,1 y 6,6 casos por 100.000 habitantes frente a 3,56 en Estados Unidos y 2,1 y 2,86 en Japón. Se consideran responsables del incremento de la incidencia de estos tumores a los recientes avances en las técnicas diagnósticas, tanto endoscópicas como de imagen, que también han supuesto un incremento en la detección en estadios menos avanzados. De igual modo, es conocida la influencia de la distribución geográfica en la localización

primaria de estos tumores. Así, en Asia, la mayoría de las NEN asientan en la localización rectal, seguida del estómago y el páncreas; por el contrario, en Europa, la localización más habitual es en el intestino delgado y el apéndice.

A pesar de que se consideran algunas combinaciones de factores biológicos y ambientales para explicar estas diferencias, aún se desconoce la causa de esta disparidad regional.

Su incidencia aumenta con la edad, situándose la media de edad en los 60 años, y es similar en ambos sexos.

Clasificación

En 2019, la OMS publicó una clasificación uniforme y global para todas las NEN con el objeto de solventar la controversia que desde hace décadas había en torno a la terminología empleada en este tipo de tumores (**Tabla 20-4**).

De acuerdo con el índice proliferativo Ki-67, estos tumores se clasifican en tres tipos: tumor neuroendocrino (NET; del inglés, *neuroendocrine tumor*) G1 (Ki-67 < 3 %), NET G2 (Ki-67: 3-20 %) y NET G3 (Ki-67 > 20 %). Por otro lado, basándose en la morfología y proliferación celular, los NEN de grupo G3 se subdividen en bien diferenciados y pobremente diferenciados (carcinoma neuroendocrino[NEC; del inglés, *neuroendocrine carcinoma*]). A su vez, los NEC se subdividen morfológicamente en dos subtipos: de células pequeñas y grandes. Finalmente, la clasificación contempla un quinto grupo de neoplasias mixtas, endocrinas y no endocrinas, con un componente exocrino (MiNEN; del inglés, *mixed neuroendocrine non-neuroendocrine neoplasms*).

Clínica

El comportamiento de estos tumores depende de diversos factores, como su localización primaria, el grado de diferenciación y el estadio. Por ejemplo, las NEN localizadas en la zona rectal y apendicular suelen ser de más bajo grado y encontrarse localizadas en el momento del diagnóstico, lo que les confiere mejor pronóstico que a las NEN de estómago y páncreas, que suelen ser de alto grado con mayor frecuencia.

Mientras que un subgrupo de NEN es funcionante, presentándose clínicamente con los síntomas característicos de la producción hormonal, la mayoría son no funcionantes, resultando asintomáticas hasta estadios avanzados.

El síndrome carcinoide, que se presenta en menos del 20 % de los pacientes con tumores carcinoides, ocurre como consecuencia de la liberación a la circulación sistémica de aminas vasoactivas, con degradación metabólica incompleta. Este síndrome produce rubefacción, dolor abdominal, diarrea, broncoespasmo y cardiopatía carcinoide. Casi nunca ocurre en ausencia de metástasis hepáticas, porque el hígado metaboliza de manera eficiente las aminas vasoactivas.

Otra forma de presentación es el SZE, donde la hiperproducción por parte del tumor de gastrina ocasiona una enfermedad ulcerosa péptica rebelde al tratamiento convencional y diarrea.

Tabla 20-4. Clasificación de los tumores carcinoides

Definición	Morfología celular	Índice proliferativo Ki-67	Mitosis (por 50 campos)
Definición	Morfología celular	Índice proliferativo Ki-67	Mitosis (por 50 campos)
NET G1	Bien diferenciado	< 3 %	< 2
NET G2	Bien diferenciada	3-20 %	2-20
NET G3	Bien diferenciada	> 20 %	> 20
NEC	Pobremente diferenciada	> 20 %	> 20
Células pequeñas			
Células grandes			
MiNEN	Bien o pobremente diferenciadas	Variable	Variable

MiNEN: neoplasia mixta neuroendocrina-no neuroendocrina (del inglés, *mixed neuroendocrine non-neuroendocrine neoplasms*); NEC: carcinoma neuroendocrino (del inglés, *neuroendocrine carcinoma*); NET: tumor neuroendocrino (del inglés, *neuroendocrine tumor*).

Diagnóstico

Se basa en la biopsia y pruebas de imagen, tanto anatómicas como funcionales.

La endoscopia con toma de biopsia es la técnica de referencia para el diagnóstico de las NEN gástricas.

La realización de una TAC está ampliamente generalizada como parte del estudio de estos tumores. Al ser una técnica estandarizada y reproducible, con un elevado rendimiento diagnóstico, constituye una prueba de imagen radiológica básica en las NEN, aunque, en las de localización gástrica, su sensibilidad es menor por limitaciones morfológicas. El límite para poder detectar el tumor con esta técnica se sitúa en 0,5 cm.

La RMN no es una prueba de elección en el diagnóstico inicial de las NEN gástricas, pero sí tiene indicación para el mejor estudio de metástasis hepáticas, al ser más sensible que la TAC. Lo mismo ocurre con el páncreas, el hueso y el cerebro.

Otras pruebas de imagen con indicación en las NEN son la gammagrafía de somatostatina con indio 111 (^{111}In)-octreotida; la gammagrafía ósea con tecnecio 99 metaestable -difosfonato de metileno (^{99m}Tc-MDP); y la gammagrafía con yodo I 123-metayodobencilguanidina (^{123}I-MIBG).

El Octreoscan es una prueba de imagen funcional basada en la expresión de receptores de somatostatina (SSTR; del inglés, *somatostatin receptors*) por estos tumores. Sin embargo, la PET con DOTATATE (un isótopo del galio 68 derivado de la octreotida) ^{68}Ga-DOTATATE-PET/TAC ha demostrado ser superior para identificar tumores que expresan SSTR, siendo en la actualidad la técnica de elección.

La ecografía endoscópica tal vez sea un método sensible para la detección de tumores gástricos y duodenales e, incluso, superior a la ecografía convencional, en particular, para la detección de tumores pequeños (2-3 mm) en la luz intestinal.

Existen algunos biomarcadores en sangre específicos de las NEN funcionantes, como la insulina, la gastrina y el glucagón, pero su valor diagnóstico es, a fecha de hoy, incierto, aunque tendrían un papel importante en la detección precoz de tumores pequeños, difíciles de diagnosticar con las actuales pruebas de imagen disponibles. Para los tumores carcinoides, la concentración plasmática de cromogranina A (CgA) es el mejor marcador bioquímico. En numerosas investigaciones, se ha demostrado una relación entre las concentraciones plasmáticas de CgA y la gravedad de la enfermedad. Sin embargo, es muy importante saber que la CgA puede dar un falso positivo en pacientes con insuficiencia cardíaca, insuficiencia renal, otros tumores malignos o, simplemente, por estar en tratamiento con cierta medicación, como los inhibidores de la bomba de protones. Muchos otros marcadores bioquímicos se relacionan con las NEN como la sustancia P, la neurotensina, la bradicinina, la gonadotropina coriónica humana, el neuropéptido L y el polipéptido pancreático, pero ninguno de ellos alcanza la especificidad ni el valor predictivo de la CgA.

Para un adecuado diagnóstico patológico, debe realizarse un estudio morfológico con grado de proliferación e inmunohistoquímico para CgA y sinaptofisina. Muchas NEN expresan SSTR de tipo 2 (SSTR2), por lo que la inmunotinción para dichos receptores resulta útil para determinar la diferenciación tumoral y su respuesta a las terapias con análogos de la somatostatina. Existe un nuevo marcador inmunohistoquímico neuroendocrino, el factor de transcripción de la proteína 1 asociado al insulinoma (INSM1; del inglés, *insulinoma-associated protein 1*), que parece ser más específico de las células neuroendocrinas que la sinaptofisina.

Manejo terapéutico

Las manifestaciones clínicas y el pronóstico de las NEN son muy diversos, de ahí la diversidad de abordajes terapéuticos.

El manejo quirúrgico de estos tumores depende de varios factores, como su tamaño, subtipo, grado de diferenciación y presencia o ausencia de invasión vascular:

- NEN de tipo I y II: si su tamaño es < 1 cm, se puede realizar resección endoscópica. En tumores de 1-2 cm y en lesiones con invasión submucosa en la ecoendoscopia, está indicada la polipectomía con asa o una resección mucosa endoscópica. En los tumores > 2 cm, la estrategia debe ser individualizada, y puede ir desde la resección endoscópica (si es posible) hasta la resección quirúrgica.
- NEN de tipo III: precisan de una gastrectomía parcial + linfadenectomía (según su localización). En casos muy seleccionados de lesiones menores de 1-2 cm, se puede

valorar la resección mucosa endoscópica o la disección submucosa endoscópica.

Como se acaba de describir, la cirugía con intención curativa es el tratamiento de elección para los tumores resecables de bajo grado. El papel de la cirugía en tumores de alto grado o localmente avanzados está aún en discusión. La cirugía se asocia a una mejora en la supervivencia de los tumores bien diferenciados, mientras que, en aquellos tumores pobremente diferenciados, debe realizarse una cuidadosa selección antes de indicar la cirugía, basada en el Ki-67 y otros biomarcadores tisulares, que van a condicionar el resultado. La cirugía también desempeña un papel importante en el abordaje terapéutico de la enfermedad localmente avanzada y metastásica. En las NEN localmente avanzadas, la afectación de estructuras vasculares ya no es una contraindicación absoluta.

Las metástasis hepáticas representan el factor pronóstico más importante en estos pacientes, con independencia de la localización del tumor primario. Hasta un 10 % de los pacientes debutan con metástasis hepáticas de una NEN con un primario desconocido.

En el caso de metástasis resecables, está indicada la cirugía radical con intención curativa si el tumor es de bajo grado. Para la enfermedad metastásica irresecable, hay varias opciones quirúrgicas, incluida la citorreducción de metástasis hepáticas, trasplante hepático y cirugía tras neoadyuvancia, con incrementos en la supervivencia.

Como las NEN G3 y los NEC presentan un comportamiento muy agresivo (metástasis multifocales o bilaterales), en estos casos, la terapia sistémica desplaza a la cirugía.

Pese a que el riesgo de recidiva después de la resección es muy elevado (entre un 80 y un 95 % a los cinco años), la cirugía continúa siendo el abordaje más favorable para aquellos pacientes con tumores G1 y G2 y metástasis hepáticas.

El trabajo de Takayanagi *et al.* de 2022 concluye que la resección del tumor primario con metástasis a distancia irresecables se asocia a control sintomático, aumento de la supervivencia y mejoría de la sensibilidad a terapias sistémicas. Los pacientes con NEN irresecables funcionales podrían beneficiarse del empleo de análogos de la somatostatina para mejorar sus síntomas hormonales.

En las NEN metastásicas o recidivadas, se emplean agentes citotóxicos y, más recientemente, fármacos dirigidos frente a moléculas específicas, como el everólimus. Algunas de estas terapias neoadyuvantes han resultado efectivas en la disminución de la carga tumoral, mejorando los resultados de una intervención quirúrgica posterior, y reduciendo las complicaciones quirúrgicas.

El manejo multidisciplinario de estos tumores ha mejorado la supervivencia de los pacientes, pero aún hoy en día el pronóstico de los pacientes con enfermedad avanzada es desfavorable.

CÁNCER GÁSTRICO DIFUSO HEREDITARIO

Introducción

El cáncer gástrico es el cuarto tumor más frecuente. La mayor parte son esporádicos, aunque está bien establecido que alrededor del 1-3 % de los tumores aparecen en el contexto de síndromes hereditarios. Los tumores gástricos hereditarios son más frecuentemente del tipo difuso o linitis plástica y se conocen como *cáncer gástrico hereditario difuso* (CGHD).

El CGHD se define en la 5ª edición de la World Health Organization (WHO), *WHO Classification of Tumors Editorial Board*, como un síndrome de predisposición heredada al cáncer con un patrón de herencia autosómico dominante. Está causado por una mutación germinal en el gen *CDH1*, que codifica la proteína de adhesión tisular E-cadherina. Las mutaciones en este gen tienen una penetrancia > 80 %, por lo que aquellos individuos portadores de una mutación patológica en la E-cadherina tienen un riesgo vital de desarrollar cáncer gástrico mayor del 80 %. Los casos de CGHD, normalmente, aparecen entre los 14 y los 69 años de edad, siendo los 38 años la edad promedio de aparición. Las mujeres con esa mutación también tienen un 39-52 % de riesgo de cáncer lobullilar de mama.

Clínica

Los signos y síntomas del CGHD suelen ser muy inespecíficos, especialmente, al inicio. En fases avanzadas, pueden ocasionar dolor abdominal, pesadez posprandial, náuseas, vómitos, disfagia y síndrome constitucional, como en el adenocarcinoma.

Criterios diagnósticos

El International Gastric Cancer Linkage Consortium (IGCLC) señala que debe sospecharse CGHD en un paciente que cumpla alguno de los siguientes criterios:

- Un diagnóstico de cáncer gástrico y uno o más familiares con cáncer gástrico, en el que uno de estos familiares tiene un diagnóstico confirmado de cáncer gástrico difuso.
- Un diagnóstico de cáncer gástrico que ocurre antes de los 40 años, independiente de los antecedentes familiares.
- Un diagnóstico de cáncer gástrico difuso y cáncer lobullilar de mama, siendo uno de estos cánceres diagnosticado antes de los 50 años.
- Un familiar con un diagnóstico de cáncer gástrico difuso y cáncer lobullilar de mama, siendo uno de estos cánceres diagnosticado antes de los 50 años.

Para establecer el diagnóstico clínico de CGHD, es preciso que el paciente presente un cáncer gástrico difuso confirmado en una biopsia hecha con endoscopia y uno de los siguientes criterios:

- Antecedentes familiares de uno o más parientes de primer o segundo grado con cáncer gástrico.
- Haber tenido o tener un familiar con cáncer gástrico difuso diagnosticado antes de los 40 años.
- Haber tenido o tener un familiar con cáncer gástrico difuso y cáncer lobullilar de mama, en que uno de estos haya sido diagnosticado antes de los 50 años.

Si las características clínicas y los antecedentes familiares no son suficientes para confirmar el diagnóstico, la identificación de una variante patógena (mutación) en una copia del gen *CDH1* mediante pruebas genéticas moleculares confirmará el diagnóstico y permite estudios de los familiares. Por lo tanto, las pruebas genéticas se recomiendan en todas las personas en que se sospecha esta enfermedad y en aquellas con un diagnóstico clínico establecido de CGHD. Además, las pruebas genéticas moleculares deben considerarse en una persona con cualquiera de los siguientes criterios:

- Un diagnóstico de cáncer gástrico difuso y células «en anillo de sello» *in situ* confirmadas por microscopia o propagación de células «en anillo de sello» adyacentes al cáncer gástrico difuso.
- Un diagnóstico de cáncer gástrico difuso y antecedentes familiares de dos parientes de primer o segundo grado con cáncer gástrico difuso o cáncer lobulillar de mama.
- Un diagnóstico de cáncer gástrico difuso y tener labio leporino/paladar hendido (o un familiar con labio leporino/paladar hendido).

Métodos diagnósticos

Los métodos diagnósticos son los descritos para el adenocarcinoma gástrico.

Tratamiento

Recientemente, se han actualizado las guías clínicas para el manejo de estos pacientes fruto de una conferencia de consenso de expertos publicadas en 2022 (CANCER). En este documento, se hace hincapié en la necesidad de que los pacientes con sospecha de CGHD sean vigilados por equipos multidisciplinarios que incluyan endoscopistas, cirujanos y anatomopatólogos con experiencia en este síndrome. El consejo genético es un componente esencial en la evaluación del CGHD.

El tratamiento del CGHD se realiza de forma individualizada. Antes de iniciar el tratamiento, es necesario investigar la existencia o no de tumor y su extensión, determinar si hay una infección por HP, y hacer el tratamiento adecuado y un cribado de cáncer de mama en mujeres.

Si al diagnóstico el paciente ya presenta un cáncer gástrico difuso, el tratamiento de elección es la gastrectomía, previa neoadyuvancia si está indicada, como se describe en el apartado dedicado al adenocarcinoma.

Una vez se ha identificado un individuo sano portador de una mutación patológica, lo aconsejado es considerar la realización de una gastrectomía total profiláctica con reconstrucción en «Y» de Roux, independientemente de los hallazgos de la endoscopia. El borde proximal de resección debe incluir el esófago distal para garantizar la extirpación completa de la mucosa cardial. En el contexto de la cirugía profiláctica, no parece necesario realizar linfadenectomía radical, debido al mínimo riesgo de afectación ganglionar de los adenocarcinomas confinados a la mucosa y sin afectación de la submucosa. El momento de la gastrectomía puede variar en función de las preferencias del paciente, de la edad, del estado físico, etc. En las mujeres, se debe valorar igualmente la realización de una mastectomía simple con reconstrucción inmediata profiláctica para evitar el riesgo de cáncer lobulillar de mama.

Otra opción sería el seguimiento estrecho, con la realización de exámenes endoscópicos exhaustivos con biopsias múltiples, cada 6-12 meses. Es fundamental explorar y biopsiar más detenidamente la región subcardial por la tendencia a acumularse en esa zona muchos de los focos microscópicos de tumor. Además de la gastroscopia, debe valorarse la realización de una ecografía endoscópica alta buscando engrosamientos patológicos de la pared (linitis plástica) difíciles de identificar en la endoscopia.

Pronóstico

La extensión de la enfermedad en el momento del diagnóstico es el factor pronóstico más importante. Cuando el cáncer es detectado precozmente, antes de que haya invadido la pared del estómago, la supervivencia es alta.

La cirugía es el único tratamiento que puede garantizar la curación de este tipo de cáncer. Sin embargo, la cirugía por sí sola es menos satisfactoria en el manejo del cáncer gástrico que cuando se hace terapia adyuvante (radioterapia y quimioterapia), con la que mejora el pronóstico y la supervivencia.

A pesar de su baja frecuencia, en este tema, queda de manifiesto la complejidad en la atención de estos pacientes y sus familias y la necesidad de contar con equipos multidisciplinarios con experiencia.

 PUNTOS CLAVE

- El tratamiento del cáncer gástrico requiere un enfoque multidisciplinario. Los principales tratamientos oncológicos del carcinoma gástrico se basan en la cirugía, las terapias sistémicas y la radioterapia, sin olvidar las terapias paliativas, que suponen una parte importante del tratamiento oncológico.
- La resección quirúrgica completa es el principal tratamiento curativo del cáncer gástrico. La linfadenectomía es fundamental para una correcta cirugía con intención curativa. La linfadenectomía D2 es el estándar.
- FLOT4 es el régimen de primera elección de quimioterapia perioperatoria.
- Las terapias dirigidas en forma de anticuerpos monoclonales e inhibidores de moléculas pequeñas se han convertido en aspectos importantes de la terapia multimodal oncológica.
- Para todos los GIST mayores de 2 cm de diámetro y resecables, la resección quirúrgica es el tratamiento de elección. La resección segmentaria o en cuña para obtener márgenes negativos es suficiente. La linfadenectomía no es necesaria (salvo excepciones).
- CD117 y DOG1 son los marcadores más sensibles y específicos; se encuentran hasta en el 99 % de los GIST y raramente se expresan en tumores no GIST.
- Las variables principales que marcan el pronóstico de los GIST son el índice mitótico, la rotura tumoral, el tipo de resección quirúrgica y la localización, siendo la localización gástrica un factor de buen pronóstico.

(Continúa)

PUNTOS CLAVE *(cont.)*

- El tratamiento quirúrgico del LGP ha quedado relegado para fracasos en el tratamiento médico, para la enfermedad locorregional avanzada o para el tratamiento de las complicaciones, fundamentalmente, el sangrado o la perforación.

- Las NEN gástricas tienen un pronóstico muy variable según su grado de diferenciación.
- La sospecha clínica y el estudio genético familiar son fundamentales en el manejo precoz del CGHD.

BIBLIOGRAFÍA

Ajani JA, D'Amico TA, Bentrem DJ, Chao J, Cooke D, Corvera C, et al. Gastric cancer, version 2.2022, NCCN Clinical Practice Guidelines in Oncology. J Natl Compr Canc Netw. 2022;20(2):167-92.

Al-Batran SE, Homann N, Pauligk C, Goetze TO, Meiler J, Kasper S, et al. Perioperative chemotherapy with fluorouracil plus leucovorin, oxaliplatin, and docetaxel versus fluorouracil or capecitabine plus cisplatin and epirubicin for locally advanced, resectable gastric or gastro-oesophageal junction adenocarcinoma (FLOT4): a randomised, phase 2/3 trial. Lancet. 2019;393(10184):1948-57.

Avilés A, Nambo MJ, Neri N, Huerta-Guzmán J, Cuadra I, Alvarado I, et al. The role of surgery in primary gastric lymphoma: results of a controlled clinical trial. Ann Surg. 2004;240(1):44-50.

Bang YJ, Van Cutsem E, Feyereislova A, Chung HC, Shen L, Sawaki A, et al. Trastuzumab in combination with chemotherapy versus chemotherapy alone for treatment of HER2-positive advanced gastric or gastro-oesophageal junction cancer (ToGA): a phase 3, open-label, randomised controlled trial. Lancet. 2010;376(9742):687-97. Erratum in: Lancet. 2010;376(9749):1302.

Brar SS, Seevaratnam R, Cardoso R, Yohanathan L, Law C, Helyer L, et al. Multivisceral resection for gastric cancer: a systematic review. Gastric Cancer. 2012;15 Suppl 1:S100-7.

Brierley J, Gospodarowicz MK, Wittekind CH (eds.). TNM classification of malignant tumours. 8ª ed. Oxford: John Wiley & Sons, Inc.; 2017.

Cancer Genome Atlas Research Network. Comprehensive molecular characterization of gastric adenocarcinoma. Nature. 2014;513(7517):202-9.

Cats A, Jansen EPM, Van Grieken NCT, Sikorska K, Lind P, Nordsmark M, et al.; CRITICS investigators. Chemotherapy versus chemoradiotherapy after surgery and preoperative chemotherapy for resectable gastric cancer (CRITICS): an international, open-label, randomised phase 3 trial. Lancet Oncol. 2018;19(5):616-28.

Chen J, Cheong JH, Yun MJ, Kim J, Lim JS, Hyung WJ, et al. Improvement in preoperative staging of gastric adenocarcinoma with positron emission tomography. Cancer. 2005;103(11):2383-90.

Correa P, Piazuelo MB. The gastric precancerous cascade. J Dig Dis. 2012;13(1):2-9.

Cunningham D, Allum WH, Stenning SP, Thompson JN, Van de Velde CJH, Nicolson M, et al. Perioperative chemotherapy versus surgery alone for resectable gastroesophageal cancer. N Engl J Med. 2006;355(1):11-20.

Eisenberg BL, Harris J, Blanke CD, Demetri GD, Heinrich MC, Watson JC, et al. Phase II trial of neoadjuvant/adjuvant imatinib mesylate (IM) for advanced primary and metastatic/recurrent operable gastrointestinal stromal tumor (GIST): early results of RTOG 0132/ACRIN 6665. J Surg Oncol. 2009;99(1):42-7.

El-Menyar A, Mekkodathil A, Al-Thani H. Diagnosis and management of gastrointestinal stromal tumors: an up-to-date literature review. J Cancer Res Ther. 2017;13(6):889-900.

Facciorusso A, Antonino M, Di Maso M, Muscatiello N. Endoscopic submucosal dissection vs endoscopic mucosal resection for early gastric cancer: a meta-analysis. World J Gastrointest Endosc. 2014;6(11):555-63.

Fujimura T, Nakamura K, Oyama K, Funaki H, Fujita H, Kinami S, et al. Selective lymphadenectomy of para-aortic lymph nodes for advanced gastric cancer. Oncol Rep. 2009;22(3):509-14.

Ghimire P, Wu GY, Zhu L. Primary gastrointestinal lymphoma. World J Gastroenterol. 2011;17(6):697-707.

Graham DY, Schwartz JT, Cain GD, Gyorkey F. Prospective evaluation of biopsy number in the diagnosis of esophageal and gastric carcinoma. Gastroenterology. 1982;82(2):228-31.

Grozinsky-Glasberg S, Alexandraki KI, Angelousi A, Chatzellis E, Sougioultzis S, Kaltsas G. Gastric carcinoids. Endocrinol Metab Clin North Am. 2018;47(3):645-60.

Hanahan D, Weinberg RA. Hallmarks of cancer: the next generation. Cell. 2011;144(5):646-74.

Hashizume M, Sugimachi K. Robot-assisted gastric surgery. Surg Clin North Am. 2003;83(6):1429-44.

Hereditary diffuse gastric cancer. National Cancer Institute. [Internet] 2020 [consulta el 26 de marzo de 2024]. Disponible en: https://www.cancer.gov/pediatric-adult-rare-tumor/rare-tumors/rare-digestive-system-tumors/hereditary-diffuse-gastric-cancer

Herráiz M, Valentí V, Sola J, Pérez-Rojo P, Rotellar F, Cienfuegos JA. Hereditary diffuse gastric cancer: strategies to reduce tumoral risk. Rev Esp Enferm Dig. 2012;104(6):326-9.

Hoshi H. Management of gastric adenocarcinoma for general surgeons. Surg Clin North Am. 2020;100(3):523-34.

International Agency for Research on Cancer (IARC). Tumours of the stomach. En: Digestive system tumours. World Health Organization Classification of Tumours. 5ª ed. Lyon: IARC, WHO Classification of tumours Editorial Board; 2019. p. 59-110.

Japanese Gastric Cancer Association. Japanese gastric cancer treatment guidelines 2018 (5th edition). Gastric Cancer. 2021;24(1):1-21.

Juárez-Salcedo LM, Sokol L, Chavez JC, Dalia S. Primary gastric lymphoma, epidemiology, clinical diagnosis, and treatment. Cancer Control. 2018;25(1):1073274818778256.

Kaurah P, Huntsman DG. Hereditary diffuse gastric cancer. En: Kaurah P, Huntsman DG, Adam MP, Everman DB, Mirzaa GM, Pagon RA, et al. (eds.). GeneReviews. Seattle: University of Washington; 1993 [actualizado en 2018]) .

Kitano S, Iso Y, Moriyama M, Sugimachi K. Laparoscopy-assisted Billroth I gastrectomy. Surg Laparosc Endosc. 1994;4(2):146-8. Erratum in: Surg Laparosc Endosc. 2013;23(5):480.

Lauren P. The two histological main types of gastric carcinoma: diffuse and so-called intestinal-type carcinoma. An attempt at a histo-clinical classification. Acta Pathol Microbiol Scand. 1965;64:31-49.

Lauwers GY, Carneiro F, Graham DY. Gastric carcinoma. En: Bosman FT, Carneiro F, Hruban RH (eds.). WHO classification of tumours of the digestive system, 4th ed. Lyon: IARC Press; 2010. p. 48-58.

Lian J, Chen S, Zhang Y, Qiu F. A meta-analysis of endoscopic submucosal dissection and EMR for early gastric cancer. Gastrointest Endosc. 2012;76(4):763-70.

Macdonald JS, Smalley SR, Benedetti J, Hundahl SA, Estes NC, Stemmermann GN, et al. Chemoradiotherapy after surgery compared with surgery alone for adenocarcinoma of the stomach or gastroesophageal junction. N Engl J Med. 2001;345(10):725-30.

McAuliffe JC, Hunt KK, Lazar AJF, Choi H, Qiao W, Thall P, et al. A randomized, phase II study of preoperative plus postoperative imatinib in GIST: evidence of rapid radiographic response and temporal induction of tumor cell apoptosis. Ann Surg Oncol. 2009;16(4):910-9.

Miettinen M, Lasota J. Gastrointestinal stromal tumors. Gastroenterol Clin North Am. 2013;42(2):399-415.

Miettinen M, Lasota J. Gastrointestinal stromal tumors (GISTs): definition, occurrence, pathology, differential diagnosis and molecular genetics. Pol J Pathol. 2003;54(1):3-24.

Mocellin S, Pasquali S. Diagnostic accuracy of endoscopic ultrasonography (EUS) for the preoperative locoregional staging of primary gastric cancer. Cochrane Database Syst Rev. 2015;2015(2):CD009944.

Novelli M, Rossi S, Rodríguez-Justo M, Taniere P, Seddon B, Toffolatti L, et al. DOG1 and CD117 are the antibodies of choice in the diagnosis of gastrointestinal stromal tumours. Histopathology. 2010;57(2):259-70.

Park SH, Sohn TS, Lee J, Lim DH, Hong ME, Kim KM, et al. Phase III trial to compare adjuvant chemotherapy with capecitabine and cisplatin versus concurrent chemoradiotherapy in gastric cancer: final report of the adjuvant chemoradiotherapy in stomach tumors trial, including survival and subset analyses. J Clin Oncol. 2015;33(28):3130-6.

Shah MA, Kelsen DP. Gastric cancer: a primer on the epidemiology and biology of the disease and an overview of the medical management of advanced disease. J Natl Compr Canc Netw. 2010;8(4):437-47.

Soetikno R, Kaltenbach T, Yeh R, Gotoda T. Endoscopic mucosal resection for early cancers of the upper gastrointestinal tract. J Clin Oncol. 2005;23(20):4490-8.

Songun I, Putter H, Meershoek-Klein Kranenbarg E, Sasako M, Van de Velde CJH. Surgical treatment of gastric cancer: 15-year follow-up results of the randomised nationwide Dutch D1D2 trial. Lancet Oncol. 2010;11(5):439-49.

Stahl A, Ott K, Weber WA, Becker K, Link T, Siewert JR, et al. FDG PET imaging of locally advanced gastric carcinomas: correlation with endoscopic and histopathological findings. Eur J Nucl Med Mol Imaging. 2003;30(2):288-95.

Stankiewicz R, Grąt M. Current status of surgical management of patients with gastroenteropancreatic neuroendocrine neoplasms. World J Gastrointest Surg. 2022;14(4): 276-85.

Suekane H, Iida M, Yao T, Matsumoto T, Masuda Y, Fujishima M. Endoscopic ultrasonography in primary gastric lymphoma: correlation with endoscopic and histologic findings. Gastrointest Endosc. 1993;39(2):139-45.

Sung H, Ferlay J, Siegel RL, Laversanne M, Soerjomataram I, Jemal A, et al. Global Cancer Statistics 2020: GLOBOCAN estimates of incidence and mortality worldwide for 36 cancers in 185 countries. CA Cancer J Clin. 2021;71(3):209-49.

Takayanagi D, Cho H, Machida E, Kawamura A, Takashima A, Wada S, et al. Update on epidemiology, diagnosis, and biomarkers in gastroenteropancreatic neuroendocrine neoplasms. Cancers (Basel). 2022;14(5):1119.

Thuss-Patience PC, Shah MA, Ohtsu A, Van Cutsem E, Ajani JA, Castro H, et al. Trastuzumab emtansine versus taxane use for previously treated HER2-positive locally advanced or metastatic gastric or gastro-oesophageal junction adenocarcinoma (GATSBY): an international randomised, open-label, adaptive, phase 2/3 study. Lancet Oncol. 2017;18(5):640-53.

Von Mehren M, Kane JM, Bui MM, Choy E, Connelly M, Dry S, et al. NCCN Guidelines Insights: Soft Tissue Sarcoma, Version 1.2021. J Natl Compr Canc Netw. 2020;18(12):1604-12.

WHO Classification of Tumors Editorial Board. WHO Classification of Tumors of the Digestive System 5th edition. Lyon: International Agency for Research on Cancer; 2019.

Wu CE, Tzen CY, Wang SY, Yeh CN. Clinical diagnosis of gastrointestinal stromal tumor (GIST): from the molecular genetic point of view. Cancers (Basel). 2019;11(5):679.

Esofagectomía. Técnicas. Laparoscopia y robótica

21

I. Díez del Val, S. Leturio Fernández y C. Loureiro González

OBJETIVOS

- Analizar la influencia relativa de los factores dependientes de la enfermedad, del paciente o del equipo en los resultados del tratamiento del cáncer de esófago.
- Distinguir los conceptos de operabilidad y resecabilidad para establecer las contraindicaciones al tratamiento quirúrgico.
- Estudiar la relación favorable entre la optimización preoperatoria (prehabilitación) y los resultados del tratamiento.
- Describir las bases de la cirugía radical del cáncer de esófago, en particular, el abordaje torácico y la linfadenectomía extensa, además de los diferentes tipos de anastomosis.
- Repasar las principales complicaciones de la esofagectomía y, sobre todo, la importancia de su diagnóstico y manejo precoces.

INTRODUCCIÓN

El manejo del cáncer de esófago combina una serie de condicionantes que lo hacen especialmente complejo: en primer lugar, se trata de una enfermedad de incidencia baja, que, a menudo, se presenta en fases avanzadas; por otro lado, afecta con frecuencia a pacientes frágiles (añosos, con múltiples comorbilidades asociadas, situación funcional y nutricional precarias, anemia); además, el tratamiento es especialmente agresivo, al combinar la radioterapia con la quimioterapia y la cirugía en varios campos. En este contexto, los resultados van a depender de tres pilares fundamentales: la enfermedad, el paciente y el equipo multidisciplinario (**Fig. 21-1**).

Existe un nivel de evidencia de grado 1 de que el tratamiento multimodal es efectivo contra el cáncer esofagogástrico localizado. Por ello, es necesario que el 100 % de los pacientes con cáncer de esófago sean presentados en un comité de tumores específico, formado por especialistas de oncología médica y radioterápica, aparato digestivo, radiodiagnóstico, anatomía patológica y cirugía esofagogástrica, sin olvidar a los profesionales de enfermería, anestesia y reanimación, dietética y nutrición, rehabilitación, etc., que se reúnen semanalmente para dinamizar el proceso diagnóstico-terapéutico en torno a un protocolo establecido, de tal modo que el estudio de extensión permita consensuar el mejor itinerario terapéutico para cada paciente, reduciendo demoras, a fin de mejorar el pronóstico de la enfermedad.

El manejo del paciente en un entorno de rehabilitación posquirúrgica intensificada (ERAS; del inglés, *enhanced recovery after surgery*) permite reducir el estrés provocado por la enfermedad, el tratamiento y los factores que rodean al paciente a lo largo de todas las fases del proceso, acelerando la

Enfermedad
- Comité de tumores
- Estadificación adecuada
- Protocolo actualizado (entorno ERAS)

Paciente
- Optimización de la comorbilidad
- Prehabilitación física, nutricional y psicológica
- Tratamiento de la anemia

Equipo multidisciplinario
- Volumen de actividad suficiente
- Respuesta precoz y especializada a las complicaciones (*failure to rescue*)
- Evaluación de resultados (registro multicéntrico) y mejora del proceso

Figura 21-1. Bases del manejo del cáncer de esófago. ERAS: entorno de rehabilitación posquirúrgica intensificada (del inglés, *enhanced recovery after surgery*).

recuperación y mejorando los resultados. La estandarización del manejo preoperatorio, intraoperatorio y posoperatorio y la participación multidisciplinaria en una unidad experimentada permite reducir la variabilidad en la práctica clínica, además de identificar y tratar posibles desviaciones de la normalidad, aumentando la seguridad y la satisfacción.

La agresión quirúrgica provoca lesión tisular, hipotermia, desequilibrio hidroelectrolítico, dolor e inmovilización, lo cual, junto con la condición de base del paciente y la propia neoplasia, da lugar a una respuesta catabólica e inflamatoria, que repercute en la demanda cardíaca, la función pulmonar, los depósitos energéticos y proteicos y la capacidad adaptativa. El manejo adecuado de la comorbilidad, las alteraciones hidroelectrolíticas, la nutrición perioperatoria, los fármacos vasoactivos, la analgesia y el conjunto de drenajes y sondas permite mejorar los resultados. Su estandarización dentro de una vía clínica aumenta la seguridad del paciente y del equipo responsable.

OPERABILIDAD Y RESECABILIDAD

Uno de los principales factores que influyen en los resultados de la cirugía es la adecuada selección del paciente y de la técnica. Aunque la enfermedad se considere resecable, existen pacientes que pueden considerarse no operables, o en los que deba plantearse una intervención «menos agresiva», por ejemplo, sin entrada en la cavidad torácica. Por supuesto, debe valorarse especialmente el riesgo-beneficio esperado en el paciente cuando la adaptación de la técnica quirúrgica pone en entredicho la radicalidad oncológica.

Globalmente, la resección quirúrgica debe considerarse en todos los pacientes con estado general aceptable (capaces de soportar la esofagectomía), excepto en caso de tumores proximales situados a menos de 5 cm del músculo cricofaríngeo, candidatos a radioquimioterapia radical.

El objetivo de la cirugía con intención curativa es lograr una resección R0, es decir, conseguir la extirpación macroscópica y microscópica de la masa tumoral, además de un número de ganglios que permita una estadificación adecuada y un potencial beneficio terapéutico. La cirugía paliativa debe evitarse en la medida de lo posible, particularmente, en pacientes con enfermedad claramente avanzada o irresecable que puede ser paliada por otros medios.

> **!** El objetivo de la cirugía con intención curativa es lograr una resección R0, es decir, conseguir la extirpación macroscópica y microscópica de la masa tumoral, además de un número de ganglios que permita una estadificación adecuada y un potencial beneficio terapéutico.

Como destacan Mariette y Piessen, el concepto de *radicalidad* exige la extirpación del órgano afectado con, al menos, 5 cm de margen macroscópico proximal respecto a la tumoración, además del tejido linfograso que lo rodea, es decir, las adenopatías periesofágicas y del tronco celíaco. En la práctica, esto implica un abordaje torácico, excepto algunos casos de tumores de la unión esofagogástrica (UEG).

La experiencia del equipo quirúrgico y el estado físico y funcional adecuado del paciente son los principales factores de mortalidad posesofagectomía. Se consideran *contraindicaciones a la cirugía*:

- Edad ≥ 80 años.
- Deterioro cognitivo.
- Cirrosis hepática con insuficiencia hepatocelular o hipertensión portal.
- Volumen espiratorio máximo en el primer segundo inferior a 1.000 mL/s.
- Malnutrición grave.

- Insuficiencia cardíaca en estadio III o IV de la New York Heart Association, angina inestable o infarto agudo de miocardio previo < 6 meses.

Como se ha señalado, la optimización de la comorbilidad del paciente influye en los resultados del tratamiento, y permite «convertir» en operables a pacientes inicialmente no candidatos.

Por otro lado, se consideran *criterios de irresecabilidad*, además de las lesiones situadas a menos de 5 cm del cricofaríngeo: tumores T4b, adenopatías supraclaviculares o no regionales y la enfermedad metastásica, aunque, de manera individual, podría valorarse en el comité de tumores el tratamiento con intencionalidad curativa de pacientes con buen estado general y metástasis únicas resecables. Algunos casos de adenopatías regionales voluminosas en diferentes estaciones ganglionares podrían ser incluidas en este grupo.

PREPARACIÓN DEL PACIENTE

Los pacientes mayores de 75 años tienen habitualmente más comorbilidad, menor reserva fisiológica, un estado nutricional alterado y sarcopenia. Por otro lado, la mayoría de las enfermedades concomitantes —en particular, la fibrilación auricular y la enfermedad pulmonar obstructiva crónica— tienen un impacto negativo en la perfusión microvascular e incrementan el riesgo de dehiscencia. Aunque la edad no es un factor modificable, se puede influir en la optimización de la comorbilidad, la supresión del hábito tabáquico y el soporte físico y nutricional preoperatorio, que se asocian a una reducción de la tasa de complicaciones tras la esofagectomía.

> **!** La optimización de la comorbilidad, la supresión del hábito tabáquico y el soporte físico y nutricional preoperatorio se asocian a una reducción de la tasa de complicaciones posesofagectomía.

Se denomina *prehabilitación* al proceso diseñado para mejorar la capacidad funcional del paciente antes de la cirugía, a fin de prepararlo adecuadamente frente al potencial daño quirúrgico. Su objetivo es optimizar el estado físico, nutricional y emocional (concepción trimodal clásica), además del médico y farmacológico, incluyendo la deshabituación tabáquica y el tratamiento de la anemia.

Ejercicio físico

El ejercicio físico aumenta la calidad del tejido muscular como órgano estructural y metabólico, mejora la capacidad funcional del paciente (masa y fuerza muscular), la resistencia a la agresión quirúrgica, la tolerancia al esfuerzo y la salud cognitiva, reduciendo la ansiedad.

Está indicada una valoración inicial mediante la prueba de la marcha de 6 minutos, más la prescripción posterior de un programa estructurado personalizado. La prueba permite medir la tolerancia al esfuerzo y valorar si existe algún grado de limitación. Es útil en el seguimiento del paciente y permite valorar la respuesta al tratamiento médico prescrito. Para ello, se colocan dos conos en un pasillo separados 30 metros y se camina durante 6 minutos a un ritmo rápido, que permita al paciente realizar el máximo de metros posibles en este tiempo. El personal sanitario que realiza la prueba registra la sensación de disnea (ahogo), la tensión arterial, la frecuencia cardíaca, la saturación de oxígeno y los metros recorridos. Por lo general, las personas sanas pueden caminar entre 400 y 700 metros en 6 minutos, dependiendo de la edad, la estatura y el sexo.

El entrenamiento de la musculatura inspiratoria, ejercicios aerobios y fuerza durante, al menos, cuatro semanas antes de la cirugía tiene un efecto positivo en las pruebas de evaluación preoperatoria y se mantiene 4-8 semanas después de esta.

Valoración y soporte nutricional

La desnutrición constituye el principal factor de mal pronóstico en tumores digestivos. Es consecuencia del tumor (astenia, anorexia, intolerancia oral, etc.), la respuesta inflamatoria del hospedador y los distintos tratamientos, y provoca mayor riesgo de complicaciones posoperatorias, mayor toxicidad de la radioquimioterapia y menor calidad de vida.

Las principales sociedades internacionales recomiendan un cribado nutricional precoz, con intervención activa en los pacientes de riesgo y valoración periódica de la efectividad. El cribado puede hacerse con herramientas como el MUST (Malnutrition Universal Screening Tool, **Tabla 21-1**).

En la caracterización de los pacientes como de «alto riesgo», además de la pérdida de peso involuntaria y el índice de masa corporal (IMC), pueden incluirse criterios como la valoración global subjetiva de grado C, la albúmina sérica inferior a 3 g/dL (en ausencia de disfunción renal o hepática) o el porcentaje de los requerimientos que puede alcanzarse por vía oral.

Mientras que los pacientes con riesgo intermedio pueden precisar un «consejo nutricional» basado en la modificación de la textura de los alimentos y, eventualmente, el fraccionamiento y la suplementación hipercalórica e hiperproteica, en los de alto riesgo, debe realizarse una «intervención activa», basada en nutrición enteral, ya sea en forma de sonda nasogástrica o nasoyeyunal (si se prevé una necesidad inferior a un mes) o mediante una gastrostomía o yeyunostomía endoscópica o quirúrgica (esta última opción debe valorarse siempre que esté indicada una laparoscopia de estadificación).

> ! El porcentaje de peso perdido de forma involuntaria, el IMC, la albúmina sérica y el porcentaje de los requerimientos que pueden alcanzarse por vía oral permiten detectar a los pacientes de alto riesgo, que precisan un soporte nutricional específico, ya sea oral, enteral o parenteral.

Tratamiento preoperatorio de la anemia

La anemia es el principal factor independiente de riesgo de morbimortalidad en cirugía programada y urgente. Además, la transfusión perioperatoria reduce la supervivencia a largo plazo. Por ello, es importante establecer una política de ahorro transfusional basada en la administración preoperatoria de hierro carboximaltosa, capaz de estimular la eritropoyesis e influir significativamente sobre la tasa de hemoglobina si se administra unas tres semanas antes de la cirugía.

El déficit total de hierro (carboximaltosa) se calcula según la ecuación de Ganzoni (**Tabla 21-2**).

Para facilitar la prescripción, puede utilizarse la **tabla 21-3**, basada en la tasa de hemoglobina y el peso del paciente. Se aconseja, habitualmente, una dosis inicial de 1.000 mg, y el resto, al cabo de una semana.

VOLUMEN DE ACTIVIDAD

Un volumen mínimo de actividad permite mejorar la calidad de la resección (márgenes libres, linfadenectomía adecuada) y minimizar las complicaciones o, al menos, su efecto. En el Reino Unido, existe una unidad de cirugía esofágica por cada millón

Tabla 21-1. Sistema de cribado MUST para la evaluación del estado nutricional

Paso 1: puntuación del IMC		Paso 2: pérdida de peso involuntaria en los últimos 3-6 meses		Paso 3: efecto de la situación actual*		
> 20 kg/m²	0	< 5 %	0	+ 2 puntos si no ha habido o no va a haber aporte nutricional durante > 5 días		
18,5-20 kg/m²	1	5-10 %	1			
< 18,5 kg/m²	2	> 10 %	2			
			0	**1**	**2 o más**	
Paso 4	Riesgo global de malnutrición		Riesgo bajo	Riesgo intermedio	Riesgo alto	
Paso 5	Directrices de tratamiento		Habitual	Observación	Tratamiento	

* Aplicable, habitualmente, a pacientes ingresados.
IMC: índice de masa corporal. ; MUST: herramienta de detección universal de desnutrición (Malnutrition Universal Screening Tool).

Tabla 21-2. Ecuación de Ganzoni para el cálculo del déficit total de hierro

$$\text{Déficit total de Fe} = \text{peso (kg)} \times [\text{Hb deseada} - \text{Hb real (g/dL)}] \times 2{,}4 + \text{depósitos de Fe (mg)}$$

- La concentración de Hb deseada es, habitualmente, de 15 g/dL (aunque, a veces, se considera 13 en hombres y 12 en mujeres)
- El factor 2,4 deriva de multiplicar el contenido de Fe de la Hb (0,0034) por el volumen de sangre (0,07) y por la conversión de g/dL a mg/L (10.000)
- El depósito de Fe se estima en 500 mg (15 mg/kg para un peso < 35 kg)

Fe: hierro; Hb: hemoglobina.

Tabla 21-3. Plan de prescripción preoperatoria de hierro carboximaltosa en función de la tasa de hemoglobina y el peso corporal

Tasa de Hb	Peso <70 kg	Peso >70 kg
>10 g/dL	1.000 mg (dosis única)	1.500 mg (1.000 + 500 al cabo de 1 semana)
<10 g/dL	1.500 mg (1.000 + 500)	2.000 mg (1.000 + 1.000)

Hb: hemoglobina.

de habitantes, lo que representa una mediana de unos 17,5 procedimientos por hospital al año. En Estados Unidos, el número de centros que realizaban más de 20 resecciones al año pasó del 29 al 69 %, con una reducción de la mortalidad del 10 al 3,5 %. Esta centralización de la patología se llevó a cabo en Cataluña, con una reducción paralela de la mortalidad: del 11,2 % en el período de 2005-2011 al 2,8 % entre 2012 y 2013.

La **figura 21-2**, que se basa en varios estudios multicéntricos internacionales, muestra la relación entre el volumen de actividad y la mortalidad. En la mayoría de los países, el volumen mínimo está establecido en 20 casos al año, aunque, en nuestro entorno, parece algo elevado. Como recomiendan Vonlanthen *et al.*, la centralización debería basarse no solo en el volumen, sino en el manejo multidisciplinario efectivo durante todas las fases del proceso.

Además de las ventajas citadas, la concentración de recursos materiales, humanos y de infraestructura en unidades de referencia permite facilitar al paciente de forma equitativa el acceso al mejor tratamiento disponible, reduciendo la variabilidad en la práctica clínica, promocionando la formación, la investigación, las publicaciones, el registro de la actividad y la evaluación continua de resultados y cambios implementados.

ELECCIÓN DE LA TÉCNICA Y ABORDAJE QUIRÚRGICO

En caso de haber elegido un esquema de quimioterapia perioperatoria, la intervención quirúrgica suele programarse unas cuatro semanas tras el último ciclo. Si se ha administrado radioterapia, la cirugía se realiza 6-8 semanas tras haberla completado. Por supuesto, estos plazos son solo referencias, dado que la situación funcional y nutricional o la comorbilidad del paciente pueden obligar a retrasar la intervención unas semanas más.

Habitualmente, la cirugía debe empezar valorando la rese-

cabilidad del tumor primario (*tumor-first approach*), es decir, por vía abdominal en caso de lesiones del esófago inferior o de la UEG, o por vía torácica en tumores del tercio medio o superior. Pueden existir algunas excepciones según los hallazgos preoperatorios de la tomografía axial computarizada, la experiencia del equipo quirúrgico o los hallazgos de una eventual laparoscopia de estadificación.

El esquema de la **figura 21-3** refleja el enfoque habitual de los autores. Como se ha señalado previamente, la cirugía radical implica un abordaje torácico, por lo que la vía transhiatal de Orringer debería quedar restringida a un número limitado de pacientes con una alteración significativa de la función pulmonar o eventuales intervenciones previas con colapso de la cavidad pleural, en los que también podrían valorarse la toracotomía abierta u otras alternativas de tratamiento no quirúrgicas.

 La cirugía debe empezar valorando la resecabilidad del tumor primario. La vía transhiatal debería limitarse a pacientes incapaces de tolerar el abordaje torácico.

Merece atención especial la cirugía mínimamente invasiva (CMI) frente a la cirugía abierta. Con frecuencia, estudios multicéntricos y revisiones sistemáticas con escasa evidencia muestran una reducción de las complicaciones mediante abordaje mínimamente invasivo frente a la cirugía clásica. Como ejemplo, en el metanálisis de Yibulayin *et al.*, con 5.235 esofagectomías mínimamente invasivas y 10.555 abiertas, las complicaciones generales, pulmonares, cardiovasculares y la mortalidad se reducen significativamente con el abordaje mínimamente invasivo. Sin embargo, si se analiza detenidamente alguno de estos artículos, los casos de cirugía abierta suelen incluir a pacientes con enfermedad más avanzada y la extensión de la linfadenectomía suele ser mayor. A menudo, la experiencia con una u otra técnica varía y la diferencia en las complicaciones es predominantemente parietal.

Algunos artículos han mostrado las limitaciones de la mínima invasión. La publicación de Seesing *et al.* sobre las 1.727 esofagectomías transtorácicas realizadas en los Países Bajos entre 2011 y 2015 refleja una tasa de dehiscencias y reintervenciones significativamente mayor en CMI, cuestión que parece claramente ligada a la curva de aprendizaje.

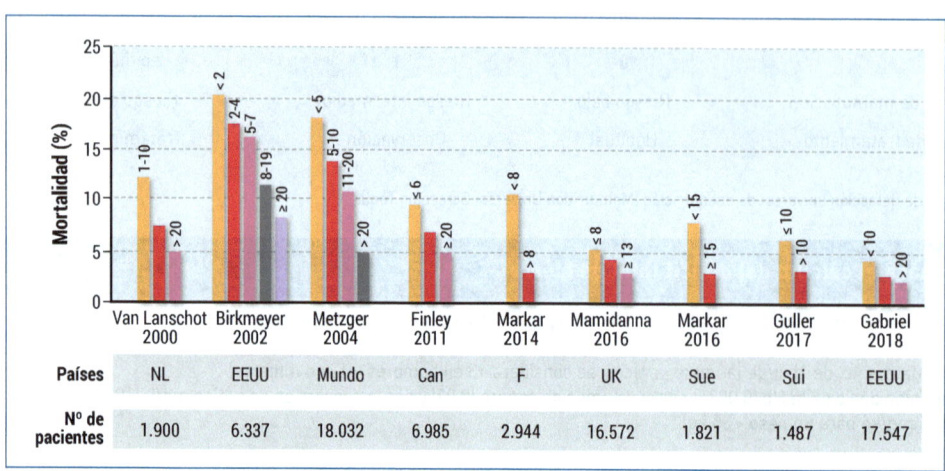

Figura 21-2. Relación entre el volumen de actividad y la mortalidad operatoria según varios estudios multicéntricos publicados.

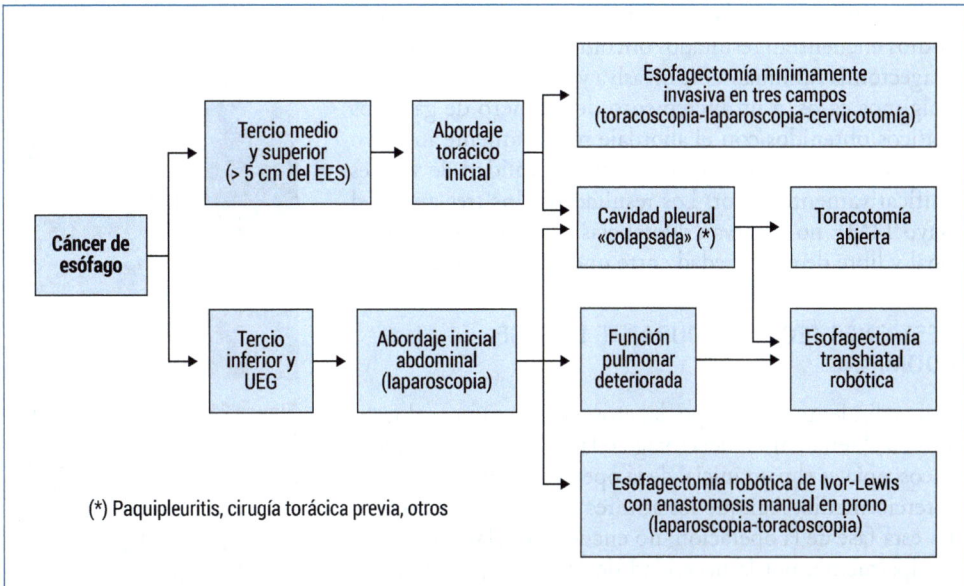

Figura 21-3. Abordaje quirúrgico según la localización del tumor primario, según el protocolo del Hospital Universitario Basurto.

Para reducir sus efectos, parece claro que la mínima invasión debe introducirse progresivamente, con complejidad creciente, de forma tutelada y manteniendo un umbral de conversión bajo, evaluando la calidad de la resección y las complicaciones y realizando los ajustes necesarios. Por supuesto, la CMI no puede ser un objetivo en sí misma, sino una forma de añadir ventajas a un procedimiento maduro, estandarizado y que cumple los criterios oncológicos de resección. El confort perioperatorio no puede primar sobre la calidad de la cirugía.

> ❗ La CMI no puede ser un objetivo en sí misma. Sus ventajas son significativas con la experiencia, una vez superada la curva de aprendizaje.

En Estados Unidos, tal y como refleja la National Cancer Database (NCDB), en 2015, el número de esofagectomías mínimamente invasivas superó al de las abiertas. En los Países Bajos, el porcentaje de esofagectomías transtorácicas mínimamente invasivas subió del 42 % en 2011 al 84 % en 2015.

La cirugía robótica fue desarrollada como una innovación tecnológica prometedora, que pretendía ofrecer soluciones más intuitivas a las limitaciones de la cirugía laparoscópica, en particular, el temblor, la movilidad del instrumental o la visión bidimensional. Es posible que el abordaje robótico pueda reducir la curva de aprendizaje de procedimientos mínimamente invasivos complejos, particularmente, entre cirujanos con experiencia en cirugía laparoscópica. La **tabla 21-4** resume las principales diferencias entre ambos abordajes.

Entre sus limitaciones, destacan la ausencia de sensación táctil, que debe ser compensada visualmente, y los costes, tanto relativos a la inversión inicial como a los gastos de mantenimiento.

VENTAJAS DE LA CIRUGÍA MÍNIMAMENTE INVASIVA

Es bien conocido que la CMI conlleva menos dolor, menos complicaciones parietales, menor pérdida hemática, mejor preservación de la función pulmonar posoperatoria y estancia hospitalaria más corta. Por todo ello, se ha mostrado como un abordaje seguro incluso en ancianos. Adicionalmente, debido a la magnificación que aporta, puede permitir una valoración más precisa de la anatomía quirúrgica. Estas ventajas se observan también en el abordaje híbrido, donde únicamente el tiempo abdominal se realiza por laparoscopia. Por otro lado, al favorecer una pronta recuperación, la CMI aumenta las posibilidades de recibir tratamiento adyuvante.

La calidad de la linfadenectomía, la adecuación de los márgenes de resección y los resultados oncológicos a largo

Tabla 21-4. Ventajas y desventajas de la cirugía robótica respecto al abordaje laparoscópico	
Ventajas de la cirugía robótica	**Desventajas de la cirugía robótica**
• Disecciones precisas en pequeños campos • Ausencia de temblor • Mayor maniobrabilidad del instrumental, por los 7 grados de libertad, con 180° de articulación y 540° de rotación • Escalado de los movimientos a una proporción de 3:1 o de 5:1 • Visión tridimensional de alta resolución • Estabilidad de la imagen • Manejo de la cámara por el cirujano principal • Facilita las anastomosis manuales • Curva de aprendizaje más corta • Reduce la fatiga del cirujano, por su mejor ergonomía	• Ausencia de sensación táctil • Tensión predeterminada de las pinzas • Riesgo potencial de lesión tisular, particularmente, durante la manipulación intestinal • Campo de visión restringido respecto a la laparoscopia • Equipamiento voluminoso • Imposibilidad de cambios de posición del paciente una vez ensamblados los brazos • Costes

plazo se equiparan con la experiencia. De hecho, numerosos estudios encuentran resultados oncológicos similares entre la esofagectomía mínimamente invasiva y la abierta, apuntando, en algunos casos, a un incremento del número de ganglios linfáticos obtenidos con el abordaje mínimamente invasivo e, incluso, a una mejor supervivencia. La calidad de vida es significativamente mejor. Los resultados a los tres años del ensayo TIME no observan diferencias entre la supervivencia global y libre de enfermedad entre uno y otro abordaje.

CUESTIONES TÉCNICAS DURANTE LA FASE ABDOMINAL

El procedimiento se inicia por laparoscopia en tumores localizados en el tercio distal del esófago o la UEG, mientras que la toracoscopia es el paso inicial de la operación para las lesiones del tercio medio. Aunque los autores han utilizado el robot para esta fase de la operación, no encuentran claras ventajas, principalmente, por la necesidad de una manipulación visceral excesiva.

El paciente se coloca en posición de Lloyd-Davies, en anti-Trendelenburg, con las piernas separadas. Se introducen cinco trocares en forma de «V», de 12 mm, los que corresponden a ambas manos del cirujano, situado entre las piernas. En primer lugar, se explora la cavidad abdominal para descartar posibles metástasis y se diseca la pared anterior y posterior (preaórtica) del esófago distal hasta la parte proximal del tumor, para asegurarse de su resecabilidad. A continuación, se secciona el epiplón mayor, accediendo a la transcavidad, con especial cuidado de no lesionar la arcada gastroepiploica derecha. En la medida de lo posible, la pinza de la mano izquierda tracciona el estómago desde la incisura, para limitar la manipulación y evitar posibles lesiones en la futura plastia gástrica. La disección de la curvadura mayor se continúa proximalmente hacia el pilar izquierdo, prestando mucha atención a las posibles variaciones anatómicas en la vascularización, y se orienta distalmente hacia la segunda porción duodenal, con una maniobra de Kocher más o menos extensa según la experiencia de cada equipo, comprobando que el píloro asciende fácilmente hasta cerca del hiato.

A continuación, se accede hacia la *pars flaccida* desde la curvatura menor, unos 2-3 cm proximales al píloro, donde empezará la tubulación gástrica. Puede realizarse en este momento la linfadenectomía de los grupos 1, 3, 7 al 9, 11p y 12a y la ligadura en su origen de los vasos gástricos izquierdos, respetando los pilóricos. A fin de favorecer la exposición del tronco celíaco y la arteria hepática, los autores recomiendan realizar los primeros cortes de la plastia gástrica.

Una plastia larga y estrecha (3-4 cm) reduce la tasa de fugas anastomóticas, al disminuir la tensión en la anastomosis. Para ello, deben utilizarse cartuchos de 45 mm de longitud, con grapas de color beis, azul o púrpura según la percepción del grosor del tejido y la casa comercial, y con especial atención a los puntos de confluencia de las líneas de grapado (**Fig. 21-4**). La sección puede realizarse completamente, lo que puede facilitar la disección hiatal y, sobre todo, mediastínica izquierda.

Existe controversia acerca de la pertinencia de realizar o no una piloroplastia. La evidencia solamente muestra una

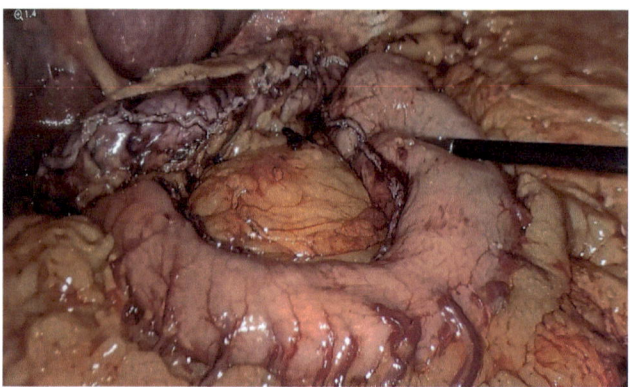

Figura 21-4. Plastia gástrica finalizada mediante cargas de endograpadora lineal de 45 mm de longitud (profundidad de grapa variable según el grosor del tejido), respetando la vascularización a expensas de la arcada gastroepiploica derecha.

aceleración del vaciamiento, sin repercusión clara sobre la tasa de dehiscencias o las complicaciones respiratorias. Sin embargo, los autores la confeccionan de forma rutinaria (técnica de Heineke-Mikulicz), por tratarse de un gesto simple, con mínimo riesgo de complicaciones, que puede reducir la presión en la anastomosis.

El tiempo abdominal concluye con la apertura amplia de la pleura derecha y la introducción en dicho hemitórax de la pieza quirúrgica, primero, y de la plastia gástrica a continuación, con sumo cuidado para no lesionar ni la víscera ni su vascularización. El diámetro del hiato puede «ajustarse» con una o varias suturas irreabsorbibles, eventualmente, fijadas al antro, en un intento de reducir el riesgo de herniación transhiatal posoperatoria tardía.

FASE TORÁCICA

Respecto al decúbito lateral, la posición prona presenta numerosas ventajas:

- Mejora la oxigenación.
- Proporciona una excelente visión (mejor incluso con insuflación de CO_2 a 4-6 mmHg), con el pulmón alejado del campo quirúrgico sin prácticamente ninguna retracción, lo que reduce las complicaciones respiratorias.
- Favorece la disección del mediastino posterior a lo largo de la aorta, el pericardio y la carina, además de una mejor linfadenectomía.
- Supone menor pérdida hemática, al permitir la identificación y el control de cualquier eventual hemorragia, dado que la sangre no oculta el campo quirúrgico.
- Ofrece mejor ergonomía.

> **!** La CMI en decúbito prono mejora la oxigenación del paciente y la calidad de la linfadenectomía, además de reducir las pérdidas hemáticas.

Entre las desventajas, se suele citar la diferente visión respecto a la toracotomía clásica y la necesidad de cambio de posición en caso de hemorragia aguda no controlable por toracoscopia. En caso de anastomosis circular mecánica, el prono plantea más dificultades, por la anatomía de los espacios intercostales.

Algunos autores señalan que la linfadenectomía paratraqueal/recurrencial izquierda puede ser más dificultosa en prono, aunque los autores creen que esta es una cuestión de experiencia.

El paciente se coloca en decúbito prono, con un pilé a la altura del esternón y otro sobre la sínfisis del pubis, para facilitar la respiración abdominal durante el colapso pulmonar.

La toracoscopia se realiza con un trocar para la óptica de 30° posterior a la punta de la escápula derecha (5 o 12 mm según el diámetro), uno de 12 mm para la mano izquierda del cirujano, situado 2-3 espacios intercostales más abajo y algo posterior, y otro de 5 mm para su mano derecha (en función de los instrumentos que deban pasar a su través, en particular, endoclips o, eventualmente, endograpadoras). Aunque no es estrictamente necesario durante la disección, se suele colocar un cuarto trocar de 12 mm por delante del músculo dorsal ancho, en el lugar del futuro drenaje pleural.

Durante el tiempo toracoscópico, el esófago se moviliza hasta cerca de la cúpula torácica, incluyendo los ganglios circundantes entre la aorta, el pericardio, la pleura mediastínica contralateral y la membranosa traqueobronquial, lo que exige ligar de forma selectiva el conducto torácico. El cayado de la vena ácigos se divide con una engrapadora lineal gris de 30 mm.

En la esofagectomía de Ivor-Lewis (laparoscopia inicial), la plastia gástrica yace a la izquierda del campo quirúrgico, alojada en el seno costofrénico posterior.

La nomenclatura ganglionar en el cáncer de esófago ha sido estandarizada por la Japan Esophageal Society (**Fig. 21-5**). Tiene la ventaja de que mantiene los grupos ganglionares conocidos en el cáncer gástrico (1 a 16).

Se distinguen tres tipos de linfadenectomía mediastínica, según su extensión:

- *Estándar* o infracarinal (distalmente al grupo 107, este incluido).
- *Extendida* al territorio paratraqueal derecho (grupo 106R).
- *Total*: incluye ambos espacios paratraqueales (derecho [106R] e izquierdo [106L]).

La linfadenectomía paratraqueal derecha consiste en vaciar el tejido linfograso limitado entre la arteria subclavia derecha, «pinzada» por el nervio vago y el recurrente derecho, la cara lateral de la tráquea por un lado y la medial de la cava superior por otro, y por encima del bronquio principal derecho. El tronco vagal se respeta hasta el nacimiento de la rama bronquial derecha. La tracción sobre este permite identificar perfectamente el nervio recurrente derecho.

La linfadenectomía paratraqueal izquierda (en realidad, recurrencial, dado que el nervio recurre en torno al cayado de la aorta) se realiza tras identificar el nervio recurrente izquierdo, paralelo al borde traqueal, que el ayudante deprime suavemente. Una vez identificado, se extirpa el tejido linfograso entre el cayado de la aorta, la arteria subclavia izquierda y la pleura contralateral.

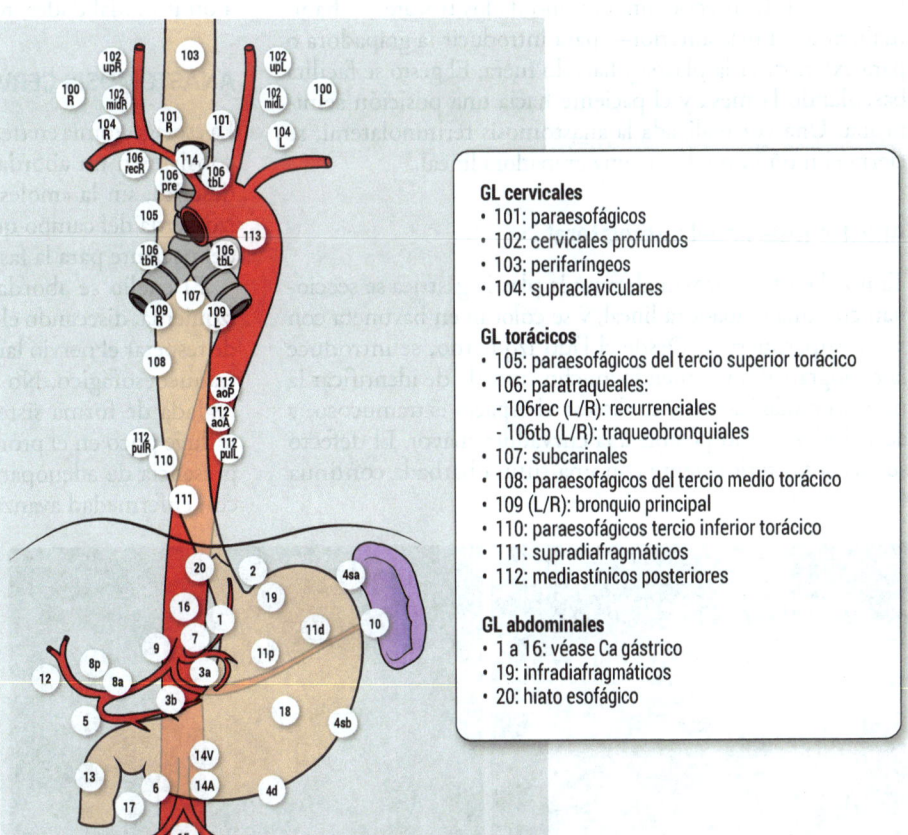

GL cervicales
- 101: paraesofágicos
- 102: cervicales profundos
- 103: perifaríngeos
- 104: supraclaviculares

GL torácicos
- 105: paraesofágicos del tercio superior torácico
- 106: paratraqueales:
  - 106rec (L/R): recurrenciales
  - 106tb (L/R): traqueobronquiales
- 107: subcarinales
- 108: paraesofágicos del tercio medio torácico
- 109 (L/R): bronquio principal
- 110: paraesofágicos tercio inferior torácico
- 111: supradiafragmáticos
- 112: mediastínicos posteriores

GL abdominales
- 1 a 16: véase Ca gástrico
- 19: infradiafragmáticos
- 20: hiato esofágico

Figura 21-5. Grupos ganglionares en la cirugía del cáncer de esófago, según la Japan Esophageal Society (JES). Ca: cáncer; GL: grupos ganglionares.

En este momento, se secciona el esófago proximalmente, se recupera la plastia gástrica y se «coloca» con la línea de grapas hacia el cirujano sin tirar de ella, y se decide el lugar idóneo para la anastomosis, resecando el estómago sobrante. La anastomosis debe realizarse por encima del cayado de la ácigos, preferentemente en la cúpula torácica, tanto para garantizar el margen proximal de resección como para minimizar el reflujo posterior.

Aunque el riesgo de isquemia de la plastia depende no solo de la vascularización, sino de otros factores como la vasoconstricción, la fluidoterapia, el uso de fármacos vasoactivos y la situación hemodinámica del paciente, es importante valorar su viabilidad. Para ello, pueden evaluarse subjetivamente la coloración de los tejidos, una arcada vascular pulsátil o el sangrado activo en la línea de grapas o el omento (epiplón) proximal. En los últimos años, se ha venido utilizando sistemáticamente la fluorescencia con verde de indocianina (ICG; del inglés, *indocyanine green*) para visualizar la red vascular en la plastia gástrica y seleccionar el lugar de la anastomosis, lo que ha evidenciado una mejoría significativa en la tasa de fugas. Sin embargo, su interpretación sigue sujeta a la valoración subjetiva del observador (**Fig. 21-6**).

Existen tres formas principales de realizar la anastomosis intratorácica: circular mecánica, lineal laterolateral y manual.

Anastomosis circular mecánica

El cabezal se introduce en la parte proximal del esófago por vía transoral o mediante la creación de una bolsa de tabaco (**Fig. 21-7**). Es preciso ampliar uno de los trocares —habitualmente, el más anterior— para introducir la grapadora o para exteriorizar la plastia y hacerlo fuera. El gesto se facilita basculando la mesa y el paciente hacia una posición semiprona. Una vez realizada la anastomosis terminolateral, se cierra el muñón mediante una grapadora lineal.

Anastomosis lineal laterolateral

Tanto el esófago proximal como la plastia gástrica se seccionan con una grapadora lineal, y se colocan en bayoneta con 5 cm superpuestos. Desde el lado izquierdo, se introduce la endograpadora, teniendo mucho cuidado de identificar la mucosa esofágica para no disecar el espacio extramucoso, y acercándose en lo posible a la curvadura mayor. El defecto se cierra posteriormente con una sutura barbada continua (**Fig. 21-8**).

Anastomosis manual

Aunque, a veces, se realiza por toracoscopia clásica, los autores consideran que esta es la principal ventaja del uso del robot en cirugía esofágica. La versatilidad del instrumental permite colocar los extremos que se van a suturar, de tal modo que puedan realizarse dos suturas continuas barbadas con relativa simplicidad (**Fig. 21-9**).

Existe evidencia de que la omentoplastia en torno a la anastomosis torácica reduce el riesgo de dehiscencia.

Por supuesto, existe controversia acerca de la mejor forma de realizar la anastomosis intratorácica. Con la irrupción de la cirugía robótica, numerosos equipos han comenzado a realizar la esofagectomía de Ivor-Lewis mediante este abordaje. Muchos de ellos propugnan la superioridad de la robótica en la disección tisular frente a la CMI clásica, basándose en la mejor visualización y la versatilidad del instrumental, pretendiendo incluso mejorar la resecabilidad. En ocasiones, mantienen la técnica anastomótica previa, finalizando la cirugía mediante una anastomosis mecánica.

En el principal estudio multicéntrico publicado hasta el momento, Kingma observa una mayor tasa de dehiscencia con la sutura manual (33 %) que con la circular (17 %) o la lineal mecánica (15 %), aunque, analizando la evolución de los autores hacia la cirugía robótica, la conclusión es que dichos resultados deben ser interpretados en el contexto de una técnica en desarrollo y de la curva de aprendizaje. En la experiencia de los autores en el Hospital Universitario Basurto, la tasa de dehiscencias con la anastomosis manual en decúbito prono se sitúa en torno al 15 %, cifra comparable a otras modalidades, representando su técnica de elección.

ANASTOMOSIS CERVICAL

La esofagectomía en tres campos según la técnica de McKeown consiste en un abordaje torácico inicial, tal como ha sido descrito, sin la «molestia» de la plastia gástrica alojada a la izquierda del campo quirúrgico, con un cambio de posición del paciente para la fase abdominal y cervical.

El cuello se aborda mediante una cervicotomía lateral izquierda, disecando el esófago cervical, con especial cuidado de respetar el nervio laríngeo recurrente, que yace en el surco traqueoesofágico. No suele realizarse una linfadenectomía reglada de forma sistemática, fundamentalmente, porque influye poco en el pronóstico de la enfermedad, dado que la presencia de adenopatías cervicales positivas suele coexistir con enfermedad avanzada.

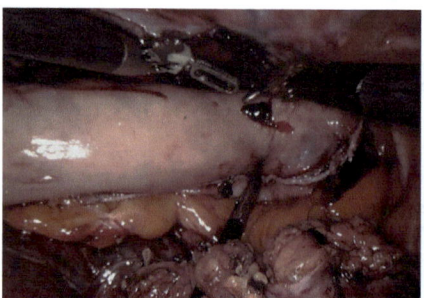
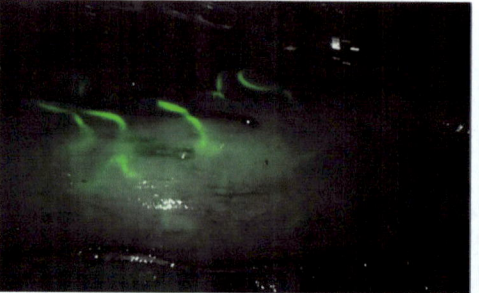
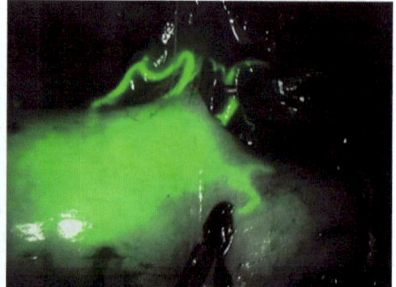

Figura 21-6. Valoración de la vascularización de la plastia gástrica con verde de indocianina (ICG) previa a la anastomosis intratorácica.

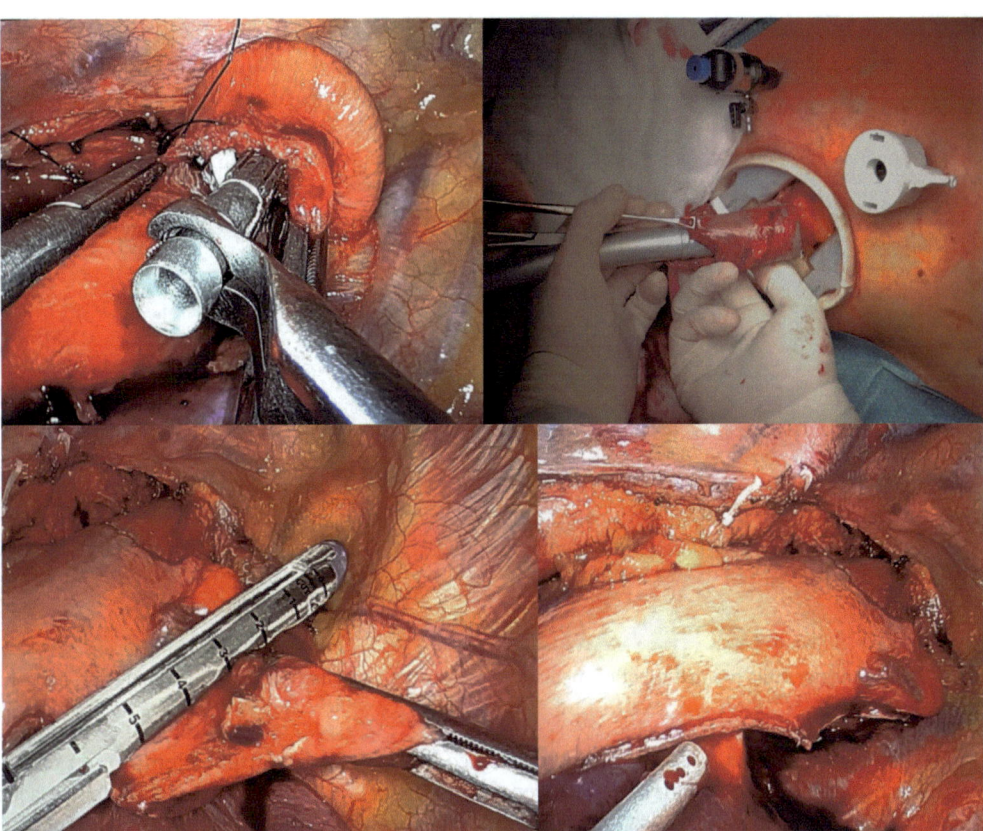

Figura 21-7. Anastomosis intratorácica circular mecánica.

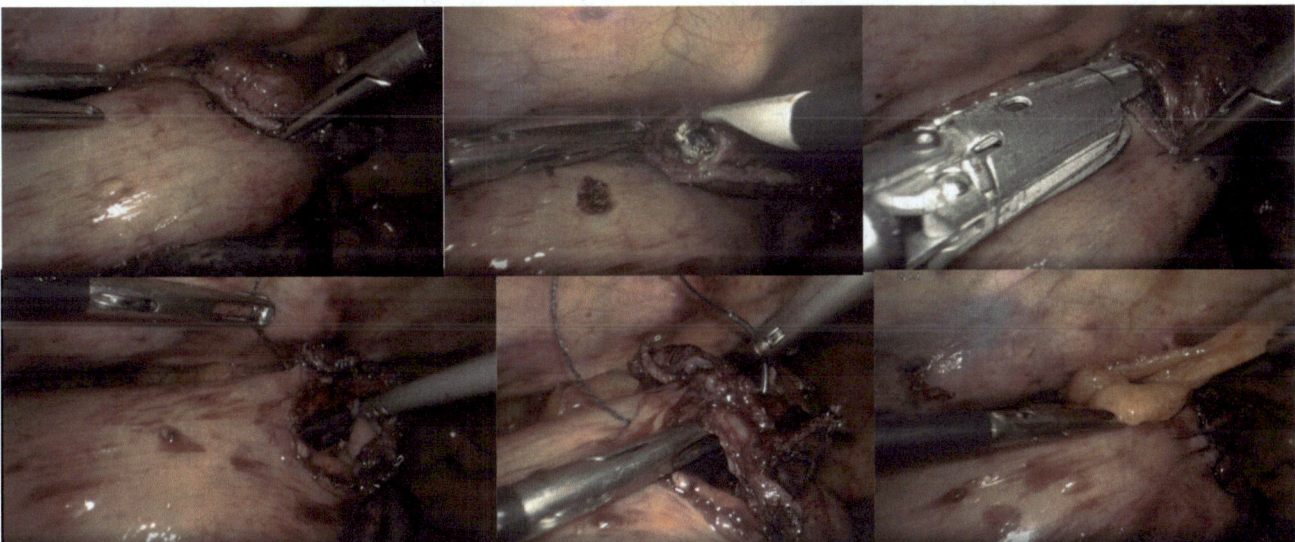

Figura 21-8. Anastomosis intratorácica latero-lateral mecánica.

Siendo el tiempo abdominal básicamente igual al descrito, existen cirujanos que prefieren no dividir completamente la plastia gástrica y la pieza quirúrgica para ascender el conjunto al cuello y realizar la anastomosis. Otra posibilidad es seccionarlo completamente y volverlo a suturar en una posición en la que resulte menos voluminoso (menos *bulky*), para facilitar el ascenso. También hay quien prefiere extirpar el espécimen por una incisión suprapúbica de Pfannenstiel y utilizar uno o dos tubos tractores por el mediastino posterior.

En todo caso, el riesgo de torsión de la plastia es evidente, sobre todo, en CMI, y ello conlleva un riesgo vital para el paciente. Se ha de intentar garantizar el adecuado ascenso de la plastia, utilizando como referencia la línea de grapas (que debe mirar hacia la derecha del paciente), la capa muscular longitudinal del esófago, dos tubos tractores en vez de uno solo o, incluso, ayudándose de una endoscopia intraoperatoria.

La confección de la anastomosis puede ser, una vez más, lineal, circular o manual, sin que se hayan observado diferencias significativas entre ellas. El riesgo de fuga cervical es mayor que el de la torácica (clásicamente, se consideraba unas cinco veces mayor, aunque estas cifras se aproximan con la CMI), pero, globalmente, es menos grave.

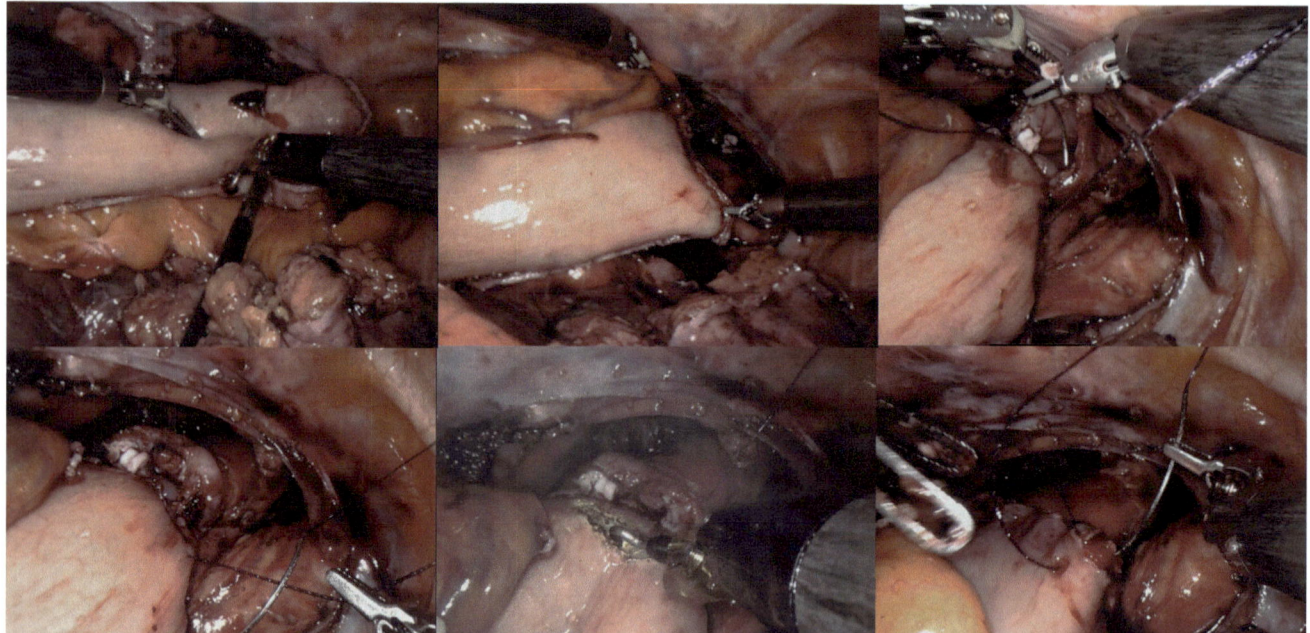

Figura 21-9. Anastomosis manual robótica mediante dos suturas barbadas continuas. La posterior, apoyada en la línea de grapas de la plastia gástrica.

Cabe mencionar que la anastomosis, factor técnico fundamental que condiciona el devenir de la intervención, debe ser absolutamente meticulosa y precisa, pero se realiza tras horas de intervención. Por ello, hay que insistir en el trabajo en equipo para contrarrestar el efecto de la fatiga en el cirujano.

SONDAS Y DRENAJES

Siguiendo los principios ERAS, no se colocan drenajes en el abdomen ni en el cuello. En el tórax, se suele dejar un tubo pleural único multiperforado de 28 unidades French (Fr) en el seno costofrénico posterior y que asciende por el mediastino posterior hasta cerca de la anastomosis, y que últimamente se ha sustituido por un Blake de 24 Fr, más blando y teóricamente menos doloroso. Algunos autores proponen la colocación del drenaje pleural a través del hiato, exteriorizado por vía abdominal.

La sonda nasogástrica merece atención especial. La descompresión de la plastia gástrica en posición intratorácica, en un ambiente de presión negativa, parece contribuir a reducir el riesgo de distensión excesiva e isquemia parietal en el posoperatorio inmediato, particularmente, en ausencia de piloroplastia. Sin embargo, la escasa evidencia disponible muestra que no es necesario mantenerla más allá de 48 horas tras la intervención y, en la práctica, muchos equipos han dejado de colocarla, apoyados en el confort del paciente, el riesgo de microaspiración asociado a ella y la reducción de complicaciones de las vías respiratorias altas. En este caso, si el paciente presenta regurgitación posoperatoria inmediata persistente, es preciso colocarla de inmediato, con apoyo si fuera necesario de la endoscopia o radiología intervencionista.

ALTERNATIVAS A LA PLASTIA GÁSTRICA

Existen circunstancias en las que no puede utilizarse el estómago como órgano de interposición tras la esofagec-

tomía; por ejemplo, en casos de gastrectomía programada previa, extirpación de la plastia por isquemia posoperatoria, lesión de la arcada gastroepiploica derecha o imposibilidad de garantizar márgenes sanos de resección en ciertas neoplasias de la UEG. En estas circunstancias, el colon ofrece una posibilidad de injerto largo, resistente al reflujo y que proporciona una buena calidad de vida. La técnica es compleja, con morbimortalidad elevada, y exige la realización de varias anastomosis, por lo que, generalmente, su realización es por vía abierta.

La coloplastia puede ser izquierda (a expensas de los vasos cólicos izquierdos) o derecha (irrigada por los vasos cólicos medios y que, a veces, respeta los derechos), cada una con sus ventajas e inconvenientes, según se muestra en la **figura 21-10**.

En algunos centros de alto volumen y experiencia en microcirugía, se puede realizar una coloplastia *supercharged*, que reduce el riesgo de dehiscencia y de estenosis, al facilitar la irrigación del colon proximal ascendido al cuello. Para ello, se realiza una anastomosis de los vasos cólicos ascendidos a vasos cervicales o torácicos (tiroideos, de mamaria interna, yugular, etc.). En determinadas circunstancias, puede ser preciso utilizar un injerto yeyunal, ya sea libre o pediculado *supercharged*.

Puede ser necesaria la resección del manubrio esternal para permitir ciertas anastomosis vasculares, o en algunos casos de ascenso retroesternal de la plastia, cuando esta es algo redundante y su paso por el estrecho torácico está comprometido.

COMPLICACIONES DE LA ESOFAGECTOMÍA

Incluso en equipos experimentados, la cirugía del cáncer de esófago está gravada con un elevado porcentaje de complicaciones, cuyo adecuado manejo se asocia a una mortalidad que tiende a ser baja. En el estudio multicéntrico publicado

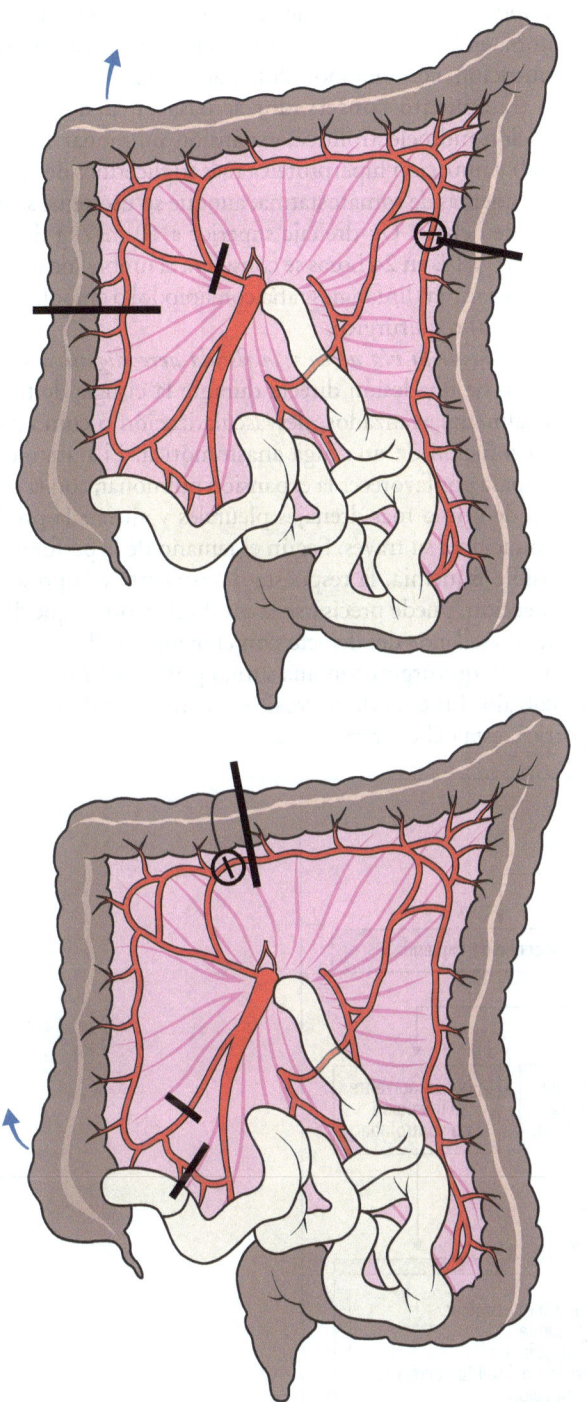

Figura 21-10. Opciones de preparación de la plastia cólica: arriba, a expensas de los vasos cólicos izquierdos, o abajo, irrigada desde los vasos cólicos medios.

por Schmidt *et al.*, que recoge más de mil pacientes intervenidos en centros de alto volumen (más de 20 esofagectomías al año), se establecen como puntos de referencia en pacientes de bajo riesgo un 55,7 % de complicaciones globales, con un 30,8 % de mayores, un 20 % de fugas y un 31,6 % de complicaciones pulmonares. La mortalidad es inferior al 1 % a los 30 días y del 4,6 % a los 90 días. En el Registro DUCA correspondiente a los años 2016 y 2017, el 65 % de los 1.617 pacientes sometidos a una esofagectomía tuvieron

alguna complicación (un 29 %, mayores), con un 1,7 % de mortalidad a 30 días.

La **tabla 21-5** refleja la clasificación de las complicaciones de Clavien-Dindo.

La tasa de fugas anastomóticas es un indicador clave de la calidad quirúrgica, dado que se correlaciona con el grado de experiencia del equipo y tiene un enorme impacto sobre los resultados posoperatorios, tanto a corto como a largo plazo y en la calidad de vida. Se correlaciona con una adecuada selección y preparación del paciente, con una buena elección de la técnica y el abordaje y con la realización de una anastomosis libre de tensión, bien vascularizada y con el margen no infiltrado (R0).

En numerosas ocasiones, los primeros síntomas de una complicación pueden ser muy vagos, desde una taquicardia hasta una leve desorientación, por lo que es de vital importancia para el cirujano tener un alto grado de sospecha y realizar un diagnóstico lo más precoz posible, dado que un manejo inapropiado o tardío puede poner en riesgo la vida del paciente.

El denominado *failure to rescue* (fracaso en el rescate) es un indicador que refleja la mortalidad operatoria ligada al manejo inadecuado de una eventual complicación, ya sea por un diagnóstico tardío o por tratamiento insuficiente. Se calcula como el cociente entre la mortalidad y las complicaciones mayores (Clavien-Dindo de grados III a V, ambos incluidos).

> ! *Failure to rescue* = Clavien de grado V/Clavien de grado (III + IV + V) × 100

Complicaciones quirúrgicas

El *Esophagectomy Complications Consensus Group* (ECCG) clasifica las *fugas anastomóticas* en:

* *Tipo I:* defecto local que no requiere un cambio del tratamiento, o solamente médico o modificación de la dieta.

Tabla 21-5. Clasificación de las complicaciones posoperatorias de Clavien-Dindo

Grado	Definición
I	Cualquier desviación del curso posoperatorio normal sin necesidad de tratamiento farmacológico, quirúrgico, endoscópico o radiológico-intervencionista. Incluye tratamientos como antieméticos, antipiréticos, analgésicos, diuréticos, electrólitos o fisioterapia. Incluye el drenaje de la herida quirúrgica a pie de cama
II	Requiere tratamientos con otro tipo de fármacos. Incluye la necesidad de transfusión o nutrición parenteral
III	Requiere intervención quirúrgica, radiológica o endoscópica: • IIIa: no precisa anestesia general • IIIb: intervención bajo anestesia general
IV	Complicaciones graves que ponen en peligro la vida del paciente y requieren manejo en la unidad de cuidados intensivos o reanimación: • IVa: que afectan a un órgano o sistema único • IVb: disfunción o complicación multiorgánica
V	Muerte

Habitualmente, se consideran complicaciones menores a los grados I y II y mayores de III a V.

- *Tipo II:* defecto localizado que requiere tratamiento intervencionista, pero no quirúrgico; por ejemplo, mediante drenaje guiado percutáneo, endoprótesis o apertura de la herida en la cabecera del paciente.
- *Tipo III:* defecto localizado que requiere tratamiento quirúrgico.

La *necrosis de la plastia* queda fuera de esta clasificación, criterio que comparten los autores, dado que no depende, en realidad, de la forma de confeccionar la anastomosis, sino de factores sistémicos y de cuestiones técnicas más relacionadas con la fase abdominal.

El manejo de la fuga dependerá de factores hemodinámicos, de la presencia y extensión de una eventual isquemia, además de la respuesta a los sucesivos tratamientos médicos, intervencionistas o quirúrgicos. La **figura 21-11**, adaptada de Messager *et al.*, propone un algoritmo terapéutico enfocado a paliar de la forma más efectiva esta gravísima complicación.

La ligadura sistemática del conducto torácico durante la linfadenectomía mediastínica ha permitido reducir la incidencia del *quilotórax* del 10 al 1,5 %. Debe sospecharse en el posoperatorio inmediato en caso de débito del drenaje abundante, y se confirma cuando el nivel de triglicéridos en el líquido pleural es mayor de 110 mg/dL, o ante la presencia de

quilomicrones en este. Puede aumentar la morbilidad posoperatoria en forma de neumonía, insuficiencia respiratoria y malnutrición, con una mortalidad del 20 %.

El tratamiento conservador se basa en una adecuada reposición hidroelectrolítica, expansión pulmonar (drenaje pleural) y nutrición hiperproteica más triglicéridos de cadena media, además de somatostatina, aunque su uso sigue siendo objeto de debate. Un drenaje superior a 10 mL/kg de peso corporal o > 1 L en 24 horas se considera el umbral de manejo intervencionista (linfangiografía con lipiodol o embolización terapéutica) o quirúrgico.

La *lesión de la vía aérea y la fístula aereodigestiva* son el resultado de una lesión directa durante la cirugía de tumores localmente avanzados, desvascularización o como parte de la evolución de una fuga anastomótica. El tratamiento inicial pasa por favorecer la expansión pulmonar, con la colocación de uno o más drenajes pleurales y ajustar la presión de aspiración a su través. Según el tamaño de la perforación, la posible isquemia, la respuesta del paciente y la presencia de infección, puede precisarse la intubación orotraqueal con eventual «sellado» del defecto con el manguito del tubo o la reparación quirúrgica con una sutura primaria reforzada con un colgajo. En caso de necrosis concomitante de la plastia gástrica, esta debe ser resecada.

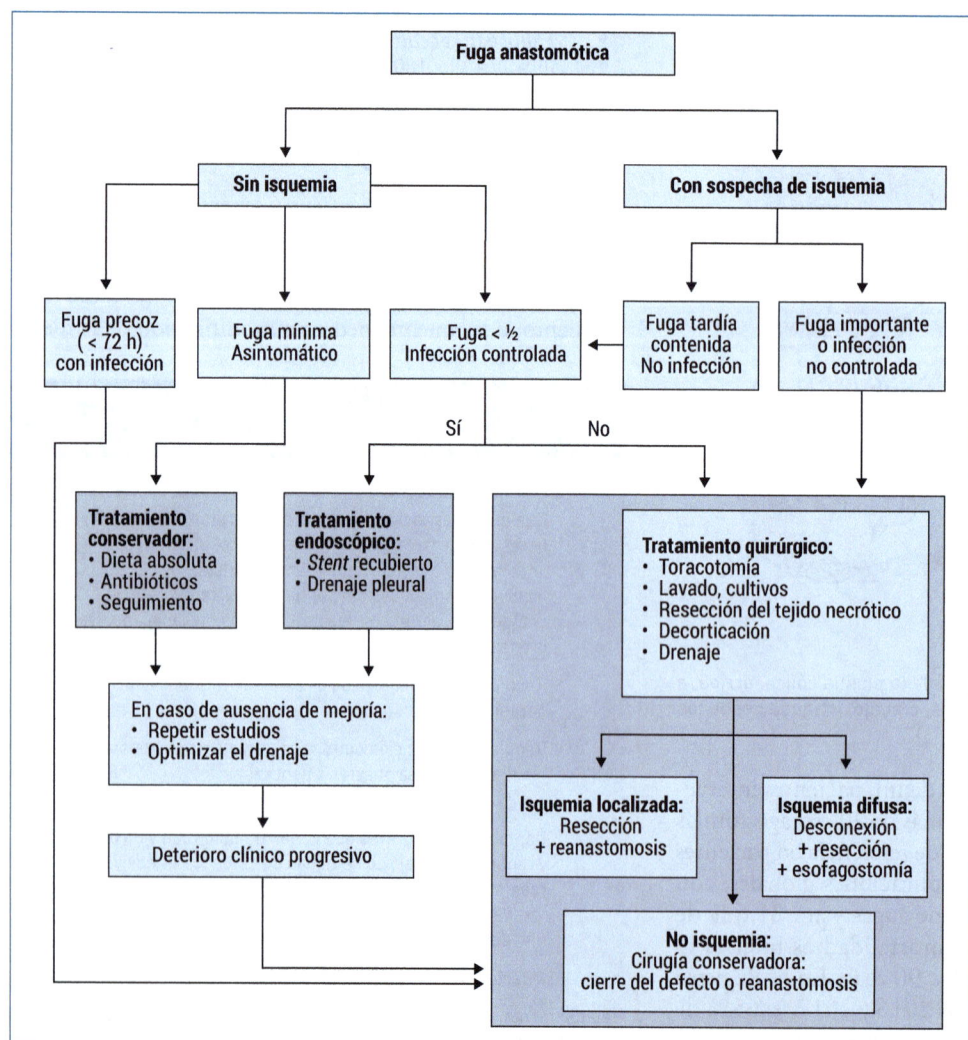

Figura 21-11. Manejo de la fuga anastomótica postesofagectomía. Adaptada de: Messager.

Complicaciones médicas

Las *complicaciones respiratorias* son las más frecuentes y responsables de la mayoría de muertes posoperatorias (50-65 %). Ocurren en el 8-36 % de los pacientes intervenidos, y se asocian a factores preoperatorios, intraoperatorios y posoperatorios (**Tabla 21-6**).

La supresión del tabaco, el manejo adecuado del dolor, la adecuada expansión pulmonar, el uso de incentivadores respiratorios y el uso discrecional de la broncoscopia para el manejo de secreciones ayudan a reducir o controlar las complicaciones. Debe prestarse especial atención a posibles lesiones parenquimatosas durante la disección quirúrgica, para evitar complicaciones hemorrágicas o fugas aéreas mantenidas.

La *fibrilación auricular* ocurre en el período perioperatorio hasta en un 13-46 % de los casos, especialmente, en pacientes de edad avanzada, con cardiopatía previa e hipertensión, además de en casos de diabetes, que hayan recibido tratamiento neoadyuvante, o en casos de pérdidas hemáticas importantes o disección torácica extensa. Se asocia a otras complicaciones, como la fuga anastomótica, la insuficiencia respiratoria, el fracaso renal y la sepsis.

La población de pacientes sometida a una esofagectomía combina diferentes factores de alto riesgo de trombosis venosa profunda y de *tromboembolia pulmonar*, como edad avanzada, neoplasia, hábito tabáquico, encamamiento y neoadyuvancia, entre otros.

Tabla 21-6. Factores que incrementan el riesgo de complicaciones respiratorias tras una esofagectomía

Factores preoperatorios	Factores intraoperatorios	Factores posoperatorios
• Edad • Situación nutricional • Neoadyuvancia (volumen pulmonar irradiado) • Función pulmonar basal • Alcohol • Tabaco • Situación funcional (sedentarismo)	• Estadio tumoral • Localización del tumor • Abordaje quirúrgico • Pérdida hemática estimada • Duración del procedimiento* • Abordaje torácico o no • Alteración de la inervación bronquial o de la circulación linfática	• Higiene respiratoria • Parálisis de las cuerdas vocales • Disfunción muscular respiratoria • Manejo del dolor

* La ventilación unipulmonar > 150 minutos aumenta las complicaciones pulmonares posoperatorias.

PUNTOS CLAVE

- El manejo del paciente en un entorno ERAS permite acelerar la recuperación y mejorar los resultados, aumentando la seguridad y la satisfacción del paciente.
- La esofagectomía «oncológica» debe incluir la resección del órgano afectado con márgenes libres, además del tejido linfograso que lo rodea (linfadenectomía).
- La optimización de la comorbilidad y la supresión del tabaco, junto al soporte físico y nutricional del paciente, se asocian a una reducción significativa de la tasa de complicaciones tras la esofagectomía.
- La cirugía esofágica debe realizarse según la localización del tumor primario, para poder garantizar la resecabilidad:

abordaje abdominal inicial en los tumores del tercio inferior y la UEG, y torácico en el resto.
- La CMI del cáncer de esófago, incluida la robótica, puede añadir ventajas una vez consolidada la técnica y superada la curva de aprendizaje. Nunca puede ser un objetivo en sí misma.
- Las complicaciones respiratorias y la dehiscencia de suturas son las principales causas de mortalidad posoperatoria tras la esofagectomía.
- Los primeros síntomas de una complicación pueden ser muy vagos, por lo que es preciso un alto grado de sospecha, así como un diagnóstico y tratamiento que sean lo más precoces posible.

BIBLIOGRAFÍA

Boshier PR, Ziff C, Adam ME, Fehervari M, Markar SR, Hanna GB. Effect of perioperative blood transfusion on the long-term survival of patients undergoing esophagectomy for esophageal cancer: a systematic review and meta-analysis. Dis Esophagus. 2018;31(4).

Grimminger PP, Goense L, Gockel I, Bergeat D, Bertheuil N, Chandramohan SM, et al. Diagnosis, assessment, and management of surgical complications following esophagectomy. Ann N Y Acad Sci. 2018;1434(1):254-73.

Hughes MJ, Hackney RJ, Lamb PJ, Wigmore SJ, Deans DAC, Skipworth RJE. Prehabilitation before major abdominal surgery: a systematic review and meta-analysis. World J Surg. 2019;43(7):1661-8.

Irino T, Tsai JA, Ericson J, Nilsson M, Lundell L, Rouvelas I. Thoracoscopic side-to-side esophagogastrostomy by use of linear stapler-a simplified technique facilitating a minimally invasive Ivor-Lewis operation. Langenbecks Arch Surg. 2016;401(3):315-22.

Low DE, Alderson D, Cecconello I, Chang AC, Darling GE, D'Journo XB, et al. International consensus on standardization of data collection for com-

plications associated with esophagectomy: Esophagectomy Complications Consensus Group (ECCG). Ann Surg. 2015;262(2):286-94.

Low DE, Allum W, De Manzoni G, Ferri L, Immanuel A, Kuppusamy MK, et al. Guidelines for perioperative care in esophagectomy: Enhanced Recovery After Surgery (ERAS®) Society recommendations. World J Surg. 2019;43(2):299-330.

Mariette C, Piessen G. Oesophageal cancer: how radical should surgery be? Eur J Surg Oncol. 2012;38(3):210-3.

Messager M, Warlaumont M, Renaud F, Marin H, Branche J, Piessen G, et al. Recent improvements in the management of esophageal anastomotic leak after surgery for cancer. Eur J Surg Oncol. 2017;43(2):258-69.

Nozaki I, Mizusawa J, Kato K, Igaki H, Ito Y, Daiko H, et al. Impact of laparoscopy on the prevention of pulmonary complications after thoracoscopic esophagectomy using data from JCOG0502: a prospective multicenter study. Surg Endosc. 2018;32(2):651-9.

Odelli C, Burgess D, Bateman L, Hughes A, Ackland S, Gillies J, et al. Nutrition support improves patient outcomes, treatment tolerance and admission characteristics in oesophageal cancer. Clin Oncol (R Coll Radiol). 2005;17(8):639-45.

Pennathur A, Zhang J, Chen H, Luketich JD. The "best operation" for esophageal cancer? Ann Thorac Surg. 2010;89(6):S2163-7.

Schmidt HM, Gisbertz SS, Moons J, Rouvelas I, Kauppi J, Brown A, et al. Defining benchmarks for tranthoracic esophagectomy: a multicenter analysis of total minimally invasive esophagectomy in low risk patients. Ann Surg. 2017;266(5):814-21.

Seesing MFJ, Gisbertz SS, Goense L, Van Hillegersberg R, Kroon HM, Lagarde SM, et al. A propensity score matched analysis of open versus minimally invasive transthoracic esophagectomy in the Netherlands. Ann Surg. 2017;266(5):839-46.

Slooter MD, Eshuis WJ, Cuesta MA, Gisbertz SS, Van Berge Henegouwen MI. Fluorescent imaging using indocyanine green during esophagectomy to prevent surgical morbidity: a systematic review and meta-analysis. J Thorac Dis. 2019:11(Suppl 5):S755-65.

Vetter D, Gutschow CA. Strategies to prevent anastomotic leakage after esophagectomy and gastric conduit reconstruction. Langenbecks Arch Surg. 2020;405(8):1069-77.

Vonlanthen R, Lodge P, Barkun JS, Farges O, Rogiers X, Soreide K, et al. Towards a consensus on centralization in surgery. Ann Surg. 2018;268(5):712-24.

Yibulayin W, Abulizi S, Lv H, Sun W. Minimally invasive oesophagectomy versus open esophagectomy for resectable esophageal cancer: a meta-analysis. World J Surg Oncol. 2016;14(1):304.

Gastrectomía. Técnicas quirúrgicas mínimamente invasivas. Asistencia robótica. Linfadenectomía

22

N. Taboada Mostajo, A. Moreno Elola-Olaso y Y. Fundora Suárez

OBJETIVOS

- Recordar las referencias anatómicas topográficas del estómago.
- Revisar los tipos de cirugía del cáncer gástrico y las limitaciones quirúrgicas de tratamiento en cuanto a su diseminación.
- Describir el abordaje mínimamente invasivo y los pasos que conlleva.
- Reconocer las diferentes estaciones ganglionares y su repercusión en los resultados oncológicos.
- Analizar las diferentes opciones quirúrgicas que plantea una resección gástrica oncológica.
- Estudiar las opciones de cirugía mínimamente invasiva tanto laparoscópica como robótica.

INTRODUCCIÓN

Los enfoques quirúrgicos mínimamente invasivos para el tratamiento del cáncer gástrico se han vuelto cada vez más comunes, a medida que más datos han demostrado la seguridad, la viabilidad y la equivalencia oncológica de dichos enfoques en comparación con la gastrectomía abierta convencional. Asia oriental ha producido la mayoría de estos datos, alentando a los centros occidentales de alto volumen a expandir su aplicación de técnicas mínimamente invasivas a los pacientes, a pesar de las etapas tumorales más avanzadas en la presentación y un menor volumen de casos. Se necesitan más ensayos controlados aleatorios y datos de resultados a más largo plazo para establecer definitivamente la superioridad de la gastrectomía mínimamente invasiva sobre la gastrectomía abierta para el tratamiento del cáncer gástrico.

Tipos de intervenciones

El objetivo quirúrgico de la gastrectomía por cáncer consiste en obtener una resección curativa de la lesión gástrica (gastrectomía R0 de la Union for International Cancer Control [UICC]). Según la guía japonesa para el tratamiento del cáncer gástrico (*Japanese Gastric Cancer Treatment Guidelines*), hay varios tipos de intervenciones quirúrgicas para el tratamiento del cáncer de estómago. Para la cirugía curativa: gastrectomía estándar (resección de, al menos, dos tercios del estómago con linfadenectomía D2), gastrectomía no estándar (extensión de la gastrectomía y de la linfadenectomía de acuerdo con el estadio tumoral), cirugía modificada (resección y/o linfadenectomía reducidas) y cirugía extendida (gastrectomía con resección de órganos adyacentes afectados o gastrectomía con linfadenectomía extensa,

mayor de D2). Y, para la cirugía no curativa: cirugía paliativa (intervención para aliviar los síntomas, como sangrado u obstrucción) y cirugía reductiva (gastrectomía en pacientes con metástasis).

Tipo de resección

Se distinguen las siguientes categorías:

- R0: resección completa sin restos tumorales.
- R1: resección dejando restos microscópicos.
- R2: resección dejando restos macroscópicos.

EXTENSIÓN DE LA RESECCIÓN GÁSTRICA

Aunque no es el objetivo de este capítulo, es importante definir la extensión de la gastrectomía, puesto que la linfadenectomía ha de ser acorde con la primera:

- Gastrectomía total: resección completa del estómago, incluyendo el cardias y el píloro.
- Gastrectomía distal: resección gástrica que incluye el píloro, con preservación del cardias.
- Gastrectomía con preservación pilórica: resección gástrica que preserva el tercio superior del estómago y el píloro junto con una porción del antro.
- Gastrectomía proximal: resección gástrica que incluye el cardias, pero con preservación pilórica.
- Gastrectomía segmentaria: resección circunferencial con preservación pilórica y cardial.
- Resección local.
- Cirugía no resectiva: *bypass*, gastrostomía o yeyunostomía.

INDICACIONES Y SELECCIÓN DE PACIENTES

Por el momento, no existe evidencia científica concluyente sobre las ventajas e inconvenientes del abordaje laparoscópico del cáncer gástrico ni, por extensión, en qué subgrupos de pacientes estaría más indicado este abordaje.

No obstante, se puede señalar que:

- La exploración y estadificación laparoscópica estaría indicada en todos los pacientes antes de la realización de una resección gástrica, ya sea por vía laparoscópica o laparotómica, actitud que puede evitar laparotomías innecesarias. Asimismo, puede ser útil para una mejor selección de los pacientes que puedan beneficiarse de un tratamiento neoadyuvante.
- La resección laparoscópica es factible en tumores T1, T2 y T3 (estos últimos requieren un manejo cuidadoso para prevenir una eventual diseminación de células tumorales) y con cualquier ganglio (N, del inglés, *nodes*).

Serían contraindicaciones relativas:

- Tumores T4.
- Neoplasias de muñón gástrico.
- Pacientes multioperados.

 La exploración y estadificación laparoscópica estaría indicada en todos los pacientes antes de la realización de una resección gástrica, ya sea por vía laparoscópica o laparotómica.

Margen de resección

En cualquier caso, tratándose de cirugía oncológica, se debe procurar un margen de seguridad suficiente a la hora de determinar la línea de resección en la gastrectomía con intención curativa. Se recomienda un margen proximal de, al menos, 3 cm en tumores T2 o más profundos con patrón de crecimiento expansivo (tipos 1 y 2), y de 5 cm en tumores con patrón de crecimiento infiltrativo (tipos 3 y 4). Cuando no se pueden seguir estas reglas, es aconsejable examinar el margen proximal mediante un estudio en congelación. En tumores que invaden el esófago, no es necesario alcanzar los 5 cm hasta el margen de resección, pero sí es aconsejable realizar un examen histopatológico en congelación para asegurar una resección R0. En tumores T1, se puede ajustar el margen de resección a 2 cm, aunque, si el borde tumoral no está claro, ha de marcarse previamente con clips endoscópicos de acuerdo con los resultados de las biopsias.

Elección de la gastrectomía

El procedimiento estándar para tumores con ganglios linfáticos (GL) positivos clínicamente o tumores T2-T4a es o la gastrectomía total o bien la gastrectomía subtotal. Se puede escoger la subtotal si se asegura un margen de resección proximal satisfactorio. La invasión pancreática por el tumor que requiera pancreatoesplenectomía distal necesita una gastrectomía total independientemente de la localización del tumor.

Aunque es un tema muy controvertido, se debe considerar la gastrectomía total con esplenectomía en todos los tumores de la curvatura mayor y con metástasis en la estación 4sb, aun cuando el tumor primario pudiera ser extirpado mediante una gastrectomía distal. Para adenocarcinomas localizados en la parte proximal de la unión esofagogástrica, se debe considerar una esofagectomía y gastrectomía proximal con reconstrucción tubular gástrica, similar a la cirugía para el cáncer de esófago.

Para tumores cT1cN0, se pueden considerar los siguientes tipos de resección gástrica de acuerdo con la localización del tumor:

- Gastrectomía con preservación pilórica para tumores en la porción media del estómago con el borde distal del tumor, al menos, a 4 cm del píloro.
- Gastrectomía proximal para tumores proximales en los que se puede preservar más de la mitad del estómago distal.
- La gastrectomía segmentaria y la resección local con investigación del ganglio centinela son aún tratamientos que están en investigación.

DEFINICIÓN ANATÓMICA DE LAS ESTACIONES GANGLIONARES

Las linfadenectomías pueden describirse de varias formas. Se pueden describir sucesivamente por grupos ganglionares, perigástricos (N1), regionales de segundo orden (N2) y, después, metastásicos (N3 y N4), según se alejan de la pared gástrica; también se pueden describir por territorios de drenaje distinguiendo los principales ejes arteriales gástricos, esplénicos, hepáticos, pancreáticos y celíacos; otra posibilidad es describir cada grupo ganglionar y su vaciamiento específico siguiendo la nomenclatura japonesa número a número (**Tabla 22-1**).

ASPECTOS TÉCNICOS

Se instala al paciente con las extremidades inferiores en abducción —opcionalmente, con un rodillo subescapular—, y en anti-Trendelenburg de 15-30°. El cirujano se sitúa ya sea entre las piernas del paciente o en su lado izquierdo, y sus dos ayudantes lo hacen de la forma correspondiente.

Se realiza el neumoperitoneo mediante punción con aguja de Veress o técnica abierta, manteniendo una presión constante de, aproximadamente, 12 mmHg. Los trocares se pueden situar siguiendo el esquema de la **figura 22-1**. Se emplea, habitualmente, una óptica de 0°, aunque otros equipos prefieren la óptica de 30°. La utilización de un tipo u otro de óptica y en qué trocar se sitúe esta puede condicionar modificaciones en la situación de los trocares y del instrumental empleado a través de cada uno de ellos.

Gastrectomía D1

El procedimiento comprende los siguientes pasos:

1. El primer paso de toda gastrectomía laparoscópica es la sección completa del ligamento gastrocólico, por debajo

Tabla 22-1. Definición anatómica de las estaciones ganglionares

Estación número	Definición
1	GL paracardiales derechos, incluidos los de la primera rama del asa ascendente de la arteria gástrica izquierda
2	GL paracardiales izquierdos, incluidos los de la rama esofagocardial de la arteria subfrénica izquierda
3a	GL de la curvatura menor a lo largo de las ramas de la arteria gástrica izquierda
3b	GL de la curvatura menor a lo largo de la segunda rama y la parte distal de la arteria gástrica derecha
4sa	GL de la curvatura mayor izquierda a lo largo de los vasos gástricos cortos (área perigástrica)
4sb	GL de la curvatura mayor izquierda a lo largo de la arteria gastroepiploica (área perigástrica)
4d	GL de la curvatura mayor derecha a lo largo de la segunda rama y la parte distal de la arteria gastroepiploica derecha
5	GL suprapilóricos a lo largo de la primera rama y la parte proximal de la arteria gástrica derecha
6	GL infrapilóricos a lo largo de la primera rama y la parte proximal de la arteria gastroepiploica derecha hasta la confluencia de la vena gastroepiploica derecha y la vena pancreatoduodenal superior anterior
7	GL a lo largo del tronco de la arteria gástrica izquierda entre su raíz y el origen de su rama ascendente
8a	GL anterosuperiores a lo largo de la arteria hepática común
8p	GL posteriores a lo largo de la arteria hepática común
9	GL del tronco celíaco
10	GL hiliares esplénicos, incluidos los adyacentes a la arteria esplénica distales a la cola pancreática, los de las raíces de los vasos gástricos cortos y los de la arteria gastroepiploica izquierda proximales a su primera rama gástrica
11p	GL de la arteria esplénica proximal desde su origen hasta la mitad entre su origen y el fin de la cola del páncreas
11d	GL de la arteria esplénica distal desde la mitad entre su origen y el fin de la cola del páncreas hasta el final de la cola del páncreas
12a	GL del ligamento hepatoduodenal a lo largo de la arteria hepática propia, en la mitad caudal entre la confluencia de los conductos hepáticos derecho e izquierdo y el borde superior del páncreas
12b	GL del ligamento hepatoduodenal a lo largo del colédoco, en la mitad caudal entre la confluencia entre los conductos hepáticos derecho e izquierdo y el borde superior del páncreas
12p	GL del ligamento hepatoduodenal a lo largo de la vena porta en la mitad caudal entre la confluencia de los conductos biliares derecho e izquierdo y el borde superior del páncreas
13	GL retropancreáticos, en la superficie posterior de la cabeza pancreática craneal a la papila duodenal
14v	GL a lo largo de la vena mesentérica superior, en la raíz del mesenterio
15	GL a lo largo de los vasos cólicos medios
16a1	GL paraaórticos en el hiato diafragmático aórtico
16a2	GL paraaórticos entre el margen superior del origen del tronco celíaco y el origen de la vena renal izquierda
16b1	GL paraaórticos entre el borde inferior de la vena renal izquierda y el borde superior del origen de la arteria mesentérica inferior
16b2	GL paraaórticos entre el borde superior del origen de la arteria mesentérica inferior y la bifurcación aórtica
17	GL en la cara anterior del páncreas por debajo de la cápsula pancreática
18	GL a lo largo del borde inferior del cuerpo pancreático
19	GL infradiafragmáticos predominantemente a lo largo de la arteria subfrénica
20	GL paraesofágicos en el hiato diafragmático esofágico
110	GL paraesofágicos en el tórax inferior
111	GL supradiafragmáticos apartados del esófago
112	GL mediastínicos posteriores apartados del esófago y del hiato esofágico

GL: ganglios linfáticos.

de la arcada vascular gastroepiploica, desde la flexura derecha del colon hasta la izquierda (**Fig. 22-2**). El epiplón mayor puede ser extirpado posteriormente, por vía laparoscópica o a través de una minilaparotomía, para evitar manipular esta voluminosa estructura en este momento de la intervención. También es posible realizar por vía laparoscópica un decolamiento coloepiploico similar al realizado clásicamente por vía laparotómica. En cualquier caso, no existe evidencia científica sobre si es necesaria o no la omentectomía.

2. Tras la sección de la *pars flaccida* y *condensa* del ligamento gastrohepático (donde, ocasionalmente, podrá encontrarse una arteria hepática izquierda, que, de ser de cierto calibre, se debe respetar), se rodea el estómago con una cinta que el ayudante situado a la derecha del paciente traccionará con una pinza de Babcock hacia la pared abdominal anterior,

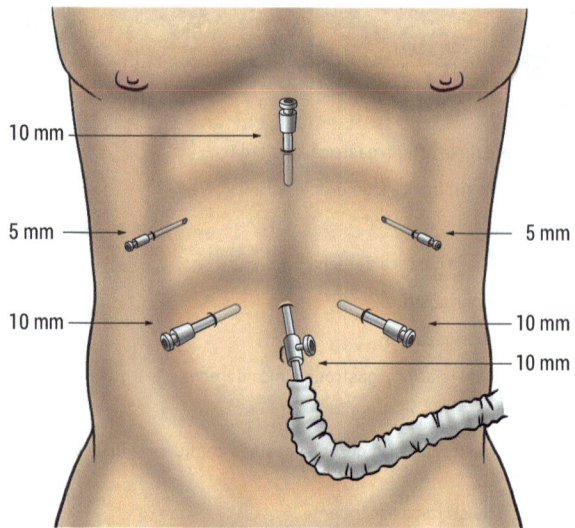

Figura 22-1. Disposición de los trocares en cirugía laparoscópica.

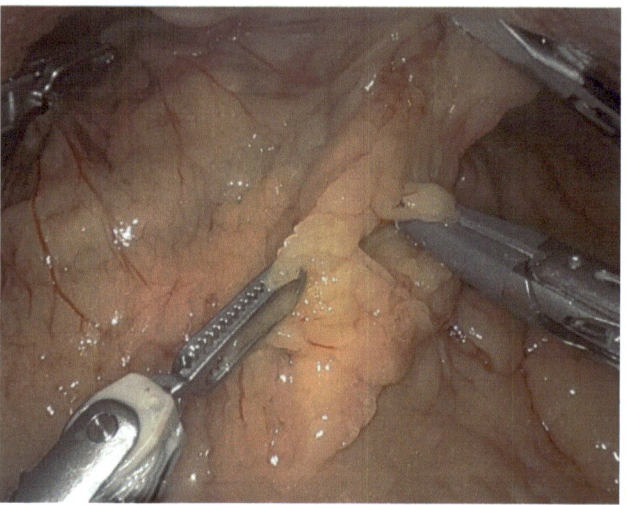

Figura 22-2. Sección completa del ligamento gastrocólico.

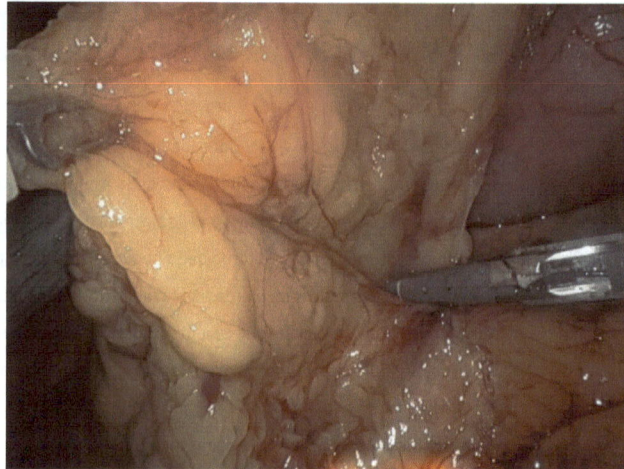

Figura 22-3. Transcavidad de los epiplones y disección en dirección al duodeno.

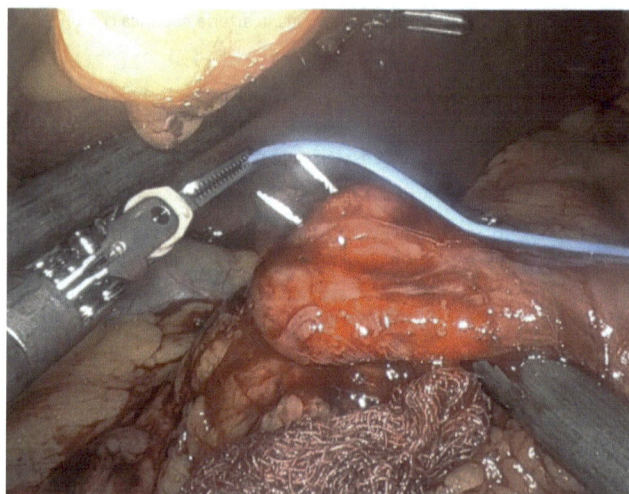

Figura 22-4. Sección duodenal.

suspendiendo el estómago y permitiendo un acceso retrogástrico del tronco celíaco y sus ramas. Se seccionan las adherencias, que frecuentemente se observan en la transcavidad de los epiplones entre la cara posterior gástrica y el páncreas y la hoja anterior del mesocolon transverso, continuando la disección en dirección al duodeno. La identificación de la arteria gastroduodenal marca el límite de esta disección (**Fig. 22-3**).

3. Se secciona la arteria gastroepiploica derecha en su origen en la arteria gastroduodenal y la vena gastroepiploica derecha a nivel de su confluencia en el tronco venoso de Henle. Las secciones vasculares se pueden realizar, como en otras intervenciones, utilizando diversos instrumentos. La arteria pilórica es disecada y seccionada en su origen en la arteria hepática propia.

4. A continuación, se secciona el duodeno (**Fig. 22-4**) con una grapadora lineal de 60 mm 3,5. Se ligan los vasos coronarios estomáquicos y, en el caso de una gastrectomía total, se comienza la disección esofágica hasta entrar en el mediastino inferior, seccionando los nervios vagos, los vasos cortos y el ligamento gastrofrénico.

Gastrectomía D2

Las fases preliminares son similares a las descritas en la realización de una gastrectomía D1:

1. Una vez realizada la transección duodenal —y, preferentemente, con la ayuda del disector con energía monopolar—, se comienza la linfadenectomía de los ganglios anteriores de la arteria hepática común (grupo 8a de la clasificación del American Joint Committee on Cancer [AJCC]), ascendiendo en el pedículo hepático para extirpar los ganglios anteriores de la arteria hepática propia a ese nivel (grupo 12a). Se secciona la vena coronaria estomáquica y se continua la disección hacía el tronco celíaco (grupo 9) y el origen de la arteria esplénica (11p), para, posteriormente, seccionar en origen la arteria coronaria estomáquica (grupo 7) y continuar la linfadenectomía a ras de los pilares diafragmáticos, para la correcta exéresis de los ganglios paracardiales derechos e izquierdos (grupos 1 y 2). Si se trata de una gastrectomía subtotal D2, solo se extirpan los ganglios paracardiales derechos (grupo 1). Si se trata de una gastrectomía total, y se realiza este

grado de disección ganglionar, se denominaría linfadenectomía D1+ beta o D1+.

2. Para la realización de una auténtica linfadenectomía D2 en el contexto de una gastrectomía total, sería necesaria la exéresis de los ganglios del hilio esplénico y de la arteria esplénica (grupos 10 y 11d). La forma tradicional de realizar esta linfadenectomía es asociando una esplenectomía. Para ello, se identifican los ejes vasculares esplénicos, siendo seccionada la arteria esplénica, preferiblemente, próxima a su origen en el tronco celíaco. Traccionando del muñón distal de la arteria, es posible ir separándola del borde superior del páncreas, realizando, así, la linfadenectomía a este nivel. La vena esplénica se secciona de igual manera. La cápsula anterior pancreática es disecada y los ganglios del hilio esplénico son extirpados. En la mayor parte de los casos, no es necesario realizar una pancreatectomía distal para una correcta linfadenectomía. Posteriormente, se completa la esplenectomía, movilizando el bazo del retroperitoneo y seccionando los ligamentos esplenodiafragmático y esplenocólico. Es posible, aunque técnicamente más difícil, la extirpación de los grupos 10 y 11d sin asociar una esplenectomía. Parece aconsejable asociar una colecistectomía, ya que la vesícula puede quedar denervada. Asimismo, la reconstrucción digestiva con un asa en «Y» de Roux compromete la eventual realización de una futura colangiopancreatografía retrógrada endoscópica (CPRE).

No se mencionan las linfadenectomías D3 y D4 por ser muy infrecuentemente realizadas en Occidente.

> Para la realización de una auténtica linfadenectomía D2 en el contexto de una gastrectomía total, sería necesaria la exéresis de los ganglios del hilio esplénico y de la arteria esplénica (grupos 10 y 11d). La forma tradicional de realizar esta linfadenectomía es asociando una esplenectomía.

Reconstrucción del tránsito digestivo

Tras una gastrectomía distal, el tránsito digestivo puede ser restablecido mediante la técnica de Billroth I (preferida por los autores orientales, fundamentalmente, en el cáncer gástrico precoz, en gastrectomías distales), de Billroth II (actualmente, prácticamente en desuso) y, tal vez, de forma preponderante en Occidente, mediante una gastroyeyunostomía con un asa en «Y» de Roux (Billroth III), transcólica o antecólica. Tras una gastrectomía total, el tipo de reconstrucción más frecuentemente empleado es la esofagoyeyunostomía T-L sobre un asa en «Y» de Roux de unos 70 cm.

LINFADENECTOMÍA

Realización de los vaciamientos ganglionares

Se puede optar por una resección global o en monobloque o bien por una resección selectiva por grupos ganglionares. El cirujano es el responsable de identificar los grupos ganglionares y de remitirlos por separado al anatomopatólogo.

La técnica en monobloque, que es adecuada para los vaciamientos D1, es más rápida, necesita menos ligaduras o clips y respeta los criterios de cirugía oncológica, al limitar la diseminación tumoral, pero el anatomopatólogo tendrá dificultades para identificar con precisión los diferentes grupos.

El cirujano siempre puede realizar una disección posoperatoria de la pieza para aislar y numerar los grupos ganglionares.

Extensión de la linfadenectomía

La extensión de la linfadenectomía es uno de los puntos más polémicos en el tratamiento del cáncer gástrico. Las diferencias poblacionales y epidemiológicas entre Occidente y Oriente son muy llamativas. En Occidente, más de la mitad de los pacientes tienen metástasis linfáticas en el momento del diagnóstico. La existencia de metástasis linfáticas puede ser difícil de valorar en el acto quirúrgico, ya que los ganglios aumentados de tamaño pueden ser inflamatorios y puede existir infiltración tumoral en ganglios sin que sea apreciable por el cirujano.

> **!** En general, se acepta que cualquier técnica de cirugía con intención curativa debe acompañarse siempre de la extirpación del territorio linfático potencialmente afectado. Para una correcta estadificación del tumor, el número mínimo de ganglios extirpados y analizados debe ser de 15 o mayor.

- Gastrectomía total:
  – D0: linfadenectomía menor de D1.
  – D1: nº 1-7.
  – D1+: D1 + nº 8a, 9 y 11p.
  – D2: D1 + nº 8a, 9, 10, 11p, 11d y 12a.
  Para tumores que invaden el esófago, D1+ incluye: nº 110; D2 incluye nº 19, 20, 110 y 111.
  Los GL nº 110 (GL paraesofágicos en el tórax inferior) en el cáncer gástrico que invade el esófago son aquellos próximos a la pared esofágica inferior que se reseca para obtener un suficiente margen de resección (**Figs. 22-5, 22-6** y **22-7**).
- Gastrectomía distal:
  – D0: linfadenectomía menor de D1.
  – D1: nº 1, 3, 4sb, 4d, 5, 6 y 7.
  – D1+: D1 + nº 8a y 9.
  – D2: D1 + nº 8a, 9, 11p y 12a.
- Gastrectomía con preservación pilórica:
  – D0: linfadenectomía menor de D1.
  – D1: nº 1, 3, 4sb, 4d, 6 y 7.
  – D1+: D1 + nº 8a y 9.
- Gastrectomía proximal:
  – D0: linfadenectomía menor de D1.
  – D1: nº 1, 2, 3a, 4sa, 4sb y 7.
  – D1+: D1 + nº 8a, 9 y 11p.

Así pues, la extensión de la linfadenectomía sistemática queda definida de acuerdo con la gastrectomía realizada. Cuando la extensión de la linfadenectomía realizada no cumple completamente los criterios estándar de nivel D, debe

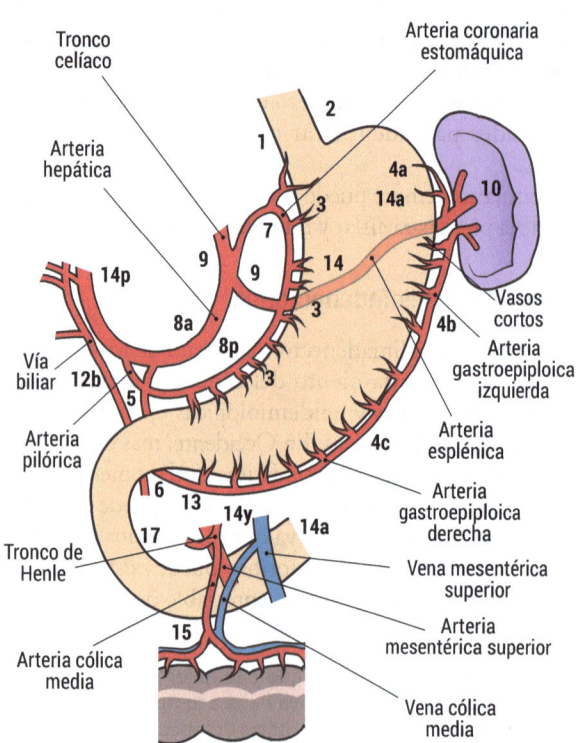

Figura 22-5. Grupos ganglionares del estómago.

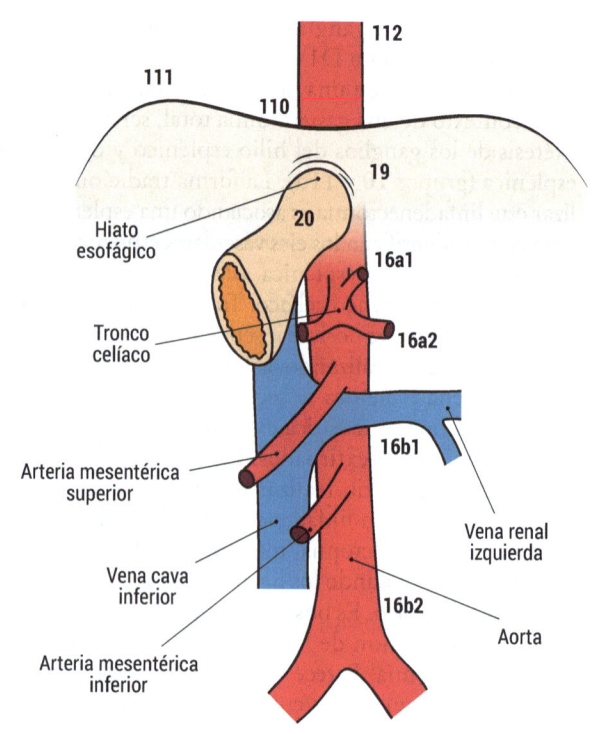

Figura 22-7. Grupos ganglionares retroperitoneales y paraaórticos.

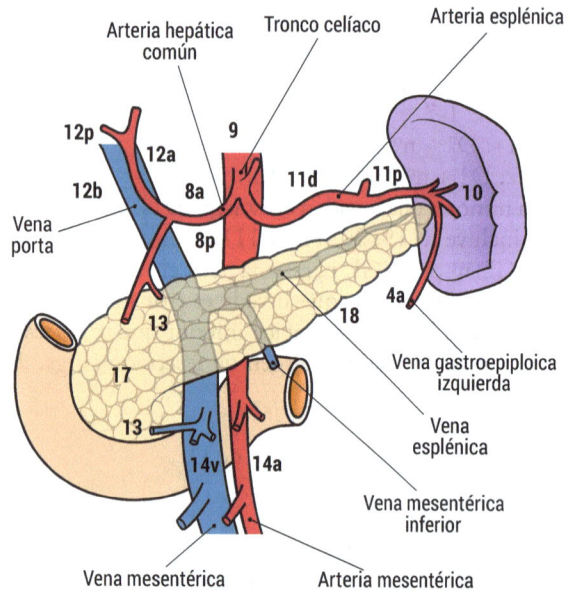

Figura 22-6. Grupos ganglionares retrogástricos.

quedar registrada la estación linfática que ha sido resecada de forma adicional —p. ej., D1 (+nº 8a)—, o dejada *in situ* —p. ej., D2 (−nº 10)—.

El acuerdo entre Occidente y Oriente a propósito de la linfadenectomía adecuada para cada situación es el que no termina por cerrarse, siendo mucho más agresivos, en general, los cirujanos orientales, aunque es muy variable en diferentes centros y en distintos países. Los resultados de la cirugía en Japón y en Corea del Sur muestran una mayor supervivencia a

los cinco años que en los países occidentales y se atribuyen a la realización rutinaria de linfadenectomías más radicales. Donde no hay desacuerdo es en que la linfadenectomía mínima que ha de ser practicada es la D1. En Europa y en Estados Unidos, la linfadenectomía D2 tiene resultados contradictorios, debido a una mayor tasa de morbimortalidad, que equipara los resultados de supervivencia a los cinco años con la D1. En países occidentales, aunque ya hace años que se realiza en centros de referencia y con gran volumen, se está empezando a generalizar la linfadenectomía D2 en manos expertas como el tratamiento de elección, y puede realizarse con seguridad con preservación de la cola del páncreas y sin esplenectomía profiláctica (disminuye sensiblemente la morbilidad) como figura en muchas guías clínicas de diferentes países, como Holanda e Italia.

Indicaciones de las linfadenectomías

En principio, según la Japanese Gastric Cancer Association, se indica una linfadenectomía D1 o D1+ para tumores cT1N0, y una D2 para tumores cN+ ocT2-T4. Debido a que el diagnóstico preoperatorio y el intraoperatorio de las metástasis ganglionares sigue siendo poco fidedigno, se debe realizar una linfadenectomía D2 cuando haya sospecha clínica de afectación ganglionar:

• Linfadenectomía D1: está indicada en tumores T1a que no cumplen los criterios para una resección mucosa endoscópica (RME) o una disección submucosa endoscópica (DSE) y para tumores cT1bN0 que son del tipo histológico diferenciado y ≤ 1,5 cm de diámetro.

- Linfadenectomía D1+: está indicada en tumores cT1N0 distintos a los anteriores (otros tipos histológicos o > 1,5 cm).
- Linfadenectomía D2: está indicada en tumores T2-T4 potencialmente curables, así como en tumores cT1N+. El papel de la esplenectomía para completar la resección de los GL nº 10 y 11 lleva mucho tiempo siendo causa de controversia.
- El ensayo aleatorizado del Japan Clinical Oncology Group (JCOG) 0110 reveló que la preservación esplénica no era inferior en términos de supervivencia global. No debería realizarse esplenectomía, a no ser que el tumor primario invada directamente el bazo o T2-T4 potencialmente curables que se localicen en la curvatura mayor del estómago superior.
- Linfadenectomía D2+: la gastrectomía con linfadenectomía superior a D2 se define como gastrectomía no estándar. Su papel se discute como sigue:
  - En el ensayo aleatorizado JCOG 9501, se negó que la linfadenectomía paraaórtica profiláctica fuese beneficiosa.
  - Aunque se puede hacer una resección R0 en tumores con afectación de los ganglios paraaórticos sin que haya otros factores indicativos de no curabilidad, el pronóstico de estos pacientes es malo. Sin embargo, la quimioterapia neoadyuvante seguida de una resección D2+ es una opción prometedora en términos de calidad de vida.
  - También es controvertido el papel de la linfadenectomía 14v en el cáncer gástrico distal. Formaba parte de la linfadenectomía D2 que se definía en la 13ª edición de la *Japanese Classification of Gastric Carcinoma*, pero ya se excluyó en la versión 3 de la *Japanese Gastric Cancer Treatment Guidelines* y así permanece en la versión 4.
    En cualquier caso, la D2 (+nº 14v) puede ser beneficiosa en pacientes con sospecha de metástasis en los GL nº 6.
  - La afectación de los GL nº 13 se define como M1 en la última versión de la *Japanese Gastric Cancer Treatment Guidelines*.
    De todas formas, la linfadenectomía D2 (nº 13) puede ser una opción en una gastrectomía potencialmente curativa en tumores que invaden el duodeno.

MISCELÁNEA

Cáncer de la unión esofagogástrica

Es el cáncer cuyo centro está localizado dentro de los 2 cm de UEG (sea adenocarcinoma o carcinoma epidermoide). No hay consenso sobre cuál debe ser la mejor resección, ni de la extensión de la linfadenectomía que debería considerarse estándar. El borde anatómico entre los ganglios linfáticos nº 19 y 20 y entre los nº 110, 111 y 112 no se puede definir claramente. Por lo tanto, los ganglios linfáticos mediastínicos inferiores y los ganglios linfáticos hiatales deben considerarse cada uno como una estación para el análisis anatomopatológico. Se puede omitir la estación 3b al realizar una gastrectomía proximal.

Preservación vagal

Se ha informado de que la preservación de la rama hepática del nervio vago anterior o de la rama celíaca del vago posterior contribuye a mejorar la calidad de vida posoperatoria, dado que reduce la formación de colelitiasis posgastrectomía, la diarrea o la pérdida de peso. En el caso de preservación pilórica, se debe conservar la rama hepática para mantener la función pilórica.

Omentectomía

La exéresis del epiplón mayor se integra de forma habitual en la gastrectomía estándar para tumores T3 o de mayor profundidad. Para tumores T1 y T2, se debería preservar el epiplón más allá de 3 cm de la arcada gastroepiploica.

Resección de órganos adyacentes

Para tumores en los cuales el primario o las lesiones metastásicas invaden directamente órganos adyacentes, se debe asociar una resección combinada del órgano afectado para poder conseguir una resección R0.

CIRUGÍA LAPAROSCÓPICA

Se debe considerar la cirugía laparoscópica como una opción en la práctica clínica general para el tratamiento de tumores en estadio I clínico que tengan indicada una gastrectomía distal (grado de recomendación B). La seguridad de este abordaje se probó en un estudio de fase II prospectivo (JCOG 0703), en el que participaron solo cirujanos con experiencia suficiente.

En cualquier caso, los cirujanos deben ser conscientes de la curva de aprendizaje asociada a este tipo de procedimientos, y la indicación para este abordaje debe ser decidida de forma discreta en cada centro, basándose en la experiencia de los miembros de la plantilla que participan en este tipo de cirugías.

En cánceres más avanzados, hoy por hoy, no existe ninguna evidencia que recomiende la utilización de un abordaje laparoscópico, aunque, actualmente, hay en marcha estudios aleatorizados para valorar la seguridad y los resultados a largo plazo.

La gastrectomía total se ha tasado con recomendación C1 en la guía de la Sociedad Japonesa para Cirugía Endoscópica de 2014 (puede tomarse en consideración para pacientes que necesiten una gastrectomía total, pero sin evidencia científica que apoye que el procedimiento sea actualmente posible).

Las complicaciones posoperatorias son mucho más frecuentes en el primer año de introducción de esta técnica en un centro. En el consentimiento informado, debería figurar que no existen datos que registren las consecuencias a largo plazo de emplear este abordaje.

COMPLICACIONES Y PREVENCIÓN

Las posibles complicaciones son la siguientes:

- Las inherentes al abordaje (causadas por la aguja de insuflación, trocares, neumoperitoneo, etcétera).
- Hemorragia y lesiones vasculares durante la gastrólisis y la linfadenectomía.
- Fístula duodenal: para su prevención, parece aconsejable:
  – No disecar en exceso el duodeno: en ocasiones, existen dificultades en la correcta evaluación de la disección duodenal (sobre todo, en pacientes con historia ulcerosa duodenal). La visualización de la arteria gastroduodenal marca el límite de esta disección.
  – Seccionar el duodeno con una endocortadora provista del tamaño de grapa adecuada, en general, de 3,5 mm. Puede ser conveniente el refuerzo o la invaginación de la línea de grapas mediante una sutura laparoscópica.
  – Retirar la sonda nasogástrica antes de cualquier sección duodenal, gástrica o esofágica.
- Fístula pancreática: tanto durante la linfadenectomía del tronco celíaco como de sus ramas, existe el riesgo de lesionar tejido pancreático. Es preciso tener en cuenta que, con cierta frecuencia, se puede observar tejido pancreático ectópico extracapsular, por ejemplo, en la pared de la primera porción duodenal.
- Durante la fase videoasistida, es necesario ser cuidadosos al introducir valvas maleables a través de la minilaparotomía, ya que pueden causar lesiones viscerales (pancreáticas, hepáticas, etc.).
- Fístulas anastomóticas, sobre todo, tras anastomosis esofagoyeyunal. Para su prevención, cabe aplicar los mismos principios que en la cirugía convencional: buena vascularización, evitar toda tensión/torsión y una buena técnica quirúrgica.

RESULTADOS Y EVIDENCIA CIENTÍFICA ACTUAL

La laparoscopia exploradora y de estadificación, como último procedimiento diagnóstico y primer paso terapéutico, puede evitar entre un 10 y un 50 % de laparotomías innecesarias.

En relación con la evidencia científica actual, se puede señalar que:

- El número de ganglios extirpados durante la linfadenectomía laparoscópica es similar o algo menor que los obtenidos por vía abierta, pero, en cualquier caso, dentro del intervalo adecuado para una correcta estadificación ganglionar.
- En lo que respecta a los resultados a corto plazo, el metanálisis de numerosas series, sobre todo orientales, de gas-

trectomías distales videoasistidas en el cáncer gástrico precoz, muestra que los pacientes operados por este abordaje presentan menor morbilidad (sobre todo, secundaria al íleo posoperatorio), menor respuesta inflamatoria (leucocitos, proteína C-reactiva), menor dolor, menor estancia hospitalaria y una recuperación precoz del tránsito intestinal. La mortalidad publicada es casi nula, y la morbilidad, del 9 %.
- En las publicaciones sobre los resultados de la gastrectomía laparoscópica por cáncer gástrico avanzado, de la que existe una menor experiencia, se han comunicado beneficios similares a los encontrados en el cáncer gástrico precoz, con cifras de morbimortalidad equiparables a los de las gastrectomías laparotómicas: mortalidad entre el 0 y el 5,8 % y morbilidad entre el 12,5 y el 31,6 %.
- En lo referente a los resultados oncológicos a largo plazo publicados, la supervivencia de los pacientes, tanto con cáncer precoz como avanzado, es similar a la obtenida en las series laparotómicas. Solo existe un caso publicado de metástasis en el orificio del trocar.

> ! En la actualidad, el nivel de evidencia es II y el grado de recomendación, B1.

Recientemente, se ha publicado un metanálisis en 2020 en el que se compara la gastrectomía laparoscópica con la gastrectomía robótica. Con respecto a los resultados quirúrgicos, la gastrectomía robótica se asoció a un mayor tiempo de operación (diferencia media [DM]: 44,73; intervalo de confianza [IC] del 95 %: 36,01-53,45; nivel de significación estadística [p] < 0,00001), menos pérdida de sangre intraoperatoria (DM: –18,24; IC del 95 %: de –25,21, a –11,26; p < 0,00001) y menor tasa de complicación quirúrgica según la clasificación de Clavien-Dindo ≥ 3 (razón de posibilidades u *odds ratio*: 0,66; IC del 95 %: 0,49-0,88; p = 0,005). En cuanto a los resultados oncológicos, el grupo de gastrectomía robótica mostró un número medio significativamente mayor de GL recuperados (DM: 1,84; IC del 95 %: 0,84-2,84; p = 0,0003), pero la distancia media de los márgenes de resección proximal y distal y la tasa de recurrencia no fueron significativamente diferentes entre los dos enfoques. En lo referente a la seguridad, factibilidad técnica y adecuación oncológica, los grupos robótico y laparoscópico fueron comparables, aunque el abordaje robótico parece lograr mejores resultados quirúrgicos a corto plazo. Además, se observó una mayor tasa de GL recuperados en el grupo de gastrectomía robótica.

PUNTOS CLAVE

- La laparoscopia exploradora de estadificación, como último procedimiento diagnóstico y primer paso terapéutico, puede evitar el 10-50 % de laparotomías innecesarias.
- Se debe considerar a la cirugía laparoscópica como una opción en la práctica clínica general para el tratamiento

de tumores estadio I que tengan indicación de gastrectomía distal (recomendación B).
- La cirugía robótica, por el momento, no ofrece ninguna ventaja sustancial al abordaje laparoscópico convencional, no obstante, diferentes estudios comparativos están en marcha.

BIBLIOGRAFÍA

Degiuli M, De Manzoni G, Di Leo A, D'Ugo D, Galasso E, Marrelli D, et al. Gastric cancer: current status of lymph node dissection. World J Gastroenterol. 2016;22(10):2875-93.

Eizaguirre E, Larburu S, Asensio JI, Martí L. Cáncer gástrico: tratamiento quirúrgico. En: Ortiz Escandel A, Martínez de Haro L, Parrilla Paricio P (eds.). Guías Clínicas de la Asociación Española de Cirujanos. Cirugía esofagogástrica. 2ª ed. Madrid: Arán Ediciones; 2017. p. 401-11.

Giuliani A, Miccini M, Basso L. Extent of lymphadenectomy and perioperative therapies: two open issues in gastric cancer. World J Gastroenterol. 2014;20(14):3889-904.

Guerrini GP, Esposito G, Magistri P, Serra V, Guidetti C, Olivieri T, et al. Robotic versus laparoscopic gastrectomy for gastric cancer: the largest meta-analysis. Int J Surg. 2020;82:210-28.

Japanese Gastric Cancer Association. Japanese gastric cancer treatment guidelines 2014 (ver. 4). Gastric Cancer. 2017;20(1):1-19.

Japanese Gastric Cancer Association. Japanese classification of gastric carcinoma: 3rd English edition. Gastric Cancer. 2011;14(2):101-12.

Mutter D, Nedelcu A. E-40-330-A: Gastrectomías por cáncer: principios generales diagnósticos y terapéuticos. EM Consulte-Técnicas quirúrgicas-Aparato digestivo. 2016;32(3):1-18.

Parrilla P, García Marcilla JA. Cáncer gástrico: tratamiento. En: Parrilla Paricio P, Martínez de Haro L, Ortiz Escandel A (eds.). Guías Clínicas de la Asociación Española de Cirujanos. Cirugía esofagogástrica. Madrid: Arán Ediciones; 2001. p. 453-64.

Schmidt B, Yoon SS. D1 versus D2 lymphadenectomy for gastric cancer. J Surg Oncol. 2013;107(3):259-64.

Laparoscopia de estadificación en el cáncer gástrico

23

F. Atahualpa Arenas, E. Álvarez Peña, M. Heras Garceau, J. Castell Gómez y C. Durán Escribano

OBJETIVOS

- Reconocer la utilidad de la laparoscopia en la estadificación del cáncer gástrico.
- Conocer las indicaciones de la laparoscopia de estadificación en esta enfermedad.
- Aprender la técnica quirúrgica de la laparoscopia de estadificación en el cáncer gástrico.
- Identificar las ventajas y desventajas de la laparoscopia en relación con otras técnicas diagnósticas en el cáncer gástrico.
- Promover su implementación y estandarización en la práctica clínica.

INTRODUCCIÓN

Globalmente el cáncer gástrico es el quinto en incidencia y la cuarta causa de mortalidad por cáncer en ambos sexos, con las tasas de incidencia más altas en Asia y Europa del Este.

Las metástasis peritoneales del cáncer gástrico constituyen la localización más frecuente, están presentes hasta en el 40 % de pacientes al diagnóstico (sincrónicas), lo cual contraindica una cirugía curativa —al menos, inicialmente— y ensombrece radicalmente el pronóstico, con una mediana de supervivencia que oscila entre 4 y 6 meses. Además, están presentes en el 15-45 % de pacientes con cáncer gástrico avanzado posterior a la resección R0 (metacrónicas). Constituyen la causa más frecuente de muerte en estos pacientes. Otras localizaciones de metástasis de origen gástrico son órganos a distancia (hígado, pulmón, hueso, cerebro, ovarios, retroperitoneo, etc.) y ganglios linfáticos no regionales o distantes (paraaórticos).

El plan de trabajo para la estadificación del cáncer gástrico empieza con la endoscopia alta asociada a la toma de múltiples biopsias (esencial para el diagnóstico). El rol que desempeña la ecoendoscopia (EUS; del inglés, *endoscopic ultrasound*) en la actualidad es prácticamente fundamental para la estadificación previa a cualquier actitud terapéutica, ofreciendo información muy precisa sobre el estadio TNM (tumor/ganglios linfáticos [del inglés, *nodes*]/metástasis), además de la posibilidad de obtener biopsias. Desde otro punto de vista, para los casos de lesiones tempranas, la resección mucosa endoscópica y la disección submucosa endoscópica son procedimientos bien terapéuticos, al resecar de forma completa la lesión, bien diagnósticos, al precisar el T de la lesión para su resección oncológica posterior. La utilización de la tomografía axial computarizada (TAC) y la tomografía por emisión de positrones (PET) con TAC es necesaria para ofrecer información acerca de la enfermedad ganglionar (N) y de la enfermedad a distancia (M), excepto en cánceres tempranos (PET-TAC). Todo este plan de trabajo de estadificación brinda información precisa previa al inicio del tratamiento del cáncer gástrico, sin embargo, la diseminación peritoneal, las metástasis hepáticas superficiales y los implantes en la raíz del mesenterio son difícilmente detectados mediante estas técnicas.

Es necesario realizar una estadificación precisa para seleccionar la mejor estrategia terapéutica con el objetivo de evitar errores, que finalmente influyen tanto en los resultados como en el pronóstico y la calidad de vida de los pacientes con cáncer gástrico. La laparoscopia de estadificación para el cáncer gástrico es una técnica mínimamente invasiva que permite evaluar la resecabilidad de la enfermedad mediante la visualización directa de la superficie peritoneal y la serosa de los órganos intraabdominales, así como la enfermedad metastásica locorregional, la toma de muestras del líquido peritoneal ascítico y el lavado peritoneal para realizar citología. La ecografía laparoscópica y la fluorescencia con el verde de indocianina son dos de las técnicas que se pueden asociar al procedimiento (**Figs. 23-1**, **23-2** y **23-3**).

En este capítulo, se revisa especialmente la técnica quirúrgica, la efectividad y las indicaciones actuales de la laparoscopia en la estadificación del cáncer gástrico, así como las publicaciones más recientes sobre este tema.

HISTORIA DE LA LAPAROSCOPIA DE ESTADIFICACIÓN

Las primeras descripciones de la exploración intraabdominal, denominadas inicialmente *celioscopia* datan de los primeros años del siglo xx. Posteriormente, continuaron en la primera mitad del siglo con las descripciones de su utilización en humanos por parte de Jacobaeus y Bertram en Europa y América, respectivamente. A partir de entonces, empieza la era moderna de la laparoscopia, con los trabajos de Veress y

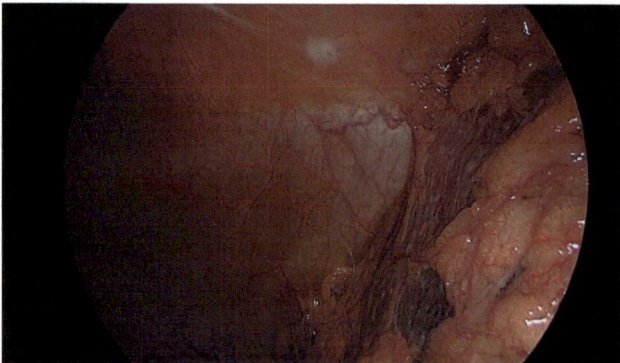

Figura 23-1. Mínima enfermedad peritoneal por implante tumoral único en la pared abdominal del hipocondrio derecho.

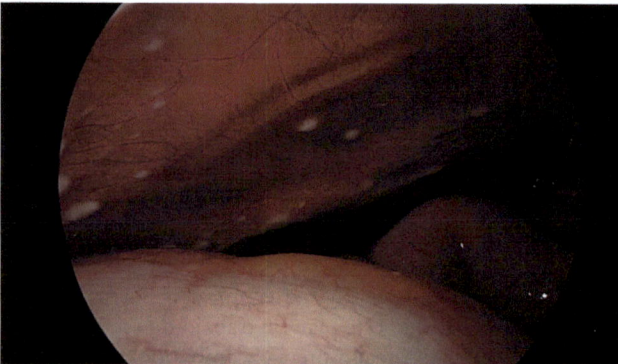

Figura 23-2. Enfermedad peritoneal miliar.

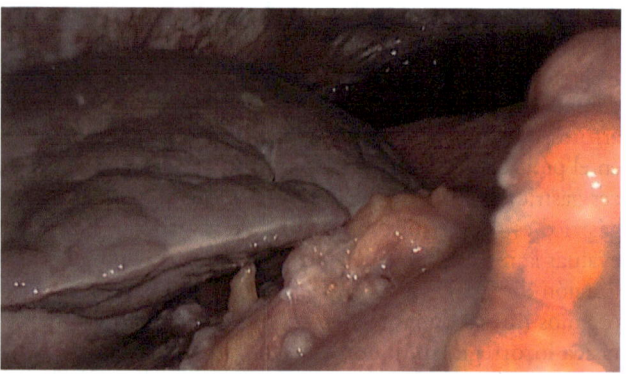

Figura 23-3. Carcinomatosis peritoneal avanzada con afectación del epiplón mayor (*omental cake*), superficie hepática y ascitis tumoral.

otros varios cirujanos, desarrollando la técnica de puertos de acceso al abdomen y distintos laparoscopios. Finalmente, la llegada de la fibra óptica (luz fría) en la mitad del siglo pasado fue un gran paso evolutivo.

Es en los inicios de la década de 1970 cuando la laparoscopia empieza a describirse en la práctica clínica, instaurándose principalmente en el área de ginecología, con las grandes aportaciones del ginecólogo Kurt Semm. De esta forma, se convierte en una técnica quirúrgica novedosa, que predominantemente tiene indicación diagnóstica, inicialmente, sustituyendo a la culdoscopia y, posteriormente, se amplían las indicaciones a casos de sospecha de embarazo ectópico, salpingitis, endometriosis, infertilidad, etc. En cirugía abdominal, se empieza a utilizar más tarde en

traumatismos abdominales y el diagnóstico de patología intraabdominal, incluidas la carcinomatosis peritoneal y la tuberculosis. Si bien hubo que esperar hasta finales de la década de 1980 para su aceptación en cirugía general como una técnica de abordaje quirúrgico seguro y reproducible, entre los pioneros, fue Erich Mühe quien realizó la primera colecistectomía laparoscópica en Boblingen (Alemania) y, luego, Mouret en Francia.

Es en la década de 1970 y primeros años de 1980 cuando empiezan a publicarse estudios en oncología quirúrgica, nuevamente, sobre todo, en el ámbito ginecológico. En la oncología quirúrgica, tras un rechazo inicial —fundamentalmente, por controversias en cuanto a seguridad y radicalidad oncológica—, cada vez existe mayor evidencia sobre su efectividad y no inferioridad respecto a la cirugía oncológica convencional.

Uno de los primeros trabajos clínicos publicados fue el realizado por Bagley en Estados Unidos en 1973, donde mencionaba el término *peritoneoscopia*, que llevaba a cabo cuatro semanas tras la laparotomía por cáncer de ovario; en 11 de 14 pacientes, se encontró enfermedad diafragmática desapercibida previamente. De la misma manera, dos años más tarde, Rosenoff publica otra serie de 30 pacientes con cáncer de ovario, la mayoría con enfermedad diafragmática, y menciona el *second look* mediante peritoneoscopia para casos de remisión de la enfermedad.

En 1976, Trujillo publica un trabajo sobre peritoneoscopia más biopsia diagnósticas en enfermedades intraabdominales con una serie de 145 pacientes, muchos de los cuales tienen el diagnóstico de carcinomatosis peritoneal, y concluye que en el 90 % de casos no fue necesaria la laparotomía.

Gross, en Londres, publica en 1984 uno de los primeros estudios sobre la laparoscopia diagnóstica en el cáncer gástrico. Se trata de una serie de 46 pacientes consecutivos con diagnóstico de adenocarcinoma gástrico a quienes realizó laparoscopia bajo anestesia general con visión frontal y lateral más toma de biopsias, sin explorar la transcavidad de los epiplones. En 27 de ellos hubo enfermedad incurable, el procedimiento tuvo mínima morbilidad con nula mortalidad y se evitó la laparotomía en más de la mitad de los pacientes. La laparoscopia fue sorprendentemente precisa y los falsos negativos se atribuyeron a la falta de exploración del saco menor.

En los siguientes años, aumentan las publicaciones sobre este tema, resaltando, entre otros, el estudio de Popova de 1987 acerca del uso de la laparoscopia de estadificación en el cáncer gástrico. En él, se argumenta el injustificado traumatismo que ocasiona la laparotomía en las habituales malas condiciones de estos pacientes, concluyendo que, en casi la mitad de los casos, la laparoscopia podría haber evitado una laparotomía innecesaria y la consiguiente morbimortalidad.

TERMINOLOGÍA

La clasificación TNM del American Joint Committee on Cancer (AJCC; 8ª edición, 2017) define las metástasis peritoneales, hepáticas o a distancia como M1.

La clasificación japonesa de la Japanese Gastric Cancer Association (JGCA; 3ª edición en inglés) considera metástasis a distancia aquellos lugares que no sean ganglios linfáticos regionales y debe registrarse como:

- Metástasis peritoneal (P): PX, P0, P1.
- Lavado peritoneal (CY): CYX, CY0, CY1.
- Metástasis hepáticas (H): HX, H0, H1.

Las metástasis peritoneales del adenocarcinoma gástrico por diseminación peritoneal de las células tumorales puede ser evidente o macroscópica (carcinomatosis peritoneal) o microscópica. Para su diagnóstico, es condición *sine qua non* la biopsia positiva de un nódulo o lesión peritoneal o la citología positiva del lavado peritoneal o del líquido ascítico.

LAPAROSCOPIA DE ESTADIFICACIÓN EN EL ADENOCARCINOMA GÁSTRICO

Uno de los estudios más relevantes sobre la laparoscopia de estadificación, publicado por Sarela, del Memorial Sloan Kettering Cancer Center, analiza más de 650 pacientes con adenocarcinoma gástrico resecable y M0 tras los estudios preoperatorios. Encuentra una tasa de metástasis del 32 %, de los cuales: el 72 % tuvo afectación peritoneal; el 17,8 %, hepática; el 17,8 %, ganglionar paraaórtica; y el 12 %, en más de una localización; hubo una tasa de falsos negativos del 10 % detectados inmediatamente en el momento de la gastrectomía, por lo cual recomienda realizar de rutina la apertura de la transcavidad de los epiplones, la citología peritoneal y el uso de la ecografía laparoscópica.

La diseminación peritoneal del cáncer gástrico es difícil de detectar tras todo el algoritmo diagnóstico y de estadificación, y muchas veces solo «da la cara» en el momento de la cirugía con intención curativa. Es por esta razón por lo que se han identificado algunos factores de riesgo de metástasis peritoneal del cáncer gástrico, de manera que, si se encuentran presentes, deberían agotarse las pruebas diagnósticas para descartarla; estos son: tumores T3-T4, adenopatías positivas, tumores de alto grado de malignidad, histología de células en anillo de sello y patrón de crecimiento difuso infiltrante.

La laparoscopia de estadificación detecta metástasis peritoneal (P1 + CY1) en el 18,2-41 % de pacientes con adenocarcinoma de estómago no evidente en las otras pruebas de estadificación; esta variabilidad refleja las diferentes indicaciones del procedimiento en los trabajos publicados. Otros autores describen tasas de enfermedad peritoneal clínicamente no evidente (CY1) por tumores de riesgo en cáncer gástrico detectada mediante laparoscopia de estadificación en el 36,3 % de pacientes.

En la estadificación del cáncer gástrico, existen dos escenarios para evaluar la presencia de diseminación peritoneal mediante la laparoscopia de estadificación. En el primero, los pacientes candidatos a cirugía primaria con intención curativa, el objetivo principal es evitar una laparotomía innecesaria y sus complicaciones, además de los beneficios de una rápida recuperación y el inicio precoz de quimioterapia paliativa; mientras que, en el segundo, se trata de casos candidatos a neoadyuvancia en los que se intenta evitar la administración de una quimioterapia agresiva y poco beneficiosa. Por lo tanto, la laparoscopia de estadificación selecciona a los pacientes para un tratamiento con intención curativa (gastrectomía estándar/no estándar o neoadyuvancia) o paliativa (gastrectomía paliativa o quimioterapia/radioterapia paliativas).

La utilidad de la laparoscopia de estadificación en el adenocarcinoma gástrico es valorar el TNM y en especial la diseminación peritoneal, cuyos resultados finalmente se traducen en las tasas de cambio de actitud terapéutica y de cirugía evitable.

El cambio de actitud terapéutica se refiere a cualquier cambio o variación en el tratamiento médico o quirúrgico planificado. Se estima que la tasa de cambio de actitud terapéutica tras el hallazgo de enfermedad peritoneal mediante la laparoscopia de estadificación oscila entre el 22 y el 37 %, tomando como referencia basal la estadificación de la TAC.

La cirugía evitable se refiere al cambio de indicación de una gastrectomía curativa por cualquier otro procedimiento diagnóstico o paliativo durante la intervención debido a la detección de enfermedad localmente avanzada no resecable o metástasis. Aunque el análisis de los estudios tienen gran variabilidad, un estudio europeo retrospectivo del año 2021 ha evaluado la tasa de cirugía evitable por la detección de metástasis peritoneal, hepática o enfermedad locorregional no resecable mediante la laparoscopia de estadificación durante la gastrectomía en pacientes con cáncer gástrico avanzado potencialmente curable; en el 16,2 %, se evitó la cirugía (tasa de cirugía evitable) y los factores de riesgo para la no resecabilidad fueron la localización tumoral difusa, en el píloro o en el remanente gástrico, N+ y ausencia de neoadyuvancia.

El metanálisis de Leake *et al.*, con 21 artículos analizados, encontró que la laparoscopia de estadificación produjo un cambio en el manejo del paciente con cáncer gástrico avanzado en el 8,5-59,6 % debido al hallazgo de enfermedad oculta, que evitó la laparotomía en el 8,5-43,8 % (tasa de cirugía evitable). En el análisis de grupos, se demostró que en pacientes con tumores T3-T4 produjo un cambio en la actitud terapéutica en el 25-54 % de pacientes.

Los valores de la tasa de cirugía evitable tras la laparoscopia de estadificación fluctúan considerablemente en los trabajos publicados, desde el 8,6 % en uno de los estudios más recientes (que no es una cifra despreciable) hasta valores cercanos al 50 %, lo cual demuestra la variabilidad de las publicaciones. Un trabajo japonés que incluyó a 100 pacientes con cáncer gástrico resecable cT3-T4 describe el cambio a un estadio más avanzado tras la laparoscopia de estadificación (con citología peritoneal) en el 44 % de pacientes y una tasa de cirugía evitada del 22 %; como era de esperar, el análisis de supervivencia demostró significativamente peores resultados tras la gastrectomía en el grupo con citología peritoneal positiva que en el de la negativa.

La estadificación laparoscópica en el cáncer gástrico es actualmente la técnica de referencia para el diagnóstico de enfermedad peritoneal; desde sus inicios en la década de 1980 y progresivamente hasta la actualidad, está siendo extensamente utilizada antes del inicio de cualquier secuencia terapéutica y existen varias guías y consensos con recomendaciones sólidas sobre las indicaciones de su uso. Hay estudios en los cuales, además de valorar la enfermedad peritoneal, proporciona información acerca de la afectación de la pared gástrica y compromiso ganglionar perigástrico; también podría ser útil en la detección de enfermedad ganglionar no locorregional o metástasis en otros órganos intraabdominales no vistas con otras pruebas de imagen.

En consecuencia, la laparoscopia de estadificación en el cáncer gástrico es una técnica complementaria en la valoración de las metástasis (M), la profundidad tumoral (T), la diseminación ganglionar (N) y, finalmente, la resecabilidad tumoral.

Laparoscopia de estadificación para valorar la profundidad tumoral

Se ha evaluado su rendimiento diagnóstico en la valoración del T en el cáncer gástrico, tomando como referencia la EUS, la TAC y la resonancia magnética nuclear (RMN). Se describen tasas de precisión diagnóstica respecto a la profundidad tumoral en la pared gástrica (T) del 65-92,1, el 77,1-88,9 y el 71,4-82,6 % para la EUS, la TAC y la RMN, respectivamente. Con la evidencia actual disponible, debido a la mejor precisión diagnóstica, se recomienda la EUS como prueba de elección para la estadificación preoperatoria del T.

Una revisión sistemática reciente encuentra una precisión diagnóstica de la laparoscopia para el T de hasta el 97 % (asociada a ecografía laparoscópica) y con una aceptable concordancia con el resultado final de anatomía patológica. No obstante, la utilización de la ecografía laparoscópica asociada a la laparoscopia de estadificación se menciona en las diferentes guías sin llegar a tener una recomendación sólida.

Con los buenos resultados demostrados en el cáncer gástrico avanzado, por lo general, la utilidad de la laparoscopia en la estadificación en el cáncer gástrico temprano puede que haya sido menospreciada y no se debe olvidar la capacidad de diseminación metastásica que poseen algunos de estos tumores pese a su precocidad (indiferenciados, de tipo difuso, etcétera).

En conclusión, la verdadera importancia de la laparoscopia en la valoración del T para el cáncer gástrico sería la de distinguir entre tumores clasificados como T4 por las pruebas de imagen de los T3, confirmando la resecabilidad de la lesión.

Laparoscopia de estadificación para valorar la afectación ganglionar

La precisión diagnóstica de la laparoscopia en la estadificación del compromiso ganglionar se describe entre el 64 y el 98 %. Hasta la actualidad, pese a la evolución de las pruebas de imagen, la sensibilidad y especificidad para la detección de enfermedad ganglionar en el cáncer gástrico continúa siendo mejorable. Dada esta variabilidad y que no pueden excluir o confirmar con seguridad razonable la presencia de metástasis ganglionares, la laparoscopia podría aportar algún beneficio.

Laparoscopia de estadificación para valorar las metástasis

Las recomendaciones actuales de las guías de diagnóstico para metástasis en cáncer gástrico incluyen la TAC y la PET-TAC. La precisión diagnóstica que se ha descrito para la TAC y la PET-TAC en la detección de enfermedad metastásica es del 81,2 y el 88,2 %, respectivamente, valores inferiores a los descritos para la laparoscopia diagnóstica, que oscilan entre

el 90 y el 100 %; lógicamente, son valores restringidos a la enfermedad metastásica abdominal.

Un metanálisis sobre el papel de la laparoscopia de estadificación en la valoración de enfermedad metastásica arroja igualmente resultados óptimos, con una sensibilidad, especificidad y precisión diagnóstica que oscilan entre el 64-100, el 80-100 y el 85-100 %, respectivamente.

Recientemente, un estudio retrospectivo holandés con 216 pacientes analiza los resultados de la laparoscopia de estadificación para la detección de enfermedad metastásica o no resecable; sus resultados son similares, con sensibilidad, especificidad, precisión diagnóstica, valor predictivo positivo y valor predictivo negativo del 76,6, el 100, el 92,6, el 100 y el 90,3 %, respectivamente.

Hay que destacar los resultados de una revisión sistemática reciente, que encuentra que hasta un 59,6 % de pacientes diagnosticados y estadificados como M0 por TAC, PET-TAC y RMN tuvieron enfermedad metastásica durante la laparoscopia de estadificación.

Para el caso de enfermedad hepática no superficial, la laparoscopia de estadificación no parece ofrecer más información que las otras pruebas de imagen. Sin embargo es muy útil para detectar la enfermedad metastásica superficial que comprometa la cápsula de Glisson. En este sentido, otra revisión sistemática, sin el uso de ecografía laparoscópica, encuentra tasas de sensibilidad, especificidad y precisión diagnóstica del 50-100, el 93-100 y el 90-100 %, respectivamente. No obstante, el uso de la ecografía laparoscópica en estos casos podría ofrecer alguna ventaja si se dispone de la sonda laparoscópica, por lo que las guías de la Society of American Gastrointestinal and Endoscopic Surgeons (SAGES), la recomiendan como adyuvante a la laparoscopia de estadificación.

En referencia a la metástasis hepática del cáncer gástrico, la prueba de elección es la TAC abdominal, pese a la gran variabilidad de la TAC en la detección de metástasis hepáticas, con valores de sensibilidad, especificidad y precisión diagnóstica del 60-100, el 91,5-100 y el 60-100 %, respectivamente. En consecuencia, las guías recomiendan la utilización de la PET-TAC en la estadificación del cáncer gástrico, mientras que no existe recomendación actual del uso de la RMN en las guías de diagnóstico.

Laparoscopia de estadificación para valorar la enfermedad peritoneal

Es el caso de la enfermedad peritoneal visible (P1 según la clasificación japonesa y la carcinomatosis peritoneal), donde la laparoscopia diagnóstica es notablemente superior al resto de pruebas de las que se dispone actualmente para la estadificación del cáncer gástrico. En general, tiene una sensibilidad y especificidad del 84,6 y el 100 %, respectivamente, con un área bajo la curva de eficacia diagnóstica (ROC; de inglés, *receiver operating characteristics*) del 98 %. Una revisión sistemática confirma estos buenos resultados, con una sensibilidad, especificidad y precisión diagnóstica del 73,7-100, el 83-100 y el 93,4-100 %, respectivamente, en la valoración de diseminación peritoneal.

Si se revisa la sensibilidad de las pruebas de imagen en la detección de enfermedad peritoneal, toda la literatura médica coincide en el bajo rendimiento de las pruebas; por ejemplo, la ecografía abdominal tiene una sensibilidad del 9 %; la TAC, del 28,8-33 %; y la PET-TAC, del 30-35 %, siendo la mejor la EUS, con una sensibilidad del 34 % y con alta especificidad (99 %). Es importante resaltar que la TAC abdominal también tiene una especificidad alta, en torno al 96 %.

Una serie retrospectiva reciente de 867 pacientes con adenocarcinoma gástrico resecado, publicada por Allen *et al.* del MD Anderson Cancer Center, encuentra tras la laparoscopia de estadificación una tasa de enfermedad peritoneal (visible o citología positiva) del 30,7 % en pacientes con tumores T3-T4N+; llama la atención que en el grupo de tumores T1T2N0 es del 17,9 % y todos ellos son T2 y pobremente diferenciados.

La realización de laparoscopia de estadificación ha originado una mayor frecuencia de pacientes con carcinomatosis peritoneal diagnosticada; trabajos recientes muestran un posible beneficio de la citorreducción más quimioterapia intraperitoneal (HIPEC, NIPS, EPIC, SIPC, PIPAC, etc.) en pacientes seleccionados con enfermedad peritoneal.

Finalmente, pese a todos los datos y resultados descritos anteriormente, en la actualidad, la evidencia sobre la estadificación laparoscópica en el cáncer gástrico es débil; prácticamente todos los estudios son retrospectivos o series unicéntricas limitadas por el tamaño de la muestra. Está abierto el estudio holandés sobre el uso de la laparoscopia de estadificación y la PET-TAC (PLASTIC *study*), cuyo objetivo principal es determinar la proporción de pacientes en los que la laparoscopia de estadificación y la PET-TAC llevan a un cambio en la estrategia de tratamiento.

CITOLOGÍA PERITONEAL

La citología peritoneal positiva (CY1) mediante lavado peritoneal preoperatorio o de la muestra de ascitis se clasifica como metástasis (M1).

La incidencia de citología peritoneal positiva (CY1 según la clasificación japonesa) en el cáncer gástrico varía según los estudios entre el 4 y el 41 %; además, existe una relación positiva entre la extensión de la enfermedad y la citología positiva, siendo en tumores T1-T2 del 0 %, en tumores T3-T4 del 10 % y en tumores M1 del 59 %. Sin embargo, también existe relación entre la enfermedad peritoneal y el grado de malignidad tumoral; de este modo, un trabajo reciente describe un 10,9 % de pacientes con citología peritoneal positiva en tumores T1-T2 pobremente diferenciados. Otra serie japonesa publicada en 2015 con tumores de tipo infiltrante (tipo 3 grandes y tipo 4 de la clasificación japonesa) encuentra una incidencia de citología peritoneal positiva (CY1) en el 36,3 % de pacientes, mientras que en el 17 % de pacientes la citología fue negativa, a pesar de una carcinomatosis evidente (P1CY0). Como se puede ver, existen pacientes con células cancerosas libres en el peritoneo, pero con resultado negativo en la citología peritoneal; así, se describe una tasa de falsos negativos del 17-18 %.

A pesar de la variabilidad en las incidencias, las tasas de cirugía evitable tras citología peritoneal positiva, excluyendo los casos de carcinomatosis peritoneal evidente, se sitúan en torno al 7 %.

La citología peritoneal positiva (CY1) es uno de los factores pronósticos independientes más potentes de supervivencia, con un riesgo relativo de 2,7, a la par con el pronóstico del T y el N. Se ha descrito que, en comparación con la carcinomatosis evidente, la citología peritoneal positiva puede tener, aunque pequeña, una mejor supervivencia (mediana de supervivencia tras la quimioterapia de 13 frente a 9 meses), aunque un metanálisis reciente con alrededor de 7.000 pacientes demuestra que la citología peritoneal positiva tiene mejor supervivencia de forma significativa (cociente de riesgos instantáneos o *hazard ratio* [HR] de 0,64).

En cualquier caso, el pronóstico en los pacientes con citología positiva en el lavado peritoneal es inevitablemente sombrío, de forma similar al de pacientes con metástasis peritoneal evidente (carcinomatosis peritoneal), aunque se ha visto que podría ser mejor si se consigue cambiar el estado de la citología peritoneal a negativo tras la quimioterapia neoadyuvante (hasta el 70 % se negativiza tras neoadyuvancia intraperitoneal); sin olvidar que ambos se clasifican como estadio clínico IV. Pese a la mejoría en la supervivencia tras la negativización de la citología peritoneal, el pronóstico nunca se acercará al de la enfermedad M0, dado que en el 25 % de ellos vuelve a hacerse positivo tras la quimioterapia.

El pronóstico de los pacientes gastrectomizados con citología positiva tradicionalmente ha sido pésimo hasta hace algunos años (tasa de supervivencia a los cinco años del 7,8 %); sin embargo, Kodera *et al.*, del grupo japonés, han demostrado en su publicación que, con el uso de quimioterapia adyuvante y en ausencia de otros factores de irresecabilidad, el pronóstico puede mejorar sustancialmente, con tasas de supervivencia a los cinco años de hasta el 26 %.

Es importante mencionar que los pacientes con cáncer gástrico metastásico no se benefician de la gastrectomía asociada a la quimioterapia adyuvante comparado con la quimioterapia paliativa, como lo demuestran los resultados publicados en el REGATTA trial, en el cual el grupo con cirugía tuvo peores tasas de supervivencia y con mayores efectos adversos. Sin embargo, la negativización de la citología peritoneal tras la quimioterapia sistémica o intraperitoneal neoadyuvante y gastrectomía podría aumentar la supervivencia. Jamel *et al.*, en su trabajo publicado en 2018, proponen que la citología peritoneal positiva es un factor potencialmente modificable, al observar mejor supervivencia tras la negativización de la citología con un HR de 0,42 comparado con la persistencia de la citología positiva. Previamente, el trabajo de Lorenzen *et al.* ya describió que la mediana de supervivencia mejora tras la negativización de la citología peritoneal tras neoadyuvancia sistémica, aumentando de 9,2 a 36,1 meses. Como se mencionó antes, los trabajos de neoadyuvancia con quimioterapia intraperitoneal también vienen demostrando beneficio en la supervivencia tras la conversión del estado de la citología peritoneal a negativa.

En la actualidad, este tema continúa siendo objeto de debate. Las recomendaciones de tratamiento para pacientes con CY1 varían desde quimioterapia paliativa hasta tentativas de cirugía curativa previa neoadyuvancia, dependiendo de dónde se trate. Las guías actuales de la National Comprehensive Cancer Network (NCCN) recomiendan tratamiento sistémico con o sin radioterapia o cuidados paliativos dependiendo del estado funcional del paciente.

En las guías japonesas de tratamiento del cáncer gástrico, en el caso de confirmarse la citología positiva antes de la intervención, no está indicada la gastrectomía curativa y, en el caso de citología positiva tras la gastrectomía (por definición, se trata de una cirugía R1 por la existencia de tumor residual microscópico), se recomienda quimioterapia adyuvante. En el primer caso, aquellos pacientes con citología peritoneal positiva conocida previa a la cirugía solo tendrán indicación de gastrectomía curativa tras la quimioterapia si la citología se negativiza.

Pese a las discrepancias, en la actualidad, se debe empezar a reconsiderar como una contraindicación absoluta de cirugía la presencia de citología peritoneal positiva (CY1), aun siendo clasificada como enfermedad M1, sin antes tener en cuenta la respuesta de la enfermedad a la neoadyuvancia.

Hasta ahora no es posible predecir la respuesta de la citología peritoneal a la neoadyuvancia; resolver este interrogante permitiría ajustar y diseñar terapias individuales a cada paciente, lo cual, junto con el avance de las novedosas terapias dirigidas, mejorará el pronóstico y calidad de vida de los pacientes con cáncer gástrico metastásico.

ECOGRAFÍA LAPAROSCÓPICA

Existe muy poca evidencia aceptable acerca del rendimiento diagnóstico de la ecografía laparoscópica en la estadificación del cáncer gástrico, puesto que la mayoría de trabajos publicados son pequeñas series de pacientes. El creciente uso de la laparoscopia en la cirugía oncológica ha llevado a la aplicación progresiva de la ecografía laparoscópica, a pesar de ser técnicamente exigente, debido a la dificultad impuesta por el eje de la sonda al trocar principalmente, además de ser dependiente del operador.

Los resultados de trabajos publicados acerca del uso de la ecografía laparoscópica en la valoración de enfermedad metastásica del cáncer gástrico describen una precisión diagnóstica del 92-98,9 % en comparación con el 85-100 % de la laparoscopia sin ecografía. El efecto de la utilización de ecografía laparoscópica en la laparoscopia de estadificación del cáncer gástrico causa un cambio en la actitud terapéutica en el 5,8-7,2 % de pacientes. En las revisiones sistemáticas y metaanálisis publicados, no se menciona ni se especifica la utilización de contrastes intravenosos para la ecografía laparoscópica.

La principal indicación para su aplicación en la estadificación del cáncer gástrico es la valoración de la enfermedad hepática. Aunque otros autores valoran su utilización en casos de dudas o controversia sobre el estado del N y M tras la ecografía endoscópica, la TAC y la RMN (**Fig. 23-4**).

En la actualidad, la RMN es la prueba de imagen de referencia para el estudio de lesiones focales hepáticas, gracias no solo a las mejoras en el *software* y *hardware*, sino también al desarrollo de contrastes específicos hepatobiliares. En este contexto, es lógico que la RMN sea la prueba de referencia para la comparación con la ecografía laparoscópica en la detección de metástasis hepáticas en pacientes con cáncer gástrico.

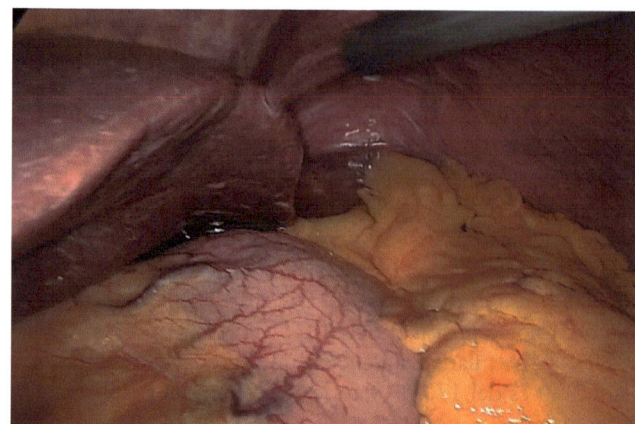

Figura 23-4. Técnica de lavado peritoneal con suero fisiológico en la cúpula diafragmática izquierda.

En la búsqueda por evaluar el rendimiento diagnóstico para la estadificación de las metástasis hepáticas del cáncer gástrico, la mayor experiencia podría extrapolarse de las metástasis hepáticas del cáncer colorrectal, que es el órgano con afectación secundaria más frecuente, a diferencia de lo que ocurre en el cáncer gástrico. No obstante, los objetivos de la ecografía laparoscópica son distintos en estas neoplasias: en el cáncer colorrectal, el diagnóstico anatómico es crucial en la era de la hepatectomía ahorradora de parénquima, mientras que, en el cáncer gástrico, el diagnóstico desestima al paciente para una gastrectomía curativa.

Se ha verificado que la RMN potenciada en difusión combinada con contrastes hepáticos específicos aumenta la sensibilidad y la precisión diagnóstica en la estadificación de metástasis hepáticas de origen colorrectal (hasta el 91 % y hasta el 95 %, respectivamente). Un trabajo reciente con más de 500 pacientes publicado en 2021 encuentra igual especificidad, pero mayor sensibilidad, de la ecografía laparoscópica en comparación con la RMN hepática específica en la detección de lesiones hepáticas (del 98,6 frente al 96,5 % y del 93,1 frente al 85,6 %, respectivamente). De esta forma, la ecografía laparoscópica ha demostrado detectar lesiones hepáticas secundarias de origen colorrectal adicionales no identificadas en la estadificación preoperatoria (incluida la RMN) de entre el 7 y el 30 % de pacientes. Se ha observado que casi la mitad de las «nuevas lesiones hepáticas» se localizan en la cúpula hepática. Esta «reestadificación» puede motivar un cambio en la actitud terapéutica del 9-13 % de pacientes.

Recientemente se vienen publicando trabajos más importantes, verificando lo que hace algunos años se empezó a reconocer: que la ecografía laparoscópica es superior a las otras pruebas de imagen en la estadificación hepática preoperatoria en el cáncer colorrectal, sobre todo, en lesiones pequeñas < 1 cm, que en la mayoría de casos (hasta el 74 %) no son visibles al revisar las imágenes preoperatorias después de la laparoscopia.

Los factores que incrementan la posibilidad de detectar metástasis hepáticas (de cualquier origen, incluidas las gástricas) con la ecografía laparoscópica en comparación con la RMN son las lesiones < 1 cm, la obesidad y la quimioterapia previa.

IMAGEN GUIADA POR FLUORESCENCIA CON VERDE DE INDOCIANINA

El verde de indocianina es un colorante que, administrado por vía intravenosa, se une a la albúmina plasmática, se distribuye rápidamente por todo el organismo y se elimina exclusivamente por excreción biliar (en pacientes con buena función hepática, el 97 % del colorante se aclara en 20 minutos).

Inicialmente, se utilizó para la detección del ganglio centinela en el cáncer gástrico temprano en los primeros años del siglo XXI; posteriormente, su uso se ha extendido ampliamente para múltiples propósitos en la cirugía gástrica y una de esas aplicaciones es el mapeo ganglionar durante la gastrectomía D2 laparoscópica.

La administración del colorante puede realizarse el día previo mediante gastroscopia e inyección submucosa peritumoral o de forma intraoperatoria por inyección subserosa peritumoral. La identificación de adenopatías y, en consecuencia, la linfadenectomía radical D2 en el cáncer gástrico avanzado tiene mayor dificultad por las variantes vasculares y en pacientes obesos por el tejido adiposo, lo cual puede mejorar con el uso del verde de indocianina, pues la penetración tisular de la fluorescencia es de entre 0,5 y 1 cm de profundidad.

En estos últimos años, existe cada vez mayor cantidad de publicaciones sobre su aplicabilidad en el adenocarcinoma gástrico y la experiencia es casi uniforme en señalar que aumenta el número de ganglios resecados, aunque la evidencia sobre su eficacia real está todavía en etapas preliminares.

La indicación del uso del verde de indocianina en la laparoscopia de estadificación (se le vienen reconociendo otras aplicaciones en la cirugía gástrica) es especialmente la valoración del N, e implícitamente la valoración de adenopatías metastásicas a distancia no locorregionales. Básicamente, la mayoría de publicaciones en las publicaciones médicas evalúan la fluorescencia de las conflictivas estaciones ganglionares del hilio esplénico y de la vena mesentérica superior (**Figs. 23-5**, **23-6** y **23-7**).

Kwon *et al.*, en su estudio prospectivo publicado en 2019, analizan el uso del verde de indocianina en pacientes con adenocarcinoma gástrico en estadio I y lo compara con un grupo histórico. Encuentra que el número de ganglios resecados en las estaciones fluorescentes es significativamente mayor,

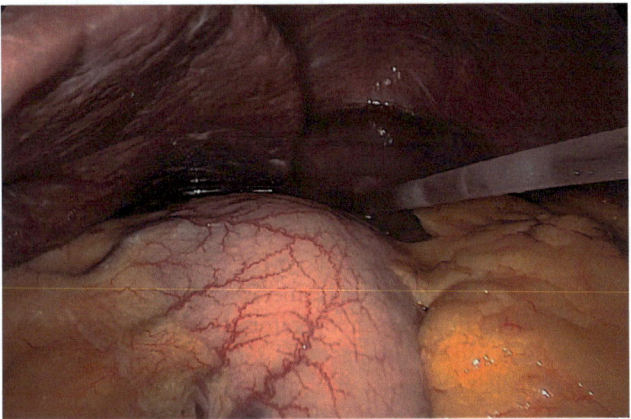

Figura 23-5. Aspiración del líquido de lavado peritoneal mostrado en la **figura 23-4**.

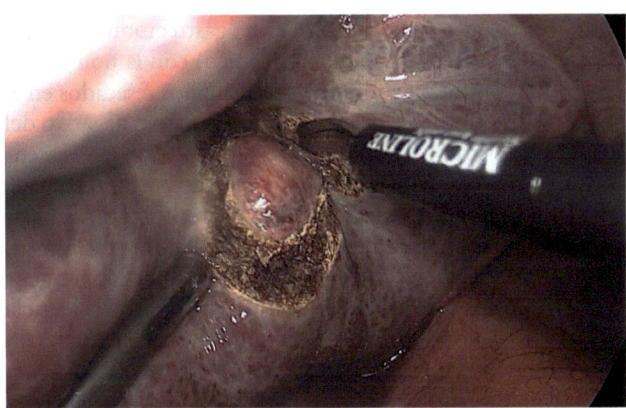

Figura 23-6. Biopsia de nódulo sobre la cápsula de Glisson.

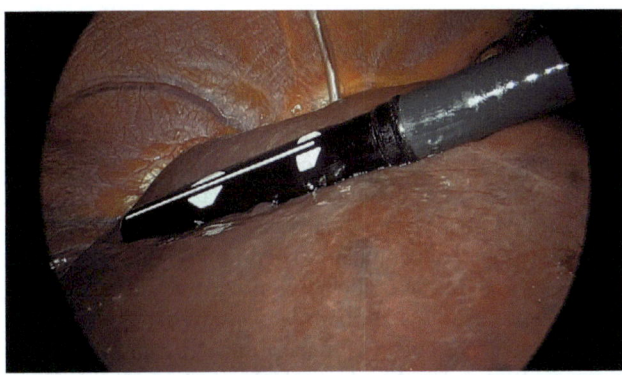

Figura 23-7. Estadificación hepática mediante ultrasonografía laparoscópica.

especialmente, en las estaciones 2, 6, 7, 8 y 9. La ausencia de ganglios linfáticos en dos o más estaciones disecadas en el grupo fluorescente frente al histórico fue del 35 y del 57,5 %, respectivamente. Concluye que la fluorescencia con verde de indocianina puede ser útil para la identificación ganglionar y, de esta forma, acometer una linfadenectomía completa.

Un metanálisis del año 2022 con casi 2.000 pacientes confirma los datos previos. El uso del verde de indocianina en la gastrectomía laparoscópica aumenta tanto el número total de ganglios resecados como el número de ganglios resecados por estaciones D1 y D2, pero no encuentra diferencias en cuanto al número de ganglios metastásicos resecados, tiempo operatorio ni morbilidad operatoria.

Recientemente, una publicación de China, establece una sensibilidad del 86,8 % y un valor predictivo negativo del 92,2 % para la identificación de adenopatías locorregionales en tumores gástricos resecables mediante la fluorescencia, así como una sensibilidad del 60 % para la detección de adenopatías metastásicas en el grupo 10 y del 87,5 % en el grupo 14v.

De manera similar, otro trabajo prospectivo aleatorizado de China, en el adenocarcinoma gástrico resecable, demuestra mayor cantidad de ganglios resecados tras la linfadenectomía D2 con la utilización de verde de indocianina que si no se utiliza; sin embargo, el número de ganglios metastásicos es el mismo. Además, encuentra una sensibilidad del 58,3 % en la detección de adenopatías metastásicas en el grupo 10 y del 33,3 % en el grupo 14v.

Por último, en 2022, el trabajo retrospectivo de Lee *et al.*, con 168 pacientes compara el rendimiento diagnóstico de la fluorescencia específicamente en la gastrectomía laparoscópica D2 + el grupo 10 (hilio esplénico) con la no fluorescencia. Encuentra mayor número de ganglios resecados en el grupo 10 con fluorescencia y un valor predictivo negativo del 97,1 %. En el grupo 10, el 7,5 % de pacientes con fluorescencia positiva no contenía ganglios comparado con el 26,5 % de pacientes con fluorescencia negativa, y no hubo diferencias en la tasa de metástasis ganglionar del grupo 10 entre los grupos. En este mismo grupo 10, la sensibilidad de los ganglios fluorescentes fue del 75 %. Por lo demás, la supervivencia global y libre de enfermedad fueron mayores en el grupo con fluorescencia, aunque no significativas. Los autores concluyen que la fluorescencia con verde de indocianina es efectiva para realizar una linfadenectomía completa del grupo 10 en la gastrectomía mínimamente invasiva.

INDICACIONES DE LA LAPAROSCOPIA DE ESTADIFICACIÓN

Inicialmente, los grupos dedicados al estudio de la laparoscopia de estadificación en el cáncer gástrico resaltaron las ventajas sobre la laparotomía tras el hallazgo de enfermedad no resecable: menor morbilidad, menor tiempo operatorio y menor estancia hospitalaria. Las implicaciones económicas sobre una indicación liberal frente a una indicación más selectiva no estuvo clara, pero la desventaja clínica de una laparoscopia en blanco en un paciente con enfermedad M0 es insignificante comparada con la de una laparotomía innecesaria en un paciente M1.

No obstante, tras la discusión acerca de la eficacia de la técnica, surge el interrogante sobre a quiénes realizar una laparoscopia de estadificación. Gradualmente, las indicaciones de esta técnica se han venido ajustando a los pacientes con mayor riesgo de enfermedad M1.

Se han publicado muchos trabajos que tratan de identificar los factores de riesgo para la diseminación ganglionar, peritoneal y hepática en el cáncer gástrico avanzado. Inicialmente, fueron series japonesas y, por razones obvias, las más grandes y representativas son orientales, aunque también existen importantes publicaciones en occidente; posteriormente, se han extrapolado estos hallazgos con sus conclusiones para establecer las indicaciones de la laparoscopia de estadificación. Es importante resaltar que algunos autores mencionan que las tasas de metástasis peritoneal del adenocarcinoma gástrico son menores en las poblaciones asiáticas, lo cual podría tener sentido debido a la biología más agresiva de estos tumores en occidente.

Uno de los trabajos más representativos, del Memorial Sloan Kettering Cancer Center, con 657 pacientes, encontró que el hallazgo de enfermedad peritoneal visible durante la laparoscopia de estadificación es significativamente más frecuente en los tumores localizados en la unión gastroesofágica o en los que ocupan todo el estómago, los tumores pobremente diferenciados, los T3-T4 y aquellos con adenopatías ≥ 1 cm. Posteriormente, Ikoma *et al.*, en su serie de pacientes con tumores potencialmente resecables, encuentran una frecuencia de metástasis peritoneal (P1 y CY1) del 32,1 %; en el análisis del estudio, exceptuando a los pacientes con histología pobremente diferenciada, células «en anillo de sello» y linitis plástica, la frecuencia disminuye al 11,2 % y, final-

mente, recomiendan realizar la laparoscopia con citología en tumores T2 en adelante. El estudio de Allen *et al.* concluye que, dada la importante frecuencia de enfermedad peritoneal (P1 y CY1) de casi el 18 % en pacientes con tumores tempranos T1-T2N0 y su mal pronóstico (tasa de supervivencia a los cinco años en el adenocarcinoma gástrico T1-T2N0 con enfermedad peritoneal del 13 % frente al 62,8 % sin enfermedad peritoneal), debe considerarse la laparoscopia de estadificación más citología peritoneal en estos pacientes.

Como se mencionó antes, la evidencia más extensa proviene de la experiencia asiática. Un trabajo japonés con una serie unicéntrica de más de 1.100 pacientes encuentra relación significativa entre la diseminación peritoneal del cáncer gástrico con factores como invasión de la serosa, adenopatías positivas, así como tumores indiferenciados. Otra serie japonesa de pacientes con cáncer gástrico avanzado, encuentra que los tumores de tipo 4 y de tipo 3 grandes (clasificación macroscópica japonesa o de Borrmann) presentan metástasis peritoneal visible o no (P1, CY1 y P1CY1 según la clasificación japonesa) en el 53,4 % de casos, y estos pacientes serían candidatos apropiados para realizar laparoscopia de estadificación.

Las recomendaciones actuales varían entre las diferentes guías. Incluso hay quienes cuestionan su utilidad con el advenimiento de las nuevas pruebas de imagen preoperatorias recomendando su indicación solo para pacientes con enfermedad localmente avanzada sin evidencia definitiva de metástasis peritoneal en las pruebas de imagen. A continuación, se describen las indicaciones recomendadas por las guías de diagnóstico y tratamiento del cáncer gástrico más relevantes:

- National Comprehensive Cancer Network (NCCN). Se recomienda realizar laparoscopia con citología peritoneal y biopsias para evaluar la diseminación peritoneal en pacientes con tumores cT1b o mayor (enfermedad resecable) si se considera cirugía o neoadyuvancia. También puede ser útil en tumores cT3N+ si no se planifica neoadyuvancia. Puede considerarse en enfermedad no resecable de pacientes con buen estado funcional. No se recomienda si se considera una cirugía paliativa.
- European Society for Medical Oncology (ESMO). La laparoscopia con citología peritoneal de estadificación se recomienda para todos los tumores resecables a partir del estadio Ib en adelante, siendo de mayor beneficio para los tumores T3-T4.
- Japanese Gastric Cancer Association (JGCA). La laparoscopia con citología peritoneal de estadificación tiene una recomendación débil para decidir el plan terapéutico de tumores de alto riesgo de diseminación peritoneal; es más útil en cáncer gástrico avanzado que pueda tener indicación de neoadyuvancia.
- Society of American Gastrointestinal and Endoscopic Surgeons (SAGES). Indicación en pacientes con cáncer gástrico T3-T4 sin evidencia de metástasis ganglionar o a distancia en las imágenes preoperatorias de alta calidad. Debe evitarse su uso en tumores T1-T2 y el valor adicional de la ecografía laparoscópica aún no está determinado.

En la actualidad, no existe evidencia acerca de la incidencia de metástasis de intervalo tras la laparoscopia de estadificación en el cáncer gástrico avanzado, es decir, la progresión de la enfermedad entre la laparoscopia de estadificación y la gastrectomía; además, la administración de neoadyuvancia tendrá mucha influencia en los resultados.

Queda aún por resolver la pregunta de si tras la neo-adyuvancia existe indicación de repetir la laparoscopia de estadificación (segunda laparoscopia de estadificación); las dudas razonables en cuestión son evaluar la respuesta a la quimioterapia y excluir la progresión de la enfermedad. Dada la tendencia hacia la cada vez más frecuente indicación de gastrectomía laparoscópica, esta cuestión queda resuelta al inicio de la intervención quirúrgica.

TÉCNICA QUIRÚRGICA

El procedimiento se lleva a cabo con anestesia general y con el paciente en posición supina. Es necesario un laparoscopio de 30°. Se realiza el neumoperitoneo de forma habitual. Por lo general, se introduce un trocar umbilical de 10 mm para la óptica, más dos trocares accesorios de 10 y 5 mm; pueden colocarse de preferencia en la línea media pensando en una futura resección de estos si se tiene prevista una peritonectomía más citorreducción, aunque suele resultar poco cómoda la triangulación de los instrumentos. Si se tiene prevista la realización de ecografía laparoscópica, ha de colocarse un trocar de 12 mm, por lo general, en el cuadrante superior derecho.

Si existe ascitis, se toma una muestra de dos sitios; habitualmente, una de la pelvis y la otra de donde sea más accesible la aspiración del líquido. En caso contrario, se realiza un lavado peritoneal con 400 mL de suero fisiológico templado. Las guías japonesas recomiendan realizar el lavado peritoneal de la pelvis, pero se han notificado falsos negativos debido a que el número de células tumorales libres en el peritoneo suele ser pequeño, lo cual comporta estos falsos negativos, tras la tinción con Papanicoláu, hematoxilina-eosina u otros. Se ha observado que el 17,7 % de pacientes con lavado peritoneal negativo en el Douglas es positivo en otras localizaciones; es por ello por lo que se recomienda realizar el lavado peritoneal, además de la pelvis, en otras dos localizaciones, principalmente, ambas cúpulas diafragmáticas (**Figs. 23-8** y **23-9**).

A continuación, se examina la serosa gástrica y la posible adherencia o infiltración del tumor a órganos vecinos; se realiza una minuciosa inspección de toda la cavidad abdominal, cambiando de posición la mesa quirúrgica y al paciente para

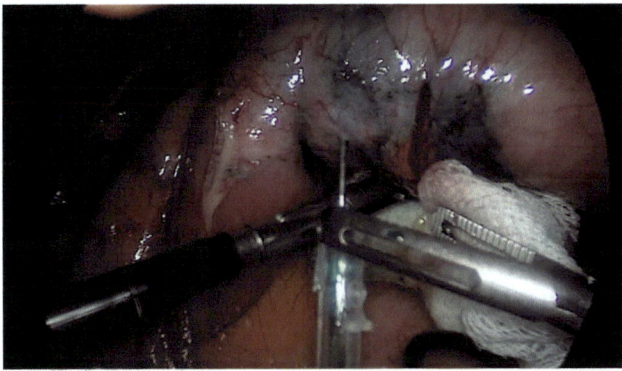

Figura 23-9. Adenopatía sospechosa de metástasis en el grupo 10 (hilio esplénico).

la visualización óptima de todos los compartimentos intraabdominales, empezando en el cuadrante superior derecho del abdomen y continuando en el sentido de las agujas del reloj. Es importante revisar los grupos perigástricos en las curvaturas gástricas mayor y menor, el ligamento gastrohepático, el pedículo hepático, ambas cúpulas diafragmáticas, la superficie hepática, ambos espacios parietocólicos, la pelvis, las asas intestinales y el colon con sus respectivos mesos e, incluso, acceder a la transcavidad de los epiplones (sobre todo, si el tumor es de la cara posterior gástrica). Se deben tomar biopsias de las lesiones peritoneales sospechosas o adenopatías no locorregionales (si es necesario). Tanto las muestras del líquido peritoneal como las biopsias se remiten al laboratorio de anatomía patológica en forma de muestra intraoperatoria o como muestras diferidas según el caso (**Fig. 23-10**).

Hay autores que recomiendan realizar ecografía laparoscópica si existe disponibilidad, pues su valor añadido al detectar metástasis ocultas y adenopatías metastásicas mejora la sensibilidad de la laparoscopia de estadificación.

En caso de encontrar carcinomatosis peritoneal, se debe realizar una medición de la magnitud de dicha enfermedad. Este procedimiento debe estar protocolizado y sistemáticamente puesto en marcha en todos los procedimientos de estadificación laparoscópico, pues es crucial en el pronóstico, así como en la selección de pacientes, para valorar una futura citorreducción y quimioterapia intraperitoneal hipertérmica (HIPEC; del inglés, *hyperthermic intraperitoneal chemotherapy*) si está disponible en el centro.

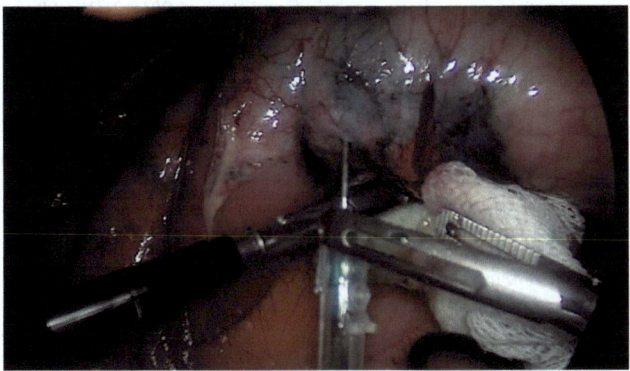

Figura 23-8. Técnica de inyección subserosa gástrica peritumoral del verde de indocianina durante la laparoscopia de estadificación.

Figura 23-10. La misma imagen de la **figura 23-9** con fluorescencia con verde de indocianina demostrando varias adenopatías en el hilio esplénico.

Existen varios sistemas para la cuantificación de la enfermedad peritoneal. El más utilizado es el índice de carcinomatosis peritoneal (PCI; del inglés, *peritoneal cancer index*), que consiste en la valoración cuantitativa de la distribución y del tamaño de los implantes peritoneales; divide el abdomen y la pelvis en 13 áreas, otorgando una puntuación de 0 a 3 a cada una de ellas, con una puntuación de 0 a 39. Existe evidencia de su correlación con el pronóstico y la supervivencia en muchos estudios.

MORBILIDAD DE LA TÉCNICA

Todos los estudios describen tasas muy bajas de complicaciones; las más frecuentes son: sangrado, infección y lesión visceral. No se ha notificado mortalidad. Además, es importante resaltar que no se ha demostrado aumento en la morbilidad tras la laparoscopia de estadificación en comparación a no realizarla durante la gastrectomía curativa.

Habitualmente, la estancia hospitalaria es de un día e, incluso, puede programarse como cirugía mayor ambulatoria.

Se ha estudiado el retraso que puede ocasionar la realización de la laparoscopia de estadificación en el inicio de la neoadyuvancia. Un análisis reciente del grupo holandés da como resultado el aumento del tiempo de la lista de espera en ocho días, y este retraso no se asocia a una mayor incidencia de cirugías no curativas.

PUNTOS CLAVE

- Está demostrada la utilidad de la laparoscopia de estadificación en el cáncer gástrico de acuerdo con las significativas tasas de cirugía evitable y de cambio de actitud terapéutica tras su aplicación.
- Es una técnica segura, reproducible, no costosa, bien tolerada y con el mayor rendimiento diagnóstico en comparación con las más avanzadas pruebas de imagen cuando se sospecha diseminación peritoneal tumoral.

- Puede tener utilidad adicional en la estadificación ganglionar locorregional y metastásica hepática si se utiliza asociada a la fluorescencia con verde de indocianina y a la ecografía laparoscópica en caso de duda tras el proceso de estadificación habitual.
- Se recomienda su aplicación en todos los pacientes con cáncer gástrico cT1b en adelante.

BIBLIOGRAFÍA

Ajani JA, D'Amico TA, Bentrem DJ, Chao J, Cooke D, Corvera C, et al. Gastric Cancer, Version 2.2022, NCCN Clinical Practice Guidelines in Oncology. J Natl Compr Canc Netw. 2022;20(2):167-92.

Allen CJ, Blumenthaler AN, Das P, Minsky BD, Blum M, Roy-Chowdhuri S, et al. Staging laparoscopy and peritoneal cytology in patients with early stage gastric adenocarcinoma. World J Surg Oncol. 2020;18(1):39.

Bagley CM Jr, Young RC, Schein PS, Chabner BA, DeVita VT. Ovarian carcinoma metastatic to the diaphragm--frequently undiagnosed at laparotomy. A preliminary report. Am J Obstet Gynecol. 1973;116(3):397-400.

Bentrem D, Wilton A, Mazumdar M, Brennan M, Coit D. The value of peritoneal cytology as a preoperative predictor in patients with gastric carcinoma undergoing a curative resection. An Surg Oncol. 2005;12(5): 347-53.

Borgstein ABJ, Keywani K, Eshuis WJ, Van Berge Henegouwen MI, Gisberg SS. Staging laparoscopy in patients with advanced gastric cancer: a single center cohort study. Eur J Surg Oncol. 2022;48(2):362-9.

Borgstein ABJ, Van Berge Hnegouwen MI, Lameris W, Eshuis WJ, Gisbertz SS; Dutch Upper GI Cancer Audit. Staging laparoscopy in gastric cancer surgery. A population-based cohort study in patients undergoing gastrectomy with curative intent. Eur J Surg Oncol. 2021;47(6):1441-8.

Brenkman HJF, Gertsen EC, Vegt E, Van Hillegersberg R, Van Berge Henegouwen MI, Gisbertz SS, et al. PLASTIC Study Group. Evaluation of PET and laparoscopy in STagIng advanced gastric cancer: a multicenter prospective study (PLASTIC-study). BMC Cancer. 2018;18(1):450.

Chen QY, Xie JW, Zhong Q, Wang JB, Lin JX, Lu J, et al. Safety and efficacy of indocyanine green tracer-guided lymph node dissection during laparoscopic radical gastrectomy in patients with gastric cancer: a randomized clinical trial. JAMA Surg. 2020;155(4):300-11.

Conlon KC. Staging laparoscopy for gastric cancer. Ann Ital Chir. 2001;72(1):33-7.

Fujitani K, Yang HK, Mizusawa J, Kim YW, Terashima M, Han SU, et al. Gastrectomy plus chemotherapy versus chemotherapy alone for advanced gastric cancer with a single non-curable factor (REGATTA): a phase 3, randomized controlled trial. Lancet Oncol. 2016;17(3):309-18.

Gertsen EC, Borggreve AS, Brenkman HJF, Verhoeven RHA, Vegt E, Van Hillegersberg R, et al. Evaluation of the implementation of FDG-PET/CT and staging laparoscopy for gastric cancer in the Netherlands. Ann Surg Oncol. 2021;28(4):2384-93.

Gomel V. Laparoscopy. Can Med Assoc J. 1974;111(2):167-9.

Gross E, Bancewicz J, Ingram G. Assessment of gastric cancer by laparoscopy. Br Med J (Clin Res Ed). 1984;288(6430):1577.

Hohenberger P, Conlon KC. Staging laparoscopy. Nueva York: Springer; 2012.

Ikoma N, Blum M, Chiang YJ, Estrella JS, Roy-Chowdhuri S, Fournier K, et al. Yield of staging laparoscopy and lavage cytology for radiologically occult peritoneal carcinomatosis of gastric cancer. Ann Surg Oncol. 2016;23(13):4332-7.

Itabashi E, Sasaki A, Otsuka K, Kimura T, Nitta H, Wakabayashi G. Potential value of sonazoid-enhanced intraoperative laparoscopic ultrasonography for liver assessment during laparoscopic-assisted colectomy. Surg Today. 2014;44(4):696-701.

Jacquet P, Sugarbaker PH. Clinical research methodologies in diagnosis and staging of patients with peritoneal carcinomatosis. En: Sugarbaker PH (ed.). Peritoneal carcinomatosis: principles of management. Boston: Kluwer Academic Publishers; 1996. p. 359-74.

Jamel J, Markar SR, Malietzis G, Acharya A, Athanasiou T, Hanna GB. Prognostic significance of peritoneal lavage cytology in staging gastric cancer: systematic review and meta-analysis. Gastric Cancer. 2018;21(1):10-8.

Japanese Gastric Cancer Association. Japanese classification of gastric carcinoma: 3rd English edition. Gastric Cancer. 2011;14(2):101-12.

Japanese Gastric Cancer Association. Japanese gastric cancer treatment guidelines 2018 (5th edition). Gastric Cancer. 2021;24(1):1-21.

Kano Y, Kosugi SI, Ishikawa T, Otani T, Muneoka Y, Sato Y, et al. Prognostic significance of peritoneal lavage cytology at three cavities in patients with gastric cancer. Surgery. 2015;158(6):1581-9.

Kim AY, Kim HJ, Ha HK. Gastric cancer by mulidetector row CT: preoperative staging. Abdom Imaging. 2005;30(4):465-72.

Kodera Y, Ito S, Mochizuki Y, Ohashi N, Tanaka C, Kobayashi D, et al. Long-term follow up of patients who were positive for peritoneal lavage cytology: final report from the CCOG0301 study. Gastric Cancer. 2012;15(3):335-7.

Koemans WJ, Van der Kaaij RT, Boot H, Buffart T, Veenhof AAFA, Hartemink KJ, et al. Cytoreductive surgery and hyperthermic intraperitoneal chemotherapy versus palliative systemic chemotherapy in stomach cancer patients with peritoneal dissemination, the study protocol of a multicentre randomised controlled trial (PERISCOPE II). BMC Cancer. 2019;19(1):420.

Kose E, Kahramangil B, Purysko AS, Aydin H, Donmez M, Sasaki K, et al. The utility of laparoscopic ultrasound during minimally invasive liver procedures in patients with malignant liver tumors who have undergone preoperative magnetic resonance imaging. Surg Endosc. 2022;36(7):4939-45.

Kwee RM, Kwee TC. Imaging in assessing lymph node status in gastric cancer. Gastric Cancer. 2009;12(1):6-22.

Kwee RM, Kwee TC. Imaging in local staging of gastric cancer: a systematic review. J Clin Oncol. 2007;20(15):2107-16.

Kwon IG, Son T, Kim H, Hyung WJ. Fluorescent lymphography-guided lymphadenectomy during robotic radical gastrectomy for gastric cancer. JAMA Surg. 2019;154(2):150-8.

Leake PA, Cardoso R, Seevaratnam R, Lourenco L, Helyer L, Mahar A, et al. A systematic review of the accuracy and indications for diagnostic laparoscopy prior to curative-intent resection of gastric cancer. Gastric Cancer. 2012;15 Suppl 1:S38-47.

Lee S, Song JH, Choi S, Cho M, Kim YM, Kim HI, et al. Fluorescent lymphography during minimally invasive total gastrectomy for gastric cancer: an effective technique for splenic hilar lymph node dissection. Surg Endosc. 2022;36(5):2914-24.

Lorenzen S, Panzram B, Rosemberg R, Nekarda H, Becker K, Schenk U, et al. Prognostic significance of free peritoneal tumor cells in the peritoneal cavity before and after neoadjuvant chemotherapy in patients with gastric carcinoma undergoing potentially curative resection. Ann Surg Oncol. 2010;17(10):2733-9.

Macera A, Lario C, Petracchini M, Gallo T, Regge D, Florani I, et al. Staging of colorectal liver metastases after preoperative chemotherapy. Diffusion-weighted imaging in combination with Gd-EOB-DTPA MRI sequences increases sensivity and diagnostic accuracy. Eur Radiol. 2013;23(3):739-47.

Maehara Y, Moriguchi S, Kakeji Y, Kohnoe S, Korenaga D, Haraguchi M, et al. Pertinent risk factors and gastric carcinoma with synchronous peritoneal dissemination or liver metastasis. Surgery. 1991;110(5):820-3.

Miki Y, Tokunaga M, Tanizawa Y, Bando E, Kawamura T, Terashima M. Staging laparoscopy for patients with cM0, type 4 and large type 3 gastric cancer. World J Surg. 2015;39(11):2742-7.

Nakagawa S, Nashimoto A, Yabusaki H. Role of staging laparoscopy with peritoneal lavage cytology in the treatment of locally advanced gastric cancer. Gastric Cancer. 2007;10(1):29-34.

Nath J, Moorthy K, Taniere P, Hallissey M, Alderson D. Peritoneal lavage cytology in patients with oesophagogastric adenocarcinoma. Br J Surg. 2008;95(6):721-6.

Pang HY, Liang XW, Chen XL, Zhou Q, Zhao LY, Liu K, et al. Assessment of indocyanine green in fluorescence lymphography on lymphadenectomy during minimally invasive gastric cancer surgery: a systematic review and meta-analysis. Surg Endosc. 2022;36(3):1726-38.

Popova TN, Kohersky FP, Alexandrova MI. Application of laparoscopy in stomach cancer staging. Vopr Oncol. 1987;33:75-8.

Possik RA, Franco EL, Pires DR, Wohnrath DR, Ferrerira EB. Sensivity, specificity, and predictive value of laparoscopy for the staging of gastric cancer and for the detection of liver metastases. Cancer. 1986;58(1):1-6.

Ramos RF, Scalon FM, Scalon MM, Dias DI. Staging laparoscopy in gastric cancer to detect peritoneal metastases: a systematic review and meta-analysis. Eur J Surg Oncol. 2016;42(9):1315-21.

Russolillo N, Borello A, Langella S, Casella M, Lo Tesoriere R, Ferrero A. Comparison of laparoscopic ultrasound and liver-specific magnetic resonance imaging for staging colorectal liver metastases. Surg Endosc. 2021;35(7):3547-53.

Sarela AI, Lefkowitz R, Brennan MF, Karpeh MS. Selection of patients with gastric adenocarcinoma for laparoscopic staging. Am J Surg. 2006;191(1):134-8.

Seevaratnam R, Cardoso R, McGregor C, Lourenco L, Mahar A, Sutradhar R, et al. How useful is tumor, node, metastasis (TNM) staging of gastric cancer? A meta-analysis. Gastric Cancer. 2012;15 Suppl 1:S3-18.

Smyth EC, Verheij M, Allum W, Cunningham D, Cervantes A, Arnold D; ESMO Guidelines Committee. Gastric cancer: ESMO clinical practice guidelines for diagnosis, treatment and follow-up. Ann Oncol. 2016;27(suppl-5):v38-49.

Society of American Gastrointestinal and Endoscopic Surgeons, (SAGES). Guidelines for diagnostic laparoscopy [Internet]. SAGES; 2010 [consulta el 25 de marzo de 2024.]. Disponible en: https://www.sages.org/publications/guidelines/guidelines-for-diagnostic-laparoscopy/

Sung H, Ferlay J, Siegel RL, Laversanne M, Soerjomataram I, Jemal A, et al. Global Cancer Statistics 2020: GLOBOCAN estimates of incidence and mortality worldwide for 36 cancers in 185 countries. CA Cancer J Clin. 2021;71(3):209-49.

Trujillo NP. Peritoneoscopy and guided biopsy in the diagnosis of intraabdominal disease. Gastroenterology. 1976;71(6):1083-5.

Wang Z, Chen JQ. Imaging and assessing hepatic and peritoneal metastases of gastric cancer: a systematic review. BMC Gastroenterol. 2011;11:19.

Yamagata Y, Amikura K, Kawashima Y, Yatsuoka T, Nishimura Y, Sakamoto H, et al. Staging laparoscopy in advanced gastric cancer: usefulness and issues requiring improvement. Hepatogastroenterology. 2013;60(124):751-5.

Yonemura Y, Bandou E, Sawa T, Yoshimitsu Y, Endou Y, Sasaki T, et al. Neoadjuvant treatment of gastric cancer with peritoneal dissemination. Eur J Surg Oncol. 2006;32(6):661-5.

Zhong Q, Chen QY, Huang XB, Lin GT, Liu ZY, Chen JY, et al. Clinical implications of indocyanine green fluorescence imaging-guided laparoscopic lymphadenectomy for patients with gastric cancer: a cohort study from two randomized, controlled trials using individual patient data. Int J Surg. 2021;94:106120.

Cáncer de intestino delgado. Adenocarcinoma. Carcinoide. Tumores del estroma gastrointestinal. Metástasis. Síndromes de poliposis

24

M. L. Florez Gamarra

 OBJETIVOS

- Revisar los conocimientos acerca de las neoplasias malignas del intestino delgado, sus principales características y las opciones de tratamiento quirúrgico de estas.
- Repasar los síndromes polipósicos con mayor afectación del intestino delgado.

TUMORES MALIGNOS DEL INTESTINO DELGADO

Epidemiología

El intestino delgado representa el 75 % del tamaño del tracto gastrointestinal y contiene el 90 % del área de superficie intestinal.

> ❗ A pesar de esto, los tumores de intestino delgado tienen una baja prevalencia, representan solo el 1-2 % de todos los tumores gastrointestinales.

Aunque no se conoce aún la causa de la incidencia tan baja de estos tumores, este hecho se atribuye a que el intestino delgado tiene una mayor presencia de inmunoglobulina A una menor flora bacteriana potencialmente carcinógena; además, los elementos que contiene son líquidos, los cuales irritan menos la mucosa que los sólidos, y su rápida peristalsis favorece un período corto de contacto de la mucosa intestinal con carcinógenos.

Históricamente, el adenocarcinoma era el tipo histológico más común de tumores malignos de intestino delgado, sin embargo, a partir del año 2000, los tumores neuroendocrinos (TNE) sobrepasaron a los adenocarcinomas en Estados Unidos, observándose un incremento en la proporción del 28 al 44 % de TNE y una disminución del 42 al 33 % de adenocarcinomas en Estados Unidos. El adenocarcinoma tiene una incidencia del 30-40 %, siendo la localización más frecuente el duodeno; los TNE, del 35-42 %, con especial afectación del íleon; y los tumores del estroma gastrointestinal (GIST; del inglés, *gastrointestinal stromal tumors*), linfomas y sarcomas, del 20-25 %.

La incidencia de cáncer de intestino delgado aumenta con la edad, con una media de edad al diagnóstico de 66 años y una mayor incidencia en hombres que en mujeres (2,7 a 2,1 por cada 100.000, respectivamente).

> ❗ La localización más frecuente de tumores malignos primarios de intestino delgado es el duodeno.

Este hecho probablemente se deba a que el duodeno es el primer sitio del intestino delgado expuesto a los agentes ingeridos, ácidos gástricos y jugos pancreáticos, aunque solamente equivalga al 8 % del tubo digestivo. Sin embargo, se sabe que distintas estirpes histológicas se localizan con mayor frecuencia en ciertas porciones del intestino.

> 💡 Los adenocarcinomas son la neoplasia más común en el duodeno, los TNE se encuentran con mayor frecuencia en el íleon, los linfomas en el yeyuno, mientras que los sarcomas se desarrollan de manera indistinta en cualquier parte del intestino.

Los tumores de intestino delgado secundarios son poco frecuentes; el melanoma puede enviar metástasis a esta localización, abarcando el 36 % de las metástasis de melanoma a sistema digestivo.

> ❗ De los tumores malignos, solo el 50 % aproximadamente son resecables al diagnóstico, ya que la mayoría de estos tumores son asintomáticos en sus primeros estadios, aunque más del 90 % de los pacientes desarrollan síntomas a medida que el tumor progresa y produce complicaciones.

Es muy importante un diagnóstico temprano para aumentar la tasa de supervivencia (30-40 %).

El pronóstico dependerá principalmente: del tipo histológico de tumor, con datos que varían desde el 85 % a los cinco años para los TNE hasta el 35 % para los adenocarcinomas; y del estadio de la enfermedad, con supervivencias del 85,6 % para los estadios localizados hasta un 41,5 % para los estadios diseminados.

Factores de riesgo

Entre los factores de riesgo, se encuentran los no modificables, que incluyen la raza y la etnia, presentando un riesgo aumentado la población afroamericana entre 1,6 y 1,8 veces; además, existen mutaciones genéticas hereditarias que predisponen a tumores de intestino delgado, como la poliposis adenomatosa familiar (PAF), el síndrome de Lynch, el síndrome de Peutz-Jeghers (SPJ), la neoplasia endocrina múltiple de tipo 1 (MEN1; del inglés, *multiple endocrine neoplasia type 1*) y la neurofibromatosis de tipo 1.

> **!** Otras entidades que predisponen a un mayor riesgo de desarrollo de tumores de intestino delgado son la enfermedad de Crohn, con un riesgo relativo de adenocarcinoma de entre un 17 y un 41 %, y la enfermedad celíaca, que se asocia a un mayor riesgo de linfomas, aproximadamente, el 13 %.

Entre los factores de riesgo modificables, destacan los factores dietéticos, el alcohol, el tabaco y la obesidad, enfermedades de las vías biliares, ocupacionales, vitaminas y fármacos.

Clínica

Los tumores de intestino delgado presentan signos y síntomas iniciales muy inespecíficos. El síntoma más frecuente es el dolor (45-76 %), habitualmente, de tipo cólico; otros síntomas suelen ser cambios del ritmo intestinal y anemia ferropénica. Menos frecuentes, aunque se pueden observar en fases avanzadas, son la pérdida de peso, la hemorragia digestiva, la obstrucción intestinal y la perforación. Los pacientes con tumores malignos de intestino delgado suelen ser más sintomáticos respecto a los que presentan tumores benignos (**Tabla 24-1**).

Diagnóstico

El diagnostico de los tumores de intestino delgado es difícil, ya que presentan una clínica larvada e inespecífica, dificultad en el acceso endoscópico y, en ocasiones, problemas para la interpretación de pruebas de imagen. Las principales técnicas diagnosticas son la cápsula endoscópica, la enteroscopia de doble balón, la enteroclisis por tomografía axial computarizada (TAC) y la resonancia magnética nuclear (RMN):

- Endoscopia digestiva alta: tiene mayor utilidad en tumores duodenales, donde alcanza una sensibilidad de hasta el 90 %, según algunas series, y permite la toma de biopsias de lesiones sospechosas.
- Cápsula endoscópica: constituye una prueba no invasiva, fácil de realizar, bien tolerada por los pacientes y que permite la valoración en gran parte de los casos de toda la longitud del intestino delgado. Presenta una tasa de detección

Tabla 24-1. Clínica de los tumores de intestino delgado

Síntoma	Frecuencia
Dolor abdominal	Síntoma más frecuente (45-76 %)
Invaginación	Infrecuente
Sangre oculta en heces	Hasta el 50 % de los casos
Hemorragia digestiva	Infrecuente. El GIST es el tumor que más probablemente puede ocasionar una hemorragia franca
Pérdida de peso	Hasta en el 50 % de los casos; más grave con el linfoma
Masa abdominal palpable	El 40 % de los casos
Obstrucción	⅓ de los pacientes desarrollan obstrucción del intestino delgado parcial o completa
Perforación	Aproximadamente, el 10 % de los casos, casi todos los cuales son linfomas o GIST
Ictericia	Aparece, aproximadamente, en el 80 % de los tumores periampulares malignos
Rubor	Visto en tumores carcinoides metastásicos
Diarrea	Frecuente con el linfoma y puede aparecer con el síndrome carcinoide

GIST: tumor del estroma gastrointestinal (del inglés, *gastrointestinal stromal tumor*).

de tumores de intestino delgado entre el 3 y el 10 %. Entre sus limitaciones, destaca la imposibilidad de obtención de muestras histológicas y la posibilidad de que la cápsula se quede retenida por una estenosis.
- Enteroscopia con doble balón: técnica endoscópica con un rendimiento similar a la cápsula endoscópica. Es una prueba invasiva que requiere sedación profunda. Puede presentar complicaciones importantes, como sangrado o perforación, por esto se reserva su papel para casos en los que existe una sospecha alta de tumor de intestino delgado a pesar de tener una cápsula negativa, casos en los que se necesita la toma de biopsias y como opción terapéutica.
- Ecoendoscopia: su papel está limitado al estudio del intestino delgado proximal. Es de gran utilidad en el estudio de la patología duodenal, ya que permite diferenciar las capas de la pared intestinal, su estadificación y la obtención de histología mediante punción aspirativa con aguja fina (PAAF).
- TAC abdominal: presenta una amplia disponibilidad; permite la estadificación de tumor. El uso de contrastes intraluminales ha aumentado su sensibilidad en el diagnóstico en más del 85 %.
- Tomografía por emisión de positrones (PET) con TAC: tiene utilidad en la estadificación de la enfermedad tumoral, en el seguimiento tras el tratamiento y en la evaluación de la respuesta a la quimioterapia.

Tipos de tumores malignos del intestino delgado

Adenocarcinoma

El adenocarcinoma es el segundo tumor maligno más frecuente del intestino delgado, precedido únicamente por los TNE, que han aumentado su incidencia durante los últimos años.

Representa entre el 30 y el 40 % de los tumores malignos del intestino delgado. Se origina en la mayoría de los casos a partir de un adenoma.

Se suele presentar entre los 50 y los 70 años de edad, con predominio en el sexo masculino (60 %).

> **!** Se localizan en la mayoría de casos sobre el duodeno (52-58 %), seguido del yeyuno (15-29 %), el íleon (10-13 %) y de localización no especifica dentro del intestino delgado (4-16 %), excepto en personas con enfermedad de Crohn, en las que la localización predominante es el íleon, coincidiendo con la zona habitual de mayor inflamación crónica.

El riesgo de adenocarcinoma de intestino delgado es mayor en pacientes con antecedente de cáncer colorrectal (CCR), sugiriendo una etiología común, y en pacientes con enfermedad de Crohn, enfermedad celíaca, síndrome de Lynch, PAF y SPJ. También se ha descrito una mayor frecuencia en pacientes portadores de esofagoyeyunostomías en «Y» de Roux e ileostomías, lo que se relaciona con el contacto continuo de la mucosa intestinal con el jugo biliopancreático, que podría actuar como agente carcinógeno.

Es bien sabido que las personas con enfermedad inflamatoria intestinal (EII) tienen un mayor riesgo de CCR. Varios estudios también han informado de un aumento del riesgo de adenocarcinoma de intestino delgado distal. Los resultados de un estudio de tipo cohorte retrospectiva multicéntrico que incluyó a 9.100 pacientes con EII encontraron que el riesgo relativo de cáncer de intestino delgado fue de 3,70 (intervalo de confianza [IC] del 95 %: 1,23-11,13) para los pacientes con EII. La tasa de mortalidad y remisión del cáncer no difirió entre los pacientes que mantuvieron el tratamiento para la EII de la de los que lo interrumpieron. Además, aunque los datos se limitan principalmente a estudios de casos y revisiones de

publicaciones científicas, se han descrito casos de adenocarcinoma de intestino delgado en pacientes con enfermedad celíaca que apuntan a un posible vínculo entre estas afecciones.

El síntoma más frecuente de presentación es el dolor abdominal (43 %), seguido de náuseas y vómitos (16 %), anemia (15 %), hemorragia digestiva macroscópica (7 %), ictericia (6 %) y pérdida de peso (3 %). En torno al 10 % de los casos cursan de manera asintomática. Los estadios más avanzados suelen asociar obstrucción o hemorragia digestiva.

Para diferenciar el adenocarcinoma de segunda porción del duodeno del ampuloma, el epicentro del tumor o lesión precursora no debe estar en la ampolla, y > 75 % de la masa no debe estar dentro de la ampolla.

La estadificación se establece mediante la clasificación TNM (tumor/ganglio [*node*]/metástasis) adoptada por el American Joint Committee of Cancer (AJCC 8ª edición) (**Tabla 24-2**).

En cuanto al diagnóstico, la prueba más rentable para tumores de duodeno es la endoscopia digestiva alta. En el caso de los tumores más distales, tanto la TAC como el tránsito intestinal y la cápsula endoscópica suelen aportar mayor utilidad.

> El tratamiento estándar para los adenocarcinomas localizados en el duodeno es la resección quirúrgica completa del tumor primario (márgenes libres > 5 mm) y linfadenectomía locorregional óptima (al menos, ocho ganglios resecados).

En cuanto al tipo de intervención, en los tumores de primera y segunda porción duodenal, se requiere la realización de una duodenopancreatectomía. Algunos informes de casos indican que la realización de resecciones segmentarias o limitadas pueden considerarse en lesiones localizadas en la primera porción del duodeno, sobre todo, aquellas < 2 cm.

La resección segmentaria limitada debe considerarse para los adenocarcinomas de intestino delgado de tercera y cuarta porción duodenal y localizados en el borde antimesentérico,

Tabla 24-2. Estadificación TNM del adenocarcinoma de intestino delgado

Tumor primario (T)	Adenopatías regionales (N: *node*)	Metástasis a distancia (M)

• Tx: tumor primario no evaluable
• T0: no hay evidencia de tumor primario
• Tis: displasia de alto grado/carcinoma *in situ*
• T1: el tumor invade la lámina propia o la submucosa:
  – T1a: el tumor invade la lámina propia
  – T1b: el tumor invade la submucosa
• T2: el tumor invade la muscular propia
• T3: el tumor invade la subserosa o tejido no peritonealizado (mesenterio o retroperitoneo) con una extensión ≤ 2 cm
• T4: el tumor perfora el peritoneo visceral o invade otros órganos o estructuras
	• Nx: no evaluable
	• N0: sin infiltración de adenopatías regionales
	• N1: infiltración de 1-2 adenopatías regionales
	• N2: infiltración de 3 o más adenopatías regionales
		• M0: sin metástasis a distancia
		• M1: metástasis a distancia

Estadio		
• Estadio 0 • Estadio I • Estadio IIA • Estadio IIB • Estadio IIIA • Estadio IIIB • Estadio IV		• Tis N0M0 • T1-2 N0M0 • T3N0M0 • T4N0M0 • Cualquier T N1M0 • Cualquier T N2M0 • Cualquier T, cualquier N M1

aunque este enfoque es controvertido, dado el menor número de ganglios resecados. En un estudio retrospectivo de 1.611 pacientes con adenocarcinoma duodenal, Cloyd *et al.* observaron que los pacientes sometidos a resecciones radicales no mostraron una mejoría en la supervivencia global o la supervivencia específica en comparación con resecciones más limitadas. Otra revisión sistemática y metanálisis de estudios observacionales realizada por Meijer *el al.* que incluyo a 6.438 pacientes con cáncer duodenal también mostró que tanto la resección segmentaria como la pancreatoduodenectomía permitían una adecuada linfadenectomía; no se observaron diferencias en la supervivencia entre las dos técnicas para tumores primarios duodenales distales.

> En los adenocarcinomas ubicados en el yeyuno e íleon proximal, se realiza una resección amplia (márgenes libres de 5-10 cm) que incluya el mesenterio y los ganglios linfáticos y, si el tumor se encuentra en el íleon distal, habría que añadir una hemicolectomía derecha.

El beneficio del tratamiento adyuvante tras una resección completa no está definido, ya que no existen estudios aleatorizados que hayan evaluado este aspecto. En los pacientes considerados de alto riesgo (proporción de afectación adenopática del 10 % o superior), la quimioterapia complementaria puede incrementar significativamente la supervivencia global (nivel de significación estadística [p] = 0,04). El esquema de tratamiento quimioterápico más empleado es FOLFOX (ácido folínico, fluorouracilo y oxaliplatino).

Para algunos pacientes con enfermedad local no resecable, un limitado número de estudios ha demostrado que la terapia con quimioterapia neoadyuvante puede convertir tumores no resecables en resecables.

En el adenocarcinoma irresecable o metastásico, se han desarrollado estudios retrospectivos y también algún estudio prospectivo que apuntan a un aumento de la supervivencia con tratamiento quimioterápico. En determinados pacientes, se pueden valorar tratamientos paliativos, como la resección o el *bypass* quirúrgico en caso de obstrucción o sangrado, la radioterapia paliativa en tumores duodenales o la colocación de prótesis metálicas en tumores obstructivos accesibles endoscópicamente.

La mediana de supervivencia global es de 20,1 meses. Entre un 62 y un 67 % de los pacientes son candidatos a tratamientos quirúrgicos con intención curativa. La supervivencia del adenocarcinoma intestinal tras la resección quirúrgica a los cinco años es del 32,5 %.

Los principales factores asociados a la supervivencia se relacionan con la presencia de enfermedad metastásica en el momento del diagnóstico y la resección quirúrgica con criterios R0. Los factores de riesgo asociados a un peor pronóstico fueron el sexo masculino, la edad superior a los 55 años, la raza negra, la localización (duodenal o ileal), los tumores difusos, el estadio (T4, afectación linfática), el grado de diferenciación, la afectación de los bordes, el número de ganglios afectos y una proporción de ganglios infiltrados/resecados mayor del 50 %.

La carcinomatosis peritoneal se ha observado en el 25-50 % de los pacientes con estadio IV. Ocurre más frecuentemente en tumores que afectan al yeyuno y al íleon y, generalmente, se relaciona con un peor pronóstico, con una supervivencia media de 5,9 meses. En casos de carcinomatosis resecables, debe considerarse la cirugía citorreductora.

Tumores neuroendocrinos

Los TNE son relativamente poco frecuentes, con una incidencia anual ajustada por edad de menos de 10 casos por 100.000 habitantes.

> Se ha observado un aumento en su incidencia en los últimos 30 años, debido, principalmente, a la mejoría de las técnicas diagnósticas y a la mejor identificación de los casos, siendo actualmente el TNE de intestino delgado el tumor maligno más frecuente en esta localización, por delante del adenocarcinoma.

Son los TNE no pancreáticos más frecuentes, representando, aproximadamente, el 25 % del total de TNE y, aproximadamente, el 40 % de tumores malignos de intestino delgado, localizándose principalmente en el íleon distal. Se ha establecido una asociación a la MEN1. Son más frecuentes en varones. En el momento del diagnóstico, más de la mitad de los casos presenta enfermedad no localizada.

Se clasifican en función del índice Ki-67, que refleja la agresividad tumoral, sistema propuesto por la Organización Mundial de la Salud (**Tabla 24-3**).

La clínica más común es el dolor abdominal (40 %), seguido de la obstrucción intermitente (25 %). Sin embargo, los síntomas funcionantes son los debidos a la producción de moléculas bioactivas, siendo la manifestación más habitual el síndrome carcinoide.

Pueden ser funcionantes o no funcionantes, lo que condiciona su clínica.

> La mayoría de los TNE duodenales son menores de 2 cm, y se localizan en la primera y segunda porción duodenal y, frecuentemente, son funcionantes, asociándose al síndrome de Zollinger-Ellison (gastrinoma).

Alrededor del 70 % de los gastrinomas se localizan en el duodeno. Los gastrinomas duodenales tienden a ser pequeños

Tabla 24-3. Clasificación de los tumores neuroendocrinos según la Organización Mundial de la Salud

	Grado de diferenciación	Ki-67	Pronóstico
Grado 1	Bien diferenciado	<3 %	Crecimiento más lento y mejor pronóstico
Grado 2	Bien diferenciado	3-20 %	
Grado 3	Bien diferenciado	>20 %	
Carcinomas neuroendocrinos	Pobremente diferenciado	>20 %	Crecimiento más agresivo y peor pronóstico

y, a menudo, múltiples y con menor potencial de malignización que los gastrinomas pancreáticos.

> ! Los TNE de yeyuno-íleon se localizan más frecuentemente en el íleon distal y suelen ser multicéntricos, de crecimiento lento y de comportamiento maligno con metástasis al diagnóstico en más del 70 % de los pacientes. Son los que presentan con más frecuencia síndrome carcinoide (funcionantes).

Se denomina *síndrome carcinoide* al conjunto de síntomas derivados de la secreción de serotonina y otros productos bioactivos (polipéptidos, aminas y prostaglandinas) producidos por los TNE bien diferenciados del tracto digestivo y de los pulmones. La mayoría de los pacientes con un TNE primario de intestino delgado y síndrome carcinoide presentan diseminación metastásica, sobre todo, hepática (más del 90 %). La sintomatología más presente es el *flushing* o enrojecimiento cutáneo de la parte superior del cuerpo, diarrea, fibrosis cardíaca, sibilancias, disnea, telangiectasias faciales y pelagra por déficit de niacina (demencia, dermatitis y diarrea). Otras posibles manifestaciones son hepatomegalia, asma o enfermedad valvular.

Los TNE de intestino delgado se diagnostican de forma incidental. Entre las pruebas diagnósticas, se dispone de las siguientes:

- Pruebas de laboratorio: la hormona estudiada dependerá del TNE que se sospeche clínicamente. Entre los estudios básicos, debe realizarse la determinación de cromogranina A sérica en ayunas (se correlaciona con el pronóstico del tumor y sirve en el seguimiento para la detección de recurrencias). Factores como gastritis crónicas o el uso de inhibidores de la bomba de protones pueden provocar alteraciones de los resultados.
Ante la sospecha de tumor carcinoide clásico, se solicita un examen en orina de 24 horas de ácido 5-hidroxiindolacético; tiene una sensibilidad del 73 % y una especificidad del 100 % para el diagnóstico de este. Este metabolito no se eleva en el carcinoide atípico, no obstante, puede elevarse en otras situaciones, como la enfermedad de Whipple, el consumo de alimentos ricos en serotonina (plátanos, piña, nueces y aguacates) y con medicamentos como la fluoxetina, el paracetamol o los salicilatos. Es importante recoger la muestra cumpliendo previamente una dieta específica para evitar falsos positivos.
- Pruebas de medicina nuclear: las pruebas de medicina nuclear tienen especial utilidad en el diagnóstico de TNE. Las más habituales son la gammagrafía con octreotida también llamada Octreoscan®, la PET con galio 68 (68Ga) y la PET con FDG fluorodesoxiglucosa. El objetivo es detectar la expresión de receptores de somatostatina (gammagrafía, PET-^{68}Ga) o la actividad tumoral a través del consumo de glucosa (PET-FDG). De esta manera, se puede determinar la agresividad del tumor y la sensibilidad a tratamientos dirigidos a los receptores de la somatostatina. La prueba con ^{68}Ga es la más sensible actualmente para la evaluación funcional de TNE bien diferenciados.

- TAC de alta definición: puede ser útil como prueba principal en los casos con gammagrafías negativas, y como estudio complementario en los casos con gammagrafías positivas, al proporcionar imágenes mucho más precisas anatómicamente. La TAC es esencial para el seguimiento de la enfermedad metastásica y para seguir la respuesta a los tratamientos. La TAC debe ser trifásica para obtener las mejores imágenes posibles.
- RMN: presenta una gran sensibilidad para la detección de metástasis hepáticas.
- Endoscopia: suele ser útil cuando se trata de tumores duodenales o ileales si se localizan en íleon distal.
- Cápsula endoscópica.

La estadificación de los TNE de intestino delgado se establece mediante la clasificación TNM adoptada por el AJCC de 2017 (**Tablas 24-4** y **24-5**).

Respecto al tratamiento de los TNE, se dividirán según su localización.

El tratamiento de los TNE duodenales suele ser quirúrgico. En los gastrinomas duodenales (TNE funcionantes), se recomienda realizar de rutina una duodenotomía amplia, con exploración bidigital y eversión de la mucosa, ya que se ha demostrado que mejora la tasa de detección de tumores y la tasa de curación. En los TNE no funcionantes, los tumores de duodeno menores de 1 cm pueden ser manejados mediante tratamiento endoscópico (disección submucosa o resección transmural) o resección local (transduodenal) y linfadenectomía regional. La pancreatoduodenectomía debe realizarse en lesiones periampulares no susceptibles de resección endoscópica.

Respecto al tratamiento de los TNE de yeyuno e íleon, se recomienda la cirugía realizando una resección completa con linfadenectomía regional, independientemente del tamaño, siempre que no exista enfermedad diseminada. En los casos en los que el paciente va a ser sometido a cirugía, es imprescindible administrar octreotida preoperatoria para evitar la aparición de crisis carcinoides.

La capacidad de diseminación metastásica de estos tumores se correlaciona con la profundidad de la invasión, la localización y el tamaño. Incluso para los TNE menores de 1 cm, el riesgo de metástasis a distancia es del 3 % en tumores duodenales y del 12-15 % para tumores en el yeyuno-íleon. Cuando el tamaño es mayor de los 2 cm, el 47 % de los TNE primarios de intestino delgado envían metástasis al hígado. En los casos de enfermedad metastásica, se plantea cirugía cuando las metástasis hepáticas son únicas o limitadas, lo que incrementa la supervivencia a los cinco años y consigue un mejor control de los síntomas. Cuando las metástasis no son resecables, puede plantearse la embolización de la arteria hepática, sobre todo, en pacientes sintomáticos.

A diferencia de otros tipos de tumores, y debido al lento crecimiento de algunos TNE gastroenteropancreáticos, existe la posibilidad del trasplante hepático. Solo debe realizarse en casos excepcionales, puesto que es un procedimiento que puede comportar una alta morbimortalidad, y hoy en día se considera un tratamiento experimental. El grupo de Milán solo establece la indicación de trasplante hepático en tumores carcinoides cuyo tumor primario esté resecado, drene por

Tabla 24-4. Estadificación TNM de los tumores neuroendocrinos bien diferenciados de duodeno y ampolla de Vater (8ª ed., 2017)

Tumor primario (T)	Adenopatías regionales (N: *node*)	Metástasis a distancia (M)
• Tx: tumor primario no evaluable • T1: invade la mucosa o solo la submucosa y es ≤ 1 cm (tumores duodenales); tumores ≤ 1 cm y confinados al esfínter de Oddi (ampulares) • T2: invade la muscular propia o es > 1 cm (duodenal); invade a través del esfínter la submucosa duodenal o muscular propia o es > 1 cm (ampulares) • T3: invade el páncreas o el tejido adiposo peripancreático • T4: invade la serosa o invade otros órganos Nota: en caso de varios tumores, la T debe asignarse en función de las características del tumor de mayor tamaño. Si el número de tumores es conocido, se debe usar «T(#)»; p. ej., pT3(4)N0M0. Si no es conocido o son múltiples, se debe usar «T(m)»; p. ej., pT3(m)N0M0	• Nx: no evaluable • N0: sin infiltración de adenopatías regionales • N1: sí hay adenopatías afectadas	• M0: sin metástasis a distancia • M1: metástasis a distancia: – M1a: metástasis confinadas al hígado – M1b: metástasis en al menos un órgano extrahepático – M1c: metástasis hepáticas y extrahepáticas

Estadio		
• Estadio I • Estadio II • Estadio III • Estadio IV		• T1N0M0 • T2N0M0 • T3N0M0 • T4N0M0 • Cualquier T, N1M0 • Cualquier T, cualquier N, M1

Tabla 24-5. Estadificación TNM de los tumores neuroendocrinos bien diferenciados de yeyuno e íleon (8ª ed., 2017)

Tumor primario (T)	Adenopatías regionales (N: *node*)	Metástasis a distancia (M)
• Tx: tumor primario no evaluable • T0: no hay evidencia de tumor • T1: el tumor invade la lámina propia o la submucosa y es ≤ 1 cm • T2: el tumor invade la muscular propia o es > 1 cm • T3: el tumor invade la subserosa • T4: el tumor invade la serosa u órganos adyacentes Nota: en caso de varios tumores, la T debe asignarse en función del tumor mayor	• Nx: no evaluable • N0: sin infiltración de adenopatías regionales • N1: < 12 adenopatías afectadas • N2: masas mesentéricas > 2 cm o > 12 adenopatías afectadas	• M0: sin metástasis a distancia • M1: metástasis a distancia – M1a: metástasis confinadas al hígado – M1b: metástasis en, al menos, un órgano extrahepático – M1c: metástasis hepáticas y extrahepáticas

Estadio		
• Estadio I • Estadio II • Estadio III • Estadio IV		• T1N0M0 • T2N0M0 • T3N0M0 • T1 N1, N2 M0 • T2 N1, N2 M0 • T3 N1, N2 M0 • T4 N0 M0 • T4 N1, N2 M0 • Cualquier T, cualquier N, M1

porta, con menos del 50 % de reemplazo tumoral hepático, con enfermedad estable durante el tiempo de espera y en ausencia de enfermedad extrahepática, con muy buenos resultados en las series publicadas.

> ❗ En la enfermedad diseminada a múltiples órganos, el tratamiento con análogos de la somatostatina tiene un doble papel: por un lado, controla el crecimiento tumoral, generalmente, manteniendo estable el tamaño de las lesiones; y, por otro, controla la producción hormonal responsable del síndrome carcinoide (80 %).

Estos tratamientos consiguen frenar el crecimiento del tumor en el 50 % de los pacientes, pero solo reducen el tamaño en el 5 % de los casos. Actualmente, se dispone de dos fármacos en este grupo de los análogos de la somatostatina: octreotida (Sandostatin® LAR) y lanreotida (Somatulina® Autogel). Se ha visto que aumenta la supervivencia tanto en pacientes con tumores bien diferenciados como metastásicos, por lo que actualmente se recomienda su uso también en pacientes asintomáticos.

Los tumores de intestino delgado (carcinoides clásicos) muestran tasas de respuesta muy bajas a la quimioterapia. De hecho, la quimioterapia no se considera una opción de manera rutinaria en este tipo de tumores.

Tumor del estroma gastrointestinal

El GIST es el tumor mesenquimal más frecuente del tracto digestivo, aunque supone únicamente el 1-2 % de todas las neoplasias digestivas.

> **!** El estómago (60 %) e intestino delgado (30 %) son las dos localizaciones más frecuentes; en contrapartida, el duodeno es una de las localizaciones menos frecuentes (4-5 %).

Suelen ser más frecuentes en varones. Afectan casi exclusivamente a adultos, siendo la media de edad al diagnóstico alrededor de los 60-65 años y debutando en un 60-70 % como una enfermedad localizada.

Se presentan de forma esporádica, aunque hay casos hereditarios raros. Pueden relacionarse con el síndrome de Carney, y a veces se asocian también a la neurofibromatosis de tipo I.

Aproximadamente, un 80 % de los GIST son sintomáticos, mientras que el 20 % son hallazgos incidentales durante una exploración radiológica o quirúrgica. Los síntomas son variables (dolor abdominal, obstrucción, masa palpable) y dependerán de la localización y del comportamiento del tumor. La biopsia preoperatoria no es necesaria en los casos en los que está indicada directamente la resección quirúrgica; solo está indicada en pacientes con enfermedad metastásica, en los que se plantee administrar tratamiento neoadyuvante con imatinib, en los tumores irresecables o si existen dudas diagnósticas.

> **!** El diagnóstico del GIST se basa en la morfología y la inmunohistoquímica.

El diagnóstico inmunohistoquímico incluye tinciones frente a CD117, que son positivas en más del 90-95 % de los tumores. El estudio incluye también la expresión de la proteína CD34, característica de las lesiones mesenquimales (70-90 %), actina (20-30 %), S-100 (8-10 %) y desmina (2-4 %). La determinación de DOG1 es muy recomendable en GIST c-KIT negativos.

> **!** La cirugía es el tratamiento de elección de los GIST localizados, recomendándose la extirpación quirúrgica completa de la lesión, sin linfadenectomía, excepto en GIST pediátricos, donde sí estaría indicada.

En los tumores localizados en el intestino delgado, se recomienda una resección segmentaria. Es muy importante evitar la rotura de la pseudocápsula del tumor, ya que puede facilitar su diseminación y recurrencia.

Cuando la cirugía R0 implica secuelas funcionales importantes y el tratamiento médico preoperatorio no es efectivo, se puede tomar con el paciente la decisión de aceptar una posible resección R1. En los GIST localizados, la terapia adyuvante con imatinib (inhibidor selectivo de los receptores de la tirosina-cinasa) se reserva a los pacientes con riesgo significativo de recaída, incluidos los pacientes con rotura del tumor durante la cirugía. Se debe realizar igualmente tratamiento con imatinib previo a la cirugía si no es viable una resección R0 sin secuelas importantes.

> **!** El tratamiento estándar de primera línea de los GIST localmente avanzados y en la enfermedad metastásica es el imatinib.

El imatinib constituye el tratamiento dirigido frente al mecanismo molecular patogénico de la enfermedad, ya que compite por el sitio de fijación del trifosfato de adenosina (ATP) de las tirosina-cinasas y bloquea la cascada intracelular de transmisión de señal que conduce al crecimiento celular descontrolado.

En la enfermedad metastásica, el tratamiento con imatinib debe continuarse indefinidamente. En el caso de progresión confirmada o intolerancia al imatinib, el tratamiento de segunda línea es el sunitinib. El regorafenib es la tercera línea para pacientes que progresan o no responden al imatinib y al sunitinib.

Se han descrito distintos genotipos, algunos de ellos asociados a resistencia primaria (como son el PDGFRA D842V, KIT negativo, neurofibromatosis de tipo 1, deficiencia de succinato-deshidrogenasa [SDH]) o que presenta una menor sensibilidad (mutación del exón 9 de KIT), lo que hace que no sean candidatos al tratamiento adyuvante con imatinib o que precisen dosis mayores de este fármaco.

En cuanto al pronóstico, los GIST suelen enviar metástasis al hígado, al peritoneo o al pulmón hasta en un 38 % de los pacientes, incluso 30 años después del diagnóstico. La capacidad de recidiva se cifra en un 50-60 % de los casos. El GIST metastásico se presenta con diseminación abdominal, preferentemente, hepática y peritoneal. La supervivencia a los cinco años es del 54 %, y se observa respuesta a la quimioterapia en menos del 5 % de los casos.

Los GIST de intestino delgado tienden a ser más agresivos que los gástricos. Miettinen *et al.* (2002) describieron factores pronósticos en función del índice mitótico, el tamaño tumoral, la localización y la rotura del tumor. A su vez, el recuento mitótico tiene valor pronóstico y debe expresarse como el número de mitosis en un área total de 5 mm^2 (**Tabla 24-6**).

Linfoma intestinal

Los linfomas son la tercera neoplasia primaria del intestino delgado y constituyen entre el 15 y el 20 % del total de tumores malignos de dicha parte de intestino.

La afectación secundaria por linfomas de otras localizaciones es más frecuente que los linfomas no hodgkinianos (LNH) primarios. La mayoría de los LNH de intestino delgado son los linfomas B difusos de células grandes (55 %), cuyo subtipo más frecuente es el del tejido linfático asociado a las mucosas (MALT; del inglés, *mucosa-associated lymphoid tissue*).

Tabla 24-6. Tamaño tumoral e índice mitótico como pronóstico de malignidad en los tumores del estroma gastrointestinal

1. Probablemente benignos: GIST intestinales < 2 cm y con no más de 5 mitosis/50 HPF. GIST gástricos < 5 cm y con no más de 5 mitosis/50 HPF
2. Probablemente malignos: GIST intestinales > 5 cm o con más de 5 mitosis/50 HPF. GIST gástricos > 10 cm o con más de 5 mitosis/50 HPF
3. De pronóstico incierto o de bajo potencial maligno: GIST intestinales > 2 pero ≤ 5 cm y con no más de 5 mitosis/50 HPF. GIST gástricos > 5 cm pero ≤ 10 cm y con no más de 5 mitosis/50 HPF

GIST: tumores del estroma gastrointestinal (del inglés, *gastrointestinal stromal tumors*); HPF: campo de gran aumento (del inglés, *high power field*).

El linfoma MALT es un tipo de LNH que comprenden entre el 7 y el 8 % de todos los linfomas de fenotipo B. El tracto gastrointestinal es el más frecuentemente afectado. Los linfomas MALT surgen de linfocitos que recapitulan a los de la zona marginal de las placas de Peyer y están muy relacionados epidemiológicamente con la infección por *Helicobacter pylori*.

> ❗ La localización más frecuente de los linfomas de intestino delgado es el íleon terminal (65 %), seguido del yeyuno (25 %) y, por último, el duodeno (10 %).

Se ha observado mayor riesgo de presentar este tipo de lesiones en pacientes con enfermedad celíaca (hasta tres veces más riesgo) y en pacientes con tratamiento inmunosupresor prolongado.

El linfoma primario de intestino delgado se define como un linfoma con síntomas primarios atribuibles a la afectación intestinal o la presencia de una masa en el intestino delgado, y debe cumplir los criterios de Dawson: que no haya adenopatías periféricas ni mediastínicas patológicas, el recuento leucocitario y la biopsia de médula ósea deben ser normales, la enfermedad está confinada al intestino delgado sin afectación hepatoesplénica y, si se identifican adenopatías durante la laparotomía, deben estar situadas en la zona locorregional.

El síntoma más frecuente es el dolor abdominal (80 %). Otros síntomas son: alteración del hábito intestinal (15 %), masa abdominal palpable (15 %), melenas (15 %), pérdida de peso, fatiga y fiebre. Debido al carácter inespecífico de los síntomas, el retraso diagnóstico es habitual.

> ❗ En un porcentaje elevado de pacientes asintomáticos, el cuadro se inicia bruscamente mediante perforación, obstrucción o hemorragia.

El tratamiento consiste en la resección quirúrgica del segmento de intestino delgado. La radioterapia se usa para lesiones localizadas de gran volumen o imposibles de resecar, pero, para el caso del intestino delgado, ha sido abandonada por la frecuente afectación multisegmentaria y los riesgos de enteritis posradiación.

El tratamiento que se debe seguir difiere según los estadios. En los estadios IE, la resección del segmento de intestino delgado es suficiente; en el estadio II, la cirugía debe complementarse con quimioterapia.

La ventaja de la quimioterapia es que disminuye el riesgo de recidiva extraabdominal. Los regímenes empleados han sido múltiples, aunque para el linfoma B, el esquema CHOP (ciclofosfamida, doxorubicina [hidroxidaunomicina], vincristina [Oncovin] y prednisona) es el más empleado, y se combina con rituximab (esquema R-CHOP).

El manejo biológico con rituximab ha mostrado beneficio, especialmente, el linfoma difuso de células B. Los pacientes con biopsia obtenida sin haber efectuado laparotomía pueden tratarse inicialmente sin cirugía, pero el riesgo de perforación intestinal es elevado.

La supervivencia global a los cinco años de los LNH de intestino delgado es cercana al 60 %, pero oscila entre el 25 % de los linfomas T y el 75 % de los linfomas B.

Los parámetros que parecen implicar peor pronóstico son: el tamaño tumoral (> 10 cm), un alto grado histológico, el estadio tumoral > IIE, la histología inmunoblástica, la aneuploidia, los linfomas T, la presentación como abdomen agudo (especialmente, la perforación), la inmunosupresión asociada, la edad de presentación (peor en edades extremas) y la multifocalidad.

Entre los linfomas, los de estirpe T se suelen encontrar en estadios más avanzados, con pacientes en peor estado general, se perforan con más frecuencia y alcanzan menos veces la remisión completa.

Sarcomas

Los sarcomas del intestino delgado son muy raros. Constituyen menos del 10 % de los tumores de intestino delgado, y presentan una distribución similar a lo largo de este.

El sarcoma del intestino delgado es más común en los varones, además, a una edad relativamente joven.

> El tipo más frecuente es el leiomiosarcoma, que se origina en la muscular de la pared del intestino delgado.

Otros tipos son los angiosarcomas, los liposarcomas o el sarcoma de Kaposi (asociado a la infección por el virus de Epstein-Barr).

Ciertas enfermedades genéticas como el retinoblastoma hereditario con mutación del gen *RB1* y el síndrome de Li-Fraumeni tienen una alta incidencia de leiomiosarcomas.

La clínica del sarcoma de intestino delgado es diversa. Suelen ser síntomas frecuentes el dolor y el sangrado. En caso de presentarse obstrucción, esta no suele estar causada por estenosis de la luz del intestino, sino por invaginación intestinal. La perforación de los sarcomas del intestino delgado es extremadamente rara.

En general, son tumores agresivos con un mal pronóstico; sin tratamiento, presentan una mortalidad de casi el 100 %. El tratamiento del sarcoma de intestino delgado es quirúrgico; la resección completa con márgenes negativos constituye la mejor opción de cura. Se aconseja una resección en bloque del segmento de intestino delgado afectado, junto con los órganos adyacentes en casos de tumores localmente avanzados.

El grado histológico, el tamaño del tumor y la localización suelen ser factores pronósticos y de aparición de metástasis a distancia y de supervivencia. La resección quirúrgica de metástasis aisladas (pulmonares, hepáticas) puede ser beneficiosa en algunos pacientes.

A diferencia de otras localizaciones, el papel de la radioterapia en los sarcomas del intestino delgado no está claro, excepto en casos donde no se ha conseguido una cirugía R0, o si existe afectación de la pared abdominal o de estructuras retroperitoneales. En estos casos, la radioterapia proporciona un mejor control local y de las tasas de recurrencia, pero no afecta a la supervivencia global.

Dada la baja frecuencia de este tipo de tumor, hay poca información acerca del papel de la quimioterapia adyuvante. En general, la doxorubicina sigue siendo la primera línea de tratamiento sistémico para casos de enfermedad localmente avanzada y metastásica.

SÍNDROMES POLIPÓSICOS

Existen múltiples síndromes de cáncer hereditario que se relacionan con los tumores de intestino delgado, entre los que destacan los siguientes.

Poliposis adenomatosa familiar

La PAF es un trastorno hereditario autosómico dominante ocasionado por una mutación hereditaria en el gen *APC* (80 %) ubicado en el cromosoma 5q21, que incrementa el riesgo de tumores malignos de intestino delgado y grueso.

En, aproximadamente, el 20 % de los pacientes no se puede identificar la mutación, pero el fenotipo clínico está presente.

Aparece en alrededor de 1:10.000 habitantes y afecta a ambos géneros por igual y a todas las razas. Constituye la forma de poliposis con causa genética conocida más frecuente.

Se presenta en la adolescencia; se caracteriza por el desarrollo de cientos o miles de adenomas sincrónicos de colon y se asocia a un riesgo de CCR de prácticamente el 100 % a los 40 años si no se efectúa un tratamiento quirúrgico.

> **!** La manifestación extracolónica más frecuente es la aparición de pólipos en el tracto digestivo superior, lo que engloba el estómago y el intestino delgado, sobre todo, la región periampular.

El duodeno supone la segunda localización más frecuente sobre la que asientan los adenomas asociados a la PAF. Contienen un potencial maligno del 4-12 % y suponen la segunda causa de muerte en pacientes con PAF colectomizados tras los tumores desmoides.

La media de edad de diagnóstico de cáncer duodenal está entre los 47 y los 51 años. Por esto, se recomienda una detección de rutina de los pólipos y tumores duodenales en los pacientes con PAF con endoscopio de visión lateral, comenzando a los 25-30 años.

El seguimiento posterior dependerá de la gravedad de la poliposis determinada por la clasificación de Spigelman (**Tabla 24-7**), que evalúa la gravedad de la enfermedad duodenal y su asociación al riesgo de desarrollo de cáncer duodenal basándose en el número, el tamaño y la histología de los pólipos.

Así, los pacientes sin adenomas o con pocas lesiones no avanzadas y de pequeño tamaño tienen un bajo riesgo de cáncer (0-2,3 %) y, en el estadio más avanzado (Spigelman IV), el riesgo de cáncer en 10 años supera el 30 %. En caso de estadios de Spigelman I-II, es suficiente la observación mediante endoscopias de vigilancia cada 5 y 3 años, con toma de biopsias de las lesiones de mayor tamaño para poder establecer el estadio de Spigelman. En pacientes con estadio III, se reco-

Tabla 24-7. Clasificación de Spigelman de los adenomas duodenales en la poliposis adenomatosa familiar

Puntuación	1	2	3
Número	1-4	5-20	>20
Tamaño (mm)	1-4	5-10	>10
Tipo histológico	Tubular	Tubulovelloso	Velloso
Displasia	Leve	Moderada	Grave

*Spigelman: estadio I: puntuación de 1-4; estadio II: puntuación de 5-6; estadio III: puntuación de 7-8; estadio IV: puntuación de 9-12.

mienda la vigilancia anual y polipectomía de las lesiones de más de 1 cm de diámetro o con displasia de alto grado o una cirugía conservadora (duodenotomía y polipectomía) si no es posible el tratamiento endoscópico. En pacientes con Spigelman IV, se recomienda estrechar el intervalo de vigilancia cada seis meses y planificar un tratamiento quirúrgico conservador, siempre que sea posible y en pacientes jóvenes, o duodenopancreatectomía con preservación pilórica en caso de que la cirugía conservadora no sea posible o se sospeche la presencia de cáncer invasivo.

Pueden aparecer adenomas también en el yeyuno y el íleon, pero el cáncer en estas localizaciones es extremadamente raro. No se recomienda su cribado, dada la escasa importancia clínica de estas lesiones.

Los pacientes con PAF tratados con proctocolectomía total presentan riesgo de desarrollar nuevos adenomas en el reservorio ileal (en torno al 75 % a los 15 años poscirugía), por lo que se recomienda la vigilancia endoscópica posquirúrgica anual o bianual. Otras manifestaciones clínicas tanto benignas como malignas asociadas a la PAF son los tumores desmoides, la hipertrofia congénita del epitelio pigmentario de la retina, los quistes epidermoides, los osteomas, el cáncer de tiroides, los hepatoblastomas, el cáncer de páncreas, el cáncer de vía biliar, el cáncer de glándula suprarrenal, los tumores cerebrales y, en casos raros, el adenocarcinoma ileal y yeyunal.

Poliposis adenomatosa familiar atenuada

La PAF atenuada (PAFA) es una variante de la PAF, también producida por una mutación en el gen *APC*, pero fenotípicamente presentan menor número de lesiones, entre 20 y 99 adenomas. La incidencia de CCR es inferior respecto a la forma clásica (riesgo acumulado: 70 %) y suele desarrollarse a edades más tardías (media de edad: 52 años). También se asocian a adenomas duodenales con un riesgo acumulado similar de adenocarcinoma duodenal al de la PAF (en torno al 4 %) y el seguimiento recomendado es con endoscopio de visión lateral cada 5 años.

Poliposis asociada a *MUTYH*

La poliposis asociada a *MUTYH* (PAM) es una enfermedad autosómica recesiva poco frecuente, causada por variantes patogénicas bialélicas en el gen *MUTYH*. Se estima que esta mutación se asocia a menos del 1 % de los casos de CCR. Los individuos con esta mutación suelen presentar de 10 a 100 pólipos durante la quinta o sexta década de vida.

La PAM está asociada a adenomas duodenales, aunque su frecuencia parece ser menor que la que ocurre en la PAF (17-25 %) y con un riesgo de adenocarcinoma duodenal similar al de la PAF (alrededor del 4 %). Se debe realizar una gastroscopia con visión frontal y lateral en el momento de identificarse adenomas en el colon o iniciar a los 25-30 años y, luego, cada 5 años. Si hay adenomas, se realizará un seguimiento en función de la clasificación de Spigelman.

Síndrome de Lynch

El síndrome de Lynch es una entidad con herencia autosómica dominante que predispone al desarrollo de diferentes tipos de tumores, causada por la presencia de una mutación germinal en alguno de los genes reparadores del ADN (*MLH1*, *MSH2*, *MSH6* y *PMS2*).

 Es la forma más frecuente de CCR hereditario (el 1-3 % de todos los CCR).

Aunque las ubicaciones primordiales de cáncer gastrointestinal son el colon y el estómago, los pacientes con mutaciones germinales en los genes *MLH1* o *MSH2* tienen un riesgo aumentado de desarrollar pólipos y adenocarcinoma del intestino delgado. En comparación con la población general, los pacientes con síndrome de Lynch tienen un riesgo de presentar cáncer de intestino delgado del 1-12 %. Se recomienda la realización de gastroscopia de cribado de neoplasias gástricas y duodenales a los 30-35 años y seguimiento posterior cada 3-5 años en pacientes con antecedentes familiares de cáncer gástrico o cáncer duodenal.

Poliposis hamartomatosa

Las poliposis hamartomatosos representan un grupo poco frecuente de síndromes hereditarios con predisposición a CCR y a otros tumores. Dada su baja prevalencia, los criterios diagnósticos y recomendaciones de cribado o vigilancia se basan en una baja evidencia científica, normalmente, por consensos de expertos.

Síndrome de Peutz-Jeghers

El SPJ es una enfermedad hereditaria autosómica dominante ocasionada por mutaciones en el gen *STK11* (también llamado *LKB1*), localizado en el cromosoma 19p.

 Se caracteriza por la presencia de pólipos hamartomatosos en el tracto gastrointestinal, e hiperpigmentación cutaneomucosa alrededor de los labios, la mucosa bucal y los dedos.

Los pólipos gastrointestinales están presentes en el 88-100 % de los pacientes afectados; son lesiones polipoideas de diferentes tamaños y se hallan difusamente distribuidos por todo el tracto digestivo, con predominio en el intestino delgado, más frecuentemente en el yeyuno, seguido del íleon

y del duodeno. El síntoma predominante es el dolor abdominal recidivante de tipo cólico debido a episodios intermitentes de invaginación intestinal.

El tratamiento es la polipectomía endoscópica. Dada la distribución difusa de la poliposis, no está recomendado el tratamiento quirúrgico. Sin embargo, en ocasiones, es necesario efectuar una resección intestinal segmentaria debido a complicaciones asociadas a los pólipos, como sangrado crónico con anemia secundaria, invaginación y obstrucción intestinal.

Los pólipos del SPJ pueden ser adenomatosos y desarrollar cáncer intestinal, con una frecuencia del 96 % en el intestino delgado.

Se aconseja iniciar el cribado en la infancia, enfocándose en la identificación de rasgos fenotípicos característicos, como la hiperpigmentación melánica. Se recomienda realizar una primera exploración gastrointestinal a los 8 años de edad, por medio de una endoscopia gastroduodenal, colonoscopia y cápsula endoscópica y repetirlas cada 3 años si existen pólipos y, a partir de los 18 años, si no existen, se repetirán dichas exploraciones cada 2-3 años.

En el SPJ, existe una incidencia superior de cáncer en relación con el observado en la población general. De hecho, diferentes estudios han descrito un riesgo global de cáncer a lo largo de la vida de hasta el 93 %, siendo los más frecuentes los cánceres de mama y colon, seguidos del cáncer de páncreas, estómago, ovario, cérvix, endometrio, pulmón y testículos.

Síndrome de poliposis juvenil

Es una enfermedad hereditaria autosómica. En su patogenia, se han visto implicados diversos genes, entre los que destacan *SMAD4* y *BMPR1* y, en menor grado, *ENG* y *PTEN*.

Se caracteriza por la existencia de pólipos juveniles a lo largo de todo el tracto gastrointestinal: colon y recto (98 %), estómago (14 %) e intestino delgado (7 %). El tamaño de estos pólipos varía entre unos pocos milímetros y más de 3 cm de diámetro. Estas lesiones suelen presentarse en la primera década de la vida y los primeros síntomas suelen ocurrir dentro de las dos primeras décadas.

El síntoma de presentación más frecuente es la rectorragia con anemia, seguido de diarrea e intususcepción. A pesar de que estas lesiones no poseen un potencial intrínseco de malignización, en un elevado porcentaje de casos, se asocian a neoplasias gastrointestinales. Los individuos afectados deben iniciar el cribado mediante gastroscopia y colonoscopia a edades jóvenes (a partir de los 15 años) con el objetivo de resecar aquellas lesiones de mayor tamaño, realizando un seguimiento cada 2-3 años.

La resección quirúrgica está indicada en caso de presencia de múltiples lesiones sintomáticas.

Síndrome de Cowden

El síndrome de Cowden es una enfermedad autosómica dominante causada por mutación en el gen *PTEN*. Existe una gran heterogeneidad en el espectro de pólipos que pueden desarrollar los individuos afectados, tanto por el número de lesiones como por su histología, pudiendo coexistir hamartomas, pólipos juveniles, ganglioneuromas, adenomas y pólipos inflamatorios.

Estos pacientes tienen riesgo de CCR (13 %), siendo menor el de estómago y de intestino delgado. Las lesiones mucocutáneas suelen ocurrir en la mayoría de los pacientes (lipomas subcutáneos, queratosis acra o palmoplantar y papilomas orales). Es también común la presencia de malformaciones craneales.

Las recomendaciones actuales van dirigidas a la prevención de las neoplasias malignas más frecuentes, que incluyen las de colon, estómago, intestino delgado, mama, tiroides, endometrio, riñón y melanoma.

PUNTOS CLAVE

- Los tumores de intestino delgado son tumores raros que pueden ser: benignos, como adenomas, leiomiomas, lipomas, linfangiomas, fibromas, hemangiomas o neurofibromas; y malignos, como adenocarcinoma, carcinoide, linfomas, tumores metastásicos y sarcomas.
- El 95 % de los tumores son adenocarcinomas, carcinoides, linfomas y sarcomas.
- La localización más frecuente de los linfomas es el íleon terminal; la de los adenocarcinomas, el duodeno/yeyuno proximal; la de los TNE el íleon; y la de los sarcomas, toda la extensión de intestino delgado, con predilección por el yeyuno.
- Una gran parte de los pacientes con neoplasias de intestino delgado no manifiestan síntomas, y se presentan de manera incidental en la cirugía o autopsia.
- Los síndromes poliposos que afectan al intestino delgado son la PAF clásica, el síndrome de Lynch, la poliposis hamartomatosa, el SPJ y el síndrome de Cowden.

BIBLIOGRAFÍA

Amador Romero FJ, Bellas Beceiro B, Clofent Vilaplana J, Carballal Ramil S, Cubiella Fernández J, Ferrándiz Santos J, et al. Cribado en el cáncer colorrectal hereditario no asociado a poliposis. En: Cubiella Fernández J, Marzo Castillejo M, Mascort Roca JJ (coords.). Guía de práctica clínica. Diagnóstico y prevención del cáncer colorrectal. Actualización 2018. Madrid: Asociación Española de Gastroenterología y Sociedad Española de Medicina de Familia y Comunitaria; 2018. p. 163-78.

Amador Romero FJ, Bellas Beceiro B, Clofent Vilaplana J, Carballal Ramil S, Cubiella Fernández J, Ferrándiz Santos J, et al. Cribado de las poliposis colorrectales. En: Cubiella Fernández J, Marzo Castillejo M, Mascort Roca JJ (coords.). Guía de práctica clínica. Diagnóstico y prevención del cáncer colorrectal. Actualización 2018. Madrid: Asociación Española de Gastroenterología y Sociedad Española de Medicina de Familia y Comunitaria; 2018. p. 131-61.

Amin MB, Edge SB, Greene FL, Byrd DR, Brookland RK, Washington MK, et al. (eds.). AJCC (American Joint Committee on Cancer) cancer staging manual. 8ª ed. Nueva York: Springer; 2017.

Barsouk A, Rawla P, Barsouk A, Thandra KC. Epidemiology of cancers of the small intestine: trends, risk factors, and prevention. Med Sci (Basel). 2019;7(3):46.

Benson AB III, Venook AP, Al-Hawary MM, Arain MA, Chen YJ, Ciombor KK, et al. Small bowel adenocarcinoma, version 1.2023. NCCN Clinical Practice Guidelines in Oncology [Internet]. Plymouth Meeting: National Comprehensive Cancer Network; 2023 [consulta el 25 de marzo de 2024]. Disponible en: https://www.nccn.org/guidelines/guidelines-detail?-category=1&id=1495

Bilimoria KY, Bentrem DJ, Wayne JD, Ko CY, Bennett CL, Talamonti MS. Small bowel cancer in the United States: changes in epidemiology, treatment, and survival over the last 20 years. Ann Surg. 2009;249(1):63-71.

Blanchard DK, Budde JM, Hatch GF 3rd, Wertheimer-Hatch L, Hatch KF, Davis GB, et al. Tumors of the small intestine. World J Surg 2000;24(4):421-9.

Bresalier RS, Blechacz B. Tumores de intestino delgado. En: Feldman M, Friedman LS, Brandt LJ (eds.). Sleisenger y Fordtran. Enfermedades digestivas y hepáticas. 10ª ed. Barcelona: Elsevier; 2018. p. 2196-212.

Casali PG, Abecassis N, Aro HT, Bauer S, Biagini R, Bielack S, et al.; Gastrointestinal stromal tumours: ESMO-EURACAN Clinical Practice Guidelines for diagnosis, treatment and follow-up. Ann Oncol. 2018;29(Suppl 4):iv68-78.

Castells Garangou A. Tumores de intestino delgado. En: Castells A, Balaguer F (eds.). Cáncer digestivo. Patogenia, diagnóstico y prevención. Barcelona: Elsevier; 2015. p. 35-49.

Cloyd JM, Norton JA, Visser BC, Poultsides GA. Does the extent of resection impact survival for duodenal adenocarcinoma? Analysis of 1,611 cases. Ann Surg Oncol. 2015;22(2):573-80.

Coco C, Rizzo G, Manno A, Mattana C, Verbo A. Surgical treatment of small bowel neoplasms. Eur Rev Med Pharmacol Sci. 2010;14(4):327-33.

College of American Pathologists. Cancer Protocol Templates [Internet; consulta el 25 de marzo de 2024]. Disponible en: https://www.cap.org/protocols-and-guidelines/cancer-reporting-tools/cancer-protocol-templates

Coppa J, Pulvirenti A, Schiavo M, Romito R, Collini P, Di Bartolomeo M, et al. Resection versus transplantation for liver metastases from neuroendocrine tumors. Transplant Proc. 2001;33(1-2):1537-9.

Datta S, Williams N, Suortamo S, Mahmood A, Oliver C, Hedley N, et al. Carcinoid syndrome from small bowel endocrine carcinoma in the absence of hepatic metastasis. Age Ageing. 2011;40(6):760-2.

De Latour RA, Kilaru SM, Gross SA. Management of small bowel polyps: a literature review. Best Pract Res Clin Gastroenterol. 2017;31(4):401-8.

Facundo-Navia H, Manrique Acevedo ME. Linfoma primario del intestino delgado: reporte de un caso y revisión de la literatura. Rev Colomb Gastroenterol. 2017;32(1):65-71.

Feldman JM, Jones RS. Carcinoid syndrome from gastrointestinal carcinoids without liver metastasis. Ann Surg. 1982;196(1):33-7.

García Centeno P, Santos Rodríguez A, Igualada Escribano L. Tumores del intestino delgado. Medicine. 2020;13(1):26-37.

Gill SS, Heuman DM, Mihas AA. Small intestinal neoplasms. J Clin Gastroenterol. 2001;33(4):267-82.

Haq AU, Yook CR, Hiremath V, Kasimis BS. Carcinoid syndrome in the absence of liver metastasis: a case report and review of literature. Med Pediatr Oncol. 1992;20(3):221-3.

Hatzaras I, Palesty JA, Abir F, Sullivan P, Kozol RA, Dudrick SJ, et al. Small-bowel tumors: epidemiologic and clinical characteristics of 1260 cases from the Connecticut tumor registry. Arch Surg. 2007;142(3):229-35.

Horimatsu T, Nakayama N, Moriwaki T, Hirashima Y, Fujita M, Asayama M, et al. A phase II study of 5-fluorouracil/L-leucovorin/oxaliplatin (mFOLFOX6) in Japanese patients with metastatic or unresectable small bowel adenocarcinoma. Int J Clin Oncol. 2017;22(5):905-12.

I Live! Ok! [Internet; consulta el 25 de marzo de 2024]. Disponible en: https://es-m.iliveok.com/health/sarcoma-del-intestino-delgado-causas-sintomas-diagnostico-tratamiento_75819i15938.html

Laskaratos FM, Rombouts K, Caplin M, Toumpanakis C, Thirlwell C, Mandair D. Neuroendocrine tumors and fibrosis: an unsolved mystery? Cancer. 2017;123(24):4770-90.

Meijer LL, Alberga AJ, De Bakker JK, Van der Vliet HJ, Le Large TYS, Van Grieken NCT, et al. Outcomes and treatment options for duodenal adenocarcinoma: a systematic review and meta-analysis. Ann Surg Oncol. 2018;25(9):2681-92.

Menge F, Jakob J, Kasper B, Smakic A, Gaiser T, Hohenberger P. Clinical presentation of gastrointestinal stromal tumors. Visc Med. 2018;34(5):335-40.

Modlin IM, Lye KD, Kidd M. A 5-decade analysis of 13,715 carcinoid tumors. Cancer. 2003;97(4):934-59.

National Cancer Institute. Surveillance, Epidemiology, and End Results (SEER) Program. Cancer stat facts: small intestine cancer [Internet; consulta el 25 de marzo de 2024]. Disponible en: https://seer.cancer.gov/statfacts/html/smint.html

Neugut AI, Jacobson JS, Suh S, Mukherjee R, Arber N. The epidemiology of cancer of the small bowel. Colorectal Dis. 2004;6(3):195-7.

Office for National Statistics. Cancer Registration Statistics, England Statistical Bulletins [Internet; consulta el 25 de marzo de 2024]. Disponible en: https://www.ons.gov.uk/peoplepopulationandcommunity/healthandsocialcare/conditionsanddiseases/bulletins/cancerregistrationstatisticsengland/previousReleases

Overman MJ, Varadhachary GR, Kopetz S, Adinin R, Lin E, Morris JS, et al. Phase II study of capecitabine and oxaliplatin for advaned adenocarcinoma of the small bowel and ampulla of Vater. J Clin Oncol. 2009;27(16): 2598-603.

Pan SY, Morrison H. Epidemiology of cancer of the small intestine. World J Gastrointest Oncol. 2011;3(3):33-42.

Ramia JM, Sancho E, Lozano O, Santos JM, Garrido F. Linfoma primario de intestino delgado. Cir Esp. 2007;81(1):46-8.

Rondonotti E, Koulaouzidis A, Georgiou J, Pennazio M. Small bowel tumours: update in diagnosis and management. Curr Opin Gastroenterol. 2018;34(3):159-64.

Ruiz-Tovar J, Martínez-Molina E, Morales V, Sanjuanbenito A. Adenocarcinoma primario de intestino delgado. Cir Esp. 2009;85(6):354-9.

Saha S, Hoda S, Godfrey R, Sutherland C, Raybon K. Carcinoid tumors of the gastrointestinal tract: a 44-year experience. South Med J. 1989;82(12):1501-5.

Sánchez-Ramón A, Cerino-Palomino V, Medina-Franco H. Tumores de intestino delgado: experiencia en el Instituto Nacional de Ciencias Médicas y Nutrición "Salvador Zubirán". Rev Gastroenterol Méx. 2012;77(4):181-5.

Sanli Y, Adalet I, Turkmen C, Kapran Y, Berberoglu K, Cantez S. Primary lymphoma of the small bowel detected with red blood cell scintigraphy. Clin Nucl Med. 2005;30(7):490-1.

Shenoy S. Small bowel sarcoma: tumor biology and advances in therapeutics. Surg Oncol. 2015;24(3):136-44.

Zúñiga Monge D. Revisión bibliográfica. Tumores neuroendocrinos gastrointestinales. Med Legal Costa Rica. 2013;30(1):89-98.

Cáncer de páncreas

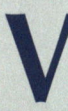

Procedimientos diagnósticos en el cáncer de páncreas

25

P. G. Giordano, A. Moreno Elola-Olaso y Y. Fundora Suárez

OBJETIVOS

- Evaluar la utilidad de las distintas técnicas de imagen para un correcto diagnóstico del cáncer de páncreas.
- Analizar la importancia de una estadificación radiológica precisa para poder individualizar el tratamiento más adecuado para cada paciente.
- Identificar los beneficios y las limitaciones de cada prueba de imagen.
- Recordar el empleo de las pruebas de imagen: preoperatorio e intraoperatorio.
- Describir la indicación de otras técnicas diagnósticas y el uso de las pruebas radiológicas en el seguimiento.

INTRODUCCIÓN

El cáncer de páncreas es una neoplasia maligna extremadamente agresiva; comprende diferentes tipos de tumores, entre los cuales, el tipo más frecuente es el adenocarcinoma ductal, que representa uno de los tumores sólidos con peor pronóstico. A pesar de tener una supervivencia a los cinco años inferior al 10 %, el único tratamiento potencialmente curativo del carcinoma pancreático es el quirúrgico, con una resección completa R0; hoy en día, ningún estudio ha demostrado una mejoría de la supervivencia en los casos de tumoraciones localmente avanzadas o, incluso, lesiones potencialmente resecables, pero con afectación a distancia. Por esta razón, son imprescindibles un correcto diagnóstico y una estadificación precisa para poder diferenciar los casos de enfermedad local, regional o metastásica. Hay que insistir en que la *resecabilidad* se debe establecer en el contexto de un comité multidisciplinario, donde se van discutiendo las diferentes opciones terapéuticas para cada paciente, sobre las pruebas de imagen preoperatorias de la máxima calidad posible.

Las estrategias diagnósticas y terapéuticas de los pacientes con cáncer de páncreas se deben planear en un comité multidisciplinario formado por oncólogos, cirujanos, radiólogos, digestólogos, anatomopatólogos y radioterapeutas.

ANATOMÍA DEL PÁNCREAS: ESPECIFICIDADES

El páncreas constituye un órgano de gran complejidad, debido a su localización retroperitoneal y centroabdominal superior. Durante mucho tiempo, fue un órgano de difícil exploración radiológica y clínica. Actualmente, los modernos métodos por imagen, de alta resolución, permiten determinar con exactitud la morfología, las relaciones con los órganos adyacentes (algunos de los cuales son de difícil acceso) y una mejor localización de la patología tumoral. Por este motivo, el conocimiento de la anatomía segmentaria del páncreas es de fundamental importancia no solo para conseguir una adecuada interpretación de las pruebas de imagen, sino también para una correcta exploración quirúrgica.

El conocimiento de la anatomía segmentaria del páncreas permite una correcta localización de las lesiones tumorales pancreáticas y una correcta planificación quirúrgica.

El páncreas está dispuesto transversalmente en el retroperitoneo, entre el duodeno a la derecha y el hilio esplénico a la izquierda, a la altura de entre la primera y la segunda vértebra lumbar (L1-L2); esta localización lo sitúa en íntimo contacto con otros órganos: estómago, duodeno, bazo, colon transverso, riñón y glándula suprarrenal izquierda. Se relaciona con la transcavidad de los epiplones por arriba, el mesocolon transverso por delante y el epiplón mayor por debajo. Anatómicamente, está dividido en cuatro porciones: la cabeza, el cuello, el cuerpo y la cola.

Para reconocer sus límites radiológicos, es necesario primero identificar la arteria gastroduodenal (recorre el borde anterior del páncreas por un surco homónimo) y la vena mesentérica superior. Una línea imaginaria que pasa a la derecha de la arteria gastroduodenal y a la derecha de la vena mesentérica superior separa el páncreas derecho del páncreas central; el páncreas derecho incluye la cabeza y el proceso uncinado inferiormente, y se extiende desde la segunda y tercera porción duodenal, a las que está íntimamente adherido. A continuación, el páncreas central o cuello pancreático se localiza inmediatamente anterior y ligeramente a la derecha de la vena mesentérica superior. El cuerpo y la cola pancreática, que constituyen el páncreas izquierdo, se localizan a la izquierda de la línea imaginaria que pasa por el borde izquierdo de la vena mesentérica superior (**Fig. 25-1**).

La cara anterior de la cabeza pancreática está cubierta por epiplón mayor adherido al mesocolon y colon trasverso; esto obliga a la movilización del ángulo hepático del colon para que la maniobra de Kocher sea completa.

En la zona del cuello del páncreas, donde la vena esplénica confluye con la vena mesentérica superior para formar la vena porta, no son frecuentes ramas venosas entre la cara posterior del páncreas y el eje mesentérico-portal, lo que facilita durante el acto quirúrgico su separación, necesaria en diferentes tipos de intervención.

El proceso uncinado se sitúa por detrás de los vasos mesentéricos y por delante de la aorta y de la vena cava. En el 41 % de los casos, el proceso uncinado no sobrepasa la vena mesentérica superior; en el 32 % de los casos, alcanza el intervalo entre la arteria y la vena mesentérica superior; en el 15 % de los casos, se extiende por detrás de la arteria mesentérica superior y, en el 12 % de los casos, llega hasta la aorta.

Una lámina de tejido conjuntivo denso, conocida como *lámina retroportal*, fija el proceso uncinado del páncreas a la arteria mesentérica superior y a la aorta. Durante la pancreatectomía cefálica, el cirujano debe prestar especial atención a esta lámina, ya que por su espesor transcurre la arteria hepática derecha aberrante, rama de la arteria mesentérica superior, y, además, es un lugar específico para obtener una recesión quirúrgica con márgenes sanos. La lámina retroportal es un sitio clave de invasión locorregional del carcinoma pancreático y debe ser analizada minuciosamente durante la realización de las pruebas de estadificación.

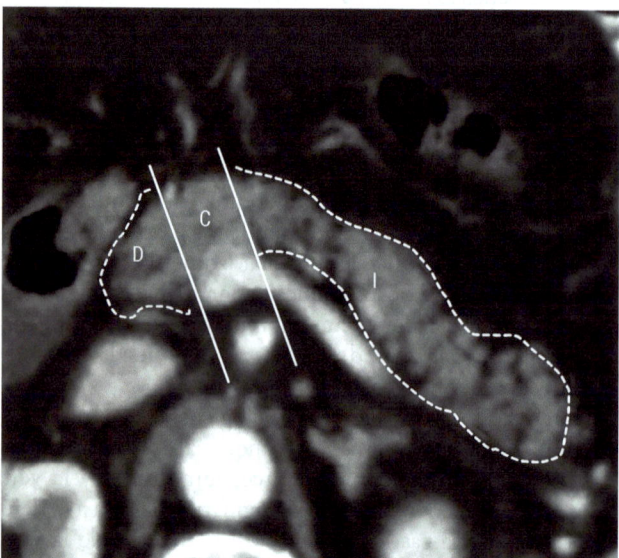

Figura 25-1. Tomografía axial computarizada en la que se muestra la división del páncreas derecho (D), páncreas central (C) y páncreas izquierdo (I), después de trazar una línea imaginaria que pasa a la derecha de la arteria gastroduodenal y la vena mesentérica superior y una línea imaginaria que pasa a la izquierda de la vena mesentérica superior.

 Las neoplasias que se localizan en el ámbito del proceso uncinado suelen infiltrar precozmente los vasos mesentéricos.

El páncreas recibe su irrigación del tronco celíaco y la arteria mesentérica superior. En general, una vez que las arterias han penetrado en el páncreas, se interconectan a través de una rica red de anastomosis, que hace del páncreas un órgano particularmente resistente a la isquemia. La cabeza recibe la irrigación por las arterias pancreaticoduodenales superiores, ramas de la arteria gastroduodenal, y por las arterias pancreaticoduodenales inferiores, ramas de la arteria mesentérica superior. El cuerpo y la cola están irrigados por la arteria pancreática dorsal, que puede ser rama de la arteria esplénica (40 %), del tronco celíaco (22 %), de la arteria mesentérica superior (14 %) o de la arteria hepática común (12 %). El drenaje venoso del páncreas está constituido por el sistema portal, a través de la vena esplénica, la vena mesentérica superior, la vena mesentérica inferior y la propia vena porta.

ASPECTOS GENERALES DEL CÁNCER DE PÁNCREAS

Epidemiología

El cáncer de páncreas es la neoplasia sólida de peor pronóstico, a causa de un diagnóstico a menudo en fase tardía y de unas características biológicas que condicionan una evolución desfavorable. Es la cuarta causa de muerte por cáncer en adultos de ambos sexos y la segunda entre los tumores digestivos; por lo tanto, representa un importante problema de salud a pesar de su baja incidencia (en el mundo occidental hay 12 casos/100.000 habitantes·año, con una predilección por el sexo masculino y la edad avanzada). Supone el 2,1 % de todos los tumores sólidos y se prevé que se convierta en la segunda causa de muerte por cáncer en 2030, con un aumento en su incidencia superior al 50 %.

 Las causas del incremento de la mortalidad global del cáncer de páncreas son:
• Aumento real de los nuevos casos diagnosticados.
• Persistencia de una baja supervivencia global, incluso en pacientes operados.
• Dificultad para establecer un diagnóstico precoz.
• Empleo de quimioterapia relativamente poco eficaz.

A nivel mundial, es más frecuente en los países occidentales e industrializados, pero se han observado las incidencias más altas en maoríes de Nueva Zelanda, negros americanos y nativos de Hawái, y las más bajas, en países como la India y Nigeria.

En España, su incidencia es medio-baja (6,6 y 3,9 casos por 100.000 habitantes·año en hombres y mujeres, respectivamente), aunque se ha producido un ligero aumento de nuevos casos en los últimos años y, cada vez con más frecuencia, en pacientes más jóvenes. Con una mortalidad estimada global de 6.278 casos, ha pasado a ser la tercera causa de mortalidad asociada al cáncer en España, por detrás de los tumores de pulmón y colon.

Factores de riesgo

La gran mayoría de los casos de cáncer de páncreas son esporádicos, aunque, en el 10 % de los pacientes, se asocia a antecedentes familiares y síndromes hereditarios. La causa del cáncer de páncreas no se conoce con exactitud, pero, considerando que su incidencia varía enormemente entre distintos grupos de individuos, se han postulado varios factores de riesgo que contribuyen a su desarrollo y aparición. Los diversos factores de riesgo asociados al desarrollo del cáncer pancreático se pueden clasificar, de manera agrupada, en demográficos, ambientales, hereditarios e individuales:

- *Demográficos*: la edad avanzada —mayores de 60 años—, el sexo masculino, la raza negra y la ascendencia judía askenazí.
- *Ambientales*: el tabaco —riesgo relativo de 1,2-1,8— y el alcohol —riesgo relativo de 1,5 en bebedores excesivos con ≥ 6 bebidas alcohólicas diarias—.
- *Hereditarios*: los antecedentes familiares —uno o más familiares de primer o segundo grado con la misma enfermedad—, los síndromes hereditarios —la pancreatitis hereditaria, el cáncer familiar de mama y ovario, el síndrome de Peutz-Jeghers, el síndrome de Lynch de tipo II, el síndrome de melanoma familiar atípico con mola múltiple, el síndrome de ataxia-telangiectasia, la anemia de Fanconi, el síndrome de Li-Fraumeni— y los polimorfismos genéticos.
- *Individuales*: la diabetes *mellitus* de tipo 2, la obesidad y la excesiva grasa abdominal, la escasa actividad física, la pancreatitis crónica con independencia de su etiología, la infección por *Helicobacter pylori*, la hepatitis crónica por el virus de la hepatitis B, el grupo sanguíneo diferente al 0 y los antecedentes quirúrgicos —la colecistectomía o la gastrectomía—.

> ❗ Se ha acuñado el término de *cáncer de páncreas familiar* para definir a aquellas familias con dos o más parientes de primer grado afectados, en ausencia de un síndrome genético bien definido; en estos casos, las mutaciones a cargo de los genes *BRCA* 1 y 2 son las más detectadas.

El empleo de fármacos como las estatinas (en dosis hipolipemiantes), la vitamina D, el ácido acetilsalicílico u otros antiinflamatorios no esteroideos se había postulado como potencial protector, pero los datos disponibles no son definitivos y se precisan más estudios. El tabaco, la carne roja y los compuestos hidrocarbonados confluyen en el daño del ácido desoxirribonucleico, mientras que el consumo de frutas y folato lo hacen en el de su reparación (factores de protección); asimismo, el tabaco y el alcohol, la pancreatitis y la infección por *Helicobacter pylori* conducen a la ruta de la inflamación y, a la de la resistencia a la insulina, lo hacen la diabetes y la hiperglucemia, el sobrepeso, la obesidad, la adiposidad central y la escasa actividad física.

> Es indicativa la existencia de varias rutas etiológicas comunes y, posiblemente, rutas carcinogénicas específicas en las que confluyen varios de estos factores de riesgo en el desarrollo de esta enfermedad.

Vía de diseminación y sintomatología

El adenocarcinoma ductal pancreático (el 85 % de todas las neoplasias pancreáticas) se desarrolla y progresa desde lesiones precursoras bien identificadas, como son la neoplasia quística mucinosa, la neoplasia mucinosa papilar intraductal y la neoplasia pancreática intraepitelial. Es importante conocer los tres grados de diferenciación del adenocarcinoma pancreático por su valor pronóstico:

- Grado 1: bien diferenciado, con intensa producción de mucina y con escaso polimorfismo nuclear.
- Grado 2: diferenciación moderada, una producción irregular de mucina y moderado polimorfismo nuclear.
- Grado 3: pobremente diferenciando, poca producción de mucina y con núcleos con marcado polimorfismo.

La evolución de una célula pancreática normal a un adenocarcinoma necesita la acumulación de mutaciones heredadas o adquiridas durante varios años; el oncogén *KRAS* es la mutación más frecuente y se encuentra en más del 90 % de todos los adenocarcinomas ductales.

El crecimiento local de las células tumorales destruye progresivamente el páncreas, pudiendo provocar una obstrucción de los conductos secretores; a causa de esta pérdida de la capacidad funcional de la glándula para segregar enzimas o por la obstrucción del conducto pancreático principal, pueden aparecer esteatorrea, con sus consecuencias de malabsorción y malnutrición, o una diabetes *mellitus de novo*. En las primeras etapas, suele diseminarse de forma precoz a través de los vasos linfáticos, afectando, primero, a los ganglios regionales y, posteriormente, a los distales. Según progresa el tumor, puede llegar a invadir otros órganos o estructuras cercanas como la vía biliar (colédoco, que va desde el hígado y la vesícula biliar hasta el intestino), estructuras digestivas (estómago, duodeno, colon), bazo, grandes vasos y columna vertebral.

Los tumores de localización de cuerpo-cola suelen invadir estructuras perineurales y crecer en el espacio retroperitoneal; por esta razón, el síntoma predominante, en estos casos, es el dolor sin ictericia, con un carácter insidioso y progresivo, generalmente, localizado a nivel del epigastrio o centroabdominal y, en ocasiones, irradiado hacia la espalda. La invasión y la obstrucción del colédoco a nivel distal, con la consiguiente aparición de una ictericia indolora, se producen en tumores en la cabeza pancreática; asimismo, la exploración de una vesícula distendida, palpable (signo conocido como *de Courvoisier-Terrier*), es la consecuencia de la misma obstrucción de la vía biliar. Los lugares donde más frecuentemente metastatiza, a través de los vasos sanguíneos, son el hígado, el peritoneo, el pulmón y el hueso. Son signos de enfermedad avanzada una masa abdominal palpable, la obstrucción duodenal, la hepatoesplenomegalia, los nódulos periumbilicales y la ascitis, expresión de una carcinomatosis peritoneal.

Todavía queda mucho por investigar sobre la biología del cáncer pancreático; técnicas prometedoras como los análisis de secuenciación masiva o las experimentaciones con organoides, para identificar alteraciones en la regulación celular, permitirán mejorar el pronóstico de este tumor.

> **!** La cirugía es el único tratamiento potencialmente curativo, pero solo entre el 15 y el 20 % de los pacientes son candidatos a esta en el momento del diagnóstico. Identificar los factores de riesgo implicados, conocer las lesiones precursoras, así como las mejores pruebas diagnósticas podrían en un futuro mejorar su pronóstico.

PRUEBAS DE IMAGEN PARA LA ESTADIFICACIÓN PREQUIRÚRGICA

Ecografía abdominal

Es la primera exploración de imagen que se debe realizar ante un paciente en el que se sospecha un carcinoma de páncreas, en particular, cuando se acompaña de síntomas como ictericia, dolor abdominal y síndrome constitucional.

En primer lugar, permite diferenciar si la ictericia es de origen obstructivo o no, el nivel de la obstrucción, la presencia de litiasis, y la dilatación de la vía biliar o del conducto pancreático (**Fig. 25-2**). Si existen metástasis hepáticas o ascitis, es suficiente en algunos casos para diagnosticar la resecabilidad del tumor por la observación de la afectación local o a distancia. Es un examen que no necesita preparaciones particulares y se recomienda el ayuno para eliminar el gas gástrico o cólico; la inspiración forzada y bloqueada permite el descenso del hígado y, de esta forma, se consigue una mejor ventana a través del lóbulo hepático izquierdo. Si bien la cabeza es visible en el 90 % de los casos en diferentes series, la cola solamente lo es en el 50-60 %.

El principal problema de la ecografía pancreática es que solo detecta tumores mayores de 2 cm, que suelen aparecer como una masa irregular e hipoecoica (**Fig. 25-3**); a menudo, la exploración se ve dificultada por la interposición de gas (el páncreas es visible el 67 % de las veces) y se trata de una prueba muy dependiente de la experiencia del radiólogo.

Por estas razones, no se considera una exploración adecuada para una evaluación completa de la extensión locorre-

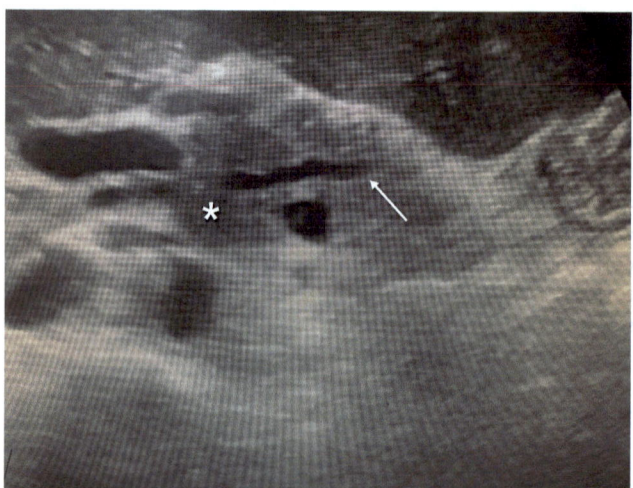

Figura 25-3. Ecografía abdominal. Incremento del tamaño de la glándula pancreática en la zona de la cabeza (asterisco) con dilatación del conducto de Wirsung (flecha).

gional y de la posible afectación vascular, venosa o arterial en los tumores potencialmente resecables.

> **!** La ecografía abdominal:
> - Es la primera prueba diagnóstica que se debe hacer en el paciente ictérico.
> - Describe la dilatación de la vía biliar intrahepática y extrahepática.
> - Diagnostica ascitis y metástasis hepáticas.
> - El uso concomitante de la ecografía Doppler sirve para ver los vasos mesentéricos.

> **💡** La ecografía abdominal no permite evaluar de una forma precisa la resecabilidad de la tumoración pancreática por sus limitaciones (no detectar lesiones de pequeño tamaño, ventana acústica limitada, pericia del explorador).

Tomografía axial computarizada toracoabdominopélvica

La tomografía axial computarizada (TAC) toracoabdominopélvica es la siguiente exploración que se debe realizar cuando existe la sospecha clínica y ecográfica de neoplasia de páncreas. Representa la técnica de imagen más eficaz para la estadificación del carcinoma de páncreas y todas las guías clínicas, europeas y americanas, la recomiendan como la prueba de elección para la valoración de la resecabilidad tumoral.

Se deben adquirir cortes axiales finos, con un espesor de 2 o 3 mm, y efectuar reconstrucciones multiplanares (coronal y sagital) y vasculares, para evaluar adecuadamente la posible afectación de arterias y venas (**Fig. 25-4**). La exploración comprende una serie sin contraste intravenoso, en la búsqueda de calcificaciones o hemorragias, y series con contraste en una fase arterial pancreática y una fase venosa.

De igual manera, permite conocer el tamaño y la localización de la lesión, la invasión local de estructuras adyacentes, la vascularización arterial (arteria mesentérica superior, arteria hepática y tronco celíaco) o venosa, la presencia de adenopa-

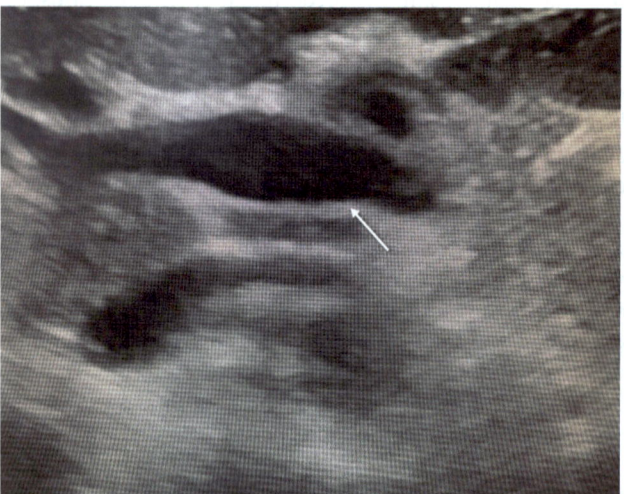

Figura 25-2. Ecografía abdominal. Distensión patológica del colédoco (flecha), de hasta 9 mm de calibre máximo, asociada a dilatación de la vía biliar intrahepática, en un paciente con ictericia indolora.

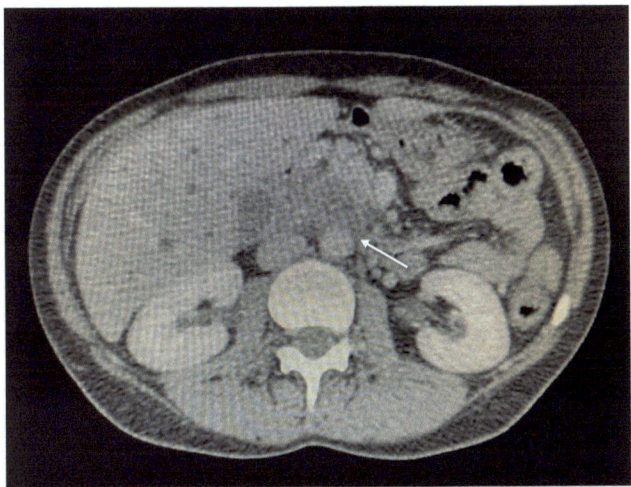

Figura 25-4. Estudio de estadificación de una masa pancreática con tomografía axial computarizada (fase arterial). Adenocarcinoma de la cabeza de páncreas, con extensión hacia el proceso uncinado, que contacta posteriormente con la pared anterior de la aorta abdominal, sin evidencia de plano de clivaje (flecha).

tías, metástasis a distancia o signos de carcinomatosis peritoneal (**Fig. 25-5**). El valor predictivo positivo, la sensibilidad y la especificidad publicadas para predecir la resecabilidad del tumor son del 89, del 100 y del 72 %, respectivamente. En un paciente sin ictericia, en el que se sospeche una neoplasia de cuerpo y cola de páncreas, es la prueba de elección sin necesidad de realizar primero la ecografía.

Para que la TAC sea útil, debe efectuarse según un protocolo optimizado para la estadificación de neoplasias pancreáticas. Es necesario inyectar contraste yodado por vía intravenosa, con flujo alto, para incluir, al menos, una adquisición en fase pancreática, para identificar la lesión y valorar la extensión local, una fase arterial y una fase portal.

La fase arterial pancreática debe ser realizada a los 45 segundos del comienzo de la inyección de contraste, mientras que la fase venosa debe realizarse a los 75 segundos. El contraste oral neutro no se recomienda, pero sí puede administrarse agua por vía oral.

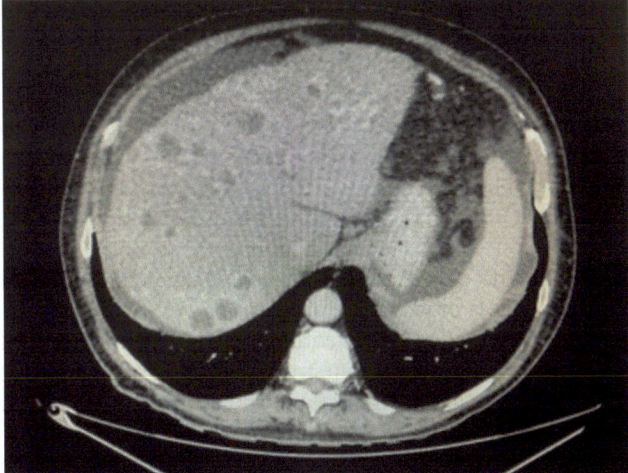

Figura 25-5. Estudio de estadificación del cáncer de páncreas con tomografía axial computarizada. Afectación hepática múltiple y moderada cantidad de ascitis, secundarias a una neoplasia pancreática.

Es fundamental recordar que el estudio de TAC debe efectuarse siempre antes de realizar cualquier procedimiento intervencionista sobre el páncreas (biopsia, colocación de prótesis biliar), ya que, frecuentemente, se producen cambios en el páncreas o en tejidos vecinos que dificultan la correcta delimitación de la neoplasia.

 La TAC predice la resecabilidad en el 70 % de los casos.

 La TAC toracoabdominopélvica:
- Es la técnica de elección en casi todos los centros, por su mayor disponibilidad, rapidez y resolución espacial.
- Detecta tumores menores de 2 cm.
- Describe: dilatación de la vía biliar, extensión extrapancreática, adenopatías patológicas (> 2 cm), presencia de metástasis y ascitis.

 Para evitar artefactos en la estadificación del tumor, la exploración radiológica debe efectuarse de forma urgente y, sobre todo, antes de maniobras invasivas, en los pacientes que necesitan un drenaje biliar preferente.

Colangiopancreatografía por resonancia magnética nuclear

Obtiene resultados similares a la TAC, pero con menor resolución espacial. En la mayor parte de los estudios comparativos y metanálisis, la eficacia diagnóstica de la resonancia magnética nuclear (RMN) en la estadificación del carcinoma de páncreas no muestra diferencias significativas con la TAC. Existen algunas situaciones en las que la RMN se considera superior a la TAC, como es el caso de los tumores pequeños, cuando existe una hipertrofia de la cabeza pancreática o en caso de infiltración grasa marcada del tejido pancreático.

Dos progresos tecnológicos permitieron un estudio correcto del páncreas en RMN: las secuencias rápidas y las secuencias con supresión grasa. El estudio del páncreas debe incluir secuencias ponderadas en T1 y T2. La exploración de RMN debe realizarse utilizando cortes finos, potenciados en T1 y T2, imágenes en difusión y estudio 3D dinámico con contraste de gadolinio (**Fig. 25-6**). En las secuencias ponderadas en T1, el páncreas posee una señal intermedia, idéntica o ligeramente inferior a la del hígado. En las secuencias con supresión grasa, aparece en hiperseñal debido a la presencia de proteínas acuosas en los ácinos. En la secuencia ponderada en T2, la señal del páncreas es idéntica al hígado. Después de la inyección intravenosa de gadolinio, realza de forma intensa y homogéneamente.

La RMN suele utilizarse para resolver dudas diagnósticas tras la TAC (caracteriza mejor las lesiones hepáticas de pequeño tamaño, delimita lesiones pancreáticas isodensas en la TAC, permite diferenciar la tumoración con áreas de pancreatitis crónica o en las recurrencias tras la cirugía) y, sobre todo, en pacientes con intolerancia a contrastes yodados (**Fig. 25-7**).

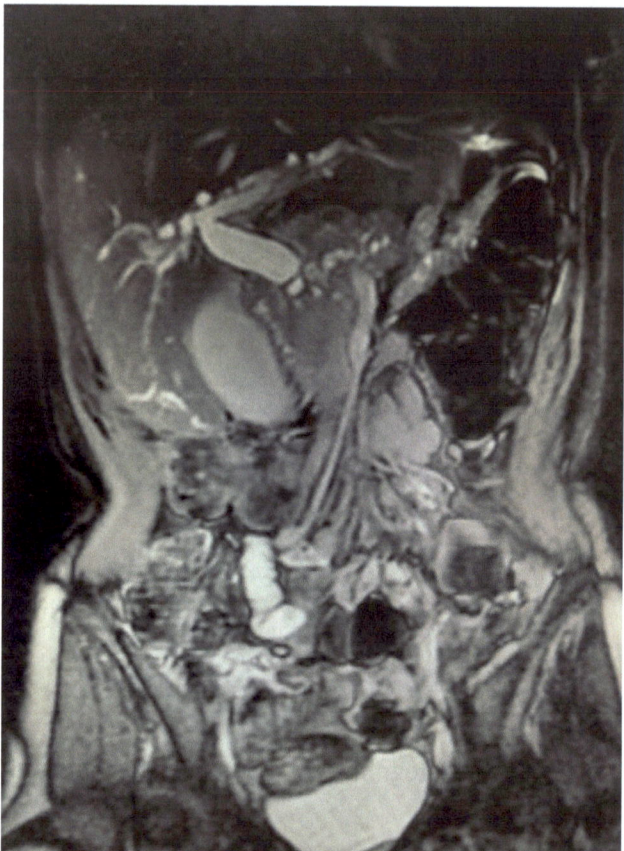

Figura 25-6. Estudio de estadificación de un adenocarcinoma pancreático con resonancia magnética nuclear (sección coronal). Hallazgos compatibles con una tumoración, localizada en la cabeza pancreática, que se asocia a una dilatación severa y brusca de la vía biliar intrahepática y extrahepática.

 La colangiopancreatografía por RMN:
- Describe resultados equiparables a la TAC en el estudio de extensión.
- Se considera una prueba muy útil en la caracterización de lesiones hepáticas dudosas.
- Es la prueba de elección en la enfermedad renal crónica o cuando existe alergia al contraste yodado.

Ecografía endoscópica o ecoendoscopia

Desde su introducción a principios de la década de 1990 y gracias a su evolución constante, la ecografía endoscópica (EUS; del inglés, *endoscopic ultrasound*) se ha convertido en una herramienta fundamental en el manejo diagnóstico y terapéutico de las masas pancreáticas. La EUS, gracias a su alto valor predictivo negativo, es la técnica de elección para descartar definitivamente una neoplasia de páncreas en lesiones que plantean un diagnóstico diferencial. A pesar de ser una técnica dependiente del operador, la literatura médica disponible refleja una alta tasa de detección de lesiones pancreáticas (> 90 %), especialmente, aquellas de pequeño tamaño (< 2-3 cm) o catalogadas de inespecíficas por otras pruebas de imagen radiológica (**Fig. 25-8**).

Consigue obtener imágenes del páncreas a través de la pared del estómago; ofrece una excelente visualización de alta

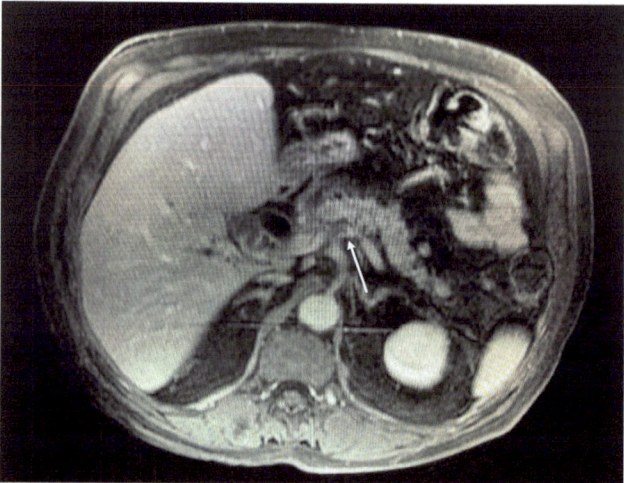

Figura 25-7. Estudio de estadificación de un adenocarcinoma pancreático con resonancia magnética nuclear. Estenosis de la confluencia portomesentérica (flecha) secundaria a una tumoración, de aspecto nodular y heterogéneo, en la cabeza pancreática.

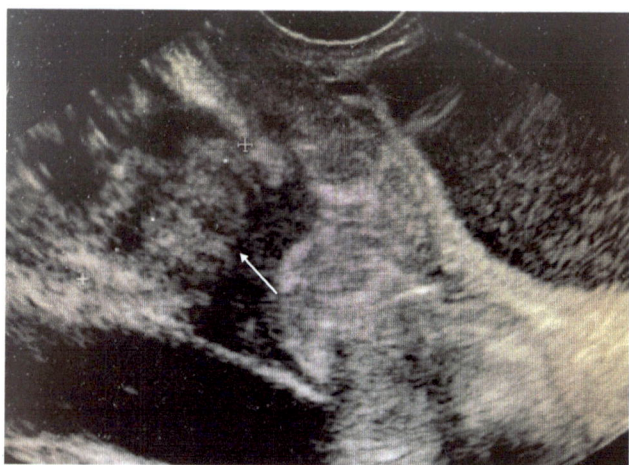

Figura 25-8. Estudio de estadificación de un tumor pancreático con ecografía endoscópica. Lesión redondeada, de márgenes mal definidos, a nivel del proceso uncinado (flecha); diagnóstico ecoendoscópico: T2N0.

resolución del páncreas y se considera una de las mejores pruebas diagnósticas de imagen para detectar lesiones focales de pequeño tamaño, sobre todo, en tumores menores de 2 cm, que podrían pasar desapercibidos en la TAC o en la RMN. Además, es especialmente útil para valorar la afectación ganglionar y la invasión vascular venosa (vena porta/mesentérica superior). Hay trabajos publicados en los que, con EUS se evaluó con una precisión similar o, incluso, superior a la TAC la afectación vascular local en el cáncer de páncreas.

Aunque no es la exploración recomendada como primera elección (por la dificultad de obtener una evaluación vascular y completa en todos los pacientes), la EUS es la única prueba que permite obtener una muestra histopatológica de la lesión, mediante punción aspirativa con aguja fina (PAAF) o con aguja citohistológica, sobre todo, cuando hay dudas diagnósticas entre lesiones benignas y malignas y en los pacientes que precisan una confirmación histológica e inmunohistoquímica sobre la naturaleza del tumor primario para el tratamiento neoadyuvante.

Indicaciones de la EUS: lesiones de pequeño tamaño (< 2 cm) y punción para la obtención de muestras citológicas o histológicas.

El estudio anatomopatológico antes de la cirugía estaría indicado en tumores irresecables, si se piensa en terapia adyuvante y en pacientes ancianos, si se quiere evitar una laparotomía diagnóstica.

La imagen endoecográfica del adenocarcinoma de páncreas es de una tumoración sólida con bordes irregulares e hipoecogénica, en comparación con el tejido circundante; puede asociar dilatación ductal pancreática retrógrada, con atrofia parenquimatosa y, en la región cefálica, dilatación de la vía biliar. Asimismo, aporta excelente información sobre la presencia de ascitis, la relación anatómica de la lesión con estructuras vasculares como la vena porta, el confluente portoesplénico, los vasos esplénicos y mesentéricos y el tronco celíaco y, finalmente, la presencia de adenopatías sospechosas, usualmente, descritas como nódulos redondeados hipoecogénicos, con pared bien definida y un tamaño > 5 mm.

Comparada con la TAC o procedimientos guiados por ecografía abdominal, la EUS, desde el punto de vista intervencionista, proporciona una mejor imagen completa en tiempo real, con posibilidad de punción de las estructuras diana con un recorrido de la aguja menor, evitando el espacio retroperitoneal (minimizando el riesgo de complicaciones con disfunción neurológica) o pulmonar; otra ventaja de esta prueba es ayudar a completar el drenaje biliar endoscópico, ante un acceso biliar fallido con la colangiopancreatografía retrógrada endoscópica (CPRE).

La EUS se considera una técnica segura, eficaz y eficiente para el estudio de las masas pancreáticas, así como una opción emergente en el tratamiento paliativo del cáncer de páncreas.

Tomografía por emisión de positrones con tomografía axial computarizada

La tomografía por emisión de positrones (PET; del inglés, *positron emission tomography*) se basa en los cambios funcionales que sufren las células del páncreas por incrementarse el metabolismo de la glucosa; en particular, las células malignizadas del carcinoma pancreático se caracterizan por aumentar el consumo de glucosa, captando la fluorodesoxiglucosa (FDG). El páncreas tiene una baja utilización de glucosa, por lo que los focos de incremento de FDG pueden ser fácilmente detectables. La PET ha mostrado una cierta utilidad en el diagnóstico diferencial entre benignidad y malignidad de masas pancreáticas.

La PET con FDG podría ser de utilidad en la detección de lesiones malignas pancreáticas, al existir una sobre-expresión del transportador GLUT1 (del inglés, *glucose transporter 1*) en el tejido tumoral respecto al parénquima normal.

Sin embargo, su lugar en el diagnóstico aún no está bien definido; ha demostrado poca utilidad en la estadificación del cáncer de páncreas, salvo en casos de dudas sobre su extensión a distancia y para el diagnóstico diferencial con la pancreatitis crónica. No obstante, en algunos protocolos, se incluye la PET-TAC como exploración adicional en los pacientes con riesgo elevado de metástasis, tumores de resecabilidad *borderline*, adenopatías grandes y marcadores tumorales muy elevados (CA 19.9). Según la literatura médica más reciente, la técnica posee una sensibilidad del 85-100 %, una especificidad del 85-97 %, un valor predictivo positivo del 92-94 %, un valor predictivo negativo del 95-97 % y una exactitud diagnóstica del 67-99 %.

La PET-TAC no se incluye como exploración estándar en las guías clínicas y el estudio de PET no debe sustituir nunca a una TAC específica con protocolo pancreático para la estadificación de los pacientes con tumores potencialmente resecables.

La FDG no es exclusivamente un agente oncótropo, acumulándose también en otras enfermedades como la pancreatitis aguda, la autoinmunitaria, los abscesos pancreáticos o los infiltrados linfocitarios; el patrón difuso en la PET de la mayoría de estas entidades frente a la acumulación focal característica de la patología tumoral puede ser un parámetro a utilizar para el diagnóstico diferencial.

Hay distintos factores que influyen en la sensibilidad de la prueba en esta situación clínica. Los niveles elevados de glucemia (frecuentes en este tipo de pacientes) pueden reducir la captación de FDG hasta en un 50 % por inhibición competitiva. Otra de las causas de falsos negativos se relaciona con el tamaño de la lesión, considerándose un tamaño crítico entre 1 y 1,5 cm de diámetro. La escasa celularidad tumoral puede ser otra causa de falsos negativos, como en el caso de los tumores de origen quístico. En este tipo de masas quísticas, el rendimiento de la imagen metabólica es inferior en comparación con el que proporciona la TAC, añadiéndose, además, como fuente de errores diagnósticos la frecuente patología inflamatoria (pancreatitis) asociada a este tipo específico de lesiones. Con el fin de mejorar el diagnóstico, se puede proceder a la adquisición de imágenes tardías, dado que las lesiones malignas tienden a incrementar la captación de FDG con el tiempo, a diferencia de las benignas.

Una de las indicaciones más evidentes de la PET-TAC en la patología tumoral pancreática es la reestadificación tras la neoadyuvancia, describiéndose en la literatura médica una sensibilidad del 84-96 % y una especificidad del 93-95 %. Es de gran utilidad en la detección de recidiva peritoneal, siendo, sin embargo, menos eficaz que la RMN en la detección de metástasis hepáticas. En aquellos casos con sospecha de recidiva, presenta un elevado rendimiento en el diagnóstico diferencial entre fibrosis y enfermedad tumoral; globalmente, la introducción de esta prueba, en estas circunstancias, cambiaría el manejo del paciente en cerca del 50 % de los casos.

Otro aspecto a considerar es la posibilidad de monitorizar la respuesta a la neoadyuvancia, al predecir la necrosis inducida del tumor tras la terapia, de una forma superior a la TAC, siendo la captación postratamiento un factor pronóstico establecido. Se ha observado que las lesiones con mayor metabolismo basal son las que mejor responden a la quimioterapia.

En el futuro, la posibilidad de utilizar otros trazadores de PET distintos a la FDG incrementaría la especificidad de la prueba, especialmente, el ^{68}Ga-DOTATOC, que si se marca con Lutecio 177, se podría utilizar como diana terapéutica dirigida de forma selectiva al tejido tumoral.

> **!**
> - A pesar del amplio arsenal de exploraciones que se han presentado en los párrafos anteriores, no todas son necesarias en todos los casos, y se debe plantear una secuencia racional del diagnóstico (**Fig. 25-9**).
> - El carcinoma pancreático puede tener un crecimiento muy agresivo y rápido, modificando en el tiempo las características de estadificación; por esta razón, algunas guías recomiendan repetir la TAC si han pasado más de cuatro semanas desde el estudio inicial y el paciente aún no ha sido intervenido.

OTROS PROCEDIMIENTOS PREVIOS A LA INTERVENCIÓN QUIRÚRGICA

Colangiopancreatografía retrógrada endoscópica

Consigue visualizar la región ampular/duodenal directamente y estudiar la anatomía ductal y biliar; por este motivo, es la prueba diagnóstica más sensible cuando la sospecha clínica sea de ampuloma, permitiendo tomar biopsias o citología por cepillados o aspiración de la vía biliar y del jugo pancreático. Los pacientes con masas pancreáticas asociadas a obstrucción de la vía biliar suponen un reto en la actualidad, tanto por su posible tratamiento curativo como el paliativo. Aproximadamente, el 70 % de los pacientes con adenocarcinoma de páncreas tienen algún grado de obstrucción biliar en el momento del diagnóstico.

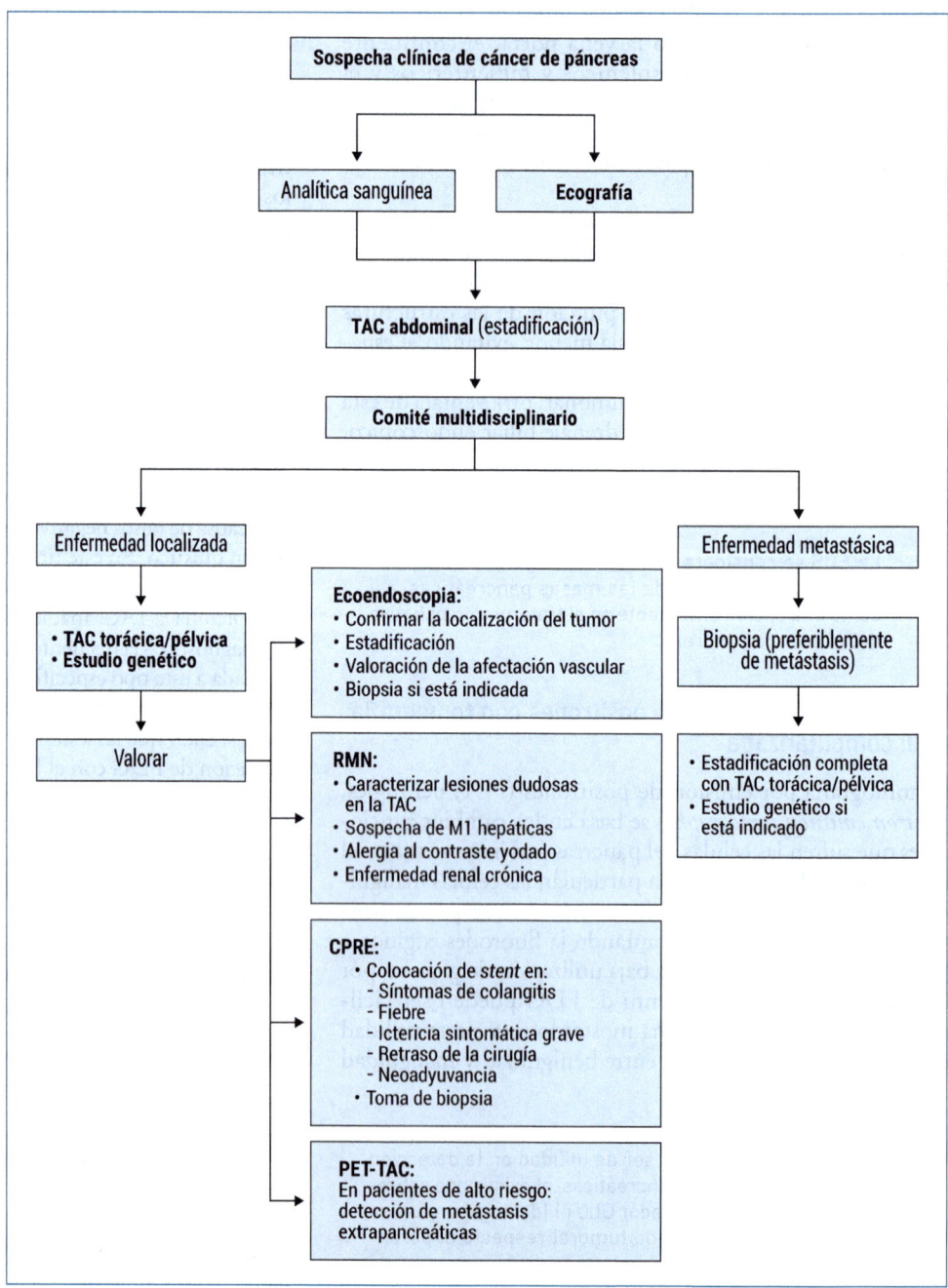

Figura 25-9. Algoritmo diagnóstico en el cáncer de páncreas. CPRE: colangiopancreatografía retrograde endoscópica; M1: metástasis; PET: tomografía por emisión de positrones (del inglés, *positron emission tomography*); RMN: resonancia magnética nuclear; TAC: tomografía axial computarizada.

La endoscopia ha ido aumentando su papel en la paliación del adenocarcinoma de páncreas, tanto en la desobstrucción biliar mediante el uso de prótesis como para el vaciamiento del estómago. En algunos pacientes, permite realizar procedimientos terapéuticos para paliar la ictericia, como la colocación de un *stent* (en caso de contraindicaciones para la cirugía, esperanza de vida corta —seis meses—), a nivel biliar, pancreático o duodenal. El propósito de la descompresión es mejorar el confort del paciente mediante la reducción de la ictericia y aliviando el prurito, así como conseguir unos niveles de bilirrubina que no excedan 1,5 veces el límite superior de la normalidad para evitar la toxicidad de la quimioterapia.

La CPRE:
- No sirve para la estadificación tumoral.
- Puede tener función terapéutica para paliar la ictericia.

El método de drenaje biliar, que se considera estándar, es el realizado mediante la CPRE. Se trata de una técnica endoscópica bien establecida, compleja y no exenta de complicaciones, que permite hacer múltiples tratamientos, entre los que se encuentra el drenaje de la vía biliar. Se consigue la canulación y la colocación de la prótesis en el 90 % de los casos. Cuando se realiza en manos expertas, el drenaje endoscoópico es eficaz a corto plazo (< 90 días) en el 80-90 %, cuando la afectación es en el colédoco distal. En cuanto a las complicaciones, pueden ocurrir en un 10 % de los casos, e incluyen colangitis, perforación, sangrado y pancreatitis.

En el cáncer de páncreas localmente avanzado o metastásico, se debe colocar una prótesis, que será plástica o metálica según la supervivencia esperada: si es > 3-6 meses, se debe colocar una metálica y, si es < 3 meses, se colocará una plástica. En los cánceres potencialmente resecables, se recomienda la colocación de una prótesis plástica; sin embargo, cuando la cirugía se va a diferir o hay que dar quimioterapia antes de esta, la recomendación para el drenaje biliar es usar prótesis metálicas, generalmente, recubiertas, y dejándola a más de 2 cm de la bifurcación.

Las prótesis plásticas son más baratas y se retiran más fácilmente en una futura endoscopia o cirugía. Por otra parte, las prótesis metálicas autoexpandibles tienen un mayor diámetro que las plásticas (8-10 mm) y pasan más fácilmente por el canal de trabajo del duodenoscopio (4,2 mm habitualmente); además, se obstruyen menos que las plásticas.

El drenaje biliar endoscópico presenta un menor riesgo de complicaciones, y el uso de prótesis plásticas comporta mayor riesgo de que recurra la ictericia.

Entre las opciones disponibles de drenaje biliar, en los últimos años, el drenaje guiado por ecoendoscopia, también llamado *colangiopancreatografía endoecográfica*, consigue realizar el drenaje ductal biliar o pancreático por vía transmural, ya sea transgástrica o transduodenal. Se trata de una técnica de reciente aparición que todavía carece de un protocolo totalmente estandarizado y cuenta con pocos dispositivos propios, pero que poco a poco ha ido entrando a formar parte del algoritmo diagnóstico y terapéutico de la patología tumoral pancreática.

La colangiopancreatografía endoecográfica tiene una serie de ventajas. Realizándose en la misma sesión endoscópica que la CPRE, podría ser más fisiológica, dado que consigue un drenaje interno inmediato y alejado del tumor; además, es menos invasiva que las alternativas percutánea o quirúrgica, dado que evita estructuras vasculares gracias a la señal Doppler y, de esta manera, podría evitar complicaciones y, finalmente, es más factible, dado que puede ser realizada en pacientes con ascitis y obstrucción ductal distal. Por el contrario, es una técnica difícil, que requiere una alta capacitación del endoscopista y apoyo por parte de la radiología intervencionista y cirugía biliopancreática en caso de fracaso o complicaciones.

Laparoscopia exploradora y citología

Consigue identificar lesiones peritoneales y hepáticas, a veces, con la ayuda de la incorporación de la ecografía intraoperatoria, evitando laparotomías innecesarias. Los pequeños implantes peritoneales, no detectados en los estudios de imagen, son la causa más frecuente para desestimar la resección quirúrgica en los casos clasificados al principio como resecables.

Por esto motivo, en algunos centros, se comienza siempre la cirugía con una exploración laparoscópica para buscar posible afectación peritoneal. Esto es más recomendable en tumores de la cola pancreática, de gran tamaño o con gran elevación de marcadores tumorales. Una citología positiva para malignidad en un lavado peritoneal tiene la misma consideración para el estadio tumoral que los implantes peritoneales.

La laparoscopia exploradora y citología:
- Es buena para el pronóstico de irresecabilidad en los estadios T (tumor) y M (metástasis).
- Evalúa mal el N (ganglios [del inglés, *nodes*]).
- Se utiliza si existe riesgo de enfermedad oculta (carcinomatosis), en tumores grandes (>3 cm), con Ca 19-9 elevado (>100 U/mL), en tumores de cuerpo o cola, o si cursan con dolor o pérdida de peso.

Biopsia preoperatoria

En los casos quirúrgicos —es decir, resecables de entrada—, la biopsia de la tumoración pancreática es opcional, dependiendo del protocolo del centro, la clínica del paciente, la localización y el aspecto radiológico de la lesión. Cuando la sospecha de carcinoma es alta, no se debe retrasar la intervención, esperando la biopsia por un resultado negativo o insuficiente de la punción.

Cuando se plantea neoadyuvancia con quimioterapia o radioterapia, es necesario obtener una muestra de la lesión, lo que se suele hacer mediante punción guiada por ecografía endoscópica, ya que, habitualmente, es la vía de acceso más segura. También la biopsia ayudaría en el diagnóstico diferencial con una masa inflamatoria o en los tumores avanzados para iniciar el tratamiento sistémico.

Cuando se detectan metástasis de probable origen pancreático, suele ser preferible obtener la muestra de las lesiones hepáticas, si son accesibles a la punción-biopsia percutánea.

PRUEBAS DE IMAGEN INTRAOPERATORIAS

Ecografía intraoperatoria

El adenocarcinoma de páncreas plantea en la fase de estadificación un problema diagnóstico que consiste en demostrar su localización exacta y la extensión locorregional, de capital importancia para elegir la estrategia quirúrgica más apropiada. La infiltración del eje venoso portomesentérico es el punto clave para proceder a la exéresis tumoral, obligando conceptualmente a una duodenopancreatectomía en los casos de afectación cefálica, con resección portal y reconstrucción vascular, gran operación asociada a una morbimortalidad significativa, sobre todo, fuera de centros de referencia y con resultados curativos aún en evaluación. Asimismo, durante la operación, existen tiempos irreversibles, una vez realizada la desvascularización del duodeno-páncreas en la duodenopancreatectomía, por sección de la glándula, donde el hallazgo inesperado de una infiltración venosa obliga a una resección de necesidad, muchas veces, sin criterio curativo. Lo mismo es planteable en caso de metástasis hepáticas ocultas, no palpables o ganglionares, cuya presencia hace inefectiva una cirugía de exéresis R0.

En todos estos puntos, complementaria a las pruebas de imagen prequirúrgicas, la ecografía intraoperatoria ofrece información de utilidad en las decisiones técnicas, evitando disecciones o resecciones pancreáticas, que, dada la extensión de la lesión, no prolongarían la supervivencia del paciente y aumentarían la morbimortalidad perioperatoria.

 Desde el punto de vista técnico, si la situación clínica lo permite, la resección venosa es más segura cuando se diagnostican, previamente a cualquier gesto quirúrgico, los sitios de infiltración tumoral.

Cabe recordar que los tumores endocrinos (no son objeto de este capítulo), como los insulinomas y los gastrinomas, plantean, fundamentalmente, un problema en su localización, ya que muchas veces no son palpables (tamaño promedio menor de 20 mm y localización pancreática en el 90 % de los casos); por este motivo, la ecografía intraoperatoria tendría un importante valor para su localización. Estos tumores, difícilmente hallados en el preoperatorio (índices menores del 50 % de diagnóstico preoperatorio, combinando ecografía abdominal, TAC, arteriografía y muestreo portal selectivo), obligan a una laparotomía exploradora, donde la conjunción de la palpación meticulosa de toda la glándula sumado al mapeo con ecografía intraoperatoria llegan casi al 100 % de detección, y hacen caer en desuso las resecciones glandulares a ciegas frente al hallazgo intraoperatorio del tumor.

 La ecografía intraoperatoria permite:
- Diagnóstico de una masa pancreática.
- Determinación de la naturaleza de esta.
- Valoración de la extensión locorregional del tumor (vascular, ganglionar y hepática).
- Cambio en las estrategias técnicas durante la intervención.

El primer acceso al páncreas en la exploración ecográfica intraoperatoria es por vía hepática, apoyando horizontalmente el transductor sobre el hígado, a la izquierda del ligamento falciforme, utilizándolo como ventana acústica e identificando la confluencia esplenoportal, por delante de la cual se visualiza el páncreas, en especial, su sector cefálico, el cuello y el inicio del cuerpo. Otra forma de exploración es levantando el lóbulo izquierdo del hígado, aplicando el transductor sobre el antro gástrico, comprimiendo suavemente para coaptar sus paredes evitando la interposición aérea. Esto permite mejorar la exploración del proceso uncinado y el páncreas retroportal, así como la totalidad de la cabeza y el cuello pancreáticos. De la misma forma, se puede mapear el cuerpo y la cola del páncreas, siendo para esto último conveniente utilizar el bazo como ventana acústica por vía transesplénica.

Para lograr una mejor exploración glandular —especialmente, en casos de tumores endocrinos—, se requiere la disección quirúrgica: apertura de la transcavidad de los epiplones y colocación del transductor directamente sobre el cuerpo y la cola pancreáticos.

Una situación de diagnóstico tumoral dificultoso con esta técnica se presenta en las glándulas afectadas por un proceso de pancreatitis crónica: en ellas, es importante el diagnóstico de masa tumoral, ya que hasta el 15 % de estos nódulos de pancreatitis crónica desarrollan un adenocarcinoma en el curso de la enfermedad.

Obviamente, la suma de todos los métodos diagnósticos mejora los valores predictivos, aun cuando es válido preguntarse el coste-beneficio de engorrosos y, a veces, invasivos estudios preoperatorios en pacientes que tienen indicación de exploración quirúrgica.

REEVALUACIÓN POR IMAGEN TRAS EL TRATAMIENTO NEOADYUVANTE

Tras el tratamiento neoadyuvante (quimioterapia o radioquimioterapia), normalmente, se emplea la TAC para la reestadificación de resecabilidad, cuyos criterios radiológicos del carcinoma pancreático son los mismos que los descritos para los tumores no tratados. En estos pacientes, la TAC tiende a sobreestadificar la afectación tumoral, ya que la afectación periarterial sólida puede no contener células tumorales y corresponder simplemente a fibrosis residual como respuesta al tratamiento.

Cuando se trata de un tumor clasificado como *borderline* (de bajo potencial de malignidad) y, por lo tanto, se plantea neoadyuvancia previa a la intervención, el objetivo de la TAC de reestadificación es comprobar la ausencia de progresión tumoral antes de llevar al paciente a quirófano. La presencia de una respuesta tumoral radiológica según los Criterios de Evaluación de Respuesta en Tumores Sólidos (RECIST, *Response Evaluation Criteria In Solid Tumors*) es menos habitual, aunque sí ocurre ocasionalmente con los nuevos tratamientos quimioterápicos.

 En algunos casos de tumor inicialmente clasificado como irresecable, la TAC ofrece una reestadificación de la tumoración para plantear un potencial rescate quirúrgico.

PRUEBAS DE IMAGEN EN EL SEGUIMIENTO

El seguimiento de los pacientes con carcinoma de páncreas (operados o no) suele efectuarse con TAC. Normalmente, es suficiente un estudio con contraste intravenoso en fase portal, salvo en los raros casos en los que se plantee un rescate quirúrgico. Un estudio de PET-TAC puede estar indicado en pacientes en los que, por datos clínicos o analíticos, se sospecha recaída o progresión de la enfermedad y no se correlaciona con progresión radiológica en la TAC.

PUNTOS CLAVE

- El cáncer de páncreas es un tumor infrecuente de mal pronóstico; globalmente, representa la cuarta causa de mortalidad por cáncer.
- Es una enfermedad que reconoce múltiples factores de riesgo, muchos de ellos interrelacionados.
- Es fundamental el conocimiento anatómico de las distintas estructuras pancreáticas por parte del cirujano implicado en el tratamiento del cáncer de páncreas.
- En la evaluación de un paciente con sospecha de cáncer de páncreas, deben realizarse pruebas de imagen con los siguientes objetivos: detectar la neoplasia y caracterizarla, valorar si hay infiltración vascular y duodenal, la presencia de adenopatías y la extensión a distancia (M1 y carcinomatosis).
- El tratamiento potencialmente curativo es la resección completa; más de la mitad de los pacientes se diagnostica en estadios avanzados de la enfermedad y, por esta razón, es muy importante una estadificación prequirúrgica precisa para diagnosticar los tumores resecables y evitar la yatrogenia quirúrgica en los casos irresecables.
- Con respecto a la estadificación radiológica, la TAC es la técnica diagnóstica de elección y la más extendida, aunque otras técnicas como la EUS y la RMN pueden ofrecer una información más detallada sobre algunos aspectos concretos.

- La utilidad de la EUS se apoya en la alta capacidad para detectar, caracterizar y estadificar lesiones con la posibilidad añadida de obtener muestras para estudio anatomopatológico, en caso de ser necesario, mediante punción guiada.
- La PET-TAC es la técnica de elección ante la sospecha de recidiva, especialmente, ante la elevación de los marcadores tumorales, y para detectar la viabilidad tumoral tras la quimioterapia y diferenciar las células tumorales de la necrosis/fibrosis postratamiento.
- La ecografía intraoperatoria es un método de fácil y de rápida realización con la mayor sensibilidad para el diagnóstico, caracterización y evaluación de la extensión locorregional de las masas tumorales pancreáticas, aportando más información no solo a los estudios preoperatorios, sino también con respecto a la exploración quirúrgica.
- La endoscopia ha ido aumentando su papel en la paliación de los síntomas de este tipo de tumores, mediante el uso de prótesis, tanto para la desobstrucción de la vía biliar como para el vaciamiento del estómago.
- En el seguimiento, se suele efectuar la TAC, añadiendo el estudio PET-TAC en los casos de sospecha de recurrencia y/o progresión de la enfermedad o en caso de dudas radiológicas en la TAC.

BIBLIOGRAFÍA

Bouassida M, Mighri MM, Chtourou MF, Sassi S, Touinsi H, Hajji H, et al. Retroportal lamina or mesopancreas? Lessons learned by anatomical and histological study of thirty three cadaveric dissections. Int J Surg. 2013;11(9):834-6.

Boulay BR, Parepally M. Managing malignant biliary obstruction in pancreas cancer: choosing the appropriate strategy. World J Gastroenterol. 2014;20(28):9345-53.

Ducreux M, Cuhna AS, Caramella C, Hollebecque A, Burtin P, Goéré D, et al. Cancer of the pancreas: ESMO Clinical Practice Guidelines for diagnosis, treatment and follow-up. Ann Oncol. 2015;26 Suppl 5: v56-68.

Fong ZV, Alvino DML, Fernández-Del Castillo C, Mehtsun WT, Pergolini I, Warshaw AL, et al. Reappraisal of staging laparoscopy for patients with pancreatic adenocarcinoma: a contemporary analysis of 1001 patients. Ann Surg Oncol. 2017;24(11):3203-11.

Fonseca AL, Fleming JB. Surgery for pancreatic cancer: critical radiologic findings for clinical decision making. Abdom Radiol (NY). 2018;43(2):374-82.

Gonçalves B, Soares JB, Bastos P. Endoscopic ultrasound in the diagnosis and staging of pancreatic cancer. GE Port J Gastroenterol. 2015;22(4):161-71.

Gonzalo-Marín J, Vila JJ, Pérez-Miranda M. Role of endoscopic ultrasound in the diagnosis of pancreatic cancer. World J Gastrointest Oncol. 2014;6(9):360-8.

Lawrence A, Robert A, Nyberg D. Intraoperative sonography of the abdomen. En: Rumack CM, Wilson SR, Charboneau JW (eds.). Diagnostic ultrasound. San Luis: Mosby Year Book; 1991. p. 499-504.

Li JH, He R, Li YM, Cao G, Ma QY, Yang WB. Endoscopic ultrasonography for tumor node staging and vascular invasion in pancreatic cancer: a meta-analysis. Dig Surg. 2014;31(4-5):297-305.

Maisonneuve P, Lowenfels AB. Risk factors for pancreatic cancer: a summary review of meta-analytical studies. Int J Epidemiol. 2015;44 (1):186-98.

Martín Pérez E, Sabater Ortí L, Sánchez-Bueno F (eds.). Cirugía biliopancreática. 18ª Guía de la Asociación Española de Cirujanos. 2ª ed. Sección de Cirugía Hepatobiliopancreática. Madrid: Arán Ediciones; 2018.

Navarro S, Vaquero E, Maurel J, Bombí JA, De Juan C, Feliu J, et al. Recomendaciones para el diagnóstico, la estadificación y el tratamiento del cáncer de páncreas (parte I). Med Clin (Barc). 2010;134(14):643-55.

Ocampo C, Zandalazini H. Anatomía quirúrgica del páncreas. Cir Dig. 2009;4(468):1-6.

Riediger H, Keck T, Wellner U, Zur Hausen A, Adam U, Hopt UT, et al. The lymph node ratio is the strongest prognostic factor after resection of pancreatic cancer. J Gastrointest Surg. 2009;13(7):1337-44.

Sánchez-Bueno F, García-Pérez R, Claver Valderas MA, De la Peña Moral J, Frutos Esteban L, Ortiz Ruiz E, et al. Utility of 18 fludeoxyglucose in preoperative positron-emission tomography-computed tomography (PET-CT) in the early diagnosis of exocrine pancreatic cancer: a study of 139 resected cases. Cir Esp. 2016;94(9):511-7.

Siegel RL, Miller KD, Jemal A. Cancer statistics, 2016. CA Cancer J Clin. 2016;66(1):7-30.

Sreenarasimhaiah J. Interventional endoscopic ultrasound: the next frontier in gastrointestinal endoscopy. Am J Med Sci. 2009;338(4):319-24.

Wang L, Dong P, Wang WG, Tian BL. Positron emission tomography modalities prevent futile radical resection of pancreatic cancer: a meta-analysis. Int J Surg. 2017;46:119-25.

Zhu D, Wang L, Zhang H, Chen J, Wang Y, Byanju S, et al. Prognostic value of 18F-FDG-PET/CT parameters in patients with pancreatic carcinoma: a systematic review and meta-analysis. Medicine (Baltimore). 2017;96(33):e7813.

Tumores neuroendocrinos de páncreas. Tumores metastásicos

26

E. Marqués Medina

OBJETIVOS

- Conocer las clasificaciones y las escalas de estadificación actualizadas de los tumores neuroendocrinos de páncreas (TNEp).
- Recordar el comportamiento de los TNEp en los distintos estudios de imagen para mejorar los criterios de elección de la técnica en cada paciente.
- Revisar el papel de la cirugía en el tratamiento de los TNEp y describir las técnicas quirúrgicas utilizadas y sus indicaciones.
- Aprender a elaborar el esquema diagnóstico-terapéutico de las lesiones pancreáticas compatibles con tumores neuroendocrinos (TNE).
- Comprender las formas de presentación del TNEp metastásico y el abordaje terapéutico en cada escenario.
- Describir las distintas formas de terapia sistémica y sus indicaciones, así como exponer las técnicas directas para el tratamiento de las lesiones hepáticas.
- Sintetizar las formas de presentación clínica, diagnóstico y tratamiento de los TNEp funcionantes más frecuentes.

INTRODUCCIÓN

La nomenclatura *tumores neuroendocrinos de páncreas* (TNEp) encuadra un grupo heterogéneo de lesiones con diverso curso clínico y pronóstico. El aumento de la prevalencia por hallazgo incidental en estudios de imagen explica el interés creciente en cuanto a su manejo diagnóstico-terapéutico y la necesidad de desarrollar sistemas de clasificación y estadificación propios.

Los TNEp son lesiones infrecuentes, que suponen el 5-6 % de los tumores primarios del páncreas. La incidencia anual se ha visto aumentada en las dos últimas décadas, especialmente, de lesiones pequeñas asintomáticas detectadas en pruebas radiológicas de forma casual, aunque el aumento se observa también para lesiones en estadios avanzados. Al menos un tercio de los casos presenta metástasis en el momento del diagnóstico, que se distribuyen por orden de frecuencia en hígado, hueso, pulmón y cerebro. En países desarrollados, la incidencia se estima en 0,3-1 casos por 100.000 habitantes/año y, aunque se ha relacionado el tabaco con el desarrollo de lesiones esporádicas, los factores de riesgo no están determinados.

El páncreas supone la segunda localización más frecuente de los TNE gastroenteropancreáticos (42 %) después del intestino delgado. Más del 90 % de los TNEp aparecen de forma esporádica y el 60-90 % corresponden a neoplasias no funcionantes. Los asociados a síndromes hereditarios son, principalmente, TNEp funcionantes (TNEp-F), siendo la neoplasia endocrina múltiple de tipo 1 (MEN1; del inglés, *multiple endocrine neoplasia type 1*) la responsable del 20-30 % de los gastrinomas y hasta del 5 %

de los insulinomas. Síndromes más infrecuentes, como el de Von Hippel-Lindau, la neurofibromatosis de tipo 1 o la esclerosis tuberosa, incluyen el desarrollo de TNEp. Por el alto grado de asociación, todos los pacientes con diagnóstico de TNE deben ser interrogados sobre sus antecedentes personales y familiares, además de someterse a exploración física para descartar lesiones cutáneas sugestivas. Actualmente, no se indica el estudio genético rutinario en los pacientes que desarrollan un TNE.

El tratamiento de elección de las lesiones resecables es la cirugía radical con intención curativa. El pronóstico de los TNEp bien diferenciados es sensiblemente mejor que el de los adenocarcinomas ductales, por lo que, en pacientes con adecuado estado funcional y criterios de resecabilidad, está indicada la cirugía en caso de recidiva local o aparición de metástasis aisladas resecables. También puede plantearse el rescate quirúrgico en aquellas lesiones previamente irresecables que involucionan en respuesta al tratamiento. Existe un amplio abanico de terapias tanto sistémicas como directas para el abordaje de la enfermedad avanzada. El diseño terapéutico debe ser individualizado y decidido de forma multidisciplinaria.

> **!** El factor que mejor se relaciona con el pronóstico es el índice de proliferación Ki-67, que determina el grado. La afectación ganglionar, la presencia y el volumen de las metástasis hepáticas o el desarrollo de enfermedad extraabdominal (estadio) son factores predictivos de la supervivencia independientemente del índice Ki-67. La presencia de síntomas también parece relacionarse con una evolución peor.

CLASIFICACIÓN Y ESTADIFICACIÓN

La clasificación en TNEp-F y no funcionantes (TNEp-NF) atiende a la presencia o ausencia de síndrome clínico relacionado con la producción hormonal, de forma que TNEp-NF hace referencia a las lesiones sin secreción o a muy bajos niveles, así como a lesiones con producción de hormonas clínicamente inactivas. Debido a lo anterior, los TNEp-NF se diagnostican en estadios más avanzados y, aunque hasta el 60 % son malignos al diagnóstico, el pronóstico global es mejor que el de los adenocarcinomas de páncreas exocrino. Los TNEp-F más frecuentes son el insulinoma y el gastrinoma. El resto de lesiones funcionantes, por su baja incidencia, de denominan TNEp-F «raros» —vipoma (productor de péptido intestinal vasoactivo o VIP; del inglés, *vasoactive intestinal peptide*), glucagonoma, somatostatinoma, o productores de hormona del crecimiento (GH; del inglés, *growth hormone*), de corticotropina (ACTH; del inglés, *adrenocorticotropic hormone*) u hormona paratiroidea (PTH; del inglés, *parathyroid hormone*)— o «muy raros» (productores de renina, colecistoquinina, eritropoyetina, etc.).

Se establecen tres sistemas de estadificación elaborados por la Organización Mundial de la Salud (OMS), la Sociedad Europea de Tumores Neuroendocrinos (ENETS; del inglés, *European Neuroendocrine Tumor Society*) y el American Joint Committee on Cancer (AJCC). La OMS (WHO en la literatura inglesa) clasifica las lesiones según la diferenciación celular y según el grado proliferativo: bajo grado (G1), grado intermedio (G2) y alto grado (G3). En la clasificación de 2010, se consideraban bien diferenciados los tumores G1 y G2, y pobremente diferenciados los G3. En 2017, la OMS distingue con respecto a la clasificación de 2010 dos grupos de neoplasias G3, pues se pone de manifiesto que algunas de estas lesiones sí presentaban diferenciación celular y mejor pronóstico. De esta

forma, la nomenclatura de *carcinoma neuroendocrino* (CNEp) equivale al grupo de lesiones G3 pobremente diferenciadas. Aunque no se demuestran diferencias significativas en cuanto al valor pronóstico con respecto a la primera clasificación de 2010, y siendo la determinación del grado el factor que mejor se relaciona con el pronóstico, la modificación de 2017 sí identifica el grupo de lesiones con peor evolución, cuestión de interés a la hora de diseñar la terapia sistémica.

 Actualmente, la OMS distingue cuatro grupos de agresividad creciente:
- TNEp de grado 1 (bien diferenciados, Ki-67 < 3 %), son los que tienen un menor grado proliferativo y mejor pronóstico.
- TNEp de grado 2 (bien diferenciados, Ki-67 = 3-20 %).
- TNEp de grado 3 (bien diferenciados, Ki-67 > 20 %).
- CNEp (equivalente a los TNEp de grado 3 pobremente diferenciados, Ki-67 > 20 %), con crecimiento más agresivo y peor pronóstico.

Los sistemas de la ENETS y el AJCC utilizaban nomenclaturas TNM (tumor, ganglios [del inglés, *nodes*] y metástasis) paralelas, que diferían en la definiciones de la T y en la del estadio, lo que provocaba cierto grado de confusión. En la publicación de la 8ª edición del AJCC en 2017, se adoptan las definiciones de la ENETS con mínima variación en la escala de estadificación. Actualmente, diversos estudios demuestran que los dos sistemas de clasificación ENETS/AJCC aportan un adecuado valor pronóstico sin diferencias significativas (**Tablas 26-1** y **26-2**).

DIAGNÓSTICO HISTOLÓGICO

Prácticamente todos los TNEp muestran una fuerte expresión de sinaptofisina, y hasta el 90 %, de cromogranina A (CgA),

Tabla 26-1. Clasificaciones de los tumores neuroendocrinos pancreáticos de la ENETS, el AJCC/UICC y la OMS*

	ENETS	AJCC/UICC 8ª ed. (2017)
TX	Tumor no evaluable	
T1	Confinado al páncreas**, < 2 cm	
T2	Confinado al páncreas**, 2-4 cm	
T3	Confinado al páncreas**, > 4 cm o invasión del duodeno o la vía biliar	
T4	Invasión de órganos adyacentes (estómago, colon, bazo, glándula suprarrenal) o de la pared de vasos mayores (tronco celíaco, arteria mesentérica superior)	
NX	Ganglios linfáticos no evaluables	
N0	Sin afectación ganglionar	Sin afectación ganglionar
N1	Con afectación ganglionar	Afectación de 1-3 ganglios
N2		Afectación de cuatro o más ganglios
M0	Sin metástasis a distancia	Sin metástasis a distancia
M1	Metástasis a distancia	Metástasis a distancia: • M1a: limitadas al hígado • M1b: al menos, una extrahepática • M1c: hepáticas y extrahepáticas

(*Continúa*)

Tabla 26-1. Clasificaciones de los tumores neuroendocrinos pancreáticos de la ENETS, el AJCC/UICC y la OMS* (*cont.*)

	OMS (2019)	
Grado	Índice de proliferación Ki-67	Índice mitótico (por 10 CGA)
Neoplasias neuroendocrinas bien diferenciadas:		
• G1	<3%	<2
• G2	3-20%	2-20
• G3	>20%	>20
Neoplasias neuroendocrinas pobremente diferenciadas:		
• G3, carcinoma neuroendocrino:	>20%	>20
– de células pequeñas		
– de células grandes		
MiNEN Lesiones tumor-*like*		

*Las clasificaciones de la ENETS y el AJCC solo están referidas a los TNEp bien diferenciados. Para los TNEp pobremente diferenciados, se utiliza el sistema de estadificación del cáncer de páncreas exocrino.
**La invasión de la grasa peripancreática no modifica la estadificación.
AJCC: American Joint Committee on Cancer; CGA: campos de gran aumento; ENETS: European Neuroendocrine Tumor Society; G: grado; MiNEN: neoplasias mixtas, endocrinas y no endocrinas (del inglés, *mixed neuroendocrine non-neuroendocrine neoplasms*); OMS: Organización Mundial de la Salud; TNEp: tumores neuroendocrinos pancreáticos; UICC: Union for International Cancer Control.

Tabla 26-2. Grupos de estadificación pronóstica de la ENETS y el AJCC/UICC (8ª ed., 2017) de los tumores neuroendocrinos pancreáticos

Estadio	ENETS			Estadio	AJCC 8ª ed. para TNEp		
I	T1	N0	M0	I	T1	N0	M0
IIa	T2	N0	M0	II	T2	N0	M0
IIb	T3	N0	M0		T3	N0	M0
IIIa	T4	N0	M0	III	T4	N0	M0
IIIb	Cualquier T	N1	M0		Cualquier T	N1	M0
IV	Cualquier T y N		M1	IV	Cualquier T y N		M1

AJCC: American Joint Committee on Cancer; ENETS: European Neuroendocrine Tumor Society; M: metástasis; N: ganglios (del inglés, *nodes*); T: tumor; TNEp: tumores neuroendocrinos pancreáticos; UICC: Union for International Cancer Control.

siendo la primera menos específica, lo que obliga a descartar otros tumores en los casos sinaptofisina+/CgA–. La ausencia de los dos marcadores ocurre de forma excepcional en un subgrupo de G3-carcinoma neuroendocrino (CNE). Ante una muestra con sospecha de TNE en la tinción con hematoxilina-eosina, se requiere confirmación con el estudio inmunohistoquímico (IHQ) para sinaptofisina y CgA.

En el caso de los tumores pobremente diferenciados (CNEp), la expresión de la CgA puede faltar hasta en el 50 % de las lesiones, de igual forma que la sinaptofisina en los CNE de células pequeñas, en los que la expresión puede ser focal o estar ausente (**Tabla 26-3**). Para estos casos, se impone la utilidad de otros marcadores, como la proteína 1 asociada al insulinoma (INSM1; del inglés, *insulinoma-associated protein 1*), las citoqueratinas, etc., de especial importancia en las biopsias de metástasis para diferenciar un TNE primario de páncreas de un TNE de otro origen (paraganglioma, feocromocitoma). La IHQ para hormonas no tiene indicación de forma rutinaria.

En cuanto al estudio IHQ de los receptores de la somatostatina (SSTR; del inglés, *somatostatin receptors*), la valoración de la sobreexpresión de SSTR en los estudios funcionales (Octreoscan®, tomografía por emisión de positrones [PET;

Tabla 26-3. Elementos obligatorios y opcionales en la evaluación de una muestra de biopsia de lesiones con características de tumor neuroendocrino de páncreas

Obligatorios	• Hematoxilina-eosina: morfología y diferenciación
	• Inmunotinción para marcadores neuroendocrinos: – Sinaptofisina – Cromogranina A
	• Inmunotinción para marcadores de proliferación: Ki-67/MIB1
	• Inmunotinción para hormonas (insulina, gastrina, serotonina, etc.). Solo en contexto de síndrome hormonal o metástasis hepáticas de un tumor primario desconocido o en el seguimiento de un tumor con síndrome hormonal
Opcionales	• Inmunotinción para factores de transcripción (TTF1, CDX2, etc.) En el contexto de metástasis de un tumor primario desconocido
	• Inmunotinción para receptores de somatostatina
	• Inmunotinción para marcadores vasculares (determinación de invasión vascular)

CDX2: proteína caudal homeobox 2 (del inglés, *member 2 of the caudal-related homeobox transcription factor gene family*); TTF1: factor de transcripción tiroidea 1 (del inglés, *thyroid transcription factor-1*).

del inglés, *positron emission tomography*]) es adecuada para la selección de los pacientes subsidiarios de tratamiento con análogos de la somatostatina (SSA; del inglés, *somatostatin analogues*), por lo que la utilidad de realizar IHQ para receptores se limita al diagnóstico diferencial entre los G3-TNEp (expresión intensa) y los G3-CNEp (generalmente, negativa) (v. **Tabla 26-3**).

La diferenciación, el grado y el estadio son los factores que determinan el pronóstico. Tras el diagnóstico de TNE, además de establecer el estadio con el sistema TNM, en la pieza de resección, debe cuantificarse la actividad proliferativa mediante el índice Ki-67 y el recuento mitótico (siendo el primero de obligada determinación), factores que definirán el grado. Ante una discrepancia entre los dos valores, se asignará el grado mayor. En las piezas de resección de G3-TNEp, es recomendable indicar la proporción del componente G3.

DIAGNÓSTICO BIOQUÍMICO

Más del 70 % de los TNE, segregan CgA cuantificable en suero, siendo sensiblemente menor el número de TNE que producen polipéptido pancreático (PP). Los TNEp-NF pueden producir una amplia variedad de péptidos inactivos, que incluye CgA, PP, enolasa específica, subunidades de gonadotropina coriónica humana, calcitonina, neurotensina, etc., aunque las determinaciones de CgA y de PP son las más utilizadas en el diagnóstico y seguimiento.

> ❗ La determinación de CgA tiene utilidad como biomarcador para el diagnóstico de los TNEp y se correlaciona con el tamaño del tumor primario, el grado de diferenciación y la progresión de las metástasis hepáticas. Debe tenerse en cuenta que la CgA puede estar aumentada por otras causas, como la toma de inhibidores de la bomba de protones (IBP), la gastritis atrófica o la insuficiencia renal.

En los últimos años, se discute la indicación de utilizar CgA y PP como marcadores durante el seguimiento de los TNE-NF, pues no parecen aumentar el valor con respecto a los estudios de imagen para la toma de decisiones terapéuticas cuando estos últimos son negativos, quedando, así, pendiente de definir la utilidad de otros biomarcadores.

En el caso de los TNEp-F, la determinación de la hormona causante del síndrome clínico se utilizará como marcador específico para el diagnóstico y seguimiento. El uso crónico de IBP y otras circunstancias pueden elevar los niveles de gastrina. En la **tabla 26-4**, se enumeran los síndromes hormonales y los marcadores bioquímicos de los TNEp-F.

DIAGNÓSTICO POR IMAGEN

Estudios anatómicos

Dentro del diagnóstico por imagen para localización, estadificación y seguimiento, la tomografía axial computari-

Tabla 26-4. Síndromes clínicos de los tumores neuroendocrinos de páncreas funcionantes

Nombre Incidencia (nuevos casos/106 habitantes/año)	Péptido activo segregado/localización	Malignidad (%)	Asociación a MEN1 (%)	Síndrome clínico
Insulinoma 1-32	Insulina	<10	4-5	No determinada
Gastrinoma 1-1,5	Gastrina	60-90	20-25	Dolor abdominal (75 %), diarrea (73 %), reflujo gastroesofágico (44 %) y pérdida de peso (17 %)
Vipoma 0,05-0,2	VIP	40-70	6	Diarrea, hipopotasemia, deshidratación, hipoclorhidria
Glucagonoma 0,01-0,1	Glucagón	50-80	1-20	Exantema, intolerancia a la glucosa y pérdida de peso
Somatostatinoma	Somatostatina	>70	45	Diabetes *mellitus*, colelitiasis y diarrea
GHRHoma	GHRH	>60	16	Acromegalia
ACTHoma	ACTH	>95	Rara	Síndrome de Cushing
TNE causantes de síndrome carcinoide	Serotonina	60-88	Rara	Síndrome carcinoide
PTHrPoma	PTHrP	84	Rara	Dolor abdominal
TNEp-F muy raros (< 100 casos descritos)	Renina	Desconocida	No	Hipertensión arterial
	LH	Desconocida	No	Anovulación, virilización y disminución de la libido
	Eritropoyetina	100	No	Policitemia
	IGF-2	Desconocida	No	Hipoglucemia
	CCK	Desconocida	No	Diarrea, enfermedad ulcerosa, pérdida de peso y colelitiasis
	GLP-1	Desconocida	No	Hipoglucemia

ACTH: corticotropina u hormona adrenocorticotropa (del inglés, adrenocorticotropic hormone); CCK: colecistoquinina (del inglés, *cholecystokinin*); GHRH: somatorrelina u hormona liberadora la hormona del crecimiento (del inglés, *growth hormone-realeasing hormone*); GLP-1: péptido similar al glucagón de tipo 1 (del inglés, *glucagon-like peptide-1*); IGF-2: factor de crecimiento insulinoide de tipo 2 (del inglés, *insuline-like growth factor 2*); LH: hormona luitenizante (del inglés, *luteinizing hormone*); MEN1: neoplasia endocrina múltiple de tipo 1 (del inglés, *multiple endocrine neoplasia type 1*); PTHrP: proteína relacionado con la hormona paratiroidea (del inglés, *parathyroid hormone-related protein*); TNE: tumores neuroendocrinos; TNEp-F: tumores neuroendocrinos de páncreas funcionantes; VIP: péptido intestinal vasoactivo (del inglés, *vasoactive intestinal peptide*).

zada (TAC) multifase con contraste intravenoso mantiene su papel como técnica de primera elección. Generalmente, se presentan como lesiones sólidas con captación intensa en fase arterial y lavado rápido en fase portal. Ocasionalmente, pueden mostrar zonas quísticas. Las calcificaciones, que aparecen hasta en el 16 % de los casos, se relacionan en algunas series con neoplasias bien diferenciadas de mayor grado y afectación ganglionar. Las metástasis hepáticas suelen comportarse con hiperrealce en fase arterial, que persiste en fase portal, aunque estos patrones pueden variar. La TAC aventaja a los estudios por resonancia magnética nuclear (RMN) en cuanto a la definición espacial de las metástasis pulmonares.

La imagen por RMN supera a la TAC en sensibilidad, especialmente, en el caso de las metástasis hepáticas y en la relación de la lesión con el conducto pancreático principal (CPP) si se añade el estudio con técnica de colangiorresonancia (cRMN).

La ecoendoscopia tiene la ventaja de ser más sensible en el diagnóstico de lesiones pancreáticas pequeñas. Además, permite la toma de muestras para su estudio citológico y la determinación del índice de proliferación Ki-67. Es de especial interés cuando se plantea el seguimiento radiológico en lugar de la exéresis quirúrgica.

Estudios funcionales

Las técnicas de imagen de medicina nuclear se basan en la circunstancia de que más del 80 % de los TNE gastroenteropancreáticos producen sobreexpresión de alguno de los cinco tipos de SSTR (SSTR1-5), a excepción de los insulinomas, que lo hacen en menos del 50 % de los casos, y de los tumores indiferenciados (G3-CNE), que, generalmente, no los sobreexpresan. Los SSTR también se expresan en los vasos peritumorales y en las células inflamatorias asociadas al tumor. El receptor más frecuentemente expresado es el SSTR2 y, en menor medida, el SSTR5. Debido a que la semivida fisiológica de la somatostatina es de unos minutos, se ha desarrollado la producción de análogos con afinidad a SSTR de semivida más larga con fines diagnóstico-terapéuticos. Los análogos radiomarcados más utilizados son el indio 111 (^{111}In) ácido dietilentriaminopentaacético (DTPA)-octreotida, el ^{111}In-pentetreotida, el tecnecio 99 metaestable (^{99m}Tc)-depreotida y el galio 68 (^{68}Ga)-edotreotida. El ^{68}Ga-edotreotida presenta una alta afinidad para los receptores SSTR2, muy similar a la de la somatostatina y unas 10 veces mayor a la del ^{111}In DTPA-octreotida.

Fisiológicamente, algunos órganos presentan captación fisiológica de ^{68}Ga-edotreotida (bazo, riñón, hígado, glándulas suprarrenales, tiroides, hipófisis, apófisis unciforme del páncreas) y determinados procesos pueden elevar localmente la expresión de SSTR (linfocitosis por inflamación subaguda o linfomas, tumores hipofisarios, meningiomas, tiroiditis, carcinoma medular de tiroides, paragangliomas/feocromocitomas, neuroblastomas, carcinoma microcítico pulmonar y carcinoma de mama).

El Octreoscan® —que, inicialmente, utilizaba ^{111}In DTPA-octreotida como marcador y, en los últimos años, emplea ^{111}In-pentetreotida— obtiene una imagen plana de gammagrafía, que, actualmente, se fusiona con tomografía computarizada por emisión de fotón único (SPECT; del inglés, *single-photon emission computed tomography*) y TAC. El radiomarcador tiene afinidad por los receptores SSTR2 y SSTR5. Es útil para el estudio de glucagonomas, vipomas y, en especial, para TNE-NF. Para insulinomas y tumores pobremente diferenciados, la técnica pierde sensibilidad, al sobreexpresar menos el SSTR2.

El ^{68}Ga-DOTA-TATE-PET (^{68}Ga-PET) presenta una mayor sensibilidad para el diagnóstico de localización y seguimiento de los TNE con sobreexpresión de SSTR (bien diferenciados). Además, aporta mejor resolución espacial y permite realizar imágenes de fusión en escáner híbrido PET-TAC e, incluso, en RMN (SSTR-PET-RMN). Añade como ventaja la posibilidad de seleccionar a los pacientes candidatos a tratamiento con radionúclidos. Por estos motivos, se impone como la técnica de elección para la estadificación de los TNE bien diferenciados, a excepción del insulinoma, y sustituirá al Octreoscan® cuando se amplíe su disponibilidad. Actualmente, se utilizan también algunas variantes del sustrato (DOTA-TOC y DOTA-NOC).

La PET con fluorodesoxiglucosa marcada con flúor 18 (^{18}F-FDG-PET) sigue teniendo utilidad diagnóstica para el estudio y seguimiento, especialmente, de los tumores pobremente diferenciados. Solo el 25 % de los TNEp-F son positivos para esta técnica. Para los TNEp-NF, la avidez por la ^{18}F-FDG se correlaciona con una mayor frecuencia de enfermedad metastásica ganglionar y a distancia, así como con la recidiva precoz. También se asocia a un $G \geq 2$ y a la invasión vascular.

Siempre que exista disponibilidad, el diagnóstico por imagen debe realizarse combinando TAC o RMN multifase con ^{68}Ga-PET-TAC (o ^{68}Ga-PET-RMN) con el fin de minimizar el número total de estudios de imagen. Los estudios por TAC o RMN son necesarios especialmente en los casos de lesiones sin sobreexpresión de SSTR.

 El ^{68}Ga-PET (con sus variantes de sustrato DOTA-TATE, DOTA-TOC, DOTA-NOC) presenta una mayor sensibilidad para el diagnóstico de localización y seguimiento de los TNE con sobreexpresión de SSTR (bien diferenciados) que el Octreoscan®. La ^{18}F-FDG-PET sigue teniendo utilidad diagnóstica para el estudio y seguimiento de tumores pobremente diferenciados.

TRATAMIENTO QUIRÚRGICO. ENFERMEDAD LOCALIZADA

A diferencia del adenocarcinoma ductal, una amplia proporción de los TNEp tiende a presentar un curso lento, con tasas altas de supervivencia a los 10 años de la resección, a pesar de que existan metástasis en el momento del diagnóstico o la tendencia a la recidiva local tras cirugía radical. Este aspecto hace que se plantee la cirugía tanto de los tumores localizados como de las lesiones localmente avanzadas, las recidivas locales o las metastásicas con o sin la combinación de técnicas directas sobre el hígado (ablación, quimioembolización).

Enfermedad localizada resecable

Para los tumores resecables no metastásicos, está indicada la resección pancreática oncológica estándar. En el caso de los TNEp-F, es importante el control sintomático prequirúrgico con SSA, IBP en el caso del gastrinoma o doxazosina en los insulinomas.

Para las lesiones cefálicas, la técnica de elección es la duodenopancreatectomía cefálica (DPC) y, para las lesiones de cuerpo-cola, la pancreatectomía corporocaudal o distal, preferentemente, con esplenectomía. La técnica deberá incluir la linfadenectomía regional (excepto en los insulinomas, salvo malignidad) y la exéresis de lesiones advertidas operatoriamente si son resecables. La pancreatectomía total puede tener indicación en el caso de lesión multifocal, circunstancia que es poco frecuente.

Se acepta la enucleación con márgenes libres para lesiones cefálicas G1, menores de 2 cm, en aquellos pacientes no candidatos a observación (pacientes jóvenes sin comorbilidad grave, TNEp esporádico, etc.). El estudio de imagen preoperatorio permitirá asegurar un margen mínimo de 2-3 mm al CPP para evitar fístulas pancreáticas de difícil manejo. Pueden indicarse otras técnicas ahorradoras de parénquima (pancreatectomía central, resección del proceso uncinado) en casos seleccionados con lesiones pequeñas y sin factores de agresividad, teniendo en cuenta el riesgo de fístula pancreática (más frecuente, pero menos grave que en resecciones estándar) y la menor radicalidad oncológica por la limitación de la linfadenectomía. En estos casos, el hallazgo intraoperatorio de afectación ganglionar debe hacer replantear la técnica.

Para los TNEp-F menos frecuentes o también denominados «raros» (vipoma, somatostatinoma, glucagonoma),

al corresponderse con lesiones malignas, se siguen las mismas indicaciones. Las particularidades terapéuticas para el insulinoma y el gastrinoma se desarrollan en un apartado específico.

Los TNEp pobremente diferenciados (G3-CNEp) son lesiones de baja incidencia y mal pronóstico, con alta frecuencia de enfermedad diseminada en el momento del diagnóstico. Se reserva la cirugía radical oncológica para las lesiones localizadas resecables, aunque la tasa de recidiva es muy elevada y, generalmente, está indicado el tratamiento adyuvante. En pacientes con comorbilidad, puede proponerse tratamiento sistémico con citotóxicos solos o combinados con radioterapia. En general, se desaconseja la cirugía en los casos metastásicos y no están indicadas en ningún caso las técnicas citorreductoras. Tampoco se benefician de técnicas directas (ablación, quimioembolización, etc.) (**Fig. 26-1**).

Enfermedad localmente avanzada

Los pacientes con tumores bien diferenciados localmente avanzados sin enfermedad a distancia tienen indicación quirúrgica solo si es posible realizar una cirugía con resección R0/R1. En lesiones voluminosas radiológicamente *borderline* en los estudios preoperatorios, no debería plantearse la cirugía de inicio. Algunos estudios concluyen que el margen microscópico positivo (R1) no se asocia a un peor pronóstico de forma independiente.

 No debe plantearse la cirugía de inicio en la enfermedad localmente avanzada o *borderline* en los casos de TNEp bien diferenciados de gran volumen ni en las lesiones G3-CNEp.

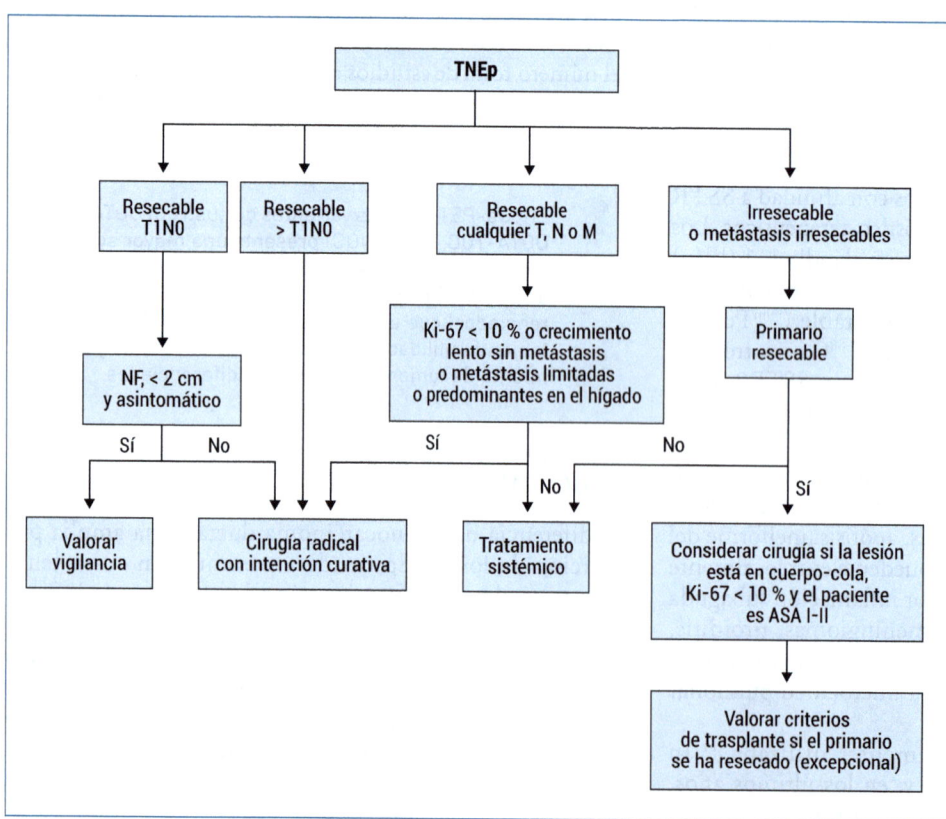

Figura 26-1. Planteamiento quirúrgico en los tumores neuroendocrinos de páncreas esporádicos. ASA: clasificación del estado funcional de la American Society of Anesthesiologists; M: metástasis; N: ganglios (del inglés, *nodes*); NF: no funcionante; T: tumor; TNEp: tumor neuroendocrino de páncreas.

Abstención terapéutica

En pacientes seleccionados, puede asumirse una actitud expectante por el bajo riesgo de progresión tumoral. En general, la observación estaría indicada en TNE-NF G1 incidentales (y, por lo tanto, asintomáticos) ≤ 2 cm sin datos de dilatación del CPP, afectación vascular, ganglionar o a distancia. La localización cefálica de las lesiones pequeñas es otro factor a favor de la observación. Debe demostrarse sobre la muestra de tejido el grado histológico mediante la determinación del Ki-67. No existen aún suficientes datos de seguimiento a largo plazo, por lo que, en la toma de decisiones, deberá tenerse en cuenta la edad del paciente y otros factores como la comorbilidad y la localización de la lesión.

METÁSTASIS HEPÁTICAS DE TUMOR NEUROENDOCRINO DE PÁNCREAS

Los TNE gastroenteropancreáticos producen metástasis hepática en el 28-77 % de los pacientes. El curso relativamente indolente de este tipo de neoplasias permite plantear el tratamiento quirúrgico de la enfermedad metastásica hepática cuando esta es única o predominante. La cirugía se valorará en los pacientes con enfermedad resecable o potencialmente resecable. Con adecuada selección, se consiguen supervivencias del 50-85 % a los cinco años tras cirugía R0/R1 y de más del 35 % a los 10 años. La mayoría de los pacientes sometidos a resección completa presentará recidiva de las metástasis hepáticas. La resección de estas, cuando es posible, prolonga la supervivencia, por lo que debe plantearse.

Es prioritaria la valoración del grado histológico, el estado del tumor primario y la distribución de las lesiones. Preferentemente, se requerirá un grado bajo o medio de diferenciación (G1/G2). En la actualidad, no está indicada la cirugía de las metástasis de los CNEp. Los casos G3 bien diferenciados (G3-TNEp) constituyen una pequeña proporción de pacientes con mejor pronóstico que los G3-CNEp y, aunque es necesario un mayor recorrido para determinar el beneficio, no deben desestimarse de entrada para resección.

Están descritos tres patrones de distribución. Las metástasis únicas o unilobulares suelen permitir la resección quirúrgica completa. Las lesiones de distribución bilobular (frecuentemente, con una lesión dominante y lesiones satélites menores) pueden requerir combinación de técnicas resectivas y ablativas en uno o varios tiempos. La infiltración metastásica difusa es la forma de distribución más frecuente y no tiene indicación quirúrgica. Debe valorarse la colecistectomía durante la cirugía en los pacientes en los que se prevea tratamiento prolongado con análogos, al favorecer la litogénesis por disminución de la contractilidad vesicular.

Enfermedad hepática no resecable

La citorreducción quirúrgica (*debulking*), con o sin combinación con técnicas ablativas, se plantea en la enfermedad hepática irresecable en los casos en que se pueda obtener control de la mayor parte de la masa tumoral (> 90 %). Esta recomendación parece mantener beneficios a partir del 70 % del volumen tumoral a la hora de aliviar los síntomas

—especialmente, en TNEp-F—, mejorar la calidad de vida y prolongar la supervivencia. La indicación de cirugía paliativa de las metástasis de TNEp-NF es controvertida; debe discutirse en un contexto multidisciplinario y, en general, se debe desestimar con Ki-67 > 10 %.

También están recomendadas las terapias regionales (embolización, quimioembolización, radioembolización), sin que se haya demostrado superioridad de ninguna sobre las otras. Las técnicas transarteriales están desaconsejadas en pacientes con DPC. Asimismo, debe tenerse en cuenta que cualquier técnica sobre el hígado, quirúrgica o ablativa, en pacientes sometidos a DPC tiene elevado riesgo de provocar colangitis y abscesos hepáticos.

Es materia de discusión la recomendación de resecar el tumor primario pancreático en pacientes con metástasis hepáticas no resecables.

> ! Algunos estudios retrospectivos sugieren que la resección del primario consigue aumentar la supervivencia y evita las complicaciones locales, por lo que se acepta para lesiones sintomáticas de cuerpo-cola con Ki-67 < 10 % en pacientes seleccionados. De forma general, no estaría indicada en ausencia de sintomatología de la lesión pancreática, tamaño relativamente estable y localización cefálica.

El estudio CLARINET demuestra la eficacia del tratamiento con análogos para los pacientes con metástasis irresecables de TNEp G1/G2 con expresión de SSRT con Ki-67 < 10 % en cuanto a la supervivencia libre de progresión. Desde la publicación del citado estudio, está aceptada la vigilancia estrecha (estudios de imagen cada 3-4 meses) en pacientes con lesiones hepáticas asintomáticas de pequeño volumen de TNEp-NF G1/G2, que se mantengan estables, aunque esta situación es menos probable que en los TNE de origen gastrointestinal, por el hecho de que los TNEp metastásicos son más frecuentemente G2 que G1. Por otro lado, las terapias dirigidas con everólimus y sunitinib fueron evaluadas en el estudio RADIANT, demostrando un aumento de la supervivencia mediana libre de progresión de 11 meses (frente a 4,6 meses en el grupo con placebo) con everólimus y de 11,4 frente a 5,5 con sunitinib.

Trasplante hepático

En determinados pacientes bajo estrictos criterios de selección, el trasplante hepático puede ser útil en el tratamiento de las metástasis hepáticas con tumor primario resecado, especialmente, en el caso de los TNEp-F, al demostrarse que las tasas de supervivencia son equiparables a las del resto de indicaciones. La decisión debe ser tomada por un comité multidisciplinario, que incluya cirujanos expertos en TNE, valorándose todas las alternativas terapéuticas. Los criterios que actualmente se establecen son: diferenciación histológica confirmada G1/G2 y Ki-67 < 10 % con resección previa del TNE primario, afectación metastásica < 50 % del volumen hepático, respuesta al tratamiento con enfermedad estable durante, al menos, los seis meses previos y edad < 60 años. Bajo estos criterios, se describen supervivencias a los cinco años tras el trasplante superiores al 70 %. Queda por definir la selección de inmunosupresores y el posible beneficio de la quimioterapia adyuvante dirigida.

TRATAMIENTO SISTÉMICO

Neoadyuvancia y adyuvancia

A pesar de la falta de evidencia, puede plantearse el tratamiento neoadyuvante en una selección de pacientes con lesiones bien diferenciadas localmente avanzadas de gran tamaño o con criterios de resecabilidad *borderline*. Se ha observado una disminución en la incidencia de afectación ganglionar en las resecciones pancreáticas tras neoadyuvancia con radioterapia terapia dirigida al receptor peptídico (PRRT; del inglés, *peptide receptor radionuclide therapy*), aunque la experiencia es aún muy limitada.

En la actualidad, no hay datos que demuestren el beneficio del tratamiento adyuvante para las lesiones G1/G2 tras cirugía R0, aunque son necesarios estudios prospectivos. En el caso de los tumores G3-CNEp, se puede plantear quimioterapia adyuvante con esquemas de platino.

Tratamiento sistémico para el control de los tumores neuroendocrinos de páncreas bien diferenciados avanzados y metastásicos

En el conjunto de los TNp, el tratamiento sistémico tiene como objetivo el control del crecimiento y de los síntomas asociados de la enfermedad no resecable. En la actualidad, ninguna de las terapias es curativa en este escenario. La elección del esquema terapéutico se sustenta en varios aspectos, como la histología de la lesión, las características clínicas (síndrome hormonal), la extensión y el comportamiento neoplá-

sico, la expresión de receptores y los factores individuales del paciente. A las terapias sistémicas dirigidas de largo recorrido como los SSA o el interferón alfa —también denominados *bioterapia*—, se suman los análogos marcados con radionúclidos y nuevos fármacos como el everólimus y el sunitinib (**Fig. 26-2**).

Análogos de la somatostatina

Los SSA son actualmente el tratamiento antiproliferativo sistémico de primera línea para los TNEp avanzados o metastásicos, al conseguir buenos resultados en cuanto al control de crecimiento y el control sintomático con baja toxicidad. Su efectividad es menor en los TNEp que en los TNE intestinales, y no está demostrado que aumenten la supervivencia global. Es el tratamiento recomendado para tumores avanzados, estables o progresivos e índice de proliferación Ki-67 < 10 %. Son especialmente beneficiosos en los TNEp-F con alta captación en los estudios de medicina nuclear. Aunque, generalmente, se requiere la sobreexpresión de receptores, estos no son predictivos de respuesta y se acepta la terapia con SSA con estudios de medicina nuclear negativos. En estos casos, es interesante valorar la expresión de receptores con técnicas de IHQ en muestra de tejido. Hay que tener en consideración que los TNEp G1/G2 verdaderamente negativos son raros (y no está aclarado qué tipo de terapia sistémica obtiene beneficios) y que es importante el estudio de imagen funcional realizado.

En el caso de los TNE-F, los SSA consiguen el control sintomático en más del 60 % de los pacientes, aunque el efecto es dependiente de la dosis y varía según el tipo de tumor, siendo especialmente beneficioso para el tratamiento de los vipomas y glucagonomas. En el caso de los insulinomas, la mitad de los pacientes no serán candidatos por no sobreexpresar SSTR.

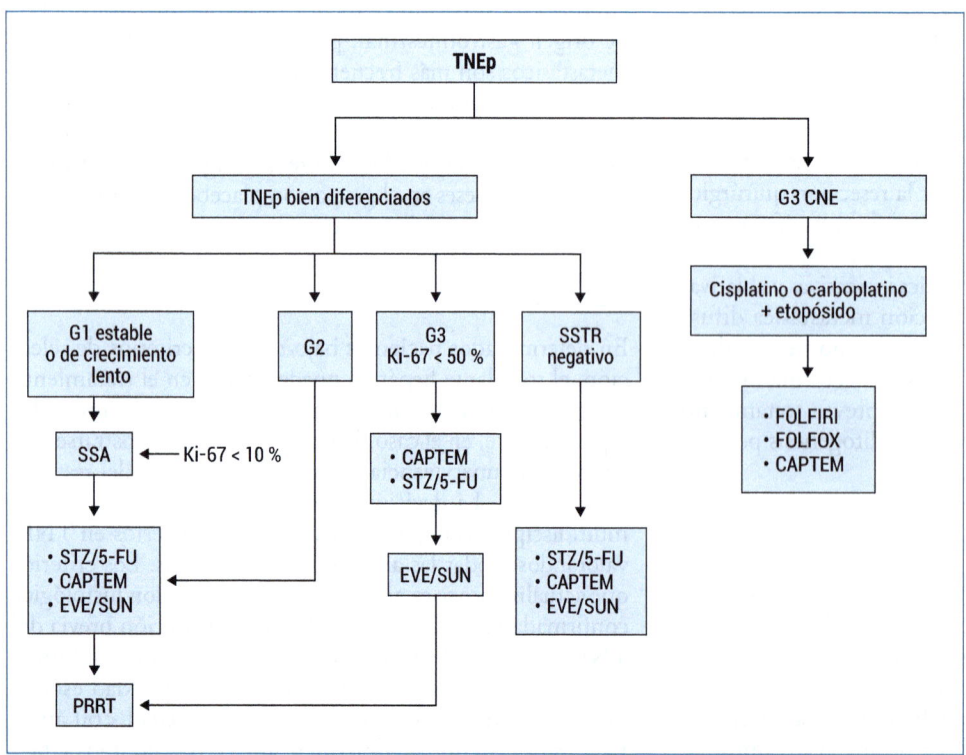

Figura 26-2. Terapia sistémica en los tumores neuroendocrinos de páncreas no resecables. 5-FU: 5-fluorouracilo; CAPTEM: capecitabina-temozolomida; CNE: carcinoma neuroendocrino; EVE: everólimus; FOLFIRI: ácido folínico-fluorouracilo-irinotecán; FOLFOX: ácido folínico-fluorouracilo-oxaliplatino; G: grado; PRRT: análogos marcados con radionúclidos o radioterapia (del inglés, *peptide receptor radionuclide therapy*); SSA: análogos de la somatostatina (del inglés, *somatostatine analogues*); SSTR: receptor de la somatostatina (del inglés, *somatostatin receptor*); STZ: estreptozocina (del inglés, *streptozocin*); SUN: sunitinib; TNEp: tumores neuroendocrinos de páncreas.

Además, hay que tener en cuenta que algunos enfermos pueden sufrir un empeoramiento de la hipoglucemia por la inhibición simultánea de la secreción de glucagón. El beneficio en los pacientes con gastrinoma también es limitado y su uso puede tener valor en los casos refractarios al tratamiento con IBP. La octreotida de liberación prolongada (LAR; del inglés, *long-acting release*) y la pasireotida LAR son fármacos, por lo general, bien tolerados, con efectos gastrointestinales transitorios en la mayoría de los pacientes, que permiten el aumento de la dosis estándar en caso de empeoramiento de los síntomas en la enfermedad estable o con crecimiento lento. Aunque no está claramente determinado el momento de inicio de la terapia, las guías de la Sociedad Norteamericana y Europea de Tumores Neuroendocrinos y la NCCN (National Comprehensive Cancer Network) recomiendan el tratamiento en pacientes con tumores bien diferenciados avanzados o metastásicos irresecables, especialmente, con alta carga tumoral. En las lesiones asintomáticas poco voluminosas, se recomienda el inicio ante cualquier evidencia de progresión.

No están demostrados los beneficios de mantener la terapia con SSA cuando se confirma una progresión una vez iniciado el tratamiento de segunda línea. En pacientes con TNEp-F, se acepta por el control del síndrome hormonal, mientras que, en los TNEp-NF, parece razonable suspenderla.

> La terapia con SSA es el tratamiento recomendado para el control del crecimiento de tumores avanzados, estables o progresivos e índice de proliferación Ki-67 < 10 % y están especialmente indicados en los TNEp-F para el control sintomático.

Interferón alfa

Indicado también para el control sintomático, y con similar eficacia a la de los SSA, el interferón alfa se utiliza de segunda línea y añadido a los SSA, en pacientes con síndrome hormonal refractario o sin sobreexpresión de receptores en pruebas de imagen, debido a su peor perfil de toxicidad.

Radioterapia dirigida al receptor peptídico

Así como la radioterapia externa, la PRRT solo ha demostrado beneficio en el control del dolor de las metástasis óseas y en el G3-CNEp localmente avanzado; no parece tener utilidad en el tratamiento de las lesiones viscerales remanentes. El radiomarcado de SSA aprovecha la afinidad de los TNEp para realizar terapias dirigidas. Los radionúclidos más usados son el itrio 90 (^{90}Y) y el lutecio 177 (^{177}Lu) unidos a sustratos peptídicos como el DOTA-TOC y el DOTA-TATE.

Recientes estudios con el uso de ^{90}Y-DOTA-TOC o ^{177}Lu-DOTA-TATE demuestran mejoría en cuanto a la supervivencia libre de progresión con respecto al tratamiento con análogos solos, en los TNEp avanzados, bien diferenciados G1/G2 y con alta expresión de SSTR (que debe ser determinada por gammagrafía), incluyendo los metastásicos. Este tipo de terapia no tiene actualmente indicación de uso en primera línea y se plantea para los casos en progresión a pesar del tratamiento con análogos y quimioterapia dirigida, y enmarcado en estudios protocolizados. También ha demostrado eficacia en el control sintomático, aunque este efecto puede ser poco duradero. Se han notificado casos de empeoramiento agudo del cuadro hormonal (hipoglucemia, diarrea), por lo que requieren vigilancia estrecha. Entre las limitaciones del tratamiento con radionúclidos, se encuentran la falta de disponibilidad, la dificultad de administración y la necesidad de más estudios prospectivos en los que se comparen los resultados con el uso de otras terapias sistémicas. Los efectos secundarios son leves y consisten en náuseas o vómitos. Más infrecuentes son la disfunción renal y la pancitopenia. A largo plazo, se describen casos de desarrollo de síndrome mieloproliferativo y mielodisplásico.

Quimioterapia dirigida: everólimus y sunitinib

El everólimus (inhibidor del receptor mTOR [diana de la rapamicina en las células de mamífero; del inglés, *mammalian target of rapamycin*] con efecto antitumoral), combinado o no con octreotida LAR, está indicado para el tratamiento de la enfermedad metastásica y progresiva, especialmente, en el insulinoma. El everólimus está aceptado por la Agencia Europea de Medicamentos (EMA; del inglés, European Medicines Agency) para el tratamiento de los TNEp G1/G2 con o sin otra terapia sistémica previa. No está demostrado que la adición a los análogos mejore el beneficio del everólimus, por lo que la combinación con estos no se recomienda, a excepción de los TNEp-F en progresión. No hay evidencia sobre el beneficio en el tratamiento de los G3-CNEp con everólimus, aunque algunos estudios retrospectivos le otorgan utilidad en el control de los G3-TNEp. Queda por definir el lugar del everólimus en el algoritmo de tratamiento de los TNEp avanzados con respecto a otras terapias como la PRRT y esquemas de quimioterapia con estreptozocina (STZ; del inglés, *streptpzocin*). Entre sus efectos secundarios frecuentes, aunque de relativo fácil manejo, se encuentran la estomatitis, la diarrea, la astenia, el desarrollo de procesos infecciosos, la neumonitis y la hiperglucemia.

El sunitinib pertenece al grupo de fármacos inhibidores de la tirosina-cinasa (TKI; del inglés, *tyrosine kinase inhibitors*) y obtiene resultados similares al everólimus en el control de los TNEp avanzados y progresivos. Los efectos secundarios más frecuentes son gastrointestinales (diarrea, náuseas, vómitos), astenia, hipertensión, linfopenia y cambios en el color del cabello. Su beneficio para el tratamiento de los tumores G3-TNEp y G3-CNE no está demostrado y se precisan estudios prospectivos. En la actualidad, el tratamiento con TKI debe enmarcarse en ensayos clínicos.

Tratamiento con citotóxicos

El tratamiento con fármacos citotóxicos está indicado en pacientes con TNEp con metástasis no resecables. En los tumores bien diferenciados G1/G2, se recomiendan combinaciones de STZ y 5-fluorouracilo (5-FU). Estudios recientes sugieren el beneficio de los esquemas de temozolomida (TEM) combinada con capecitabina (CAPTEM). En el caso de los G3-CNEp, estaría indicado el inicio precoz de combinaciones de cisplatino/etopósido o carboplatino/etopósido.

No está establecida una segunda línea de tratamiento para estas lesiones, aunque estudios retrospectivos establecen el beneficio del tratamiento con TEM o CAPTEM con o sin bevacizumab. Para las lesiones G3-TNEp, no se recomiendan los esquemas cisplatino/etopósido y deben considerarse esquemas basados en STZ, CAPTEM o everólimus.

ESPECIFICACIONES DIAGNÓSTICO-TERAPÉUTICAS DE LOS TUMORES NEUROENDOCRINOS DE PÁNCREAS FUNCIONANTES MÁS FRECUENTES

Los insulinomas y los gastrinomas son los TNEp-F más frecuentes, de forma que, en las publicaciones científicas, se usa el término TNEp-F «raros» y «muy raros» para referirse de forma conjunta al resto de lesiones (vipoma, glucagonoma, somatostatinoma, GHRHoma [productor de hormona liberadora la hormona del crecimiento o GHRH; del inglés, *growth hormone-realeasing hormone*], etc.). Las características de los TNEp-F se esquematizan en la **tabla 26-4**.

Insulinoma

Es el TNE-F más frecuente y es benigno en el 90 % de los casos. La mayoría (80 %) son lesiones únicas y suelen ser de pequeño tamaño al diagnóstico (el 82 % < 2 cm; y el 47 % < 1 cm). Están asociados en un 4-5 % de los casos a síndrome de MEN1, contexto en el que pueden ser múltiples con mayor frecuencia que en los casos esporádicos.

La distribución es homogénea en toda la glándula y, en menos del 2 %, puede tener una localización ectópica peri-pancreática. Suelen diagnosticarse entre la tercera y la séptima década de la vida, con una leve mayor incidencia en mujeres.

Los insulinomas provocan síntomas de hipoglucemia (cefalea, confusión, alteraciones visuales, síncope) y de estimulación simpática (sudoración, palpitaciones, temblor). La tríada de Whipple (sintomatología neuroglucopénica, glucemia < 50 mg/dL y reversión de los síntomas con la administración de glucosa) suele orientar al diagnóstico de hipoglucemia por hiperinsulinismo, aunque no es patognomónica de los insulinomas. En pacientes diagnosticados de insulinoma, se sospechará síndrome de MEN1 en los casos de lesiones múltiples, recidiva tras resección completa, y asociación personal o familiar de otros TNE o endocrinopatías, especialmente, el hiperparatiroidismo.

El diagnóstico bioquímico viene dado por la determinación plasmática de insulina, proinsulina y péptido C durante la hipoglucemia espontánea o provocada mediante la prueba de ayuno de 72 horas. Aunque característicamente estos pacientes presentan síntomas durante el ayuno o el ejercicio, hasta un 18 % desarrolla clínica posprandial (pudiendo ser el único síntoma), lo que pone de manifiesto que un grupo de casos serán diagnosticados con la detección de un patrón alterado de secreción de insulina durante una prueba de tolerancia a la glucosa oral (**Fig. 26-3**).

La ecografía abdominal y la TAC localizan la lesión en una baja proporción de casos. La ecoendoscopia realizada por expertos tiene una sensibilidad del 90 % para la localización de la lesión, siendo el estudio de elección en el insulinoma, y permite medir la distancia del tumor al CPP en los candidatos a la enucleación, que, preferentemente,

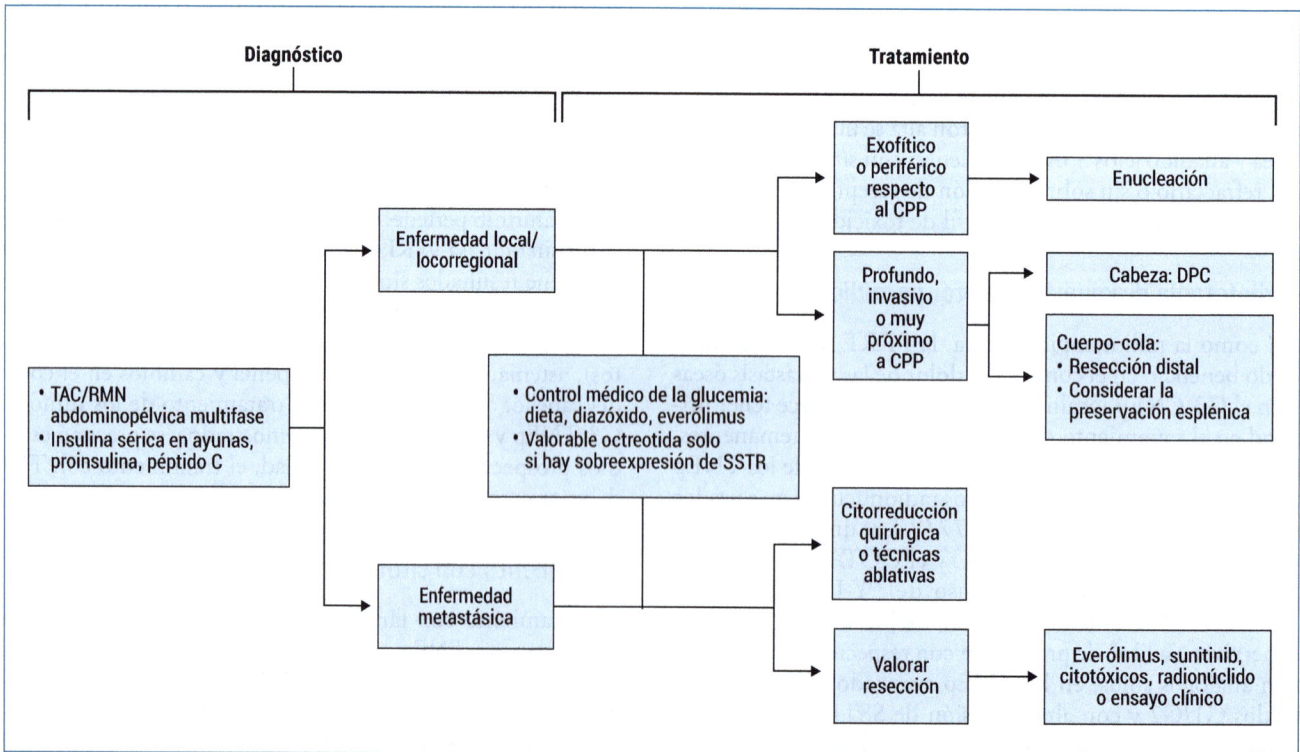

Figura 26-3. Insulinomas. Algoritmo diagnóstico-terapéutico.
CPP: conducto pancreático principal; DPC: duodenopancreatectomía cefálica; RMN: resonancia magnética nuclear; SSTR: receptores de la somatostatina (del inglés, *somatostatin receptors*); TAC: tomografía axial computarizada.

será al menos de 2-3 mm. Aunque la arteriografía selectiva del tronco celíaco posee una alta sensibilidad para el diagnóstico anatómico, el desarrollo de otros métodos de imagen menos invasivos la relegan a un papel muy secundario. La gammagrafía es negativa en la mitad de los casos, porque menos del 50 % de las lesiones sobreexpresan SSTR2/SSTR5. Del mismo modo, la ^{18}F-FDG-PET aporta pocas ventajas, por el bajo potencial proliferativo de las lesiones. Recientemente, se propone la posibilidad de utilizar análogos del péptido similar al glucagón de tipo 1 (GLP-1; del inglés, *glucagon-like peptide-1*) radiomarcados, al demostrarse que los insulinomas sobreexpresan receptores del GLP-1. Cuando no es posible situar preoperatoriamente el nódulo, está indicada la exploración quirúrgica. La combinación de la palpación y la ecografía intraoperatoria consiguen la localización en la mayoría de las lesiones, aunque puede requerirse el muestreo intraoperatorio de insulina en sangre venosa. En los raros casos en los que no se consiga localizar la lesión, no está indicada la resección pancreática a ciegas.

El tratamiento de los insulinomas es quirúrgico independientemente del tamaño del nódulo, y la cirugía suele conllevar la curación. La naturaleza benigna de la gran mayoría de las lesiones permite realizar cirugías limitadas como la enucleación o la resección distal con preservación esplénica, ya que, en ausencia de malignidad, no está indicada la linfadenectomía. Las resecciones más radicales se reservan para los casos de recidiva o de signos de malignidad. Preoperatoriamente, es necesario estabilizar las glucemias con tratamiento farmacológico.

Para los pacientes no candidatos a cirugía, pueden plantearse técnicas ablativas por vía endoscópica o percutánea (alcoholización, radiofrecuencia, electroporación, microondas). En la enfermedad progresiva o metastásica, el diazóxido disminuye la secreción de insulina por las células tumorales. Debe priorizarse el control sintomático en los pacientes candidatos a tratamiento con análogos, ya que el uso de SSA puede agravar la hipoglucemia. Las terapias con everólimus o PRRT forman parte del arsenal terapéutico en las situaciones de enfermedad avanzada.

Gastrinoma

Los gastrinomas son TNE productores de gastrina, frecuentemente malignos, y el síndrome clínico que provocan toma el nombre de síndrome de Zollinger-Ellison (SZE), caracterizado por la tríada: hipersecreción ácida gástrica, hipergastrinemia sérica en ayunas y enfermedad péptica/diarrea. En los casos esporádicos (75-80 %), suelen ser lesiones únicas. Es el TNE más frecuente en los pacientes con MEN1. Representan el 15 % de los TNE-F e, histológicamente, suelen corresponder a lesiones bien diferenciadas (**Tabla 26-5**).

De localización generalmente pancreática o duodenal (con preferencia en la primera porción), un 5-15 % de las lesiones pueden encontrarse en el estómago, el hígado, la vía biliar, el epiplón, el yeyuno o el ovario. También están descritas localizaciones en órganos extraabdominales como el corazón, el pulmón o el timo. El 80 % de las lesiones se encuentra en el denominado «triángulo del gastrinoma», limitado por la transición hepaticocoledociana, la unión entre la segunda y

Tabla 26-5. Síndrome de Zollinger-Ellison esporádico y asociado a neoplasia endocrina múltiple de tipo 1

	Esporádico	Asociado a MEN1
Prevalencia	75-80 %	20-25 %
Tamaño	>2 cm	<2 cm
Número de lesiones	Única	Múltiple
Localización más frecuente	Duodeno/páncreas	Duodeno
Tasa de curación tras la cirugía	60 %	Rara
Potencial metastásico	Alto	Bajo

MEN1: neoplasia endocrina múltiple de tipo 1 (del inglés, *multiple endocrine neoplasia type 1*)

tercera porción duodenal y el cuello del páncreas. La localización duodenal es la más frecuente y ocurre en el 60-88 % en casos esporádicos, elevándose al 90-100 % en los gastrinomas asociados a MEN1. Mientras que las lesiones duodenales, de localización submucosa, suelen ser subcentimétricas, las pancreáticas suelen presentar mayor tamaño y provocan con más frecuencia metástasis hepáticas. Hasta un tercio de los pacientes con metástasis hepáticas desarrolla también metástasis óseas.

La secreción aumentada de gastrina provoca hipersecreción ácida gástrica, causante del engrosamiento de los pliegues gástricos y de los síntomas de úlcera péptica en el duodeno y el yeyuno proximal, además de enfermedad por reflujo gastroesofágico (ERGE).

> **!** Se calcula que los pacientes afectados de SZE sufren un retraso diagnóstico de unos cinco años desde el inicio de los síntomas. Se debe sospechar ante cuadros de patología péptica intensa y recurrente en ausencia de infección por *Helicobacter pylori*, úlceras en localizaciones inusuales, historia péptica familiar atípica, úlcera asociada a ERGE grave y enfermedad refractaria al tratamiento. También en los casos de patología ulcerosa asociada a diarrea que se resuelve con la toma de IBP.

Hasta el 20 % de los pacientes debuta con diarrea como único síntoma y es el segundo en orden de frecuencia (73 %) después del dolor abdominal. En pacientes con diagnóstico de SZE, debe sospecharse MEN1 en caso de historia personal o antecedentes familiares de endocrinopatías, otros TNE, asociación a nefrolitiasis o hipercalcemia. Dada la frecuencia de asociación, en todos los pacientes con SZE, debe descartarse el síndrome de MEN1 (**Fig. 26-4**).

La determinación plasmática de gastrina en ayunas es un buen método de cribado, ya que se encuentra elevada en más del 98 % de los casos, pero no establece el diagnóstico, al existir otras causas de hipergastrinemia. Se precisa la demostración de un nivel de gastrina > 1.000 pg/mL o > 10 veces el límite superior de la normalidad (LSN), con pH gástrico < 2. En los pacientes con gastrina basal elevada, pero < 10 veces el LSN, puede realizarse una prueba de secretina (2 U/kg en infusión rápida), que debe elevarse más de 120 pg/mL sobre la gastrina basal, con una especificidad del 100 %. Si es posible, se suspenderá el tratamiento con IBP durante los 3-7 días previos, aunque hay que valorar el riesgo.

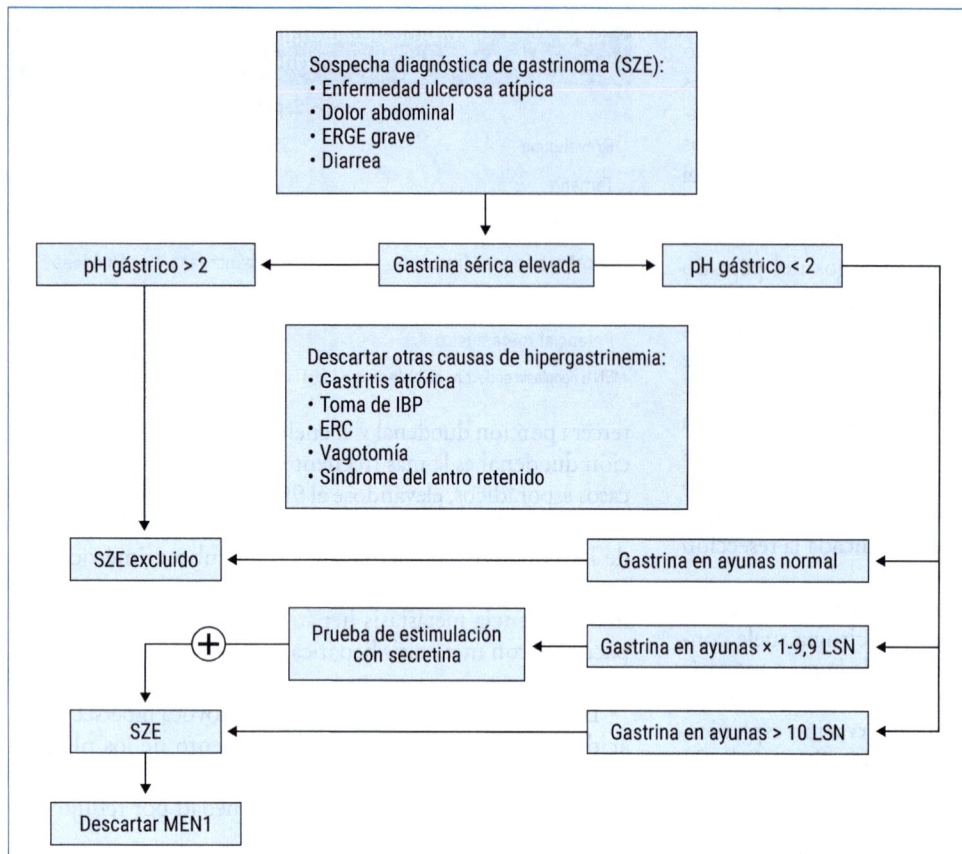

Figura 26-4. Gastrinoma. Algoritmo diagnóstico.
ERC: enfermedad renal crónica; ERGE: enfermedad por reflujo gastroesofágico; IBP: inhibidores de la bomba de protones; LSN: límite superior de la normalidad; MEN1: neoplasia endocrina múltiple de tipo 1 (del inglés, *multiple endocrine neoplasia type 1*); SZE: síndrome Zollinger-Ellison.

Para el diagnóstico de la localización, las imágenes de TAC/RMN son de utilidad en las lesiones > 1 cm, siendo la especificidad de la RMN cercana al 100 % para el tumor primario y las metástasis hepáticas. La ecoendoscopia localiza, generalmente, las lesiones pancreáticas, pero tan solo la mitad de las duodenales, y tiene la ventaja de permitir la toma de muestra para citología/histología. Se recomienda su uso como técnica periódica de cribado en los pacientes diagnosticados de MEN1. El Octreoscan® puede ser negativo en tumores con baja sobreexpresión de SSTR y en lesiones < 1 cm. La PET-TAC con ^{68}Ga (^{68}Ga-DOTA-TOC/TATE/NOC) es la prueba de elección para la localización de los nódulos pequeños, y la detección de metástasis hepáticas y de metástasis óseas, por su alta sensibilidad y especificidad. Al igual que en los insulinomas, la ^{18}F-FDG-PET tiene un valor limitado, por el bajo índice proliferativo de las lesiones. La arteriografía selectiva con infusión de secretina (en la arteria esplénica, hepática, gastroduodenal y la arteria mesentérica superior) y el muestreo en sangre en las venas suprahepáticas es una alternativa para localizar las lesiones no encontradas con el resto de estudios.

El tratamiento del gastrinoma esporádico combina el control farmacológico de la hipersecreción gástrica con la cirugía radical para evitar el desarrollo de metástasis, aunque el tipo de técnica no está bien establecido. El diseño terapéutico debe decidirse de forma multidisciplinaria y con cirujanos expertos. Tras resecciones R0/R1, se consiguen supervivencias prolongadas aun en el caso de recidiva, con cifras publicadas por encima del 70 % a los 20 años.

Hasta en el 30 % de los pacientes, no se consigue el diagnóstico de localización preoperatorio. En estos casos, está indicada la exploración quirúrgica del «triángulo del gastrinoma» mediante palpación metódica tras la maniobra de Kocher, ecografía intraoperatoria, endoscopia y transiluminación. Si se consigue localizar la lesión en el duodeno, se debe realizar resección de la pared completa sobre margen libre. En caso contrario, la exploración se continúa con una duodenotomía de unos 3 cm para inspección y palpación. La dificultad para la localización resta papel al abordaje laparoscópico, que, en este escenario, no se recomienda (**Fig. 26-5**).

Está indicada la linfadenectomía y la cirugía de las metástasis si son resecables. Las lesiones pancreáticas de pequeño tamaño permiten la enucleación si están a distancia del CPP. En las lesiones localizadas en el cuerpo-cola, la preservación esplénica puede limitar la extensión de la linfadenectomía y, dado que la afectación ganglionar está presente en la mitad de los casos, la técnica se decidirá considerando factores tanto del paciente como del tumor. La DPC solo está indicada en los tumores grandes de la cabeza o lesiones duodenales múltiples que no permitan la enucleación y también en caso de afectación ganglionar importante. Esta técnica no se recomienda de forma sistemática por la morbilidad asociada al procedimiento en pacientes donde la recaída es muy frecuente. Además, dificulta el tratamiento local de las recidivas y contraindica las técnicas transarteriales de las metástasis hepáticas.

La resección endoscópica puede ser útil en pacientes muy seleccionados con lesiones pequeñas limitadas a la submucosa. Desde la disponibilidad de los IBP, no está indicada

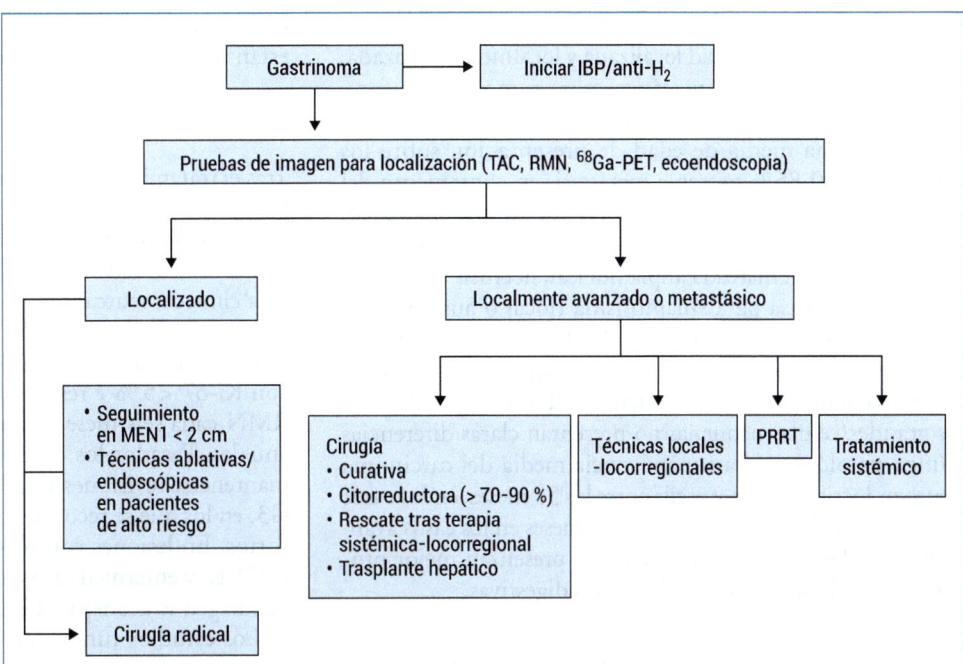

Figura 26-5. Gastrinoma. Algoritmo terapéutico.
anti-H2: antihistamínico H2; [68]GaPET: tomografía por emisión de positrones con galio 68 (del inglés, *gallium 68-positron emission tomography*); IBP: inhibidor de la bomba de protones; MEN1: neoplasia endocrina múltiple de tipo 1 (del inglés, *multiple endocrine neoplasia type 1*); PRRT: terapia con radionúclidos (del inglés, *peptide receptor radionuclide therapy*); RMN: resonancia magnética nuclear; TAC: tomografía axial computarizada.

la gastrectomía subtotal. En los casos asociados a MEN1, la paratiroidectomía previa suele mejorar los niveles de gastrina y disminuir la secreción ácida; por otro lado, está aceptada la vigilancia para tumores < 2 cm, debido al curso más indolente de las lesiones asociadas al síndrome y su baja tasa de curación tras la cirugía.

El tratamiento quirúrgico de la enfermedad local avanzada o de las metástasis irresecables no está claramente establecido. Del mismo modo, la indicación de trasplante hepático, aun cumpliendo criterios estrictos, es controvertida, por la elevada tendencia a la recidiva. Las terapias directas (embolización, técnicas ablativas) de las metástasis hepáticas irresecables tienen menor indicación que en otros TNE-F, debido a que el síndrome hormonal puede controlarse farmacológicamente y se reservan para pacientes con sintomatología local.

Los gastrinomas presentan una menor expresión de SSTR y el tratamiento con análogos no tiene claros beneficios, dado que el control sintomático se consigue con IBP. Se dispone de una escasa documentación específica sobre la respuesta al tratamiento con sunitinib o everólimus en estas lesiones. Más generalizado es el uso de CAPTEM para los casos en progresión. Las emergentes terapias con radionúclidos (PRRT) se van abriendo espacio para el control sintomático asociadas al tratamiento de primera línea con IBP.

Tumores neuroendocrinos y síndrome de neoplasia endocrina múltiple de tipo 1

La MEN1 es un síndrome autosómico dominante, que afecta al 1-18 % de los pacientes con diagnóstico de hiperparatiroidismo, e incluye el desarrollo de adenomas paratiroideos, tumores enteropancreáticos (40-60 %: gastrinomas; 20-30 %: insulinomas; < 5 %: TNEp-F raros) y adenomas hipofisarios. Con menor frecuencia, se asocian a tumores de la corteza suprarrenal, feocromocitomas, TNE gástricos, broncopulmonares o tímicos, meningiomas, angiofibromas, lipomas y colagenomas.

De entre los fallecimientos atribuibles al síndrome de MEN1 (el 65 % fallece por causas relacionadas con el síndrome), el 40 % se debe al desarrollo de un TNEp, aunque, desde la comercialización de los IBP, la hipersecreción debida al SZE ha dejado de ser la causa principal.

El 20-25 % de los gastrinomas se asocian a MEN1. Hasta el 40 % de los pacientes con SZE asociados a MEN1 no presenta historia familiar sospechosa. Los gastrinomas son frecuentemente duodenales, pequeños y múltiples. En la histología, se encuentran, generalmente, lesiones bien diferenciadas y con índices de proliferación bajos. Dado el escaso potencial de progresión de las lesiones asociadas a MEN1 y la baja frecuencia de curación tras la cirugía, la vigilancia en pacientes con lesiones estables de pequeño tamaño (< 2 cm) está aceptada. En los casos donde coexistan las dos lesiones, los pacientes con SZE candidatos a cirugía serán intervenidos después de la resección del adenoma paratiroideo, puesto que la normalización de la calcemia disminuirá la hipersecreción ácida.

El diagnóstico de laboratorio incluye las determinaciones de PTH, calcio iónico, prolactina, polipéptido pancreático y prueba de tolerancia oral al calcio. El diagnóstico bioquímico es más difícil en pacientes previamente paratiroidectomizados. En los pacientes con antecedentes familiares o estudios bioquímicos compatibles, deberá solicitarse la secuenciación genética.

ESPECIFICACIONES DIAGNÓSTICO-TERAPÉUTICAS DE LOS TUMORES NEUROENDOCRINOS DE PÁNCREAS G3 Y LOS CARCINOMAS NEUROENDOCRINOS DE PÁNCREAS G3

El espectro de mutaciones de los G3-TNEp difiere del de los G3-CNE, lo que sugiere diferente tipo de génesis tumoral. El grupo de lesiones G3 bien diferenciadas (G3-TNEp) tiene una representación muy escasa, por lo que están por definirse las líneas de tratamiento específico. En cualquier caso, la evidencia en cuanto al mejor pronóstico con respecto al

G3-CNEp las hacen subsidiarias de valoración para cirugía en los casos de enfermedad localizada y localmente avanzada.

El G3-CNE enteropancreático es un tumor infrecuente, que supone menos del 1 % de los tumores malignos digestivos, con una media de edad de presentación sobre los 60 años. El 60-85 % presenta metástasis en el momento del diagnóstico y menos del 5 % se asocia a síndrome hormonal, siendo, generalmente, lesiones no funcionantes. Histológicamente, presentan marcada atipia nuclear, necrosis multifocal y expresión difusa para sinaptofisina (focal o ausente para CgA) en la mayoría de los casos. El diagnóstico diferencial puede ser difícil con los adenocarcinomas pancreáticos pobremente diferenciados de células acinares. Los subtipos de células grandes/células pequeñas no presentan claras diferencias clínico-patológicas. La supervivencia media del carcinoma neuroendocrino es baja y oscila entre los 38 meses, en los casos de enfermedad localizada, y los cinco meses en los casos avanzados. Las lesiones gastropancreáticas presentan mejor pronóstico que las de otras localizaciones digestivas.

El índice de proliferación Ki-67 es predictivo de la respuesta al tratamiento con citotóxicos, con evidencia de que los CNEp con Ki-67 > 55 % (lo que supone la mitad de los casos) responden mejor a los esquemas de tratamiento con platino.

Para la correcta estadificación en candidatos a cirugía, puede ser de mayor utilidad la ^{18}F-FDG-PET sobre el Octreoscan® o la ^{68}Ga-PET-TAC por la infrecuente sobreexpresión de SSTR. Aunque se describen metástasis cerebrales, los estudios de rutina no están indicados en ausencia de síntomas neurológicos, así como el rastreo óseo, que solo se recomienda en caso de sospecha clínica o analítica. La resección quirúrgica de los G3-CNEp localizados rara vez es curativa por sí sola y suele indicarse adyuvancia con citotóxicos. En los casos localmente avanzados o diseminados y en pacientes con comorbilidad importante, no está indicada la cirugía ni tampoco las técnicas ablativas, y suelen adoptarse estrategias de radioterapia y quimioterapia basada en platino, etopósido o irinotecán, quedando pendientes de evaluación los tratamientos de segunda línea. La terapia sistémica con radionúclidos tiene un beneficio dudoso en una minoría de lesiones con sobreexpresión de receptores y, en general, no están indicados, al igual que la terapia con análogos.

SEGUIMIENTO

Tras el tratamiento con intención curativa, el seguimiento de los pacientes con TNEp se mantendrá más allá de los cinco años por la posibilidad de recidiva a largo plazo. La revisión de los pacientes debería incluir: monitorización de los síntomas clínicos, marcadores bioquímicos y estudios de imagen tanto convencionales (TAC toracoabdominal/RMN) como de medicina nuclear. En las lesiones bien diferenciadas G1/G2 con Ki-67 < 5 % y resección R0/R1, se recomienda TAC o RMN cada seis meses durante dos años y, posteriormente, anuales. Pasados los cinco años libres de recidiva, pueden mantenerse revisiones anuales o bianuales, a excepción de los G3, en los que se recomiendan revisiones con intervalos más cortos. En lesiones con Ki-67 > 5 %, lesiones G3 (incluido el CNE) y enfermedad avanzada, el seguimiento con estudio de imagen se aconseja cada 2-3 meses durante el primer año.

Los estudios funcionales deberían incluirse en el seguimiento, preferentemente, la ^{68}Ga-PET-TAC (u Octreoscan® si no hay disponibilidad) a los 12-36 meses si la sobreexpresión de SSTR estaba demostrada previamente por estudio de imagen o IHQ del tumor. En los casos de sospecha de recidiva de G3-CNE (por síntomas, biomarcadores o TAC/RMN), la ^{18}F-FDG-PET representa el estudio de elección.

Aunque no hay marcadores tumorales validados para la recidiva tumoral, se recomienda la determinación de CgA, teniendo en cuenta su inespecificidad. La enolasa neuronal específica (NSE; del inglés, *neuron-specific enolase*) es una alternativa en el seguimiento, principalmente, en los TNE G2 y G3. En el seguimiento de los G3-CNEp, los síntomas clínicos (astenia, anorexia, pérdida ponderal) son de especial interés y, además de la CgA, se aconseja la determinación periódica de la lactato-deshidrogenasa (LDH) y la NSE.

Las revisiones de seguimiento incluyen monitorización de los síntomas clínicos, marcadores bioquímicos y estudios de imagen tanto convencionales (TAC toracoabdominal/RMN) como de medicina nuclear. Por la posibilidad de recidiva a largo plazo, el seguimiento debe mantenerse hasta los 10 años.

PUNTOS CLAVE

- Los TNEp son un grupo heterogéneo de lesiones con características patológicas, curso clínico y pronóstico distintos, que requieren un abordaje multidisciplinario e individualizado.
- A pesar del carácter maligno de la mayoría de los TNEp, su curso relativamente indolente permite supervivencias prolongadas siempre que el tipo de terapia se ajuste a cada escenario.
- La nomenclatura de CNE hace referencia al subgrupo de neoplasias pobremente diferenciadas que presenta un alto índice proliferativo. Se asocian a un pronóstico peor, utilizan los sistemas de estadificación del adenocarcinoma de páncreas exocrino y suelen tratarse con esquemas de platino.
- El tratamiento de los TNEp con la adecuada selección de pacientes incluye la cirugía de las metástasis, la citorreducción, el rescate quirúrgico de las recidivas, la combinación de cirugía con técnicas ablativas directas o transarteriales y el tratamiento sistémico.
- Un determinado grupo de pacientes con lesiones asintomáticas pequeñas (< 2 cm) y de bajo grado puede ser manejado sin cirugía con vigilancia estrecha mediante pruebas de imagen.
- La sobreexpresión de SSTR de muchos de los TNEp los hace candidatos al uso de terapias dirigidas con SSA, análogos marcados con radionúclidos. Otros tratamientos en desarrollo incluyen el everólimus y el sunitinib.

BIBLIOGRAFÍA

Chan DL, Yao JC, Carnaghi C, Buzzoni R, Herbst F, Ridolfi A, et al. Markers of systemic inflammation in neuroendocrine tumors: a pooled analysis of the RADIANT-3 and RADIANT-4 studies. Pancreas. 2021;50(2):130-7.

Di Giacinto P, Rota F, Rizza L, Campana D, Isidori A, Lania A, et al. Chromogranin A: from laboratory to clinical aspects of patients with neuroendocrine tumors. Int J Endocrinol. 2018;2018:8126087.

Ejaz A, Reames BN, Maithel S, Poultsides GA, Bauer TW, Fields RC, et al. Cytoreductive debulking surgery among patients with neuroendocrine liver metastasis: a multi-institutional analysis. HPB (Oxford). 2018;20(3): 277-84.

Falconi M, Eriksson B, Kaltsas G, Bartsch DK, Capdevila J, Caplin M, et al. ENETS consensus guidelines update for the management of patients with functional pancreatic neuroendocrine tumors and non-functional pancreatic neuroendocrine tumors. Neuroendocrinology. 2016;103(2):153-71.

García-Carbonero R, Sorbye H, Baudin E, Raymond E, Wiedenmann B, Niederle B, et al.; Vienna Consensus Conference participants. ENETS consensus guidelines for high-grade gastroenteropancreatic neuroendocrine tumors and neuroendocrine carcinomas. Neuroendocrinology. 2016; 103(2):186-94.

Kim J, Zimmerman MA, Hong JC. Liver transplantation in the treatment of unresectable hepatic metastasis from neuroendocrine tumors. J Gastrointest Oncol. 2020;11(3):601-8.

Kiritani S, Arita J, Matsumura M, Nishioka Y, Kudo H, Ichida A, et al. Repeat hepatectomy for patients with recurrent neuroendocrine liver metastasis: comparison with first hepatectomy. Surgery. 2020;167(2):404-9.

Klöppel G, Rindi G, Perren A, Komminoth P, Klimstra DS. The ENETS and AJCC/UICC TNM classifications of the neuroendocrine tumors of the gastrointestinal tract and the pancreas: a statement. Virchows Arch. 2010;456(6):595-7.

Morgan RE, Pommier SJ, Pommier RF. Expanded criteria for debulking of liver metastasis also apply to pancreatic neuroendocrine tumors. Surgery. 2018;163(1):218-25.

Mapelli P, Partelli S, Salgarello M, Doraku J, Muffatti F, Schiavo Lena M, et al. Dual tracer 68Ga-DOTATOC and 18F-FDG PET improve preoperative evaluation of aggressiveness in resectable pancreatic neuroendocrine neoplasms. Diagnostics (Basel). 2021;11(2):192.

Merola E, Rinke A, Partelli S, Gress TM, Andreasi V, Kollár A, et al. Surgery with radical intent: is there an indication for G3 neuroendocrine neoplasms? Ann Surg Oncol. 2020;27(5):1348-55.

Panzuto F, Merola E, Rinzivillo M, Partelli S, Campana D, Iannicelli E, et al. Advanced digestive neuroendocrine tumors: metastatic pattern is an independent factor affecting clinical outcome. Pancreas. 2014;43(2):212-8.

Perren A, Couvelard A, Scoazec JY, Costa F, Borbath I, Delle Fave G, et al. ENETS consensus guidelines for the standards of care in neuroendocrine tumors: pathology: diagnosis and prognostic stratification. Neuroendocrinology. 2017;105(3):196-200.

Sato A, Masui T, Yogo A, Uchida Y, Nakano K, Anazawa T, et al. Usefulness of ^{18}F-FDG-PET/CT in the diagnosis and prediction of recurrence of pancreatic neuroendocrine neoplasms. J Hepatobiliary Pancreat Sci. 2020;27(7):414-20.

Yang M, Zhang Y, Zeng L, Ke NW, Tan CL, Tian BL, et al. Survivals of patients with surgically treated and high-grade pancreatic neuroendocrine carcinomas: a comparative study between two American Joint Committee on Cancer 8th tumor-node-metastasis staging systems. Eur J Surg Oncol. 2019;45(6):1054-60.

Tumores quísticos de páncreas y tumores benignos de páncreas

27

B. Pérez Saborido

OBJETIVOS

- Identificar los diferentes tipos de tumores quísticos y tumores benignos de páncreas.
- Establecer cómo llegar al diagnóstico de las lesiones quísticas de páncreas.
- Describir el manejo diagnóstico-terapéutico de los tumores quísticos de páncreas.

INTRODUCCIÓN

En los últimos años, se está observando un incremento en el diagnóstico de tumoraciones quísticas pancreáticas, debido al uso cada vez más frecuente de alguna técnica de imagen avanzada. Se estima que se pueden detectar hasta en el 40-50 % de los pacientes sometidos a una resonancia magnética nuclear (RMN) por cualquier otro motivo, en pacientes mayores de 70 años, con una incidencia en la población general estimada entre el 2,4 y el 13,5 %, con un incremento con la edad. De acuerdo con un estudio de 2013 del National Cancer Institute's Surveillance, Epidemiology and End Results (SEER) Registry, se estimaron 3.428.874 quistes pancreáticos en adultos de entre 40 y 84 años en Estados Unidos, con una prevalencia global del 2,5 %. Sin embargo, aunque con el mayor uso de técnicas de imagen de cada vez mayor calidad se ha observado un incremento en su diagnóstico, no existe un aumento en la mortalidad debida a lesiones quísticas pancreáticas.

Algunas lesiones quísticas pancreáticas tienen el potencial de transformación maligna, sin embargo, es difícil determinar el potencial exacto, aunque, de manera global, se considera que es pequeño. Suponiendo que todos los cánceres pancreáticos se originaran en lesiones quísticas, algún estudio sugiere que el potencial global es menor del 0,25 %, aunque, en algún trabajo que solo incluye pacientes resecados, la proporción de quistes con cáncer pancreático ascendía al 15 %. Si solo se incluyeran el tipo de lesiones papilares mucinosas intraductales (IPMN; del inglés, *intraductal papillary mucinous neoplasms*), la incidencia de transformación maligna asciende al 2,8 % de manera global, con un riesgo estimado de malignización del 0,72 % al año. Algún trabajo reciente que diferencia los IPMN en de bajo o alto riesgo, en función de la presencia de nódulos murales o dilatación del conducto pancreático principal (CPP), estiman una incidencia acumulada de displasia de alto grado o carcinoma pancreático de hasta el 24 % a los 10 años en las lesiones de alto riesgo.

Es importante el diagnóstico preciso de qué tipo de lesión quística presenta el paciente, porque el manejo terapéutico puede ser muy diferente: desde la observación hasta precisar tratamiento quirúrgico. Por otro lado, no está claro el beneficio de programas de seguimiento en las lesiones quísticas pancreáticas en términos de coste-efectividad, debido a la alta incidencia y al bajo riesgo de malignización. Todavía es más dudoso si se añade a la ecuación la morbimortalidad que suponen las resecciones pancreáticas como tratamiento preventivo de este tipo de lesiones.

A lo largo del siguiente tema, se hará un repaso de las lesiones quísticas pancreáticas, desde su clasificación y características hasta su diagnóstico y manejo terapéutico, atendiendo a las diferentes guías clínicas publicadas.

 El riesgo de malignización de las lesiones quísticas de páncreas se estima alrededor del 0,25 % mientras que, en las IPMN, asciende al 2,8 % de manera global (0,72 % al año).

CLASIFICACIÓN DE LAS LESIONES QUÍSTICAS PANCREÁTICAS

Las lesiones quísticas del páncreas se pueden dividir en neoplasias epiteliales, no epiteliales o lesiones quísticas que simulan lesiones pancreáticas (**Tabla 27-1**). De manera global, se pueden dividir en lesiones *neoplásicas* y *no neoplásicas*. Por otro lado, también se pueden clasificar en *productoras de mucina* o *no productoras de mucina*. El diagnóstico del tipo de lesión se realiza por las características radiológicas y por el análisis del líquido del quiste. En diferentes series de resección de lesiones quísticas pancreáticas, los IPMN representan el 38 % de las lesiones; las neoplasias mucinosas quísticas (MCN; del inglés, *mucinous cystic neoplasms*), el 23 %; las neoplasias serosas, el 16 %; y los tumores seudopapilares sólidos, el 3 %.

Tabla 27-1. Clasificación de las lesiones quísticas pancreáticas

Neoplasia epiteliales	Cistoadenoma seroso
	Neoplasia quística mucinosa
	Tumor papilar mucinoso intraductal
	Neoplasia seudopapilar sólida
	Tumor neuroendocrino con degeneración quística
	Adenocarcinoma ductal con degeneración quística
	Cistoadenoma o cistoadenocarcinoma acinar
	Quiste dermoide
	Variante papilar intraductal de carcinoma acinar
Neoplasias no epiteliales	Linfangioma
	Quiste epidermoide
	Hamartoma quístico pancreático
	Quiste mesotelial
Lesiones que se asemejan a neoplasias quísticas	Pseudoquiste
	Quiste linfoepitelial
	Quiste mucinoso no neoplásico
	Quiste de duplicación intestinal
	Quiste endometrial
	Quiste hidatídico
	Quiste de retención
	Bazo accesorio quístico
	Feocromocitoma quístico
	Tumor del estroma gastrointestinal quístico
	Quiste escamoide

De todas estas lesiones, se considera que tienen potencial maligno: las IPMNs, las MCN, los tumores sólidos pseudopapilares y los tumores neuroendocrinos pancreáticos.

A continuación, se describen las características de las principales lesiones quísticas pancreáticas.

Lesiones quísticas neoplásicas

Cistoadenomas serosos

Representan < 1 % de los tumores pancreáticos y el 30 % de las lesiones quísticas. Se presentan entre la quinta y la séptima década de la vida. La mayoría son cistoadenomas, neoplasias benignas originadas en las células centroacinares. Pueden localizarse en cualquier parte del páncreas, aunque son más frecuentes en el cuerpo-cola y en mujeres mayores de 60 años. El riesgo de malignización es muy bajo, menor del 0,1 %. Son habitualmente asintomáticos. El clásico aspecto en la imagen es «en panal de abejas» o lesiones microquísticas, pero también puede dar lesiones macroquísticas, y hasta un 30 % pueden presentar una imagen de cicatriz característica. El análisis del líquido presenta niveles muy bajos de antígeno carcinoembrionario (CEA; del inglés, *carcinoembryonic antigen*). No requieren seguimiento. La presencia de múltiples lesiones difusas debe hacer pensar en la enfermedad de Von Hippel-Lindau asociada.

Según la Organización Mundial de la Salud (OMS), se puede subclasificar en:

- Cistoadenoma seroso microquístico: el más frecuente, constituido por múltiples quistes pequeños.
- Cistoadenoma seroso macroquístico (oligoquístico).
- Neoplasia mixta serosa-neuroendocrina.

Neoplasias mucinosas quísticas

Ocurren casi exclusivamente en mujeres por encima de los 40 años. A diferencia de las IPMN, presentan estroma similar al del ovario, pueden mostrar atipia y segregan mucina. Su localización más típica es el cuello y el cuerpo (90-95 %) y no se comunican con el conducto pancreático. Son multiloculares y con calcificaciones periféricas «en cáscara de huevo» en las pruebas de imagen. Presentan un riesgo de malignización menor del 10 % en estudios recientes y es infrecuente en lesiones menores de 3 cm con un nivel normal del marcador tumoral antígeno de cáncer 19.9 (Ca 19.9; del inglés, *cancer antigen 19.9*). El riesgo de malignización se establece en el 7-12 %, especialmente, en los mayores de 4 cm o con nódulos. Debido al riesgo de malignización, se recomienda la exéresis en lesiones > 4 cm o con presencia de nódulos murales, en los candidatos adecuados. Tienen nivel elevado de CEA en el líquido intraquístico (> 192 ng/mL). Se indica tratamiento quirúrgico en las lesiones sintomáticas y en aquellas con factores de riesgo (Ca 19.9 sérico elevado, > 4 cm o con nódulos murales).

Neoplasias papilares mucinosas intraductales

Son proliferaciones papilares dentro del conducto pancreático, que conllevan la dilatación de este, con producción de mucina, y que pueden presentar diferente grado de atipia. Se encuentran con más frecuencia en la cabeza del páncreas y el proceso uncinado. Su distribución por sexos es similar y es más frecuente por encima de los 50 años. Pueden afectar al CPP (IPMN del CPP), a conductos secundarios (IPMN de conducto secundario) o a ambos (IPMN mixto). Pueden ser multifocales o difusos hasta en el 40 % de los casos (aunque no modifica el riesgo de malignización). Es más frecuente el IPMN de conducto secundario, que representa también la lesión quística pancreática más frecuente. Histológicamente, se caracteriza por un epitelio columnar hiperplásico dispuesto en proyecciones papilares, con producción de moco o sin ella. En un mismo tumor, puede haber epitelio normal o con atipias, carcinoma *in situ* o carcinoma invasivo.

Existe un mayor riesgo de malignización en las lesiones del CPP, hasta un 38-68 % en series de lesiones resecadas. En los de tipo secundario, es del 6-40 %. Los de tipo mixto tienen un riesgo de malignización al del CPP.

El diagnóstico se realiza por imagen y, en las lesiones del CPP, en la colangiopancreatografía retrógrada endoscópica (CPRE), es característico observar extrusión de mucina por la papila, y la presencia de CEA en el moco > 192 ng/mL diferencia el tipo mucinoide del seroso. La actitud a seguir con estas lesiones se describe en el apartado de seguimiento y manejo.

Neoplasias sólidas seudopapilares

Representan < 3 % de todas las lesiones pancreáticas. Son lesiones raras, también más frecuentes en mujeres (10:1), con un amplio intervalo de edad (incluso se han descrito en la infancia), aunque más frecuentes en la segunda y la tercera décadas de la vida. Pueden aparecer en cualquier parte del páncreas. La presentación más frecuente es con dolor abdominal (63 %). Las lesiones pequeñas son, fundamentalmente, sólidas, siendo mixtas con mayor componente quístico las de mayor tamaño. Se han descrito comportamientos agresivos en el 10-15 %, pero con unos resultados oncológicos excelentes cuando se extirpan. El tratamiento es la exéresis radical.

Tumores neuroendocrinos quísticos

Representan el 8 % de las lesiones quísticas pancreáticas y un 10-17 % de todos los TNEp. Suelen ser no funcionantes, aunque se ha descrito un 25 % de lesiones productoras de hormonas. En las pruebas de imagen, aparecen como una lesión quística con captación periférica (**Fig. 27-1**). Son lesiones raras y, usualmente, no funcionantes. Pueden ocurrir esporádicamente o en pacientes con neoplasia endocrina múltiple de tipo 1 (MEN1; del inglés, *multiple endocrine neoplasia type 1*). No tiene diferencias por sexos y el pico de presentación es alrededor de los 60 años. El diagnóstico se suele realizar por biopsia por ecoendoscopia.

 Las lesiones quísticas más frecuentes son las IPMN, que, por otro lado, son las que tienen un mayor riesgo de malignización, especialmente, en las lesiones del CPP. Las neoplasias mucinosas tienen un riesgo de malignización del 10 % y, en las neoplasias serosas, el riesgo de malignización es muy bajo.

Quistes pancreáticos no neoplásicos

Los quistes pancreáticos no neoplásicos (NNPC; del inglés, *non-neoplastic pancreatic cysts*) incluyen una variedad de lesiones quísticas poco frecuentes, que suelen ser asintomáticas y no requieren tratamiento.

Seudoquistes

Es la lesión quística no neoplásica pancreática más frecuente. Los seudoquistes representan acumulaciones de líquido rico en amilasa, que contiene detritos, sangre y células inflamatorias, y está rodeado por una pared fibrosa sin celularidad. Se desarrollan en las primeras cuatro semanas de una pancreatitis aguda o tras un traumatismo pancreático, tienen una pared bien definida y no asocian necrosis pancreática. La mayoría asientan en pacientes con antecedentes de pancreatitis aguda o crónica, no tienen potencial de malignización y no requieren seguimiento ni tratamiento cuando son asintomáticos, de ahí la importancia de diferenciarlos de auténticas neoplasias quísticas pancreáticas. Por otro lado, hay que tener en cuenta que algunas neoplasias quísticas también pueden ser la causa de la pancreatitis y no a la inversa.

Si el diagnóstico no es claro, se puede realizar ecoendoscopia y biopsia buscando datos de pancreatitis crónica y analizando el líquido. En los seudoquistes, el líquido suele ser marronáceo, con lipasa y amilasa elevadas y nivel de CEA bajo. El tratamiento de los sintomáticos puede ser el drenaje endoscópico o quirúrgico.

Quistes verdaderos

Muy pocos casos descritos, también llamados *quistes epiteliales benignos*. Tienen un revestimiento epitelial cúbico.

Quistes de retención

Corresponden a pequeñas dilataciones de las ramas laterales del conducto pancreático debido a causas obstructivas (p. ej., en las pancreatitis crónica). Suelen ser pequeños y se descubren como hallazgo incidental.

Quistes mucinosos no neoplásicos

Son muy difíciles de diferenciar de los quistes neoplásicos. Están revestidos de epitelio mucinoso, pero carecen de características neoplásicas como la atipia, o de comunicación con el conducto pancreático. Tienen una evolución natural poco clara.

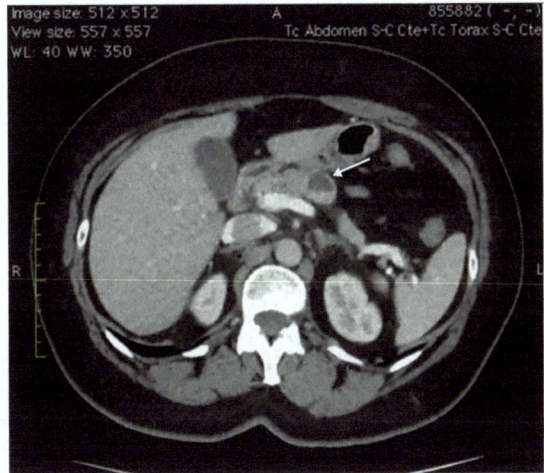 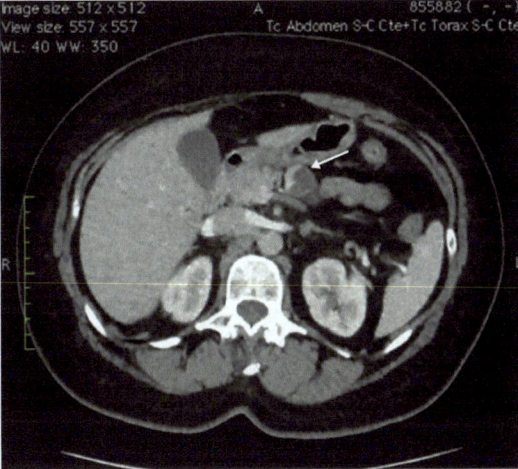

Figura 27-1. Tomografía axial computarizada de un tumor neuroendocrino con degeneración quística. Muestra un componente sólido-quístico.

Quistes linfoepiteliales

Son también raros y constituyen el 0,5 % de los quistes pancreáticos, más frecuentes en hombres de mediana edad. Pueden ser uniloculares o multiloculares y de tamaños muy variables. Pueden tener elevado CEA y Ca 19.9. El diagnóstico es histológico, mediante biopsia por ecoendoscopia: están revestidos de un epitelio escamoso queratinizado maduro, rodeados por una capa de tejido linfoide. En los casos sintomáticos, se recomienda la resección quirúrgica.

Linfangioma quístico pancreático

Son malformaciones congénitas del sistema linfático con formación de lesiones quísticas multiloculares. Son incidentales y más frecuentes en mujeres, relacionados con la ingesta de anticonceptivos, el embarazo y la influencia hormonal. Pueden ser de gran tamaño. Tienen cápsula y suelen ser multiloculares, con tabiques gruesos. El líquido puede ser seroso, serosanguinolento o quiloso. Pueden tener algo de contenido en triglicéridos, que confirma el diagnóstico.

Quistes dermoides/epidermoides

Muy raros, más frecuentes en la cabeza-cuerpo del páncreas. Pueden crear masas palpables.

En la **tabla 27-2**, se pueden comparar las características diferenciales de las principales lesiones quísticas pancreáticas.

DIAGNÓSTICO DE LESIONES QUÍSTICAS PANCREÁTICAS

Existen muchas guías publicadas sobre el manejo diagnóstico-terapéutico de las lesiones quísticas pancreáticas. Ante el hallazgo de una lesión quística pancreática en una prueba de imagen, pueden plantearse las siguientes preguntas.

Causa síntomas la lesión quística pancreática

La mayoría de las lesiones quísticas son asintomáticas y hay que ser muy cautos a la hora de achacar síntomas a una lesión, atendiendo a las recomendaciones del American College of Gastroenterology (ACG), con un nivel de evidencia bajo.

En series quirúrgicas, se describe que el 50-84 % de los quistes son sintomáticos. Dado que la mayoría de las lesiones resecadas son IPNM, las guías recientes consideran la presencia de síntomas como un criterio de malignización. El síntoma más frecuente es el dolor abdominal, seguido de pérdida de peso y pancreatitis.

Una consideración importante es que las lesiones quísticas pancreáticas pueden ser la causa de pancreatitis en pacientes mayores de 40 años, que pueden ser infradiagnosticados de pseudoquiste pancreático.

Tabla 27-2. Características de las principales lesiones quísticas pancreáticas

Tipo de quiste		Características clínicas	Características de imagen y líquido
No neoplásico	Pseudoquiste	Pancreatitis aguda y crónica	• Solo líquido o con detritos • Aspirado: líquido marrón, fluido, con amilasa y lipasa altas y CEA bajo
Neoplásico	Cistoadenoma seroso	• 75 % en mujeres • 6ª década	• Microquístico u oligoquístico (menos frecuente) • Aspirado: CEA bajo, amilasa/lipasa baja
IPMN		• Igual en hombres y mujeres • 7ª década	• Productor de mucina • Aspirado: CEA y amilasa altos
IPMN de conducto secundario		• Quiste incidental más frecuente • Bajo riesgo de malignización • Puede ser multifocal	Comunicación con conducto pancreático
IPMN del CPP		• Menos frecuente • Mayor riesgo de malignización	• Dilatación de CPP • Puede ser segmentaria • Orifico distendido en el 50 %
IPMN mixto		• Raro • Igual riesgo de malignización que los del CPP	
Neoplasia quística mucinosa		• Casi exclusivo en mujeres • 5ª-7ª décadas	• Cuerpo o tallo • Unilocular (puede tener calcificaciones) • No comunicación con el CPP • Mucina • Aspirado: CEA elevado, amilasa variable
Neoplasia sólida pseudopapilar		• Relación mujeres:hombres de 10:1 • Mas frecuente a los 20 años	• Los pequeños son más sólidos • Cualquier parte del páncreas
TNEp quístico		• No funcionantes • Relación mujeres:hombres de 1:1 • 5ª-6ª décadas • Puede estar asociado a MEN1	• Citología: TNE • Aspirado: CEA bajo, amilasa/lipasa baja

CEA: antígeno carcinoembrionario (del inglés, *carcinoembryonic antigen*); CPP: conducto pancreático principal; IPMN: neoplasias papilares mucinosas intraductales (del inglés, *intraductal papillary mucinous neoplasms*); MEN1: neoplasia endocrina múltiple de tipo 1 (del inglés, *multiple endocrine neoplasia type 1*); TNE: tumor neuroendocrino; TNEp: tumor neuroendocrino de páncreas.

Qué técnica de imagen es la más útil para el diagnóstico de una lesión quística pancreática

La meta de una prueba de imagen sería diferenciar el tipo de quiste y detectar las lesiones malignizadas o con displasia de alto grado.

La precisión de la tomografía axial computarizada (TAC) para diferenciar lesiones benignas de malignas es del 71-80 %. Por otro lado es capaz de diferenciar IPMN de otras lesiones quísticas y detectar comunicación con el CPP, con una sensibilidad del 80 %.

La RMN tiene una precisión para diferenciar lesiones benignas de malignas de entre el 55 y el 76 %, con un 96 % de sensibilidad para diferenciar IPNM de otras lesiones quísticas.

En trabajos recientes, se concluye que la RMN es superior a la TAC en la detección de lesiones quísticas pancreáticas y para evidenciar comunicación con el conducto CPP y, según las guías del ACG, se considera de elección como primera prueba (muy bajo grado de evidencia). En pacientes en los que no se puede realizar RMN, son buenas alternativas la TAC con protocolo pancreático o la ecoendoscopia. En los quistes indeterminados, se puede realizar una segunda prueba de imagen o analizar el contenido del quiste obtenido por biopsia por ecoendoscopia.

La ecoendoscopia sin biopsia tiene una eficacia para diferenciar una lesión benigna de una maligna de entre el 65 y el 95 %, similar a la RMN y a la TAC y, por eso, no se recomienda como primera línea para lesiones pequeñas con claro diagnóstico radiológico, dado que es una prueba invasiva. Sin embargo, es más eficaz para detectar nódulos murales.

Algunos trabajos han comprobado que, combinando RMN con ecoendoscopia, se incrementa la sensibilidad para identificar IPMN y lesiones quísticas mucinosas, así como lesiones con alto grado de displasia o malignizadas.

El uso de la tomografía por emisión de positrones (PET; del inglés, *positron emission tomography*) para diferenciar lesiones malignizadas es discutible, aunque trabajos recientes han demostrado que la PET-TAC tiene un 94 % de eficacia frente al 77 % de la TAC y el 87 % de la RMN para diferenciar lesiones malignas de benignas.

Actualmente, no se recomienda la CPRE para el diagnóstico ni seguimiento de las lesiones quísticas mucinosas, debido al menor riesgo y mayor eficacia de la ecoendoscopia. Su única utilidad es observar la extrusión de moco por la papila. La pancreatoscopia podría ser de utilidad en casos muy seleccionados de IPNM de CPP de manera preoperatoria para una mejor localización de la lesión.

> Las pruebas diagnósticas habitualmente empleadas en el diagnóstico de lesiones quísticas son la TAC, la RMN y la ecoendoscopia con biopsia, con una alta eficacia diagnóstica.

Cuál es el papel de la biopsia por ecoendoscopia para el diagnóstico y la actitud terapéutica

Para caracterizar el tipo de quiste pancreático, el análisis del CEA tiene una sensibilidad del 63 % y una especificidad del 93 % para identificar IPMN y neoplasias mucinosas, con el punto de corte más comúnmente utilizado de 192 ng/mL. Otros biomarcadores como el Ca 72.4, el Ca 125, el Ca 19.9 y el Ca 15.3 no han demostrado ser eficaces y no se recomienda su uso rutinario.

El análisis de la amilasa puede ser útil para excluir la presencia de seudoquiste. Los niveles inferiores a 250 UI/L excluyen un seudoquiste en el 98 % de los casos.

La glucosa está significativamente baja en lesiones mucinosas, con un corte de 50 mg/dL; presenta una sensibilidad de 95 % y una especificidad del 57 % para diferenciar lesiones mucinosas de lesiones no mucinosas.

En dos revisiones sistemáticas y un metanálisis, el análisis citológico presentaba una sensibilidad del 54-63 % y una especificidad del 88-93 % para identificar IPMN o MCN. El problema con el análisis citológico se debe a la baja celularidad de las muestras.

A diferencia de lo que ocurre para determinar el tipo de quiste, el nivel de CEA en el líquido no es útil para identificar la presencia de displasia de alto grado o de malignización. En un metanálisis y revisión sistemática reciente, presentaba una sensibilidad del 65 % y una especificidad del 66 %. Sí puede ser útil la citología, con una especificidad del 91 %, aunque con baja sensibilidad (65 %). Tampoco hasta el momento se dispone de biomarcadores útiles.

Para resumir, siguiendo las recomendaciones del ACG, la biopsia por ecoendoscopia y el análisis del líquido puede ser útil en pacientes con quistes de diagnóstico poco claro y si el resultado condiciona el tratamiento. El análisis del CEA será útil para diferenciar IPMN y MCN de otras lesiones, pero no para diagnosticar displasia de alto grado o malignización. Con este propósito, se debe enviar la citología cuando las técnicas de imagen no aseguran el diagnóstico (bajo nivel de evidencia). Las indicaciones de realizar biopsia-citología por ecoendoscopia atendiendo a otras guías de práctica clínica se resumen en la **tabla 27-3**, y las principales características bioquímicas de los quistes, en la **tabla 27-4**.

> La ecoendoscopia y el análisis del líquido de las lesiones quísticas desempeñan un papel importante en el diagnóstico de los tumores quísticos pancreáticos, pero no son tan útiles para diferenciar una lesión benigna de una maligna. Un nivel de CEA > 192 ng/mL en el contenido del quiste es muy característico de lesiones mucinosas.

Tabla 27-3. Indicaciones de ecoendoscopia y biopsia en la evaluación de un quiste pancreático

ICG	AGA	Guías europeas
• Presentación con pancreatitis • Quiste >3 cm • Engrosamiento o realce de la pared • Conducto pancreático >5-9 mm • Nódulos murales sin realce • Interrupción abrupta del conducto pancreático con atrofia distal	• Dos de tres criterios: • Quiste >3 cm • Presencia de componente sólido • Dilatación del conducto pancreático principal	Parte del protocolo diagnóstico

AGA: Asociación Estadounidense de Gastroenterología (del inglés, *American Gastroenterology Association*); ICG: guías de consenso internacional (Sendai y Fukuoka).

Tabla 27-4. Características del líquido en función del tipo de quiste

Biomarcador	Neoplasia serosa quística	MCN	IPMN	Seudoquiste
Amilasa	–	–	+/–	+
Glucosa	>66 mg/dL	<66 mg/dL	<66 mg/dL	<66 mg/dL
Mucina	–	+	+	–
CEA	<5 ng/mL	>192 ng/mL	>192 ng/mL	<5 ng/mL
Ca 19.9	<37 U/mL	>37 U/mL	+/–	<37 U/mL
KRAS/GNAS	–	+	+++	–

Ca 19.9: marcador tumoral 19.9 (del inglés, *cancer antigen 19.9*); CEA: antígeno carcinoembrionario (del inglés, *carcinoembryonic antigen*); IPMN: neoplasia papilar mucinosa intraductal (del inglés, *intraductal papillary mucinous neoplasm*); MCN: neoplasia quística mucinosa (del inglés, *mucinous cystic neoplasm*).

Cuál es el papel de los marcadores metabolómicos

Se han realizado estudios prometedores con marcadores metabolómicos, ADN y ARN, aunque todavía no están disponibles en la práctica clínica. Las mutaciones en *KRAS* y *GNAS* tienen una sensibilidad del 84-96 % y una especificad del 80-100 % para identificar IPMN o MCN. Las mutaciones de *KRAS* están presentes en el 90 % de las neoplasias quísticas de páncreas.

Un estudio de ADN en neoplasias quísticas pancreáticas (PANDA) demostró que las mutaciones de *KRAS* tiene una sensibilidad y especificad para detectar neoplasias mucinosas del 45 y el 96 %, respectivamente, no obstante, no se ha visto correlación con neoplasias avanzadas, pero, si se combina la mutación de *KRAS* con las pérdidas de múltiples alelos, se asocia a un 37 % de sensibilidad y un 96 % de especificidad para neoplasia avanzada en un quiste pancreático mucinoso y, si se usa una amplitud de pérdida de alelos > 82 %, aumenta la sensibilidad y la especificidad.

GNAS es un oncogén que regula varias vías de transducción de señales. Algunos autores han demostrado que el 66 % de los IPMN presentaban mutaciones en *GNAS* y que un 96 % de los IPMN presentaban, al menos, una mutación en *KRAS* o *GNAS*, a diferencia de las neoplasias mucinosas o serosas, que no presentaban mutaciones *GNAS*. La combinación de determinación de *KRAS* y *GNAS* puede presentar una sensibilidad el 84 % y una especificidad del 98 % para las IPMN.

Otros biomarcadores presentes en los IPMN con transformación maligna son: *RNF43*, *CTNNB1*, *TP53*, *PIK3CA*, *PTEN*, *CDKN2A* y *SMAD4*, y pueden tener valor pronóstico.

A diferencia de las IPMN, las neoplasias quísticas serosas no presentan mutaciones en *KRAS*, *GNAS*, *RNF43*, *CTNNB1*, *TP53*, *PIK3CA*, *PTEN*, *CDKN2A* y *SMAD4*; sin embargo, presentan mutaciones en el gen supresor *VHL*.

Las neoplasias sólidas seudopapilares se asocian a activaciones en el oncogén *CTNNB1* en casi todos los casos. Pueden presentar alteraciones en *TP53* y *PIK3CA*, pero no en *KRAS*, *GNAS*, *RNF43*, *PTEN*, *CDKN2A*, *SMAD4* y *VHL*.

Las lesiones quísticas no neoplásicas no suelen mostrar estas mutaciones.

La determinación de la actividad de la telomerasa parece ser un biomarcador prometedor para distinguir neoplasias mucinosas quísticas de adenocarcinoma. En algún trabajo sobre IPMN, demostraba una eficacia del 88 %, con una sensibilidad del 74 % y una especificidad del 86 %.

Aunque se han detectado micro-ARN en adenocarcinomas pancreáticos y lesiones mucinosas, no se ha desarrollado todavía un set de micro-ARN para el diagnóstico y todavía se considera en investigación.

Igual sucede con las mucinas, con diferente expresión de los distintos subtipos en lesiones mucinosas y en lesiones con carcinoma; sin embargo, todavía no se ha definido un patrón claro para discernir su aplicabilidad para detectar lesiones con carcinoma.

En la tabla 27-5, se recogen las principales alteraciones genéticas detectadas en los diferentes tipos de lesiones quísticas pancreáticas.

Cuál es la utilidad de la radiómica

La radiómica puede ser utilizada con finalidad diagnóstica y pronóstica en una medicina personalizada. Emplea un análisis cuantitativo de imágenes múltiple para extraer datos, que, junto con técnicas de inteligencia artificial y *machine learning* (aprendizaje automatizado) así como redes neuronales, pueden

Tabla 27-5. Alteraciones genéticas en función del tipo de quiste

Alteración metabolómica	KRAS	GNAS	RNF43	VHL	CTNNB1	TP53	PIK3CA	PTEN	CDKN2A	SMAD4
IPMN	+	+	+	–	+	+	+	+	+	+
MCN	+	–	+	–	–	+	+	+	+	+
Tumor sólido seudopapilar	–	–	–	–	+	+	+	–	–	–
Cistoadenoma seroso	–	–	–	+	–	–	–	–	–	–
Quistes no neoplásicos	–	–	–	–	–	–	–	–	–	–

IPMN: neoplasia papilar mucinosa intraductal (del inglés, *intraductal papillary mucinous neoplasm*); MCN: neoplasia quística mucinosa (del inglés, *mucinous cystic neoplasm*).

aportar información para el diagnóstico preciso de lesiones y su clasificación. En el caso de las lesiones quísticas pancreáticas, podrían servir como biomarcadores por imagen para predecir lesiones quísticas de alto grado. Existen experiencias que han aportado datos prometedores para diferenciar lesiones benignas de lesiones con riesgo de malignidad y poder contribuir en la toma de decisiones. Pero se necesitan más estudios que permitan integrarlo en la práctica clínica habitual.

En qué pacientes no se deben realizar más exploraciones

Los pacientes que no son subsidiarios de tratamiento médico ni quirúrgico no deberían ser sometidos a más pruebas diagnósticas tras la inicial del hallazgo, independientemente del tamaño de la lesión. Para esto, hay autores que han empleado el índice de comorbilidad de Charlson o el ACE27 (evaluación de la comorbilidad del adulto) para predecir el riesgo de muerte de otras causas distintas a la pancreática. Tampoco requieren seguimiento los pacientes diagnosticados indudablemente de seudoquistes o neoplasias serosas en la prueba inicial.

SEGUIMIENTO DE LAS LESIONES QUÍSTICAS PANCREÁTICAS

A qué pacientes se les debe ofrecer seguimiento

En primer lugar, hay que decir que existen dudas del beneficio del seguimiento en términos de coste-efectividad, debido al bajo potencial de malignización y, de hecho, no hay ningún estudio prospectivo que determine si el seguimiento disminuye la mortalidad. Sin embargo, los pacientes con alto grado de displasia o cáncer pancreático precoz tienen una mayor supervivencia, lo que sugiere que el seguimiento puede ser beneficioso. Lógicamente, se debe evaluar el riesgo de malignización, la esperanza de vida del paciente, la comorbilidad y las opciones de ser candidato a cirugía antes de plantear un seguimiento. El riesgo de la resección frente al de malignización, así como la localización y el tipo de resección, también deben tenerse en cuenta.

Con todas estas consideraciones, el seguimiento se debe plantear en pacientes con IPMN o MCN asintomáticos candidatos a un tratamiento quirúrgico. No se realizará seguimiento de las lesiones quísticas no neoplásicas, de los pseudoquistes ni de los cistoadenomas serosos claros. Si una lesión serosa no tiene un diagnóstico claro, sí se debería realizar una ecoendoscopia y análisis del líquido pancreático.

Qué lesiones deberían tener un seguimiento más estrecho o ser derivadas a un centro especializado

En los IPMN o MCN, la presencia de ictericia debida a la lesión es un dato de preocupación. Una elevación del Ca 19.9 > 37 U/mL tiene un riesgo relativo de 4,3 para la presencia de displasia de alto grado o carcinoma. En algunos estudios, la presencia de pancreatitis o del inicio de una diabetes se ha asociado a riesgo aumentado de cáncer. Desde el punto de vista radiológico, la presencia de nódulos murales se asocia a cáncer, con un riesgo relativo de 7,9 en diferentes estudios. Tam-

bién pueden aparecer cánceres de páncreas concomitantes; por eso, hay que evaluar todo el páncreas. La dilatación del CPP > 6 mm también es un factor de riesgo. Un tamaño del quiste > 3 cm también se ha asociado a un aumento del riesgo de cáncer. También un crecimiento a un ritmo > 2 mm/año se ha asociado a un riesgo de aumento de cáncer. La citología tiene una baja sensibilidad, pero una especificidad > 90 %. En todos estos casos, se debe incrementar el seguimiento por un equipo especializado. La actualización de los criterios de Sendai en los de Fukuoka diferencia criterios de alto riesgo (CPP > 10 mm, realce de componente sólido dentro del quiste e ictericia obstructiva) y criterios de preocupación (pancreatitis, quiste > 3 cm, engrosamiento o realce de la pared del quiste, nódulos murales sin realce, CPP de 5-9 mm, y cambio abrupto en el calibre del conducto pancreático con atrofia distal). Cualquier paciente con criterios de alto riesgo debería ser remitido para tratamiento quirúrgico sin más pruebas, mientras que los pacientes con criterios de preocupación deberían ser sometidos a un seguimiento estrecho.

En la **tabla 27-6**, se resumen los diferentes criterios que tienen en cuenta las guías internacionales.

Las neoplasias sólidas seudopapilares tienen un riesgo de afectación vascular del 4,5 %, de afectación linfática del 1,6 % y de metástasis del 7,7 %, por lo que se debe plantear siempre resección quirúrgica.

Cómo realizar el seguimiento

La técnica de elección es la colangiorresonancia o ecoendoscopia, con una excelente resolución y disminuyendo la exposición a radiaciones respecto a la TAC. La ecoendoscopia puede tener una mayor sensibilidad para diferenciar lesiones benignas de malignas (alrededor del 90 %), aunque con baja sensibilidad. No está claramente establecida la periodicidad con la que realizar las pruebas diagnósticas. En pacientes con datos de preocupación, el seguimiento se debe realizar cada seis meses. En la **tabla 27-7**, se recogen las pautas de seguimiento recomendadas por las diferentes guías.

Cuándo interrumpir el seguimiento

El seguimiento se debe interrumpir cuando el paciente deja de ser candidato a cirugía (recomendación fuerte del ACG). En pacientes de entre 76 y 85 años, se debe individualizar la indicación de seguimiento en función de las características de la lesión y del paciente.

> Se debe plantear el seguimiento en las MCN y en las IPMN. No se plantea el seguimiento en las neoplasias serosas o en las lesiones quísticas no neoplásicas. En las lesiones con criterios de alto riesgo, el seguimiento será más estrecho, siguiendo las recomendaciones de las guías de consenso internacional.

TRATAMIENTO QUIRÚRGICO

La sospecha clínica y radiológica, sin embargo, no es el único parámetro que guía la toma de decisiones quirúrgicas, ya que

Tabla 27-6. Criterios clínicos y radiológicos de lesiones quísticas pancreáticas

Criterio	IAP 2017	AGA 2015	Europea 2018	ACR 2017
Dilatación del CPP	• Alto riesgo: >10 mm • Preocupación: 5-9,9 mm	Alto riesgo	• Ind. absoluta >10 mm • Ind. relativa: 5-9,9 mm	• Alto riesgo >10 mm • Preocupación: 7-9,9 mm
Realce de nódulo mural	• Alto riesgo: >5 mm • Preocupación: <5 mm	Alto riesgo	• Ind. absoluta >5 mm • Ind. relativa <5 mm	• Alto riesgo: >5 mm • Preocupación: <5 mm
Tamaño del quiste	Preocupación >3 cm	Alto riesgo >3 cm	Ind. relativa >4 cm	Preocupación >3 cm
Componente sólido	Alto riesgo	Alto riesgo	Ind. absoluta	Alto riesgo
Afectación linfática	Preocupación	–	–	–
Atrofia distal	Preocupación	–	–	–
Crecimiento	Preocupación >5 mm/año	–	Ind. relativa >5 mm/año	–
Ictericia	Alto riesgo	Alto riesgo	Ind. absoluta	Alto riesgo
Pancreatitis aguda	Preocupación	–	Ind. relativa	–
Debut con diabetes	–	–	Ind. relativa	–
Elevación del Ca 19.9 sérico	Preocupación	–	Ind. relativa	–

ACR: Colegio Estadounidense de Radiología (del inglés, *American College of Radiology*); AGA: Asociación Estadounidense de Gastroenterología (del inglés, *American Gastroenterology Association*); Ca 19.9: marcador tumoral 19.9 (del inglés, *cancer antigen 19.9*); CPP: conducto pancreático principal; IAP: Asociación Internacional de Pancreatología (del inglés, *International Association of Pancreatology*); Ind.: indicación.

Tabla 27-7. Indicaciones de ecoendoscopia y biopsia en la evaluación de un quiste pancreático

ICG	AGA	Guías europeas

• Quiste >3 cm o ECOE no concluyente: alternar ECOE con RMN/3-6 meses
• Quiste de 2-3 cm: ECOE en 3-6 meses y alternar ecografía y RMN si está estable
• Quiste de 1-2 cm: TAC o RMN/año durante 2 años y, entonces, aumentar el plazo si está estable
• Quiste <1 cm: TAC/RMN en 1-2 años
	• RMN/1-2 años
	• Interrumpir tras 5 años si no hay cambios
		• Seguimiento con RMN o ECOE:
		  – Cada 6 meses-1 año
		  – Cada año durante 5 años
		  – Cada 2 años después 5 años
		
		• Continuar mientras el paciente sea candidato a cirugía

AGA: Asociación Estadounidense de Gastroenterología (del inglés, *American Gastroenterology Association*); ECOE: ecoendoscopia; ICG: guías de consenso internacional (Sendai y Fukuoka); RMN: resonancia magnética nuclear; TAC: tomografía axial computarizada.

«el paciente» es una variable crucial a considerar. La aptitud del paciente para la cirugía representa una variable continua basada en la edad y la esperanza de vida, su fragilidad, su estado general de salud y comorbilidad, y su voluntad y motivación para cirugía. Teniendo en cuenta la baja tasa global de malignidad de las neoplasias quísticas pancreáticas, este parámetro es de suma importancia. Cada caso siempre debe evaluarse cuidadosamente con información del paciente después de un asesoramiento adecuado.

Por otro lado, el tipo de cirugía también influye en la decisión final, ya que la pancreatoduodenectomía y la pancreatectomía distal tienen unos resultados muy diferentes en términos de morbilidad, mortalidad y secuelas, que deben tenerse en cuenta (**Fig. 27-2**).

Hay que tener claro que las guías son herramientas útiles para identificar a los pacientes que tienen un riesgo relativamente alto de albergar un tumor maligno, pero deben aplicarse con flexibilidad, ya que no están respaldadas por evidencia científica sólida.

La decisión quirúrgica final debe adaptarse al paciente, considerando todas las variables antes mencionadas.

Los hallazgos de alto riesgo que se consideran indicación absoluta para cirugía por sí solos son (**Tabla 27-8**):

• Ictericia relacionada con la neoplasia mucinosa quística.
• Presencia de nódulos murales o componente sólido vascularizado.
• Citología sugestiva de malignidad.

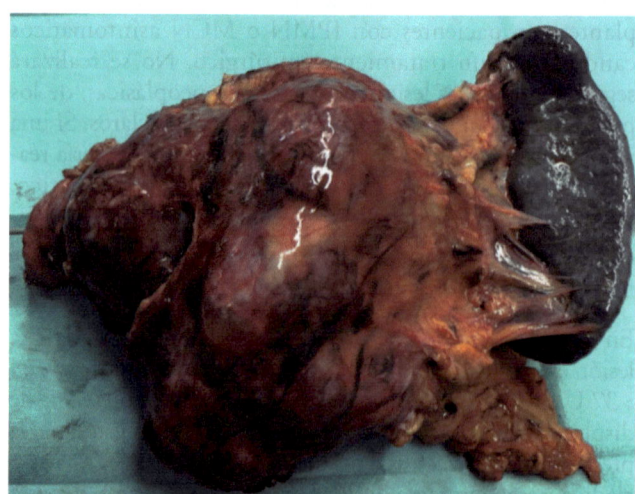

Figura 27-2. Imagen de resección de una tumoración quística pancreática de gran tamaño mediante pancreatoesplenectomía distal.

Tabla 27-8. Indicaciones absolutas y relativas de cirugía

Tipo de quiste		IAP 2017	AGA 2015	Europea 2018
MCN	Indicación absoluta	MCN	MCN	• Quiste >40 mm • Nódulo mural con realce • Síntomas (ictericia debida a MCN, inicio de diabetes, pancreatitis aguda)
	Indicación relativa	–	–	–
IPNM	Indicación absoluta	Citología sospechosa o + Ictericia debida a la lesión Nódulo mural con realce >5 mm Dilatación del CPP >10 mm	• CPP >5 mm y componente sólido o citología +	• Citología + para malignidad o displasia de alto grado • Componente sólido • Ictericia debida a la lesión • Nódulo mural con realce >5 mm • Dilatación del CPP >10 mm
	Indicación relativa	• Crecimiento > 5 mm/2 años • Aumento del Ca 19.9 sérico • Dilatación del CPP de 5-9 mm • Diámetro del quiste >30 mm • Pancreatitis aguda • Nódulo mural con realce <5 mm • Interrupción del CPP con atrofia pancreática distal • Adenopatías • Engrosamiento o realce de la pared	–	• Crecimiento >5 mm/año • Aumento del Ca 19.9 sérico (>37 U/L) • Dilatación del CPP de 5-9 mm • Diámetro del quiste >40 mm • Inicio de diabetes • Pancreatitis aguda • Nódulo mural con realce <5 mm

AGA: Asociación Estadounidense de Gastroenterología (del inglés, *American Gastroenterology Association*); Ca 19.9: marcador tumoral 19.9 (del inglés, *cancer antigen 19.9*); CPP: conducto pancreático principal; IAP: Asociación Internacional de Pancreatología (del inglés, *International Association of Pancreatology*); IPMN: neoplasia papilar mucinosa intraductal (del inglés, *intraductal papillary mucinous neoplasm*); MCN: neoplasia quística mucinosa (del inglés, *mucinous cystic neoplasm*).

También se recomienda cirugía en pacientes con dilatación del CPP > 1 cm si hay sospecha de IPMN del CPP o mixto sin sospecha de pancreatitis crónica u obstrucción del conducto pancreático.

Otros hallazgos preocupantes, pero que por sí solos no son indicación absoluta de cirugía en un hallazgo aislado en una exploración, son:

- Dilatación del CPP de 5-9 mm o incremento progresivo.
- Pancreatitis aguda recurrente.
- Quiste mayor de 30 mm o crecimiento mayor de 2,75 mm al año.
- Pared del quiste engrosada y vascularizada.
- Incremento del Ca 19.9 sérico.

Estos pacientes deben ser explorados con ecoendoscopia y, si no se confirma malignidad, ser sometidos a un seguimiento estrecho. El empeoramiento de un criterio o la aparición de un segundo criterio deben hacer reconsiderar la indicación de cirugía.

En IPMN, MCN y tumor seudopapilar candidatos a cirugía, la resección debe alcanzar la resección completa del tumor, con una adecuada linfadenectomía y con márgenes negativos. Las resecciones limitadas se reservan para casos muy seleccionados de tumor sólido seudopapilar, ya que deben tratarse siempre como si fueran lesiones malignas. Sin embargo, un discreto riesgo de recidiva debido a la lesión es preferible a la morbilidad de una pancreatectomía total si se consiguen márgenes libres.

 Se plantea tratamiento quirúrgico en lesiones quísticas mucinosas que provocan ictericia, con nódulos murales o componente sólido vascularizado o con citología sospechosa de malignidad. Otros criterios de preocupación son: dilatación del CPP de 5-9 mm o incremento progresivo, pancreatitis aguda recurrente, quiste mayor 30 mm o crecimiento mayor de 2,75 mm al año, pared del quiste engrosada y vascularizada o incremento del Ca 19.9 sérico.

 PUNTOS CLAVE

- El hallazgo de una lesión quística pancreática es cada vez más frecuente en las pruebas de imagen y plantean un reto de diagnóstico, manejo y tratamiento.
- Es importante tratar de diferenciar las lesiones quísticas neoplásicas de aquellas que no lo son y, dentro de estas, las que tienen potencial de malignización (IPMN, MCN y tumor sólido seudopapilar) de las que no (neoplasias serosas).
- El manejo de las lesiones, el empleo de técnicas diagnósticas y el planteamiento terapéutico serán diferentes en función del tipo de lesión que se esté tratando.

- En la **figura 27-3**, se intenta resumir el planteamiento diagnóstico-terapéutico ante el hallazgo de una lesión quística pancreática y, en la **figura 27-4**, un manejo más específico de las IPMN atendiendo a las recomendaciones de la Asociación Internacional de Pancreatología y a los criterios de Sendai y Fukuoka.
- Existen muchos algoritmos publicados de las diferentes sociedades científicas con pequeñas discrepancias en el manejo de estas lesiones, que pueden ser consultadas en la bibliografía.

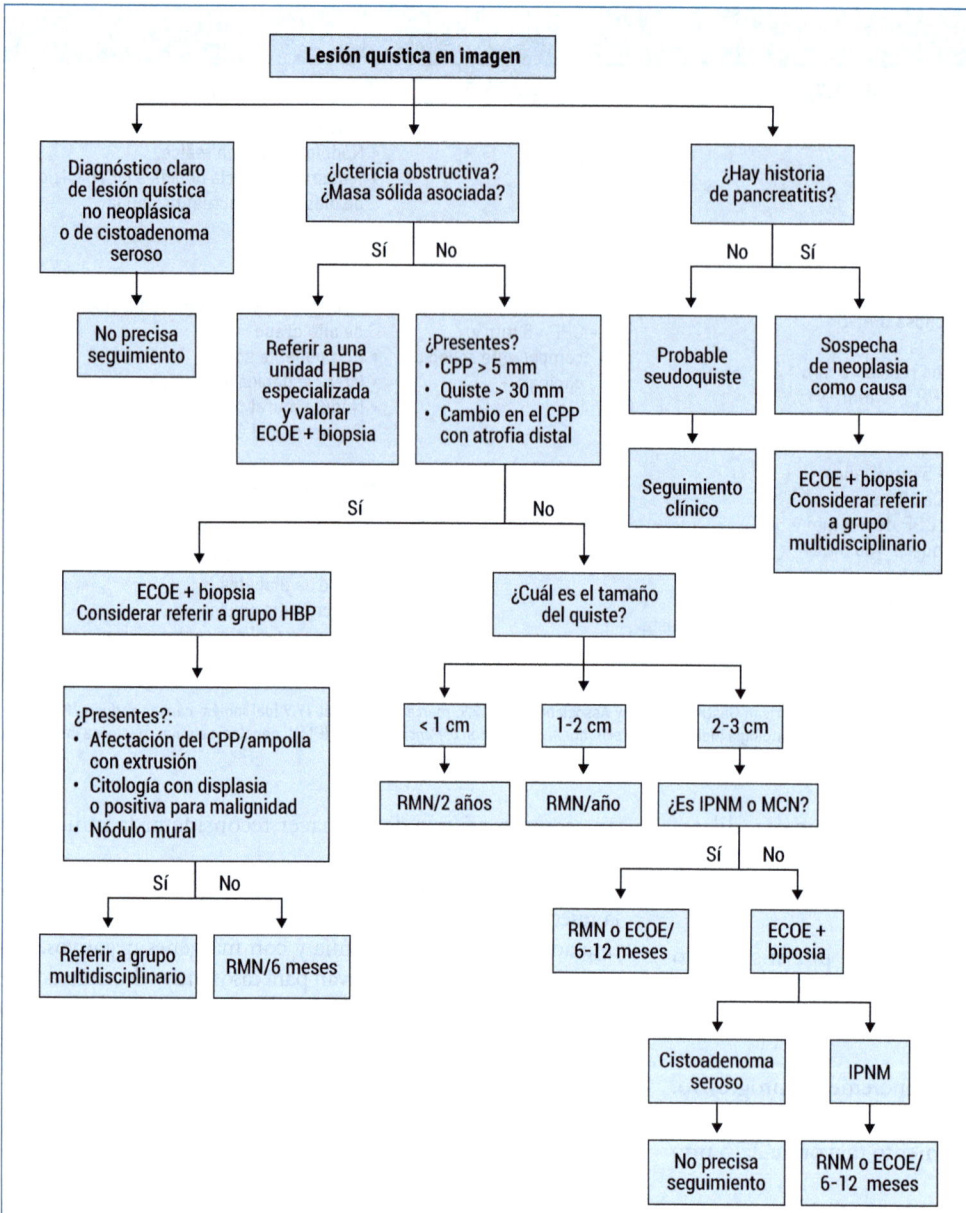

Figura 27-3. Algoritmo de posible manejo ante el hallazgo de una lesión quística en las pruebas de imagen.
CPP: conducto pancreático principal; ECOE: ecoendoscopia; HBP: hepatobiliopancreática; IPMN: neoplasia papilar mucinosa intraductal (del inglés, *intraductal papillary mucinous neoplasm*); MCN: neoplasia quística mucinosa (del inglés, *mucinous cystic neoplasm*); RMN: resonancia magnética nuclear.

Figura 27-4. Algoritmo de manejo de las neoplasias papilares mucinosas intraductales según las guías de la Asociación Internacional de Pancreatología de 2017.
Ca 19.9: marcador tumoral (del inglés, *cancer antigen 19.9*); CPP: conducto pancreático principal; ECOE: ecoendoscopia; HBP: hepatobiliopancreática; IPMN: neoplasia papilar mucinosa intraductal (del inglés, *intraductal papillary mucinous neoplasm*); RMN: resonancia magnética nuclear; TAC: tomografía axial computarizada.

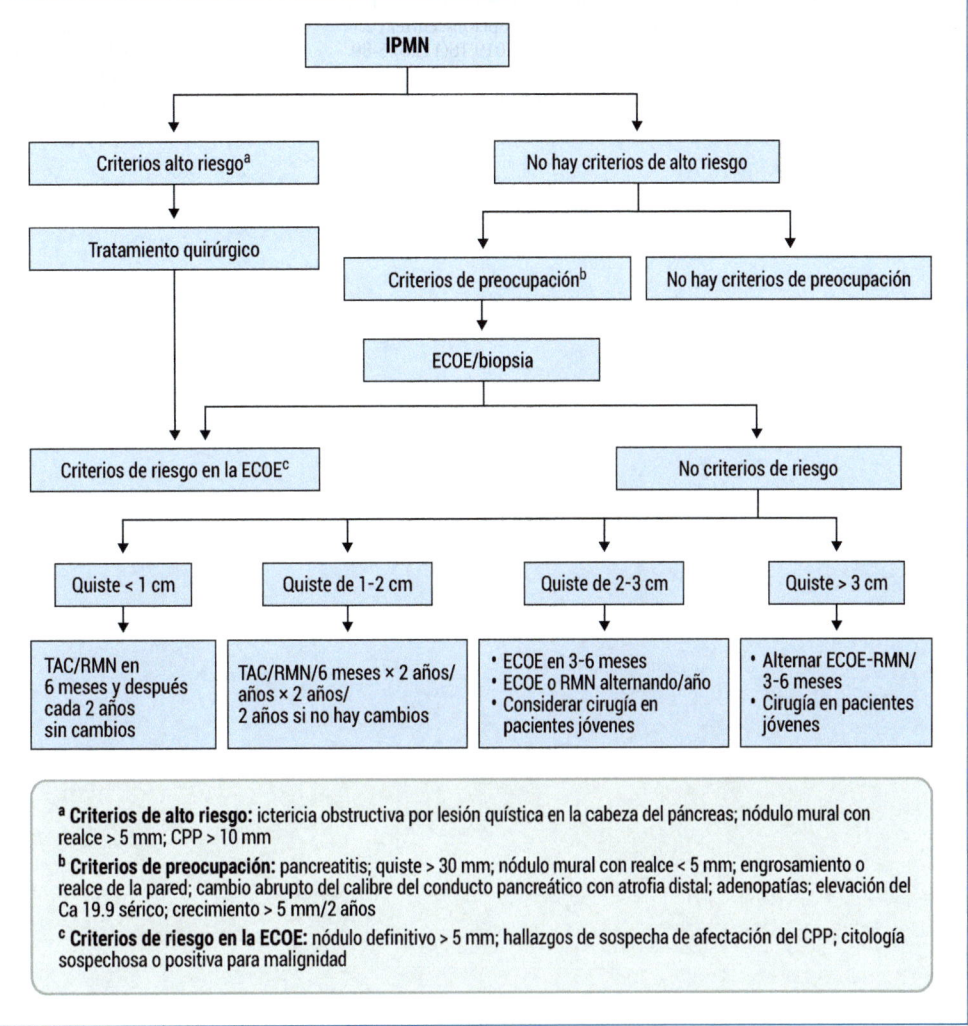

BIBLIOGRAFÍA

Abdelkader A, Hunt B, Hartley CP, Panarelli NC, Giorgadze T. Cystic lesions of the pancreas: differential diagnosis and cytologic-histologic correlation. Arch Pathol Lab Med. 2020;144(1):47-61.

Dalal V, Carmicheal J, Dhaliwal A, Jain M, Kaur S, Batra SK. Radiomics in stratification of pancreatic cystic lesions: machine learning in action. Cancer Lett. 2020;469:228-37.

Elta GH, Enestvedt BK, Sauer BG, Lennon AM. ACG Clinical Guideline: diagnosis and management of pancreatic cysts. Am J Gastroenterol. 2018;113(4):464-79.

European Study Group on Cystic Tumours of the Pancreas. European evidence-based guidelines on pancreatic cystic neoplasms. Gut. 2018;67(5):789-804.

Farrell JJ. Pancreatic cysts and guidelines. Dig Dis Sci. 2017;62(7):1827-39.

Farrell JJ. Prevalence, diagnosis and management of pancreatic cystic neoplasms: current status and future directions. Gut Liver. 2015;9(5):571-89.

Frago R, Fabregat J, Jorba R, García-Borobia F, Altet J, Serrano MT, et al. Solid pseudopapillary tumors of the pancreas: diagnosis and curative treatment. Rev Esp Enferm Dig. 2006;98(11):809-16.

Hasan A, Visrodia K, Farrell JJ, Gonda TA. Overview and comparison of guidelines for management of pancreatic cystic neoplasms. World J Gastroenterol. 2019;25(31):4405-13.

Jorba R, Fabregat J, García-Borobia F, Busquets J, Ramos E, Torras J, et al. Neoplasias quísticas del páncreas. Manejo diagnóstico y terapéutico. Cir Esp. 2008;84(6):296-306.

Lee LS. Updates in diagnosis and management of pancreatic cysts. World J Gastroenterol. 2021;27(34):5700-14.

Park JW, Jang JY, Kang MJ, Kwon W, Chang YR, Kim SW. Mucinous cystic neoplasm of the pancreas: is surgical resections recommended for all surgically fit patients? Pancreatology. 2014:14(2);131-6.

Perri G, Marchegiani G, Frigerio I, Dervenis CG, Conlon KC, Bassi C, et al. Management of pancreatic cystic lesions. Dig Surg. 2020;37(1):1-9.

Pittman ME, Hruban RH. Pathology of exocrine pancreatic tumors: an integrated textbook of basic science, medicine, and surgery. Pancreas. 2018: 693-704.

Sarr MG, Carpenter HA, Prabhakar LP, Orchard TF, Hughes S, Van Heerden JA, et al. Clinical and pathological correlation of 84 mucinous cystic neoplasm of the pancreas: can one reliably differentiate benign from malignant (or premalignant) neoplasms? Ann Surg. 2000;231(2):205-12.

Shalimov AA, Shalimov SA, Mizaushev BA, Zemskaia VS, Podpriatov SE. Classification of pancreatic cysts. Sov Med. 1980;43(2):31-4.

Singh H, McGrath K, Singhi AD. Novel biomarkers for pancreatic cysts. Dig Dis Sci. 2017;62(7):1796-807.

Stark A, Donahue TR, Reber HA, Hines OJ. Pancreatic cyst disease: a review. JAMA. 2016;315(17):1882-93.

Tanaka M, Fernández-Del Castillo C, Adsay V, Chari S, Falconi M, Jang JY, et al.; International Association of Pancreatology. International consensus guidelines 2012 for the management of IPMN and MCN of the pancreas. Pancreatology. 2012;12(3):183-97.

Tanaka M, Fernández-Del Castillo C, Kamissawa T, Janq JY, Levy P, Ohtsuka T, et al. Revisions of international consensus Fukuoka guidelines for the management of IPMN of the pancreas. Pancreatology. 2017;17(5):738-53.

Van Huijgevoort NCM, Del Chiaro M, Wolfgang CL, Van Hooft JE, Besselink MG. Diagnosis and management of pancreatic cystic neoplasms: current evidence and guidelines. Nat Rev Gastroenterol Hepatol. 2019;16(11):676-89.

Vege SS, Ziring B, Jain R, Moayyedi P; Clinical Guidelines Committee; American Gastroenterology Association. American Gastroenterological Associa-tion Institute guideline on the diagnosis and management of asymptomatic neoplastic pancreatic cysts. Gastroenterology. 2015;148(4):819-22.

Yoon JG, Smith D, Ojili V, Paspulati RM, Ramaiya NH, Tirumani SH. Pancrea-tic cystic neoplasms: a review of current recommendations for surveillance and management. Abdom Radiol (NY). 2021;46(8):3946-62.

Adenocarcinoma de páncreas

28

M. Sureda González

OBJETIVOS

- Revisar las nociones básicas de epidemiología, tumorigénesis y desarrollo del adenocarcinoma de páncreas.
- Analizar los procesos moleculares que dan lugar a las dificultades de manejo terapéutico.
- Entender el adenocarcinoma de páncreas como una entidad heterogénea y dinámica, no homogénea y lineal.
- Describir las líneas de desarrollo terapéutico en marcha y sus bases.

INTRODUCCIÓN

El adenocarcinoma de páncreas (PDAC; del inglés, *pancreatic ductal adenocarcinoma*) constituye la tercera causa de muerte por cáncer en los países occidentales. Tradicionalmente, se ha abordado como una única entidad, de mal pronóstico en general. Sin embargo, la evidencia reciente ha puesto de manifiesto su heterogeneidad morfológica y clínica, traducida en una disparidad de resultados entre los pacientes, lo que ha originado diferentes intentos de clasificación. El conocimiento más profundo e integrado de la biología molecular, de las interacciones con el microambiente tumoral (TME; del inglés, *tumor microenvironment*) y de los complejos fenómenos que rodean la evolución celular, como la plasticidad o la transdiferenciación, ha abierto el paso a nuevos enfoques terapéuticos, que, presumiblemente, mejorarán en un futuro no muy lejano las expectativas de los pacientes con PDAC.

ESTADÍSTICAS. FORMA DE PRESENTACIÓN. EVOLUCIÓN

La incidencia estimada del PDAC en Estados Unidos está en torno a los 60.000 pacientes/año; en Europa, es de 9 a 12 casos/100.000 habitantes-año y, en España, está en torno a los 9.000 pacientes/año. Su incidencia aumenta con la edad (el 80 % de los casos se diagnóstica entre la sexta y la octava década de la vida). Es más frecuente en varones y en países industrializados y representa, aproximadamente, el 3 % de todos los cánceres. Las tasas de incidencia han aumentado alrededor de un 1 % cada año desde 2000.

El PDAC constituye actualmente la tercera causa de muerte por cáncer en los países occidentales (solo en Europa, es responsable de 50.000 muertes anuales), aunque su aumento en incidencia y los progresos terapéuticos en cáncer de pulmón y mama hacen prever que alcance el segundo lugar hacia 2030. A causa del estadio avanzado habitual al diagnóstico, con un bajo porcentaje de pacientes candidatos a cirugía de intención radical, presenta una supervivencia media de 10-12 meses con tratamiento y 5-6 sin tratamiento. La supervivencia a los cinco años es menor del 10 %. El 90 % de los PDAC se diagnostican cuando ya se han extendido más allá del páncreas, con metástasis sistémicas en más de la mitad de los casos, debido a la ausencia de síntomas hasta una fase avanzada de la enfermedad. Los síntomas más frecuentes son: astenia, inapetencia, pérdida de peso y dolor de espalda o abdominal, que mejora a menudo cuando el paciente se inclina hacia delante o se coloca en posición fetal. En los tumores de cabeza y cuello del páncreas, es frecuente, además, la aparición de ictericia y prurito por compresión de la vía biliar.

El hígado es el órgano en el que metastatiza el PDAC con mayor frecuencia. Investigaciones recientes han postulado que diferentes localizaciones de metástasis se correlacionan con diferentes cursos evolutivos, siendo los pacientes con metástasis pulmonares como único órgano afectado los que tienen mejor pronóstico.

El PDAC supone más del 90 % de los tumores pancreáticos exocrinos. Algunos subtipos de menor incidencia, como el carcinoma adenoescamoso, los pancreatoblastomas o los carcinomas de células acinares, conllevan peor pronóstico, sin que se hayan definido hasta el momento alternativas terapéuticas específicas para ellos.

Los principales factores que han demostrado una relación causal con la incidencia de PDAC son: el tabaco, la ingesta de alcohol, la diabetes *mellitus*, la obesidad (más allá de su relación con la presencia de diabetes), la pancreatitis crónica y determinadas alteraciones en el ácido desoxirribonucleico (ADN) como el síndrome de Peutz-Jeghers o las mutaciones en *BRCA2* o *PRSS1*.

La evaluación inicial del paciente, además de la historia clínica y la exploración física completas, debe incluir analítica con determinación de hemograma, pruebas de función renal y hepática, amilasa y marcador tumoral antígeno del cáncer 19.9 (Ca 19.9; del inglés, *cancer antigen 19.9*). Este último constituye un marcador tumoral de gran utilidad para el seguimiento del tratamiento y la evolución de la enfermedad cuando sus valores iniciales están elevados, lo que ocurre en el 90 % de los pacientes. La tomografía axial computarizada (TAC) de abdomen de cortes finos con fase arterial y venosa es la prueba de elección para evaluar la resecabilidad del tumor, reservándose la resonancia magnética nuclear para aquellos casos en que la TAC no pueda realizarse por alergia grave al contraste o insuficiencia renal.

Los pacientes con dolor abdominal, tumor mayor de 3 cm, lesiones hepáticas indeterminadas o niveles de Ca 19.9 > 192 U/mL presentan mayores probabilidades de enfermedad metastásica oculta al diagnóstico, por lo que, ante un eventual abordaje de intención radical que requiera una mayor fiabilidad en la estadificación, debe considerarse completar el estudio mediante tomografía por emisión de positrones (PET; del inglés, *positron emission tomography*) o laparoscopia.

Las señas de identidad del cáncer reconocidas son: señalización proliferativa mantenida, evasión de los supresores del crecimiento, reprogramación epigenética no mutacional, evasión de la destrucción mediada por el sistema inmunitario, inmortalidad replicativa, inflamación promotora del tumor, relación con microbiomas polimórficos, activación de la invasión y metastatización, neoangiogénesis, interferencia en la senescencia celular, mutación e inestabilidad genómica, resistencia a la apoptosis, desregulación del metabolismo celular y desbloqueo de la plasticidad fenotípica. El PDAC comparte todas ellas y, como se verá más adelante, es una enfermedad muy heterogénea, con una compleja combinación de desregulaciones genéticas, epigenéticas, metabólicas y del TME.

El PDAC se desarrolla, habitualmente, a partir de tres tipos de lesiones precancerosas. Las más frecuentes son las denominadas *neoplasias intraepiteliales pancreáticas*, que afectan a los conductos pancreáticos y son por definición < 5 mm. En torno al 10 % de los PDAC proceden de las *neoplasias intraductales papilares mucinosas*, lesiones macroquísticas que afectan al sistema ductal. Las de menor incidencia son las *neoplasias quísticas mucinosas*, que no afectan al sistema ductal, predominan en el cuerpo y la cola del páncreas y son más frecuentes en mujeres.

Las lesiones precursoras no invasivas que dan origen al PDAC crecen por la acción sinérgica de mutaciones oncogénicas e inflamación. Desde el punto de vista morfológico, se dividen en lesiones *de bajo grado* y *de alto grado*, siendo las primeras las más frecuentes. El grado de displasia se ha correlacionado recientemente con el riesgo de transformación en carcinoma infiltrante.

Las lesiones precancerosas pancreáticas son potencialmente curables si son detectadas y tratadas de forma precoz, aunque su tamaño y características lo dificulten. Según datos de autopsia, su prevalencia se incrementa con la edad, llegando al 75 % en adultos mayores.

La alteración oncogénica más temprana y frecuente es una mutación activadora de *KRAS*, que estimula múltiples vías de señalización promotoras de proliferación y supervivencia celular y reprogramación metabólica. La progresión de estas lesiones a cáncer requiere posteriores mutaciones desactivadoras en los genes supresores tumorales como el *CDKN2A* o el *TP53*, de gran relevancia en el control del ciclo celular. La pérdida posterior de la expresión de SMDA4, elemento

clave de control a través de la vía del factor de crecimiento transformante beta (TGF-β; del inglés, *transforming growth factor beta*) y la expresión aumentada de S100A2, ambas determinables por inmunohistoquímica, se asocian a peor pronóstico y mayor probabilidad de enfermedad diseminada.

Además de la identificación de los genes *drivers*, la secuenciación de ADN en muestras de lesiones precancerosas, tumores primarios y metástasis ha permitido establecer una evolución secuencial con diferentes etapas y un período de, al menos, cuatro años entre las lesiones precancerosas de alto grado y el PDAC, y comprobar la alta frecuencia de neoplasias multifocales en pacientes con lesiones precancerosas.

La progresión hacia carcinomas pobremente diferenciados implica un primer paso de desdiferenciación que no necesariamente supone incremento de la proliferación o disminución de la apoptosis cuando se compara con los adenomas bien diferenciados, ocurriendo ambos fenómenos en una etapa posterior. Por ejemplo, el aumento de un micro-ARN previamente implicado en especificar el estado de progenitor de los islotes, que es silenciado durante la diferenciación terminal de las células β, se ha revelado como director de la desdiferenciación que ocurre durante la progresión maligna. También se han observado procesos de *circumvented differentiation* o diferenciación eludida, donde progenitores parcial o totalmente indiferenciados salen del ciclo celular y permanecen en situación durmiente en nichos protectores, conservando el potencial de reiniciar la expansión proliferativa, si bien, aún con la presión selectiva de distorsionar su programa de diferenciación en un sentido u otro.

La plasticidad celular o transdiferenciación, propiedad por la cual una célula puede adquirir varias identidades distintas y reversibles, no es una invención o aberración de las células tumorales, sino que representa más bien la alteración de capacidades latentes, pero activables, que utilizan varios tipos celulares para mantener la homeostasis, reparación y regeneración. Hay evidencia creciente de que desbloquear la habitualmente restringida capacidad de plasticidad fenotípica para evadir o escapar del estado de diferenciación terminal es un componente clave de la patogenia del cáncer. Un ejemplo clarificador ocurre en la génesis de algunos PDAC donde una célula acinar puede transdiferenciarse hacia un fenotipo de célula ductal durante la iniciación del desarrollo tumoral.

Como se verá en los apartados siguientes, si bien las mutaciones *driver* ocurren en la mayoría de los casos, los PDAC se caracterizan por una gran heterogeneidad intertumoral e intratumoral, como resultado de una larga cola de eventos relativamente infrecuentes, que afectan a impulsores clave de la tumorigénesis y contribuyen a la compleja biología de esta enfermedad. Las desregulaciones genéticas constituyen solo un elemento rector del PDAC, ya que hay también desregulaciones en el microambiente metabólico, alteraciones epigenéticas y en otras vías de control celular que favorecen la progresión tumoral.

Cada PDAC es único. Incluso en aquellos en los que las alteraciones ocurren al mismo nivel o por el mismo mecanismo, los cambios exactos dentro de la célula son todavía heterogéneos.

> ❗ Aunque la mayor parte de los PDAC se asocian a mutaciones en *KRAS*, *CDKN2A*, *TP53* y *SMDA4*, cada tumor difiere en características moleculares, histología y pronóstico. Por ello, es crucial entender y considerar estas diferencias para personalizar regímenes de tratamiento específicos dirigidos a los puntos vulnerables de cada tumor individual y, así, mejorar los resultados terapéuticos.

ANATOMÍA PATOLÓGICA

Células tumorales

El componente exocrino del páncreas está constituido por un sistema ramificado, que consta de conductos y, en el extremo de estos, de ácinos, formados por las células que producen las enzimas pancreáticas. El PDAC se origina casi siempre a partir de las células de los conductos, aunque en torno al 1 % de los casos se forma a partir de las células acinares. Característicamente, los nidos de células malignas del PDAC se encuentran rodeados de un estroma desmoplásico denso, que puede llegar a suponer el 80 % de la masa tumoral.

> ❗ El conocimiento cada vez más profundo de la diversidad y complejidad de la patología molecular del cáncer ha demostrado que la asunción tanto tiempo mantenida de que tumores con morfología similar presentan mecanismos moleculares también similares es falsa, al descubrirse la marcada variabilidad en las características moleculares de tumores indistinguibles desde el punto de vista histopatológico. El beneficio real de la clasificación de los tumores es evidente solo cuando determinados subtipos tienen relevancia clínica en el manejo de la enfermedad, aportando información útil para el manejo terapéutico y permitiendo definir una taxonomía molecular significativa.

Múltiples estudios de transcriptómica, en los que se secuenció y analizó en profundidad y de forma masiva el ARN de PDAC humanos, condujeron inicialmente al establecimiento de cuatro subtipos, denominados *progenitor/clásico*, *escamoso/basal*, *exocrino* e *inmunogénico*. Sin embargo, datos recientes del *The Cancer Genome Atlas* mostraron que la caracterización de estos dos últimos subtipos se debía a la contaminación de las muestras tumorales con células acinares e infiltrados inmunitarios, respectivamente. En los PDAC de tipo progenitor/clásico (en adelante, *clásico*), predominan programas de transcripción epiteliales y pancreáticos, con expresión de factores de transcripción específicos de línea endodérmica como GATA6, HNF1A y HNF4A, y muestran un pronóstico ligeramente mejor. En los de tipo escamoso/basal (en adelante, *basal*), más agresivo, se pierden rasgos de identidad pancreática, aumenta la expresión de programas dirigidos por el regulador maestro Np63 y los de transición epiteliomesenquimal (EMT; del inglés, *epithelial-mesenchymal transition*), progresión de ciclo celular y señalización del TGF-β, con regulación negativa de los genes endodérmicos y alteraciones en los modificadores de la cromatina. Es frecuente observar PDAC con rasgos

comunes a ambos subtipos, con características intermedias, aunque sin relevancia clínica definida por el momento. Los datos moleculares orientan a ver el programa «clásico» como un linaje «por defecto», que es silenciado epigenéticamente para conducir a un cambio de fenotipo hacia el basal.

La infidelidad al tipo celular parece desempeñar un papel importante en la iniciación y progresión de algunos PDAC y puede dirigir la resistencia terapéutica. La transformación a un estado «ductal» se produce en ocasiones en las que el PDAC se origina a partir de las células acinares, con disminución de la expresión de marcadores acinares típicos como Mis1 y aumento de la de varios de los ductales como Sox9. Este proceso, llamado *metaplasia acinar-ductal*, ocurre tras una agresión tisular como una inflamación y, en la presencia de *KRAS* mutado, resulta irreversible. La activación de *KRAS* da soporte y mantiene la metaplasia, originando a partir de ella las neoplasias no invasivas que darán lugar al PDAC. A pesar de ser muy resistentes a la transformación inducida por *KRAS* mutado, células diferenciadas en presencia de mutaciones adicionales han dado origen a PDAC.

Mientras que la dicotomización en dos subtipos tiene la ventaja de simplificar los estudios funcionales y de biomarcadores, existe evidencia de que células con fenotipo clásico y basal coexisten en el mismo tumor y se mantiene la cuestión de si son tipos celulares interconvertibles, diferentes entidades o provienen unas de las otras. Hay datos experimentales que sugieren una evolución linear del subtipo clásico al basal. También hay datos que sugieren que la célula de origen afecta a la progresión del PDAC, con los de origen ductal enriquecidos en firmas de tipo basal y los de origen acinar enriquecidos en firmas de tipo clásico. Las células de tipo basal parecen acumularse en el PDAC a medida que el tumor progresa o bajo la presión selectiva de determinadas quimioterapias. Las células con rasgos basales podrían originarse a partir de las de rasgos clásicos por desregulación genética o no genética de programas transcripcionales pancreáticos. Alternativamente, ambos tipos celulares podrían tener una ontogenia diferente. Finalmente, no se puede excluir que en algún caso representen tipos celulares interconvertibles según las condiciones del TME. Ninguna de las hipótesis es forzosa y mutuamente excluyente de las otras.

Aunque hay un consenso sobre que el subtipo basal constituye una forma más agresiva en el contexto de tumores precoces y resecables, el subtipo clásico de PDAC es tan potencialmente letal como el basal, especialmente, en estadios avanzados, donde parecen surgir tipos celulares más complejos e híbridos. La capacidad de cambiar entre linajes y subtipos de las células les proporciona una ventaja añadida para escapar de diferentes tipos de presión selectiva.

No se han observado alteraciones genéticas específicamente asociadas a los subtipos definidos a partir del transcriptoma, situación que apuntaría a una posible influencia de mecanismos no genéticos en la conformación de los subtipos o que los cambios genéticos observados en las regiones no codificantes del ADN sean causantes de la heterogeneidad molecular observada, manteniendo dichos cambios el control de la expresión génica.

Los tumores de subtipo clásico/progenitor tienen mejor pronóstico, con factores específicos de transcripción pancreáticos como GATA6, PDX1 y HNF1A, que actúan especificando y manteniendo la identidad pancreática. Los de subtipo basal/escamoso presentan peor pronóstico, con desequilibrio alélico en mutaciones de *KRAS* y cambios en la metilación del ADN que conducen a la desfiguración de la identidad pancreática y la activación de programas multigénicos característicos. Es frecuente encontrar simultáneamente en los pacientes elementos de ambos subtipos.

Microambiente tumoral

El denso estroma que rodea a las células tumorales no ejerce únicamente un papel de barrera pasiva. La interacción con las células no tumorales que forman el TME tiene un papel fundamental en el proceso de carcinogénesis pancreática. El TME desempeña un papel relevante en la orientación de los programas de transcripción de las células tumorales añadido a los mecanismos intrínsecos de dichas células, tanto por mediación de los fibroblastos asociados al cáncer (FAC), cualitativamente diferentes de los fibroblastos convencionales presentes en otros tejidos, como de las células mieloides inmunosupresoras. Estudios recientes han demostrado la capacidad de estas de dirigir los programas de transcripción hacia el fenotipo basal, lo que evidencia la naturaleza dinámica de los programas de transcripción y subraya la relevancia del TME en la biología del PDAC. Los *drivers* genómicos de PDAC, como *KRAS* y *MYC*, pueden modular el TME y dar soporte a la formación de un microambiente fuertemente inmunosupresor.

Fibroblastos asociados al cáncer

Los FAC constituyen un elemento esencial en la formación y desarrollo del TME, con capacidad de interacción metabólica promotora del crecimiento de las células tumorales y capacidad de inmunosupresión por interacción con células del sistema inmunitario. Los datos experimentales sugieren que la influencia de los FAC en el comportamiento del tumor es mucho más compleja de lo que se pensaba inicialmente. Participan en la plasticidad observada en los linajes tumorales mediante la secreción de factores de crecimiento, citocinas, componentes de la matriz extracelular y otras moléculas de señalización. La heterogeneidad de los FAC podría ser una de las causas de los resultados aparentemente contradictorios de diferentes estudios que han descrito funciones tanto protumorales como antitumorales del TME del PDAC. En modelos animales, se ha observado que la depleción de los FAC en algunos estadios de la evolución de los PDAC conduce invariablemente a la progresión de la enfermedad, desdiferenciación de las células epiteliales y acortamiento de la supervivencia.

Se han descrito hasta el momento tres subpoblaciones de FAC: miofibroblásticos, productores de estroma mediado por TGF-β; inflamatorios, secretores de interleucina-6, con efecto promotor del crecimiento tumoral; presentadores de antígenos, portadores de moléculas del complejo principal de histocompatibilidad (MHC; del inglés, *major histocompatibility com-*

plex) de clase II, que, al contrario que los anteriores, pueden colaborar en el establecimiento de una respuesta inmunitaria antitumoral.

Los FAC inflamatorios se caracterizan por una elevada expresión de interleucinas inflamatorias, actúan promoviendo la progresión tumoral y se encuentran alejados de las glándulas neoplásicas. Los FAC miofibroblásticos están en la proximidad de las células tumorales y se caracterizan por una expresión elevada de actina alfa del músculo liso (αSMA; del inglés, *alpha-smooth muscle actin*). Proceden de las células estrelladas pancreáticas, que se encuentran en áreas perivasculares y periacinares captando posibles cambios en la homeostasis del tejido, y se caracterizan por tener numerosos gránulos de vitamina A en su interior. En respuesta a daño pancreático, cambian a morfología de tipo fibroblasto, expresan αSMA, incrementan su tasa de proliferación y de migración y producen grandes cantidades de proteínas de la matriz extracelular.

Estudios recientes han puesto de manifiesto el papel antitumoral y protumoral de los FAC miofibroblásticos en el PDAC metastásico. Los efectos protumorigénicos se relacionarían con la producción de hialuronato, que promueve la proliferación tumoral, mientras que, a través de la producción de colágeno de tipo I, frenarían el desarrollo del tumor. A su vez, el conjunto de secreciones de los PDAC de tipo basal puede polarizar los fibroblastos hacia FAC inflamatorios.

Células del sistema inmunitario

En el TME del PDAC, se encuentran células del sistema inmunitario que conforman habitualmente un microambiente «frío» en términos inmunológicos (linfocitos T reguladores, linfocitos T cooperadores T_h2 [del inglés, *T helper cell 2*], células mieloides supresoras y macrófagos M2). Los macrófagos asociados al tumor (MAT), además de promover el crecimiento tumoral, refuerzan su capacidad de invasión, estimulando la neoangiogénesis e inhibiendo las funciones de las células NK (del inglés, *natural killer*) y linfocitos T a través de la expresión de moléculas del MHC de clase I atípicas y de PD-L1 y PD-L2, ligandos del punto de control inmunitario PD-1 (del inglés, *programmed death 1*). La activación de *KRAS* desempeña un papel importante en la modulación inmunosupresora del TME.

Los macrófagos pueden ser reclutados hacia el tumor a través de señales emitidas desde las células tumorales y transformarse en MAT. También los macrófagos ya presentes en el tumor pueden transformarse en MAT. Los MAT participan decisivamente en el establecimiento de un entorno altamente inmunosupresor y su densidad en el TME se correlaciona con peor pronóstico. En diferentes estudios preclínicos, se ha demostrado que la depleción de MAT reduce la carga tumoral metastásica, mejora la respuesta a la gemcitabina y altera los programas que definen el subtipo basal. Utilizando secuenciación de ARN de células de metástasis únicas de pacientes, se han definido tres subtipos de MAT: monocíticos, fagocíticos y asociados a angiogénesis. Se ha encontrado una asociación entre los tumores de tipo basal y los MAT fagocíticos, y entre los de tipo clásico y los MAT asociados a angiogénesis, lo que sugiere influencias recíprocas entre los subtipos de células tumorales y células del estroma.

Los neutrófilos asociados al tumor (NAT) son atraídos al TME por la acción de quimiocinas. Al igual que los MAT, favorecen la proliferación de las células tumorales, promueven un microambiente inmunosupresor y facilitan la metastatización a distancia.

Las firmas de linfocitos T CD8+ exhaustos se han asociado a la expresión del punto de control inmunitario TIGIT (del inglés, *T cell immunoreceptor with Ig and ITIM domains*). El PVR (del inglés, *poliovirus receptor*), ligando de TIGIT, se expresa en tumores, células endocrinas y endoteliales y subtipos de células mieloides, lo que da soporte a la inmunosupresión inducida por células mieloides en el PDAC.

Se han descrito diferencias entre los infiltrados inmunitarios encontrados en tumores primarios y metástasis, así como entre los de distintas localizaciones metastásicas y entre pacientes, lo que acentúa la heterogeneidad tantas veces mencionada como característica de los distintos elementos del PDAC.

Otros elementos

Es frecuente encontrar células endoteliales en el TME. Las condiciones a menudo hipóxicas del tumor promueven la secreción del factor inducible de hipoxia 1α, que, a su vez, induce la del factor de crecimiento del endotelio vascular (VEGF; del inglés, *vascular endothelial growth factor*), que promueve la neoangiogénesis, proliferación celular y metástasis y tiene efectos inmunosupresores. Sin embargo, el papel global de las células endoteliales en relación con los subtipos tumorales y el desarrollo del tumor está por definir.

También se ha comprobado la presencia de axones periféricos que inervan a los PDAC, con capacidad de liberar nutrientes que favorecen el crecimiento tumoral.

Diferentes estudios han valorado la contribución del microbioma intestinal e intratumoral, principal pero no exclusivamente bacterias, a la modulación de la inmunidad en el TME, habiéndose encontrado datos tanto de la asociación a la progresión tumoral como de la inducción de inmunidad antitumoral efectiva y modulación de la respuesta al tratamiento según los componentes del microbioma analizado. Por ejemplo, algunas especies de proteobacterias que expresan citidina-desaminasa, internalizan y metabolizan gemcitabina a su forma inactiva. Estas especies bacterianas se encontraron en un número significativo de especímenes tumorales, particularmente, en aquellos que afectaban al conducto pancreático principal. Al tratarse de gérmenes comensales de la flora duodenal, es probable que la manipulación del conducto pancreático principal a través del duodeno introduzca en el páncreas este tipo de bacterias, con potencial de limitar los efectos de la gemcitabina.

> ❗ Una visión de conjunto de lo hasta aquí expuesto sugiere que la función «natural» del TME es dificultar el crecimiento tumoral, la neoangiogénesis y la diseminación metastásica, pero que, durante el desarrollo tumoral, los FAC son reprogramados para dar soporte a la progresión del tumor. Varios estudios han demostrado que los elementos y las características del TME del tumor primario difieren del de las diferentes localizaciones metastásicas y de estas entre sí, al igual que difieren los TME de diferentes pacientes, y que los tratamientos previos influyen en la reprogramación del tumor.

> La amplia heterogeneidad intratumoral, así como la relevancia de la comunicación entre las células tumorales y los componentes del TME son rasgos característicos de la biología del PDAC, que determinan su evolución negativa. La naturaleza y la función de la heterogeneidad tumoral, incluyendo la heterogeneidad del estroma, en el desarrollo y resistencia terapéutica del PDAC se están descubriendo progresivamente.

BIOLOGÍA MOLECULAR Y METABOLISMO

El descubrimiento científico guiado por las tecnologías «-ómicas» (genómica, transcriptómica, proteómica, metabolómica) es ya una realidad. En el caso del PDAC, además de las técnicas clásicas, las secuenciaciones de una única célula y un único núcleo han arrojado nueva luz sobre la heterogeneidad intratumoral. La transcriptómica espacial y las modalidades de imagen multiplexada han revelado interacciones intercelulares críticas, interacciones ligando-receptor, y arquitecturas tumorales complejas, que, probablemente, identificarán una nueva generación de biomarcadores y oportunidades terapéuticas. Los sistemas integrados y las estrategias de *machine learning* están descubriendo el potencial de las nuevas técnicas ómicas para identificar nuevos biomarcadores tumorales, facilitando la transición hacia plataformas de nueva generación basadas en inteligencia artificial para guiar la toma de decisiones clínicas.

Conceptualmente, la medicina de precisión debe considerar no solo una evaluación ómica completa de tipo descriptivo, sino también intentar predecir la resistencia a tratamientos, previniendo la futilidad terapéutica mientras se mantiene la calidad de vida.

Los genes más comúnmente mutados en el PDAC son el oncogén *KRAS* y los genes supresores tumorales *CDKN2A*, *TP53* y *SMAD4*. Sin embargo, el PDAC *KRAS* nativo (en un 10 %, aproximadamente, de los pacientes) presenta gran número de alteraciones accionables desde el punto de vista terapéutico, incluyendo fusiones, lo que subraya la relevancia de la secuenciación integrada somática y de línea germinal.

Otros genes, como *ARID1A*, *KDM6A*, *MLL3*, *TGFBR2*, *RBM10*, *BCORL1* y *ROBO2* presentan mutaciones entre el 5 y el 10 % de los casos. También son características del PDAC las mutaciones en modificadores de la cromatina, como *KDM6A*, *ARID1A*, *ARID1B*, *PBRM1*, *SMARCA2*, *SMARCA4* o *MLL2*.

Si bien las alteraciones en línea germinal de *BRCA* 1 y 2 y *PALB2* se identifican en el 5-6 % de los casos de PDAC no seleccionados y son genes clave en la reparación de la recombinación homóloga, las alteraciones en otros genes también directa o indirectamente implicados en la reparación de recombinación homóloga o en otros puntos de la red de respuesta al daño del ADN incluyen la familia *RAD51*, los genes *FANC*, *ATM*, *BARD1*, *BRIP1*, *CHECK2* y otros menos relevantes, que pueden contribuir a un fenotipo de déficit de la recombinación homóloga (HRD; del inglés, *homologous recombination deficiency*).

La vía de señalización del TGF-β puede actuar, según el contexto, como supresora o promotora de la actividad del PDAC y está alterada en el 47 % de los casos. SMAD4 es un transductor de señal de la vía canónica del TGF-β y está inactivado en el 60 % de los casos de PDAC aproximadamente. En las células pancreáticas normales y en los estadios I y II del PDAC, el TGF-β actúa como supresor tumoral, inhibiendo la proliferación celular. Sin embargo, en estadios avanzados, ha demostrado una actividad promotora del crecimiento tumoral debida a desregulaciones graves.

La vía Wnt/β-catenina es fundamental para el mantenimiento del compartimento de células madre, reparación tisular, desarrollo embrionario y diferenciación, y desempeña un papel fundamental en el desarrollo del páncreas. Las mutaciones de la β-catenina son poco frecuentes en el PDAC. Sin embargo, en estudios *in vitro* e *in vivo*, se ha mostrado el papel relevante de esta vía en su tumorigénesis, caracterizándose la mayoría de los PDAC por una firma transcriptómica aumentada de Wnt/β-catenina, especialmente, en el subtipo basal, de peor pronóstico. Esta vía promueve la resistencia a la apoptosis y el mantenimiento de las células madre tumorales.

Al igual que en otros tumores, el aumento del programa de EMT en el PDAC se ha asociado a peor pronóstico y resistencia al tratamiento. La EMT se activa a partir de la señalización de la vía TGF-β, que, a su vez, tiende a estar aumentada en el subtipo basal, más agresivo. La EMT está regulada por el factor de transcripción clásico GATA6, que reprime la expresión de los genes de EMT, mientras que favorece la de los genes proepiteliales. No se sabe aún con claridad si el cambio de fenotipo clásico a basal precede a la adquisición de un fenotipo EMT completo en las células del PDAC.

Las modificaciones epigenéticas del ADN como el silenciamiento de genes por hipermetilación (p. ej., del regulador de ciclo celular CDKN2A o el supresor E-cadherina) o el aumento de expresión por hipometilación de sus promotores contribuyen a la carcinogénesis pancreática y a la progresión tumoral. Las diferencias entre el PDAC clásico y basal incluyen cambios en el panorama epigenético, relacionándose el peor pronóstico del subtipo basal con mayor grado de hipermetilación. Asimismo, datos obtenidos a partir de autopsias han mostrado diferencias significativas en el estado de las histonas, proteínas acompañantes del ADN, entre los tumores primarios y las metástasis, sugiriendo que su alteración epigenética también puede ser relevante en el proceso de metastatización.

La reprogramación epigenética facilita la pérdida gradual de los rasgos endodérmicos. Los tumores de subtipo basal muestran alteraciones de los modificadores epigenéticos y de reguladores maestros de transcripción como ARID1A y MYC. ARID1A regula la expresión de Sox9 para mantener los rasgos ductales, mientras que su pérdida conduce a PDAC agresivos. La activación aberrante de MYC debida a la amplificación génica conduce a la progresión activando la proliferación celular, los programas de supervivencia y la reprogramación metabólica. La frecuencia de la amplificación de MYC es mayor en PDAC avanzados y en tumores de subtipo basal. El efecto de la amplificación de MYC en el linaje celular parece ser dependiente del contexto, ya que confiere el fenotipo basal exclusivamente en el contexto de inactivación de genes modificadores de la cromatina. La pérdida de otro regulador epigenético, la histona-demetilasa KDM6A codificada por el cromosoma X, activa redes de genes reguladas por p63 y MYC, que ocasionan rasgos propios de los tumores basales y PDAC poco diferenciados con rasgos sarcomatoides. La pérdida de Kdm6a o Hnf1a actúan sinérgicamente para inducir con el *KRAS* mutado PDAC con rasgos sarcomatoides. En el caso de los genes de reparación de errores de emparejamiento (MMR; del inglés, *mismatch repair*), además de por mutación, puede producirse pérdida de la función de la proteína por metilación del promotor, especialmente, en el caso del MLH1.

Wadell definió una clasificación genética en cuatro subtipos basada en la secuenciación del genoma completo y la variación del número de copias. Los tumores de tipo estable (el 20 % del total) presentan menos de 50 variaciones estructurales por genoma, con aneuploidia; los de reordenamiento local (30 %) tienen más de 200 variantes estructurales agrupadas en uno o dos cromosomas; los de tipo disperso (36 %) presentan daños no aleatorios en 50-200 variantes estructurales por genoma y; por último, los de tipo inestable (14 %), en los que hay más de 200 variantes estructurales distribuidas por todo el genoma, se producen, habitualmente, como resultado de defectos en la maquinaria molecular de mantenimiento y reparación del ADN, y son especialmente sensibles a agentes como los derivados del platino y los inhibidores de la poli-ADP-ribosa-polimerasa (PARP; del inglés, *poly [ADP-ribose] polymerase*).

Las células del PDAC en pacientes tienen acceso limitado a nutrientes esenciales, debido al denso estroma que las circunda y la mala perfusión que origina. La mutación en *KRAS* estimula de forma notable la captación de glucosa y la glicólisis, lo que favorece el crecimiento en bajas concentraciones de glucosa. La activación de la glicólisis se ve reforzada por la hipoxia característica del microambiente de los PDAC. En términos generales, el subtipo basal muestra un fenotipo más glicolítico, mientras que el del clásico es más lipogénico.

Los PDAC sobreexpresan glutamina-sintetasa, lo que les permite disponer de una mayor cantidad de glutamina, esencial para su desarrollo. Asimismo, metabolizan la glutamina a través de una ruta no habitual que implica la enzima málica del citosol, lo que constituye un evento decisivo en la homeostasis redox de este tipo de tumores. Comparten esta vía con los linfocitos T, que la utilizan para su activación y proliferación, lo que permite a las células tumorales transformar el microambiente metabólico en inmunosupresor.

Los PDAC utilizan la autofagia y la macropinocitosis para la obtención de nutrientes, de forma característica y constitutiva, no únicamente en situación de escasez de estos, procesos activados y mantenidos por la activación de *KRAS*.

Existe una simbiosis metabólica entre las células tumorales y los FAC, que suministran aminoácidos no esenciales y lisofosfatidilcolina a aquellas.

 La reprogramación metabólica contribuye de modo significativo a la resistencia a los tratamientos propia de los PDAC.

TRATAMIENTO

Los pilares del tratamiento clásico del PDAC son la cirugía, la quimioterapia y la radioterapia, solas o en combinación, a los que más recientemente se han añadido la inmunoterapia y las terapias moleculares dirigidas. Debido a la exposición detallada de los aspectos concernientes a la cirugía en los temas siguientes, se exponen a continuación los aspectos básicos relacionados con las otras modalidades mencionadas. En la actualidad, no son excluyentes entre sí, ya que su uso combinado, al igual que lo observado en otros tumores malignos, aumenta las tasas de control local y curación. Por otro lado, el análisis comparativo de la secuenciación de ARN de núcleo único en tumores sin tratamiento resecados y en pacientes que recibieron quimiorradioterapia neoadyuvante (previa a la cirugía) mostró un cambio de un fenotipo clásico a uno basal «inducido» tras la neoadyuvancia. También se vio que la quimiorradioterapia aumentaba selectivamente un compartimento celular formado por células con fenotipos acinar y neuroendocrino-clásico, datos a tener en cuenta en el desarrollo de terapias integradas.

«El estándar de la atención en medicina no es el techo que alcanzamos, sino el suelo sobre el que nos apoyamos» (Marshall *et al.*, 2022). Como se ha visto hasta ahora, la evaluación ómica completa, más allá de información descriptiva, aporta también datos relevantes para intentar predecir la resistencia a tratamientos, previniendo la futilidad terapéutica mientras se mantiene la calidad de vida. Hay un beneficio económico y humanitario indiscutible en dar aquellos agentes con mayores probabilidades de eficacia terapéutica y omitir los que previsiblemente no serán eficaces, aunque las terapias dirigidas son caras y la rentabilidad en términos de tratamiento de los estudios genómicos dista de ser óptima, como se verá más adelante.

La regulación epigenética ha demostrado influir decisivamente en la respuesta a fármacos. La base de datos Pancreatic Cancer Methylation Database se desarrolló para dar soporte a la identificación de biomarcadores basados en la metilación del ADN en el cáncer de páncreas. Proporciona datos del estado de metilación de 4.342 genes de líneas celulares y biopsias de PDAC. Ha integrado datos de resistencia a fármacos provenientes de la base de datos Cancer Drug Resistance Database que engloba información de 148 fármacos antitumorales y sus perfiles farmacológicos en relación con diferentes líneas celulares tumorales. Las herramientas que proporcionan estas bases de datos facilitan la aplicación de la medicina personalizada y subrayan la importancia de considerar la metilación del ADN de los genes como factor predictivo de respuesta a los agentes de quimioterapia.

En la mayor parte de los casos de PDAC, no hay asociación entre mutaciones genéticas y respuestas terapéuticas, respaldando la noción de que hay que considerar simultáneamente múltiples mecanismos desregulados. A pesar del uso combinado de distintos inhibidores dirigidos a diferentes vías efectoras, desarrollados y probados en modelos preclínicos y ensayos clínicos, la resistencia adaptativa constituye todavía un obstáculo de primer orden para la curación de la enfermedad. Identificar diversos puntos vulnerables en estos tumores —mayoritariamente, dirigidos por un *KRAS* mutado— y desarrollar estrategias inhibitorias de combinación y concurrentes puede prevenir la capacidad de resistencia del PDAC por medio de vías compensatorias de promoción del crecimiento.

Quimioterapia

La quimioterapia proporciona beneficio en supervivencia tanto en PDAC resecables como inoperables, si bien, el beneficio es limitado por las resistencias que expresan algunas partes del tumor y que conducen a la progresión y porque un número significativo de pacientes presentan efectos secundarios de grado III-IV.

El PDAC anatómicamente resecable representa un espectro de enfermedades con heterogeneidad biológica. La escasa supervivencia a largo plazo y el relativamente corto intervalo libre de enfermedad causado casi siempre por progresión a distancia subrayan la naturaleza sistémica del PDAC, incluso en pacientes con cirugía de intención radical. El 30 % de los pacientes con una resección R0 presentan progresión a distancia en el primer año tras la intervención. El tratamiento neoadyuvante, sea perioperatorio o administrado en su totalidad, permite tratar de forma precoz la enfermedad metastásica oculta potencialmente presente y asegura la recepción de un tratamiento sistémico, que, de otro modo, podría verse dificultada tras una cirugía mayor con alta tasa de morbilidad. Los pacientes precisan en cualquier caso la confirmación histológica del diagnóstico previa al tratamiento, habitualmente, obtenida tras punción guiada por ecoendoscopia. Algunos precisan, además, la recanalización de la vía biliar mediante colangiopancreatografía retrógrada endoscópica o radiología intervencionista. Por otro lado, algunos pacientes podrían dejar de ser candidatos a cirugía por progresión durante la neoadyuvancia, lo que, según los partidarios de esta modalidad de tratamiento, no haría sino descartar aquellos con tumores más agresivos o con enfermedad diseminada microscópica resistente, evitándoles, así, la morbilidad asociada a una cirugía sin beneficio significativo. La recomendación de las guías de tratamiento para pacientes con niveles marcadamente elevados de Ca 19.9 es el tratamiento neoadyuvante sistémico.

También los efectos tóxicos relacionados con la quimioterapia pueden ser causa de perder la opción quirúrgica. Por todo ello, la secuencia de administración de la terapia sistémica debe ser individualizada, considerando simultáneamente factores anatómicos, biológicos y clínicos.

Las pautas de quimioterapia que han demostrado mayor eficacia hasta el momento son la combinación de ácido folínico (leucovorina), 5-fluorouracilo (5-FU) en infusión, irinotecán y oxaliplatino (FOLFIRINOX) o la de gemcitabina y paclitaxel unido a albúmina en formulación de nanopartículas (nab-paclitaxel). Este último presenta un aumento de solubilidad y mejoría de la biodisponibilidad, sin las toxicidades asociadas al solvente del paclitaxel original.

El tratamiento sistémico adyuvante estándar en pacientes con buen estado general es la quimioterapia con esquema FOLFIRINOX modificado (mFOLFIRINOX). Los tumores de tipo basal responden peor a esta pauta.

Recientemente, se ha aprobado el tratamiento con 5-FU/ácido folínico e irinotecán nanoliposomal para pacientes en progresión a pautas con gemcitabina, al mejorar en casi dos meses la mediana de supervivencia global (SG) con respecto al tratamiento con 5-FU/ácido folínico únicamente. Es una pauta bien tolerada, incluso en pacientes ancianos.

En los PDAC que presentan distintos tipos de alteraciones en la maquinaria de reparación celular del ADN, se ha observado eficacia de la combinación cisplatino-gemcitabina. Los resultados de un estudio en el que se añadió nab-paclitaxel a la combinación en estos pacientes mostraron un aumento significativo de la tasa de respuestas y la mediana de SG.

Tres estudios (PRODIGE 24, ACCORD y CCTG PA), publicados en 2018, mostraron resultados muy favorables con la administración de mFOLFIRINOX tras la cirugía, alcanzándose una mediana de SG de 4,5 años en los pacientes que lo recibieron frente a, aproximadamente, tres años de los que recibieron gemcitabina. El estudio japonés JASPAC 01 demostró unos datos de SG y supervivencia libre de enfermedad (SLE) significativamente superiores en el grupo de pacientes que recibieron seis meses de S1 (un derivado oral de fluoropirimidinas) tras la cirugía frente a los que recibieron gemcitabina. Estos resultados no pueden extrapolarse a otras localizaciones geográficas, ya que la farmacocinética y farmacodinámica del S1 son diferentes en pacientes blancos y en pacientes de otras etnias o razas, lo que se traduce en intolerancia de la población occidental a las dosis eficaces de S1.

Radioterapia

La radioterapia constituye un pilar fundamental del tratamiento del PDAC. Por lo general, se administra junto con la quimioterapia. La administración conjunta persigue optimizar el resultado terapéutico con un efecto no meramente aditivo, sino sinérgico, aprovechando la radiosensibilización por el daño del ADN producido por la quimioterapia. En los tumores con opciones de resecabilidad al límite (*borderline*), se puede administrar la radiación junto con la quimioterapia antes de la cirugía (neoadyuvante) para tratar de reducir el tamaño del tumor y, así, facilitar su extirpación total. Algunos estudios recientes han cuestionado el beneficio de la radioterapia en este contexto, aunque la metodología utilizada no ha arrojado resultados definitivos sobre la cuestión. También se puede administrar durante la cirugía (radioterapia intraoperatoria), modalidad que ofrece la posibilidad de mejorar el control local, al efectuar una sobreimpresión en las zonas de mayor riesgo, protegiendo los órganos circundantes, que condicionan las dosis en la administración externa convencional. Se puede administrar después de la cirugía (adyuvante) para tratar de reducir la probabilidad de recidiva tumoral. Finalmente, en ocasiones, se utiliza para aliviar síntomas como el dolor, en pacientes con tumores avanzados o cuyo estado general no permite la cirugía.

El tipo de radiación que se usa con más frecuencia en el PDAC es la radioterapia con acelerador lineal, bien mediante técnica convencional (tratamientos diarios con dosis bajas de radiación diaria, cinco días a la semana durante 5-6 semanas en total), bien mediante técnicas de radiación estereotáctica corporal (SBRT; del inglés, *stereotactic body radiation therapy*), con acelerador lineal o con unidades de tratamiento específicas denominadas CyberKnife®. La SBRT requiere una laboriosa planificación con el fin de minimizar las dosis a los órganos adyacentes y permite administrar tratamientos más cortos en fracciones de dosis sensiblemente más altas que las convencionales.

Terapias dirigidas. Inmunoterapia

Un porcentaje significativo de PDAC (entre el 10 y el 25 %, aunque otros autores aumentan el porcentaje hasta el 40 %) presentan alteraciones genéticas susceptibles de ser accionadas con fármacos específicos. Las terapias dirigidas al *BRAF* mutado (en el 4 % de pacientes) o a los genes de fusión de cinasas en tumores con *KRAS* nativo (en el 4 % de pacientes) han demostrado beneficio clínico significativo. Dianas terapéuticas como *NTRK1-3* o *ROS1* deben ser estudiadas también en pacientes con PDAC, ya que, pese a su baja prevalencia, se dispone de fármacos dirigidos con una alta tasa de respuestas.

Las mutaciones en *BRCA1* o *BRCA2*, *PALB2* o *ATM*, genes implicados en la vía de reparación homóloga del ADN, confieren especial sensibilidad a derivados del platino, inhibidores de las topoisomerasas e inhibidores de la PARP. Sin embargo, las mutaciones en *BRCA* 1 y 2 no son determinantes en la respuesta a los inhibidores de la PARP por sí mismas, a no ser que sean bialélicas, dando como resultado un fenotipo de «genoma inestable».

Los PDAC expresan frecuentemente el receptor del factor de crecimiento epidérmico (EGFR; del inglés, *epidermal growth factor receptor*), cuya activación bloquea, a través de la vía PI3K/AKT, la inducción de apoptosis por la gemcitabina. Se han llevado a cabo estudios combinando gemcitabina con erlotinib, inhibidor selectivo del EGFR, o añadiendo a ambos panitumumab (anticuerpo monoclonal anti-EGFR), con aumento marcado de la mediana de SG, pero también del número de pacientes que presentaron toxicidad de grado III.

Los intentos terapéuticos efectuados hasta el momento con agentes dirigidos hacia el TME, solos o en combinación con quimioterapia, basados en experiencias satisfactorias previas en modelos animales o en otros tumores han sido infructuosos. La ineficacia de los inhibidores de las metaloproteinasas de la matriz extracelular como el marimastat y el tanomastat, las hialuronidasas o los inhibidores de Sonic *hedgehog* (SHH), vía de señalización relevante durante la embriogénesis pancreática y la formación del estroma circundante a las células del PDAC, sugiere que el tratamiento con agentes únicos dirigidos a la matriz extracelular de forma inespecífica carece de relevancia terapéutica. Añadidos a las quimioterapias de uso frecuente, tampoco se ha demostrado un aumento de la actividad de estas, contrariamente a lo observado en los estudios preclínicos. Una de las causas probables de esta falta de eficacia radica en las diferencias farmacológicas entre especies, habiéndose constatado un incremento de efectos secundarios en pacientes, que obligaron al reajuste a la baja de las pautas de quimioterapia. Otra de las posibles causas es el papel dual observado en el TME, que puede comportarse como protumoral o antitumoral. La inhibición aguda de SHH facilita el acceso de los fármacos al tumor, mientras que la inhibición crónica tiene efecto protumoral, sin que hasta el momento se haya dilucidado la duración óptima de la inhibición.

Los FAC expresan proteína activadora de los fibroblastos (FAP; del inglés, *fibroblast activation protein*). Tras diferentes intentos farmacológicos fallidos de terapia dirigida contra esta proteína, se ha puesto en marcha recientemente un estudio con linfocitos T con receptores quiméricos (CAR-T; del inglés, *chimeric antigen receptor T-cells*) dirigidos contra la FAP, basado en resultados positivos en modelos animales.

Los datos obtenidos de los diferentes estudios con vacunas dirigidas al PDAC sugieren que las estrategias de vacunación por sí solas podrían no ser suficientes para obtener respuestas antitumorales significativas.

El TGF-β aumentado y sobreexpresado induce proliferación del estroma en el TME del PDAC y promueve la EMT que conduce a la metastatización. También ejerce un efecto inmunosupresor en el TME, antagonizando la proliferación de células NK inducida por la interleucina-15, entre otros, favoreciendo la evasión inmunitaria. Por todo lo anterior, su control es un objetivo terapéutico que se ha buscado a través de diferentes estrategias. El oligonucleótido antisentido AP-12009, que actúa directamente inactivando el ARN mensajero (ARNm) del TGF-β, ha demostrado actividad en PDAC en estudios clínicos preliminares. El metelimumab (anti-TGF-β$_1$) y el lerdelimumab (anti-TGF-β$_2$) son anticuerpos monoclonales dirigidos a impedir la interacción de las isoformas del TGF-β con su receptor correspondiente, inhibiendo, así, la señalización a través de la vía.

El tratamiento del PDAC mediante inhibidores del punto de control inmunitario (ICI) ha tenido poco éxito hasta el momento. Aunque la deficiencia en la MMR fue el primer biomarcador agnóstico para predecir la respuesta al ICI pembrolizumab en tumores avanzados tratados previamente, existe una gran variabilidad entre histologías de procedencia de los tumores en cuanto a los resultados obtenidos. En el PDAC, también se han observado resultados variables, lo que sugiere heterogeneidad molecular dentro del subgrupo de PDAC-MMR. Varias pueden ser las causas. La pérdida de CDKN2A, típica del PDAC, se ha identificado como marcador de resistencia al tratamiento con ICI en el carcinoma urotelial. Otra causa puede ser el grado de expresión de MMR, habiéndose objetivado mejores respuestas en los casos con alta expresión. En los casos con baja expresión, se están estudiando combinaciones con quimioterapia, radioterapia, otras inmunoterapias o vacunas para aumentar su efectividad.

Los biomarcadores adicionales para predecir la respuesta a los ICI en el PDAC deberán considerar el TME inmunosupresor típico de estos tumores y los factores asociados al microbioma intestinal. La inmunoterapia tendrá probablemente su máximo impacto en el tratamiento del PDAC cuando se consiga combinar con agentes capaces de modular de forma eficaz las barreras inmunosupresoras físicas y funcionales que presenta el TME. Por ejemplo, existe evidencia de la capacidad de la ciclofosfamida en dosis bajas para eliminar selectivamente los linfocitos T reguladores (T$_{reg}$). Los MAT y los NAT expresan el receptor del factor estimulador de colonias de tipo 1 (CSF1R; del inglés, *colony stimulating factor 1 receptor*). Los tumores basales se asocian a una mayor infiltración de macrófagos y pérdida de linfocitos T citotóxicos, tanto en los nichos del tumor primario como metastásico. Estos hallazgos sugieren que los microambientes basales podrían responder mejor a la inmunoterapia dirigida con inhibidores del CSF1R. Hay protocolos de estudio en marcha enfocados al bloqueo de dicho receptor mediante anticuerpos monoclonales o moléculas inhibidoras.

En los estudios preclínicos en los que los ICI se han administrado conjuntamente con inhibidores de la señal del TGF-β, se ha observado un aumento la supervivencia en otros tumores. La evidencia de la inmunogenicidad incrementada de los tumores con HRD y el aumento de expresión de PD-L1 y la activación de la vía de STING por los inhibidores de la PARP favorece el desarrollo de ensayos en los que se combinan ICI con fármacos diana dirigidos al HRD.

Los anticuerpos dirigidos al CD40 (del inglés, *cluster of differenciación 40*), molécula coestimuladora presente en células presentadoras de antígenos, han demostrado en estudios preclínicos la capacidad de activar la función antitumoral de los MAT y conseguir una degradación sustancial del estroma.

También se han publicado datos de pautas en las que se busca una actividad antitumoral inmunitaria no específica. La utilización de interleucina-2 en dosis bajas combinada con retinoides, pauta dirigida a mantener una estimulación inmunitaria crónica junto con el control de la inmunosupresión mediada por los MAT y el VEGF, descrita por Recchia *et al.*, o la administración de células asesinas estimuladas con citocinas (CIK; del inglés, *cytokine-induced killer*) constituyen un buen ejemplo de ello.

> **!** Un nivel alto de plasticidad celular intrínseca, una inestabilidad genómica de tipo aleatorio, la presencia de constelaciones de aberraciones genómicas más que un evento singular, modulaciones epigenéticas dinámicas y la participación y contribución de factores no genéticos como el TME con un estroma marcadamente desmoplásico y pobre vascularización conjuntamente contribuyen a la conformación de distintos estados fenotípicos en el PDAC, haciéndolo una entidad muy heterogénea, que muestra diferentes patrones de respuesta al tratamiento, a menudo, con marcada resistencia a los fármacos.

LÍNEAS DE DESARROLLO TERAPÉUTICO. NUEVOS BIOMARCADORES

Vencer la resistencia a los fármacos e identificar la sensibilidad a la quimioterapia constituye un esperanzador camino de progreso terapéutico, por lo que cada vez se está difundiendo más la utilización de perfiles farmacogenómicos en el PDAC. Por ejemplo, la estratificación basada en GemPred, firma genómica que valora la sensibilidad a la gemcitabina, se está explorando en estudios prospectivos.

El modelo actual de desarrollo del PDAC es de mutaciones sucesivas en *KRAS* y *CDKN2A* en las neoplasias intraepiteliales precoces, precursoras de los carcinomas invasivos, seguidas de mutaciones en *TP53* y *SMAD4*, que contribuyen a la capacidad invasiva del tumor. Entre las diferentes alteraciones de *KRAS*, presentes en >90 % de los PDAC, únicamente es abordable mediante fármacos dirigidos KRAS^{G12C}, que supone en torno al 1 % del total de mutaciones de *KRAS* en esta patología. Se encuentran en desarrollo otras estrategias como la utilización de exosomas cargados con ARN pequeños de interferencia contra KRAS^{G12D}, la mutación más frecuente en el PDAC, con buenos resultados en los estudios preclínicos. En cualquier caso, hay que considerar que las células del PDAC pueden utilizar mecanismos compensatorios para su supervivencia si se bloquea la vía de señalización de *KRAS*, muy desregulada, y que, además de las mutaciones de *KRAS*, la amplificación también contribuye a la progresión de la enfermedad. Hallazgos recientes apuntan hacia la utilidad de GATA6 y un aumento del número de copias de *KRAS* como marcadores de progresión o recurrencia.

A la vista de la dificultad de desarrollar inhibidores efectivos contra las mutaciones más frecuentes de *KRAS*, una opción sería bloquear la señalización en puntos posteriores de la vía metabólica, como *RAF*, *MEK* o *ERK*, aunque los intentos hasta el momento han sido infructuosos por la capacidad de reajuste de otros elementos de la vía ante el bloqueo de uno de sus puntos.

Mientras se consigue algún fármaco específico para las mutaciones frecuentes de *KRAS*, es crucial identificar terapias de combinación que superen la reactivación de la vía por los distintos mecanismos compensatorios que usan las células tumorales para su supervivencia cuando se suprime la señalización de *KRAS*.

Otra vía de señalización activada por *KRAS* e implicada en el desarrollo del PDAC es la PI3K/AKT, originariamente controlada por el gen supresor *PTEN*. En el PDAC, se han descrito mutaciones activadoras en el gen *PIK3CA* o supresoras del *PTEN*, que confieren pérdida de función. El bloqueo de *PIK3CA* activado aumenta la capacidad de atracción y activación de linfocitos T. El 60-70 % de los PDAC se asocian a actividad incrementada del gen *AKT*, por ejemplo, a través de la amplificación de *AKT2*, aunque, por el momento, no se ha conseguido un bloqueo eficaz de este. La inhibición combinada de KRAS^{G12C} y de la diana de la rapamicina en células de mamífero (mTOR; del inglés, *mammalian target of rapamycin*), elemento de la vía PI3K/AKT, o de *MEK* y mTOR ha demostrado suprimir el crecimiento tumoral en estudios preclínicos, identificando, así, otro posible mecanismo para vencer las resistencias.

Diferentes mutaciones se asocian a distinta capacidad de impulsar la progresión tumoral y confieren diferentes vulnerabilidades terapéuticas. Por ejemplo, los bloqueantes de la isoforma PI3Kα bloquean la macropinocitosis inducida por las mutaciones KRAS^{G12D} y KRAS^{G12V}, pero no KRAS^{G12R}, que precisa específicamente un inhibidor de la isoforma PI3Kγ. Estos datos sugieren que las distintas isoformas de PI3K podrían tener distintos efectos en la promoción de la progresión tumoral. Ya que estas isoformas existen tanto en las células tumorales como en las del estroma circundante, abordar cada una de forma específica podría mejorar la respuesta terapéutica y evitar efectos secundarios sobre los tejidos sanos.

La regulación epigenética tiene implicaciones en la carcinogénesis, el fenotipo, la respuesta a los fármacos y el resultado terapéutico del PDAC. Las terapias diseñadas para modificar el epigenoma pueden exponer una vulnerabilidad terapéutica para una subsiguiente intervención dirigida, abriendo una vía consistente en el abordaje de los cambios epigenéticos en el PDAC dependiente de las mutaciones de *KRAS*. Alternativamente, dichas terapias pueden reprogramar el epigenoma e inducir fenotipos agresivos o contribuir a la resistencia al tratamiento. Las líneas celulares obtenidas de metástasis a distancia mostraron una amplia reprogramación epigenética comparadas con las obtenidas de tumores primarios. Se observó reprogramación epigenética en ausencia de mutaciones *driver* específicas de metastatización, lo que sugiere que los cambios epigenéticos por sí solos pueden conseguir la adaptación a los nichos metastásicos. Un reto futuro es conocer qué modificaciones epigenéticas en tipos concretos de cáncer tienen significado regulador y, además, son representativas de una reprogramación no mutacional, en oposición a la dirigida por mutaciones y así explicable por inestabilidad genómica.

Los infiltrados inmunitarios observados en los tumores de tipo basal orientan hacia estrategias basadas en el uso de ICI, mientras que los de tipo clásico orientan hacia las basadas en el uso de terapias dirigidas a las células mieloides como los agonistas de CD40 y los moduladores de TGF-β. Los efectos paradójicos del TGF-β en el desarrollo de tumores, antes referidos, no son todavía conocidos en profundidad. Si bien las diferentes estrategias de bloqueo de este han mostrado eficacia terapéutica, es importante conservar la precaución de asegurar que se bloquean únicamente los efectos promotores del crecimiento tumoral.

El Wnt aumentado es uno de los mecanismos de las células del PDAC para la resistencia a los taxanos y al 5-FU. El abordaje terapéutico de la vía Wnt/β-catenina constituye una estrategia terapéutica repetidamente intentada en el tratamiento de los PDAC, bien en forma de agentes únicos, bien como potenciadores del efecto de otros antitumorales. Ejemplo de ambos es el anticuerpo monoclonal vantictumab, efectivo por sí mismo en modelos preclínicos y también en combinación con gemcitabina o nab-paclitaxel. El vantictumab, administrado secuencialmente con ipafricept, proteína de fusión que combina la porción Fc de una inmunoglobulina con una porción del Fzd8, receptor de membrana de las proteínas Wnt y con capacidad, por lo tanto, de inhibir la señal originada por el efecto de Wnt sobre su receptor natural, seguido de taxanos, ha demostrado eficacia terapéutica en estudios preliminares.

La expresión del factor de crecimiento del tejido conjuntivo (CTGF; del inglés, *connective tissue growth factor*) se correlaciona con el grado de fibrosis en el PDAC. En un estudio preliminar de pamrevlumab, anticuerpo monoclonal anti-CTGF, en combinación con nab-paclitaxel y gemcitabina en la enfermedad localmente avanzada, se consiguió un aumento de la resecabilidad de los tumores en el grupo experimental y un aumento de la SG independientemente de si los tumores eran resecados o no, motivo por el que la combinación se está ensayando en un estudio fase III.

Dadas las profundas diferencias biológicas entre subtipos y sus vulnerabilidades terapéuticas características, una estrategia viable para alcanzar respuestas mejores y más duraderas puede ser la identificación de las dianas que impidan el cambio de subtipo.

Los esfuerzos terapéuticos deberán priorizar estrategias de dianas integradas o convergentes que puedan reprogramar el TME más que eliminar elementos específicos. Un ensayo clínico preliminar dirigido contra los FAC del PDAC fue cerrado de forma prematura por progresión acelerada de los pacientes. Dada la incidencia relativamente baja del PDAC, los futuros ensayos deberán incluir un estudio profundo del TME y la personalización de las terapias cuando sea posible para agilizar el progreso hacia estrategias de tratamiento más eficaces.

En los PDAC que presentan HRD, proceso que afecta a la reparación del ADN y el mantenimiento de su integridad, diversos estudios han mostrado la efectividad de una estrategia basada en el tratamiento secuencial con agentes que causen daño en el ADN (p. ej., derivados del platino o inhibidores de la PARP), seguidos de inhibidores de punto de control del ciclo celular. En contra de lo observado en carcinomas de ovario con *BRCA* mutado, un hallazgo consistente en el PDAC con *BRCA* mutado ha sido la resistencia a los inhibidores de la PARP en pacientes resistentes a derivados del platino, lo que ilustra el reto de definir, identificar y abordar eficazmente el HRD en el PDAC, donde modificadores adicionales del fenotipo de HRD contribuyen a la resistencia primaria y secundaria en una población seleccionada genéticamente.

Se han encontrado células tumorales circulantes (CTC) en todos los estadios del PDAC. Las neoplasias mucinosas papilares intraductales liberan CTC en cantidades comparables a las de los PDAC precoces localizados. Varios estudios han demostrado que las CTC sirven como biomarcadores pronósticos para el PDAC. El hallazgo de CTC en sangre periférica en pacientes con PDAC se correlaciona con menor supervivencia libre de progresión y desarrollo de metástasis.

Estudios de asociación entre PDAC de pacientes y pruebas funcionales mediante trasplante fecal en ratones con PDAC han establecido que las variaciones en el microbioma del tumor y el microbioma intestinal asociado modulan los fenotipos inmunitarios y la supervivencia. El reto es delimitar la contribución potencialmente separable de la constitución y variación en el microbioma tumoral con el del intestinal, potencialmente por identificar especies microbianas específicas que se influencien funcionalmente en una u otra localización. Entre las cuestiones fascinantes por descubrir, está la de si la microbiota residente en tejidos diferentes o en neoplasias precoces tiene la capacidad de contribuir o interferir en la adquisición de otras capacidades fundamentales, más allá de la inmunomodulación o la mutación del genoma, influyendo, con ello, en el desarrollo y la progresión tumorales.

 PUNTOS CLAVE

- El PDAC es una entidad heterogénea y dinámica, no homogénea y lineal. Estas características hacen que determinadas intervenciones terapéuticas basadas en un conocimiento limitado sean ineficaces por establecerse vías de compensación o, incluso, perjudiciales para el paciente por favorecer la progresión tumoral.
- Como indican Marshall et al. en su artículo «*The essentials of multiomics*», publicado en *The Oncologist* en 2022, «El estándar de la atención en medicina no es el techo que alcanzamos, sino el suelo sobre el que nos apoyamos». A la luz de lo hasta aquí expuesto, cabe insistir en la necesidad, ya recogida por las sociedades internacionales de especialistas, de extender la aplicación de las plataformas ómicas a los casos concretos.
- Aunque la mayor parte de los PDAC se asocian a mutaciones en *KRAS*, *CDKN2A*, *TP53* y *SMDA4*, cada tumor difiere en características moleculares, histología y pronóstico. Por ello, es crucial conocer, entender y considerar estas diferencias para personalizar regímenes de tratamiento específicos dirigidos a los puntos vulnerables de cada tumor individual y, así, mejorar los resultados terapéuticos.

BIBLIOGRAFÍA

Cancer Genome Atlas Research Network; Cancer Genome Atlas Research Network. Integrated genomic characterization of pancreatic ductal adenocarcinoma. Cancer Cell. 2017;32(2):185-203.e13.

Collisson EA, Bailey P, Chang DK, Biankin AV. Molecular subtypes of pancreatic cancer. Nat Rev Gastroenterol Hepatol. 2019;16(4):207-20.

Hanahan D. Hallmarks of cancer: new dimensions. Cancer Discov. 2022;12(1):31-46.

Ho WJ, Jaffee EM, Zheng L. The tumour microenvironment in pancreatic cancer - clinical challenges and opportunities. Nat Rev Clin Oncol. 2020;17(9):527-40.

Janssen QP, Van Dam JL, Prakash LR, Doppenberg D, Crane CH, Van Eijck CHJ, et al. Consortium. Neoadjuvant radiotherapy after (m)FOLFIRINOX for borderline resectable pancreatic adenocarcinoma: a TAPS Consortium study. J Natl Compr Canc Netw. 2022;20(7):783-91.e1.

Malinova A, Veghini L, Real FX, Corbo V. Cell lineage infidelity in PDAC progression and therapy resistance. Front Cell Dev Biol. 2021;9:795251.

Marshall JL, Peshkin BN, Yoshino T, Vowinckel J, Danielsen HE, Melino G, et al. The essentials of multiomics. Oncologist. 2022;27(4):272-84.

Mavros MN, Moris D, Karanicolas PJ, Katz MHG, O'Reilly EM, Pawlik TM. Clinical trials of systemic chemotherapy for resectable pancreatic cancer: a review. JAMA Surg. 2021;156(7):663-72.

O'Kane GM, Lowery MA. Moving the needle on precision medicine in pancreatic cancer. J Clin Oncol. 2022;40(24):2693-705.

Principe DR, Underwood PW, Korc M, Trevino JG, Munshi HG, Rana A. The current treatment paradigm for pancreatic ductal adenocarcinoma and barriers to therapeutic efficacy. Front Oncol. 2021;11:688377.

Recchia F, Candeloro G, Necozione S, Bisegna R, Bratta M, Rea S. Immunotherapy in patients with less than complete response to chemotherapy. Anticancer Res. 2009;29(2):567-72.

Recchia F, Sica G, Candeloro G, Bisegna R, Bratta M, Bonfili P, et al. Chemoradioimmunotherapy in locally advanced pancreatic and biliary tree adenocarcinoma: a multicenter phase II study. Pancreas. 2009;38(6):e163-8. Erratum in: Pancreas. 2012;41(5):825.

Sankarasubramanian S, Pfohl U, Regenbrecht CRA, Reinhard C, Wedeken L. Context matters-why we need to change from a one size fits all approach to made-to-measure therapies for individual patients with pancreatic cancer. Front Cell Dev Biol. 2021;9:760705.

Schreyer D, Neoptolemos JP, Barry ST, Bailey P. Deconstructing pancreatic cancer using next generation-omic technologies-from discovery to knowledge-guided platforms for better patient management. Front Cell Dev Biol. 2022;9:795735.

Torres C, Grippo PJ. Pancreatic cancer subtypes: a roadmap for precision medicine. Ann Med. 2018;50(4):277-87.

Wang Z, Liu Y, Li R, Shang Y, Zhang Y, Zhao L, et al. Autologous cytokine-induced killer cell transfusion increases overall survival in advanced pancreatic cancer. J Hematol Oncol. 2016;9:6.

Wood LD, Canto MI, Jaffee EM, Simeone DM. Pancreatic cancer: pathogenesis, screening, diagnosis, and treatment. Gastroenterology. 2022;163(2):386-402.e1.

Xu Z, Hu K, Bailey P, Springfeld C, Roth S, Kurilov R, et al. Clinical impact of molecular subtyping of pancreatic cancer. Front Cell Dev Biol. 2021;9:743908.

Yao W, Maitra A, Ying H. Recent insights into the biology of pancreatic cancer. EBioMedicine. 2020;53:102655.

Cirugía en el adenocarcinoma de páncreas. Tratamiento de la enfermedad localizada, abordajes y técnicas quirúrgicas

29

P. Bretcha Boix y P. Muñoz Muñoz

OBJETIVOS

- Revisar la clasificación y los criterios de resecabilidad del adenocarcinoma de páncreas, a través de los fundamentos de la evaluación radiológica del tumor al diagnóstico.
- Exponer los principios del tratamiento y el algoritmo terapéutico del cáncer de páncreas localizado.
- Repasar la anatomía del sistema arterial, venoso y linfático de la región pancreática y su importancia en la evaluación preoperatoria y perioperatoria en la cirugía del cáncer de páncreas.
- Describir las principales técnicas quirúrgicas en el cáncer de páncreas, la duodenopancreatectomía y la pancreatectomía distal. Reconocer la importancia del abordaje estandarizado paso a paso, y de las modificaciones existentes destinadas a optimizar los resultados oncológicos.
- Establecer los fundamentos de la resección vascular en el cáncer de páncreas, a través de conceptos técnicos y oncológicos.
- Analizar el papel fundamental de la cirugía mínimamente invasiva en el cáncer de páncreas en la actualidad y familiarizarse con sus fundamentos técnicos.
- Valorar la importancia del manejo perioperatorio del paciente, tanto el manejo de la hiperbilirrubinemia, como el tratamiento nutricional y de la insuficiencia pancreática exocrina.
- Identificar y conocer el manejo de las principales complicaciones del cáncer de páncreas.

INTRODUCCIÓN A LA CIRUGÍA PANCREÁTICA

Pese a los avances en el tratamiento sistémico del adenocarcinoma ductal de páncreas (ADPA), como la quimioterapia adyuvante o la inmunoterapia, la cirugía, mediante la resección completa del tumor y sus ganglios de drenaje, es el tratamiento pivotal para la supervivencia a largo plazo de los pacientes con ADPA y el único tratamiento potencialmente curativo. Desafortunadamente, tan solo un 20 % de estos pacientes son diagnosticados en un estadio resecable, y la supervivencia media a los cinco años tras la cirugía solo alcanza el 20-30 %. En los últimos años, gracias a los avances en el tratamiento sistémico con los nuevos protocolos de quimioterapia (FOLFIRINOX [ácido folínico, 5-fluorouracilo, irinotecán y oxaliplatino] y gemcitabina + nab-paclitaxel [paclitaxel unido a nanoalbúmina]) y a la estandarización de la quimioterapia neoadyuvante, ha aumentado el número de pacientes rescatables quirúrgicamente y se ha evidenciado un aumento en la supervivencia global del ADPA. Sin embargo, en los pacientes metastásicos, la opción quirúrgica se descarta en la mayoría de los casos, dada la alta tasa de progresión sistémica, las complicaciones posquirúrgicas y la ausencia de datos históricos que respalden este abordaje. Existen tres principios que deben guiar la cirugía oncológica pancreática y que son la base de sus indicaciones:

- La cirugía pancreática se engloba en un *tratamiento multimodal*, y los pacientes con ADPA deben recibir siempre un tratamiento sistémico complementario. El cirujano debe velar porque el paciente pueda recibir un tratamiento quimioterápico en condiciones adecuadas.
- El objetivo de la resección debe ser una *resección completa R0*, que ha demostrado aumentar la supervivencia.
- La *morbilidad debe ser la mínima posible*. Es posible reducir el número de complicaciones mediante una optimización perioperatoria de los pacientes y una mejor selección de los casos y del momento en que se debe llevar a cabo la intervención.

Más allá de los avances en el tratamiento multimodal del cáncer de páncreas, es importante destacar que, en la cirugía del ADPA, también ha habido un progreso sustancial, tanto en técnicas quirúrgicas que permiten cirugías más complejas para la resección de tumores avanzados (p. ej., abordaje *artery first*, pancreatoesplenectomía radical modular anterógrada [RAMPS; del inglés, *radical antegrade modular pancreatosplenectomy*], resecciones vasculares), como en el desarrollo de la cirugía mínimamente invasiva (MIS; del inglés, *minimally invasive surgery*) de la cirugía oncológica pancreática. Estos avances en el terreno quirúrgico, junto a la optimización del tratamiento sistémico, han permitido aumentar las indicaciones de la cirugía a pacientes con enfermedad local avanzada o, incluso, oligometastásicos, pero también a pacientes más frágiles o de edad avanzada.

Perspectiva histórica de la cirugía pancreática

En 1940, A. Whipple llevaría a cabo de forma no planificada su primera duodenopancreatectomía (DP) cefálica (DPC) en un solo paso. Este paciente no solo sobreviviría a la cirugía, sino que vivió nueve años más, hasta que falleció por enfermedad metastásica. Hacia 1942, Whipple habría incorporado a la técnica la anastomosis terminolateral pancreatoyeyunal utilizando la técnica de anastomosis ductomucosa.

La intervención de Whipple se mantuvo como la técnica de resección estándar para el cáncer de cabeza de páncreas hasta que, en 1978, Traverso y Longmire introdujeron el concepto de la DP con preservación de píloro, con el objetivo de disminuir las complicaciones posgastrectomía. Está técnica se popularizó en los años sucesivos por su mayor simplicidad. A lo largo de los años, ha existido una importante controversia sobre la superioridad de una técnica sobre otra, sin llegar a un resultado concluyente. Los estudios publicados hasta la fecha señalan que ambas técnicas son equivalentes en términos de mortalidad, morbilidad y supervivencia.

Uno de los principales escollos de la cirugía oncológica de páncreas fue la alta tasa de complicaciones y morbilidad asociada, que llegó a poner en entredicho la ventaja de la cirugía con intención curativa respecto a las técnicas de cirugía paliativa. Fue a finales de la década de 1980 cuando la centralización de la cirugía pancreática puso de manifiesto que era posible una cirugía segura, con un porcentaje menor del 5 % de mortalidad, cuando esta se realizaba en centros de alto volumen por cirujanos experimentados.

Más de 50 años después de la primera DPC, la seguridad de las resecciones pancreáticas ha permitido grandes cambios en la práctica de la cirugía del cáncer de páncreas, tanto en la extensión de sus indicaciones (tumores *borderline* o de bajo potencial de malignidad, entidades benignas precursoras de malignidad como las neoplasias mucinosas papilares intraductales [IPMN; del inglés, *intraductal papillary mucinous neoplasms*]) como en el abordaje mediante técnicas de MIS, que tienen el objetivo de optimizar la recuperación posquirúrgica para maximizar las posibilidades de recibir el tratamiento adyuvante.

Una vez alcanzado un desarrollo tecnológico óptimo en la cirugía abdominal con protocolos y algoritmos que permiten llevar a cabo la cirugía del cáncer de páncreas de forma segura y con adecuados resultados oncológicos, el futuro, probablemente, resida en la posibilidad de aumentar el número de pacientes que puedan beneficiarse de una cirugía radical curativa. Para este propósito, es necesario el desarrollo de métodos de cribado eficaces basados en el conocimiento de los factores de riesgo y la biología molecular del ADPA.

 En la década de 1980, se demostró que la cirugía pancreática era una cirugía segura, con un 5 % de mortalidad, cuando se realizaba de forma protocolizada y por cirujanos expertos. La disminución de las complicaciones asociadas a la cirugía pancreática ha permitido extender sus indicaciones e impulsar el abordaje mediante MIS.

La **tabla 29-1** muestra los principales hitos históricos de la cirugía pancreática.

DEFINICIÓN DE RESECABILIDAD EN EL ADENOCARCINOMA DE PÁNCREAS

A la hora de plantear la cirugía en el cáncer de páncreas, es fundamental determinar la resecabilidad del tumor. El ADPA, probablemente, sea paradigmático en la precisión en la que se ha establecido la clasificación de resecabilidad, dividiendo estos tumores en cuatro grupos principales: 1) resecables, 2) *borderline*, 3) localmente avanzados/irresecables, y 4) metastásicos. Esta clasificación se basa en la relación del tumor con las principales estructuras vasculares regionales evaluadas radiológicamente, especialmente, el tronco celíaco (TC), la arteria mesentérica superior (AMS), la vena mesentérica superior (VMS) y la vena porta (VP). En relación con el grado de invasión vascular, se establece la posibilidad de lograr una resección completa R0, factor determinante en la supervivencia de este tipo de tumores, y que guía la estrategia terapéutica al diagnóstico (**Fig. 29-1**).

Año	Cirujano	Lugar	Procedimiento	Notas
1882	F. Trendelenburg	Bonn, Alemania	PD y esplenectomía	Primera resección anatómica de tumor sólido
1898	A. Codivilla	Imola, Italia	DPC parcial en un solo paso	Primer intento de DPC radical, fallido
1898	W. Halsted	Baltimore, EE. UU.	Resección transduodenal	Primera resección de un tumor periampular
1929	R. Graham	Toronto, Canadá	Enucleación	Primera resección de un tumor neuroendocrino
1934	A. Whipple	Nueva York, EE. UU.	DPC en dos pasos	Primera DPC anatómica, adenocarcinoma ampular
1940	A. Whipple	Nueva York, EE. UU.	DPC en un paso	Primera DPC en un solo paso
1978	Traverso y Longmire	Los Ángeles, EE. UU.	DPC preservadora del píloro	Popularización de la DPC preservadora del píloro
1994	Gagner y Pomp	Montreal, Canadá	DPC laparoscópica	Primera resección laparoscópica de páncreas
2003	P. Giulianotti	Grosseto, Italia	DPC asistida por robot	Primera resección de páncreas con robot

Tabla 29-1. Principales hitos de la cirugía pancreática

Adaptada de: Griffin *et al.*, 2015.
DPC: duodenopancreatectomía cefálica; EE. UU.: Estados Unidos; PC: pancreatoduodenectomía; PD: pancreatectomía distal.

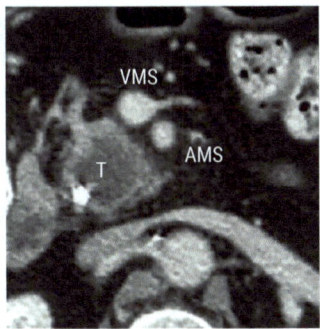
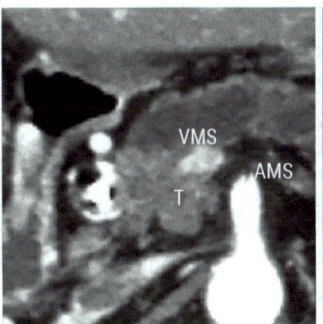
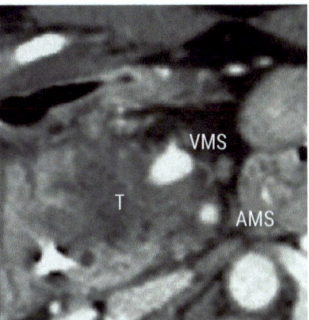

Figura 29-1. Clasificación del cáncer de páncreas por imagen radiológica de tomografía axial computarizada respecto a la relación del tumor con los vasos abdominales principales. Esta clasificación permite predecir la probabilidad de llevar a cabo una resección completa.
AMS: arteria mesentérica superior; T: tumor; VMS: vensa mesentérica superior.

| **Resecable** Cirugía R0 | **Borderline** Cirugía R1 | **Localmente avanzado** Cirugía R2 |

Desde que, en 2006, la National Comprehensive Cancer Network (NCCN) acuñara por primera vez el término *borderline* para definir una categoría del ADPA, se han descrito varios sistemas de clasificación para el cáncer de páncreas, generalmente, por consenso de sociedades científicas, entre la que destacan la clasificación de la American Hepatopancreatobiliary Association (AHPBA)/Society for Surgery of the Alimentary Tract (SSAT)/Society of Surgical Oncology (SSO), de 2008, y la clasificación del MD Anderson, de 2008. Actualmente, la clasificación más extendida es la de la NCCN, validad por el Grupo Internacional de estudio de Cirugía Pancreática (ISGPS; del inglés, International Study Group of Pancreatic Surgery) (**Tabla 29-2**).

La clasificación TNM (tumor, ganglios [del inglés, *nodes*], metástasis) del American Joint Committee on Cancer (AJCC) se utiliza para evaluar el pronóstico tumoral; la clasificación del ADPA propuesta por la NCCN tiene el objetivo de guiar el tratamiento de acuerdo con las probabilidades de poder realizar una resección en bloque del tumor con márgenes libres (**Tabla 29-3**). Se considera enfermedad localizada al grupo «resecable» en que la cirugía de entrada es el tratamiento de elección, y al «*borderline* resecable», en el que es posible llevar a cabo una cirugía completa, pero que muchas veces requerirá una resección vascular, generalmente, venosa, y en el que el tratamiento estándar es la quimioterapia neoadyuvante.

Evaluación radiológica inicial para la clasificación del adenocarcinoma ductal de páncreas

El abordaje diagnóstico del ADPA se desarrolla en otro capítulo en profundidad, sin embargo, dada la importancia de la evaluación radiológica en la planificación de la cirugía del ADPA, se considera importante hacer un breve apunte sobre la importancia de la radiología y, concretamente, de la tomografía axial computarizada (TAC).

Normalmente, el ADPA es diagnosticado mediante una TAC de rutina en fase portal. Este estudio es suficiente para

Tabla 29-2. Criterios para decidir la resecabilidad al diagnóstico (NCCN, 2022)

Clasificación de resecabilidad	Arterial	Venosa
Resecable	No contacto del tumor con el TC, la AMS ni la AHC	No contacto del tumor o contacto ≤ 180° (*abutment*) con la VP o la VMS sin irregularidad del contorno venoso

Borderline o de bajo potencial de malignidad	• Cabeza pancreática, proceso uncinado:
	  – Contacto de tumor sólido con la AHC sin extensión al TC o la bifurcación hepática, permitiendo una resección completa y segura
	  – Contacto de tumor sólido ≤ 180° con la AMS
	  – Contacto de tumor sólido con variante arterial anatómica (p. ej., arteria hepática derecha accesoria, arteria hepática derecha reemplazada, AHC reemplazada, y el origen de la arteria accesoria)
	• Cuerpo-cola pancreáticos:
	  – Tumor sólido contacta con el TC ≤ 180°
	  – Tumor sólido contacta con el TC > 180° (*encasement*) sin afectación de la aorta y con arteria gastroduodenal libre, lo que permite la reconstrucción mediante la técnica de Appleby modificada (algunos miembros del panel de expertos consideran que esta categoría podría incluirse en «localmente avanzados»)
		• Contacto de tumor sólido con la VMS o la VP de > 180°, o contacto de ≤ 180°, pero con irregularidad del contorno o trombosis venosa, pero con vaso viable distal y proximal a la afectación, que permite la resección completa y la reconstrucción venosa
		• Contacto de tumor sólido con la VCI

Localmente avanzado	• Cabeza pancreática, proceso uncinado:
	  – Contacto de tumor sólido con la AMS > 180°
	  – Contacto de tumor sólido con el TC > 180°
	• Cuerpo-cola pancreáticos:
	  – Contacto de tumor sólido > 180° con la AMS o el TC
	  – Contacto de tumor
		Afectación de la VMS/VP no reconstruible debido a infiltración tumoral o a trombosis

AHC: arteria hepática común; AMS: arteria mesentérica superior; NCCN: National Comprehensive Cancer Network; TC: tronco celíaco; VCI: vena cava inferior; VMS: vena mesentérica superior; VP: vena porta.

Tabla 29-3. Tratamiento y pronóstico según la clasificación del cáncer de páncreas

Estadio clínico	Resecable	*Borderline* resecable	Localmente avanzado	Metastásico
Relación vascular con TC, AMS, VMS, VP y AHC	• Arterial, sin afectación • Venosa, sin afectación o *abutment*	• Arterial, *abutment* • Venosa, *abutment* o *encasement* reconstruible	• Arterial, *encasement* • Venosa, *encasement* no reconstruible	• Metástasis a distancia • Independiente de la afectación vascular
Prevalencia	10-15 %	30-35 %	30-35 %	50-55 %
TNM AJCC	I-II	II-III	II-III	IV
Intención de tratamiento	Curativo	Curativo	• De soporte-paliativo • Curativo*	De soporte-paliativo
Tratamiento	Cirugía + QT adyuvante	• QT-RT neoadyuvante + cirugía • QT neoadyuvante + RT radical si no es rescatable	• QT-RT neoadyuvante + cirugía • QT neoadyuvante + RT radical si no es rescatable	Tratamiento sistémico
Supervivencia a los cinco años	35-45 %	10-15 %	10-15 %	≤5 %

*Casos seleccionados para el rescate quirúrgico, menos del 20 %.
AJCC: American Joint Committee on Cancer; AHC: arteria hepática común; AMS: arteria mesentérica superior; QT: quimioterapia; RT: radioterapia; TC: tronco celíaco; TNM: (clasificación de) tumor, ganglios (del inglés, nodes), metástasis VMS: vena mesentérica superior; VP: vena porta.

el diagnóstico, pero limitado para la valoración de la resecabilidad de los tumores por la ausencia de contraste multifase y por tener cortes demasiado gruesos. Para una adecuada estadificación del ADAP, es esencial repetir el estudio con una angio-TAC dual multidetectora con corte fino (3 mm), con una fase pancreática a los 40-50 segundos de la inyección de contraste, en la que el realce del parénquima pancreático es máximo y permite una óptima visualización del tumor. Posteriormente, se procede a una fase portal más tardía a los 60-70 segundos de la inyección, que maximiza el realce del parénquima hepático para evaluar una posible afectación secundaria, y de las estructuras venosas para evaluar su relación con el tumor.

La Sociedad Estadounidense de Radiología Abdominal y la Sociedad Estadounidense de Pancreatología protocolizaron, en una publicación conjunta, la evaluación radiológica del ADPA con el objetivo de homogeneizar la descripción radiológica para su clasificación. Este protocolo acuña dos términos fundamentales para describir la relación vascular del tumor: *abutment* —contacto del tumor en ≤ 180° de la circunferencia del vaso— y *encasement* —contacto del tumor en > 180° de la circunferencia del vaso— (**Fig. 29-2**). La NCCN recomienda el empleo de estos términos para describir la afectación vascular y para facilitar la comunicación entre los distintos especialistas.

 Existen unos criterios radiológicos bien definidos para establecer la resecabilidad del ADPA y que permiten clasificar el ADPA en cuatro categorías según la clasificación de la NCCN y el ISGPS: resecable; *borderline*; localmente avanzado; y metastásico. Esta clasificación determina el abordaje terapéutico.

Laparoscopia exploradora

La laparoscopia exploradora en el cáncer de páncreas tiene el objetivo de detectar la enfermedad metastásica oculta en pacientes candidatos a un eventual tratamiento qui-rúrgico, y que serían considerados irresecables en caso de laparoscopia exploradora positiva para enfermedad peritoneal o hepática. Se estima que la laparoscopia exploradora identifica enfermedad oculta —carcinomatosis peritoneal, pequeñas metástasis hepáticas— en un 8-26 % de los pacientes, evitándose una laparotomía fallida. Sin embargo, la indicación de una laparoscopia exploradora debe ser considerada individualmente en cada paciente en función de si presenta factores de riesgo para enfermedad sistémica oculta, como sucede en tumores de gran tamaño, marcador tumoral 19.9 (Ca 19.9; del inglés, *cancer antigen 19.9*) elevado o en pacientes que debutan con dolor abdominal.

Dada la generalización del tratamiento neoadyuvante, ha aumentado el número de pacientes que son candidatos a cirugía con un riesgo mayor de tener enfermedad metastásica (tumores *borderline* o localmente avanzados). En esta población, el uso de la laparoscopia exploradora previa al inicio del tratamiento es muy importante para descartar a los pacientes con tumores irresecables de un intento de cirugía radical.

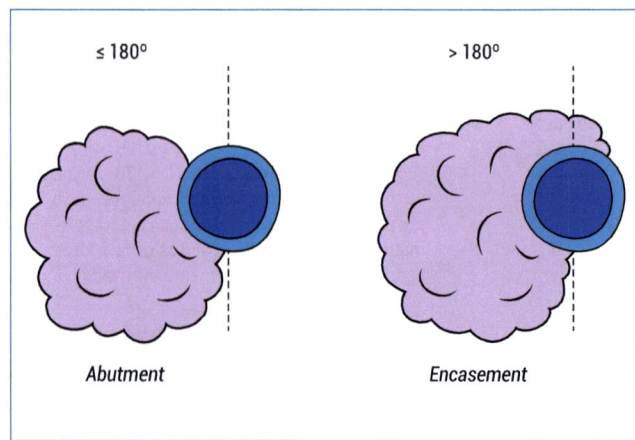

Figura 29-2. Descripción de la relación circunferencial del tumor con las estructuras vasculares.

! La NCCN recomienda la laparoscopia exploradora en aquellos pacientes que cumplan alguno de los siguientes criterios:
- Ca19.9 >150 U/mL.
- Presencia de un escaso volumen de ascitis.
- Tumores del cuerpo pancreático.
- Tumores mayores de 3 cm.
- Adenopatías en el hilio hepático.

Estas guías consideran que el estadio *borderline* no es una indicación absoluta de la laparoscopia exploradora.

TRATAMIENTO DE LA ENFERMEDAD LOCALIZADA

Se considera enfermedad localizada al grupo «resecable», en que la cirugía de entrada es el tratamiento de elección, al «*borderline* resecable», en el que es posible llevar a cabo una cirugía completa, pero que muchas veces requerirá una resección vascular, generalmente, venosa, y en el que el tratamiento estándar es la quimioterapia neoadyuvante, y a los tumores «localmente avanzados», considerados clásicamente como irresecables.

Resecable

Lamentablemente, menos del 20 % de los pacientes con ADPA son diagnosticados en este estadio tumoral, dado que un tumor de páncreas sintomático, generalmente, es ya un tumor avanzado. En este subgrupo de tumores resecables, el tratamiento aceptado es la cirugía resectiva, asociada siempre a un tratamiento de quimioterapia adyuvante. Actualmente, algunos grupos como el MD Anderson consideran que todos los tumores potencialmente resecables pueden beneficiarse de un tratamiento neoadyuvante, basándose en que un tratamiento previo a la cirugía permitiría garantizar a los pacientes recibir la quimioterapia necesaria por ser mejor tolerada que en el contexto adyuvante, y seleccionar a aquellos pacientes con una biología más favorable (aquellos con menor riesgo de progresión sistémica precoz). Hasta la fecha, no existe ningún ensayo clínico que haya demostrado la superioridad de la neoadyuvancia respecto a la adyuvancia; por lo tanto, la NCCN y la European Socierty for Medical Oncology (ESMO) consideran ambos abordajes como válidos. Sin embargo, en pacientes con tumores resecables, pero con características de riesgo como el Ca 19.9 elevado, tumores grandes, aumento de los ganglios regionales y presencia de síntomas como una importante pérdida de peso o dolor, se recomienda un tratamiento inicial con quimioterapia neoadyuvante.

Borderline

La definición de ADPA *borderline* resecable se utilizó por primera vez en 2006 en la guía de la NCCN, describiendo aquel subtipo tumoral que estaba entre la resecabilidad y la irresecabilidad desde un punto de vista quirúrgico y radiológico. Desde entonces, esta definición ha sufrido infinidad de modificaciones, hasta que, en 2017, el ISGPS publicase un consenso en el que estableció una definición rigurosa de este subgrupo de tumores, que tienen la característica común de

requerir un tratamiento neoadyuvante para conseguir una cirugía óptima. Este consenso amplió la definición del *borderline* anatómico descrito por la NCCN a una definición biológica y funcional, basada en el método ABC desarrollado por el MD Anderson Cancer Centre.

Borderline *anatómico*

Tumor con alto riesgo de resección con margen afectado R1, R2, si la cirugía es el tratamiento inicial. Se considera que la quimioterapia neoadyuvante y la radioterapia aumentan las probabilidades de una resección R0 y, por lo tanto, es el tratamiento de elección. Muchos de estos tumores van a requerir una resección venosa para su extirpación en bloque. Actualmente, la resección venosa con o sin reconstrucción, es considerado un tratamiento estándar y validado en el tumor *borderline* de páncreas. Los tumores *borderline* tipo A que son rescatados quirúrgicamente tienen una expectativa de supervivencia similar a los tumores resecables. *T3 borderline biológico*

Está definición se basa en que, independientemente de las relaciones vasculares del tumor, existen características de riesgo que aumentan la probabilidad de enfermedad extrapancreática o metastásica, pero que no ha sido confirmada. Se consideran características de riesgo un valor de Ca 19.9 mayor de 500 U/mL, o la presencia de ganglios regionales que hayan sido confirmados por tomografía por emisión de positrones (PET) con TAC (PET-TAC) o biopsia.

Borderline *funcional*

Esta definición hace referencia a aquellos pacientes con alto riesgo de morbilidad y mortalidad tras la cirugía por factores funcionales, como el estado funcional (PS; del inglés, *performance status*) o comorbilidad. Se consideran pacientes *borderline* de tipo C aquellos con un PS ≥ 2. Tras el tratamiento neoadyuvante, estos pacientes serán considerados para resección quirúrgica cuando no haya contraindicación anatómica, no haya aparecido enfermedad metastásica y tengan un PS aceptable. El PS de los pacientes puede optimizarse durante el tratamiento neoadyuvante, gracias a las estrategias de optimización preoperatorias y a una disminución del desgaste biológico tumoral cuando el cáncer empieza a responder al tratamiento.

Localmente avanzado

El ADPA localmente avanzado se caracteriza por la afectación arterial o por una afectación venosa no reconstruible. Académicamente, este subgrupo es considerado como irresecable, tanto por el riesgo de resección incompleta asociada a la morbilidad y la dificultad técnica que exigen las resecciones arteriales como por el riesgo de progresión sistémica.

Sin embargo, dada la eficacia de los nuevos protocolos de quimioterapia, importantes grupos de expertos como el del John Hopkins Hospital (Baltimore) han abogado por el rescate quirúrgico de todos aquellos pacientes que no presenten una progresión local ni sistémica durante el tratamiento neoadyuvante, con una tasa de rescate de un 20 %. En estos casos, el abordaje recomendado es la radioterapia externa preoperatoria con intención neoadyuvante —idealmente, con tecnología de alta precisión como la radioterapia estereotáctica (SBRT; del inglés, *stereotactic body radiation therapy*) o la radioterapia de intensidad modulada (IMRT; del inglés, *intensity modulated radiation therapy*)—, que puede ser complementada con radioterapia intraoperatoria para la esterilización de los márgenes quirúrgicos. Incluso en pacientes con enfermedad local avanzada, la cirugía de rescate, cuando es posible, ha demostrado aumentar la supervivencia significativamente respecto a los pacientes no intervenidos.

 La quimiorradioterapia neoadyuvante es un abordaje válido en cualquier estadio de la enfermedad localizada.

Evaluación de la respuesta al tratamiento neoadyuvante

Tal y como se ha descrito, el tratamiento de la enfermedad localizada avanzada *borderline* y los tumores localmente avanzados se engloba en un tratamiento multimodal secuencial.

Generalmente, tras el inicio de la neoadyuvancia, se realiza una evaluación con TAC + Ca 19.9 cada dos meses, con el objetivo de guiar el tratamiento en función de la respuesta tumoral. A los cuatro meses, se realiza un nuevo control, en el que se decide si el paciente es candidato a cirugía. Cabe recordar que, en el caso de los *borderline*, el objetivo es una cirugía de rescate, salvo progresión sistémica o contraindicación por factores anatómicos/funcionales. En los tumores localmente avanzados, se debe plantear el rescate quirúrgico en caso de respuesta o en caso de ausencia de progresión solo y cuando sea técnicamente posible.

Las pruebas de imagen como la TAC o la resonancia magnética nuclear no han demostrado una adecuada precisión a la hora de evaluar la respuesta al tratamiento neoadyuvante, siendo únicamente válidas para descartar la progresión tumoral. La PET-TAC parece haber demostrado una mejor predicción de la respuesta patológica cuando se compara la captación de la PET-TAC inicial respecto a la de la PET-TAC del final del tratamiento. En general, se propone una combinación de las pruebas de imagen con la respuesta biológica y el estado funcional del paciente.

Así, la NCCN recomienda que los pacientes con adenocarcinoma de páncreas localmente avanzado sean valorados para cirugía siempre y cuando:

- Presenten un adecuado estado general (PS = 0-1).
- Disminución del Ca 19.9 más del 50%.
- Ausencia de progresión en la TAC, idealmente, evidencia de respuesta, y posibilidad de resección R0 respecto a la anatomía vascular.

 No existe una técnica de imagen de referencia para evaluar la respuesta del cáncer de páncreas al tratamiento neoadyuvante.

CIRUGÍA DEL ADENOCARCINOMA DE PÁNCREAS

Anatomía quirúrgica del páncreas

Sistema arterial

El páncreas tiene una irrigación arterial muy rica, formada por arcadas vasculares que dependen de la AMS y del TC.

La cabeza pancreática está irrigada por la arcada formada por la arteria pancreatoduodenal superior (APDS), dependiente de la arteria gastroduodenal, y la arteria pancreatoduodenal inferior (APDI), que procede de un tronco común que da la primera arteria yeyunal desde la AMS. En la DPC, las ramas pancreatoduodenales de la AMS deben de ser identificadas y ligadas. En algunas ocasiones, la APDI depende de una arteria hepática derecha reemplazada, cuando esto sucede, la arteria hepática reemplazada debe ser identificada y preservada, pero la APDI deberá ligarse. La disección de la APDI en los primeros pasos de la DPC evita la congestión del parénquima pancreático y puede prevenir la pérdida de sangre durante la cirugía.

Aunque las variaciones son frecuentes, generalmente, el cuerpo y la cola pancreáticos están irrigados por ramas de la arteria esplénica, principalmente, a través de la arteria dorsal pancreática, que viaja por la cara dorsal del páncreas, y de la arteria mayor pancreática, que forman sendas arcadas vasculares con ramas procedentes de la arteria gastroduodenal y de la APDI.

Sistema venoso

El sistema venoso del páncreas, principalmente, desemboca en VP y la vena esplénica. El drenaje de la cabeza pancreática depende, fundamentalmente, de la arcada entre las venas pancreatoduodenales superior e inferior (VPDS y VPDI). El drenaje del cuerpo-cola depende de pequeñas ramas venosas, que drenan directamente en la vena esplénica.

La anatomía venosa del páncreas es compleja, debido a la confluencia de las principales venas abdominales a dicho nivel, y debe ser correctamente evaluada preoperatoriamente, dada la alta prevalencia de afectación portal del adenocarcinoma de páncreas. La vena cólica derecha superior, la vena gastroepiploica derecha y la vena pancreatoduodenal anterosuperior forman el tronco común de Henle, que drena en la VMS. La primera vena yeyunal emerge de la cara posterior de la VMS y transcurre posterior a la AMS. Según la NCCN, los tumores con afectación de esta rama venosa son considerados como irresecables por la imposibilidad de resección y reconstrucción de esta vena.

 Es importante localizar y preservar la VMI y la vena gástrica izquierda cuando se lleva a cabo una DPC con resección de la VP sin reconstrucción de la vena esplénica, para garantizar el drenaje del páncreas remanente y del bazo.

Drenaje linfático y linfadenectomía

El estadio ganglionar en el adenocarcinoma de páncreas resecable es un importante factor pronóstico, relacionado directamente con la supervivencia. En el cáncer de páncreas, no existe una clara definición de la extensión óptima de la linfadenectomía.

Según la Sociedad Japonesa del Páncreas y el ISGPS, la linfadenectomía estándar para tumores de la cabeza pancreática implica la resección de los ganglios peripancreáticos y regionales, que incluyen los territorios del pedículo hepático (12), los ganglios retroperitoneales que rodean la AMS (14), los ganglios pancreatoduodenales anteriores (17) y posteriores (13) y de la arteria hepática común (8), ya que su disección favorece la exposición de la arteria gastroduodenal. Para tumores de cuerpo y cola, se incluye la linfadenectomía del hilio esplénico (10), de la arteria esplénica (11) y los ganglios del borde inferior del cuerpo pancreático (18). La linfadenectomía extendida al territorio aortocava no se recomienda de forma estándar, pues los estudios publicados no han demostrado su beneficio en el pronóstico (**Figs. 29-3** y **29-4**; **Tabla 29-4**).

No existe consenso sobre el número de ganglios necesarios para una estadificación adecuada. Diferentes grupos han recomendado un intervalo entre 7 y 11 ganglios.

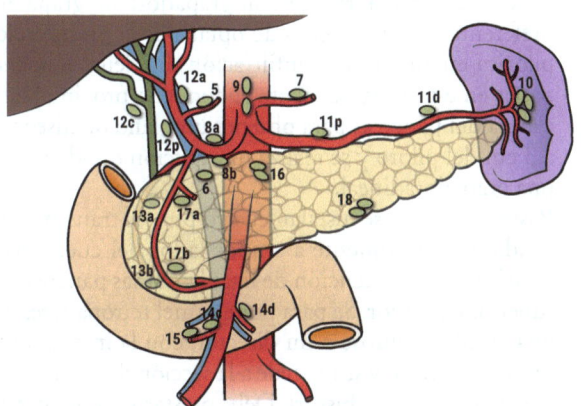

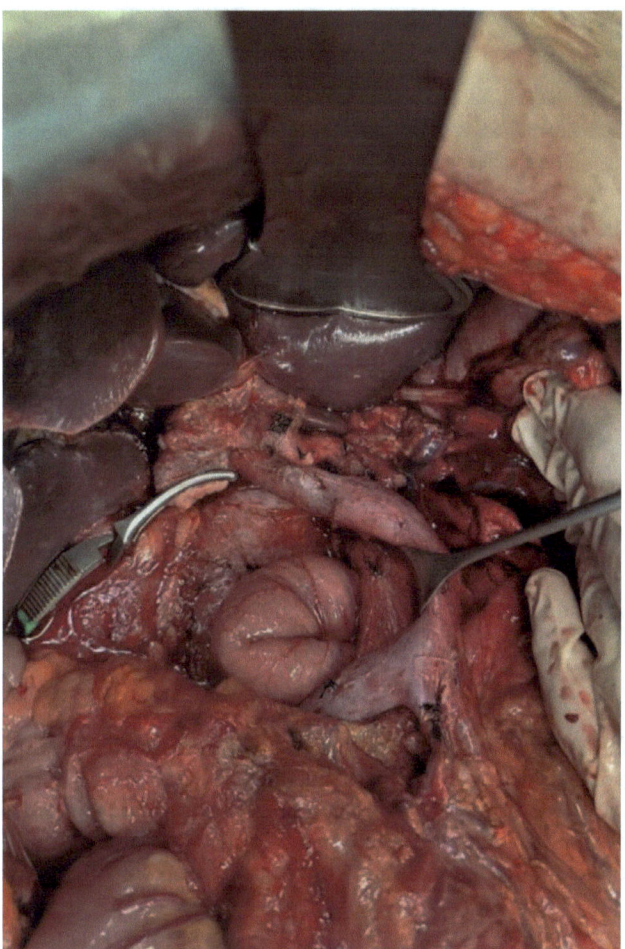

Figura 29-4. Lecho quirúrgico tras una pancreatectomía total y linfadenectomía peripancreática (5, 6, 13, 14 y 18) y regional (8, 9, 14, 15, 10 y 11).

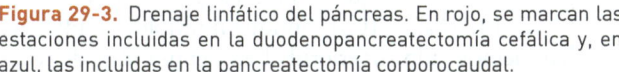

5. Ganglios pilóricos superiores
6. Ganglios pilóricos inferiores
7. Ganglios de la arteria gástrica izquierda
8a. Ganglios del grupo anterior de la arteria hepática común
8b. Ganglios del grupo posterior de la arteria hepática común
9. Ganglios del tronco celíaco
10. Ganglios del hilo esplénico
11p. Ganglios de la arteria esplénica proximal
11d. Ganglios de la arteria esplénica distal
12a. Ganglios de la arteria hepática propia
12p. Ganglios dela vena porta
12c. Ganglios de la vía biliar
12c. Ganglios de la arteria cística
13a. Ganglios pancreatoduodenales posteriores superiores
13b. Ganglios pancreatoduodenales posteriores inferiores
14p. Ganglios de la arteria mesentérica superior proximal
14d. Ganglios de la arteria mesentérica superior distal
15. Ganglios de la arteria cólica media
16. Ganglios paraaórticos
17a. Ganglios pancreatoduodenales superiores anteriores
17b. Ganglios pancreatoduodenales inferiores anteriores
18. Ganglios del borde inferior del cuerpo pancreático

Figura 29-3. Drenaje linfático del páncreas. En rojo, se marcan las estaciones incluidas en la duodenopancreatectomía cefálica y, en azul, las incluidas en la pancreatectomía corporocaudal.

Mesopáncreas

La región llamada mesopáncreas es el tejido localizado entre la cabeza del páncreas y los vasos mesentéricos superiores y el TC, formado por tejido conjuntivo, tejido linfograso y plexos nerviosos en la fascia de fusión del ligamento de Treitz. Los límites del mesopáncreas son, lateralmente, el proceso uncinado y la cabeza pancreática; medialmente, la AMS y la VMS; cranealmente, el TC; caudalmente, la raíz del mesenterio; y, posteriormente, la vena renal izquierda. Sin embargo, como esta estructura no tiene unos límites anatómicos definidos, no está universalmente aceptado. Por ejemplo, la Sociedad Japonesa del Páncreas lo denomina *plexo de la cabeza pancreática*.

La resección completa del mesopáncreas favorece la obtención de un margen de resección completo durante la DPC, por lo que la resección completa del tumor junto al mesopáncreas podría disminuir la tasa de recidiva local. El estado de los márgenes R0 es fundamental en el pronóstico de esta cirugía y está directamente asociado a la supervivencia. Sin embargo, incluso los pacientes con cirugías R0 presentan recidivas retropancreáticas, y es sabido que la mayor tasa de R1 suele encontrarse en el margen retroperitoneal, es decir, en el mesopáncreas.

Tabla 29-4. La sociedad Japonesa del Páncreas divide los ganglios implicados en la linfadenectomía del cáncer de páncreas en tres grupos en función de su localización: peripancreáticos, regionales y distantes

Grupo ganglionar	Localización
• 13 y 17 • 5 • 6 • 12 • 18	Peripancreáticos: • Pancreatoduodenales • Pilóricos superiores • Pilóricos inferiores • Pedículo hepático • Borde pancreático inferior
• 8 • 14 • 10 • 11	Regionales: • Arteria hepática común • Arteria mesentérica superior • Hilio esplénico • Arteria esplénica
• 16	Distantes: • Paraaórticos

Técnicas quirúrgicas en el adenocarcinoma de páncreas

Duodenopancreatectomía con o sin preservación pilórica

La descripción pretende exponer los gestos habituales de este procedimiento, si bien, hay que tener en cuenta que puede haber modificaciones por cuestiones de seguridad, anatómicas o por tamaño tumoral. La técnica de Whipple consta de dos etapas, la etapa de exéresis y la etapa de reconstrucción:

- Etapa de exéresis: según la preferencia del cirujano, la incisión puede ser en la línea media o subcostal derecha ampliada. Una vez colocado el separador, se explora la totalidad de la cavidad abdominal para descartar enfermedad metastásica y se toma muestra de líquido ascítico si hubiere para el estudio citológico. Debe evaluarse la cavidad peritoneal y, especialmente, el hígado, el TC, la raíz del mesocolon transverso y el intestino delgado. A partir de este punto, deben realizarse las maniobras quirúrgicas necesarias para evaluar la resecabilidad del tumor:
  - Se inicia una maniobra de Kocher amplia del duodeno hasta pasar la arteria aorta, lo que permite elevar la cabeza pancreática ventralmente y valorar la relación con la AMS con la palpación.
  - Apertura del ligamento gastrocólico para entrar en la transcavidad de los epiplones y visualizar la totalidad del páncreas. Esta maniobra puede realizarse con una disección del epiplón mayor del colon transverso o, simplemente, entrando a la transcavidad con sección directa del epiplón. Siguiendo la vena cólica media y la vena gastroepiploica derecha, se podrá identificar la VMS a nivel del cuello pancreático y cruzando ventralmente hacia la tercera porción duodenal.
  - La VMS se diseca cuidadosamente del cuello pancreático y se inicia un túnel por detrás de este y por delante de la vena. Una lesión de la vena en esta fase puede ser de difícil reparación.
  - Se continúa la evaluación realizando la colecistectomía, que facilitará la identificación y disección del conducto

biliar, que se rodeará con una cintilla tractora (*vessel loop*). Se secciona el ligamento hepatoduodenal, pasando a identificar la arteria hepática propia y la gastroduodenal. Debe tenerse en cuenta la posibilidad de una arteria hepática derecha aberrante tributaria de la AMS, que, generalmente, discurre posterior y lateral al conducto hepático. Apartando lateralmente el conducto biliar, se encontrará la VP por debajo y se entrará en el plano de clivaje entre el cuello pancreático y la vena hasta completar el túnel realizado previamente. Llegados a este punto, se debe concluir que el tumor es resecable, por lo que se procede a la sección del colédoco por encima de la inserción del conducto cístico y dejando un *bulldog* a nivel proximal para evitar la emisión de bilis durante toda esta fase.

- Se continúa con la ligadura de la arteria gastroduodenal, aunque previamente se habrá probado con un clampaje de esta el correcto flujo hepático (en caso contrario, significaría que la arteria hepática común podría estar comprometida).
- Se procede a la ligadura de los vasos gastroepiploicos derechos y se determina el nivel de sección del estómago, siendo recomendable un máximo del 20-30 %. La antrectomía se realiza con grapadora de grapa alta preferentemente. En caso de optar por la preservación pilórica en ausencia de infiltración duodenal o adenopatías en esta zona, se separa el duodeno proximal de la cabeza del páncreas para obtener un plano de disección a 3 cm del píloro y se realiza una sección duodenal con una grapadora lineal.
- Posteriormente, se instalan cuatro puntos transfixiantes caudal y cranealmente a ambos lados del cuello pancreático, con la intención de ligar las ramas pancreáticas superior e inferior. Se pasa por el túnel retropancreático una cintilla, Penrose o un disector, con la intención de proteger la vena, y se procede a la sección del cuello pancreático con electrobisturí. Debe prestarse atención para la identificación del conducto de Wirsung, ya que será importante en la fase de reconstrucción.
- A continuación, se hace una sección del yeyuno proximal con grapadora lineal a 15 cm del ángulo de Treitz, y se diseca su mesenterio hasta poder pasar dicho muñón hacia la derecha por detrás de los vasos mesentéricos.
- Se inicia la separación de la cabeza y el proceso uncinado del páncreas de la VP y la VMS, debiendo ligar diversas ramas venosas directas, pudiendo elevar la vena con un separador palpebral para continuar la disección del tejido linfograso por el plano perivascular de la AMS hasta completar la resección del espécimen. En este momento, debe enviarse al laboratorio de anatomía patológica para el estudio intraoperatorio del margen pancreático.
- La linfadenectomía estándar para la pancreatoduodenectomía comprende las estaciones de ganglios linfáticos 5, 6, 8a, 12b1, 12b2, 12c, 13a, 13b, 14a, 14b, 17a y 17b. Algunos grupos (principalmente, en Japón) realizan de manera rutinaria una disección extensa de ganglios linfáticos, que incluye los ganglios linfáticos 8, 9, 12, 14, 16a2 y 16b1, aunque múltiples estudios no han demostrado superioridad en tiempo libre de recu-

rrencia y supervivencia y, en cambio, sí más morbilidad (**Fig. 29-5**).

- Etapa de reconstrucción: existen varias formas de realizar esta fase en la literatura médica, por lo que, a continuación, se describe la más extendida y la preferida por los autores, dado que la reconstrucción en asa en «Y» de Roux se asocia a menor reflujo alcalino (**Fig. 29-6**):
  - Se pasa el asa yeyunal proximal transmesocólica a la derecha de los vasos cólicos medios para iniciar la anastomosis terminolateral pancreaticoyeyunal. Debe separarse la cara posterior del remanente pancreático, al menos, 2 cm de la vena esplénica para iniciar una línea de puntos sueltos de tipo colchonero de la cara posterior pancreática al yeyuno, incluyendo la capa seromuscular de este. A continuación, se practica deserosamiento de la longitud de la transección pancreática y una pequeña enterotomía del tamaño del conducto de Wirsung y, según el diámetro de este o la preferencia del cirujano, se realiza una sutura continua o puntos sueltos de un hilo monofilamento reabsorbible de 5/0 en su cara posterior. Antes de proseguir con la cara anterior, se coloca una sonda nasogástrica pediátrica de 5 French para garantizar el paso adecuado, y se completa la cara anterior. Es aconsejable usar uno de los puntos para fijar dicha sonda. Se termina la anastomosis con una línea anterior de puntos de colchonero, consiguiendo una pseudoinvaginación del muñón pancreático.
  - A unos 15 cm distalmente, se plantea la anastomosis terminolateral hepaticoyeyunal, que, una vez más, dependerá del diámetro del colédoco y del cirujano a la hora de elegir una sutura continua con un hilo monofilamento reabsorbible o bien puntos sueltos. En caso de que el paciente sea portador de un drenaje transparietohepático colocado en el preoperatorio, se dejará pasada la anastomosis como tutor y posible control radiológico en el posoperatorio.
  - Para la reconstrucción gástrica en el caso de haber realizado la preservación pilórica, se hará una anastomosis duodenoyeyunal terminolateral sobre la misma asa yeyunal a un mínimo de 15 cm de la hepaticoyeyunal. En la reconstrucción clásica, se realizará una anastomosis gastroyeyunal terminolateral transmesocólica a la izquierda de los vasos cólicos medios sobre un asa en «Y» de Roux. Para finalizar, se termina con la anastomosis yeyunoyeyunal como pata de la «Y», se ajustarán los ojales practicados en el mesocolon para evitar hernias internas y se dejará un drenaje en el hiato de Winslow.

Abordaje *artery first* en la duodenopancreatectomía

El objetivo de esta modificación de la DPC es evaluar la posible afectación de la AMS por el tumor al principio de la cirugía para finalizar en este punto la cirugía, o plantear una reconstrucción arterial. Lo primero es realizar una exposición de la arteria mediante un abordaje izquierdo, incidiendo en el ligamento de Treitz; posteriormente, se procederá a la realización de una amplia maniobra de Kocher. Este abordaje

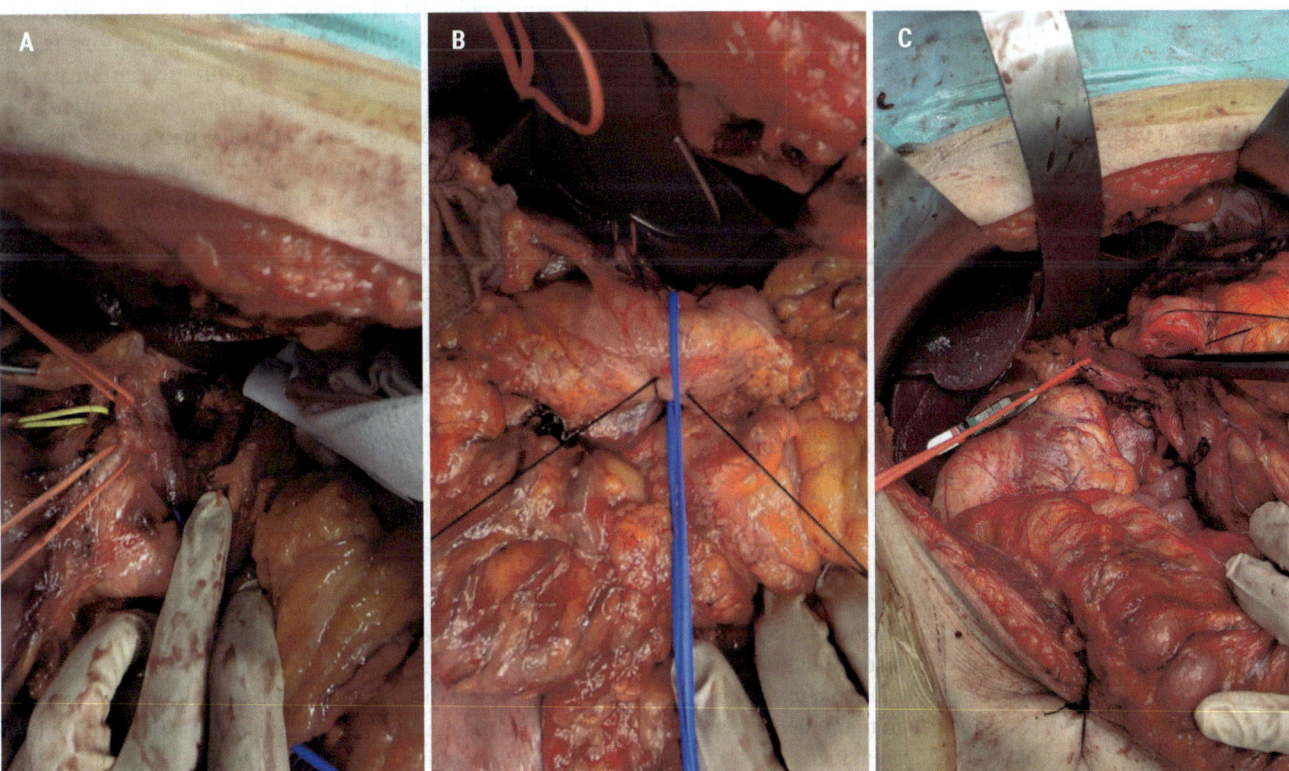

Figura 29-5. A) Disección y linfadenectomía del hilio hepático y la arteria hepática común. Colédoco: *vessel loop* (cintilla tractora) amarilla; arteria gastroduodenal: *vessel loop* roja inferior; arteria hepática propia: *vessel loop* roja superior. **B)** Disección del túnel retropancreático, traccionando del páncreas con un *vessel loop*. Puntos transfixiantes en los márgenes de resección de localización craneal y caudal para el control de la hemostasia. **C)** Páncreas seccionado. Disección del eje mesentérico-porta con linfadenectomía peripancreática y del territorio 12 y 14.

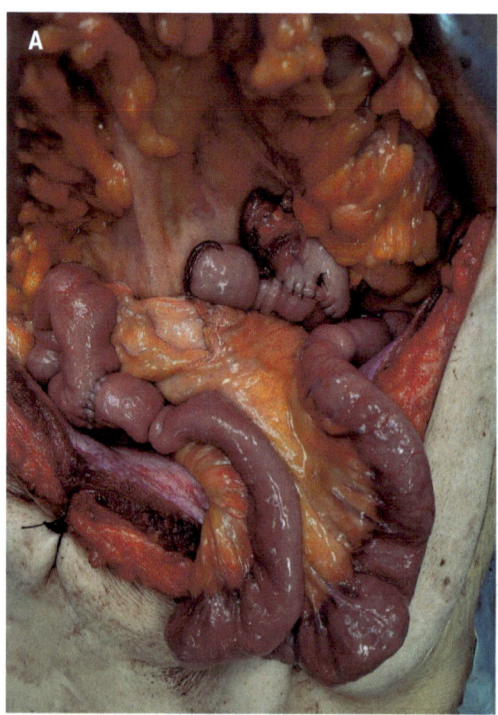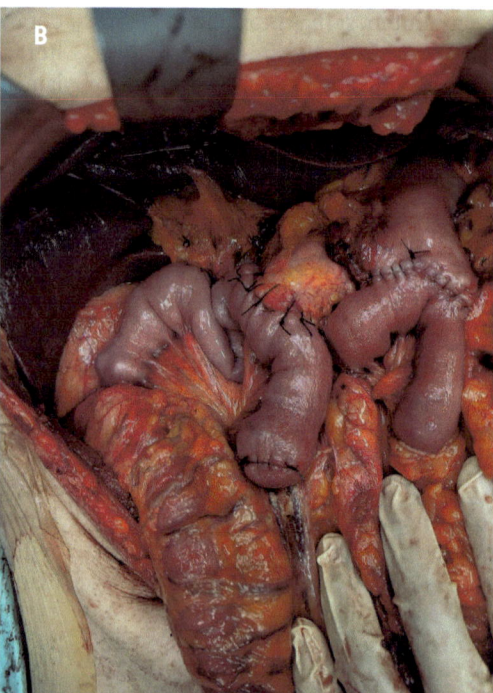

Figura 29-6. A) Anastomosis pancreatoyeyunal ductomucosa terminolateral y anastomosis bilioentérica terminolateral sobre el asa biliar y anastomosis gastroyeyunal terminolateral sobre el asa alimentaria, ambas transmesocólicas. **B)** Anastomosis yeyunoyeyunal laterolateral como pata de la «Y» y anastomosis gastroyeyunal en el espacio inframesocólico.

favorece el control de la disección arterial, disminuyendo el riesgo de sangrado y aumentando la tasa de R0, al optimizar la disección en el margen derecho de la arteria. Es de especial relevancia cuando el tumor tiene contacto con la AMS, evaluado preoperatoriamente, o cuando se prevea una reconstrucción de esta.

Pancreatectomía distal

Se habla de pancreatectomía distal cuando se realiza la sección pancreática a nivel de los vasos mesentéricos o a su izquierda. En casos de neoplasias en el cuello pancreático, puede realizarse esta sección a la derecha de dichos vasos, pero, en cualquier caso, la pancreatectomía distal hace referencia a preservar la vía biliar y el duodeno intactos. La cirugía del adenocarcinoma obligará a resecar en bloque el páncreas junto con los vasos esplénicos, con la intención de incluir los ganglios linfáticos de la zona, por lo que, en general, se acompañará de la esplenectomía. El tipo de incisión dependerá de la preferencia del cirujano, la anatomía del paciente y el tamaño tumoral, siendo una muy buena opción la incisión subcostal izquierda ampliada:

- Se inicia con la apertura de la transcavidad de los epiplones a nivel del colon transverso hasta movilizar el ángulo esplénico del colon y liberar el epiplón mayor completamente, pudiendo retraer el estómago cranealmente. La ligadura de los vasos cortos gastroesplénicos se hará en la gran mayoría de los casos, ya que se va a asociar la esplenectomía. En caso de conservar el bazo, estos deben mantenerse, debido a que serán la única vascularización remanente.
- Una vez localizada la lesión, se debe identificar la arteria esplénica y demás tributarias del TC, asegurando que no se encuentran infiltradas y, a su vez, pasando un *vessel loop* identificativo.

- Se continúa con la disección peritoneal tanto de la cara superior como inferior del cuerpo-cola pancreáticos de medial a lateral.
- La vena cólica media sirve de referencia para identificar la vena mesentérica superior y disecar su cara anterior a nivel del cuello pancreático. En este punto, se puede optar por la transección del páncreas para iniciar su movilización. Actualmente, se suele usar una endograpadora mecánica, aunque, en aquellos casos que presentan parénquimas firmes, duros o engrosados, es recomendable realizar la sección con electrobisturí, habiendo colocado previamente cuatro puntos transfixiantes a ambos lados. En ese caso, se debe dar un punto en «X» en el conducto de Wirsung y puntos de colchonero en el resto de la línea de resección.
- Se continúa liberando el páncreas de la vena esplénica lo suficiente como para poder ligarla y seccionarla próxima a su entrada en la VMS. Es recomendable ligar primero la arteria esplénica cercana al origen para dejar el bazo exangüe, con la doble intención de ahorrar sangre y facilitar su disección posterior. Puede continuarse la disección con la maniobra de Gómez y Gómez, que liberará el bazo de sus ligamentos peritoneales, y proseguir de lateral a medial hasta la extirpación de la pieza quirúrgica.

En raras ocasiones, en tumores de la cola pancreática, puede verse comprometida la glándula suprarrenal izquierda, por lo que se incluiría en la pieza quirúrgica. Actualmente, con las técnicas de imagen disponibles, esta condición es conocida en el preoperatorio, por lo que se planificará adecuadamente. Otra cuestión discutible es la conservación del bazo sacrificando los vasos esplénicos (técnica de Warshaw) para mantener su función inmunitaria, dado el riesgo de infarto y abscesificación esplénicos. En la experiencia de los autores, este es un gesto factible, aunque debe evaluarse adecuadamente la coloración del bazo al finalizar la cirugía y, ante la duda de viabilidad, completar la esplenectomía.

Esplenopancreatectomía radical modular anterógrada

En 2003, Strasberg describe la RAMPS con el objetivo de conseguir una máxima radicalidad oncológica en el tratamiento del carcinoma de cuerpo y cola pancreáticos, tanto por los planos de disección elegidos para obtener márgenes negativos (espacio pararrenal anterior), como por la linfadenectomía asociada, maximizando el margen de resección circunferencial que se obtiene en el espécimen quirúrgico.

Se trata de realizar una disección de derecha a izquierda una vez seccionado el cuello pancreático, procediendo a la ligadura de la arteria y vena esplénica en su base, facilitando la linfadenectomía, y siguiendo el plano de la fascia de Gerota y suprarrenal de manera circunferencial.

La linfadenectomía estándar en la DPC comprende las estaciones de ganglios linfáticos 5, 6, 8a, 12b1, 12b2, 12c, 13a, 13b, 14a, 14b, 17a y 17b; en la pancreatectomía distal, además, deben añadirse las estaciones 10, 11 y 18. Una linfadenectomía más extendida no ha demostrado mejorar el pronóstico, pero sí aumentar el número de complicaciones.

Resecciones vasculares

La resección vascular y la reconstrucción en el momento de la DP son controvertidas, debido a la complejidad adicional del procedimiento quirúrgico y la mala calidad de los datos publicados que examinan si la resección vascular representa un factor de mal pronóstico para la supervivencia. Dada la dificultad de evaluar la afectación vascular en el preoperatorio, se sugiere tomar decisiones sobre la resección vascular en el momento de la cirugía después de que se haya dividido el cuello del páncreas. Aunque esta es un área controvertida, se considera que la pancreaticoduodenectomía con resección y reconstrucción de la VP o la VMS debe considerarse un abordaje estándar para los adenocarcinomas de páncreas que las involucran, siempre que los flujos de entrada sean adecuados, las venas de salida estén presentes, el tumor no involucre a la AMS ni a la arteria hepática y se pueda realizar una resección R0/R1.

Los datos disponibles sugieren que los pacientes con tumores que involucran la VP no parecen tener más probabilidades de tener ganglios linfáticos positivos o parámetros histológicos de mal pronóstico que aquellos sin afectación de la VP, lo que sugiere que la invasión de la vena depende de la ubicación del tumor y no debe considerarse como un indicador de biología tumoral agresiva.

No está claro si las tasas de mortalidad perioperatoria son diferentes: los datos de un solo centro que reflejan en gran medida pacientes altamente seleccionados tratados en instituciones de alto volumen informan tasas similares de morbilidad y mortalidad perioperatoria y duraciones de supervivencia comparables de pacientes que se someten a resección venosa

y reconstrucción que en aquellos que no lo hacen, siempre que la resección sea completa. Una revisión sistemática de 12 estudios de este tipo concluyó que la resección de VP/VMS combinada con pancreatectomía es un procedimiento seguro y factible, que aumenta el número de pacientes que se someten a una resección curativa y, por lo tanto, brinda importantes beneficios de supervivencia a grupos seleccionados de pacientes.

Por el contrario, no se recomienda la resección y reconstrucción arterial. Estas resecciones (principalmente, las arterias mesentérica superior y hepática) se realizan con poca frecuencia y notablemente cuando se realiza una resección y reconstrucción venosa.

La DPC con resección y reconstrucción de la VP o la VMS debe considerarse un abordaje estándar para los adenocarcinomas de páncreas con afectación venosa (*borderline*).

Procedimiento de Appleby

En el año 1953, Appleby describió la resección del TC en bloque junto a una pancreatectomía distal y gastrectomía total en el contexto del tratamiento quirúrgico del cáncer gástrico localmente avanzado, contando que el aporte sanguíneo de la arteria hepática propia se mantiene a través de la arteria gastroduodenal, alimentada por la AMS, a través de las arcadas pancreaticoduodenales. Desde entonces, muchos estudios con un bajo número de pacientes han mostrado la factibilidad de esta cirugía, aunque es una técnica no ampliamente aceptada, en donde sus detractores discuten su bajo impacto en el pronóstico de estos pacientes, lo que no justificaría la posible morbimortalidad asociada.

La morbilidad es alta, similar a otros tipos de intervenciones pancreáticas, con un 48 % de morbilidad en la serie de Hirano con 23 pacientes, siendo la fístula pancreática y la isquemia gástrica las complicaciones más frecuentes. Bonnet destaca tres tipos de complicaciones inmediatas: la necrosis hepática o vesicular, la isquemia y la hemorragia gástrica y la fístula pancreática. Esta última es una complicación inherente a la pancreatectomía distal y no implica ninguna relación específica con la operación de Appleby. La mortalidad operatoria publicada es muy variable, oscilando entre el 0 y el 50 %, dependiendo de la experiencia y el centro en que se realice la cirugía.

La reparación arterial parece ser, generalmente, prescindible, debido a que, en la mayoría, existiría permeabilidad entre la AMS y la arteria hepática propia por medio de la arcada pancreaticoduodenal y la gastroduodenal.

El estómago puede ser preservado en un alto porcentaje de los pacientes, aunque algunos pueden no tolerar la resección del TC o sección de la arteria gástrica izquierda. Para la preservación gástrica, es primordial la conservación de los vasos gastroepiploicos derechos, ya que representan el principal aporte sanguíneo gástrico, en conjunto con los vasos diafragmáticos, que irrigarían el fondo y zona de la unión gastroesofágica. La sección de la arteria gástrica izquierda se debe realizar proximal a su bifurcación, con el propósito de mantener la arcada de la curvatura menor gástrica indemne.

> La embolización del TC y de la arteria hepática común puede favorecer la dilatación de las arcadas pancreaticoduodenales entre la arteria gastroduodenal y la AMS y, además de disminuir el riesgo de isquemia hepática, algunos autores señalan que contribuye a reducir la incidencia de isquemia gástrica.

Cirugía mínimamente invasiva en adenocarcinoma de páncreas. Abordaje laparoscópico y robótico

El abordaje mínimamente invasivo de la patología pancreática ha crecido en popularidad entre los cirujanos tras el aumento de publicaciones mostrando sus beneficios sobre el abordaje clásico. Las ventajas conocidas de la MIS son la disminución del dolor posoperatorio y del íleo, la conservación de la función inmunitaria, la menor tasa de complicaciones, la menor estancia hospitalaria y la mayor rapidez en volver a la actividad normal. Aun así, su adopción es lenta, debido a la complejidad de la cirugía, así como su lenta curva de aprendizaje. Los cirujanos deberán estar formados en cirugía laparoscópica avanzada, a la vez que en cirugía pancreática abierta, dominar las técnicas de sutura intracorpóreas, el uso de endograpadoras y de la ecografía laparoscópica y, por supuesto, ser capaces de controlar la hemorragia intraoperatoria.

La primera DPC laparoscópica fue descrita en 1994 por Gagner y Pomp; y la primera robótica, por Giulianotti en 2003, pero su uso sigue siendo controvertido, a pesar de que, en la última década, ha demostrado ser segura y reproducible (v. **Tabla 29-1**). Puede mejorar los resultados minimizando la agresión en la exposición y el manejo de los tejidos.

Los factores importantes para la selección de los pacientes candidatos son el tamaño de la lesión, la localización en el páncreas y la afectación de estructuras adyacentes.

Recientemente, los dispositivos quirúrgicos asistidos por ordenador son capaces de superar las desventajas de la laparoscopia (limitación de movimientos, sutura menos precisa, movimientos contraintuitivos, posición del cirujano incomoda, etcétera).

> Actualmente, la MIS de páncreas se considera técnica y oncológicamente segura tanto en la DPC como en la pancreatectomía distal, habiendo demostrado menor tasa de complicaciones —infección de herida, necesidad de trasfusión— y una menor estancia hospitalaria que la cirugía abierta, siempre y cuando se realice por cirujanos experimentados que hayan superado la importante curva de aprendizaje de estos procedimientos.

En la técnica quirúrgica robótica, el paciente se coloca en posición de litotomía baja con leve lateral izquierdo. El sistema robótico se posiciona en la cabeza del paciente, y el cirujano asistente, entre las piernas del paciente. El procedimiento se inicia con una laparoscopia exploradora y se colocan el resto de los trocares hasta un total de cinco. La colocación de estos es muy importante para permitir la máxima exposición y evitar colisiones de los brazos robóticos. Se usan los cuatro brazos robóticos, siendo el cuarto para exposición y retracción. El quinto trocar será el del cirujano asistente como apoyo. El resto de los pasos son los ya descritos, aunque con las lógicas modificaciones debido al uso de instrumental de mínima invasión.

La disposición de la cirugía laparoscópica sería la misma, con una pequeña salvedad, que es que los trocares se colocan unos centímetros más adelantados, ya que el sistema robótico precisa una ligera mayor distancia a la zona que se va a tratar (**Fig. 29-7**).

En el caso de la DPC, la principal contribución del sistema robótico sería durante la disección del proceso uncinado, la linfadenectomía y en la fase reconstructiva, donde habrá multitud de anastomosis y suturas intracorpóreas. Debe destacarse que algunos autores realizan la fase de resección por vía laparoscópica y la reconstructiva con un dispositivo *hand assisted* (asistido por la mano) o una subcostal (**Fig. 29-8**).

En los últimos años, el número de publicaciones que hacen referencia a la pancreatectomía distal robótica ha sido 14 veces superior que las realizadas por laparoscopia, siendo un indicador del crecimiento en su aplicación. En una publicación que recoge la principal experiencia mundial, se observa una preservación esplénica del 58-97 %, mínima pérdida de sangre, baja incidencia de conversión y adecuados resultados oncológicos, si bien, no disminuye la incidencia de fístula pancreática, que se sitúa entre el 0 y el 45,7 %, sin diferencia entre sutura y endograpadora. Daouady *et al.* hallaron mejores resultados de la pancreatectomía distal con el robot que con laparoscopia, en relación con la positividad del margen del 0 frente al 36 % (nivel de significación estadística [p] < 0,05) y número de ganglios disecados de 19 (intervalo intercuartílico [IQR; del inglés, *interquartile range*]: 17-24) frente a 9 (intervalo intercuartílico: 7-11) en la DP robótica y la DP laparoscópica, respectivamente.

En un estudio de cirugía robótica del área hepatobiliar y pancreática, se comparó a 77 pacientes intervenidos por laparoscopia o abiertos como control con el ánimo

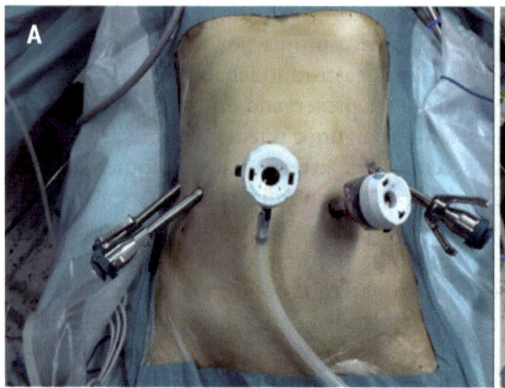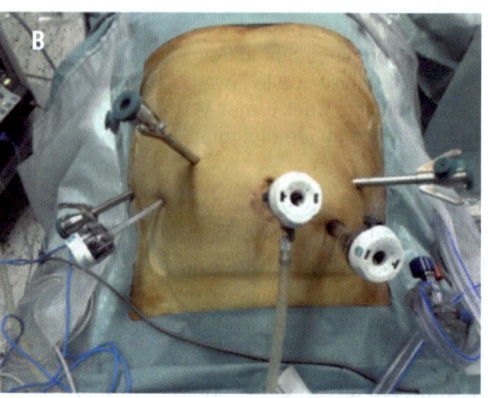

Figura 29-7. Disposición de los trocares en el abordaje robótico. **A)** duodenopancreatectomía cefálica. **B)** pancreatectomía corporocaudal.

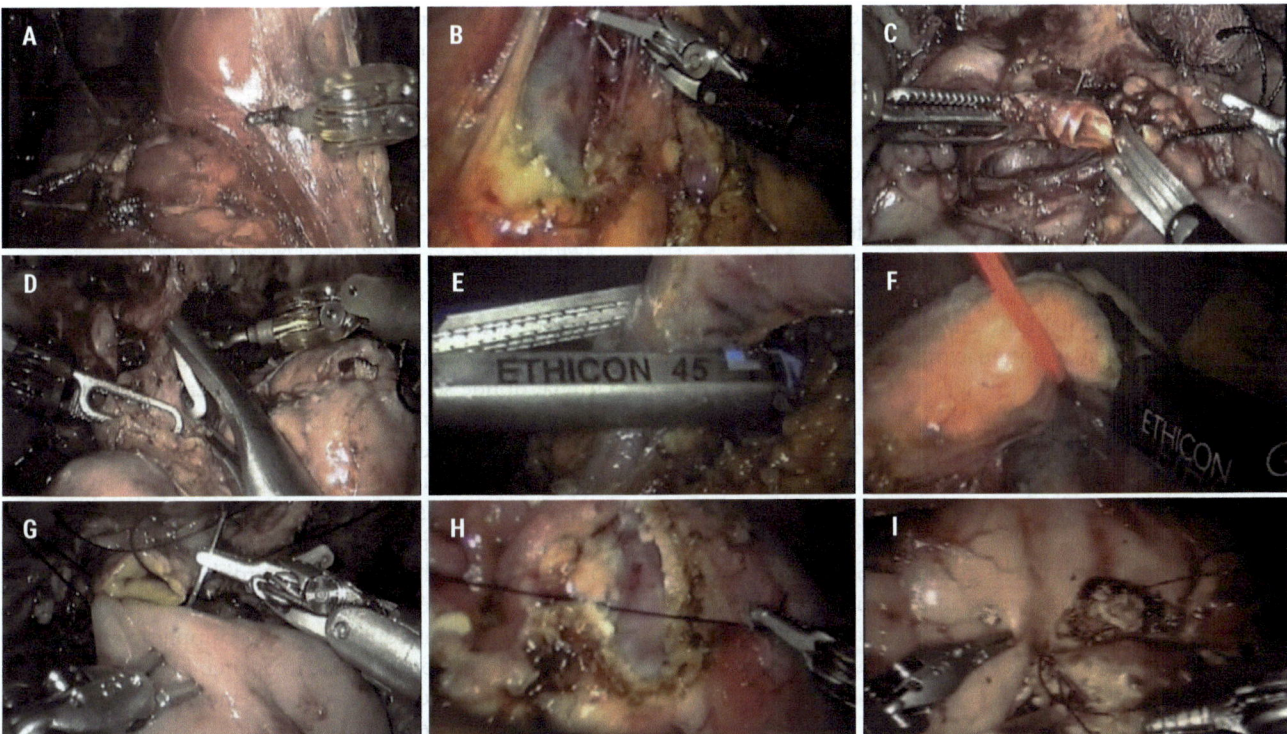

Figura 29-8. Ilustración fotográfica de distintos pasos de una duodenopancreatectomía cefálica con preservación del píloro mediante abordaje robótico. **A)** Maniobra de Kocher. **B)** Disección de la vena mesentérica superior.. **C)** Disección y sección de colédoco. **D)** Ligadura de la arteria gastroduodenal. **E)** Sección gástrica. **F)** Sección del cuello pancreático. **G)** Hepatoyeyunostomía. **H)** Duodenoyeyunostomía. **I)** Anastomosis gastropancreática.

de analizar posibles factores predictivos de conversión. Las principales causas fueron la incapacidad de mantener la seguridad del procedimiento por dificultades técnicas, la obesidad, el sangrado excesivo y el mal funcionamiento de los instrumentos.

Se debe considerar la tecnología robótica como la última innovación en cirugía desarrollada para cubrir el vacío entre el aumento progresivo de la demanda de MIS y el abordaje laparoscópico. Siendo esto así, el hecho es que precisa cirujanos expertos en cirugía pancreática y robótica compleja. Uno de los centros más expertos es la Universidad de Pittsburgh, y sitúa la curva de aprendizaje en 80 casos.

En la cirugía pancreática, la robótica pone claramente de manifiesto sus ventajas respecto a la laparoscopia, habiendo demostrado incluso cirugías oncológicas más precisas, con un mejor estado de los márgenes y resecciones ganglionares más completas.

MANEJO PERIOPERATORIO Y COMPLICACIONES DE LA CIRUGÍA PANCREÁTICA

Guías de Enhanced Recovery After Surgery (ERAS) en cirugía pancreática

Las guías ERAS se han desarrollado como una estrategia para el manejo perioperatorio, que, mediante un abordaje multimodal, tienen el objetivo de reducir el estrés asociado a la cirugía para favorecer una rápida y adecuada recuperación de la actividad normal de los pacientes. El abordaje ERAS ha sido validado en múltiples cirugías, dado que reduce la incidencia de complicaciones médicas posoperatorias, el tiempo

de estancia hospitalaria y los costes. Un metanálisis reciente confirmó el impacto positivo de las guías ERAS en la recuperación posoperatoria tras la DP.

Sin embargo, en la cirugía pancreática, la adherencia a estas recomendaciones es más complicada que en otras cirugías, dada la complejidad de las intervenciones y las graves complicaciones que pueden darse. Este protocolo ha favorecido la mejor rehabilitación de los enfermos, sin embargo, no ha demostrado paliar el impacto de las complicaciones graves tras la cirugía pancreática.

Preparación del paciente

Drenaje biliar preoperatorio

La mayoría de pacientes con cáncer de páncreas debutan con ictericia obstructiva. El uso del drenaje biliar preoperatorio (DBP) se popularizó a partir de la década de 1960, dada la creencia de que la hiperbilirrubinemia aumentaba el riesgo de complicaciones graves posquirúrgicas.

> **!** Actualmente, no se recomienda el uso rutinario de DBP en aquellos pacientes candidatos a cirugía sin repercusión orgánica secundaria a la hiperbilirrubinemia. Estudios recientes han demostrado que el drenaje biliar preoperatorio mediante *stents* o catéteres percutáneos se asocia a complicaciones importantes, que pueden comprometer la vida del paciente preoperatoriamente, como la colangitis o la pancreatitis, o retrasar o contraindicar la cirugía.

Además, se ha asociado a un aumento de infecciones perioperatorias, por lo que se recomienda la realización de cultivos biliares intraoperatorios y una antibioticoterapia dirigida preoperatoria y posoperatoria en pacientes portadores de DBP. Respecto al tipo de drenaje indicado, las guías ERAS recomiendan el uso de prótesis biliares plásticas o metálicas respecto al drenaje percutáneo, por la mayor comodidad de las prótesis respecto al drenaje interno-externo. No hay evidencia que demuestre que un tipo de drenaje es mejor que otro respecto a las complicaciones posoperatorias, sin embargo, se ha popularizado el uso de los *stents* metálicos autoexpandibles, por su mayor duración y por un menor riesgo de complicaciones infecciosas.

Las indicaciones del DBP en pacientes con ictericia obstructiva se resumen a continuación:

- Absolutas:
  - Tratamiento neoadyuvante.
  - Fracaso renal.
  - Colangitis con fracaso orgánico.
- Relativas:
  - Nivel de bilirrubina: las guías ERAS recomiendan drenaje en pacientes asintomáticos con una bilirrubina total mayor de 15 mg/dL. Sin embargo, la evidencia es débil respecto al valor en que es beneficiosa la colocación del drenaje.
  - Necesidad de retrasar la cirugía.
  - Malnutrición.
  - Fragilidad del paciente.

Tratamiento nutricional

La mayoría de los pacientes diagnosticados de cáncer de páncreas sufren una importante pérdida de peso antes de comenzar el tratamiento. Una pérdida de peso de más de un 5 % del peso basal del paciente aumenta considerablemente el riesgo de complicaciones posoperatorias. El ISGPS publicó una guía para el manejo nutricional en el cáncer de páncreas, que subraya la importancia de una evaluación nutricional preoperatoria y recomienda los suplementos nutricionales en aquellos pacientes que tienen riesgo de una malnutrición moderada/grave. Asimismo, las guías ERAS y las guías de la European Society for Clinical Nutrition and Metabolism (ESPEN) establecen una serie de recomendaciones nutricionales, que se resumen a continuación:

- En pacientes con malnutrición grave (un 15 % de pérdida de peso o un índice de masa corporal de 18,5 kg/m^2), se recomienda una intervención nutricional preoperatoria con nutrición artificial. La vía enteral (sonda nasogástrica o sonda nasoyeyunal) debe ser la vía de elección.
- Se recomienda una evaluación nutricional por un equipo de nutrición/endocrinología para evaluar la respuesta a las medidas nutricionales, el control de la diabetes y para valorar la necesidad de suplementos dietéticos.
- Se recomiendan suplementos nutricionales en aquellos pacientes con riesgo de malnutrición con el objetivo de restituir el estado nutricional basal del paciente previamente a la cirugía.
- Se recomienda el tratamiento suplementario con enzimas pancreáticas en todos los pacientes con diagnóstico de cáncer de páncreas.

- El papel de la inmunonutrición en el cáncer de páncreas es controvertido y no existe evidencia como para recomendarla de forma rutinaria. Algunos estudios señalan que podría aportar un beneficio en la reducción de complicaciones infecciosas —infección de herida— y en la disminución del tiempo de hospitalización.

Tratamiento de la insuficiencia pancreática exocrina

La insuficiencia pancreática exocrina (IPE) está presente en alrededor de un 44 % de pacientes con cáncer de páncreas antes de la intervención y en hasta un 74 % tras la cirugía, donde se suma el déficit de secreción a la pérdida de casi todo el control fisiológico de secreción pancreática. La IPE, generalmente, es infradiagnosticada por la falta de métodos diagnósticos precisos y accesibles, pero su repercusión orgánica y sus efectos en los resultados posoperatorios es muy importante. La IPE, habitualmente, se manifiesta como molestias abdominales y pérdida de peso, con o sin esteatorrea. Este déficit enzimático favorece la malnutrición, la deficiencia de micronutrientes, las complicaciones cardiovasculares, la osteopenia y la sarcopenia. El tratamiento con enzimas pancreáticas favorece la ganancia de peso, mejora la calidad de vida y el pronóstico de los pacientes con cáncer de páncreas.

> **!** Dada la dificultad en el diagnóstico certero de IPE y los beneficios del tratamiento enzimático, las guías del National Institute for Health and Care Excellence (NICE) recomiendan el tratamiento con enzimas pancreáticas de todos los pacientes diagnosticados de cáncer de páncreas.

Definición, clasificación y manejo de las complicaciones

Las resecciones pancreáticas —y, sobre todo, la cirugía oncológica del páncreas— son procedimientos complejos y técnicamente exigentes, que se han asociado históricamente a una importante morbimortalidad.

Actualmente, la mortalidad posoperatoria se estima en < 3 % en centros con importante volumen de cirugía oncológica mayor, sin embargo, la morbilidad posoperatoria sigue siendo elevada hoy en día, situándose en torno a un 30-50 %.

Además de las complicaciones infecciosas generales y de las complicaciones cardiopulmonares que pueden ocurrir tras toda cirugía abdominal mayor, existen tres complicaciones bien definidas que se asocian particularmente a la DP: el retraso del vaciamiento gástrico, la fístula pancreática y la hemorragia pospancreatectomía. En la **tabla 29-5**, se resume la definición y clasificación de estas complicaciones según el ISGPS.

> **!** La incidencia de las principales complicaciones tras la DPC es la siguiente:
> - Fístula pancreática posoperatoria (3-35 %).
> - Retraso del vaciamiento gástrico (19-57 %).
> - Hemorragia pospancreatectomía (1-8 %).

Tabla 29-5. Resumen de complicaciones tras cirugía pancreática

Complicación		Definición	Grado A	Grado B	Grado C
Retraso del vaciamiento gástrico		Incapacidad para tolerar la dieta basal al final de la primera semana posoperatoria, en ausencia de obstrucción mecánica	Se necesita SNG más allá de 4-7 DPO, o necesidad de recolocarla a partir del tercer DPO	Se necesita SNG más allá de 8-14 DPO, o necesidad de recolocarla a partir del séptimo DPO	Se necesita SNG más allá de 14 DPO, o necesidad de recolocarla a partir del 14° DPO
Fístula pancreática	Condición clínica	Diagnóstico: amilasa de drenaje tres veces mayor que la amilasa en sangre a partir del tercer DPO	Buena	Regular	Parece enfermo
	Requiere tratamiento específico		No	Sí-no	Sí
	ECO-TAC		Negativa	Negativa-positiva	Positiva
	Drenaje persistente >3 semanas		No	Habitualmente	Sí
	Reoperación		No	No	Sí
			No	No	Posible
	Muerte asociada a fístula pancreática		No	Sí	Sí
			No	No	No
			No	Sí-no	Sí-no
	Infección				
	Sepsis				
	Reingreso				
PPH Hemorragia pospancreatectomía	Momento y gravedad	Hemorragia intraluminal o extraluminal tras la resección pancreática	Temprana (≤24 h) y leve	Temprana y grave o tardía (>24 h) y leve	Tardía y grave
	Condición clínica		Buena	Generalmente buena	Grave, amenaza vital
	Manejo		Observación, hemograma, ECO ± TAC	Observación, hemograma, angioTC, requiere trasfusión, UCI, PEO diagnóstica y terapéutica, embolización, o relaparotomía para sangrado temprano	Angio-TAC, ± PEO o relaparotomía y UCI

Angio-TAC: angiografía por TAC; DPO: día posoperatorio; ECO: ecografía; PEO: panendoscopia oral; SNG: sonda nasogástrica; TAC: tomografía axial computarizada; UCI: unidad de cuidados intensivos.

PUNTOS CLAVE

- La cirugía R0 es el único tratamiento curativo en el cáncer de páncreas. Esta debe complementarse siempre con un tratamiento sistémico. La morbilidad de esta cirugía puede mejorar mediante una adecuada selección de los pacientes y su optimización perioperatoria.
- La definición de resecabilidad en el cáncer de páncreas se basa en la relación del tumor con las principales estructuras vasculares abdominales. La clasificación más extendida es la de la NCCN, que establece cuatro categorías: resecable, *borderline*, localmente avanzado y metastásico.
- Se entiende como enfermedad localizada los tumores resecables, *borderline* y localmente avanzados. En los tumores resecables, el abordaje estándar es la cirugía de entrada; en los *borderline*, un tratamiento neoadyuvante y cirugía de rescate con posible resección vascular; y, en los local-

mente avanzados, un tratamiento sistémico con baja probabilidad de un rescate quirúrgico <20 %.
- La irrigación arterial del páncreas depende, principalmente, de la arteria gastroduodenal y de la primera rama yeyunal de la AMS, que forman la arcada pancreatoduodenal, y por la arteria esplénica, que irriga la cola pancreática. El drenaje venoso desemboca en la VP, a través de arcadas pancreatoduodenales, y en la arteria esplénica, mediante ramas venosas directas.
- La DP es un procedimiento estandarizado, pero con diversas modificaciones tanto en la fase resectiva —*artery first*, preservación del píloro— como en la reconstructiva, sobre todo, respecto a la anastomosis pancreatoyeyunal. El abordaje más estandarizado es la anastomosis gastroyeyunal terminolateral transmesocólica a la izquierda de los vasos

(Continúa)

PUNTOS CLAVE *(cont.)*

cólicos medios sobre un asa en «Y» de Roux, una anastomosis terminolateral pancreaticoyeyunal ductomucosa y una anastomosis terminolateral hepaticoyeyunal.

- La pancreatectomía con resección y reconstrucción de la VP o la VMS debe considerarse un abordaje estándar para los adenocarcinomas de páncreas con afectación venosa, sin embargo, las resecciones arteriales no se recomiendan por su elevada morbilidad.

- La MIS de páncreas es considerada técnica y oncológicamente segura tanto en la DPC como en la pancreatectomía distal, habiendo demostrado menor tasa de complicaciones que la cirugía abierta, siempre y cuando se realice por cirujanos experimentados. En la cirugía pancreática,

la robótica pone claramente de manifiesto sus ventajas respecto a la laparoscopia, con mejores resultados respecto al estado de los márgenes y resecciones ganglionares más completas.

- El uso rutinario de drenaje biliar no está recomendado en pacientes candidatos a cirugía, porque se asocia a complicaciones sépticas importantes. La optimización nutricional, y el manejo de la diabetes y de la IPE son esenciales para la recuperación posquirúrgica.

- Las principales complicaciones de la cirugía pancreática son el retraso del vaciamiento gástrico, la fístula pancreática y la hemorragia. Estas se clasifican en distintos grados de gravedad, que determinarán su manejo.

BIBLIOGRAFÍA

Al-Hawary MM, Francis IR, Chari ST, Fishman EK, Hough DM, Lu DS, et al. Pancreatic ductal adenocarcinoma radiology reporting template: consensus statement of the Society of Abdominal Radiology and the American Pancreatic Association. Gastroenterology. 2014;146(1):291-304.e1.

Asbun HJ, Stauffer JA. Laparoscopic vs open pancreaticoduodenectomy: overall outcomes and severity of complications using the Accordion Severity Grading System. J Am Coll Surg. 2012;215(6):810-9.

Balaban EP, Mangu PB, Khorana AA, Shah MA, Mukherjee S, Crane CH, et al. Locally advanced, unresectable pancreatic cancer: American Society of Clinical Oncology clinical practice guideline. J Clin Oncol. 2016;34(22):2654-68.

Bockhorn M, Uzunoglu FG, Adham M, Imrie C, Milicevic M, Sandberg AA, et al.; International Study Group of Pancreatic Surgery. Borderline resectable pancreatic cancer: a consensus statement by the International Study Group of Pancreatic Surgery (ISGPS). Surgery. 2014;155(6): 977-88.

Callery MP, Chang KJ, Fishman EK, Talamonti MS, Traverso LW, Linehan DC. Pretreatment assessment of resectable and borderline resectable pancreatic cancer: expert consensus statement. Ann Surg Oncol. 2009;16(7):1727-33.

Croome KP, Farnell MB, Que FG, Reid-Lombardo KM, Truty MJ, Nagorney DM, et al. Total laparoscopic pancreaticoduodenectomy for pancreatic ductal adenocarcinoma: oncologic advantages over open approaches? Ann Surg. 2014;260(4):633-8; discussion 638-40.

Daouadi M, Zureikat AH, Zenati MS, Choudry H, Tsung A, Bartlett DL, et al. Robot-assisted minimally invasive distal pancreatectomy is superior to the laparoscopic technique. Ann Surg. 2013;257(1):128-32.

De Dosso S, Siebenhüner AR, Winder T, Meisel A, Fritsch R, Astaras C, et al. Treatment landscape of metastatic pancreatic cancer. Cancer Treat Rev. 2021;96:102180.

Doucas H, Sutton CD, Zimmerman A, Dennison AR, Berry DP. Assessment of pancreatic malignancy with laparoscopy and intraoperative ultrasound. Surg Endosc. 2007;21(7):1147-52.

Dusch N, Lietzmann A, Barthels F, Niedergethmann M, Rückert F, Wilhelm TJ. International Study Group Of Pancreatic Surgery definitions for postpancreatectomy complications: applicability at a high-volume center. Scand J Surg. 2017;106(3):216-23.

Evans DB, George B, Tsai S. Non-metastatic pancreatic cancer: resectable, borderline resectable, and locally advanced-definitions of increasing importance for the optimal delivery of multimodality therapy. Ann Surg Oncol. 2015;22(11):3409-13.

Gagner M, Pomp A. Laparoscopic pylorus-preserving pancreatoduodenectomy. Surg Endosc. 1994;8(5):408-10.

Gemenetzis G, Blair AB, Nagai M, Groot VP, Ding D, Javed AA, et al. Anatomic criteria determine resectability in locally advanced pancreatic cancer. Ann Surg Oncol. 2022;29(1):401-14.

Gemenetzis G, Groot VP, Blair AB, Laheru DA, Zheng L, Narang AK, et al. Survival in locally advanced pancreatic cancer after neoadjuvant therapy and surgical resection. Ann Surg. 2019;270(2):340-7.

Gianotti L, Besselink MG, Sandini M, Hackert T, Conlon K, Gerritsen A, et al. Nutritional support and therapy in pancreatic surgery: a position paper of the International Study Group on Pancreatic Surgery (ISGPS). Surgery. 2018;164(5):1035-48.

Gilbert JW, Wolpin B, Clancy T, Wang J, Mamon H, Shinagare AB, et al. Borderline resectable pancreatic cancer: conceptual evolution and current approach to image-based classification. Ann Oncol. 2017;28(9): 2067-76.

Giulianotti PC, Sbrana F, Bianco FM, Elli EF, Shah G, Addeo P, et al. Robot-assisted laparoscopic pancreatic surgery: single-surgeon experience. Surg Endosc. 2010;24(7):1646-57.

Griffin JF, Poruk KE, Wolfgang CL. Pancreatic cancer surgery: past, present, and future. Chin J Cancer Res. 2015;27(4):332-48.

Hackert T, Sachsenmaier M, Hinz U, Schneider L, Michalski CW, Springfeld C, et al. Locally advanced pancreatic cancer: neoadjuvant therapy with FOLFIRINOX results in resectability in 60% of the patients. Ann Surg. 2016;264(3):457-63.

Hanna EM, Rozario N, Rupp C, Sindram D, Iannitti DA, Martinie JB. Robotic hepatobiliary and pancreatic surgery: lessons learned and predictors for conversion. Int J Med Robot. 2013;9(2):152-9.

Helmink BA, Snyder RA, Idrees K, Merchant NB, Parikh AA. Advances in the surgical management of resectable and borderline resectable pancreas cancer. Surg Oncol Clin N Am. 2016;25(2):287-310.

Japan Pancreas Society. Classification of pancreatic carcinoma. 2ª ed. Tokyo: Kanehara & Co. Ltd; 2003.

Ji HB, Zhu WT, Wei Q, Wang XX, Wang HB, Chen QP. Impact of enhanced recovery after surgery programs on pancreatic surgery: a meta-analysis. World J Gastroenterol. 2018;24(15):1666-78.

Kanda M, Fujii T, Nagai S, Kodera Y, Kanzaki A, Sahin TT, et al. Pattern of lymph node metastasis spread in pancreatic cancer. Pancreas. 2011;40(6):951-5.

Katz MHG, Ahmad SA (eds.). Multimodality management of borderline resectable pancreatic cancer. Nueva York: Springer Cham; 2015.

Katz MHG, Pisters PWT, Evans DB, Sun CC, Lee JE, Fleming JB, et al. Borderline resectable pancreatic cancer: the importance of this emerging stage of disease. J Am Coll Surg. 2008;206(5):833-46.

Kim E, Kang JS, Han Y, Kim H, Kwon W, Kim JR, et al. Influence of preoperative nutritional status on clinical outcomes after pancreatoduodenectomy. HPB (Oxford). 2018;20(11):1051-61.

Kleeff J, Korc M, Apte M, La Vecchia C, Johnson CD, Biankin AV, et al. Pancreatic cancer. Nat Rev Dis Primers. 2016;2:16022.

Lee PJ, Podugu A, Wu D, Lee AC, Stevens T, Windsor JA. Preoperative biliary drainage in resectable pancreatic cancer: a systematic review and network meta-analysis. HPB (Oxford). 2018;20(6):477-86.

Lei P, Wei B, Guo W, Wei H. Minimally invasive surgical approach compared with open pancreaticoduodenectomy: a systematic review and meta-analysis on the feasibility and safety. Surg Laparosc Endosc Percutan Tech. 2014;24(4):296-305.

Lennon AM, Wolfgang CL, Canto MI, Klein AP, Herman JM, Goggins M, et al. The early detection of pancreatic cancer: what will it take to diagnose and treat curable pancreatic neoplasia? Cancer Res. 2014;74(13):3381-9.

Looijen GA, Pranger BK, De Jong KP, Pennings JP, De Meijer VE, Erdmann JI. The additional value of laparoscopic ultrasound to staging laparoscopy in patients with suspected pancreatic head cancer. J Gastrointest Surg. 2018;22(7):1186-92.

Malleo G, Vollmer CM Jr. Postpancreatectomy complications and management. Surg Clin North Am. 2016;96(6):1313-36.

Murakami G, Hirata K, Takamuro T, Mukaiya M, Hata F, Kitagawa S. Vascular anatomy of the pancreaticoduodenal region: a review. J Hepatobiliary Pancreat Surg. 1999;6(1):55-68.

National Comprehensive Cancer Network. NCCN Clinical Practice Guidelines in Oncology. Pancreatic adenocarcinoma. [Internet]. NCCN; 2022 [consulta el 3 de abril de 2024].

Ohigashi H, Ishikawa O, Eguchi H, Yamada T, Sasaki Y, Noura S, et al. Early ligation of the inferior pancreaticoduodenal artery to reduce blood loss during pancreaticoduodenectomy. Hepatogastroenterology. 2004;51(55):4-5.

Palanivelu C, Rajan PS, Rangarajan M, Vairhiswaran V, Senthilnathan P, Parthasarathi R, et al. Evolution in techniques of laparoscopic pancreaticoduodenectomy: a decade long experience from a tertiary center. J Hepatobiliary Pancreat Surg. 2009;16(6):731-40.

Pamecha V, Patil NS, Kumar S, Rajendran V, Gupta S, Sasturkar SV, et al. Upfront pancreaticoduodenectomy in severely jaundiced patients: is it safe? J Hepatobiliary Pancreat Sci. 2019;26(11):524-33.

Park W, Chawla A, O'Reilly EM. Pancreatic cancer: a review. JAMA. 2021;326(9):851-62.

Peng JS, Mino J, Monteiro R, Morris-Stiff G, Ali NS, Wey J, et al. Diagnostic laparoscopy prior to neoadjuvant therapy in pancreatic cancer is high yield: an analysis of outcomes and costs. J Gastrointest Surg. 2017;21(9):1420-7.

Powell-Brett S, Pande R, Roberts KJ. Achieving 'marginal gains' to optimise outcomes in resectable pancreatic cancer. Cancers (Basel). 2021;13(7):1669.

Principe DR, Underwood PW, Korc M, Trevino JG, Munshi HG, Rana A. The current treatment paradigm for pancreatic ductal adenocarcinoma and barriers to therapeutic efficacy. Front Oncol. 2021;11:688377.

Riall TS, Cameron JL, Lillemoe KD, Campbell KA, Sauter PK, Coleman J, et al. Pancreaticoduodenectomy with or without distal gastrectomy and extended retroperitoneal lymphadenectomy for periampullary adenocarcinoma--part 3: update on 5-year survival. J Gastrointest Surg. 2005;9(9):1191-204; discussion 1204-6.

Roberts KJ, Bannister CA, Schrem H. Enzyme replacement improves survival among patients with pancreatic cancer: results of a population based study. Pancreatology. 2019;19(1):114-21.

Roberts KJ, Schrem H, Hodson J, Angelico R, Dasari BVM, Coldham CA, et al. Pancreas exocrine replacement therapy is associated with increased survival following pancreatoduodenectomy for periampullary malignancy. HPB (Oxford). 2017;19(10):859-67.

Roeder F, Timke C, Saleh-Ebrahimi L, Schneider L, Hackert T, Hartwig W, et al. Clinical phase I/II trial to investigate neoadjuvant intensity-modulated short term radiation therapy (5 × 5 Gy) and intraoperative radiation therapy (15 Gy) in patients with primarily resectable pancreatic cancer - NEOPANC. BMC Cancer. 2012;12:112.

Satoi S, Yamamoto T, Yamaki S, Sakaguchi T, Sekimoto M. Surgical indication for and desirable outcomes of conversion surgery in patients with initially unresectable pancreatic ductal adenocarcinoma. Ann Gastroenterol Surg. 2019;4(1):6-13.

Sikkens ECM, Cahen DL, De Wit J, Looman CWN, Van Eijck C, Bruno MJ. A prospective assessment of the natural course of the exocrine pancreatic function in patients with a pancreatic head tumor. J Clin Gastroenterol. 2014;48(5):e43-6.

Tamm EP, Balachandran A, Bhosale PR, Katz MH, Fleming JB, Lee JH, et al. Imaging of pancreatic adenocarcinoma: update on staging/resectability. Radiol Clin North Am. 2012;50(3):407-28.

Tol JAMG, Gouma DJ, Bassi C, Dervenis C, Montorsi M, Adham M, et al.; International Study Group on Pancreatic Surgery. Definition of a standard lymphadenectomy in surgery for pancreatic ductal adenocarcinoma: a consensus statement by the International Study Group on Pancreatic Surgery (ISGPS). Surgery. 2014;156(3):591-600.

Traverso LW, Longmire WP Jr. Preservation of the pylorus in pancreaticoduodenectomy. Surg Gynecol Obstet. 1978;146(6):959-62.

Varadhachary GR, Tamm EP, Abbruzzese JL, Xiong HQ, Crane CH, Wang H, et al. Borderline resectable pancreatic cancer: definitions, management, and role of preoperative therapy. Ann Surg Oncol. 2006;13(8):1035-46.

Vincent A, Herman J, Schulick R, Hruban RH, Goggins M. Pancreatic cancer. Lancet. 2011;378(9791):607-20.

Whipple AO. A reminiscence: pancreaticduodenectomy. Rev Surg. 1963;20:221-5.

Whipple AO, Parsons WB, Mullins CR. Treatment of carcinoma of the ampulla of Vater. Ann Surg. 1935;102(4):763-79.

Procedimientos paliativos en el cáncer de páncreas

30

J. M. Ramia Ángel, C. Alcázar López y S. Carbonell Morote

OBJETIVOS

- Conocer cuáles son los síntomas que pueden requerir paliación en los pacientes con cáncer de páncreas, ictericia, obstrucción del tránsito digestivo y dolor.
- Describir los tratamientos quirúrgicos y no quirúrgicos aplicables en estos escenarios clínicos.
- Exponer las posibles indicaciones de cirugía resectiva en el cáncer de páncreas.
- Definir las indicaciones de cirugía paliativa en los tumores neuroendocrinos pancreáticos.

INTRODUCCIÓN

El cáncer de páncreas (CP) presenta muy mal pronóstico. En pacientes con CP, la resección con márgenes quirúrgicos no afectados ofrece la mayor supervivencia y potencialmente la única posibilidad de curación. Incluso en pacientes seleccionados, las tasas de supervivencia a los cinco años solo se aproximan al 25 %, con una mediana de supervivencia de entre 22 y 26 meses. Son muy pocos pacientes los que presentan un estadio de CP en el que se puede ofrecer una resección curativa, ya que, al diagnóstico, solo un 20 % presenta enfermedad localizada resecable, frente al 25 % con diseminación regional y un 50-55 % con metástasis a distancia.

Los pacientes con CP localmente avanzado (afectación venosa no resecable o afectación arterial) y aquellos que debutan con enfermedad metastásica no son inicialmente candidatos a cirugía. La estrategia habitual es iniciar un tratamiento con quimioterapia y valorar la respuesta para ver si es factible un futuro rescate quirúrgico.

Los pacientes con CP pueden presentar diversos síntomas, que puede que haya que paliar quirúrgicamente. Se destacarán por su importancia: la ictericia obstructiva (IO), que se presenta hasta en un 70 % de los pacientes; la obstrucción del vaciamiento gástrico (OVG), que ocurre hasta en un 25 %; o el dolor habitualmente abdominal o en la espalda. Un correcto abordaje de estas situaciones es importante para mejorar la calidad de vida de los pacientes. Con los regímenes de quimioterapia actuales, especialmente FOLFIRINOX (ácido folínico, 5-fluorouracilo, irinotecán y oxaliplatino), las supervivencias en pacientes con tumores no resecados son superiores a las obtenidas previamente, lo que puede teóricamente incrementar el porcentaje de pacientes que presenten los citados síntomas, y que haya un número mayor de pacientes a los que aplicar técnicas paliativas en los próximos años.

Hay diferentes grupos de pacientes que puede requerir algún tipo de cirugía paliativa: los pacientes con CP localmente avanzado o metastásico que presenten síntomas, ya sea al inicio o durante el proceso de su enfermedad, aquellos en que por edad o fragilidad se descarta la quimioterapia, y los que presentan recidiva tras resección.

La situación médica (estado funcional de la escala del Eastern Cooperative Oncology Group [ECOG], fragilidad, sarcopenia) y psicológica de los pacientes sintomáticos pendientes de iniciar la quimioterapia con la intención de una cirugía posterior, y aquellos en que los síntomas aparecen en el curso de su enfermedad como signo de progresión o recidiva son muy diferentes. Por ello, hay que adaptar las decisiones a las características del tumor y del paciente, individualizando las decisiones.

No existe en la literatura científica publicada evidencia franca sobre estos escenarios clínicos y, además, la bibliografía existente no es muy actual. En la práctica clínica habitual, la mayoría de estas complicaciones se manejan por técnicas endoscópicas o percutáneas, procedimientos que presentan teóricas menores tasas de morbimortalidad que las técnicas quirúrgicas clásicamente realizadas, pero, cuando los tratamientos no quirúrgicos fracasan o en determinadas situaciones, se deben realizar ciertos procedimientos quirúrgicos paliativos.

Seleccionar a qué pacientes hay que realizar cirugía paliativa es fundamental, ya que algunos obtienen grandes beneficios, pero, en otros, solo se incrementa el sufrimiento y la mortalidad. En este tema, se presenta un resumen sobre las técnicas quirúrgicas paliativas, y se debaten las indicaciones más admitidas.

RESECCIÓN PANCREÁTICA PALIATIVA

En los pacientes con CP, el margen de resección de la pieza operatoria tiene una clara implicación pronóstica. La resección R2 (margen macroscópicamente afectado) implica una supervivencia notablemente inferior (del 0 % a los tres años) a la obtenida con las resecciones R1 (23 %). La resección R2 es infrecuente y suele suceder cuando, operando un CP teóricamente resecable según los métodos diagnósticos efectuados, se secciona el cuello pancreático, considerado este el punto sin retorno, y se observa que no es factible una resección R0/R1 por marcada invasión vascular o retroperitoneal no evaluada adecuadamente en el preoperatorio, y que no fue visible hasta realizar la sección pancreática. Esta situación es cada vez más infrecuente por los avances diagnósticos (reconstrucciones tridimensionales [3D] con tomografía axial computarizada [TAC], modelos 3D, etc.), pero aún sucede.

Si tras la sección del cuello pancreático, se halla una invasión tumoral mayor que la inicialmente esperada y que no permite una resección R0, existen varios escenarios posibles. Si la afectación es de un segmento resecable del eje mesentérico-portal, se ha demostrado que la resección venosa puede efectuarse sin incrementar la morbilidad, y con similares resultados oncológicos que cuando no está presente. Por el contrario, una invasión venosa irresecable que no permita algún tipo de reconstrucción venosa posterior obliga a una resección R2. En caso de invasión tumoral retroperitoneal, la factibilidad técnica de una resección R0 dependerá del sitio concreto de invasión tumoral, y será prácticamente imposible si hay afectación arterial en la zona de implantación del tronco celíaco o la arteria mesentérica superior. Las resecciones arteriales en el CP incrementan la morbimortalidad, sin un claro beneficio oncológico. La realización del abordaje primero de la arteria o *artery first*, que permite comprobar la ausencia de afectación tumoral de la arteria mesentérica superior, parece que podría disminuir la posibilidad de una afectación arterial inesperada previamente a la sección pancreática. Se recomienda marcar con clips la zona no resecada tumoral para facilitar una radioterapia posterior.

Los datos publicados sobre cirugía R2 en el CP son escasos y basados en estudios retrospectivos. Una revisión sistemática comparó a pacientes sometidos a resección con márgenes positivos con pacientes con derivación paliativa. Los pacientes con márgenes positivos presentaron tiempos operatorios más prolongados, y mayor estancia hospitalaria, morbilidad y mortalidad posoperatoria que los pacientes sometidos a derivación paliativa. La mediana de supervivencia fue 8,2 meses para el grupo de pacientes a los que se les efectuó resección con márgenes positivos y de 6,7 meses para la cirugía paliativa. La resección planificada con márgenes macroscópicamente positivos (R2) no se recomienda para pacientes con CP.

OBSTRUCCIÓN BILIAR

La IO es el síntoma más común en los pacientes con CP localizado en la cabeza pancreática. La IO causa un estado proinflamatorio, deterioro de la función inmunitaria y alteraciones de la coagulación. Los pacientes con IO tienen un alto riesgo de desarrollar insuficiencia renal, bacteriobilia y hemorragia. Clínicamente, los pacientes desarrollarán prurito, diarrea y desnutrición, debido a la malabsorción de grasas.

En los pacientes con IO preoperatoria a los que se les efectúa resección, la propia intervención solventa el problema. Pero aquellos pacientes con tumores no resecables, no aptos para cirugía resectiva o con metástasis a distancia necesitan una solución para la IO. Hay diversas formas de manejarla; clásicamente, la única solución era una derivación quirúrgica bilioentérica.

Actualmente, la colocación de una prótesis biliar por vía endoscópica o percutánea se acepta como la técnica de referencia, ya que presenta un éxito terapéutico muy elevado y baja morbilidad. Las prótesis habitualmente empleadas son las metálicas autoexpandibles recubiertas, ya que presentan mayor permeabilidad, menor riesgo de oclusión y son retirables si fuera necesario, pero comportan más riesgo de migración.

Existen dos vías de colocación de una prótesis biliar. La primera y más habitual es la vía endoscópica mediante la realización de una colangiopancreatografía retrógrada endoscópica (CPRE) (**Fig. 30-1**). La factibilidad de esta técnica es superior al 90 %, con una morbilidad del 5 %. Las posibles complicaciones son: colangitis o pancreatitis aguda debido a obstrucción de la prótesis, hemorragia, perforación y migración. La otra opción es colocar la prótesis mediante colangiografía transparietohepática (CTPH), habitualmente, empleada cuando no se ha podido realizar por CPRE. Este abordaje asocia una mayor tasa de eventos adversos, una hospitalización más prolongada y un coste total mayor. El drenaje biliar guiado por ecografía endoscópica (o ecoendoscopia) se ha desarrollado recientemente y es otra alternativa tras una CPRE fallida.

La cirugía para efectuar exclusivamente una derivación biliar es actualmente un procedimiento muy poco común, y la tendencia actual es no realizarlo. Si se comprueba irresecabilidad durante el acto operatorio, se tiende más a la colocación posoperatoria de una prótesis biliar que a efectuar una derivación quirúrgica. El tratamiento quirúrgico de la obstrucción biliar, actualmente, solo se suele plantear ante problemas persistentes tras la colocación de una prótesis biliar, como son la colangitis o la icteritis recurrente. Se recomienda realizar colecistectomía y hepaticoyeyunostomía con «Y» de Roux (**Figs. 30-2** y **30-3**). Su realización por abordaje laparoscópico/robótico o por laparotomía dependerá de las

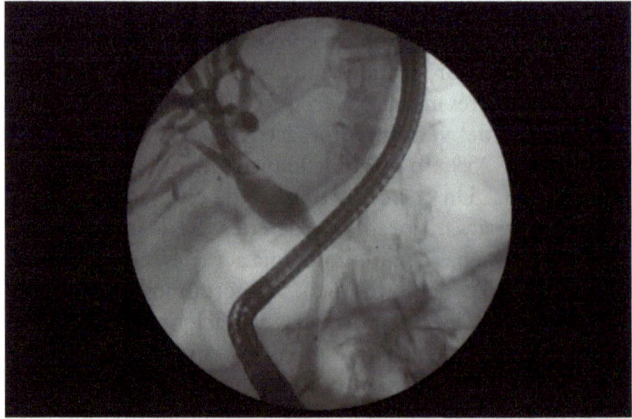

Figura 30-1. Colangiopancreatografía retrógrada endoscópica: colocación de una prótesis biliar en un paciente con un tumor irresecable.

capacidades técnicas del cirujano que la realiza. También se ha efectuado ocasionalmente colecistoyeyunostomía, aunque es una técnica con elevado fracaso terapéutico.

Aunque el uso de prótesis biliar para la resolución de la ictericia, como se ha comentado, es el procedimiento más empleado, la literatura médica existente no demuestra tan taxativamente una superioridad al compararla con la derivación quirúrgica. La morbimortalidad inicial, los costes y la estancia hospitalaria de los pacientes a los que se les coloca una prótesis biliar suele ser inferior a los derivados quirúrgicamente, pero la recurrencia de la ictericia, la necesidad de reintervención, las complicaciones tardías y los reingresos son superiores en los pacientes con prótesis. Ciertos autores han propuesto que, si la expectativa de vida es muy baja, la situación clínica frágil o ante la presencia de carcinomatosis,

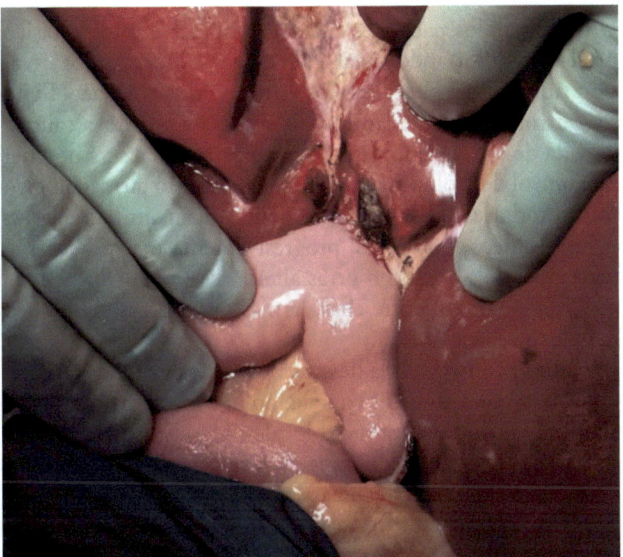

Figura 30-2. Campo quirúrgico: colecistectomía y hepaticoyeyunostomía.

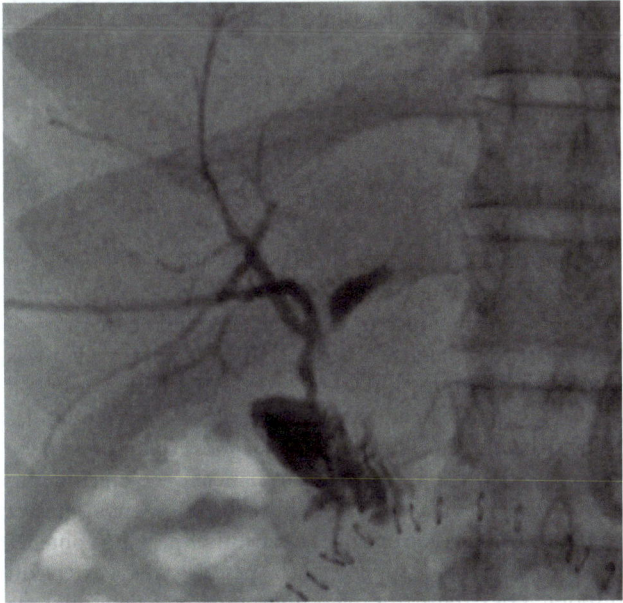

Figura 30-3. Control posoperatorio a través de un catéter de colangiografía transparietohepática de hepaticoyeyunostomía.

se debe tratar mediante prótesis, pero, si se espera una supervivencia mayor y el paciente tiene un buen estado funcional, se debería, al menos, valorar una derivación quirúrgica.

OBSTRUCCIÓN DEL VACIADO GÁSTRICO

Un 10-25 % de los pacientes con CP, sobre todo, aquellos con tumores localizados en la cabeza pancreática, pueden presentar OVG por compresión duodenal o por alteración de la motilidad causada por la infiltración tumoral del plexo celíaco. La OVG cursa con náuseas o vómitos, pérdida de peso, deshidratación y dolor abdominal, síntomas que disminuyen considerablemente la calidad de vida y, además, impiden o retrasan la administración de la quimioterapia. En los pacientes que debutan con OVG y se les realiza resección, esta se solventa, pero, en los pacientes con tumores no resecables y metastásicos, se requieren otras estrategias para solucionar la OVG.

El objetivo del tratamiento de la OVG es reestablecer la ingesta oral mediante la restauración de la continuidad gastrointestinal y mejorar la calidad de vida. Tradicionalmente, la gastroyeyunostomía (GY) por laparotomía era la única opción técnica efectiva, pero presentaba una elevada morbilidad (25-35 %), siendo su complicación más frecuente el retraso del vaciamiento gástrico, que ocurre en un 15-30 % de los pacientes. En 1992, se publicó la primera GY laparoscópica paliativa. Se considera una opción factible, eficiente y segura, que ofrece mejores tasas de morbilidad y mortalidad que el abordaje quirúrgico abierto, con menor retraso del vaciamiento gástrico y recuperación de la alimentación oral más precoz. Aunque no exista evidencia científica, en la actualidad, la GY laparoscópica se está imponiendo como la mejor estrategia quirúrgica en aquellos pacientes en los que se opta por abordaje quirúrgico.

Las técnicas endoscópicas para la resolución de la OVG aparecieron en la década de 1990; primero, fueron las prótesis metálicas autoexpandibles duodenales, que presentan una alta tasa de éxito (90-100 %) y una baja tasa de complicaciones (2-12 %). Las complicaciones descritas son: hemorragia, perforación, neumonía por aspiración, oclusión por crecimiento tumoral o bolo alimenticio y migración. Cuando la oclusión ocurre, se puede intentar colocar una nueva prótesis.

En 2002, se describió la GY por ecoendoscopia, técnica interesante, pero técnicamente muy exigente. Consiste en realizar la punción guiada por ecoendoscopia desde el estómago a la tercera porción duodenal o yeyuno, y la posterior colocación de una prótesis comunicando ambos órganos (**Figs. 30-4, 30-5** y **30-6**). No hay estudios que evalúen esta técnica con las prótesis duodenales o las técnicas quirúrgicas.

Los estudios comparativos entre técnicas quirúrgicas y endoscópicas incluyen un número reducido de pacientes, por lo que es complicado extraer conclusiones definitivas. Los resultados de supervivencia son iguales en ambos grupos. Las técnicas endoscópicas presentan una estancia hospitalaria más corta, un inicio de la quimioterapia más temprano y un reinicio de la ingesta oral más rápido, pero un número mayor de reintervenciones por migración u obstrucción de la prótesis y un menor período total de tolerancia oral. La presencia de carcinomatosis y ascitis es un factor de riesgo independiente de inferior éxito clínico en los pacientes tratados con prótesis duodenal.

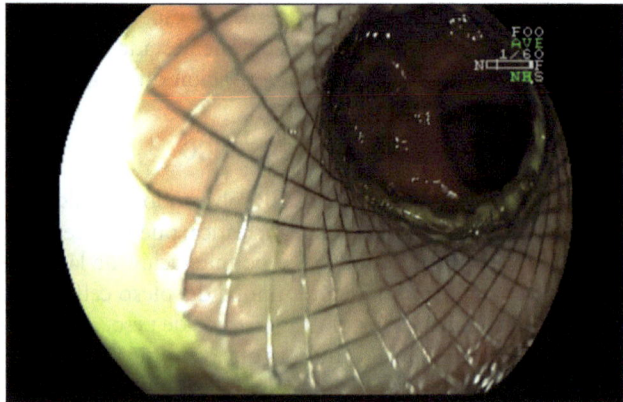

Figura 30-4. Endoscopia: gastroyeyunostomía endoscópica.

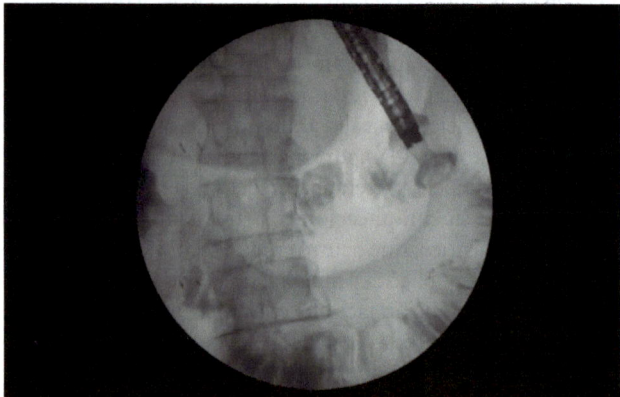

Figura 30-5. Control radiológico de la adecuada colocación de la prótesis.

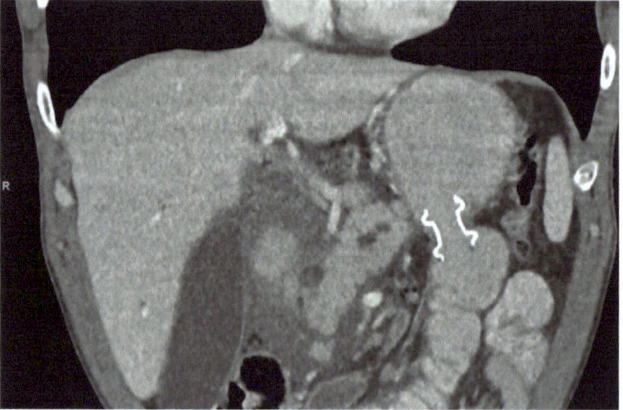

Figura 30-6. Tomografía axial computarizada abdominal: prótesis entre el estómago y el yeyuno colocada endoscópicamente.

Existen dos escenarios donde puede aparecer OVG. El primero es en los pacientes a los que se les realiza un abordaje quirúrgico por laparotomía/laparoscopia y se encuentra que el tumor es irresecable, situación cada vez menos frecuente por los avances diagnósticos, pero que puede aún ocurrir. Clásicamente, en estos pacientes, se realizaba una doble derivación gástrica y biliar, hubiera o no OVG. Dos ensayos clínicos aleatorizados demostraron que, sin incrementar la morbilidad, la GY profiláctica evita la OVG tardía. Actualmente, en los pacientes con OVG preoperatoria, se sigue realizando GY cuando el tumor es irresecable,

pero, en los asintomáticos, con la consolidación del tratamiento endoscópico, no existe un consenso sobre si realizar o no una gastroyeyunostomía profiláctica quirúrgica.

El segundo escenario es el paciente con tumor irresecable o metastásico con síntomas de OVG, donde las opciones más eficientes actualmente son la GY laparoscópica o los tratamientos endoscópicos. La elección del mejor tratamiento paliativo dependerá de la esperanza de vida y también del estado funcional del paciente. La GY laparoscópica parece ser la mejor opción para pacientes con buen estado funcional y una esperanza de vida mayor, mientras que los tratamientos endoscópicos estarían indicados en pacientes con una esperanza de vida más corta y que no son candidatos quirúrgicos.

DOLOR

Un 80 % de los pacientes con CP inoperable o metastásico presentan dolor abdominal o de espalda, causado por invasión tumoral del plexo nervioso mesentérico o celíaco. Si no se controla el dolor, disminuye considerablemente la calidad de vida de los pacientes. El objetivo primordial será obtener un control del dolor mediante un tratamiento farmacológico multimodal escalonado con analgésicos antiinflamatorios no esteroideos y opioides, progresivamente más potentes si persiste el dolor. Existen otras alternativas terapéuticas para controlar el dolor, entre ellas, la más utilizada es el bloqueo del plexo celíaco (BPC).

El BPC consiste en la destrucción de los ganglios celíacos o los nervios esplácnicos con alcohol u otras soluciones neurolíticas (alcohol, anestésicos locales, etc.). Históricamente, se efectuaba durante la cirugía en los pacientes no resecados combinado con otras técnicas paliativas, pero, actualmente, es extremadamente infrecuente, y se suele realizar mediante punción guiada por fluoroscopia, ecoendoscopia o TAC. Su gran beneficio es que evita los efectos secundarios de los analgésicos, y que los efectos secundarios del BPC (dolor local, diarrea o hipotensión) suelen ser transitorios, aunque hay descritas complicaciones isquémicas e infecciosas graves. El BPC obtiene un control parcial o completo del dolor en más del 90 % de los pacientes a los tres meses y del 70-90 % hasta el fallecimiento del paciente.

CIRUGÍA PALIATIVA EN TUMORES NEUROENDOCRINOS DE PÁNCREAS

Los tumores neuroendocrinos pancreáticos (TNEp) son diagnosticados cada vez con mayor frecuencia (Tsoli *et al.*, 2020). Su curso clínico es variable dependiendo de su comportamiento biológico, la extensión de la enfermedad y la funcionalidad tumoral. El 40-60 % de los pacientes con TNEP se diagnostican en estadio IV (M1), con metástasis localizadas principalmente en el hígado. Este diagnóstico tardío se debe a que los TNEp suelen ser asintomáticos y de crecimiento lento. Una biología tumoral habitualmente menos agresiva y una amplia gama de opciones terapéuticas permiten obtener unas buenas cifras de supervivencia, pese a la citada extensión tumoral. Los parámetros más importantes para determinar la agresividad de un TNEp son el índice de proliferación Ki-67 y la diferenciación tumoral (1-3).

Las guías internacionales recomiendan, ante un TNEp resecable con metástasis hepáticas no resecables y ausencia de enfermedad extraabdominal, la resección quirúrgica radical del tumor primario, ya que tiene un impacto positivo en el pronóstico. Pero la localización del TNEp (cabeza o cuerpo-cola) marcan escenarios muy diferentes, ya que la morbimortalidad de una pancreatectomía distal y una duodenopancreatectomía cefálica no son comparables. Hay ciertos autores que solo efectúan resección si la cirugía a realizar es la pancreatectomía distal. La resección paliativa o citorreductora del TNEp en presencia de metástasis hepáticas irresecables es muy controvertida y solo justificable en casos muy seleccionados.

Existen dos revisiones sistemáticas sobre la supervivencia obtenida tras la resección del TNEp en pacientes con metástasis hepáticas irresecables. La supervivencia en los pacientes resecados es del 56,6 % frente al 23,9 % en los no resecados. La tasa de complicaciones fue del 27 %. El problema es que los estudios incluidos no eran de la calidad suficiente para obtener una información de evidencia elevada.

PUNTOS CLAVE

- La paliación de los tres principales síntomas del cáncer de páncreas (IO, OVG y dolor) es muy importante para incrementar la calidad de vida de los pacientes y poder administrar la quimioterapia sin retrasos temporales.
- Clásicamente, esta paliación se realizaba quirúrgicamente mediante diversas intervenciones, pero las técnicas endoscópicas, radiológicas y percutáneas han ido sustituyéndolas.
- No existe una gran evidencia científica sobre si son mejores, aunque la morbimortalidad precoz es inferior, pero los resultados a largo plazo no son claramente superiores.
- Una valoración personalizada de la situación clínica del paciente (estado funcional, tipo de tumor, presencia de ascitis o carcinomatosis) es fundamental para la correcta toma de decisiones.
- Las decisiones estratégicas sobre procedimientos paliativos están internacionalmente consolidadas, pero la mayoría de ellas no están basadas en evidencia científica sólida y la información existente es relativamente antigua, sin tener en cuenta los avances en quimioterapia, cirugía y endoscopia.
- La resección quirúrgica con márgenes macroscópicamente positivos (R2) no ofrece beneficios de supervivencia y no se recomienda para pacientes con CP.
- La colocación de prótesis biliares por vía endoscópica o percutánea y la derivación biliodigestiva son métodos efectivos para solventar la obstrucción biliar, sin diferencias significativas en mortalidad o supervivencia. La opción más realizada actualmente son las técnicas no quirúrgicas.
- La GY laparoscópica y la prótesis duodenal solventan la OVG de forma eficaz. La GY profiláctica durante la cirugía al descartar la resección por irresecabilidad tumoral se acompaña de una disminución significativa en la incidencia de OVG, sin aumento asociado en la morbimortalidad posoperatoria, aunque se realiza cada vez menos.
- El BPC mejora el control del dolor y reduce el uso de analgésicos opiáceos en pacientes con CP irresecable, con escasos efectos secundarios.

Expresamos nuestro agradecimiento al Dr. J. R. Aparicio (jefe de la Sección de Aparato Digestivo del Hospital General Universitario Dr. Balmis) por las figuras aportadas.

BIBLIOGRAFÍA

Bockhorn M, Cataldegirmen G, Kutup A, Marx A, Burdelski C, Vashist JK, et al. Crossing the Rubicon: when pancreatic resection with curative intent ends in an R2 status. Impact of "desmoplastic pseudo-pancreatitis" and anatomical site of irresectability. Ann Surg Oncol. 2009;16(5):1212-21.

Fritscher-Ravens A, Mosse CA, Mills TN, Mukherjee D, Park PO, Swain P. A through-the-scope device for suturing and tissue approximation under EUS control. Gastrointest Endosc. 2002;56(5):737-42.

Gurusamy KS, Kumar S, Davidson BR. Prophylactic gastrojejunostomy for unresectable periampullary carcinoma. Cochrane Database Syst Rev. 2013;2013(2):CD008533.

Gurusamy KS, Kumar S, Davidson BR, Fusai G. Resection versus other treatments for locally advanced pancreatic cancer. Cochrane Database Syst Rev. 2014;(2):CD010244.

Köninger J, Wente MN, Müller-Stich BP, Di Mola FF, Gutt CN, Hinz U, et al. R2 resection in pancreatic cancer--does it make sense? Langenbecks Arch Surg. 2008;393(6):929-34.

Lu F, Dong J, Tang Y, Huang H, Liu H, Song L, et al. Bilateral vs. unilateral endoscopic ultrasound-guided celiac plexus neurolysis for abdominal pain management in patients with pancreatic malignancy: a systematic review and meta-analysis. Support Care Cancer. 2018;26(2):353-9.

Manuel-Vázquez A, Latorre-Fragua R, Ramiro-Pérez C, López-Marcano A, De la Plaza-Llamas R, Ramia JM. Laparoscopic gastrojejunostomy for gastric outlet obstruction in patients with unresectable hepatopancreatobiliary cancers: a personal series and systematic review of the literature. World J Gastroenterol. 2018;24(18):1978-88.

National Comprehensive Cancer Network. NCCN Clinical Practice Guidelines in Oncology. Pancreatic adenocarcinoma [Internet]. Version 1.2022. NCCN; 2022 [consulta el 3 de abril de 2024].

Partelli S, Cirocchi R, Rancoita PMV, Muffati F, Andreasi V, Crippa S, et al. A systematic review and meta-analysis on the role of palliative primary resection for pancreatic neuroendocrine neoplasm with liver metastases. HPB (Oxford). 2018;20(3):197-203.

Pencovich N, Orbach L, Lessing Y, Elazar A, Barnes S, Berman P, et al. Palliative bypass surgery for patients with advanced pancreatic adenocarcinoma: experience from a tertiary center. World J Surg Oncol. 2020;18(1):63.

Peparini N. Paraaortic dissection in "total mesopancreas excision" and "mesopancreas-first resection" pancreaticoduodenectomies for pancreatic cancer: useless, optional, or necessary? A systematic review. Surg Oncol. 2021;38:101639.

Perinel J, Adham M. Palliative therapy in pancreatic cancer-palliative surgery. Transl Gastroenterol Hepatol. 2019;4:28.

Poruk KE, Wolfgang CL. Palliative management of unresectable pancreas cancer. Surg Oncol Clin N Am. 2016;25(2):327-37.

Tol JAMG, Eshuis WJ, Besselink MGH, Van Gulik TM, Busch ORC, Gouma DJ. Non-radical resection versus bypass procedure for pancreatic cancer - a consecutive series and systematic review. Eur J Surg Oncol. 2015;41(2): 220-7.

Tsoli M, Spei ME, Wallin G, Kaltsas G, Daskalakis K. Association of a palliative surgical approach to stage IV pancreatic neuroendocrine neoplasms with survival: a systematic review and meta-analysis. Cancers (Basel). 2020;12(8):2246.

Wilson RG, Varma JS. Laparoscopic gastroenterostomy for malignant duodenal obstruction. Br J Surg. 1992;79(12):1348.

Cáncer de hígado y vías biliares

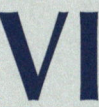

Tumores hepáticos benignos, malignos y metastásicos

31

A. J. Acosta Rodríguez

OBJETIVOS

- Identificar los diferentes tipos de tumores hepáticos.
- Describir las características epidemiológicas de los tumores hepáticos benignos y malignos.
- Exponer las técnicas diagnósticas de imagen disponibles para la caracterización de las lesiones hepáticas.
- Revisar la variedad de tratamientos disponibles en la actualidad para las diferentes lesiones hepáticas.
- Explicar los criterios de la Barcelona Clinic Liver Cancer (BCLC) para el tratamiento del hepatocarcinoma.
- Repasar la histogénesis de las metástasis hepáticas tanto de origen colorrectal como de origen no colorrectal.
- Analizar los diferentes tipos de tratamiento disponibles para los tumores hepáticos benignos, malignos y de las metástasis hepáticas.
- Seleccionar el mejor tratamiento para las diferentes lesiones hepáticas.
- Integrar los conocimientos para poder emitir un juicio propio ante un tumor hepático.

INTRODUCCIÓN

El hígado es el órgano sólido de mayor tamaño del cuerpo humano, con complejas funciones fisiológicas (metabólicas, digestivas, hemostática, inmunitarias y de reservorio); dichas funciones son realizadas por los distintos tipos celulares que conforman el órgano, originando todas ellas la gran variedad de tumores que asientan en el hígado.

Cada vez es más frecuente que acudan a consulta pacientes con lesiones hepáticas diagnosticadas de manera incidental mediante una prueba de imagen (ecografía, tomografía axial computariza [TAC] abdominal o resonancia magnética nuclear [RMN] abdominal), realizada ya sea de manera urgente o programada como estudio de cuadros de dolor abdominal.

 Es necesario para cualquier cirujano conocer todos los tipos de lesiones hepáticas, para ofrecer el abordaje más adecuado, ya que su seguimiento o tratamiento varían entre ellos.

Aunque la mayoría no precisan más que un simple seguimiento, es de suma importancia realizar un diagnóstico correcto y descartar malignidad.

Para un mejor desarrollo del capítulo y un mayor grado de entendimiento, se clasificarán las lesiones hepáticas en dos grandes grupos: tumores hepáticos benignos (quísticos y sólidos) y malignos. Las lesiones metastásicas se describen como un grupo separado, ya que poseen características fisiopatológicas, diagnósticas y tratamientos diferentes.

TUMORES HEPÁTICOS BENIGNOS

Tumores hepáticos benignos quísticos

Los tumores hepáticos benignos quísticos (THBQ) son las lesiones más frecuentes y de fácil diagnóstico. Son un grupo heterogéneo de enfermedades con etiología y prevalencia diferentes, pero clínica similar. Suelen ser asintomáticos y más frecuentes en mujeres.

 Su incidencia es desconocida, pero se estima que un 5 % de la población presenta alguna lesión quística hepática.

Se clasifican en congénitos, traumáticos, parasitarios o neoplásicos. Los congénitos son el grupo más importante y son los que se describirán en este tema.

Quiste simple

Es el tumor benigno más frecuente del hígado, con mayor prevalencia en mujeres. Su incidencia resulta difícil de determinar, ya que, al ser una lesión benigna, no se tienen registros actualizados.

Se compone de líquido seroso sin comunicación con el árbol biliar. Su tamaño es variable: desde milímetros hasta más de 20 cm. Habitualmente, es una lesión única y asintomática y, solo cuando son múltiples o de gran tamaño, pueden generar síntomas, siendo el dolor abdominal el más frecuente; el resto de los síntomas suelen depender de su ubicación.

El diagnóstico, mayoritariamente, es incidental al realizar una ecografía abdominal, resultando ser una lesión anecoica circular u oval, no septada y con refuerzo posterior, debido al componente líquido. No es necesaria la TAC abdominal, aunque cada vez es más frecuente el diagnóstico incidental por este método. Los estudios analíticos son normales, excepto si existe una compresión extrínseca de la vía biliar que produce colestasis (**Fig. 31-1**).

Las complicaciones del quiste simple son poco frecuentes y, cuando ocurren, la infección —habitualmente, monomicrobiana por *Escherichia coli*— y la hemorragia intraquística son las más comunes. Otras complicaciones descritas, pero más raras, son la rotura traumática o espontánea y la torsión, entre otras.

> ! En pacientes asintomáticos, puede estar recomendado el control ecográfico seriado durante unos años; sin embargo, en la mayoría de los casos, no se requiere seguimiento.

El tamaño *per se* no es indicación de cirugía, aunque los quistes de mayor tamaño se acompañan de más síntomas. Si se opta por el tratamiento quirúrgico, la técnica aceptada actualmente es la fenestración laparoscópica o asistida por robot. Las ventanas deben ser amplias para asegurar la permeabilidad y evitar la recidiva. La punción y aspiración con/sin inyección de sustancias esclerosantes queda relegada a casos excepcionales, como pacientes muy pluripatológicos y/o alta morbilidad.

Enfermedad poliquística hepática/poliquistosis hepática

La poliquistosis hepática es una enfermedad de herencia autosómica dominante, caracterizada por la presencia de múltiples quistes hepáticos, que ocupan más del 50 % del parénquima hepático.

Habitualmente, se presenta en combinación con poliquistosis renal, en un 70-90 % de los casos; existe una forma rara exclusivamente hepática, con presencia de quistes más grandes, pero con menor tasa de complicaciones. Es más frecuente

en mujeres, considerándose factores de riesgo el embarazo, la multiparidad y el tratamiento hormonal.

Suele ser asintomática y, cuando produce síntomas, se deben a hepatomegalia o compresión de estructuras adyacentes, y son similares a los del quiste simple.

Las complicaciones más frecuentes son infección del quiste, hemorragia intraquística, rotura y torsión. Se han descrito casos de hipertensión portal (HTP), que causa ascitis y/o varices esofágicas, compresión de la vena cava y obstrucción biliar.

La ecografía es la prueba más adecuada para su diagnóstico, aunque la ventaja de la TAC es la mejor definición de la extensión de la enfermedad hepática, apreciándose múltiples lesiones hepáticas hipointensas, con márgenes bien definidos, que no captan contraste. La RMN es útil para determinar hemorragia intraquística (**Fig. 31-2**).

Los pacientes asintomáticos no requieren tratamiento.

> ! Sin embargo, no hay consenso en cómo tratar a los pacientes que presentan síntomas, ya que el objetivo del tratamiento es disminuir el tamaño de los quistes sin comprometer la función hepática.

Para ello, Gigot ideó una clasificación de la enfermedad poliquística con el tratamiento más adecuado (**Tabla 31-1**).

Schnelldorf *et al.* han propuesto una nueva clasificación; aunque es más fácil individualizar cada caso con esta clasificación, es más compleja y no se ha popularizado.

El trasplante hepático podría estar indicado en la poliquistosis hepatorrenal cuando se indique el trasplante renal.

Cistoadenomas hepatobiliares

Los cistoadenomas hepatobiliares representan un 5 % de los THBQ. Un 85 % ocurren en mujeres de mediana edad. Su principal diagnóstico diferencial es con el quiste hidatídico.

> ! Existen múltiples variedades de subtipo, pero la importancia radica en su potencial de malignización, con tasas que pueden llegar al 30 % en algunos de ellos.

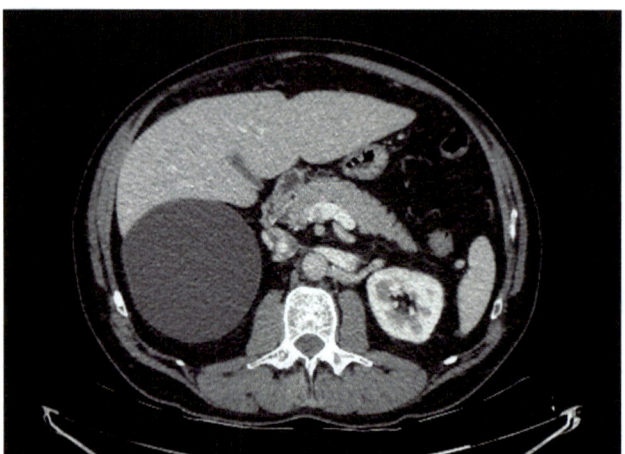

Figura 31-1. Quiste hepático. Tomografía abdominal con lesión quística única dependiente del segmento VI hepático.

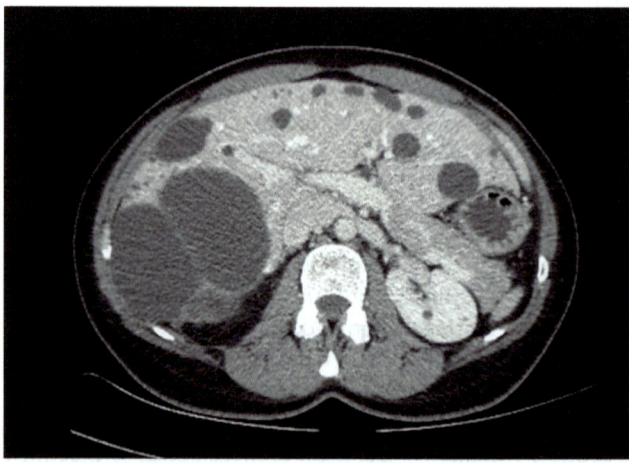

Figura 31-2. Poliquistosis hepática. Tomografía con múltiples quistes hepáticos de diversos tamaños que ocupan la totalidad del hígado.

Tabla 31-1. Clasificación de Gigot. Define la estrategia terapéutica más adecuada para cada paciente en función del tamaño, la ubicación y el número de quistes hepáticos

Tipo	Características de la poliquistosis hepática	Recomendación de tratamiento
Tipo 1	Pocos quistes y grandes (7-10 cm)	Fenestración
Tipo 2	Múltiples quistes de mediano tamaño (5-7 cm) con áreas de parénquima hepático sano entre ellos	Fenestración o resección
Tipo 3	Múltiples quistes de pequeño tamaño (<5 cm) sin áreas de parénquima hepático sano entre ellos	Resección o trasplante hepático

Su clínica es parecida a la de los quistes simples, pudiendo ser asintomáticos o sintomáticos, con complicaciones similares. Los quistes son de tamaño variable y puede existir ocasionalmente comunicación con el árbol biliar.

El diagnóstico se basa en pruebas de imagen. La ecografía muestra una masa anecoica con finos septos internos hiperecogénicos. En la TAC abdominal, se observa como una lesión quística, con una pared más o menos gruesa, de superficie lisa y con presencia de nódulos y septos internos, que, tras la administración de contraste, aumentan su captación; también se pueden observar un componente sólido y calcificaciones en la pared, siendo sugestivo de malignidad. No se recomienda su punción por el riesgo diseminación, ya que es una lesión con potencial maligno. Los estudios analíticos suelen ser normales, con elevación de los parámetros hepáticos si existe compresión del árbol biliar.

El tratamiento es la resección quirúrgica completa del tumor, con alta tasas de recidiva tras cirugías parciales cuando se realizan enucleaciones.

Los pacientes diagnosticados preoperatoriamente de quiste simple, practicándose una fenestración, y que finalmente es un cistoadenoma, deben ser intervenidos para su completa escisión.

Tumores hepáticos sólidos benignos

Constituyen un grupo heterogéneo de lesiones con características epidemiológicas muy variadas. Son relativamente frecuentes; suelen ser asintomáticas, con igual prevalencia en ambos sexos. Se estima que la incidencia es de alrededor del 10 % en la población adulta.

 La mayoría de los tumores sólidos benignos no precisan tratamiento, con la excepción del adenoma hepático.

Es importante obtener un diagnóstico preciso y descartar malignidad, aunque, en ocasiones, supone un verdadero reto. Este apartado se centrará en los tres tipos más frecuentes en la edad adulta: el hemangioma cavernoso, la hiperplasia nodular focal y el adenoma hepático.

Hemangioma cavernoso

Es el más frecuente y son lesiones congénitas de origen vascular, con una prevalencia de hasta el 20 %. Pueden ser múltiples en entre un 10 y un 40 % de los casos. No suelen superar los 5 cm de diámetro, aunque se han descrito casos de lesiones mayores de 20 cm. Afecta a cualquier grupo etario, si bien, es más frecuente en mujeres de entre 30 y 50 años, en quienes suele ser de mayor tamaño, posiblemente, por la influencia de las hormonas sexuales femeninas; sin embargo, esto no está del todo claro, ya que pueden aparecer en hombres y en mujeres posmenopáusicas.

El diagnóstico suele ser incidental mediante pruebas de imagen. La ecografía tiene una sensibilidad del 70 %, con una especificidad del 60-90 %. Se muestran como lesiones homogéneas hiperecoicas con márgenes bien definidos; cuando se asocia ecografía Doppler, se muestra el relleno de los vasos en la periferia de la lesiones.

 En la TAC, al administrar contraste, es característica la descripción de captación centrípeta (se inicia en la periferia y solo al final capta en el centro).

La RMN es más sensible y específica; adquiere gran valor en lesiones de pequeño tamaño (< 2 cm) y múltiples. Los marcadores tumorales son negativos. Está completamente contraindica la punción-biopsia por el riesgo de hemorragia.

Son lesiones mayoritariamente asintomáticas y, cuando aparecen síntomas, están relacionados con el tamaño de la lesión. El principal síntoma es el dolor abdominal; es excepcional la ruptura y el síndrome de Kasabach-Merritt (hemangioma gigante, que ocasiona trombopenia, coagulación intravascular diseminada y hemorragia sistémica). No se han descrito casos de malignización.

 El tratamiento debe ser conservador. No es necesario el seguimiento mediante pruebas de imagen, a menos que existan dudas diagnósticas.

El tamaño no debe ser criterio de indicación quirúrgica. Solo debe recomendarse el tratamiento quirúrgico en hemangiomas grandes y muy sintomáticos. La enucleación es la técnica de elección, pero, si el hemangioma ocupa la totalidad de un segmento o lóbulo, es necesaria la resección anatómica. Otras técnicas menos agresivas utilizadas son la ablación por radiofrecuencia, la crioablación, la embolización transarterial, etcétera (**Fig. 31-3**).

Hiperplasia nodular focal

Es el segundo THSB más frecuente. Aunque la etología es desconocida, corresponde a una proliferación de hepatocitos normales como respuesta a una malformación arteriovenosa preexistente; hasta en un 20 % de los casos, se asocia a otras malformaciones vasculares y hemangiomas, lo que favorece la hipótesis de que se trate de una anomalía vascular congénita.

Predomina en mujeres en edad fértil. La relación con el uso de anticonceptivos orales (ACO) o el embarazo no se ha establecido, ya que no se incrementa su prevalencia con el uso de ACO, ni se produce aumento del tamaño con el embarazo.

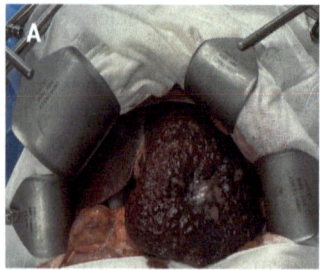
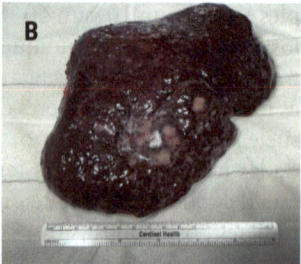

Figura 31-3. Hemangioma hepático. **A)** Se observa una lesión que ocupa la totalidad de lóbulo hepático izquierdo. **B)** Se observa una hepatectomía izquierda con la lesión extirpada en su totalidad.

En general, es asintomática y rara vez puede producir dolor abdominal. La ruptura o hemorragia es excepcional. Suelen ser lesiones únicas menores de 5 cm, aunque se han descrito lesiones de gran tamaño (> 20 cm).

 Su diagnóstico se basa en las pruebas de imagen, siendo fácil diferenciarlas del resto de tumores por su clásica cicatriz central y la disposición en forma de rueda de carro, aunque esto no es lo habitual.

La sensibilidad de la ecografía es baja (30 %). Se describe como una lesión isoecoica; la cicatriz se observa en un 20 % de los casos y, con Doppler, se aprecia la vascularización del centro a la periferia de forma radial. En la TAC en fase portal, se evidencia como una lesión hipodensa con la presencia de cicatriz central en un 30-50 %. Además, es hipervascular en la fase arterial y venosa. La RMN es la prueba más precisa, con una sensibilidad del 70 % y una especificidad del 90 %; se caracteriza por ser una lesión isointensa o hipointensa en las secuencias potenciadas en T1, con refuerzo en la cicatriz central, e hiperintensa o isointensa en T2. La biopsia no está indicada de rutina (**Fig. 31-4**).

El tratamiento debe ser conservador en las lesiones asintomáticas. En mujeres que tomen ACO, se recomienda el seguimiento anual durante 2-3 años; las que no toman ACO no precisan controles ecográficos. La cirugía se reserva para las lesiones sintomáticas o dudas diagnósticas con lesiones potencialmente malignas.

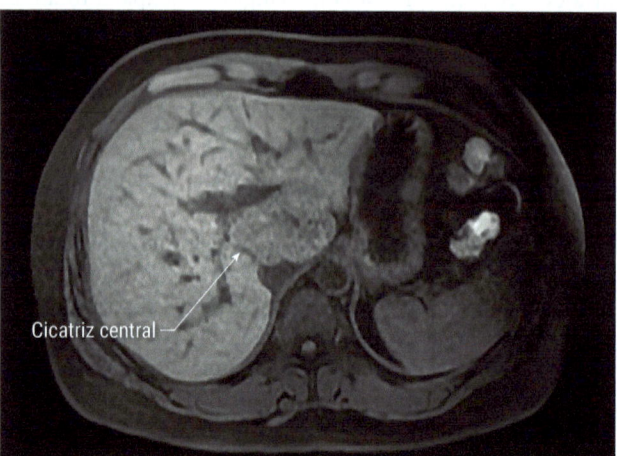

Figura 31-4. Hiperplasia nodular focal. Resonancia magnética con contraste, que muestra la clásica cicatriz central.

Cicatriz central

Adenoma hepático

Es una tumoración poco frecuente, caracterizada por la proliferación benigna monoclonal de los hepatocitos, pero desorganizados, sin estructura lobular normal, sin conductos biliares y sin tejido conectivo. El tamaño es muy variable. Suelen ser únicos en un 80 % de los casos.

 Es prevalente en mujeres jóvenes asociado al uso prolongado de ACO (se considera un efecto dependiente de la dosis), ya que los estrógenos estimulan la proliferación del hepatocito.

Esto hizo que su incidencia aumentara en las décadas pasadas; sin embargo, con los nuevos ACO con menos estrógenos, actualmente la incidencia ha disminuido. Es lógico que aumente el riesgo de crecimiento rápido y de rotura durante el embarazo, por las cantidades de estrógenos que se generan en la mujer grávida. Las enfermedades por depósito del glucógeno, así como la obesidad y el síndrome metabólico, son factores predisponentes; además, en los varones, suele estar relacionado con el uso de anabolizantes esteroideos.

Suelen ser lesiones asintomáticas y, cuando presentan síntomas, habitualmente son por aumento de tamaño de forma brusca o alguna complicación derivada de este (hemorragias intratumorales, peritoneales o necrosis).

 Aunque la complicación más grave es la degeneración maligna hacia un hepatocarcinoma (3-7 %), que suele ser más frecuentes en lesiones de más de 5 cm, con ingesta hormonal mantenida, con glucogenosis y en el sexo masculino.

Las pruebas analíticas son normales al igual que la alfafetoproteína (AFP). En la ecografía, son difíciles de demostrar, ya que son isoecogénicos y, solo cuando se complican con hemorragias, pueden ser lesiones heterogéneas; en modo Doppler, muestran flujo arterial intratumoral y flujo arterial y venoso peritumoral. Recientemente, se ha demostrado que la ecografía con contraste intravenoso (CEUS; del inglés, *contrast enhanced ultrasound*) tiene un alto índice de caracterización (79 %) y un coste aceptable. En la TAC, lo más diferencial con otras lesiones hepáticas es que, en fase arterial, son lesiones hipervasculares, con lavado venoso tardío en la fase venosa. La RMN tiene una sensibilidad del 80 % y una especificad del 100 % (**Fig. 31-5**).

Con estas pruebas, lo que se puede establecer bien es el tamaño (importante en la evolución futura), el número, la localización y su relación con las estructuras vasculares o biliares. La RMN, por añadidura, puede determinar el subtipo de adenoma, sobre todo, con el inactivo (HNF1a) y el inflamatorio (IHCA) (**Tabla 31-2**). Se puede realizar tomografía

 El tratamiento ha variado en las últimas décadas. Actualmente, hay una tendencia más conservadora. Varía en función de los síntomas, el tamaño, el número, la localización y la seguridad en el diagnóstico.

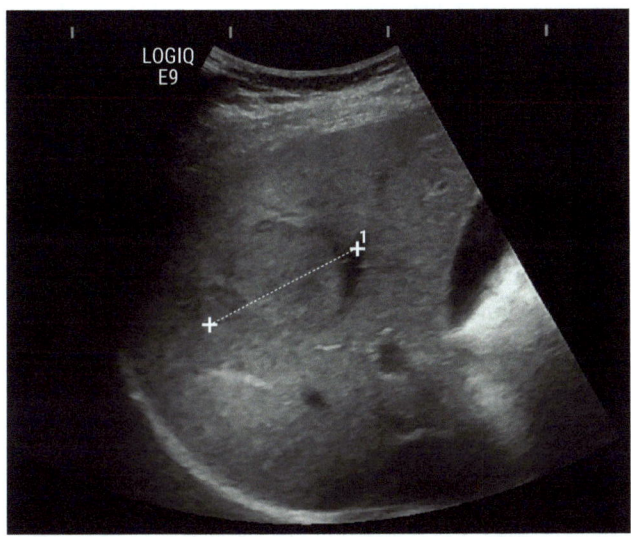

Figura 31-5. Ecografía hepática. Lesión en el segmento VII hepático, se aprecia una imagen de 56 mm de diámetro, isoecoica, bien definida, lobulada, sospechosa de adenoma.

por emisión de positrones (PET) con TAC para una mejor caracterización de la lesiones cuando hay dudas diagnósticas.

Existen varios escenarios posibles:

- *Mujer asintomática:* suspender la toma ACO si el tamaño es menor de 5 cm y observación; si las lesiones crecen tras seis meses sin ACO, se recomienda la cirugía. Si la lesión es mayor de 5 cm, se aconseja la cirugía; en caso de no realizar la resección, se recomienda evitar el embarazo.
- *Paciente sintomático:* si los síntomas son secundarios a complicaciones del adenoma, es recomendable la cirugía por el mayor riesgo de malignidad.
- *Mujer con deseo de embarazo:* en lesiones menores de 5 cm, no está contraindicado el embarazo; en lesiones mayores de 5 cm, se recomienda la cirugía.
- *Diagnóstico durante el embarazo:* debe ser individualizado y con explicación del riesgo asociado a los padres. Aunque no existe consenso, se recomienda la cirugía en las lesiones mayores de 5 cm en el segundo trimestre; si se diagnostica

en el tercer trimestre, la vigilancia debe ser estrecha por el alto riesgo de hemorragia que presenta.
- *Paciente varón:* suele estar asociado a la mutación del gen de la β-catenina; tiene mayor riesgo de malignización, por lo que la resección estaría indicada independientemente del tamaño.
- *Hemorragia peritoneal:* afecta al 27 % de los pacientes; es un escenario urgente. Si es posible, se recomienda la embolización arterial para estabilizar al paciente y realizar la hepatectomía diferida de forma segura.

Adenomatosis hepática

Es una enfermedad poco conocida, de etiología incierta, con componente genético. Se cree que está relacionado con malformaciones o anomalías vasculares. Consiste en la presencia de múltiples adenomas; Flejou la describe inicialmente por la presencia de 10 o más adenomas; criterio modificado por Ribeiro, que establece como suficiente la presencia de 4 o más lesiones. Predomina en mujeres, aunque no está relacionado con el uso de ACO.

Clínicamente, suele cursar con dolor abdominal crónico en el contexto de hepatomegalia y se relaciona con mayor riesgo de hemorragia y malignización.

Para su diagnóstico, en la analítica, se evidencia un incremento de la fosfatasa alcalina y de la γ-glutamiltransferasa; la AFP es normal. La RMN parece ser la técnica de elección, ya que consigue mayor eficacia diagnóstica.

> **!** El tratamiento es controvertido, ya que depende del número y tamaño de los adenomas y las manifestaciones clínicas. La naturaleza difusa hace que las resecciones hepáticas sean un procedimiento imposible.

De manera general, las lesiones pequeñas < 5 cm pueden ser observadas anualmente con controles de AFP, y las lesiones sintomáticas con riesgo de hemorragia y accesibles a la cirugía deben ser resecadas. En caso de cirugía, se puede combinar con terapias conjuntas, como la embolización o quimioembolización transarterial, o la ablación por radio-

Tabla 31-2. Clasificación de los adenomas hepáticos	
Adenoma con mutación HNF1α inactivo	• Menos del 40 % de los adenomas • Relacionado con la adenomatosis, la diabetes de tipo MODY y la esteatosis hepática • Bajo riesgo de degeneración maligna
Adenoma con mutación β-catenina	• Grupo minoritario. Alrededor del 14 % • Relacionando con el uso de andrógenos; más frecuente en hombres • La principal importancia es el alto riesgo de degeneración maligna
Adenoma IHCA (inflamatorio)	• Representa el 40-50 % de los adenomas, un 10 % presenta mutación β-catenina • Relacionado con el síndrome metabólico, la obesidad y el consumo de alcohol • Existe riesgo de degeneración maligna; aumentado en los mutados β-catenina
Adenomas telangiectásicos	• Variantes de IHCA • Relacionados con la obesidad, la esteatosis hepática leve y la toma de ACO • Mayor riesgo de hemorragias
Adenomas no clasificados	• Representan el 10 % de los adenomas • Sin marcadores inmunohistoquímicos • El riesgo de degeneración maligna es desconocido

ACO: anticonceptivos orales; HNF1A: factor nuclear 1 alfa de hepatocito; MODY: diabetes de tipo 2 de inicio juvenil (del inglés, *maturity onset diabetes of the young*).

frecuencia y, en casos seleccionados, el trasplante hepático. En pacientes con glucogenosis, se debe realizar un control de la hipoglucemia.

TUMORES HEPÁTICOS MALIGNOS

Los tumores hepáticos malignos habitualmente asientan sobre una enfermedad crónica hepática, clásicamente, la cirrosis hepática de cualquier etiología.

Hepatocarcinoma/carcinoma hepatocelular

El carcinoma hepatocelular (CHC) es el tumor maligno primario más frecuente; representa alrededor del 90 % de todas las lesiones primarias malignas hepáticas. Se presenta más frecuentemente en hombres mayores de 60 años.

> **!** El factor de riesgo más importante es la presencia de cirrosis hepática secundaria al alcohol.

Otros factores de riesgo son las infecciones víricas crónicas por el virus de la hepatitis B (VHB) y C (VHC), aunque la incidencia ha disminuido por los avances en el tratamiento antirretroviral de dichas hepatitis.

> **!** El cuadro clínico suele ser asintomático; de ahí la importancia de un diagnóstico precoz en pacientes cirróticos, los cuales deben realizar un seguimiento estrecho con ecografía hepática y AFP.

Si tras el estudio ecográfico se visualizan lesiones nodulares hepáticas menores de 1 cm, la probabilidad de CHC es baja, por lo que se recomienda el seguimiento estrecho con ecografía cada 4-6 meses (**Fig. 31-6**).

> **!** Sin embargo, si la lesión supera 1 cm, se deben realizar estudios de imagen, como son la TAC o la RMN dinámicas, ya que dicho tumor presenta un patrón vascular específico, captación precoz de toda la lesión en fase arterial y lavado rápido en fase venosa, siendo suficiente para su diagnóstico, por lo cual no requiere comprobación histológica.

En caso de dudas diagnósticas con otras lesiones malignas o alteraciones en el patrón vascular, se suele utilizar la biopsia percutánea como método diagnóstico (**Fig. 31-7**).

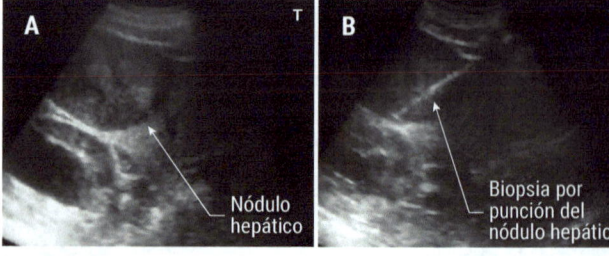

Figura 31-7. Biopsia guiada mediante ecografía de un nódulo hepático. **A)** Nódulo heterogéneo con ecogenicidad mixta. **B)** Aguja atravesando el nódulo.

El tratamiento del CHC depende de una correcta estadificación del tumor, ya que asienta sobre un hígado cirrótico; por lo cual, no depende solo de tamaño tumoral, la afectación ganglionar o la presencia de metástasis, sino que, además, se debe valorar la función hepática, la cual es un factor determinante para el pronóstico de la enfermedad, así como la capacidad funcional del paciente.

Teniendo en cuenta que la resección hepática es el tratamiento oncológico curativo, al mismo tiempo se debe procurar mantener el máximo parénquima funcionante para evitar la insuficiencia hepática posoperatoria. Además de la resección hepática, el trasplante hepático y las ablaciones en lesiones de pequeño tamaño también se consideran curativas, con un supervivencia del 50 al 70 % a los cinco años.

Otros tratamientos con intención no curativa, pero que mejoran la supervivencia un 10-30 % a los tres años, serían la quimioembolización transarterial o la quimioterapia sistémica y, en casos con CHC asociado a insuficiencia hepática grave, se recomiendan medidas paliativas, con una tasa media de supervivencia de tres meses.

Para decidir qué tratamiento es más adecuado para cada paciente, existen varios sistemas de clasificación: TNM (tumor/ganglios [*nodes*]/metástasis), la clasificación de Okuda, la puntuación CLIP (Cancer of Liver Italian Program), o el sistema BCLC (Barcelona Clinic Liver Cancer).

> **!** El BCLC actualmente cuenta con amplia aceptación mundial, ya que proporciona estrategias de tratamiento según la estratificación (**Fig. 31-8**).

Es un sistema prospectivo, que puede predecir el pronóstico basándose en diversas variables:

- Número de lesiones y su tamaño, crecimiento extrahepático e invasión vascular.

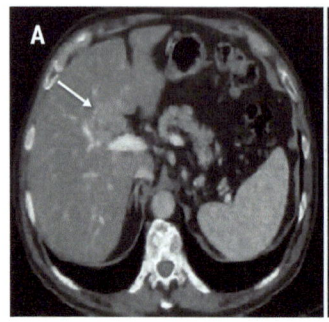 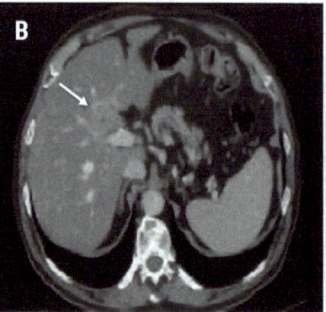 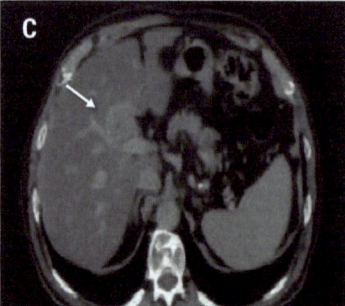

Figura 31-6. Hepatocarcinoma. Tomografía dinámica con el clásico patrón vascular. Captación precoz de toda la lesión en fase arterial y lavado rápido en fase venosa. **A)** Fase arterial. **B)** Fase portal. **C)** Fase tardía.

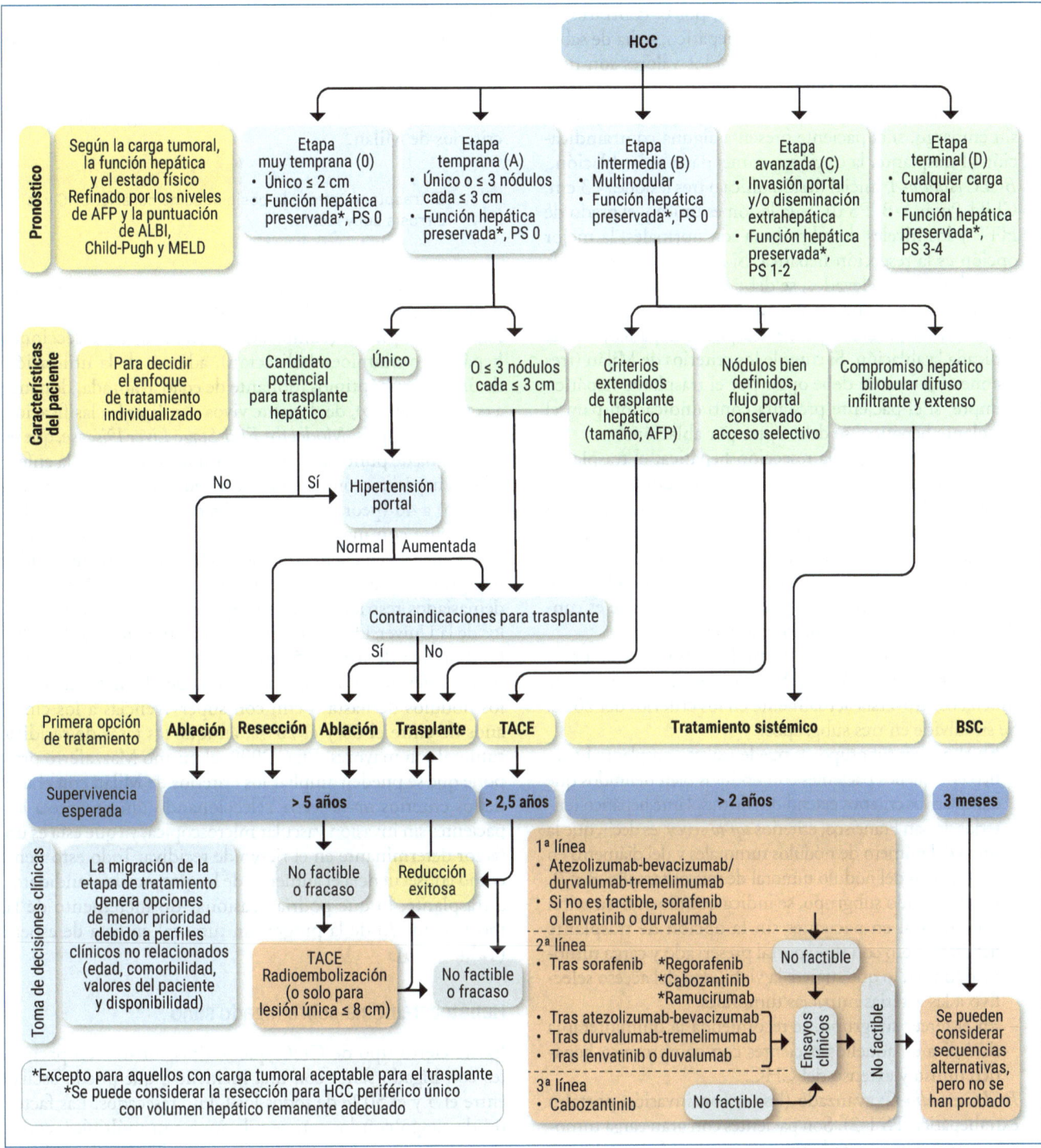

Figura 31-8. Algoritmo de la BCLN (Barcelona Clinic Liver Cancer de 2022 para el tratamiento del hepatocarcinoma.
AFP: alfafetoproteína; ALBI: albúmina-bilirrubina; BSC: cuidados paliativos (del inglés, *best supportive care*); MELD: modelo para enfermedades hepáticas en etapas terminales (del inglés, *Model for End-Stage Liver Disease*); HCC: hepatocarcinoma; PS: estado funcional (del inglés, *Performance Status*); TACE: quimioembolización transarterial (del inglés, *transarterial chemoembolization*).

- Valoración de la insuficiencia hepática mediante la puntuación de Child-Pugh (bilirrubina, ascitis, encefalopatía, cociente internacional normalizado [INR; del inglés, *international normalized ratio*], albumina), así como la presencia de HTP clínicamente significativa.
- Estado general del paciente según la clasificación PS; del inglés, Performance Status) del *Eastern Cooperative Oncology Group* (ECOG).

Logrando, así, clasificar al paciente es cinco probables estadios, con el tratamiento más adecuado:

- *BCLC estadio 0:* muy inicial (lesión única < 2 cm, Child-Pugh A, PS 0). Lo que se debe saber es si el paciente es candidato potencial a trasplante hepático. Si no es un posible candidato, la mejor opción es la ablación, ya que en estadios iniciales y en lesiones pequeñas, esta técnica se equipara a la resección hepática. Si, por el contrario, el paciente es candidato a trasplante hepático, se ha de saber el grado de HTP y la bilirrubina; si los valores son normales, se debe realizar la resección hepática y, si los valores están elevadas, la mejor opción es el trasplante hepático; sin embargo, si el paciente presenta alguna contraindicación al trasplante, la opción recomendada es la ablación.

- *BCLC estadio-A:* inicial (lesión única o tres lesiones < 3 cm, Child-Pugh A-B, PS 0). Si la lesión es única y el grado de HTP y los niveles de bilirrubina son normales, la mejor opción es la resección hepática. Si el grado de HTP y la bilirrubina están elevados, se debe considera el trasplante hepático como la opción más adecuada; si el paciente presenta contraindicación para el trasplante hepático, estaría indicada la ablación. Si cumple los criterios de Milán (tres lesiones < 3 cm), se debe optar por el trasplante hepático siempre; si el paciente presenta contraindicación para el trasplante hepático, se debe optar por ablación.

  Cabe destacar que, si la resección hepática, el trasplante hepático o las técnicas ablativas no son factibles o fallan, se puede ofrecer la quimioembolización transarterial en lesiones únicas < 8 cm; si presenta un buena respuesta con un reducción de tamaño y cumple criterios de trasplante hepático, se debe incluir en lista de espera para trasplante; si, por el contrario, falla o no es factible, el paciente es candidato a tratamiento quimioterápico sistémico.

- *BCLC estadio-B:* intermedio (multinodular o que exceden los criterios del BCLC-A). Es un estadio que presenta mucha controversia actualmente en los criterios del 2022. Se subdivide en tres subgrupos:

  - En el primer subgrupo, se puede realizar trasplante hepático en aquellos pacientes con nódulos bien definidos que cumplan los criterios extendidos de trasplante hepático (criterios de San Francisco, criterios *up-to-seven*, es decir, que la suma del número de nódulos tumorales y del diámetro en centímetros del nódulo tumoral de mayor tamaño es ≤ 7).
  - En el segundo subgrupo, se indica quimioembolización transarterial en pacientes sin la opción de trasplante hepático, pero con flujo portal preservado y carga tumoral definida, lo que sugiere la viabilidad del acceso selectivo a las arterias nutricias tumorales.
  - En el tercer subgrupo, se recomienda la quimioterapia sistémica en aquellos pacientes con compromiso hepático difuso y extenso del CHC.

- *BCLC estadio-C:* avanzado (lesión con invasión portal o extrahepática, PS 1-2). Son pacientes con gran carga tumoral, pero con buen estado físico, como lo refleja un PS ≤ 2 y que tienen función hepática conservada. Se recomienda la terapia sistémica. Hoy en día, se dispone de diferentes opciones eficaces para la primera, la segunda y las siguientes líneas. La combinación de atezolizumab con bevacizumab es actualmente el tratamiento de primera línea, ya que confiere un beneficio de supervivencia superior al sorafenib.

- *BCLC estadio-D:* terminal (cualquier lesión con Child-Pugh C, PS 3-4). En estos casos, se recomiendan cuidados paliativos.

Como puede verse, un pilar fundamental en el tratamiento de CHC es el trasplante hepático, indicados actualmente en el BCLC-0, el BCLC-A y el BCLC-B. En 1996, Mazzaferro publica en Milán un estudio de CHC y trasplante, en el que concluye que los pacientes con CHC único menor de 5 cm o tres nódulos <3 cm trasplantados presentan una tasa de supervivencia a los cinco años del 70 %, originando, así, los criterios de Milán.

 El trasplante ofrece la posibilidad de curar el CHC y la cirrosis subyacente.

El problema radica en la escasez de órganos y el aumento de lista de espera. Para ello, se han diseñado estrategias puente hasta el trasplante (como radiofrecuencia, las resecciones hepáticas o quimioembolización), además de la utilización de órganos subóptimos (donante de edad avanzada, donante a corazón parado), de donante vivos o utilizar la clasificación MELD; del inglés, *Model for End-Stage Liver Disease*, que es un sistema de puntuación para medir la gravedad de la enfermedad hepática crónica, con valores que van de 6 (mejor pronóstico) a 40 (peor pronóstico). Este sistema dará prioridad al paciente con mayor insuficiencia hepática. Cabe recalcar que, teniendo en cuenta todo lo anteriormente mencionado, hay grupos que consideran que los criterios de Milán son demasiados restrictivos, y se proponen otros criterios como los de la Universidad de California en San Francisco (UCSF): CHC único de hasta 6,5 cm, hasta tres nódulos (siendo el mayor inferior a 4,5 cm), y una suma del diámetro de todos los nódulos de hasta 8 cm, con supervivencias a los cinco años de entre el 60 y el 70 %, aunque las tasas de recidiva tumoral son mayores. En el 2009, el mismo Mazzaferro propone que se pueden ampliar los criterios de Milán con el uso de los criterios *up-to-seven*, seleccionando únicamente a los pacientes sin invasión vascular microscópica, ya que esta es un factor determinante en el riesgo de recidiva. Todo esto tiene como consecuencia el aumento de los potenciales candidatos a trasplante, lo que podría ocasionar un incremento de la mortalidad y/o de la progresión tumoral en lista de espera (**Tabla 31-3**).

Hepatocarcinoma sobre hígado sano

Existe cierto tipo de CHC que se desarrollarán en pacientes con hígado sano, con una incidencia que puede oscilar entre el 5 y el 50 % de todos los CHC resecados. Las factores de riesgo con los que se relaciona son múltiples, como el síndrome metabólico, la diabetes *mellitus* o alteraciones genéticas; el riesgo se encuentra aumentado, asimismo, en la esteatosis hepática no alcohólica y, además, también se describen como factores de riesgo el consumo de alcohol y las infecciones víricas crónicas por el VHB y el VHC sin desarrollar hepatopatía, así como los adenomas que se malignizan. Se suele presentar en pacientes jóvenes, predominando en el sexo masculino.

El diagnóstico suele ser tardío, ya que, como todas las lesiones hepáticas, suele ser asintomática en fases iniciales y, dado que estos pacientes no presentan hepatopatías crónicas, no existe seguimiento radiológico estrecho. Por lo cual, suele debutar con dolor abdominal, síndrome constitucional

Tabla 31-3. Criterios de Milán y de la Universidad de California en San Francisco para el trasplante hepático	
Criterios de Milán	• Nódulo único ≤5 cm de diámetro • Hasta tres nódulos, ninguno de diámetro superior a 3 cm • Sin invasión vascular macroscópica • Estudio de extensión negativo
Criterios de San Francisco	• Nódulo único ≤6,5 cm de diámetro • Hasta tres nódulos, ninguno superior a 4,5 cm de diámetro y la suma de los diámetros ≤8 cm • Sin invasión vascular macroscópica • Estudio de extensión negativo
Criterios *up-to-seven*	• La suma del tamaño en centímetros del nódulo de mayor tamaño y el número total de nódulos debe ser ≤ 7 • Sin invasión vascular macroscópica • Estudio de extensión negativo

y alteración de la función hepática. Para su diagnóstico, en la TAC o la RMN, se observa el patrón vascular típico del CHC. Habitualmente, son lesiones únicas y de gran tamaño encapsuladas, con áreas de hemorragia y necrosis. La diseminación, así como la invasión de órganos vecinos, es más común en este tipo de CHC.

> ❗ Dado que el CHC se desarrolla sobre hígado sano, con una función hepática normal, permite que el tratamiento de elección sean la resecciones hepáticas amplias con menor riesgo de desarrollar insuficiencia hepática.

En caso de lesiones de gran tamaño con remanente hepático insuficiente, se podría realizar quimioembolización transarterial para disminuir el tamaño del tumor. En casos irresecables, se puede utilizar quimioterapia sistémica. El trasplante hepático en el CHC sobre hígado sano está indicado en lesiones irresecables confinadas al hígado.

Hepatocarcinoma fibrolamelar

Es una rara variante del CHC. Representa el 0,85 % de todos los tumores primarios malignos hepáticos.

> ❗ Se presenta con mayor frecuencia en adultos jóvenes, de entre 25 y 30 años, sin distinción de sexos. Se desarrolla en su manera más característica sobre un hígado previamente sano.

Se caracterizan por ser tumores de gran tamaño (5-20 cm) y, en más del 90 %, la AFP es normal. Tiene hallazgos característicos en la TAC o en la RMN, que permiten hacer el diagnóstico solo con las imágenes.

En este tipo de neoplasias, el mejor tratamiento es la resección quirúrgica, que proporciona una supervivencia a los cinco años del 58-82 %, pero con unas tasas de recaídas muy elevadas, que puede variar según las series entre el 33 y el 100 % de los casos.

Colangiocarcinoma intrahepático

Es el segundo tumor maligno primario más frecuente; representa el 20 % de todos los colangiocarcinomas, y su incidencia y mortalidad están aumentando a nivel mundial. Se suele presentar en pacientes mayores de 65 años y, entre los factores de riesgo probables, se encuentran la cirrosis hepática, la hepatopatía crónica vírica B o C, la diabetes o la obesidad. Suele cursar sin síntomas hasta que presenta dolor abdominal por el crecimiento tumoral; raramente aparece icteria, salvo que en su crecimiento invada el hilio hepático.

Para su diagnóstico, los estudios de imagen son sugestivos, pero no son específicos. En la TAC dinámica, se observa una lesión focal hipodensa con márgenes irregulares, que capta periféricamente en la fase arterial y que muestra una progresiva hiperatenuación en fase venosa y de equilibrio.

La TAC puede también mostrar dilatación de conductos biliares periféricos y retracción capsular. En la RMN, aparece hipointenso en T1 e hiperintenso en T2. Además, suele elevar el antígeno carbohidratado 19.9.

> ❗ A menudo, se requieren citología o histología para la seguridad diagnóstica, las cuales se pueden realizar mediante colangiopancreatografía retrograda endoscópica o ecoendoscopia + punción.

El tratamiento oncológico adecuado es la resección quirúrgica R0 con márgenes quirúrgicos sanos y manteniendo suficiente parénquima hepático; actualmente, se recomienda incluir la linfadenectomía con finalidad pronóstica. Sin embargo, solo un 20-40 % de los pacientes son candidatos a cirugía, ya que, en muchas ocasiones, son tumores de gran tamaño con invasión vascular y ganglionar, multifocales o metastásicos; en estos casos, se ha demostrado que la quimioterapia sistémica con gemcitabina combinada con cisplatino mejora la supervivencia libre de progresión a los seis meses.

METÁSTASIS HEPÁTICAS

Las metástasis hepáticas son las lesiones malignas hepáticas más frecuentes. Se corresponden con un estadio avanzado de la enfermedad neoplásica, en el que se produce una diseminación (implantes) de esta desde su foco de inicio al hígado, el cual ocupa el segundo lugar en frecuencia de metástasis, siendo el primero los ganglios linfáticos.

La metástasis hepática de origen colorrectal (MHOCR) es la más frecuente, y representa un 40 % de los casos.

Más del 50 % de las metástasis hepáticas se diagnostican durante el seguimiento de una neoplasia primaria ya conocida, sin embargo, entre un 15 y un 25 % se presentan como el debut de la enfermedad con posterior diagnóstico del tumor primario. Las neoplasias más frecuentes detectadas con esta forma de presentación son los tumores del área digestiva (debido a la circulación portal). Por último, un 25 % de los pacientes debutan con metástasis hepáticas y, tras un estudio exhaustivo, no es posible conocer la localización del tumor primario, denominándose *cáncer metastásico de origen desconocido*, con una supervivencia al año menor del 20 %.

Las metástasis hepáticas suelen ser asintomáticas, y los síntomas pueden depender del propio tumor primario o de la extensión de la enfermedad metastásica.

De manera general, su diagnóstico se basa en pruebas de imagen, ya que poseen adecuada sensibilidad y especificidad.

La bioquímica hepática suele ser normal; sin embargo, se debe sospechar si existe una alteración de esta o un aumento de los marcadores tumores en pacientes durante el seguimiento por una neoplasia. Por último, la biopsia hepática permite el diagnóstico de certeza y se suele indicar en dos escenarios clínicos posibles:

• Si los resultados mediante pruebas de imagen no son diagnósticos.
• Si la información histológica (tipo celular de la metástasis) puede ayudar a definir el plan terapéutico.

Aunque el pronóstico y la supervivencia dependen de muchos factores —entre ellos, el tipo de origen de la metástasis, el volumen tumoral metastásico, la presencia de enfermedad extrahepática y el grado de diferenciación tumoral—, está claro que, si no se tratan, presentan un pronóstico tórpido, con una media de supervivencia de 21 meses y sin supervivientes los cinco años. Por lo cual, lo único que aumenta la supervivencia y mejora el pronóstico es el tratamiento.

Actualmente, la resección quirúrgica completa con márgenes libres asociada a técnicas de preservación de parénquima (metastasectomía, resecciones atípicas, segmen-

tectomías) es el tratamiento más adecuado y el único con opción curativa (**Fig. 31-9**).

Puede ser necesario en casos seleccionados realizar hepatectomías mayores. En ocasiones, no es posible practicar esta cirugía (origen tumoral, extensión masiva o localización compleja) y se debe recurrir a tratamientos sistémicos (quimioterapia). Existen muchos esquemas de posibles tratamientos:

• Quimioterapia neoadyuvante: antes de la cirugía en la enfermedad resecable.
• Quimioterapia de inducción o conversión: antes de la cirugía en la enfermedad irresecable para convertirla en resecable.
• Quimioterapia perioperatoria: antes y después de la cirugía.
• Quimioterapia adyuvante: posterior a la cirugía.

A pesar de los avances quimioterápicos y en el uso de terapias diana, hay casos donde el tratamiento sistémico sigue siendo insuficiente; es estos casos, se pueden realizar terapias

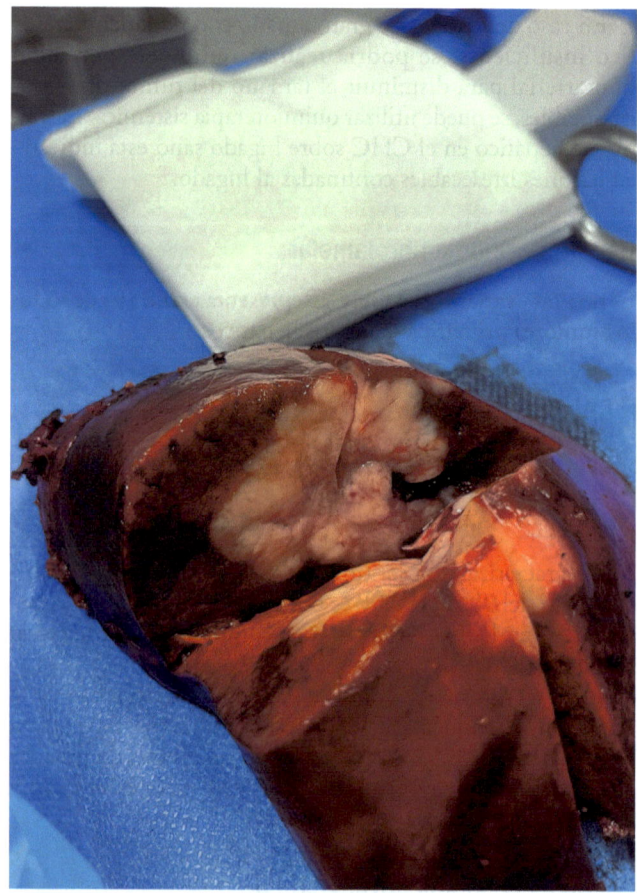

Figura 31-9. Metástasis hepática. Pieza quirúrgica de una metastasectomía donde se observa la resección quirúrgica oncológica de la metástasis.

no resectivas (ablación por microondas, radiofrecuencia, embolización, quimioembolización, radioembolización).

Por la enorme variedad de escenarios clínicos, se recomienda que las metástasis hepáticas sean tratadas por un equipo multidisciplinario y en centros cualificados para realizar la mayoría de técnicas y tratamientos posibles. Todos los casos se deben discutir en los comités de tumores, con la presencia de oncólogos médicos, oncólogos radioterapéuticos, radiólogos, radiólogos intervencionistas y anatomopatólogos, además de cirujanos expertos en cirugía hepática. En la planificación de la cirugía, se pueden realizar estudios avanzados como la volumetría 3D mediante TAC, la cual es indispensable para evaluar el remanente hepático en las lesiones múltiples y disminuir la posibilidad de insuficiencia hepática posoperatoria, especialmente, en hepatectomías mayores. Además, el abordaje laparoscópico y robótico son cada vez más comunes, con resultados equiparables al abordaje abierto en manos expertas (**Fig. 31-10**).

Metástasis hepáticas de origen colorrectal

Entre el 15 y el 25 % de los pacientes con cáncer colorrectal (CCR) presentan MHOCR en el momento del diagnóstico (sincrónicas), y entre un 25 y un 50 % de los pacientes con CCR las desarrollará durante el seguimiento (metacrónica), por lo que entre un 50 y un 75 % de todos los pacientes con CCR desarrollarán metástasis como evolución de su enfermedad.

Anteriormente, solo el 15 % de las MHOCR eran subsidiarias de resección.

> **!** En la actualidad, con los esquemas quimioterápicos —FOLFOX (ácido folínico, fluorouracilo y oxaliplatino), FOLFIRI (ácido folínico, fluorouracilo e irinotecán) o FOLFOXIRI (ácido folínico, fluorouracilo, oxaliplatino e irinotecán)—, antiangiogénicos (bevacizumab), inhibidores de los receptores del factor de crecimiento epidérmico (anti-EGFR; del inglés, *epidermal growth factor receptor*) —cetuximab o panitumumab— dirigida de acuerdo con biomarcadores —K-RAS, BRAF, inestabilidad de microsatélites— obtenidos en la pieza de resección, se ha logrado aumentar la tasa de resecabilidad hasta en un 40 %.

Los tumores con mutaciones en los genes *K-RAS* o *BRAF* tienen peor pronóstico, con una menor tasa de resecabilidad, y mayor tasa de recurrencia y de enfermedad extrahepática.

Es necesario disponer de TAC (en fase arterial, venosa y portal) o RMN para una correcta caracterización y estadificación. La RMN tiene mejor rendimiento diagnóstico de nódulo a nódulo; es particularmente útil para detectar lesiones pequeñas en hígados esteatósicos y en lesiones que desaparecen tras la quimioterapia en la TAC, por tanto, debería ser la técnica de elección. Estas pruebas ayudan junto con la volumetría a establecer criterios de resecabilidad (resecables, *borderline*, irresecables).

> **!** En las MHOCR, la resección hepática oncológica es el tratamiento de elección, logrando una supervivencia prolongada (del 50-70 % a los cinco años y de más del 20 % a los diez años) e, incluso, la curación de la enfermedad.

La quimioterapia está indicada cuando estas no se consideran resecables al diagnóstico. Deben realizarse, al menos, cuatro ciclos de quimioterapia y evaluar la respuesta cada dos meses. Respecto a la decisión del esquema de quimioterapia, teniendo en cuenta la quimioterapia adyuvante en el tumor primario y el tiempo libre de enfermedad, se debe indicar el esquema que garantice mayores tasas de respuesta.

Tratamiento de las metástasis hepáticas de origen colorrectal metacrónicas

Véase la **figura 31-11.**

Criterios de operabilidad

La edad no es un factor determinante. Actualmente, es más importante que el paciente sea capaz de soportar las consecuencias de una cirugía de resección hepática. En general, se aceptan pacientes hasta un estado funcional de la American Society of Anesthesiologists (ASA) III, con enfermedad extrahepática controlada y/o resecable.

Criterios de resecabilidad

Se tienen en cuenta los siguientes aspectos:

- Margen de resección quirúrgico: la resección debe ser R0, con un margen > 1 mm.
- Volumetría y función hepática: se debe obtener un remanente hepático funcional suficiente (suele aceptarse un 20-30 % en el hígado sano y un 30-40 % en el hígado con toxicidad por la quimioterapia).
- Enfermedad extrahepática resecable, ya sea pulmonar o peritoneal.

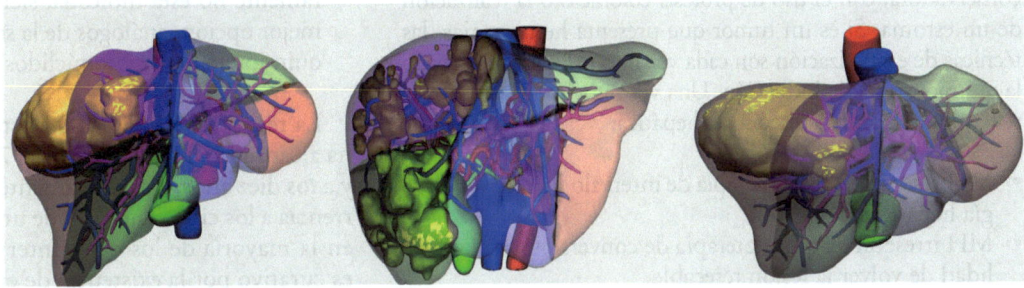

Figura 31-10. Volumetría hepática. Prueba preoperatoria para planificar la cirugía hepática.

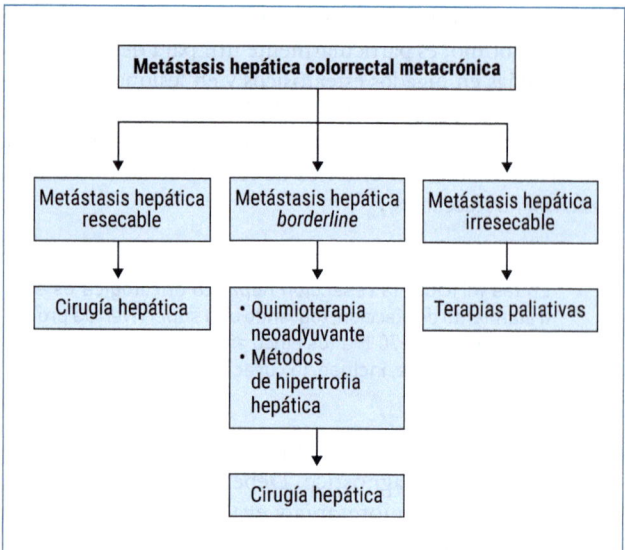

Figura 31-11. Manejo de las metástasis hepáticas de origen colorrectal metacrónicas.

- Ausencia de progresión de enfermedad durante el tratamiento con quimioterapia antes de la cirugía.

Tratamiento de las metástasis hepáticas de origen colorrectal sincrónicas

Se puede presentar varios escenarios dependiendo de si el tumor primario es asintomático o sintomático. En este último caso, es muy importante tener en cuenta la complicación presente (obstruido, perforado o con sangrado); asimismo, se debe determinar si la metástasis es resecable o irresecable (**Fig. 31-12**).

Si el tumor primario es asintomático, la decisión del tratamiento dependerá de las metástasis:

- Metástasis hepática irresecable: se inicia la quimioterapia de conversión con la finalidad de volver la lesión resecable.
- Metástasis hepática resecable: es muy importante determinar la carga tumoral hepática; si las lesiones son múltiples o bilobulares, se indica quimioterapia neoadyuvante con posterior cirugía no simultánea (primero la cirugía colorrectal y luego la cirugía hepática).

Si el tumor es sintomático, se deben solucionar las complicaciones de la neoplasia antes que las metástasis hepáticas. Si el tumor está perforado y si es posible, se deben realizar cirugías colorrectales oncológicas. Si está obstruido, la tendencia es más conservadora, con el uso de prótesis colónicas o la realización de un estoma. Si es un tumor que presenta hemorragias, las técnicas de embolización son cada vez más utilizadas, así como la quimioterapia de inducción. Una vez resueltos los síntomas, se tendrá en cuenta la metástasis hepática:

- MH resecable: quimioterapia de intervalo y posterior cirugía hepática.
- MH irresecable: quimioterapia de conversión con la finalidad de volver la lesión resecable.

Metástasis hepáticas de tumores neuroendocrinos

Alrededor del 50 % de los tumores neuroendocrinos (TNE) debutan con enfermedad metastásica en el hígado, siendo esta el factor pronóstico de supervivencia más importante. Se estima que la supervivencia sin tratamiento de los pacientes con TNE con enfermedad metastásica hepática es del 20 % a los cinco años. Los síntomas dependen del grado de actividad funcional (hipersecreción hormonal) de la enfermedad, como el síndrome carcinoide.

El diagnóstico se basa en el estudio habitual de un TNE, por lo cual el estudio bioquímico siempre es necesario; además, también es útil para el seguimiento de la enfermedad. Los más solicitados son la cromogranina A, la serotonina, el ácido 5-hidroxiindolacético (5-HIAA) y la enolasa, entre otros.

> **!** Asociada a estos marcadores, la TAC es la prueba más utilizada para su diagnóstico, aunque las lesiones <1 cm son difíciles de detectar, por lo que se requiere la RMN con gadolinio o con contrastes hepatoespecíficos.

Otras pruebas como Ostreoscan o la PET-TAC no son de rutina para el diagnóstico de las metástasis hepáticas de origen neuroendocrino, pero sí son útiles para el estudio de la lesión primaria. Antes de tomar decisiones terapéuticas, es necesario el estudio histológico; se debe realizar punción aspirativa con aguja fina (PAAF) si se desconoce la histología del tumor primario, y determinar el índice Ki-67 junto con los marcadores inmunohistoquímicos.

La resección quirúrgica de las metástasis hepáticas de TNE es el tratamiento de elección; sin embargo, habitualmente son múltiples bilobulares. Se han identificado tres patrones de afectación hepática de los TNE que pueden dirigir la decisión terapéutica:

- *Tipo 1 (patrón simple):* enfermedad limitada; metástasis única o múltiple a un lóbulo hepático o a dos segmentos contiguos. Representa el 20-25 % de los casos, y la cirugía es el tratamiento de elección.
- *Tipo 2 (patrón complejo):* metástasis múltiples bilobulares, pero con una lesión dominante en un lóbulo y el resto de las lesiones pequeñas y contralaterales. Representa el 10-15 % de los casos. La estrategia es múltiple: cirugía de la lesión dominante y técnicas ablativas de las lesiones pequeñas, hepatectomía en dos tiempos con o sin embolización portal.
- *Tipo 3:* enfermedad hepática diseminada con ausencia de parénquima normal. Es el más frecuente. La cirugía claramente no está indicada, siendo las terapias médicas la mejor opción: análogos de la somatostatina, interferones, quimioterapia y radionúclidos.

La resección R0 de las metástasis hepáticas de los TNE ha alcanzado supervivencias del 74 % y del 51 % a los cinco y a los diez años, respectivamente, aunque las tasas de recurrencia a los cinco años son de un 94-97 %; esto indica que en la mayoría de los casos intervenidos el tratamiento no es curativo por la existencia de enfermedad microscópica.

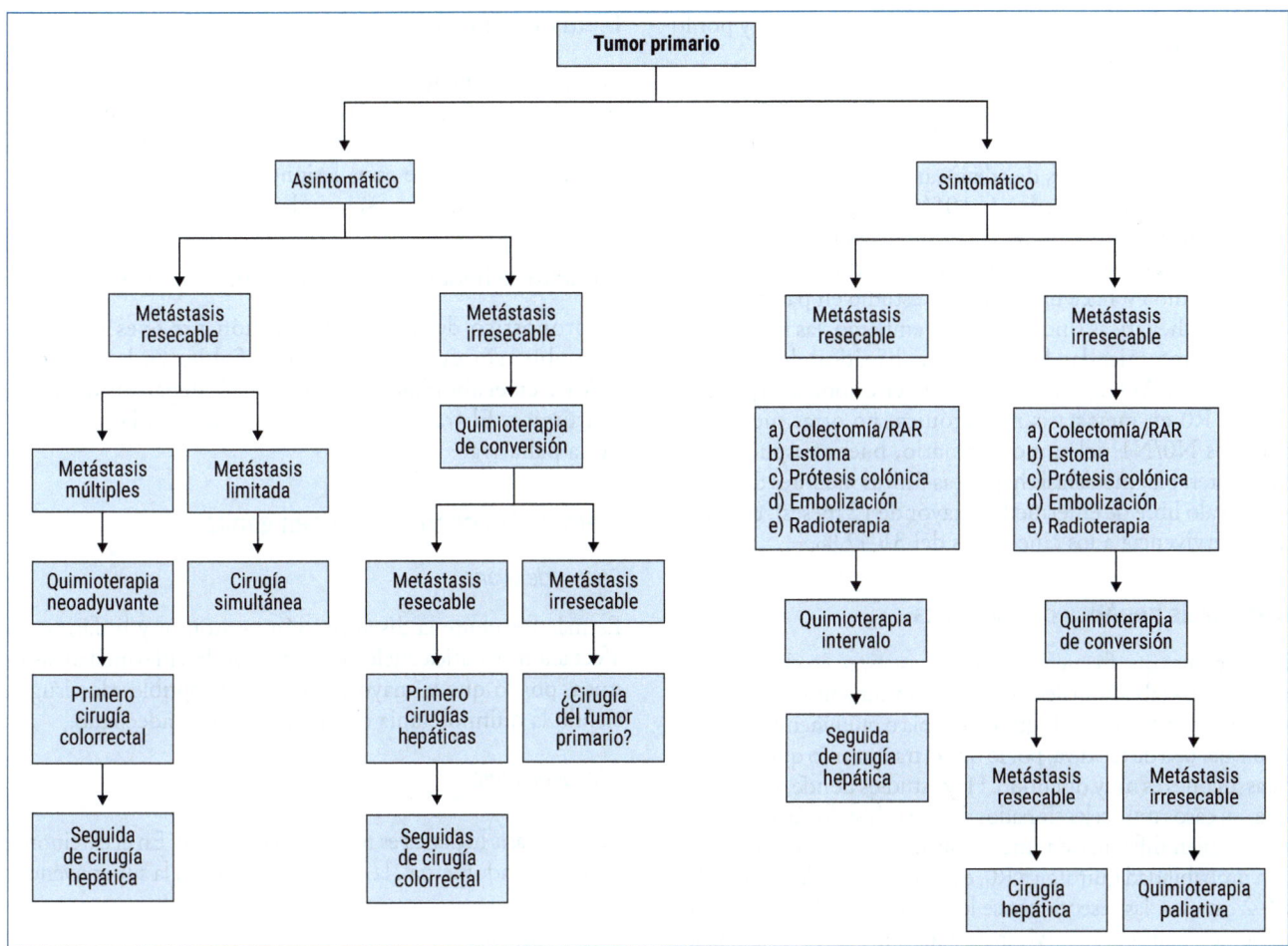

Figura 31-12. Manejo de las metástasis hepáticas de origen colorrectal sincrónicas.
RAR: resección anterior de recto.

> ❗ Por ello, en ciertos casos de enfermedad muy diseminada y sintomática, están indicadas las resecciones incompletas (citorreducción R1 o R2), llamadas también cirugía hepática *debulking* (resección de, al menos, el 90 % del volumen tumoral), y tienen como objetivo controlar la enfermedad (disminuir la hipersecreción hormonal, retrasar la progresión), aumentado la calidad de vida, con tasas publicadas de supervivencia a los cinco años del 60-70 %.

Metástasis hepáticas de origen no colorrectal ni neuroendocrino

Este amplio abanico de lesiones se caracteriza porque la afectación hepática se produce a través de la circulación sistémica (arterial), por lo cual se debe dar por hecho que existe mayor diseminación del tumor. Diversos estudios revelan resultados muy contradictorios, por lo que se hace casi imposible definir criterios quirúrgicos precisos. Actualmente, la quimioterapia es el tratamiento principal y el que consigue mayor supervivencia, siendo la cirugía el tratamiento adyuvante.

Metástasis hepática de cáncer de mama

El cáncer de mama presenta metástasis en un 50 % de los casos, siendo metacrónicas en el 90 % de los casos, y solo el 15 % se manifiesta como metástasis hepáticas exclusivas. Cuando hay afectación visceral, el pronóstico es infausto; con quimioterapia y radioterapia, la supervivencia apenas llega a dos años y, asociado a la cirugía, la supervivencia a los cinco años es del 37-48 %. En caso de recurrencia hepática, la supervivencia desciende a 19-26 meses. En las metástasis hepáticas sincrónicas, son pocos los pacientes candidatos a cirugía, ya que en la mayoría hay afectación extrahepática, por lo cual el tratamiento quimioterápico y hormonal es el más adecuado.

> ❗ Cuando la metástasis hepática es metacrónica, es importante conocer el intervalo libre de enfermedad. Cuanto más largo sea, mejor será el pronóstico.

Las principales indicaciones de realizar cirugía de las metástasis hepáticas con mínimo riesgo para el paciente son:

- Posibilidad de realizar resección completa (R0).
- Ausencia de enfermedad extrahepática, exceptuando la enfermedad ósea controlable con radioterapia.
- Receptores hormonales positivos.
- Ausencia de progresión durante el tratamiento quimioterápico y hormonal.

- Intervalos libres de enfermedad de más de un año y por lo menos de seis meses en lesiones únicas.

Metástasis hepática de carcinoma gástrico

Las metástasis hepáticas de adenocarcinoma (ADC) gástrico son de muy mal pronóstico (< 10 % de superveniencia a los tres años). Actualmente, el tratamiento para estas lesiones metastásicas es la quimioterapia. La pobre tasa de supervivencia en estadio IV hace muy difícil el estudio en pacientes con metástasis hepáticas sincrónicas; sin embargo, las nuevas guía japonesas recomiendan las resecciones hepáticas de metástasis hepáticas de ADC gástrico en casos seleccionados (posibilidad de R0 en metástasis metacrónica, no otras metástasis, ganglios N0/N1 del tumor primario, buena respuesta a la quimioterapia, metástasis hepáticas únicas menores de 10 cm e intervalo libre de enfermedad mayor de 12 meses), con tasas de supervivencia a los cinco años del 31-42 %.

Metástasis hepática de sarcomas

Los sarcomas que frecuentemente metastatizan en el hígado son los viscerales (abdominales y pélvicos), sin aumento de la supervivencia con tratamiento de quimioterapia o quimioembolización, y con alta tasa de recidiva, por lo que el tratamiento quirúrgico de estas lesiones es muy discutido. Hay estudios donde se evidencia que, en casos muy seleccionados donde la histología de las lesiones sea bien diferenciada, metástasis únicas menores de 10 cm con probabilidad quirúrgica R0, e intervalo libre de enfermedad > 6-24 meses, las resecciones se logran en más del 80 % de los pacientes, con una supervivencia a los cinco años de alrededor del 50 %; sin embargo, la recidiva supera el 50 %.

> **!** El sarcoma de tipo GIST (tumor del estroma gastrointestinal; del inglés, *gastrointestinal stromal tumor*) se comporta de manera diferente, con muy buena respuesta al tratamiento sistémico con imatinib. Es por esta razón por la que el tratamiento inicial siempre será con inhibidores de la tirosina-cinasa durante más de nueve meses.

Si en la reestadificación existe posibilidad de R0, se podría plantear la resección hepática, manteniendo el imatinib durante, al menos, cinco años, ya que el riesgo de recidiva es alto.

Metástasis hepática de origen urológico

No existe indicación quirúrgica para la metástasis hepática de origen prostático, ureteral o vesical, ya que diseminan de manera indiscriminada y son, desde el punto de vista quirúrgico, inabordables, existiendo en las publicaciones científicas algunas indicaciones muy específicas en las metástasis hepáticas de adenocarcinoma de células claras renales (R0, ausencia de enfermedad extrahepática, intervalo libre de enfermedad mayor de 24 meses, únicas y con tamaño < 5 cm).

Metástasis hepática de tumores suprarrenales

Son poco frecuentes y con mal pronóstico. El hallazgo de metástasis hepáticas aisladas es anecdótico, siendo más probable encontrar una diseminación de la enfermedad de manera difusa. La cirugía de estas lesiones no aumenta la superveniencia, por lo que no están indicadas.

Metástasis hepática de tumores pulmonares

El pronóstico del cáncer de pulmón *per se* es muy desfavorable, sin existencia de datos fiables en la literatura médica en el abordaje de las metástasis hepáticas de forma quirúrgica. El tratamiento que se plantea es la quimioterapia paliativa.

Metástasis hepática de origen genital

Cáncer de ovario

Es más frecuente la diseminación peritoneal y linfática. La afectación hepática suele coincidir con la enfermedad sistémica, por lo que la mayoría no son susceptibles de cirugía, siendo la quimioterapia el tratamiento más adecuado.

Cáncer de útero

La metástasis hepática es muy poco frecuente. En el carcinoma cervical y endometrial, la cirugía no aumenta la supervivencia.

Cáncer testicular

La diseminación es linfática, con una incidencia muy baja de afectación hepática.

Metástasis hepática de melanoma

El melanoma cutáneo presenta diseminación linfática, por lo que la afectación hepática es poco frecuente. Ocurre lo contrario en el melanoma uveal, que prácticamente metastatiza en el hígado; la diseminación suele ser miliar y de muy mal pronóstico. En casos muy específicos, como menos de cuatro metástasis hepáticas, ausencia de diseminación miliar, intervalo libre de enfermedad mayor de 12 meses y posibilidad de R0, podría estar indicada la cirugía, aunque la recidiva se produce en más del 80 %, por lo que este tratamiento es muy discutido.

Metástasis hepática de carcinoma de esófago, duodeno y páncreas

Actualmente la metástasis hepática del cáncer esofágico, duodenal y pancreático no tiene una clara indicación quirúrgica. Aunque no está contraindicada la cirugía en casos seleccionados, la alta tasa de mortalidad de estas neoplasias hace muy difícil su valoración.

PUNTOS CLAVE

- El quiste simple es el tumor benigno más frecuente del hígado. El diagnóstico habitualmente es accidental; mayoritariamente, no requiere seguimiento. La técnica quirúrgica más adecuada para el tratamiento de los quistes simples sintomáticos es la fenestración mediante abordaje mínimamente invasivo.

- El hemangioma cavernoso es el tumor sólido hepático más frecuente. Su origen es vascular, por lo cual la punción está contraindicada por riesgo de hemorragia. Cursa asintomático y solo debe recomendarse el tratamiento quirúrgico en hemangiomas grandes y muy sintomáticos.

- La hiperplasia nodular focal cursa de manera asintomática y su diagnóstico se basa en las pruebas de imagen, siendo fácil diferenciarlas del resto de tumores por su clásica cicatriz central y la disposición en forma de rueda de carro. Habitualmente, no requiere tratamiento.

- El adenoma hepático es el tumor hepático sólido benigno con mayor relevancia clínica, ya que presenta probabilidad de malignización. Es frecuente en mujeres jóvenes y está relacionado con la toma de anticonceptivos orales de manera prolongada. El tratamiento de elección es la resección quirúrgica, y esta se recomienda en tumores mayores de 5 cm, subtipo β-catenina y en varones.

- El hepatocarcinoma es el tumor hepático primario maligno más frecuente, con mayor incidencia en varones mayores de 60 años. El principal factor de riesgo es la presencia de cirrosis hepática alcohólica. Para el diagnóstico de hepatocarcinoma, basta con una tomografía computarizada o RMN multifase con el patrón vascular específico.

- La clasificación BCLC se acepta mundialmente, ya que proporciona estrategias de tratamiento según la estratificación.

- Las metástasis hepáticas son las lesiones malignas hepáticas más frecuentes; entre ellas, las de origen colorrectal son las predominantes. Para el tratamiento óptimo, conviene diferenciar si se trata de una metástasis metacrónica o sincrónica, si es resecable o no resecable y si el tumor primario es sintomático o asintomático.

- El tratamiento quirúrgico de las metástasis hepáticas de origen no colorrectal aún está en discusión, sin embargo, existen estudios que demuestran que, en la metástasis metacrónica, el intervalo libre de enfermedad y la posibilidad de cirugía R0 son factores a tener en cuenta para plantear la cirugía hepática.

BIBLIOGRAFÍA

Bernal Bellido G, Suárez Artacho G, Beltrán Miranda P, Gómez Bravo MA. Tumores hepáticos primarios malignos. En: Parrilla Paricio P, García-Granero Ximénez E, Martín Pérez E, Morales Conde S, Navarro Soto S, Targarona Soler EM (eds.). Cirugía AEC Asociación Española de Cirujanos. Madrid: Editorial Médica Panamericana; 2022. p. 767-77.

Castro Santiago MJ, Casado Maestre MD, Valverde Martínez A. Lesiones hepáticas benignas. En: Parrilla Paricio P, García-Granero Ximénez E, Martín Pérez E, Morales Conde S, Navarro Soto S, Targarona Soler EM (eds.) Cirugía AEC Asociación Española de Cirujanos. Madrid: Editorial Médica Panamericana; 2022. p. 757-65.

Chiang CJ, Yang YW, You SL, Lai MS, Chen CJ. Thirty-year outcomes of the national hepatitis B immunization program in Taiwan. JAMA. 2013;310(9):974-6.

European Association for the study of the liver (EASL). EASL Clinical Practice Guidelines on the management of benign liver tumours. J Hepatol. 2016;65(2):386-98.

González-Aguirre AJ, Casanova-Sánchez IE, Vilatobá-Chapa M, Contreras-Saldivar A, Castro-Narro G, García-Juárez I, et al. Carcinoma hepatocelular: diagnóstico y tratamiento. Gac Mex Oncol. 2013;12(5):334-43.

Iñarrairaegui M, Sangro B. Diagnóstico del hepatocarcinoma de pequeño tamaño. Gastroenterol Hepatol. 2007;30(8):498-505.

Marrero JA, Kulik LM, Sirlin CB, Zhu AX, Finn RS, Abecassis MM, et al. Diagnosis, staging, and management of hepatocellular carcinoma: 2018 practice guidance by the American Association for the Study of Liver Diseases. Hepatology. 2018;68(2):723-50.

Palomo Sánchez JC, Castro García A, Alonso Vallejo FJ, Relanzón Molinero S, Sánchez de la Fuente MF, Caballero Gómez F, et al. Adenoma hepático. Oncología. 2024;27(5):307-10.

Pérez Rojas J, Durán Poveda M. Base molecular de los adenomas hepatocelulares y su implicación médico-quirúrgica. Arch Patol. 2021;2(3):9-14.

Reig M, Forner A, Ávila MA, Ayuso C, Mínguez B, Varela M, et al. Diagnóstico y tratamiento del carcinoma hepatocelular. Actualización del documento de consenso de la AEEH, AEC, SEOM, SERAM, SERVEI y SETH. Med Clin (Barc). 2021;156(9):463.e1-30.

Reig M, Forner A, Rimola J, Ferrer-Fàbrega J, Burrel M, García-Criado A, et al. BCLC stategy for prognosis prediction and treatment recommendation: the 2022 update. J Hepatol. 2022;76(3):681-93.

Romero Sanquiz G. Hepatocarcinoma. Epidemiologia y diagnóstico con enfoque molecular. Revista Profesional Hígadosano. 2021;(21):1-17.

Tumores de la vía biliar

32

J. B. Pérez Torres y B. Díaz Pérez

OBJETIVOS

- Analizar la incidencia y la importancia demográfica de los tumores de la vía biliar.
- Revisar la patogenia y los factores de riesgo de los colangiocarcinomas.
- Identificar los diferentes tipos de colangiocarcinomas.
- Reconocer la clínica y las características principales de los tumores de la vía biliar.
- Revisar las distintas estadificaciones de la clasificación del American Joint Committee on Cancer (AJCC).

INTRODUCCIÓN

El colangiocarcinoma (CCA) engloba un grupo heterogéneo de tumores malignos que se originan de las células epiteliales del árbol biliar. Fue descrito por primera vez en 1840 por Durand-Fardel. Es un tumor raro, que representa solo el 3 % de todos los tumores gastrointestinales. En general, son tumores de crecimiento lento y localmente invasivo, que infiltran el tejido conjuntivo y se extienden por contigüidad a través de las vainas nerviosas y las vías linfáticas.

Se clasifican según su localización anatómica en CCA intrahepáticos (CCI), que representan en torno al 10 % de los casos, y extrahepáticos (CCE), que son más frecuentes y, a su vez, se dividen en CCA perihiliares (pCCA) y distales (dCCA).

El CCI es el segundo tumor primario hepático más frecuente, por detrás del hepatocarcinoma. En el caso del tumor de Klatskin o perihiliar, se encuentra confinado a un espacio reducido, delimitado cranealmente por el hígado y caudalmente por las estructuras vasculares del hilio hepático, por lo que su crecimiento en ocasiones asocia irresecabilidad. La obstrucción biliar de un conducto principal junto a su rama portal asociada puede conllevar la atrofia del lóbulo correspondiente, con la consiguiente hipertrofia del lóbulo contralateral (complejo atrofia-hipertrofia). La invasión linfática en el momento del diagnóstico se encuentra en alrededor del 30 % de los enfermos, siendo rara la existencia de metástasis hematógenas y la diseminación peritoneal.

En general, los CCA tienen mal pronóstico, con una supervivencia media de 24 meses tras su diagnóstico. La cirugía radical con márgenes libres representa el único tratamiento con opciones curativas.

EPIDEMIOLOGÍA

En los últimos años, la incidencia mundial del CCA se ha visto aumentada.

El papel de la tecnología ha sido y es clave, mejorando la capacidad de detección de tumores más pequeños, si bien, la incidencia también ha aumentado significativamente en los países en vías de desarrollo, por lo que no está claramente definida la causa de este incremento.

La incidencia es mayor en países asiáticos (Tailandia con > 80 casos por 100.000 habitantes) respecto a países occidentales, donde se estima una incidencia anual de, aproximadamente, 1 por 100.000 habitantes en Estados Unidos y 0,5-1 por 100.000 habitantes en España. Esta diferencia se debe probablemente a los factores de riesgo como la hepatolitiasis o la infección por trematodos hepáticos (parasitosis), que son más frecuentes en países asiáticos, entre otros.

La media de edad de presentación está entre la sexta y la séptima década de la vida. Los casos relacionados con la colangitis esclerosante primaria debutan precozmente y pueden diagnosticarse antes de los 40 años.

> Son tumores ligeramente más frecuentes en el sexo masculino que en el femenino (1,9 y 1,5/100.000, respectivamente).

La prevalencia del CCA muestra una gran variabilidad geográfica y étnica. Ajustada por edad, se establece una prevalencia del CCI en la raza blanca en hombres y mujeres de 0,9 y 0,6 por 100.000 habitantes, respectivamente; en la raza negra, de 0,5 y 0,2 por 100.000 habitantes, respectivamente; y en los asiáticos/isleños del Pacífico, de 1,3 y 0,8 por 100.000 habitantes, respectivamente.

Las tasas de mortalidad también varían según los grupos raciales, siendo mayor en la población de indios americanos y del Pacífico asiático (1,3 y 1,4 cada 100.000 habitantes, respectivamente) con respecto a la raza blanca y negra (0,8 y 0,7 cada 100.000 habitantes, respectivamente). En los últimos años, se ha detectado un aumento de estas tasas, especialmente, en mujeres hispanas que tienen una edad comprendida entre 40 y 50 años.

ETIOPATOGENIA Y FACTORES DE RIESGO

La heterogeneidad epidemiológica de los CCA respecto a la variabilidad geográfica y de etnias pone de manifiesto grandes diferencias en cuanto a la predisposición genética y ambiental en las series descritas. Existen varios factores, relacionados con la inflamación crónica del epitelio biliar, que están implicados en la aparición del CCA. Sin embargo, en la gran mayoría de los casos, se trata de una enfermedad esporádica. En las publicaciones científicas, no se establecen claras diferencias entre los factores relacionados con cada subtipo de los CCA, si bien, se han descrito factores de riesgo similares a los implicados en el desarrollo de los hepatocarcinomas, como son: la cirrosis hepática, la hepatitis crónica B y C, la obesidad, la diabetes y el alcohol (**Tabla 32-1**).

En este tema, se desarrollarán aquellos factores relacionados con los CCA en general sin especificación de los diferentes subtipos.

Colangitis esclerosante primaria

Esta enfermedad crónica hepática, cuya etiología no está claramente definida, se caracteriza por una destrucción progresiva de los conductos biliares a nivel intrahepático y extrahepático. Son pacientes que asocian otras enfermedades inflamatorias digestivas, como la colitis ulcerosa en el 60-80 % de los casos y la enfermedad de Crohn en menor cuantía (7-20 %).

Tabla 32-1. Factores de riesgo de desarrollo de colangiocarcinoma

Cirrosis hepática	De cualquier etiología
Patología biliar litiásica	• Coledocolitiasis • Hepatolitiasis • Colelitiasis
Patología inflamatoria/infecciosa	• Colangitis recurrentes • Infección por el VIH • Trematodos hepáticos • Hepatitis B y C • Pancreatitis crónica
Patología colestásica	• CEP • Fibrosis hepática congénita • Quistes de colédoco • Hamartomas biliares • Papilomatosis biliar (40-80 % de malignización) • Enfermedad de Caroli
Tóxicos	• Alcohol • Tabaco • Dióxido de torio suspendido como coloide, comercializado como Thorotrast® (agente de contraste)
Enfermedades metabólicas	• Diabetes • Obesidad • NASH

CEP: colangitis esclerosante primaria; NASH: esteatohepatitis no alcohólica (del inglés, *nonalcoholic steatohepatitis*); VIH: virus de la inmunodeficiencia humana.

> ❗ Se estima que entre el 15 y el 30 % de los pacientes con colangitis esclerosante primaria (CEP) desarrollan CCA.

Recientes estudios apuntan que la displasia biliar puede considerarse una lesión precancerosa en pacientes con CEP, y se produce como consecuencia de la acción de los ácidos biliares sobre el receptor del factor de crecimiento epidérmico (EGFR; del inglés, *epidermal growth factor receptor*), que conlleva una proliferación celular descontrolada. Los factores más predictivos de CCA en pacientes con CEP son valores elevados del antígeno carbohidrato 19.9 (Ca 19.9; del inglés, *carbohydrate antigen 19-9*), el grado de espesor periductal y la displasia biliar.

Quistes de colédoco y enfermedad de Caroli

Los quistes de colédoco tienen un riesgo de hasta el 10 % de desarrollar CCA.

La patogenia parece estar relacionada con el reflujo de enzimas pancreáticas, la inflamación biliar y la colestasis asociada. Su frecuencia es mayor en los países asiáticos (1:13.000) que en los occidentales (1:2.000.000). Solamente un 20 % de ellos se diagnostica en la edad adulta, presentando una predominancia por el sexo femenino. La clasificación más extendida es la descrita por Todani *et al.*:

- Tipo I: dilatación quística extrahepática:
  - Sacular.
  - Segmentaria.
  - Fusiforme.
- Tipo II: divertículo supraduodenal.
- Tipo III: coledococele = intraduodenal.
- Tipo IV: extensión más difusa:
  - Quistes intrahepáticos y extrahepáticos.
  - Quistes extrahepáticos segmentarios.
- Tipo V: enfermedad de Caroli.

Los subtipos I y IV son los que tienen más predisposición a desarrollar CCA.

La enfermedad de Caroli es una entidad congénita que afecta a los conductos biliares intrahepáticos y se caracteriza por una dilatación difusa con compromiso de todo el árbol biliar. Cuando esta ectasia biliar se asocia a fibrosis hepática, se denomina *síndrome de Caroli*. Su origen genético se relaciona con la mutación del gen *PKHD1*, responsable de la proteína fibrocistina, cuya expresión principalmente está presente en el riñón, el hígado y el páncreas. La incidencia es de 1 cada 1.000.000 de habitantes, por lo que se considera una enfermedad rara a pesar de ser relativamente conocida. La asociación al CCA es infrecuente, pero está presente hasta en un 7 % de los casos, probablemente, relacionada con la inflamación crónica y difusa propia del árbol biliar de estos pacientes. El diagnóstico es complejo en fases precoces, dado que la localización del tumor suele ser intraquística y su traducción en las pruebas de imagen puede pasar desapercibida.

Hepatolitiasis

La hepatolitiasis produce episodios repetidos de colangitis (colangitis piógena recurrente), que inducen un mayor riesgo de CCA. Es muy común en el sudeste asiático. En un estudio reciente, se identificaron algunos factores de riesgo relacionados con la aparición de CCA en pacientes con hepatolitiasis, como son: una edad superior a 40 años, tiempo de evolución de la hepatolitiasis, pérdida de peso, elevación de la fosfatasa alcalina y un nivel de antígeno carcinoembrionario (CEA; del inglés, *carcinoembryonic antigen*) mayor de 4,2 ng/mL.

Trematodos

Los trematodos hepatobiliares *Opisthorchis viverrini* y *Clonorchis sinensis* están asociados al desarrollo de CCA. La mayor asociación es a la especie *Opisthorchis viverrini*. Estas especies son endémicas en regiones del sudeste asiático donde hay mayor prevalencia de CCA.

En 2009, se clasificaron como carcinógenos humanos del grupo 1 para la aparición de CCA. La infección humana se produce con la ingesta de pescados de agua dulce, crudos o poco cocinados. Los trematodos colonizan el árbol biliar y producen inflamación epitelial crónica, seguida de cambios progresivos citopáticos premalignos y, finalmente, formación de tumores. El consumo de alimentos contaminados con nitrosaminas puede ser un factor de riesgo adicional.

Factores ambientales y tóxicos

Existen varios factores tóxicos y ambientales relacionados con la patogenia del CCA. Entre ellos, cabe destacar:

- El dióxido de torio suspendido como coloide, se empleó como contraste desde 1928 hasta 1955. Tras 20-30 años de exposición a esta sustancia, se ha visto un aumento de incidencia de CCA.
- El humo del tabaco se relaciona con la progresión a CCA en pacientes con CEP.
- Algunos medicamentos, como la isoniacida o los anticonceptivos orales, se asocian a un mayor riesgo de tumores de la vía biliar.
- El consumo excesivo de alcohol se relaciona con el desarrollo de CCA, sobre todo, de tipo intrahepático.
- Otras sustancias: la inhalación de plutonio, la radiación gamma, el asbesto, las nitrosaminas y los bifenilos policlorados, entre otros.

Cirrosis hepática

La cirrosis, de cualquier etiología constituye un factor de riesgo independiente en la aparición de CCI. Múltiples estudios muestran la asociación entre infección por el virus de la hepatitis B (VHB) y C (VHC) y la aparición de CCA, sobre todo, intrahepáticos.

Obesidad

La obesidad se relaciona con varios tipos de cánceres. Se determina que un índice de masa corporal por encima de 30 kg/m^2 está asociado a un aumento significativo de los cánceres biliares, tanto los CCA como los cánceres de vesícula biliar. A su vez, existe una asociación significativa entre el síndrome metabólico y la diabetes y el desarrollo de CCI.

PATOGENIA MOLECULAR Y GENÉTICA

En la patogenia molecular de los CCA, participan varias vías de transducción de señales y eventos moleculares complejos. Recientes estudios indican rasgos genómicos comunes entre los CCI y los hepatocarcinomas, así como relacionados con los factores de riesgo anteriormente mencionados. En la **tabla 32-2**, se describen brevemente las relaciones descritas entre los genes más relevantes y la patogenia de los CCA.

La ciclooxigenasa-2 (COX-2) es un mediador inflamatorio que aumenta la producción de prostaglandinas y se ha descrito un aumento de este en muestras anatomopatológicas de CCA. En la activación de la COX-2 intervienen el factor de crecimiento del receptor de la tirosina-cinasa (EGFR) y la cascada de la proteína-cinasa activada por mitógenos (MAPK; del inglés, *mitogen-activated protein kinase*). Estos hallazgos sugieren la posibilidad de que la inhibición farmacológica de la COX-2 podría ayudar en la quimioprevención de estos tumores.

Respecto a las vías de señalización celular implicadas, la expresión de la proteína de membrana β-catenina está reducida significativamente en los CCI y en adenocarcinomas papilares de alto grado. Esta proteína es un componente estructural del complejo de adhesión celular E-cadherina y desempeña un papel importante en la señalización celular.

El factor de crecimiento transformante β₁ (TGF-β₁; del inglés, transforming growth factor-β₁), proteína reguladora del crecimiento, y el factor de crecimiento del endotelio vascular (VEGF; del inglés, *vascular endothelial growth factor*) se encuen-

Tabla 32-2. Genes relacionados con la patogenia de los colangiocarcinomas

Gen	Función normal	Efecto de la mutación
Kras	Protooncogén	Mayor extensión periductal. Subtipos hiliares más agresivos. Presente hasta en un 54 % de los casos
P53	Supresor tumoral	CCI de mayor grado. Tumores formadores de masa. Presente en un 20 % de los casos
APC	Supresor tumoral	Presente en un 24 % de los casos de CCI
ETS-1	Protooncogén	Sobreexpresión en CCI y CCE
ABCB 4 y 11	Transportan lípidos y sales biliares del hepatocito al conducto biliar	Su supresión predispone a la aparición de CCA
COX-2	Citocina inflamatoria	Mayor predisposición a desarrollar CCI y CCE

CCA: colangiocarcinoma; CCE: colangiocarcinoma extrahepático; CCI: colangiocarcinoma intrahepático.

tran también sobreexpresados en los CCA. El TGF-β_1 estimula la transcripción del VEGF, de forma paracrina y autocrina, lo que implica un potencial mecanismo de transformación maligna.

El factor de crecimiento de los hepatocitos (HGF; del inglés, *hepatocyte growth factor*), con actividad mitogénica, promueve la metástasis en las células del CCA.

CLASIFICACIÓN DE LOS TUMORES DE LA VÍA BILIAR

Los CCA se pueden desarrollar a cualquier nivel de la vía biliar, desde más allá de los canalículos de tercer orden intrahepáticos hasta la vía biliar distal. La localización determina las características patológicas del tumor, así como su tratamiento y pronóstico, por lo que es importante diferenciarlos:

- CCI: es el segundo tumor primario más frecuente en el hígado, y supone hasta el 10 % de los CCA. Son todos aquellos tumores que se desarrollan a nivel de las vías biliares intrahepáticas. Su incidencia está en aumento en todo el mundo, así como la mortalidad asociada a ellos. Hasta un 75 % de los pacientes tienen metástasis ganglionares en el momento del diagnóstico.
- pCCA: crecen en el área comprendida entre el confluente de los conductos hepáticos y la desembocadura del conducto cístico. Suponen hasta el 50-70 % de los CCA. Dado que su extensión marca los posibles tratamientos quirúrgicos a realizar, es fundamental definirla adecuadamente. Se utiliza para ello la clasificación de Bismuth-Corlette (**Fig. 32-1**):
  - Tipo I: tumor, al menos, a 2 cm de la confluencia de los hepáticos.
  - Tipo II: tumor que afecta a la confluencia de los hepáticos.
  - Tipo IIIa: el tumor obstruye la confluencia y se extiende hacia el conducto hepático derecho.
  - Tipo IIIb: el tumor obstruye la confluencia y se extiende hacia el conducto hepático izquierdo.

- Tipo IV: compromete bilateralmente ramas principales y secundarias de los hepáticos.

Además de esta clasificación, y con un enfoque dirigido al tratamiento quirúrgico del colangiocarcinoma perihiliar, en el **capítulo 35**, *Cirugía de los tumores de la vía biliar*, se describe la clasificación propuesta por el Memorial Sloan Kettering Cancer Center.

- CCE o dCCA: abarcan desde la desembocadura del cístico hasta la ampolla de Vater y constituyen el 20-30 % de los CCA. La incidencia es muy variable dependiendo de los factores de riesgo predominantes en la población.

Los cuatro subtipos anatomopatológicamente diferenciados son:

1. *Formadores de masa:* propios del tercio medio de la vía biliar; tienen tendencia a desarrollar metástasis hepáticas por invasión vascular precoz.
2. *Periductales infiltrativos:* se diseminan a través de la cápsula de Glisson y suelen desarrollar metástasis ganglionares. Son típicamente intrahepáticos y suelen requerir hepatectomías, resección de la vía biliar y linfadenectomía asociada.
3. *Intraductales o papilares:* son los de mejor pronóstico, con menor tendencia a la metástasis ganglionar. Suelen desarrollarse distalmente en la vía biliar.
4. *Mucinosos:* son menos frecuentes, similares a los tumores mucinosos pancreáticos intraductales, con un pronóstico similar a los tumores papilares.

En el **capítulo 35** se describe la clasificación del Memorial Sloan Kettering Cancer Center de Nueva York, orientada más a la resecabilidad y tratamiento de estos tumores.

CLÍNICA DE LOS TUMORES DE LA VÍA BILIAR

La localización de estos tumores determina la sintomatología que desarrollan. En líneas generales, se trata de tumores poco sintomáticos que cursan con síntomas en estadios avanzados.

Si se divide la sintomatología por su localización, se distinguen:

- CCI: presentan síntomas inespecíficos, entre los que destacan:
  - Pérdida de peso (30-50 %).
  - Dolor abdominal (30-50 %): típicamente, dolor sordo localizado en el hipocondrio derecho.
  - Fiebre (hasta un 20 %).
  - Otros síntomas: malestar, cansancio, sudoración nocturna, etcétera.
  - La mayoría se diagnostican incidentalmente al realizar una prueba de imagen en el contexto de alteración de enzimas.
- CCE: debutan con ictericia cuando se produce una obstrucción del drenaje biliar, ya sea a nivel de la confluencia o a nivel más distal. Los síntomas propios de la ictericia son:
  - Prurito.

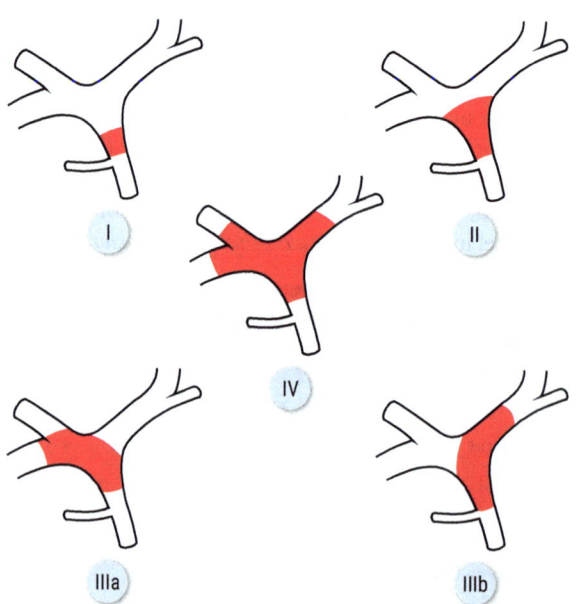

Figura 32-1. Clasificación de Bismuth-Corlette.

– Coluria.
– Acolia.

En la exploración física, pueden aparecer signos asociados a la distensión de la vesícula biliar, si bien, no son específicos y se relacionan con otras causas de obstrucción de la vía biliar. Los signos clásicos son:

• *Signo de Courvoisier-Terrier:* vesícula biliar palpable en el hipocondrio derecho, dada la distensión de esta.
• *Signo de Murphy:* dolor en el hipocondrio derecho, al contactar la vesícula con el peritoneo parietal, que interrumpe la inspiración profunda.

 La ictericia mucocutánea (presente en un 90 % de los CCE), así como la hepatomegalia son los signos más frecuentemente hallados en estos tumores.

Mucho menos frecuentes son los síndromes paraneoplásicos, entre los que cabe destacar el eritema multiforme, la porfiria cutánea *tarda*, la acantosis *nigricans* y el síndrome de Sweet.

La presencia de ascitis, ya sea radiológica o clínica, debe obligar a descartar carcinomatosis peritoneal o insuficiencia hepática de base.

 Los CCE se caracterizan clínicamente por:
• Asintomáticos/hallazgo incidental en los CCI.
• Ictericia indolora en los pCCA y en los dCCA.
• Signos clásicos infrecuentes.

DIAGNÓSTICO Y ESTADIFICACIÓN

Las pruebas diagnósticas a realizar en los tumores de la vía biliar se pueden dividir en dos grupos: pruebas de laboratorio y pruebas de imagen.

Pruebas de laboratorio

Son de interés las siguientes determinaciones:

• Elevación de enzimas de colestasis (γ-glutamiltransferasa [GGT] y fosfatasa alcalina [FA]). En los CCI, la elevación de la FA es significativa, incluso con niveles de bilirrubina normales.
• Hiperbilirrubinemia: habitualmente > 10 mg/dL en los pCCA o dCCA, si bien, puede ser normal o estar mínimamente elevada en los CCI.
• Hipertransaminasemia (glutamato-piruvato-transaminasa [GPT] y glutamato-oxalacetato-transaminasa [GOT]): se alteran tardíamente cuando la obstrucción biliar se prolonga en el tiempo y desarrolla citólisis hepática.
• Marcadores tumorales: son poco específicos, pero tienen su utilidad en el diagnóstico. Son:
  – Ca 19.9: puede elevarse en pacientes con ictericia por patología benigna; su sensibilidad y especificidad para el CCI es del 62 y el 63 %, respectivamente. Múltiples estudios señalan que los valores mayores de 100 U/mL se asocian a una peor supervivencia libre de enfermedad tras la cirugía.
  – CA-242 y CYFRA 21-1: son más específicos, sin embargo, su uso rutinario no se ha impuesto debido a las escasas publicaciones científicas asociadas.
• Serologías de virus hepatótropos: dado que la hepatitis y la cirrosis son factores de riesgo descritos de desarrollo de CCI.
• Alfafetoproteína: permite realizar el diagnóstico diferencial con el hepatocarcinoma en pacientes cirróticos. Puede estar elevada en algunos tumores mixtos con componente de CCA sobre hepatocarcinoma.

Pruebas de imagen

Para el diagnóstico y la estadificación, son de utilidad las siguientes pruebas de imagen:

• Ecografía de abdomen: es la prueba inicial en los pacientes con obstrucción extrahepática. Permite localizar el punto de la obstrucción biliar, valorar la dilatación de la vía y descartar la presencia de litiasis como causa obstructiva.
• Tomografía axial computarizada (TAC) toracoabdominal trifásica (**Fig. 32-2**): es la prueba de referencia a la hora de valorar cualquier lesión ocupante de espacio intrahepática. Esta prueba permite valorar la relación del tumor con órganos adyacentes (duodeno, páncreas, estómago, etc.), así como la afectación vascular.
Características clave de los CCI:
  – Lesiones hipodensas y heterogéneas.
  – Aspecto infiltrativo de bordes irregulares.
  – Presentan refuerzo tardío en fase venosa con halo periférico en fase arterial, al contrario que los hepatocarcinomas, que presentan un realce precoz arterial con lavado en fase venosa.
La TAC es útil, además, para valorar las posibles variantes anatómicas, la existencia de adenopatías locorregionales, ganglios satélites o enfermedad a distancia; en definitiva,

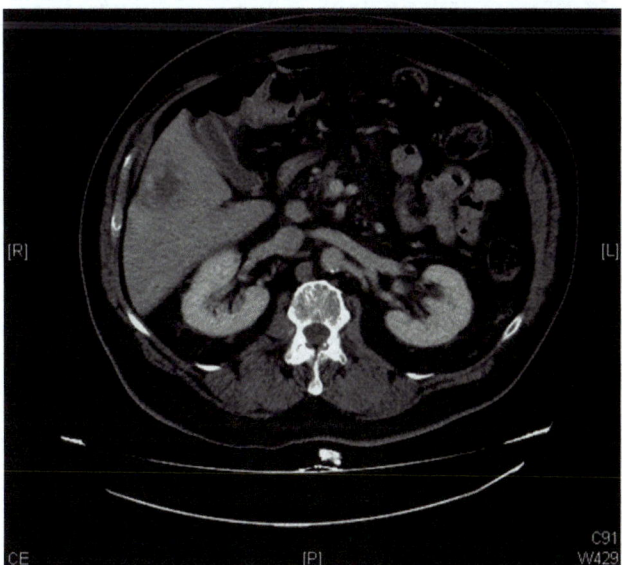

Figura 32-2. Tomografía axial computarizada en fase portal, en la que se observa un colangiocarcinoma en el segmento V, con bordes irregulares, heterogéneo y centro hipodenso.

constituye una herramienta fundamental para la planificación preoperatoria de estos pacientes.

Actualmente existen diversos *softwares* que permiten la integración de las imágenes 2D para logar una reproducción 3D del hígado, identificando más relaciones vasculares del tumor con los distintos pedículos intrahepáticos, así como permitiendo el cálculo de volumetrías hepáticas a demanda según el tipo de resección a realizar (**Fig. 32-3**).

- Colangiorresonancia magnética nuclear (CRMN): múltiples estudios han demostrado mayor sensibilidad y especificidad que la colangiopancreatografía retrógrada endoscópica (CPRE) a la hora de valorar las estenosis de la vía biliar. Al igual que en la TAC trifásica, los CCI tienen unas características específicas (**Figs. 32-4** y **32-5**):
  - Hiperintensos en T2 y moderadamente hipointensos en T1.
  - Al administrar contraste: realce periférico irregular con captación interna progresiva (sugestivo de contenido fibrótico).
  - Dilatación del árbol biliar según la localización de la estenosis.

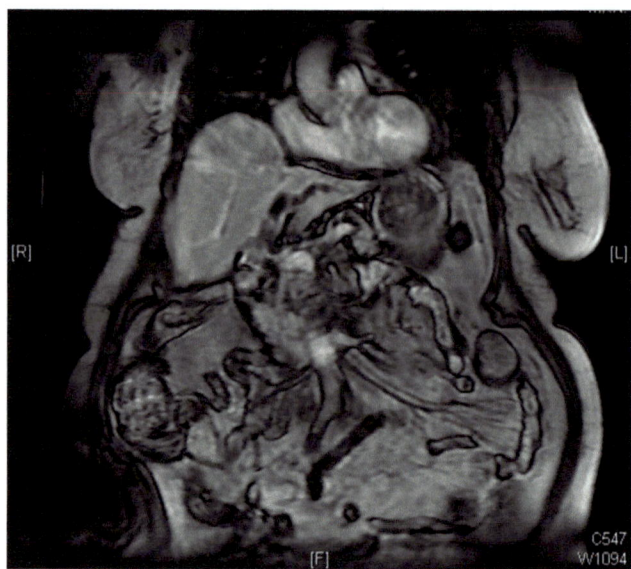

Figura 32-5. Corte coronal de resonancia magnética, en la que se objetiva dilatación segmentaria de radicales biliares izquierdos por obstrucción a nivel de la confluencia hiliar. Compatible con un tumor de Klatskin de tipo IIIb.

Permite, además, valorar la dilatación del conducto de Wirsung, y la extensión de los pCCA y dCCA. Es muy importante su realización previa a la colocación de prótesis que artefacten las imágenes y, por lo tanto, dificulten la estadificación preoperatoria.

- Tomografía por emisión de positrones con TAC: a pesar de que el papel de esta prueba no está claramente definido, múltiples trabajos apuntan a una utilidad emergente en la detección de metástasis a distancia y valoración de ganglios linfáticos en pacientes con tumores potencialmente resecables, cambiando, por lo tanto, la decisión de intervención quirúrgica hasta en un 30 % de los casos. Es por ello por lo que su uso es recomendable en pacientes candidatos a cirugía, para descartar metástasis desapercibidas en otras pruebas de imagen.

En general, los estudios radiológicos son muy difíciles de interpretar en pacientes cirróticos y, en muchas ocasiones, no permiten diferenciar un hepatocarcinoma de un CCI. Es fundamental la evaluación por comités multidisciplinarios y radiólogos expertos que ayuden a determinar la extensión locorregional y decidir el tratamiento más adecuado al estadio de la enfermedad.

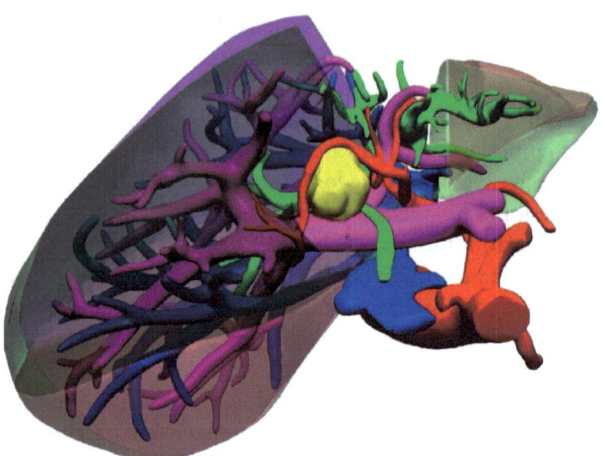

Figura 32-3. Imagen 3D reconstruida mediante el *software* Cella Medical Solutions®. Tanto la localización del tumor, a nivel de la confluencia, como la relación con la arteria hepática y la vena porta derechas se visualizan perfectamente.

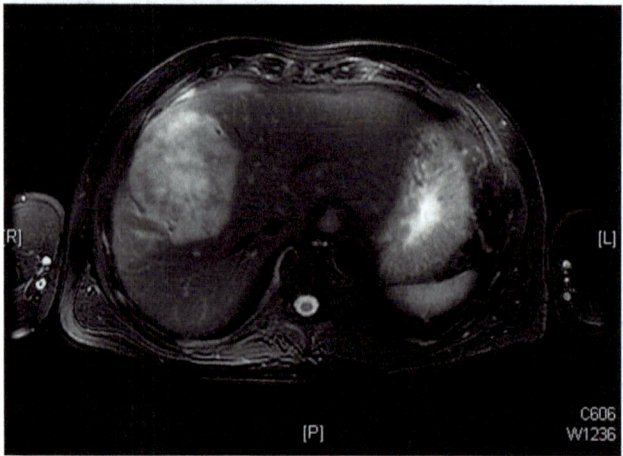

Figura 32-4. Resonancia magnética con contraste en fase T2, en la que se objetiva la captación interna del colangiocarcinoma, así como su heterogeneidad.

- El Ca 19.9 es poco específico, pero tiene valor pronóstico.
- El diagnóstico es predominantemente radiológico en pacientes no cirróticos (grado de recomendación B1).
- La TAC y la RMN permiten caracterizar la lesión, valorar la extensión locorregional y la enfermedad a distancia.
- Se recomienda la inmunohistoquímica y el estudio molecular se recomienda para diferenciar el CCI del hepatocarcinoma y los tumores mixtos (grado de recomendación B1).
- El diagnóstico histológico es necesario siempre que modifique la actitud terapéutica (grado de recomendación A1).

Estudio anatomopatológico

El diagnóstico histológico de los tumores, de la vía biliar normalmente muestra adenocarcinomas (más frecuentemente) o carcinomas mucinosos. Si bien el diagnóstico se realiza mayoritariamente por pruebas de imagen, aquellos pacientes subsidiarios de quimioterapia sistémica, radioterapia o que son subsidiarios de ser incluidos en algún ensayo clínico requieren un diagnóstico anatomopatológico. Para ello, se puede recurrir a los siguientes procedimientos:

- Biopsia percutánea: en estos tumores existe un riesgo de *seeding* o siembra, por lo que las biopsias transperitoneales, en principio, están contraindicadas. Solo en casos con imposibilidad de otra vía de obtención de muestras, podrían considerarse una opción viable si es imprescindible para la decisión terapéutica.
- CPRE: es una prueba tanto diagnóstica como terapéutica, puesto que permite tomar citologías mediante cepillado, para el estudio anatomopatológico, así como la colocación de prótesis para drenaje biliar en los CCE. Actualmente no se recomienda su realización sistemática, dadas las complicaciones asociadas a la manipulación de la vía biliar, especialmente, colangitis y pancreatitis aguda. Generalmente es útil en pacientes con hiperbilirrubinemia preoperatoria >10 mg/dL que requieran colocación de una prótesis biliar, y en aquellos casos en los que el intervalo desde el diagnóstico hasta la cirugía sea prolongado.
- CTPH (colangiografía transparietohepática): al igual que la CPRE, se trata de una colangiografía, en este caso percutánea, especialmente útil a la hora de drenar la vía biliar intrahepática mediante la colocación de catéteres internos-externos. Es necesario que el paciente tenga dilatación de radicales biliares secundarios que permita su canalización; en ausencia de dilatación de la vía biliar intrahepática, aumenta considerablemente el riesgo de yatrogenia por punción.
- Colangioscopia directa: en 2006 surge la colangioscopia directa mediante fibra óptica, desarrollada por SpyGlass™ Direct Visualization System (SDVS) (Boston Scientific) (**Fig. 32-6**), la cual permite aumentar la sensibilidad en la detección de CCA cuando se realiza combinada con la CPRE. La visualización directa de la vía biliar posibilita la toma de biopsias más certeras, alcanzando una sensibilidad del 90 % y una especificidad del 95,8 % según las publicaciones científicas.

Diagnóstico diferencial

Los diagnósticos diferenciales que se plantean dependen de la localización de la lesión. Por ello, para facilitar su estudio, se dividirán en:
- Intrahepáticos:
  - Hepatocarcinoma.
  - Metástasis de adenocarcinoma.
  - Cistoadenocarcinomas.
  - Lesiones benignas: angiomas, hiperplasias nodulares focales, hamartomas perihiliares, colangitis con abscesos concomitantes, etcétera.
- Extrahepáticos:
  - Colangitis infecciosas.
  - Colangitis autoinmunitaria: la colangitis asociada a inmunoglobulina G4 (IgG4) debuta con estenosis de la vía biliar que producen ictericia e imágenes similares a la del CCE. Es por ello por lo que la serología de IgG4 debe considerarse en pacientes con antecedentes de colangiopatía.
  - Adenocarcinoma de páncreas.
  - Estenosis benignas de la vía biliar distal.

Histológicamente son tumores muy similares a las metástasis de un adenocarcinoma extrahepático, por lo que en muchas ocasiones la diferenciación no es posible realizarla mediante biopsia. En casos de duda diagnóstica entre tumor metastásico, hepatocarcinoma y CCA, es necesario estudiar el perfil molecular del tumor para discernir su origen.

> ! La expresión de la citoqueratina (CK) 7 está presente en la mayoría de los CCI, siendo la más específica, mientras que la CK 20 y la CK 22 son más propias de las metástasis de adenocarcinomas extrahepáticos.

Por otra parte, la CK 19 puede expresarse tanto en CCA como en adenocarcinomas metastásicos, pero raramente lo hace en hepatocarcinomas.

Estadificación

Tradicionalmente, los tumores de vías biliares se agrupaban, independientemente de su localización, en una clasificación TNM (tumor/ganglios[*nodes*]/metástasis) única. La 7ª edición de la clasificación TNM del American Joint Comittee on Cancer (AJCC) diferenció los tumores proximales y distales, sentando las bases para la estadificación descrita a continuación, que han sido extraídos de la 8ª edición del AJCC, vigente desde enero de 2018 (**Tablas 32-3**, **32-4** y **32-5**).

> ! En múltiples estudios, el tamaño ha demostrado no tener impacto en la supervivencia de aquellos pacientes sometidos a una resección completa. Sin embargo, la existencia de lesiones satélites, así como la invasión vascular y de los ganglios linfáticos sí se ha asociado a un peor pronóstico.

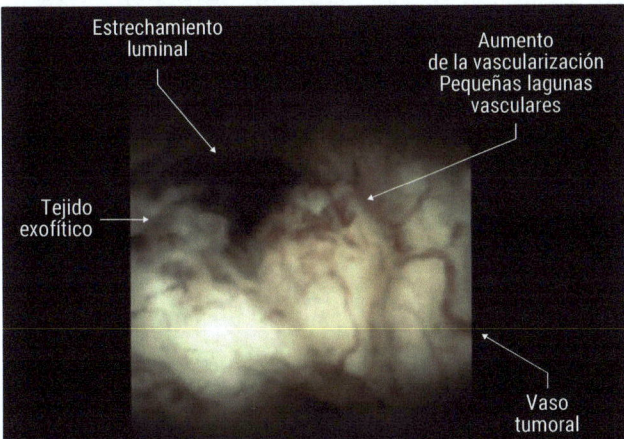

Figura 32-6. Imagen de colangioscopia directa con SpyGlass™. Cedida por Boston Scientific.

Tabla 32-3. Estadificación del cáncer de vía biliar intrahepática

Tumor primario (T)	T0	Sin evidencia de tumor
	Tis	Carcinoma *in situ* (intraductal)
	T1a	Tumor solitario ≤5 cm sin invasión vascular
	T1b	Tumor solitario >5 cm sin invasión vascular
	T2	Tumor solitario con invasión vascular o múltiples tumores
	T3	Tumor que perfora el peritoneo visceral
	T4	Tumor con invasión de estructuras extrahepáticas
Ganglios linfáticos regionales (N)	N0	Sin ganglios afectados
	N1	Ganglios regionales afectados
Estadios	Estadio IA	T1aN0M0
	Estadio IB	T1bN0M0
	Estadio II	T2N0M0
	Estadio IIIA	T3N0M0
	Estadio IIIB	T4 o cualquier N1M0
	Estadio IV	Cualquier T, cualquier N, M1

M: metástasis.

Tabla 32-5. Estadificación del cáncer de vía biliar distal

Tumor primario (T)	T0	Sin evidencia de tumor
	Tis	Carcinoma in situ (intraductal)/ displasia de alto grado
	T1	Tumor que invade la pared de la vía biliar <5 mm
	T2	Tumor que invade la pared de la vía biliar de 5-12 mm
	T3	Tumor que invade la pared de la vía biliar >12 mm
	T4	Tumor con invasión del tronco celíaco, arteria mesentérica superior o arteria hepática común
Ganglios linfáticos regionales (N)	N0	Sin ganglios afectados
	N1	Metástasis a 1-3 ganglios linfáticos regionales
	N2	Metástasis a ≥4 ganglios linfáticos regionales
Estadios	Estadio I	T1N0M0
	Estadio IIA	T1N1M0; T2N0M0
	Estadio IIB	T2N1M0; T3 N0-1 M0
	Estadio IIIA	T1-3 N2 M0
	Estadio IIIB	T4, cualquier N M0
	Estadio IV	Cualquier T, cualquier N, M1

M: metástasis.

Tabla 32-4. Estadificación del cáncer de la vía biliar perihiliar o tumor de Klatskin

Tumor primario (T)	T0	Sin evidencia de tumor
	Tis	Carcinoma *in situ* (intraductal)/displasia de alto grado
	T1	Tumor confinado al conducto biliar
	T2a	Tumor que sobrepasa la pared de la vía biliar e invade el tejido adiposo circundante
	T2b	Tumor que sobrepasa la pared de la vía biliar e invade el parénquima hepático
	T3	Tumor que afecta unilateralmente a ramas de la vena porta o la arteria hepática
	T4	Tumor con invasión de la vena porta principal o la arteria hepática común, o que afecta a ramas bilateralmente, o que invade radicales biliares de segundo orden con afectación portal o arterial contralateral
Ganglios linfáticos regionales (N)	N0	Sin ganglios afectados
	N1	Metástasis a 1-3 ganglios linfáticos regionales
	N2	Metástasis a ≥4 ganglios linfáticos regionales
Estadios	Estadio I	T1N0M0
	Estadio II	T2a-bN0M0
	Estadio IIIA	T3N0M0
	Estadio IIIB	T4N0M0
	Estadio IIIC	Cualquier T con N1, M0
	Estadio IVA	Cualquier T, N2, M0
	Estadio IVB	Cualquier T, cualquier N, M1

M: metástasis.

Esto fue refrendado por un estudio multicéntrico internacional con 449 pacientes publicado por De Jong *et al.*, en el que los pacientes sin estos factores de riesgo (invasión vascular, N1 y múltiples tumores) tenían una supervivencia significativamente mayor. La mediana de supervivencia pasa de 53 meses en los estadios II a 16 meses en estadio III.

Existen múltiples características que no son valoradas en este sistema de estadificación. Tanto el grado de invasión de la pared de la vía biliar como el grado de diferenciación del tumor o la invasión microvascular o perineural son factores relevantes en el pronóstico y tratamiento de esta enfermedad.

El colangiocarcinoma extrahepático sigue una clasificación TNM diferente, basada en la extensión en la vía biliar, la afectación hepática y la metástasis a distancia.

En esta última edición, ha sido modificada la clasificación de los dCCA, excluyendo la invasión de órganos vecinos (páncreas, duodeno y vesícula biliar) de la estadificación T3.

 En cuanto a la valoración de los ganglios linfáticos regionales, si bien no hay un número mínimo determinado, se sugiere una cantidad mínima de 12 ganglios para un examen correcto.

- La clasificación TNM del AJCC se diferencia según la localización del tumor.
- La N continúa siendo el factor pronóstico más importante.
- El número de ganglios recomendados en los dCCA es de 12.
- Otros factores pronósticos:
  - Grado diferenciación.
  - Invasión microvascular.
  - Invasión perineural.

 PUNTOS CLAVE

- La incidencia de los tumores de la vía biliar está en aumento.
- Son tumores con una alta mortalidad asociada.
- El diagnóstico por imagen —fundamentalmente, con TAC y RMN— es clave y normalmente suficiente para el diagnóstico.
- La estadificación según el AJCC depende de la localización del tumor, dividiéndolos en tres grupos: intrahepáticos, perihiliares y extrahepáticos.
- El marcador tumoral más utilizado es el Ca 19.9, y su valor es más importante para el pronóstico que en el diagnóstico.

BIBLIOGRAFÍA

Bridgewater J, Galle PR, Khan SA, Llovet JM, Park JW, Patel T, et al. Guidelines for the diagnosis and management of intrahepatic cholangiocarcinoma. J Hepatol. 2014;60(6):1268-89.

Cai S, Sivakumar S. The 11th revision of the International Statistical Classification of Disease and Related Health Problems and Cholangiocarcinoma. Hepatobiliary Surg Nutr. 2022;11(2):276-9.

Chang KY, Chang JY, Yen Y. Increasing incidence of intrahepatic cholangiocarcinoma and its relationship to chronic viral hepatitis. J Natl Compr Canc Netw. 2009;7(4):423-7.

Clements O, Eliahoo J, Kim JU, Taylor-Robinson SD, Khan SA. Risk factors for intrahepatic and extrahepatic cholangiocarcinoma: a systematic review and meta-analysis. J Hepatol. 2020;72(1):95-103.

De Jong MC, Nathan H, Sotiropoulos GC, Paul A, Alexandrescu S, Marques H, et al. Intrahepatic cholangiocarcinoma: an international multi-institutional analysis of prognostic factors and lymph node assessment. J Clin Oncol. 2011;29(23):3140-5.

Hekimoglu K, Ustundag Y, Dusak A, Erdem Z, Karademir B, Aydemir S, et al. MRCP vs. ERCP in the evaluation of biliary pathologies: review of current literature. J Dig Dis. 2008;9(3):162-9.

Huai JP, Ding J, Ye XH, Chen YP. Inflammatory bowel disease and risk of cholangiocarcinoma: evidence from a meta-analysis of population based studies. Asian Pac J Cancer Prev. 2014;15(8):3477-82.

Labib PL, Goodchild G, Pereira SP. Molecular pathogenesis of cholangiocarcinoma. BMC Cancer. 2019;19(1):185.

Lee AJ, Chun YS. Intrahepatic cholangiocarcinoma: the AJCC/UICC 8th edition updates. Chin Clin Oncol. 2018;7(5):52.

Maeda T, Kajiyama K, Adachi E, Takenaka K, Sugimachi K, Tsuneyoshi M. The expression of cytokeratins 7, 19, and 20 in primary and metastatic carcinomas of the liver. Mod Pathol. 1996;9(9):901-9.

Nakeeb A, Pitt HA, Sohn TA, Coleman J, Abrams RA, Piantadosi S, et al. Cholangiocarcinoma. A spectrum of intrahepatic, perihilar, and distal tumors. Ann Surg. 1996;224(4):463-73; disc. 473-5.

Nathan H, Aloia TA, Vauthey JN, Abdalla EK, Zhu AX, Schulick RD, et al. A proposed staging system for intrahepatic cholangiocarcinoma. Ann Surg Oncol. 2009;16(1):14-22.

Olnes MJ, Erlich R. A review and update on cholangiocarcinoma. Oncology. 2004;66(3):167-79.

Parrilla Paricio P, García-Granero Ximénez E, Martín Pérez E, Morales Conde S, Navarro Soto S, Targarona Soler EM (eds.). Cirugía AEC. Madrid: Editorial Médica Panamericana; 2022.

Rizvi S, Gores GJ. Pathogenesis, diagnosis, and management of cholangiocarcinoma. Gastroenterology. 2013;145(6):1215-29.

Shinojima Y, Toma Y, Terui T. Sweet syndrome associated with intrahepatic colangiocarcinoma producing granulocyte colony-stimulating factor. Br J Dermatol. 2006;155(5):1103-4.

Sripa B, Kaewkes S, Sithithaworn P, Mairiang E, Laha T, Smout M, et al. Liver fluke induces cholangiocarcinoma. PLoS Med. 2007;4(7):e201.

Takayasu K, Muramatsu Y, Shima Y, Moriyama N, Yamada T, Makuuchi M. Hepatic lobar atrophy following obstruction of the ipsilateral portal vein from hilar cholangiocarcinoma. Radiology. 1986;160(2):389-93.

Tyson GL, El-Serag HB. Risk factors for cholangiocarcinoma. Hepatology. 2011;54(1):173-84.

Welzel TM, Graubard BI, El-Serag HB, Shaib YH, Hsing AW, Davila JA, et al. Risk factors for intrahepatic and extrahepatic cholangiocarcinoma in the United States: a population-based case-control study. Clin Gastroenterol Hepatol. 2007;5(10):1221-8.

Wongjarupong N, Assavapongpaiboon B, Susantitaphong P, Cheungpasitporn W, Treeprasertsuk S, Rerknimitr R, et al. Non-alcoholic fatty liver disease as a risk factor for cholangiocarcinoma: a systematic review and meta-analysis. BMC Gastroenterol. 2017;17(1):149.

Tumores de la vesícula biliar

33

A. A. Marcacuzco Quinto y A. Berzal González Mendiondo

OBJETIVOS

- Revisar la incidencia y epidemiología de los tumores de la vesícula biliar.
- Identificar los diferentes factores de riesgo que se relacionan con los tumores vesiculares.
- Describir la patogenia implicada en el cáncer de vesícula biliar.
- Establecer los diferentes estadios de los tumores de la vesícula biliar.
- Analizar los distintos tratamientos propuestos en función del estadio tumoral.
- Determinar la supervivencia de los pacientes en función de su estadificación.

INTRODUCCIÓN

La vesícula biliar es considerada como una víscera hueca que tiene como función almacenar y liberar la bilis, contribuyendo de esta forma a la digestión. La pared de la vesícula biliar está formada por: la mucosa (compuesta por el epitelio superficial y la lámina propia), que es la capa más interna; la muscular, que es la capa intermedia; y la serosa, que es la capa exterior, pero, a diferencia del resto de los otros órganos huecos, no presenta una capa submucosa. Por otro lado, la vesícula biliar se encuentra íntimamente adherida a una parte de los segmentos IV y V del hígado.

 Por tanto, se puede considerar que presenta dos superficies completamente diferentes: la superficie hepática, que no va presentar un revestimiento peritoneal; y la superficie peritoneal, que se encuentra cubierta por el peritoneo visceral.

Así, esta diferencia va a representar una importante variabilidad en la biología y el comportamiento tumoral, dado que no se considera de igual forma cuando la neoplasia de vesícula biliar se origina en la cara peritoneal o en la cara hepática.

La irrigación de la vesícula biliar va a depender de la arteria cística, que proviene generalmente de la arteria hepática derecha; el drenaje venoso se realiza a través del lecho hepático o de la vena cística, que drenará la sangre hacia el sistema porta derecho.

El cáncer de la vesícula biliar (CVB) fue descrito por primera vez en 1777 por el médico austríaco Maximilian Stoll.

 A nivel mundial, es considerada la neoplasia más frecuente de las vías biliares y el sexto de los tumores del aparato digestivo.

La prevalencia varía en función de las áreas geográficas; así, las regiones andinas presentan una de las mayores tasas de incidencia.

En los Estados Unidos, en el año 2017, se diagnosticaron 11.740 pacientes con CVB y vías biliares y se produjeron unos 3.830 fallecimientos por CVB.

 Así, el CVB se considera uno de los tumores de peor pronóstico, presentando una supervivencia media de seis meses y una supervivencia a los cinco años del 5 %.

EPIDEMIOLOGÍA

En 2018, el CVB fue el responsable del 1,7 % de las muertes por cáncer a nivel mundial, y se diagnosticaron 220.000 nuevos casos (1,3 %), ocupando el puesto número 20 en cuanto a incidencia de casos nuevos y el 17 en cuanto a mortalidad. La mayor incidencia ocurrió en la región de Melanesia, seguido de Sudamérica y de Asia Oriental.

A nivel mundial, las tasas de incidencia más elevadas de CVB estandarizada por edad se registran en Bolivia, Chile, Bangladesh, Nepal, Corea del Sur y Perú. Por otro lado, las menores tasas de incidencia se observan en países con altos recursos económicos y altos porcentajes de personas de ascendencia europea, como Estados Unidos, Australia, Canadá, Reino Unido y Nueva Zelanda (**Fig. 33-1**).

FACTORES DE RIESGO

Entre los factores de riesgo asociados al desarrollo de un CVB, destacan: la colelitiasis, los pólipos vesiculares > 1 cm, la obesidad, la inflamación vesicular crónica, la exposición medioambiental y las alteraciones genéticas (**Tabla 33-1**).

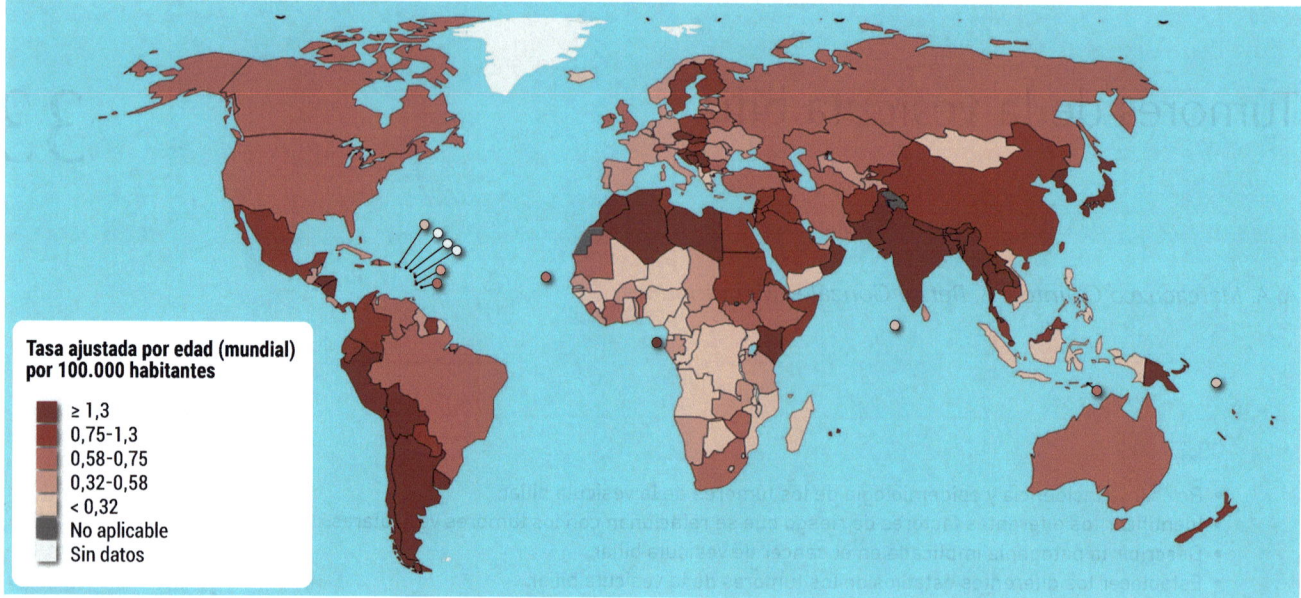

Figura 33-1. Distribución mundial del cáncer de vesícula biliar.

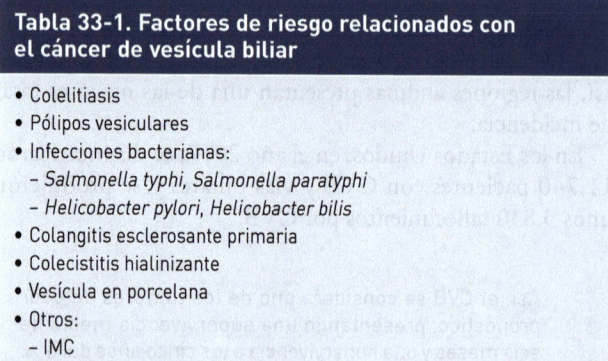

Tabla 33-1. Factores de riesgo relacionados con el cáncer de vesícula biliar

- Colelitiasis
- Pólipos vesiculares
- Infecciones bacterianas:
  - *Salmonella typhi, Salmonella paratyphi*
  - *Helicobacter pylori, Helicobacter bilis*
- Colangitis esclerosante primaria
- Colecistitis hialinizante
- Vesícula en porcelana
- Otros:
  - IMC
  - Diabetes
  - Síndrome metabólico

Colelitiasis

La colelitiasis es una enfermedad muy frecuente, que puede encontrarse presente hasta en el 20 % de la población. Se considera que hasta un 80 % de los pacientes pueden ser asintomáticos, aunque anualmente entre el 2 y el 3 % de los pacientes se pueden volver sintomáticos.

 Los cálculos biliares se consideran el factor de riesgo más frecuente para el desarrollo de un CVB.

Los cálculos biliares son acumulaciones similares a cristales de colesterol y otras sustancias, que se forman en la vesícula biliar y que pueden causar una inflamación crónica. La sobresaturación del colesterol de la bilis, la nucleación acelerada de los cristales de colesterol y la alteración de la motilidad de la vesícula biliar son factores que aumentan el riesgo de colelitiasis y, por ende, de un CVB.

Hasta cuatro de cada cinco personas con un CVB presentan cálculos biliares en el momento del diagnóstico. No obstante, los cálculos biliares son una patología muy frecuente, mientras que el CVB es muy infrecuente, especialmente, en Europa. Además, la mayoría de las personas que tienen cálculos biliares nunca llegan a desarrollar un CVB. Así, solo el 0,3-3 % de los pacientes con colelitiasis llegan a desarrollar un CVB (**Fig. 33-2**).

Sexo

En los países orientales, el CVB muestra una mayor predilección por el sexo masculino; mientras que, en occidente, la relación mujer:hombre es de, aproximadamente, 2-6:1. Para tratar de dar una explicación a esto, se han señalado diversos factores, como el hecho de que la colelitiasis es más frecuente en mujeres que en hombres. Además, se ha relacionado con la paridad y los efectos hormonales, dado que los estrógenos van a favorecen la saturación del colesterol en la bilis, aumentando, de esta forma, la formación de colelitiasis.

Pólipos vesiculares

La secuencia pólipo-CVB fue propuesta hace años como una teoría carcinogénica del CVB, y es uno de los principales

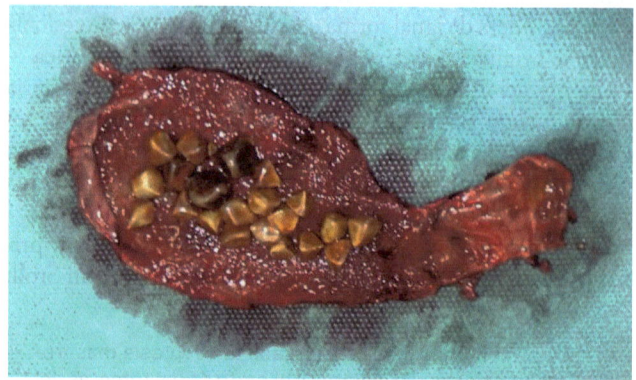

Figura 33-2. Colelitiasis múltiple observada durante una colecistectomía.

motivos por los cuales se realiza un seguimiento ecográfico a los pacientes diagnosticados de un pólipo vesicular y que no hayan sido intervenidos (**Fig. 33-3**).

Otra hipótesis para explicar la génesis del CVB y que parece ser más preponderante es la de la secuencia metaplasia-displasia-cáncer.

Se han estudiado posibles factores de riesgo que ayuden a predecir la malignidad del pólipo. Así, Park *et al.* encontraron como factores de riesgo en estudio univariante la edad (> 57 años), la presencia de síntomas, el tamaño (> 10 mm) y la morfología (sésil).

Para la mayoría de grupos quirúrgicos, no hay una clara indicación de cirugía si el pólipo es menor de 10 mm. Sin embargo, existen grupos aislados que abogan por una actitud más agresiva, al haber encontrado casos de cáncer de vesícula biliar en pólipos menores de 10 mm.

> **!** Por lo tanto, se considera que el riesgo no solo depende del tamaño del pólipo por sí mismo, sino también de la edad del paciente, siendo más alto en los pacientes mayores de 50 años, especialmente si, además, coexiste la presencia de cálculos biliares que presenten un crecimiento durante el seguimiento ecográfico.

Vesícula en porcelana

La vesícula «en porcelana» se define como una calcificación de la pared de la vesícula biliar; ha sido descrita desde 1890 y se objetiva en entre el 0,6 y el 0,8 % de las colecistectomías. En el 90 % de los casos, se ha relacionado con la presencia de cálculos vesiculares; además, se cataloga como manifestación inusual de una colecistitis crónica. Algunas hipótesis postulan

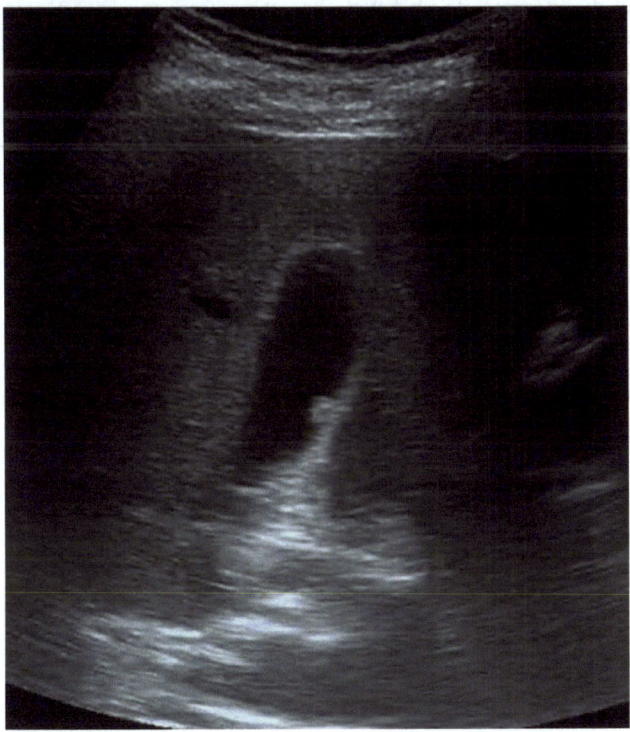

Figura 33-3. Presencia de un pólipo vesicular que se objetivó en la ecografía abdominal.

que se origina por una hemorragia en la pared vesicular y la consiguiente calcificación; otras hipótesis mencionan la existencia de alteraciones en el metabolismo del calcio.

En la actualidad, se estima que la vesícula en porcelana presenta un mínimo riesgo de desarrollar un carcinoma vesicular, mucho menor al descrito en los estudios desarrollados durante las pasadas décadas; por lo tanto, se recomienda valorar la indicación quirúrgica (colecistectomía) en función de los síntomas, la sospecha de cáncer y el riesgo quirúrgico del paciente.

Colangitis esclerosante primaria

La colangitis esclerosante primaria (CEP) es una enfermedad colestásica crónica, caracterizada por la inflamación y fibrosis de las vías biliares intrahepáticas y extrahepáticas. Aunque su curso clínico es muy variable, en la mayoría de los pacientes, se produce una obliteración irregular de los conductos biliares, lo cual progresa hasta generar una cirrosis biliar.

Existen pocos datos epidemiológicos. En recientes estudios poblacionales, se ha establecido una incidencia de 0,9 casos por 100.000 personas/año y una prevalencia de 13,6 casos por 100.000 habitantes, con tasas de incidencia y prevalencia superiores en varones.

Entre el 8 y el 18 % de los pacientes con una CEP desarrollan un colangiocarcinoma, neoplasia que está relacionada con el consumo de tabaco, la coexistencia de enfermedad inflamatoria intestinal, la displasia o el cáncer de colon y la displasia del endotelio biliar. También pueden desarrollar otros tumores, como el carcinoma hepatocelular, y son más propensos a presentar un carcinoma pancreático y CVB.

Infecciones bacterianas

La relación entre el CVB y la infección por *Salmonella typhi* ha sido descrita en varios artículos; la mayoría de los estudios fueron realizados en el sur de Asia (India y China) y se objetivó una razón de posibilidades (OR; del inglés, *odds ratio*) de 4,28 (intervalo de confianza [IC] del 95 %: 1,84-9,96). Esta asociación fue mucho más evidente cuando se comparó con grupos de control que no presentaban colelitiasis (OR: 5,86; IC del 95 %: 3,84-8,95) que en aquellos con colelitiasis (OR: 2,71; IC del 95 %: 1,92-3,83).

Por otro lado, se han detectado citotoxinas y proteínas de superficie derivadas de bacterias del género *Helicobacter*, especialmente, de la especie *bilis*, que podrían causar una infección del epitelio biliar y que han sido implicadas en la patogenia del CVB.

SINTOMATOLOGÍA

Por lo general, los síntomas de presentación son poco específicos, siendo complicado diferenciarlo de otra patología más prevalente, como el cólico biliar o la colecistitis crónica, haciendo difícil la sospecha de forma preoperatoria y provocando un retraso en el diagnóstico.

Así, el síntoma más frecuente es el dolor abdominal; otros síntomas que suelen presentarse son la ictericia y el síndrome constitucional, ambos indicativos de enfermedad tumoral avanzada.

DIAGNÓSTICO

El diagnóstico preoperatorio del CVB es infrecuente y, generalmente, se realiza en casos avanzados. Además, no existe un hallazgo clínico patognomónico ni alteraciones en las pruebas de laboratorio que hagan sospechar de forma inequívoca un CVB.

Suele diagnosticarse por la presencia de una masa vesicular asociada a adenopatías regionales y metástasis a distancia. No obstante, el 47 % de estos tumores se diagnostican de forma incidental tras haber examinado la pieza de colecistectomía. Asimismo, la incidencia de cáncer vesicular entre todas las piezas de colecistectomía oscila entre el 0,2 y el 3 %.

La presencia de masas abdominales, o el hallazgo radiológico de un engrosamiento focal o calcificaciones de la vesícula biliar, deben hacer sospechar una neoplasia subyacente; por lo tanto, obliga a realizar más estudios de imagen para descartar un CVB.

En cuanto al estudio por imagen, fundamentalmente, se utilizan los siguientes.

Ecografía abdominal

Es la técnica más utilizada en el estudio de los pacientes que presentan dolor en el hipocondrio derecho. Los signos que hacen sospechar un CVB son una masa que ocupa la vesícula biliar, o en su lecho, una lesión hipoecogénica o isoecogénica con respecto al hígado, o irregularidades en el contorno secundarias a una infiltración tumoral del parénquima.

 Presenta una baja sensibilidad y especificidad para el diagnóstico del CVB, al no poder diferenciarlo de una colecistitis crónica.

Además, presenta ciertas limitaciones a la hora de identificar adenopatías patológicas.

La ecografía abdominal debe hacer pensar en un CVB cuando se observe la presencia de un engrosamiento focal e irregular de la pared de la vesícula o cuando el espesor de esta sea mayor de 10 mm (**Fig. 33-4**).

Tomografía axial computarizada abdominal

La tomografía axial computarizada (TAC) posee una mayor sensibilidad y especificidad, aunque ambas técnicas (tanto la ecografía como la TAC) presentan ciertas limitaciones en el diagnóstico de lesiones de pequeño tamaño.

 Se consideran lesiones sospechosas de un CVB: las que muestran pólipos mayores de 10 mm, la vesícula en porcelana, el engrosamiento difuso de la pared vesicular o las lesiones con efecto de masa o de sustitución (**Fig. 33-5**).

Resonancia magnética nuclear

La resonancia magnética nuclear (RMN) se utiliza en el diagnóstico de múltiples enfermedades de la vesícula biliar y de las vías biliares. Sin embargo, la introducción de técnicas dinámicas de administración de contraste ha mejorado de forma considerable las secuencias de la colangiopancreatografía por RMN.

El CVB aparece en la RMN como una masa hipointensa o isointensa o como un engrosamiento en T1 en relación con el hígado, y usualmente hipertensa y pobremente definida en secuencias potenciadas en T2 (**Fig. 33-6**).

MARCADORES TUMORALES

Los niveles séricos de antígeno carcinoembrionario (CEA; del inglés, *carcinoembryonic antigen*) y del antígeno Ca 19.9 han sido estudiados como marcadores de cribado, aunque no son muy específicos. Así, los niveles de CEA mayores de 4 ng/mL tienen un 93 % de especificidad para el diagnóstico de un CVB si se comparan con los valores de casos de control en pacientes sometidos a colecistectomía por patología benigna de la vía biliar; sin embargo, la sensibilidad es solo del 50 %. En el caso del Ca 19.9, resulta un marcador de peor supervivencia, aunque no es específico en el diagnóstico, ya que se eleva en otra patología neoplásica.

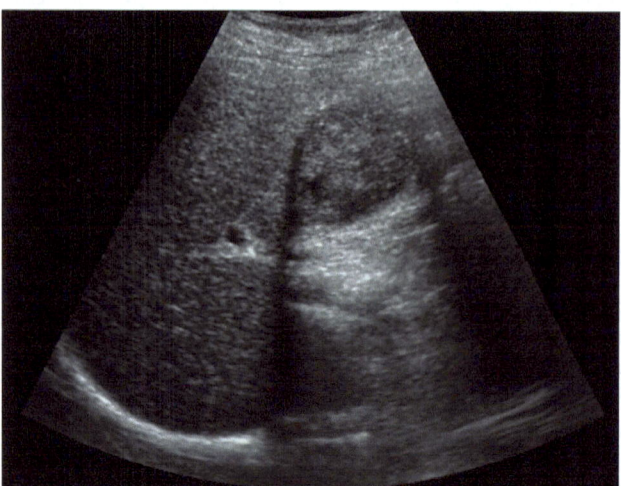

Figura 33-4. Ecografía abdominal utilizada en el diagnóstico inicial del cáncer de vesícula biliar.

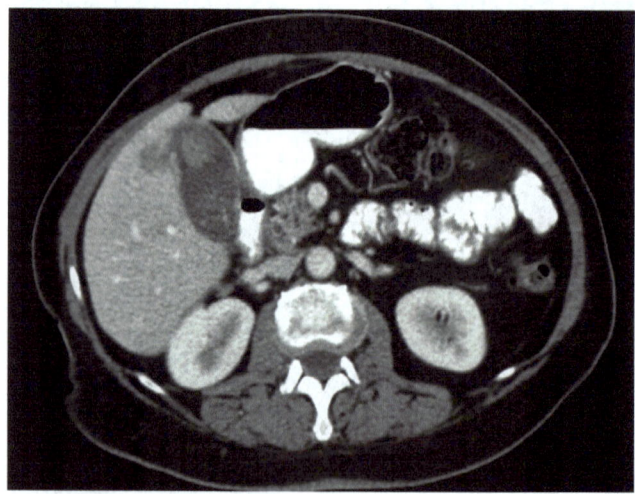

Figura 33-5. Tomografía axial computarizada abdominal que muestra una tumoración a nivel del fondo vesicular.

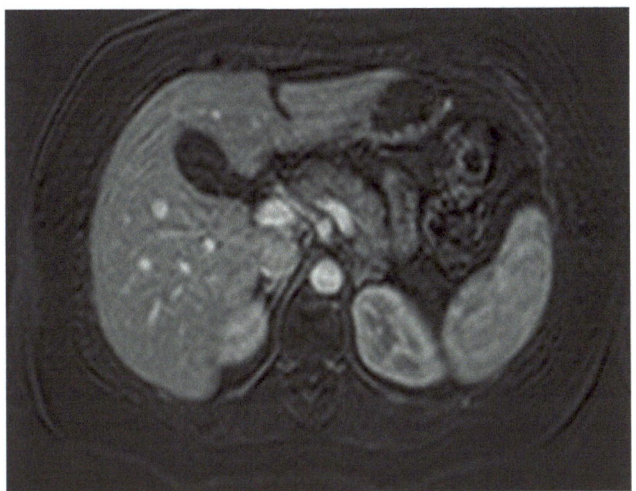

Figura 33-6. Resonancia magnética nuclear utilizada para el diagnóstico diferencial del cáncer de vesícula biliar.

Por otro lado, se han objetivado niveles elevados de Ca 125, Ca 19.9 y Ca 242 en los casos con metástasis ganglionar a distancia.

Otro marcador es la sobreexpresión del gen *p53*, que se encuentra aumentado en los pacientes con CVB y en displasias de alto grado, en comparación con las lesiones benignas. Algunos otros como la adamalisina 17 (ADAM-17), el receptor del factor de crecimiento epidérmico (EGFR; del inglés, *epidermal growth factor receptor*) o el factor de crecimiento transformante g (TGF/g; del inglés, *transforming growth factor g*) también podrían influir en el pronóstico; sin embargo, aún están en estudio.

ESTADIFICACIÓN

Para la estadificación de los tumores de la vesícula biliar, el sistema que se utiliza es el TNM (tumor/ganglios [*nodes*]/metástasis) del American Joint Committee on Cancer (AJCC).

La clasificación TNM define la extensión del tumor:

- La T corresponde a la presencia de extensión local en la pared del órgano donde se encuentra el tumor; depende de la profundidad de la invasión, es decir, de la penetración del tumor en la pared vesicular, la invasión del hígado, y el compromiso de los órganos adyacentes, de la arteria hepática o la vena porta (**Tabla 33-2**).
- La N informa de la extensión de la enfermedad a los ganglios vecinos.
- Y la M indica la presencia de una metástasis a distancia (**Tabla 33-3**).

Los estadios se definirán según el conjunto de hallazgos en TNM.

TRATAMIENTO

Según las últimas guías, el manejo del CVB se basa en la estadificación TNM, de tal forma que la colecistectomía simple se considera el tratamiento de elección en los tumores T1a (confinados a la mucosa).

Tabla 33-2. Estadificación de los tumores de la vesícula biliar en función de la T

Tumor primario (T)			
T0	Sin evidencia de tumor primario		
Tis	Carcinoma *in situ*		
T1	El tumor invade la lámina propia o la capa muscular	T1a	El tumor invade la lámina propia
		T1b	El tumor invade la capa muscular
T2	El tumor invade el tejido conectivo perimuscular sin extensión más allá de la serosa o dentro del hígado		
T3	El tumor perfora la serosa (peritoneo visceral) y/o invade el hígado u otros órganos adyacentes		
T4	El tumor invade la vena porta o la arteria hepática, o invade dos o más órganos extrahepáticos		

Tabla 33-3. Estadificación de los tumores de la vesícula biliar en función de la adenopatías y metástasis

Adenopatías (N)		Metástasis a distancia (M)	
N0	Sin metástasis	M0	Sin metástasis a distancia
N1	Metástasis en adenopatías regionales	M1	Con metástasis a distancia
N2	Metástasis en adenopatías periaórticas, pericava, arteria mesentérica superior y/o tronco celíaco		

En relación con la vía de abordaje quirúrgico (laparoscópico o laparotómico), los últimos estudios indican que la vía laparoscópica es equivalente a la clásica y que incluso presenta mejores resultados. Asimismo, la colecistectomía radical o extendida en este estadio no resulta apropiada ni aumenta la supervivencia. No obstante, si existe invasión tumoral en el margen de resección del conducto cístico, se debería plantear una resección de la vía biliar. Por otro lado, en cuanto a la discusión de realizar o no una linfadenectomía en el estadio T1a, en ninguno de los estudios publicados se recomienda.

Las controversias surgen, fundamentalmente, en el tratamiento de los pacientes con un estadio T1b (infiltra la capa muscular) y T2 (invade la serosa, sin penetrarla) (**Fig. 33-7**).

> **!** La tendencia quirúrgica actual es realizar una colecistectomía radical (ampliación de 2-3 cm del lecho hepático) o una resección del segmento IVb-V, asociada en ambos casos a una linfadenectomía regional.

Sin embargo, estos procedimientos quirúrgicos siguen siendo objeto de debate, poniendo en duda el beneficio de una cirugía extendida, tanto por la baja supervivencia como por la morbimortalidad asociada a la cirugía a la que se exponen estos pacientes y que en muchas ocasiones no se llega a objetivar una enfermedad tumoral.

Realizar solo una ampliación del lecho de la colecistectomía o acompañarla de una bisegmentectomía IVb/V en el caso de los tumores en estadio T2 puede convertirse en una

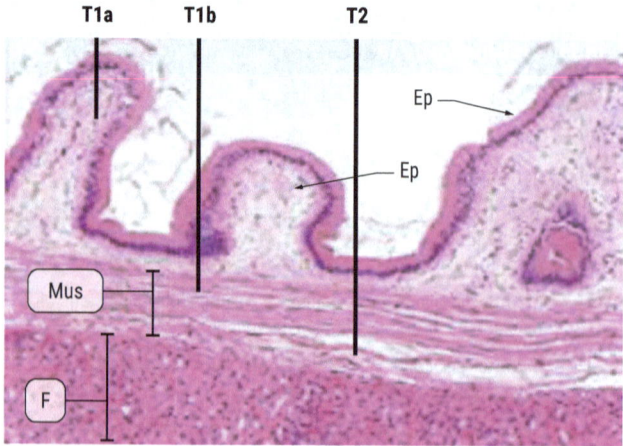

Figura 33-7. Extensión del tumor y la relación con las capas de la pared vesicular.
Ep: epitelio; F: serosa; Lp: lámina propia; Mus: muscular.

estrategia quirúrgica basada en la localización del tumor. Como ya se ha comentado anteriormente, la vesícula biliar presenta un lado peritoneal (inferior) y otro hepático (superior), existiendo diferencias anatómicas entre ambos. El lado hepático no presenta serosa, por lo tanto, se encuentra unido al hígado mediante tejido conectivo, lo cual puede facilitar una invasión tumoral por contigüidad. De esta forma, existen diferencias en cuanto al manejo quirúrgico dependiendo de la localización tumoral. En los pacientes con estadio T2 de localización peritoneal, no se ve afectada la supervivencia del paciente por la resección hepática, siendo ello un factor pronóstico importante. Sin embargo, en los tumores T2 de localización hepática, la tasa de recurrencia es mayor si la cirugía no se acompaña de una resección hepática (**Fig. 33-8**).

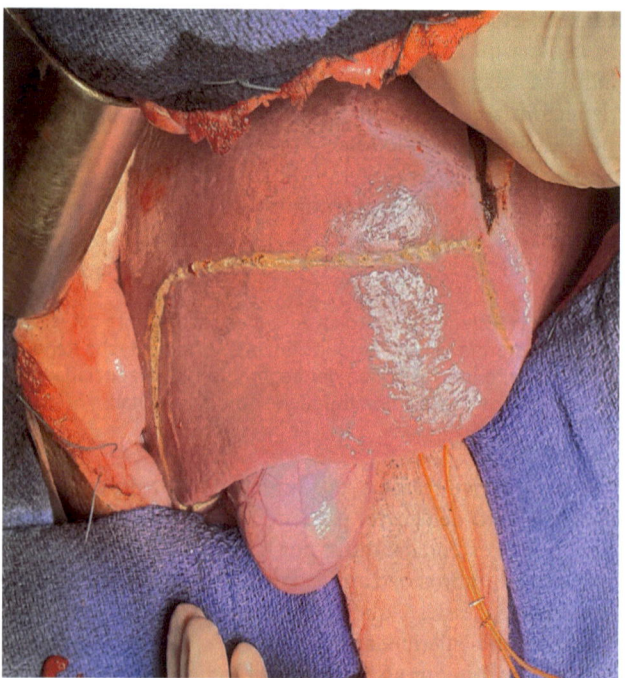

Figura 33-8. Hepatectomía de los segmentos IVb-V en un paciente con cáncer de vesícula biliar con afectación de la cara hepática.

> ❗ El tratamiento de pacientes con CVB en estadio avanzado (T3 y T4) sigue siendo controvertido. Se considera que la resección quirúrgica radical es el único tratamiento curativo posible, pero se ve limitada debido a la baja supervivencia.

Por esta razón, se ha explorado la aplicación y el uso combinado de otros tratamientos, incluidos la radioterapia y la quimioterapia, con el fin de mejorar el pronóstico de los pacientes. De esta manera, durante los últimos años, la cirugía radical en el CVB ha progresado, logrando una mejoría de la tasa de supervivencia a largo plazo.

Así, tal y como se recomienda, en los pacientes con un estadio T3, se debería realizar una cirugía de rescate, salvo comorbilidad importante o enfermedad avanzada. Además, los pacientes que presenten un T3/T4 y afectación ganglionar (N+) deberían ser candidatos a un tratamiento neoadyuvante.

Por otro lado, la metástasis en los ganglios linfáticos es un factor pronóstico muy importante, de tal forma que la incidencia publicada según el estadio es del 0-2,5 % en T1a, del 5-16 % en T1b, del 9-30 % en T2, del 39-72 % en T3 y del 67-80 % en T4. Sin embargo, no existe consenso respecto a la extensión de la linfadenectomía que se debe realizar durante una colecistectomía radical; pero sí se reconoce su importancia tanto en la supervivencia como a la hora de realizar una adecuada estadificación, permitiendo diferenciar entre una linfadenectomía estándar (aquella que solo se confina al ligamento hepatoduodenal) y una linfadenectomía extendida (aquella donde la linfadenectomía se amplía al tronco celíaco, el espacio interaortocavo, etc.), habiéndose demostrado una mayor supervivencia con esta última.

En cuanto a la resección de la vía biliar, se desconoce su valor pronóstico, salvo que la indicación sea clara, como en casos de infiltración tumoral del conducto cístico o del hepatocolédoco sin metástasis a distancia.

Sobre la quimioterapia adyuvante en los tumores resecados, hay pocos estudios experimentales. En uno de los estudios (clínico y aleatorizado) disponibles, actualmente en fase III, el ABC-02 (cisplatino + gemcitabina frente a cisplatino solo) ha demostrado un beneficio para los tumores avanzados de la vía biliar o metastásicos. Incluso, en los pacientes con estadio T3/T4, afectación ganglionar y una resección de tipo R1, la adyuvancia ha demostrado mejorar la supervivencia de estos pacientes.

En un estudio publicado en 2020, en el que se revisó la base de datos del programa de vigilancia, epidemiología y resultados finales (SEER; del inglés, *Surveillance, Epidemiology, and End Results*) de Estados Unidos entre 2004 y 2015, se evaluaron cuatro tipos diferentes de tratamientos para pacientes con CVB avanzado: cirugía, quimioterapia, cirugía más quimioterapia y sin cirugía ni quimioterapia. Sobre un total de 288 pacientes en estadio III y 4.239 pacientes en estadio IV del AJCC, se encontró que el tipo de tratamiento era un factor de riesgo independiente para los pacientes con CVB avanzado. En ambos estadios, el tratamiento con cirugía y quimioterapia mejoró la supervivencia (general y específica).

Por otro lado, la radioterapia también está teniendo un papel relevante, ya que se ha observado que reduce de forma significativa la tasa de recurrencia local y aumenta la supervivencia a corto plazo.

> **!** Desafortunadamente, la mayoría de los pacientes con CVB son diagnosticados en etapas avanzadas e, incluso, pueden desarrollar metástasis después de haber sido sometidos a cirugías radicales o de rescate.

SUPERVIVENCIA

El estadio tumoral se considera el factor más importante para predecir la supervivencia de los pacientes (**Tabla 33-4**).

Así, la supervivencia a los cinco años registrada en Estados Unidos para el estadio I es del 65-85 %; en el estadio II, del 50 %; en el estadio III, del 20-25 %, y en el estadio IV, del 6-15 %.

Tabla 33-4. Estadio en los pacientes con cáncer de vesícula biliar

	T	N	M
Estadio 0	Tis	N0	M0
Estadio I	T1	N0	M0
Estadio II	T2	N0	M0
Estadio IIIA	T3	N0	M0
Estadio IIIB	T1-3	N1	M0
Estadio IVA	T4	N0-1	M0
Estadio IVB	Cualquier T	N2	M0
	Cualquier T	Cualquier N	M1

M: metástasis a distancia; N: afectación ganglionar (del inglés, *nodes*); T: tumor; Tis: tumor *in situ*.

PUNTOS CLAVE

- El CVB es la neoplasia más frecuente de las vías biliares.
- Presenta un pronóstico infausto, con una supervivencia media de seis meses y una supervivencia a los cinco años del 5 %.
- El diagnóstico preoperatorio es infrecuente y, generalmente, se realiza en casos avanzados.
- Para la estadificación, se utiliza el sistema TNM.
- El tratamiento de elección de los tumores T1a es la colecistectomía simple.

- En los tumores T2 de localización hepática, la tasa de recurrencia es mayor si cuando la cirugía no se acompaña de una resección hepática.
- El tratamiento quirúrgico en pacientes con un estadio avanzado sigue siendo controvertido.
- El estadio tumoral se considera el factor más importante para predecir la supervivencia de los pacientes.

BIBLIOGRAFÍA

Aloia TA, Járufe N, Javle M, Maithel SK, Roa JC, Adsay V, et al. Gallbladder cancer: expert consensus statement. HPB (Oxford). 2015;17(8):681-90.

Choi KS, Choi SB, Park P, Kim WB, Choi SY. Clinical characteristics of incidental or unsuspected gallbladder cancers diagnosed during or after cholecystectomy: a systematic review and meta-analysis. World J Gastroenterol. 2015;21(4):1315-23.

Edge SB, Compton CC. The American Joint Committee on Cancer: the 7th edition of the AJCC cancer stating manual and the future of TNM. Ann Surg Oncol. 2010;17(6):1471-4.

Fuks D, Regimbeau JM, Le Treut YP, Bacheillier P, Raventos A, Pruvot FR, et al. Incidental gallbladder cancer by the AFC-GBC Study Group. World J Surg. 2011;35(8):1887-97.

Goetze TO. Gallbladder carcinoma: prognostic factors and therapeutic options. World J Gastroenterol. 2015;21(43):12211-7.

Hundal R, Schaffer EA. Gallbladder cancer: epidemiology and outcome. Clin Epidemiol. 2014;6:99-109.

Jung W, Jang JY, Kang MJ, Chang YR, Shin YC, Chang J, et al. Effects of surgical methods and tumor location on survival and recurrence patterns after curative resection in patients with T2 gallblader cancer. Gut Liver. 2016;10(1):140-6.

Justo I, Marcacuzco A, Nutu OA, Manrique A, Calvo J, Caso O, et al. Análisis retrospectivo en pacientes con cáncer de vesícula biliar: tratamiento quirúrgico y supervivencia en función del estadio tumoral. Rev Esp Enferm Dig. 2018;110(8):485-92.

Kasumova GG, Tabatabaie O, Najarian RM, Callery MP, Ng SC, Bullock AJ, et al. Surgical management of gallbladder cancer: simple versus extended cholecystectomy and the role of adjuvant therapy. Ann Surg. 2017;226(4):625-31.

Kim Y, Amini N, Wilson A, Margonis GA, Ethum CG, Poultsides G, et al. Impact of chemotherapy and external-beam radiation therapy on outcomes among patients with resected gallbladder cancer: a multi-institutional analysis. Ann Surg Oncol. 2016;23(9):2998-3008.

Lee H, Choi DW, Park JY, Youn S, Know W, Heo JS, et al. Surgical strategy for T2 gallbladder cancer according to tumor location. Ann Surg Oncol. 2015;22(8):2779-86.

Lee SE, Jang JY, Lim CS, Kang MJ, Kim SW. Systematic review on the surgical treatment for T1 gallbladder cancer. World J Gastroenterol. 2011;17(2):174-80.

Liu GJ, Li XH, Chen YX, Sun HD, Zhao GM, Hu SY. Radical lymph node dissection and assessment: Impact on gallbladder cancer prognosis. World J Gastroenterol. 2013;19(31):5150-8.

Pitt SC, Jin LX, Hall BL, Strasberg SM, Pitt HA. Incidental gallbladder cancer at cholecystectomy: when should the surgeon be suspicious? Ann Surg. 2014;260(1):128-33.

Prieto-Ortiz RG, Borráez-Segura BA, Prieto-Ortiz JE, Guevara-Cruz OA. Cáncer de vesícula biliar, una visión actual. Rev Colomb Cir. 2022;37(2):280-97.

Ramírez CP, Suárez MA, Santoyo J, Fernández JL, Jiménez M, Pérez JA, et al. Actualización del diagnóstico y el tratamiento del cáncer de vesicular biliar. Cir Esp. 2002;71(2):102-11.

Shindoh J, De Aretxabala X, Aloia TA, Roa JC, Roa I, Zimmitti G, et al. Tumor location is a strong predictor of tumor progression and survival in T2 gallbladder cancer: an international multicenter study. Ann Surg. 2015;261(4):733-9.

Siegel RL, Miller KD, Jemal A. Cancer statistics, 2017. CA Cancer J Clin. 2017;67(1):7-30.

Sternby Eliard M, Lundgren L, Cahlin C, Strandell A, Svanberg T, Sandström P. Surgical treatment for gallbladder cancer – a systematic literature review. Scand J Gastroenterol. 2017;52(5):505-14.

Watson H, Dasari B, Wyatt J, Hidalgo E, Prasad R, Lodge P, et al. Does a second resection provide a survival benefit in patients diagnosed with incidental T1b/T2 gallbladder cancer following cholecystectomy? HBP (Oxford). 2017;19(2):104-7.

Cirugía de los tumores de hígado con intención curativa: laparotomía, laparoscopia, robótica

34

B. Pérez Saborido

OBJETIVOS

- Repasar las indicaciones de cirugía en los principales tumores benignos y malignos hepáticos.
- Exponer los principios de la técnica quirúrgica en las resecciones hepáticas y los diferentes tipos de control vascular.
- Revisar las opciones para aumentar la resecabilidad en el caso de volumen hepático residual insuficiente.
- Identificar las complicaciones de la cirugía hepática.
- Analizar el desarrollo actual del abordaje laparoscópico y robótico en la cirugía hepática.

INTRODUCCIÓN

Una de las primeras publicaciones de resección hepática es la de Lortat-Jacob y Robert en 1952 de una hepatectomía derecha por enfermedad maligna. En 1977, Foster y Berman publicaron una serie multicéntrica con 168 resecciones hepáticas con una mortalidad alta inaceptable, debido al mal control de la hemorragia intraoperatoria y al desarrollo de fallo hepático posoperatorio.

La cirugía hepática ha experimentado un gran desarrollo en los últimos años, con la mejora de la técnica quirúrgica (especialmente, con el conocimiento de la segmentación hepática, que permite realizar resecciones anatómicas) y el mejor manejo anestésico y perioperatorio, que ha permitido reducir la morbilidad y la mortalidad de las resecciones hepáticas, aumentando las indicaciones a situaciones cada vez más límite. Muchos trabajos han demostrado una disminución de las tasas de transfusión, de la estancia hospitalaria y de la mortalidad operatoria.

A lo largo de este tema, se repasarán las indicaciones de cirugía en las diferentes lesiones hepáticas, desde benignas a malignas, los principios técnicos y de manejo perioperatorio en la cirugía hepática, las técnicas que se han desarrollado para incrementar la resecabilidad de las lesiones hepáticas, las complicaciones tras una cirugía hepática y el desarrollo de la cirugía mínimamente invasiva, tanto laparoscópica como robótica.

INDICACIONES DE CIRUGÍA EN LOS TUMORES HEPÁTICOS BENIGNOS Y MALIGNOS

Indicación de cirugía en los tumores hepáticos benignos

A continuación, se repasan las indicaciones de los principales tumores hepáticos benignos.

Hemangiomas

Siguiendo las recomendaciones de la European Asocciation for the Study of Liver (EASL), los hemangiomas suelen tener un manejo conservador, pero, en aquellos con presencia de síndrome de Kasabach-Merritt, lesiones con crecimiento agresivo o con síntomas por compresión, se puede plantear la resección quirúrgica. Raramente, para lesiones gigantes, puede estar indicado el trasplante hepático. En caso de indicarse la resección, esta será una resección limitada (nivel de evidencia III y grado de recomendación 1) (**Fig. 34-1**).

Hiperplasia nodular focal

No hay suficiente evidencia que apoye el tratamiento quirúrgico electivo para esta entidad. En ausencia de síntomas, se prefiere el tratamiento conservador. El tratamiento quirúrgico solo se defiende excepcionalmente en casos con crecimiento exofítico muy sintomáticos, que son muy poco frecuentes.

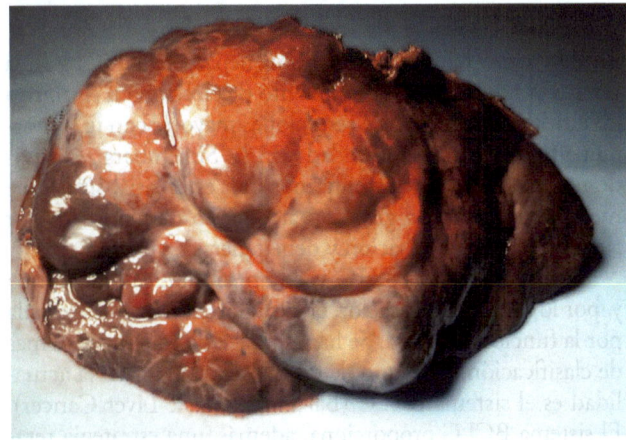

Figura 34-1. Hemangioma hepático cavernoso gigante resecado.

Adenoma hepático

La decisión de tratamiento se basa en el sexo, el tamaño y la forma de crecimiento. La resección hepática está indicada independientemente del tamaño en varones (dado el alto potencial de malignización) y cuando esté probada la mutación de betacatenina. En mujeres, se recomienda un período de observación de seis meses, suspendiendo los anticonceptivos orales si los estaba tomando y recomendando pérdida de peso. El tratamiento quirúrgico se recomienda en lesiones mayores de 5 cm o con crecimiento progresivo (> 20 % en diámetro) por el riesgo de hemorragia (nivel de evidencia II-III, grado de recomendación 2). Si un paciente se presenta con rotura de un adenoma con inestabilidad hemodinámica, se debe indicar la embolización y, si después existe una imagen residual, se tratará quirúrgicamente.

En pacientes con adenomiomatosis (un 20 %), el tratamiento se debe basar en el tamaño de la lesión de mayor tamaño. La resección hepática puede ser considerada en la enfermedad unilobular y, en casos con afectación bilobular extensa, considerar la resección de la lesión mayor. En casos de afectación múltiple muy seleccionados, podría estar indicado el trasplante hepático.

En general, se puede decir que la cirugía de los tumores hepáticos benignos va a estar reservada para los pacientes sintomáticos o con tumores con potencial de malignización o cuando no se consigue un diagnóstico preciso y existen dudas. En estos casos, la cirugía preservadora de parénquima, como la enucleación, puede ser de utilidad.

 Los hemangiomas y la hiperplasia nodular focal solo requieren tratamiento quirúrgico cuando son sintomáticos. En el adenoma hepático en varones, mutación de beta-catenina, tamaño > 5 cm o crecimiento rápido, está indicada la resección.

Indicaciones de cirugía en los tumores hepáticos malignos

De manera muy somera, se repasan las principales indicaciones de cirugía en los tumores hepáticos malignos más frecuentes.

Hepatocarcinoma

En el hepatocarcinoma o carcinoma hepatocelular (CHC), la resección hepática es el tratamiento de elección en el hígado no cirrótico, permitiendo resecciones mayores con una mortalidad < 4 % y una morbilidad < 33 %. Sin embargo, a pesar de no tener cirrosis, los enfermos con esteatosis, síndrome metabólico o hígado graso no alcohólico tienen un mayor riesgo de descompensación y debe tenerse en cuenta.

La mayoría de los CHC asientan sobre hígado cirrótico y, por lo tanto, la indicación de cirugía vendrá condicionada por la función hepática. Se han establecido muchos sistemas de clasificación, pero uno de los más empleados en la actualidad es el sistema BCLC (Barcelona Clinic Liver Cancer). El sistema BCLC proporciona, además, una estrategia terapéutica basada en la evidencia, de forma que los pacientes en

estadio 0 (CHC < 2 cm, sin invasión vascular ni signos de diseminación) son candidatos a tratamientos radicales, como la resección quirúrgica o el trasplante hepático; los pacientes en estadio A (tumor solitario ≤ 5 cm o hasta 3 nódulos ≤ 3 cm cada uno) pueden ser evaluados para tratamientos ablativos percutáneos si las terapias radicales no son posibles. En el resto de estadios, no se contempla el tratamiento quirúrgico (**Fig. 34-2**).

La resección hepática se ve limitada por la función hepática y el grado de hipertensión portal. Los mejores candidatos son pacientes con un tumor único, con bilirrubina menor de 1 mg/dL y sin hipertensión portal (definida por un gradiente de presión portal < 10 mmHg o plaquetas > 100.000/μL).

Las guías de la EASL recomiendan la resección en caso de lesiones únicas sin invasión macrovascular y sin enfermedad extrahepática independientemente del tamaño, con un grado funcional de Child-Pugh A o MELD (*Model for End Stage Liver Disease*) < 10. La AASLD (American Association for the Study of Liver Diseases) recomienda la resección para pacientes con un grado de Child-Pugh A con tumores T1 o T2 (tumores solitarios < 5 cm con o sin invasión vascular o múltiples nódulos < 5 cm). Para la APASL (Asian Pacific Association for the Study of the Liver), todos los tumores sin metástasis extrahepáticas son potencialmente resecables independientemente del tamaño, número o afectación vascular, en pacientes con grado de Child-Pugh A o B. Además, se debe considerar el volumen hepático funcional residual (FHR; del inglés, *functional hepatic reserve*), que debe ser del 40 % en pacientes cirróticos. En la **tabla 34-1**, se puede ver un resumen de las indicaciones según las diferentes guías.

Para la selección de pacientes con CHC para el trasplante, los criterios de Milán y San Francisco son los más utilizados actualmente. Los criterios de Milán incluyen a pacientes con tumor único de hasta 5 cm o con hasta tres tumores de un diámetro máximo de 3 cm el de mayor tamaño. Los criterios de San Francisco incluyen a pacientes con CHC único de hasta 6,5 cm, hasta 3 nódulos (siendo el mayor inferior a 4,5 cm), y una suma del diámetro de todos los nódulos de hasta 8 cm. En la actualidad, en Europa, se está planteando aumentar los criterios de Milán a lo que se conoce como *up to seven* (que la suma del número de nódulos y el tamaño del mayor no supere 7), teniendo en cuenta también que el valor de alfafetoproteína (AFP) sea ≤ 200 ng/mL.

La resección laparoscópica en el caso de CHC sobre hígado cirrótico ha demostrado ser un tratamiento eficaz porque, al requerir menor movilización hepática, se interrumpe menos la circulación colateral y se asocia a menos descompensación perioperatoria. Un reciente metanálisis demuestra que disminuye la morbilidad global y la morbilidad relacionada con el hígado como ascitis e insuficiencia hepática, pero también reduce las pérdidas hemáticas, disminuye el tiempo de clampaje hiliar y la estancia posoperatoria. En las guías de la EASL, el abordaje laparoscópico se ha convertido en el abordaje de elección.

Colangiocarcinoma intrahepático

En este capítulo, solo se hace referencia al colangiocarcinoma intrahepático como tipo de tumor hepático; no se trata el

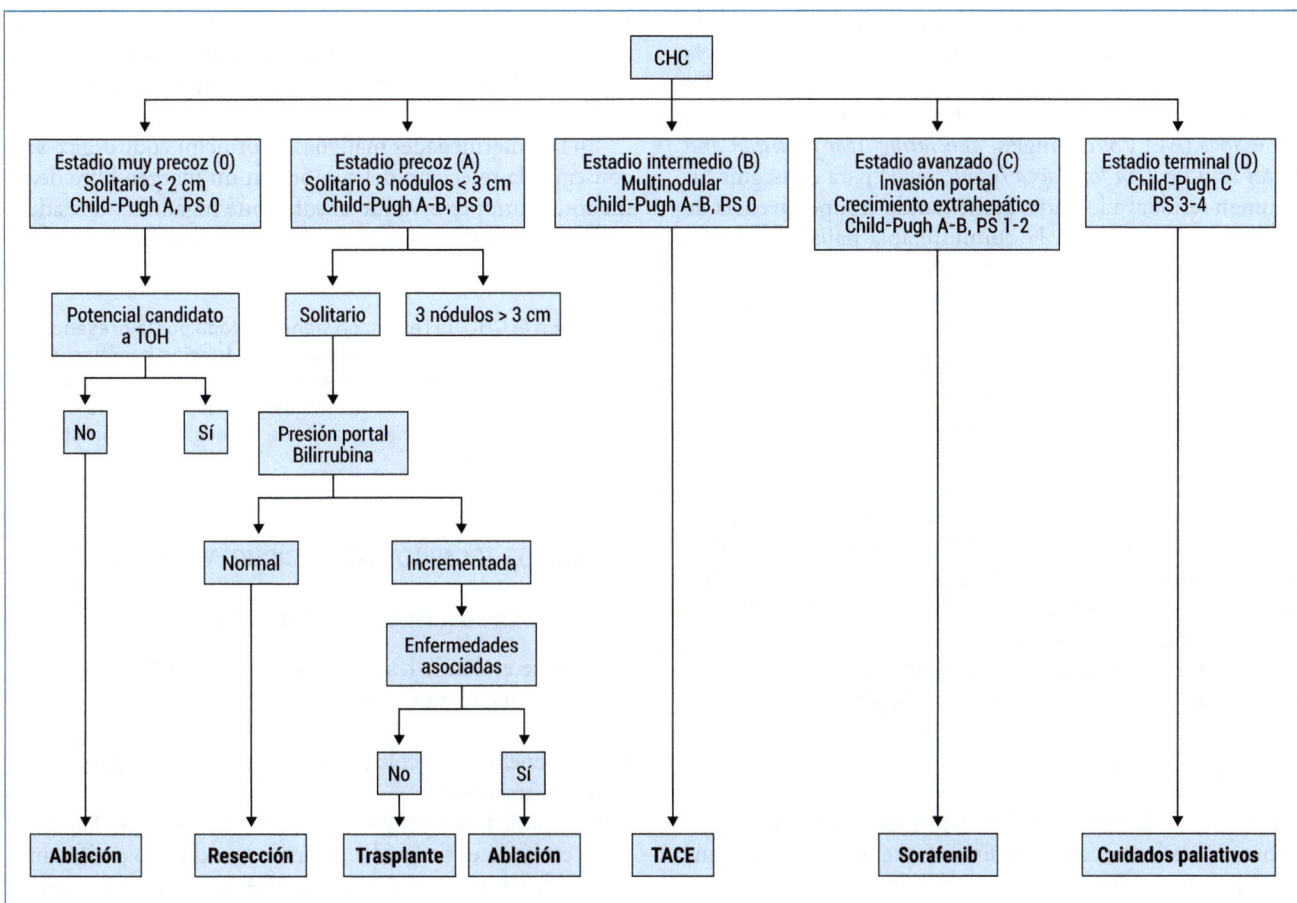

Figura 34-2. Clasificación de la Barcelona Clinic Liver Cancer (BCLC) 2016 del hepatocarcinoma.
CHC: carcinoma hepatocelular; PS: estado funcional (del inglés, *Performance Status*); TACE: quimioembolización transarterial (del inglés, *transarterial chemoembolization*); TOH: trasplante ortotópico de hígado.

Tabla 34-1. Resumen de las indicaciones de resección en el hepatocarcinoma según las diferentes guías			
	Guía de la EASL	**Guía de la AASLD**	**Guía de la APASL**
Características del tumor	• Sin enfermedad extrahepática • Ausencia de invasión vascular • Nódulo solitario • Independiente del tamaño	• Sin enfermedad extrahepática • Tumor solitario ≤5 cm • Con/sin invasión vascular • Múltiple ≤5 cm	• Sin enfermedad extrahepática • Resecable independientemente del tamaño, el número o la invasión vascular
Función hepática	• Child Pugh A • MELD ≤10	Child Pugh A	Child Pugh A y B
Volumen hepático remanente	• >25-30 % en ausencia de fibrosis grave • >40 % en caso de cirrosis • Si el remanente futuro es pequeño, realizar embolización portal + TACE		
Hipertensión portal	La hipertensión portal no es una contraindicación absoluta, pero debe ser bien evaluada con la extensión de la resección		
Comorbilidad PS	• La edad avanzada no es una contraindicación • PS adecuado y ausencia de comorbilidad mayor		

AASLD: American Association for the Study of Liver Diseases; APASL: Asian Pacific Association for the Study of the Liver; EASL: European Asoccciation for the Study of Liver; MELD modelo para enfermedades hepáticas en etapas terminales (del inglés: *Model for End Stage Liver Disease*); PS: *Performance Status*; TACE: quimioembolización transarterial (del inglés, *transarterial chemoembolization*).

colangiocarcinoma hiliar, que se aborda en otros capítulos. El tratamiento quirúrgico es el único potencialmente curativo, con supervivencias a los cinco años del 15-40 %, realizando resección anatómica y tratando de conseguir un margen libre que sea > 1 cm. Solo se consigue la resección completa en el 30-40 % de los casos.

La combinación de abordajes agresivos con resecciones vasculares y manejo multidisciplinario podría incrementar el porcentaje de resección radical, debido a la presencia de tumores de gran tamaño o de afectación múltiple (el 50-70 % de los casos). En estos casos, se ha descrito el uso de la asociación de partición hepática y ligadura portal para hepatectomía por etapas (ALPPS; del inglés, *associating liver partition and portal vein ligation for staged hepatectomy*) para conseguir un volumen residual adecuado, aumentando la supervivencia de los pacientes respecto a la quimioterapia paliativa, pero a expensas de una alta mortalidad (21 %) y morbilidad (78 %).

La mayoría de las guías recomiendan también asociar linfadenectomía del hilio hepático a la resección hepática.

El papel de la cirugía ante múltiples nódulos es discutido por la alta tasa de recidiva, siendo los resultados comparables al tratamiento paliativo. Hoy en día, la presencia de adenopatías sospechosas no excluye al paciente del tratamiento quirúrgico, pero, si se asocian varios factores como adenopatías, niveles elevados de antígeno carbohidratado 19.9 (Ca 19.9; del inglés, *carbohydrate antigen 19.9*), invasión vascular, enfermedad multifocal y tumores grandes, se debería plantear una laparoscopia exploradora para detectar enfermedad avanzada que contraindique la resección hepática.

No está bien establecido el papel de la laparoscopia en la resección de colangiocarcinomas intrahepáticos.

Metástasis de carcinoma colorrectal

El tratamiento de elección en las metástasis hepáticas de origen colorrectal es la resección quirúrgica, que ofrece supervivencias a los cinco años de alrededor del 40-50 %. La resecabilidad viene determinada por la posibilidad de realizar una resección R0 conservando parénquima residual suficiente. Hay que tener en cuenta también la biología tumoral, la extensión de la enfermedad y el riesgo de recidiva, así como las características del paciente para superar la intervención. Se podría diferenciar la resecabilidad técnica y la resecabilidad biológica teniendo en cuenta todos estos factores.

Aunque el número de lesiones puede desempeñar un papel pronóstico, hoy en día, no existen limitaciones por el número de lesiones. Es preferible conseguir un margen quirúrgico negativo, pero, en caso de ser un margen muy estrecho, no se debe contraindicar la cirugía. Aunque las resecciones no anatómicas están aceptadas, a veces, la mejor manera de conseguir márgenes es con resecciones más amplias. Tampoco la existencia de enfermedad extrahepática es hoy en día una contraindicación absoluta; en pacientes con enfermedad extrahepática potencialmente tratable (p. ej., metástasis pulmonares resecables), se puede plantear tratamiento quirúrgico.

En los casos de metástasis hepáticas sincrónicas, que aparecen en un 25 % de los pacientes, se han postulado varios planteamientos: cirugía simultánea de colon y metástasis, cirugía secuencial primero de colon y posteriormente del hígado, o cirugía inversa, operando primero la metástasis hepática y posteriormente el tumor de colon. En este último caso, los pacientes deben estar asintomáticos del cáncer colorrectal y tener una enfermedad hepática en la que la espera puede hacerla irresecable. Se han realizado numerosos estudios que no han conseguido demostrar de manera clara la superioridad de ninguna de las opciones sobre las otras. Sí parece que, en el caso de resecciones simultáneas, algún

trabajo sugiere que las resecciones mayores hepáticas con resecciones de colon complejas, especialmente, de recto, aumentan la morbimortalidad y, por lo tanto, no deberían plantearse.

En las enfermedades malignas, el principio quirúrgico será conseguir la resección del tumor con un margen libre de, al menos, 1 cm, preservando el suficiente hígado sano residual para evitar insuficiencia hepática posoperatoria.

 En el CHC, la resección viene limitada por la presencia de cirrosis hepática y el grado de función hepática; en el colangiocarcinoma, solo está indicada ante tumores solitarios; y, en las metástasis hepáticas, siempre que sea posible alcanzar una resección R0 con suficiente FHR.

PRINCIPIOS TÉCNICOS DE LA CIRUGÍA HEPÁTICA

Selección del paciente y resecabilidad

Cuando se evalúa la resecabilidad de lesiones hepáticas, hay que tener en cuenta varios factores:

- Los beneficios oncológicos en términos de supervivencia con la resección.
- Las condiciones del paciente para una resección hepática. Se evaluará el riesgo del paciente atendiendo a diferentes clasificaciones como la de la ASA (American Society of Anesthesiologists), del ECOG (Eastern Cooperative Oncology Group), el índice de comorbilidad de Charlson o el índice revisado de riesgo cardíaco. Recientemente, se utiliza el índice de fragilidad.
- Resecabilidad técnica: la resecabilidad no se define solo por lo que debe ser extirpado, sino —y más importante aún— por el parénquima que se va a preservar. El parénquima remanente debe ser de la cantidad y calidad suficientes, con un adecuado flujo sanguíneo y adecuado drenaje venoso, así como adecuado drenaje biliar. Por ello, es muy importante hacer un buen estudio vascular del paciente para planificar la intervención a realizar y definir las relaciones con los grandes vasos.
- El FHR: es necesario evaluar el FHR a través de pruebas de imagen. En condiciones normales, con un FHR > 20 % podría ser suficiente. En pacientes con ciclos cortos de quimioterapia, podría bastar con un FHR del 20-30 %; en pacientes con ciclos largos de quimioterapia (12 semanas), se requiere, al menos, un 30 % de FHR y, si existe fibrosis o cirrosis, es necesario un volumen > 40-50 %.

Además de un estudio morfológico, se puede hacer un estudio funcional con las escalas MELD o de Child-Pugh. En muchos trabajos, se ha demostrado que aumenta la mortalidad en pacientes con bilirrubina > 2 mg/dL o con ascitis. En general un Child-Pugh B > 8 se considera una contraindicación para una resección mayor, y un Child-Pugh C, contraindicación para cualquier resección hepática. Pueden ser de utilidad otros estudios funcionales. En oriente, es muy utilizado el índice de retención de verde de indocianina (ICG;

del inglés, *indocyanine green*). Una retención < 10 % a los 15 minutos se considera segura para una resección extendida; del 10-20 %, para hemihepatectomía; del 20-30 %, para segmentectomía, y > 40 %, solo enucleación.

 Para definir la resecabilidad de las lesiones hepáticas, además del beneficio oncológico, hay que valorar las condiciones generales del paciente, la resecabilidad técnica y el FHR.

Técnicas de resección hepática

Se pueden dividir en resecciones regladas (su denominación se hace siguiendo la clasificación de Brisbane) o resecciones atípicas.

Resecciones regladas o típicas

Se definen como la resección de una parte del parénquima que sigue una o más cisuras anatómicas (**Fig. 34-3**). Comprenden las siguientes:

- *Hepatectomía o hemihepatectomía*: el plano de disección empleado es la vena suprahepática media (cisura mayor). En la hepatectomía derecha, se extirpan los segmentos V, VI, VII y VIII, mientras que, en la izquierda, se resecan los segmentos II, III y IV (puede ampliarse al segmento I).
- *Hepatectomía ampliada o trisegmentectomía*: incluye los segmentos extirpados en una hepatectomía y se amplía a los segmentos contiguos de la sección contralateral, incluyendo la vena suprahepática media.
- *Hepatectomía central*: comprende los segmentos VIII, V y IV, incluyendo en ocasiones el segmento I. Se extirpa la vena suprahepática media.
- *Segmentectomía*: consiste en la resección de alguno de los segmentos hepáticos. Los límites de dichos segmentos son las venas suprahepáticas que definen los sectores, si bien la denominación dependerá del segmento resecado, del I al VIII. La resección de los segmentos II-III se denomina *seccionectomía lateral izquierda* o *lobectomía izquierda* utilizando como plano de resección el ligamento redondo.

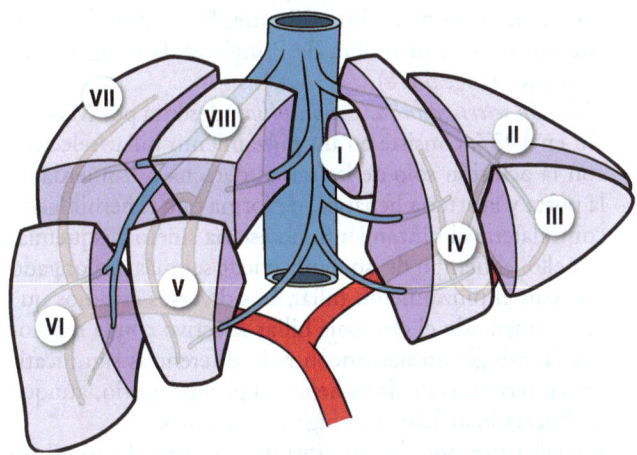

Figura 34-3. Segmentectomía hepática.

Hepatectomías limitadas o atípicas

Consisten en la resección de una parte del parénquima hepático que no corresponde a una porción anatómica del hígado y, en consecuencia, el plano de sección no pasa por una cisura anatómica. Se emplean estas resecciones en pacientes con hepatopatía crónica o cuando es necesario preservar parénquima.

Descripción técnica de las hepatectomías

Se describirán de manera muy somera los principios técnicos comunes a todas las hepatectomías independientemente de la vía de abordaje.

Movilización del hígado

Para poder realizar una resección hepática, será necesaria la movilización del hígado liberándolo de los ligamentos de sujeción: ligamento redondo, ligamento falciforme y ligamentos coronario y triangulares. En función del tipo de resección hepática que se vaya a realizar, se necesitará mayor o menor movilización. En general, si no es necesario y solo se va a actuar sobre un lóbulo, no se movilizará el lóbulo contralateral.

A nivel posterior, será preciso, si se va a realizar una resección anatómica, liberar el peritoneo hasta la vena cava inferior y, probablemente, ligar alguna de las ramas retrohepáticas para identificar el origen de las venas suprahepáticas (en el caso de hepatectomías anatómicas), conocida como maniobra de *piggy-back*.

Tipos de control vascular durante la hepatectomía

Control aferente-eferente

Consiste en el control y ligadura de los elementos hiliares y venas suprahepáticas de la porción hepática que se va a extirpar antes de iniciar la transección del parénquima (inicialmente descrita para la hepatectomía derecha). Su objetivo es reducir la hemorragia durante la transección.

Se han descrito dos formas de control hiliar:

- Control intraglissoniano (Lortat-Jacob): con disección independiente de la arteria hepática y la vena porta.
- Control extraglissoniano o extrafascial (Takasaki y Couinaud): control en bloque del pedículo vascular. Se controla/secciona el pedículo correspondiente a la resección planteada y, posteriormente, se realiza la resección parenquimatosa.

El principal peligro del control vascular doble es la posibilidad de lesión de las venas suprahepáticas antes de iniciar la transección.

Sin control aferente ni eferente (Ton That Tung) (extrafascial transfisural)

Consiste en realizar la transección del parénquima hepático sin seccionar los elementos vasculares previamente. Los pedículos portales y suprahepáticos se controlan intrahepáticamente. Su ventaja es que no expone a variantes anatómicas y al riesgo de lesión de estructuras vasculares, pero, como inconveniente, el grado de hemorragia es mayor.

Control aferente-no eferente (Bismuth)

Inicialmente, se realiza una disección de los elementos portales, que son pinzados y no ligados y, posteriormente, se realiza la transección del parénquima con la ligadura intrahepática de los elementos portales y suprahepáticos.

En caso de tumores de gran tamaño que dificultan la movilización hepática con riesgo de lesión vascular, se puede combinar con *abordaje anterior*, realizando la transección sin movilización desde la cara anterior hasta llegar al plano de la vena cava inferior. A veces, es útil una maniobra conocida como *hanging maneuver*, que consiste en pasar una cinta por delante de la cava y, en función del tipo de resección, entre las venas suprahepáticas y elementos portales, lo que permite mantener el hígado en suspensión.

Control del sangrado en cirugía hepática

Una de las principales complicaciones en cirugía hepática es la hemorragia intraoperatoria y, por lo tanto, las medidas más importantes en la técnica de resección hepática van enfocadas al control de la hemorragia. Para ello, no solo es necesario una técnica quirúrgica muy depurada con las diferentes maniobras de control que se van a exponer, sino que es fundamental el manejo anestésico intraoperatorio.

Como en todos los pacientes quirúrgicos, la administración de líquidos es necesaria durante la cirugía, preservando el equilibrio entre el suministro adecuado para asegurar la perfusión de los órganos, mientras se mantiene una presión venosa central (PVC) baja del paciente (0-5 mmHg) durante la fase de sección del parénquima para minimizar el sangrado de retorno venoso hepático, como lo avalan numerosos estudios aleatorizados. Para mantener las presiones bajas, se pueden usar medidas mecánicas como la posición de anti-Trendelenburg de al menos 15°, la infusión limitada de líquidos (1 mL/kg/h), o la administración de diuréticos o fármacos vasodilatadores. Es básica la buena coordinación entre los cirujanos y el anestesista para acomodar la perfusión de líquidos a los diferentes momentos de la hepatectomía.

Técnicas de sección del parénquima

Desde el punto de vista del control del sangrado, aunque inicialmente pudiera parecer que las resecciones anatómicas están más expuestas a un riesgo hemorrágico, al discurrir por líneas anatómicas más avasculares, realizar control vascular de los pedículos, dejar menos áreas congestivas, etc., pueden ofrecer un mejor control de la hemorragia que las resecciones no anatómicas, en las que, a veces, se hallan más elementos vasculares durante la línea de transección y con planos más irregulares.

La técnica de transección parenquimatosa es fundamental para el control del sangrado. En 1958, Lin introdujo la sección parenquimatosa mediante impresión digital *(digitoclastia)*, que, posteriormente, fue sustituida por la *kellyclastia*,

realizando la fragmentación del parénquima con las pinzas de Kelly. Actualmente, se dispone de dispositivos que permiten realizar la disección de los elementos vasculares del parénquima circundante de forma muy precisa, mediante la cavitación y posterior aspiración del tejido (disector ultrasónico, como CUSA®), pero igualmente se necesitaría la aplicación de otra técnica para conseguir la hemostática de los pequeños elementos vasculares. Existen, asimismo, otros dispositivos basados en la vibración a frecuencias ultrasónicas, con el consiguiente aumento de temperatura, que consiguen con el mismo instrumento la disección y la hemostasia tisular (tijeras ultrasónicas: Ultracision®, Sonicision™, Lotus®). Otros utilizan la coagulación bipolar avanzada y el corte «frío» para conseguir la fusión de los elementos vasculares (Liga Sure Impact™). Es de gran utilidad para resecciones anatómicas la sección parenquimatosa asistida por radiofrecuencia con dispositivos como Habib® o Coolinside®.

Finalmente, por la gran rapidez en la sección del parénquima y su buen control hemostático, se ha propuesto la realización de la sección con grapadoras vasculares para la sección de los troncos vasculares.

Técnicas de oclusión y control vascular

Se dispone de varias técnicas de control vascular que pueden aplicarse durante la cirugía hepática para minimizar el sangrado. El hígado tolera mejor la isquemia que la hemorragia y es fundamental minimizar la hemorragia durante la cirugía hepática. Se describen algunas de las técnicas de control vascular:

- *Pinzamiento hiliar (maniobra de Pringle)*: descrita en 1908, consiste en ocluir la totalidad de la tríada del pedículo hepático mediante un *clamp* vascular o mediante un torniquete ajustable. El pinzamiento puede aplicarse de forma continua o intermitente, con períodos de isquemia de 15 minutos y descansos de 5 minutos, disminuyendo, así, el efecto nocivo de la isquemia prolongada. La duración de la oclusión es variable en función de la calidad del hígado (cirrosis, esteatosis, quimioterapia, hígado sano, etc.) y se estima que debe ser de una duración máxima de 1 hora cuando se realiza sobre hígado sano de forma continua, aunque no está bien descrito el límite en el clampaje intermitente. Se ha popularizado el empleo de la maniobra de Pringle en la cirugía laparoscópica (**Fig. 34-4**).
- *Oclusión selectiva hiliar y suprahiliar*: descrita por Makuuchi en 1987, consiste en un pinzamiento hiliar selectivo con la oclusión solo de las ramas derecha o izquierda de la porta y la arteria hepática, de forma que el hemihígado contralateral al pinzamiento no estaría sujeto a isquemia. Por ello, el tiempo de isquemia puede ser más prolongado que con el pinzamiento hiliar. Los diversos estudios que han comparado el clampaje hiliar selectivo con la maniobra de Pringle no han encontrado diferencias significativas en términos de daño hepático posoperatorio, aunque podría ser beneficioso en hígados cirróticos.
Inicialmente, fue descrita intrafascial, pero Laounois la modificó para hacer un abordaje extraglissoniano.

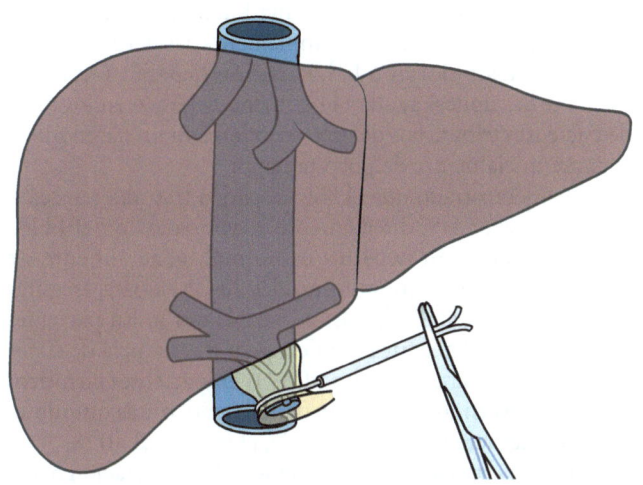

Figura 34-4. Maniobra de Pringle.

Con la cirugía laparoscópica, se ha avanzado en el conocimiento de lo que se denomina las «puertas» (Sugioka) de acceso al hígado, que permiten rodear los diferentes pedículos glissonianos para realizar resecciones segmentarias.

- *Exclusión vascular total*: consiste en excluir completamente el flujo vascular del hígado, tanto aferente como eferente. Fue descrita por Heaney en 1966 y se utiliza para abordar básicamente tumores de gran tamaño o centrales. Esta técnica produce un trastorno hemodinámico considerable, con descenso del retorno venoso y aumento de las resistencias periféricas, por lo que solo debe realizarse en centros que puedan disponer de un sistema de *bypass* venovenoso desde el territorio infradiafragmático al supradiafragmático. La duración de la exclusión vascular no debería sobrepasar los 45 minutos en un hígado sano y los 30 en un hígado cirrótico. Fortner, en 1974, describió la oclusión vascular total con *bypass* venovenoso y refrigeración hepática mediante la perfusión, a través del sistema venoso portal, de una sustancia de preservación a 4 °C. Se trata de una práctica extremadamente compleja, que combina técnicas avanzadas de resección y de reconstrucción vascular similares a las utilizadas en trasplante hepático.

En este sentido de cirugía hepática extrema, en 1988, Pichlmayr describe la hepatectomía total, resección hepática *ex situ* y reimplante del hígado. Precisa exclusión vascular total, *bypass* venovenoso y preservación del hígado como en el trasplante hepático. Una modificación de esta técnica es la resección hepática *ante situm* descrita por Hannoun, en la que solo se secciona la vena cava suprahepática para extraer parcialmente el hígado y realizar la cirugía parcialmente *ex situ*.

Estas cirugías extremas son una opción aceptada solo aplicable en pacientes muy seleccionadas y en centros con alta experiencia, en la que todavía no están bien establecidos los criterios de selección ni se ha estandarizado la técnica quirúrgica. A la hora de seleccionar pacientes para este tipo de cirugía, habrá que tener en cuenta la naturaleza biológica de la lesión que se va a tratar, la causa de irresecabilidad y el estado funcional del paciente.

En una revisión sistemática reciente de la cirugía *ex situ*, la mortalidad a los 90 días fue del 11,6 %, siendo menor en causas benignas (8,8 %) que malignas (20 %). La supervivencia en lesiones malignas fue del 15 %, con una media de 14,5 meses, y una supervivencia libre de enfermedad de 20,5 meses. La estancia hospitalaria fue de 36,4 días. Podría considerarse una opción en el terreno de lo que se denomina «trasplantoncología», pudiendo obtener mejores resultados en tumores hepáticos extensos que el trasplante con aloinjertos.

- *Exclusión vascular con preservación del flujo de la cava*: consiste en ocluir el hilio hepático y las venas suprahepáticas conservando el flujo de la vena cava inferior, lo que evita los trastornos hemodinámicos que aparecen en la exclusión vascular total. Esta técnica es efectiva y segura en los casos de tumores grandes o centrales sin invasión de la vena cava, en los que se plantearía la exclusión vascular total.

Sangrado durante la cirugía laparoscópica hepática

Desde el punto de vista del control de la hemorragia, el abordaje laparoscópico presenta una ventaja muy importante sobre la vía convencional y es que la presencia de neumoperitoneo (habitualmente, entre 10 y 14 mmHg) disminuye el sangrado de reflujo desde las venas hepáticas y sus ramas.

Además, el particular ángulo de visión de la laparoscopia —sobre todo, del territorio caudal y posterior— permite la posibilidad de acceder a las venas hepáticas a nivel proximal, lo que facilita la transección y minimiza las lesiones de sus colaterales.

Sin embargo, el control del sangrado masivo puede ser más complicado en el abordaje laparoscópico y, de hecho, este aspecto ha sido el principal responsable de la baja tasa de implantación de esta técnica en el ámbito hepatobiliar si se compara con otras disciplinas, como la colorrectal o la bariátrica. En casos de sangrado súbito importante, es recomendable intentar un control temporal del sangrado, sobre todo, mediante compresión directa o mediante una gasa y, en ocasiones, es de utilidad elevar momentáneamente el neumoperitoneo hasta cifras de 20 o 25 mmHg, ya que esto puede disminuir el flujo de sangrado y permitir el control definitivo. Una conversión a la desesperada, con un sangrado de alto flujo no controlado, puede ocasionar una pérdida hemática muy superior a una conversión más reglada en un sangrado controlado temporalmente.

Cirugía guiada por fluorescencia

Puede ayudar a identificar la anatomía segmentaria para alcanzar resecciones anatómicas apropiadas y preservar parénquima. La fluorescencia con ICG permite identificar adecuadamente los segmentos hepáticos en el 90 % de los pacientes y su uso se ha popularizado. Existen dos técnicas posibles: tinción positiva, en la que se inyecta ICG en un pedículo portal guiado por ecografía y se pone de manifiesto el segmento en cuestión; o tinción negativa, en la que se clampa el pedículo de un segmento y se introduce el ICG por vía intravenosa, de tal manera que el segmento isquémico no se teñirá (**Fig. 34-5**). El empleo de estas técnicas de fluorescencia es muy útil en el abordaje laparoscópico o robótico.

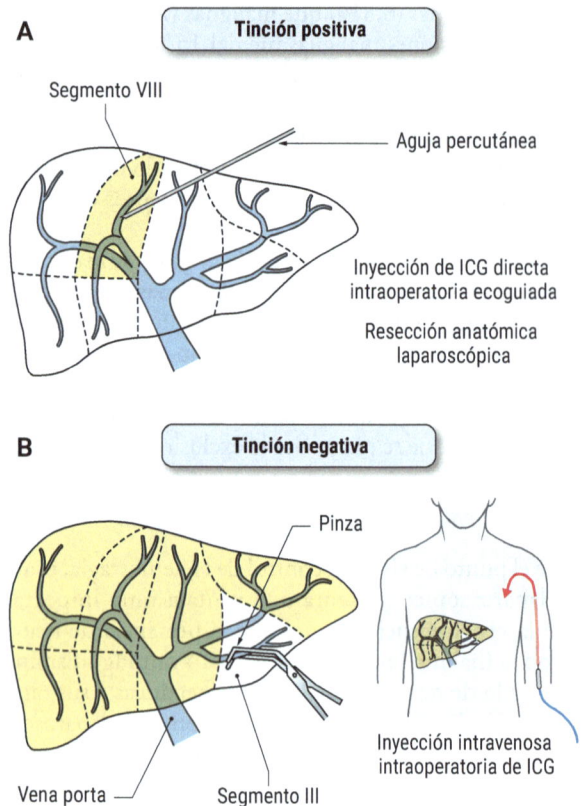

Figura 34-5. Empleo de la fluorescencia con verde de indocianina para marcar el segmento que se va a resecar.
ICG: verde de indocianina (del inglés, *indocyanine green*).

También se puede utilizar para localizar lesiones no sospechadas; la inyección preoperatoria de ICG puede marcar el CHC y lesiones no sospechadas, pero todavía no está estandarizado qué dosis emplear ni el mejor momento de inyección del ICG.

 Es importante minimizar el sangrado en cirugía hepática, utilizando la técnica de control vascular más adecuada para cada caso y una depurada técnica de transección, además de mantener la PVC <5 mm Hg durante la transección. Las técnicas de cirugía hepática extrema se deben aplicar solo en casos muy seleccionados y en centros con alta experiencia. La cirugía guiada por fluorescencia ha demostrado ser útil en el abordaje laparoscópico.

TÉCNICAS PARA AUMENTAR LA RESECABILIDAD DE LAS LESIONES HEPÁTICAS (CIRUGÍA HEPÁTICA REGENERATIVA)

Un paciente con hígado sano es capaz de soportar la resección del 75 % del parénquima, mientras que esto se reduce al 30-50 % si es cirrótico con una buena reserva hepática (Child-Pugh A). Técnicas complementarias actuales como la embolización portal o la bipartición hepática (ALPPS y sus modificaciones) ayudan al cirujano hepático en los casos de pacientes tributarios de una resección con un parénquima restante inicialmente de poco tamaño.

Se ha demostrado que el fallo hepático tras una resección hepática mayor está directamente relacionado con el FHR. Cuando la función hepática es normal, generalmente, se requiere un remanente mínimo del 20-25 % para asegurar una aceptable función hepática posoperatoria. En pacientes con enfermedad hepática crónica, pero en ausencia de cirrosis, se requiere, al menos, un 30 % y, en pacientes cirróticos o en aquellos en los que existe daño hepático tras quimioterapia, se requiere un remanente de, al menos, el 40 %.

Se han desarrollado diversas técnicas de regeneración hepática: técnicas ya establecidas como la embolización portal preoperatoria (EP), la ligadura quirúrgica de la vena porta (LVP) o la resección hepática en dos tiempos. En los últimos años, destaca la aparición de nuevas estrategias como es la ALPPS y sus respectivas modificaciones.

Embolización portal preoperatoria

Introducida por Makuuchi en 1990, consigue hipertrofias limitadas alrededor del 40 %, aunque con poca morbilidad y mortalidad. El objetivo de la embolización es la obstrucción completa del flujo portal que irriga una determinada porción hepática, produciéndose una redistribución del flujo hacia el remante hepático futuro, que condiciona una atrofia del lóbulo afectado y una hipertrofia compensadora del lado contralateral. Tras 4-6 semanas, si existe la hipertrofia adecuada y no hay progresión de la enfermedad, se puede realizar la resección (**Fig. 34-6**).

En general, alrededor del 70-80 % de los pacientes sometidos a EP consiguen finalmente ser resecados. Las razones por las que no se realiza la resección son:

- *Progresión tumoral* o el hallazgo de carcinomatosis peritoneal o de metástasis inesperadas durante la intervención.
- *Falta de hipertrofia*: se suele encontrar en < 10 % en hígados metastásicos, aunque este porcentaje aumenta hasta el 20 % en el caso de pacientes cirróticos. En pacientes con un hígado normal o metastásico, el incremento del FHR se encuentra entre el 8 y el 25 % tras realizarse la EP. En trabajos japoneses cuando la presión portal es > 30 cmH$_2$O tras la embolización portal, aumenta el riesgo de insuficiencia hepática posoperatoria y, por lo tanto, se debe hacer una resección limitada. En casos de precisar una triseccionectomía, para aumentar el grado de hipertrofia, es necesario embolizar selectivamente las ramas del segmento IV.

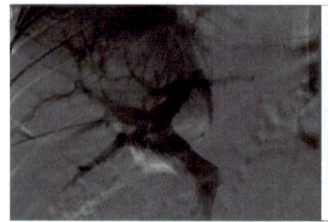
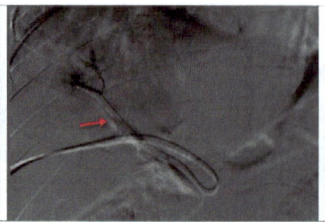
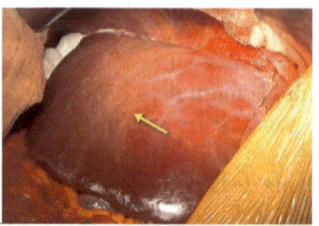

Figura 34-6. Embolización portal preoperatoria. Con la flecha roja, se marca la porta derecha embolizada y, con la flecha amarilla, la demarcación en quirófano entre el lóbulo hepático derecho, con aspecto atrófico, y el lóbulo hepático izquierdo hipertrofiado.

Es una técnica con bajas tasas de morbimortalidad; en una revisión sistemática que incluía 29 trabajos, se presentó una mortalidad del 0,1 % y una morbilidad mayor del 2-3 % (trombosis portal, embolización de vasos que no corresponden al objetivo, infección, fuga biliar, hemobilia, seudoaneurisma, fístula arteriovenosa, *shunt* arterioportal, hematoma hepático y neumotórax). Las complicaciones menores se presentan en un 20-30 % de los casos: fiebre, malestar abdominal con o sin elevación de las transaminasas, íleo o vómitos (1-2 %). El pico de transaminasas (máximo al tercer día) suele ser menor de tres veces el valor normal y vuelve a la normalidad a los 10 días y se puede asociar a una leve elevación de la bilirrubina, pero la albúmina y el tiempo de protrombina no suelen afectarse. El fallo técnico ocurre solo en el 0,4 %.

La EP para metástasis de cáncer colorrectal bilaterales que han recibido quimioterapia neoadyuvante precisa resecar la enfermedad del lóbulo que se va a preservar antes de realizar la EP. Por otro lado, son pacientes que, debido al efecto de la quimioterapia, presentan menor grado de hipertrofia, pero, a pesar de todo, se obtienen mayores posibilidades de resección. En una cohorte de pacientes que requerían una hepatectomía derecha ampliada y presentaban un FHR insuficiente en un primer momento, la EP mejoró la tasa de resecabilidad del 46 al 79 %.

Ligadura de la vena porta

Apareció como un método alternativo a la EP para conseguir incrementar el FHR. Algunos estudios han mostrado que la LVP es menos eficaz que la EP debido a la presencia o desarrollo de colaterales portoportales, mientras que, en otros, se ha observado un incremento comparable del FHR. En un metanálisis reciente que comparaba la EP y la LVP, el porcentaje de incremento en el FHR fue del 39 % para la EP y del 27 % en la LVP; el intervalo de días hasta realizar la hepatectomía fue de 45 días frente a 59 días en la EP y la LVP, respectivamente; el porcentaje de pacientes que presentaron progresión de la enfermedad fue similar (del 21 % frente al 22 %); se presentó fallo hepático posoperatorio en el 15 % de las EP y en el 13 % de las LVP; y la morbilidad (del 29 % frente al 30 %) y mortalidad (del 3 % frente al 3,6 %) fue similar en ambos casos.

En pacientes con cáncer colorrectal y múltiples metástasis hepáticas bilaterales, la LVP puede realizarse al tiempo que se reseca la enfermedad presente en el FHR. Sin embargo, hay autores que prefieren realizar la resección de las metástasis del FHR y, en el posoperatorio, realizar EP en lugar de asociar LVP intraoperatoria.

Hepatectomía en dos tiempos

Esta estrategia se reserva para aquellos pacientes que presentan lesiones hepáticas bilobulares que no pueden ser eliminadas en un único procedimiento. El objetivo de la primera hepatectomía es resecar todas las lesiones malignas que se encuentren en el FHR. Durante el tiempo de espera para la segunda intervención, se puede inducir hipertrofia del FHR, permitiendo que la segunda hepatectomía sea posible y potencialmente curativa. Se puede asociar a EP posoperatoria para inducir mayor hipertrofia.

La principal causa de fracaso es la progresión tumoral (8-31 %) debida a un tiempo de espera demasiado largo para conseguir la hipertrofia del FHR (un 88 % del total de los fracasos). Menos frecuentemente, el fracaso se debe a hipertrofia insuficiente (4 %).

Aproximadamente solo el 6 % de los pacientes con metástasis de cáncer colorrectal son sometidos a cirugía en dos tiempos, y el 77 % completan las dos fases.

Asociación de partición hepática y ligadura portal para hepatectomía por etapas y variantes técnicas

La embolización portal y las hepatectomías en dos tiempos con ligadura portal intraoperatoria consiguen una regeneración lenta (4-8 semanas) y tienen como principales causas del fracaso la ausencia de hipertrofia suficiente (que se ha relacionado con la circulación colateral intrahepática que comunica ambos lóbulos hepáticos) o la progresión tumoral durante el tiempo de espera, de manera que un 30 % de estos enfermos no alcanzan la segunda intervención y no pueden ser rescatados para la cirugía.

Con objeto de evitar estos inconvenientes, en el año 2012, se publica un estudio multicéntrico con una nueva técnica de hipertrofia hepática conocida como ALPPS. Posteriormente, han surgido variantes a la técnica ALPPS descrita, en función del tipo de partición que se realiza sobre la línea de sección del parénquima, y se ha extendido la práctica de esta técnica quirúrgica (**Fig. 34-7**).

El principio fisiopatológico de la ALPPS se basa en la oclusión de todas las colaterales venosas y arteriales entre ambos lóbulos que se generan tras la ligadura portal, lo que permite una hipertrofia espectacular y rápida del lóbulo contralateral. Obtiene, por lo tanto, una mayor hipertrofia que la EP o la LVP y, además, en pocos días. La técnica inicialmente descrita realiza la bipartición completa del hígado en la primera intervención para conseguir la oclusión de la circulación intrahepática. En la actualidad, existen diferentes variantes técnicas:

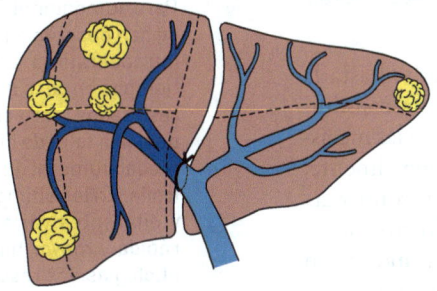
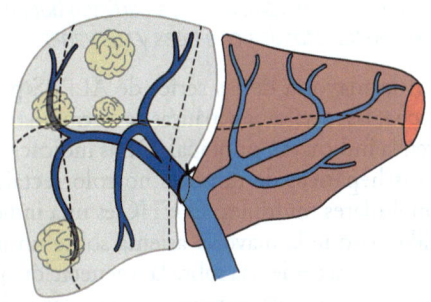

Figura 34-7. Asociación de partición hepática y ligadura portal para hepatectomía por etapas (ALPPS).

- Bipartición completa de la línea de sección del parénquima *(ALPPS clásica)*: presenta una elevada morbilidad, superior al 60 %, y una mortalidad inicial del 12 %. Se han descrito muchas variantes en función de la línea de transección.

- Sin partición del parénquima, colocando un torniquete que ocluya la circulación *(ALPPS con torniquete)*: descrita en el Hospital Clínico Universitario Virgen de la Arrixaca. Se han descrito variantes técnicas realizando la oclusión de las colaterales intrahepáticas mediante ablación por radiofrecuencia denominada *RALPPS* (del inglés, *radiofrequency ALPPS*) o por microondas tanto por laparoscopia *(LAPS; del inglés, laparoscopic ALPPS)* como por abordaje percutáneo *(PALPP, del inglés, percutaneous microwave ablation liver partition and portal vein embolization)*. La no partición del parénquima simplifica las dos intervenciones quirúrgicas, especialmente, minimizando el riesgo de la primera intervención. Recientemente, la realización de la primera ALPPS completamente robótica se ha publicado en España.

- Partición parcial del parénquima *(ALPPS parcial)*: con objeto de disminuir la morbimortalidad, el grupo de Clavien dejó de realizar la partición completa del hígado, realizando primero la partición del 80 % y, después, del 50 %, demostrando que la regeneración hepática no está relacionada solo con la interrupción del flujo sanguíneo entre los dos lóbulos hepáticos, sino también con una «reacción seudoinflamatoria» *(inflamatory-like reaction)* que desencadena el crecimiento hepatocitario. Se reduce la tasa de complicaciones de un 89 a un 38 % de la ALPPS clásica a la parcial, con un incremento similar del FHR. De Santibañes *et al.* introducen la *mini-ALPPS*, en la que no solo se realiza una partición parcial del parénquima, sino que evita, además, la manipulación del hilio hepático, realizando una embolización portal intraoperatoria.

- *ALPPS híbrida*: para tumores que invaden el hilio hepático, se realiza la transección durante la primera intervención sin manipular el hilio. En el posoperatorio, se realiza embolización portal y, tras conseguir hipertrofia, se completa la resección. Sigue los principios oncológicos de *non-touch* (sin contacto).

- *ALPPS salvadora*: en pacientes con fracaso de la regeneración de la embolización portal, se puede emplear la ALPPS de rescate. Solo se realiza la bipartición o la colocación del torniquete (la porta ya está embolizada).

Para disminuir la agresividad de la ALPPS, algunos autores han realizado la técnica clásica mediante laparoscopia e, incluso, por abordaje robótico, describiendo que disminuyen las adherencias para el segundo tiempo operatorio.

Indicaciones de asociación de partición hepática y ligadura portal para hepatectomía por etapas y sus variantes

En la mayoría de las series de ALPPS publicadas hasta la fecha, las metástasis hepáticas de carcinoma colorrectal constituyen la indicación principal. Otras indicaciones son las metástasis hepáticas de tumores no colorrectales, generalmente, bilobulares múltiples. El CHC es una indicación controvertida, ya que la mayoría asienta sobre un hígado cirrótico y existe poca evidencia sobre la regeneración que esta indicación podría conseguir, aunque podría estar indicada en el CHC sobre hígado sano. El colangiocarcinoma intrahepático podría ser una buena indicación de ALPPS. Existen dudas sobre su indicación en tumores de Klatskin y cáncer de vesícula.

Actualmente, existe un cierto consenso de que, independientemente del diagnóstico, una de las indicaciones más claras de la técnica de ALPPS, o de sus variantes, es la ALPPS salvadora tras el fracaso de una técnica clásica de hipertrofia.

Resultados de la asociación de partición hepática y ligadura portal para hepatectomía por etapas

Según los primeros datos del Registro Mundial, se consiguen cifras de hipertrofia > 80 % (intervalo: 49-116 %) en un espacio breve de tiempo (alrededor de 7 días), alcanzando una resecabilidad tras la segunda intervención > 85 %, superior a la descrita con las técnicas de hepatectomía en dos tiempos.

Como contrapartida, la morbilidad publicada es alta, oscilando del 53 al 100 %, con > 30 % de complicaciones graves. La complicación más temida es la insuficiencia hepática grave, que es la causa más importante de mortalidad (9 %). La mortalidad, que es alta (> 10 %), varía en función de la indicación, con cifras del 36 % en tumores de Klatskin, del 15 % en el colangiocarcinoma intrahepático y del 13 % en el CHC.

Muchos autores se han centrado en intentar buscar factores de riesgo que puedan emplearse para no realizar la segunda cirugía por su alta morbimortalidad. Entre los factores de riesgo tras la primera cirugía que contraindicarían realizar la segunda parte, se encuentran: edad > 60 años, tumor primario hepático, duración de la intervención > 5 horas, transfusión de sangre, presencia de criterios de insuficiencia hepática del ISGLS (International Study Group of Liver Surgery) y una puntuación MELD ≥ 10.

Atendiendo a los resultados oncológicos, desde las primeras publicaciones, se ha visto una recidiva precoz en muchos pacientes, que podría estar favorecida por la hipertrofia rápida. Se necesitan todavía más estudios para poder dilucidar el papel real de la hipertrofia rápida en la recidiva precoz. Los mejores resultados, según los datos del Registro Mundial, se han obtenido en pacientes con metástasis de cáncer colorrectal, con una supervivencia global al año y a los dos años del 73 y el 59 %, respectivamente. Sin embargo, en estudios recientes, se han obtenido también buenos resultados en pacientes con CHC bien seleccionados, con una supervivencia a los tres años del 60 %, superior a lo que se les ofrecería con tratamientos paliativos. En el colangiocarcinoma hiliar, todavía está por definir el papel real de la ALPPS, dada la alta morbimortalidad que se presentaban en las primeras series.

 Para aumentar el FHR en caso de resecciones amplias, se han descrito diferentes técnicas como la EP y la LVP intraoperatoria, a veces, asociada a resección en dos tiempos en caso de metástasis bilaterales, con buenos resultados, pero con una tasa de fracaso del 20-30 %, debido a falta de hipertrofia o a progresión de la enfermedad tumoral durante el tiempo de espera a la hipertrofia. En los últimos años, se ha desarrollado la ALPPS y diferentes variantes técnicas, que consiguen una rápida y mayor hipertrofia. Sin embargo, en algunas etiologías, los resultados oncológicos son discutibles.

COMPLICACIONES DE LA CIRUGÍA HEPÁTICA

A pesar de los avances técnicos y de la alta experiencia en resecciones hepáticas en centros especializados, las resecciones hepáticas todavía presentan altas tasas de morbilidad (del 4-45 % según las series) y de mortalidad (0,25-9,7 %). Las complicaciones posoperatorias más frecuentes son fiebre, hemorragia, fuga biliar, fallo hepático, derrame pleural y absceso subfrénico. La mortalidad tras cirugía hepática se sitúa entre el 2 % en resección de metástasis hepáticas hasta el 10 % en el caso de resección de CHC o tumores biliares, aunque puede llegar al 30 % en algunas series cuando se resecan más de cuatro segmentos.

Las complicaciones posoperatorias conllevan:

- Aumento de la estancia posoperatoria.
- Impacto en la calidad de vida.
- Aumento del tiempo de recuperación.
- Aumento de costes.
- E, incluso, impacto en los resultados a largo plazo. Un metanálisis y revisión sistemática reciente comprobó que los pacientes con complicaciones posoperatorias tienen menor supervivencia (un 39 % más de probabilidad de fallecer) y menor supervivencia libre de enfermedad (un 25 % más de probabilidad de presentar recidiva tumoral).

Sería importante detectar a aquellos pacientes con factores de riesgo de presentar complicaciones y poder aplicar medidas correctoras. En un metanálisis de todos los factores de riesgo, aquellos que presentaban una razón de posibilidades u *odds ratio* (OR) o razón de posibilidades más alta fueron el ASA (7,5) y la presencia de cirrosis (6,5). A pesar de la ausencia de una evidencia fuerte, se debe recomendar abandonar el consumo de tabaco y perder peso en aquellos con índice de masa corporal (IMC) > 25 kg/m². En caso de malnutrición, se deben implementar medidas de soporte nutricional. Entre los factores intraoperatorios, la transfusión masiva presenta una OR de 17,1. En una revisión sistemática reciente, se han descrito hasta 72 factores predictivos de morbilidad (preoperatorios, intraoperatorios y posoperatorios), pero con bajo nivel de evidencia.

La aplicación de protocolos de rehabilitación multimodal en cirugía hepática se asocia a una reducción en las complicaciones, pero sin un impacto en la mortalidad ni en la tasa de reingresos. Sí presenta una reducción en la estancia posoperatoria de 2,3 días y en la recuperación funcional de 2,5 días. El abordaje laparoscópico está independientemente asociado a la reducción de la estancia y del tiempo de recuperación funcional. Sin embargo, en el momento actual, aunque la evidencia no es robusta, parece prudente recomendar medidas de prehabilitación que puedan mejorar aspectos como la nutrición del paciente.

Se analizarán ahora de manera independiente las complicaciones más importantes.

Complicaciones intraoperatorias

La complicación intraoperatoria más temida es la hemorragia. En el abordaje laparoscópico en caso de hemorragia grave, se aconseja aumentar la presión del neumoperitoneo y obtener una hemostasia transitoria con compresión con las pinzas antes de realizar la conversión a cirugía abierta.

En caso de cirugía laparoscópica, la embolia gaseosa por paso del dióxido de carbono (CO_2) al torrente sanguíneo es poco frecuente, con una incidencia del 1 %. Si ocurriera, se debe interrumpir la intervención, cerrar la entrada de CO_2 y eliminar el neumoperitoneo. Como medidas preventivas, se contemplan no disminuir tanto la PVC durante la fase de transección como se haría en cirugía abierta y trabajar con presiones de neumoperitoneo lo más bajas posibles.

Las medidas de control vascular descritas anteriormente, así como un técnica de cuidados. son básicas para disminuir la hemorragia intraoperatoria.

Insuficiencia hepática posoperatoria

La insuficiencia hepática tras una resección hepática es una complicación que pone en riesgo la vida y que ocurre en el 1,2-32 % de los pacientes tras una resección mayor, siendo la principal causa de mortalidad. En las publicaciones científicas, recientes, se cifra alrededor del 8 % y, tras una resección mayor, se admiten cifras de mortalidad en torno al 5 %.

En un trabajo que pretende determinar la incidencia de insuficiencia hepática posoperatoria en pacientes con resecciones menores (hepatectomía izquierda o resección parcial) utilizando la base de datos NSQUIP (National Surgical Quality Improvement Program) estadounidense, la incidencia fue del 2,7 %, siendo clínicamente significativa en el 1,4 %, y estaba asociada a la edad avanzada, el sexo masculino, la clasificación de la ASA, la presencia de ascitis preoperatoria y la elevación de la glutamato-oxalacetato-transaminasa (GOT). Además, se asociaba a resección colónica concurrente, infección del sitio quirúrgico, sepsis o necesidad de procedimiento invasivo posoperatorio.

Muchos son los trabajos que han tratado de demostrar factores de riesgo asociados al desarrollo de esta complicación, entre los que se encuentran la presencia de hepatitis o cirrosis, hígado residual pequeño, hemorragia intraoperatoria masiva, tiempo y modo de clampaje hiliar, tipo de anestesia empleado y medicación perioperatoria administrada. Los factores que se han relacionado con el desarrollo de fallo hepático posoperatorio son: sexo masculino, edad > 65 años, IMC > 30 kg/m² o malnutrición, diabetes *mellitus*, enfermedad hepática subyacente (cirrosis, fibrosis, esteatosis), efectos de la quimioterapia preoperatoria (congestión sinusoidal, esteatohepatitis), colestasis preoperatoria, colangitis, hemorragia > 1.200 mL, transfusión intraoperatoria, resección > 4 segmentos, maniobra de Pringle prolongada, tiempo operatorio > 140 minutos, resecciones asociadas, reconstrucción vascular, hipotensión intraoperatoria, infecciones intraabdominales posoperatorias y complicaciones mayores posoperatorias.

El problema de determinar la verdadera incidencia de insuficiencia hepática posoperatoria está en la definición empleada. A veces, de acuerdo con la experiencia de trasplante hepático, se ha equiparado a lo conocido como *síndrome de «small for size»*, definido por una bilirrubina total > 10 µmol/L, cociente internacional normalizado (INR; del inglés, *international normalized ratio*) > 2, y encefalopatía de grado 3 o 4; presentando, al menos, dos de estos criterios en la primera semana y durante más de tres días consecutivos.

Otra definición de insuficiencia hepática posoperatoria es el *criterio «50-50»*, caracterizado por un tiempo de protrombina < 50 % y una bilirrubina sérica > 50 µmol/L (2,9 mg/dL) en el quinto día posoperatorio, que predice una mortalidad > 50 %.

Diferentes trabajos han demostrado que una puntuación de MELD > 8 en el quinto día posoperatorio ayuda a identificar a los pacientes con mayor morbilidad, con una sensibilidad del 71 % para predecir mortalidad y de un 55 % para predecir morbilidad.

El *criterio del ISGLS* se basa en un aumento del INR e hiperbilirrubinemia al quinto día posoperatorio o posterior. Establece una graduación de la insuficiencia hepática en grado A, B y C:

- *Grado A*: discreto deterioro de las pruebas de función hepática que no requiere ningún cambio en el manejo. Estos pacientes no presentan ninguna sintomatología.
- *Grado B*: presentan una desviación del curso posoperatorio normal que requiere tratamiento médico, pero no tratamiento intensivo (p. ej., administración de plasma fresco congelado, diuréticos, albúmina, etc.). Suelen presentar ascitis significativa e insuficiencia respiratoria moderada.
- *Grado C*: manejo intensivo con medidas de soporte invasivas. Son pacientes en situación crítica con ascitis, edema, inestabilidad hemodinámica, encefalopatía y fallo respiratorio.

Se ha demostrado en estudios de validación que esta definición se correlaciona bien con la morbilidad, mortalidad y estancia hospitalaria y debería ser empleada ampliamente en la definición de la insuficiencia hepática posoperatoria.

Es fundamental tomar medidas preventivas para evitar el fallo hepático posoperatorio, como un estudio preoperatorio cuidadoso de la función hepática y de su reserva, prevenir el sangrado intraoperatorio, clampaje del hemihígado que se va a resecar en hígados cirróticos, o clampaje solo portal preservando el flujo arterial.

Una vez establecido el diagnóstico de insuficiencia hepática posresección, se deben tratar aquellas complicaciones que pudieran condicionar el fallo hepático. Además, se establecerán las medidas de soporte de la función renal, función respiratoria, cardiovascular y alteraciones de la coagulación necesarias. Como medidas específicas para tratar la insuficiencia hepática, pueden ser de utilidad el empleo de los dispositivos de soporte hepático artificial como MARS® (Molecular Adsorbent Recirculating System) o Prometheus FPSA (Fractionated Plasma Separation and Adsorption) System, hasta dar tiempo a la regeneración hepática. Algunos trabajos han demostrado que disminuyen la mortalidad. La realización de un trasplante hepático es controvertida, salvo que la resección hubiera sido realizada por una causa benigna o por un hepatocarcinoma que cumpliera los criterios aceptados para trasplante. A pesar de ello, existen pocos casos publicados en la literatura médica.

Hemorragia posoperatoria

La incidencia de hemorragia oscila del 4 al 10 % según las series. Las tres causas más comunes son:

- Hemorragia de la superficie hepática por congestión por déficit de drenaje.
- Hemostasia intraoperatoria incompleta.
- Fallo de alguna sutura venosa que se puede asociar en situaciones de elevación de la PVC como puede ser con la tos.

Estas hemorragias suelen ocurrir en las primeras 48 horas posoperatorias. Se puede requerir la reintervención precoz cuando el sangrado es mayor de 1.000 mL/h.

Fuga biliar

Su incidencia está entre un 4 y un 17 %. Entre las causas de fuga biliar, pueden encontrarse:

- Fuga biliar en la superficie del hígado residual.
- Fuga de una anastomosis bilioentérica.
- Lesión biliar en el conducto biliar.

En algún trabajo, comprobaron que son factores de riesgo para la fuga biliar las resecciones múltiples, el área de superficie hepática traumatizada > 57,5 cm^2, el sangrado intraoperatorio > 775 mL y un tiempo operatorio > 300 minutos.

Es fundamental una técnica cuidadosa y comprobar la ausencia de fugas biliares al finalizar la resección hepática. Si existe un drenaje, se puede plantear tratamiento conservador sin cirugía y, a veces, asociando colangiopancreatografía retrógrada endoscópica (CPRE) para descomprimir la vía biliar. Sin embargo, si existe peritonitis biliar, se debe plantear el drenaje de la cavidad abdominal y, a veces, la reintervención precoz.

Derrame pleural posoperatorio

El derrame pleural reactivo puede ocurrir tras una hepatectomía por irritación diafragmática. Es más frecuente en el lado derecho y puede causar fiebre. Es necesario su tratamiento si presenta complicaciones con insuficiencia respiratoria o datos de infección.

 La morbilidad de la cirugía hepática está alrededor del 40 %, con una mortalidad que oscila del 0,2 al 10 %, pudiendo en alguna etiología y técnica alcanzar el 30 %. La complicación intraoperatoria más temida es la hemorragia y la complicación posoperatoria que causa la mayor mortalidad es la insuficiencia hepática. Es necesario aplicar medidas preventivas (adecuada selección y valoración de la función hepática residual) así como una técnica adecuada para evitar estas complicaciones.

DESARROLLO DE LA CIRUGÍA HEPÁTICA LAPAROSCÓPICA

El abordaje laparoscópico permitiría realizar la misma intervención que se practicaría en cirugía abierta y ofrece las ventajas de la cirugía mínimamente invasiva. Sin embargo, en cirugía hepática, es una técnica compleja y ha hecho que su implementación sea más lenta que en otras áreas de la cirugía. En una revisión de la experiencia francesa publicada en 2015, el 56 % de los hospitales habían realizado alguna resección hepática laparoscópica, pero solo el 10,5 % habían realizado más de 5 resecciones, y solo el 4,3 %, más de 10, con solo un 8,5 % de resecciones mayores. Actualmente, es el abordaje de elección tanto en patología benigna como maligna en más del 70 % de los casos en unidades altamente especializadas.

Las primeras resecciones anatómicas fueron realizadas en 1996. Al año siguiente, se llevó a cabo la primera resección hepática mayor. No fue hasta el año 2000 cuando Cherqui *et al.* publicaron una serie amplia de casos y se sentaron las bases de las resecciones hepáticas en los segmentos II-VI. En el año 2008, se realizó la primera conferencia mundial de consenso en Louisville, en la que se definieron las indicaciones, ventajas e inconvenientes de la técnica. En 2014, se celebró la segunda conferencia internacional de consenso en Morioka, en la que se definió el papel de la resección hepática por laparoscopia y se realizaron recomendaciones para su práctica. Finalmente, en 2017, se realizó una reunión de expertos en Southampton, de la que surgió la primera guía clínica de cirugía laparoscópica hepática.

Su implementación ha sido lenta por la dificultad técnica y por las potenciales complicaciones intraoperatorias graves, especialmente, el sangrado (aunque la presión positiva del neumoperitoneo puede permitir controlar las hemorragias a diferencia de la cirugía abierta).

Tras el consenso de 2008, existe una preferencia por el abordaje laparoscópico para la segmentectomía lateral izquierda, pero es necesario estandarizar la técnica. Tampoco está estandarizada la técnica de la hepatectomía derecha, pero se pueden aplicar los principios de: mantener una baja PVC, clampaje intermitente si es necesario, neumoperitoneo a 12 mmHg y abordaje anterior sin movilización; además, control del pedículo portal derecho con abordaje intrafascial.

La mortalidad posoperatoria actualmente se sitúa entre el 0 y el 2,4 %, con una morbilidad de alrededor del 10 %.

Indicaciones y contraindicaciones

Por el hecho de hacer un abordaje laparoscópico no se deben modificar las indicaciones, si bien, al principio, se consideraban lesiones favorables para el abordaje laparoscópico las localizadas en los segmentos II-VI y con un tamaño inferior a 5 cm. Con la experiencia y la mejora técnica, cualquier caso podría ser abordado de manera mínimamente invasiva.

En algunas situaciones como en el CHC sobre hígado cirrótico, el abordaje laparoscópico, al requerir una menor movilización hepática y suponer una menor agresión al no interrumpir la circulación colateral de la pared abdominal, ha demostrado ventajas en cuanto a la disminución de las descompensaciones posoperatorias y, por eso, se está postulando como abordaje de elección. Incluso permitiría ampliar indicaciones con resecciones más extensas en las que la cirugía abierta estaría contraindicada. Finalmente, en pacientes que posteriormente pudieran requerir un trasplante hepático, presenta ventajas respecto a la resección abierta, ya que crea menos adherencias, lo que repercute en un menor tiempo operatorio y menor pérdida hemática por neovascularización en la fase de hepatectomía durante el trasplante.

En el carcinoma de vesícula biliar, debido a la especial biología tumoral, está contraindicado el abordaje laparoscópico por el riesgo de diseminación, salvo en casos muy seleccionados.

En pacientes de edad avanzada y obesos, el abordaje laparoscópico ha demostrado ventajas sobre el abordaje abierto en términos de morbilidad. Igualmente, se puede plantear abordaje laparoscópico para rehepatectomías y tumores grandes, pero con un mayor consumo de hemoderivados; por lo tanto, la indicación debe ser muy individualizada.

Tipos de abordaje laparoscópico y complejidad

Existen diferentes tipos de cirugía mínimamente invasiva:

- *Laparoscópica pura*, en la que se completa la resección hepática a través de los trocares y únicamente se realiza una incisión accesoria para la extracción de la pieza.
- *Asistida por la mano (HALS; del inglés, hand-assissted laparoscopic surgery)*. La intervención se realiza mediante un puerto auxiliar de acceso de mano (*hand-port*), que también se utiliza para la extracción de la pieza.
- *Hepatectomía híbrida*. La intervención se inicia por laparoscopia pura o asistida por la mano y se realiza la movilización hepática. Posteriormente, se efectúa una laparotomía para el abordaje de los pedículos vasculares y la transección.

Actualmente, el abordaje más ampliamente extendido en Europa es el laparoscópico puro.

En la cirugía hepática laparoscópica, la complejidad de las resecciones depende de la amplitud de la resección y de la localización del tumor. Se han propuesto sistemas de puntuación para determinar la dificultad de las resecciones hepáticas por laparoscopia, como el de Tanaka *et al.* En ellos, se contemplan tanto la localización y el tamaño del tumor como la extensión de la resección hepática planificada, la proximidad a grandes vasos y la función hepática. Estas clasificaciones pueden ser útiles para planificar la curva de aprendizaje de los cirujanos que se inician en este tipo de cirugía, ya que permite ir aumentando la complejidad de forma gradual a medida que se adquiere mayor experiencia.

Además del tipo de lesión que se va a tratar, es muy importante conocer el número y localización de las lesiones a la hora de plantear su tratamiento quirúrgico (sistema de Iwate). Se habla de segmentos favorables, que engloban los segmentos anteriores derechos y segmentos laterales izquierdos (II, III, IVb, V, VI). Los segmentos posteriores derechos y el segmento I no constituyen segmentos favorables y su abordaje laparoscópico se ha relacionado con mayor tiempo operatorio, mayores pérdidas hemáticas y márgenes de resección menores.

En el consenso de Southampton, se demuestra que es posible realizar hepatectomías mayores, derechas e izquierdas, con resultados similares al abordaje abierto. Las resecciones en los segmentos complejos I, IVa, VII, VIII deben ser realizadas en equipos con experiencia en cirugía laparoscópica y se asocian a un mayor tiempo quirúrgico y mayores pérdidas hemáticas que en los segmentos favorables, pero con la misma morbilidad y mortalidad.

Recientemente el Instituto Mutualista de Montsouris desarrolló una nueva puntuación de clasificación de la dificultad de la hepatectomía laparoscópica basándose en el tiempo operatorio, la pérdida sanguínea y las tasas de conversión. El grado 1 (nivel bajo) incluye resecciones no anatómicas y segmentectomía lateral izquierda, el grado 2 (nivel intermedio) incluye las segmentectomías anterolaterales (segmentos II, III, IVb, V y VI) y la hepatectomía izquierda, el grado 3 incluye las segmentectomías posterosuperiores (I, Iva, VII y VIII), la seccionectomía posterior derecha, hepatectomía derecha, hepatectomía central y las hepatectomías extendidas. La morbilidad mayor se incrementa con el grado, desde un 1,1 % en el grado 1 al 20 % en el grado 3.

El uso rutinario de la ecografía intraoperatoria para descartar lesiones no diagnosticadas previamente y para planificar la línea de transección hepática permite asegurar unos márgenes de resección adecuados, actualmente comparables con los que se obtienen por cirugía abierta.

Limitaciones de la cirugía hepática laparoscópica

Las rehepatectomías y las adherencias por cirugías previas pueden suponer un problema para el abordaje laparoscópico, sin embargo, diferentes estudios han demostrado que, si es factible, las ventajas para el paciente son importantes. El tamaño tumoral también se puede considerar un factor limitante; en tumores gigantes, existe un mayor consumo de hemoderivados y mayor tiempo quirúrgico, debido a dificultades en la movilización. También se discute el papel de la laparoscopia en la enfermedad hepática bilateral, ya que las múltiples resecciones hepáticas bilaterales superficiales pueden ser técnicamente complejas. Se requiere un buen dominio de la ecografía intraoperatoria para realizar resecciones con seguridad con márgenes libres. Últimamente el desarrollo del marcaje con ICG parece ser de utilidad. Según un estudio alemán reciente, la mortalidad se incrementa con la extensión de la resección y la necesidad de reconstrucción biliar, por lo que puede ser un factor limitante para el abordaje laparoscópico.

 La cirugía hepática laparoscópica ha tenido una lenta implantación por la dificultad técnica, aunque hoy se realizan todo tipo de resecciones. Las diferentes reuniones de consenso han establecido como lesiones favorables las resecciones de los segmentos II, III, IV, V y VI.

ESTADO DE LA CIRUGÍA HEPÁTICA ROBÓTICA

Desde un punto de vista teórico, las ventajas del abordaje laparoscópico sobre el abordaje abierto en las resecciones hepáticas se pueden extender al abordaje robótico. Sin embargo, permanece bajo debate si el robot ofrece ventajas objetivas sobre la resección hepática laparoscópica más allá de la ergonomía y la mejora de los movimientos.

En cirugía hepática, el número de casos y series ha avanzado rápido en los últimos años. En un metanálisis publicado por Ciria *et al.* en 2020, existían más de 2.728 casos publicados con un alto porcentaje de resecciones mayores (**Fig. 34-8**).

En estas series publicadas, la mayoría de las resecciones son en patología maligna, tanto CHC como metástasis hepáticas.

La cirugía robótica ofrece ventajas respecto a la cirugía abierta en morbilidad y estancia posoperatorias, sin embargo, al compararla con la cirugía laparoscópica, las ventajas no son tan claras; solo hay una discreta ventaja en complicaciones y tiempo posoperatorio, y esta ventaja se obtiene fundamentalmente en resecciones mayores. Por el contrario, el coste se incrementa un 20-25 %.

Desde el punto de vista técnico, existen algunas desventajas del abordaje robótico, como son la falta de disector ultrasónico robótico, lo que hace que muchos cirujanos hayan recurrido a las técnicas de *kellyclasia* y hemostasia bipolar o al uso del CUSA® laparoscópico por el cirujano ayudante.

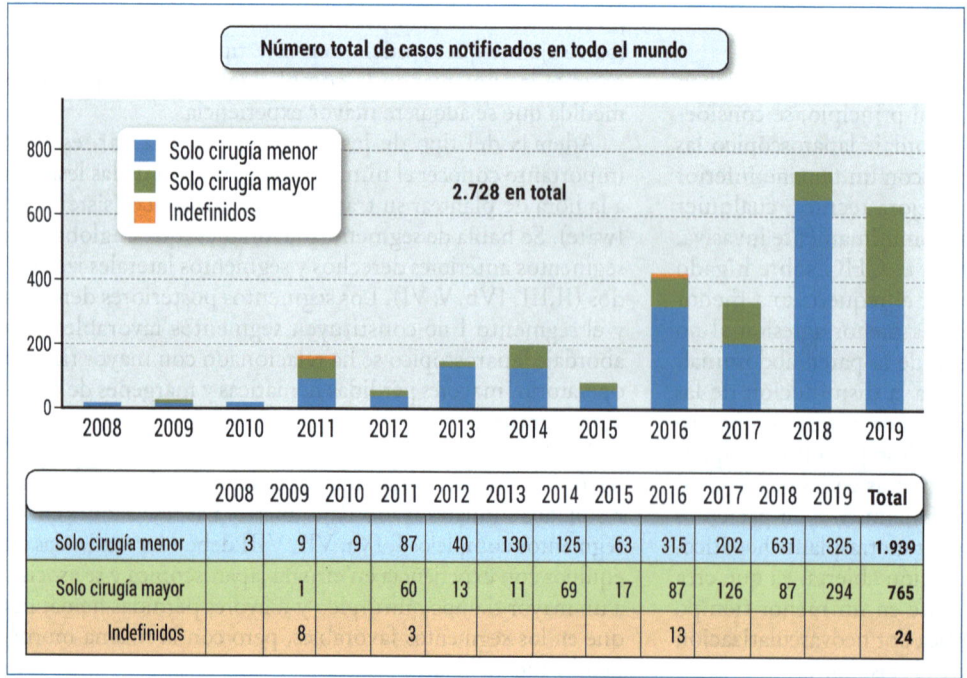

Figura 34-8. Evolución de la cirugía hepática robótica.

Esta limitación en la instrumentación puede condicionar la exposición de las venas suprahepáticas, que tan bien se logra en el abordaje laparoscópico.

A pesar de la ausencia de ventajas evidentes, en el metanálisis, se pueden considerar una serie de ventajas reales: mejor precisión para realizar anastomosis, mejoría en la ergonomía y en la fatiga del cirujano en procedimientos complejos, la estabilidad de la cámara y la visión 3D son óptimas, se evita el efecto *fulcrum* de la laparoscopia y, por último, la posibilidad de uso de doble consola puede mejorar el entrenamiento y la formación en técnicas complejas. La utilización de la tecnología de fluorescencia con ICG incluida en el robot ofrece grandes ventajas en las resecciones hepáticas.

La curva de aprendizaje para resecciones hepáticas robóticas se considera más fácil y corta que para las resecciones laparoscópicas. Existen experiencias publicadas en cuanto a los resultados oncológicos en resecciones hepáticas robóticas. En el CHC, los resultados son comparables a los de otros abordajes e, incluso, se ha propuesto que puede mejorar el acceso al abdomen en casos de recurrencia que precisen un trasplante hepático. En otros tipos de tumores primarios, la experiencia es limitada como para poder sacar conclusiones desde el punto de vista oncológico. En metástasis hepáticas, no se han encontrado diferencias en mortalidad perioperatoria, complicaciones globales y graves, margen quirúrgico o necesidad de reingreso comparado con el abordaje laparoscópico. Tampoco existen diferencias en la supervivencia global o supervivencia libre de enfermedad. Actualmente, solo la necesitad de resecciones vasculares mayores o colangiocarcinoma hiliar avanzado se consideran contraindicaciones relativas para el abordaje robótico.

 El abordaje robótico comparte los beneficios de la cirugía laparoscópica, sin embargo, no se ha demostrado de manera clara la superioridad sobre las resecciones laparoscópicas.

 PUNTOS CLAVE

- Los hemangiomas y la hiperplasia nodular focal solo requieren tratamiento quirúrgico cuando son sintomáticos. En el adenoma hepático en varones, la mutación beta-catenina, un tamaño > 5 cm o un crecimiento rápido, está indicada la resección. En el hepatocarcinoma la resección viene limitada por la presencia de cirrosis hepática y el grado de función hepática; en el colangiocarcinoma solo está indicado ante tumores solitarios; y en las metástasis hepáticas siempre que sea posible alcanzar una resección R0 con suficiente volumen hepático residual.

- Para definir la resecabilidad de lesiones hepáticas, además del beneficio oncológico, tenemos que valorar las condiciones generales del paciente, la resecabilidad técnica y el volumen hepático residual funcional.

- Es importante minimizar el sangrado en cirugía hepática, utilizando la técnica de control vascular más adecuada para cada caso y una depurada técnica de transección, además de mantener PVC < 5 mmHg durante la transección. Las técnicas de cirugía hepática extrema se deben aplicar solo en casos muy seleccionados y en centros con alta experiencia.

- Para aumentar el volumen hepático residual funcional en caso de resecciones amplias, se han descrito diferentes técnicas, como la embolización portal y la ligadura portal intraoperatoria, a veces asociada a resección en dos tiempos en caso de metástasis bilaterales, con buenos resultados, pero con una tasa de fracaso del 20-30 % debido a falta de hipertrofia o a progresión de la enfermedad tumoral durante el tiempo de espera a la hipertrofia.

- En los últimos años, se ha desarrollado el ALPPS y diferentes variantes técnicas que consigue una rápida y mayor hipertrofia. Sin embargo, en algunas etiologías los resultados oncológicos son discutibles.

- La morbilidad de la cirugía hepática está alrededor del 40 % con una mortalidad que oscila del 0,2 al 10 %, pudiendo en alguna etiología y técnica alcanzar el 30 %. La complicación intraoperatoria más temida es la hemorragia, y la complicación postoperatoria que causa la mayor mortalidad es la insuficiencia hepática.

- La cirugía hepática laparoscópica ha tenido una lenta implantación por la dificultad técnica, aunque hoy se realizan todo tipo de resecciones. Las diferentes reuniones de consenso han establecido como lesiones favorables las resecciones de los segmento II, III, IV, V y VI. El abordaje robótico comparte los beneficios de la cirugía laparoscópica, sin embargo no ha demostrado de manera clara la superioridad sobre las resecciones laparoscópicas.

BIBLIOGRAFÍA

Adam R, Laurent A, Azoulay D, Castaing D, Bismuth H. Two-stage hepatectomy: a planned strategy to treat irresectable liver tumors. Ann Surgery. 2000;232(6):777-85.

Allaire M, Goumard C, Lim C, Le Cleach A, Wagner M, Scatton O. New frontiers in liver resection for hepatocellular carcinoma. JHEP Rep. 2020;2(4):100134.

Aussilhou B, Lesurtel M, Sauvanet A, Farges O, Dokmak S, Goasguen N, et al. Right portal vein ligation is as efficient as portal vein embolization to induce hypertrophy of the left liver remnant. J Gastrointest Surg. 2008;12(2):297-303.

Baumgart J, Lang SA, Lang H. A new method for induction of liver hypertrophy prior to right trisectionectomy: a report of three cases. HPB. 2011;13(Suppl 2):71-2.

Botea F, Barcu A, Verdea C, Kambakamba P, Popescu I, Linecker M. Regenerative liver surgery - ALPPS and associated techniques. Chirurgia (Bucur). 2021;116(4):387-98.

Brustia R, Slim K, Scatton O. Enhanced recovery after liver surgery. J Visc Surg. 2019;156(2):127-37.

Capussotti L, Muratore A, Baracchi F, Lelong B, Ferrero A, Regge D, et al. Portal vein ligation as an efficient method of increasing the future liver remnant volume in the surgical treatment of colorectal metastases. Arch Surg. 2008;143(10):978-82; dis. 982.

Cho JY, Han HS, Wakabayashi G, Soubrane O, Geller D, O'Rourke N, et al. Practical guidelines for performing laparoscopic liver resection based on the second international laparoscopic liver consensus conference. Surg Oncol. 2018;27(1):A5-9.

Ciria R, Berardi G, Alconchel F, Briceño J, Choi GH, Wu YM, et al. The impact of robotics in liver surgery: a worldwide systematic review and short-term outcomes meta-analysis on 2,728 cases. J Hepatobiliary Pancreat Sci. 2022;29(2):181-97.

Colombo M, Forner A, Ijzermans J, Paradis V, Reeves H, Vilgrain V, et al. EASL Clinical Practice Guidelines on the management of benign liver tumours. J Hepatol. 2016;65(2):386-98.

De Santibáñez E, Álvarez FA, Ardiles V. How to avoid postoperative liver failure: a novel method. World J Surg. 2012;36(1):125-8.

De Santibáñez E, Clavien PR. Paying Play-Doh to prevent postoperative liver failure: the "ALPPS" approach. Ann Surg. 2012;255(3):415-7.

Di Benedetto F, Petrowsky H, Magistri P, Halazun KJ. Robotic liver resection: hurdles and beyond. Int J Surg. 2020;82S:155-62.

Ethun CG, Maithel SK. Determination of resectability. Surg Clin North Am. 2016;96(2):163-81.

Felli E, Ishizawa T, Cherkaoui Z, Diana M, Tripon S, Baumert TF, et al. Laparoscopic anatomical liver resection for malignancies using positive or negative staining technique with intraoperative indocyanine green-fluorescence imaging. HPB (Oxford). 2021;23(11):1647-55.

Fruscione M, Pickens R, Baker EH, Cochran A, Khan A, Ocuin L, et al. Robotic-assisted versus laparoscopic major liver resection: analysis of outcomes from a single center. HPB (Oxford). 2019;21(7):906-11.

Garancini M, Pinotti E, Nespoli S, Romano F, Gianotti L, Giardini V. Hepatic resection beyond Barcelona clinic liver cancer indication: when and how. World J Hepatol. 2016;8(11):513-9.

Goja S, Singh MK, Soin AS. Robotics in hepatobiliary surgery-initial experience, first reported case series from India. Int J Surg Case Rep. 2017;33: 16-20.

Goumard C, Farges O, Laurent A, Cherqui D, Soubrane O, Gayet B, et al. An update on laparoscopic liver resection: the French Hepato-Bilio-Pancreatic Surgery Association statement. J Visc Surg. 2015;152(2):107-12.

Guerra F, Guadagni S, Pesi B, Furbetta N, Di Franco G, Palmeri M, et al. Outcomes of robotic liver resections for colorectal liver metastases. A multi-institutional analysis of minimally invasive ultrasound-guided robotic surgery. Surg Oncol. 2019;28:14-8.

Hilal MA, Aldrighetti L, Dagher I, Edwin B, Troisi RI, Alikhanov R, et al. The Southampton Consensus Guidelines for laparoscopic liver surgery: from indication to implementation. Ann Surg. 2018;268(1):11-8.

Hotineanu A, Burgoci S, Bortă E. ALPPS procedure. The new frontier in advanced liver surgery. Single centre experience and literature review. Chirurgia (Bucur). 2021;116(4):409-23.

Jin S, Fu Q, Wuyun G, Wuyun T. Management of post-hepatectomy complications. World J Gastroenterol. 2013;19(44):7983-91.

Kawaguchi Y, Lillemoe HA, Vauthey JN. Surgical resection: old dog, any new tricks? Clin Liver Dis. 2020;24(4):637-55.

Kirchberg J, Reißfelder C, Weitz J, Koch M. Laparoscopic surgery of liver tumors. Langenbecks Arch Surg. 2013;398(7):931-8.

Kong J, Li G, Chai J, Yu G, Liu Y, Liu J. Impact of postoperative complications on long-term survival after resection of hepatocellular carcinoma: a systematic review and meta-analysis. Ann Surg Oncol. 2021;28(13):8221-33.

Lang H, Baumgart J, Mittler J. Associated liver partition and portal vein ligation for staged hepatectomy (ALPPS) registry: what have we learned? Gut Liver. 2020;14(6):699-706.

Lauterio A, De Carlis R, Centonze L, Buscemi V, Incarbone N, Vella I, et al. Current surgical management of peri-hilar and intra-hepatic cholangiocarcinoma. Cancers (Basel). 2021;13(15):3657.

Linecker M, Björnsson B, Stavrou GA, Oldhafer KJ, Lurje G, Neumann U, et al. Risk adjustment in ALPPS is associated with a dramatic decrease in early mortality and morbidity. Ann Surg. 2017;266(5):779-86.

Liu H, Zhu S. Present status and future perspectives of preoperative portal vein embolization. Am J Surg. 2009;197(5):686-90.

Loffroy R, Favelier S, Chevallier O, Estivalet L, Genson PY, Pottecher P, et al. Preoperative portal vein embolization in liver cancer: indications, techniques and outcomes. Quant Imaging Med Surg. 2015;5(5):730-9.

Longchamp G, Labgaa I, Demartines N, Joliat GR. Predictors of complications after liver surgery: a systematic review of the literature. HPB (Oxford). 2021;23(5):645-55.

López-López V, Robles-Campos R, Brusadín R, López-Conesa A, Navarro A, Arévalo-Pérez J, et al. Tourniquet-ALPPS is a promising treatment for very large hepatocellular carcinoma and intrahepatic cholangiocarcinoma. Oncotarget. 2018;9(46):28267-80.

Machado MAC, Makdissi FF, Surjan RC. Totally laparoscopic ALPPS is feasible and maybe worthwhile. Ann Surg. 2012;256(3):e13; author reply e6-9.

Madoff DC, Abdalla EK, Vauthey JN. Portal vein embolization in preparation for major hepatic resection: evolution of a new standard of care. J Vasc Interv Radiol. 2005;16(6):779-90.

Makuuchi M, Thai BL, Takayasu K, Takayama T, Kosuge T, Gunvén P, et al. Preoperative portal embolization to increase safety of major hepatectomy for hilar bile duct carcinoma: a preliminary report. Surgery. 1990; 107(5):521-7.

Marvin MR, Buell JF. Laparoscopic liver surgery. Adv Surg. 2009;43(1):159-73.

Pandanaboyana S, Bell R, Hidalgo E, Toogood G, Prasad KR, Bartlett A, et al. A systematic review and meta-analysis of portal vein ligation versus portal vein embolization for elective liver resection. Surgery. 2015;157(4):690-8.

Rahbari NN, Garden OJ, Padbury R, Brooke-Smith M, Crawford M, Adam R, et al. Posthepatectomy liver failure: a definition and grading by the International Study Group of Liver Surgery (ISGLS). Surgery. 2011;149(5):713-24.

Ribero D, Chun YS, Vauthey JN. Standardized liver volumetry for portal vein embolization. Semin Intervent Radiol. 2008;25(2):104-9.

Robles Campos R, Parrilla Paricio P, López Conesa A, Marín Hernández C, García Pérez R, Fuster Quiñonero M. A new surgical strategy for multiple multiple bilobular liver metastases: right portal occlusion and tourniquet in the parenchyma section line. Cir Esp. 2012;90(3):191-6.

Saadat LV, Brajcich BC, Liu Y, Ko C, D'Angelica MI. Defining the risk of liver failure after minor hepatectomy: a NSQIP analysis of 7029 patients. HPB (Oxford). 2021;23(4):551-9.

Salloum C, Lim C, Malek A, Compagnon P, Azoulay D. Robot-assisted laparoscopic liver resection: a review. J Visc Surg. 2016;153(6):447-56.

Schadde E, Ardiles V, Robles-Campos R, Malago M, Machado M, Hernández-Alejandro R, et al. Early survival and safety of ALPPS: first report of the International ALPPS Registry. Ann Surg. 2014;260(5):829-36; discussion 836-8.

Schadde E, Raptis DA, Schnitzbauer AA, Ardiles V, Tschuor C, Lesurtel M, et al. Prediction of mortality after ALPPS stage-1: an analysis of 320 patients from the International ALPPS Registry. Ann Surg. 2015;262(5):780-5; dis. 785-6.

Schmelzle M, Krenzien F, Schöning W, Pratschke J. Laparoscopic liver resection: indications, limitations, and economic aspects. Langenbecks Arch Surg. 2020;405(6):725-35.

Schnitzbauer AA, Lang SA, Goessmann H, Nadalin S, Baumgart J, Farkas SA, et al. Right portal vein ligation combined with in situ splitting induces rapid left lateral liver lobe hypertrophy enabling 2-staged extended right hepatic resection in small-for-size settings. Ann Surg. 2012;255(3):405-14.

Schreckenbach T, Liese J, Bechstein WO, Moench C. Posthepatectomy liver failure. Dig Surg. 2012;29(1):79-85.

Serrablo A, Giménez-Maurel T, Utrilla Fornals A, Serrablo L, Azoulay D. Current indications of ex-situ liver resection : a systematic review. Surgery. 2022;172(3):933-42.

Shinkawa H, Takemura S, Tanaka S, Kubo S. Portal vein embolization: history and current indications. Visc Med. 2017;33(6):414-7.

Smith JJ, D'Angelica MI. Surgical management of hepatic metastases of colorectal cancer. Hematol Oncol Clin North Am. 2015;29(1):61-84.

Søreide JA, Deshpande R. Post hepatectomy liver failure (PHLF) – Recent advances in prevention and clinical management. Eur J Surg Oncol. 2021;47(2):216-24.

Sultana A, Brooke-Smith M, Ullah S, Figueras J, Rees M, Vauthey JN, et al. Prospective evaluation of the International Study Group for Liver Surgery definition of post hepatectomy liver failure after liver resection: an international multicentre study. HPB (Oxford). 2018;20(5):462-9.

Wang ZZ, Tang WB, Hu MG, Zhao ZM, Zhao GD, Li CG, et al. Robotic vs laparoscopic hemihepatectomy: a comparative study from a single center. J Surg Oncol. 2019;120(4):646-53.

Yoshida H, Taniai N, Yoshioka M, Hirakata A, Kawano Y, Shimizu T, et al. Current status of laparoscopic hepatectomy. J Nippon Med Sch. 2019;86(4):201-6.

Cirugía de los tumores de la vía biliar y de la vesícula biliar con intención curativa: laparotomía, laparoscopia, robótica

35

M. Abradelo de Usera

OBJETIVOS

- Describir los tratamientos quirúrgicos aplicables a los casos de colangiocarcinoma y carcinoma de la vesícula biliar.
- Diseñar correctamente la estrategia quirúrgica que se debe desarrollar en casos de colangiocarcinoma y carcinoma de vesícula biliar.
- Analizar las limitaciones y riesgos derivados de un remanente hepático insuficiente.
- Revisar los resultados esperables en la cirugía oncológica de este tipo de tumores.

PARTE I. TUMORES DE LA VÍA BILIAR

INTRODUCCIÓN Y VÍAS DE ABORDAJE

Introducción

Si bien la cirugía sigue constituyendo el pilar fundamental para el tratamiento curativo de estas neoplasias, la planificación del manejo quirúrgico de una neoplasia de vía biliar o de vesícula biliar no difiere conceptualmente de la correspondiente a otras neoplasias, y el manejo multidisciplinario a través de los comités de tumores ha desplazado a la aproximación al paciente desde una perspectiva individual. Esto ha propiciado un cambio definitivamente beneficioso para los pacientes afectados por cualquier tumor.

La medicina basada en la evidencia constituye una poderosa herramienta que permite la elaboración de pautas de tratamiento con diferentes niveles de recomendación. El texto desarrollado a continuación pretende resumir las opciones de tratamiento para esta patología siguiendo los preceptos enunciados.

Acceso abierto o mínimamente invasivo

Las ventajas que ofrece el acceso mínimamente invasivo, bien sea laparoscópico o robótico, se han evidenciado a través de una recuperación del paciente más rápida basada en la menor agresividad del procedimiento, con tasas de morbimortalidad equiparables a las de la cirugía abierta y con un cumplimiento correcto de estándares de resultados oncológicos (supervivencias globales y supervivencias libres de enfermedad) en multitud de procedimientos. La experiencia del cirujano y del centro, así como la complejidad del caso, marcarán el abordaje óptimo.

El debate respecto a la elección de la vía de abordaje se mantiene en cuanto a diferencias en curvas de aprendizaje,

tiempos operatorios, costes de recursos materiales, beneficio en cuanto a la recuperación funcional y otros indicadores de calidad.

En el momento actual, ninguna de estas herramientas ha de ser descartada, y la decisión de utilizar uno u otro acceso debe ser individualizada para cada paciente. Los casos de máxima complejidad, incluyendo los que comportan resecciones y reconstrucciones vasculares, pueden ser realizados por abordaje mínimamente invasivo, si bien, las curvas de aprendizaje para realizar dichos procedimientos con seguridad y buenos resultados oncológicos reservan esta técnica a grupos expertos. La cirugía robótica permite una máxima precisión y estabilidad de la instrumentación, también aportando al cirujano una excelente sensación de profundidad de campo. Uno de los inconvenientes actuales en la cirugía robótica hepática radica en la ausencia de desarrollo de un dispositivo de disección ultrasónica y succión (instrumento rutinariamente utilizado en cirugía abierta y laparoscópica), problema que la comunidad científica espera que pronto sea solucionado.

TRATAMIENTO QUIRÚRGICO DEL COLANGIOCARCINOMA

El tratamiento quirúrgico del colangiocarcinoma es el único que puede ofrecer resultados curativos. Tristemente, la presentación habitual en situaciones avanzadas y su comportamiento biológico agresivo comportan resultados de supervivencia pobres.

El objetivo del tratamiento quirúrgico ha de seguir los principios generales de la cirugía oncológica y tiene como fin la resección completa con márgenes libres y la linfadenectomía de los territorios correspondientes en cada caso. Un margen de resección afectado o la presencia de metástasis ganglionares ejercen un efecto muy negativo sobre la supervivencia del paciente, por lo que se deben extremar los esfuerzos para obtener una resección R0 y realizar una linfadenectomía completa. Una linfadenectomía sistemática permite, además de realizar un correcto plan oncológico, obtener una estadificación fiable de la enfermedad.

El tratamiento quirúrgico del colangiocarcinoma obliga a la diferenciación de las tres localizaciones descritas (colangiocarcinoma perihiliar, colangiocarcinoma periférico y colangiocarcinoma distal), dado que estas comportan distintas consideraciones anatómicas, diferentes comportamientos biológicos y también diferentes estrategias.

A lo largo del capítulo, se describirán, en los casos de enfermedad resecable, tanto la técnica como los resultados de la extirpación quirúrgica.

Para los casos de enfermedad no resecable, en las últimas décadas, emerge como opción de tratamiento con intención curativa el trasplante hepático solo en casos seleccionados y dentro de protocolos multidisciplinarios especiales. En este sentido, en el presente texto, se discutirán las indicaciones y protocolos de trasplante para colangiocarcinoma perihiliar y colangiocarcinoma intrahepático. En el momento actual, la comunidad científica extrema sus esfuerzos para crear evidencia tanto perfilando las indicaciones como analizando los resultados del trasplante para estos pacientes.

Tratamiento colangiocarcinoma perihiliar

La localización hiliar de este tipo de lesiones expone al paciente a una mayor frecuencia de afectación vascular y un mayor potencial de diseminación linfática.

Obviamente, la edad, la comorbilidad y el estado funcional (*performance status*) del paciente determinarán su aptitud para ser considerado un candidato a cirugía.

La presencia de enfermedad metastásica a distancia establece una contraindicación para la extirpación quirúrgica. Como criterios locales de resecabilidad, se ha de fijar como objetivo conseguir márgenes no afectados a nivel del parénquima hepático, la vía biliar y las estructuras vasculares.

La clasificación del Memorial Sloan Kettering Cancer Centre (MSKCC) de Nueva York es útil en este punto, orientando en el caso de los pacientes de los estadios T3 hacia la neoadyuvancia o, más frecuentemente, hacia el tratamiento paliativo (**Tabla 35-1**).

Tabla 35-1. Clasificación del colangiocarcinoma perihiliar del Memorial Sloan Kettering Cancer Centre (MSKCC)

- T1: tumor que afecta a la confluencia biliar ± extensión a radicales de segundo orden unilateral
- T2: tumor que afecta a la confluencia biliar ± extensión a radicales de segundo orden unilateral + infiltración portal ipsilateral ± atrofia hepática lobular ipsilateral
- T3:
  - Tumor que afecta a la confluencia biliar + extensión a radicales de segundo orden de modo bilateral
  - Extensión a radicales de segundo orden unilateral + infiltración portal contralateral
  - Extensión a radicales de segundo orden unilateral + atrofia hepática lobular contralateral
  - Infiltración del tronco portal principal

Los criterios de irresecabilidad tradicionales incluyen:

- Afectación tumoral bilateral de conductos biliares de segundo orden (T3 de MSKCC).
- Afectación tumoral bilateral arterial y/o portal (T3 de MSKCC).
- Afectación vascular tumoral y/o atrofia de un hemihígado y afectación tumoral biliar de conductos de segundo orden contralateral (T3 de MSKCC).
- Afectación del tronco portal común (T3 de MSKCC).
- Previsión de remanente de parénquima hepático insuficiente en volumen-función después de la cirugía de resección planificada, tras realizar técnicas de modulación de remanente si estas fueran posibles.
- Imposibilidad de la técnica de reconstrucción vascular arterial, portal (*inflow*) o de drenaje suprahepático (*outflow*).

En algunos casos seleccionados, tal y como se discutirá en el presente texto, puede contemplarse la opción de trasplante en enfermedad localmente irresecable.

El tratamiento de un colangiocarcinoma perihiliar ha de comprender una extirpación completa de vía biliar afectada con su correspondiente reconstrucción en forma de colangioyeyunostomía, la escisión del parénquima hepático correspondiente incluyendo la resección sistemática de segmento I y una linfadenectomía completa reglada de los territorios correspondientes.

Resección hepática mayor en el colangiocarcinoma perihiliar

El tratamiento del colangiocarcinoma perihiliar incluye de modo tradicional la extirpación de, al menos, el hemihígado ipsilateral, si no hay resecciones ampliadas, como la hemihepatectomía derecha ampliada al segmento IV en los tumores que asientan en el árbol derecho, o la hemihepatectomía izquierda ampliada al sector anterior derecho (segmentos V y VIII) en los casos en los que el tumor asienta en el árbol biliar izquierdo, más la extirpación sistemática del segmento I. La extirpación del segmento I aporta a estos pacientes un beneficio de supervivencia basado en el drenaje de este segmento en ambos sistemas biliares derecho e izquierdo. El fin de realizar una cirugía de tal extensión es obtener la máxima radicalidad (**Fig. 35-1**).

Consideraciones acerca de la evaluación y modulación del futuro remanente hepático en el colangiocarcinoma hiliar

La cirugía hepática se beneficia de aplicar el tratamiento de resección sobre un parénquima diferenciado con una capacidad regenerativa no igualable por otros órganos del cuerpo humano. Se estima una posible regeneración *ad integrum* para suplir la función hepática con extirpaciones de un 80 % del parénquima hepático si la cirugía se realiza sobre un hígado sano.

Hay que tener en cuenta que la mayor parte de los pacientes que precisarán cirugía hepática presentan alguna forma de daño hepático.

Así, una parte de los pacientes que presentan colangiocarcinoma hiliar pueden haber recibido neoadyuvancia durante

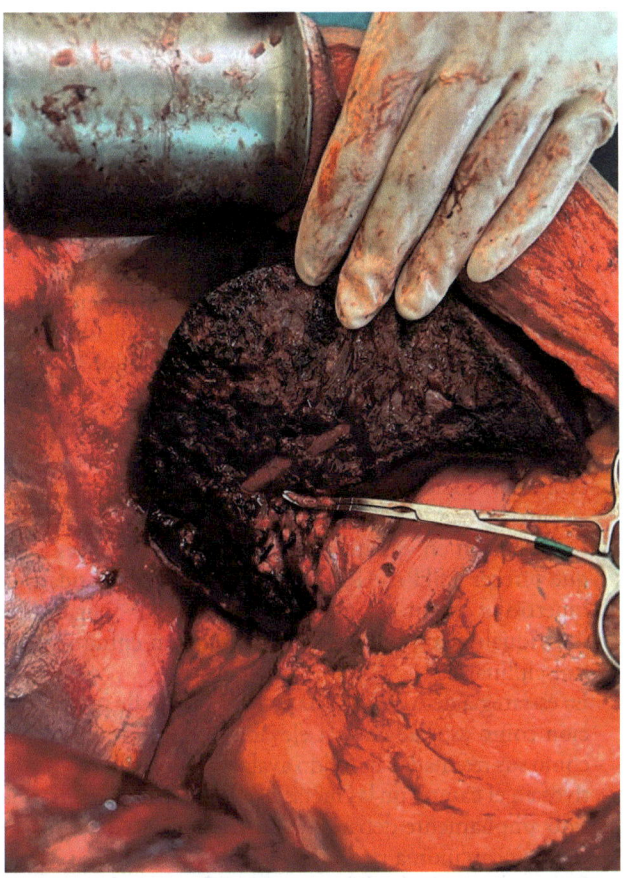

Figura 35-1. Hemihepatectomía derecha en colangiocarcinoma con disección de la vertiente derecha de la vena suprahepática media.

períodos más o menos prolongados, que comportan diferentes grados de daño parenquimatoso.

En un paciente que se presente con colangiocarcinoma perihiliar, de un modo prácticamente sistemático, se sufrirá la amenaza adicional de las consecuencias de la ictericia obstructiva, que, en la mayor parte de los casos, precisará la aplicación de un drenaje perioperatorio. Se recomienda, al menos, la realización del drenaje de la vía biliar del futuro remanente hepático, bien sea de modo endoscópico o, bien percutáneo.

Esta delicada situación, con necesidad de hepatectomías mayores sobre un hígado patológico o no completamente normal, obliga a un análisis meticuloso de factores para asegurar una adecuada recuperación del remanente hepático y evitar la complicación más grave asociada a esta cirugía: el fracaso hepático posoperatorio.

Métodos de evaluación del futuro remanente

La cirugía hepática ha de incluir sistemáticamente la garantía de un afluente portal y arterial adecuado (*inflows*), un drenaje venoso correcto (*outflow*), un drenaje biliar correcto y un volumen funcional mínimo para asegurar la recuperación del paciente, evitando el fracaso hepático posoperatorio. El fallo hepático posresección se asocia a una elevada mortalidad (incluso del 50 %) y su definición está claramente establecida a través del consenso del ISGLS (International Study Group of Liver Surgery) o a través de los criterios «50-50», entre otros.

La planificación 3D a través de pruebas radiológicas, incluyendo las mediciones de volumen, desempeñan un papel fundamental en este tipo de cirugías en las que el volumen límite de un remanente hepático pueden constituir un problema (**Fig. 35-2**).

Si bien el volumen puede constituir una preocupación, el concepto de volumen funcional parece más relevante, en cuanto a que, como ya se ha comentado, estos hígados se encuentran frecuentemente alterados funcional y/o estructuralmente.

En los últimos años, se ha desarrollado tecnología en este sentido, permitiendo estimar no solo el volumen del remanente correspondiente a un plan de extirpación quirúrgica, sino también la función de dicho remanente. En este sentido, las pruebas basadas en excreción isotópica, como la de tecnecio 99 metaestable (^{99m}Tc) y mebrofenina o la de ^{99m}Tc y galactosil-seroalbúmina, permiten discriminar a los pacientes con riesgo elevado para la cirugía a través de índices funcionales.

La retención y el aclaramiento de verde de indocianina son marcadores de función hepática cuya utilidad se ha demostrado sobradamente, y siguen aportando información decisiva para orientar el riesgo de un paciente que precise una resección hepática mayor.

Modulación del remanente hepático

El riesgo de insuficiencia hepática posresección obliga a diseñar estrategias de modulación del futuro remanente hepático en las fases preoperatoria, intraoperatoria y posoperatoria.

1. Preoperatorio: en cualquier cirugía mayor, es obligado considerar una aproximación trimodal preoperatoria basada en los principios de la recuperación intensificada en la cirugía de adulto (RICA) o ERAS (del inglés, *enhanced recovery after surgery*). Esta preparación debe cubrir los aspectos psicológicos y de educación, una adecuada prehabilitación motora y la preparación nutricional para contrarrestar una fase catabólica inminente.

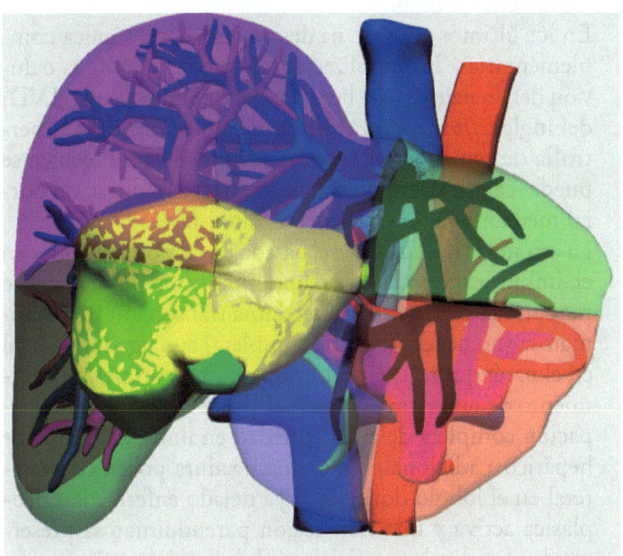

Figura 35-2. Planificación 3D en el colangiocarcinoma.

En la cirugía oncológica, una correcta aproximación multidisciplinaria con una elección de la ventana quimioterápica óptima será decisiva para ofrecer las máximas garantías de éxito.

El drenaje del futuro remanente hepático en los casos de ictericia obstructiva se habrá de realizar de modo sistemático para favorecer la hipertrofia hepática después de la cirugía. Cuando se prevé la utilización de una de las técnicas que se describirán a continuación para favorecer el crecimiento de un remanente hepático, es fundamental que antes se haya conseguido devolver al candidato a cirugía a unos niveles de bilirrubina sérica aceptables (no superiores a 4 mg/mL como referencia un tanto arbitraria), dado que, de otro modo, la potencial regeneración quedará interferida por el daño provocado por la colestasis.

Cuando se estiman parénquimas remanentes iguales o inferiores a un 35 % del volumen hepático, aun usando técnicas preservadoras de parénquima, se ha de diseñar una estrategia que favorezca la hipertrofia del remanente bien sea a través de una embolización portal preoperatoria, generalmente, en el caso de enfermedad hepática monolobular, bien mediante una estrategia secuencial en caso de enfermedad bilobular.

Las dos estrategias secuenciales clásicas utilizadas en caso de enfermedad bilobular con futuro remanente pequeño son la hepatectomía secuencial en dos tiempos o TSH (del inglés, *two stage hepatectomy*) y la técnica ALPPS (del inglés, *associated liver parenchyma partition and staged resection*).

En el caso de la TSH, en una primera intervención, se realizará una extirpación completa de la enfermedad en uno de los lóbulos hepáticos y, posteriormente, una embolización portal (procedimiento realizado mediante radiología intervencionista) contralateral en el lóbulo donde todavía exista enfermedad neoplásica no tratada. Seguidamente, en el plazo de unas semanas generalmente, se reevaluará el remanente mediante prueba de imagen y, de obtenerse una hipertrofia en volumen-función suficiente sin evidencia de progresión de enfermedad, se intervendrá nuevamente al paciente para la extirpación en este segundo tiempo del lóbulo embolizado.

En los últimos años, se ha desarrollado una técnica complementaria a la embolización portal; se trata de la oclusión del drenaje venoso hepático del área embolizada (LVD; del inglés, *liver veins deprivation*), que demuestra hipertrofia de remanente hepático más rápida. Esta técnica se puede realizar de modo simultáneo a la embolización portal mediante radiología intervencionista.

La estrategia de ALPPS está basada en las observaciones en el ámbito experimental de una hipertrofia de remanente más rápida cuando se realizaba una transección parenquimatosa (no necesariamente completa) con ligadura portal en el parénquima que se iba resecar. En el primer procedimiento de una estrategia de ALPPS, se realizará una extirpación completa de la enfermedad en uno de los lóbulos hepáticos; adicionalmente, una ligadura portal contralateral en el lóbulo donde se haya dejado enfermedad neoplásica activa y una transección parenquimatosa preservando el pedículo arterial, la vía biliar y el drenaje venoso. Seguidamente, en un plazo más corto que en la estrategia de TSH —generalmente, entre 7 y 14 días después de la primera intervención—, se reevaluará el remanente y, de obtenerse una hipertrofia en volumen-función suficiente sin evidencia de progresión de enfermedad, se intervendrá nuevamente al paciente para la extirpación en este segundo tiempo del lóbulo afectado todavía por tumor, completando la transección parenquimatosa, la transección del pedículo arterial, la vía biliar y el drenaje venoso suprahepático.

Las estrategias de TSH y ALPPS no son excluyentes, y un porcentaje de pacientes que no hayan desarrollado hipertrofia suficiente después de una embolización portal pueden recibir como segundo tiempo una ALPPS de rescate (RA; del inglés, *rescue ALPPS*) para inducir definitivamente una mayor hipertrofia y, finalmente, a través de una tercera intervención, conseguir el tratamiento completo de su enfermedad neoplásica.

La discusión en cuanto a la selección de pacientes a los que ofrecer TSH o ALPPS en los casos de necesidad de hipertrofia con un procedimiento secuencial obliga a una individualización meticulosa dentro de un enfoque multidisciplinario.

La estrategia de ALPPS se ha reconocido desde su descripción como asociada a una elevada morbimortalidad. Así como sus resultados han sido avalados por resultados positivos en el campo de las metástasis hepáticas, la técnica ha sido ampliamente debatida y cuestionada en los casos de colangiocarcinoma perihiliar.

Se han desarrollado diferentes modificaciones encaminadas a mitigar este problema, abordando el primer procedimiento de la secuencia. El objetivo consistiría en atenuar la agresión quirúrgica, pero manteniendo los mismos principios de hipertrofia rápida. Así, la transección parenquimatosa incompleta, la asociación de embolización portal o la aplicación de un torniquete (*tourniquet ALPPS*) en vez de transección, entre otros, han demostrado su utilidad en cuanto a desarrollo de hipertrofia sin asociarse a mayores tasas de pérdida de pacientes para la segunda intervención ni a peores resultados oncológicos.

Se ha demostrado que una hipertrofia anatómica rápida no representa exactamente una recuperación funcional y, en parte, esto queda explicado por el crecimiento de una masa hepatocitaria inmadura, por lo que una estimación exclusivamente volumétrica puede conducir a una sobreestimación de la función si esto no se complementa con otras investigaciones. El índice cinético de crecimiento de remanente medido en incremento de volumen por tiempo ha demostrado ser un factor predictivo relevante y los remanentes de crecimiento más lento se han asociado a peores resultados. Por lo tanto, se ha de insistir en la conveniencia de medir tanto el volumen como la función del remanente para tomar la decisión de realizar el segundo procedimiento cuando se considera cirugía secuencial. En este sentido, las pruebas gammagráficas combinadas con la estimación de índices cinéticos de crecimiento han demostrado su superioridad sobre la medición exclusiva de volúmenes.

2. Intraoperatorio: la planificación intraoperatoria influye de modo directo en la modulación del futuro remanente. Se ha propuesto el abordaje mínimamente invasivo con

el fin de minimizar el impacto de la agresión quirúrgica y facilitar una recuperación más rápida del paciente, reduciendo la morbimortalidad perioperatoria y manteniendo unos resultados oncológicos, como poco, equiparables a los de la cirugía convencional abierta. Tanto en su modalidad laparoscópica como en la robótica, se ha demostrado sobradamente la utilidad de esta vía de abordaje y se debe considerar en cierto modo una vía de modulación del remanente hepático.

La maniobra de Pringle (oclusión intermitente del pedículo hepático) se ha liberalizado de algún modo con la utilización del abordaje mínimamente invasivo y, aunque no existe una evidencia estricta en cuanto a la duración máxima segura de esta maniobra en situaciones de remanentes pequeños, se deben intentar minimizar los tiempos de clampaje.

La medición de flujos y/o presiones portales intraoperatorias debe ser una rutina en la cirugía hepática mayor por sus implicaciones sobre el futuro remanente.

Un flujo excesivo para una masa hepática crítica (flujo superior a 250 mL/min por 100 g de masa hepática) o una presión portal excesivamente elevada (> 20 mmHg) tendrán unas consecuencias definitivamente negativas, con un riesgo muy elevado de fracaso hepático posoperatorio. En los casos de hiperaflujo portal o hipertensión portal advertidos intraoperatoriamente, se han descrito maniobras que han demostrado su utilidad en el campo de trasplante hepático con injertos parciales, situación con ciertas similitudes a la que nos ocupa.

Tal vez la ligadura de la arteria esplénica sea la estrategia más generalizada, con la que se obtienen disminuciones de flujos y/o presiones portales de modo eficaz sin asociar una alta tasa de complicaciones.

3. Posoperatorio: la modulación sistémica posoperatoria del flujo/presión portal a través de terapia farmacológica no ha resultado tener claras ventajas para los pacientes que han presentado fracaso hepático posoperatorio.

Los fármacos utilizados más comúnmente han sido la terlipresina y la somatostatina, buscando el efecto de reconducción de la circulación esplácnica.

Otros fármacos como la N-acetilcisteína con efecto antioxidante tampoco han demostrado de modo fehaciente su beneficio.

Los sistemas de depuración de tipo MARS® (Molecular Adsorbent Recirculating System) o el recambio plasmático son medidas reservadas a pacientes críticos en fallo hepático posoperatorio y no pueden ser consideradas estrategias de modulación de remanente hepático propiamente dichas.

- La insuficiencia hepática posoperatoria es la complicación más grave en la resección hepática.
- Esta complicación es la causa más importante de mortalidad en este tipo de cirugía.
- Una correcta evaluación del remanente hepático es fundamental para evitar esta complicación.

Exploración y resección quirúrgica

El progresivo crecimiento de la experiencia con abordaje mínimamente invasivo, bien sea mediante técnica laparoscópica, bien robótica, hace predecir un futuro prometedor para este tipo de cirugía.

La exploración quirúrgica ha de descartar la presencia de enfermedad a distancia y corroborar la factibilidad de la extirpación descartando los criterios de irresecabilidad ya expuestos.

La toma de biopsias intraoperatorias de lesiones sospechosas que pudieran comprometer la resecabilidad (lesiones hepáticas sospechosas no conocidas que asienten sobre el futuro remanente, adenopatías sospechosas en territorios ganglionares que se puedan considerar M1) se debe realizar de modo sistemático.

La exploración ecográfica intraoperatoria constituye un paso obligado para decidir la estrategia quirúrgica final. Se ha demostrado que la utilización de la fluorescencia de la indocianina es muy útil para la delimitación de lesiones o demarcación de territorios vasculares.

La utilización de verde de indocianina para delimitar o identificar tanto un tumor como para discriminar territorios vasculares ha demostrado sobradamente su eficacia.

La extensión del tumor y su localización determinarán finalmente el tipo de resección hepática necesaria.

Una vez decidida la extirpación, la sección de la vía biliar distal como maniobra quirúrgica precoz resulta de ayuda para completar la linfadenectomía completa del ligamento hepatoduodenal y para la exploración de las estructuras vasculares. La comprobación de la existencia de un margen distal libre de enfermedad, mediante análisis histopatológico intraoperatorio debe ser realizada de modo sistemático.

La afectación vascular portal no constituye una contraindicación estricta para la resección si esta se puede realizar con su correspondiente reconstrucción. Es más, existiría incluso un potencial beneficio de la resección de la confluencia portal y reconstrucción del tronco portal principal con la rama portal del remanente en el sentido de una manipulación (*non touch technique*), por lo que esta técnica se ha preconizado para determinados casos.

Las reconstrucciones arteriales se acompañan de peores resultados en cuanto a morbimortalidad y son más cuestionables.

La división parenquimatosa seguirá los principios clásicos de la cirugía hepática oncológica apoyada en los avances tecnológicos diseñados para transección.

La extirpación completa de la vía biliar lleva de manera necesaria a la realización de una anastomosis biliodigestiva para la reconstrucción. La división proximal de la vía biliar obliga a la comprobación intraoperatoria sistemática de la ausencia de malignidad en la vía del remanente para asegurar la extirpación R0. Esta estrategia permite la ampliación de los márgenes de resección si fuera preciso para la realización de una anastomosis biliar sobre tejido sano. No es infrecuente que la resección radical obligue a la división de conductos múltiples y múltiples anastomosis. En estos casos, la utilización de magnificación, de pequeños tutores intraanastomóticos y de la preservación de drenajes percutáneos previamente instalados pueden ser de utilidad para evitar o minimizar la frecuencia de aparición de fístulas biliares, complicación frecuente después de este tipo de reconstrucciones complejas.

En los casos de cirugías extensas, es de importancia comprobar la permeabilidad de los ejes vasculares y el posicionamiento de estos al cierre abdominal, para evitar oclusiones derivadas de posiciones anómalas. Contemplar la fijación de un remanente pequeño puede evitar problemas que podrían adquirir una dimensión catastrófica de observarse una oclusión vascular por posiciones anatómicas incorrectas posresección. Es útil, en este sentido, reconstruir la fijación del ligamento falciforme o utilizar como anclaje el ligamento redondo fijado a la pared abdominal.

La linfadenectomía ha de incluir sistemáticamente los ganglios hiliares del ligamento hepatoduodenal y los pericoledocianos. La linfadenectomía de territorios distantes será útil para identificar una posible enfermedad metastásica. Se recomienda que la linfadenectomía no contenga un número inferior a 15 ganglios linfáticos (8ª edición de la clasificación TNM —tumor, ganglios [*nodes*], metástasis— del AJCC American Joint Committee on Cancer).

Enfermedad oligometastásica hepática

En ciertos casos, un colangiocarcinoma hiliar puede presentarse con alguna lesión hepática asociada sugestiva de metástasis intrahepática. En casos seleccionados y si dicha lesión asienta sobre el hemihígado que se va a extirpar, todavía puede considerarse el plan quirúrgico. En los casos de afectación no oligometastásica o contralateral al lóbulo hepático que se va a extirpar, no se debe recomendar la resección.

Evaluación de resultados y calidad en la resección quirúrgica

La evaluación de los resultados de una cirugía de este nivel de complejidad incluirá la tasa de resecciones completas (R0), el análisis de morbimortalidad, la supervivencia global y libre de enfermedad, y la calidad de vida de los pacientes.

En cuanto a la morbilidad asociada al procedimiento, existen tasas muy variables descritas que afectan a entre un 20 y un 70 % de los pacientes. El sangrado, la fuga biliar, la insuficiencia hepática o las complicaciones vasculares son las principales y más relevantes, que frecuentemente elevan la mortalidad posoperatoria en estos casos a más de un 5 %.

Tanto la afectación tumoral de los márgenes de resección como la afectación ganglionar o la indiferenciación son factores reconocidos que disminuyen la supervivencia de los pacientes. En los casos de resecciones R0 y ausencia de afectación ganglionar, se registran supervivencias globales de, aproximadamente, un 60 % a los cinco años del tratamiento con fines curativos. En el global de estos pacientes intervenidos por colangiocarcinoma hiliar, se observan supervivencias medias pobres, en torno a los 30 meses.

Trasplante hepático en el colangiocarcinoma perihiliar

Como ya se ha comentado, no es infrecuente que este tumor se manifieste en un estadio avanzado que comporte irresecabilidad según los criterios descritos.

La opción teórica de la extirpación completa del hígado enfermo para su sustitución se hace atractiva desde la perspectiva oncológica, sin embargo, la necesidad de inmunosupresión para evitar el rechazo dificulta la vigilancia inmunitaria natural y el control biológico de una potencial recidiva. La inmunosupresión en estos casos puede condicionar una progresión virulenta difícilmente controlable si se presenta una recidiva de la neoplasia.

Adicionalmente, se ha de contar con que estas neoplasias cuentan con un comportamiento biológico especialmente agresivo.

Cuando se contempla la posibilidda de trasplante en un grupo de pacientes, se ha de contar también tanto con los resultados y las ventajas desde la perspectiva individual como con los resultados y las ventajas desde la perspectiva colectiva. El número de donantes es un recurso limitado y el trasplante de un candidato puede suponer privar de esta opción a otro paciente.

La experiencia inicial más relevante fue desarrollada en la década de 1990 por el grupo de la Clínica Mayo con un protocolo que incluía neoadyuvancia con radioterapia externa, braquiterapia y quimioterapia para pacientes con enfermedad irresecable. Con dicho protocolo, se observaron supervivencias globales superiores al 85 % a los cinco años. Estos brillantes resultados se cuestionaron al contar estos estudios con pacientes que padecían colangitis esclerosante primaria sin constancia histopatológica confirmada de colangiocarcinoma, en cuyos explantes no se detectó colangiocarcinoma, hallazgo interpretado como efecto de la neoadyuvancia. La crítica a estos trabajos se basaba en que también podría interpretarse que algunos de estos pacientes trasplantados nunca padecieron cáncer, sino colangitis esclerosante primaria sin patología tumoral.

Experiencias más recientes demuestran resultados sustancialmente mejores con trasplante hepático que con cualquier otra modalidad terapéutica para el colangiocarcinoma perihiliar irresecable y con supervivencias superiores a un 60 % a los cinco años y, por lo tanto, asimilables a las de otros procesos que requieren trasplante cuya indicación se acepta de modo amplio.

Actualmente, la Sociedad Española de Trasplante Hepático (SETH), en su documento de consenso de 2021, acepta la consideración de trasplante bajo las siguientes circunstancias, recomendando que este tipo de terapia solo se realice dentro de estudios controlados.

En dicho documento, se recomienda contemplar este tratamiento para pacientes con colangiocarcinoma irresecable cuyo diámetro no exceda los 30 mm, sin afectación adenopática en la laparotomía de estadificación y cumpliendo un protocolo de neoadyuvancia de radioquimioterapia.

La opción de trasplante hepático se ha materializado a través de un estudio multicéntrico nacional español que contempla los siguientes criterios de inclusión:

- Colangiocarcinoma hiliar irresecable < 3 cm.
- Edad ≥ 18 y ≤ 70 años.
- Puntuación en la escala de estado funcional del *Eastern Cooperative Oncology Group* (ECOG) de 0 o 1.
- Ausencia de contraindicación por comorbilidad para trasplante hepático.

El tratamiento neoadyuvante consiste en dicho protocolo en:

1. Radioterapia externa en dosis total de 50-54 grais (Gy), administrada en 25-27 fracciones de 1,8-2 Gy al día durante cinco semanas.
2. Capecitabina concomitante con la radioterapia en dosis de 825 mg/m^2 por vía oral dos veces al día, siete días a la semana.
3. Gemcitabina intravenosa en dosis de 1.000 mg/m^2 y cisplatino intravenoso en dosis de 25 mg/m^2 los días 1 y 8 cada 21 días hasta el momento del trasplante.

El estudio citado se encuentra en fase de reclutamiento de pacientes actualmente.

El trasplante de estos pacientes es especialmente exigente desde el punto de vista técnico, dado que la utilización de radioterapia afecta negativamente a las estructuras del hilio hepático, que sufre una intensa reacción fibroinflamatoria.

La estructura que menos afectación sufre es la vena porta, que permitirá, en la mayoría de los casos, una anastomosis convencional terminoterminal donante-receptor.

Obviamente, la realización de una hepaticoyeyunostomía será obligada, al ser necesaria la extirpación completa de la vía biliar del receptor hasta el nivel de la cabeza pancreática.

La arteria hepática del receptor sufre el daño producido por la radioterapia y esta situación incrementa el riesgo de trombosis arterial, complicación de suma relevancia en trasplante hepático, que conlleva en la mayor parte de los casos la pérdida del injerto bien de modo inmediato por insuficiencia hepática aguda, bien, en formas más tardías, con daño biliar isquémico progresivo e irreversible.

Para evitar esta complicación, se recomienda efectuar un *bypass* aortohepático, que suele realizarse con un injerto ilíaco del mismo donante anastomosado a la aorta infrarrenal del paciente y ascendido de modo transmesocólico y retrogástrico para su anastomosis a la arteria hepática del injerto hepático. Esta reconstrucción aumenta la complejidad del procedimiento.

Tratamiento del colangiocarcinoma periférico

Resección en el colangiocarcinoma periférico

Esta forma de presentación de colangiocarcinoma ha sido ampliamente descrita en otro capítulo.

De nuevo, la extirpación quirúrgica es la única modalidad terapéutica que ofrece curación.

El tratamiento quirúrgico curativo del colangiocarcinoma de localización periférica sigue los principios de la cirugía hepática oncológica previamente descritos para el colangiocarcinoma perihiliar. Las observaciones realizadas en cuanto a la técnica quirúrgica a excepción de la extirpación de la vía biliar son, de modo general, igualmente válidas para este tipo de tumor de vía biliar.

La linfadenectomía de los territorios correspondientes es un gesto quirúrgico obligado, al menos, para una completa estadificación, si bien, no está claramente demostrado el beneficio que pudiera añadir en cuanto a supervivencia. La linfadenectomía sistemáticamente ha de incluir los ganglios hiliares del ligamento hepatoduodenal y los pericoledocianos. En el caso de tumores de localización derecha, los ganglios regionales que extirpar incluyen, además, de los hiliares (vía biliar principal, arteria hepática, vena porta y conducto cístico), los periduodenales y los peripancreáticos. En la localización izquierda, los ganglios regionales incluyen los hiliares y los correspondientes al ligamento gastrohepático. La linfadenectomía de territorios distantes será útil para identificar una posible enfermedad metastásica (periaórticos, pericava y celíacos). Una linfadenectomía que obtenga un número inferior a seis adenopatías para análisis patológico se considerará posiblemente subóptima.

Los pacientes que requerirán intervención por colangiocarcinoma intrahepático presentan de modo frecuente cirrosis hepática, con una mayor o menor disfunción hepatocelular y/o hipertensión portal. Ambos son factores claramente reconocidos en cuanto a su asociación a morbimortalidad perioperatoria.

En el grupo de pacientes afectados de cirrosis hepática, existen elementos adicionales de evaluación para la cirugía sumamente útiles. La categorización de Child-Pugh para discriminar la gravedad de una cirrosis hepática diferencia a pacientes *a priori* los que son funcionalmente aptos para cirugía, en el caso de la categoría A, de otros en los que solo en casos muy seleccionados se podría contemplar esta opción. La puntuación MELD (*Model for End Stage Liver Disease*), diseñada para calcular la probabilidad de mortalidad en lista de espera de un candidato a trasplante hepático, también es una herramienta orientativa en estos casos.

Se han diseñado otras herramientas con el objeto de predecir la aparición de un fallo hepático posresección en la población cirrótica. La cifra plaquetaria por debajo de 100.000 o 150.000/μL es un factor clásicamente identificado en este sentido.

Los niveles plasmáticos de albúmina, ya contemplados en la puntuación de Child-Pugh, combinados con los niveles séricos de bilirrubina, han dado lugar a la puntuación ALBI (del inglés, *albumin-bilirubin grade*) y, combinados con la cifra plaquetaria, a la puntuación APRI (del inglés, *aspartate aminotransferase/platelet ratio index*), dos escalas predictivas de insuficiencia hepática posoperatoria útiles.

Finalmente, en los casos de hipertensión portal sospechada, la medición de gradientes portosistémicos es sumamente útil, y se considera que un gradiente superior a 12 lleva asociada una mortalidad intimidante para realizar una extirpación hepática.

La evaluación de resultados y calidad en la resección quirúrgica se deben ajustar a las mismas categorías observadas para el colangiocarcinoma perihiliar.

Los resultados en cuanto a morbimortalidad con resección hepática son, en términos generales, mejores que los observados para colangiocarcinoma perihiliar, así como la supervivencia global y libre de enfermedad.

La cirugía realizada con intención curativa ofrece supervivencias libres de enfermedad superiores a los 30 meses, si bien es cierto que una minoría de los pacientes se presentan con enfermedad potencialmente resecable.

Trasplante en el colangiocarcinoma periférico

De nuevo, como en el caso de colangiocarcinoma perihiliar, la opción teórica de la extirpación completa del hígado enfermo, en casos de enfermedad limitada al hígado, con fines oncológicos para su sustitución, es un concepto atractivo.

Tal y como ya se ha comentado, la asociación de este tipo de tumor a la cirrosis hepática limita de modo importante las opciones de una hepatectomía segura, con un elevado riesgo de fracaso hepático posresección en los casos de cirrosis. Si la opción de extirpación es factible, esta será preferible a la realización de un trasplante hepático.

Las mismas consideraciones acerca de la necesidad de inmunosupresión para evitar el rechazo, que aumentará el riesgo de recidiva y la preocupación adicional por el comportamiento biológico especialmente agresivo de estos tumores, se mantienen para este tipo de tumor.

En términos generales, se siguen las recomendaciones de la SETH de 2021 para considerar el transplante para esta enfermedad siempre y cuando se trate de pacientes incluidos en estudios adecuadamente diseñados y en tumores no superiores a los 20 mm de diámetro, y sin afectación vascular radiológica.

Al contario de la técnica de trasplante descrita para el colangiocarcinoma hiliar, el trasplante en estos pacientes sigue las consideraciones y la técnica rutinaria para casos estándar de trasplante hepático. Como gesto adicional, se debe completar una linfadenectomía sistematizada.

Tratamiento del colangiocarcinoma distal

Los casos de colangiocarcinoma distales del hilio hepático no comportan necesariamente una resección hepática; existen dos localizaciones anatómicas que merecen diferente consideración.

Tercio medio de la vía biliar

Esta localización anatómica permite la extirpación de la vía biliar y la vesícula biliar asociando una linfadenectomía reglada.

La comprobación intraoperatoria de un margen distal y proximal amplio con ausencia de neoplasia ha de realizarse de modo sistemático, ya que un margen proximal insuficiente obligaría a considerar una resección hepática, o un margen distal demasiado próximo al parénquima pancreático merecería considerar una duodenopancreatectomía cefálica.

La edad y la comorbilidad del paciente orientan la decisión para contemplar este tipo de resección más limitada.

Colangiocarcinoma distal

La intervención estándar que cumple los objetivos de resección oncológica en estos casos es la duodenopancreatectomía cefálica. No son pocos los casos de neoplasias de la encrucijada biliopancreática que se intervienen con un diagnóstico preoperatorio no claramente documentado, en los que, finalmente, sobre el espécimen de resección, se diagnostica un colangiocarcinoma distal en la histología.

En términos generales, la duodenopancreatectomía cefálica se asocia a una mortalidad perioperatoria en torno a un 5 % y a una elevada morbilidad perioperatoria muy frecuentemente asociada a fístula pancreática (20 %), a otras fístulas anastomóticas u otras complicaciones (retraso de vaciamiento gástrico, linforrea). La insuficiencia pancreática exocrina ha de ser suplementada y el riesgo de desarrollo o agravamiento de diabetes preexistente habrán de ser vigilados en el posoperatorio.

En estos pacientes, la cirugía ofrece resultados mejores que los observados para los pacientes con colangiocarcinoma en otras localizaciones y se observan supervivencias próximas al 50 % a los cinco años.

La cirugía combinada de resección hepática y vía biliar asociando una duodenopancreatectomía, cirugía que quedaría reservada para casos de afectación extensa, está lastrada por una muy elevada morbimortalidad y se desaconseja *a priori*, salvo en casos extremadamente seleccionados.

La linfadenectomía que se debe realizar en los casos de colangiocarcinoma distal ha de comprender la extirpación de las adenopatías de los territorios correspondientes al conducto hepático, arteria hepática, tronco celíaco, pancreaticoduodenales anteriores y posteriores y arteria mesentérica superior.

Tratamiento de la neoplasia papilar intraductal biliar

El tratamiento de este tipo de neoplasia es controvertido debido a la naturaleza multifocal de este tipo de tumores. Por lo general, el tratamiento se dirige al foco maligno identificado mediante resección hepática y/o biliar limitada, si bien incluso la opción terapéutica radical de la hepatectomía total y trasplante se ha contemplado con diferentes resultados. En este sentido, la adición de tratamiento inmunosupresor entraña una preocupación, al facilitar hipotéticamente la recidiva de una neoplasia de un carácter tan agresivo.

Neoadyuvancia y colangiocarcinoma

La mayoría de los pacientes afectados por colangiocarcinoma se presentarán en estadios avanzados y sufrirán recidiva de la enfermedad en su seguimiento. Tiene sentido contemplar la neoadyuvancia como una parte de su tratamiento u ofrecer este tratamiento a los pacientes que se presentan con enfermedad irresecable para poder en última instancia considerar un rescate quirúrgico. Su papel en el colangiocarcinoma perihiliar en el trasplante ya ha sido discutido. A los tratamientos basados en la administración de gemcitabina y cisplatino, hay que sumar los desarrollados a partir de la caracterización molecular de estos tumores, que permitirá el desarrollo de nuevas inmunoterapias o terapias dirigidas en un futuro.

PARTE II. TUMORES DE LA VESÍCULA BILIAR

TRATAMIENTO QUIRÚRGICO DEL CARCINOMA DE VESÍCULA BILIAR

Como se ha comentado en el apartado de diagnóstico, el carcinoma de vesícula biliar frecuentemente se diagnostica en edades avanzadas y en pacientes frágiles, lo que limita las expectativas de éxito en este tipo de tumor agresivo, y tan solo un 10 % de los pacientes diagnosticados llegarán a recibir un tratamiento quirúrgico radical con intención curativa.

El plan de tratamiento ha de decidirse obligatoriamente por un equipo multidisciplinario, contemplando la estadificación tumoral, la edad, la fragilidad y la comorbilidad. Se puede proponer tratamiento con intención curativa en los estadios I a IVa, mientras que en los casos IVb las opciones de tratamiento se considerarían paliativas.

En el caso de confirmación histopatológica, la toma de decisiones se simplifica a favor del diseño de una cirugía resectiva radical. Sin embargo, esta situación de certidumbre diagnóstica no es inhabitual y los pacientes portadores de adenocarcinoma de vesícula biliar no infrecuentemente se intervienen con una sospecha de este diagnóstico que se confirmará de modo intraoperatorio o posoperatorio.

Por otro lado, aproximadamente la mitad de los diagnósticos de cáncer de vesícula se diagnostican de modo incidental, como hallazgo histopatológico en el 0,25-0,9 % de las colecistectomías. En la mayoría de los casos, se trata de tumores en estadios iniciales I o II, lo que se asocia a una supervivencia a los cinco años de entre un 30 y un 80 % cuando se trata de T2 o T1, respectivamente, si los pacientes reciben el tratamiento quirúrgico correcto.

Existe una diferencia notable en el manejo del carcinoma de vesícula diagnosticado/sospechado y en el carcinoma de vesícula encontrado de modo incidental en la pieza de colecistectomía, por lo que estas dos entidades serán tratadas en apartados diferentes.

Carcinoma de vesícula diagnosticado o sospechado

Masa vesicular sospechosa de neoplasia

El manejo de estos casos dependerá de la adecuación de la experiencia del cirujano y el centro y de la dificultad del caso que se vaya a tratar. La toma de biopsias percutáneas o intraoperatorias, de no existir un plan de cirugía radical en el mismo acto operatorio, se desaconseja por el riesgo de diseminación tumoral. En general, se recomienda la realización de una colecistectomía radical para confirmación histopatológica intraoperatoria y actuación inmediata en consecuencia, completando una linfadenectomía reglada si se confirma adenocarcinoma y ampliando los márgenes de resección hepática o considerando la resección de la vía biliar si esto fuera preciso en el caso de infiltración del conducto cístico.

Resección hepática

La resección hepática más o menos extensa en los casos de carcinoma de vesícula biliar por encima de estadios T1a se considera obligada en el tratamiento curativo del adenocarcinoma de vesícula biliar.

La opción de realizar una resección del lecho vesicular o de realizar una extirpación más amplia como una bisegmentectomía de los segmentos IV y V o, incluso, una hepatectomía derecha ampliada al menos al segmento IVb son alternativas de tratamiento. No existe clara evidencia para recomendar la resección del lecho vesicular o la resección

anatómica mediante bisegmentectomía o una resección mayor. Sin duda, la individualización de pacientes tanto en extensión de enfermedad como en comorbilidad y riesgo para la cirugía desempeñarán un papel fundamental en cuanto a la decisión sobre la extensión de la cirugía hepática. El balance entre la mayor radicalidad atribuible a una cirugía más amplia se debe contrastar con la potencial morbimortalidad atribuible a un procedimiento quirúrgico hepático complejo. Desafortunadamente, no existen estudios aleatorizados que demuestren evidencia en cuanto a qué tipo de resección hepática ofrece un mayor beneficio de supervivencia en estos casos.

La descripción de las investigaciones y procedimientos descritos para la cirugía hepática en los casos de colangiocarcinoma, en cuanto a volumen y función de futuro remanente hepático, tienen validez cuando esta es necesaria para un paciente con carcinoma de vesícula biliar.

Las lesiones de localización infundibular comportan un tratamiento complejo, dado que los tumores que asientan en esta área anatómica frecuentemente afectan a elementos vasculobiliares hiliares. Si este es el caso, se seguirán las mismas consideraciones descritas para el colangiocarcinoma de localización perihiliar (**Fig. 35-3**).

Extensión de linfadenectomía

Solo una linfadenectomía reglada garantizará la correcta estadificación y tratamiento de estos complejos pacientes.

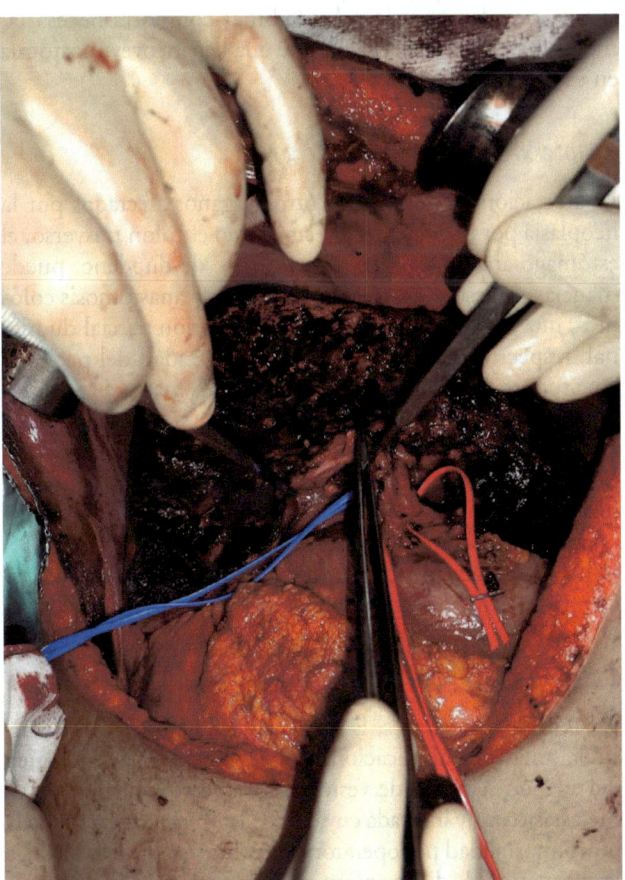

Figura 35-3. Resección central de los segmentos IVb, V y VIII.

Una linfadenectomía con una extirpación de adenopatías inferior a seis se considera insuficiente en los casos de cirugía de rescate por carcinoma de vesícula incidental y, de realizarse una linfadenectomía reglada de los territorios descritos, el número de ganglios obtenidos tampoco debería ser inferior.

Se debe tener en cuenta que las estaciones ganglionares consideradas por la 8ª edición de la clasificación TNM identifica como posibles territorios de diseminación regional las adenopatías del hilio hepático, incluyendo, así, las peribiliares, de la arteria hepática, la vena porta, el tronco celíaco y la arteria mesentérica superior, considerándose estadio N1 si se tratara del hallazgo de uno a tres ganglios afectados y estadio N2 en el caso de afectación de cuatro o más ganglios, independientemente del territorio concreto dentro de los citados. Estas regiones ganglionares deben estar incluidas como espécimen remitido a anatomía patológica para considerar la linfadenectomía completa en un adenocarcinoma de vesícula.

Las metástasis ganglionares localizadas en los territorios diferentes y distantes a los citados serán consideradas como metástasis sistémicas. El hallazgo de una adenopatía positiva en estos territorios desacredita la utilidad de la cirugía radical en el caso.

Extirpación de vía biliar

La presencia de displasia de alto grado o carcinoma en el margen de resección del conducto cístico se traduce en la necesidad de resección de vía biliar. Este gesto quirúrgico añadido facilitará la esqueletización de los elementos del ligamento hepatoduodenal, para completar una linfadenectomía radical sistemática. La resección de vía biliar comporta necesariamente la reconstrucción mediante una hepaticoyeyunostomía en «Y» de Roux.

Extirpación combinada de otros órganos

La afectación combinada de otros órganos afectados por la neoplasia por infiltración directa, como el colon trasverso, el estómago antropilórico o un segmento de duodeno, puede manejarse y resolverse con una resección y anastomosis colónica, una gastrectomía distal o una resección parcial duodenal, respectivamente. De nuevo, la capacidad del paciente para soportar uno de estos procedimientos marcará la actitud quirúrgica.

La realización de una duodenopancreatectomía asociada en casos de afectación pancreatoduodenal extensa se considera una táctica no recomendable, salvo en casos muy seleccionados, al observarse unos resultados pobres, tanto desde el punto de vista de la morbimortalidad posoperatoria como en cuanto a resultados oncológicos.

Enfermedad metastásica

En términos generales, la enfermedad metastásica se considera una contraindicación para el tratamiento quirúrgico del adenocarcinoma de vesícula. En el caso de enfermedad metastásica muy limitada cuya extirpación no comprometa la morbimortalidad perioperatoria, la exéresis radical asociada a la extirpación de dicha enfermedad de presentación oligometastásica podría contemplarse en pacientes particularmente aptos para la cirugía, aun siendo el beneficio oncológico cuestionable.

Cirugía posneoadyuvancia

La neoadyuvancia en el carcinoma de vesícula biliar ha demostrado un beneficio limitado y, en el momento actual, es necesario poder recabar más evidencia al respecto. En general, se puede recomendar que para los pacientes en los que la enfermedad se diagnostica con un tumor T3-T4 N1 se debería considerar la entrada en ensayos que contemplen neoadyuvancia. La opción de cirugía en estos casos solo se debe contemplar si se prevé una posibilidad razonable de resección R0 después del tratamiento neoadyuvante.

Resultados de la cirugía del carcinoma de vesícula

El diagnóstico habitualmente tardío, la agresividad biológica de estos tumores y la frecuente fragilidad de los pacientes afectados por esta enfermedad comportan unos resultados pobres. A pesar de la resección radical, se observan unas supervivencias superiores al 80 % para el estadio I y próximas a un 10 % para los pacientes en estadio IV.

Carcinoma de vesícula incidental poscolecistectomía

Cirugía radical de rescate

A menudo, se debate la necesidad de indicar cirugía radical de rescate en el carcinoma de vesícula precoz, en particular, ante lesiones T1b.

Si bien de algunos estudios se desprende que la extirpación solo de la vesícula biliar, con o sin extirpación de algunos de los ganglios linfáticos locales en la pieza de colecistectomía, puede ser suficiente desde el punto de vista oncológico, las pautas de la National Comprehensive Cancer Network sugieren que las lesiones T1b requieren la resección hepática y linfadenectomía asociada. Las guías de la American Hepato-Pancreato-Biliary Association y del AJCC también recomiendan una resección más extensa para tumores T1b y superiores, con un rendimiento de, al menos, seis ganglios linfáticos para contar con una estadificación y pronóstico adecuados, aspecto respaldado por datos de estudios que muestran una tasa de metástasis ganglionares del 10 % o más en lesiones T1b, en comparación con las lesiones T1a.

La cirugía radical de rescate se asocia a mayores tasas de complicaciones, y puede ser especialmente exigente para pacientes ancianos o frágiles. Por otro lado, se observa una amplia disparidad entre los diseños de tratamiento quirúrgico para estos pacientes, y existe incertidumbre respecto al tratamiento idóneo.

Un estudio de extensión completo descartará enfermedad a distancia y ayudará a definir la estrategia quirúrgica. El examen del protocolo quirúrgico previo y el informe histopatológico completarán el plan de intervención.

De nuevo, en estos casos, los estándares de extensión de la hepatectomía a realizar no están claramente definidos. En este sentido, el informe histopatológico de la colecistectomía es fundamental, y merecerá una consideración diferente una lesión que asiente en la vertiente hepática, más si la serosa vesicular se encuentra infiltrada en los casos T2b o en estadios más avanzados, respecto de los casos de afectación de la vertiente peritoneal en los que no exista infiltración directa hepática. La afectación del conducto cístico también ayudará en la decisión de actuar sobre la vía biliar.

Otro tema de debate gira en torno al tiempo en el que debe realizarse esta cirugía radical de rescate. No es infrecuente que los pacientes sean referidos a los centros expertos con cierta demora, fundamentalmente, por lo inesperado del diagnóstico y por la logística que conlleva. Se ha descrito que el tiempo óptimo para la cirugía de rescate se encuentra entre las cuatro y las ocho semanas después de la colecistectomía, sin embargo, es difícil calcular cómo un tiempo prolongado afecta a los resultados de la cirugía radical de rescate. Es obvio que este tratamiento perderá su valor si el tiempo es excesivo, pero cuándo determinar la futilidad del rescate quirúrgico por un tiempo excesivo es difícil de precisar.

La extirpación de los puertos de abordaje laparoscópico que fuera preconizada tiempo atrás, basándose en la observación de metastatización del adenocarcinoma de vesícula en algunos casos en dicha localización, no se considera dentro de las recomendaciones actuales para el tratamiento mediante cirugía de rescate después del diagnóstico de carcinoma de vesícula incidental. La sistematización de la extracción vesicular en bolsa en la colecistectomía laparoscópica rutinaria, minimizando la posibilidad de diseminación tumoral, probablemente, haya contribuido a que este problema haya cambiado en frecuencia y manejo.

> La referencia temprana de un paciente en el que se diagnostica un carcinoma de vesícula biliar de modo incidental a un centro experto en cirugía hepatobiliopancreática marcará su supervivencia.

Resultados de la cirugía del carcinoma de vesícula incidental

A pesar de la resección de rescate completa, los resultados de la cirugía en el carcinoma de vesícula biliar incidental siguen siendo pobres, y se encuentran de nuevo sujetos al estadio tumoral definitivo posresección, obteniéndose supervivencias superiores al 80 % para el estadio I y de un 5 % para un estadio IV.

Tumores secundarios de vesícula biliar

La vesícula biliar es un órgano en el que infrecuentemente asientan metástasis de otros tumores primarios. La afectación de la vesícula directa por carcinomatosis es un fenómeno mucho más frecuente.

Esta afectación se descubre a través de las pruebas de imagen de seguimiento oncológico por otros tumores primarios o por la aparición de sintomatología en relación con la obstrucción del conducto cístico en forma de colecistitis.

El melanoma es un tumor que de manera extraordinaria metastatiza en la vesícula biliar, pero que muestra cierta afinidad para su diseminación secundaria a este órgano y, de hecho, se ha identificado como el tumor primario que más frecuentemente metastatiza en esta localización. Otros tumores que pueden potencialmente asentar en la vesícula biliar son el cáncer de mama, el carcinoma hepatocelular, el carcinoma renal, el cáncer de pulmón, el linfoma y el cáncer gástrico.

El tratamiento de las metástasis de cualquiera de estos tumores en la vesícula biliar desafortunadamente ofrece resultados pobres en cuanto a supervivencia toda vez que se trata de enfermedad avanzada en el contexto de tumores primarios agresivos ya diseminados. Su tratamiento quirúrgico se reservará a aquellos pacientes en los que se calcule a través de los comités interdisciplinarios un beneficio real para el paciente.

PUNTOS CLAVE

- El enfoque diagnóstico y terapéutico y de los tumores de la vía biliar merece una consideración muy diferente dependiendo de su localización.
- La cirugía del colangiocarcinoma hiliar requiere la referencia de estos pacientes a centros expertos por la elevada complejidad de evaluación y estrategia quirúrgica.
- El trasplante hepático ha emergido como opción de tratamiento tanto en el colangiocarcinoma periférico como en el colangiocarcinoma hiliar en casos seleccionados.

- La cirugía ofrece actualmente los mejores resultados en cuanto a supervivencia y supervivencia libre de enfermedad.
- La posibilidad de aparición de un adenocarcinoma incidental en el espécimen de colecistectomía siempre ha de ser considerada.
- La cirugía radical de inicio en casos de diagnóstico preoperatorio o de rescate en los casos de hallazgo incidental ofrece los mejores resultados en cuanto a supervivencia y supervivencia libre de enfermedad.

BIBLIOGRAFÍA

Benavides M, Antón A, Gallego J, Gómez MA, Jiménez-Gordo A, La Casta A, et al. Biliary tract cancers: SEOM clinical guidelines. Clin Transl Oncol. 2015;17(12):982-7.

Brierley JD, Gospodarowicz MK, Wittekind C (eds.). TNM Classification of malignant tumours. 8th edition. Hoboken; Wiley and Blackwell; 2016.

Cocco G, Delli Pizzi A, Basilico R, Fabiani S, Taraschi AL, Pascucci L, et al. Imaging of gallbladder metastasis. Insights Imaging. 2021;12(1):100.

Feo CF, Ginesu GC, Fancellu A, Perra T, Ninniri C, Deiana G, et al. Current management of incidental gallbladder cancer: a review. Int J Surg. 2022;98:106234.

Foley KG, Lahaye MJ, Thoeni RF, Soltes M, Dewhurst C, Barbu ST, et al. Management and follow-up of gallbladder polyps: updated joint guidelines between the ESGAR, EAES, EFISDS and ESGE. Eur Radiol. 2022;32(5):3358-68.

Jarnagin WR, Fong Y, DeMatteo RP, Gonen M, Burke EC, Bodniewicz BS J, et al. Staging, resectability, and outcome in 225 patients with hilar cholangiocarcinoma. Ann Surg. 2001;234(4):507-19.

Mansour JC, Aloia TA, Crane CH, Heimbach JK, Nagino M, Vauthey JN. Hilar cholangiocarcinoma: expert consensus statement. HPB (Oxford). 2015;17(8):691-9.

Moris D, Palta M, Kim C, Allen PJ, Morse MA, Lidsky ME. Advances in the treatment of intrahepatic cholangiocarcinoma: an overview of the current and future therapeutic landscape for clinicians. CA Cancer J Clin. 2022;73(2):198-222.

Papageorge MV, De Geus SWL, Woods AP, Ng SC, Drake FT, Merrill A, et al. Lymphadenectomy in gallbladder adenocarcinoma: are we doing enough? Am J Surg. 2022;224(1 Pt B):423-8.

Rodríguez-Perálvarez M, Gómez-Bravo MA, Sánchez-Antolín G, De la Rosa G, Bilbao I, Colmenero J; Spanish Society of Liver Transplantation (SETH) Consensus Panel. Expanding indications of liver transplantation in Spain: consensus statement and recommendations by the Spanish Society of Liver Transplantation. Transplantation. 2021;105(3):602-7.

Sturm N, Schuhbaur JS, Hüttner F, Perkhofer L, Ettrich TJ. Gallbladder cancer: current multimodality treatment concepts and future directions. Cancers (Basel). 2022;14(22):5580.

Van Keulen AM, Olthof PB, Cescon M, Guglielmi A, Jarnagin WR, Nadalin S, et al. Actual 10-year survival after resection of perihilar cholangiocarcinoma: what factors preclude a chance for cure? Cancers (Basel). 2021;13(24):6260.

Terapias no resectivas de tumores hepáticos

36

M. Bailón Cuadrado

OBJETIVOS

- Describir las principales terapias no resectivas de tumores hepáticos.
- Identificar cuáles son las principales entidades patológicas que pueden ser subsidiarias de estos tratamientos.
- Analizar las características de los tumores hepáticos (número, tamaño, proximidad a vasos, origen anatomopatológico) que condicionan su tratamiento.
- Evaluar cuándo es conveniente llevar a cabo una de estas técnicas (sola o en combinación con cirugía y/o tratamiento sistémico).

QUIMIOEMBOLIZACIÓN TRANSARTERIAL

El objetivo de la quimioembolización transarterial (QETA) es combinar los efectos de la isquemia por embolización con la quimioterapia intraarterial. Los fármacos más empleados son la doxorubicina, el cisplatino, la epirubicina, la mitoxantrona y la mitomicina C. El fármaco se mezcla con Lipiodol® y se administra como una emulsión. Tras su administración, el Lipiodol® se acumula en el tumor por la diferencia hemodinámica que presenta con el parénquima sano. Una vez en el tumor, se acumula debido a la falta de células de Kupffer, permitiendo la liberación del fármaco durante 6-12 semanas (Marelli *et al.*).

La embolización arterial induce necrosis en la lesión y aumenta el tiempo que el fármaco permanece en el tumor. Además, el daño isquémico por la embolización potencia la absorción de estos fármacos, interrumpiendo la función de las bombas transmembrana de las células tumorales. No es conveniente la embolización arterial muy proximal, ya que no solo inducirá el desarrollo de vasos colaterales intrahepáticos y extrahepáticos, sino que también impedirá un futuro nuevo procedimiento.

Por lo tanto, es importante seleccionar el tamaño adecuado de los materiales. Deben ser lo suficientemente pequeños para alcanzar y ocluir las arteriolas terminales al tumor, pero más grandes que los *shunts* (comunicaciones) arteriovenosos y que el plexo peribiliar, para evitar el riesgo de embolización pulmonar y necrosis del conducto biliar. Hasta la fecha, las partículas de esponja de gelatina han sido el agente más utilizado, con tamaños de 500 a 1.000 μm, que solo ocluyen la arteria temporalmente, durante unas dos semanas (Giunchedi *et al.*).

Es importante evaluar los *shunts* arteriovenosos. Cuanto más parénquima hepático ocupa el tumor, más *shunts* arteriovenosos existirán. Un *shunt* arteriovenoso importante puede provocar un flujo hacia el sistema portal que genere ascitis y hemorragia por varices. En estas situaciones, se recomienda la embolización del *shunt* antes de la QETA. De hecho, la embolización de un *shunt* importante puede convertir ese flujo hepatófugo en hepatópeto, con una consiguiente mejora de la ascitis (Gaba *et al.* y Shi *et al.*).

Hepatocarcinoma

La indicación más común es el hepatocarcinoma no resecable. La mayoría de los pacientes con hepatocarcinoma tienen cirrosis hepática subyacente. Los pacientes cirróticos a menudo requieren un remanente hepático más grande después de la cirugía para mantener una función hepática adecuada. Por lo tanto, los tumores que podrían ser resecables en pacientes con parénquima hepático normal pueden no serlo en pacientes con cirrosis. Los pacientes con una función hepática alterada pueden no tolerar una embolización transarterial extensa, porque sus hígados son más dependientes del flujo arterial.

Siguiendo el esquema del BCLC (Barcelona Clinic Liver Cancer), la QETA se recomienda como terapia de primera línea para hepatocarcinomas multinodulares asintomáticos, sin afectación vascular y sin diseminación extrahepática. Menos de un 15 % de pacientes con hepatocarcinoma debutan en esta etapa (Kwak *et al.*). Sin embargo, en situaciones clínicas reales, el empleo de la QETA es mucho más frecuente incluso para una sola lesión. Un estudio reciente mostró que la QETA proporciona, a largo plazo, una supervivencia comparable a la resección hepática y a la radiofrecuencia (RF) en pacientes con un hepatocarcinoma único de pequeño tamaño (Yang *et al.*). Por lo tanto, la QETA puede considerarse como un tratamiento alternativo con intención curativa en pacientes con hepatocarcinoma en este estadio que no son candidatos a resección o ablación por comorbilidad sistémica o problemas anatómicos.

La rotura espontánea de un hepatocarcinoma es una indicación de QETA urgente, independientemente de la función hepática. Incluso en pacientes con cirrosis hepática avanzada y un hepatocarcinoma con crecimiento exofítico, el crecimiento puede controlarse de forma segura mediante embolización selectiva para prevenir la rotura del tumor sin deterioro de la función hepática (Kim *et al.*).

La QETA también desempeña un papel neoadyuvante en el *downstaging* (descenso del estadio TNM) antes de la resección o como terapia puente para pacientes en espera de un trasplante ortotópico hepático (TOH). Además del hepatocarcinoma, los pacientes con lesiones metastásicas hipervasculares pueden beneficiarse de la QETA. El origen más habitual son los tumores neuroendocrinos (TNE), los tumores del estroma gastrointestinal (GIST; del inglés, *gastrointestinal stromal tumors*) y los melanomas. Las indicaciones más comunes son la progresión de la lesión hepática con estabilidad o ausencia de enfermedad extrahepática y síntomas relacionados con el tamaño del tumor primario o la liberación hormonal, especialmente, en metástasis de TNE.

Numerosos estudios han demostrado que la QETA induce una significativa necrosis tumoral sin influencia negativa sobre la función hepática en pacientes con función hepática conservada. La extensión de la necrosis tumoral varía del 60 al 100 %. Con la introducción de la QETA subsegmentaria usando un microcatéter, la tasa de necrosis tumoral mejoró notablemente. En comparación con la QETA lobular, la selectiva condujo a mejores datos en cuanto a tasa de necrosis media (del 75,1 % frente al 52,8 %) y necrosis completa (del 53,8 % frente al 29,8 %) (Golfieri *et al.* y Matsui *et al.*).

Sin embargo, en tumores grandes, aunque la necrosis puede parecer macroscópicamente completa, el examen histológico revela células tumorales viables. Durante el seguimiento, el tumor recupera su riego sanguíneo y el tumor continúa creciendo, lo que genera una alta tasa de recurrencia después del tratamiento. Varios estudios han sugerido que las características del tumor pueden llevar a una respuesta favorable después de la QETA, como que sean pequeños, encapsulados o hipervasculares.

Se ha demostrado el beneficio de supervivencia asociado a la QETA en dos ensayos aleatorizados, uno de Barcelona (Llovet *et al.*, 2002) y otro de Hong Kong (Lo *et al.*). Se observó que la supervivencia a los dos años era mayor que el tratamiento conservador (Llovet *et al.*, 2003).

La QETA se ha establecido como el tratamiento de elección en los pacientes que cumplen los criterios para la etapa intermedia del sistema de estadificación BCLC. Recientemente, un estudio retrospectivo (Lewandowski *et al.*) informó que la mediana de tiempo hasta la progresión fue de 7,9 meses, y que la mediana de supervivencia de los pacientes en los estadios A, B y C del BCLC fueron 40,0, 17,4 y 6,3 meses, respectivamente, con diferencias significativas.

El papel de la QETA como terapia neoadyuvante en candidatos a resección hepática es controvertido. Varios estudios informaron de un posible beneficio en la supervivencia en pacientes tratados con QETA antes de la resección del hepatocarcinoma en comparación con la resección sola (Gerunda *et al.* y Zhang *et al.*). Sin embargo; en los últimos dos ensayos aleatorios (Kaibori *et al.* y Zhou *et al.*), la QETA preope-

ratoria no mejoró los resultados quirúrgicos, incluyendo la recidiva posoperatoria, la supervivencia libre de enfermedad y la supervivencia global. Además, el grupo de QETA preoperatoria tenía una tasa de resección más baja y un tiempo quirúrgico más largo.

Se ha demostrado que el TOH es el mejor tratamiento para el hepatocarcinoma en etapa temprana, porque permite la curación tanto del tumor como de la hepatopatía crónica subyacente. Sin embargo, debido a un tiempo de espera en lista cada vez mayor, una proporción notable de los pacientes son excluidos a causa de la progresión tumoral.

El impacto de la QETA como terapia puente antes del TOH aún es incierto, debido a la ausencia de un estudio que compare a los pacientes que se sometieron a TOH con y sin QETA previa. La serie más reciente que incluye a pacientes tratados con QETA antes de TOH indican que el abandono debido a la progresión tumoral es menor y oscila entre el 3,0 y el 9,3 %, con un tiempo medio de espera en lista superior a seis meses (Alba *et al.*, Majno *et al.* y Millonig *et al.*).

Se ha descrito una tasa de recurrencia menor del 15 % en pacientes dentro de los criterios de Milán sometidos a TOH sin ningún tratamiento (Jonas *et al.* y Mazzaferro *et al.*). Dos grandes estudios informaron de una baja tasa de recurrencia (del 7,6 y el 10,7 %) en pacientes que fueron tratados con QETA antes de TOH (Alba *et al.* y Millonig *et al.*). Sin embargo, en un estudio de casos y controles que incluyó a 100 pacientes que recibieron QETA antes del TOH y 100 pacientes como grupo de control, se observó que la QETA pretrasplante no fue un factor predictivo independiente de supervivencia global ni de supervivencia libre de enfermedad (Decaens *et al.*). Más recientemente, Tsochatzis *et al.* observaron, en un estudio con 150 pacientes, una menor tasa de recurrencia del hepatocarcinoma en pacientes en los que se practicó QETA antes del TOH (del 6 % frente al 18,1 %) (**Fig. 36-1**).

Tumores neuroendocrinos

Los TNE de origen gastroenteropancreático debutan con metástasis en un 21, un 30 y un 50 % de los casos para grado 1 (G1), G2 y G3, respectivamente. En general, los tumores G1 y G2 son candidatos potenciales a tratamiento locorregional,

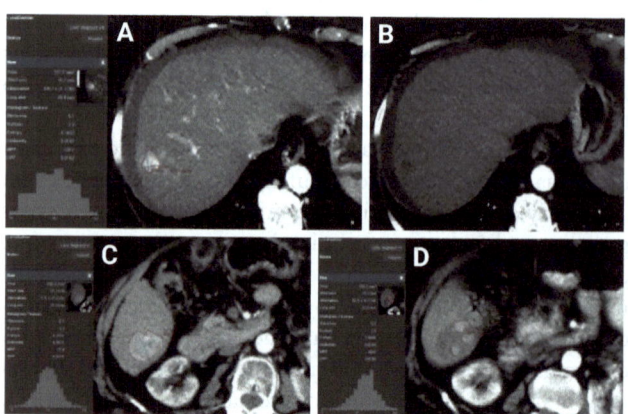

Figura 36-1. A) Hepatocarcinoma de 20,6 mm de eje mayor. **B)** Respuesta completa de la lesión previa. **C)** Hepatocarcinoma de 33,2 mm de eje mayor. **D)** Respuesta parcial de la lesión previa (Vosshenrich *et al.*).

mientras que los G3 deben someterse a tratamiento sistémico debido a la rápida progresión de la enfermedad y la aparición de metástasis (Pavel *et al.*).

El desarrollo de metástasis hepáticas provoca la síntesis y liberación de sustancias hormonales que generan una serie de síntomas, incluyendo erupción cutánea, hipertensión, diarrea y trastornos electrolíticos, lo que se conoce como *síndrome carcinoide*. En las últimas etapas de la enfermedad, la hepatomegalia significativa generada por lesiones metastásicas voluminosas puede causar dolor progresivo y disnea, siendo el objetivo principal de la QETA reducir la carga tumoral hepática y paliar la sintomatología.

La respuesta sintomática se observa en el 52-86 % de los pacientes, siendo esta respuesta aún mayor cuando la QETA se emplea como terapia de primera línea, con un 70 % de respuesta sintomática completa y un 20 % de respuesta parcial (De Baere *et al.*). Estudios recientes describen una supervivencia global que varió de tres a cuatro años, con una mediana de 38,6 meses (55 meses para TNE no pancreático y 27,6 meses para TNE pancreático) para Hur *et al.* (2013) y 43,1 meses (43,2 meses para TNE no pancreático y 43,1 meses para TNE pancreático) para Sofocleous *et al.*

Algunos autores recomiendan una carga tumoral hepática superior al 50 % como criterio de exclusión para la QETA debido los pobres resultados obtenidos, con bajas tasas de respuesta (Kamat *et al.*).

Tumores del estroma gastrointestinal (GIST)

El hígado es el lugar más habitual de metástasis de GIST malignos. La resección hepática es el tratamiento de elección para una sola metástasis, pero la mayoría de los pacientes con metástasis hepáticas presentan una enfermedad irresecable. Debido a que este tumor es frecuentemente hipervascular, la QETA ha sido considerada un tratamiento paliativo eficaz para metástasis hepáticas irresecables. Actualmente, se recomienda QETA en pacientes que no respondieron o se volvieron resistentes a los inhibidores de la tirosina-cinasa.

En una pequeña serie, que incluye 26 sesiones de QETA en 14 pacientes con metástasis hepáticas resistentes a los inhibidores de la tirosina-cinasa, la mediana de tiempo de supervivencia libre de progresión fue de 7,0 meses, y la mediana de supervivencia global fue de 9,7 meses (Kobayashi *et al.*). Recientemente, Cao *et al.* compararon la QETA con tratamiento sintomático en pacientes con fracaso o resistencia a los inhibidores de la tirosina-cinasa; el grupo con QETA mostró una mediana de supervivencia libre de progresión más prolongada (30,0 semanas frente a 12,9 semanas) y mayor supervivencia global (68,5 semanas frente a 25,7 semanas) que el grupo de control.

RADIOEMBOLIZACIÓN

La radioembolización constituye una nueva forma de administrar radioterapia al tumor, pudiéndose aplicar hasta 150 grais con menos complicaciones que la radiación externa, con resultados prometedores en neoplasias malignas hepáticas primarias y secundarias.

La radioembolización fue estudiada por primera vez por Nolan y Grady en 1969 utilizando óxido de itrio 90 (^{90}Y) contenido en un partícula de 50 a 100 μm de tamaño. Su estudio consistió en un pequeño número de pacientes, pero mostró una respuesta favorable, observando una reducción del tamaño de lesiones palpables. El siguiente estudio con ^{90}Y fue publicado en 1982 por Mantravadi y estudió el efecto y la distribución de ^{90}Y después de la liberación a través de la arteria hepática; los autores concluyeron que los pacientes con tumores hipervasculares tienen muchas más probabilidades de beneficiarse de este tratamiento.

Hepatocarcinoma

El TOH es el tratamiento de elección para aquellos pacientes que cumplen los criterios de Milán (Mazzaferro *et al.*) y la resección hepática solo es posible si el hígado conserva una buena función. La limitada disponibilidad de órganos y la progresión tumoral en lista de espera limita el número de pacientes que finalmente se someten a un TOH. Además, hay que considerar que la ablación tiene un papel limitado, debido al riesgo de siembra tumoral y al tamaño y localización de la lesión. Se ha demostrado que la radioembolización limita la progresión de la enfermedad, lo que permite al paciente un mayor tiempo en lista de espera para TOH (Kulik *et al.*).

Los pacientes que no cumplen los criterios de Milán por el número o tamaño de las lesiones, pero sin trombosis portal o enfermedad a distancia, pueden ser candidatos a radioembolización, lo que puede generar un *downstaging* que permita a estos pacientes, inicialmente excluidos, ser candidatos a TOH (Kulik *et al.*).

La presencia de trombosis portal excluye a estos pacientes del TOH, mientras que su presencia no es una contraindicación para la radioembolización con ^{90}Y. La arteria hepática es el único aporte vascular al parénquima en esta situación, por lo que las terapias de embolización se encuentran relativamente contraindicadas. Sin embargo, la radioembolización con ^{90}Y puede emplearse en estos casos debido a su mínimo efecto embólico (Kulik *et al.*). Mientras que se ha observado una mejoría en la supervivencia (de 10,1 a 13,4 meses desde el tratamiento) en pacientes con trombosis portal (Kulik *et al.*), no se ha constatado beneficio en pacientes con metástasis a distancia (Salem *et al.*).

Recientemente, Salem *et al.* publicaron un artículo sobre el papel de la radioembolización en 291 pacientes con hepatocarcinoma. Los datos presentados sugieren que la radioembolización es una opción de tratamiento segura y eficaz.

En el primer gran estudio en el que se comparaba a pacientes con hepatocarcinoma tratados con radioembolización y con QETA, los pacientes tratados con radioembolización tuvieron perfiles de toxicidad más bajos y un mayor tiempo de progresión (Salem *et al.*) (**Fig. 36-2**).

Colangiocarcinoma intrahepático

La resección es la mejor opción de tratamiento en pacientes que tienen enfermedad localizada, con una demostrada mejora en la supervivencia. Se ha estudiado el papel de la QETA para el colangiocarcinoma intrahepático y, aunque

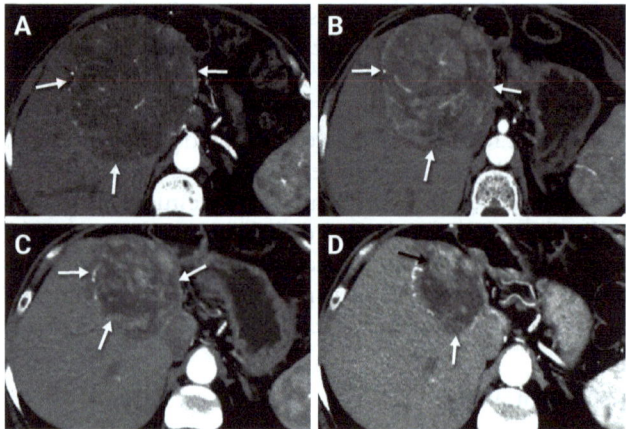

Figura 36-2. Hepatocarcinoma sobre cirrosis. **A)** Antes del tratamiento. **B)** A los 45 días. **C)** A los 3 meses. **D)** A los 6 meses. (Spina *et al.*).

se han observado mejoras en la supervivencia, la toxicidad sigue siendo muy elevada. En cuanto a la radioembolización, su papel no ha sido ampliamente estudiado para este tipo de lesiones, a pesar de haberse mostrado eficaz en el estudio del hepatocarcinoma.

Un estudio que analizó el uso de ^{90}Y en pacientes con colangiocarcinoma intrahepático mostró una buena respuesta al tratamiento y resultados de supervivencia favorables (Ibrahim *et al.*). Saxena *et al.* publicaron recientemente un análisis de 25 pacientes con colangiocarcinoma intrahepático sometidos a radioembolización con microesferas de resina. Concluyen que esta técnica es segura y eficaz; sin embargo, son necesarios más estudios para valorar el efecto en este tipo de tumores.

Metástasis de cáncer colorrectal

La resección es la única opción curativa disponible para el cáncer colorrectal con metástasis hepáticas, aunque solo una pequeña proporción de pacientes son candidatos a esta resección (Welsh *et al.*). La quimioterapia sistémica ha evolucionado mucho y sigue siendo el tratamiento de elección para las situaciones de enfermedad irresecable. Algunos estudios han demostrado que la radioembolización puede ser un tratamiento seguro y bien tolerado para los pacientes con metástasis hepáticas de origen colorrectal (Lewandowski *et al.* y Mulcahy *et al.*).

El efecto de la radioembolización asociado a quimioterapia sistémica se ha comparado en un ensayo aleatorizado al de la quimioterapia en solitario. Se ha demostrado que la combinación tiene una respuesta tumoral significativamente mejor, con mejoría en la supervivencia global y libre de progresión, además de un perfil de seguridad aceptable (Gray *et al.*). El empleo de la radioembolización por sí sola también se ha publicado con resultados prometedores (Kennedy *et al.* y Mulcahy *et al.*), observándose una mejor respuesta con el aumento de dosis (Goin *et al.*).

Un ensayo multicéntrico reciente comparó el fluorouracilo intravenoso en monoterapia con una combinación de radioembolización y fluorouracilo. El régimen combinado mostró mejores resultados estadísticamente significativos en cuanto a mejoría en la supervivencia global y libre de progresión, así como menos efectos tóxicos graves. Esto defiende el empleo de la radioembolización como opción terapéutica para las metástasis hepáticas de origen colorrectal que no responden a la quimioterapia (Hendlisz *et al.*).

Metástasis de tumores neuroendocrinos

Las metástasis hepáticas de los TNE son frecuentes. Aunque la mayoría de las veces no son funcionantes, en algunos casos, se producen cantidades excesivas de hormonas asociadas a síndromes clínicos, como el síndrome carcinoide: tumores intestinales vasoactivos (vipomas), gastrinomas o somatostatinomas son algunos ejemplos. La quimioterapia sistémica y las técnicas ablativas han demostrado tener un beneficio modesto en estos pacientes, por lo que los pacientes con enfermedad irresecable son candidatos para la radioembolización. La mejoría clínica, los niveles séricos de cromogranina A y las pruebas de imagen antes y después del tratamiento se emplean para evaluar la respuesta a la radioembolización.

Se ha observado una respuesta prolongada al tratamiento, superior a dos años (Kennedy *et al.* y Rhee *et al.*). King *et al.* publicaron su experiencia con 34 pacientes y llegaron a la conclusión de que la radioembolización puede lograr respuestas relativamente aceptables a largo plazo en pacientes con metástasis hepáticas irresecables de TNE.

ABLACIÓN POR RADIOFRECUENCIA

La ablación por RF se puede realizar mediante laparotomía, laparoscopia o de forma percutánea. La elección de la técnica depende de la condición del paciente, el número y ubicación de las lesiones hepáticas, y la preferencia del médico que realiza la técnica.

El empleo de ecografía o tomografía axial computarizada (TAC) durante la realización de la técnica es esencial para guiar la sonda hacia una lesión y comprobar la expansión de la zona hiperecogénica de ablación. La ecografía en modo B se puede fusionar con las imágenes procedentes de resonancia magnética nuclear (RMN) o TAC para caracterizar mejor los tumores hepáticos pequeños tratados con ablación percutánea (Minami *et al.*). Cada ablación debe generar, al menos, un margen de 5 mm de parénquima normal tratado para asegurar la destrucción completa del tumor y reducir el riesgo de recidiva local (Goldberg *et al.*).

Es posible que se requieran subsiguientes ablaciones para tratar lesiones más grandes por completo y producir el margen necesario de necrosis. La ablación de tumores grandes debe comenzarse en su zona más posterior. Después de la ablación, el trayecto de la sonda se cauteriza a medida que se retira la sonda, a fin de evitar hemorragias y la siembra tumoral en el trayecto.

Metástasis hepáticas de origen colorrectal

La indicación más frecuente de hepatectomía en los países occidentales son las metástasis hepáticas de origen colorrectal (Fischer *et al.*). La resección con intención curativa sigue siendo el tratamiento de elección, pero solo es factible en el 15-25 %

de los pacientes (Evrard *et al.*). La supervivencia global a los cinco años tras la resección es del 40-60 % (De Jong *et al.*, Kulaylat *et al.* y Pawlik *et al.*). En los últimos años, los criterios de resección se han expandido, sin que las tasas de mortalidad perioperatoria hayan sido superiores a la época en que se aplicaron criterios más restrictivos (De Haas *et al.*).

Un metanálisis de 13 estudios de RF frente a resección hepática entre 2003 y 2011 encontró que la resección quirúrgica fue superior a la RF en cuanto a supervivencia global y libre de enfermedad (Weng *et al.*). A pesar de ello, muchos pacientes son malos candidatos para cirugía y la RF constituye una buena alternativa.

Otto *et al.* observaron una supervivencia global a los cinco años similar después de la RF o de la resección quirúrgica en metástasis hepáticas de origen colorrectal susceptibles de tratamiento quirúrgico (del 48 % frente al 51 %, respectivamente; nivel de significación estadística [*p*] = 0,961), aunque la progresión fue más rápida después la RF (203 días frente a 416; *p* = 0,017).

Un estudio retrospectivo más reciente que comparó la resección y la RF concluyó que la RF es un tratamiento alternativo seguro para metástasis más pequeñas (Kim *et al.*). En 226 pacientes con una metástasis hepática colorrectal solitaria de menos de 3 cm de tamaño, no hubo diferencia en la supervivencia global y libre de enfermedad después de la RF o la resección (*p* = 0,962 y 0,980, respectivamente). Sin embargo, la supervivencia libre de enfermedad disminuyó cuando se trataron con RF tumores de 3 cm o más en comparación con la resección quirúrgica (*p* = 0,015).

La mayoría de los pacientes con cáncer de colon metastásico reciben tratamiento sistémico. Ruers *et al.* realizaron un ensayo aleatorizado para establecer el papel de la RF y la quimioterapia en la supervivencia libre de enfermedad. Se comparó el empleo de quimioterapia en solitario frente a quimioterapia y RF. Observaron que la supervivencia libre de progresión era mejor con RF (16,8 meses con tratamiento combinado y 9,9 meses cuando se trató solo con quimioterapia).

Hepatocarcinoma

Algunas de las técnicas locorregionales para la ablación del hepatocarcinoma incluyen etanolización, criocirugía, ablación por láser o ablación por microondas. Giorgio *et al.* compararon la etanolización y la RF de pequeños hepatocarcinomas en 271 pacientes. No se observaron diferencias estadísticamente significativas en cuanto a supervivencia global o libre de enfermedad, ni a los tres ni a los cinco años. La RF ofrece la ventaja de que puede tratar un tumor completo con una o dos inserciones de la sonda y obtiene una mayor tasa de necrosis completa (Livraghi *et al.*, 1999).

Un ensayo aleatorizado no encontró diferencias entre la RF y la ablación con láser de hepatocarcinomas de pequeño tamaño en cuanto a la ablación completa del tumor, al tiempo hasta la progresión local y a la supervivencia global (Di Costanzo *et al.*).

Un ensayo aleatorizado que comparaba la crioablación con la encontró que la crioablación se asoció a una progresión tumoral significativamente más lenta al año, a los dos y a los tres años (del 3, el 7 y el 7 %, respectivamente) que con la RF (del 9, el 11 y el 11 %, respectivamente; *p* = 0,043), aunque la supervivencia global al año, a los tres y a los cinco años fue similar con ambas técnicas (Wang *et al.*).

Sin embargo, en comparación con la crioablación, la RF se asocia a una menor pérdida de sangre, menos trombocitopenia y una estancia hospitalaria más corta (Bilchik *et al.*). La crioablación también conlleva el riesgo de una respuesta inflamatoria sistémica que pueda conducir a insuficiencia renal, coagulopatía o hipotensión. Este tipo de respuesta sistémica no se ha observado con la RF.

La ablación por microondas se ha comparado retrospectivamente con la RF en el tratamiento del hepatocarcinoma. En 52 pacientes, no se encontraron diferencias entre las terapias con respecto a la respuesta completa y a la recidiva (Vogl *et al.*). La aplicación laparoscópica de cualquier terapia ablativa tampoco tiene efecto sobre los resultados a corto y largo plazo (Iida *et al.*, Qian *et al.* y Vogl *et al.*).

Livraghi *et al.* (2008) observaron una recurrencia local de solo el 2,8 %, con una mediana de seguimiento de 31 meses para tumores menores de 2 cm. Un estudio, con un seguimiento de diez años, evaluó 2.982 tratamientos de RF en 1.170 hepatocarcinomas. La progresión local a los cinco y a los diez años fue del 3,2 % en ambos casos; la recidiva a distancia fue del 74,8 y el 80,8 %, respectivamente; y las tasas de supervivencia global fueron del 60,2 y el 27,3 %, respectivamente (Shiina *et al.*) (**Fig. 36-3**).

Radiofrecuencia frente a resección

Huang *et al.* aleatorizaron a 230 pacientes que cumplían con los criterios de Milán (hepatocarcinoma único ≤ 5 cm o hasta tres nódulos < 3 cm cada uno). La supervivencia global a los cinco años y la recurrencia a los cinco años fueron, respectivamente, del 54,78 y el 63,48 % en el grupo de la RF, y del 75,65 y el 41,74 % en el grupo de la resección; ambos datos favorables a la resección de forma estadísticamente significativa.

Esto contradice el estudio de 2006 en el que 180 pacientes con hepatocarcinoma único y menor de 5 cm fueron aleatorizados a resección o RF. La supervivencia global a los cuatro años fue del 67,9 % en el grupo de RF y del 64 % en el grupo de resección. La recurrencia local también fue similar en ambos grupos, aunque la RF demostró menos morbilidad (Chen *et al.*).

Feng *et al.* compararon la RF y la resección en 168 pacientes con hepatocarcinomas pequeños (diámetro < 4 cm y hasta dos nódulos). No se encontró ninguna diferencia estadísticamente significativa ni en la supervivencia global ni en la que está libre de recurrencia entre ambos grupos. La supervivencia global y la libre de recurrencia a los tres años fueron, respectivamente, del 74,8 y el 61,1 % para el grupo de resección, y del 67,2 y el 49,6 % para el grupo RF. De este modo, la RF puede ser una alternativa adecuada para hepatocarcinomas de pequeño tamaño.

Papel en el hepatocarcinoma recidivado

La mayoría de los pacientes con hepatocarcinoma termina en insuficiencia hepática por recidiva intrahepática. Las reseccio-

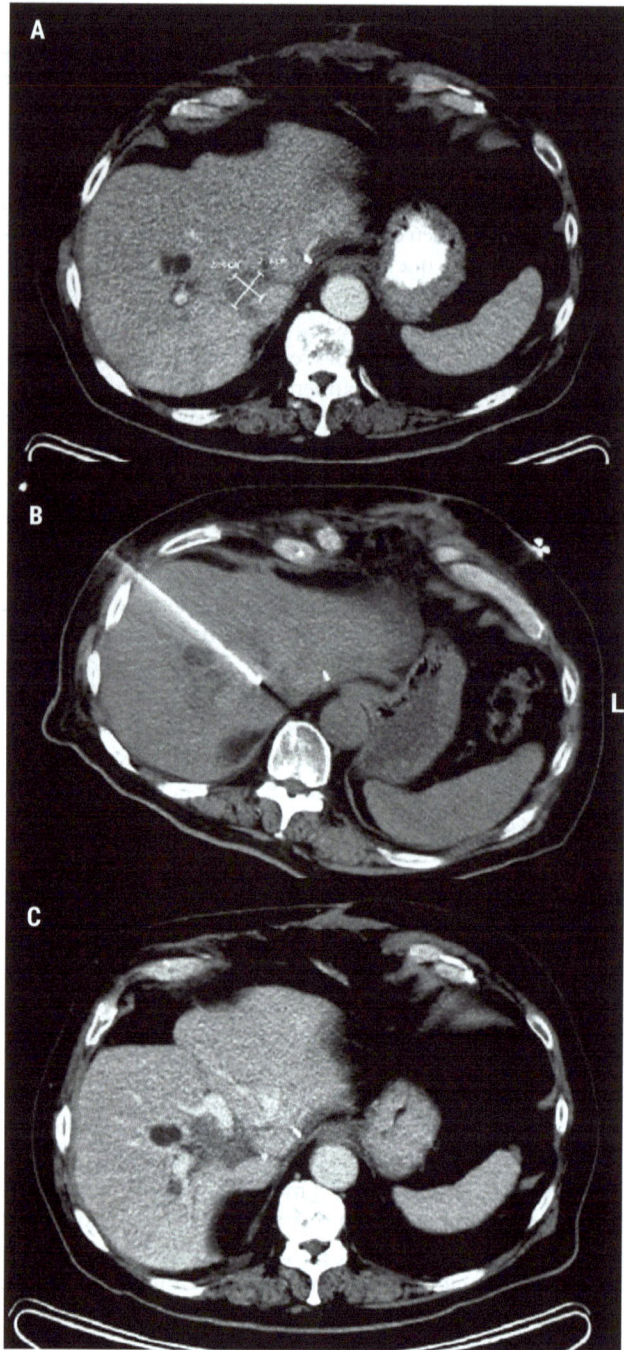

Figura 36-3. A) Hepatocarcinoma antes del tratamiento. **B)** Colocación del catéter de radiofrecuencia. **C)** Hipodensidad tras el tratamiento, que demuestra la ablación satisfactoria. (Jarnagin *et al.*).

nes de rescate pueden llevarse a cabo ante lesiones recurrentes, pero, en ocasiones, no es factible debido a la reserva hepática inadecuada, lo que hace que la RF pueda ser una alternativa terapéutica.

Taura *et al.* compararon la supervivencia a los cinco años en 610 pacientes que se sometieron a resección hepática antes y después de 1990 y encontraron una mejoría en la supervivencia en el grupo resecado después de 1990 (del 21,8 frente al 11,6 % si se resecó antes de 1990; *p* = 0,0002). Esta diferencia fue atribuida a la llegada de la RF percutánea como arma terapéutica para las recidivas intrahepáticas.

En una revisión retrospectiva de 50 pacientes con hepatocarcinomas recidivados localmente después de ablación, no se observaron diferencias en la supervivencia global entre pacientes tratados con resección de rescate frente a RF de rescate (Imai *et al.*). Por lo tanto, la RF puede ser una opción terapéutica en pacientes cuidadosamente seleccionados con hepatocarcinoma recidivado localmente, especialmente, en pacientes con alteración de la reserva funcional hepática.

Terapia puente para trasplante hepático

El TOH también es una forma de rescate terapéutico ante la recidiva del hepatocarcinoma. Desafortunadamente, muchos pacientes en esta situación evolucionan hacia insuficiencia hepática debido a la escasez de donantes, o serán eliminados de la lista de espera para TOH debido a progresión tumoral. El hepatocarcinoma recidivado dentro de los criterios de Milán se ha visto que tiene una supervivencia libre de enfermedad del 60 % al año, a los tres y a los cinco años cuando se trata con TOH (Chan *et al.*). La RF se ha empleado como un puente al TOH. Dos estudios retrospectivos demostraron una mediana de tiempo de espera de 9,5 meses (DuBay *et al.* y Mazzaferro *et al.*).

Sorprendentemente, Mazzaferro *et al.* no demostraron abandonos de pacientes debido a la progresión de la enfermedad con RF pretrasplante, y la supervivencia al año y a los tres años postrasplante fue del 95 y el 83 %, respectivamente.

El impacto sobre la supervivencia global es, sin embargo, menos claro. Un estudio prospectivo de pacientes con hepatocarcinoma en lista de espera para TOH que recibieron RF no mostró ningún beneficio en la supervivencia global en comparación con un grupo de control (Porrett *et al.*).

Colangiocarcinoma intrahepático

Desde 2005, los estudios han informado sobre el tratamiento exitoso de los colangiocarcinomas intrahepáticos con RF, siendo esta la tecnología ablativa más utilizada en el tratamiento de estos tumores. Un estudio retrospectivo informó de una supervivencia global media de 38,5 meses después del tratamiento con RF en siete pacientes (Butros *et al.*). Haidu *et al.* informaron sobre 36 tumores tratados con RF, con una mediana de supervivencia global de 60 meses (del 91 % al año y del 71 % a los tres años).

ABLACIÓN POR MICROONDAS

La ablación por microondas tiene la ventaja, sobre la RF, de tener más efectividad sobre lesiones próximas (a menos de 1 cm) a vasos sanguíneos (de más de 3 mm de diámetro). El flujo sanguíneo de estos vasos genera un enfriamiento que disminuye el efecto ablativo de la RF (Itoh *et al.*).

La ablación por RF es un método bien establecido para el tratamiento de tumores limitados en número (tres o menos), limitados en tamaño (menores de 3 cm) y ubicados a más de 1 cm de estructuras y vasos críticos, mientras que la ablación por microondas parece tener potencial para mejorar la tasa de ablación completa en lesiones múltiples o mayores de 3 cm (**Fig. 36-4**).

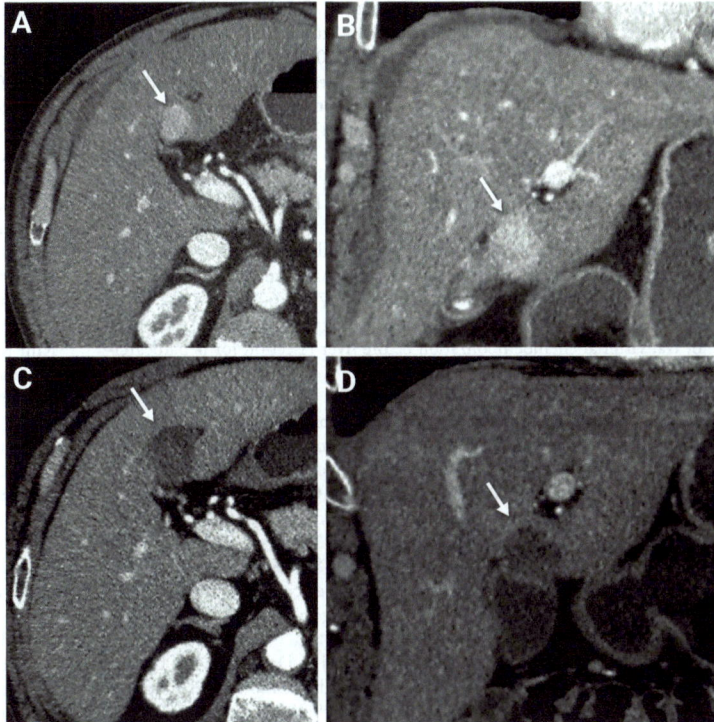

Figura 36-4. A y **B)** Hepatocarcinoma antes del tratamiento, con realce en fase arterial. **C** y **D)** Lesión después del tratamiento, sin realce arterial. (Izzo *et al.*).

PUNTOS CLAVE

- La quimioembolización transarterial combina los efectos de la isquemia por embolización con la quimioterapia intraarterial. La embolización arterial induce una necrosis en la lesión que potencia la absorción y permanencia de los fármacos quimioterápicos. Supone una herramienta muy importante en el tratamiento de los hepatocarcinomas, así como de las metástasis hepáticas de tumores neuroendocrinos o GIST.

- La radioembolización permite administrar grandes dosis de radioterapia de forma más concentrada y con menos complicaciones que la radioterapia externa, resultando especialmente útil en lesiones hipervasculares. Se trata de un recurso importante en el tratamiento de lesiones tanto primarias (hepatocarcinoma, colangiocarcinoma) como metastásicas.

- La ablación por radiofrecuencia o microondas trata de destruir las células tumorales mediante la aplicación de altas temperaturas de forma local en la lesión. La ablación por microondas podría tener la ventaja de ser más eficaz en lesiones localizadas en la proximidad de vasos sanguíneos.

BIBLIOGRAFÍA

Alba E, Valls C, Domínguez J, Martínez L, Escalante E, Lladó L, et al. Transcatheter arterial chemoembolization in patients with hepatocellular carcinoma on the waiting list for orthotopic liver transplantation. AJR Am J Roentgenol. 2008;190(5):1341-8.

Bilchik AJ, Wood TF, Ellegra D, Tsioulias GJ, Chung M, Rose DM, et al. Cryosurgical ablation and radiofrequency ablation for unresectable hepatic malignant neoplasms: a proposed algorithm. Arch Surg. 2000;135(6):657-62; dis. 662-4.

Butros SR, Shenoy-Bhangle A, Mueller PR, Arellano RS. Radiofrequency ablation of intrahepatic cholangiocarcinoma: feasability, local tumor control, and long-term outcome. Clin Imaging. 2014;38(4):490-4.

Cao G, Li J, Shen L, Zhu X. Transcatheter arterial chemoembolization for gastrointestinalstromal tumors with liver metastases. World J Gastroenterol. 2012;18(42):6134-40.

Chan ACY, Chan SC, Chok KSH, Cheung TT, Chiu DW, Poon RTP, et al. Treatment strategy for recurrent hepatocellular carcinoma: salvage transplantation, repeated resection, or radiofrequency ablation? Liver Transpl. 2013;19(4):411-9.

Chen MS, Li JQ, Zheng Y, Guo RP, Liang HH, Zhang YQ, et al. A prospective randomized trial comparing percutaneous local ablative therapy and partial hepatectomy for small hepatocellular carcinoma. Ann Surg. 2006;243(3):321-8.

De Baere T, Deschamps F, Tselikas L, Ducreux M, Planchard D, Pearson E, et al. GEP-NETS update: interventional radiology: role in the treatment of liver metastases from GEP-NETs. Eur J Endocrinol. 2015;172(4):R151-66.

De Haas RJ, Wicherts DA, Andreani P, Pascal G, Saliba F, Ichai P, et al. Impact of expanding criteria for resectability of colorectal metastases on short- and long-term outcomes after hepatic resection, Ann Surg. 2011;253(6): 1069-79.

De Jong MC, Mayo SC, Pulitano C, Lanella S, Ribero D, Strub J, et al. Repeat curative intent liver surgery is safe and effective for recurrent colorectal liver metastasis: results from an international multi-institutional analysis, J Gastrointest Surg. 2009;13(12):2141-51.

Decaens T, Roudot-Thoraval F, Bresson-Hadni S, Meyer C, Gugenheim J, Durand F, et al. Impact of pretransplantation transarterial chemoembolization on survival and recurrence after liver transplantation for hepatocellular carcinoma. Liver Transpl. 2005;11(7):767-75.

Di Costanzo GG, Tortora R, D'Adamo G, De Luca M, Lampasi F, Addario L, et al. Radiofrequency ablation versus laser ablation for the treatment of small hepatocellular carcinoma in cirrhosis: a randomized trial. J Gastroenterol Hepatol. 2015;30(3):559-65.

DuBay DA, Sandroussi C, Kachura JR, Ho CS, Beecroft JR, Vollmer CM, et al. Radiofrequency ablation of hepatocellular carcinoma as a bridge to liver transplantation. HPB (Oxford). 2011;13(1):24-32.

Evrard S, Rivoire M, Arnaud JP, Lermite E, Bellera C, Fonck M, et al. Unresectable colorectal cancer liver metastases treated by intraoperative radiofrequency ablation with or without resection. Br J Surg. 2012;99(4):558-65.

Feng K, Yan J, Li X, Xia F, Ma K, Wang S, et al. A randomized controlled trial of radiofrequency ablation and surgical resection in the treatment of small hepatocellular carcinoma. J Hepatol. 2012;57(4):794-802.

Fischer C, Meltrom LG, Arnaoutakis D, Jarnagin W, Brown K, D'Angelica M, et al. Chemotherapy after portal vein embolization to protect against tumor growth during liver hypertrophy before hepatectomy. JAMA Surg. 2013;148(12):1103-8.

Gaba RC, Zivin SP, Dikopf MS, Parvinian A, Casadaban LC, Lu Y, et al. Characteristics of primary and secondary hepatic malignancies associated with hepatopulmonary shunting. Radiology. 2014;271(2):602-12.

Gerunda GE, Neri D, Merenda R, Barbazza F, Zangrani F, Meduri F, et al. Role of transarterial chemoembolization before liver resection for hepatocarcinoma. Liver Transpl. 2000;6(5):619-26.

Giorgio A, Di Sarno A, De Stefano G, Scognamiglio U, Farella N, Mariniello A, et al. Percutaneous radiofrequency ablation of hepatocellular carcinoma compared to percutaneous ethanol injection in treatment of cirrhotic patients: an Italian randomized controlled trial. Anticancer Res. 2011;31(6):2291-5.

Giunchedi P, Maestri M, Gavini E, Dionigi P, Rassu G. Transarterial chemoembolization of hepatocellular carcinoma. Agents and drugs: an overview. Part 1. Expert Opin Drug Deliv. 2013;10(5):679-90.

Goin JE, Roberts CA, Dancey JE, Hermann GA, Sickles CJ, Macdonald JS. Treatment of unresectable metastatic colorectal carcinoma to the liver with intrahepatic Y-90 microspheres: a dose ranging study. World J Nuc Med. 2003;2(3):216-25.

Goldberg SN, Grassi CJ, Cardella JF, Charboneau JW, Dodd GD 3rd, Dupuy DE, et al. Image-guided tumor ablation: standardization of terminology and reporting criteria. J Vasc Interv Radiol. 2009;20(7 Suppl):S377-90.

Golfieri R, Giampalma E, Renzulli M, Cioni R, Bargellini I, Bartolozzi C, et al. Randomised controlled trial of doxorubicin-eluting beads vs conventional chemoembolisation for hepatocellular carcinoma. Br J Cancer. 2014;111(2):255-64.

Gray B, Van Hazel G, Hope M, Burton M, Moroz P, Anderson J, et al. Randomised trial of SIR-Spheres plus chemotherapy vs. chemotherapy alone for treating patients with liver metastases from primary large bowel cancer. Ann Oncol. 2001;12(12):1711-20.

Haidu M, Dobrozemsky G, Schullian P, Widmann G, Klaus A, Weiss H, et al. Stereotactic radiofrequency ablation of unresectable intrahepatic cholangiocarcinomas: a retrospective study. Cardiovasc Intervent Radiol. 2012;35(5):1074-82.

Hendlisz A, Van den Eynde M, Peeters M, Maleux G, Lambert B, Vannoote J, et al. Phase III trial comparing protracted intravenous fluorouracil infusion alone or with yttrium-90 resin microspheres radioembolization for liver-limited metastatic colorectal cancer refractory to standard chemotherapy. J Clin Oncol. 2010;28(23):3687-94.

Huang J, Yan L, Cheng Z, Wu H, Du L, Wang J, et al. A randomized trial comparing radiofrequency ablation and surgical resection for HCC conforming to the Milan criteria. Ann Surg. 2010;252(6):903-12.

Ibrahim SM, Mulcahy MF, Lewandowski RJ, Sato KT, Ryu RK, Masterson EJ, et al. Treatment of unresectable cholangiocarcinoma using yttrium-90 microspheres: results from a pilot study. Cancer. 2008;113(8):2119-28.

Iida H, Aihara T, Ikuta S, Yamanaka N. A comparative study of therapeutic effect between laparoscopic microwave coagulation and laparoscopic radiofrequency ablation. Hepatogastroenterology. 2013;60(124):662-5.

Imai K, Beppu T, Chikamoto A, Mima K, Okabe H, Hayashi H, et al. Salvage treatment for local recurrence of hepatocellular carcinoma after local ablation therapy. Hepatol Res. 2014;44(14):E335-45.

Itoh S, Ikeda Y, Kawanaka H, Okuyama T, Kawasaki K, Eguchi D, et al. Efficacy of surgical microwave therapy in patients with unresectable hepatocellular carcinoma. Ann Surg Oncol. 2011;18(13):3650-6.

Izzo F, Granata V, Grassi R, Fusco R, Palaia R, Delrio P, et al. Radiofrequency ablation and microwave ablation in liver tumors: an update. Oncologist. 2019;24(10):e990-1005.

Jarnagin WR. Blumgart's surgery of the liver, biliary tract and pancreas. 6ª ed. Fildadelfia: Elsevier; 2016.

Jonas S, Bechstein WO, Steinmüller T, Herrmann M, Radke C, Berg T, et al. Vascular invasion and histopathologic grading determine outcome after liver transplantation for hepatocellular carcinoma in cirrhosis. Hepatology. 2001;33(5):1080-6.

Kaibori M, Tanigawa N, Kariya S, Ikeda H, Nakahashi Y, Hirohara J, et al. A prospective randomized controlled trial of preoperative whole-liver chemolipiodolization for hepatocellular carcinoma. Dig Dis Sci. 2012;57(5):1404-12.

Kamat PP, Gupta S, Ensor JE, Murthy R, Ahrar K, Madoff DC, et al. Hepatic arterial embolization and chemoembolizationin the management of patients with large-volume liver metastases. Cardiovasc Intervent Radiol. 2008;31(2):299-307.

Kennedy A, Coldwell D, Nutting C. Liver brachytherapy for unresectable colorectal metastases: US results 2000-2004. Paper presented at American Society of Clinical Oncology Gastrointestinal Symposium, 2005.

Kennedy AS, Dezarn WA, McNeillie P, Codwell D, Nutting C, Carter D, et al. Radioembolization for unresectable neuroendocrine hepatic metastases using resin 90Y-microspheres: early results in 148 patients. Am J Clin Oncol. 2008;31(3):271-9.

Kim JY, Lee JS, Oh DH, Yim YH, Lee HK. Transcatheter arterial chemoembolization confers survival benefit in patients with a spontaneously ruptured hepatocellular carcinoma. Eur J Gastroenterol Hepatol. 2012;24(6):640-5.

Kim KH, Yoon YS, Yu CS, Kim TW, Kim HJ, Kim PN, et al. Comparative analysis of radiofrequency ablation and surgical resection for colorectal liver metastases. J Korean Surg Soc. 2011;81(1):25-34.

King J, Quinn R, Glenn DM, Janssen J, Tong D, Liaw W, et al. Radioembolization with selective internal radiation microspheres for neuroendocrine liver metastases. Cancer. 2008;113(5):921-9.

Kobayashi K, Szklaruk J, Trent JC, Ensor J, Ahrar K, Wallace MJ, et al. Hepatic arterial embolization and chemoembolization for imatinib-resistant gastrointestinal stromal tumors. Am J Clin Oncol. 2009;32(6):574-81.

Kulaylat AN, Schubart JR, Stokes AL, Bhayani NH, Wong J, Kimchi ET, et al. Overall survival by pattern of recurrence following curative intent surgery for colorectal liver metastasis. J Surg Oncol. 2014;110(8):1011-5.

Kulik LM, Atassi B, Van Holsbeeck L, Souman T, Lewandowski RJ, Mulcahy MF, et al. Yttrium-90 microspheres (TheraSphere) treatment of unresectable hepatocellular carcinoma: downstaging to resection, RFA and bridge to transplantation. J Surg Oncol. 2006;94(7):572-86.

Kwak HW, Park JW, Nam BH, Yu A, Woo SM, Kim TH, et al. Clinical outcomes of a cohort series of patients with hepatocellular carcinoma in a hepatitis B virus-endemic area. J Gastroenterol Hepatol. 2014;29(4):820-9.

Lewandowski RJ, Memon K, Mulcahy MF, Hickey R, Marshall K, Williams M, et al. Twelve-year experience of radioembolization for colorectal hepatic metastases in 214 patients: survival by era and chemotherapy. Eur J Nucl Med Mol Imaging. 2014;41(10):1861-9.

Lewandowski RJ, Mulcahy MF, Kulik LM, Riaz A, Ryu RK, Baker TB, et al. Chemoembolization for hepatocellular carcinoma: comprehensive imaging and survival analysis in a 172-patient cohort. Radiology. 2010;255(3):955-65.

Livraghi T, Goldberg SN, Lazzaroni S, Meloni F, Solbiati L, Gazelle GS. Small hepatocellular carcinoma: treatment with radiofrequency ablation versus ethanol injection. Radiology. 1999;210(3):655-61.

Livraghi T, Meloni F, Di Stasi M, Rolle E, Solbiati L, Tinelli C, et al. Sustained complete response and complications rates after radiofrequency ablation of very early hepatocellular carcinoma in cirrhosis: is resection still the treatment of choice? Hepatology. 2008;47(1):82-9.

Llovet JM, Bruix J. Systematic review of randomized trials for unresectable hepatocellular carcinoma: chemoembolization improves survival. Hepatology. 2003;37(7):429-42.

Llovet JM, Real MI, Montaña X, Planas R, Coll S, Aponte J, et al. Arterial embolisation or chemoembolisation versus symptomatic treatment in patients with unresectable hepatocellular carcinoma: a randomised controlled trial. Lancet. 2002;359(9319):1734-9.

Lo CM, Ngan H, Tso WK, Liu CL, Lam CM, Poon RTP, et al. Randomized controlled trial of transarterial lipiodol chemoembolization for unresectable hepatocellular carcinoma. Hepatology. 2002;35(5):1164-71.

Majno P, Giostra E, Mentha G. Management of hepatocellular carcinoma on the waiting list before liver transplantation: time for controlled trials? Liver Transpl. 2007;13(11 Suppl 2):S27-35.

Marelli L, Stigliano R, Triantos C, Senzolo M, Cholongitas E, Davies N, et al. Transarterial therapy for hepatocellular carcinoma: which technique is more effective? A systematic review of cohort and randomized studies. Cardiovasc Intervent Radiol. 2007;30(1):6-25.

Matsui O, Kadoya M, Yoshikawa J, Gabata T, Arai K, Demachi H, et al. Small hepatocellular carcinoma: treatment with subsegmental transcatheter arterial embolization. Radiology. 1993;188(1):79-83.

Mazzaferro V, Regalia E, Doci R, Andreola S, Pulvirenti A, Bozzetti F, et al. Liver transplantation for the treatment of small hepatocellular carcinomas in patients with cirrhosis. N Engl J Med. 1996;334(11):693-9.

Millonig G, Graziadei IW, Freund MC, Jaschke W, Stadlmann S, Ladurner R, et al. Response to preoperative chemoembolization correlates with outcome after liver transplantation in patients with hepatocellular carcinoma. Liver Transpl. 2007;13(2):272-9.

Minami Y, Kudo M. Ultrasound fusion imaging of hepatocellular carcinoma: a review of current evidence. Dig Dis. 2014;32(6):690-5.

Mulcahy MF, Lewandowski RJ, Ibrahim SM, Sato KT, Ryu RK, Atassi B, et al. Radioembolization of colorectal hepatic metastases using yttrium-90 microspheres. Cancer. 2009;115(9):1849-58.

Otto G, Düber C, Hoppe-Lotichius M, König J, Heise M, Pitton MB. Radiofrequency ablation as first-line treatment in patients with early colorectal liver metastases amenable to surgery. Ann Surg. 2010;251(5):796-803.

Pavel M, Baudin E, Couvelard A, Krenning E, Öberg K, Steinmüller T, et al. ENETS Consensus Guidelines for the management of patients with liver and other distant metastases from neuroendocrine neoplasms of foregut, midgut, hindgut, and unknown primary. Neuroendocrinology. 2012;95(2):157-76.

Pawlik TM, Schulick RD, Choti MA. Expanding criteria for resectability of colorectal liver metastases. Oncologist. 2008;13(1):51-64.

Porrett PM, Peterman H, Rosen M, Sonnad S, Soulen M, Markmann JF, et al. Lack of benefit of pre-transplant locoregional hepatic therapy for hepatocellular cancer in the current MELD era. Liver Transpl. 2006;12(4):665-73.

Qian GJ, Wang N, Shen Q, Sheng YH, Zhao JQ, Kuang M, et al. Efficacy of microwave versus radiofrequency ablation for treatment of small hepatocellular carcinoma: experimental and clinical studies. Eur Radiol. 2012;22(9):1983-90.

Rhee TK, Naik NK, Deng J, Atassi B, Mulcahy MF, Kulik LM, et al. Tumor response after yttrium-90 radioembolization for hepatocellular carcinoma: comparison of diffusion-weighted functional MR imaging with anatomic MR imaging. J Vasc Interv Radiol. 2008;19(8):1180-6.

Ruers T, Punt C, Van Coevorden F, Pierie JPEN, Borel-Rinkes I, Ledermann JA, et al. Radiofrequency ablation combined with systemic treatment versus systemic treatment alone in patients with non-resectable colorectal liver metastases: a randomized EORTC Intergroup Phase II study (EORTC 40004). Ann Oncol. 2012;23(10):2619-26.

Salem R, Lewandowski RJ, Kulik L, Wang E, Riaz A, Ryu RK, et al. Radioembolization results in longer time-to-progression and reduced toxicity compared with chemoembolization in patients with hepatocellular carcinoma. Gastroenterology. 2011;140(2):497-507.e2.

Salem R, Lewandowski RJ; Mulcahy MF, Riaz A, Ryu RK, Ibrahim S, et al. Radioembolization for hepatocellular carcinoma using yttrium-90 microspheres: a comprehensive report of long-term outcomes. Gastroenterology. 2010;138(1):52-64.

Saxena A, Bester L, Chua TC, Chu FC, Morris DL. Yttrium-90 radiotherapy for unresectable intrahepatic cholangiocarcinoma: a preliminary assessment of this novel treatment option. Ann Surg Oncol. 2010;17(2):484-91.

Shi HB, Yang ZQ, Liu S, Zhou WZ, Zhou CG, Zhau LB, et al. Transarterial embolization with cyanoacrylate for severe arterioportal shunt complicated by hepatocellular carcinoma. Cardiovasc Intervent Radiol. 2013;36(2):412-21.

Shiina S, Tateishi R, Arano T, Uchino K, Enooku K, Nakagawa H, et al. Radiofrequency ablation for hepatocellular carcinoma: 10-year outcome and prognostic factors. Am J Gastroenterol. 2012;107(4):569-77; quiz 578.

Sofocleous CT, Petre EN, Gonen M, Reidy-Lagunes D, Ip IK, Alago W, et al. Factors affecting periprocedural morbidity and mortality and long-term patient survival after arterial embolization of hepatic neuroendocrine metastases. J Vasc Interv Radiol. 2004;25(1):22-30.

Spina JC, Hume I, Peláez A, Peralta O, Quadrelli M, García Mónaco R. Expected and unexpected imaging findings after 90Y transarterial radioembolization for liver tumors. Radiographics. 2019;39(2):578-95.

Taura K, Ikai I, Hatano E, Fujii H, Uyama N, Shimahara Y. Implication of frequent local ablation therapy for intrahepatic recurrence in prolonged survival of patients with hepatocellular carcinoma undergoing hepatic resection: an analysis of 610 patients over 16 years old. Ann Surg. 2006;244(2):265-73.

Tsochatzis EA, Garcovich M, Marelli L, Papastergiou V, Fatourou E, Rodríguez-Peralálvarez ML, et al. Transarterial embolization as neo-adjuvant therapy pretransplantation in patients with hepatocellular carcinoma. Liver Int. 2013;33(6):944-9.

Vogl TJ, Farshid P, Naguib NNN, Zangos S, Bodelle B, Paul J, et al. Ablation therapy of hepatocellular carcinoma: a comparative study between radiofrequency and microwave ablation. Abdom Imaging. 2015;40(6):1829-37.

Vosshenrich J, Zech CJ, Heye T, Boldanova T, Fucile G, Wieland S, et al. Response prediction of hepatocellular carcinoma undergoing transcatheter arterial chemoembolization: unlocking the potential of CT texture analysis through nested decision tree models. Eur Radiol. 2021;31(6):4367-76.

Wang C, Wang H, Yang W, Hu K, Xie H, Hu KQ, et al. A multicenter randomized controlled trial of percutaneous cryoablation versus radiofrequency ablation in hepatocellular carcinoma. Hepatology. 2015;61(5):1579-90.

Welsh JS, Kennedy AS, Thomadsen B. Selective internal radiation therapy (SIRT) for liver metastases secondary to colorectal adenocarcinoma. Int J Radiat Oncol Biol Phys. 2006;66(2 Suppl):S62-73.

Weng M, Zhang Y, Zhou D, Yang Y, Tang Z, Zhao M, et al. Radiofrequency ablation versus resection for colorectal cancer liver metastases: a meta-analysis. PLoS One. 2012;7(9):e45493.

Yang HJ, Lee JH, Lee DH, Yu SJ, Kim YJ, Yoon JH, et al. Small single-nodule hepatocellular carcinoma: comparison of transarterial chemoembolization, radiofrequency ablation, and hepatic resection by using inverse probability weighting. Radiology. 2014;271(3):909-18.

Zhang Z, Liu Q, He J, Yang J, Yang G, Wu M. The effect of preoperative transcatheter hepatic arterial chemoembolization on disease-free survival after hepatectomy for hepatocellular carcinoma. Cancer. 2000;89(12):2606-12.

Zhou WP, Lai ECH, Li AJ, Fu SY, Zhou JP, Pan ZY, et al. A prospective, randomized, controlled trial of preoperative transarterial chemoembolization for resectable large hepatocellular carcinoma. Ann Surg. 2009;249(2):195-202.

Tumores del sistema endocrino

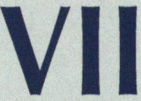

Cáncer de tiroides

37

M. A. Marco Martínez y A. Castro Luna

OBJETIVOS

- Conocer las principales características de los tumores de tiroides, haciendo especial hincapié, por su prevalencia, en los cánceres diferenciados de tiroides.
- Evaluar las características ecográficas sugestivas de malignidad en un nódulo tiroideo y aplicar un sistema de estratificación de riesgo ecográfico que permita al alumno tomar una decisión de manejo de los nódulos tiroideos. En concreto, en la necesidad de realización de punción con aguja fina o seguimiento mediante ecografía.
- Interpretar la clasificación citológica de Bethesda.
- Planificar el tratamiento de los cánceres diferenciados de tiroides mediante tiroidectomía total, vaciamiento cervical y tratamiento con yodo 131 (^{131}I), valorando su indicación mediante una correcta estadificación tumoral y el riesgo de recidiva.
- Conocer las herramientas de seguimiento en el cáncer de tiroides diferenciado: determinación de tiroglobulina y seguimiento ecográfico.

INTRODUCCIÓN Y EPIDEMIOLOGÍA

El cáncer de tiroides es la neoplasia endocrina más frecuente y, aunque supone el 1 % de todos los cánceres, es la quinta neoplasia más frecuente en mujeres.

Dentro del cáncer de tiroides, los carcinomas diferenciados de tiroides (CDT) o carcinomas de estirpe folicular diferenciados, que incluyen el carcinoma papilar y el folicular, constituyen la inmensa mayoría (85-90 %).

Los CDT (que incluye el carcinoma papilar y el folicular) constituyen el 85-90 % de todos los cánceres tiroideos.

Las mujeres tienen tres veces más probabilidades de padecer cáncer de tiroides que los hombres (proporción mujer/hombre > 4/1) y la media de edad del diagnóstico suele ser entre los 40 y los 50 años. El carcinoma papilar de tiroides (CPT) suele aparecer de forma más temprana, entre los 20 y los 40 años, mientras que el folicular se diagnostica a partir de los 45 años con mayor frecuencia.

La incidencia de CDT está aumentando en los últimos años, multiplicándose su frecuencia de aparición por 3 en las últimas décadas tanto en Europa como en Estados Unidos. La Sociedad Estadounidense contra el Cáncer, para el año 2022 en Estados Unidos, estimaba que se diagnosticarían alrededor de 43.800 nuevos casos de cáncer de tiroides (11.860 en hombres y 31.940 en mujeres). Parte de este aumento de la incidencia está relacionado con una mejora de las técnicas diagnósticas, especialmente, la ecografía de alta resolución.

Los CDT son tumores con buen pronóstico, con tasas de supervivencia a los cinco años prácticamente del 100 % en el caso de que estén localizados al diagnóstico, y de entre el 97 y el 99 % en el caso de que exista afectación regional. La tasa de mortalidad anual del cáncer de tiroides es baja, siendo de alrededor del 0,6 % por año.

Son tumores muy raros en la infancia, siendo el riesgo de malignidad de un nódulo tiroideo en niños y en adolescentes mayor que en un adulto de mediana edad.

FACTORES ETIOLÓGICOS

Bases moleculares

En los últimos años, se ha desarrollado el estudio de las bases genéticas y moleculares del CDT, descubriéndose muchos de los genes implicados en la etiopatogenia del cáncer, así como las vías de señalización en las que intervienen. En comparación con otros tumores, el genoma del cáncer de tiroides es bastante simple, lo cual facilita las correlaciones genotipo-fenotipo.

La vía de las RTK/RAS/BRAF/MAP-cinasas es una de las cascadas moleculares más importantes para el control de aspectos clave de la regulación celular, interviniendo en la diferenciación, proliferación y migración celular. Las alteraciones en los oncogenes *BRAF* (isoforma B de la cinasa RAF), *RAS* o *RET* (receptor de la tirosina-cinasa) son los eventos iniciadores de la gran mayoría de los CDT a través de la activación sostenida de esta ruta molecular. Estas mutaciones son mutuamente excluyentes y solo la mutación que afecta a *RAF* (sobre todo, la isoforma B, *BRAF*) es exclusiva del CPT.

En el CDT, se producen mutaciones puntuales de *BRAF* en el 40-70 % de los CPT mayores de 1 cm, reordenamientos de RET en el 10-15 % de los casos y mutaciones puntuales de *RAS* en el 10-15 %.

Es importante destacar que, aunque las mutaciones iniciadoras condicionan el curso de la enfermedad, no explican por sí solas la variabilidad existente en cada subtipo tumoral.

Los oncogenes *RAS* fueron los primeros asociados al cáncer de tiroides. Estos protooncogenes codifican las proteínas G, que intervienen en la señalización de una amplia variedad de receptores de factores de crecimiento y regulan dos vías de señalización fundamentales en el cáncer de tiroides: MAPK y la vía fosfatidilinositol 3-cinasa (PIK3/Akt). Aproximadamente, el 30 % de los tumores humanos presentan una mutación en uno de los alelos *RAS*. Las mutaciones oncogénicas de *H-RAS*, *K-RAS* y *N-RAS* son uno de los primeros cambios identificados en los tumores tiroideos de estirpe folicular, y se han descrito en tumores foliculares malignos, en la variante folicular del cáncer papilar y en algunas patologías benignas, como los adenomas foliculares y la tiroiditis crónica autoinmunitaria (TCA). Estas mutaciones no son específicas de ningún tipo histológico, pero son más frecuentes en los cánceres tiroideos pobremente diferenciados (55 %) y en los anaplásicos (52 %). RAS acelera elcrecimiento tiroideo independiente de la tirotropina (TSH; del inglés, *thyroid stimulating hormone*), inhibe la apoptosis, favorece la desdiferenciación y las alteraciones del ácido desoxirribonucleico que llevan a la inestabilidad genómica.

El gen *RET* codifica un receptor transmembrana tirosina-cinasa que se expresa en las células derivadas de la cresta neural. En las células foliculares, la expresión de *RET* ocurre por la unión del gen del dominio intracelular de la tirosina-cinasa con otras secuencias genómicas, lo que da lugar a un reordenamiento cromosómico. La proteína RET/PCT oncogénica activa vías mitogénicas como la vía MAPK, la vía de señalización extracelular ERK y la vía PI3K. Se conocen diferentes variantes de este tipo de mutación; *RET/PTC*, *RET/PTC1* y *RET/PTC3* son las más frecuentes en el CPT. Las mutaciones *RET/PTC* se encuentran en tumores papilares esporádicos y en papilares secundarios a la exposición a la radiación durante la infancia. Son muy frecuentes en los microcarcinomas, no se han encontrado en los cánceres anaplásicos y no se relacionan con un mal pronóstico. Las alteraciones inducidas por *RET/PTC*, consideradas sucesos tempranos en la génesis tumoral, favorecen la apoptosis y la desdiferenciación, pero no estimulan el crecimiento independiente de la TSH ni la inestabilidad genómica.

Las mutaciones oncogénicas de *BRAF* dan lugar a una proteína mutada con actividad cinasa incrementada. La mutación *BRAF* V600E es la alteración genética que aparece con más frecuencia en el CPT, encontrándose presente en el 30-80 % de los casos según las series. A diferencia de las mutaciones de *RAS* o *RET/PTC*, las mutaciones de *BRAF* solo se ven en el CPT y no en otros tumores tiroideos de estirpe folicular. Estas mutaciones también se consideran sucesos iniciales, aumentan la apoptosis, pero no el crecimiento independiente de TSH. Las mutaciones de *BRAF* se asocian a un comportamiento más agresivo y a menor expresión del transportador de membrana del yodo (NIS).

En el carcinoma folicular de tiroides, existe activación de otras vías de señalización como la vía PI3K y mutaciones de factores nucleares de transcripción (PPAR-γ). Las alteraciones genéticas más frecuentes del carcinoma folicular de tiroides son las deleciones completas o parciales y los reordenamientos en el brazo corto del cromosoma 3, produciendo una proteína quimérica codificada por el oncogén que resulta del reordenamiento PAX8/PPAR-γ, que se denomina *proteína de fusión PAX8/PPAR-γ* (PPFP). Esta proteína está presente en el 36,5 % de los carcinomas foliculares de tiroides, el 9,5 % de los adenomas foliculares y el 13 % de los carcinomas papilares de variante folicular. La PPFP disminuye la inhibición del crecimiento y la diferenciación folicular que induce PPAR-γ.

La mayoría de los cánceres de tiroides pobremente diferenciados (CTPD) y anaplásicos mantienen su dependencia de MAPK, lo cual sugiere lesiones bien diferenciadas preexistentes como el CDT. Esta progresión está determinada por la adquisición de mutaciones específicas en genes en rutas clave para la biología del cáncer de tiroides; por ejemplo, *p53*, *TERT*, *PI3K-AKT*, *SWI-SNF*, etc. Las mutaciones puntuales que inactivan al gen supresor *p53* son muy frecuentes en los CTPD e indiferenciados, pero no aparecen en los carcinomas diferenciados.

Radiaciones ionizantes

Las radiaciones ionizantes son el único factor ambiental conocido que produce cáncer de tiroides, sobre todo, de características papilares. Los niños son más vulnerables al efecto de las radiaciones ionizantes y, a menor edad en la exposición, mayor riesgo. El riesgo se incrementa en mujeres y en personas con antecedentes familiares de cáncer de tiroides. El efecto patogénico de las radiaciones ionizantes sobre el tiroides es muy duradero y el pico máximo de incidencia posradiación puede alcanzar los 25-30 años tras la exposición.

Existe una clara relación dosis-respuesta; se ha calculado un aumento del riesgo relativo del 7,7 % por cada gray de exposición.

Yodo

Se sabe que en zonas con deficiencia de yodo, la prevalencia de bocio nodular es mayor, pero la incidencia global del cáncer tiroideo no parece aumentada. Los carcinomas foliculares e indiferenciados son más frecuentes en las zonas deficitarias de yodo, mientras que en aquellas en las que se realiza profilaxis con yodo existe una mayor incidencia de carcinoma papilar debido a un aumento en la mutación de *BRAF*.

Síndromes familiares

Se considera un factor de riesgo de malignidad en un nódulo tiroideo el hecho de tener un familiar de primer grado con cáncer de tiroides.

 La existencia de un familiar de primera grado con un CPT aumenta entre 3 y 6 veces el riesgo de presentar una lesión maligna.

El CPT suele ser una enfermedad esporádica, aunque hasta en un 5 % de los casos puede tener carácter familiar. El carcinoma papilar familiar suele ser más agresivo que el cáncer papilar esporádico.

Otros síndromes familiares asociados al CPT son: la poliposis adenomatosa familiar, el síndrome de Gardner (forma grave de poliposis adenomatosa familiar caracterizada por múltiples adenomas en el colon y el recto, asociados a rasgos extracolónicos prominentes, como osteomas y múltiples tumores de la piel y de tejidos blandos), el complejo de Carney (enfermedad autosómica dominante que se presenta con mixomas cardíacos y cutáneos, pigmentación cutánea y endocrinopatías como el síndrome de Cushing o neoplasias endocrinas) y el síndrome de Cowden (enfermedad autosómica dominante que se produce por una mutación en el gen *PTEN*, que cursa con hamartomas en la piel, el tracto digestivo y el sistema nervioso central predominantemente, junto con tumores de mama y tiroides). En estos síndromes, el pronóstico del cáncer papilar no difiere del pronóstico del cáncer papilar esporádico.

CLASIFICACIÓN ANATOMOPATOLÓGICA

Desde 2004, la Organización Mundial de la Salud (OMS) ha publicado intermitentemente clasificaciones de los tumores tiroideos, que han ido sufriendo variaciones a lo largo del tiempo. La 5ª edición, la más reciente y que por tanto, se recoge en la **tabla 37-1**, se publicó en el año 2022.

Los CDT constituyen el 90 % de todos los tipos de cáncer de tiroides. Esta categoría incluye el CPT, el cual es, a su vez, el más frecuente (el 85-90 % de los casos de CDT) y el carcinoma folicular como entidades principales. También se incluyen en este subgrupo el CPT de variante folicular encapsulada invasiva y el carcinoma oncocítico.

A continuación, se desarrollan más ampliamente el CPT y el carcinoma folicular.

Carcinoma papilar de tiroides

Se define como un tumor epitelial con diferenciación folicular y características nucleares específicas: gran tamaño, palidez, ausencia de nucléolo y presencia de hendiduras y de seudoinclusiones (invaginaciones citoplasmáticas en el núcleo). El carcinoma papilar se caracteriza por la presencia de estructuras papilares con un eje conectivovascular cubierto de una capa de células foliculares.

 El carcinoma papilar de tiroides se caracteriza por células con núcleos de gran tamaño, pálidos, ausencia de nucléolo y presencia de hendiduras y seudoinclusiones.

Los cuerpos de psamoma son pequeñas calcificaciones que aparecen en el 40-50 % de los carcinomas papilares y son patognomónicos de este tipo histológico.

Es un tumor de lento crecimiento que frecuentemente metastatiza a ganglios linfáticos cervicales siguiendo una secuencia característica: primero afecta a los ganglios del compartimento central (niveles VI y VII: ganglios paratra-

Tabla 37-1. Clasificación de los tumores tiroideos de la Organización Mundial de la Salud (5ª edición)

Anomalías del desarrollo	• Quiste del conducto tirogloso • Otras anomalías de tiroides congénitas: – Defectos en la organogénesis: agenesia, hemiagenesia, tiroides ectópico e hipoplasia – Bocio dishormonogenético
Neoplasias derivadas de las células foliculares	• Tumores benignos: – Hiperplasia tiroidea multinodular – Adenoma folicular – Adenoma folicular con hiperplasia papilar – Adenoma oncocítico • Neoplasias de bajo riesgo: – Neoplasia tiroidea folicular no invasiva con núcleos de tipo papilar – Tumores tiroideos de potencial maligno incierto – Tumores trabeculares hialinizantes – «Microtumor papilar» • Neoplasias malignas: carcinoma diferenciado de tiroides: • Carcinoma papilar de tiroides • Carcinoma papilar de tiroides, variante folicular encapsulada invasiva • Carcinoma folicular • Carcinoma oncocítico: – Carcinoma de células foliculares de alto grado – Carcinoma tiroideo pobremente diferenciado – Carcinoma de células foliculares anaplásico
	Carcinoma tiroideo derivado de células C: carcinoma medular
	Carcinomas mixtos derivados de células foliculares y medulares
	• Carcinomas tiroideos de tipo glándula salivar: – Carcinoma mucoepidermoide – Carcinoma secretor de tipo glándula salivar/análogo al mamario
	• Tumores tiroideos de histogénesis desconocida: – Carcinoma mucoepidermoide esclerosante con eosinofilia – Carcinoma cribiforme morular
	• Tumores tímicos dentro de la glándula tiroides: – Familia de los timomas – Tumor epitelial fusiforme con elementos de tipo timo – Carcinoma tímido
	• Neoplasias embrionarias: tiroblastoma
	Tumores secundarios
	Tumores mesenquimales y estromales
	• Síndromes tumorales genéticos: – Tumores tiroideos de células foliculares familiares sindrómicos – Tumores tiroideos de células foliculares familiares no sindrómicos

queales y prelaríngeos), para afectar posteriormente a los ganglios de la cadena lateral cervical ipsilateral (niveles II, III y IV). Las metástasis a distancia son poco frecuentes (el 4-7 % de los casos) y suelen afectar a los pulmones y, en menor medida, al hueso. Con frecuencia se trata de tumores multicéntricos (20-80 %) y son bilaterales hasta en un tercio de los casos.

Dentro del carcinoma papilar, por «microcarcinoma papilar», se entiende un carcinoma papilar de menos de 1 cm y su comportamiento biológico es similar al del carcinoma papilar en general.

El «microtumor papilar» es un tumor < 1 cm detectado de forma incidental (en la evaluación anatomopatológica de la tiroides de un adulto, extirpada por razones diferentes a la sospecha de cáncer), en el que las características nucleares de CPT son la única evidencia de malignidad. Estos tumores no deben ser sobretratados, dado que se consideran neoplasias de bajo grado y su potencial de malignidad es muy bajo. Se excluyen de esta definición los casos que aparecen en menores de 10 años y aquellos que son múltiples o que presentan signos de agresividad (invasión capsular y/o vascular y variantes de mal pronóstico).

El «microcarcinoma papilar» es un carcinoma papilar único de < 1 cm y tiene un comportamiento biológico similar al carcinoma papilar.
El «microtumor papilar» es un carcinoma papilar < 1 cm descubierto de forma incidental en una tiroides extirpada por razones diferentes a la sospecha de cáncer y su potencial de malignidad es muy bajo, por lo que no debe ser sobretratado.

Carcinoma folicular de tiroides

Se define como un tumor epitelial maligno que muestra evidencia de diferenciación folicular, pero que carece de los rasgos nucleares diagnósticos del carcinoma papilar. Los carcinomas foliculares se caracterizan por presentar una arquitectura histológica similar a la de la glándula tiroides normal, pero muestran invasión capsular y/o vascular. Esta invasión permite diferenciar el carcinoma folicular del adenoma folicular, una lesión benigna donde no se objetiva invasión de estructuras (**Fig. 37-1**).

En el caso de nódulos con análisis citológico de la punción aspirativa con aguja fina (PAAF) donde se objetive una lesión folicular, no será posible discernir si es una lesión benigna (adenoma folicular) o maligna (carcinoma folicular) hasta la

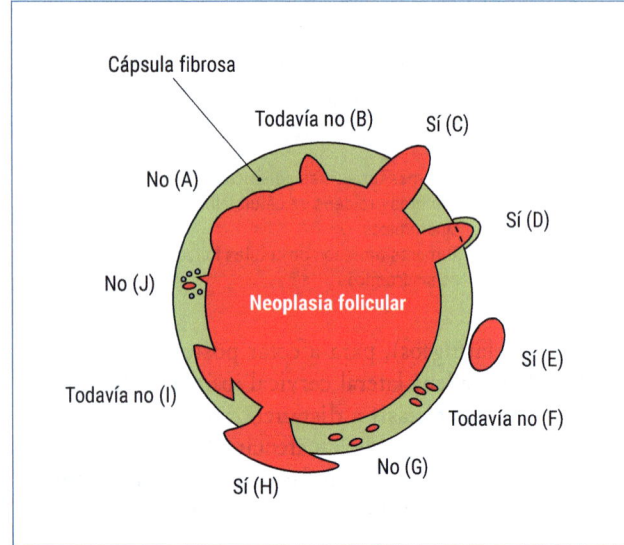

Figura 37-1. Representación de supuestos en los que una lesión folicular infiltra o no infiltra la cápsula.

valoración de la invasión capsular y/o vascular mediante el análisis anatomopatológico del nódulo, por lo que estas lesiones deben ser extirpadas quirúrgicamente (mediante hemitiroidectomía o tiroidectomía total) para su correcta valoración (v. el subapartado «Pruebas citológicas», en el apartado «Abordaje diagnóstico del nódulo tiroideo»).

El carcinoma folicular se diferencia del adenoma folicular en que en el primero existe invasión capsular y/o vascular. No se pueden diferenciar estas entidades mediante citología (PAAF del nódulo).

Se distinguen tres categorías histopatológicas del carcinoma folicular para el pronóstico:

- *Mínimamente invasivo*: tumor encapsulado con invasión solo de la cápsula y sin invasión vascular. Presenta un buen pronóstico (no recurrencia local, no invasión ganglionar, no metástasis a distancia), con una mortalidad asociada a la enfermedad del 0 %, por lo que el tratamiento más adecuado podría ser una hemitiroidectomía.
- *Encapsulado angioinvasivo*: Se distinguen dos subcategorías:
  - *Invasión vascular limitada*: tumor encapsulado con infiltración vascular < 4 vasos ± invasión vascular. La recurrencia a nivel local y ganglionar es rara, así como las metástasis a distancia (5 %), que suelen ser tardías. Tiene un buen pronóstico con una mortalidad a largo plazo del 3-5 %. El abordaje terapéutico sería hemitiroidectomía ± dosis supresora de levotiroxina (LT_4).
  - *Invasión vascular extensa*: tumor encapsulado con invasión vascular ≥ 4 vasos ± invasión capsular. La recurrencia local, invasión ganglionar y metástasis a distancia siguen siendo raras, sin embargo, se ha descrito una proporción de eventos desfavorables de hasta el 28 %, por lo que el tratamiento indicado sería la tiroidectomía total, junto con tratamiento con ^{131}I y dosis supresora de LT_4.
- *Ampliamente invasivo*: tumor con amplia invasión capsular y/o vascular y/o de los tejidos adyacentes a la glándula tiroides. Suelen tener recurrencias locales. El riesgo de metástasis ganglionares es bajo (13-24 %), siendo más frecuentes las metástasis a distancia (pulmón y hueso más habitualmente; menos, cerebro e hígado), dado que la vía de diseminación es hematógena. Es recomendable tratarlo mediante tiroidectomía total, tratamiento con ^{131}I y dosis supresora de LT_4.

Otro tumor que cabe destacar por su reciente catalogación como una neoplasia de bajo riesgo es la *neoplasia tiroidea folicular no invasiva con núcleos de tipo papilar* (NIFTP; del inglés, *noninvasive follicular thyroid neoplasm with papillary-like nuclear features*). Sus criterios diagnósticos, según la 5ª edición de la OMS (2022), son:

1. Encapsulación o buena delimitación.
2. Patrón de crecimiento folicular con:
   - < 1 % de papilas.
   - Ausencia de cuerpos de psamoma.
   - < 30 % de patrón sólido, trabecular o insular.

3. Núcleos de carcinoma papilar (grado 2-3).
4. Ausencia de invasión linfovascular o capsular.
5. Ausencia de necrosis tumoral.
6. Ausencia de actividad mitótica (< 3 mitosis/2 mm^2).
7. Ausencia de características de otra variante distinta de la variante folicular (células altas, variante sólida).
8. Deseable, aunque no esencial para el diagnóstico, que en el estudio molecular exista mutación de *RAS*, pero no de *BRAF* o *RET/PTC*.

CLÍNICA

El CDT suele ser asintomático y su forma de presentación más frecuente es un nódulo tiroideo.

Generalmente, se descubren en la autoexploración por parte del paciente o algún profesional sanitario, así como de forma incidental en pruebas de imagen realizadas por otros motivos, incrementándose exponencialmente en los últimos años, dado el aumento de las pruebas de imagen realizadas. En este caso, los incidentalomas tiroideos detectados por tomografía por emisión de positrones (PET; del inglés, *positron emission tomography*) con fluorodesoxiglucosa o por PET con colina son más sospechosos de ser probablemente malignos.

De forma menos frecuente, el cáncer de tiroides puede presentarse, como adenopatías cervicales, por clínica de invasión de estructuras cervicales (parálisis de cuerda vocal con disfonía, disfagia, disnea alta, etc.) o por la presencia de metástasis a distancia (dolor lumbar, fracturas patológicas).

Habitualmente, no existen datos clínicos ni en la exploración que orienten a que un nódulo puede ser maligno; se debe realizar una correcta historia clínica con los antecedentes personales, con especial atención a los factores de riesgo, como las edades extremas (se consideran grupos de riesgo los menores de 14 años y los mayores de 70 años), ser varón, la irradiación cervical o de cabeza-cuello, la historia personal de cáncer de tipo linfoma o los antecedentes familiares de cáncer de tiroides (cabe recordar que el tener un familiar de primer grado con cáncer de tiroides aumenta el riesgo entre 3 y 6 veces de presentar una lesión maligna), así como el tiempo de evolución del nódulo y su ritmo de crecimiento, la presencia de síntomas compresivos, como ronquera, disfonía o disfagia, o la presencia de adenopatías cervicales.

En la exploración cervical, se debe explorar tanto la glándula tiroidea, y determinar el tamaño aproximado, la consistencia (blanda, dura, pétrea) y la movilidad del nódulo, como la palpación de las cadenas ganglionares cervicales, indicando la localización de la adenopatía según la topografía del cuello subdividida en niveles por el American Joint Committee on Cancer (**Fig. 37-2** y **Tabla 37-2**).

ABORDAJE DIAGNÓSTICO DEL NÓDULO TIROIDEO

Dado que la forma de presentación más frecuente del cáncer de tiroides es la de un nódulo tiroideo, se recoge a continuación el abordaje diagnóstico de un nódulo tiroideo, teniendo en cuenta que el objetivo principal es descartar la malignidad.

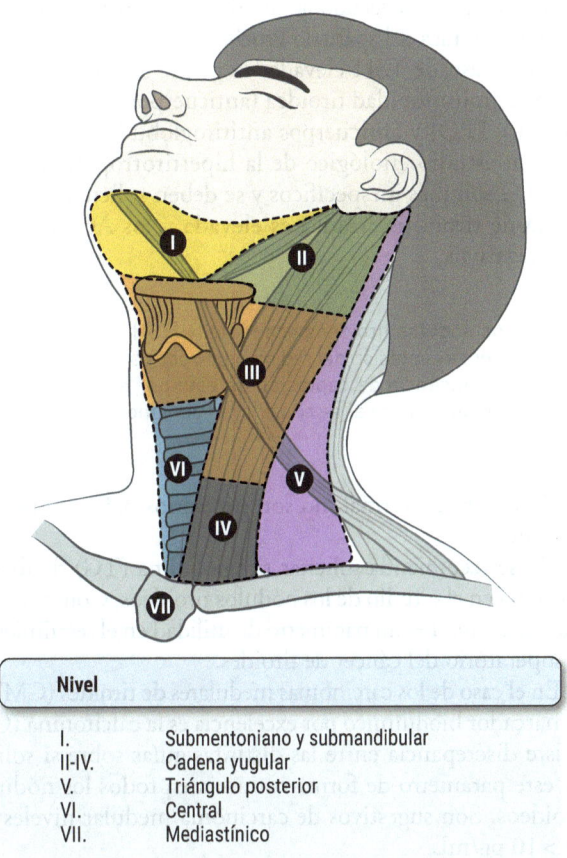

Nivel	
I.	Submentoniano y submandibular
II.-IV.	Cadena yugular
V.	Triángulo posterior
VI.	Central
VII.	Mediastínico

Figura 37-2. Niveles topográficos del cuello según el American Joint Committee on Cancer.

Pruebas de laboratorio

La medición de los niveles de tirotropina (TSH; del inglés, *thyroid stimulating hormone*) es recomendable en la evaluación inicial de todo nódulo tiroideo.

Ante la presencia de niveles bajos de TSH o un hipertiroidismo franco (TSH baja con niveles de hormonas tiroideas: —tiroxina [T$_4$] y/o triyodotironina [T$_3$]— elevados), se recomienda solicitar una prueba de imagen radioisotópica —generalmente, una gammagrafía tiroidea con tecnecio 99 [^{99}Tc]— para

Tabla 37-2. Hallazgos clínicos y exploratorios sospechosos en paciente con nódulos tiroideos	
Historia clínica	**Exploración**
• Antecedentes familiares de cáncer papilar de tiroides, cáncer medular de tiroides o síndromes de neoplasia endocrina múltiple • Historia de irradiación en cabeza y cuello • Historia de linfoma de Hodgkin o no hodgkiniano • Edad < 14 años o > 70 años • Sexo masculino • Síntomas de compresión: ronquera, disfonía, disfagia	• Nódulo duro/pétreo • Nódulo adherido a estructuras adyacentes • Crecimiento de un nódulo • Adenopatías palpables • Parálisis de la cuerda vocal

valorar la captación del nódulo tiroideo (v. el subapartado Gammagrafía tiroidea del apartado Pruebas de imagen).

En el caso de TSH elevada, se puede solicitar un estudio de autoinmunidad tiroidea (anticuerpos antiperoxidasa [Ac anti-TPO] y anticuerpos antitiroglobulina [Ac ATG]) para un estudio etiológico de la hipertirotropinemia. Los Ac ATG son más inespecíficos y se deben solicitar si la sospecha de tiroiditis crónica es elevada y los Ac anti-TPO son negativos.

> **!** Los nódulos tiroideos «calientes» (TSH disminuida e intensa captación del radioisótopo por parte del nódulo con ausencia de captación de este por el resto de la glándula tiroidea) se consideran benignos.

Si la TSH es normal, no son necesarios más estudios de laboratorio.

No se recomienda solicitar tiroglobulina (TG) de forma rutinaria en el estudio de los nódulos tiroideos. Como se verá más adelante, sí es un parámetro de utilidad en el seguimiento posoperatorio del cáncer de tiroides.

En el caso de los carcinomas medulares de tiroides (CMT), el marcador bioquímico por excelencia es la calcitonina (Ct). Existe discrepancia entre las distintas guías sobre si solicitar este parámetro de forma rutinaria en todos los nódulos tiroideos. Son sugestivos de carcinoma medular niveles de $Ct > 10$ pg/mL.

Pruebas de imagen

Ecografía tiroidea

Es la técnica de imagen de elección para la exploración de la glándula tiroidea. Se trata de una técnica no invasiva y coste-efectiva. Permite conocer el tamaño y las características del nódulo o nódulos si se trata de un bocio multinodular, así como la existencia de otras lesiones que no hubieran sido identificadas en la exploración física.

En la **tabla 37-3**, se recogen las características ecográficas de los nódulos que pueden hacer sospechar malignidad.

Las características ecográficas de sospecha de forma individual tienen baja sensibilidad; para ello, se han desarrollado sistemas de estratificación de riesgo que analizan la combina-

ción de diferentes características de los nódulos o la ausencia de estas para mejorar la capacidad de discriminación de la malignidad.

Los sistemas de estratificación de riesgo de los nódulos tiroideos utilizados actualmente se recogen en la **tabla 37-4**.

En un estudio retrospectivo que compara los sistemas de estratificación de la ATA (American Thyroid Association), y los sistemas TIRADS (Thyroid Imaging Report and Data System) del American College of Radiologists (ACR-TIRADS) y el coreano (K-TIRADS), el sistema ACR-TIRADS tiene menor sensibilidad (80,2 %); sin embargo, tiene mejor especificidad, mayor precisión y un menor porcentaje de PAAF innecesarias (hecho que también ha sido demostrado en un estudio prospectivo que compara el sistema ACR-TIRADS con el de la ATA, el de la AACE [American Association of Clinical Endocrinology], el europeo [EU-TIRARDS] y el K-TIRADS), evitando un 53,4 % de las PAAF innecesarias mediante este método.

Dado que no existe un sistema universal, se deja a elección de los profesionales el sistema de estratificación a utilizar. La recomendación de las autoras, basándose en los resultados descritos previamente, es utilizar el sistema ACR-TIRADS y es el que se recoge en la **figura 37-3**.

Mediante este sistema, la valoración de las características ecográficas del nódulo permite dar una puntuación de riesgo de malignidad que, combinada con el tamaño del nódulo, ayuda en la selección de las lesiones subsidiarias de PAAF.

En las tiroides multinodulares, cada nódulo tiene un riesgo independiente de malignidad, por lo que se debe estratificar el riesgo de malignidad individual de cada uno de ellos y valorar la PAAF si se cumplen criterios para la realización de esta. La PAAF se realizará preferentemente en los nódulos con aspecto ecográfico más sospechoso y, si existen varios nódulos con la misma sospecha de malignidad, se optará por puncionar el de mayor tamaño o realizar seguimiento sin PAAF y control ecográfico.

> **!** Según la guía de la ATA de 2015, generalmente se recomienda que solo los nódulos > 1 cm sean evaluados, dado que son los que tienen mayor potencial de ser cánceres clínicamente significativos.

Valoración ecográfica de los ganglios linfáticos cervicales

En el cáncer de tiroides, la ecografía tiroidea también es útil en la evaluación de las cadenas ganglionares cervica-

Tabla 37-3. Características de sospecha de malignidad en un nódulo tiroideo

Nódulos sólidos hipoecoicos o marcadamente hipoecoicos con respecto al parénquima tiroideo
Márgenes irregulares, microlobulados o espiculados
Nódulos más altos que anchos en relación con los diámetros anteroposterior y transverso (AP > T)
Nódulos muy próximos a la cápsula tiroidea o con rotura de esta
Microcalcificaciones difusas o asociadas a nódulos
Macrocalcificaciones, nódulos con calcificaciones «en cáscara de huevo» o «en anillo»
Vascularización central, intranodular y prominente

Tabla 37-4. Sistemas de estratificación de riesgo de los nódulos tiroideos

Sistemas cualitativos	• Guía de la BTA (2014) • Guía de la ATA (2015) • Guía de la AACE (2016)
Sistemas TIRADS	• Korean-TIRADS (2016) • ACR-TIRADS (2017) • European-TIRADS (2017)

AACE: American Association of Clinical Endocrinology; ACR: American College of Radiologists; ATA: American Thyroid Association; BTA: British Thyroid Association; TIRADS: sistema de datos e informes de imágenes de tiroides (Thyroid Imaging Report and Data System).

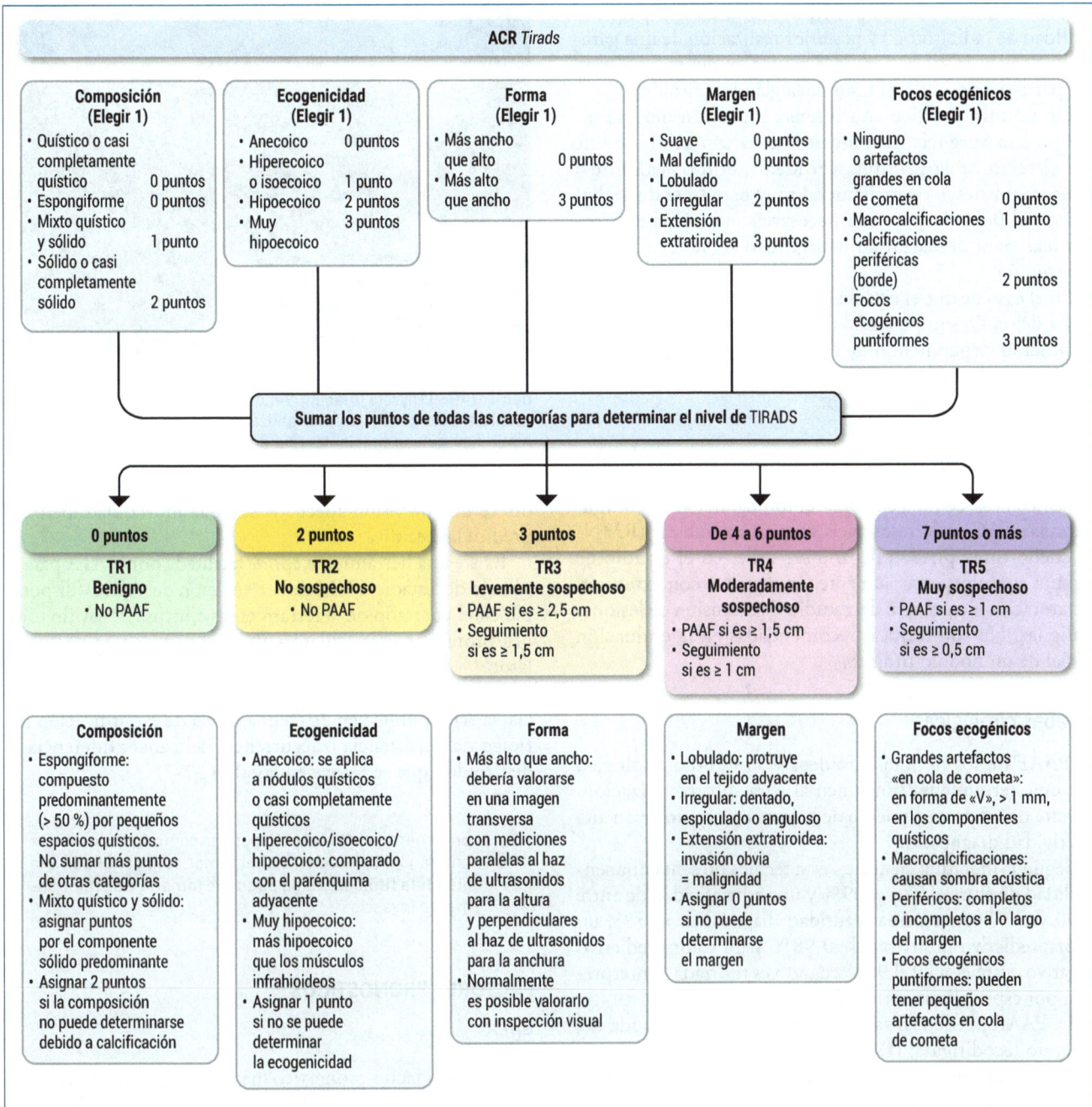

Figura 37-3. Sistema de estratificación de riesgo de los nódulos tiroideos TIRADS (*Thyroid Imaging Report and Data System*) del American College of Radiologist (ACR).
PAAF: punción aspirativa con aguja fina.

les. Son datos ecográficos sugestivos de malignidad de los ganglios linfáticos tener un tamaño > 1 cm en su diámetro corto, forma redondeada, ausencia de hilio, vascularización periférica, aspecto quístico y microcalcificaciones.

Elastografía tiroidea

Técnica de imagen que valora la consistencia de los nódulos tiroideos como signo de malignidad. Algunos estudios parecen indicar que la elastografía podría ser una herramienta útil en la caracterización de los nódulos tiroideos y su sospecha de malig-

nidad, especialmente, la *shear-wave* (aplica un impulso que genera una propagación de la onda de corte), indicando que los valores de elasticidad < 35-65 kPa son sugestivos de benignidad y los valores > 35-65 kPa son sugestivos de malignidad. Aún está pendiente definir los puntos de corte con una evidencia robusta e incorporarse a los distintos algoritmos de decisión.

Gammagrafía tiroidea con tecnecio 99 o yodo 123

En un paciente con TSH baja, se recomienda la realización de una gammagrafía tiroidea con ^{99}Tc o yodo 123 (^{123}I). Esta técnica consiste en la administración oral de una pequeña cantidad de radioisótopo y posterior realización de una gammagrafía para la valoración de la captación del radioisótopo por parte del nódulo y el resto de la glándula tiroidea.

Un nódulo tiroideo con intensa captación del radioisótopo con ausencia/disminución de la captación de este por el resto de la glándula tiroidea (nódulo «caliente») presenta un riesgo de malignidad muy bajo (tasa de malignidad del 0,34 %) y no son necesarias más pruebas diagnósticas para descartar su malignidad ni se recomienda su punción.

En el caso de que el nódulo muestre una captación disminuida del radioisótopo («nódulo frío»), habrá que la valorar la punción dependiendo de sus características ecográficas mediante uno de los sistemas de estratificación de riesgo descritos en el apartado anterior.

Otras técnicas de imagen

Otras técnicas de imagen como la tomografía axial computarizada (TAC) o la resonancia magnética nuclear (RMN) de cuello-tórax pueden llegar a ser útiles en el estudio de algunos nódulos, especialmente, en aquellos con extensión intratorácica o en el caso del estudio de extensión de lesiones malignas. No son técnicas recomendadas en la evaluación inicial de un nódulo tiroideo.

Pruebas citológicas

La PAAF de los nódulos tiroideos y su estudio citológico son una herramienta fundamental para su caracterización. Se trata de un procedimiento de bajo coste, seguro y con alta efectividad diagnóstica.

Según la literatura científica, esta técnica presenta una sensibilidad de entre el 57 y el 99 % y una especificidad de entre el 90 y el 97 %, con una seguridad diagnóstica > 95 %, un valor predictivo positivo del 90-98 % y un valor predictivo negativo entre el 95 y el 99 % cuando es realizada e interpretada por especialistas entrenados.

La PAAF puede realizarse por palpación o con ayuda del ecógrafo (ecodirigida) (**Fig. 37-4**).

La citología tiroidea obtenida mediante PAAF debe ser interpretada utilizando la clasificación de Bethesda (**Tabla 37-5**).

Recientemente la AACE/ACE/AME Thyroid Nodule Guideline Task Forze han lanzado un aplicación que incorpora las recomendaciones clínicas sobre el manejo del nódulo tiroideo, denominada Thyroid Nodule App (TNAPP) (disponible en: https://aace-thyroid.deontics.com y, en el apartado de «Herramientas».

ESTADIFICACIÓN DE LA ENFERMEDAD

Se han utilizado diferentes escalas para cuantificar el pronóstico del cáncer de tiroides con el fin de aplicar la estrategia terapéutica más adecuada en función del riesgo calculado. El método más empleado y el recomendado por las guías de práctica clínica más recientes es la clasificación TNM (tumor/ganglios [*nodes*]/metástasis) del American Joint Committee on Cancer (AJCC) (**Tabla 37-6**). Esta clasificación TNM

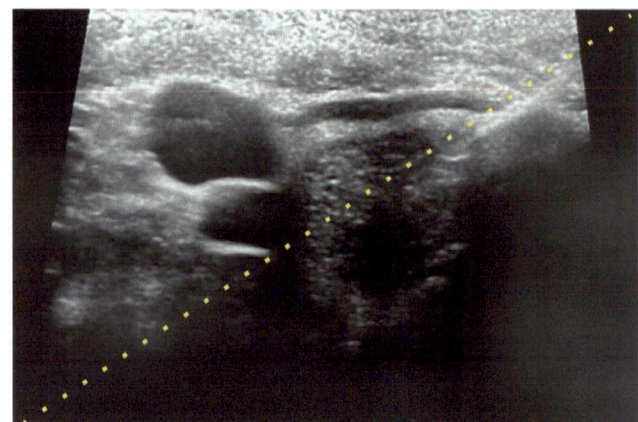

Figura 37-4. Ecografía tiroidea donde se objetiva un nódulo tiroideo TIRADS (Thyroid Imaging Report and Data System) 5 en el momento exacto donde se está realizando una punción aspirativa con aguja fina guiada mediante guía ecográfica a 34° (línea de puntos amarilla).

ofrece una previsión adecuada sobre la mortalidad, pero no predice las recidivas.

Existe una herramienta *online* facilitada por la ATA para el cálculo del estadio TNM de la 8ª edición del AJCC (disponible en el apartado de «Herramientas»: https://www.thyroid.org/professionals/calculators/thyroid-cancer-staging-calculator/

Para poder predecir el riesgo de persistencia o recurrencia, la ATA publicó en 2015 una escala de estratificación del riesgo de persistencia o recurrencia del cáncer diferenciado de tiroides, que se recoge en la **tabla 37-7**.

 En general, el CDT (tanto papilar como folicular) tiene un pronóstico excelente si el tumor está confinado a la glándula tiroides, es de pequeño tamaño y es mínimamente invasivo.

FACTORES PRONÓSTICOS

Edad

La edad es el factor pronóstico más importante de mortalidad por cáncer de tiroides. El carcinoma de tiroides tiene una mayor letalidad cuando en el diagnóstico la edad es superior a los 60 años. El riesgo de recidiva local es mayor en menores de 20 y en mayores de 60 años (40 %).

Sexo

Las neoplasias tiroideas en general son más agresivas en los hombres que en las mujeres, aunque las diferencias en el pronóstico según el sexo son pequeñas.

Antecedentes familiares

El carcinoma papilar familiar es más agresivo que el esporádico, mientras que los papilares que aparecen en el seno de los síndromes familiares, antes referidos, no implican una peor evolución.

Tabla 37-5. Clasificación de Bethesda

Categoría diagnóstica		Riesgo de malignidad	Actitud

Bethesda 1: citología no diagnóstica	• Contenido coloide únicamente (acelular)
	• Número insuficiente de células
	• Artefactos, sangre
		0-5	Se debe repetir la PAAF a los 3 meses o menos según el aspecto ecográfico:
			• Si se obtienen varias citologías no diagnósticas y el nódulo no presenta características ecográficas sospechosas de malignidad, se recomienda la observación ecográfica periódica del nódulo o tratamiento quirúrgico (al menos, hemitiroidectomía) para el estudio histopatológico definitivo
			• Si se obtienen varias citologías no diagnósticas, se recomienda cirugía si:
			  – El nódulo tiene un aspecto ecográfico de alta sospecha de malignidad
			  – Existe crecimiento del nódulo (> 20 % en una de las dimensiones)
			  – Existen factores de riesgo de malignidad

Bethesda 2: benigno	• Nódulo con hiperplasia folicular benigna • Tiroiditis crónica linfocítica (tiroiditis de Hashimoto) • Tiroiditis granulomatosa (subaguda)	0-3	• No se requieren más estudios a corto plazo • En el caso de los nódulos > 4 cm, pueden tener mayor riesgo de malignidad y, por tanto, deben mantener un seguimiento ecográfico más exhaustivo, así como plantear cirugía por su tamaño, especialmente, si producen síntomas compresivos
Bethesda 3: atipia de significado incierto (AUS) o lesión folicular de significado incierto (FLUS)	• Atipia nuclear focal • Predominancia de células de Hürthle • Patrón microfolicular en una muestra hipocelular	10-30	• Se recomienda repetir la PAAF en un tiempo definido por las características ecográficas sospechosas de malignidad y los factores de riesgo del paciente (generalmente ≤3 meses) • La realización de un estudio molecular con identificación de mutaciones indicativas de malignidad/agresividad (*BRAF, pTERT*) puede evitar la repetición de PAAF y hacer decantarse por indicar cirugía
Bethesda 4: sospecha de neoplasia folicular	Células foliculares abarrotadas y superpuestas, algunas o la mayoría de las cuales están dispuestas como microfolículos	25-40	• Cirugía (al menos, hemitiroidectomía) para realizar el estudio anatomopatológico de la lesión y determinar si es una lesión folicular benigna (adenoma) o maligna (carcinoma) • La realización de estudio molecular con identificación de mutaciones indicativas de malignidad/agresividad (*BRAF, pTERT*) puede orientar a malignidad • Biopsia intraoperatoria ¿?
Bethesda 5: sospechoso de malignidad	• Sospecha de carcinoma papilar, medular o metástasis tiroidea • Sospecha de linfoma	50-75	Cirugía
Bethesda 6: malignidad	Carcinoma papilar/medular/pobremente diferenciado/anaplásico/de células escamosas/de características mixtas	97-99	Cirugía

PAFF: punción aspirativa con aguja fina; *pTERT*: (gen) promotor de la transcriptasa inversa.

Histología

Se distinguen hasta 15 variantes del carcinoma papilar. Algunas de estas variantes histológicas tienen un comportamiento más agresivo y comportan un peor pronóstico para los pacientes, como el caso de las variantes de células altas, la columnar, la esclerosante difusa y la oncocítica.

En el caso del carcinoma folicular, la variante oncocítica se asocia a índices de recidiva y de mortalidad superiores a los del resto de los carcinomas foliculares.

Marcadores moleculares

La caracterización genómica y molecular de los tumores tiroideos es una herramienta esencial en el diagnóstico, pronóstico y tratamiento de los tumores tiroideos, especialmente, para sus formas más agresivas.

El estudio molecular de estas mutaciones ayuda en las decisiones clínicas, especialmente, cuando se detecta en el análisis citológico obtenido por la PAAF de nódulos tiroideos, inclinando a una actitud más agresiva inicial para el control del tumor.

La mutación de *BRAF* V600E se ha asociado a un incremento del riesgo de recurrencia, metástasis linfáticas, invasión local y avanzado estadio en el diagnóstico; sin embargo, no se ha demostrado que las mutaciones de *BRAF* sean un factor de riesgo de mortalidad independiente de las características histológicas del tumor.

Por su parte, las mutaciones en el gen promotor de la transcriptasa inversa (*pTERT*) sí es un factor de riesgo independiente (después de ajustar por los factores de riesgo clínico-patológicos convencionales y el estadio, independientemente de los tipos histológicos o el estadio) de mayor recurrencia y mortalidad. Se encuentra en el 10-20 % de los carcinomas tiroideos diferenciados y en el 40 % de los carcinomas tiroideos indiferenciados y es muy prevalente en ancianos, grandes tumores, histología agresiva, estadios avanzados y metástasis a distancia. Sin embargo, aún se requiere

Tabla 37-6. Clasificación TNM del American Joint Committee on Cancer y la Union for International Cancer Control para el cáncer diferenciado de tiroides (AJCC/UICC 2017; 8ª edición)

Tumor (T)	TX	No se puede evaluar el tumor primario
	T0	No hay evidencia de un tumor
	T1	El tumor mide 2 cm o menos y está limitado a la glándula tiroides
	T1a	El tumor mide 1 cm o menos
	T1b	El tumor mide más de 1 cm, pero menos de 2 cm
	T2	El tumor mide más de 2 cm, pero menos de 4 cm y está limitado a la tiroides
	T3	El tumor mide más de 4 cm, pero no se extiende más allá de la glándula tiroides
	T4	El tumor es de cualquier tamaño y se ha extendido más allá de la glándula tiroides
	T4a	El tumor se ha diseminado más allá de la glándula tiroides a tejido blando cercano, la laringe, la tráquea, el esófago o el nervio laríngeo recurrente
	T4b	Tumor que invade la fascia prevertebral, la carótida o los vasos mediastínicos
Ganglio (N)	NX	No se pueden evaluar los ganglios linfáticos regionales
	N0	No hay evidencia de cáncer en los ganglios linfáticos regionales
	N1	El cáncer se ha diseminado a los ganglios linfáticos
	N1a	El cáncer se ha diseminado a los ganglios linfáticos alrededor de la tiroides (llamado compartimiento central; ganglios linfáticos paratraqueales, paratraqueales y prelaríngeos)
	N1b	El cáncer se ha diseminado más allá del compartimiento central, incluidos los ganglios linfáticos cervicales unilaterales, cervicales bilaterales, cervicales contralaterales o del mediastino
Metástasis (M)	MX	No se puede evaluar la metástasis a distancia
	M0	El cáncer no se ha diseminado a otras partes del cuerpo
	M1	El cáncer se ha diseminado a otras partes del cuerpo
Agrupación de los estadios del cáncer		Cáncer papilar o folicular tiroideo en una persona menor de 55 años: • Estadio I: tumor (cualquier T) con o sin diseminación a los ganglios linfáticos (cualquier N) y sin metástasis a distancia (M0) • Estadio II: tumor (cualquier T) con cualquier metástasis (M1) independientemente de si se ha diseminado o no a los ganglios linfáticos (cualquier N)
		Cáncer papilar o folicular tiroideo en una persona de 55 años o más: • Estadio I: tumor pequeño (T1) sin diseminación a los ganglios linfáticos (N0) ni metástasis (M0) • Estadio II: tumor grande, no invasivo (T2), sin diseminación a los ganglios linfáticos (N0) ni metástasis (M0) • Estadio III: tumor que mide más de 4 cm, pero contenido en la glándula tiroides (T3), sin diseminación a los ganglios linfáticos (N0) ni metástasis (M0) O cualquier tumor localizado (T1, T2 o T3) con diseminación al compartimiento central de los ganglios linfáticos (N1a) sin diseminación a distancia (M0) • Estadio IVA: tumor que se ha diseminado a las estructuras cercanas (T4a), independientemente de si se ha diseminado a los ganglios linfáticos (cualquier N), pero no se ha diseminado a lugares distantes (M0) O tumor localizado (T1, T2 o T3) con diseminación a los ganglios linfáticos más allá del compartimiento central (N1b), pero sin diseminación a distancia (M0) • Estadio IVB: tumor que se ha diseminado más allá de las estructuras cercanas (T4b), independientemente de si se ha diseminado a los ganglios linfáticos (cualquier N), pero sin diseminación a distancia (M0) • Estadio IVC: cualquier tumor (cualquier T, cualquier N) cuando hay evidencia de metástasis (M1)

proponer un nuevo sistema de estadificación que combine el estado mutacional de *TERT* con los factores de riesgo clínico-patológicos convencionales.

Otros marcadores moleculares que indicarían agresividad son la pérdida de la expresión de *CPSF2*, mutaciones del gen *P53* y mutaciones del gen de la β-catenina, entre otros.

El conocimiento de las alteraciones moleculares de muchos tumores tiroideos también es una herramienta útil para determinar las opciones terapéuticas disponibles en tumores agresivos y/o yodorresistentes. Estas opciones terapéuticas son cada vez más personalizadas y más específicas (v. el apartado «Otros tratamientos en el cáncer diferenciado de tiroides»).

Tamaño tumoral

Existe una relación directa entre el tamaño tumoral y los índices de recidiva local y la mortalidad producida por el cáncer, tanto en las neoplasias papilares como en las foliculares. Los cánceres de tiroides menores de 1,5 cm, que limitan su extensión al interior de la glándula tiroides, rara vez generan metástasis a distancia.

Grado de invasión

Hasta el 10 % de los carcinomas diferenciados de tiroides atraviesan la cápsula tiroidea, extendiéndose más allá de los límites de la glándula, lo que incrementa la morbilidad y la

Tabla 37-7. Estratificación del riesgo de persistencia/recurrencia del cáncer diferenciado de tiroides de acuerdo con la American Thyroid Association (ATA, 2015)

Bajo riesgo	• Cáncer papilar de tiroides con las siguientes características:
	  – No metástasis ganglionares ni metástasis a distancia
	  – Resección macroscópica de todo el tumor
	  – No invasión local
	  – No invasión vascular
	  – No histología agresiva (células altas, columnar, células de Hürthle, etcétera)
	  – No captación de ^{131}I fuera del lecho tiroideo
	  – N0 o N1 con ≤5 micrometástasis (<0,2 cm^2)
	• Cáncer folicular de tiroides variante papilar encapsulada
	• Cáncer folicular de tiroides bien diferenciado con invasión de la cápsula o invasión vascular mínima (<4 vasos)
	• Microcarcinoma papilar unifocal o multifocal, incluyendo los que tengan mutación V600E de BRAF

Riesgo intermedio	• Cáncer de tiroides con, al menos, una de las siguientes características:
	  – Invasión microscópica del tejido blando peritiroideo
	  – Metástasis en los ganglios linfáticos regionales o captación de ^{131}I en el rastreo posterior a la dosis ablativa
	  – Tumor con una histología agresiva (células altas, columnar, células de Hürthle, etc.) o invasión vascular
	  – N1 clínicamente manifiesto o >5 ganglios afectados con todos los ganglios <3 cm^2
	• Microcarcinoma papilar multifocal con extensión extratiroidea y mutación V600E de *BRAF*

Alto riesgo	• Cáncer de tiroides con cualquiera de las siguientes características:
	  – Invasión tumoral macroscópica
	  – Resección incompleta
	  – Metástasis a distancia
	  – Tiroglobulina posquirúrgica en niveles que sean sugestivos de metástasis a distancia
	  – N1 con adenopatías ≥3 cm^2
	• Cáncer folicular con invasión vascular extensa (>4 focos)

^{131}I: indio 131.

mortalidad. La invasión local ocurre tanto en los papilares como en los foliculares y su presencia se asocia a índices de recidiva más altos (33 %).

Los cánceres foliculares ampliamente invasivos, que son los menos frecuentes, tienen un mal pronóstico, de manera que hasta el 80 % de los casos presentan metástasis en el diagnóstico.

Metástasis ganglionares

No está del todo claro si la presencia de adenopatías metastásicas implica un peor pronóstico. Los resultados de distintos estudios son controvertidos. Por un lado, los hay que no encuentran relación entre la existencia de adenopatías y un aumento de la recurrencia o de la mortalidad. Por otra parte, se han publicado series en las que la presencia de adenopatías se asocia a un incremento de las metástasis a distancia, sobre todo, si esas adenopatías son bilaterales, se encuentran en la zona alta del mediastino o tienen la cápsula ganglionar infiltrada.

Metástasis a distancia

Casi el 10 % de los papilares y hasta el 25 % de los foliculares cursan con metástasis, y la mitad de estas están presentes en el momento del diagnóstico. Las metástasis a distancia son más frecuentes en las variantes oncocíticas y en los mayores de 40 años. Las regiones a las que con más frecuencia metastatizan los cánceres de tiroides son los pulmones (50 %), el hueso (25 %), los pulmones y el hueso (15 %) y el SNC (10 %). Las variables relacionadas con el pronóstico de los pacientes que presentan metástasis son la edad, el tamaño y la capacidad de captar ^{131}I por parte de las células tumorales.

TRATAMIENTO

Los objetivos principales del tratamiento en el CDT son la extirpación del tumor y sus metástasis (en el caso de que existan y sean abordables), intentando minimizar el riesgo de complicaciones derivadas de la intervención quirúrgica y completar el tratamiento con una dosis ablativa/terapéutica de ^{131}I en el caso de que exista indicación. Con estos procedimientos, se conseguirá estadificar la enfermedad, lo que permitirá, a su vez, establecer el seguimiento y la necesidad de tratamientos posteriores.

Se comentarán los pilares fundamentales del tratamiento: la cirugía, el tratamiento con ^{131}I y el tratamiento supresor con LT$_4$.

Cirugía

En los pacientes con nódulos mayores de 1 cm y diagnóstico citológico de malignidad o sospecha de malignidad, el tratamiento quirúrgico preferido es la tiroidectomía total.

En el caso de tumores menores de 1 cm, unifocales e intratiroideos, en pacientes sin características de riesgo y sin antecedentes de irradiación cervical, la hemitiroidectomía del lóbulo tiroideo afectado puede ser suficiente.

Incluso, tras la publicación reciente de algunos estudios y metanálisis, existe una corriente de actitud conservadora con vigilancia activa sin cirugía en el caso de microcarcinomas papilares de tiroides de muy bajo riesgo, donde la vigilancia activa parece ser una alternativa segura a la cirugía, sin aumento de la recurrencia o muerte, evitando, así, el riesgo quirúrgico y la necesidad de tratamiento sustitutivo posterior. El consenso de la European Society for Medical Oncology (ESMO) de 2019 propone la vigilancia activa para microcarcinomas papilares unifocales sin evidencia de extensión extracapsular o metástasis en ganglios linfáticos e indica que puede ser la opción de elección en pacientes mayores, con alto riesgo quirúrgico.

 La vigilancia activa sin cirugía puede ser la opción de elección en microcarcinomas papilares unifocales sin evidencia de extensión extracapsular o metástasis en ganglios linfáticos en pacientes mayores, con alto riesgo quirúrgico o que no deseen cirugía.

Si el paciente presenta una PAAF indeterminada (categorías III y IV de Bethesda) y sin factores de riesgo, generalmente, se opta por una hemitiroidectomía.

En el caso de un bocio o tiroides multinodular con un nódulo dominante con una PAAF indeterminada, se recomienda realizar una tiroidectomía total.

En pacientes operados por un nódulo con PAAF benigna por criterios de tamaño o por otra razón (clínica compresiva, estética, etc.) en los que se detecte de forma incidental en la anatomía patológica un tumor papilar menor de 1 cm («microtumor papilar») sin otros datos de riesgo, no es necesario completar la tiroidectomía. En el caso de que no se cumplan todas estas características, sí sería recomendable la realización de una tiroidectomía total en dos tiempos.

En cuanto al vaciamiento ganglionar, en el caso de que se sospeche afectación ganglionar, se realizará una linfadenectomía terapéutica de los compartimentos cervicales (central y lateral) en el mismo acto quirúrgico de la tiroidectomía.

Si no hay evidencia clínica de la posible afectación ganglionar, no existe consenso sobre la realización de un vaciamiento ganglionar del compartimento central de forma profiláctica. En la guía de la American Thyroid Association (ATA) de 2015, se recomienda realizar linfadenectomía profiláctica solo en tumores T3 y T4, es decir, tumores grandes o con sospecha de extensión extratiroidea.

La presencia de mutación V600E de *BRAF* confiere un mayor riesgo de recurrencia y se asocia en la mayoría de las series a características de peor pronóstico (más afectación ganglionar, más extensión extratiroidea, etc.), por lo que algunos equipos de cirugía realizan vaciamientos profilácticos cuando el tumor papilar presenta esta mutación en el análisis citológico del material de la PAAF; sin embargo, como ya se había comentado, hasta la fecha, no se ha demostrado que las mutaciones de *BRAF* sean un factor de riesgo de mortalidad independiente de las características histológicas del tumor. Por lo tanto, aún no está claro cómo utilizar la mutación en *BRAF* para estratificar el riesgo de mortalidad en pacientes con CPT y la decisión de realizar vaciamientos profilácticos ante este hallazgo.

La mutación en el gen *pTERT* sí está fuertemente asociada y es un factor de riesgo independiente de recurrencia del tumor y mortalidad en el cáncer de tiroides. Por lo tanto, la inclusión del análisis de mutación del *pTERT* con la evaluación clínico-patológica convencional sí podría conducir a un manejo más agresivo de estos tumores.

Yodo radioactivo

La administración de una dosis de yodo radioactivo (^{131}I) después de la cirugía del cáncer diferenciado de tiroides

tiene distintas finalidades, dependiendo de la estadificación del tumor:

- Tratamiento ablativo: eliminar el tejido tiroideo sano residual postiroidectomía que presenta gran avidez por el yodo, así como destruir posibles focos microscópicos, minimizar el riesgo de recurrencia en pacientes con predisposición, aumentar la especificidad de la tiroglobulina como marcador tumoral (v. el apartado «Seguimiento») y aumentar la especificidad de la exploración con ^{131}I para la detección de enfermedad recurrente o metastásica.

  El tratamiento ablativo con ^{131}I no se ha asociado a una disminución de la mortalidad, pero sí a una disminución de las recidivas. Actualmente, no se recomienda de forma universal y se indica la administración de ^{131}I y su dosis dependiendo de las características del tumor (**Tabla 37-8**).
- Tratamiento adyuvante: se administra en el caso de recurrencia o persistencia de afectación ganglionar, generalmente, en mayores dosis que el tratamiento ablativo y con la finalidad de destruir toda la enfermedad microscópica que no puede ser tratada con cirugía y, así, disminuir el riesgo de recurrencia y/o muerte.
- Tratamiento de la enfermedad macroscópica o metástasis a distancia: generalmente, se utilizan dosis de entre 30 y 100 mCi (milicurios) en el caso de tratamientos ablativos en pacientes de bajo riesgo. Si existen restos de tumor que no se ha podido extirpar, metástasis a distancia o una histología agresiva, se pueden emplear dosis más altas de entre 100 y 200 mCi.

 El tratamiento con ^{131}I del CDT puede ser:
- Ablativo: para eliminar el tejido tiroideo sano residual postiroidectomía.
- Adyuvante: para tratar la enfermedad microscópica residual.
- Tratamiento de la enfermedad microscópica o metastásica.

El yodo radiactivo debe administrarse entre 1 y 6 meses después de la cirugía. Para que exista una correcta captación del ^{131}I, las cifras de TSH deben ser elevadas (TSH > 30 µU/mL),

Tabla 37-8. Indicaciones para la utilización de yodo 131 en dosis ablativas poscirugía

Recomendado	• En todos los paciente con:
	  – Metástasis a distancia
	  – Extensión extratiroidea
	  – Tumores >4 cm, aunque no haya otras características de riesgo*
	• En algunos pacientes con:
	  – Tumores entre 1 y 4 cm intratiroideos
	  – Afectación ganglionar documentada
	  – Extensión extratiroidea mínima

No recomendado	• Tumores <1 cm intratiroideos y unifocales, sin otras características de riesgo • Tumores multifocales intratiroideos con todos los focos <1 cm sin otras características de riesgo

*Características de riesgo: subtipo histológico agresivo como células altas, columnar, sólido y formas poco diferenciadas, como insular o cánceres foliculares, si existe invasión vascular intratiroidea y afectación multifocal macroscópica.

lo cual se puede conseguir mediante dos métodos: la forma clásica, que consistiría en suspender el tratamiento con LT_4 3-4 semanas antes de administrar el radioyodo (en desuso), o mediante la administración de TSH recombinante (Thyrogen®) días antes a la administración del ^{131}I y sin la necesidad de suspender el tratamiento con hormona tiroidea.

En ambas formas de preparación, además, se debe realizar una dieta baja en yodo unas 2 semanas antes del tratamiento y evitar otras fuentes de contaminación con yodo, como contrastes yodados, tintes, antisépticos (povidona yodada), etcétera.

Tratamiento supresor con levotiroxina

Tras la tiroidectomía total, se inicia tratamiento con hormona tiroidea (LT_4) en dosis suprafisiológicas para mantener niveles de TSH bajos y, así, frenar el estímulo que esta puede provocar en las células tiroideas residuales.

El nivel de supresión de TSH objetivo va a depender del riesgo del paciente (**Tabla 37-9**).

Los niveles de hormonas tiroideas (T_3 y T_4) deben permanecer en rangos normales.

Otros tratamientos en el cáncer diferenciado de tiroides

La *radioterapia externa* es poco utilizada en el tratamiento del CDT. En la zona cervical, puede tener cierta utilidad en tumores poco diferenciados o indiferenciados que no captan yodo. En estos casos, la radioterapia estaría indicada en el tratamiento inicial o en las recidivas de tumores no resecables, con invasión local o con gran afectación cervical extratiroidea. La radioterapia externa sí puede ser útil en el tratamiento de las metástasis óseas y cerebrales.

La utilización de la *quimioterapia* está restringida para los casos de enfermedad progresiva que no puede ser controlada con la cirugía, el ^{131}I y la radioterapia externa. El fármaco hasta ahora utilizado ha sido la doxorubicina y, en general, las respuestas conseguidas han sido pobres (< 20 %).

De acuerdo con los actuales conocimientos sobre las bases moleculares del cáncer de tiroides, el tratamiento del cáncer de tiroides avanzado «yodorrefractario» está experimentando una rápida evolución en la última década con el uso de fármacos *inhibidores de la tirosina-cinasa* (ITK). Concretamente, los ITK más utilizados actualmente son el sorafenib (según el estudio «Decision: supervivencia media libre de enfermedad de 10,8 meses frente al placebo») y el lenvatinib (según el estudio «Select: supervivencia media libre de enfermedad de 18,3 meses frente al placebo»). El tratamiento con ITK debe plantearse en el caso de tumores diferenciados de tiroides yodorresistentes, siendo la enfermedad asintomática, pero con alta carga tumoral, rápida progresión y riesgo vital.

Aunque estos son los fármacos más utilizados hasta la fecha, existen numerosos estudios en marcha que están evaluando la eficacia de fármacos frente a otras dianas terapéuticas en las células tumorales tiroideas, tal y como se muestra en la **figura 37-5**.

En esta misma línea, también se están instaurando tratamientos «personalizados» dependiendo del estudio molecular en el cáncer anaplásico de tiroides (CAT) (v. el apartado «Cáncer anaplásico de tiroides»), y así lo recomienda la última guía de la ATA al respecto.

SEGUIMIENTO

En la valoración inicial tras el tratamiento, se debe constatar si existe curación o persistencia de la enfermedad, basándose en los niveles de tiroglobulina y la ecografía tiroidea.

Tiroglobulina

La TG es una proteína que se sintetiza únicamente en las células foliculares de la glándula tiroides, tanto sanas como tumorales, lo que permite su utilización como marcador tumoral en el seguimiento de los cánceres de tiroides de estirpe folicular.

Tras la cirugía y el tratamiento con ^{131}I, si se ha conseguido la destrucción total de los restos tiroideos (incluyendo los tumorales), los niveles de TG descienden hasta hacerse indetectables. Por ende, si los niveles séricos de TG se encuentran por encima del rango de detección, se sospechará persistencia o recidiva de la enfermedad.

Este marcador tumoral tiene menor utilidad si se ha realizado una intervención quirúrgica poco extensa y si no se ha administrado una dosis ablativa de radioyodo.

Anticuerpos antitiroglobulina

Un impedimento para el uso de la TG como marcador tumoral es la presencia de Ac ATG, dado que interfieren e invalidan las mediciones de TG en la mayoría de los ensayos.

Teóricamente, la presencia de Ac ATG un año después de la cirugía y la posterior ablación con ^{131}I es señal de la existencia de tejido tiroideo residual. Sin embargo, en pacientes con enfermedad tiroidea autoinmunitaria, la persistencia de los anticuerpos puede ser muy prolongada y se desconoce la transcendencia clínica de que los Ac ATG permanezcan detectables.

En general, en los pacientes con Ac ATG positivos en los que la TG no puede ser utilizada como marcador tumoral, se utiliza como marcador tumoral indirecto la tendencia de las concentraciones de Ac ATG en el tiempo.

Tabla 37-9. Nivel de supresión de tirotropina objetivo según el riesgo de recidiva del paciente			
	TSH inicial	**Curación**	**Enfermedad persistente**
Pacientes con riesgo intermedio o alto de recidiva	TSH < 0,1 µU/mL	TSH < 0,1 µU/mL durante 3-5 años	TSH < 0,1 µU/mL de forma prolongada
Pacientes con riesgo bajo de recidiva	TSH = 0,1-0,5 µU/mL	TSH = 0,5-2 µU/mL	

TSH: tirotropina (del inglés, *thyroid stimulating hormone*).

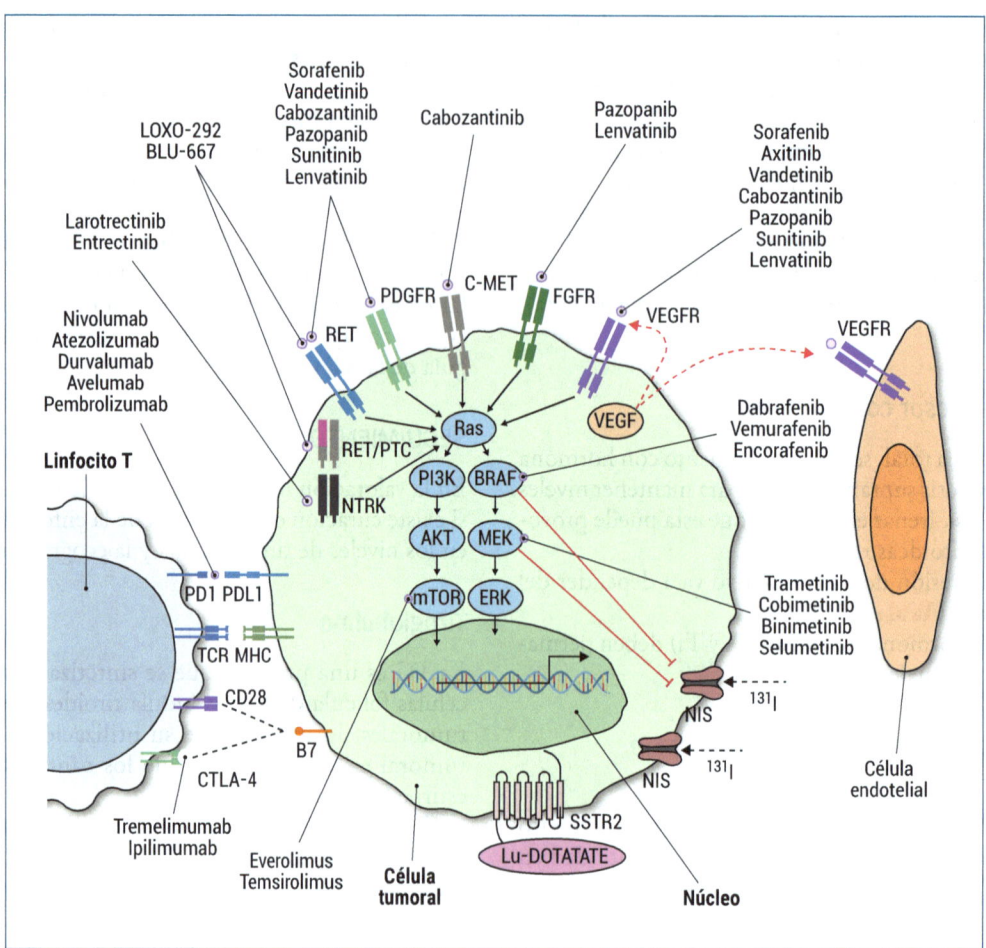

Figura 37-5. Terapia dirigida frente al cáncer de tiroides avanzado.
131I: yodo 131; AKT: proteína-cinasa B; C-MET: proteína-cinasa Met; CTLA-4: proteína asociada a linfocitos T citotóxicos (del inglés, *cytotoxic T-lymphocyte-associated protein*); ERK: cinasa regulada por señales extracelulares (del inglés, *extracellular-signal-regulated kinase*); FGFR: receptor del factor de crecimiento de fibroblastos (del inglés, *fibroblast growth factor receptor*); MEK: proteína-cinasa activada por mitógenos (del inglés, *mitogen-activated protein kinase kinase*); MHC: complejo mayor de histocompatibilidad (del inglés, *major histocompatibility complex*); mTOR: diana de la rapamicina en las células de mamíferos (del inglés, *mammalian target of rapamycin*); NIS: transportador de yodo (del inglés, *sodium iodide symporter*); NTRK: receptor neurotrófico de tirosina-cinasa (del inglés, *neurotrophic tyrosine receptor kinase*); PDGFR: receptor del factor de crecimiento derivado de plaquetas (del inglés, *platelet-derived growth factor receptor*); PD-1: proteína 1 de muerte celular programada (del inglés, *programmed cell death protein 1*); PD-L1: ligando de la proteína 1 de muerte celular programada (del inglés, *programmed death-ligand 1*); PI3K: fosfatidilinositol-3-cinasa (del inglés, *phosphoinositide 3-kinase*); PTC: carcinoma papilar de tiroides (del inglés, *papillary thyroid carcinoma*); RET: reorganizado durante la transfección (del inglés, *rearranged during transfection*); SSTR2: receptor 2 de la somatostatina (del inglés, *somatostatin receptor 2*); TCR: receptor de linfocitos T (del inglés, *T-cell receptor*); VEGF: factor de crecimiento del endotelio vascular (del inglés, *vascular endothelial growth factor*); VEGFR: receptor del factor de crecimiento del endotelio vascular (del inglés, *vascular endothelial growth factor receptor*).

 Siempre que se solicite TG se deberán solicitar los niveles de Ac ATG, dada su interferencia en la determinación de TG.

Inicialmente, en pacientes de bajo riesgo tratados únicamente con tiroidectomía total, se debe realizar una ecografía del cuello a los 6 meses en aquellos pacientes en los que los Ac ATG persisten positivos durante más de 6 meses después del tratamiento.

Los pacientes con una reducción > 50 % de los niveles de Ac ATG postratamiento y con ecografía de control a los 6 meses sin anormalidades generalmente no requieren ninguna investigación adicional.

El riesgo de enfermedad estructural parece ser mayor en pacientes con modesta reducción o estabilidad de Ac ATG, siendo el comportamiento de estos anticuerpos un factor predictivo de recurrencia tumoral.

Una elevación significativa de los Ac ATG requiere una investigación más amplia si la ecografía no revela recurrencia, estando indicado un rastreo con yodo en el caso de pacientes con CPT de riesgo bajo o intermedio sin enfermedad aparente después de la tiroidectomía total (TG no estimulada ≤ 0,2 ng/mL y sin anomalías ecográficas), pero con Ac ATG elevados durante los primeros 12 meses tras el tratamiento.

En pacientes tratados con 131I, la comparación de las concentraciones de Ac ATG obtenidas antes y después de este tratamiento son útiles para estimar el riesgo de enfermedad persistente/recurrente y orientar la investigación.

Tiroglobulina estimulada

Como se ha explicado, la TSH estimula el desarrollo de las células tiroideas y, por lo tanto, también la TG.

Para valorar si realmente los niveles de TG son indetectables, hay que «estimularla» mediante unos niveles de TSH elevados. Para conseguir una elevación de la TSH significativa (TSH > 30 μU/mL), se puede suprimir la toma de LT_4 (práctica ya en desuso) o administrar TSH recombinante (Thyrogen®).

Los niveles de TG estimulada a las 72 horas de la administración de la TSH recombinante indicarán el estado de la enfermedad (**Tabla 37-10**).

 La determinación de tiroglobulina estimulada tiene menos falsos negativos que el rastreo corporal total con ^{131}I en la evaluación de la persistencia o recidiva de la enfermedad.

Ecografía tiroidea

El estudio con ultrasonidos del cuello es muy sensible en la detección de metástasis cervicales en pacientes operados de CDT. Las guías internacionales recomiendan realizar una primera exploración ecográfica cervical a los 6-12 meses de la cirugía.

Si durante la exploración se objetiva la existencia de adenopatías sospechosas, se realizará PAAF en el caso de que sean > 5 mm, y vigilancia ecográfica en el caso de adenopatías < 5 mm.

Si se realiza PAAF de la adenopatía, se puede determinar el nivel de TG en el lavado de la aguja. Esta determinación aumenta la sensibilidad de la PAAF y, además, no tiene interferencias en el caso de pacientes con Ac ATG positivos.

Seguimiento a largo plazo

El objetivo del seguimiento a largo plazo en los pacientes con CDT es constatar periódicamente la ausencia de enfermedad y detectar precozmente las recidivas.

Dependiendo de la respuesta inicial al tratamiento y el riesgo de recidiva, se individualizará el seguimiento de cada paciente. El seguimiento a largo plazo se basará igualmente en las determinaciones de TG y en la ecografía tiroidea.

OTROS TIPOS DE CÁNCER DE TIROIDES

Si bien aparecen con menor frecuencia que el CDT, se describen a continuación los aspectos más importantes de otros tipos de cáncer que pueden afectar a la glándula tiroidea.

Cáncer medular de tiroides

El CMT es un tumor neuroendocrino derivado de las células parafoliculares de la glándula tiroides (células C) y se caracteriza por la producción de varios péptidos, entre otros, la Ct, que es de utilidad como marcador diagnóstico y pronóstico. Constituye el 3-5 % de todos los cánceres de tiroides.

La mayoría de los casos son esporádicos (un 75 % de los CMT); sin embargo, puede formar parte de síndromes familiares de neoplasias endocrinas hasta en un 25 % de los casos, más concretamente, de la neoplasia endocrina múltiple de tipo 2 (MEN2).

 La mayoría de los casos de CMT son esporádicos, aunque un 25 % forma parte de un síndrome familiar (principalmente, MEN2).

En las formas esporádicas, generalmente, se suele presentar en la cuarta y la quinta década de la vida y, habitualmente, como un nódulo tiroideo único. No hay datos ecográficos característicos que ayuden a diferenciar el CMT de otras neoplasias tiroideas.

Frecuentemente, existe afectación de ganglios linfáticos (el 80 % de pacientes con tumores > 1 cm tienen adenopatías, generalmente, localizadas en las regiones ipsilaterales) y metástasis a distancia (el 10-15 % al diagnóstico), siendo las localizaciones más comunes el mediastino, el hígado, el pulmón y los huesos.

Además de las manifestaciones tiroideas, el exceso de producción de Ct puede ocasionar síntomas sistémicos como diarrea, pérdida de peso y *flushing*, generalmente, en estadios avanzados. La función tiroidea suele ser normal.

Las formas familiares asociadas al MEN2 se producen en relación con mutaciones germinales del protooncogén *RET* y se hereda de forma autosómica dominante. En este caso, el CMT afecta por igual a ambos sexos y aparece a una edad más temprana que en el CMT esporádico. Se distinguen tres síndromes:

- *Síndrome MEN2A*: predispone a la presencia de CMT, feocromocitoma e hiperparatiroidismo primario por hiperplasia de las glándulas paratiroides. El CMT tiene una penetrancia del 100 % en estas familias. Es la forma más frecuente del CMT familiar. El CMT tiene su pico de incidencia entre la cuarta y quinta década de la vida, se comporta de una forma menos agresiva y, aunque las metástasis a ganglios linfáticos sean frecuentes, la enfermedad suele seguir un curso indolente.
- *Síndrome MEN2B*: se presenta con CMT y feocromocitoma, así como hábito marfanoide, neuromas mucosos y ganglioneuromatosis intestinal. Es la forma más agresiva del CMT y aparece muy precozmente.
- *CMT familiar aislado*: se trata de una variante del síndrome MEN2A que presenta únicamente el CMT sin otras neoplasias.

Tabla 37-10. Tiroglobulina estimulada a las 72 horas de la administración de tirotropina recombinante

	Estado de la enfermedad
< 1 ng/mL	Curación
1-2 ng/mL	Respuesta indeterminada
> 2 ng/mL	Persistencia de enfermedad

En el caso índice, las manifestaciones clínicas del CMT serán similares a los casos esporádicos, presentándose como un nódulo tiroideo aislado con o sin afectación ganglionar. En el caso de los familiares portadores de la mutación, generalmente, se realiza una tiroidectomía profiláctica antes de que se produzca el diagnóstico.

El diagnóstico de CMT incluye la diferenciación entre la forma familiar o esporádica y la evaluación de la extensión de la enfermedad. El diagnóstico se obtiene mediante la realización de una PAAF del nódulo sospechoso, pudiendo aumentar la sensibilidad diagnóstica si se utilizan técnicas de inmunohistoquímica para Ct o si se mide la Ct en el líquido extraído de la PAAF.

En general, las guías de la ATA no recomiendan la medición de Ct de forma rutinaria en el estudio de un nódulo tiroideo; solo si la sospecha clínica/familiar de un CMT es muy alta.

Una vez realizado el diagnóstico de CMT en función de los resultados de la PAAF, es necesario llevar a cabo una evaluación del paciente mediante la determinación de parámetros de laboratorio (Ct y antígeno carcinoembrionario o CEA [del inglés, *carcinoembryonic antigen*]). Los niveles de Ct son predictivos del tamaño del tumor y de su extensión y van a determinar las exploraciones morfológicas a realizar, ya que, cuando los niveles de Ct son inferiores a 500 pg/mL, no es probable la existencia de metástasis a distancia. El CEA es otro marcador del CMT que se encuentra elevado en más del 50 % de los pacientes, y los valores elevados preoperatorios sugieren enfermedad avanzada, de tal forma que, cuando son superiores a 30 ng/mL, se asocian a la presencia de adenopatías en compartimentos centrales e ipsilaterales, y los niveles superiores a 100 ng/mL se asocian a adenopatías contralaterales o metástasis a distancia.

Además, en todos los pacientes, se debe realizar una evaluación prequirúrgica para descartar la existencia de otros tumores asociados a MEN2 mediante la medición de los niveles de calcio sérico y hormona paratiroidea (PTH; del inglés, *parathyroid hormone*) para descartar el hiperparatiroidismo y la determinación de metanefrinas en orina para descartar la presencia de feocromocitoma. En el caso de la detección de un feocromocitoma, deberá intervenirse este primero antes de abordar el CMT.

Se completa la evaluación diagnóstica prequirúrgica mediante pruebas de imagen; inicialmente, con una ecografía cervical para valorar la presencia de metástasis ganglionares. Si se objetivan adenopatías patológicas y los niveles de Ct son mayores de 500 pg/mL, se realizarán estudios de imagen complementarios para el rastreo corporal en busca de metástasis con TAC de cuerpo entero, RMN de abdomen y/o gammagrafía ósea, prestando especial atención a los asentamientos habituales de las metástasis del CMT (hígado, pulmón y hueso).

> **!** Con el diagnóstico de CMT, siempre ha de realizarse un estudio genético para detectar la presencia de mutaciones de *RET*.

Cuando se tiene la confirmación anatomopatológica de CMT, ha de realizarse siempre un estudio genético para detec-

tar la presencia de mutaciones de *RET*, ya que en un 1-7 % de los pacientes con CMT aparentemente esporádico se demuestra la existencia de mutaciones germinales de *RET*. Si se encuentra esta mutación, el estudio debe ampliarse a los familiares de primer grado.

El tratamiento estándar del CMT tanto en las formas familiares como en las esporádicas es la resección quirúrgica completa, que es, además, el único tratamiento curativo. Se recomienda la realización de una tiroidectomía total con o sin vaciamiento ganglionar (solo central o con ampliación a los compartimentos laterales) dependiendo de la presencia de adenopatías patológicas en la ecografía y los niveles de Ct. La realización de una tiroidectomía profiláctica y a qué edad en los pacientes con mutaciones *RET* dependerá del nivel de riesgo de CMT establecido por el tipo de mutación presente.

El pronóstico depende de factores clínicos, marcadores bioquímicos y estudio genético. La presencia de metástasis ganglionares es el mayor factor de riesgo para desarrollar enfermedad persistente o recidivas, y parece que la cuantificación de los ganglios afectados es un importante factor pronóstico. La supervivencia a los cinco años del CMT esporádico y hereditario oscila del 70 al 90 %, y a los 10 años, entre el 56 y el 87 %. La mayor edad, el mayor estadio y la extensión extratiroidea (definida como T4) son factores pronósticos independientes. Los tiempos de duplicación de Ct y CEA parecen ser predictivos de la evolución, de tal forma que la duplicación de Ct o CEA en menos de 6 meses implica peor pronóstico y enfermedad progresiva, mientras que aquellos que tienen un tiempo de duplicación mayor de 24 meses tienen un excelente pronóstico y enfermedad estable.

El seguimiento posquirúrgico de los pacientes con CMT se basa en la monitorización periódica de los niveles de Ct y CEA junto con una evaluación ecográfica cervical cada 6-12 meses.

Si los niveles de Ct y CEA se mantienen indetectables, con este seguimiento en suficiente. Sin embargo, si la Ct no se negativiza tras la cirugía, pero sus niveles son inferiores a 150 pg/mL, las metástasis suelen estar localizadas en el cuello, por lo que se realizará una ecografía cervical y seguimiento cada 6 meses para evaluar el tiempo de duplicación de Ct y CEA. Si la calcitonina es > 150 pg/mL o la velocidad de duplicación de los niveles séricos de Ct es inferior a 1 año, se debe realizar un estudio de extensión para la detección de metástasis.

Cáncer anaplásico de tiroides

El CAT supone entre el 2 y el 3 % de todos los cánceres de tiroides. A pesar de su baja incidencia, es un tumor muy agresivo, con una supervivencia media de alrededor de 5 meses y una supervivencia global al año del 20 %. Suele aparecer alrededor de los 60-70 años y es más prevalente en mujeres.

Debe sospecharse un CAT en el caso de pacientes mayores con masas tiroideas grandes, sintomáticas (dolor cervical anterior, endurecimiento cervical y síntomas derivados de la compresión de la vía aérea y digestiva) y de crecimiento rápido. En la exploración, se objetiva un crecimiento bilateral asimétrico de la glándula, de consistencia aumentada y con adhesión a planos profundos y suelen existir adenopatías palpables en las regiones cervicales. Pueden aparecer también síntomas sistémicos como pérdida de peso, anorexia, fiebre de origen desconocido y/o síntomas derivados de la existencia de metástasis a distancia.

La función tiroidea suele ser normal o presentar cierto hipertiroidismo secundario a una tiroiditis destructiva provocada por la invasión e inflamación del tejido tiroideo normal por parte del tumor.

Su diagnóstico se realiza mediante análisis citológico con PAAF (diagnóstica en > 60 % de los casos), aunque las abundantes zonas de necrosis pueden dificultar el diagnóstico, precisando la realización de una biopsia con aguja gruesa (BAG).

Histológicamente, son tumores muy invasivos con infiltración importante del tejido adyacente, vasos sanguíneos y linfáticos, alta tasa mitótica (> 1 mitosis/campo) y Ki-67 alto (> 30 %), con mitosis atípicas y áreas de necrosis. Se han descrito varios subtipos morfológicos, pero estos no influyen en el pronóstico ni tienen significación clínica. En la inmunohistoquímica, no presentan los marcadores de estirpe tiroidea típicos como la TG o el factor de transcripción 1 del tiroides.

No existe ninguna alteración genética específica del CAT; pueden ser portadores de mutaciones *BRAF* (el 40-70 % de los casos) y *RAS*, al igual que los CDT y, además, mostrar otras mutaciones en *pTERT* (65-75 %), *TP53* (50-70 %), catenina, beta-1 y *PI3K/AKTCA* (30-40 %) que no aparecen en tumores diferenciados.

El estudio molecular es necesario para orientar el tratamiento dirigido; por ejemplo, si existe mutación en *BRAF* V600E, se puede plantear el tratamiento con dabrafenib (un inhibidor de BRAF) más trametinib (inhibidor de MEK); si existe una mutación en *TSC2*, se puede tratar con el inhibidor de mTOR (everólimus); o si existen mutaciones en el ligando-1 de muerte programada (PDL-1), pueden tratarse con inmunoterapia.

Una vez confirmada la existencia de un CAT, se debe establecer la extensión tumoral mediante técnicas de imagen como la TAC o la RMN de cuerpo entero y la PET-TAC con 16-FDG, así como la realización de una laringoscopia para objetivar la invasión local.

Una vez estadificado el tumor, se evalúan las opciones terapéuticas planteándose la resección completa y el inicio rápido del tratamiento coadyuvante (radioterapia + quimioterapia) con intención curativa en el caso de estadios IVA o IVB (supervivencia de, aproximadamente, 2 años) y un manejo no quirúrgico mediante radioterapia, terapia sistémica dirigida o cuidados paliativos (en algunos casos, pueden ser preferibles incluso desde el diagnóstico) en estadio IVC.

Para el manejo de este tipo de tumores, es primordial dar al paciente una información clara y sincera acerca del diagnóstico y el pronóstico de la enfermedad, explicando las opciones terapéuticas disponibles y sus efectos secundarios, así como los cuidados paliativos, para que el paciente pueda tomar sus decisiones y disponer de un equipo multidisciplinario que incluya endocrinólogos, cirujanos, radioterapeutas, oncólogos y profesionales de cuidados paliativos.

 El CAT es un tumor agresivo y con mal pronóstico vital, por lo que los cuidados paliativos pueden ser una opción terapéutica desde el inicio.

Linfoma tiroideo

Los linfomas tiroideos primarios son tumores muy raros, representando menos del 2 % de los cánceres de tiroides. Son más frecuentes en mujeres y tienen su pico de incidencia entre la sexta y la séptima década de la vida. La mayoría son linfomas no hodgkinianos y el subtipo más frecuente es el de células B. La existencia de una TCA previa es el único factor de riesgo conocido en la aparición de este tumor.

 La TCA es el único factor de riesgo conocido en la aparición de un linfoma tiroideo.

Por lo general se presenta clínicamente como un bocio de crecimiento muy rápido y que se acompaña de clínica compresiva. A la exploración, se suele objetivar un bocio de consistencia firme con adhesión a las estructuras vecinas. Es menos frecuente que aparezca como un nódulo solitario de crecimiento lento sobre una TCA. Solo un 10 % de los pacientes presenta síntomas sugestivos de linfoma, como fiebre, síndrome constitucional con pérdida de peso y sudoración nocturna.

La presencia de metástasis en la zona cervical es frecuente (aproximadamente, en el 50 % de los casos al diagnóstico).

No existen datos de laboratorio ni ecográficos patognomónicos de este tumor. El diagnóstico se realiza fundamentalmente mediante BAG y/o biopsia quirúrgica, dado que la PAAF no suele arrojar un resultado satisfactorio por la existencia de una tiroiditis de base.

Se debe realizar una evaluación de la extensión del tumor mediante pruebas de imagen y, así, planificar el tratamiento.

El tratamiento del linfoma tiroideo depende del subtipo histológico y de su extensión. La cirugía tiroidea no suele ser curativa, por lo que, generalmente, se trata mediante una combinación de quimioterapia y radioterapia cervical coadyuvante.

 PUNTOS CLAVE

- El cáncer de tiroides es la neoplasia endocrina más frecuente y la 5ª más frecuente en mujeres. Dentro del cáncer de tiroides, los CDT (que incluyen el carcinoma papilar y el carcinoma folicular) constituyen el 85-90 % de todos los cánceres tiroideos.

- En la evaluación de los nódulos tiroideos (primer paso para la detección de un cáncer tiroideo) la técnica de elección es la ecografía tiroidea y la estratificación del riesgo ecográfico mediante un sistema validado. La recomendación de las autoras es usar el ACR-TIRADS, dado que tiene un

(Continúa)

PUNTOS CLAVE (*cont.*)

- menor porcentaje de PAAF innecesarias, mayor especificidad y mayor precisión, con una sensibilidad aceptable.
- El estudio citológico de los nódulos tiroideos mediante PAAF es un procedimiento de bajo coste, seguro y con alta efectividad diagnóstica. El riesgo citológico de malignidad y la actitud de manejo del nódulo se recogen en la clasificación de Bethesda.
- El tratamiento de elección de los CDT es la tiroidectomía total, aunque en algunas poblaciones se opta por la vigilancia activa en el caso de microtumores.
- En general, el cáncer diferenciado de tiroides tiene un pronóstico excelente si el tumor está confinado al tiroides, es de pequeño tamaño y es mínimamente invasivo.
- La clasificación de los cánceres diferenciados de tiroides mediante la TNM de la AJCC/UICC 2017 (8ª edición) es una herramienta predictora de pronóstico y mortalidad, pero no de recidivas, para lo cual se deberá estimar el riesgo mediante la clasificación de la ATA 2015.

- La administración de yodo radioactivo tras la cirugía en el CDT tiene distintas finalidades, dependiendo de la estadificación del tumor: ablativa, adyuvante o el tratamiento con enfermedad macroscópica y/o metástasis a distancia.
- En el seguimiento de los CDT tiene un papel fundamental la determinación de tiroglobulina y la ecografía tiroidea. Es muy importante recordar que, siempre que se solicite tiroglobulina, se deberán solicitar los niveles de anticuerpos antitiroglobulina, dado que interfieren con la determinación de la misma.
- El tratamiento del cáncer de tiroides avanzado «yodo refractario» es posible mediante el uso de fármacos ITK, con otros fármacos actualmente en desarrollo mediante el estudio molecular de distintas dianas terapéuticas.
- Otros tumores menos frecuentes del tiroides son: el cáncer medular de tiroides, el carcinoma anaplásico de tiroides y el linfoma tiroideo.

BIBLIOGRAFÍA

Aliyev E, Ladra-González MJ, Sánchez-Ares M, Abdulkader-Nallib I, Piso-Neira M, Rodríguez-Carnero G, et al. Thyroid papillary microtumor: validation of the (updated) Porto proposal assessing sex hormone receptor expression and mutational BRAF gene status. Am J Surg Pathol. 2020;44(9):1161-72.

American Thyroid Association Guidelines Task Force; Kloos RT, Eng C, Evans DB, Francis GL, Gagel RF, Gharib H, et al. Medullary thyroid cancer: management guidelines of the American Thyroid Association. Thyroid. 2009;19(6):565-612.

Bible KC, Kebebew E, Brierley J, Brito JP, Cabanillas ME, Clark TJ, et al. 2021 American Thyroid Association guidelines for management of patients with anaplastic thyroid cancer. Thyroid. 2021;31(3):337-86.

Cabanillas ME, Ryder M, Jiménez C. Targeted therapy for advanced thyroid cancer: kinase inhibitors and beyond. Endocr Rev. 2019;40(6):1573-604.

Cameselle-Teijeiro JM, Sobrinho-Simões M. New WHO classification of thyroid tumors: a pragmatic categorization of thyroid gland neoplasms. Endocrinol Diabetes Nutr (English Ed). 2018;65(3):133-5.

Chen H, Sippel RS, O'Dorisio MS, Vinik AI, Lloyd RV, Pacak K; North American Neuroendocrine Tumor Society (NANETS). The North American Neuroendocrine Tumor Society consensus guideline for the diagnosis and management of neuroendocrine tumors: pheochromocytoma, paraganglioma, and medullary thyroid cancer. Pancreas. 2010;39(6):775-83.

Chung JH. BRA and TERT promoter mutations: clinical application in thyroid cancer. Endocr J. 2020;67(6):577-84.

Cibas ES, Ali SZ. The 2017 Bethesda system for reporting thyroid cytopathology. Thyroid. 2017;27(11):1341-6.

Gálvez Moreno M, Moreno P, Palomares Ortega R. Cáncer de tiroides de estirpe folicular. En: Sociedad Española de Endocrinología y Nutrición (SEEN). Manual de endocrinología y nutrición. SEEN; 2015.

Garber JR, Papini E, Frasoldati A, Lupo MA, Harrell RM, Parangi S, et al. American Association of Clinical Endocrinology And Associazione Medici Endocrinologi Thyroid Nodule Algorithmic Tool. Endocr Pract. 2021;27(7):649-60.

Ha EJ, Na DG, Moon WJ, Lee YH, Choi N. Diagnostic performance of ultrasound-based risk stratification systems for thyroid nodules: comparison of the 2015 American Thyroid Association guidelines with the 2016 Korean Thyroid Association/Korean Society of Thyroid Radiology and 2017 American College of Radiology guidelines. Thyroid. 2018;28(11):1532-7.

Haugen BR, Alexander EK, Bible KC, Doherty GM, Mandel SJ, Nikiforov YE, et al. 2015 American Thyroid Association management guidelines for adult patients with thyroid nodules and differentiated thyroid cancer: the American Thyroid Association Guidelines Task Force on Thyroid Nodules and Differentiated Thyroid Cancer. Thyroid. 2016;26(1):1-133.

Jaén Díaz I, Sastre Marcos J, Cerezo López E. Ecografía en las enfermedades del tiroides. Madrid: Editorial Médica Panamericana; 2016.

Kesireddy M, Lasrado S. Thyroid lymphoma. Treasure Island: StatPearls Publishing; 2023.

Lau LW, Ghaznavi S, Frolkis AD, Stephenson A, Robertson HL, Rabi DM, et al. Malignancy risk of hyperfunctioning thyroid nodules compared with non-toxic nodules: systematic review and a meta-analysis. Thyroid Res. 2021;14(1):3.

Pacini F, Basolo F, Bellantone R, Boni G, Cannizzaro MA, De Palma M, et al. Italian consensus on diagnosis and treatment of differentiated thyroid cancer: joint statements of six Italian societies. J Endocrinol Invest. 2018;41(7):849-76.

Park J, Lee S, Kim K, Park H, Ki CS, Oh YL, et al. TERT promoter mutations and the 8th edition TNM Classification in predicting the survival of thyroid cancer patients. Cancers (Basel). 2021;13(4):648.

Ramos da Silva F, Rosario PW, Mourão GF. Indication for radioactive iodine in patients with papillary thyroid carcinoma without apparent disease after total thyroidectomy but with elevated antithyroglobulin antibodies. Clin Endocrinol (Oxf). 2022;96(1):82-8.

Rosai J, LiVolsi VA, Sobrinho-Simoes M, Williams ED. Renaming papillary microcarcinoma of the thyroid gland: the Porto proposal. Int J Surg Pathol. 2003;11(4):249-51.

Rosario PW, Carvalho Souza Côrtes M, Franco Mourão G. Follow-up of patients with thyroid cancer and antithyroglobulin antibodies: a review for clinicians. Endocr Relat Cancer. 2021;28(4):R111-9.

Saravana-Bawan B, Bajwa A, Paterson J, McMullen T. Active surveillance of low-risk papillary thyroid cancer: a meta-analysis. Surgery. 2020;167(1):46-55.

Tessler FN, Middleton WD, Grant EG. Thyroid imaging reporting and data system (TI-RADS): a user's guide. Radiology. 2018;287(1):29-36.

Tuttle RM, Haugen B, Perrier ND. Updated American Joint Committee on Cancer/Tumor-Node-Metastasis Staging System for Differentiated and Anaplastic Thyroid Cancer (eighth edition): what changed and why? Thyroid. 2017;27(6):751-6.

Wang D, He YP, Zhang YF, Liu BJ, Zhao CK, Fu HJ, et al. The diagnostic performance of shear wave speed (SWS) imaging for thyroid nodules with elasticity modulus and SWS measurement. Oncotarget. 2017;8(8):13387-99.

Tumores de paratiroides

38

E. Jódar Gimeno

OBJETIVOS

- Exponer las diferentes causas de hipercalcemia con elevación de la hormona paratiroidea.
- Realizar el diagnóstico diferencial de la hipercalcemia con elevación de la hormona paratiroidea.
- Revisar las indicaciones de tratamiento médico y quirúrgico del hiperparatiroidismo.
- Valorar el hiperparatiroidismo primario normocalcémico y sus indicaciones de tratamiento médico y quirúrgico.
- Identificar las limitaciones de las técnicas diagnósticas de imagen en el hiperparatiroidismo primario.
- Detectar las limitaciones del diagnóstico anatomopatológico del hiperparatiroidismo primario.
- Analizar la evolución del hiperparatiroidismo con y sin tratamiento.

INTRODUCCIÓN

Los tumores de paratiroides son mayoritariamente benignos. Los más comunes son los adenomas paratiroideos y, ocasionalmente, se trata de hiperplasias paratiroideas primarias. El cáncer de paratiroides es una causa muy poco frecuente de hiperparatiroidismo primario (HPP), como los quistes paratiroideos o la secreción ectópica de hormona paratiroidea (PTH; del inglés, *parathyroid hormone*) por un tumor no paratiroideo.

Se revisarán tanto las formas más agresivas y afortunadamente poco frecuentes del cáncer de paratiroides como, especialmente, las distintas formas de HPP, con énfasis en las controversias que han ido surgiendo durante los últimos años, como el manejo en función de las diferentes formas de presentación, incluidas las normocalcémicas.

CÁNCER DE PARATIROIDES

El carcinoma paratiroideo es una muy rara causa de HPP (menos del 0,8 % de los casos). La incidencia ajustada por la edad parece aumentar con el tiempo —aunque se diagnostican probablemente de forma más precoz— y es de 3-6 por cada 10 millones de personas. También es muy baja su prevalencia en personas con neoplasia endocrina múltiple de tipo 1 (MEN 1; del inglés, *multiple endocrine neoplasia type 2*), inferior al 1 %.

Por lo general, suelen ser sintomáticos, con masa o masas cervicales, enfermedad ósea (quistes pardos o fracturas) y enfermedad renal (insuficiencia renal, nefrolitiasis, nefrocalcinosis) con una hipercalcemia grave y concentraciones muy elevadas de PTH.

El diagnóstico del cáncer paratiroideo habitualmente se hace durante la cirugía para el tratamiento de un hiperparatiroidismo grave. Las series que han analizado sus características muestran una media de edad de 44-54 años, con calcemias de 14,6 a 15,9 mg/dL y concentraciones de PTH de 5-10 veces mayores al límite superior de la normalidad. El 34-52 % aparecen como masa cervical, y el 12 %, como crisis paratiroidea, presentando enfermedad ósea el 34-73 %, enfermedad renal el 32-70 %, y siendo asintomáticos el 2-7 %. No hay diferencias de incidencia entre sexos. En algunas series, parece existir una predilección por la una glándula inferior. La afección multiglandular es excepcional. Una concentración de PTH menor de cuatro veces el límite superior del ensayo y un peso tumoral menor de 1,9 g descarta la presencia de cáncer de paratiroides.

Las características histológicas típicas son un patrón trabecular con abundantes mitosis, amplias bandas fibrosas y con invasión capsular y vascular. No obstante, el diagnóstico definitivo exige la presencia de metástasis a distancia o invasión de tejidos cercanos o enfermedad ganglionar, por lo que, en algunos casos, puede que el diagnóstico definitivo tenga que demorarse hasta la aparición de recurrencia local o de metástasis a distancia. Se ha propuesto el uso de un panel inmunohistoquímico con parafibromina, galactina 3, PGP9.5 y Ki-67, con sensibilidad y especificidad del 80 y el 100 %, respectivamente, aunque no confirmado en otras series.

Existen variantes con mutaciones germinales o, sobre todo, somáticas y clonales de *HRPT2/CDC73* del cromosoma 1, que pueden detectarse como aparentes tumores esporádicos en hasta un 80 %.

> Por lo tanto, la evaluación genética se considera necesaria, puesto que tiene un importante impacto tanto en el manejo de esos pacientes como en el de los miembros de su familia.

Se han detectado mutaciones germinales inactivadoras de *HRPT2* en el síndrome de tumor mandibular e hiperparatiroidismo donde el cáncer de paratiroides aparece en el 15 % de los casos. Otros genes, como variantes mutadas sin sentido (*missense*) de GcM2, además de hiperparatiroidismo familiar aislado, también pueden causarlo, así como las mutaciones somáticas recurrentes de PI3K/AKT/MTOR y de la ciclina D1.

La estadificación se hace mediante la 8ª edición de la clasificación TNM (tumor/ganglios [*nodes*]/metástasis) del American Joint Committee on Cancer (AJCC) y la Union for International Cancer Control (UICC), a pesar de que no hay suficientes datos para establecer el pronóstico según los estadios.

En el tratamiento, se plantean diversos escenarios con enfermedad resecable, no resecable y con la necesidad o no de controlar la hipercalcemia; además, existen nuevas opciones de terapia de tratamiento dirigidas por análisis molecular.

Si la enfermedad es resecable, el tratamiento quirúrgico es de elección tanto para el tratamiento inicial como para el de las recurrencias locales o metastásicas. Los resultados de otras terapias como la radioterapia o la quimioterapia son malos.

Si la enfermedad es irresecable, el pronóstico suele ser bastante pobre y se ve influenciado por la aparición de hipercalcemia grave, cuyo control puede mejorar la supervivencia. Para esto, se emplea terapia médica con bisfosfonatos (BF), calcimiméticos o denosumab (DMAb).

Si se sospecha o se conoce la presencia de carcinoma paratiroideo, suele recomendarse cirugía en bloque de la masa paratiroidea y de cualquier tejido adyacente que pueda haber sido invadido por el tumor. No hay consenso sobre el beneficio de la disección ganglionar ipsilateral ni de la del compartimento central del cuello.

Cuando el diagnóstico es posterior a la primera cirugía, suele recomendarse la reoperación con hemitiroidectomía homolateral y de cualquier tejido adyacente al tumor retirado. Tampoco hay acuerdo en cuándo y cómo de extenso debe ser el tratamiento quirúrgico en portadores de la mutación de *HRPT2*.

A la vista de los malos resultados de la quimioterapia y la radioterapia, también se recomienda la resección quirúrgica de metástasis (pulmonares, óseas) cuando es factible.

Las recurrencias de la enfermedad suelen ser locales, por lo que se recomienda también tratamiento quirúrgico, que, por otra parte, debe verse precedido de tratamiento médico para reducir la calcemia.

Estas reintervenciones suelen reducir las concentraciones de calcio, aunque se asocian a morbilidad importante. En el manejo posquirúrgico, debe monitorizarse la calcemia ante un riesgo cierto de síndrome de huesos hambrientos.

El control de la hipercalcemia inicial es similar al manejo general de la hipercalcemia, basado en la hidratación —con infusión de suero salino para restaurar la volemia— y el uso de BF intravenosos (zoledronato o pamidronato). No obstante, es habitual que, conforme la enfermedad progresa, la hipercalcemia se haga refractaria al tratamiento médico inicial.

El uso de cinacalcet —un agonista de los receptores sensibles al calcio (CaSR; del inglés, *calcium-sensing receptor*), que reduce la producción de PTH— puede ser eficaz en algunos casos, con dosis de hasta 90 mg/6 h, iniciándose el tratamiento con dosis de 30 mg/12 h y aumentando según

la tolerancia (náuseas, vómitos, cefaleas o deshidratación son los efectos adversos más comunes).

El DMAb —un anticuerpo contra el ligando de RANK que inhibe la osteoclastogénesis— es otra opción para pacientes refractarios y, en algunos casos, se han empleado dosis altísimas (hasta 120 mg mensuales), que pueden controlar la calcemia desde unas semanas hasta dos años.

Como ya se ha mencionado, la quimioterapia tiene también resultados muy pobres, aunque se ha descrito un control de la calcemia durante meses en algún caso con el uso de dacarbazina sola o con 5-fluorouracilo y ciclofosfamida.

Finalmente, algunos pacientes con enfermedad diseminada portan mutaciones somáticas con potencial para actuar sobre ellos en ensayos de terapias especialmente diseñadas para esa alteración; la bioterapia podría también ser la opción en el futuro para algunos tumores.

En cualquier caso, el curso y pronóstico de la enfermedad irresecable viene limitado por la hipercalcemia. Un tercio de los pacientes se curan en la cirugía inicial o secundaria, un tercio recurren tras un intervalo libre de enfermedad prolongado y el tercio restante sufren un curso corto y agresivo. La supervivencia a los 5 y 10 años parece estar mejorando, siendo cercana al 83 y al 66 %, respectivamente, y estando la supervivencia media en 6-7 años. Los pacientes más jóvenes, mujeres, con normocalcemia posquirúrgica, sin metástasis, con diagnóstico más reciente en la serie histórica y con un menor tamaño tumoral, son quienes presentan mejor supervivencia.

Por lo tanto, parece razonable recomendar una vigilancia periódica del calcio sérico corregido y de PTH cada seis meses inicialmente y, luego, anualmente.

Ante la evidencia bioquímica de recurrencia, deben solicitarse pruebas de imagen como ecografía cervical, tomografía axial computarizada (TAC), resonancia magnética nuclear (RMN) o tomografía por emisión de positrones (PET; del inglés, *positron emission tomography*) asociada a TAC (PET-TAC) con fluorodesoxiglucosa (FDG).

HIPERPARATIROIDISMO PRIMARIO

El HPP es una patología endocrinológica debida al exceso de secreción de PTH por una o más de las glándulas paratiroideas. Casi el 90 % de los casos de hipercalcemia se deben a HPP o a neoplasias malignas. El diagnóstico del HPP es bioquímico, basado en la presencia de hipercalcemia y concentraciones elevadas de PTH o inapropiadamente normales (salvo en el HPP normocalcémico, que cursa con PTH elevada y calcio corregido normal).

El HPP es una endocrinopatía relativamente frecuente, con una incidencia de 1/500-1.000, aunque en la década de 1970 hubo un aumento de su incidencia por la determinación generalizada de la calcemia en las analíticas bioquímicas estándar. En Estados Unidos, se describe en la actualidad una incidencia de 23/10.000 en mujeres y 8,5/10.000 en varones.

La incidencia es mayor en mujeres, con una proporción de 3:1, generalmente, en los 10 primeros años tras la menopausia. En cambio, si aparece en edades más tempranas, es importante considerar la posibilidad de una endocrinopatía genética, como la MEN1 o la MEN2.

En algunas publicaciones recientes, la prevalencia es cercana al 1 %.

Cambio en la forma de presentación. Del Capitán Martell al hiperparatiroidismo normocalcémico

Inicialmente, la enfermedad era clásicamente sintomática con manifestaciones esqueléticas, renales y neuromusculares (**Fig. 38-1**). Tras la llegada de los autoanalizadores multicanal de paneles bioquímicos en la década de 1970, se puso de manifiesto la existencia de un fenotipo poco o nada sintomático de la enfermedad.

Hoy se distingue entre formas clásicas o sintomáticas (con cualquiera de los siguientes signos: hipercalcemia marcada, osteítis fibrosa quística, fracturas, enfermedad renal crónica, nefrolitiasis, nefrocalcinosis, miopatía proximal) y formas asintomáticas (con y sin lesiones en órganos diana, generalmente, diagnosticadas en analíticas de rutina en personas asintomáticas), además del emergente concepto de HPP normocalcémico (PTH persistentemente elevada 3-6 meses con calcemia normal y excluidas causas secundarias, y que también puede ser sintomático o asintomático, con o sin lesiones de órgano diana).

Los síntomas y signos clásicos del HPP son una combinación de efectos de aumento de la secreción de la PTH: nefrolitiasis y la enfermedad ósea y, por otro lado, los de la hipercalcemia, que incluyen: anorexia, náuseas, estreñimiento, polidipsia y poliuria:

- Manifestaciones óseas: la patología ósea clásica, como la que sufría el capitán Martell, con dolor óseo, fracturas múltiples y debilidad osteomuscular, hoy es excepcional (**Fig.**

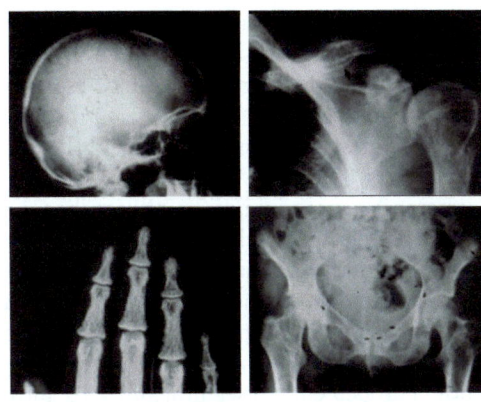

Figura 38-2. Presentacion típica hasta la década de 1970.

38-2). Las manifestación ósea típica del HPP, la osteítis fibrosa quística, es muy rara en los países desarrollados (< 5 % de los casos). Se caracteriza por dolor óseo y, radiográficamente, por osteopenia radiológica, resorción subperióstica de las falanges medias, cráneo en «sal y pimienta», quistes óseos y tumores pardos de los huesos largos, por exceso de actividad osteoclástica.

- Manifestaciones renales: las principales manifestaciones renales del HPP son la nefrolitiasis, la nefrocalcinosis, la hipercalciuria, la insuficiencia renal crónica (IRC) y el descenso de capacidad de concentración a nivel tubular. Aunque la incidencia de nefrolitiasis ha disminuido en las últimas décadas, continúa siendo la complicación más frecuente del HPP, con una prevalencia del 15-20 %. No obstante, al evaluar a un paciente con nefrolitiasis, se debe tener en cuenta que solo un 5 % de los pacientes con nefrolitiasis tiene HPP. En los pacientes normocalcémicos con nefrolitiasis, se debe sospechar HPP si el calcio sérico está en el intervalo normal-alto, puesto que la hipercalcemia puede ser intermitente. Un tercio de las personas con HPP y litiasis tienen hipercalciuria marcada.

- La mayor parte de las litiasis en el HPP se componen de oxalato cálcico. Aunque la PTH estimula la reabsorción tubular de calcio, este efecto es sobrepasado por el exceso del calcio filtrado por la hipercalcemia, por lo que la excreción urinaria de calcio está elevada en el 35-40 % de los pacientes con HPP. La alta concentración urinaria de calcio es solo uno de los muchos factores de riesgo urinarios (hiperuricosuria, hipomagnesemia, hiperoxaluria, hipocitraturia, cistinuria, etc.) que conducen a la formación de litiasis cálcica. En pacientes que tengan HPP, sin antecedente de litiasis renal, la hipercalciuria no se asocia al desarrollo de litiasis, mientras que las concentraciones elevadas de calcitriol pueden contribuir tanto a la hipercalciuria como a la formación de litiasis.

Aunque no se sabe si la IRC se debe a la enfermedad o a factores independientes, tras una paratiroidectomía exitosa, el filtrado glomerular estimado (FGe) se estabiliza en torno a 60 mL/min, mientras que, sin cirugía, continúa descendiendo, lo que se asocia a mayores pérdidas de densidad mineral ósea (DMO) y a mayor riesgo de fractura. El consenso internacional recomienda en la evaluación renal:
– Medir el aclaramiento de creatinina (CrCl; del inglés, *creatinine clearance*) o FGe.

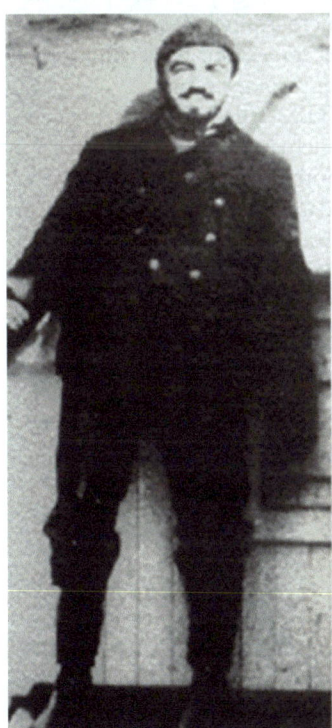
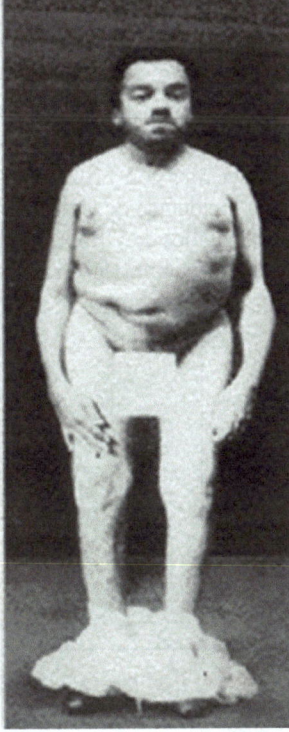

Figura 38-1. El capitán Martell.

- Determinar la calciuria en orina de 24 horas y otros factores de riesgo de litiasis renal.
- Realizar técnicas de imagen renal (TAC espiral, ecografía, radiografía simple).
- Entre las manifestaciones no clásicas del HPP, se pueden encontrar:
  - Alteraciones neuropsiquiátricas: se describen varios síntomas, como letargia, ánimo depresivo, ansiedad y disfunción cognitiva. La mayoría de estos aspectos, igual que la calidad de vida relacionada con la salud, no parecen mejorar significativamente tras la paratiroidectomía efectiva, avalado incluso por los resultados de un reciente estudio europeo con un seguimiento a 10 años, por lo que estas manifestaciones no se deben considerar criterios quirúrgicos, ya que la observación sin cirugía no se asocia a empeoramiento de la calidad de vida.
  - Alteraciones neuromusculares: la debilidad y la fatiga son síntomas comunes. En algunas formas de HPP clásico, se había descrito un síndrome neuromuscular por atrofia de las fibras musculares de tipo II. En la actualidad, raramente se ven pacientes así, ni con evidencia objetiva de miopatía o debilidad.
  - Manifestaciones cardiovasculares: la hipertensión arterial es común en pacientes con HPP, también en los casos moderados. Se han descrito, asimismo, hipertrofia del ventrículo izquierdo, disfunción diastólica, aumento del grosor de la íntima-media carotídea y rigidez vascular. No se ha confirmado un aumento de la mortalidad cardiovascular en las formas más leves. No hay suficientes datos de su evolución tras la paratiroidectomía; al menos, la hipertensión arterial no parece mejorar, por lo que no deben considerarse indicación de tratamiento quirúrgico.
  - El HPP grave clásico se asocia a un aumento de la mortalidad, principalmente, por enfermedad cardiovascular. No es el caso del HPP moderado.

Hiperparatiroidismo asintomático

Actualmente, es la forma de presentación clínica más frecuente y puede haber o no lesión de órgano diana tras el cribado recomendado. Los pacientes rara vez presentan síntomas, aunque sí se objetiva afectación de órganos diana, como el riñón o el hueso; por eso, los criterios de intervención quirúrgica son consecuencia de una posición de consenso basada en la edad y el deterioro de estos. La nefrolitiasis es la complicación más frecuente, seguida de la pérdida de DMO, que se valora mediante la radioabsorciometría de energía dual (DEXA; del inglés, *dual-energy X-ray absorptiometry*).

La evolución natural del HPP asintomático parece caracterizarse por la estabilidad a largo plazo, aunque con tendencia a la pérdida de DMO y un mayor riesgo de fracturas, y por el aumento observado en la DMO tras la paratiroidectomía, aunque esta evolución se ha puesto en tela de juicio en un reciente estudio aleatorizado:

- La DMO lumbar habitualmente está bien preservada, mientras que en el tercio distal del radio, donde predomina el hueso cortical, está disminuida, lo que se ha relacionado con un efecto catabólico de la PTH en el hueso cortical. Tras la paratiroidectomía exitosa, se produce un aumento de la DMO más intenso y rápido en la DMO lumbar y de cadera y, más tardíamente, en el tercio distal del radio (**Fig. 38-3**). En pacientes no paratiroidectomizados, el tratamiento anticatabólico con estrógenos o BF produce un incremento de la DMO similar al observado tras la cirugía. El cinacalcet reduce las concentraciones de calcio, pero no mejora la DMO.

- Histomorfometría ósea: en la biopsia ósea, se muestra un remodelado óseo aumentado en el HPP. Similar a lo observado en la DEXA, las anomalías dominan en el hueso cortical, con reducción de la cortical y aumento de la porosidad intracortical por un aumento de la resorción ósea en la superficie endocortical. En cambio, el compartimento trabecular está relativamente bien preservado. La paratiroidectomía produce una disminución del remodelado óseo, un incremento del volumen óseo trabecular y una disminución de la porosidad intracortical, atribuibles al cierre del espacio de remodelado óseo.

- Fracturas óseas: hay un mayor riesgo de fracturas no vertebrales, donde el componente cortical predomina. No obstante, la mayoría de los estudios con formas sintomáticas y asintomáticas también encuentran un aumento del riesgo de fracturas vertebrales y globales mayor en los casos sintomáticos, aunque también en los casos asintomáticos frente a la población de control.

- Técnicas no invasivas que permiten calcular la DMO volumétrica (g/mL) separadamente para el hueso cortical y trabecular, como la tomografía computarizada cuantitativa (QCT; del inglés, *quantitative computed tomography*) y periférica de alta resolución (HR-pQCT; del inglés, *high-resolution peripheral computed tomography*) han permitido comprobar alteraciones microarquitectónicas en el compartimento cortical y en el trabecular. Estas alteraciones también mejoran tras la paratiroidectomía.

- El *Trabecular Bone Score* (TBS), que analiza las imágenes de DEXA para estimar la microarquitectura trabecular y el riesgo de fractura, ha encontrado reducciones de TBS en pacientes con HPP. Estos datos son más compatibles con la incidencia de fracturas observada en el HPP que con los resultados de DEXA, por lo que es posible que la DEXA de columna lumbar infraestime el riesgo de fractura en el HPP.

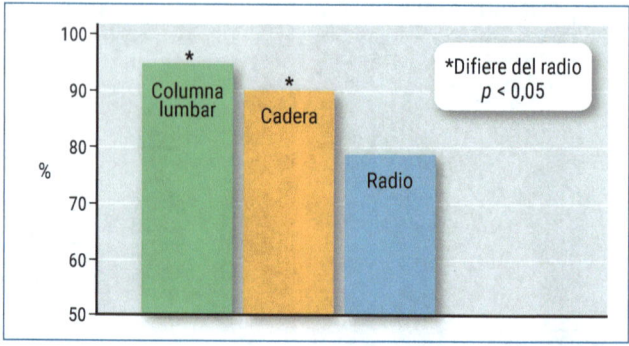

Figura 38-3. Densidad mineral ósea en el hiperparatiroidismo primario. Los datos se muestran como el porcentaje del esperado por localización.
p: nivel de significación estadística.

> El reciente documento de consenso del panel interna-
> cional recomienda:
> - Medida de DMO (DEXA) en la columna, la cadera (total
>   y cuello femoral) y el tercio distal del radio.
> - Técnicas de imagen vertebral (valoración de fractu-
>   ras vertebrales en DEXA o VFA; del inglés, *vertebral
>   fracture assessment*), o radiología de columna con-
>   vencional y, si está disponible, TBS.

Fisiopatología, causas moleculares y genéticas

En el 80-85 % de los casos, el HPP se debe a un adenoma benigno de paratiroides. Con menor frecuencia —aproximadamente, del 10 al 15 % de los casos—, el HPP se debe a una hiperplasia de las cuatro glándulas paratiroides. Dicha hiperplasia puede ser esporádica, o bien estar asociada al MEN1 o MEN2.

La etiología del HPP se desconoce en la mayoría de los casos, habiéndose relacionado con irradiación externa en la región cervical en la infancia (20-40 años antes de la presentación de la enfermedad). Existe una expansión clonal con crecimiento no regulado de tejido paratiroideo, que produce un exceso de PTH y tiene reducida la expresión del CaSR, por lo que el punto de ajuste (*set-point*) de calcio para inhibir la PTH es más alto, se acelera la resorción ósea, se facilita la reabsorción tubular de calcio, se reduce la de fosfato y se aumenta la absorción intestinal de calcio.

Se ha descrito una mutación de ganancia de función en el 20-40 % de los adenomas paratiroideos esporádicos, en los que el reordenamiento del gen de la ciclina D1 en el cromosoma 11 resulta en una sobreexpresión de este regulador del ciclo celular.

Los genes implicados en los síndromes de MEN también se han investigado en la enfermedad esporádica. Se han descrito mutaciones inactivadoras del gen *MEN1* en menos del 10-15 % de los casos de adenomas paratiroideos esporádicos. El papel de este gen supresor tumoral y de la proteína menina (su producto) en la patogenia de los adenomas esporádicos no es bien conocida.

> Las conclusiones del último panel internacional de
> manejo son:
> - Un 10 % de los casos tienen mutación en uno de los
>   10 genes identificados y su estudio puede facilitar el
>   diagnóstico tanto de formas sindrómicas como no
>   sindrómicas (HPP con síndrome de tumor mandibu-
>   lar, MEN1 o MEN2, sospecha de hipercalcemia hipo-
>   calciúrica familiar [HHF]).
> - El diagnóstico de confirmación del HPP no requiere
>   prueba genética y no se recomienda.

No obstante, puede ser aconsejable realizar un estudio genético en las siguientes situaciones: edad joven, enfermedad multiglandular (dos o más glándulas afectadas), carcinoma paratiroideo, adenoma atípico, familiares de primer grado afectados o con evidencia de hipercalcemia.

Se requiere consentimiento informado y debería existir acceso a una consulta de consejo genético. Debe estudiarse el ácido desoxirribonucleico (ADN) procedente de leucocitos, glándulas salivales, células cutáneas o folículo piloso, pero no del tumor

paratiroideo, ya que el porcentaje de mutaciones somáticas (en el tumor) encontradas en pacientes con HPP no familiar o esporádico puede ser elevado, y hasta un 50 % de dichos tumores pueden presentar mutaciones somáticas en el gen *MEN1*.

Hiperparatiroidismo primario asociado a la neoplasia endocrina múltiple de tipo 1

En la MEN1, los adenomas paratiroideos múltiples son la manifestación más frecuente, con una penetrancia de casi el 100 % a la edad de 40-50 años. En la mayoría de los casos, es la manifestación inicial de la MEN1. Se ha estimado que la incidencia de MEN1 en los pacientes con HHP oscila del 1 al 18 %. Aunque el HPP asociado a MEN1 se diagnostica en la mayoría de pacientes por un análisis de rutina, estando el paciente asintomático, su comportamiento tiene ciertos rasgos diferenciales con el HPP común esporádico no familiar. Entre ellos:

- La frecuencia es similar en hombres y mujeres.
- El HPP en la MEN1 típicamente se presenta entre la segunda y la cuarta década de la vida, unas dos décadas antes que el HPP esporádico.
- Suelen existir adenomas múltiples, en comparación con los casos esporádicos de HPP, en los que se encuentran adenomas únicos en el 80-85 % de pacientes.
- Presenta una alta tasa de recurrencia, pudiendo ser superior al 50 %, incluso tras paratiroidectomía subtotal exitosa.

Hiperparatiroidismo primario asociado a la neoplasia endocrina múltiple de tipo 2

El HPP en la MEN2A es casi siempre multiglandular. Aparece en el 10-25 % de los pacientes con MEN2A y raramente en el MEN2B. La penetrancia del HPP depende de las mutaciones específicas de *RET*. La recurrencia tras la paratiroidectomía subtotal es menor que en la MEN1.

Desafíos diagnósticos

Bioquímicos y de diagnóstico diferencial

El diagnóstico del HPP es bioquímico, basado en la presencia de hipercalcemia y concentraciones elevadas de PTH (salvo en el HPP normocalcémico), con un ensayo de segunda o tercera generación que lo confirme en dos determinaciones separadas, al menos, dos semanas.

La distinción bioquímica entre el HPP y la hipercalcemia maligna, la segunda causa más frecuente de hipercalcemia, se establece determinando los niveles de PTH. En el HPP, la PTH se halla elevada en el 75-80 % de los casos.

Fisiológicamente, cualquier hipercalcemia no dependiente de PTH, como la hipercalcemia tumoral o la asociada a exceso de vitamina D, se debería asociar a una supresión completa de la PTH.

Determinación del calcio sérico

La concentración de calcio sérico total aumentada debe repetirse siempre antes de confirmar la presencia de hipercalcemia.

Debe utilizarse la concentración de calcio ajustada por albúmina, que es la proteína que se liga al calcio más importante. La fórmula usada es:

$$\text{Calcio corregido} = \text{calcio sérico total en mg/dL} + 0,8 \, (4 - \text{albúmina sérica en g/dL})$$

Como alternativa, puede medirse el calcio iónico, aunque, en general, la corrección por albúmina es suficiente. La determinación del calcio iónico puede ser de utilidad en el diagnóstico del HPP normocalcémico.

http://www.semergencantabria.org/calc/bqcalc.htm

Cuando sea posible, debe revisarse la existencia de determinaciones previas de calcio sérico. La presencia de una hipercalcemia asintomática de larga evolución suele ser indicativa de HPP, aunque también debe considerarse la posibilidad de HHF.

Determinación de la hormona paratiroidea

La concentración de la PTH se encuentra elevada en más del 80 % de los pacientes con HPP. Un 10-20 % tienen concentraciones mínimamente elevadas o, incluso, dentro del intervalo normal (la mayoría en la mitad superior del intervalo de normalidad; p. ej., 35-65 pg/mL). Estos valores son «inapropiadamente» normales cuando hay hipercalcemia, ya que los pacientes con hipercalcemia no mediada por la PTH (p. ej., hipercalcemia maligna), típicamente tienen niveles de PTH inferiores a 20-25 pg/mL. El fósforo sérico suele estar en la parte baja de la normalidad y, en un tercio de personas con HPP, está claramente reducido.

Los ensayos inmunorradiométricos (IRMA; del inglés, *immunoradiometric assay*) y de inmunoquimioluminiscencia (ICMA; del inglés, *immunochemiluminometric assay*) son los más habitualmente empleados. Estos ensayos de segunda generación detectan no solo la PTH intacta (1-84), sino también fragmentos truncados en la región N-terminal que pueden ser biológicamente inactivos y suponer hasta el 20 % de la inmunorreactividad del ensayo, lo que es muy importante en la evaluación del HPP normocalcémico.

Los ensayos de tercera generación sí detectan N-PTH, una modificación postraslacional de PTH (1-84), que puede representar el 10 % de los valores de PTH en sujetos sanos y hasta el 15 % en insuficiencia renal.

La sensibilidad para el diagnóstico de HPP es parecida con ambos métodos. El ensayo de tercera generación (PTH completa) puede ser útil en la evaluación inicial de las formas de presentación atípicas del HPP, como el HPP con PTH inapropiadamente normal, o el HPP normocalcémico.

Diagnóstico diferencial

Sin embargo, un valor de PTH elevado o inapropiadamente normal no establece de manera inequívoca el diagnóstico del HPP. El litio o los diuréticos tiacídicos pueden mimetizar un estado de hiperparatiroidismo.

Ante un paciente con hipercalcemia y PTH elevada o en el intervalo alto de la normalidad, el diagnóstico diferencial

más importante es entre HPP e HHF, trastorno autosómico dominante caracterizado por hipercalcemia con excreción urinaria baja de calcio durante toda la vida. Estos pacientes suelen ser más jóvenes que en el HPP (típicamente, menores de los 30 años). Habitualmente, hay antecedentes familiares de hipercalcemia asintomática. La mutación inactivadora de dicho gen también afecta al riñón, potenciando la reabsorción de calcio, lo que desencadena hipocalciuria. El subtipo HHF1 es debido a una mutación heterocigota inactivadora del gen que codifica el CaSR, lo que provoca la pérdida de función de este receptor acoplado a proteínas G presente en las células paratiroideas. Los subtipos HHF2 y HHF3 son idénticos clínicamente, pero la mutación afecta al gen *GNA11* (que codifica la subunidad Gα11) y al gen *AP2S1* (que codifica la subunidad σ de la proteína adaptadora 2).

Debe sospecharse HHF siempre que se detecte hipercalcemia asintomática y alguno de los siguientes:

- PTH normal (en el 80 % de las HHF) o discretamente aumentada (en el 20 % de las HHF).
- Hipocalciuria relativa: cociente de aclaramiento de calcio/CrCl (CCCr) menor de 0,02. Los valores inferiores a 0,01 se consideran diagnósticos de HHF, y los mayores de 0,02, diagnósticos de HHP.
- Los valores de CCCr entre 0,01 y 0,02 se consideran no diagnósticos, y es necesario el estudio genético. Un 20 % de las HHF y un 12 % de los HHP se etiquetan erróneamente. Deben descartarse previamente otras posibles causas de hipocalciuria (ingesta muy baja de calcio, deficiencia de vitamina D, tiacidas).
- Familiares con historia de hipercalcemia asintomática, o que han sido sometidos a paratiroidectomía sin resolución de la hipercalcemia.
- Persistencia de la hipercalcemia tras la paratiroidectomía en un caso índice, en el que la histología es normal o no excluye hiperplasia o enfermedad multiglandular.

Hallazgos de laboratorio

Actualmente, el HPP se sospecha por primera vez por el hallazgo de hipercalcemia. Un valor elevado de PTH o en el límite superior de la normalidad en el contexto de hipercalcemia probablemente se deba a HPP.

En la mayoría de los pacientes, tanto el calcio en suero como los niveles de PTH permanecen estables, aunque pueden aumentar en el tiempo en, aproximadamente, el 5 % de los casos.

Otros hallazgos de laboratorio son:

- Insuficiencia renal: relacionada con el grado y la duración de la hipercalcemia. La hipercalcemia moderada raramente se asocia a insuficiencia renal o al deterioro de la función renal.
- Hipofosfatemia: en la mayoría de pacientes con HPP leve, los niveles de fósforo no están disminuidos, sino en el límite inferior de la normalidad. En pacientes con patología más grave, el fósforo en sangre está bajo, ya que la PTH inhibe la reabsorción tubular proximal de fosfato, aumentando su excreción.

- Magnesio: la excreción de magnesio tiende a estar ligeramente elevada en el HPP y algunos pacientes pueden tener hipomagnesemia moderada.

Marcadores de remodelado óseo

Reflejan el efecto del HPP sobre el esqueleto. Los de formación ósea (osteocalcina, propéptido N-terminal del colágeno de tipo 1 [P1NP]), fosfatasa alcalina ósea) y los de resorción ósea (telopéptidos C-terminal y N-terminal del colágeno de tipo 1 [CTX y NTX]), desoxipiridinolina, fosfatasa ácida tartratorresistente) pueden encontrarse elevados hasta en un 50 % de los HPP. La paratiroidectomía produce una normalización de los marcadores. Los niveles más elevados de marcadores preoperatoriamente son predictivos de mayores aumentos de la DMO tras la paratiroidectomía. Los antirresortivos como los estrógenos, el raloxifeno o los BF reducen los marcadores de remodelado, mientras que el cinacalcet no los modifica.

Los nuevos marcadores de metabolismo óseo como la esclerostina, un regulador de la vía de señalización Wnt, están disminuidos en el HPP, y aumentan tras la paratiroidectomía. Estos resultados son compatibles con el efecto inhibidor que tiene la PTH sobre la esclerostina.

Los niveles de 25-hidroxivitamina D (25-OH-vitamina D) están generalmente bajos, mientras que la 1-25-dihidroxivitamina D tiende a estar en el límite alto de la normalidad. Este patrón, probablemente, se deba a la acción de la PTH, favoreciendo la hidroxilación de la 25-OH-vitamina D y, por los motivos que se explican, se ha denominado la *hipótesis del problema doble* (las manifestaciones de HPP son más graves si hay déficit asociado de PTH).

La recomendación actual es medir los niveles de 25-OH-vitamina D en los pacientes con HPP y mantener dichos niveles por encima de 20 ng/mL. Los niveles bajos de 25-OH-vitamina D se han asociado a mayor tamaño del adenoma, concentraciones más altas de calcio, PTH y marcadores del remodelado óseo, mayor reducción en la DMO de cuello femoral, radio distal y corporal total, y mayor frecuencia de fracturas, osteítis fibrosa quística y tumores pardos.

La excreción urinaria de calcio típicamente está en el límite superior de la normalidad; aproximadamente, el 40% de los pacientes afectados muestran hipercalciuria franca.

Una vez establecido el diagnóstico, las guías internacionales recomiendan determinar la 25-OH-vitamina D, el CrCl o el FGe y la calciuria de 24 horas (preferido frente a la determinación en ayunas), no siendo esencial determinar el fósforo ni los marcadores de remodelado.

De localización. Localización preoperatoria

Aunque inicialmente se usaba para identificar glándulas paratiroideas ectópicas, actualmente, se emplea para identificar candidatos a paratiroidectomía mínimamente invasiva y en los casos de enfermedad recurrente o persistente tras la cirugía.

Las técnicas de localización no deberían usarse para hacer el diagnóstico, sino para guiar al cirujano una vez que se ha realizado el diagnóstico de HPP y, si son positivas y combinadas con la monitorización de la PTH intraoperatoria, se asocian a un alto éxito quirúrgico (95-97 %).

Las pruebas de imagen utilizadas con mayor frecuencia son la gammagrafía con tecnecio 99 metaestable (^{99m}Tc)-sestamibi —con o sin tomografía de emisión monofotónica (SPECT; del inglés, *single-photon emission computed tomography*)— y la ecografía.

La gammagrafía es especialmente útil si hay solo una glándula afectada, pero es menos exacta si hay afectación multiglandular. Tanto la gammagrafía como la ecografía son adecuadas cuando el tejido paratiroideo está próximo al lecho tiroideo. Otras pruebas de imagen como la TAC o la RMN son más adecuadas para localizar tejido paratiroideo ectópico.

Existen pruebas invasivas como la arteriografía y el muestreo venoso selectivo que se reservan para pacientes en los que los estudios no invasivos no han sido útiles.

En los pacientes que requieren ser reintervenidos, se considera adecuado realizar la localización por medio de dos técnicas de imagen diferentes.

> **!** Un reciente consenso de la American Society for Bone and Mineral Research (ASBMR) establece que:
> - Todos los pacientes candidatos a paratiroidectomía deben contar con una prueba de imagen preoperatoria realizada por un radiólogo con amplia experiencia.
> - Se necesitan más datos antes de concluir si pruebas más caras como la SPECT-TAC o la PET-TAC con colina pueden sustituir a la combinación más extendida de ecografía con gammagrafía paratiroidea con sestamibi como exploración inicial.
> - Lo mismo ocurre en cuanto a su rol en los casos en los que la localización inicial es negativa como alternativa a la exploración quirúrgica del cuello.

Anatomopatológicos

La enfermedad paratiroidea proliferativa es un desafío diagnóstico desde el punto de vista de la anatomía patológica, puesto que abarca diversas entidades y se requiere información clínica adicional y no son fáciles de diagnosticar con microscopia convencional. Además, no es común que un anatomopatólogo analice un elevado número de muestras del espectro del grupo concentrando gran experiencia. Por otra parte, hay limitaciones de las aproximaciones morfológicas convencionales, por lo que es clave contar con técnicas avanzadas de imagen y con determinaciones intraquirúrgicas de PTH, pudiendo, además, ser necesario el uso combinado con inmunohistoquímica y estudios moleculares.

La medida de PTH en un aspirado intraoperatorio del tejido escindido puede confirmar que se trata de tejido paratiroideo cuando la concentración de PTH es mayor de 1.500 pg/mL.

La diferenciación entre hiperplasia y adenoma puede ser dificultosa, al igual que la valoración de los adenomas atípicos. Las técnicas de imagen de contraste óptico dinámico (DOCI; del inglés, *dynamic optical contrast imaging*) asistidas por computación, parecen ser muy prometedoras.

Desafíos clínicos

Tratamiento quirúrgico

Como se ha mencionado, la cirugía es la única terapia curativa del HPP y está indicada en todos los pacientes con los síntomas clásicos de la enfermedad. En cambio, en personas con síntomas leves o sin síntomas, han sido necesarios hasta cinco consensos para alcanzar unas recomendaciones aceptadas de intervención que, en el caso del HPP normocalcémico, son aún discutidas.

Incluso en los casos de HPP no localizados, un cirujano experto encontrará la glándula o glándulas anormales en más del 97 % de los pacientes, en un cuello no operado previamente, de forma segura. La exploración de las cuatro glándulas se considera el método de referencia del abordaje quirúrgico. Continúa siendo el procedimiento de elección en pacientes con pruebas de localización no concluyentes o si se sospecha afectación multiglandular.

La localización de las glándulas puede ser muy variable, y el cirujano debe conocer los sitios ectópicos típicos (intratiroideas, retroesofágicas, intratímicas, laterocervicales y en el mediastino).

La paratiroidectomía mínimamente invasiva, con anestesia local, es el abordaje de elección en pacientes con afectación de una sola glándula en los que la localización preoperatoria ha sido exitosa. Para ello, se recomienda la medida de PTH intraoperatoria. La semivida de la PTH es de solo 3-5 minutos, por lo que si los niveles de PTH a los 10-15 minutos tras la cirugía descienden un 50 % y se encuentran en el intervalo normal, el adenoma se ha extirpado con éxito y la cirugía finaliza. Si no, se deben buscar otras glándulas afectadas.

El procedimiento habitual en el caso de enfermedad multiglandular es quitar todo el tejido de todas las glándulas, salvo un fragmento de tejido paratiroideo que se deja *in situ* o se autotrasplanta en el antebrazo no dominante.

Las posibles complicaciones de la cirugía son la lesión del nervio recurrente y el hipoparatiroidismo permanente, especialmente, en pacientes que habían padecido una cirugía de cuello previa o en pacientes con paratiroidectomía subtotal por enfermedad multiglandular.

En el posoperatorio, puede producirse un breve período de hipocalcemia transitoria, debido al tiempo en que las glándulas paratiroideas normales, pero suprimidas, recuperan la sensibilidad al calcio. Se puede pautar calcio oral profilácticamente, durante la primera semana posoperatoria.

La hipocalcemia sintomática prolongada en el posoperatorio puede deberse al llamado «síndrome de hueso hambriento», que ocurre raramente en la actualidad y se debe a un depósito rápido de calcio y fósforo en el hueso. Estos pacientes requieren manejo con calcio intravenoso.

Tras la cirugía, se normalizan los niveles de PTH, calcio y fósforo y se observa un aumento de la DMO en los primeros años tras la cirugía, de hasta un 12 %. La supervivencia libre de fracturas también parece mejorar. Igualmente, se ha descrito hasta un 90 % de reducción en la incidencia de litiasis renal tras la cirugía, aunque no hay tanta certeza, al igual que sobre los teóricos efectos neurocognitivos, cardiovasculares o de calidad de vida.

Manejo del hiperparatiroidismo primario asintomático

Las recomendaciones para el manejo de estos pacientes han sido actualizadas por la ASBMR y, como se ha mencionado, se han retado en recientes ensayos controlados. Además, en el caso del HPP normocalcémico, un reciente consenso europeo (PARAT 2021) restringe las indicaciones quirúrgicas en el HPP normocalcémico. No obstante, aunque la cirugía paratiroidea no es obligatoria en todos los pacientes asintomáticos, debe tenerse en cuenta como opción en los que presentan lesión de órgano diana, ya que es el único tratamiento curativo y, tras la paratiroidectomía, la DMO mejora, el riesgo de fractura se reduce (en estudios de cohortes) y la frecuencia de litiasis renal parece disminuir en pacientes con litiasis renal previa.

En estas guías, se recomienda el tratamiento quirúrgico en las situaciones recogidas en la **tabla 38-1**, aunque la opción quirúrgica puede ser adecuada en algunos pacientes que no cumplen estos criterios. De igual modo, la posibilidad de técnicas mínimamente invasivas en manos expertas puede hacer que la decisión del paciente se decante por la cirugía.

Opciones de tratamiento médico

El tratamiento farmacológico no está indicado en todos los casos, y debe seleccionarse de acuerdo con el objetivo que se quiera alcanzar: disminuir el calcio sérico, aumentar la DMO, o ambos.

En el primer caso, el cinacalcet es el tratamiento de elección para la hipercalcemia sintomática. Para aumentar la DMO baja y/o prevenir las fracturas, deben usarse los BF. No existen suficientes datos para pronunciarse sobre la combinación de cinacalcet y BF en el HPP, pero parece razonable su uso combinado en pacientes con hipercalcemia sintomática y baja masa ósea.

Tabla 38-1. Indicaciones de paratiroidectomía en el hiperparatiroidismo primario	
Edad	Menor de 50 años
Calcio sérico	>1 mg/dL (0,25 mmol/L) por encima del LSN
Fractura	Vertebral en Rx, TAC, RMN o VFA*
Baja DMO	*T-score* en columna o cadera o tercio distal del radio ≤ -2,5 en > 50 años. En < 50 años, *Z-score* ≤ -2,5
Función renal	CrCl < 60 mL/min o FGe < 60 mL/min·m²
Hipercalciuria	CaO > 300 en varones o 250 en mujeres
Daño renal relacionado	Nefrolitiasis o nefrocalcinosis en Rx, ecografía o TAC

* En el consenso, se incluye solo la fractura vertebral, no obstante, parece razonable valorar la cirugía ante una fractura osteoporótica no vertebral, aunque su riesgo en el hiperparatiroidismo primario no es consistente.
CaO: óxido de calcio: CMS: cambio mínimo significativo; CrCl: aclaramiento de creatinina (del inglés, *creatinine clearance*); DMO: densidad mineral ósea; FGe: filtrado glomerular estimado; HPP: hiperparatiroidismo primario; LSN: límite superior de la normalidad; RMN: resonancia magnética nuclear; Rx: radiografía; T-*score*: puntuación T; TAC: tomografía axial computarizada; VFA: valoración de fracturas vertebrales (del inglés, *vertebral fracture assessment*); Z-*score*: puntuación Z.

> **!** Las conclusiones del último panel internacional a este respecto son:
> - Alendronato y DMAb aumentan la DMO, con lo que se podría inferir un efecto beneficioso en el riesgo de fractura.
> - El cinacalcet reduce la calcemia más de lo que reduce las concentraciones de PTH.
> - La ingestión de calcio (con o sin suplementos) debe seguir las guías estándar del Institute of Medicine norteamericano (Ross et al., 2011).
> - Suele ser necesario suplementar con vitamina D para alcanzar valores de 25-OH-vitamina D superiores a 30 ng/mL (los recomendados).

De la hipercalcemia e hipercalciuria

En los pacientes con hipercalcemia grave por HPP en los que está contraindicado o se rechaza el tratamiento quirúrgico, se emplea habitualmente cinacalcet. Es un fármaco calcimimético oral, que modula el receptor del calcio de las glándulas paratiroides, aumentando su sensibilidad a la calcemia y reduciendo la síntesis y liberación de PTH, observándose disminución de PTH y, sobre todo, de calcio séricos. No se ha encontrado mejoría de la masa ósea con el uso de cinacalcet. Aunque es bien tolerado, no hay datos a largo plazo sobre la incidencia de fracturas, el depósito extraesquelético de calcio, las calcificaciones vasculares o la supervivencia. En la actualidad, no se recomienda su uso generalizado en pacientes candidatos a paratiroidectomía.

La dosis de inicio es de 30 mg/12 h, con incrementos graduales cada 2-4 semanas hasta alcanzar la dosis necesaria para mantener la calcemia cercana al límite superior de la normalidad. La dosis máxima es de 90 mg/6 h. Se debe monitorizar la calcemia la semana siguiente al inicio del tratamiento y con cada ajuste de la dosis. Una vez alcanzada la dosis de mantenimiento, el calcio sérico debe determinarse cada 2-3 meses. El cinacalcet ha mostrado ser efectivo en un amplio espectro de gravedad del HPP. Los estrógenos y el raloxifeno en mujeres producen ligeras reducciones de la calcemia.

De la enfermedad ósea

En los pacientes que no cumplan alguno de los criterios anteriores, o que rechacen la cirugía o esté contraindicada por comorbilidad o riesgo quirúrgico elevado, puede hacerse un seguimiento de forma segura durante años.

Para aumentar la DMO o tratar a las personas fracturadas, deben usarse los BF. El alendronato ha demostrado en estudios aleatorizados y controlados que aumenta la DMO lumbar y de cadera en el HPP. El calcio sérico no se modifica, ni hay datos sobre reducción de fracturas. También se ha sugerido el uso de denosumab, que ha mostrado en dos años de tratamiento en mujeres posmenopáusicas unas ganancias de DMO mayores que las conseguidas en la osteoporosis posmenopáusica. Otras opciones en mujeres son los estrógenos o el raloxifeno. Ninguno de estos tratamientos tiene indicación de las agencias regulatorias en el tratamiento del HPP.

> **!** La monitorización en estos pacientes intervenidos incluye:
> - Calcio sérico, PTH, 25-OH-vitamina D, calcio urinario, marcadores de remodelado anual (todos deberían normalizarse).
>
> En los pacientes que no se operan, el plan de monitorización recomendado en el último consenso internacional incluye:
> - Medida de calcio y 25-OH-vitamina D anual.
> - Medida de la DMO (DEXA), con TBS si está disponible, lumbar, femoral y en el radio cada 1-2 años.
> - Radiografía de columna o VFA o para descartar fracturas vertebrales si hay pérdida de talla, dolor dorsal u otra indicación clínica.
> - FGe y creatinina sérica anualmente.
> - Si está indicado, evaluación del riesgo de litiasis en orina de 24 horas, y pruebas de imagen renal (radiografía, ecografía o TAC).
>
> Deben mantenerse las concentraciones de 25-OH-vitamina D por encima de 30 ng/mL y no se recomienda limitar la ingesta de calcio en estos pacientes. La evaluación cardiovascular o neuropsicológica no forman parte de la evaluación de rutina ni del seguimiento.

Otros

Hiperparatiroidismo primario normocalcémico

Es una variante reconocida de la forma tradicional de presentación. Estos sujetos tienen concentraciones de calcio sérico total e iónico dentro de límites normales, con PTH elevada sin ninguna causa identificable de hiperparatiroidismo secundario y con o sin lesión de órgano diana tras la evaluación recomendada. La prevalencia real es desconocida, aunque oscila entre el 0,4 y el 3,1 %.

Habitualmente, el hallazgo de un nivel de PTH aumentado se produce en el transcurso de la evaluación de pacientes con baja masa ósea, fracturas osteoporóticas o nefrolitiasis. Un incidentaloma paratiroideo identificado durante una exploración ecográfica tiroidea puede asociarse a PTH elevada y calcio sérico normal hasta en un 30 % de casos.

> **!** No obstante, las recomendaciones del último panel al respecto son:
> - Frente al HPP hipercalcémico, hay mayor porcentaje de enfermedad multiglandular.
> - Las técnicas de localización preoperatoria son menos exitosas que en el HPP hipercalcémico, aunque son necesarias en los sujetos en los que se valora el tratamiento quirúrgico.
> - La DMO tras paratiroidectomía aumenta solo en algunos estudios.
> - Los datos sobre posibles beneficios renales, cardiovasculares o en calidad de vida son limitados y/o de mala calidad metodológica.
> - Debe ser evaluado por centros endocrinológicos con experiencia.
> - La ausencia de datos sólidos impide que se pueda recomendar tratamiento quirúrgico.

El mecanismo biológico de la enfermedad aún no es bien conocido. Es muy probable que corresponda con una primera fase de la enfermedad en la que todavía no se ha desarrollado la hipercalcemia, que puede desenmascararse por algunos factores como la deficiencia de estrógenos de la menopausia. Además, en pacientes con HPP normocalcémico sometidos a paratiroidectomía, se han encontrado adenomas paratiroideos y la mejoría en la DMO lumbar y de cadera es similar a la observada en el HPP. Por otra parte, algunos estudios han encontrado un defecto específico en el HPP normocalcémico, consistente en una resistencia renal y ósea a los efectos de la PTH.

Aunque la mayoría están asintomáticos, algunos casos muestran sintomatología clásica de la enfermedad como litiasis renal u osteoporosis. La evolución natural del HPP normocalcémico no es aún bien conocida. La mayoría muestran estabilidad en el tiempo, con niveles de PTH persistentemente elevados, y concentraciones de calcio sérico normales. Una minoría de casos (< 25 %) puede evolucionar a la hipercalcemia.

El diagnóstico de HPP normocalcémico requiere confirmación de niveles normales de calcio sérico total, y calcio iónico en varias ocasiones; PTH por encima del límite superior de la normalidad, confirmada también en, al menos, dos ocasiones en un período de 3-6 meses.

Aunque la determinación de calcio iónico puede presentar problemas en algunos centros, debe tenerse en cuenta que un 4-10 % de los casos de HPP tienen calcio sérico total normal, pero calcio iónico elevado, por lo que estos pacientes no se considera que presenten HPP normocalcémico.

Deben descartarse aquellas causas de aumento compensador de la PTH (hiperparatiroidismo secundario), especialmente:

- Deficiencia de vitamina D: existe una relación inversa entre PTH y 25-OH-vitamina D. El Institute of Medicine define la insuficiencia de vitamina D como concentraciones de 25-OH-vitamina D < 20 ng/mL (50 nmol/L). No obstante, el punto de corte para considerar suficiencia o insuficiencia es materia de debate, y algunas sociedades científicas como la American Endocrine Society recomiendan como óptimos niveles de 25-OH-vitamina D superiores a 30 ng/mL (75 nmol/L). La razón es que algunos estudios a nivel poblacional indican que el umbral de 25-OH-vitamina D a partir del cual la PTH comenzaría a aumentar es en torno a 30 ng/mL (32,8 ng/mL, 82 nmol/L). Ocasionalmente, pacientes normocalcémicos con PTH elevada pueden manifestar hipercalcemia si los niveles de 25-OH-vitamina D aumentan por encima de 30 ng/mL. En esta situación, el diagnóstico correcto es de HPP hipercalcémico enmascarado por la deficiencia de vitamina D.
- Insuficiencia renal crónica: considerando que, a nivel poblacional, los niveles de PTH se incrementan por debajo de cifras de FGe de 60 mL/min, aunque individualmente, pueden incrementarse incluso con FGe más elevado.
- Hipercalciuria: la hipercalciuria como anomalía renal primaria puede producir aumentos secundarios en los niveles de PTH.
- Fármacos: la hidroclorotiazida induce una elevación fisiológica de los niveles de PTH. El litio disminuye la sensibilidad de las paratiroides al calcio circulante y puede también disminuir la excreción urinaria de calcio, produciendo hiperplasia paratiroidea. Los BF utilizados en el tratamiento de la osteoporosis pueden inducir aumentos

significativos de la PTH, que se atenúan con el uso crónico. El DMAb, un anticuerpo monoclonal anti-ligando de RANK, es un antirresortivo potente que produce aumentos significativos de la PTH durante los tres primeros meses tras la administración del fármaco. Siempre que sea posible, deben retirarse estos fármacos y reevaluar al paciente pasados unos meses.

- Enfermedad gastrointestinal asociada a malabsorción de calcio: generalmente, aunque no siempre, existe un síndrome de malabsorción clínico. La enteropatía por gluten, por ejemplo, puede estar presente en individuos sin síntomas evidentes de enfermedad gastrointestinal. Una concentración de calcio sérico total en el límite bajo de la normalidad, junto con deficiencia de vitamina D y excreción urinaria de calcio baja, pueden ayudar en el diagnóstico.

Respecto al manejo del HPP normocalcémico, deben corregirse las causas tratables de hiperparatiroidismo secundario. En ocasiones, puede ser necesario aportar suplementos de vitamina D para mantener concentraciones superiores a 30 mg/dL de 25-OH-vitamina D (con monitorización de la calcemia por la posibilidad de desarrollar una hipercalcemia leve si se tratase de un HPP). No existe una pauta unánimemente aceptada de suplementación de vitamina D en pacientes con HPP normocalcémico, aunque debe hacerse siempre de forma cautelosa. En el consenso de la Sociedad Española de Investigación Ósea y del Metabolismo Mineral (SEIOMM) de 2021 (Casado *et al.*, 2021), se encuentran recomendaciones específicas de suplementación según las concentraciones basales.

Finalmente, el panel internacional recomienda tratamiento quirúrgico en el seguimiento del HPP hipercalcémico o normocalcémico en las siguientes circunstancias:

- Cuando la calcemia se eleve persistentemente > 1 mg/dL sobre el límite superior de la normalidad.
- Aparición de fractura de baja energía.
- Aparición de litiasis renal.
- Pérdida significativa de DMO (mayor al cambio clínicamente significativo o si alcanza ≤ 2,5) en cualquiera de los tres sitios de medida.
- Pérdida significativa de función renal (> 3 mL/min en 1-2 años) junto a otros datos que sugieran daño progresivo.

En algunas series, esto ocurre hasta en el 37 % de los seguidos durante 15 años.

Hiperparatiroidismo primario en el embarazo

Los casos moderados pueden manejarse con una buena hidratación y monitorizando los niveles de calcio.

En cuanto a los fármacos, la calcitonina no cruza la placenta (aunque está retirada en Europa por efectos adversos raros, pero graves); no se recomiendan BF, DMAb ni cinacalcet por cruzar la placenta.

Si la calcemia supera los 11 mg/dL y no hay contraindicaciones, se puede considerar la cirugía en el segundo trimestre, limitando las técnicas de imagen a la ecografía. Si se demora la cirugía, el neonato debe ser vigilado por riesgo de hipocalcemia y considerarse la cirugía tras el parto.

PUNTOS CLAVE

- El HPP es la causa más común de hipercalcemia en los pacientes no ingresados; tiene un diagnóstico básicamente bioquímico y, en la mayoría de los casos, se debe a un adenoma paratiroideo, que puede curarse con cirugía.
- La forma de presentación ha cambiado a lo largo de los últimos años, siendo hoy común la asintomática, en la que la indicación quirúrgica depende, básicamente, de la edad, de los valores de hipercalcemia y de la presencia de afección ósea o renal.
- En los casos no subsidiarios de tratamiento quirúrgico, existen terapias médicas dirigidas a controlar las cifras de PTH y calcemia y a prevenir las complicaciones renales y, sobre todo, óseas.

BIBLIOGRAFÍA

Bilezikian JP, Khan AA, Silverberg SJ, El-Hajj Fuleihan G, Marcocci C, Minisola S, et al. Evaluation and management of primary hyperparathyroidism: summary statement and guidelines from the Fifth International Workshop. J Bone Miner Res. 2022;37(11):2293-314.

Bollerslev J, Rejnmark L, Zahn A, Heck A, Appelman-Dijkstra NM, Cardoso L, et al. European Expert Consensus on practical management of specific aspects of parathyroid disorders in adults and in pregnancy: recommendations of the ESE Educational Program of Parathyroid Disorders. Eur J Endocrinol. 2022;186(2):R33-63.

Casado E, Quesada JM, Naves M, Peris P, Jódar E, Giner M, et al. Recomendaciones de la SEIOMM en la prevención y tratamiento del déficit de vitamina D. Rev Osteoporos Metab Miner. 2021;13(2): 84-97.

El-Hajj Fuleihan G, Arnold A. Parathyroid carcinoma [Internet]. UpToDate. 2021 [actualización el 21 de noviembre de 2023; consulta 11 de abril de 2024]. Disponible en: https://www.uptodate.com/contents/parathyroid-carcinoma

Guilmette J, Sadow PM. Parathyroid pathology. Surg Pathol Clin. 2019;12(4):1007-19.

Partida M, Alto Miguel G, Martínez Díaz-Guerra G. 154. Hiperparatiroidismo primario sintomático, asintomático y normocalcémico. En: Ballesteros Pomal MD (coord.). Manual de endocrinología y nutrición. Madrid: Sociedad Española de Endocrinología y Nutrición Clínica; 2023.

Ross AC, Manson JE, Abrams SA, Aloia JF, Brannon PM, Clinton SK, et al. The 2011 report on dietary reference intakes for calcium and vitamin D from the Institute of Medicine: what clinicians need to know. J Clin Endocrinol Metab. 2011;96(1):53-8.

Silverberg SJ, Bandeira F, Liu J, Marcocci C, Walker MD. Primary hyperparathyroidism. En: Bilezikian JP, Bouillon R, Clemens T, Compston J, Bauer DC, Ebeling PR, et al. Primer on the metabolic bone diseases and disorders of mineral metabolism. 9ª ed. Hoboken: John Wiley & Sons; 2019 p. 619-28.

Silverberg SJ, El-Hajj Fuleihan G. Primary hyperparathyroidism: management [Internet]. UpToDate. 2023 [actualización el 10 de mayo de 2023; consulta 11 de abril de 2024]. Disponible en: https://www.uptodate.com/contents/primary-hyperparathyroidism-management

Walker MD, Bilezikian JP. Primary hyperparathyroidism. 2021. En: Feingold KR, Anawalt B, Boyce A, Chrousos G, De Herder WW, Dhatariya K, et al. (eds.).

Tumores de la glándula suprarrenal

39

R. Domínguez Fernández

OBJETIVOS

- Establecer una visión global de los distintos tipos de tumores suprarrenales.
- Exponer la epidemiología y las características principales de los tumores suprarrenales.
- Describir el protocolo diagnóstico del incidentaloma suprarrenal.
- Revisar los tumores suprarrenales más frecuentes: adenomas suprarrenales, carcinomas de la corteza suprarrenal y feocromocitomas.

ANATOMÍA Y FISIOLOGÍA DE LAS GLÁNDULAS SUPRARRENALES

Las glándulas suprarrenales son dos órganos situados por encima de los polos superiores de ambos riñones. Su peso aproximado es de 4 g. Cada una de ellas está constituida por dos glándulas endocrinas funcionalmente distintas y recubiertas por una cápsula común. La corteza suprarrenal es la capa externa y representa el 90 % del tamaño de la glándula. En ella, se producen hormonas esteroideas como el cortisol (zona fascicular), la aldosterona (zona glomerular) y los andrógenos (zona reticular).

La médula suprarrenal es la parte más interna de la glándula, y en ella se producen las catecolaminas. Ambas partes de la glándula suprarrenal desempeñan un papel fundamental en la adaptación al estrés y en la respuesta ante infecciones graves, traumatismos y *shock*. Además, poseen un papel importante en la regulación de la tensión arterial.

EPIDEMIOLOGÍA

Aparecen tumores de la glándula suprarrenal en un 2-10 % de la población, muchos de los cuales presentan un comportamiento benigno y sin evidencia de producción hormonal.

La incidencia está aumentando de manera exponencial en los últimos años, de manera paralela al mayor número de estudios de tomografía axial computarizada (TAC) y resonancia magnética nuclear (RMN) abdominales. Esta frecuencia es mayor en la población de riesgo para este tipo de tumores como pueden ser los pacientes con hipertensión arterial o con determinados síndromes genéticos. Se presentan con igual incidencia en mujeres y en hombres y son infrecuentes antes de los 18 años.

CLASIFICACIÓN

La clasificación de la Organización Mundial de la Salud (OMS) de los tumores suprarrenales de 2022 establece las siguientes categorías:

- Corteza suprarrenal:
  - Restos suprarrenales.
  - Quistes suprarrenales.
  - Mielolipoma suprarrenal.
  - Tumores suprarrenales corticales:
    - Hiperplasia suprarrenal congénita.
    - Adenoma de la corteza suprarrenal.
    - Enfermedad nodular de la corteza suprarrenal.
    - Carcinoma de la corteza suprarrenal.
  - Tumores del estroma del cordón sexual y otros tumores:
    - Tumor del estroma del cordón sexual suprarrenal.
    - Tumor adenomatoide.
    - Melanoma suprarrenal.
- Médula suprarrenal y paragangliomas extraadrenales:
  - Tumores neuroblásticos:
    - Neuroblastoma.
    - Ganglioneuroblastoma, mixto.
    - Ganglioneuroblastoma, nodular.
    - Ganglioneuroma.
  - Paraganglioma y feocromocitoma:
    - Feocromocitoma (paraganglioma suprarrenal).
    - Paraganglioma simpático.
    - Paraganglioma parasimpático.
  - Tumores mixtos paraganglionares: paraganglioma y feocromocitoma.

INCIDENTALOMA SUPRARRENAL

Una de las formas más habituales de presentación de los tumores suprarrenales es como incidentaloma suprarrenal.

> ! Se define el incidentaloma suprarrenal como aquel tumor detectado de forma casual en una prueba de imagen realizada por motivos distintos a una sospecha de patología suprarrenal.

También se excluyen de este diagnóstico los tumores suprarrenales detectados durante las pruebas de extensión de tumores malignos. Solo el 3,3 % de los incidentalomas suprarrenales son malignos. De todos modos, en su evaluación, es muy importante tener en cuenta el antecedente de neoplasia, ya que aumenta mucho la frecuencia de metástasis, siendo las más frecuentes las de mama, pulmón, riñón, estómago, linfoma y melanoma.

Es un problema común en la práctica clínica endocrinológica y lo más importante será distinguir aquellos tumores que puedan ser potencialmente malignos o detectar funcionalidad de la lesión. La mayoría de los incidentalomas suprarrenales son adenomas de la corteza suprarrenal, los cuales representan más del 80 % de todos los casos. Aparecen en un 4-7 % de las TAC abdominales realizadas, pudiendo llegar al 10 % en la población anciana. El 15-20 % son bilaterales, de los cuales la mayoría son enfermedades de la corteza suprarrenal nodular esporádicas, aunque en ellos existe mayor riesgo de hiperplasia suprarrenal congénita, enfermedades malignas, enfermedades infiltrativas o infecciones.

Los incidentalomas suprarrenales podrían dividirse de manera general en cinco categorías:

1. Tumores benignos de la corteza suprarrenal: adenomas suprarrenales y enfermedad nodular de la corteza adrenal.
2. Otras lesiones benignas: mielolipomas, lipomas, hemangioma o angiomiolipoma, quistes o seudoquistes, hematoma, infecciones o granulomas.
3. Tumores malignos de la corteza suprarrenal: carcinoma de la corteza suprarrenal.
4. Otros tumores malignos: metástasis, sarcomas, linfomas, etcétera.
5. Tumores suprarrenales medulares: en especial, feocromocitomas.

Diagnóstico radiológico de los incidentalomas suprarrenales

Es importante en el estudio inicial de un incidentaloma suprarrenal establecer la sospecha de malignidad de la lesión.

De manera habitual, el diagnóstico de imagen de un incidentaloma suprarrenal se realiza mediante TAC abdominal sin contraste, TAC abdominal con contraste para valorar el lavado de contraste o RMN abdominal, debido a que tienen características radiológicas muy específicas. Una de las diferencias principales entre las masas suprarrenales benignas y malignas es que las primeras presentan un elevado contenido en lípidos.

> ! Una masa suprarrenal se considera benigna si tiene bordes bien definidos, es homogénea y rica en lípidos, con un coeficiente de atenuación ≤ 10 unidades Hounsfield (UH) en una TAC sin contraste.

La imagen típica de un adenoma en TAC sin contraste se presenta en la **figura 39-1**. Los incidentalomas suprarrenales con un coeficiente de atenuación de entre 10 y 40 UH se consideran indeterminados y los que tienen > 40 UH se consideran sospechosos de malignidad. La mayoría de los carcinomas de la corteza suprarrenal diagnosticados tienen un coeficiente de atenuación > 20 UH. Los mielolipomas se presentan típicamente con valores de coeficiente de atenuación negativos (v. **Fig. 39-2**). Esto se debe a que presentan grasa macroscópica, a diferencia de los adenomas, que presentan grasa microscópica. Otra diferencia importante entre las lesiones benignas y malignas es que estas últimas están muy vascularizadas, pero existe una distorsión en esta red

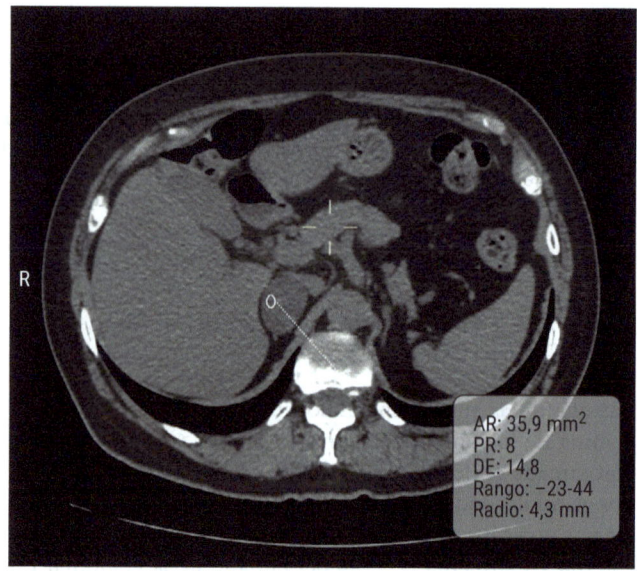

Figura 39-1. Imagen típica de un adenoma suprarrenal en tomografía axial computarizada sin contraste. Lesión homogénea que presenta valores de coeficiente de atenuación ≤ 10 UH (PR de 8).
AR: área; DE: desviación estándar; PR: promedio; UH: unidades Hounsfield.

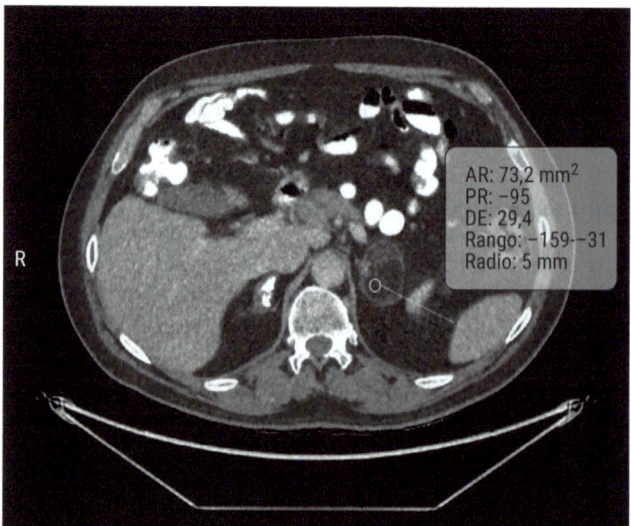

Figura 39-2. Imagen de un mielolipoma en tomografía axial computarizada sin contraste. Lesión suprarrenal izquierda que presenta valores de coeficiente atenuación negativos (PR de −95).
AR: área; DE: desviación estándar; PR: promedio.

vascular que dificulta la eliminación del contraste. Por lo tanto, también puede resultar útil en lesiones indeterminadas medir la velocidad de eliminación del contraste, que será menor en las lesiones malignas (lavado a los 10 minutos mayor del 50 % en lesiones benignas y menor del 40 % en lesiones malignas). Además, las lesiones malignas normalmente no son homogéneas, tienen bordes irregulares y presentan áreas de hemorragia, necrosis y calcificación.

La mayoría de los adenomas suprarrenales al diagnóstico tienen un tamaño menor de 4 cm, siendo la mediana de 1,5 a 2,5 cm. Son bilaterales en un 15 % de los casos. De los carcinomas de la corteza suprarrenal, solo el 1-2 % se diagnostican con un tamaño inferior a los 4 cm. El porcentaje de las lesiones suprarrenales que se diagnostican por debajo de los 4 cm se describen en la **figura 39-3**.

La RMN suprarrenal también resulta de mucha utilidad en el estudio de las masas suprarrenales. Las lesiones malignas habitualmente se presentan como hiperintensas en T2 (debido a su importante vascularización), mientras que los adenomas presentan intensidad de señal similar a la glándula normal (aunque la intensidad por sí sola no es un buen parámetro en el diagnóstico diferencial de adenomas y carcinomas).

> ❗ El artefacto más útil en RMN para el diagnóstico diferencial entre benignidad y malignidad es la técnica de desplazamiento químico (CS; del inglés, *chemical shift*).

Sirve para valorar la cantidad de grasa, de tal manera que las lesiones con alto contenido en grasa presentarán una pérdida de señal mayor al 20 % (CS positivo) en las secuencias de fase opuesta o «fuera de fase» en comparación con las imágenes de la secuencia «en fase».

En las lesiones que presentan un comportamiento benigno en las pruebas de imagen cuando son menores de 4 cm, no está claro cómo se debe realizar el seguimiento y es variable según las distintas guías de consenso internacionales, desde algunas que promueven no realizar más seguimiento radiológico hasta las que indican continuar con dicho seguimiento periódico hasta, al menos, los cinco años. Parece que se podría limitar el seguimiento en tumores de pequeño tamaño (menores de 1-2 cm) o lesiones con claras características de benignidad (mielolipomas, quistes, etc.).

Para lesiones mayores de 4 cm o con características indeterminadas, se debe optar por un seguimiento estrecho con nueva prueba de imagen a los 6-12 meses para detectar su crecimiento u optar por el tratamiento quirúrgico. Hay distintas maneras de interpretar el crecimiento significativo de la lesión; en la guía de la Sociedad Europea de Endocrinología (ESE; del inglés, European Society of Endocrinology) en colaboración con la Red Europea para el Estudio de Tumores Suprarrenales (ENSAT; del inglés, *European Network for the Study of Adrenal Tumors*) de 2016 (guías ESE/ENSAT), se propuso como significativo un crecimiento de 5 mm o del 20 % del tamaño de la lesión. Hay que destacar que, en muchas ocasiones, los adenomas crecen durante el seguimiento, incluso las lesiones pequeñas, con lo cual el crecimiento de la lesión podría no ser un buen factor predictivo de malignidad. El papel de la densidad de la lesión mediante un coeficiente de atenuación ≤ 10 UH en una TAC sin contraste como sinónimo de adenoma de la corteza suprarrenal es válido solamente en lesiones homogéneas y no es aplicable para lesiones heterogéneas.

Como se explica más adelante, es muy recomendable siempre la medida de las metanefrinas para descartar feocromocitoma, aunque se podría omitir en estos casos compatibles con adenoma típico (lesión homogénea con alto contenido en lípidos y un coeficiente de atenuación ≤ 10 UH). Las lesiones con alto contenido lipídico son bastante específicas de lesiones distintas a un feocromocitoma.

En la serie española de Araujo-Castro *et al.* (2022), cuando en una lesión suprarrenal se combina un alto contenido en lípidos con un tamaño tumoral pequeño (< 20 mm), la probabilidad de que una lesión suprarrenal sea un feocromocitoma está por debajo del 0,1 %. Estas lesiones son en ocasiones heterogéneas en la TAC, con áreas de necrosis central y con lavado de contraste disminuido (menor del 50 % a los 10 minutos). Además, en RMN, se presentarán como hiperintensos en T2 y el CS será negativo. La imagen de un feocromocitoma en RMN se presenta en la **figura 39-4**.

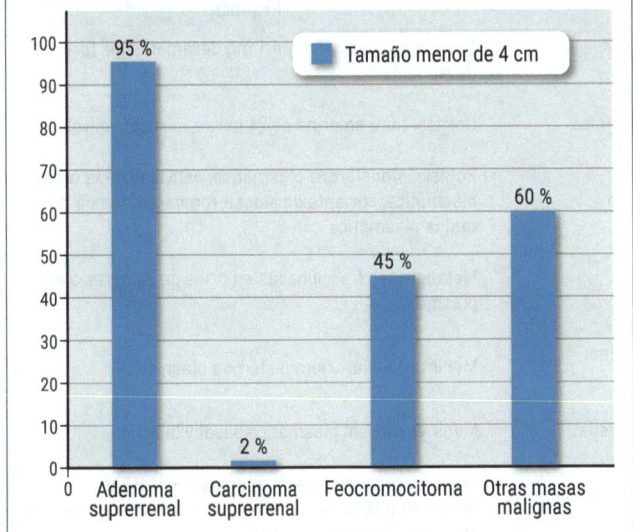

Figura 39-3. Porcentaje de las lesiones suprarrenales que se presentan con un tamaño menor de 4 cm en el momento del diagnóstico.

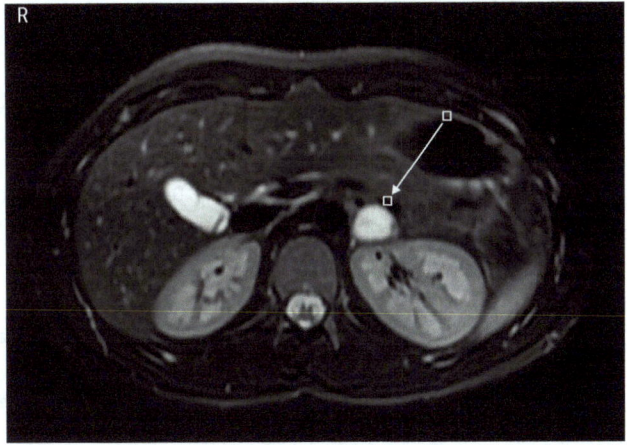

Figura 39-4. Imagen típica de un feocromocitoma en resonancia magnética nuclear.

La ecografía abdominal es una técnica de escasa utilidad en el estudio de los incidentalomas suprarrenales.

La tomografía por emisión de positrones (PET; del inglés, *positron emission tomography*) con 18F-fluorodesoxiglucosa (FDG) es de mucha utilidad en la evaluación de las metástasis suprarrenales. También puede ser útil en pacientes con carcinoma de la corteza suprarrenal. Pueden existir resultados falsos positivos de esta prueba en adenomas funcionantes y también pueden existir resultados falsos negativos en pacientes con metástasis de pequeño tamaño o lesiones con importante necrosis. Los feocromocitomas pueden presentar captación, pero normalmente no se utiliza en su diagnóstico, a no ser que exista sospecha de enfermedad metastásica.

La biopsia de la glándula suprarrenal se utiliza de manera poco frecuente. Se explicará con más detalle en el diagnóstico de las metástasis suprarrenales.

Diagnóstico bioquímico de los incidentalomas suprarrenales

En los pacientes con tumores suprarrenales, es de vital importancia detectar el exceso de producción hormonal, que va a conllevar una elevada morbimortalidad (sobre todo, relacionado con enfermedades cardíacas y metabólicas).

Incluso en los incidentalomas suprarrenales diagnosticados como no funcionantes, se ha observado un mayor riesgo cardiometabólico en comparación con la población general (y cuyo mecanismo no se conoce con exactitud). En la historia clínica, ayudarán los antecedentes personales, en especial, la hipertensión arterial, pero también otros como la diabetes de tipo 2, la osteoporosis, los eventos cardiovasculares, el diagnóstico de cáncer, etc. También será de utilidad investigar los antecedentes familiares de alteraciones de la glándula suprarrenal u otros trastornos endocrinos o alteraciones genéticas.

La mayor parte de los incidentalomas suprarrenales son no funcionantes, siendo la alteración endocrina más frecuente

la *secreción autónoma de cortisol* (hasta un 30 % de los casos). Existen distintos protocolos clínicos a la hora de evaluar un incidentaloma suprarrenal, desde algunos más restrictivos hasta otros más minuciosos.

 En todos ellos, debe ser obligada la determinación de una prueba de medición de cortisol plasmático tras la toma de 1 mg de dexametasona a las 23 horas del día anterior para descartar producción excesiva de cortisol.

Será recomendable en todos los casos la realización de pruebas para descartar feocromocitoma y descartar hiperaldosteronismo en caso de hipertensión y/o hipopotasemia. El estudio de la secreción de andrógenos suprarrenales es controvertido, aunque es obligado cuando hay una sospecha de carcinoma de la corteza suprarrenal, debido a que pueden encontrarse elevados. La mayoría de los adenomas tienen un descenso en la producción de sulfato de deshidroepiandrosterona (DHEAs; del inglés, *dehydroepiandrosterone sulfate*) en plasma.

En la **tabla 39-1**, se resumen algunas de las pruebas que se utilizan en el diagnóstico de los incidentalomas suprarrenales.

Las pruebas hormonales que se precisan durante el seguimiento de los incidentalomas suprarrenales no funcionantes también es un tema controvertido, de manera que algunas guías no recomiendan estudios adicionales. Parece razonable, de todos modos, vigilar a los pacientes ante la aparición de signos o síntomas que puedan sugerir un exceso de producción hormonal o ante un empeoramiento de la comorbilidad que puede estar asociada a una mayor producción de cortisol especialmente (diabetes de tipo 2, obesidad, hipertensión arterial, dislipidemia, etcétera).

ADENOMAS SUPRARRENALES

Los adenomas suprarrenales son neoplasias epiteliales benignas derivadas de las células de la corteza suprarrenal. Como se

Tabla 39-1. Determinaciones analíticas recomendadas en el estudio de un incidentaloma suprarrenal

Indicación	Utilidad	Pruebas
Todos los pacientes	Descartar hipercortisolismo	Prueba de supresión con 1 mg dexametasona (prueba de Nugent)
Cuando existe sospecha de síndrome de Cushing clínico	Confirmar hipercortisolismo clínico	Cortisol libre en orina de 24 horas, cortisol salival
Si existe hipertensión y/o hipopotasemia	Descartar hiperaldosteronismo	Potasio, aldosterona plasmática, actividad de la renina plasmática, cociente de aldosterona/actividad de la renina plasmática
Todos los pacientes (especialmente indicado en caso de hipertensión arterial o si las unidades Hounsfield en la TAC son mayores de 10)	Descartar feocromocitoma	Metanefrinas fraccionadas en orina de 24 horas o en plasma
En caso de nódulos bilaterales	Descartar hiperplasia suprarrenal congénita	Medir la 17-hidroxiprogesterona plasmática
En caso de sospecha de metástasis suprarrenales bilaterales	Descartar insuficiencia suprarrenal	Medir el cortisol plasmático basal y la ACTH
Si existe sospecha de carcinoma de la corteza suprarrenal	Descartar producciones hormonales menos frecuentes	Precursores esteroideos, andrógenos (DHEAs, androstenodiona, testosterona, 17-hidroxiprogesterona, etc.), 17β-estradiol, etcétera

ACTH: corticotropina (del inglés, *adrenocorticotropic hormone*); DHEAs: sulfato de deshidroepiandrosterona (del inglés, *dehydroepiandrosterone sulfate*); TAC: tomografía axial computarizada.

ha dicho con anterioridad, son los tumores más frecuentemente diagnosticados como incidentalomas suprarrenales y, en muchas ocasiones, son no funcionantes y, por lo tanto, asintomáticos.

Adenomas de la corteza suprarrenal productores de cortisol

La producción de cortisol es la más frecuente dentro de los adenomas suprarrenales. En toda masa suprarrenal, se debe realizar el estudio para descartar una secreción autónoma de cortisol.

Las enfermedades suprarrenales primarias son causa del 15 % de los casos de síndrome de Cushing. Los adenomas suprarrenales productores de cortisol son tumores benignos, bien encapsulados y que pesan habitualmente menos de 40 g. El síndrome de Cushing provocado por estos suele presentar las características típicas y, generalmente, tiene una evolución lenta. Se han descrito mutaciones en la subunidad catalítica de la proteína-cinasa A (*PRKACA*) en cerca de la mitad de los pacientes con adenomas suprarrenales productores de cortisol.

Clínica de los adenomas suprarrenales productores de cortisol

El síndrome de Cushing presenta unos signos y síntomas típicos derivados del exceso crónico en la producción de cortisol:

- Obesidad troncular.
- Facies «de luna llena» (acumulación de grasa a nivel facial).
- Plétora facial.
- «Giba de búfalo» (acumulación de grasa en la zona cervical posterior).
- Atrofia cutánea.
- Equimosis ante mínimos traumatismos o sin traumatismo.
- Estrías de color rojo-violáceas mayores de 1 cm de ancho (sobre todo, en el abdomen).
- Debilidad muscular proximal.
- Osteopenia/osteoporosis.
- Antecedente de fracturas (especialmente, vertebrales).
- Disminución de la libido y alteraciones menstruales.
- Hipertensión.
- Diferentes grados de alteración en el metabolismo de la glucosa (glucemia basal alterada, intolerancia hidrocarbonada o diabetes).
- Síntomas neuropsiquiátricos (depresión, alteraciones psicóticas, etcétera).
- Hirsutismo.
- Nefrolitiasis.
- Cuando aparece en niños, normalmente cursa con disminución de la velocidad de crecimiento.

Los signos y síntomas más sugestivos de síndrome de Cushing son la plétora facial, la atrofia cutánea y las equimosis ante mínimos traumatismos, la debilidad muscular proximal y las estrías de color rojo-violáceas de más de 1 cm de ancho. La osteoporosis en varones también se considera bastante específica.

Diagnóstico bioquímico de los adenomas suprarrenales productores de cortisol

La mejor prueba inicial para el cribado de la producción autónoma de cortisol es la medición de cortisol plasmático a las 8 o 9 horas de la mañana, tras la toma de 1 mg de dexametasona a las 23 horas del día anterior (prueba de Nugent).

Con los resultados de esta prueba, se pueden definir tres escenarios:

1. Niveles de cortisol ≤ 1,8 µg/dL (≤ 50 nmol/L): no evidencia de secreción autónoma de cortisol.
2. Niveles de cortisol entre 1,9 y 5,0 µg/dL (entre 51 y 138 nmol/L): posible secreción autónoma de cortisol.
3. Niveles de cortisol > 5,0 µg/dL (> 138 nmol/L): secreción autónoma de cortisol.

Existen distintas enfermedades como la insuficiencia renal o hepática o la toma de distintos fármacos (estrógenos, carbamazepina, rifampicina, pioglitazona, fluoxetina, ritonavir, etc.) o tóxicos como el etanol que pueden alterar el resultado de esta prueba.

> **!** La mejor manera de demostrar la presencia de un síndrome de Cushing clínico es la determinación del cortisol libre en orina (CLU) de 24 horas.

Hay que tener en cuenta que existen algunos fármacos que pueden producir elevación del CLU como la carbamazepina, el fenofibrato, etc. Además, hay determinadas enfermedades o situaciones que producen pequeñas elevaciones del CLU y que se conocen como «estados de seudo-Cushing», como pueden ser la obesidad mórbida, las enfermedades psiquiátricas, el alcoholismo, la anorexia nerviosa o la gestación.

> **!** Para demostrar la ausencia en el ritmo circadiano de cortisol que presentan estos pacientes, es útil la determinación del cortisol nocturno (a las 23-24 horas) en plasma o en saliva (este último ha ayudado a la realización de esta prueba en pacientes ambulatorios, ya que el cortisol nocturno en plasma se debe realizar en régimen de ingreso).

Los adenomas suprarrenales productores de cortisol dan lugar a un síndrome de Cushing independiente de la corticotropina (ACTH; del inglés, *adrenocorticotropic hormone*), por lo tanto, la medida de la ACTH en estos pacientes va a estar disminuida (normalmente, menor de 5-10 pg/mL). Los valores entre 10 y 20 pg/mL pueden plantear dudas en el diagnóstico de la independencia de ACTH y necesitar pruebas adicionales para el diagnóstico como la prueba de estímulo con hormona liberadora de corticotropina (CRH; del inglés, *corticotropin-releasing hormone*). Los niveles de DHEAs están disminuidos en estos pacientes.

Los pacientes con secreción autónoma de cortisol, pero sin un síndrome de Cushing clínico tienen pocas posibilidades de desarrollarlo durante el seguimiento, pero parece que esta situación está relacionada con una mayor morbimortalidad (diabetes de tipo 2, hipertensión arterial, obesidad, dislipidemia, osteoporosis y enfermedades cardiovasculares y cerebrovasculares).

Tratamiento de los adenomas suprarrenales productores de cortisol

El tratamiento de elección cuando el paciente presenta un síndrome de Cushing es la adrenalectomía. La decisión quirúrgica es más controvertida en los pacientes con secreción autónoma de cortisol y se debe realizar en función de la progresión del hipercortisolismo y del empeoramiento o aparición de nueva comorbilidad (sobre todo, si se trata de pacientes jóvenes). No existen todavía datos concluyentes de la ablación por radiofrecuencia de lesiones suprarrenales funcionantes, pero es una técnica para tener en cuenta en el futuro.

Adenomas de la corteza suprarrenal productores de aldosterona

Clásicamente conocidos como *síndrome de Conn*. El hiperaldosteronismo primario constituye la causa más frecuente de hipertensión secundaria.

 La forma de presentación más típica es hipertensión asociada a hipopotasemia.

Hay que distinguirlos siempre del exceso de producción de aldosterona debido a afectación glandular bilateral (hiperplasia bilateral difusa de la zona glomerular o microadenomas bilaterales menores de 10 mm productores de aldosterona), hecho que es más frecuente que el adenoma suprarrenal único. Esta diferenciación es importante porque va a depender de ello la decisión de tratamiento. En muchas ocasiones, es necesaria la realización de cateterismo de venas suprarrenales que sirva para diferenciar enfermedad unilateral que requiera cirugía o enfermedad bilateral que será manejada con tratamiento médico.

Clínica de los adenomas suprarrenales productores de aldosterona

La tríada clásica del hiperaldosteronismo primario es hipertensión arterial, hipopotasemia y alcalosis metabólica.

La hipertensión arterial suele presentar cifras moderada o gravemente elevadas y con menor respuesta al tratamiento médico y suele ser más grave cuando es por un adenoma productor.

La asociación de hipopotasemia constituye una importante sospecha de hiperaldosteronismo en los pacientes con hipertensión, aunque la ausencia de hipopotasemia no excluye el diagnóstico. La alcalosis metabólica puede conllevar hipocalcemia secundaria. Los pacientes con hiperaldosteronismo primario presentan un mayor riesgo cardiovascular que los pacientes de las mismas características con hipertensión esencial.

Diagnóstico de los adenomas suprarrenales productores de aldosterona

En un paciente con sospecha de hiperaldosteronismo primario, se debe realizar la determinación de aldosterona plasmática y una medida de la actividad de la renina plasmática (ARP) o, en su defecto, la concentración de renina plasmática.

La muestra se debe recoger por la mañana y con el paciente en sedestación. En los pacientes con hiperaldosteronismo primario, existe una elevación de la aldosterona plasmática, así como del cociente aldosterona/ARP. Esta prueba es el método de cribado ideal en los pacientes con sospecha de hiperaldosteronismo primario. Un cociente de aldosterona (ng/dL)/ARP (ng/mL/hora) mayor de 20-30 es sugestivo de hiperaldosteronismo primario. La concentración de aldosterona plasmática debe estar elevada para que el cociente sea interpretado como positivo. Para la correcta interpretación de los resultados de aldosterona y ARP, se deben suspender los fármacos antialdosterónicos (antagonistas de los receptores de mineralocorticoides como la espironolactona y la eplerenona) unas 4-6 semanas antes, y es conveniente corregir la hipopotasemia y seguir una dieta sin restricción de sal antes de la analítica. Cuando esta prueba de cribado inicial da un resultado patológico, hay que confirmar normalmente el hiperaldosteronismo primario con otras pruebas, como la sobrecarga oral de sodio, la sobrecarga salina intravenosa, la prueba de captopril o la prueba de supresión con fludrocortisona.

En los casos de hiperaldosteronismo confirmado, se debe realizar una prueba de imagen abdominal (preferentemente, TAC) y un cateterismo de venas suprarrenales, salvo que exista un nódulo unilateral (sobre todo, si es un nódulo de entre 1 y 2 cm) en el contexto de un hiperaldosteronismo con clínica importante (especialmente, en menores de 35 años).

La TAC permitirá descartar lesiones sospechosas de malignidad. La gammagrafía con norcolesterol yodado (NP-59; ^{131}I-6β-yodometil-19-norcolesterol) puede ser de utilidad en la evaluación de nódulos suprarrenales funcionantes (también es de utilidad en los tumores suprarrenales productores de cortisol). La utilización de otras moléculas como el metomidato (PET-metomidato) es útil en algunos casos, debido a que se une específicamente a las enzimas CYP11B de la glándula suprarrenal y, por lo tanto, sirve para distinguir lesiones de la corteza suprarrenal de aquellas que no lo son. Es una técnica actualmente poco disponible.

Tratamiento de los adenomas suprarrenales productores de aldosterona

La cirugía será el tratamiento de elección en los adenomas suprarrenales productores de aldosterona. Hay que destacar que será curativa del hiperaldosteronismo primario, pero no hará que desaparezca la hipertensión arterial en todos los enfermos operados. El tratamiento médico será de elección en la hiperplasia bilateral y se realizará con fármacos antialdosterónicos: espironolactona y eplerenona. En los casos graves resistentes al tratamiento farmacológico, se puede plantear una suprarrenalectomía subtotal.

Adenomas de la corteza suprarrenal productores de andrógenos o estrógenos

Los tumores benignos de la glándula suprarrenal productores de andrógenos o estrógenos son infrecuentes. Pueden producir DHEA, DHEAs, androstenodiona o testosterona y ocasionar hirsutismo y virilización en mujeres, o producir 17 β-estradiol que induzca ginecomastia o atrofia testicular en varones o sangrados vaginales en mujeres posmenopáusicas. De todos modos, ante este tipo de producción hormonal en un nódulo suprarrenal, se debe sospechar malignidad (como se comentará más adelante) y son subsidiarios de tratamiento quirúrgico tanto por la funcionalidad como para descartar un carcinoma de la corteza suprarrenal.

ENFERMEDAD NODULAR DE LA CORTEZA SUPRARRENAL

Son un grupo de enfermedades caracterizadas por proliferaciones nodulares de la corteza suprarrenal de características benignas.

Dentro de ellas, se pueden diferenciar varios subtipos:

- Enfermedad de la corteza suprarrenal nodular esporádica.
- Enfermedad de la corteza suprarrenal micronodular bilateral:
  - Enfermedad de la corteza suprarrenal micronodular aislada (iMAD; del inglés, *isolated micronodular adrenocortical disease*).
  - Enfermedad de la corteza suprarrenal nodular primaria pigmentada (PPNAD; del inglés, *primary pigmented nodular adrenocortical disease*).
- Enfermedad de la corteza suprarrenal macronodular bilateral.

Las formas micronodulares y macronodulares afectan a ambas glándulas suprarrenales, mientras que la enfermedad de la corteza suprarrenal nodular esporádica puede presentar una afectación tanto unilateral como bilateral.

La enfermedad nodular de la corteza suprarrenal esporádica se presenta de forma más frecuente como nódulos menores de 10 mm, habitualmente, no funcionantes (en alguna ocasión productores de aldosterona), mientras que las formas macronodulares y micronodulares se presentan con grados variables de hipercortisolismo.

Las formas de PPNAD se encuentran frecuentemente asociadas al *complejo de Carney* (gen *PRKAR1A*). En la enfermedad de la corteza suprarrenal macronodular bilateral, se han encontrado múltiples mutaciones germinales, siendo la más frecuentes las mutaciones *ARMC5*, pero también *MEN1*, *FH* (leiomiomatosis hereditaria y carcinoma renal), gen *APC*, *GNAS* (síndrome de McCune-Albright, que asocia, además, gigantismo), gen *NR3C1* (asocia hiperandrogenismo en ocasiones), etc. En esta enfermedad de la corteza suprarrenal macronodular bilateral, se ha demostrado la expresión aberrante de receptores de membrana en el tejido suprarrenal patológico para distintas hormonas, como catecolaminas, vasopresina, péptido inhibidor gástrico (GIP; del inglés, *gastric inhibitory peptide*), hormona luteinizante (LH; del inglés, *luteinizing hormone*) o serotonina.

Aparte de las pruebas de imagen convencionales (TAC y RMN), la gammagrafía con NP-59 puede ayudar en el diagnóstico.

En los casos de enfermedad bilateral asociada a hipercortisolismo, se debe establecer una correcta indicación de la adrenalectomía bilateral y realizarla solamente en caso de síndrome de Cushing grave (niveles de CLU 3-4 veces superiores al límite de la normalidad). En ocasiones, se utiliza con éxito la adrenalectomía unilateral (más útil en casos de síndrome de Cushing leve y realizando cirugía de la glándula suprarrenal de mayor tamaño). Cuando no se opte por la cirugía o esté contraindicada, se puede plantear tratamiento farmacológico con inhibidores de la esteroidogénesis (como el ketoconazol o la metopirona).

CARCINOMA DE LA CORTEZA SUPRARRENAL

Epidemiología del carcinoma de la corteza suprarrenal

Los carcinomas de la corteza suprarrenal son tumores poco frecuentes, que representan solo el 2-11 % de todas las masas suprarrenales descubiertas. La incidencia estimada del carcinoma de la corteza suprarrenal en adultos se encuentra entre 0,7 y 2 casos por millón de habitantes y año. Puede presentarse a cualquier edad, aunque tiene dos picos de mayor incidencia: el primero en la infancia y el segundo en adultos de entre 40 y 60 años. Es más frecuente en mujeres (55-60 %).

Patogenia del carcinoma de la corteza suprarrenal

La mayoría de los carcinomas de la corteza suprarrenal son esporádicos. Se han descrito varias alteraciones genéticas en estos casos esporádicos: mutaciones en el gen supresor tumoral *p53*, *IGF2*, *MEN1*, β-catenina o *ZNRF3*. En el sur de Brasil existe una incidencia de carcinoma de la corteza suprarrenal mayor, debido a una mutación específica de la línea germinal del gen *p53* (R337H).

Existen varios síndromes genéticos en los cuales es más frecuente la aparición de carcinoma de la corteza suprarrenal. Los más importantes se resumen en la **figura 39-5**.

Normalmente son unilaterales, siendo excepcional la afectación bilateral. Se localizan con mayor frecuencia en la glándula suprarrenal izquierda. Se han descrito algunos casos en pacientes con hiperplasia suprarrenal congénita o mielolipoma. También existen carcinomas como tumores de colisión asociados a otra estirpe anatomopatológica. Excepcionales son también los que aparecen en localizaciones ectópicas como el retroperitoneo, la pelvis, el ovario o el hígado.

Clínica del carcinoma de la corteza suprarrenal

El 50-60 % de los casos son funcionantes y se presentan con signos y síntomas de exceso de producción hormonal. De estos tumores, aproximadamente la mitad de los casos presentan exceso de producción de cortisol, siendo el síndrome de Cushing el síndrome funcional más frecuente.

Síndrome de Beckwith-Wiedemann (región cromosómica 11p15.5)

La afectación suprarrenal se ha descrito solo en niños. Algunos casos de carcinoma suprarrenal, pero también adenomas, quistes y algunos casos de feocromocitoma. La enfermedad también asocia otro tipo de tumores (tumor de Wilms, hepatoblastoma, sarcomas, etc.), con macrosomía o macroglosia

Síndrome de Li-Fraumeni (gen *TP53*)

Asocia carcinoma suprarrenal tanto en niños como en adultos (aunque es responsable de muchos de los casos en niños)

Síndrome de Lynch (genes *MLH1, MSH2, MSH6, PMS2, EPCAM*)

Asocia casos de carcinoma suprarrenal en adultos, junto con carcinomas colorrectales, endometriales o de intestino delgado, entre otros

Complejo de Carney (gen *PRKAR1A*)

Existen casos de carcinoma suprarrenal publicados. El síndrome asocia casos de síndrome de Cushing independiente de la ACTH debido a enfermedad de la corteza suprarrenal nodular primaria pigmentada junto con nódulos tiroideos y acromegalia. Pueden aparecer también mixomas cutáneos o cardíacos, schwannomas...

Síndrome de Birt-Hogg-Dubé (gen *FLCN*)

Se han publicado casos de tumores de la corteza suprarrenal con comportamiento maligno incierto (oncocitomas). Asocia tumores renales (tanto benignos como carcinomas)

Neoplasia endocrina múltiple de tipo 1 (gen *MEN1*)

Aparecen tumores de la corteza suprarrenal en alrededor del 10 % de los pacientes, de los cuales pueden ser malignos hasta el 15 %. La tríada clásica de esta entidad es hiperparatiroidismo primario, tumores neuroendocrinos gastroenteropancreáticos y adenomas hipofisarios

Poliposis adenomatosa colónica familiar (gen *APC*)

Asocia adenomas de la corteza suprarrenal, de los cuales un porcentaje muy pequeño son carcinomas

Neurofibromatosis de tipo 1 (gen *NF1*)

Casos puntuales de carcinomas de la corteza suprarrenal, asocia también feocromocitomas

Figura 39-5. Síndromes genéticos que asocian carcinomas de la corteza suprarrenal.
ACTH: corticotropina (del inglés, *adrenocorticotropic hormone*).

Debido a la esteroidogénesis poco eficaz que presentan los carcinomas de la corteza suprarrenal, el hipercortisolismo moderado o grave suele aparecer cuando son de gran tamaño. Es habitual encontrar una producción mixta, sobre todo, aumento de cortisol y andrógenos. La frecuencia de las distintas producciones hormonales está reflejada en la **figura 39-6**.

> **!** Un síndrome de Cushing independiente de la ACTH grave y de desarrollo muy rápido, con hipertensión y diabetes mal controladas y elevación de precursores esteroideos y DHEAs y otros andrógenos debe hacer sospechar un carcinoma de la corteza suprarrenal. Igualmente, se debe establecer esta sospecha en mujeres con signos de virilización u hombres con ginecomastia y otros datos de hiperestrogenismo (atrofia testicular, etcétera).

Los carcinomas de la corteza suprarrenal no funcionantes se presentan como masas abdominales, habitualmente, con dolor abdominal o lumbar y suelen asociar síndrome constitucional.

Además, pueden presentar otros síntomas inespecíficos digestivos como náuseas, vómitos, etc. Es frecuente encontrar síntomas relacionados con afectación metastásica, ya que aparece hasta en un tercio de los pacientes al diagnóstico. Los sitios más habituales son el hígado, el pulmón y el hueso, aunque se han descrito en múltiples localizaciones (páncreas, piel, cerebro, bazo, etc.).

Otras manifestaciones infrecuentes, pero descritas en la literatura médica son la presencia de hipoglucemia mediada por la producción del factor de crecimiento insulínico de tipo 2 (IGF2; del inglés, *insulin-like growth factor type 2*), eventos trombóticos o hemorragia retroperitoneal. En algunos casos, se presenta como incidentaloma suprarrenal.

Diagnóstico del carcinoma de la corteza suprarrenal

Diagnóstico bioquímico

La ENSAT recomienda un panel extenso de pruebas analíticas preoperatorias ante la sospecha de un carcinoma de la corteza

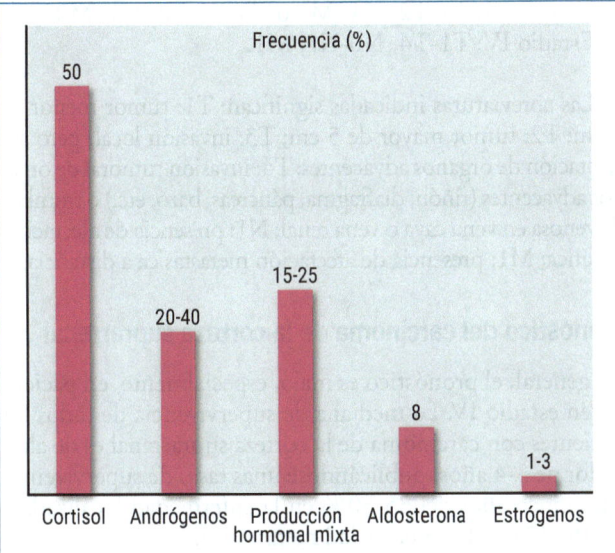

Figura 39-6. Frecuencia de la producción hormonal asociada a los carcinomas de la corteza suprarrenal.

suprarrenal. Aunque no está demostrado que sea rentable, parece muy útil por varias razones:

- Demuestra el origen corticosuprarrenal de la lesión.
- Sugiere malignidad.
- Evalúa el exceso de secreción de glucocorticoides, que podría conllevar una insuficiencia suprarrenal posquirúrgica.

Las pruebas analíticas recomendadas en el diagnóstico del carcinoma de la corteza suprarrenal se resumen en la **tabla 39-2**.

El estudio de perfiles de precursores esteroideos (*Steroid Profiling*) en sangre y/o en orina parece útil en el estudio de una masa sugestiva de carcinoma suprarrenal (en ocasiones, se ha utilizado también para el diagnóstico del exceso de cortisol o aldosterona). El estudio multicéntrico EURINE-ACT (2020) demostró una elevada precisión en el diagnóstico de carcinoma suprarrenal combinando el estudio de precurso-res esteroideos con un tamaño mayor de 4 cm y un valor de UH > 20 en una TAC sin contraste. Este estudio parece importante debido a que los carcinomas suprarrenales presentan una formación mayor de precursores esteroideos que los tumores benignos por una esteroidogénesis ineficaz.

Diagnóstico por imagen

Como se ha indicado con anterioridad, la TAC y la RMN abdominales son las pruebas clave en el diagnóstico de imagen del carcinoma de la corteza suprarrenal. Los detalles de estas pruebas se han reflejado en el apartado destinado al estudio del incidentaloma suprarrenal.

En todos los casos de sospecha de carcinoma, se debe evaluar la aparición de metástasis a distancia. Para ello, pueden ser útiles pruebas como la TAC torácica, la RMN cerebral, la gammagrafía ósea o actualmente las técnicas de PET. Normalmente, el carcinoma suprarrenal capta en la PET con FDG, aunque las metástasis, los feocromocitomas y algunos adenomas captan también. La utilización de otras moléculas como el metomidato (PET-metomidato) puede resultar de utilidad en los tumores malignos de la corteza suprarrenal, aunque como se ha dicho, es una técnica poco disponible.

Diagnóstico anatomopatológico

Existen varios subtipos de carcinoma de la corteza suprarrenal:

- Carcinoma de la corteza suprarrenal convencional: representa más del 90 % de los casos.
- Carcinoma de la corteza suprarrenal de tipo oncocítico: es el subtipo con mejor pronóstico de todos.
- Carcinoma de la corteza suprarrenal de tipo mixoide.
- Carcinoma de la corteza suprarrenal de tipo sarcomatoide: es el subtipo con peor pronóstico de todos.

El diagnóstico de malignidad en las neoplasias de la corteza suprarrenal en pacientes adultos se establece mediante el estudio de la pieza quirúrgica con los *criterios clásicos de*

Tabla 39-2. Pruebas analíticas recomendadas en un paciente con carcinoma de la corteza suprarrenal	
Estudio hormonal	**Pruebas diagnósticas**
Evaluar el exceso de producción de glucocorticoides	1. Prueba de supresión con 1 mg de dexametasona (de preferencia) 2. Medida del cortisol libre en orina de 24 horas (útil para medir la cantidad de exceso de secreción de cortisol) 3. Podría utilizarse también una medida del cortisol antes de acostarse (23 horas) en saliva o en sangre 4. ACTH plasmática
Evaluar el exceso de producción de mineralocorticoides	1. Potasio 2. Cociente aldosterona/actividad de la renina plasmática (solo en pacientes
Evaluar el exceso de producción de andrógenos	1. DHEAs 2. 17-hidroxiprogesterona 3. Androstenodiona 4. Testosterona (solo en mujeres) 5. 17β-estradiol (solo en hombres y mujeres posmenopáusicas)
Medida de precursores esteroideos	1. 11-desoxicortisol (de preferencia) 2. 11-desoxicorticosterona
Exclusión de feocromocitoma	1. Medida de metanefrinas fraccionadas en orina de 24 horas o metanefrinas libres plasmáticas

ACTH: corticotropina (del inglés, *adrenocorticotropic hormone*); DHEAs: sulfato de deshidroepiandrosterona (del inglés, *dehydroepiandrosterone sulfate*).

Weiss (**Tabla 39-3**) y de *Weiss modificados* (**Tabla 39-4**). Con el tiempo, se han ido validando otros sistemas de ayuda al diagnóstico como son el algoritmo de la reticulina, el *sistema de puntuación de Helsinki* o el sistema de Lin-Weiss-Bisceglia (este último para los carcinomas de tipo oncocítico). Se han propuesto también en algunos estudios el *índice Ki-67* o la *inmunohistoquímica para IGF-2* para ayudar a confirmar el diagnóstico de malignidad.

El carcinoma de la corteza suprarrenal también expresa determinados marcadores en inmunohistoquímica como puede ser el factor esteroidogénico de tipo 1 o la inhibina alfa. Aunque puede mostrar positividad para la sinaptofisina, suele ser negativo para la cromogranina A. Normalmente los carcinomas de la corteza suprarrenal (a diferencia de los adenomas) son tumores de gran tamaño que pesan más de 100 g.

Estadificación del carcinoma de la corteza suprarrenal

Existen varios métodos de estadificación, aunque el preferido es el propuesto por la ENSAT:

- Estadio I: T1, N0, M0.
- Estadio II: T2, N0, M0.

Tabla 39-3. Criterios clásicos de Weiss

Parámetros	Puntuación
Grado nuclear elevado de Fuhrman (III o IV)	1
Índice mitótico > 5/50 CGA (10 mm²)	1
Mitosis atípicas	1
Necrosis	1
Arquitectura difusa > 30 % del volumen tumoral	1
Porcentaje de células claras ≤ 25 %	1
Invasión capsular	1
Invasión venosa	1
Invasión linfática	1
Puntuación total	9

Una puntuación ≥ 3 indica un diagnóstico de carcinoma de la corteza suprarrenal

CGA: campos de gran aumento.

Tabla 39-4. Criterios de Weiss modificados

Parámetros	Puntuación
Índice mitótico > 5/50 CGA (10 mm²)	2
Porcentaje de células claras ≤ 25 %	2
Mitosis atípicas	1
Necrosis	1
Invasión capsular	1
Puntuación total	7

Una puntuación ≥ 3 indica un diagnóstico de carcinoma de la corteza suprarrenal

CGA: campos de gran aumento.

- Estadio III: T1-T2, N1, M0 o T3-T4, N0-N1, M0.
- Estadio IV: T1-T4, N0-N1, M1.

Las abreviaturas indicadas significan: T1: tumor menor de 5 cm; T2: tumor mayor de 5 cm; T3: invasión local, pero sin afectación de órganos adyacentes; T4: invasión tumoral de órganos adyacentes (riñón, diafragma, páncreas, bazo, etc.) o trombosis venosa en vena cava o vena renal; N1: presencia de afectación linfática; M1: presencia de afectación metastásica a distancia.

Pronóstico del carcinoma de la corteza suprarrenal

En general, el pronóstico es malo, especialmente, en pacientes en estadio IV. La mediana de supervivencia de todos los pacientes con carcinoma de la corteza suprarrenal es de alrededor de 3-4 años, publicándose unas tasas de supervivencia a los cinco años del 35-50 % en la enfermedad localizada y del 0-28 % en la enfermedad metastásica.

> **!** El estadio tumoral representa el factor pronóstico más importante, siendo la presencia de metástasis (tanto la carga tumoral como el número de órganos afectados) lo que condiciona una menor supervivencia.

Sin embargo, hay que destacar que existen diferencias en cuanto al pronóstico entre distintos pacientes.

Aunque no están del todo estudiados, hay factores (aparte del estadio tumoral y la presencia de metástasis) que se han relacionado con un peor pronóstico, como los que se detallan a continuación:

- Edad del paciente.
- Tamaño tumoral.
- Alto grado tumoral (> 20 mitosis/50 CGA [campos de gran aumento).
- Sistema de puntuación de Helsinki.
- Subtipo histológico: carcinoma suprarrenal de tipo sarcomatoide.
- Índice Ki-67, expresión del ligando 1 de la proteína 1 de muerte celular programada (PD-L1; del inglés, *programmed cell death protein 1-ligand 1*) o expresión de distintos mi-ARN (micro-ARN).
- Hipercortisolismo.
- Resección quirúrgica no posible o incompleta.

Tratamiento del carcinoma de la corteza suprarrenal

El único tratamiento curativo del carcinoma de la corteza suprarrenal es la cirugía, cuyos detalles se explicarán de manera detallada en otro capítulo. A pesar de un tratamiento quirúrgico completo las posibilidades de recaída son elevadas, a menudo, con diseminación metastásica. Las terapias adyuvantes parecen capaces de disminuir dicha probabilidad. Existen pocos datos acerca del tratamiento en neoadyuvancia; aunque sí se ha observado una buena respuesta al tratamiento sistémico, siempre se debe considerar la cirugía. En los pacientes con recaídas locales no susceptibles de tratamiento quirúrgico, se han empleado terapias locales (sobre todo, la radiofrecuencia y la quimioembolización como alternativa a la cirugía para las metástasis hepáticas). Se debe intentar controlar la hipersecreción hormonal previamente al tratamiento quirúrgico.

El tratamiento farmacológico utilizado y aprobado como terapia adyuvante es el mitotano (Lysodren®). Es importante personalizar el tratamiento adyuvante y seleccionar bien a los pacientes que, *a priori*, se van a beneficiar de este.

La radioterapia adyuvante es capaz de prevenir recidivas locales, pero parece que no es capaz de evitar diseminación metastásica o mejorar la supervivencia global. La radioterapia parece especialmente recomendable en pacientes con resección R1 o en pacientes seleccionados con estadio III. La combinación de radioterapia y mitotano como tratamiento adyuvante puede ser útil, aunque es razonable comenzar primero el tratamiento con radioterapia y después el tratamiento con mitotano, debido a que el uso conjunto potencia mucho los efectos secundarios (sobre todo, gastrointestinales y hematológicos).

En la mayoría de los pacientes con carcinoma de la cápsula suprarrenal metastásico, la terapia de primera línea recomendada es mitotano solo o en combinación con otros agentes quimioterápicos, siendo el etopósido, la doxorubicina y el cisplatino más el mitotano (EDP-M), el esquema de elección debido a los resultados del ensayo clínico FIRM-ACT. En este estudio, el tratamiento con el esquema EDP-M demostró mayor supervivencia libre de progresión en comparación con la estreptozotocina más mitotano. Cuando existe fracaso de este tratamiento, las opciones son limitadas y todas deberían estar incluidas dentro de ensayos clínicos.

Existen ensayos clínicos con varios fármacos con los que se ha observado eficacia en el carcinoma de la corteza suprarrenal como el pembrolizumab, el avelumab, el bevacizumab, el figitumumab, el sunitinib, el cixutumumab, el axitinib o el linsitinib. Se han descrito, en general, pobres respuestas al tratamiento sistémico en este tipo de tumores y no se sabe con exactitud la razón de ello. Una posibilidad es que la mayoría de los regímenes usan mitotano como tratamiento combinado y, al ser un inductor potente del citocromo P450-3A4, probablemente reduzca los efectos del agente quimioterápico. Se han descrito otras causas también de esta resistencia, como podría ser la sobreexpresión de *ASXL1* por parte del tumor.

FEOCROMOCITOMAS Y PARAGANGLIOMAS

Son un tipo de tumores neuroendocrinos poco frecuentes que derivan de las células cromafines de la médula suprarrenal (85 %; llamados *feocromocitomas*) o de los paraganglios extraadrenales (15 %; llamados *paragangliomas*). Dentro de estos últimos, se pueden distinguir los que derivan de los paraganglios simpáticos extraadrenales (sobre todo, abdominales y torácicos, pero también en el retroperitoneo y la pelvis y, raramente, en los ganglios simpáticos cervicales) o parasimpáticos (en cabeza y cuello, sobre todo, cuerpo carotídeo, glomo yugular, vagal o yugulotimpánico y, más raramente, en parótidas, senos paranasales, laringe, tiroides o mandíbula). De manera poco frecuente, pueden aparecer feocromocitomas en tejido suprarrenal ectópico.

> ❗ Aproximadamente, un 10-15 % son malignos, teniendo los paragangliomas mayor tendencia a la malignidad, sobre todo, en localización abdominal y torácica.

La mayor incidencia se encuentra entre la tercera y la quinta década de la vida.

> ❗ Son los tumores endocrinos con mayor susceptibilidad genética. Hasta un 30-40 % presentan mutaciones en la línea germinal de distintos genes y algunos forman parte de síndromes familiares específicos.

Los tumores asociados a síndromes genéticos tienen mayor tendencia a la malignidad que los que aparecen de manera esporádica, sobre todo, los relacionados con mutaciones en la subunidad de la succinato-deshidrogenasa de tipo B (SDHB). Otros factores de riesgo asociados a malignidad son el sexo masculino, el tamaño del tumor primario (a partir de los 5 cm), el fenotipo noradrenérgico o dopaminérgico, la edad mayor de 45-50 años al diagnóstico y un índice proliferativo Ki-67 elevado en la pieza quirúrgica.

Existen algunas características que pueden hacer sospechar que un tumor se engloba dentro de un síndrome familiar, casos en los que está especialmente indicada la realización de estudio genético:

- Paciente con feocromocitoma y antecedentes familiares de feocromocitoma o paraganglioma.
- En todos los paragangliomas.
- Feocromocitoma con edad precoz al diagnóstico (menor de 45 años).
- Feocromocitomas bilaterales.
- Localizaciones infrecuentes de los tumores.
- Tumores recidivados después de tratamiento convencional.

Síndromes genéticos asociados a feocromocitomas/paragangliomas

Se conocen los siguientes síndromes genéticos asociados a feocromocitomas/paragangliomas:

- Síndrome de Von-Hippel-Lindau (gen *VHL*): asocia feocromocitoma en un 10-20 % de los pacientes, que pueden ser bilaterales y algún caso maligno. Dentro del síndrome, existen otros trastornos endocrinos, como los tumores neuroendocrinos gastroenteropancreáticos.
- Síndrome de neoplasia endocrina múltiple de tipo 2 o MEN2 (gen *RET*): aparecen feocromocitomas de forma muy frecuente (en más del 50 % de los casos) y, a menudo, bilaterales. Se ha descrito algún caso de malignidad. El síndrome MEN2 se divide en MEN2A, que asocia, además, carcinoma medular de tiroides e hiperparatiroidismo primario, y MEN2B, que asocia, además, carcinoma medular de tiroides, ganglioneuromas intestinales y neuromas mucocutáneos y hábito marfanoide.
- Síndrome de paraganglioma de tipo 1 (*SDHD*): aparecen feocromocitomas en un 10-25 % de los casos y pueden

ser bilaterales. Raramente son malignos. Asocia paragangliomas de cabeza y cuello y abdominales y, en ocasiones, adenomas hipofisarios, carcinomas de células renales y tumores del estroma gastrointestinal (GIST; del inglés, *gastrointestinal stromal tumors*).

- Síndrome de paraganglioma de tipo 2 (*SDHAF2*): asocia paragangliomas, sobre todo, de cabeza y cuello.
- Síndrome de paraganglioma de tipo 3 (*SDHC*): asocia paragangliomas, sobre todo, de cabeza y cuello. Normalmente no están asociados a malignidad. No se han descrito feocromocitomas. En ocasiones, aparecen GIST.
- Síndrome de paraganglioma de tipo 4 (*SDHB*): aparecen feocromocitomas en el 10-25 % de los casos y pueden ser bilaterales. Son los que tienen mayor tendencia a la malignidad. Aparecen paragangliomas normalmente de tórax, abdomen y pelvis, aunque se ha descrito algún caso de localización en cabeza y cuello. La mitad de los casos son productores de catecolaminas. Existe riesgo de carcinomas renales, adenomas hipofisarios y GIST.
- Síndrome de paraganglioma de tipo 5 (*SDHA*): los feocromocitomas son muy poco frecuentes. Aparecen paragangliomas y se han descrito también adenomas hipofisarios y GIST.
- Mutación en *MAX*: aparecen feocromocitomas con tendencia a ser bilaterales y hasta una cuarta parte son malignos. Asocia paragangliomas.
- Mutación en *TMEM127*: asocia feocromocitomas, a menudo, bilaterales y un 10 %, aproximadamente, son malignos.
- Síndrome de policitemia-feocromocitoma/paraganglioma-somatostatinoma (gen *EPAS1*).
- Neurofibromatosis de tipo 1 (gen *NF1*): aparecen feocromocitomas, pero son poco frecuentes, aunque tienen cierta tendencia a ser bilaterales y malignos. Se han descrito casos de paragangliomas, carcinomas de la corteza suprarrenal y GIST.
- Síndrome leiomiomatosis hereditaria y carcinoma renal (gen *FH*): aparecen feocromocitomas con escasa frecuencia, pero con importante tendencia a ser malignos. Asocia adenomas suprarrenales en un 8 % de los pacientes, en algunos casos, productores de cortisol.
- Tríada de Carney (desconocido, aunque han aparecido mutaciones en *SDHA*, *SDHB* y *SDHC* en algunos casos): la tríada consiste en paragangliomas, GIST y condromas pulmonares. Asocia, además, adenomas no funcionantes de la corteza suprarrenal.
- Esclerosis tuberosa.

Clústeres de feocromocitomas/paragangliomas

La mayoría de los pacientes con feocromocitoma o paraganglioma son portadores de alguna mutación en alguno de los genes relacionados con estos tumores, bien sea somática, bien en la línea germinal, y quedan englobados en alguno de los siguientes tres grupos o clústeres moleculares:

- Clúster 1: genes relacionados con la seudohipoxia y con *VHL/EPAS-1*. Incluye tumores con mutaciones en los genes *SDHx*, de la fumarato-hidratasa (*FH*), *VHL* y *EPAS1*.

- Clúster 2: genes relacionados con la vía de señalización de las cinasas. Incluye tumores con mutaciones en *RET*, *NF1*, *MAX*, *TMEM127* o *HRAS*.
- Clúster 3: genes relacionados con la vía de señalización Wnt. Incluye tumores con mutaciones que afectan a *CSDE1* o *MAML3*.

Lo más importante es que cada uno de estos grupos presenta características clínicas, bioquímicas y de imagen que son similares.

En la **tabla 39-5**, se resumen los tipos de alteraciones genéticas más frecuentes en función del tipo y localización del tumor y la producción hormonal.

Clínica de los feocromocitomas/paragangliomas

La mayoría de los feocromocitomas pueden sintetizar catecolaminas (adrenalina o noradrenalina) y sus metabolitos (metanefrina o normetanefrina), de manera que los pacientes pueden presentar síntomas de exceso de producción hormonal, aunque en bastantes ocasiones son asintomáticos. Alrededor del 4 % son bioquímicamente silentes, tanto por pérdida de la capacidad de secreción de catecolaminas o porque producen una mínima secreción no detectada en las pruebas analíticas (normalmente, en lesiones de pequeño tamaño). Como se ha comentado con anterioridad, pueden diagnosticarse durante el estudio de un incidentaloma suprarrenal o en el transcurso de un estudio realizado por historia personal o antecedentes familiares que sugieran un síndrome genético que asocie este tipo de tumores.

Los síntomas asociados al exceso de secreción de catecolaminas son:

- Hipertensión arterial: constituye la manifestación clínica más frecuente, en forma de crisis (más habitual en los tumores secretores tanto de noradrenalina como adrenalina) o de forma mantenida (más habitual en los tumores secretores solo de noradrenalina). Los tumores que producen dopamina pueden cursar con hipotensión arterial o hipotensión ortostática.
- Tríada de síntomas más típicos: crisis paroxísticas de cefalea, taquicardia y sudoración.

Tabla 39-5. Representación de las distintas alteraciones genéticas en función del tipo y localización del tumor y la producción hormonal

Tipo y localización tumoral	Feocromocitoma: *RET, MAX, NF1, TMEM127, VHL*
	Paraganglioma abdominal: *SDHB, SDHD, VHL*
	Paraganglioma de cabeza y cuello: *SDHB, SDHC, SDHD, SDHA*
Producción hormonal	Adrenalina: *RET, HRAS, NF1*
	Noradrenalina más adrenalina: *MAX, TMEM*
	Noradrenalina: *VHL, MDH2, SDHAF2, FH, SLC25A11*
	Dopamina más noradrenalina: *SDHB, SDHC, SDHD, SDHA*

Adaptado de: Fagundes GFC, Almeida MQ. Perioperative management of pheochromocytomas and sympathetic paragangliomas. J Endocr Soc. 2022;6(2):bvac004.

- Pueden aparecer otros síntomas durante las crisis, como temblor, palidez, náuseas, dolor torácico, disnea, etcétera.
- Dolor abdominal. Estreñimiento.
- Astenia.
- Alteración del metabolismo de los hidratos de carbono.
- Pérdida de peso.
- Intolerancia al calor. Fiebre.
- Distintos tipos de alteraciones cardíacas, como miocardiopatías tanto hipertrófica como dilatada o una miocardiopatía similar al síndrome de *tako-tsubo*. En algunas ocasiones, produce insuficiencia cardíaca, edema agudo de pulmón o, incluso, dolor torácico con isquemia coronaria.
- Hipercalcemia.
- Síndromes paraneoplásicos endocrinos (poco habituales): el más común es el síndrome de Cushing por producción de ACTH o CRH, pero también producción de péptido intestinal vasoactivo (VIP; del inglés, *vasoactive intestinal peptide*), unidad beta de la gonadotropina coriónica humana (β-hCG; del inglés, *β-subunit of hCG gonadotropin*), vasopresina o acromegalia por producción de hormona del crecimiento (GH; del inglés, *growth hormone*)/hormona liberadora de hormona del crecimiento (GHRH; del inglés, *growth-hormone-releasing hormone*).

Alrededor del 40 % de los paragangliomas pueden sintetizar catecolaminas. Los tumores que se localizan a nivel abdominal y torácico segregan, fundamentalmente, noradrenalina, siendo infrecuente la producción de dopamina, y no producen adrenalina. Aquellos que se presentan en cabeza y cuello pueden producir noradrenalina, pero con mucha menor frecuencia que en las anteriores localizaciones, presentándose en muchas ocasiones como bioquímicamente silentes y teniendo sintomatología por efecto de masa. Hasta un 30 % o más de los que aparecen en cabeza y cuello pueden producir dopamina o su metabolito 3-metoxitiramina. Los paragangliomas vesicales son poco frecuentes, pero se presentan típicamente con crisis durante o después de la micción.

Un 10-15 % de los feocromocitomas/paragangliomas son malignos. Los lugares más frecuentes de metástasis son los ganglios linfáticos, el pulmón, el hígado y el hueso, pudiendo dar lugar a clínica derivada de ello. Para considerar un tumor como maligno, debe existir invasión local, metástasis a distancia o tener una recidiva después de una resección quirúrgica completa. Si no aparecen metástasis es muy complicado establecer desde el punto de vista histológico qué lesiones van a ser malignas. La escala más utilizada en anatomía patológica para definir agresividad en un feocromocitoma es la escala PASS (*Pheochromocytoma of the Adrenal Gland Scaled Score*). Esta escala se resume en la **tabla 39-6**.

Diagnóstico bioquímico de los feocromocitomas/paragangliomas

En primer lugar, se debe tener en cuenta a qué pacientes se debe realizar siempre cribado de feocromocitoma:

- Pacientes que se presentan con crisis paroxísticas de cefalea, taquicardia y sudoración.

Tabla 39-6. Escala PASS (*Pheochromocytoma of the Adrenal Gland Scaled Score*) para feocromocitomas

Característica anatomopatológica	Puntuación
Crecimiento difuso en nidos de gran tamaño	2
Celularidad abundante	2
Necrosis tumoral central o confluente	2
Células fusocelulares	2
Monomorfismo celular	2
Número de mitosis > 3/10 CGA	2
Mitosis atípicas	2
Invasión vascular	1
Invasión capsular	1
Extensión a tejido adiposo	2
Hipercromatosis nuclear	1
Pleomorfismo nuclear	1
Una puntuación menor de 4 predice comportamiento benigno	
Una puntuación mayor de 6 predice comportamiento maligno	

CGA: campos de gran aumento.

- Pacientes con hipertensión que se presente en forma de episodios, que sea resistente al tratamiento convencional o que aparezca a una edad temprana para una hipertensión esencial.
- Pacientes con miocardiopatía dilatada cuya causa es desconocida.
- Pacientes con incidentaloma suprarrenal.
- Pacientes con diabetes *mellitus* que no cumpla criterios estrictos de otros tipos de diabetes.
- Pacientes con crisis hipertensivas o paroxísticas durante un procedimiento quirúrgico o invasivo.
- Pacientes con antecedentes familiares de feocromocitoma o paraganglioma o síndrome genético que asocie este tipo de tumores.

A los pacientes con sospecha, se les debe solicitar el estudio mediante metanefrinas fraccionadas en orina de 24 horas o metanefrinas libres en plasma, pareciendo el método más fiable para la detección de feocromocitoma la determinación en orina de 24 horas. Normalmente una elevación mayor de dos o tres veces los niveles normales en orina de 24 horas y mayor de tres o cuatro veces los niveles en plasma se consideran diagnósticos. La determinación de metanefrinas libres en plasma puede ser más útil en pacientes en que la sospecha de feocromocitoma sea elevada, como pueden ser los casos con antecedentes familiares de alto riesgo. Existen fármacos que producen alteraciones en la determinación hormonal, como el paracetamol, los alfabloqueantes o los betabloqueantes o inhibidores selectivos de la recaptación de serotonina.

> **!** De manera general, los feocromocitomas segregan metanefrinas, y los paragangliomas, normetanefrinas.

De rutina, no se recomienda la determinación de catecolaminas en orina de 24 horas o en plasma, debido a la secreción intermitente que presentan muchos tumores. En los paragangliomas de cabeza y cuello, sí se recomienda, por ejemplo, su determinación, puesto que algunos de ellos segregan dopamina o su metabolito 3-metoxitiramina. Se han asociado también niveles elevados de este metabolito a mayor riesgo de malignidad y a mutaciones en *SDHB*. En casos dudosos, puede ser necesaria la confirmación con otras pruebas, como la prueba de supresión con clonidina. La cromogranina A se encuentra elevada en un alto porcentaje de estos tumores.

Diagnóstico por imagen de los feocromocitomas/paragangliomas

La prueba con mayor rendimiento diagnóstico, una vez demostrado el exceso de producción hormonal, es la TAC de abdomen y pelvis (el 95 % de estos tumores aparecen en esta localización).

Otros estudios de imagen útiles son la RMN de abdomen y pelvis o la TAC de tórax o la RMN de cabeza y cuello (las características del feocromocitoma en TAC/RMN se han descrito en el apartado de incidentalomas suprarrenales). En el caso de que no se detecte la lesión en estas pruebas de imagen anatómicas, se utilizarán las pruebas funcionales. La gammagrafía con metayodobenzilguanidina (MIBG) es útil en casos dudosos o en casos de sospecha de enfermedad metastásica. También es de utilidad la gammagrafía con análogos de la somatostatina radiomarcados (Octreoscan), ya que los tejidos de la médula suprarrenal y paraganglios normalmente expresan receptores de somatostatina. La prueba con mayor sensibilidad y especificidad es la PET-TAC con ^{18}F-DOPA (^{18}F-fluorodihidroxifenilalanina), aunque no está disponible en todos los centros y se reserva para los casos en que el resto de las pruebas son negativas. La PET-TAC con FDG también puede ser de utilidad, sobre todo, en casos metastásicos, en paragangliomas de cabeza y cuello y en aquellos que presentan mutación en la línea germinal del grupo de pseudohipoxia (clúster 1). Solo se recomiendan pruebas de imagen sin evidencia de secreción bioquímica en pacientes con paragangliomas de cabeza y cuello o mutaciones genéticas como *SDHx*, en que pueden aparecer tumores silentes.

Tratamiento de los feocromocitomas/paragangliomas

En los pacientes en que se confirme un tumor secretor de catecolaminas, el tratamiento de elección es la cirugía, debido a que son tumores funcionantes y, así, se evita la morbilidad

y la mortalidad asociadas al exceso de producción de catecolaminas. También se debe tener en cuenta que hasta el 10-20 % desarrollan enfermedad metastásica y ello también se podrá prevenir con una cirugía cuando la enfermedad está localizada.

> **!** En todos los pacientes que van a ser sometidos a un tratamiento quirúrgico, se debe realizar un tratamiento médico previo para evitar posibles complicaciones cardiovasculares durante la intervención. Los objetivos del tratamiento son normalizar la tensión arterial y la frecuencia cardíaca, mantener el volumen sanguíneo normal, mejorar el estado metabólico y prevenir una descarga de catecolaminas durante la cirugía.

Todo ello se debe, sobre todo, a una excesiva secreción de noradrenalina, por lo que el bloqueo de los receptores α-adrenérgicos parece el tratamiento primordial prequirúrgico en estos pacientes.

Aunque no existen datos concluyentes, las guías de tratamiento recomiendan de primera elección el uso de alfabloqueantes en el manejo preoperatorio, incluso en aquellos pacientes que presenten niveles normales de catecolaminas. El tratamiento se inicia 7-14 días antes de la cirugía y se va subiendo la dosis de manera gradual controlando los niveles de tensión arterial.

No existen ensayos clínicos que comparen la eficacia de los distintos tipos de alfabloqueantes. Los fármacos utilizados en el manejo preoperatorio y perioperatorio del feocromocitoma y el paraganglioma se resumen en la **tabla 39-7**. Entre ellos, los más utilizados para realizar un bloqueo α-adrenérgico son la fenoxibenzamina y la doxazosina.

El tratamiento con alfabloqueantes puede producir taquicardia refleja, como se menciona en la **tabla 39-7**. Debido a este efecto, se puede combinar el tratamiento los días previos a la cirugía con betabloqueantes.

Este tratamiento nunca debe utilizarse si no se ha realizado un alfabloqueo adecuado, debido al riesgo de empeoramiento de la hipertensión arterial. Los fármacos de este grupo más utilizados son el propranolol (60-120 mg/día), el atenolol (25-100 mg/día) o el metoprolol (25-100 mg/día).

En todos los pacientes, se debe realizar una expansión del volumen mediante fluidoterapia, ya que existe una disminución del volumen circulante debido a la secreción crónica

Tabla 39-7. Fármacos utilizados para el manejo preoperatorio y perioperatorio del feocromocitoma y el paraganglioma

Fármaco	Mecanismo de acción	Efectos secundarios	Dosis
Fenoxibenzamina	Bloqueante α-adrenérgico no selectivo	Hipotensión ortostática, taquicardia refleja, hipotensión posoperatoria	10-120 mg/día
Doxazosina (más utilizado), prazosina, terazosina	Bloqueantes α-adrenérgicos selectivos	Similares a la fenoxibenzamina, pero en menor proporción e intensidad	Doxazosina: 2-32 mg/día
Nicardipino (más utilizado), amlodipino	Antagonistas del calcio	Edema	Nicardipino: 60-120 mg/día Amlodipino: 5-10 mg/día
Metirosina	Bloqueante de la secreción de catecolaminas	Uso con precaución en combinación con alfabloqueantes	250-4.000 mg/día

de catecolaminas. Así se conseguirá evitar la hipotensión posterior a la cirugía.

Para el tratamiento del feocromocitoma maligno, normalmente se recomienda la realización de una resección quirúrgica de las metástasis si fuera posible, puesto que puede mejorar los síntomas asociados al exceso de secreción hormonal.

Hay que reseñar que las metástasis pueden aparecer desde el momento del diagnóstico o durante el seguimiento, incluso muchos años después de la cirugía del tumor inicial. La tasa de supervivencia a los cinco años de los pacientes metastásicos es del 60-70 %, aunque, de ellos, hay algunos con un crecimiento lento y otros con un crecimiento más agresivo. En ocasiones, se puede emplear radiofrecuencia o crioablación en lesiones hepáticas o en otras localizaciones.

De los tratamientos sistémicos, una opción serían los radioisótopos unidos a MIBG o a análogos de la somatostatina. El esquema clásico de quimioterapia es ciclofosfamida, vincristina y dacarbazina (esquema CVD).

Otros tratamientos empleados o en estudio son la temozolomida, el sunitinib, el pazopanib, cabozantinib, axitinib, lenvatinib, everólimus o inmunoterapia. En estos pacientes, es fundamental el control sintomático con fármacos como alfa-bloqueantes, antagonistas del calcio o bloqueantes de la secreción de catecolaminas (metirosina).

MIELOLIPOMAS SUPRARRENALES

Constituyen el 3-6 % de todas las masas suprarrenales. Son tumores compuestos de tejido adiposo maduro con elementos de células mieloides y eritroides. Normalmente son unilaterales y afectan por igual a ambos sexos, siendo la mediana de edad al diagnóstico de 55-65 años.

Son neoplasias de crecimiento lento, con una mediana de tamaño tumoral al diagnóstico de 2-2,5 cm. La mayor parte son asintomáticos y se descubren de manera incidental. En algunas ocasiones, pueden producir síntomas por compromiso local, rotura o hemorragia intratumoral (especialmente, en mielolipomas mayores de 10 cm).

Se ha demostrado secreción autónoma de cortisol en muy pocos pacientes con mielolipomas, ya que, en la mayoría de los casos, no muestran exceso de producción hormonal, salvo que estén asociados a adenomas o enfermedades nodulares de la corteza suprarrenal.

Los pacientes con hiperplasia suprarrenal congénita tienen una mayor probabilidad de desarrollar mielolipomas, los cuales, a su vez, tienen más tendencia a ser de mayor tamaño y bilaterales.

Como recordatorio, hay que saber que la hiperplasia suprarrenal congénita es un trastorno de la esteroidogénesis suprarrenal, que da lugar a grados variables de alteración en la síntesis de glucocorticoides, mineralocorticoides y andrógenos. El 95 % de los casos se produce por un déficit de la enzima 21-hidroxilasa (enzima que convierte la 17-hidroxiprogesterona en 11-desoxicortisol). También se ha demostrado asociación de mielolipomas a enfermedades hematológicas (anemia crónica, talasemia, mielofibrosis, etcétera).

METÁSTASIS SUPRARRENALES

Representan las masas suprarrenales malignas más frecuentes y constituyen el 7,5 % de todos los tumores de la glándula suprarrenal. La glándula suprarrenal es el quinto lugar más habitual de metástasis, después de ganglios linfáticos, pulmón, hígado y hueso. La mayoría se diagnostican durante la estadificación de pacientes con tumores malignos conocidos, aunque el 36 % se descubren como incidentalomas suprarrenales. La mediana de tamaño al diagnóstico es de 3 cm. La aparición de metástasis bilaterales es un hallazgo relativamente común. Es importante en estos pacientes con lesiones bilaterales descartar la presencia de insuficiencia suprarrenal.

La biopsia suprarrenal es un procedimiento que se utiliza raramente en el diagnóstico de las masas suprarrenales y que incluso está contraindicada cuando existe una sospecha de carcinoma de la corteza suprarrenal debido a la escasa utilidad y al alto riesgo de diseminación a través del trayecto de la aguja de la punción.

Sin embargo, puede ser útil en pacientes con masas suprarrenales no funcionantes indeterminadas y antecedentes de un tumor conocido o cuando exista sospecha de otro tipo de tumores (sarcoma, linfoma, etc.).

Previamente a la realización de la biopsia, se debe descartar un feocromocitoma, debido a que podría precipitar una crisis adrenérgica si se realiza punción sin haber realizado bloqueo hormonal previo.

TUMORES INFRECUENTES DE LA GLÁNDULA SUPRARRENAL

Los *tumores del estroma del cordón sexual adrenal* son muy poco frecuentes y los casos publicados han sido en mujeres posmenopáusicas. Se diferencian en tumores de las células de la granulosa, que se presentan con sangrado uterino y dolor abdominal, y tumores de las células de Leydig, que se presentan con virilización y niveles elevados de testosterona y de DHEAs.

Los *neuroblastomas* son tumores neuroblásticos periféricos de origen en la cresta neural que contiene células neoplásicas con distintos grados de diferenciación neuroblástica.

La glándula suprarrenal es el sitio más frecuente de aparición, seguida del abdomen, el mediastino o la pelvis. Los tumores neuroblásticos periféricos constituyen la tercera neoplasia más frecuente en niños, después de las leucemias y los tumores cerebrales. Suelen ocurrir en la infancia temprana. Pueden producir catecolaminas y, en menor medida, otras hormonas como el VIP.

Otras formas de tumores neuroblásticos son los *ganglioneuroblastomas*, los cuales aparecen en niños más mayores que los neuroblastomas (mediana de edad de 4-7 años) y con menor tendencia a la producción de catecolaminas, o los *ganglioneuromas*, que aparecen también en niños más mayores, incluso adolescentes, y contiene abundantes células de Schwann, a diferencia de los neuroblastomas (constituyendo el estado final de maduración de los tumores neuroblásticos periféricos). Estos últimos tampoco suelen producir catecolaminas.

PUNTOS CLAVE

- Los tumores suprarrenales son una patología relativamente frecuente en la práctica clínica.
- Los tumores más frecuentes son los adenomas de la corteza suprarrenal.
- El diagnóstico bioquímico y de imagen son herramientas fundamentales en el estudio del incidentaloma suprarrenal, que permiten establecer en muchos casos la etiología y la actitud terapéutica o de seguimiento adecuada.

- Es muy importante diagnosticar correctamente la funcionalidad de una masa suprarrenal, ya que de ello va a depender en muchas ocasiones la actitud quirúrgica.
- Los carcinomas de la corteza suprarrenal son tumores de mal pronóstico cuya única opción curativa es la cirugía.
- Los feocromocitomas y paragangliomas son los tumores endocrinos con mayor susceptibilidad genética.

BIBLIOGRAFÍA

Alrezk R, Suárez A, Tena I, Pacak K. Update of pheochromocytoma syndromes: genetics, biochemical evaluation and imaging. Front Endocrinol (Lausanne). 2018;9:515.

Araujo-Castro M, García Centeno R, Robles Lázaro C, Parra Ramírez P, Gracia Gimeno P, Martín Rojas-Marcos P, et al. Predictive model of pheochromocytoma based on the imaging features of the adrenal tumours. Sci Rep. 2022;12(1):2671.

Araujo-Castro M, Parra Ramírez P, Robles Lázaro C, García Centeno R, Gracia Gimeno P, Fernández-Ladreda MT, et al. Predictors of tumour growth and autonomous cortisol secretion development during follow-up in non-functioning adrenal incidentalomas. J Clin Med. 2021;10(23):5509.

Araujo-Castro M, Recasens M. Incidentaloma adrenal. En: Ballesteros Pomar MD (coord.). Manual SEEN de endocrinología y nutrición. Madrid: Sociedad Española de Endocrinología y Nutrición (SEEN); 2022.

Bancos I, Prete A. Approach to the patient with adrenal incidentaloma. J Clin Endocrinol Metab. 2021;106(11):3331-53.

Bancos I, Taylor AE, Chortis V, Sitch AJ, Jenkinson C, Davidge-Pitts C, et al. Urine steroid metabolomics for the differential diagnosis of adrenal incidentalomas in the EURINE-ACT study: a prospective test validation study. Lancet Diabetes Endocrinol. 2020;8(9):773-81.

Bayley JP, Bausch B, Rijken JA, Van Hulsteijn LT, Jansen JC, Ascher D, et al. Variant type is associated with disease characteristics in SDHB, SDHC and SDHD-linked pheochromocytoma-paraganglioma. J Med Genet. 2020;57(2):96-103.

Berke K, Constantinescu G, Masjkur J, Kimpel O, Dischinger U, Peitzsch M, et al. Plasma steroid profiling in patients with adrenal incidentaloma. J Clin Endocrinol Metab. 2022;107(3):e1181-92.

Berruti A, Grisanti S, Pulzer A, Claps M, Daffara F, Loli P, et al. Long-term outcomes of adjuvant mitotane therapy in patients with radically resected adrenocortical carcinoma. J Clin Endocrinol Metab. 2017;102(4):1358-65.

Buitenwerf E, Osinga TE, Timmers HJLM, Lenders JWM, Feelders RA, Eekhoff EMW, et al. Efficacy of -blockers on hemodynamic control during pheochromocytoma resection: a randomized controlled trial. J Clin Endocrinol Metab. 2020;105(7):2381-91.

Calissendorff J, Juhlin CC, Sundin A, Bancos I, Falhammar H. Adrenal myelolipomas. Lancet Diabetes Endocrinol. 2021;9(11):767-75.

Castinetti F, De Freminville JB, Guerin C, Cornu E, Sarlon G, Amar L. Controversies about the systematic preoperative pharmacological treatment before pheochromocytoma or paraganglioma surgery. Eur J Endocrinol. 2022;186(5):D17-24.

Ceccato F, Barbot M, Scaroni C, Boscaro M. Frequently asked questions and answers (if any) in patients with adrenal incidentaloma. J Endocrinol Invest. 2021;44(12):2749-63.

Corso CR, Acco A, Bach C, Ribeiro Bonatto SJ, Cavalcante de Figueiredo B, Mera de Souza L. Pharmacological profile and effects of mitotane in adrenocortical carcinoma. Br J Clin Pharmacol. 2021;87(7):2698-710.

Crona J, Baudin E, Terzolo M, Chrisoulidou A, Angelousi A, Ronchi CL, et al. ENSAT registry-based randomized clinical trials for adrenocortical carcinoma. Eur J Endocrinol. 2021;184(2):R51-9.

Crona J, Beuschlein F, Pacak K, Skogseid B. Advances in adrenal tumors 2018. Endocr Relat Cancer. 2018;25(7):R405-20.

Dinnes J, Bancos I, Ferrante di Ruffano L, Chortis V, Davenport C, Bayliss S, et al. Management of endocrine disease: imaging for the diagnosis of malignancy in incidentally discovered adrenal masses: a systematic review and meta-analysis. Eur J Endocrinol. 2016;175(2): R51-64.

Else T, Kim AC, Sabolch A, Raymond VM, Kandathil A, Caoili EM, et al. Adrenocortical carcinoma. Endocr Rev. 2014;35(2):282-326.

Ettaieb M, Kerkhofs T, Van Engeland M, Haak H. Past, present and future of epigenetics in adrenocortical carcinoma. Cancers (Basel). 2020;12(5):1218.

Fagundes GFC, Almeida MQ. Perioperative management of pheochromocytomas and sympathetic paragangliomas. J Endocr Soc. 2022;6(2):bvac004.

Fassnacht M, Arlt W, Bancos I, Dralle H, Newell-Price J, Sahdev A, et al. Management of adrenal incidentalomas: European Society of Endocrinology Clinical Practice Guideline in collaboration with the European Network for the Study of Adrenal Tumors. Eur J Endocrinol. 2016;175(2):G1-34.

Fassnacht M, Assie G, Baudin E, Eisenhofer G, De la Fouchardiere C, Haak HR, et al. Adrenocortical carcinomas and malignant phaeochromocytomas: ESMO-EURACAN Clinical Practice Guidelines for diagnosis, treatment, and follow-up. Ann Oncol. 2020;31(11):1476-90.

Fassnacht M, Dekkers O, Else T, Baudin E, Berruti A, De Krijger R, et al. European Society of Endocrinology clinical practice guidelines on the management of adrenocortical carcinoma in adults, in collaboration with the European Network for the Study of Adrenal Tumors. Eur J Endocrinol. 2018;179(4):G1-46.

Fassnacht M, Terzolo M, Allolio B, Baudin E, Haak H, Berruti A, et al. Combination chemotherapy in advanced adrenocortical carcinoma. N Engl J Med. 2012;366(23):2189-97.

Fleseriu M, Auchus R, Bancos I, Ben-Shlomo A, Bertherat J, Biermasz NR, et al. Consensus on diagnosis and management of Cushing's disease: a guideline update. Lancet Diabetes Endocrinol. 2021;9(12):847-75.

Fliedner SMJ, Brabant G, Lehnert H. Pheochromocytoma and paraganglioma: genotype versus anatomic location as determinants of tumor phenotype. Cell Tissue Res. 2018;372(2):347-65.

Guerin C, Pattou F, Brunaud L, Lifante JC, Mirallié E, Haissaguerre M, et al. Performance of 18F-FDG PET/CT in the characterization of adrenal masses in noncancer patients: a prospective study. J Clin Endocrinol Metab. 2017;102(7):2465-72.

Hong AR, Kim JH, Park KS, Kim KY, Lee JH, Kong SH, et al. Optimal follow-up strategies for adrenal incidentaloma: reappraisal of the 2016 ESE-ENSAT guidelines in real clinical practice. Eur J Endocrinol. 2017;177(6):475-83.

Kiseljak-Vassiliades K, Bancos I, Hamrahian A, Habra MA, Vaidya A, Levine AC, et al. American Association of Clinical Endocrinology disease state clinical review on the evaluation and management of adrenocortical carcinoma in an adult: a practical approach. Endocr Pract. 2020;26(11): 1366-83.

Lam AKY. Adrenocortical carcinoma: updates of clinical and pathological features after renewed World Health Organisation classification and pathology staging. Biomedicines. 2021;9(2):175.

Lenders JWN, Duh QY, Eisenhofer G, Gimenez-Roqueplo AP, Grebe SKG, Murad MH, et al. Pheochromocytoma and paraganglioma: an Endocrine Society clinical practice guideline. J Clin Endocrinol Metab. 2014;99(6):1915-42.

Mao JJ, Dages KN, Suresh M, Bancos I. Presentation, disease progression and outcomes of adrenal gland metastases. Clin Endocrinol (Oxf). 2020;93(5):546-54.

Masjkur J, Gruber M, Peitzsch M, Kaden D, Di Dalmazi G, Bidlingmaier M, et al. Plasma steroid profiles in subclinical compared with overt adrenal Cushing syndrome. J Clin Endocrinol Metab. 2019;104(10):4331-40.

Mete O, Asa SL, Gill AJ, Kimura N, De Krijger R, Tischler A. Overview of the 2022 WHO classification of paragangliomas and pheochromocytomas. Endocr Pathol. 2022;33(1):90-114.

Mete O, Erickson LA, Juhlin CC, De Krijger R, Sasano H, Volante M, et al. Overview of the 2022 WHO classification of adrenal cortical tumors. Endocr Pathol. 2022;33(1):155-96.

Neumann HPH, Young WF Jr, Eng C. Pheochromocytoma and paraganglioma. N Engl J Med. 2019;381(6):552-65.

Nölting S, Bechmann N, Taieb D, Beuschlein F, Fassnacht M, Kroiss M, et al. Personalized Management of Pheochromocytoma and Paraganglioma. Endocrine Reviews. 2022; 43 (2): 199-239.

Nölting S, Grossman A, Pacak K. Metastatic phaeochromocytoma: spinning towards more promising treatment options. Exp Clin Endocrinol Diabetes. 2019;127(2-03):117-28.

Nölting S, Ullrich M, Pietzsch J, Ziegler CG, Eisenhofer G, Grossman A, et al. Current management of pheochromocytoma/paraganglioma: a guide for the practicing clinician in the era of precision medicine. Cancers (Basel). 2019;11(10):1505.

Novais Araújo A, Bugalho MJ. Advanced adrenocortical carcinoma: current perspectives on medical treatment. Horm Metab Res. 2021;53(5):285-92.

Paragliola RM, Corsello A, Locantore P, Papi G, Pontecorvi A, Corsello SM. Medical approaches in adrenocortical carcinoma. Biomedicines. 2020; 8(12): 551.

Paragliola RM, Torino F, Papi G, Locantore P, Pontecorvi A, Corsello SM. Role of mitotane in adrenocortical carcinoma-review and state of the art. Eur Endocrinol. 2018;14(2):62-6.

Pittaway JFH, Guasti L. Pathobiology and genetics of adrenocortical carcinoma. J Mol Endocrinol. 2019;62(2):R105-19.

Reimondo G, Muller A, Ingargiola E, Puglisi S, Terzolo M. Is follow-up of adrenal incidentalomas always mandatory? Endocrinol Metab (Seoul). 2020;35(1):26-35.

Reincke M, Bancos I, Mulatero P, Scholl UI, Stowaser M, Williams TA. Diagnosis and treatment of primary aldosteronism. Lancet Diabetes Endocrinol. 2021;9(12):876-92.

Ronchi CL, Sbiera S, Volante M, Steinhauer S, Scott-Wild V, Altieri B, et al. CYP2W1 is highly expressed in adrenal glands and is positively associated with the response to mitotane in adrenocortical carcinoma. PLoS One. 2014;9(8):e105855.

Schreiner F, Anand G, Beuschlein F. Perioperative management of endocrine active adrenal tumors. Exp Clin Endocrinol Diabetes. 2019;127(2-03):137-46.

Shah MH, Goldner WS, Benson AB, Bergsland E, Blaszkowsky LS, Brock P, et al. Neuroendocrine and adrenal tumors, version 2.2021. NCCN Clinical Practice Guidelines in Oncology. J Natl Compr Canc Netw. 2021;19(7):839-68.

Terzolo M, Fassnacht M, Perotti P, Libe R, Lacroix A, Kastelan D, et al. Results of the ADIUVO study, the first randomized trial on adjuvant mitotane in adrenocortical carcinoma patients. J Endocr Soc. 2021; 5(Suppl 1):A166-7.

Thampi A, Shah E, Elshimy G, Correa R. Adrenocortical carcinoma: a literature review. Transl Cancer Res. 2020;9(2):1253-64.

Wang L, Lyu Y, Li Y, Li K, Wen H, Feng C, et al. ASXL1 promotes adrenocortical carcinoma and is associated with chemoresistance to EDP regimen. Aging (Albany NY). 2021;13(18):22286-97.

WHO Classification of Tumours Editorial Board. Endocrine and neuroendocrine tumours. En: WHO classification of tumours series. 5ª ed. Lyon: International Agency for Research on Cancer; 2022.

Zhu J, Zheng Z, Shen J, Lian X, Miao Z, Shen J, et al. Efficacy of adyuvant radiotherapy for treatment of adrenocortical carcinoma: a retrospective study and an updated meta-analysis. Radiat Oncol. 2020;15(1):118.

Tiroidectomía y linfadenectomía por cáncer

40

P. Luengo Pierrard

OBJETIVOS

- Exponer los principios oncológicos de la cirugía en el cáncer de tiroides.
- Describir los pasos de una tiroidectomía total por cáncer de tiroides.
- Examinar las posibles complicaciones de la cirugía en el cáncer de tiroides y saber manejarlas.
- Revisar las indicaciones de la linfadenectomía en el cáncer de tiroides.
- Analizar la extensión de la linfadenectomía en el cáncer de tiroides.

TIROIDECTOMÍA EN EL CÁNCER DE TIROIDES

Introducción

El cáncer de tiroides (CT) es la neoplasia maligna endocrina más frecuente, representando el 2 % de todos los cánceres a nivel mundial. Pero es necesario recordar, que el «CT» está representado por distintos tipos histológicos, con unas características clínicas y pronósticas distintas, que el cirujano oncológico debe conocer para indicar el tratamiento más adecuado.

Estos tipos histológicos y sus características clínicas se detallan a continuación.

Cáncer diferenciado de tiroides

El cáncer diferenciado de tiroides (CDT) son tumores que derivan de las células foliculares de la glándula tiroides y representan más del 90 % de todos los CT. El CDT se subdivide, a su vez, en tres subtipos histológicos, también con características distintas:

- Cáncer papilar de tiroides (CPT): representa el 80-85 % de los CDT. Tiene un excelente pronóstico, con una supervivencia a los 10 años del 90-99 %. Se caracteriza por su capacidad de causar enfermedad extratiroidea (EET) e invadir estructuras vecinas (nervio laríngeo recurrente [NLR], esófago, laringe, tráquea, vasos), así como metastatizar a los ganglios linfáticos cervicales al compartimento central y al lateral.
- Cáncer folicular de tiroides (CFT): representa el 10-15 % de los CDT; tiene una supervivencia a los 10 años menor que el CPT (55-70 %) y se caracteriza por su diseminación hematógena y, por lo tanto, con más riesgo de metástasis a distancia (principalmente, pulmonares) y menor capacidad para metastatizar a los ganglios linfáticos.

- Carcinoma de células de Hürthle: es el menos frecuente de los CDT (3-4 %), con un comportamiento menos predecible que los dos anteriores. La supervivencia es inferior que en el CFT.

Cáncer medular de tiroides

Son tumores neuroendocrinos que derivan de las células C de la glándula tiroides y representan el 1-2 % de los cánceres de tiroides. El cáncer medular de tiroides (CMT) puede darse en dos contextos con características clínicas, pronósticas y de tratamiento distintas:

- CMT esporádico: es el más frecuente (representa el 75 % de los CMT) y el más agresivo.
- CMT hereditario: es debido a la mutación germinal del protooncogén *RET* y que aparece en el 25 % de los CMT.

Cáncer anaplásico de tiroides

El cáncer anaplásico de tiroides (CAT) es un tumor infrecuente y muy agresivo, con una supervivencia media de 3-6 meses. Se caracteriza por una masa cervical de crecimiento rápido, con invasión de los órganos vecinos, metástasis ganglionares y metástasis a distancia.

Linfoma de tiroides

El linfoma de tiroides (LT) es un tumor raro, con crecimiento rápido, al igual que el CAT, pero al contrario de este, tiene un pronóstico excelente y no requiere tratamiento quirúrgico.

Extensión de la cirugía según el tipo de cáncer de tiroides

La extensión de la cirugía en los pacientes con CT debe ser consensuada por el equipo multidisciplinario en el seno del comité de tumores endocrinos. La extensión de la cirugía debe ser individualizada en función de los factores de riesgo según la histología del tumor y de los factores individuales de cada paciente, con el objetivo de disminuir el riesgo de recurrencia/persistencia local, sin aumentar de forma innecesaria los riesgos de las complicaciones quirúrgicas.

A continuación, se presenta la extensión de la cirugía según el tipo histológico de CT.

Cáncer diferenciado de tiroides

El CDT tiene un excelente pronóstico, pero existen unos factores de riesgo prequirúrgicos que aumentan el riesgo de recurrencia/persistencia de la enfermedad en todos los subtipos del CDT:

- EET en las pruebas de imagen o durante la cirugía.
- Metástasis a distancia.
- Metástasis ganglionares en las pruebas de imagen o en la punción aspirativa con aguja fina (PAAF).
- Antecedente personal de radioterapia en el cuello en la infancia.
- Antecedentes familiares de cáncer de tiroides (dos familiares de primer grado).
- Histologías más agresivas: pobremente diferenciado, células altas, células *hobnail* («en clavo»), insular, carcinoma de células de Hürthle.

Las recomendaciones de la American Thyroid Association (ATA) de 2015 y de la National Comprehensive Cancer Network (NCCN) de 2022 sobre la extensión de la cirugía en el CDT son:

1. Extensión de la cirugía en el CDT ≤ 1 cm (microcarcinoma). Si no cumple factores de riesgo, se puede realizar una vigilancia activa o hemitiroidectomía. En caso de presentar factores de riesgo, tiroidectomía total con linfadenectomía terapéutica si hubiese ganglios afectados.
2. Extensión de la cirugía en el CDT > 1 cm y < 4 cm. Si no cumple factores de riesgo, se puede plantear una hemitiroidectomía o una tiroidectomía total, según las características del paciente y las preferencias de este (en caso de que rechace la posibilidad de una segunda intervención). La decisión debe ser consensuada entre cirujano y endocrino. En caso de presentar algún factor de riesgo, se recomienda realizar una tiroidectomía total con linfadenectomía terapéutica si hubiese ganglios afectados.
3. Extensión de la cirugía en el CDT > 4 cm. Tiroidectomía total con linfadenectomía terapéutica si hubiese ganglios afectados.

En cuanto a la pregunta sobre cuándo se debe completar la tiroidectomía tras el diagnóstico incidental de un CDT tras una hemitiroidectomía, hay que recordar que el objetivo de completar la tiroidectomía es facilitar el seguimiento del paciente mediante las cifras de tiroglobulina o realizar tratamiento con radioyodo; por eso, la decisión debe ser tomada en el seno del comité multidisciplinario de tumores endocrinos.

La ATA, en 2015, estratifica el riesgo de recurrencia del paciente en tres niveles: bajo riesgo, riesgo intermedio y riesgo alto (**Tabla 40-1**).

Las recomendaciones de la ATA de 2015 establecen:

- No completar la tiroidectomía en:
  - Tumor de bajo riesgo.
  - Unifocal menor de 4 cm.
  - Sin EET.
  - Sin afectación ganglionar en las pruebas de imagen.
  - Sin factores de riesgo.
- Completar la tiroidectomía en el resto de los casos.

La NCCN (2022) recomienda:

- Completar la tiroidectomía en caso de:
  - Tumor > 4 cm.
  - Márgenes macroscópicos positivos.
  - EET.
  - Metástasis ganglionares (salvo N1A).
  - Enfermedad contralateral confirmada.
  - Invasión vascular.
  - Invasión capsular amplia.
  - CPT pobremente diferenciado.
- Completar la tiroidectomía o seguimiento en caso de:
  - Invasión linfática.
  - Enfermedad macroscópica (> 1 cm) multifocal.

Tabla 40-1. Estratificación del riesgo de recurrencia de la American Thyroid Association (ATA) de 2015	
Pacientes con bajo riesgo	• Sin metástasis locales ni a distancia • Resección macroscópica del tumor completa • Sin invasión locorregional • Sin invasión vascular • Histología poco agresiva (p. ej., sin células altas, variante *hobnail* o «en clavo», carcinoma de células columnares) • N0 clínico o N1 con <5 ganglios con micrometástasis (tamaño <0,2 cm) • CPT variante folicular encapsulado, intratiroideo • CFT intratiroideo con invasión capsular mínima: sin invasión vascular o <4 focos • Microcarcinoma papilar intratiroideo, unifocal o multifocal, BRAFV600 (si se conoce)
Pacientes con riesgo moderado	• Invasión microscópica del tumor en los tejidos peritiroideos • Histología agresiva (p. ej., con células altas, variante *hobnail*, carcinoma de células columnares) • CPT con invasión vascular • N1 clínico o N1 >5 ganglios de tamaño <3 cm • Microcarcinoma papilar multifocal con EET y BRAFV600 (si se conoce)
Pacientes con alto riesgo	• Invasión macroscópica del tumor en los tejidos paratiroideos (EET) • Resección del tumor incompleta • Metástasis a distancia • Tiroglobulina sérica posquirúrgica sugestiva de metástasis a distancia • CFT con invasión vascular extensa: >4 focos

CFT: cáncer folicular de tiroides; CPT: cáncer papilar de tiroides; EET: enfermedad extratiroidea; N: ganglios [*nodes*].

- Seguimiento en caso de:
  - Márgenes de resección negativos.
  - Ausencia de lesiones contralaterales.
  - Tumor ≤ 4 cm.
  - Ausencia de afectación ganglionar.
  - Neoplasia folicular tiroidea con características nucleares similares al carcinoma papilar (NIFTP: del inglés, *noninvasive follicular thyroid neoplasm with papillary-like nuclear features*).

Cáncer medular de tiroides

La extensión de la cirugía en el CMT es muy distinta al CDT, y esto es debido a una serie de factores:

- Mayor agresividad, con altas tasas de recurrencia y mayor mortalidad, principalmente, en pacientes jóvenes.
- El CMT no es sensible al tratamiento con radioyodo.
- El tratamiento con supresión hormonal no es efectivo.
- En el CMT hereditario, más del 90 % son multifocales y bilaterales, siendo del 32 % en los esporádicos.
- La afectación ganglionar se da en el 70 % de los pacientes.
- Los niveles de calcitonina posquirúrgica permiten valorar la adecuada extirpación quirúrgica de la enfermedad.
- La presencia de reacción desmoplásica estromal (RDE) es un excelente marcador intraoperatorio para predecir la afectación de los ganglios linfáticos. De tal forma que no será necesaria la linfadenectomía del compartimento lateral en caso de que la RDE sea negativa, porque estos tumores nunca metastatizarán en los ganglios, independientemente del tamaño y de los niveles de calcitonina.

El tratamiento más efectivo en el CMT es la cirugía, ya que puede ser curativa, puede reducir el volumen tumoral para mayor efectividad de los tratamientos adyuvantes, es efectiva para paliar los síntomas y es eficaz si se realiza de forma profiláctica en los pacientes con CMT hereditario.

Cáncer medular de tiroides esporádico

La cirugía inicial de cualquier paciente diagnosticado de CMT, sea esporádico o hereditario e independientemente de los niveles de calcitonina, es la tiroidectomía total con linfadenectomía del compartimento central bilateral.

Qué ocurre con la linfadenectomía del compartimento lateral

Actualmente, hay cierta controversia con respecto a la extensión de la linfadenectomía lateral profiláctica, unilateral o contralateral. Antes de revisar qué dicen las guías, se explicarán algunos datos que puedan ayudar a entender esta controversia:

- Independientemente del tamaño del tumor, la afectación ganglionar del lado del tumor es del 48-81 %, y la afectación contralateral, del 44 %.
- La presencia de gran número de ganglios afectados en la linfadenectomía disminuye la posibilidad de que se pueda conseguir una cura bioquímica (niveles de calcitonina normales) y esto influye de forma negativa en la supervivencia libre de enfermedad.
- Cuando hay más de dos compartimentos ganglionares afectados por metástasis, la normalización de los niveles de calcitonina tras la cirugía será excepcional y, por lo tanto, la cirugía ha de ser menos extensa y debe ir dirigida a prevenir las complicaciones locorregionales.
- La extensión de la disección del cuello no altera la supervivencia libre de enfermedad, pero aquellos pacientes a los cuales se les ha realizado una disección más extensa tienen menos cirugías por recurrencia.

El consenso actual es el siguiente:

- La disección del compartimento central y lateral con evidencia radiológica e histológica de enfermedad previene la recurrencia local.
- La disección profiláctica ipsilateral o contralateral en pacientes sin afectación de los ganglios está en discusión, ya que la cirugía extensa tiene mayor riesgo de complicaciones que la tiroidectomía total con linfadenectomía del compartimento central bilateral.
- La presencia de RDE y la afectación de los ganglios del compartimento central decidirá si debe realizarse la disección del compartimento lateral unilateral o bilateral, por lo que se considera la posibilidad de ampliar la cirugía en un segundo tiempo tras el estudio completo histológico y la determinación de los valores de calcitonina tras la cirugía para evitar cirugías extensas en pacientes que no se beneficiarán oncológicamente, pero sí tendrán mayor riesgo de complicaciones posquirúrgicas.
- La ATA, en 2015, recomendaba la extensión de la linfadenectomía lateral profiláctica en función de los niveles de calcitonina. Si eran mayores de 200 pg/mL, se recomendaba la linfadenectomía lateral profiláctica bilateral. En cuanto a los criterios de completar una tiroidectomía tras el hallazgo incidental de un CMT tras una lobectomía, la ATA recomienda completar la tiroidectomía en los siguientes casos:
  - RET positivo.
  - Elevación de la calcitonina posquirúrgica.
  - Pruebas de imagen con enfermedad residual.
  - Descripción anatomopatológica de hiperplasia de células C.
  - Enfermedad multicéntrica.
  - Márgenes positivos.
  - EET.

Cáncer medular de tiroides hereditario

La ecografía es insuficiente para identificar los CMT de cualquier tamaño o las micrometástasis en los ganglios del CMT hereditario.

De ahí que la ATA clasifique en tres niveles el riesgo de desarrollar el CMT según las mutaciones y, en función del nivel de riesgo que tenga, recomiende el tiempo de la cirugía (**Tablas 40-2** y **40-3**).

Tabla 40-2. Cáncer medular de tiroides (CMT) hereditario

Nivel de riesgo	Mutación *RET*	Momento de la cirugía
Moderado (ATA-MOD)	790, 791, 804, 609, 611, 618, 620	Según los niveles de calcitonina
Alto (ATA-H)	634, 883	≤5 años o antes según los niveles de calcitonina
Muy alto (ATA-HST)	918	< 1 año (3 meses)

Clasificación de riesgo de la American Thyroid Association (ATA) según la mutación del protooncogén *RET* y el momento para la realización de la cirugía.

Tabla 40-3. Indicación de la cirugía profiláctica en el cáncer medular de tiroides hereditario según los niveles de calcitonina

Calcitonina basal	Tiroidectomía total	Linfadenectomía central
Normal (<40 pg/mL)	Profiláctica	No
Aumentado (>40 pg/mL)	Temprana	Linfadenectomía del compartimento central bilateral

 La cirugía profiláctica del CMT hereditario es la tiroidectomía total sin linfadenectomía del compartimento central.

Cáncer medular de tiroides avanzado

Debe considerarse la cirugía paliativa, disminuyendo la morbilidad de la progresión locorregional de la enfermedad, pero minimizando los riesgos de la cirugía.

Por ejemplo, en caso de CMT metastásico, se podría plantear una hemitiroidectomía, con el objetivo de prevenir una invasión local futura, pero evitando una posible lesión recurrencial bilateral o un hipoparatiroidismo permanente por la realización de una tiroidectomía total con vaciamiento central bilateral. En caso de que el paciente presente síntomas sistémicos (dolor, diarrea, *flushing* o enrojecimiento), puede beneficiarse de una cirugía de reducción de volumen tumoral para un mejor control de los síntomas, pero, de nuevo, minimizando la morbilidad generada por la cirugía.

Recidiva del cáncer medular de tiroides

En caso de una recidiva del CMT en el lecho de la tiroidectomía, se puede plantear una reintervención, siempre y cuando sea realizada por un cirujano endocrino experto, ya que la reintervención puede llevar a una cura bioquímica y a un control de la enfermedad en un tercio de los pacientes.

 Debido al alto riesgo de complicaciones tras una reintervención, la ATA recomienda la reintervención en el caso del CMT en los pacientes con enfermedad persistente o con recurrencia locorregional sin metástasis a distancia.

Esta recurrencia debe ser confirmada por imagen o por biopsia y, en caso de recidiva ganglionar, se deberá extirpar todo el compartimento ganglionar si no se había realizado antes.

En caso de que un paciente operado tenga niveles altos de calcitonina, pero sin evidencia radiológica de enfermedad, no debe someterse a exploración quirúrgica.

Cáncer anaplásico de tiroides

Es raro realizar la cirugía con fines curativos, porque el diagnóstico suele hacerse en fases avanzadas de la enfermedad, por lo que, generalmente, la cirugía que se ofrece es paliativa.

La cirugía en el CAT debe plantearse si se puede lograr una resección R0. Dejar la enfermedad macroscópica es inaceptable, así como realizar una cirugía tan extensa que no permita iniciar la quimioterapia en 1-4 semanas, ya que la quimioterapia es la que puede lograr un control locorregional.

En caso de que el tumor sea resecable, se recomienda una exposición adecuada, con resección muscular si es necesario. En un 75 % de los pacientes, habrá afectación ganglionar, por lo que se recomienda linfadenectomía del compartimento afectado, generalmente, con resección del esternocleidomastoideo (ECM) y de la vena yugular interna.

Para considerar un paciente con CAT resecable, es necesario descartar la invasión de órganos, por lo que a todo paciente con CAT se le debe haber realizado: laringoscopia, tomografía axial computarizada (TAC) de cuello y mediastino, y tomografía por emisión de positrones con fluorodesoxiglucosa (PET-FDG); y se recomienda: una panendoscopia oral, en el caso de una posible invasión esofágica, y una broncoscopia, en caso de posible invasión traqueal.

Manejo de la vía aérea en el cáncer anaplásico de tiroides

La ATA no recomienda la realización de traqueotomía profiláctica en pacientes con vía aérea permeable, ya que no mejora los resultados de supervivencia ni la calidad de vida del paciente.

Nutrición enteral en el cáncer anaplásico de tiroides

En caso de invasión esofágica, se puede plantear una gastrostomía percutánea para el aporte de líquidos y nutrición para recibir la quimioterapia.

Principios oncológicos en el cáncer diferenciado de tiroides

Debido a que el CDT es el tumor más frecuente y que en el 85 % de los casos será un CPT, se recordarán los principios oncológicos que han de regir en la actuación quirúrgica.

Extirpación de la enfermedad macroscópica

> **!** A la hora de operar a un paciente con CDT, hay que ser consciente de que hay que quitar toda la enfermedad macroscópica del tiroides y de los ganglios linfáticos, pero se debe entender que la enfermedad microscópica del lado contralateral y de los ganglios linfáticos tiene una mínima significación pronóstica.

Así pues, no es asumible aumentar el riesgo de complicación quirúrgica por extirpar la enfermedad microscópica, no obstante, tampoco es asumible dejar la enfermedad macroscópica. Es asumible dejar un pequeño remanente tiroideo si está alejado del cáncer, si no tiene nódulos, y si este gesto preserva la función del NLR o la función paratiroidea.

Seguridad en la cirugía

Dado el excelente pronóstico del CDT, al realizar la tiroidectomía total, se empezará la disección por el lado del cáncer y, solo si se ha preservado una de las glándulas paratiroides con correcta vascularización y se comprueba que el NLR funciona correctamente, se realizará la disección del lado contralateral. En caso contrario, se parará la cirugía y se planteará la necesidad de completar la tiroidectomía tras comprobar el correcto funcionamiento de la cuerda vocal y de la necesidad de tratamiento con yodo radiactivo.

Áreas conflictivas de la tiroidectomía total

A pesar de que la tiroidectomía sea realizada por un cirujano endocrino experto, hay tres áreas donde puede quedar tejido tiroideo y, por lo tanto, tres sitios donde puede recidivar el cáncer de tiroides. Estas son:

1. Ligamento de Berry: ligamento que une el tiroides con la cara anterior de la tráquea. Puede existir tejido tiroideo en este ligamento con una relación muy estrecha con la entrada del NLR. Por lo tanto, habrá que tener en cuenta la distancia del tumor a este punto y el grosor del nervio. Si el nervio es fino y el tumor está lejos, se puede dejar un pequeño remanente para evitar su lesión. Si el nervio es grueso y el tumor está cerca, debe intentar afeitarse el nervio para quitar toda la enfermedad macroscópica.
2. Pirámide: generalmente, se encuentra a la izquierda de la línea media y puede ascender hasta el cartílago tiroides, donde hay que seccionarlo.
3. Polo superior: para evitar dejar tejido tiroideo, se recomienda seccionar los vasos de forma individualizada, con el fin de identificar bien el final del tejido tiroideo intentando evitar la lesión del nervio laríngeo superior.

Manejo de la infiltración del nervio laríngeo recurrente

La invasión única del NLR no afecta a la supervivencia del paciente con CPT, pero la sección del NLR sí disminuye la calidad de vida del paciente, por lo que la decisión de cómo actuar ante un nervio infiltrado va a depender de la funcionalidad de dicho nervio. Por lo tanto, la actuación será la siguiente:

- Si en la laringoscopia prequirúrgica se observa parálisis de la cuerda vocal y se confirma en el quirófano que existe infiltración de este, deberá ser resecado.
- Si en la laringoscopia prequirúrgica no se observa parálisis de la cuerda vocal y en el quirófano se observa infiltración, se debe intentar afeitar el nervio, quitando la enfermedad macroscópica, pero intentando preservar su funcionalidad. Si la infiltración es en la entrada del NLR, hay que considerar resecar el nervio por el riesgo de una recidiva o progresión de la enfermedad en la laringe, lo que requerirá una resección más agresiva.
- En caso de que la infiltración del nervio sea por recaída de la enfermedad a nivel local, en la reintervención se deberá resecar el nervio.
- En el caso que el paciente tenga metástasis a distancia o enfermedad no resecable, nunca habrá que hacer resección del nervio, aunque esté invadido.

Excepciones: este planteamiento no será válido en caso de tumores con histología agresiva, refractarios al yodo o que hayan recibido radioterapia externa en el cuello previamente, ya que, en estos casos, hay que hacer una cirugía más agresiva desde el inicio.

Manejo del cáncer diferenciado de tiroides localmente avanzado

Se define el CDT como localmente avanzado cuando la enfermedad se extiende fuera de la glándula tiroides o fuera de la cápsula de los ganglios linfáticos. Las estructuras que pueden verse afectadas en el compartimento central son la musculatura pretiroidea, el NLR, la laringe, la tráquea, el esófago, los vasos y el mediastino.

El objetivo de la cirugía es resecar la enfermedad macroscópica, no siendo necesario obtener márgenes libres amplios, dado que se dispone del tratamiento adyuvante con yodo radiactivo. La presencia de metástasis a distancia no es contraindicación para realizar la cirugía, puesto que la supervivencia de estos pacientes es larga.

Aunque ya se comentó anteriormente, en caso de que la histología del tumor sea agresiva aun siendo un CDT, la cirugía deberá ser más radical, dado que estos tumores son menos ávidos por el yodo y, por lo tanto, no se cuenta con este tratamiento tras la cirugía.

A continuación, se describe brevemente el tipo de cirugía en caso de invasión de las distintas estructuras (la invasión del NLR ya se describió en el apartado anterior):

- Invasión de la tráquea. Existen tres opciones quirúrgicas:
  - Afeitado de la tráquea.
  - Resección de una ventana traqueal (se puede extirpar un tercio de la circunferencia de la tráquea sin compromiso de la vía aérea). El cierre de la ventana puede realizarse interponiendo músculo (pretiroideos).
  - Resección circunferencial de la tráquea con anastomosis terminoterminal.
- Invasión laríngea. Las opciones quirúrgicas son:
  - Faringolaringectomía.
  - Laringectomía total.
  - Hemilaringectomía.

Se realizará la reconstrucción con distintos *flaps*. Se hará una traqueostomía en los casos necesarios, que se cerrará una vez que el paciente tenga un adecuado espacio glótico.

- Invasión esofágica: es raro que exista únicamente invasión local del esófago; suele asociarse a invasión de la vía aérea. Las opciones quirúrgicas son:
  - Extirpación de las fibras musculares preservando la submucosa si no hay invasión de esta.
  - Resección completa del esófago; habrá que hacer una anastomosis, generalmente, con el estómago.

Manejo de la recurrencia en el cáncer diferenciado de tiroides

Un tercio de los pacientes con CDT tendrán una recurrencia a los 10 años del tratamiento inicial. Las localizaciones más frecuentes de la recurrencia son: lecho de la tiroidectomía, compartimento central, compartimento lateral, mediastino y, más raramente, en la tráquea.

Las opciones terapéuticas de la recurrencia en el CDT son las siguientes.

Vigilancia activa

Se puede realizar una vigilancia activa en pacientes de bajo riesgo, con poco volumen residual tumoral. Esto es posible porque la mayoría de estos pacientes se mantienen estables, sin progresión de la enfermedad, no requiriendo cirugía. Además, se ha visto que, si hay progresión, el retraso de la cirugía no comporta mayor riesgo de metástasis o peor pronóstico. La vigilancia se realiza mediante los niveles de tiroglobulina, ecografía cervical y el tiempo de duplicación de la tiroglobulina.

Terapias médicas

La ablación con etanol y la radiofrecuencia son alternativas en pacientes no candidatos a cirugía. La ablación con radioyodo puede ser una opción en caso de metástasis a distancia, elevación de los niveles de tiroglobulina sin enfermedad estructural visible en las pruebas de imagen o cuando la enfermedad envuelve el único NLR funcionante.

Manejo quirúrgico

La ATA recomienda la cirugía en las recurrencias o en las persistencias que tengan un tamaño > 8 mm en el compartimento central y > 10 mm en el compartimento lateral, y Tuttle *et al.* recomiendan la cirugía en > 11 mm en el lecho de la tiroidectomía.

Pasos para la realización de una tiroidectomía

Estudios prequirúrgicos en el cáncer diferenciado de tiroides

Antes de la cirugía, se realizará:

- Laringoscopia flexible para la valoración de la movilidad de las cuerdas vocales.

- Ecografía de alta resolución de las cadenas ganglionares centrales y laterales.
- En caso de hallazgo de adenopatías sospechosas, se realizará PAAF con estudio de tiroglobulina en el aspirado, para la confirmación histológica de metástasis ganglionares.
- En caso de adenopatías cervicales positivas en la ecografía, se recomienda realización de una TAC cervical con contraste para planificar mejor la extensión de la linfadenectomía, principalmente, del vaciamiento lateral. La realización de la TAC no retrasa la administración del yodo radiactivo, dado que este tratamiento no se administrará hasta pasadas 6-8 semanas de la cirugía.

Vía aérea y anestesia

Se tendrán en cuenta las siguientes consideraciones:

- El anestesista deberá intubar al paciente con un tubo endotraqueal especial para la neuromonitorización. Esto obliga al anestesista a dejar el tubo en una posición determinada para que los electrodos estén en contacto con las cuerdas.
- El anestesista utilizará la mínima dosis de relajante muscular para la intubación para que no interfiera en la neuromonitorización.
- Una vez intubado el paciente, habrá que colocar el resto de los electrodos para completar el circuito de la neuromonitorización y comprobar la correcta colocación de estos.

Colocación del paciente en el quirófano

Habrá que considerar los siguientes aspectos:

- Los brazos deben ir pegados al tronco con los hombros bajados.
- Se colocará un rodillo bajo las escápulas.
- Se colocará un sujetador occipital para que la cabeza quede hiperextendida y no se resbale durante la cirugía.
- El tubo endotraqueal debe posicionarse en la línea media para que no estorbe al cirujano.
- Se elevará la cabeza del paciente para reducir la presión venosa.

Incisión

Las recomendaciones son las siguientes:

- Se aconseja marcar con un rotulador estéril las referencias anatómicas para realizar la altura correcta de la incisión; estas son: cartílago tiroides (superior), escotadura esternal (inferior), músculos ECM (lateral).
- Si existe la posibilidad de tener ecografía en el quirófano, puede ser útil identificar los polos superiores, ya que, en ocasiones, son muy craneales. Si se realiza una incisión baja, se puede tener dificultades para extirpar todo el tejido tiroideo del polo superior.
- Se recomienda pintar la línea de incisión con un rotulador o con un hilo de seda del 0.
- Se practicará una incisión transversa con un bisturí del 15 a dos dedos por encima de la escotadura esternal (aunque esto puede variar según la anatomía del paciente).

- La longitud de la incisión dependerá del volumen tiroideo, pero, en el caso del CT, deberá permitir una adecuada exposición del campo. Generalmente, con 6 cm es suficiente.

Colgajos

Para la realización de los colgajos, se seguirán los pasos indicados a continuación:

- Con bisturí eléctrico, se disecará el tejido celular subcutáneo y se seccionarán las fibras del músculo platisma. Se identifican las venas yugulares anteriores (VYA) y se preservan.
- La disección será subplatismal y anterior a las VYA, teniendo cuidado de no lesionar la piel. Con respecto al colgajo inferior, hay que tener cuidado de no lesionar las VYA; por eso, se aconseja disecar el colgajo inferior justo por encima del ECM.
- El colgajo superior puede retraerse con un punto de sutura o con separadores.
- Los colgajos se realizarán cranealmente hasta el cartílago tiroides, caudalmente hasta el *yugulum* esternal y lateralmente hasta los ECM.

Exposición de la glándula tiroides

Se localiza la línea media (línea de unión entre los músculos pretiroideos) —generalmente, entre las dos VYA—, y se incide con el bisturí eléctrico. Se separan, desde el cartílago tiroides hasta el *yugulum* esternal. Esto expone el tejido graso prelaríngeo, pretraqueal y tejido linfático. Se diseca lateralmente hasta identificar la glándula tiroides y se continuará lateralmente separando la glándula de la musculatura hasta identificar la arteria carótida y la vena yugular. En ocasiones, es necesario seccionar los músculos pretiroideos para mejorar la exposición del campo y se volverán a suturar al final de la cirugía. Se aconseja ligar la vena tiroidea media para una mejor movilización del tiroides. En este momento, se realizará la neuromonitorización del nervio vago.

Abordaje del polo superior tiroideo

Se tendrán en cuenta los siguientes aspectos:

- El polo superior tiroideo se expone retrayendo los músculos superior y lateralmente con un separador y traccionando el polo con una pinza de Allis.
- Se diseca el espacio cricotiroideo entre los vasos del polo superior y el cartílago cricoides.
- En la disección del polo superior, hay que tener cuidado con el nervio laríngeo superior (**Fig. 40-1**). Generalmente, es difícil de identificar, pero se puede minimizar el riesgo de lesionarlo ligando los vasos del pedículo superior muy próximos a la glándula tiroides y utilizando el neuroestimulador. Se estimulará la zona del polo que se quiere ligar; si las fibras del cricotiroideo se mueven, quiere decir que el nervio pasa por ese punto, por lo que se modificará el lugar de la ligadura del pedículo.

Identificación de las glándulas paratiroides

Se seguirán los pasos indicados a continuación:

- Tras ligar el polo superior, se luxará el tiroides a anterior y a medial, y se retraerán los músculos pretiroideos lateralmente exponiendo la arteria carótida.
- En este momento, se intentará identificar las glándulas paratiroides. Esta identificación se puede hacer mediante visión directa en las localizaciones más frecuentes o mediante la utilización de la autofluorescencia.
- A continuación, se expone una sistemática de búsqueda de las glándulas paratiroides superior (GPS) e inferior (GPI):

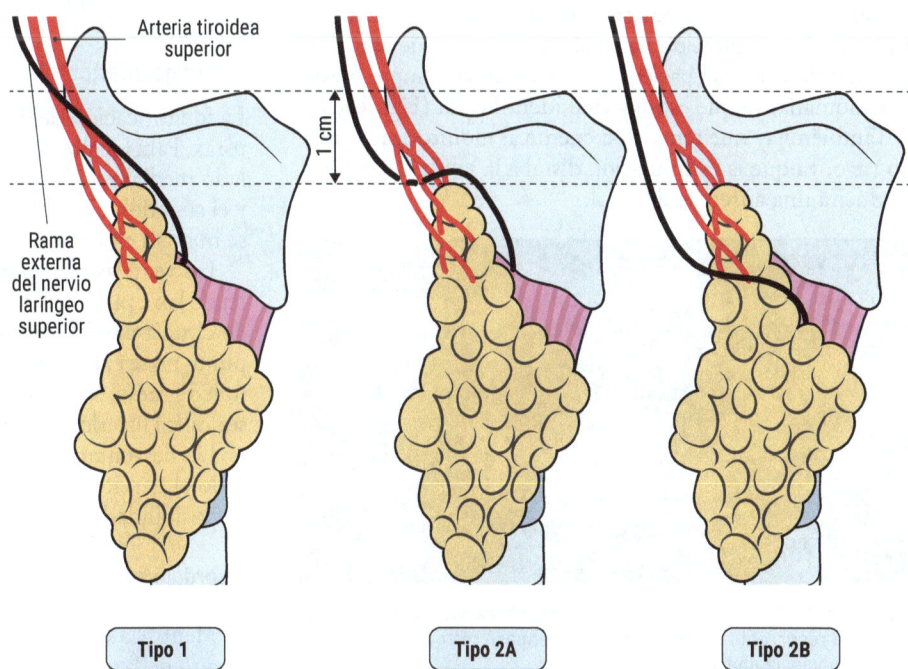

Figura 40-1. Clasificación de Cernea de la rama externa del nervio laríngeo superior.

Arteria tiroidea superior

1 cm

Rama externa del nervio laríngeo superior

Tipo 1   Tipo 2A   Tipo 2B

– Localizaciones normales:
  ▪ GPS: en el 80 % de los casos, se encuentra dentro de 1 cm de la unión del cartílago cricotiroideo.
  ▪ GPI: en el 50 % de los casos, se halla dentro de 1 cm del polo inferior.
– Localizaciones normales ampliadas:
  ▪ GPS: en el 15 %, en la superficie posterolateral de la mitad superior del lóbulo tiroideo; en el 3 % retroesofágica; en el 1 %, por encima del polo superior.
  ▪ GPI: en el 25 %, en el cuerno tirotímico; en el 12 %, > 1 cm lateral al polo inferior; en el 8 %, medial en la tráquea.
– Localizaciones ectópicas:
  ▪ GPS: en < 1 %, intratiroidea; en < 1 %, asociada a la almohadilla de grasa carotídea.
  ▪ GPI: en el 3 %, en el mediastino anterior y en el timo inferior; en el 1 %, no descendida (bifurcación carotídea, hioides, asociada a timo remanente); en el 1 %, subcapsular o intratiroidea.

Referencias anatómicas para la identificación del nervio laríngeo recurrente

Es importante recordar la anatomía del NLR. En el lado derecho, el NLR recurre sobre la arteria subclavia derecha y asciende de forma oblicua respecto a la tráquea. En cambio, en el lado izquierdo, el nervio recurre sobre el cayado aórtico, por lo que tiene un trayecto más vertical, situándose en el surco traqueoesofágico izquierdo.

> **!** También hay que recordar que en un 1 % de la población el nervio laríngeo derecho es no recurrente (NLNR), y esto es debido a una arteria subclavia aberrante, que nace distal a la arteria subclavia izquierda y cruza el mediastino posterior al esófago.

Esta anomalía se debe tener en cuenta si no se logra identificar el NLR en su localización habitual. Si se dispone de una TAC cervical o torácica del paciente, se recomienda siempre buscar esta anomalía, ya que es muy fácil identificarla (**Fig. 40-2**).

También hay que tenerlo en cuenta al monitorizar el nervio vago, ya que la estimulación distal a la salida del NLNR producirá una ausencia de señal.

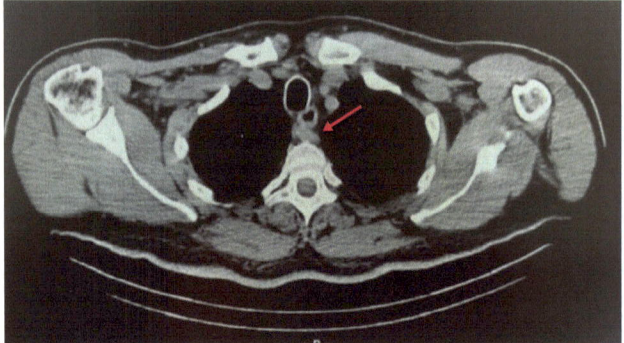

Figura 40-2. Tomografía axial computarizada cervical del nervio laríngeo no recurrente. La flecha muestra el paso retroesofágico de la arteria subclavia aberrante.

Existen unas referencias anatómicas que pueden ayudar a localizar el NLR. Estas son:

- Tubérculo de Zuckerkandl: no es una referencia constante, dado que aparece en un 40-80 % de la población, siendo más frecuente en el lado derecho. La importancia de reconocer esta marca anatómica es que, en el 93 % de los casos, el NLR pasa medial a él, por lo que será necesario levantarlo para identificar el NLR.
- Arteria tiroidea inferior (ATI): el NLR suele cruzar anterior o posterior a la ATI, por lo que lo ideal es buscar el nervio inferior a dicha arteria, que es por donde asciende el nervio del tórax al surco traqueoesofágico, recordando que la dirección será distinta en el lado derecho que en el izquierdo. Hay que tener cuidado al utilizar esta referencia anatómica, ya que, en el 50 % de los casos, el NLR se ramifica en su rama anterior (motora) y posterior (sensitiva) en la ATI.
- Cuerno inferior del cartílago tiroides: es el punto de entrada del NLR y es la referencia anatómica más constante. También es posible guiarse con el cartílago cricoides, ya que lateral a él se encuentra la entrada del NLR.

Tipos de abordaje del nervio laríngeo recurrente

Abordaje lateral

Es el abordaje más habitual. La identificación del NLR se realiza a nivel medio del tiroides. Se disecan ambos polos y se luxa el tiroides a medial, exponiendo la tráquea y la laringe. Se pueden utilizar las tres referencias anatómicas anteriormente mencionadas.

Las ventajas de este abordaje son que se protege la vascularización principal de la glándula paratiroides inferior y la disección del NLR es limitada, poco extensa.

Sus desventajas se encuentran en que el nervio se identifica en el cruce de la ATI, por lo que puede estar dividido en sus ramas, siendo más vulnerable su lesión; y no se localizará en caso de existir un NLNR.

Abordaje inferior

La identificación del NLR se realiza en la salida del NLR del tórax. Para localizarlo, se tendrá en cuenta un triángulo, cuyo lado medial será la tráquea; el lateral, los músculos retraídos; y el superior, el polo inferior del tiroides. En el lado derecho, se buscará en el lado lateral y, en el izquierdo, en el traqueal.

Las ventajas que aporta son que el nervio discurre sobre un tejido laxo, pudiendo hacerse una disección atraumática; en caso de cirugía previa, suele ser un tejido virgen; el nervio en este punto no se encuentra ramificado, por lo que se halla un tronco único grueso; se aconseja este abordaje en bocios grandes que sea difícil luxarlos medialmente para realizar el abordaje lateral.

Las desventajas de este abordaje son la disección amplia de todo el nervio; el riesgo de desvascularización de la GPI y la imposibilidad de encontrarlo en caso de NLNR.

Abordaje superior

Se identifica en la entrada del nervio en la laringe, en el ligamento de Berry. Se realiza la disección del polo superior y se levanta a caudal. Este abordaje suele indicarse en los bocios endotorácicos o en caso de no identificar el NLR con los abordajes anteriores.

Sus ventajas residen en que el punto de referencia anatómico es más constante e identifica fácilmente el NLNR.

Las desventajas son que el ligamento de Berry es fibroso y sangra fácilmente, y el riesgo de desvascularizar la GPS.

Consejos para la disección del nervio laríngeo recurrente

Se recomienda tener en cuenta las siguientes consideraciones:

- No seccionar ninguna banda fibrosa en el área del NLR si este no ha sido identificado. Puede utilizarse la neuromonitorización y, previa comprobación de la correcta conducción del nervio vago, estimular el tejido que se desea cortar.
- En caso de una estrecha relación entre el NLR y una glándula paratiroides, siempre tendrá prioridad el nervio, ya que la glándula puede ser trasplantada.
- La cara anterior de la tráquea es una disección segura con el bisturí eléctrico, pero hay que evitarlo en la cara lateral de la tráquea, ya que en el lado izquierdo puede estar la entrada del nervio laríngeo recurrente.
- La estimulación del nervio vago debe hacerse antes de iniciar la disección del tiroides y al finalizar la extirpación de este, comprobando de esta manera la integridad del nervio.
- En la disección del tiroides, siempre hay que mirar el nervio hasta su entrada en la laringe. Y hay que tener cuidado al luxar el tiroides, porque se puede elongar el nervio y producir una neuroapraxia, sobre todo, al final de la disección y en los bocios endotorácicos.
- Deben utilizarse con precaución los instrumentos bipolares cerca del nervio, ya que el calor puede dañar el nervio. Se considera una distancia mínima de 2 mm de seguridad.
- Cuando se identifique un NLR fino, hay que pensar que es una de sus ramas, por lo que habrá que intentar identificar las dos ramas para no lesionarlas.

Neuromonitorización del nervio laríngeo recurrente

No hay estudios que demuestren que la neuromonitorización neurofisiológica intraoperatoria (IONM; del inglés, *intraoperative neurophysiological monitoring*) del NLR disminuya la incidencia de la lesión permanente del NLR. Pero, en la actualidad, su uso está ampliamente aprobado. La IONM ayuda en el caso de tener un NLNR. Puede utilizarse para hacer un mapeo en el área de localización del NLR en casos anatómicos poco favorables y ayuda a distinguir entre la rama motora y sensitiva del NLR. Por lo tanto, el cirujano debe estar familiarizado con las guías de uso, con la colocación del tubo endotraqueal, conocer los posibles falsos positivos, así como interpretar las curvas y los valores obtenidos. La secuencia de la neuromonitorización debe ser: estimulación del nervio vago (V1) antes de la disección, identificación y estimulación del NLR (R1), extirpación de la pieza, estimulación del NLR (R2) y estimulación del nervio vago (V2).

División del polo inferior tiroideo

Se realiza tras identificar el NLR para evitar su lesión inadvertida. Su ligadura expone la superficie anterior de la tráquea para continuar con la sección del ligamento de Berry.

Cierre

El cierre se realizará por planos, con sutura absorbible. No se ha demostrado que el uso de hemostáticos disminuya la tasa de sangrados. Tampoco se ha demostrado que el uso de drenaje reduzca la tasa de hematoma asfíctico.

Cuidados posoperatorios

Comprenden los siguientes aspectos:

- El cabecero del paciente tiene que estar a 30° para disminuir la congestión venosa.
- Se recomienda el uso de hielo en la sala de recuperación, ya que disminuye la inflamación y produce analgesia.
- Se recomienda dejar una hoja de bisturí en la cabecera del paciente para actuar en caso de hematoma asfíctico.
- Iniciar una dieta normal a las 4-6 horas tras la cirugía.
- En caso de náuseas, administrar ondansetrón o Primperan® (hidrocloruro de metoclopramida).
- La cirugía de cabeza y cuello se consideran cirugías de alto riesgo de sangrado. En los pacientes anticoagulados, siguiendo las guías del American College of Chest Physicians, se recomienda iniciar la anticoagulación (warfarina/acenocumarol) a las 12 o 24 horas siguientes de la cirugía sin terapia puente. En caso de estar anticoagulado con rivaroxabán, apixabán o dabigatrán, esperar 2-3 días tras la cirugía para reintroducir la medicación. En caso de estar antiagregados, se reintroducirá el ácido acetilsalicílico o el clopidogrel a las 24 horas de la cirugía.

Complicaciones posquirúrgicas

Lesión del nervio laríngeo recurrente

La lesión del NLR puede ser permanente (1-2 %) o transitoria hasta en un 40 % de los casos, con recuperación de la movilidad de la cuerda vocal a los 6-12 meses tras la cirugía.

Mecanismos

Por orden de frecuencia, son: tracción, calor, compresión, atrapamiento por clip, atrapamiento por ligadura, succión y sección.

Manejo de la pérdida de señal con la monitorización durante la cirugía

Se considera pérdida de señal del nervio cuando, al estimular el nervio, la amplitud es ≤ 100 microvoltios. Cuando esto ocurre, hay que seguir un algoritmo para determinar si es una pérdida de señal verdadera o es un falso positivo (**Fig. 40-3**).

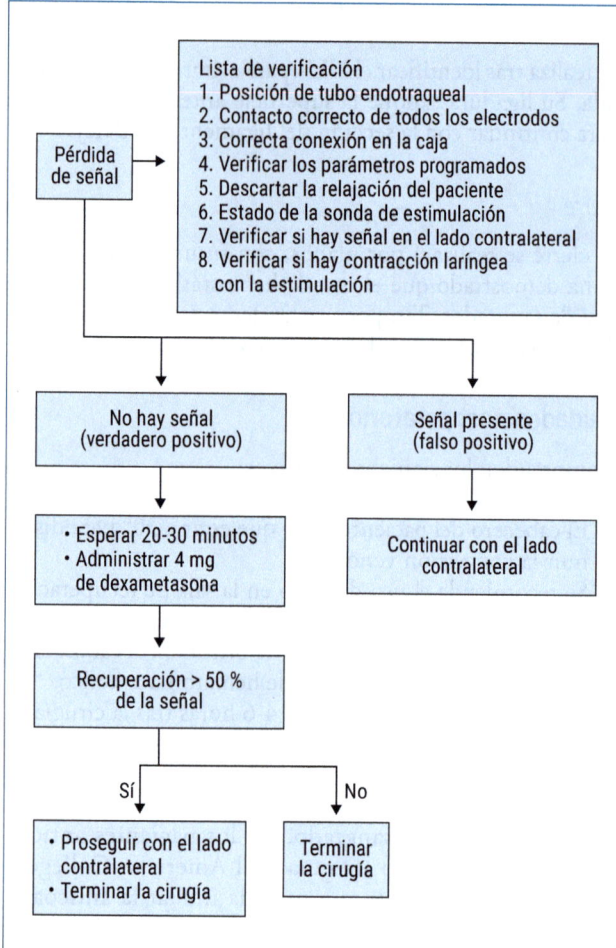

Figura 40-3. Algoritmo de actuación en caso de pérdida de señal del nervio laríngeo recurrente en una tiroidectomía total.

Manejo de la sección del nervio laríngeo recurrente intraoperatoriamente

Ante la sección del nervio, se recomienda realizar neurorrafia, ya que se ha visto que la cuerda se atrofia menos y la aritenoides se coloca en una posición más anatómica, mejorando la calidad de la voz.

Manejo de la lesión recurrencial

El primer escalón de tratamiento es la terapia de la voz, y se recomienda iniciar esta terapia de forma precoz. El segundo escalón es el aumento de volumen de las cuerdas vocales. Para ello, se inyecta una sustancia en la cuerda vocal para aumentar su volumen y medializar el borde de las cuerdas vocales. Las sustancias más utilizadas son: ácido hialurónico, carboximetilcelulosa e hidroxiapatita de calcio. Por último, está la cirugía de la cuerda vocal: tiroplastia y aducción de las aritenoides.

Hipoparatiroidismo

El hipoparatiroidismo es la complicación más frecuente tras una tiroidectomía total; por suerte, en la mayoría de los casos, es transitorio.

 Los pacientes que sufren un hipoparatiroidismo permanente tienen una disminución de la calidad de vida y un mayor riesgo de muerte que la población general. De ahí que sea tan importante su prevención y que se dedique una especial atención al tema.

Definiciones

A continuación, se definen algunos términos relacionados:

- Hipoparatiroidismo bioquímico: niveles bajos de hormona paratiroidea (PTH; del inglés, *parathyroid hormone*) —< 12 pg/mL— acompañado de hipocalcemia.
- Hipocalcemia: niveles de calcio por debajo del límite normal del laboratorio. Puede ocurrir independientemente del hipoparatiroidismo.
- Hipoparatiroidismo clínico: es un hipoparatiroidismo bioquímico acompañado de síntomas o signos de hipocalcemia.
- Hipoparatiroidismo transitorio: se resuelve antes de los seis meses de la cirugía.
- Hipoparatiroidismo permanente: cuando no se resuelve tras seis meses de la cirugía.

Factores de riesgo

Son factores de riesgo de hipoparatiroidismo: la enfermedad de Graves, la realización de una linfadenectomía central, bocios multinodulares (BMN) endotorácicos, cirugía concomitante de tiroides y paratiroides, pacientes intervenidos de *bypass* gástrico o con enfermedades malabsortivas, autotrasplante de glándulas paratiroides en la cirugía (aunque, curiosamente, aumenta el transitorio, pero disminuye el permanente), déficit de vitamina D (por lo que se recomienda tratar el déficit de vitamina D antes de la cirugía, aunque implique retrasarla hasta su corrección).

Mecanismos de producción

El hipoparatiroidismo se puede producir por:

- Lesión vascular (arterial/venosa) de las glándulas paratiroides durante su disección.
- Daño mecánico, térmico o eléctrico.
- Extirpación intencional o inadvertida.

Síntomas y signos

Según el grado de hipocalcemia, el paciente presentará parestesias y hormigueo en los dedos y perioral, calambres y espasmos en manos y piernas, irritabilidad, tetania, laringoespasmo y fibrilación auricular con alargamiento del intervalo QT. Los signos son: signo de Chvostek (golpeo del nervio facial, justo por delante del canal auditivo; produce contracción de la musculatura facial) y signo de Trousseau (al hinchar el manguito de la tensión arterial, se produce un espasmo del carpo).

Diagnóstico

Se realiza principalmente con los niveles de PTH posquirúrgica. La PTH se puede determinar desde los 10 minutos hasta las 24 horas tras la tiroidectomía.

La sensibilidad y especificidad para el diagnóstico de hipoparatiroidismo, según el tiempo de extracción, son:

- A los 10-20 minutos: sensibilidad del 100 % y especificidad del 92 %.
- A las 4 horas: sensibilidad del 90 % y especificidad del 84 %.
- A las 24 horas: sensibilidad del 97,7 % y especificidad del 82,6 %.

Dado el beneficio de tratar de forma precoz el hipoparatiroidismo, se recomienda la utilización de la PTH a los 10-20 minutos de la cirugía. Una PTH menor de 15 pg/mL predice hipoparatiroidismo.

Tratamiento

Según la ATA, el protocolo de tratamiento es, con la determinación de la PTH a los 20 minutos de la tiroidectomía total:

- PTH ≥ 15 pg/dL: no requiere de tratamiento.
- PTH < 15 pg/dL y calcio < 8,5 mg/dL sin síntomas: administrar 1-3 g de carbonato cálcico por vía oral divididos en tres dosis.
- PTH <15, descenso de calcio o aparición de síntomas: añadir calcitriol en dosis de 0,5 μg cada 12 horas. Si el magnesio es < 1,6 mg/dL: añadir 400 mg de magnesio una o dos veces al día.
- Progresión de los síntomas y calcio <7 mg/dL: realizar un electrocardiograma (medir el intervalo QT) y tratamiento intravenoso con gluconato cálcico (dos ampollas diluidas en 50 mL de glucosado al 5 % a pasar en 20 minutos y perfusión de gluconato cálcico: cinco ampollas a pasar en 12 horas). Si a pesar de este tratamiento no hay mejoría: añadir tiacidas (hidroclorotiazida en dosis de 12,5-50 mg al día).

El carbonato cálcico requiere un medio ácido para disolverse, por lo que los pacientes que tomen inhibidores de la bomba de protones, tengan aclorhidria o *bypass* gástrico deben ser tratados con citrato cálcico (2.000-6.000 mg al día).

El calcio hay que administrarlo separado del Eutirox® (levotiroxina de sodio), ya que, tomado de forma conjunta, disminuye la absorción del Eutirox®. Por último, es mejor prescribir el calcio cada 8 horas y no tres veces al día, porque se disminuye el riesgo de hipocalcemia por la mañana.

Estrategias quirúrgicas para prevenir el hipoparatiroidismo

Para prevenir el hipoparatiroidismo secundario a la cirugía, hay que tener en cuenta las siguientes consideraciones:

- Lo más importante es identificar las glándulas paratiroides. Esta identificación puede hacerse mediante la visión del cirujano (debe reconocer el tejido paratiroideo) o mediante la autofluorescencia. No es necesario buscar las cuatro glándulas; habrá que identificar aquellas que se encuentren en el campo de disección.
- Una vez identificadas, habrá que hacer una disección adecuada de estas para evitar producir una lesión vascular. Para ello, habrá que realizar una disección capsular del tiroides, y evitar hacer la disección con sistemas de energía (el calor térmico se difunde 3-5 mm).
- La linfadenectomía central es un factor de riesgo de escisión inadvertida de las glándulas paratiroides, de ahí que hoy en día sea discutido realizar las linfadenectomías centrales profilácticas, principalmente, en el lado contralateral al tumor.
- La utilización del verde de indocianina ayuda a conocer la vascularización de las glándulas paratiroides, para así poder adecuar la disección según la angiografía.
- En caso de escisión inadvertida de una glándula paratiroides, se llevará a cabo su autotransplante, que se realiza de la siguiente manera:
  - Conservación en suero con hielo.
  - Confirmar de forma intraoperatorio que es tejido paratiroideo.
  - Fraccionar la glándula con bisturí frío en fragmentos de 1 mm.
  - Realizar un bolsillo muscular en el ECM o en el subcutáneo a nivel esternal, e introducir los fragmentos. Cerrar el bolsillo con puntos irreabsorbibles para dejar marcado.

Hipotiroidismo

Será del 100 % en el caso de la tiroidectomía total y deberá ser tratado mediante levotiroxina, en dosis de 1,6 mg/kg, y ajustar según la estratificación de riesgo. En el caso de las hemitiroidectomías, el hipotiroidismo ocurre entre un 11-50 % de los casos, por lo que hay que hacer una analítica con determinación de la tirotropina (TSH; del inglés, *thyroid stimulating hormone*) al mes y medio o a los dos meses de la cirugía.

Hemorragia y hematoma asfíctico

Es una complicación poco frecuente (menos de un 2 %), pero puede llegar a producir la muerte del paciente si no se interviene de forma precoz.

Los factores de riesgo de sangrado tras una tiroidectomía son: edad avanzada, sexo masculino, enfermedad de Graves, tratamiento anticoagulante, disección ganglionar, reintervenciones de cuello y tiroidectomía total.

Los gestos quirúrgicos para disminuir el riesgo de sangrado posquirúrgico comprenden:

- Hemostasia cuidadosa del campo: es importante realizar hemostasia de los pequeños sangrados, fundamentalmente, en la entrada del NLR, teniendo mucho cuidado de no hacer una lesión térmica del nervio. De ahí que se recomiende hacer la hemostasia con clips, pinza bipolar o con compresión manual. El uso de hemostáticos puede ayudar a controlar estos pequeños sangrados, aunque no se ha demostrado que disminuya el riesgo de hematoma, al igual que los sellantes. Los drenajes no previenen tampoco el hematoma.
- Realizar la maniobra de Valsalva para aumentar la presión venosa y poner al descubierto vasos mal sellados que pueden producir un sangrado.
- La administración profiláctica de dexametasona (4-8 mg) antes de iniciar la cirugía disminuye el riesgo de náuseas y vómitos posquirúrgicos.

El intervalo de tiempo con más riesgo de sangrado es en las 4-6 primeras horas tras la cirugía.

El manejo del hematoma asfíctico precisa descompresión del hematoma de forma inmediata (en la habitación del paciente). En caso de requerir intubación, esta puede verse dificultada por el edema laríngeo, por lo que hay que estar preparados para realizar una traqueostomía. Una vez asegurada la vía aérea, el paciente será pasado al quirófano y se revisará la herida.

Seroma

Ocurre en un 7 % de los casos. Los factores de riesgo son edad avanzada y obesidad. El uso de sellantes de fibrina disminuye esta complicación; en cambio, el uso de drenajes no.

El manejo del seroma requiere observación o drenaje en caso de producir síntomas molestos mediante punciones evacuadoras (de forma estéril) o, incluso, mediante la colocación de un drenaje.

Infección

Es una complicación poco frecuente (0,5-3 %). El único factor independiente para la infección de la herida es el uso de drenaje tras una disección ganglionar, por lo que se recomienda antibioticoterapia profiláctica si se va a realizar una disección ganglionar y se va a dejar drenaje cervical.

Cicatriz hipertrófica

Los gestos quirúrgicos que pueden prevenir cicatrices antiestéticas son:

- Incisión en un pliegue natural del cuello.
- Evitar quemaduras de la piel o excesiva tracción.
- Retirar el punto de sutura lo más precozmente posible.
- Reforzar la herida con Steri-Strip™.
- Evitar la exposición de la herida a la luz solar (usar factor de protección solar alto).
- En el caso de las mujeres, utilizar un sujetador ajustado para evitar que el peso de las mamas tire de la cicatriz.

Lesión esofágica o traqueal

Se pueden dar dos escenarios:

- La lesión se diagnostica intraoperatoriamente: cierre directo con una sutura reabsorbible y la colocación de un drenaje junto con administración de antibiótico.
- La lesión se diagnóstica posteriormente: se realizará drenaje y antibioticoterapia.

Fístula quilosa

Se produce por una lesión inadvertida del conducto torácico o una de sus ramas. Es más frecuente en los vaciamientos cervicales izquierdos, pero también puede ocurrir en los derechos. Se da en un 0,6-1,4 % de los vaciamientos centrales y en un 4,4-8,3 % en los vaciamientos laterales.

Si el paciente tiene drenaje, se observará la salida de un líquido lechoso y, si no tenía drenaje, se observará una tumefacción del cuello fluctuante de la que, al pincharla, saldrá el líquido lechoso.

El manejo puede ser:

- Manejo conservador (tratamiento de la mayoría de las fístulas: débito < 700 mL/día): modificación de la dieta con ácidos grasos de cadena media (en ocasiones, requiere nutrición parenteral) y administración de somatostatina. Suelen resolverse en tres semanas.
- Manejo quirúrgico (tratamiento de las fístulas de alto débito: > 700 mL/día): embolización del conducto torácico por radiología intervencionista; ligadura del conducto torácico por toracoscopia.

Síndrome de Horner

Se produce por lesión de la cadena cervical simpática durante la linfadenectomía. Si la lesión es secundaria a compresión del nervio por un hematoma, el episodio se resuelve espontáneamente. Pero si la lesión ha sido por compresión con la retracción lateral durante la cirugía, puede ser permanente.

LINFADENECTOMÍA EN EL CÁNCER DE TIROIDES

Introducción

Existe afectación ganglionar metastásica en el 30-80 % de los pacientes con CPT y en un 1-8 % en los pacientes con CFT. En el caso del CMT, la afectación es del 34-81 %. La afectación metastásica ganglionar repercute negativamente en la tasa de recurrencia y en la supervivencia .

La disección ganglionar requiere un conocimiento importante de la técnica quirúrgica, de las referencias anatómicas y de los compartimentos ganglionares para ofrecer la cirugía más apropiada, evitando lesiones de las estructuras que se encuentran en el área de disección, como son la tráquea, el esófago, los nervios laríngeos, las glándulas paratiroides en el compartimento central y, en el lateral, la vena yugular interna, la arteria carótida, el nervio vago, el nervio hipogloso, el nervio espinal accesorio, el nervio frénico, el tronco simpático, el plexo cervical y braquial y el conducto torácico.

> **!** Una técnica quirúrgica inadecuada puede ser la causa de una persistencia o recurrencia de la enfermedad en el 60-75 % de los casos. Es fundamental una evaluación clínica prequirúrgica para una correcta planificación de la cirugía, logrando una escisión oncológica completa del tumor y minimizando el riesgo de complicaciones.

Este estudio comprende una ecografía cervical y de las cadenas ganglionares realizada por un radiólogo experto. La identificación de ganglios con pérdida del hilio graso, calcificaciones, vascularización periférica, hiperecogenicidad, más redondos que ovales, con cambios císticos y aumentados de tamaño son características de ganglios metastásicos.

Es recomendable realizar PAAF con tiroglobulina en el aspirado para confirmar el diagnóstico.

En casos seleccionados, el estudio se completará con una TAC cervical con contraste para identificar la posible infiltración de la tráquea y del esófago, así como afectación ganglionar del compartimento VII.

> **!** Cuando hay enfermedad macroscópica visible o enfermedad extraganglionar, la enfermedad microscópica no tiene relevancia en la supervivencia ni impacto en la recurrencia.

Hay que tener claros dos conceptos para la realización de la linfadenectomía:

- Los ganglios linfáticos se encuentran en compartimentos fasciales musculares y vasculares y, por lo tanto, en ausencia de infiltración muscular directa, vascular o nerviosa, la disección se podrá realizar de forma segura extirpando el tejido linfograso de estos compartimentos en bloque, preservando las estructuras musculares, vasculares y nerviosas. Es el concepto de compartimentos fasciales.
- Los tumores de cabeza y cuello metastatizan a diferentes niveles ganglionares, por lo que la disección, en este caso, del CT, será de los niveles ganglionares que tienen riesgo de estar afectados, que son los niveles VI, IIA, III, IV y VB.

Linfadenectomía del compartimento central

Anatomía

El compartimento central engloba los ganglios de los compartimentos VI y VII, siendo los ganglios del compartimento VI el primer lugar de depósito en la diseminación de las metástasis del CPT y el más frecuentemente afectado.

El compartimento VI está formado por cuatro grupos ganglionares: ganglios prelaríngeos o ganglios delfianos, paratraqueales derechos, paratraqueales izquierdos y pretraqueales.

Es mucho menos frecuente la afectación por metástasis de CPT de los ganglios parafaríngeos, retrofaríngeos, retroesofágicos y mediastino superior (compartimento VII).

Los límites de la disección del compartimento central son:

- Límite superior: hueso hioides.
- Límite inferior: escotadura esternal.
- Límite lateral: vaina carotídea.
- Límite posterior: fascia prevertebral.

Indicaciones

Linfadenectomía central terapéutica

> **!** La linfadenectomía del compartimento central terapéutica (LCCT) es la que se realiza cuando hay constancia de enfermedad ganglionar positiva.

El diagnóstico puede ser prequirúrgico, por hallazgo radiológico de adenopatías sospechosas (la ecografía tiene una baja sensibilidad para el diagnóstico de adenopatías centrales patológicas, por lo que solo se diagnostican en un 25 % de los casos) o, más frecuentemente, intraoperatorio, con identificación de adenopatías de color negro o azul-negro, características de las metástasis del CPT. En caso de identificar adenopatías de características normales, pero mayores de 1 cm, se remitirán a anatomía patológica intraoperatoria para confirmar la existencia de metástasis.

Con respecto a la extensión de la LCCT, existe cierta controversia, ya que, para disminuir la morbilidad de la LCCT bilateral (hipoparatiroidismo y lesión del NLR), se ha propuesto realizar únicamente linfadenectomía del compartimento central ipsilateral al tumor siempre y cuando en el lado contralateral no se identifiquen ganglios patológicos. En cambio, es sabido que en el 25 % de los casos con afectación ganglionar positiva de un lado habrá enfermedad oculta en el contralateral, pudiendo aumentar el riesgo de recurrencia.

La decisión de realizar la LCCT bilateral o unilateral dependerá del juicio del cirujano, poniendo a un lado de la balanza la morbilidad de su realización con el riesgo de recurrencia en el otro.

Linfadenectomía central profiláctica

> **!** La linfadenectomía del compartimento central profiláctica (LCCP) es la linfadenectomía del compartimento central sin evidencia de enfermedad.

Desde hace muchos años, existe controversia acerca de la indicación de su realización.

Los argumentos en contra son:

- La enfermedad microscópica no tiene relevancia clínica ni pronóstica en el CPT.
- La linfadenectomía aumenta el riesgo de hipoparatiroidismo y de lesión del NLR.
- No disminuye la recurrencia. Tal y como se concluye en un metanálisis publicado en la revista *Annals of Surgery* en 2022 por Sanabria *et al.*, para evitar una recurrencia, hay que realizar 500 linfadenectomías profilácticas.
- En centros de alto volumen, la reintervención por recidiva tiene la misma morbilidad que en la cirugía inicial.

Los argumentos a favor son:

- Estadificación completa de la enfermedad para determinar la necesidad de tratamiento con yodo radiactivo.
- Extirpar la enfermedad oculta para reducir la recurrencia y la morbilidad de la reoperación.
- En centros de alto volumen, la morbilidad de la linfadenectomía central profiláctica es muy baja.

¿Qué recomiendan las distintas sociedades? Se hará LCCP en caso de:

- Según la ATA: tumores T3 o T4, afectación de los ganglios de la cadena lateral; en caso de lobectomía en tumores

< 4 cm, recomiendan hacer linfadenectomía central ipsilateral para una mejor estadificación del tumor y facilitar la decisión de observación del lado contralateral o necesidad de completar la tiroidectomía y si se considera que puede ayudar a la toma de decisión de tratamiento con radioyodo.

• Según la European Society of Endocrine Surgeons (ESES): tumores T3 o T4, mayores de 45 años o menores de 15 años, varones, tumores bilaterales o multifocales, afectación de los ganglios de la cadena lateral.

• Según la NCCN: tumores T3 o T4.

El uso de la biopsia selectiva del ganglio centinela en el CDT no ha tenido los mismos resultados que en el cáncer de mama, y hoy en día no hay resultados claros que permitan su utilización de forma estandarizada.

 En conclusión, no hay claro consenso a la hora de indicar la LCCP, salvo en los casos de tumores localmente avanzados (T3 y T4) y en los casos con metástasis cervicales laterales.

Por lo que la decisión debería ser tomada por el equipo multidisciplinario que trata el CT de cada centro, teniendo en cuenta: la morbilidad que produce la cirugía, si la afectación ganglionar modifica la actitud de administrar yodo radiactivo o no, y la tasa de recurrencia o persistencia del centro.

Técnica quirúrgica

Los ganglios prelaríngeos o delfianos se extirparán durante la tiroidectomía, al extirpar la pirámide de Lalouette. El resto de los ganglios se extirparán una vez realizada la tiroidectomía. Generalmente, se analizan de forma separada los del lado derecho y los del izquierdo.

Para la disección de los ganglios paratraqueales y pretraqueales, se recomienda:

• Identificar las glándulas paratiroides y marcarlas (clip o hilo) para tenerlas identificadas durante toda la disección. En caso de extirparla, se autotrasplantará.

• Identificar el NLR y referenciarlo con un *vessel loop* para disecar todo su trayecto y extirpar todo el tejido linfático.

En cuanto a las consideraciones técnicas, para la realización de la linfadenectomía central derecha, hay que recordar la anatomía del NLR, por lo que habrá que extirpar el tejido linfograso retrorecurrencial; en cambio, para la linfadenectomía central izquierda, solo habrá que extirpar el tejido lateral al nervio (**Fig. 40-4**).

Linfadenectomía del compartimento lateral

 A los pacientes con metástasis ganglionares cervicales laterales por CDT se les debe realizar una linfadenectomía cervical lateral terapéutica; nunca se realizará una profiláctica, ya que no hay evidencia que su realización mejore la SV ni la tasa de recurrencia.

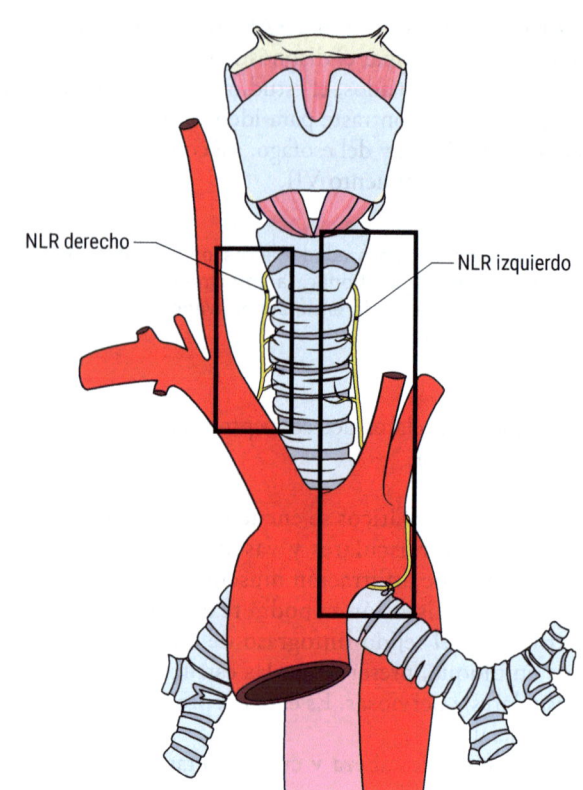

Figura 40-4. Área de disección del nervio laríngeo recurrente (NLR).

Por lo tanto, es fundamental el estudio mediante ecografía de las cadenas ganglionares laterales y, en caso de la existencia de adenopatías sospechosas, realizar PAAF y aspirado de la tiroglobulina para confirmar el diagnóstico de metástasis. Es conveniente realizar una TAC cervical con contraste en los pacientes con metástasis ganglionares para planificar bien la cirugía.

Los niveles ganglionares que más frecuentemente están afectados son los niveles III (71 %) y IV (66 %), seguidos del II (53 %) y el V (25 %).

La afectación del nivel I es muy infrecuente. La afectación lateral contralateral se da en un 24 % de los casos en pacientes con tumores grandes, cuando afecta al istmo o cuando hay afectación del nivel V.

Anatomía

Hay cinco grupos ganglionares:

• Superior o nivel II: que, a su vez, se divide en IIA y IIB. Esta división viene dada por el nervio espinal, que divide el compartimento II en IIA (anterior al nervio) y IIB (posterior al nervio) (**Fig. 40-5**).

• Medio o nivel III: cuyo límite superior es la bifurcación carotídea, y el inferior, la unión del omohioideo y la vena yugular interna.

• Inferior o nivel IV: el límite superior es la unión del omohioideo y la vena yugular interna, y el límite inferior, la clavícula.

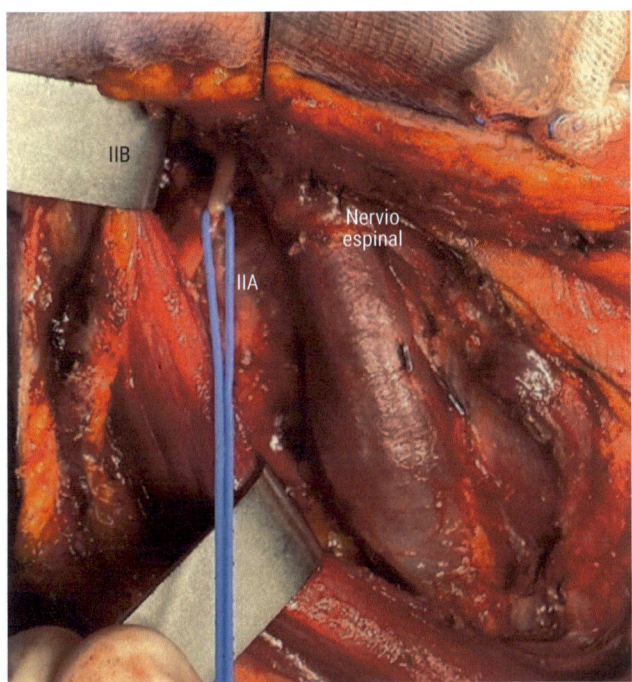

Figura 40-5. Nivel II del compartimento lateral.

- Posterior o nivel V: forma un triángulo cuyo lado anterior es el borde posterior del ECM; el lado posterior es el borde anterior del músculo trapecio; el lado superior es la convergencia entre el ECM y el trapecio; y el inferior, la clavícula. Este nivel se subdivide en VA y VB a la altura del cartílago cricoides. El nivel VB contiene los ganglios cervicales transversos y los supraclaviculares.

La disección debe realizarse de acuerdo con los planos fasciales del cuello:

- Fascia cervical superficial: se encuentra por debajo de la dermis y está compuesta por tejido conectivo, tejido graso, el músculo platisma y pequeños vasos y nervios.
- Fascia cervical profunda, que se divide en tres capas:
  - Superficial: envuelve el ECM, el omohioideo y la tráquea.
  - Media: envuelve el tiroides, la laringe y la tráquea.
  - Profunda: envuelve los músculos prevertebrales.

Técnica quirúrgica

El tipo de cirugía que se realiza más frecuentemente es el vaciamiento cervical funcional de los niveles IIA, III, IV y VB, con preservación de la vena yugular interna, del nervio espinal y del ECM.

En caso de invasión de alguna de las estructuras, se realizará un vaciamiento cervical radical, con extirpación de las estructuras afectadas.

La afectación ganglionar de los niveles I, IIB y VA ocurre únicamente en un 5 % de los casos, por lo que su extirpación solo se realizará en caso de identificar ganglios patológicos en dichos niveles.

La incisión dependerá de si se asocia a una tiroidectomía o solamente la linfadenectomía lateral. Lo ideal es hacer la inci-

sión sobre una línea natural del cuello y lo más baja posible. En casos determinados, la incisión ascenderá en dirección al lóbulo de la oreja («en palo de golf») para obtener una mejor exposición del campo. Nunca es necesario llegar a la apófisis mastoides (**Fig. 40-6**).

Los colgajos se realizan subplatismales, identificando las venas yugulares anteriores y la vena yugular externa, teniendo cuidado con el nervio auricular. El colgajo inferior se realiza hasta la clavícula.

En la disección de los niveles II, III y IV, se realiza una incisión de forma longitudinal en el borde anterior de la fascia del ECM y se diseca en toda su longitud a medial hasta desenvolver totalmente el músculo de esta. Superiormente, se llegará hasta la glándula submandibular, para identificar el músculo digástrico y, a nivel inferior, hasta la clavícula.

Para la identificación del nervio espinal, cabe tener en cuenta que se hallará el nervio en el tejido graso. Puede emplearse la neuromonitorización para encontrarlo, ya que su estimulación provocará la contracción del hombro. Una vez identificado, se recomienda referenciarlo mediante un *vessel loop*.

En la disección del nivel IIA, una vez identificado el nervio espinal y excluida la existencia de ganglios patológicos en el nivel IIB, se realizará la extirpación del compartimento IIA, que tiene la forma de triángulo, distinguiendo el límite posterior con las fibras del plexo cervical y quitando todo el tejido graso desde el nervio espinal hasta la bifurcación de la vena yugular (es frecuente la existencia de ganglios en esta bifurcación).

En la disección del nivel III, levantando el nivel IIA a medial, se continuará con la extirpación del tejido linfático a caudal, identificando el nervio frénico, que se encuentra por encima del escaleno anterior, siempre sin disecar la capa profunda de la fascia cervical profunda.

En la disección del nivel IV, se continuará la disección a caudal hasta identificar los vasos cervicales transversos teniendo cuidado con el conducto torácico en el lado izquierdo.

En la disección del nivel VB, suele extirparse anterior al ECM junto con el resto de los niveles, aunque, si hay afectación del nivel VA, puede ser necesario llevar a medial el ECM para extirpar este nivel.

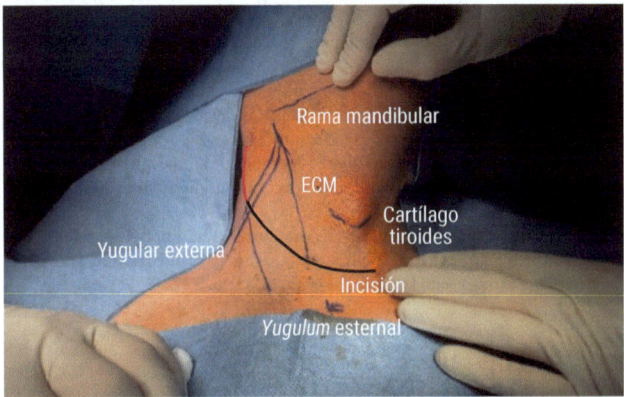

Figura 40-6. Puntos de referencia para la incisión en la linfadenectomía cervical lateral.
ECM: esternocleidomastoideo.

La disección continúa por encima de la carótida, disecando la fascia que recubre los vasos hasta desenvolverlos y unir la pieza con la fascia de los pretiroideos y del ECM.

Complicaciones

Las posibles complicaciones de la linfadenectomía del compartimento lateral son:

- Lesión del nervio espinal accesorio: la elongación por tracción puede generar debilidad en el movimiento del hombro, siendo más acusado cuando se levantan a un plano horizontal. Se debe iniciar una rehabilitación precoz para evitar el denominado «hombro congelado». En caso de sección del nervio espinal, la clínica será más pronunciada y puede producirse una escápula alada.
- Lesión del nervio frénico: habrá una disminución del 25 % de la capacidad pulmonar; la mayoría son transitorias.
- Lesión del nervio vago: el paciente presentará disfonía y episodios de aspiración.
- Lesión de la cadena cervical simpática: producirá un síndrome de Horner.
- Lesión del conducto torácico: fístula quilosa, ya comentada en un apartado anterior.

PUNTOS CLAVE

- La cirugía en el CT debe ser individualizada según las características del tumor y de los factores de riesgo asociados.
- El CDT tiene un excelente pronóstico, por lo que hay que minimizar los riesgos de complicación quirúrgica.
- En el CDT, hay que resecar la enfermedad macroscópica, ya que la enfermedad microscópica no tiene significación clínica.

- El hipoparatiroidismo es la complicación más frecuente tras una tiroidectomía y disminuye la calidad de vida del paciente y su supervivencia, por lo que el objetivo del cirujano endocrino debe ir encaminado a un hipoparatiroidismo cero.

BIBLIOGRAFÍA

Benmiloud F, Godiris-Petit G, Gras R, Gillot JC, Turrin N, Penaranda G et al. Association of autofluorescence-based detection of the parathyroid glands during total thyroidectomy with postoperative hypocalcemia risk: results of the PARAFLUO multicenter randomized clinical trial. JAMA Surg. 2020. 155(2):106-12.

Benmiloud F, Rebaudet S, Varoquaux A, Penaranda G, Bannier M, Denizot A. Impact of autofluorescence-based identification of parathyroids during total thyroidectomy on postoperative hypocalcemia: a before and after controlled study. Surgery. 2018;163(1):23-30.

Bobanga ID, McHenry C. Surgical procedures. Thyroidectomy: indications, flexible laryngoscopy, operative techniques, recurrent laryngeal nerve monitoring, and management of complications. En: Shifrin AL, Raffaelli M, Randolph GW, Gimm O (eds.). Endocrine surgery comprehensive board exam guide. Cham: Springer; 2021. p. 217-45.

Demarchi MS, Karenovics W, Bédat B, Triponez F. Intraoperative autofluorescence and indocyanine green angiography for the detection and preservation of parathyroid glands. J Clin Med. 2020;9(3):830.

Dip F, Falco J, Verna S, Prunello M, Loccisano M, Quadri P, et al. Randomized controlled trial comparing white light with near-infrared autofluorescence for parathyroid gland identification during total thyroidectomy. J Am Coll Surg. 2019;228(5):744-51.

Gavilán J, Herranz J. Modified neck dissection. J Op Tech Gen Surg. 2011;6(2):83-94.

Haddad RI, Bischoff L, Ball D, Bernet V, Blomain E, Busaidy NL, et al. Thyroid carcinoma, Version 2.2022, NCCN Clinical Practice Guidelines in Oncology. J Natl Compr Canc Netw. 2022;20(8):925-49.

Jethwa AR, Khariwala SS. When should therapeutic anticoagulation be restarted following major head and neck surgery? Laryngoscope. 2018;128(5):1025-6.

Liddy W, Bonilla-Vélez J, Triponez F, Kamani D, Randolph G. Principles in thyroid surgery. En: Randolph G (ed.). Surgery of the thyroid and parathyroid glands. 3ª ed. Toronto: Elsevier; 2021. p. 272-93.

Maniakas A, Chen A, Chiang FY, Zafereo ME. Lateral neck dissection: indications and technique. En: Randolph G (ed.). Surgery of the thyroid and parathyroid glands. 3ª ed. Toronto: Elsevier; 2021. p. 379-85.

Orloff LA, Wiseman SM, Bernet VJ, Fahey TJ 3rd, Shaha AR, Shindo ML, et al. American Thyroid Association statement on postoperative hypoparathyroidism: diagnosis, prevention, and management in adults. Thyroid. 2018;28(7):830-41.

Pardal-Refoyo JL, Parente-Arias P, Arroyo-Domingo MM, Maza-Solano JM, Granell-Navarro J, Martínez-Salazar JM, et al. Recomendaciones sobre el uso de la neuromonitorización en cirugía de tiroides y paratiroides. Acta Otorrinolaringol Esp. 2018;69(4):231-42.

Patel KN, Yip L, Lubitz CC, Grubbs EG, Miller BS, Shen W, et al. The American Association of Endocrine Surgeons guidelines for the definitive surgical management of thyroid disease in adults. Ann Surg. 2020;271(3):e21-93.

Raffaelli M, Chen AY. Neck dissection: indications, extension, operative technique. En: Shifrin AL, Raffaelli M, Randolph GW, Gimm O (eds.). Endocrine surgery comprehensive board exam guide. 1ª ed. Cham: Springer; 2021. p. 247-302.

Randolph G, Kamani D, Wei CW, Schneider R. Surgical anatomy and monitoring of the recurrent laryngeal nerve. En: Randolph G (ed.). Surgery of the thyroid and parathyroid glands. 3ª ed. Toronto: Elsevier; 2021. p. 326-59.

Sanabria A, Betancourt-Agüero C, Sánchez-Delgado JG, García-Lozano C. Prophylactic central neck lymph node dissection in low-risk thyroid carcinoma patients does not decrease the incidence of locoregional recurrence: a meta-analysis of randomized trials. Ann Surg. 2022;276(1):66-73.

Tang AL, Reid M, Randolph G, Steward DL. Central neck dissection: indications and technique. En: Randolph G (ed.). Surgery of the thyroid and parathyroid glands. 3ª ed. Toronto: Elsevier; 2021. p. 372-8.

Urken ML, Sims JR, Alon EE, Scharpf J. Surgery for locally advanced thyroid cancer: larynx, tracheal invasion, and esophageal. En: Randolph G (ed.). Surgery of the thyroid and parathyroid glands. 3ª ed. Toronto: Elsevier; 2021. p. 360-71.

Tratamiento del cáncer de paratiroides. Paratiroidectomía y linfadenectomía por cáncer

41

I. Osorio Silla

 OBJETIVOS

- Exponer las diferentes opciones terapéuticas para el cáncer de paratiroides, con especial atención al tratamiento quirúrgico.
- Establecer el diagnóstico.
- Determinar las pruebas preoperatorias necesarias.
- Describir el tratamiento quirúrgico más adecuado en el cáncer de paratiroides.

INTRODUCCIÓN

El cáncer de paratiroides es un tumor maligno infrecuente que comprende el 0,5-5 % de los pacientes con hiperparatiroidismo primario. En la práctica clínica, el diagnóstico del cáncer de paratiroides es un desafío, puesto que no existen características clínicas, bioquímicas o radiológicas específicas. Se puede sospechar preoperatoriamente o intraoperatoriamente, pero, en la mayoría de los casos, el diagnóstico se confirma posoperatoriamente con los resultados del examen histológico. En algunos casos, el diagnóstico solo se puede confirmar durante el seguimiento prolongado por la aparición de recidiva local o metástasis a distancia.

En la **tabla 41-1**, se resumen algunas de las características y signos clínicos de sospecha para el diagnóstico de cáncer de paratiroides en pacientes con hiperparatiroidismo primario.

 La sospecha de cáncer de paratiroides durante el estudio preoperatorio es sumamente relevante, ya que la posibilidad de curación definitiva depende de una cirugía extensa inicial.

TRATAMIENTO DEL CÁNCER DE PARATIROIDES

Tratamiento quirúrgico

El único tratamiento potencialmente curativo del cáncer de paratiroides es la cirugía, que permite controlar la hipercalcemia y reducir la carga tumoral tanto en la resección inicial como en el caso de recurrencia local o metástasis a distancia.

! La mejor posibilidad de curación del cáncer de paratiroides es mediante la realización de la resección en bloque completa en la cirugía inicial.

Tabla 41-1. Características y signos clínicos de sospecha para el diagnóstico de cáncer de paratiroides en pacientes con hiperparatiroidismo primario

	Características de sospecha del cáncer de paratiroides
Sexo	Igual incidencia entre mujeres y hombres
Edad	Más jóvenes (media de edad de 50 años)
Características analíticas	• Niveles de calcio en sangre >12-16 mg/dL • Hipercalcemia grave (15 %) • Niveles de PTH: entre 3 y 10 veces el límite superior de la normalidad
Características clínicas	• Tamaño tumoral >3 cm • Masa cervical palpable (34-70 %) • Alteraciones renales (30-60 %) • Alteraciones óseas (30-50 %) • Disfonía (1-14 %)
Características intraoperatorias	• Invasión de estructuras vecinas • Glándula paratiroides de consistencia dura y firme. Lobulada
Alteraciones genéticas	Mutación en el gen *CDC73*

PTH: hormona paratiroidea (del inglés, *parathyroid hormone*).
Modificado de: Silva-Figueroa A, Perrier ND. Diagnosis and surgical management of parathyroid carcinoma. En: Shifrin AL, Raffaelli M, Randolph GW, Gimm O (eds.). Endocrine Surgery Comprehensive Board Exam Guide. Cham: Springer; 2021. p. 379-404.

Estudio preoperatorio: pruebas de imagen

Se recomienda la realización de pruebas de imagen preoperatoriamente, tanto en la cirugía inicial como en el caso de reintervenciones por recurrencia de la enfermedad. Aunque las pruebas de imagen suelen ser útiles para la localización de la glándula paratiroides afectada, no son capaces de diferenciar entre un adenoma benigno y cáncer de paratiroides, excepto si se detecta la presencia de metástasis a distancia.

A continuación, se resumen las principales pruebas de imagen que se utilizan en la patología paratiroidea y se resaltan aquellos datos o características que pueden resultar interesantes a la hora del diagnóstico y tratamiento del cáncer de paratiroides:

- Ecografía cervical: algunas características ecográficas pueden permitir diferenciar preoperatoriamente entre cáncer de paratiroides y adenoma de paratiroides. Se resumen en la **tabla 41-2**.
- Gammagrafía con sestamibi (^{99m}Tc-MIBI): junto con la ecografía cervical, es una de las pruebas de imagen más utilizadas en la localización de paratiroides en el hiperparatiroidismo primario. En un estudio publicado en 2019, los autores muestran un nivel de retención de MIBI mayor en el cáncer de paratiroides, lo que podría contribuir al diagnóstico diferencial preoperatorio. Por otro lado, la gammagrafía permite realizar una exploración de todo el cuerpo, por lo que es una técnica adecuada en estudio de enfermedad recurrente o metastásica.
- Tomografía axial computarizada /TAC) 4D y resonancia magnética nuclear (RMN): son pruebas de imagen que van a permitir detectar la masa tumoral y aportan información sobre la extensión y/o invasión de estructuras adyacentes.

 Esta información es fundamental a la hora de planificar el tratamiento quirúrgico.

También son útiles para la detección de enfermedad recurrente y la presencia de metástasis a distancia.

Algunas de las características sugestivas de malignidad en la TAC dinámica son la presencia de una lesión con bordes irregulares y mal delimitados, la presencia de infiltración de tejidos adyacentes, la presencia de calcificaciones peritumorales y el bajo realce del contraste.

La reconstrucción tridimensional puede aportar información visual adicional sobre el tamaño tumoral y la relación que tiene con estructuras cervicales adyacentes. Esta información adicional puede tener un beneficio importante a la hora de planificar la cirugía. Se muestra un ejemplo en las **figuras 41-1** y **41-2**.

- Tomografía de emisión de positrones y TAC (PET-TAC) con fluorodesoxiglucosa marcada con flúor 18 (^{18}F-FDG): es útil, principalmente, para la identificación precoz de enfermedad residual y para la evaluación de metástasis a distancia.
- PET con ^{18}F-colina: es una técnica de imagen novedosa para la localización de tejido paratiroideo. Algunas publicaciones de casos clínicos han mostrado captación de ^{18}F-co-

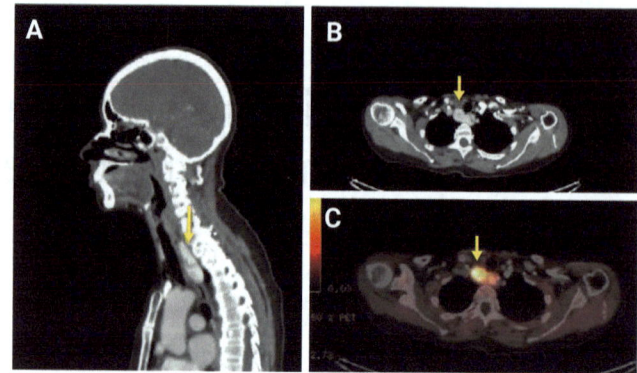

Figura 41-1. Imagen de tomografía axial computarizada (TAC) cervical y tomografía por emisión de positrones con TAC (PET-TAC) con colina (^{18}F-FCH) de una lesión paratiroidea con sospecha de malignidad. Se observa una voluminosa masa retrotraqueal, caudal al lóbulo tiroideo derecho. **A)** Corte sagital que muestra la glándula paratiroides (flecha) retrotraqueal, sin poder descartar invasión del esófago. **B)** Corte transversal de la TAC cervical y de la PET-TAC con colina **(C)**, en el que se muestra la captación de ^{18}F-FCH de la lesión.

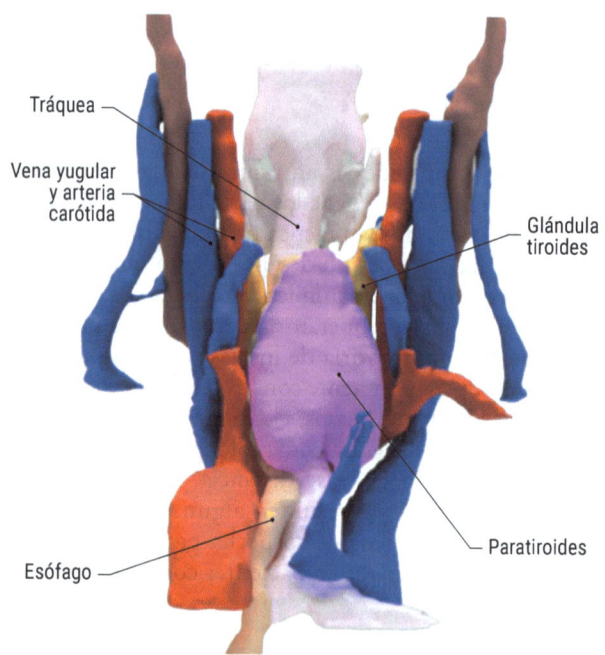

Figura 41-2. Reconstrucción tridimensional de una lesión paratiroidea con sospecha de malignidad, a partir de una tomografía axial computarizada (TAC) cervical (corte coronal, visión posterior), en la que se representan las relaciones de la lesión paratiroidea (morado) con el resto de las estructuras anatómicas cervicales. (Colaboración del Dr. Vizarreta Figueroa).

lina en el cáncer de paratiroides. Hay que tener en cuenta que los tumores pardos, que pueden estar presentes en el hiperparatiroidismo, también captan en la PET con ^{18}F-colina y, por lo tanto, se pueden confundir con metástasis a distancia.

Técnica quirúrgica

Sobre la glándula paratiroides

La cirugía del cáncer de paratiroides consiste en la resección en bloque. La sospecha preoperatoria de cáncer de paratiroi-

---

Tabla 41-2. Características ecográficas sugestivas de malignidad

- Identificación de lesiones de gran tamaño (>3 cm)
- Márgenes de la lesión irregulares
- Imágenes sugestivas de invasión local
- Heterogeneidad. Alteración de la ecogenicidad debido a sangrado o necrosis
- Presencia de calcificaciones
- Componente quístico
- Adenopatías sospechosas
- Cociente entre profundidad y anchura de la lesión >1

des, el reconocimiento intraoperatorio, así como la experiencia del cirujano son factores de gran importancia para lograr un adecuado manejo quirúrgico inicial.

> ❗ La *resección en bloque* se define como la extirpación completa de cáncer de paratiroides junto con el lóbulo tiroideo ipsilateral, el istmo y la musculatura pretiroidea, si esta se encuentra comprometida, así como la realización de linfadenectomía central.

Se deben tener en cuenta durante la cirugía algunos aspectos que se detallan a continuación:

- En la cirugía del cáncer de paratiroides, no se recomienda la realización de paratiroidectomía. La técnica de elección es la resección en bloque. Según la literatura médica, la tasa global de recurrencia tras la realización de resección en bloque es del 8 %, frente al 51 % cuando se realiza paratiroidectomía convencional.

> ❗ La mayoría de los autores están de acuerdo en que la resección en bloque en la cirugía inicial reduce la necesidad de reintervenir por recurrencias y mejora los resultados de supervivencia.

- Se debe realizar una cirugía delicada y meticulosa. De esta manera, se conseguirá mantener un campo quirúrgico exangüe y se evitará lesionar estructuras vecinas.
- Algunos autores recomiendan la exploración de las cuatro glándulas paratiroides con el objetivo de identificar la presencia de adenomas o carcinomas sincrónicos. Ello tiene especial interés en los casos asociados a síndromes hereditarios como el síndrome de hiperparatiroidismo-tumor mandibular (HPT-JT; del inglés, *hyperparathyroidism-jaw tumor syndrome*) o el síndrome de neoplasia endocrina múltiple de tipo 1 (MEN1; del inglés, *multiple endocrine neoplasia type 1*).
- Se debe manipular mínimamente la lesión durante su exéresis para evitar la rotura capsular y poder garantizar márgenes libres microscópicos tras la primera intervención. La resección en bloque del lóbulo tiroideo ipsilateral junto con el tumor lo facilita.
- Se debe tener en cuenta la posibilidad de invasión local de estructuras locales y, por lo tanto, su resección junto con el cáncer de paratiroides. El estudio de imagen preoperatorio permitirá prever dicha situación antes de la cirugía y estar preparados para poder solventarlo. Las estructuras que se pueden ver afectadas con mayor frecuencia son: el lóbulo tiroideo ipsilateral, la musculatura pretiroidea, el nervio laríngeo recurrente, el esófago y la tráquea.

> ❗ La colocación de una sonda orogástrica o nasogástrica permitirá reconocer el esófago al palpar la sonda, y se podrá evitar una lesión yatrogénica.

- En la mayoría de los casos, el nervio laríngeo recurrente se puede y se debe preservar. Únicamente se ha de consi-

derar sacrificarlo en los casos en los que la afectación neoplásica sea evidente.

Cuando la cirugía inicial es incompleta, está indicada la realización de resección completa en bloque, especialmente, en aquellos casos con invasión capsular, vascular o perineural extensa, o cuando persisten niveles de hormona paratiroidea (PTH; del inglés, *parathyroid hormone*) y calcio elevados en el posoperatorio. Hay que tener en cuenta que las reintervenciones cervicales son cirugías más complejas, con mayor probabilidad de complicaciones.

En algunos casos, menos del 10 %, el cáncer de paratiroides es no funcionante, lo que dificulta aún más su diagnóstico. En esos casos, generalmente, se diagnostica en un estadio más avanzado, con síntomas locales de compresión e invasión de estructuras adyacentes, como la palpación de una masa cervical, la presencia de disfonía, disfagia (más del 80 % de los casos) o disnea. Todo ello hay que tenerlo en cuenta a la hora de planificar la cirugía, puesto que el tratamiento quirúrgico será más agresivo.

> 💡 Las diferentes formas de presentación de un cáncer de paratiroides se resumen en la **tabla 41-3**.

Linfadenectomía por cáncer de paratiroides

Si existe evidencia de afectación ganglionar, se debe realizar linfadenectomía. Sin embargo, la realización de linfadenectomía central profiláctica es un tema de controversia.

La incidencia de afectación de los ganglios linfáticos centrales en el momento del diagnóstico varía entre el 6,5 y el 32,1 %, mientras que el compartimento lateral es infrecuente que se vea afectado.

En la revisión de la literatura médica, se encuentra a autores a favor de la realización de forma rutinaria de la linfadenectomía central ipsilateral en el cáncer de paratiroides,

Tabla 41-3. Formas de presentación del cáncer de paratiroides

Normocalcemia No funcionante (< 10 %)	Hipercalcemia	Crisis hipercalcémica
Asintomático	Generalmente sintomático	Sintomático
Masa cervical palpable	Alteraciones gastrointestinales, cansancio, mialgias, alteraciones renales y óseas	Alteración neurológica y cardiovascular Coma
Diagnóstico en estadio más avanzado	Diagnóstico: alto índice de sospecha por niveles de calcio y PTH elevados	• Emergencia médica • Manejo agresivo con hidratación, diuréticos, bisfosfonatos, etc.
Mayor tendencia a metastatizar		Cirugía lo antes posible

PTH: hormona paratiroidea (del inglés, *parathyroid hormone*).

aunque no hay evidencia de que aumente la supervivencia de los pacientes. Por otro lado, otros autores sugieren que la linfadenectomía central solo se debe realizar en caso de afectación ganglionar, evitando mayor riesgo de complicaciones durante la cirugía.

Los resultados de una revisión retrospectiva de 405 pacientes mostraron que el estado de los ganglios linfáticos no influyó en la supervivencia específica de la enfermedad, excepto en los tumores de paratiroides de más de 3 cm, por lo que se sugiere que la linfadenectomía central profiláctica podría estar indicada solo en estos casos.

> Por lo tanto, en el cáncer de paratiroides:
> - Por lo general, la linfadenectomía central no se recomienda en ausencia de afectación ganglionar del compartimento central. Una excepción donde se puede considerar la linfadenectomía central es en los casos de tumor mayor de 3 cm, debido a su mayor probabilidad de afectación metastásica.
> - En el cáncer de paratiroides, no se recomienda la realización de linfadenectomía laterocervical modificada.

Enfermedad recurrente y/o metastásica

Un número importante de pacientes son diagnosticados de cáncer de paratiroides después de la cirugía inicial y, por lo tanto, no se lleva a cabo una resección oncológica completa. Como se comenta en apartados previos, ello supone un aumento de la tasa de recurrencia a más del 50 % de los casos.

La mayoría de las recidivas tumorales ocurren 2-5 años después de la cirugía inicial, aunque se han descrito también al cabo de más de 20 años.

Entre un 5 y un 15 % de los pacientes con cáncer de paratiroides presentan metástasis a distancia en el momento del diagnóstico. Durante el seguimiento, un 25 %, aproximadamente, de los pacientes desarrollan metástasis a distancia, y ello se asocia con frecuencia a la presencia de recurrencia local (14 %). Las localizaciones, en orden de más a menos frecuentes, son, el pulmón, el hueso, el hígado, el cerebro, el pericardio y el páncreas.

La recurrencia suele ser locorregional, y representa, aproximadamente, dos tercios de las recidivas.

Los pacientes con recidiva de cáncer de paratiroides suelen presentar un aumento gradual de los niveles de PTH y calcio en sangre.

El manejo de las recidivas es principalmente quirúrgico, y no es infrecuente que sea necesaria la realización de múltiples intervenciones a lo largo del tiempo.

> El cáncer de paratiroides tiene un curso indolente, con una supervivencia prolongada, pero con una tasa relativamente alta de recurrencia. Por ello, son frecuentes las reintervenciones a lo largo del tiempo.

El tratamiento quirúrgico consiste en la resección del tejido tumoral funcional, tanto en los casos de recurrencia locorregional como de metástasis a distancia siempre que sea posible.

> ! El objetivo de la cirugía es reducir el tejido tumoral funcional y ayudar a controlar la hipercalcemia, que es la principal causa de morbilidad y mortalidad de los pacientes con cáncer de paratiroides.

Con la reducción quirúrgica del tumor funcional, se logra un descenso e, incluso, en ocasiones, una normalización de los niveles de PTH y calcemia, que puede durar meses o años. Con ello, se consigue que el manejo de la hipercalcemia sea más factible mediante tratamiento médico y mejora la sintomatología de los pacientes.

Las reintervenciones cervicales son cirugías complejas, que pueden asociar una mayor tasa de complicaciones (especialmente, lesión del nervio laríngeo recurrente). Por ello, ante una recidiva del cáncer de paratiroides, es fundamental realizar estudios de localización preoperatorios antes de la reintervención.

En caso de que las pruebas de imagen no sean concluyentes, se puede valorar la realización de un cateterismo venoso selectivo con determinación de los niveles de PTH. También podría resultar útil en lesiones sospechosas la realización de punción aspirativa con aguja fina (PAAF) y medición de los niveles de PTH, especialmente, en la enfermedad metastásica.

En pacientes con enfermedad irresecable, se puede valorar la realización de ablación con radiofrecuencia o con etanol, tanto en la recurrencia local como para el tratamiento de metástasis pulmonares o hepáticas. Con este tratamiento, se ha observado una mejora en los niveles de calcio y PTH. Sin embargo, con el uso del etanol, hay que tener en cuenta las complicaciones asociadas, especialmente, a nivel del nervio laríngeo recurrente. Por ello, se debe considerar limitado su uso en la región cervical central.

Los resultados del tratamiento con radioterapia y/o quimioterapia en el cáncer de paratiroides con recidiva son muy limitados. En algunos casos, se puede plantear la radioterapia paliativa para metástasis óseas.

En los casos de enfermedad intratable, el objetivo principal es controlar la hipercalcemia, puesto que es la principal causa de morbimortalidad en estos pacientes. En estos casos, el tratamiento es médico, principalmente, con calcimiméticos como el cinacalcet.

Tratamientos médico

Tratamiento médico preoperatorio

Antes de la cirugía, los pacientes deben recibir tratamiento médico con el objetivo de controlar los niveles séricos de calcio y corregir todas las alteraciones metabólicas secundarias. La hipercalcemia aguda por carcinoma de paratiroides se trata de manera similar a la hipercalcemia por cualquier otra causa. El manejo inicial incluye la hidratación con soluciones salinas y, posteriormente, el uso de fármacos específicos para controlar la hipercalcemia. En la **tabla 41-4**, se resume el tratamiento médico de la hipercalcemia.

Tratamiento médico posoperatorio

En el manejo posoperatorio de los pacientes con cáncer de paratiroides, se deben monitorizar los niveles séricos de cal-

Tabla 41-4. Tratamiento médico de la hipercalcemia moderada y grave

Tratamiento	Comienzo de acción	Duración	Mecanismo de acción	Comentarios
Hidratación: suero salino al 0,9 % (200-500 mL/h dependiendo de la situación cardiovascular y renal)	Horas	Durante la infusión	Aumenta las pérdidas urinarias de calcio	Siempre es necesaria y es el primer paso que realizar
Diuréticos (previa hidratación): diuréticos del asa: furosemida en dosis variable en función de la gravedad	Horas	Durante la infusión	• Diuresis forzada • Aumenta las pérdidas urinarias de calcio	Cuidado con la descompensación cardíaca y las alteraciones metabólicas
Inhibidores de la resorción ósea de 1ª línea: • Bisfosfonatos i.v. • Zoledronato: 4 mg en 50 mL de suero salino al 0,9 % o glucosa al 5 % en 15 min	Días	Entre 14 y 15 días	Disminuyen la resorción ósea al inhibir la acción del osteoclasto	• Síndrome gripal • Nefrotoxicidad (contraindicado en la insuficiencia renal)
Inhibidores de la resorción ósea de 2ª línea: • Calcitonina: 4-8 UI/kg peso s.c. o i.m. cada 12 horas (si hay respuesta) • Denosumab: 120 mg s.c.	Horas 4-10 días	48 horas 4-15 semanas	• Aumenta el flujo de calcio hacia el hueso • Disminuye la resorción ósea	• Taquifilaxia • Mayor riesgo de hipocalcemia
Calcimiméticos: cinacalcet: dosis inicial de 30 mg/12 horas	2-3 días	Durante el tratamiento	Disminución de los niveles de PTH	Hipocalcemia

i.m.: intramuscular; i.v.: intravenosos; PTH: hormona paratiroidea (del inglés, *parathyroid hormone*); s.c.: subcutáneo.

cio. Como consecuencia de la hipercalcemia preoperatoria, pueden desarrollar el «síndrome del hueso hambriento» tras la resección completa de la lesión, y necesitar la administración de calcio por vía oral o intravenosa, asociado a la administración de vitamina D.

El «síndrome del hueso hambriento» se produce como consecuencia de un desequilibrio entre la formación y la resorción ósea. Se caracteriza por la aparición de hipocalcemia, hipofosfatemia e hipomagnesemia, secundarias a un aumento de su captación a nivel óseo.

Tratamiento quimioterápico y radioterápico

Radioterapia adyuvante

El papel de la radioterapia en el tratamiento del cáncer de paratiroides es controvertido. Los datos descritos en la literatura médica son muy limitados.

El cáncer de paratiroides se considera un tumor radiorresistente, por tanto, y no hay indicación para el uso de la radioterapia como tratamiento inicial.

La radioterapia se puede considerar como una opción en aquellos pacientes con enfermedad recurrente, que no son candidatos para la reintervención quirúrgica. También, en aquellos casos con metástasis óseas, cuando no son posibles otras opciones de tratamiento.

Según los estudios publicados hasta el momento, la radioterapia no ha demostrado ningún beneficio en el control locorregional de la enfermedad, ni en la supervivencia global.

Quimioterapia adyuvante

Al igual que ocurre con la radioterapia, los datos sobre el uso de la quimioterapia son limitados. No existe un protocolo estandarizado, ni se ha demostrado beneficio oncológico.

Hasta el momento, el único tratamiento sistémico que parece mostrar beneficio en el cáncer de paratiroides recurrentes/metastásico es el sorafenib (inhibidor de la tirosinacinasa), según algunos casos publicados. El sorafenib logra un control relativamente rápido, aunque temporal, de la hipercalcemia.

Otros tratamientos

El conocimiento cada vez mayor de la oncología médica permitirá el desarrollo de nuevas terapias dirigidas para el cáncer de paratiroides.

En la **figura 41-3**, se resumen las diferentes opciones de tratamiento.

SEGUIMIENTO Y PRONÓSTICO

El objetivo del seguimiento es la detección precoz de recurrencia local y/o presencia de metástasis a distancia.

En el seguimiento de los pacientes con cáncer de paratiroides, se deben determinar los niveles de calcio y PTH en sangre. Inicialmente, cada seis meses hasta los cinco años de seguimiento y, posteriormente, anualmente.

También se puede realizar ecografía cervical anualmente. En los casos de cáncer de paratiroides no funcionantes, el seguimiento se debe realizar únicamente con pruebas de imagen.

A pesar de la alta tasa de recidiva, debido al curso indolente del cáncer de paratiroides, la supervivencia a largo plazo es

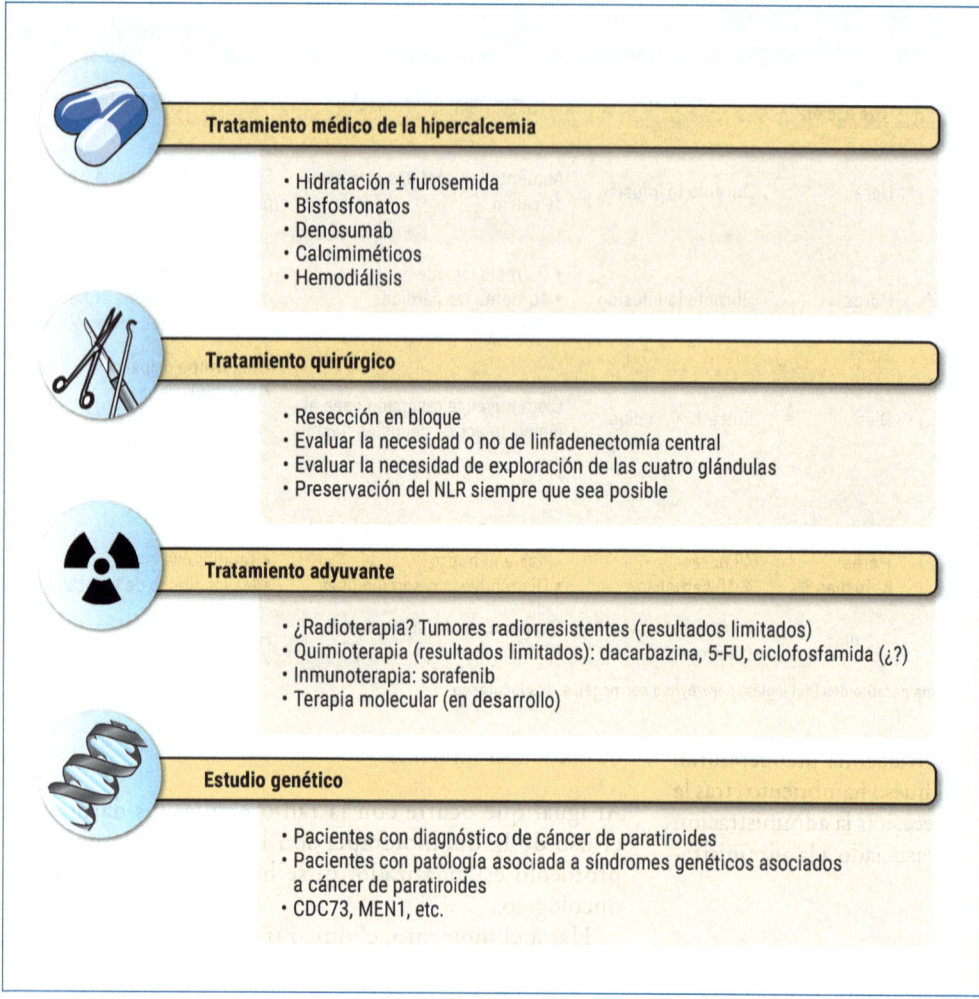

Tratamiento médico de la hipercalcemia

- Hidratación ± furosemida
- Bisfosfonatos
- Denosumab
- Calcimiméticos
- Hemodiálisis

Tratamiento quirúrgico

- Resección en bloque
- Evaluar la necesidad o no de linfadenectomía central
- Evaluar la necesidad de exploración de las cuatro glándulas
- Preservación del NLR siempre que sea posible

Tratamiento adyuvante

- ¿Radioterapia? Tumores radiorresistentes (resultados limitados)
- Quimioterapia (resultados limitados): dacarbazina, 5-FU, ciclofosfamida (¿?)
- Inmunoterapia: sorafenib
- Terapia molecular (en desarrollo)

Estudio genético

- Pacientes con diagnóstico de cáncer de paratiroides
- Pacientes con patología asociada a síndromes genéticos asociados a cáncer de paratiroides
- CDC73, MEN1, etc.

Figura 41-3. Estrategias terapéuticas en el cáncer de paratiroides.
5-FU: 5-fluorouracilo; MEN1: neoplasia endocrina múltiple de tipo 1 (del inglés, *multiple endocrine neoplasia type 1*); NLR: nervio laríngeo recurrente.

favorable: del 78-91 % de supervivencia global a los cinco años, y del 60-72 % a los diez años. Cuando la enfermedad progresa, la principal causa de muerte de los pacientes es la hipercalcemia grave.

FACTORES PRONÓSTICOS Y ESTADIFICACIÓN

Shaha, del Memorial Sloan Kettering Cancer Center en 1990 y, posteriormente, Talat y Schulte en 2010 propusieron un modelo de estadificación. En el 2012, Schutle propone un modelo alternativo (Schulte b) que clasifica el cáncer de paratiroides en bajo y alto riesgo (**Tabla 41-5**).

Hasta la fecha, no hay consenso sobre los factores pronósticos que influyen en el resultado del cáncer de paratiroides. Los factores que se han descrito en la literatura médica, algunos de ellos con resultados contradictorios, son los siguientes: cirugía incompleta, presencia de afectación ganglionar, alto riesgo de invasión vascular, edad avanzada, tamaño tumoral, pérdida de expresión de parafibromina, etcétera.

Por el momento, no se ha establecido un sistema de estadificación formal, debido al conocimiento limitado sobre las características y el pronóstico del cáncer de paratiroides. El AJCC (American Joint Committee on Cancer) ha propuesto y definido una serie de variables específicas que facilitarán el desarrollo de un sistema de clasificación formal. Estas variables se resumen en la **tabla 41-6**. En la octava edición, se define el TNM del cáncer de paratiroides, pero sin establecer los estadios anatómicos ni grupos pronósticos (**Tabla 41-7**).

Tabla 41-5. Clasificación propuesta por Shaha y clasificación propuesta por Schulte

	Clasificación propuesta por Shaha	Clasificación propuesta por Schulte
T	• T1: tumor primario <3 cm • T2: tumor primario >3 cm • T3: tumor primario de cualquier tamaño con invasión de estructuras adyacentes • T4: invasión de tráquea, esófago o NLR	• T1: presencia de invasión capsular • T2: invasión de estructuras adyacentes, excluyendo laringe, tráquea o esófago • T3: presencia de invasión vascular • T4: invasión de hipofaringe, tráquea, esófago, laringe, NLR, carótida, etc.
N	• N0: no evidencia de metástasis ganglionar • N1: evidencia de metástasis ganglionar	
M	• M0: no evidencia de metástasis a distancia • M1: evidencia de metástasis a distancia	

M: metástasis; N: ganglios [del inglés, *nodes*]; NLR: nervio laríngeo recurrente; T: tumor.
Modificado de: Rodrigo JP, Hernández-Prera JC, Randolph GW, Zafereo ME, Hartl DM, Silver CE, et al. Parathyroid cancer: an update. CancerTreat Rev. 2020;86:102012.

Tabla 41-6. Variables propuestas para la estadificación del cáncer de paratiroides

Factores relacionados con el paciente	Factores relacionados con el tumor	Factores relacionados con datos analíticos/histológicos
Sexo (masculino)	Tamaño y peso de la lesión	Niveles muy elevados de calcio en sangre
Edad (>65 años)	Nº de ganglios resecados	Niveles muy elevados de PTH
Alteraciones genéticas (*CDC73*)	Nº de ganglios positivos	Grado histológico
	Metástasis a distancia	Índice de proliferación celular (Ki-67)
	Invasión de estructuras vecinas	Invasión linfovascular
	Tiempo de recurrencia	Tasa de mitosis
		Patrón de crecimiento sólido frente a trabecular
		Presencia de necrosis

PTH: hormona paratiroidea (del inglés, *parathyroid hormone*).
*Modificado de: Machado NM, Wilhelm SM. Parathyroid cancer: a review. Cancers (Basel). 2019;11(11):1676.

Tabla 41-7. Clasificación TNM (8ª edición)

Factores relacionados con el paciente	Factores relacionados con el tumor		Factores relacionados con datos analíticos/histológicos
T (tumor)	Tx		El tumor primario no se ha evaluado
	T0		No hay evidencia de tumor primario
	Tis		Neoplasia de paratiroides atípica o neoplasia de potencial maligno incierto*
	T1		Tumor localizado con extensión al tejido linfograso
	T2		Invasión directa al tiroides
	T3		Invasión directa de NLR, esófago, tráquea, musculatura pretiroidea, timo, ganglios linfáticos
	T4		Invasión de grandes vasos o columna
N (ganglios)	Nx		La afectación ganglionar no se ha evaluado
	N0		No hay evidencia de afectación ganglionar
	N1		Evidencia de afectación ganglionar
		N1a	Metástasis en el nivel VI o VII
		N1b	Metástasis unilateral, bilateral o contralateral (nivel I, II, III, IV o V) o retrofaríngeas
M (metástasis)	M0		No hay evidencia de metástasis a distancia
	M1		Evidencia de metástasis a distancia

*Lesiones con características histológicas de sospecha, pero que no cumplen los criterios de invasión o presencia de metástasis para confirmar el diagnóstico de cáncer de paratiroides.
Modificado de: Landry CS, Wang TS, Asare EA. Parathyroid. En: Amin MB, Edge SB, Greene FL, Byrd DR, Brookland RK, Washington MK, et al. (eds.). AJCC Cancer Staging Manual. 8ª ed. Nueva York: Springeryork; 2017. p. 903-10.

 PUNTOS CLAVE

- El cáncer de paratiroides es un tumor maligno infrecuente que comprende el 0,5-5 % de los pacientes con hiperparatiroidismo primario.
- El diagnóstico del cáncer de paratiroides puede ser difícil y, por ello, es fundamental mantener un alto índice de sospecha.
- Es importante conocer aquellas características y signos clínicos de sospecha para el diagnóstico de cáncer de paratiroides en pacientes con hiperparatiroidismo primario.

- La mejor posibilidad de curación del cáncer de paratiroides es mediante la realización de la resección en bloque completa en la cirugía inicial.
- La linfadenectomía central se debe realizar cuando existe certeza de afectación ganglionar. También se debe plantear en tumores mayores de 3 cm.
- El cáncer de paratiroides tiene un curso indolente, con supervivencia prolongada, pero con una tasa alta de recurrencia.
- El tratamiento de la enfermedad recurrente y/o metastásica es quirúrgico en la medida de lo posible, con el obje-

(Continúa)

PUNTOS CLAVE (*cont.*)

tivo tanto de reducir tejido tumoral funcionante como de facilitar el manejo médico de la hipercalcemia.

- El tratamiento médico preoperatorio y posoperatorio es importante para controlar las alteraciones del calcio y otros metabolitos.

- Los pacientes con cáncer de paratiroides requieren un seguimiento a largo plazo, debido al alto riesgo de desarrollar recurrencia local o metástasis a distancia.
- La causa más frecuente de mortalidad en estos pacientes es la hipercalcemia grave.

BIBLIOGRAFÍA

Cetani F, Pardi E, Marcocci C. Parathyroid carcinoma. Front Horm Res. 2019;51:63-76.

Fackelmayer OJ, Harari A. Parathyroid carcinoma: surgical resection and therapies beyond the scalpel. JCO Oncol Pract. 2021;17(3):128-9.

Ferraro V, Sgaramella LI, Di Meo G, Prete FP, Logoluso F, Minerva F, et al. Current concepts in parathyroid carcinoma: a single centre experience. BMC Endocr Disord. 2019;19 (Suppl 1):46.

Fingeret AL. Contemporary evaluation and management of parathyroid carcinoma. JCO Oncol Pract. 2021;17(1):17-21.

Hsu KT, Sippel RS, Chen H, Schneider DF. Is central lymph node dis. necessary for parathyroid carcinoma? Surgery. 2014;156(6):1336-41; discussion 1341.

Karunaratne D, Owens E, Kirkland P, Al SAZ, Howlett D. Metastatic parathyroid cancer: a rare cause of hypercalcaemia. BMJ Case Rep. 2021;14(10):e244302.

Landry CS, Wang TS, Asare EA. Parathyroid. En: Amin MB, Edge SB, Greene FL, Byrd DR, Brookland RK, Washington MK, et al. (eds.). AJCC Cancer staging manual. 8ª ed. Nueva York: Springer; 2017. p. 903-10.

Long KL, Sippel RS. Current and future treatments for parathyroid carcinoma. Int J Endocr Oncol. 2018;5(1):IJEO6.

Machado NM, Wilhelm SM. Parathyroid cancer: a review. Cancers (Basel). 2019;11(11):1676.

Rodrigo JP, Hernández-Prera JC, Randolph GW, Zafereo ME, Hartl DM, Silver CE, et al. Parathyroid cancer: an update. Cancer Treat Rev. 2020;86:102012.

Schulte KM, Gill AJ, Barczynski M, Karakas E, Miyauchi A, Knoefel WT, et al. Classification of parathyroid cancer. Ann Surg Oncol. 2012;19(8):2620-8.

Schulte KM, Talat N, Miell J, Moniz C, Sinha P, Díaz-Cano S. Lymph node involvement and surgical approach in parathyroid cancer. World J Surg. 2010;34(11):2611-20.

Silva Figueroa A, Perrier ND. Diagnosis and surgical management of parathyroid carcinoma. En: Shifrin AL, Raffaelli M, Randolph GW, Gimm O (eds.). Endocrine Surgery Comprehensive Board Exam Guide. Cham: Springer; 2021. p. 379-404.

Adrenalectomía: laparotomía, laparoscópica y robótica

42

E. Mercader Cidoncha y L. Zarain Obrador

OBJETIVOS

- Conocer las indicaciones de la adrenalectomía en la patología oncológica suprarrenal.
- Comprender las diferentes vías de abordaje de este procedimiento.
- Integrar los conceptos aprendidos para elaborar una adecuada estrategia terapéutica para el paciente con patología oncológica suprarrenal.

INTRODUCCIÓN

El tratamiento quirúrgico de la patología maligna que afecta a la glándula suprarrenal tiene como extensión mínima la adrenalectomía, aunque, en función de la entidad causante y de la finalidad perseguida, puede ser necesario ampliar la resección a otros órganos vecinos.

Son tres entidades las que hay que considerar, con diferentes perfiles biológicos, que condicionan la agresividad terapéutica: metástasis suprarrenales, feocromocitoma maligno y carcinoma adrenocortical (CAC), siendo este último el más significativo y en el que mayormente se centrará este capítulo.

En las metástasis suprarrenales, la adrenalectomía aislada suele ser suficiente, ya que, en esta situación, la cirugía es un instrumento terapéutico más en el contexto de una enfermedad sistémica, habitualmente, oligometastásica, controlada con terapia sistémica.

En el caso del feocromocitoma maligno, la técnica puede oscilar entre la adrenalectomía aislada o la necesidad de asociar resecciones viscerales en caso de infiltración por contigüidad. Las decisiones sobre la extensión de la cirugía pueden quedar condicionadas por la presencia y pronóstico de otras entidades tumorales concomitantes en el seno de los síndromes familiares endocrinos, como el carcinoma medular de tiroides, o del impacto que pueda tener la hipersecreción hormonal en la calidad de vida del paciente.

Finalmente, en el caso del CAC, las estrategias consideradas deben ser radicalmente diferentes debido a su especial comportamiento biológico. Se trata de una entidad poco frecuente, con una elevada agresividad clínica y un pronóstico sombrío, en la que alrededor de un 25-35 % de los casos se presentan bien con metástasis al diagnóstico o bien con invasión locorregional. En este escenario, la tasa global de recurrencia se sitúa entre un 17 y un 85 %, lo que repercute en una supervivencia a los cinco años que no supera el 84 %, aun en estadios precoces. Estos datos resultan especialmente impactantes si, además, se tiene en cuenta la carencia de terapias adyuvantes posoperatorias eficaces (quimioterapia o radioterapia). Por este motivo, la resección quirúrgica es el componente más importante y esencial en la secuencia terapéutica del CAC, siendo su objetivo lograr la resección quirúrgica completa sin rotura y con márgenes libres para minimizar la recurrencia local y mejorar el pronóstico.

La resección puede planificarse por abordaje abierto o abordaje mínimamente invasivo (MIS; del inglés, *minimally invasive surgery*) —cirugía laparoscópica o robótica—, si bien, hay que conocer, considerar y discutir preoperatoriamente determinados factores concernientes tanto a las ventajas/limitaciones del tipo de abordaje quirúrgico como al riesgo de las lesiones suprarrenales a tratar (alta/baja sospecha de malignidad o malignidad confirmada). Estos pueden inclinar la decisión estratégica hacia uno u otro abordaje.

No hay que olvidar que la cirugía es el punto final al que se llega después de un extenso estudio diagnóstico, durante el cual ha podido quedar expuesta una sobreproducción hormonal de cualquiera de sus componentes corticales o medulares. Estas hipersecreciones deben ser consideradas para el tratamiento o el bloqueo farmacológico preoperatorio, que evitará eventos intraoperatorios o implicarán la necesidad de una suplementación posresección.

Se describirán, en primer lugar, las técnicas y vías de abordaje para, después, exponer los aspectos esenciales de la cirugía oncológica en el CAC que deben ser considerados al elegir la estrategia y vía de abordaje. Finalmente, se expondrán sus resultados oncológicos y las particularidades de diversas situaciones clínicas. Toda esta información debe proporcionar las claves para seleccionar la vía de abordaje más adecuada en cada caso.

VÍAS DE ABORDAJE

Aunque hoy en día y hablando de forma global en el contexto de la patología suprarrenal la resección se realiza mayoritariamente por abordaje mínimamente invasivo (laparoscópico o robótico), esta premisa no puede ser extrapolada a algunas entidades oncológicas como el CAC. En este contexto, y en líneas generales, la cirugía abierta es una opción siempre válida y segura, que maximiza las posibilidades de una resección óptima y segura. Frente a ella, deben demostrar el mismo perfil de seguridad y eficacia terapéutica los abordajes mínimamente invasivos, que, inherentemente, conllevan una serie de limitaciones de maniobrabilidad, que pueden dificultar o hasta imposibilitar la consecución de la premisa quirúrgica.

A continuación, se describirán las ventajas e inconveniente de cada abordaje y se reseñarán sus principales connotaciones.

Abordaje abierto

La laparotomía o abordaje abierto puede realizarse mediante una incisión media supraumbilical ± infraumbilical, una incisión subcostal bilateral (con o sin prolongación esternal) o una incisión en «J» invertida de tipo Makuuchi (**Fig. 42-1**). Mucho menos empleadas para el tratamiento del CAC son la incisión de tipo lumbotomía o la vía posterior pura, descrita por Young.

Las principales ventajas del abordaje abierto son:

- Permite una adecuada exposición y estadificación de la lesión.
- Permite realizar una evaluación inicial de las posibilidades de resección. En este sentido, la cirugía abierta no debe emplearse sistemáticamente para discernir si los órganos vecinos están o no infiltrados, ya que este paso debe haber sido estudiado pormenorizadamente en la fase preoperatoria. No debe olvidarse en ningún momento la entidad que se está tratando y las fatales consecuencias de una rotura intraoperatoria del tumor durante una evaluación expeditiva de las relaciones con los órganos vecinos.
- Permite realizar resecciones multiviscerales de alta complejidad, en bloque con la glándula suprarrenal, facilitando la resección completa sin rotura.
- Permite realizar linfadenectomías regionales.
- Permite realizar procedimientos vasculares complejos como resecciones vasculares y anastomosis o tratamiento de trombos en la vena cava inferior.

Una vez seleccionado este abordaje y, en función del estudio de extensión preoperatorio, el tamaño y localización de

la glándula afectada, así como la complejidad de la estrategia quirúrgica planificada se deberá optar por aquella incisión que ofrezca mayor accesibilidad al campo operatorio.

Tras el acceso a la cavidad abdominal, y una vez descartada la presencia de afectación peritoneal, se procede a la retracción por medios mecánicos de la pared abdominal. Los diversos separadores automáticos, suplementados de forma puntual por las tracciones de los ayudantes quirúrgicos, permiten la evaluación inicial y la realización de las maniobras de control vascular que en ocasiones pueden precisar este tipo de intervenciones.

Posteriormente, se requiere un amplio grado de movilización visceral, ya que la glándula suprarrenal es una estructura retroperitoneal y se está abordando por vía anterior transperitoneal.

En el lado derecho, se requiere la sección completa del ligamento triangular derecho del hígado para conseguir rotar el lóbulo hepático derecho hacia el hipocondrio izquierdo y acceder a la celda suprarrenal. Esta maniobra suele ser la inicial, salvo que la infiltración hepática por parte de CAC haga necesaria una hepatectomía derecha, una sectorectomía posterior o una resección del segmento I. Durante la movilización del hígado y, en función de la extensión de la lesión, puede ser necesario realizar control con torniquetes vasculares de la vena cava inferior suprahepática e infrahepática, así como del pedículo vascular del ligamento hepatoduodenal, para la prevención de sangrados masivos intraoperatorios. De igual forma, puede ser necesario controlar la desembocadura de ambas venas renales para una una eventual nefrectomía derecha.

En el lado izquierdo, la relación de la glándula con el páncreas, en la zona del cuerpo y la cola, es íntima. En condiciones normales, existe un plano de separación avascular que permite movilizar el eje esplenopancreático, así como, en cierto grado, la curvatura mayor gástrica para exponer la glándula suprarrenal. En caso de sospecharse infiltración pancreática o esplénica, debe evitarse la movilización de ambas vísceras, buscando un lugar adecuado de paso retropancreático, a la derecha de la lesión, que permita realizar con seguridad una exéresis multivisceral en bloque. Al igual que en el lado derecho, puede ser necesario el control proximal de la vena renal izquierda para eventual nefrectomía.

Como desventajas principales, los abordajes abiertos se asocian a mayor dolor posoperatorio y están expuestos a la aparición de hernias incisionales de no producirse una cicatrización adecuada.

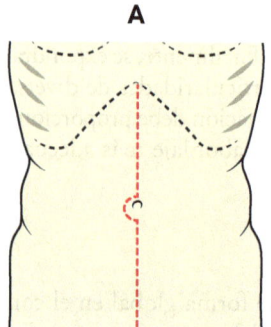

A

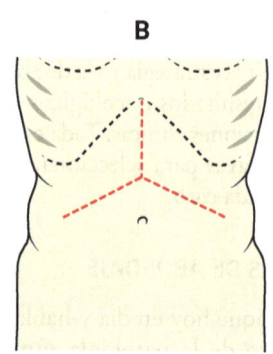

B

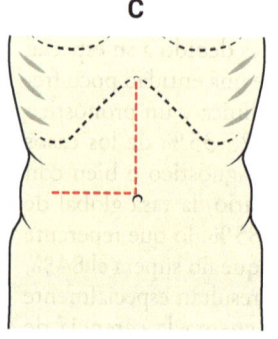

C

Figura 42-1. Tipos de incisiones en cirugía abierta. **A)** Laparotomía media supraumbilical/infraumbilical. **B)** Incisión subcostal bilateral con o sin prolongación esternal. **C)** Incisión en «J» invertida (de tipo Makuuchi) hacia la izquierda o derecha.

Abordaje mínimamente invasivo

Los abordajes mínimamente invasivos (MIS) aúnan los procedimientos endoscópicos (lateral transperitoneal o retroperitoneal) y los procedimientos robóticos. Los excelentes resultados de los primeros, en términos de resolución de la patología, mínima estancia hospitalaria y excelente confort posoperatorio, han hecho que se hayan convertido en la vía de elección para el tratamiento de la patología suprarrenal benigna, y de las metástasis suprarrenales/feocromocitoma no invasivos. Sin embargo, al aplicarlas al CAC, aparecen una serie de limitaciones que pueden restringir su uso.

Estas limitaciones afectan, fundamentalmente, al ámbito técnico, pudiendo tener impacto sobre la calidad de la cirugía desarrollada:

- Espacio reducido de trabajo en comparación con la cirugía abierta, que puede hacer difícil la manipulación de lesiones de gran tamaño.
- Carencia de instrumentos adecuados para manipular grandes volúmenes de manera uniforme, pudiendo causar rotura de la lesión.
- Imposibilidad de realizar resecciones vasculares o multiviscerales complejas.

Los abordajes robóticos y la indiscutible mejora de las herramientas de trabajo y ergonomía han contribuido a paliar estas limitaciones.

Se describirán brevemente cada uno de los abordajes.

Abordaje laparoscópico lateral transabdominal

La vía lateral transabdominal fue la primera en desarrollarse de la mano de Gagner; tiene una indiscutible solidez y es la más utilizada a nivel mundial.

Se coloca al paciente en decúbito lateral, buscando flexionar el tronco unos 45° para incrementar el espacio entre la cresta ilíaca y el reborde costal (**Fig. 42-2 A**). Este acceso ofrece un amplio campo de trabajo con referencias anatómicas familiares para el cirujano endocrino. Como desventajas

principales, requiere la movilización visceral para acceder a la celda suprarrenal, siendo necesaria la recolocación intraoperatoria del paciente en casos de bilateralidad. Sin embargo, en caso de necesidad, la conversión a cirugía abierta es rápida.

El procedimiento comienza realizando neumoperitoneo según criterio del cirujano (cerrado con aguja de Veress o abierto empleando un trocar de tipo Hasson). Se trabaja con presiones entorno a 12 mmHg. Se utiliza, generalmente, una óptica de 30° y 10 mm, y se colocan varios trocares, de 10 o 5 mm, que siguen una línea paralela al reborde costal a unos 3 o 4 cm. En el lado derecho, se emplean cuatro trocares, mientras que, en el izquierdo, pueden ser tres o cuatro, conforme a la dificultad técnica. La técnica en el lado derecho e izquierdo es diferente, al igual que en el abordaje abierto transabdominal, pero, en todos los casos, comienza con una exploración de la cavidad para descartar infiltración local o enfermedad a distancia.

En el lado derecho, tras la introducción de la óptica, se coloca un trocar en la región epigástrica que permite introducir un separador hepático para exponer la celda suprarrenal, el riñón y el borde lateral de la vena cava inferior. Se realiza la apertura del peritoneo en el borde lateral derecho de la vena cava inferior y se expone el borde lateral de la vena cava, que se sigue caudalmente hasta encontrar la desembocadura de la vena renal derecha. Asimismo, se secciona el ligamento triangular derecho a demanda y solo de forma excepcional se precisa movilizar el duodeno o el colon. La disección profunda del borde lateral de la cava permite identificar la vena suprarrenal que se secciona. Posteriormente, se realiza la exéresis suprarrenal de medial a lateral, buscando la mayor distancia posible con la glándula y tratando de incluir la mayor cantidad de tejido periadrenal, con el fin de incluir la posible afectación microscópica del tejido periadrenal.

En el lado izquierdo, se comienza con la movilización del ángulo esplénico y la sección del ligamento esplenofrenocólico, que permite que el eje pancreatoesplénico se desplace a favor de la gravedad hacia el lado derecho del campo operatorio. Este plano es avascular y permite acceder a la celda suprarrenal/renal y al hilio renal. Conforme a las características de la anatomía vascular del lado izquierdo, generalmente,

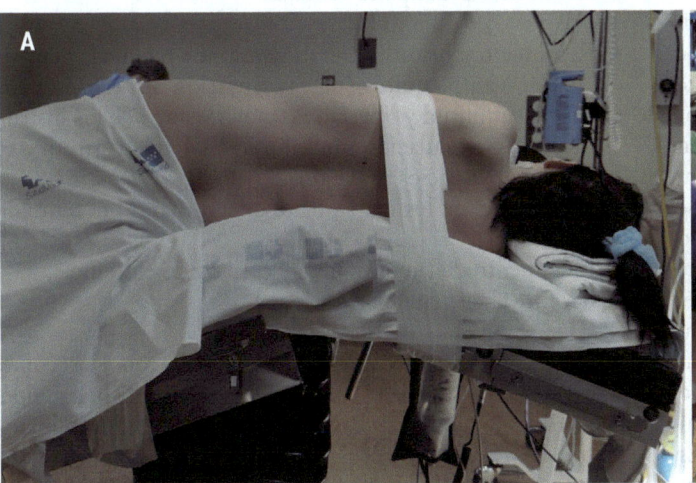
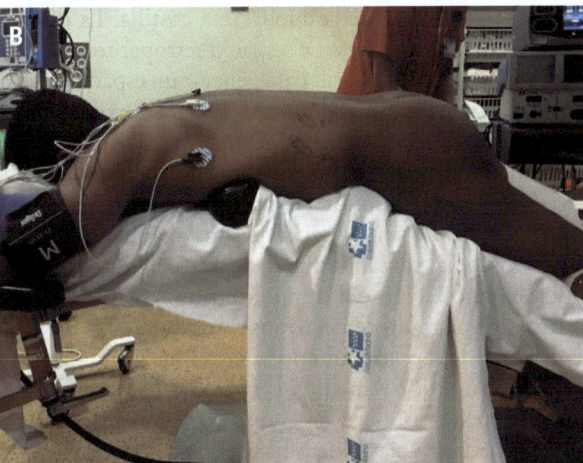

Figura 42-2. Colocación del paciente para los diferentes abordajes endoscópicos. **A)** Decúbito lateral derecho para el abordaje laparoscópico lateral transabdominal de una lesión suprarrenal izquierda. **B)** Decúbito prono para el abordaje endoscópico retroperitoneal.

se identifica primero la vena frénica y se desciende sobre ella hasta encontrar la vena suprarrenal, que se sella o liga. Una vez seccionada la vena, se procede a disecar el borde inferior y medial de la glándula suprarrenal para continuar la disección, hasta el borde superior y lateral. Igualmente, se realiza la exéresis suprarrenal, buscando la mayor distancia posible con la glándula y tratando de incluir la mayor cantidad de tejido periadrenal con el fin de incluir la posible afectación microscópica del tejido periadrenal.

Abordaje endoscópico retroperitoneal

La vía retroperitoneal, impulsada por Walz y Fernández Cruz, entre otros, se ha popularizado mucho en los últimos años, fundamentalmente, para el tratamiento de patología suprarrenal benigna. Las indicaciones en patología maligna son muy concretas, y suelen circunscribirse al ámbito de las metástasis y el feocromocitoma maligno.

Las principales ventajas de este abordaje son:

- Acceso directo a las glándulas, sin necesidad de entrar a la cavidad abdominal ni movilizar órganos intraabdominales, lo que podría ser muy favorable en pacientes con cirugía abdominal previa.
- Tratamiento de lesiones suprarrenales bilaterales sin necesidad de movilizar al paciente.

Por el contrario, el principal inconveniente radica en el cambio estratégico que supone para el cirujano endocrino, al ser un acceso poco familiar, que dificulta la orientación e identificación de las referencias anatómicas. Asimismo, evaluar la infiltración local puede ser muy complejo y el espacio de trabajo es muy reducido, lo que puede ser un inconveniente significativo a la hora de manipular glándulas grandes con necesidad de exéresis amplia de todo el tejido periadrenal.

Estas peculiaridades hacen que su empleo en el CAC sea reducido y quizá pueda tener un espacio, hasta que se disponga de evidencia científica, en las lesiones sospechosas con baja probabilidad de malignidad.

Para realizar este abordaje, se coloca al paciente en decúbito prono (**Fig. 42-2 B**) y se realiza una incisión 1 cm caudalmente a la punta de la duodécima costilla. La disección inicial es digital y roma en el espacio retroperitoneal y debe extenderse de forma lateral, para generar un espacio en el que pueda ubicarse un trocar de 5 mm en la línea axilar posterior (próximo a la punta de la undécima costilla). Bajo visión directa, se coloca el último trocar paravertebral, de 10 mm lateral, unos 4 cm inferior a la primera incisión realizada. Se trabajará con un neumoperitoneo mayor que el empleado en laparoscopia transabdominal, de unos 20-22 mmHg, que ayuda en la creación del campo quirúrgico, así como en el control del sangrado de pequeños vasos durante la disección. Se diseca el tejido laxo anterior a la musculatura lumbar en dirección superior y medial, evitando descolgar el ángulo superior y externo, lugar en el que la glándula debe permanecer anclada. Es clave identificar el polo superior renal. Es importante no entrar a la cavidad abdominal para no perder la presión de insuflación. En el lado derecho, se debe tener cuidado en la disección medial con la vena cava inferior, ya

que puede estar colapsada por la presión de insuflación. La disección cuidadosa de esta permitirá encontrar la vena suprarrenal derecha. Al finalizar la intervención, se debe disminuir la presión del neumoperitoneo para identificar pequeños sangrados. El sangrado intraoperatorio puede ser una complicación difícil de solventar, dada la carencia de espacio, pero su control inicial es sencillo, incrementando la presión de trabajo. En caso de precisar conversión a cirugía abierta, cabe considerar realizar un abordaje posterior, incluso seccionando la duodécima costilla, o dar la vuelta al paciente y realizar un abordaje anterior. En este caso, el propio peso del paciente ejercerá compresión hemostática.

Dada la escasa frecuencia con que se afrontan por abordaje endoscópico posterior las lesiones altamente sospechosas/CAC, no se revisarán con exhaustividad los estudios comparativos entre este abordaje y el laparoscópico transabdominal lateral. Solo se reseñará que, a nivel técnico, se ha demostrado que ambos enfoques son eficaces en términos de resección adecuada (recuérdese que su indicación más extendida es la patología benigna) y morbilidad mínima. Algunos estudios han demostrado una ligera superioridad del enfoque retroperitoneal en términos de menor duración de la cirugía, menor pérdida de sangre, menor dolor posoperatorio, recuperación más rápida, y abolición del riesgo de hernia del sitio de acceso quirúrgico, pero, por el contrario, se requiere una alta experiencia en cirugía suprarrenal.

Abordaje robótico

Las primeras adrenalectomías robóticas se realizaron en Europa y vinieron de la mano de Piazza y Hubens. En Estados Unidos, comenzó a aplicarse algo más tarde, tras la aprobación por parte de la FDA (Food and Drug Administration) de la plataforma Da Vinci para cirugía general en el año 2000 y se realizaron en la Cleveland Clinic. Desde entonces, el número de procedimientos robóticos, aplicados a cirugía suprarrenal ha crecido anualmente en los Estados Unidos, hasta superar ampliamente el 50 %.

La aplicación de la tecnología robótica permitiría paliar algunas de las deficiencias observadas en la laparoscopia, señalándose como principales ventajas:

- Resolución y visión en tres dimensiones: mejora la percepción del campo quirúrgico y la sensación de profundidad.
- Mayor amplitud y libertad de movimientos de los instrumentos, y articulación multidireccional, que permitiría el trabajo en espacios reducidos.
- Estabilidad de los instrumentos, eliminando el temblor fisiológico.
- Incremento de la ergonomía y confort de cirujano.
- Permite el entrenamiento virtual.

Por el contrario, el coste de adquisición del robot, así como el encarecimiento de cada procedimiento quirúrgico, han sido las principales desventajas que se han atribuido junto al incremento del tiempo quirúrgico secundario a la colocación de la consola junto al paciente.

Las diferencias técnicas fundamentales entre el abordaje laparoscópico y el robótico se centran en las primeras fase de la intervención, ya que la colocación de los trocares para abordaje robótico debe considerar la amplitud de movimiento de los brazos del robot para evitar el choque de estos. En función de la plataforma robótica empleada, existirán diferentes matices.

Las ventajas previamente descritas deberían repercutir en una disminución de la tasa de complicaciones, tiempo quirúrgico, estancia hospitalaria o tasa de conversión a cirugía abierta, o bien en un incremento de las indicaciones por poder acceder a casos de mayor dificultad técnica, ventaja que sería potencialmente aplicable al CAC. En la literatura médica, la evidencia científica es diversa y, en general, aunque alguna revisión sistemática ha apuntado una disminución de la tasa de complicaciones a favor de la adrenalectomía robótica, en ambos abordajes, las tasas son bajas (del 3-15 % en la adrenalectomía laparoscópica frente al 4-10 % en la adrenalectomía robótica). Adicionalmente, las superioridades de una técnica frente a la otra son más de índole estadística que de significación clínica real. Algunos trabajos sí parecen encontrar algunas ventajas en escenarios técnicamente complejos como los pacientes obesos (índice de masa corporal > 30 kg/m^2) con lesiones suprarrenales voluminosas (> 5 cm), si bien, es cierto que estas diferencias podrían llegar a ser más notables tras superar curvas de aprendizaje y en centros de alta concentración de procedimientos robóticos.

FACTORES IMPLICADOS EN LOS RESULTADOS ONCOLÓGICOS DE LOS DIFERENTES ABORDAJES QUIRÚRGICOS

El pronóstico de los pacientes con CAC es difícil de anticipar. En los últimos años, se han desarrollado múltiples estudios de investigación y nomogramas con el fin de evidenciar factores implicados en la supervivencia global y en los patrones de recurrencia, para así poder servir de guía en la práctica clínica. Todos ellos coinciden en que la resección quirúrgica es actualmente la única opción curativa conocida para el CAC, siendo no solo un factor pronóstico independiente, sino que es el que contribuye con mayor peso a unos resultados favorables (muy por encima de la quimioterapia o radioterapia). Pero, incluso entre los pacientes sometidos a resección quirúrgica, el pronóstico puede ser muy variable, con tasas muy diversas de recidiva local o regional, reflejando así una importante heterogeneidad en el comportamiento biológico del CAC.

Considerando que la resección quirúrgica es el factor con mayor peso en la posibilidad de curación de un paciente con CAC, y dejando por el momento en un segundo plano el abordaje quirúrgico utilizado, hay un acuerdo general sobre las pautas que deben guiar una cirugía oncológica de calidad; estas son: escisión completa; evitar la manipulación tumoral, su fragmentación o rotura capsular; y resección R0 en bloque.

La magnitud de la importancia de este concepto comenzó a evidenciarse temprano. En el año 1999, el trabajo de Schulick y Brennan mostró cómo los pacientes en los que se logró una resección con márgenes libres alcanzaron los 74 meses de supervivencia media, frente a los solo 12 meses de los pacientes con márgenes afectados. Aunque algunos trabajos posteriores, como el del australiano de Ip *et al.*, pudieron sembrar alguna duda sobre la relevancia de la resección R0

en el pronóstico global o local del CAC, han sido muchas las series que, posteriormente, han dejado clara la capital importancia del margen de resección, observándose como un factor predictivo importante del pronóstico para el CAC y siendo la resección completa (resección R0) clave para lograr la supervivencia a largo plazo.

El trabajo de Ayala-Ramírez *et al.*, con más de 300 pacientes, observó un mejor control local de la enfermedad (menor tasa de recurrencia local) en resecciones R0, sin embargo, este efecto no tuvo traducción en las tasas de supervivencia global. Trabajos más recientes, como el multicéntrico de Margonis *et al.* evidenciaron cómo la presencia de márgenes libres en la resección del CAC es un factor predictivo independiente de mejor pronóstico general. Así, en el 76,4 % de los pacientes en los que se logró R0, la supervivencia global a los cinco años fue del 64,8 % frente al 33,8 % observado en R1. Igualmente, la supervivencia libre de enfermedad a los cinco años fue del 30,3 % frente al 13,8 % en R1.

Ahondando en esta materia, sobre incrementar el control local de la enfermedad y el porcentaje de resecciones R0, hay que pormenorizar en dos aspectos: 1) la necesidad de extender la resección a los órganos vecinos y 2) la necesidad de realizar linfadenectomía sistemática.

Si bien es cierto que existe un acuerdo universal en que, con el fin de obtener una resección R0 y/o evitar la rotura tumoral, obviamente, en un CAC localmente avanzado, podría ser necesario no solo resecar toda la grasa periadrenal, sino también extirpar partes de órganos adyacentes como el riñón, la pared de la vena cava, el hígado, el bazo, el colon, el páncreas y/o el estómago, en la literatura médica, no encontramos evidencia de alto grado para defender su aplicación sistemática, sobre todo, en la vertiente «resección profiláctica».

Trabajos históricos como el de Icard *et al.* o el del italiano Bellantone *et al.* no pudieron demostrar beneficio en la resección extendida. De hecho, estudios más recientes no solo no han conseguido demostrar beneficio pronóstico, sino que han observado que la nefrectomía podría conllevar un deterioro asociado de la función renal, que condicionaría la administración de terapia adyuvante sistémica. Sin embargo, todos estos trabajos presentan muy baja evidencia, pues son estudios retrospectivos de cohortes con muestras muy pequeñas.

Por otro lado, se sabe que hasta un 25 % de los estadios II de la ENSAT (European Network for the Study of Adrenal Tumors) diagnosticados de acuerdo con los estudios de imagen preoperatorios serán finalmente estadios III en el estudio anatomopatológico definitivo merced a la invasión microscópica a través de la cápsula. Esta cualidad no es tampoco evidenciable durante la resección quirúrgica, y es en esta línea donde algunos trabajos siguen planteándose la resección extendida como mejor estrategia. Así, en el trabajo del grupo francés de Vanbrugghe, los autores planifican adrenalectomía total para un grupo A (ENSAT I y ENSAT II menor de 8 cm) y adrenalectomía con nefrectomía para un grupo B (ENSAT II mayor de 8 cm y ENSAT III). A pesar de ser una muestra pequeña, en los resultados puede observarse un 0 % de recidivas locales en el grupo B y un riesgo incrementado de mortalidad en el grupo A.

De acuerdo con estos resultados, los autores se plantean si se deberían expandir las indicaciones de resecciones ampliadas, aun pudiendo incurrir en sobretratamiento, reservando la adrenalectomía simple para CAC pequeños con muy baja sospecha de invasión.

En cualquier caso, actualmente, aunque la nefrectomía podría ofrecer un menor riesgo de rotura capsular durante la exéresis y favorecer una linfadenectomía completa del hilio renal, la inmensa mayoría de las guías de práctica clínica no recomiendan la nefrectomía de rutina, sin embargo, sí continúan dejando la puerta abierta a consideraciones individuales en función del caso o a nefrectomías parciales.

Respecto al segundo punto señalado previamente, la linfadenectomía regional, las premisas en la cirugía oncológica parecen universalmente claras: la linfadenectomía regional sería la forma de tratar la posible diseminación linfática desde el lecho original y favorecería el control local, disminuyendo la recurrencia local y mejorando, así, el pronóstico global del tumor. Adicionalmente, el estudio de los ganglios linfáticos se convertiría en un instrumento de estadificación y pronóstico que ayudaría en el manejo clínico posoperatorio (indicación de terapia adyuvante e intensidad de vigilancia).

A pesar de que esta premisa parece lógica, las indicaciones y extensión de extirpación quirúrgica de los ganglios linfáticos regionales en el CAC no es una cuestión que esté perfectamente consolidada en la literatura médica. De hecho, las indicaciones de linfadenectomía en las diferentes guías de manejo clínico son conflictivas. Las realizadas por la Red Nacional Integral del Cáncer (NCCN; del inglés, National Comprehensive Cancer Network) y por la ENSAT recomiendan linfadenectomía regional de rutina para lesiones sospechosas de CAC o con confirmación diagnóstica, mientras que, en las del Instituto Nacional del Cáncer (NCI; del inglés, National Cancer Institute), se recomienda realizarla solamente en presencia de ganglios aumentados de tamaño.

El porqué de estas discrepancias se origina en la dificultad de describir los patrones de diseminación linfática del CAC, tanto en localización de estaciones de drenaje como en su secuencia. Se presuponen como regiones colectoras los ganglios periadrenales, del hilio renal, del tronco celíaco o de la arteria mesentérica superior, paracavos, interoartocavos y paraaórticos. Sin embargo, a excepción de las guías de la ENSAT, ningún otro consenso establece la extensión adecuada ni el número mínimo de ganglios que debe cumplir una linfadenectomía óptima. Este problema ha presidido gran parte de la práctica clínica y, arrastrado en el tiempo, ha hecho que la linfadenectomía en el CAC haya sido un proceso realizado con poca frecuencia y mucha variabilidad, por lo que evidenciar su beneficio real en cuestión de supervivencia es difícil.

Una vez expuesta esta controversia, en opinión del autor, sí existe una serie de bibliografía que merece ser considerada y que ayudará a evidenciar sus posibles beneficios (supervivencia, estadificación o indicación de estrategia) y a determinar las indicaciones de extensión de la linfadenectomía.

La evidencia más sólida en apoyo de la linfadenectomía regional de rutina se deriva de una serie retrospectiva de 283 pacientes sometidos a resección completa del registro alemán de CAC. Los autores eligieron un umbral empírico de cinco o más ganglios linfáticos para discriminar a los pacientes en los que se extirparon los ganglios linfáticos inadvertidamente

de aquellos en los que se pretendía realizar linfadenectomía. En los 47 pacientes (16,6 %) en que se extirparon cinco o más ganglios, se observaron reducciones significativas tanto en el riesgo de recidiva (en un 35 %) como en la mortalidad relacionada con la enfermedad (en un 46 %) una vez controlados los posibles factores de confusión. Adicionalmente, estos pacientes habían recibido cirugía más extensa, más resección multivisceral, y tuvieron tumores más grandes y más avanzados localmente. A pesar de sus limitaciones metodológicas (p. ej., la determinación arbitraria de un umbral de linfadenectomía de cinco ganglios, la falta de conocimiento de la calidad quirúrgica y/o patológica), la supervivencia a específica a los cinco años, superior al 70 % en la cohorte de linfadenectomía, parece un argumento convincente para elegir un enfoque quirúrgico agresivo que incluya linfadenectomía regional. Más recientemente, en el estudio de Gerry *et al.*, se dividió a 120 pacientes en dos grupos: 32 (27 %) recibieron linfadenectomía y 88 (73 %) no. Los factores relacionados con la indicación de linfadenectomía fueron el tamaño del tumor (12 cm frente a 9,5 cm; nivel de significación estadística [p] = 0,07), la afectación ganglionar en las pruebas de imagen preoperatorias (del 44 frente al 7 %; $p < 0,001$) y la resección multivisceral (del 78 frente al 36 %; $p < 0,001$). El análisis multivariable mostró que la supervivencia global a los cinco años mejoró en los pacientes que recibieron linfadenectomía (del 76 frente al 59 %; $p = 0,041$).

Sin embargo, incluso trabajos en los que no se ha evidenciado beneficio en supervivencia al asociar linfadenectomía, sí han mostrado que la información proporcionada por esta es una valiosa herramienta pronóstica. Así se observa en el trabajo Deschner *et al.*, en el que la afectación metastásica ganglionar se relacionó con tumores más avanzados y la mediana de supervivencia global fue empeorando según lo hacía en número de ganglios linfáticos positivos (88,2 meses para N0, 34,9 meses para 1-3 ganglios positivos y 15,6 meses para > 4 ganglios linfáticos positivos; $p < 0,001$). Esta información es especialmente importante y útil si se considera que existe un no desdeñable 17,5 % de los pacientes con CAC que por exploración clínica hubiesen sido N0 y que tras linfadenectomía son reestadificados a N1.

A la vista de estos datos, parece claro que la linfadenectomía rutinaria es muy recomendable, pues afina la estadificación y parece mejorar el pronóstico oncológico, y así lo recomiendan las guías de la Sociedad Europea de Oncología Médica (ESMO-EURACAN; del inglés, European Society for Medical Oncology-European Reference Network on Rare Adult Solid Cancers) y de la Sociedad Europea de Endocrinología (ESE; del inglés, European Society of Endocrinology), aunque sigue sin existir un consenso óptimo sobre la extensión de esta.

A este respecto, y en un intento de sistematizar la linfadenectomía en el CAC, algunos autores han realizado aportaciones muy relevantes basándose en la comprensión anatómica del drenaje linfático de las glándulas suprarrenales y en el análisis de los patrones de recidiva locorregional tras resección completa. En este sentido, se ha descrito que, en las vías de drenaje de primer orden, se verían afectados los ganglios periadrenales e hiliares renales, para después pasar a los ganglios del eje celíaco y a los ganglios paraaórticos ipsilaterales y/o paracavos. Siguiendo este patrón, Gaujoux y Brennan propusieron una disección sistemática que involucraría a los ganglios del eje celíaco, del hilio renal, los paraaórticos y/o los paracavos ipsilaterales al tumor desde el hiato aórtico hasta la vena renal. Reibetanz *et al.* propusieron un enfoque similar, pero específico de la lateralidad: para el CAC del lado derecho, los límites para la linfadenectomía serían el borde inferior del hígado (superior), el borde de la vena cava inferior (lateral izquierdo) y el pedículo renal (inferior). Para el CAC del lado izquierdo, los límites serían los pilares del diafragmática (superior), el borde de la aorta (lateral derecho) y el pedículo renal (inferior).

Todos estos aspectos descritos previamente y otros como la edad al diagnóstico, la lateralidad del tumor, la producción hormonal, etc. han sido analizados sobre grandes bases de datos institucionales o poblacionales a fin de evidenciar su influencia sobre la supervivencia global y sobre la recurrencia local y/o a distancia, para, así, generar nomogramas que ayuden a predecir el pronóstico del CAC. En los últimos años, han aparecido varios trabajos en este sentido y han identificado como cruciales en la evolución pronóstica, en la recidiva o en la supervivencia global, fundamentalmente, factores relacionados con el tumor como el tamaño (mayor de 8,5 o 12 cm según los trabajos), la invasión capsular, los estadios locales avanzados (T3/T4), y la afectación ganglionar (N1). Otros factores identificados, también influyentes, son independientes del tumor, como la edad al diagnóstico (mayor de 60 años). Pero uno de los que más peso ha demostrado tener es haber recibido cirugía como pilar esencial del tratamiento. Aunque, en este caso, el tipo de abordaje o la resección multivisceral no se encontraron vinculados con un mejor control global de la recurrencia, conseguir una resección R0 sí disminuyó la posibilidad de recidiva.

RESULTADOS ONCOLÓGICOS DE LOS DIFERENTES TIPOS DE ABORDAJES QUIRÚRGICOS

Abordaje laparoscópico frente a abierto

La elección del tipo de abordaje quirúrgico en patología oncológica, abierto o mínimamente invasivo, es el resultado de ponderar la importancia de obtener el máximo el resultado oncológico frente a los beneficios de la laparoscopia en el curso posoperatorio (menor dolor, estancia más corta, etc.).

Cuando se habla de enfermedad suprarrenal metastásica, la gran mayoría de las adrenalectomías se realizan por vía mínimamente invasiva, salvo que exista infiltración de órganos vecinos. En este escenario, la afectación metastásica de la glándula suprarrenal se produce en el contexto de una enfermedad diseminada (estadio IV), generalmente, como única afectación a distancia o en el curso de una enfermedad oligometastásica, en el que la afectación suprarrenal puede no responder o hacerlo parcialmente al arsenal de terapias sistémicas. En este sentido, el abordaje laparoscópico proporciona un resultado oncológico suficiente. Los orígenes pueden ser diversos, aunque con mayor frecuencia son pulmonares y no suele ser necesario asociar linfadenectomía. Este tipo de decisiones se toman en el seno de comités multidisciplinarios en el que se consideran diversos aspectos, como la estirpe tumoral,

la condición médica del paciente, la respuesta a terapias, etc., y la adrenalectomía puede ser un herramienta terapéutica más, no ser necesariamente curativa, pero sí ayudará a la «cronificación» de una enfermedad tumoral.

Sin embargo, en el CAC, la situación es distinta, al ser la cirugía el pilar curativo; por ello, es crucial realizar una adecuada, amplia y minuciosa valoración preoperatoria enfocada a planificar la extensión de la resección. Siendo este el objetivo principal, en un segundo escalón, se decidirá la vía de abordaje, ya que esta no debe condicionar la técnica planificada o la calidad de la cirugía, sobre todo, cuando ya existen trabajos en la literatura médica que sugieren que la conversión a cirugía abierta tras un inicio laparoscópico tiene un impacto negativo sobre la supervivencia global, incluso en tumores confinados a la glándula.

Entre las opciones de resección, se encontrarán abordajes abiertos y abordajes mínimamente invasivos (laparoscópicos o robóticos), pero todas ellas deben ser realizada por un cirujano experto en cirugía oncológica y con amplia experiencia en cirugía suprarrenal, pues de la calidad de esta dependerán los resultados. No existe una clara definición en la literatura médica de «cirujano suprarrenal experto», señalándose un mínimo de 6 adrenalectomías anuales/cirujano, pero siendo preferible un número superior a 20.

La adrenalectomía laparoscópica es, hoy en día, el tratamiento estándar para tumores suprarrenales funcionantes y no funcionantes con baja sospecha de malignidad o moderada sospecha de malignidad en manos expertas. Para tales indicaciones, la adrenalectomía laparoscópica se asocia a una reducción del dolor posoperatorio, una estancia hospitalaria más corta y menores costes. Sin embargo, para casos con malignidad primaria conocida o altamente sospechada, la mayor parte de los centros con reconocida experiencia han abogado por la adrenalectomía abierta; los defensores de este enfoque alegan una reducción en el riesgo de rotura capsular o de la fragmentación tumoral, así como una mayor calidad en los aspectos reflejados en el apartado anterior. Sin embargo, la experiencia creciente en MIS ha llevado a un aumento de la aplicación de la laparoscopia en el CAC y, en los últimos años, se han sumado las plataformas robóticas a los abordajes quirúrgicos, cuyo papel está todavía por determinar.

La evidencia científica en este campo es muy compleja, puesto que toda la información proviene de series retrospectivas y heterogéneas, con una casuística no muy elevada. De hecho, en los últimos 12 años, se han publicado unos 17 estudios en los que se ha comparado la adrenalectomía abierta con la laparoscópica (con períodos de recogida que retroceden hasta el año 2000), de los cuales, solo 7 tienen más de 100 pacientes y una mínima parte considera la linfadenectomía.

En sus inicios, los resultados obtenidos con adrenalectomía laparoscópica de series norteamericanas de los años 2000 fueron alarmantes, incluso aunque provenían de centros muy relevantes. Las series del MD Anderson Cancer Center, de la Universidad de Michigan o de la Cleveland Clinic describían tasas muy superiores de rotura tumoral, de margen afectado, de recidiva local/regional y peritoneal con, además, intervalos más cortos respecto a la adrenalectomía abierta. El uso de laparoscopia resultaba un factor significativo en el estudio multivariante para menor supervivencia global y supervivencia libre de enfermedad. Estos resultados llevaron a la Sociedad Estadounidense de Cirujanos Gastrointestinales y Endoscópicos (SAGES; del inglés, Society of American Gastrointestinal and Endoscopic Surgeons) a posicionarse tajantemente a favor de la adrenalectomía abierta en el CAC.

Sin embargo, en Europa, esta situación no se reprodujo y las series publicadas sobre pacientes seleccionados sometidos a adrenalectomía laparoscópica no evidenciaron diferencias respecto a los resultados de la adrenalectomía abierta. Tales ejemplos se hallan en las series basadas en el registro alemán, que solo contemplaba pacientes seleccionados con estadios ENSAT I-III, en el multicéntrico italiano (estadios ENSAT I-II) o en el francés (ENSAT I-II con tumores < 10 cm). Este escenario llevó a las Sociedad Europea de Cirujanos Endocrinos (ESES; del inglés, European Society of Endrocrine Surgeons) a abrir una puerta para la adrenalectomía laparoscópica en el CAC: «la adrenalectomía laparoscópica en el CAC puede indicarse de forma preoperatoria en estadios I-II (tumores < 10 cm) en los que intraoperatoriamente no haya cambios».

En un intento de aunar toda esta información y poder alcanzar un mayor grado de evidencia, se han confeccionado múltiples metaanálisis, concretamente, ocho en los últimos siete años. En general, aunque los criterios de inclusión y exclusión de estudio pueden variar algo, casi todos observan los mismos resultados oncológicos. Los metaanálisis más significativos publicados en 2022 (Nakanishi, Tseng y Rossi) evidencian un mayor porcentaje de margen afectado en el abordaje laparoscópico, así como ventaja para la adrenalectomía abierta en términos de supervivencia global y libre de enfermedad. Adicionalmente, el abordaje abierto fue el preferido en los centros de mayor experiencia y los casos operados por esta vía habitualmente fueron estadios más avanzados y tumores más grandes. Además, sí se observa un grupo de pacientes muy seleccionados en que la adrenalectomía laparoscópica podría tener indicación adecuada. En contrapartida, algunos metaanálisis más antiguos no han evidenciado diferencias en tasas de recurrencia local o global ni en supervivencia global (Hu, Cavallaro, Mpaili, Antorino y Bellatone), pareciendo el factor clave de esta diferencia en resultados oncológicos que los tumores abordados en adrenalectomía laparoscópica eran llamativamente más pequeños que los tratados en adrenalectomía abierta, en algunas series, hasta 4 cm, lo que ha permitido sugerir a algunos autores que no es el abordaje laparoscópico el que condiciona el pronóstico, sino una técnica mal realizada.

Contribución de las plataformas robóticas

El papel de las plataformas robóticas en cirugía suprarrenal (adrenalectomía robótica) es, si cabe, más controvertido. Aunque en teoría la adrenalectomía robótica tendría algunas ventajas sobre la laparoscópica, no existen estudios específicos que aborden este tema; por lo tanto, la información que se puede proporcionar es la extrapolada de series de abordaje mínimamente invasivo en las que adrenalectomía laparoscópica y la robótica se encuentran mezcladas. El reducido número de pacientes con CAC tratados por abordaje robótico no permite realizar ningún estudio estadístico.

El trabajo de Agcaoglu *et al.*, en el que se indica adrenalectomía para lesiones de más de 5 cm (24 robóticas frente a 38 laparoscópicas), mostró un tiempo operativo significativamente más corto, una estancia hospitalaria más breve y una menor tasa de conversión a adrenalectomía abierta en los pacientes operados por robótica. Este último dato es también una de las conclusiones derivadas del metanálisis elaborado por Perivoliotis *et al.* y, de hecho, se señala como una de las principales ventajas frente al abordaje laparoscópico. Por otro lado y, con las limitaciones reseñadas previamente, los resultados relativos a tiempo quirúrgico, tasa de márgenes positivos y morbimortalidad posoperatoria no difirieron mucho entre ambos grupos.

Considerando toda esta información, y sus limitaciones, las guías de manejo clínico de las principales sociedades científicas de nuestro continente (ESMO, ESE y ESES) han abogado por la prudencia y sensatez, indicando como abordaje de elección en pacientes con CAC confirmado el abierto y dejando una puerta abierta para los abordajes mínimamente invasivos en caso de CAC confirmado o sospecha de malignidad, pero con tumores de menor tamaño (6 cm en el caso de la ESE y 10 cm en el caso de la ESES) siempre y cuando se respeten los principios oncológicos. Estas recomendaciones deben siempre contextualizarse en función del grado de experiencia del cirujano o equipo quirúrgico, pues es uno de los factores con mayor peso en la consecución de resultados oncológicos óptimos.

Situaciones especiales

Tanto la afectación metastásica sincrónica como la metacrónica en forma de recidiva local o sistémica son situaciones poco usuales que se abordan por cirugía abierta.

La afectación metastásica al diagnóstico es frecuente en el CAC (21-39 %), con una tasa de supervivencia reducida, menos del 15 % a los cinco años. El manejo óptimo de estos pacientes sigue siendo incierto, dada la escasa respuesta a terapias sistémicas. Sin embargo, en las reducidas series en que se ha indicado resección quirúrgica y se ha logrado una resección completa de todas ellas, también se ha obtenido un sustancial beneficio en supervivencia. Así lo demuestra la serie de Dy *et al.*, en la que los 11 pacientes en que se logró resección completa mostraron beneficio en supervivencia global respecto a resecciones R2: supervivencia media de 28,6 meses frente a 13,0, supervivencia al año del 69,9 % frente a 53,0 %, y a los dos años, del 46,9 % frente al 22,1 %. Este efecto podría verse potenciado en caso de observarse respuesta a la terapia sistémica antes de la cirugía o si se desarrollasen nuevos fármacos.

En lo referente a la afectación metastásica metacrónica o en la recidiva local, las cosas están algo mejor definidas, y debe abogarse por la resección siempre que esta sea posible y completa (R0). De hecho, el factor con mayor influencia en la supervivencia a largo plazo es la resección completa y no el tipo de recidiva, local o a distancia. Esta premisa queda refrendada por las series elaboradas desde los registros italianos y alemanes, en las que se observa no solo mejoría en la supervivencia media (15,9 de 3,2 meses) y a los cinco años (del 49,7 frente al 8,3 %) entre los pacientes resecados (R0) y no resecados, sino que, además, aquellos cuya primera recidiva apareció en un tiempo superior a los 12 meses de la resección inicial mostraron mejor pronóstico. Por este motivo, la mayor parte de los grupos de expertos postulan que la cirugía de rescate debe ofrecerse a aquellos pacientes en los que técnicamente es posible realizar una resección completa y han presentado un tiempo libre de enfermedad superior a seis meses.

 PUNTOS CLAVE

- La patología maligna que afecta a la glándula suprarrenal puede tener diferentes orígenes, que condicionarán la manera de abordarla.
- Si bien la patología metastásica se resecará, fundamentalmente, por vía mínimamente invasiva, en el caso del CAC, entran en juego muchas más consideraciones, ya que la calidad de la cirugía es clave para la supervivencia.

- La inmensa mayoría de los centros de experiencia abogan por los abordajes abiertos en casos de CAC confirmado, que permitirán realizar una resección completa (asociando resección mutivisceral si es preciso) y una linfadenectomía adecuada.
- Solo en centros con mucha experiencia, podrán afrontarse casos muy seleccionados de CAC para ser tratados por MIS.

BIBLIOGRAFÍA

Agcaoglu O, Aliyev S, Karabulut K, Mitchell J, Siperstein A, Berber E. Robotic versus laparoscopic resection of large adrenal tumors. Ann Surg Oncol. 2012;19(7):2288-94.

Alanee S, Dynda D, Holland B. Prevalence and prognostic value of lymph node dissection in treating adrenocortical carcinoma: a national experience. Anticancer Res. 2015;35(10):5575-9.

Amini N, Margonis GA, Kim Y, Tran TB, Postlewait LM, Maithel SK, et al. Curative resection of adrenocortical carcinoma: rates and patterns of postoperative recurrence. Ann Surg Oncol. 2016;23(1):126-33.

Arezzo A, Bullano A, Cochetti G, Cirocchi R, Randolph J, Mearini E, et al. Transperitoneal versus retroperitoneal laparoscopic adrenalectomy for adrenal tumours in adults. Cochrane Database Syst Rev. 2018;30(12):CD011668.

Autorino R, Bove P, De Sio M, Miano R, Micali S, Cindolo L, et al. Open versus laparoscopic adrenalectomy for adrenocortical carcinoma: a meta-analysis of surgical and oncological outcomes. Ann Surg Oncol. 2016;23(4):1195-202.

Ayala-Ramírez M, Jasim S, Feng L, Ejaz S, Deniz F, Busaidy N, et al. Adrenocortical carcinoma: clinical outcomes and prognosis of 330 patients at a tertiary care center. Eur J Endocrinol. 2013;169(6):891-9.

Barczyński M, Konturek A, Nowak W. Randomized clinical trial of posterior retroperitoneoscopic adrenalectomy versus lateral transperitoneal laparoscopic adrenalectomy with a 5-year follow-up. Ann Surg. 2014;260(5):740-8.

Bellantone R, Ferrante A, Boscherini M, Lombardi CP, Crucitti P, Crucitti F, et al. Role of reoperation in recurrence of adrenal cortical carcinoma: results from 188 cases collected in the Italian National Registry for Adrenal Cortical Carcinoma. Surgery. 1997;122(6):1212-8.

Bellantone R, Lombardi CP, Raffaelli M. What is the appropriate role of minimally invasive vs. open surgery for small adrenocortical cancers? Curr Opin Oncol. 2015;27(1):44-9.

Bilimoria KY, Shen WT, Elaraj D, Bentrem DJ, Winchester DJ, Kebebew E, et al. Adrenocortical carcinoma in the United States: treatment utilization and prognostic factors. Cancer. 2008;113(11):3130-6.

Brandao LF, Autorino R, Laydner H, Haber GP, Ouzaid I, De Sio M, et al. Robotic versus laparoscopic adrenalectomy: a systematic review and meta-analysis. Eur Urol. 2014;65(6):1154-61.

Brix D, Allolio B, Fenske W, Agha A, Dralle H, Jurowich C, et al. Laparoscopic versus open adrenalectomy for adrenocortical carcinoma: surgical and oncologic outcome in 152 patients. Eur Urol. 2010;58(4):609-15.

Cavallaro G, Tarallo M, Chiappini A, Crocetti D, Polistena A, Petramala L, et al. Surgical management of adrenocortical carcinoma: current highlights. Biomedicines. 2021;9(8):909.

Datta J, Roses RE. Surgical management of adrenocortical carcinoma: an evidence-based approach. Surg Oncol Clin N Am. 2016;25(1):153-70.

De Crea C, Pennestrì F, Voloudakis N, Sessa L, Procopio PF, Gallucci P, et al. Robot-assisted vs laparoscopic lateral transabdominal adrenalectomy: a propensity score matching analysis. Surg Endosc. 2022;36(11):8619-29.

Delozier OM, Stiles ZE, Deschner BW, Drake JA, Deneve JL, Glazer ES, et al. Implications of conversion during attempted minimally invasive adrenalectomy for adrenocortical carcinoma. Ann Surg Oncol. 2021;28(1):492-501.

Deschner BW, Stiles ZE, DeLozier OM, Drake JA, Tsao M, Glazer ES, et al. Critical analysis of lymph node examination in patients undergoing curative-intent resection for adrenocortical carcinoma. J Surg Oncol. 2020;122(6):1152-62.

Dickson PV, Kim L, Yen TWF, Yang A, Grubbs EG, Patel D, et al. Evaluation, staging, and surgical management for adrenocortical carcinoma: an update from the SSO Endocrine and Head and Neck Disease Site Working Group. Ann Surg Oncol. 2018;25(12):3460-8.

Donatini G, Caiazzo R, Do Cao C, Aubert S, Zerrweck C, El-Kathib Z, et al. Long-term survival after adrenalectomy for stage I/II adrenocortical carcinoma (ACC): a retrospective comparative cohort study of laparoscopic versus open approach. Ann Surg Oncol. 2014;21(1):284-91.

Dy BM, Strajina V, Cayo AK, Richards ML, Farley DR, Grant CS, et al. Surgical resection of synchronously metastatic adrenocortical cancer. Ann Surg Oncol. 2015;22(1):146-51.

Erdogan I, Deutschbein T, Jurowich C, Kroiss M, Ronchi C, Quinkler M, et al.; German Adrenocortical Carcinoma Study Group. The role of surgery in the management of recurrent adrenocortical carcinoma. J Clin Endocrinol Metab. 2013;98(1):181-91.

Fassnacht M, Assie G, Baudin E, Eisenhofer G, De la Fouchardiere C, Haak HR, et al. Adrenocortical carcinomas and malignant phaeochromocytomas: ESMO-EURACAN Clinical Practice Guidelines for diagnosis, treatment and follow-up. Ann Oncol. 2020;31(11):1476-90.

Fassnacht M, Dekkers O, Else T, Baudin E, Berruti A, De Krijger R, et al. European Society of Endocrinology Clinical Practice Guidelines on the management of adrenocortical carcinoma in adults, in collaboration with the European Network for the Study of Adrenal Tumors. Eur J Endocrinol. 2018;179(4):G1-46.

Fernández-Cruz L, Saenz A, Taura P, Benarroch G, Astudillo E, Sabater L. Retroperitoneal approach in laparoscopic adrenalectomy: is it advantageous? Surg Endosc. 1999;13(1):86-90.

Gagner M, Lacroix A, Bolté E. Laparoscopic adrenalectomy in Cushing's syndrome and pheochromocytoma. N Engl J Med. 1992;327(14):1033.

Gaujoux S, Brennan MF. Recommendation for standardized surgical management of primary adrenocortical carcinoma. Surgery. 2012;152(1):123-32.

Gaujoux S, Mihai R; joint working group of ESES and ENSAT. European Society of Endocrine Surgeons (ESES) and European Network for the Study of Adrenal Tumours (ENSAT) recommendations for the surgical management of adrenocortical carcinoma. Br J Surg. 2017;104(4):358-76.

Gerry JM, Tran TB, Postlewait LM, Maithel SK, Prescott JD, Wang TS, et al. Lymphadenectomy for adrenocortical carcinoma: is there a therapeutic benefit? Ann Surg Oncol. 2016;23(Suppl 5):708-13.

González RJ, Shapiro S, Sarlis N, Vassilopoulou-Sellin R, Perrier ND, Evans DB, et al. Laparoscopic resection of adrenal cortical carcinoma: a cautionary note. Surgery. 2005;138(6):1078-85; discussion 1085-6.

Henry JF, Peix JL, Kraimps JL. Positional statement of the European Society of Endocrine Surgeons (ESES) on malignant adrenal tumors. Langenbeck's Arch Surg. 2012;397(2):145-6.

Hermsen IGC, Kerkhofs TMA, Den Butter G, Kievit J, Van Eijck CHJ, Nieveen van Dijkum EJM, et al.; Dutch Adrenal Network. Surgery in adrenocortical carcinoma: importance of national cooperation and centralized surgery. Surgery. 2012;152(1):50-6.

Horgan S, Vanuno D. Robots in laparoscopic surgery. J Laparoendosc Adv Surg Tech. 2001;11(6):415-9.

Hu X, Yang WX, Shao YX, Dou WC, Xiong SC, Li X. Minimally invasive versus open adrenalectomy in patients with adrenocortical carcinoma: a meta-analysis. Ann Surg Oncol. 2020;27(10):3858-69.

Hubens G, Ysebaert D, Vaneerdeweg W, Chapelle T, Eyskens E. Laparoscopic adrenalectomy with the aid of the AESOP 2000 robot. Acta Chir Belg. 1999;99(3):125-7; dis. 127-9.

Icard P, Louvel A, Chapuis Y. Survival rates and prognostic factors in adrenocortical carcinoma. World J Surg. 1992;16(4):753-8.

Ip JCY, Pang TCY, Glover AR, Soon P, Clarke S, Richardson A, et al. Improving outcomes in adrenocortical cancer: an Australian perspective. Ann Surg Oncol. 2015;22(7):2309-16.

Kim Y, Margonis GA, Prescott JD, Tran TB, Postlewait LM, Maithel SK, et al. Nomograms to predict recurrence-free and overall survival after curative resection of adrenocortical carcinoma. JAMA Surg. 2016;151(4):365-73.

Kong J, Zheng J, Cai J, Wu S, Diao X, Xie W, et al. A nomogram for individualized estimation of survival among adult patients with adrenocortical carcinoma after surgery: a retrospective analysis and multicenter validation study. Cancer Commun (Lond). 2019;39(1):80.

Krumeich LN, Roses RE, Kuo LE, Lindeman BM, Nehs MA, Tavakkoli A, et al. Survival after adrenalectomy for metastatic lung cancer. Ann Surg Oncol. 2022;29(4):2571-9.

Lombardi CP, Raffaelli M, De Crea C, Boniardi M, De Toma G, Marzano LA, et al. Open versus endoscopic adrenalectomy in the treatment of localized (stage I/II) adrenocortical carcinoma: results of a multiinstitutional Italian survey. Surgery. 2012;152(6):1158-64.

Madani A, Lee JA. Surgical approaches to the adrenal gland. Surg Clin North Am. 2019;99(4):773-91.

Margonis GA, Kim Y, Prescott JD, Tran TB, Postlewait LM, Maithel SK, et al. Adrenocortical carcinoma: impact of surgical margin status on long-term outcomes. Ann Surg Oncol. 2016;23(1):134-41.

Meng C, Du C, Peng L, Li J, Li J, Li Y, et al. Comparison of posterior retroperitoneoscopic adrenalectomy versus lateral transperitoneal laparoscopic adrenalectomy for adrenal tumors: a systematic review and meta-analysis. Front Oncol. 2021;11:667985.

Mercader E, Franch G, García I. Cirugía adrenal. En: Parrilla Paricio P, García-Granero Ximénez E, Martín Pérez E, Morales Conde S, Navarro Soto S, Targarona Soler EM;AEC Asociación Española de Cirujanos (eds.). Cirugía AEC. 3ª ed. Madrid: Editorial Médica Panamericana; 2022. p. 969-82.

Miller BS, Gauger PG, Hammer GD, Doherty GM. Resection of adrenocortical carcinoma is less complete and local recurrence occurs sooner and more often after laparoscopic adrenalectomy than after open adrenalectomy. Surgery. 2012;152(6):1150-7.

Mir MC, Klink JC, Guillotreau J, Long JA, Miocinovic R, Kaouk JH, et al. Comparative outcomes of laparoscopic and open adrenalectomy for adrenocortical carcinoma: single, high-volume center experience. Ann Surg Oncol. 2013;20(5):1456-61.

Morelli L, Tartaglia D, Bronzoni J, Palmeri M, Guadagni S, Di Franco G, et al. Robotic assisted versus pure laparoscopic surgery of the adrenal glands: a case-control study comparing surgical techniques. Langenbecks Arch Surg. 2016;401(7):999-1006.

Mpaili E, Moris D, Tsilimigras DI, Oikonomou D, Pawlik TM, Schizas D, et al. Laparoscopic versus open adrenalectomy for localized/locally advanced primary adrenocortical carcinoma (ENSAT I-III) in adults: is margin-free resection the key surgical factor that dictates outcome? A review of the literature. J Laparoendosc Adv Surg Tech A. 2018;28(4):408-14.

Nakanishi H, Miangul S, Wang R, El Haddad J, El Ghazal N, Abdulsalam FA, et al. Open versus laparoscopic surgery in the management of adrenocortical carcinoma: a systematic review and meta-analysis. Ann Surg Oncol. 2023;30(2):994-1055.

Perivoliotis K, Baloyiannis I, Sarakatsianou C, Tzovaras G. Comparing the efficacy and safety of laparoscopic and robotic adrenalectomy: a meta-analysis and trial sequential analysis. Langenbecks Arch Surg. 2020;405(2):125-35.

Piazza L, Caragliano P, Scardilli M, Sgroi AV, Marino G, Giannone G. Laparoscopic robot-assisted right adrenalectomy and left ovariectomy (case reports). Chir Ital. 1999;51(6):465-6.

Piccoli M, Mullineris B, Santi D, Gozzo D. Advances in robotic transaxillary thyroidectomy in Europe. Curr Surg Rep. 2017;5(8):17.

Porpiglia F, Fiori C, Daffara FC, Zaggia B, Ardito A, Scarpa RM, et al. Does nephrectomy during radical adrenalectomy for stage II adrenocortical cancer affect patient outcome? J Endocrinol Invest. 2016;39(4):465-71.

Reibetanz J, Jurowich C, Erdogan I, Nies C, Rayes N, Dralle H, et al. mpact of lymphadenectomy on the oncologic outcome of patients with adrenocortical carcinoma. Ann Surg. 2012;255(2):363-9.

Reibetanz J, Rinn B, Kunz AS, Flemming S, Ronchi CL, Kroiss M, et al. Patterns of lymph node recurrence in adrenocortical carcinoma: possible implications for primary surgical treatment. Ann Surg Oncol. 2019;26(2):531-8.

Rossi L, Becucci C, Ambrosini CE, Puccini M, Vasquez MC, Gjeloshi B, et al. Surgical management of adrenocortical carcinoma: a literature review. J Clin Med. 2022;11(19):5754.

Samreen S, Fluck M, Hunsinger M, Wild J, Shabahang M, Blansfield JA. Laparoscopic versus robotic adrenalectomy: a review of the national inpatient sample. J Robot Surg. 2019;13(1):69-75.

Schulick RD, Brennan MF. Long-term survival after complete resection and repeat resection in patients with adrenocortical carcinoma. Ann Surg Oncol. 1999;6(8):719-26.

Shah MH, Goldner WS, Benson AB, Bergsland E, Blaszkowsky LS, Brock P, et al. Neuroendocrine and adrenal tumors, version 2.2021, NCCN Clinical Practice Guidelines in Oncology. J Natl Compr Canc Netw. 2021;19(7):839-68.

Stefanidis D, Goldfarb M, Kercher KW, Hope WW, Richardson W, Fanelli RD. Guidelines for the minimally invasive treatment of adrenal pathology [Internet]. Los Ángeles: Society of American Gastrointestinal and Endoscopic Surgeons (SAGES); 2013 [consulta 12 de abril de 2024]. Disponible en: http://www.sages.org/publications/guidelines/guidelines-for-the-minimally-invasive-treatment-of-adrenal-pathology/

Tseng J, DiPeri T, Chen Y, Shouhed D, Ben-Shlomo A, Burch M, et al. Adrenocortical carcinoma: the value of lymphadenectomy. Ann Surg Oncol. 2022;29(3):1965-70.

Tseng J, DiPeri T, Gonsalves N, Chen Y, Ben-Shlomo A, Shouhed D, et al. Operative approach and case volume are associated with negative resection margins for adrenocortical carcinoma. Surg Endosc. 2022;36(12):9288-96.

Vanbrugghe C, Lowery AJ, Golffier C, Taieb D, Sebag F. Adrenocortical carcinoma surgery-surgical extent and approach. Langenbecks Arch Surg. 2016;401(7):991-7.

Walz MK. Minimally invasive techniques in adrenal gland surgery. Chirurgie (Heidelb). 2022;93(9):850-5.

Walz MK. Minimal-invasive Nebennierenchirurgie. Transperitonealer oder retroperitonealer Zugang? Chirurg. 2012;83(6):536-45.

Yip L, Duh QY, Wachtel H, Jiménez C, Sturgeon C, Lee C, et al. American Association of Endocrine Surgeons guidelines for adrenalectomy: executive summary. JAMA Surg. 2022;157(10):870-7.

Zhang H, Naji Y, Yan M, Lian W, Xie M, Dai Y. Development and validation of prognostic nomograms in patients with adrenocortical carcinoma: a population-based study. Int Urol Nephrol. 2020;52(6):1057-71.

Cáncer de piel. Sarcomas

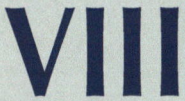

VIII Cáncer de piel. Sarcomas.

Melanoma maligno cutáneo. Tumores cutáneos no melanoma

43

L. Martos Cabrera y P. Rodríguez Jiménez

 OBJETIVOS

- Definir los distintos tipos de cáncer cutáneo (melanoma, no melanoma).
- Revisar la información acerca de las manifestaciones clínicas y las pautas importantes de tratamiento (indicación de cirugía, márgenes quirúrgicos, etc.) y seguimiento (cronología, pertinencia de pruebas complementarias, etcétera).
- Resumir los factores de riesgo más importantes para el desarrollo de melanoma cutáneo y cáncer cutáneo no melanoma (CCNM).
- Proponer el diagnóstico, el manejo inicial del paciente con melanoma cutáneo y CCNM, así como plantear diferentes opciones terapéuticas.
- Analizar la información para el diagnóstico y abordaje terapéutico de los pacientes con melanoma cutáneo y CCNM en diferentes situaciones clínicas.
- Aplicar dicha información a la práctica clínica.
- Predecir el resultado clínico, debatir las diferentes opciones terapéuticas, reconocer los supuestos tácticos y comprobar su coherencia.

MELANOMA MALIGNO CUTÁNEO

El melanoma es la forma más grave de cáncer de piel; es un tumor maligno que surge de los melanocitos. Aunque afecta fundamentalmente a la piel, también pueden surgir en la úvea, la conjuntiva y el cuerpo ciliar, las meninges y en varias superficies mucosas.

Introducción. Epidemiología y factores de riesgo

El melanoma es la forma más grave de cáncer de piel; es un tumor maligno que surge de los melanocitos. Aunque afecta fundamentalmente a la piel, también pueden surgir en la úvea, la conjuntiva y el cuerpo ciliar, las meninges y en varias superficies mucosas. En Estados Unidos, es el quinto cáncer más común en hombres y mujeres y su incidencia aumenta con la edad. La incidencia más elevada se registra en Australia, y en Europa; las cifras rondan entre 10 y 25 nuevos casos de melanoma por 100.000 habitantes.

En los últimos años, ha habido un importante aumento de la incidencia en individuos de mediana edad, y se prevé que continúe aumentando. Sin embargo, la tasa de mortalidad se mantiene constante, ya que cada vez el diagnóstico es más temprano. Las tasas de supervivencia de las personas con melanoma van a depender en gran medida de la etapa de la enfermedad en la que se diagnostica; por lo tanto, el diagnóstico temprano es fundamental para mejorar la supervivencia. Aunque la mayoría de los melanomas son detectados por los propios pacientes, la detección por el médico se asocia a tumores más delgados y de mejor pronóstico.

En cuanto a los factores de riesgo, destacan los siguientes:

- El factor de riesgo fenotípico más común es la piel que tiende a quemarse con el sol.
- El factor de riesgo genotípico más frecuente son las variantes del receptor de melanocortina 1 (MC1R). Además, los individuos con un alto número de nevos melanocíticos comunes (NMC), aquellos con nevos congénitos grandes, nevos múltiples y/o atípicos (nevos displásicos), tienen mayor riesgo (determinado genéticamente).
- El factor de riesgo exógeno más importante es la exposición a la radiación ultravioleta (UV) (alta e intermitente; p. ej., empleo de cámaras de rayos UVA de autobronceado).

En la mayoría de los casos, la herencia del melanoma está causada por variantes en genes comunes de susceptibilidad de bajo riesgo. Únicamente, entre el 5 y el 10 % de los melanomas familiares expresaran mutaciones de alta penetrancia y alta susceptibilidad.

 El factor de riesgo fenotípico más común es la piel que tiende a quemarse con el sol.
El factor de riesgo exógeno más importante es la exposición a la radiación ultravioleta (alta e intermitente; p. ej., empleo de cámaras de rayos UVA de autobronceado).

Comportamiento biológico

El melanoma cutáneo se clasifica como melanoma *in situ* cuando los melanocitos atípicos están confinados dentro de la epidermis, o invasivo cuando invaden progresivamente la dermis. La mayoría de los melanomas surgen como tumores superficiales que se limitan a la epidermis, donde pueden permanecer durante años. Durante esta etapa, conocida como fase de crecimiento horizontal o «radial», el melanoma es curable en la mayoría de los casos mediante extirpación quirúrgica únicamente.

Los melanomas que infiltran la dermis se consideran en fase de crecimiento «vertical» y tienen potencial metastásico. La probabilidad de metástasis con melanoma invasivo en fase de crecimiento vertical se predice con mayor precisión midiendo el grosor del tumor (es decir, la profundidad de Breslow), en milímetros, desde la capa de células granulares de la epidermis (o el área suprayacente de la ulceración) hasta la célula maligna más profunda en la dermis o grasa subcutánea.

 El pronóstico va a venir determinado en gran medida por el grosor del tumor (Breslow), de forma que, la mayoría de los pacientes con melanoma invasivo, pero delgado (grosor de Breslow ≤ 1 mm), pueden esperar una supervivencia libre de enfermedad prolongada y una probable curación después del tratamiento quirúrgico.

No obstante, hay que tener precaución, puesto que incluso los tumores delgados pueden hacer metástasis y el melanoma representa el 90 % de las muertes asociadas a tumores cutáneos.

El melanoma metastásico se define como un tumor secundario derivado de un melanoma primario. Puede presentarse como metástasis microsatélites, satélites o en tránsito, y metástasis ganglionares o a distancia. Los melanomas metastásicos de tumor primario desconocido ocurren en, aproximadamente, el 3 % de los pacientes y en la mayoría de los casos el tumor primario se habrá originado en la piel.

Clasificación de los tipos de melanoma

Según la clasificación morfológica tradicional, existen cuatro subtipos principales de melanoma cutáneo invasivo: melanoma de extensión superficial (MES), melanoma nodular (MN), melanoma lentigo maligno (MLM) y melanoma lentiginoso acral (MLA) (**Tabla 43-1**). Además, se pueden encontrar otros subtipos menos frecuentes:

• Melanoma amelanótico: representa, aproximadamente, del 2 al 10 % de los melanomas, siendo más frecuente en los subtipos nodulares y desmoplásicos (v. más adelante). Se presentan clínicamente como lesiones amelanóticas o hipomelanóticas de tipo máculas, pápulas o nódulos rosados o rojos, a menudo, con bordes bien definidos (**Fig. 43-1**). Plantea serios desafíos diagnósticos, lo que genera un retraso diagnóstico y un potencial peor pronóstico.

• Melanoma de Spitz: se presentan como pápulas o nódulos en crecimiento que pueden ser rojos (amelanóticos) o tener un color marrón, negro o azul; y cuya diferenciación histológica puede suponer un reto para el anatomopatólogo (**Fig. 43-2**).

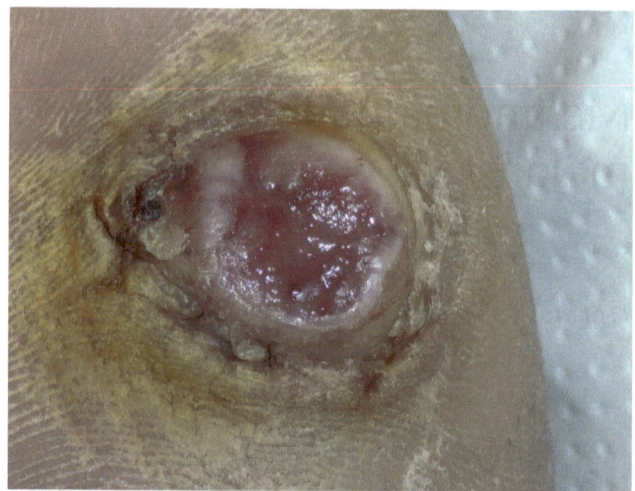

Figura 43-1. Melanoma amelanótico.

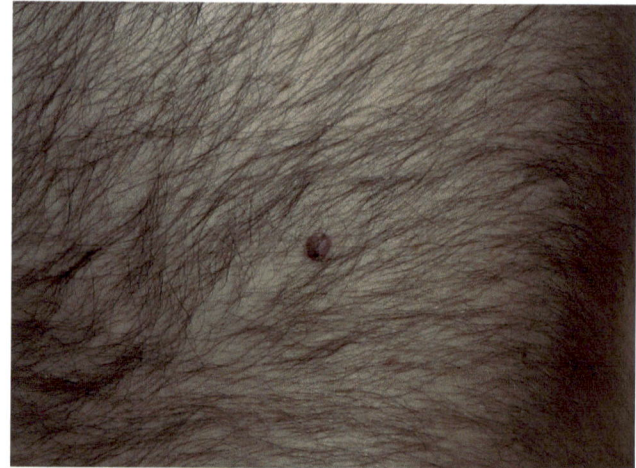

Figura 43-2. Melanoma de Spitz.

• Melanoma desmoplásico: se presenta como una placa o nódulo de crecimiento lento, que simula una cicatriz. Por lo general, es amelanótico y se localiza en áreas expuestas al sol de manera crónica en pacientes mayores (**Fig. 43-3**).

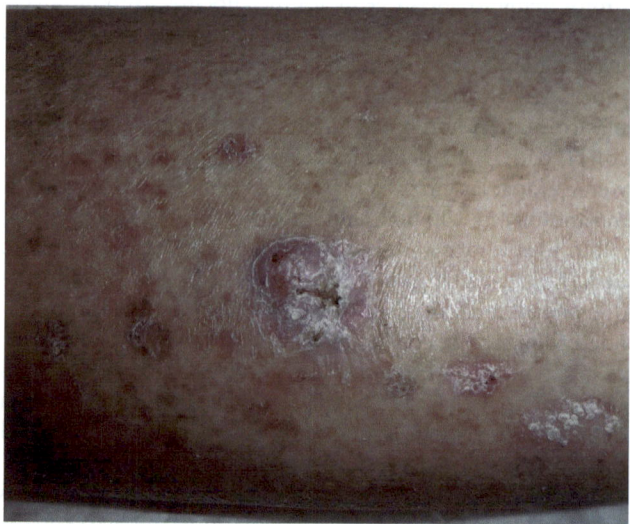

Figura 43-3. Melanoma desmoplásico.

Tabla 43-1. Diferentes tipos de melanoma cutáneo maligno

Tipos de melanoma	Frecuencia	Localización	Clínica	Pronóstico	Fotografía clínica	Fotografía dermatoscópica
Melanoma de extensión superficial (MES)	41-70 % ⅔ surgen *de novo* (es el más relacionado con nevos preexistentes)	Espalda en hombres y mujeres y extremidades inferiores en mujeres	Mácula de pigmentación variable o placa delgada con un borde irregular, de unos pocos milímetros a varios centímetros de diámetro Las lesiones pueden tener múltiples tonos de marrón, rojo, azul, negro, gris y blanco	Mejor, grosor al diagnóstico < 1 mm		
Melanoma nodular (MN)	15-30 %		Las lesiones pueden tener múltiples tonos de marrón, rojo, azul, negro, gris y blanco	Peor, grosor al diagnóstico > 1 mm		
Melanoma lentigo maligno (MLM)	2,5-15 %	Áreas fotoexpuestas	Mácula bronceada o marrón. La lesión se agranda gradualmente con los años y puede desarrollar focos asimétricos más oscuros de pigmentación, abigarramiento de color y áreas elevadas que traducen un crecimiento vertical dentro del precursor del melanoma *in situ*, que se denomina *lentigo maligno*	Mejor, grosor al diagnóstico < 1 mm		
Melanoma lentiginoso acral (MLA)	5 % + frecuente en fototipos altos (del 60 al 72 % en afroamericanos y del 29 al 46 % en asiáticos)	Superficie palmar y plantar	Máculas o parches pigmentados irregularmente de color marrón oscuro a negros	Peor		
Melanoma subungueal	Surge de la matriz ungueal	Debajo de la lámina ungueal o en la matriz	Banda longitudinal, marrón o negra en la uña de la mano o del pie, con o sin distrofia ungueal. El subungueal puede presentarse como una masa debajo de la placa ungueal	Peor		

Existen melanomas que carecen de pigmento, conocidos como *melanomas amelanóticos*, y necesitan un alto índice de sospecha para su diagnóstico.
Los MN no tienen un crecimiento radial identificable o una fase *in situ*, y parecen entrar en la fase de crecimiento vertical desde su inicio, lo que da como resultado tumores más gruesos (mayor Breslow) en el momento del diagnóstico.

No obstante, la actual 8ª edición de la clasificación del American Joint Committee on Cancer (AJCC) no emplea estos subtipos para establecer factores pronósticos. De hecho, en la clasificación actualizada de los tumores de piel de la Organización Mundial de la Salud (OMS) (4ª edición, 2018), el melanoma se clasifica según la probable patogenia (fenotipo de nevos [bajo/alto número de nevos] y frecuencia de mutaciones en *BRAF* y *NRAS*, entre otras). De forma que se clasificarán en:

- Melanomas que surgen en piel expuesta al sol, y en función del grado de daño solar acumulado (DSA), medido por el grado de elastosis solar en la biopsia cutánea:
  – Melanomas de bajo DSA: incluyen el MES y un subconjunto de MN.
    ▪ Mutaciones en *BRAF* (presentes en, aproximadamente, el 45 % de los melanomas cutáneos).
  – Melanomas con alto DSA: incluyen el MLM, el desmoplásico y un subconjunto de MN.
    ▪ Mutaciones en *NRAS*, *RAS* u otras (presentes, aproximadamente, en el 15 % de los melanomas cutáneos).
- Melanomas que surgen en las áreas no expuestas al sol: incluyen el melanoma de Spitz, el MLA, el melanoma de mucosas (genital, oral, sinusal), el melanoma sobre nevo congénito, el melanoma sobre nevo azul, el melanoma uveal, otro subconjunto de MN y el melanoma nevoide.

Enfoque diagnóstico

Diagnóstico clínico y dermatoscópico

Ante un paciente con sospecha de melanoma, se debe realizar una anamnesis detallada y una exploración física completa (Tabla 43-2). El empleo de ayudas diagnósticas, como la dermatoscopia, puede mejorar en gran medida la sensibilidad y la especificidad del diagnóstico clínico, pero requieren cierto entrenamiento.

Como se ha detallado anteriormente, el aspecto clínico del melanoma varía ampliamente según el subtipo, por lo que, para evaluar la probabilidad de que una lesión pigmentada sea un melanoma, se propone una combinación de los siguientes tres pasos:

- Análisis visual y reconocimiento de patrones: consiste en evaluar si una lesión pigmentada tiene una o más características que pueden sugerir melanoma. Para ello, se pueden emplear listas de comprobación como la regla ABCDE (asimetría, irregularidad de los bordes, variedad de colores, diámetro >6 mm, evolución). La sensibilidad y la especificidad de los criterios ABCDE varían cuando se usan individualmente o en combinación.
- Análisis comparativo de patrones: es un análisis comparativo de nevos en un paciente individual (intrapaciente); se buscará la presencia de una lesión que no coincida con el fenotipo de nevos del paciente («signo del patito feo»).
- Análisis dinámico: un historial de cambio de tamaño, color o forma de una lesión melanocítica preexistente (la «E» de «evolución» en la lista de verificación ABCDE). Es el criterio clínico más importante para el diagnóstico de melanoma.

> ! El uso de un solo criterio es sensible, pero no específico, lo que significa que muchas lesiones benignas serían biopsiadas, mientras que el uso de más de un criterio es más específico, pero aumenta las posibilidades de pasar por alto lesiones malignas.

Estos criterios se aplican más comúnmente al subtipo de extensión superficial y son menos aplicables a los subtipos de MN y desmoplásicos. Por lo que se debe mantener un alto índice de sospecha al evaluar lesiones persistentes, rosadas o rojas (regla EFG: elevación, firme a la palpación, y creci-

Tabla 43-2. Aproximación al paciente con sospecha de melanoma

Preguntas clave que se deben hacer a los pacientes que presentan una lesión preocupante o para un examen general de nevos	• ¿Cuándo se notó por primera vez la lesión (o un cambio en una lesión preexistente)? • ¿Ha cambiado la lesión con el tiempo en tamaño, forma, color y/o síntomas (p. ej., sangrado, picor)? • ¿Tiene el paciente antecedentes personales o familiares de melanoma u otros tipos de cáncer de piel? • ¿Tiene el paciente antecedente de exposición excesiva al sol y/o uso de camas de bronceado? • ¿El paciente sufrió quemaduras solares graves durante su infancia o adolescencia? • ¿Tiene el paciente un síndrome de propensión al cáncer (p. ej., síndrome del nevo atípico familiar o xeroderma pigmentosa)? • ¿Está el paciente inmunodeprimido? • ¿El paciente recibió terapia prolongada con psoraleno más radiación ultravioleta A?
Características fenotípicas del paciente asociadas con un mayor riesgo de melanoma	• Fototipos bajos (I-II), tez clara • Cabello rojo o rubio • Color de ojos claro • Presencia de un gran número (>50) de nevos melanocíticos (nevos comunes) • Presencia de nevos melanocíticos atípicos*
Examen de la piel	• Iluminación óptima • Incluir toda la superficie del cuerpo (cuero cabelludo, retroauricular, genitales, pliegues, palmas y plantas)

*Nevos melanocíticos atípicos: nevos benignos que clínicamente comparten algunas de las características del melanoma, como diámetro grande, bordes irregulares y heterocromía (colores múltiples).

miento continuo [del inglés, *growth*]). Además, los melanomas subungueales y los melanomas en niños y adolescentes, a menudo, carecen de los criterios ABCDE convencionales y pueden ser amelanóticos (**Tabla 43-3**).

Existen otro conjunto de criterios desarrollados para médicos de atención primaria para guiar la derivación o biopsia; entre ellos, destaca la lista de verificación de siete puntos revisada (**Tabla 43-4**).

 Los subtipos menos comunes de melanoma, como los MN, los melanomas desmoplásicos, los melanomas amelanóticos, los melanomas de la unidad ungueal y los melanomas que ocurren en niños, pueden ser difíciles de diagnosticar clínica y dermatoscópicamente, ya que carecen de las características clínicas generalmente asociadas al melanoma cutáneo y, con frecuencia, simulan lesiones cutáneas benignas.

Existen técnicas de imagen que pueden mejorar el reconocimiento temprano del melanoma, como la dermatoscopia, la fotografía de cuerpo entero y de la lesión en detalle (permiten la vigilancia clínica), la microscopia confocal de reflectancia (MCR), la tomografía de coherencia óptica (OCT; del inglés, *optical coherence tomography*), la espectroscopia de impedancia eléctrica y las imágenes multiespectrales. Entre ellas, la dermatoscopia es la herramienta diagnóstica más utilizada. Se debe realizar un examen dermatoscópico en todas las lesiones pigmentadas sospechosas como modalidad de apoyo diagnóstico de primera línea. Esta técnica se usa ampliamente en entornos dermatológicos (pero, generalmente, no en entornos de atención primaria) para el diagnóstico clínico de las lesiones cutáneas pigmentadas y no pigmentadas, y requiere capacitación para proporcionar una ventaja sobre el examen clínico a simple vista.

Tabla 43-3. Regla ABCDEF alternativa para diferentes subtipos de melanoma

Regla ABCDEF	Melanomas subungueales	Pacientes pediátricos
A	**A**ge (edad), afroamericanos, asiáticos y americanos (nativos)	**A**melanótico
B	**B**anda marrón a negra	**B**ulto, *b*leed (sangrado)
C	**C**ambio en la banda de la uña	**C**olor uniforme
D	**D**edo gordo del pie y pulgar (más frecuentes)	*D*e novo
E	**E**xtensión del pigmento sobre el pliegue ungueal proximal y/o lateral (signo de Hutchinson)*	**CUP:** • **C**: color rosa/rojo o sangrante • **U**: ulceración • **P**: *pop-up* (elevación) o lesiones similares al granuloma piógeno
F	**F**amilia: antecedentes familiares o personales	

*Una biopsia de la matriz ungueal puede estar justificada para una banda ungueal pigmentada con cualquiera de las siguientes características: edad del paciente >50 años, color oscuro, solitaria, ancho >3 mm, pigmentación no homogénea, cambio de forma o de la pigmentación, o márgenes irregulares. La presencia de pigmentación periungueal (signo de Hutchinson) es una pista diagnóstica adicional.

Tabla 43-4. Lista de verificación de siete puntos revisada

Criterios mayores	Criterios menores
Cambio de tamaño/lesión nueva	Diámetro ≥7 mm
Cambio de forma/borde irregular	Inflamación
Cambio de color/pigmentación irregular	• Formación de costras o sangrado • Disestesia/prurito

Se asigna una puntuación de 2 a cada característica principal, mientras que se asigna una puntuación de 1 a cada característica secundaria.
La presencia de cualquier característica principal más una característica secundaria o, al menos, tres características secundarias es una indicación de estudio histológico.

Los rasgos dermatoscópicos característicos del melanoma incluyen: una red de pigmento atípica; puntos/glóbulos irregulares de color marrón-negro; manchas; múltiples colores distribuidos asimétricamente; velo azul-blanquecino; y patrón vascular atípico (polimórfico) (**Fig. 43-4**).

Confirmación del diagnóstico

El diagnóstico definitivo de melanoma es histopatológico, por lo que es necesaria la biopsia de piel. Se deben realizar biopsias con intención de extirpar la lesión completa (escisional) siempre que sea posible (**Fig. 43-5**). Las fotografías previas a la biopsia son útiles para la correlación clínico-patológica y para prevenir la cirugía en el lugar equivocado.

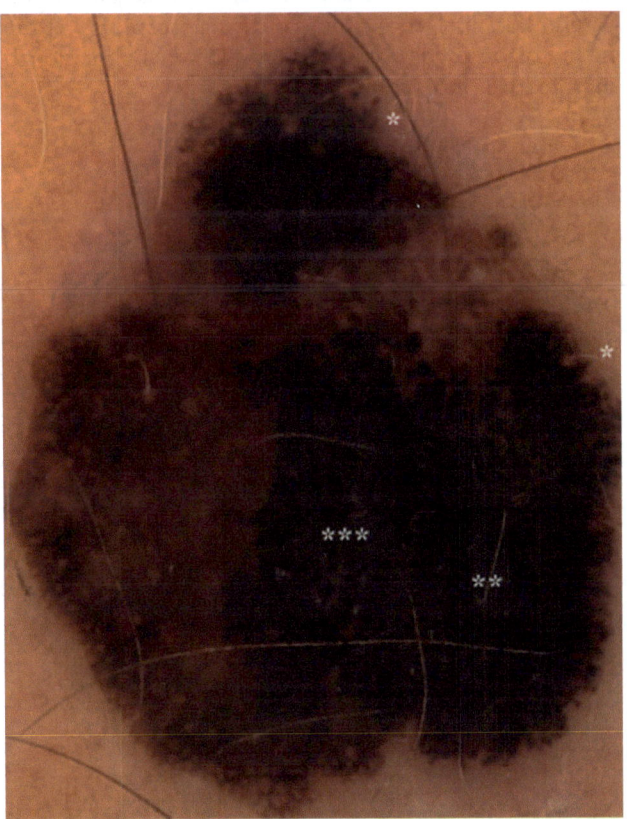

Figura 43-4. Dermatoscopia de un melanoma de extensión superficial, con Breslow 1 y nivel III de Clark. Se puede ver una lesión asimétrica, heterocroma, con una red atípica*, presencia de color blanco-gris** y red invertida***.

Los diferentes tipos de biopsia propuestos son (v. **Fig. 43-5**):

- Biopsia por escisión/completa: es la modalidad preferida y se debe realizar siempre que sea posible. Se debe extirpar la lesión con un margen de 1 a 3 mm de piel normal y que se extienda en profundidad. Las técnicas de biopsia por escisión pueden incluir una escisión elíptica o en sacabocados de espesor total y una saucerización/eliminación por rasurado profundo que se extienda, al menos, hasta la dermis reticular.
- Biopsia incisional: la biopsia incisional parcial puede ser aceptable si la extirpación de toda la lesión no es factible (p. ej., lesiones grandes, lesiones en la cara, la palma de la mano o la planta del pie, la oreja, el dedo distal o lesiones subungueales). Para lesiones grandes, es posible que se necesiten múltiples biopsias (mapeo) para minimizar el error de muestreo, aunque esto no se puede evitar con una biopsia incompleta/parcial. Sin embargo, no hay evidencia de que las biopsias incisionales parciales afecten adversamente al resultado del paciente (p. ej., recurrencia de la enfermedad, riesgo de metástasis).
- La biopsia de matriz ungueal para lesiones ungueales sospechosas (p. ej., melanoniquia longitudinal, lesiones del lecho ungueal).

En la solicitud de anatomía patológica, se debe proporcionar al anatomopatólogo información clínica detallada sobre las lesiones extirpadas, incluidos la impresión clínica, la historia de la lesión, la ubicación anatómica, el tamaño de la lesión, las imágenes clínicas o dermatoscópicas y el tipo de biopsia realizada y la intención (escisional o incisional), marcando los focos sospechosos.

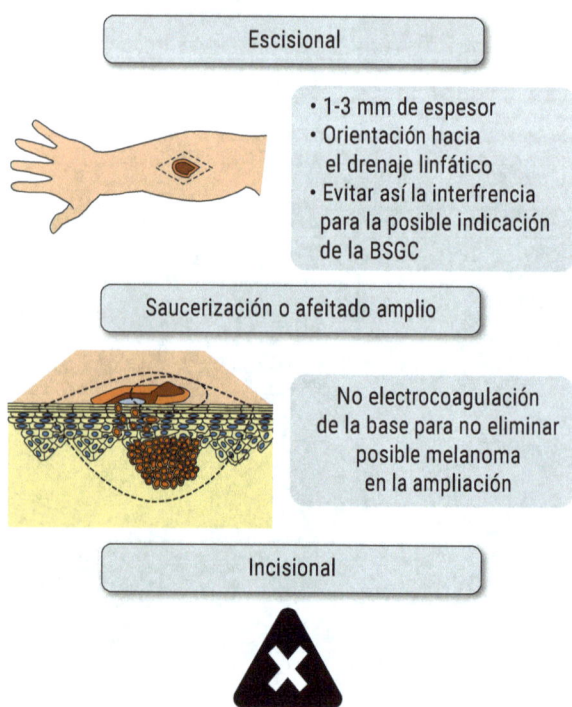

Figura 43-5. Diferentes modalidades de biopsia para el diagnóstico de melanoma maligno cutáneo.
BSGC: biopsia selectiva del ganglio centinela.

En cuanto al diagnóstico histológico, se basa en una combinación de características citológicas (presencia de melanocitos atípicos: melanocitos que son más grandes de lo normal y tienen núcleos hipercromáticos grandes; forma nuclear irregular y polimorfismo nuclear; patrón de cromatina anormal y nucléolos prominentes), arquitectónicas (es decir, asimetría, mala circunscripción, nidos de melanocitos de varios tamaños y formas en la epidermis inferior y la dermis) y de respuesta del hospedador. En ocasiones, el diagnóstico puede ser difícil incluso para el anatomopatólogo experimentado, requiriendo técnicas más complejas, como la inmunohistoquímica o el diagnóstico molecular.

Estadio y pronóstico

La 8ª edición del sistema de estadificación de tumores, ganglios [*nodes*] y metástasis (TNM) del AJCC se basa en una evaluación del tumor primario, los ganglios linfáticos regionales y la presencia o ausencia de metástasis a distancia. La información de la estadificación TNM se combina para clasificar a los pacientes en grupos de estadios pronósticos.

El sistema de estadificación AJCC de la 8ª edición se presenta en la **tabla 43-5** y recoge los siguientes cambios respecto a ediciones anteriores:

- El grosor/espesor del tumor (Breslow) se registra con una precisión de 0,1 mm en lugar de 0,01 mm (p. ej., un tumor que mide 0,75 mm de espesor se redondearía a 0,8 mm, y uno que mide 0,74 mm de espesor se redondearía a 0,7 mm).

> **!** El grosor máximo del tumor (Breslow) se mide en milímetros desde la parte superior de la capa granular de la epidermis o desde la base de la úlcera hasta la célula invasiva más profunda.

- Elimina la tasa mitótica como criterio de estadificación para los tumores T1. Sin embargo, la tasa mitótica sigue siendo un factor pronóstico importante, que debe registrarse en todos los pacientes con melanoma cutáneo primario T1 a T4. Para su determinación, se identifica el área de la dermis que contiene la mayor cantidad de mitosis (el «punto caliente») y se cuentan las mitosis en los campos adyacentes dentro de un área total de 1 mm².
- La afectación de los ganglios linfáticos regionales se clasifica como «clínicamente oculta» (encontrada microscópicamente, generalmente, basada en una biopsia de ganglio linfático centinela) o «clínicamente detectada» (en el examen físico o mediante imágenes) frente a la afectación «microscópica» o «macroscópica» usadas en la 7ª edición.
- Los pacientes con metástasis a distancia se clasifican en subcategorías según los sitios de afectación de la enfermedad, incluyen el uso del nivel de lactato-deshidrogenasa (LDH) sérica para definir mejor cada categoría M y la creación de una cuarta categoría (M1d) basada en la presencia de metástasis en el sistema nervioso central (SNC).

La 8ª edición de la AJCC agrupa a los pacientes en cuatro grupos de estadios pronósticos según los parámetros del tumor (T), ganglio (N) y metástasis (M). En resumen:

Tabla 43-5. Sistema de estadificación de tumores, ganglios y metástasis (TNM) del American Joint Committee on Cancer (AJCC), 8ª edición

Categoría T (tumor)		Categoría N (ganglios)		Categoría M* (metástasis)	
T0	Tumor primario desconocido o en regresión completa	N0	Sin metástasis regionales	M0	No determinada
Tis	*In situ*, no invasivo				
Tx	No se puede evaluar el grosor del tumor (p. ej., si el diagnóstico se estableció mediante saucerización)	Nx	Ganglios no evaluables (p. ej., no se realizó una biopsia del ganglio centinela, resecados previamente por otros motivos)	Mx	No se puede evaluar
T1	≤1 mm, T1a <0,8 mm sin ulceración y T1b <0,8 mm con ulceración o de 0,8 a 1,0 mm con o sin ulceración	N1	1 ganglio linfático afectado, o metástasis en tránsito, satélite o microsatélite sin ganglios afectados por el tumor. Esto se subdivide en N1a, N1b y N1c según el método de detección (biopsia clínica o biopsia de ganglio centinela [p. ej., clínicamente oculta]) y la localización de la enfermedad	M1a	Metástasis en sitios distantes de la piel, el tejido subcutáneo o los ganglios linfáticos
T2	>1,0 a 2,0 mm, que se subdivide en T2a o T2b según la ausencia o presencia de ulceración	N2	2 o 3 ganglios afectados por el tumor, o metástasis en tránsito, satélite o microsatélite con un ganglio afectado por el tumor. Esto se subdivide en N2a, N2b y N2c según el método de detección de la afectación del ganglio regional (biopsia clínica o biopsia del ganglio centinela) y la localización de la enfermedad	M1b	Metástasis pulmonar
T3	>2,0 a 4,0 mm, que se subdivide en T3a o T3b según la ausencia o presencia de ulceración	N3	4 o más ganglios afectados por el tumor, metástasis en tránsito, satélite y/o microsatélite con 2 o más ganglios afectados por el tumor, o un conglomerado adenopático con o sin metástasis en tránsito, satélite y/o microsatélite. Esto se subdivide en N3a, N3b y N3c	M1c	Metástasis en otros sitios viscerales, excepto el SNC
T4	>4,0 mm, que se subdivide en T4a o T4b según la ausencia o presencia de ulceración			M1d	Metástasis en el SNC, con o sin afectación de otros sitios

*Cada una de las cuatro categorías M1 se subdivide con la anotación (0) para lactato-deshidrogenasa (LDH) no elevada y (1) para LDH elevada; p. ej., M1b(0) para un paciente con metástasis pulmonar solamente y una LDH no elevada.
LDH: lactato-deshidrogenasa; SNC: sistema nervioso central.

- Estadio I: melanomas primarios de bajo riesgo (T1a, T1b y T2a) sin evidencia de metástasis regionales o distantes.
- Estadio II: tumores primarios que tienen un mayor riesgo de recurrencia (T2b, T3a, T3b, T4a y T4b), pero que no tienen evidencia de enfermedad linfática o metástasis a distancia.
- Estadio III: incluye compromiso de los ganglios linfáticos regionales y/o la presencia de metástasis en tránsito o satélite, así como aquellos pacientes con metástasis aisladas que no tienen un melanoma cutáneo primario identificable (T0).
- Estadio IV: presencia de metástasis a distancia. Las metástasis del SNC (M1d) se asocian a un pronóstico especialmente sombrío.

Enfoque para la estadificación y ampliación de márgenes del melanoma

Véanse las **tablas 43-6**, **43-7**, **43-8**, **43-9** y **43-10**.

Seguimiento

Definición del seguimiento

Véase la **tabla 43-11**.

Cronología del seguimiento

Véase la **tabla 43-12**.

Papel de la cirugía

El manejo quirúrgico adecuado es fundamental para el diagnóstico, la estadificación y el tratamiento óptimo del melanoma cutáneo primario.

Los objetivos de la cirugía incluyen:

- Confirmación histológica del diagnóstico.
- Obtener una estadificación patológica completa y precisa del tumor primario (y, cuando corresponda, estadificación ganglionar mediante la biopsia selectiva del ganglio linfático centinela [BSGC]).
- Escisión amplia del sitio primario con resultados estéticos y funcionales óptimos. La mayoría de los casos se diagnostican en una etapa temprana, cuando la extirpación quirúrgica puede ser curativa.
- Rescatar recurrencias locales:
  - Escisión de metástasis en tránsito.
  - Disminuir la carga tumoral en la enfermedad metastásica a distancia.

La mayoría de las escisiones amplias se realizan mediante una incisión elíptica, con el margen requerido medido en el eje corto de la elipse (v. **Fig. 43-5**). El uso de una incisión elíptica facilita un cierre lineal a lo largo de las líneas de tensión natural, al mismo tiempo que minimiza los conos verticales («orejas de perro»), que pueden ser estéticamente desagradables. A veces,

Tabla 43-6. Estadificación y ampliación de márgenes del melanoma de bajo riesgo

T*	Ampliación de márgenes	Analítica sanguínea*	Ecografía de los territorios ganglionares ± PAAF	BSGC
In situ	0,5 cm	No	No	No
T1a	1 cm	Sí	No	No
T1b-T2a	1-2 cm	Sí	Sí**	Sí***
LM/LMM	Siempre que sea posible, cirugía de Mohs en diferido; si no, según la T	Según la T	Según la T	Según la T
Melanoma ungueal	Según la T. Si es posible, conservar las falanges	Según la T	Según la T	Según la T

*Incluir en la analítica sanguínea:
– Analítica completa que incluya: hemograma, LDH y perfil bioquímico básico (hepático y renal).
– Marcadores tumorales: proteína S100 y β_2-microglobulina.
**Antes de la BSGC.
***Individualizar en T1b.
BSGC: biopsia selectiva de ganglio centinela; LDH: lactato-deshidrogenasa; LM: lentigo maligno; LMM: lentigo maligno melanoma; PAAF: punción aspirativa con aguja fina; T: tumor.

Tabla 43-7. Estadificación y ampliación de márgenes del melanoma de riesgo intermedio/alto sin adenopatías clínicamente patológicas

T	Ampliación de márgenes	Analítica sanguínea	Ecografía de los territorios ganglionares ± PAAF	TAC o PET-TAC	RMN cerebral	BSGC	*BRAF* del tumor primario
T2b-T3a		Sí	Sí**	No	No	Sí	Sí
T3b-T4a	2 cm	Sí	Sí**	Sí*, **	No	Sí	Sí
T4b		Sí	Sí**	Sí	Sí	Sí	Sí

* Individualizar. Valorar solicitar únicamente en pacientes sintomáticos.
** Antes de la BSGC.
BSGC: biopsia selectiva del ganglio centinela; PAAF: punción aspirativa con aguja fina; PET: tomografía por emisión de positrones (del inglés, *positron emission tomography*); RMN: resonancia magnética nuclear; T: tumor; TAC: tomografía axial computarizada.

Tabla 43-8. Estadificación del melanoma con ganglio centinela positivo (metástasis ganglionar no clínicamentepatológica)

T	TAC o PET-TAC*	RMN cerebral*	*BRAF* del tumor primario/metástasis*	Linfadenectomía
Cualquiera	Sí	Sí	Sí	No**

*Si no se ha realizado antes de la BSGC.
**Se presentará siempre el paciente en el comité de melanoma. Se consideran factores clínico-patológicos estándar para valorar la indicación de linfadenectomía los siguientes: tamaño de metástasis en el ganglio centinela (> 1 mm), extensión extracapsular, número de ganglios centinela positivos, localización del ganglio centinela, edad y comorbilidad.
BSGC: biopsia selectiva de ganglio centinela; PAAF: punción aspirativa con aguja fina; PET: tomografía por emisión de positrones (del inglés, *positron emission tomography*); RMN: resonancia magnética nuclear; T: tumor; TAC: tomografía axial computarizada.

Tabla 43-9. Estadificación del melanoma con adenopatías clínicamente patológicas y/o enfermedad en tránsito

T	Ampliación de márgenes	Analítica sanguínea	Ecografía de los territorios ganglionares ± PAAF	TAC o PET-TAC	RMN cerebral	BSGC o linfadenectomía	*BRAF*
Cualquiera	Sin margen	Sí	Sí	Sí	Sí	Considerar*	Sí

*Considerar la BSGC en pacientes con satelitosis única/melanoma primario dérmico o M1 de melanoma, sin primario conocido, sin adenopatías clínicamente patológicas. Considerar linfadenectomía si se confirma la metástasis ganglionar en territorio de drenaje linfático.
BSGC: biopsia selectiva del ganglio centinela; PAAF: punción aspirativa con aguja fina; PET: tomografía por emisión de positrones (del inglés, *positron emission tomography*); RMN: resonancia magnética nuclear; T: tumor; TAC: tomografía axial computarizada.

Tabla 43-10. Estadificación del melanoma con metástasis a distancia (estadio IV)

Analítica sanguínea	TAC o PET-TAC	RMN cerebral	*BRAF*
Sí	Sí	Sí	Sí

Valorar discutir en un comité multidisciplinario de melanoma para evaluar la posibilidad de cirugía de la metástasis y manejo en oncología médica.
PET: tomografía por emisión de positrones (del inglés, *positron emission tomography*); RMN: resonancia magnética nuclear; TAC: tomografía axial computarizada.

el cierre se puede facilitar curvando los extremos de la elipse en forma sigmoidea o «estilo huracán» (cierres simples). La muestra debe orientarse para el anatomopatólogo.

Márgenes de resección

El margen de resección radial del tejido normal alrededor de una lesión de melanoma cutáneo primario se extrapola y se basa en varios ensayos clínicos grandes que examinaron

Tabla 43-11. Definición del seguimiento del paciente con melanoma

Grados de estenosis	Descripción
Autoexploración del paciente	En cada visita, se realizará educación del paciente y de los signos de alarma de sospecha de recidiva o segundos melanomas
Examen físico	• Incluye el examen físico general con dermatoscopia • Seguimiento en dermatoscopia digital según indicación • Palpación de adenopatías locorregionales • Palpación de la cicatriz de melanoma, de territorios de drenaje linfático regional, de trayecto intermedio y de vísceras abdominales
Estudios de imagen complementarios	• Ecografía regional ganglionar • TAC toracoabdominopélvica • RMN cerebral • PET-TAC • En ningún caso está indicado el seguimiento de pacientes asintomáticos con ecografía abdominal ni con radiografía de tórax

PET: tomografía por emisión de positrones (del inglés, *positron emission tomography*); RMN: resonancia magnética nuclear; TAC: tomografía axial computarizada.

Tabla 43-12. Cronología del seguimiento según el estadio para el melanoma cutáneo maligno

Estadio	Consulta y exploración física	Analítica	Ecografía ganglionar regional	TAC de cuerpo entero/PET-TAC	RMN del SNC
MM in situ IA	• Cada 12 meses • Cada 6 meses si presenta múltiples nevos y/o historia personal/antecedentes familiares de melanoma	• Cada 12 meses • Cada 6 meses si presenta múltiples nevos y/o historia personal/antecedentes familiares de melanoma	No	No	No
IB	• Cada 6 meses durante 5 años • Cada 12 meses posteriormente	• Cada 6 meses durante 5 años • Cada 12 meses posteriormente	• Cada 12 meses	No	No
IIA-B	• Cada 6 meses durante 5 años • Cada 12 meses posteriormente	• Cada 6 meses durante 5 años • Cada 12 meses posteriormente	• Cada 6 meses durante 5 años	No	No

PET: tomografía por emisión de positrones; RMN: resonancia magnética nuclear; SNC: sistema nervioso central; TAC: tomografía axial computarizada.

el impacto del margen quirúrgico en las tasas de recurrencia local y sigue siendo un tema en investigación. La profundidad del margen de resección no se exploró formalmente en estos ensayos clínicos. Es de destacar que estos ensayos clínicos también se realizaron antes de la era de la inmunoterapia sistémica adyuvante y la terapia dirigida, que pueden tener un impacto importante en la supervivencia general y libre de recaídas.

Los márgenes recomendados son los siguientes:

• Melanoma *in situ*: margen de 0,5 a 1 cm. Normalmente, se usa un margen de 0,5 cm seguido de una evaluación de la histopatología para garantizar márgenes libres.
• Si el margen es inadecuado, se puede realizar una escisión adicional; sin embargo, esto no es necesario para la mayoría de estas lesiones. En ocasiones, los cirujanos pueden seleccionar un margen de 1 cm en lugar de 0,5 cm para el melanoma *in situ* para lesiones grandes y/o mal definidas en las que es difícil discernir la extensión macroscópica de la lesión o cuando existe la preocupación de un posible melanoma invasivo oculto.
• Melanoma T1 (de ≤ 1 mm de espesor o Breslow): margen de 1 cm.
• Melanoma T2 (> 1 a 2 mm de espesor o Breslow): margen de 1 a 2 cm.
• Melanoma T3/T4 (> 2 mm de espesor o Breslow): margen de 2 cm.

• Para melanomas de más de 4 mm de espesor, los resultados de supervivencia y recurrencia local dependen de la presencia de enfermedad regional y/o a distancia.

La escisión amplia, generalmente, se realiza hasta la fascia muscular, pero sin incluirla. La inclusión rutinaria de la fascia muscular durante la escisión amplia de los melanomas cutáneos de las extremidades o el tronco no parece ofrecer ningún beneficio en términos de control local de la enfermedad a largo plazo y no se recomienda, excepto en escenarios poco comunes. De hecho, un único estudio observó que la resección de la fascia se asoció a un aumento en la incidencia de metástasis en los ganglios linfáticos regionales y en tránsito.

Es importante tener en cuenta que, debido a la elasticidad de la piel, la muestra de piel casi siempre se reducirá de tamaño (por lo tanto, las medidas anatomopatológicas macroscópicas suelen ser menores que las dimensiones quirúrgicas medidas); y el defecto del campo de escisión se expandirá una vez que se haya extraído la muestra.

• Melanoma *in situ*: margen de 0,5 a 1 cm.
• Melanoma T1 (de ≤ 1 mm de espesor o Breslow): margen de 1 cm.
• Melanoma T2 (> 1 a 2 mm de espesor o Breslow): margen de 1 a 2 cm.
• Melanoma T3/T4 (> 2 mm de espesor o Breslow): margen de 2 cm.

Consideraciones adicionales en función de la localización

Cabeza y cuello

Las recomendaciones para los márgenes quirúrgicos son las mismas que para otros melanomas cutáneos. Aunque estos márgenes pueden provocar una discapacidad funcional, no deben verse comprometidos por factores estéticos. La reconstrucción mediante injertos de piel o colgajos se puede lograr con excelentes resultados estéticos (cierres más frecuentes).

Es notable que las lesiones de melanoma *in situ* en la cara —en particular, del tipo lentigo maligno— pueden tener bordes mal definidos y una mayor extensión lateral en comparación con las lesiones en otras localizaciones. Para estas lesiones, sí se recomienda la cirugía micrográfica de Mohs (CMM). Sin embargo, es importante tener en cuenta que la CMM no se considera el tratamiento estándar para el melanoma invasivo (es decir, T1 a T4).

 La CMM, generalmente, no está indicada para la evaluación del margen de las lesiones melanocíticas primarias, excepto en el caso de lentigo maligno.

Otras localizaciones

No se han realizado ensayos prospectivos para determinar los márgenes óptimos para los melanomas lentiginosos mucosos, oculares o acrales. La rareza de estos melanomas ha impedido la realización de ensayos aleatorizados en los que basar las decisiones de tratamiento:

- Melanoma acral: los melanomas acrales, subungueales y en las palmas de las manos y las plantas de los pies suelen ser lentiginosos. Se deben seguir los márgenes de escisión previamente comentados, pero maximizando la preservación de la función cuando sea posible y oncológicamente apropiado. Desde una perspectiva oncológica, generalmente, no es necesario resecar hueso. Sin embargo, debido a que la escisión por lo general limita el tejido blando necesario para mantener un dedo funcional, se requiere una resección ósea parcial de la falange. A veces, se pueden utilizar abordajes que preservan la falange para el melanoma *in situ* subungueal o digital distal. En este escenario clínico, se puede utilizar cierre por segunda intención, injertos de piel u otras opciones reconstructivas.
- Melanoma genital: es raro y se asocia a un mal pronóstico. Puede requerir experiencia ginecológica, urológica y/o plástica/reconstructiva para lograr márgenes de resección óptimos mientras se preservan/reconstruyen los genitales siempre que sea posible.

El tratamiento primario de los pacientes con melanoma cutáneo locorregional es la resección quirúrgica completa. Los pacientes seleccionados con una metástasis o un número muy limitado de ellas también pueden ser candidatos para la escisión quirúrgica de todos los sitios metastásicos de la enfermedad. Se ofrece terapia adyuvante con inhibidores de puntos de control (inhibidores de la muerte celular programada 1 [PD-1; del inglés, *programmed death 1*], p. ej., pembrolizumab o nivolumab; inhibidores de la proteína 4 asociada a los linfocitos T citotóxicos [CTLA-4; del inglés, *cytotoxic T lymphocyte antigen-4*], p. ej., ipilimumab; e inhibidores de LAG-3 [del inglés, *lymphocyte-activation gene 3*], p. ej., relatlimab) y terapia dirigida (inhibidores de *BRAF* más *MEK*) para reducir el riesgo de recurrencia de la enfermedad en pacientes con enfermedad completamente resecada (estadio III). La terapia adyuvante, generalmente, se administra hasta durante 12 meses, o hasta la progresión de la enfermedad o toxicidad inaceptable durante este período. Se recomienda incluir a estos pacientes en ensayos clínicos si están disponibles.

Melanoma metastásico

Los enfoques terapéuticos que pueden proporcionar beneficios para pacientes con melanoma metastásico incluyen: metastasectomía quirúrgica, inmunoterapia, inhibición dirigida de la vía de la proteína-cinasa activada por mitógenos (MAPK; del inglés, *mitogen-activated protein kinase*) y radioterapia en sitios sintomáticos de metástasis. Tanto la inmunoterapia con inhibidores de puntos de control como la terapia dirigida prolongan la supervivencia general y libre de progresión en comparación con la quimioterapia. La elección de la terapia se basa en factores como la extensión de la enfermedad, las características moleculares del tumor (p. ej., presencia de una mutación impulsora en *BRAF* V600) y el estado funcional del paciente y la comorbilidad. Entre las opciones de inmunoterapia, se incluyen: inhibidores PD-1 (pembrolizumab o nivolumab, nivolumab más ipilimumab), un inhibidor de CTLA-4 y nivolumab-relatlimab (un inhibidor de LAG-3). Las opciones para la terapia dirigida con inhibición de *BRAF* más *MEK* incluyen: dabrafenib más trametinib, vemurafenib más cobimetinib y encorafenib más binimetinib.

Aunque la quimioterapia citotóxica se usó ampliamente antes del desarrollo de la inmunoterapia, no tiene un papel establecido para los pacientes con melanoma metastásico.

La elección y la secuencia de estos enfoques en función de los factores específicos del paciente van más allá del propósito de este tema y están en desarrollo activo nuevos enfoques.

En principio, se debe valorar la resección completa de toda la enfermedad metastásica factible, ya que se asocia a una supervivencia prolongada en casos seleccionados, y valorar en un comité multidisciplinario la idoneidad de iniciar una terapia sistémica.

TUMORES CUTÁNEOS NO MELANOMA. CARCINOMA CUTÁNEO DE CÉLULAS ESCAMOSAS O CARCINOMA EPIDERMOIDE

Introducción

El carcinoma cutáneo de células escamosas (CCE) o carcinoma epidermoide cutáneo (CEC) es un cáncer común que surge de la proliferación maligna de los queratinocitos de la epidermis que ha invadido la dermis o más allá. El CCE *in situ* o enfermedad de Bowen se define como un tumor que se limita a la epidermis y no ha invadido la dermis.

En contraste con el carcinoma de células basales (CCB), que rara vez hace metástasis, alrededor del 2 al 5 % de los CCE hacen metástasis en los ganglios linfáticos regionales o a distancia. En 2012, se calculó que la mortalidad anual por CCE metastásico era de 1,5 a 2 por 100.000 por año.

> ❗ El CEC constituye una proliferación maligna de los queratinocitos de la epidermis con capacidad metastatizante.

El CCE es el segundo tipo más común de cáncer de piel, después del CCB (v. más adelante), y representa, aproximadamente, el 20 % de los CCNM. La incidencia de CCE ha aumentado en los últimos 20 años en todo el mundo entre las poblaciones de fototipos claros. Este aumento puede estar relacionado con niveles más altos de exposición al sol, el uso de camas de bronceado, el aumento en el envejecimiento de la población y la mejor detección del cáncer de piel.

La incidencia del CCE aumenta drásticamente con la edad y es más frecuente en personas de piel clara. En personas con piel muy pigmentada, el CCE tiende a surgir en áreas no expuestas al sol y, con frecuencia, se asocia a inflamación crónica, heridas crónicas o cicatrización.

Existen factores ambientales y genéticos que contribuyen al desarrollo del CCE, entre los que destacan: personas de piel clara, la exposición acumulada al sol (luz UV), la edad y la inmunodepresión. Otros factores de riesgo demostrados son: la inflamación crónica (cicatrices de quemaduras, úlceras crónicas, trayectos sinusales, dermatosis inflamatorias, liquen escleroso y atrófico, etc.), tabaquismo, exposición a arsénico, antecedentes familiares, trastornos genéticos (xerodermia pigmentosa, epidermólisis ampollosa, epidermodisplasia verruciforme, albinismo, anemia de Fanconi, síndrome de Ferguson-Smith [queratoacantomas], disqueratosis congénita, síndrome de Rothmund-Thomson, síndrome de Bloom y síndrome de Werner, entre otros) y fármacos fotosensibilizantes (voriconazol, diuréticos tiacídicos, azatioprina, inhibidores de *BRAF*).

> Mientras que, para el melanoma, el factor de riesgo más importante es la exposición aguda e intermitente a la luz UV; para el CCE y el CCB, es la exposición acumulada a lo largo de la vida.

Clasificación de los tipos de carcinoma cutáneo de células escamosas

El CCE puede desarrollarse en cualquier superficie cutánea, incluida la cabeza, el cuello, el tronco, las extremidades, la mucosa oral, la piel periungueal y las áreas anogenitales (**Fig. 43-6**). En personas con fototipos bajos, los CCE surgen con mayor frecuencia en sitios frecuentemente expuestos al sol, mientras que las áreas no fotoexpuestas son la localización más habitualmente encontrada en fototipos altos (parte inferior de las piernas, región anogenital y áreas de inflamación crónica o cicatrización).

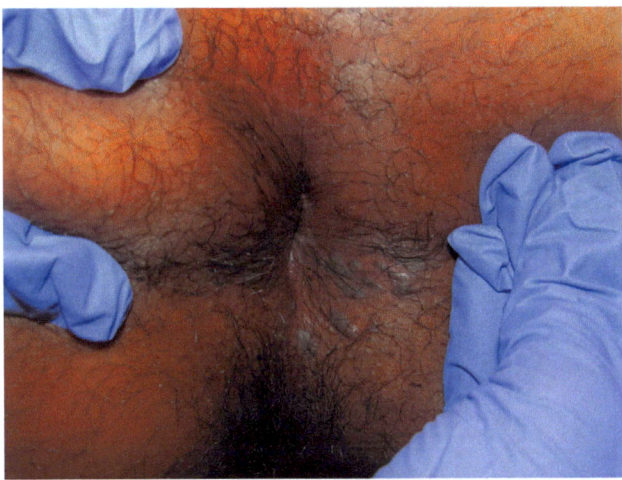

Figura 43-6. Papulosis bowenoide perianal.

Entre los diferentes tipos de CCE, se encuentran:

- CCE *in situ* o enfermedad de Bowen: se define como un tumor que se limita a la epidermis y no ha invadido la dermis. Generalmente, se presenta como un parche o placa eritematosa, bien delimitada y escamosa (**Fig. 43-7**), ubicada en áreas expuestas al sol, como la cabeza y el cuello y las extremidades. Las lesiones también pueden ser del color de la piel o pigmentadas, particularmente, en personas con piel de pigmentación oscura. Las lesiones de CCE *in situ* tienden a crecer lentamente a lo largo de los años y suelen ser asintomáticas (a diferencia de los trastornos inflamatorios que pueden parecerse al CCE *in situ*, como la psoriasis o el eccema crónico).
- CCE invasivo: la apariencia clínica a menudo se correlaciona con el nivel de diferenciación del tumor. Las lesiones bien diferenciadas suelen aparecer como pápulas, placas o nódulos hiperqueratósicos indurados o firmes (**Fig. 43-8**). Las lesiones suelen tener un diámetro de 0,5 a 1,5 cm, pero pueden ser mucho más grandes. La ulceración puede o no estar presente. Por el contrario, las lesiones poco diferenciadas suelen ser pápulas o nódulos granulomatosos, carnosos, que se asemejan a un granuloma piógeno, y carecen de la

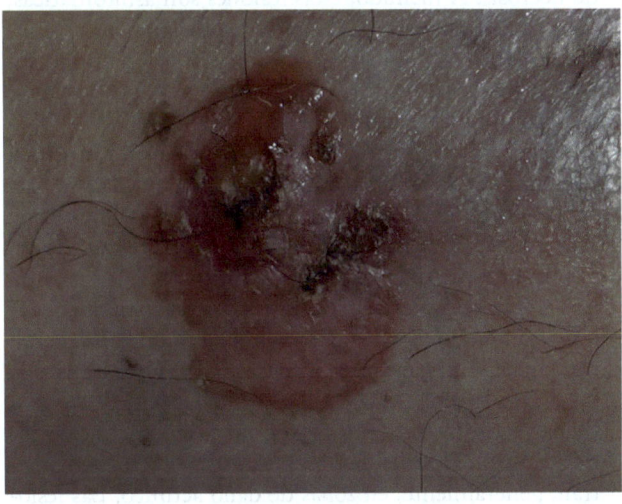

Figura 43-7. Enfermedad de Bowen (carcinoma epidermoide *in situ*).

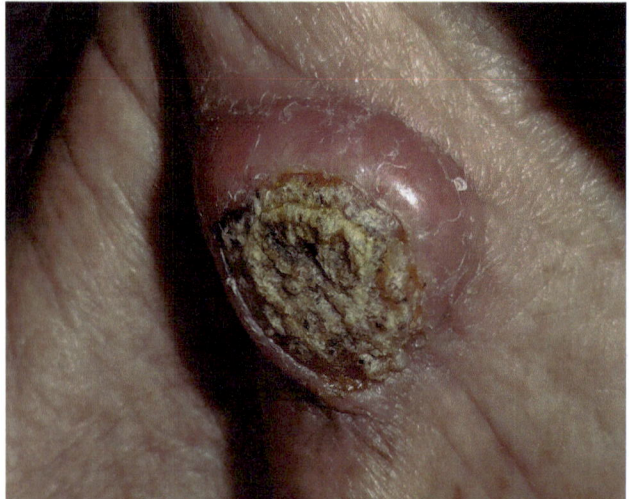

Figura 43-8. Carcinoma epidermoide diferenciado.

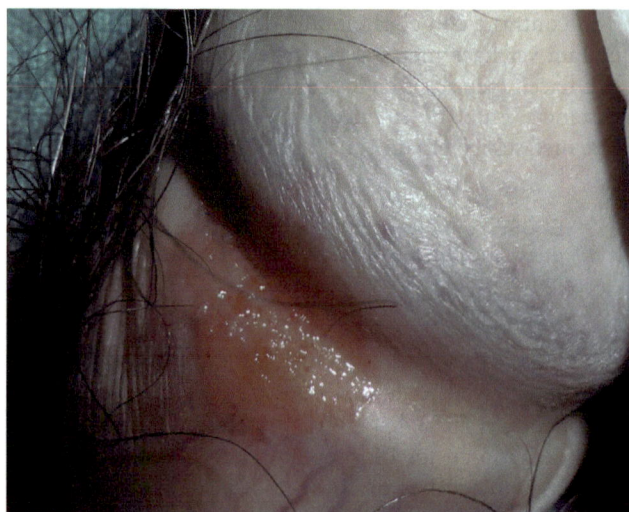

Figura 43-10. Eritroplasia de Queyrat o carcinoma epidermoide *in situ* en el pene.

manifiesta como nódulos en forma de cúpula o crateriformes, con un núcleo queratósico central, que se desarrolla en unas pocas semanas (**Figs. 43-11** y **43-12**).Es controvertido si se trata de un subtipo bien diferenciado de CCE o una entidad separada.

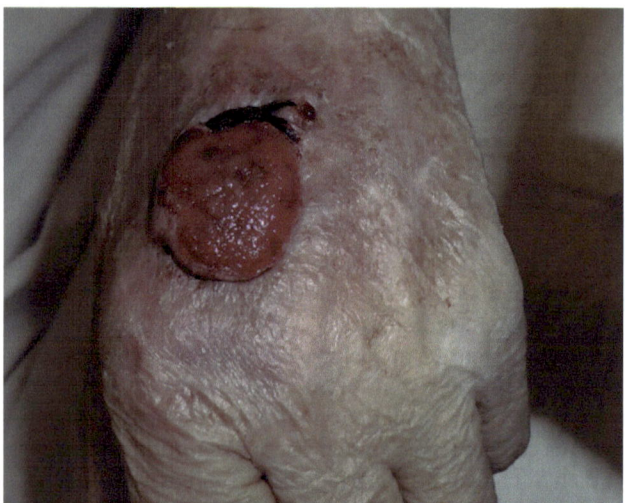

Figura 43-9. Carcinoma epidermoide pobremente diferenciado.

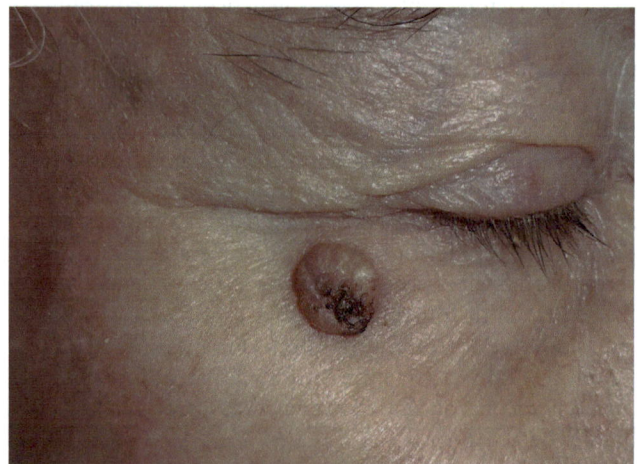

Figura 43-11. Queratoacantoma.

hiperqueratosis que a menudo se observa en las lesiones bien diferenciadas (**Fig. 43-9**). Los tumores pobremente diferenciados pueden tener ulceración, hemorragia o áreas de necrosis. A menudo, estas lesiones son asintomáticas, pero también pueden ser dolorosas o pruriginosas. Los síntomas neurológicos locales (p. ej., entumecimiento, escozor, quemazón, parestesias, parálisis o cambios visuales) indican invasión perineural histológica.

- Eritroplasia de Queyrat: es un término utilizado para describir el CCE *in situ* en el pene. Esta entidad se presenta como una placa roja bien definida y aterciopelada (**Fig. 43-10**). Los pacientes pueden experimentar dolor, sangrado o prurito.
- Los CCE genitales y periungueales son menos comunes y, generalmente, están relacionados con la infección por el virus del papiloma humano (VPH) de alto riesgo (v. **Fig. 43-6**).
- Queratoacantoma: son tumores queratinocíticos que clínica e histológicamente se asemejan al CCE, y se encuentran, generalmente, en zonas de daño actínico. Las lesiones suelen presentar un rápido crecimiento inicial, que se

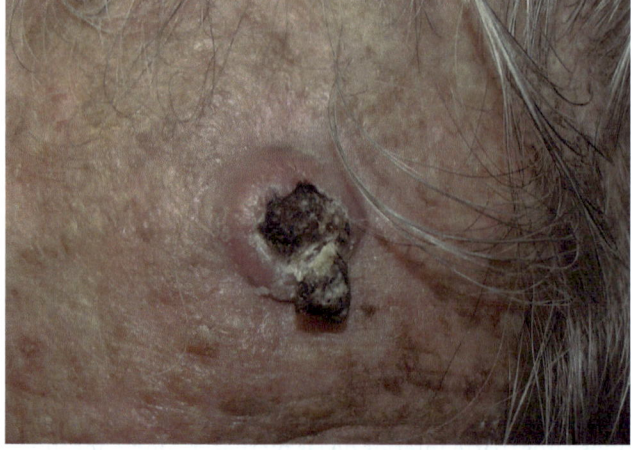

Figura 43-12. Queratoacantoma.

- Carcinoma verrucoso: es una variante rara de CCE que se presenta como una lesión exofítica, parecida a una coliflor.
- CCE del labio: ocurre principalmente en el labio inferior. Las lesiones pueden presentarse como nódulos, úlceras o placas blancas induradas (**Fig. 43-13**).
- CEE oral: se presenta como una úlcera, un nódulo o una placa indurada que afecta a la cavidad oral. El suelo de la boca y la lengua lateral o ventral son los sitios más frecuentemente afectados. Las lesiones pueden surgir en sitios de eritroplasia (manchas rojas persistentes y premalignas en la cavidad oral) o leucoplasia (placas blancas persistentes en la boca) (**Fig. 43-14**). El CCE oral a menudo se asocia a antecedentes de consumo excesivo de tabaco o alcohol.
- Úlcera de Marjolin: se usa para describir un tipo raro de CCE que surge en sitios de heridas o cicatrices crónicas. La transformación maligna suele ser lenta, con un tiempo de latencia promedio de 30 años. El tumor puede presentarse inicialmente como una ulceración que no cicatriza; pueden desarrollarse nódulos a medida que progresa la lesión. Otros signos clínicos incluyen: bordes de la herida evertidos, tejido de granulación excesivo, aumento rápido del tamaño y sangrado al tacto. Suelen ser agresivos y se asocian a un mal pronóstico.

> En el CCE invasivo, la clínica neurológica traduce una invasión perineural histológica. El tabaco y el consumo de alcohol son factores de riesgo importante para el desarrollo de un CCE de la cavidad oral. La úlcera de Marjolin, aunque presenta una trasformación maligna lenta, tiene un comportamiento agresivo y se asocia a mal pronóstico.

Enfoque diagnóstico

Diagnóstico clínico y dermatoscópico

Ante un paciente con sospecha de CCE, se debe realizar una anamnesis detallada y una exploración física completa. Se debe recoger: los antecedentes patológicos relevantes, fármacos, antecedentes familiares de cáncer, quemaduras solares en la infancia, uso de cabinas de rayos UVA, actividades/años de trabajo al aire libre, etc.; una anamnesis completa/cronología/velocidad de crecimiento de la lesión (> 4 mm/mes, mayor riesgo de metástasis ganglionares y más rápida progresión metastásica), recogiendo la posible sintomatología específica de enfermedad metastásica (pérdida de peso, dolor localizado, sintomatología neurológica que pueda ser sugestiva de invasión perineural, dolor, parestesias, parálisis, ptosis, proptosis, etc.); y exploración física completa de piel y mucosas, dermatoscopia y palpación de los ganglios linfáticos regionales.

Confirmación del diagnóstico

El diagnóstico definitivo del CCE es histopatológico, por lo que es necesaria la biopsia de piel. Se deben realizar biopsias con intención de extirpar la lesión completa (escisional) siempre que sea posible, aunque también se pueden usar biopsias por afeitado, o en sacabocados siempre que se extienda en profundidad hasta la dermis reticular media para permitir una evaluación adecuada de la enfermedad invasiva (v. **Fig. 43-5**). El examen histopatológico también es útil para evaluar la invasión perineural, la diferenciación del tumor y la profundidad de este, factores que son importantes para la estadificación y el pronóstico del tumor.

Al enviar las muestras, se deben proporcionar al anatomopatólogo datos sobre la localización anatómica, el tamaño de la lesión y si el paciente tiene factores de riesgo adicionales para CCE, como inmunodepresión, radioterapia o trasplante de órganos sólido.

Evaluación de la enfermedad a distancia

Estadio y pronóstico

La 8ª edición del sistema de estadificación de tumores, ganglios y metástasis (TNM del AJCC se basa en una evaluación del tumor primario, los ganglios linfáticos regionales y la presencia o ausencia de metástasis a distancia (**Tabla 43-13**).

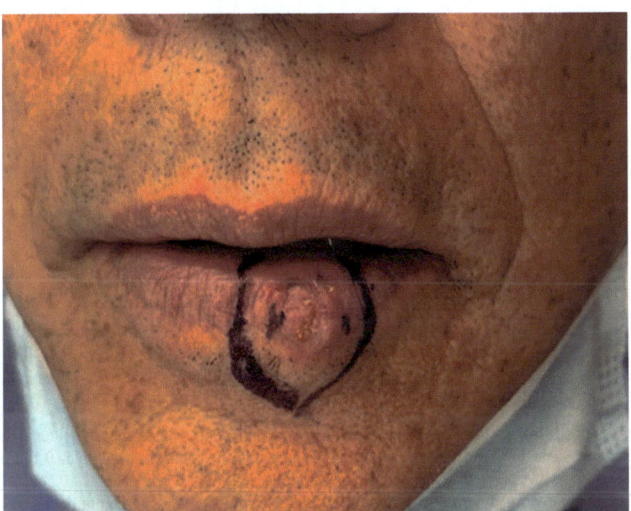

Figura 43-13. Carcinoma cutáneo de células escamosas del labio.

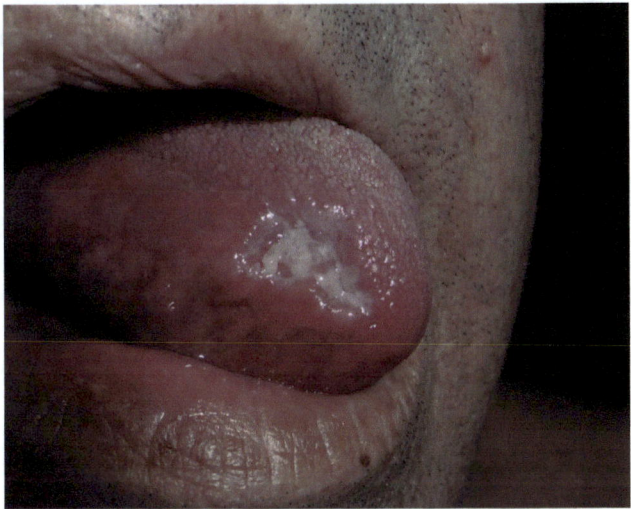

Figura 43-14. Leucoplasia oral.

Tabla 43-13. Sistema de estadificación de tumores, ganglios y metástasis (TNM) del American Joint Committee on Cancer (AJCC), 8ª edición, para el carcinoma de células escamosas de cabeza y cuello

	Categoría T (tumor)		Categoría N (ganglios)**		Categoría M (metástasis)
T0	Tumor primario desconocido o en regresión completa	N0	Sin metástasis regionales	M0	Sin metástasis a distancia
Tis	*In situ*, no invasivo				
Tx	No se puede evaluar el tamaño	Nx	Ganglios no evaluables (p. ej., resecados previamente por otros motivos)	Mx	No se puede evaluar
T1	≤2 cm en su mayor dimensión	N1	1 único ganglio linfático ipsilateral afectado <3 cm y ENE (–)	M1	Metástasis en sitios distantes de la piel
T2	>2 cm y ≤4 cm en su mayor dimensión	N2	• N2a: 1 único ganglio linfático ipsilateral afecto entre 3-6 cm ENE (–) • N2b: metástasis en múltiples ganglios ipsilaterales, <6 cm y ENE (–) • N2c: metástasis en ganglios bilaterales o contralaterales, <6 cm y ENE (–)		

| T3 | >4 cm en su mayor dimensión o mínima erosión ósea o invasión perineural o invasión profunda* | N3 | • N3a: 1 ganglio afectado >6 cm y ENE (–)
• N3b: metástasis en cualquier ganglio y ENE (+) | | |
| T4 | Tumor con afectación de hueso cortical macroscópico o medular, invasión de la base del cráneo y/o invasión del foramen de la base del cráneo:
• T4a: tumor con invasión macroscópica de hueso cortical/médula.
• T4b: tumor con invasión de la base del cráneo y/o afectación del foramen de la base del cráneo | | | | |

Grupos pronósticos del AJCC

Tis	N0	M0	0
T1	N0	M0	I
T2	N0	M0	II
T3	N0	M0	III
T1	N1	M0	III
T2	N1	M0	III
T3	N1	M0	III
T1	N2	M0	IV
T2	N2	M0	IV
T3	N2	M0	IV
Cualquier T	N3	M0	IV
T4	Cualquier N	M0	IV
Cualquier T	Cualquier N	M1	IV

*La invasión profunda se define como la invasión más allá de la grasa subcutánea o >6 mm (medida desde la capa granular de la epidermis normal adyacente hasta la base del tumor); la invasión perineural para la clasificación T3 se define como células tumorales dentro de la vaina nerviosa de un nervio que se encuentra más profundo que la dermis o que mide 0,1 mm o más en calibre, o que se presenta con afectación clínica o radiográfica de los nervios mencionados sin invasión o transgresión de la base del cráneo.
**Se puede usar una designación de «U» o «L» para cualquier categoría N para indicar metástasis por encima del borde inferior del cricoides (U; del inglés, *upper*) o por debajo del borde inferior del cricoides (L; del inglés, *lower*).
ENE: extensión extraganglionar.

Existen otros sistemas de clasificación tumoral alternativos basados en la presencia de varios factores de riesgo clínicos y patológicos, ya que estas características confieren al tumor un mayor riesgo de comportamiento agresivo y deben guiar el tratamiento. Entre ellas, se encuentran: el sistema de Brigham y Women (BWH), resumido en la **tabla 43-14**; y las guías de práctica clínica de la National Comprehensive Cancer Network (NCCN), que estratifican los tumores en alto y bajo riesgo, facilitando el manejo terapéutico (**Tabla 43-15**).

Enfoque para la estadificación y ampliación quirúrgica del carcinoma cutáneo de células escamosas

Cirugía:

• CCE de bajo riesgo: extirpación con 4-6 mm de margen, incluyendo la dermis completamente siempre que sea posi-

Tabla 43-14. Sistema de estadificación de Brigham y Women (2013)

Categoría	Factores de riesgo*
T0	CCE *in situ*
T1	0
T2a	1
T2b	2-3
T3	≥4 o invasión ósea

*Factores de riesgo independientes: diámetro ≥2 cm, invasión perineural, invasión más allá del tejido celular subcutáneo, mal diferenciado (G3/G4).
CCE: carcinoma de células escamosas; T: tumor.

ble. Si el paciente de edad avanzada no es candidato a la cirugía, plantear radioterapia de inicio.
• CCE de alto riesgo: cirugía con control completo de márgenes (CMM) o cirugía convencional (6 mm-1 cm de margen).

Tabla 43-15. Estratificación de la National Comprehensive Cancer Network (NCCN) de carcinoma de células escamosas de bajo y de alto riesgo

	Parámetros	Bajo riesgo	Alto riesgo
Clínicos	Localización*/Tamaño[1]	• Área L < 20 mm • Área M[2] < 10 mm	• Área L ≥ 20 mm • Área M ≥ 10 mm • Área H[3]
	Bordes	Bien delimitados	Mal delimitados
	Primario o recurrencia	Primario	Recurrencia
	Inmunodepresión	No	Sí
	Sitio de radioterapia previa o proceso inflamatorio crónico	No	Sí
	Crecimiento tumoral rápido	No	Sí
	Sintomatología neurológica	No	Sí
Histológicos	Grado de diferenciación	Bien a moderadamente diferenciado	Pobremente indiferenciado
	Subtipo histológico de alto riesgo[4]	No	Sí
	Profundidad (grosor o nivel de Clark)[5]	< 2 mm, o I, II, III	≥ 2 mm o IV, V
	Afectación perineural, linfática o vascular	No	Sí

* El área L consta del tronco y las extremidades (excluyendo manos, pies, unidades ungueales, pretibial y tobillos); el área M consta de mejillas, frente, cuero cabelludo, cuello y pretibial; y el área H consta del centro de la cara, párpados, cejas, piel periorbitaria, nariz, labios, mentón, mandíbula, piel/surcos preauriculares y posauriculares, sien, oído, genitales, manos y pies.

[1] Mayor diámetro tumoral, incluido el borde periférico del eritema.

[2] La localización, independientemente del tamaño, puede constituir un alto riesgo.

[3] El área H constituye un alto riesgo según la localización, independientemente del tamaño.

[4] Subtipos adenoide (acantolítico), adenoescamoso (que muestra producción de mucina), desmoplásico o metaplásico (carcinosarcomatoso).

[5] Una medida de Breslow modificada debe excluir paraqueratosis o escamas/costras y ha de realizarse a partir de la base de la úlcera. Si la evaluación clínica de la biopsia por incisión sugiere que la microestadificación es inadecuada, se considerará la biopsia por escisión de margen estrecho.

- Radioterapia adyuvante si:
  - Imposibilidad de obtención de márgenes negativos.
  - Presencia de invasión perineural incidental significativa (sobre todo ≥ 0,1 mm o extensa de > 2 nervios y profundos).
  - Presencia de invasión perineural clínica.
  - Afectación parotídea extensa.
  - Afectación ganglionar.
  - CCE de alto riesgo con múltiples factores de riesgo, tumor de características muy infiltrantes, recurrencia, rápido crecimiento, infiltración linfovascular.

Pruebas de imagen:

- ¿Cuándo? Si existe extensión locorregional, afectación ósea o de tejidos blandos, invasión perineural, diseminación ganglionar o a distancia, o recurrencia posoperatoria.
- ¿A quién? Subgrupo de pacientes de alto riesgo (CCE AR): estadios T2b-T3 del BWH o ≥ T3 del AJCC (8ª edición).
- ¿Cuál?:
  - Resonancia magnética nuclear (RMN) para nervio y profundidad (fascia, músculo).
  - Tomografía axial computarizada (TAC) para afectación ósea y evaluación ganglionar regional.
  - Ecografía para extensión local; si los ganglios son accesibles: punción aspirativa con aguja fina (PAAF).
  - Tomografía por emisión de positrones (PET; del inglés, *positron emission tomography*) con TAC (PET-TAC) para valorar metástasis a distancia.

Estadificación ganglionar/realización de técnica de BSGC:

- Pacientes con CCE AR (T2b y T3-BWH) con ganglios linfáticos no palpables. Se debe realizar una estadificación ganglionar prequirúrgica con ecografía, mejor que con TAC/RMN. En caso de que sean negativos, podría estar indicada la BSGC. Se deberá valorar individualmente en un comité multidisciplinario.
- Si el paciente tiene ganglios palpables, se realizará una PAAF previa.

 Las pruebas complementarias, el manejo y el tratamiento del CCE van a depender de la presencia de factores de riesgo para el comportamiento agresivo.

Manejo terapéutico

Véase la **figura 43-15**.

Manejo del carcinoma cutáneo de células escamosas localmente avanzado

Se define como un tumor que tiene una de las siguientes características: que invade estructuras óseas, con invasión perineural clínica y/o radiológica, cuyo tamaño no hace posible una cirugía con intención curativa o solo a expensas de un resultado estético o funcional inaceptables, que invade la punta nasal en toda su extensión o tumor que requiere para su extirpación

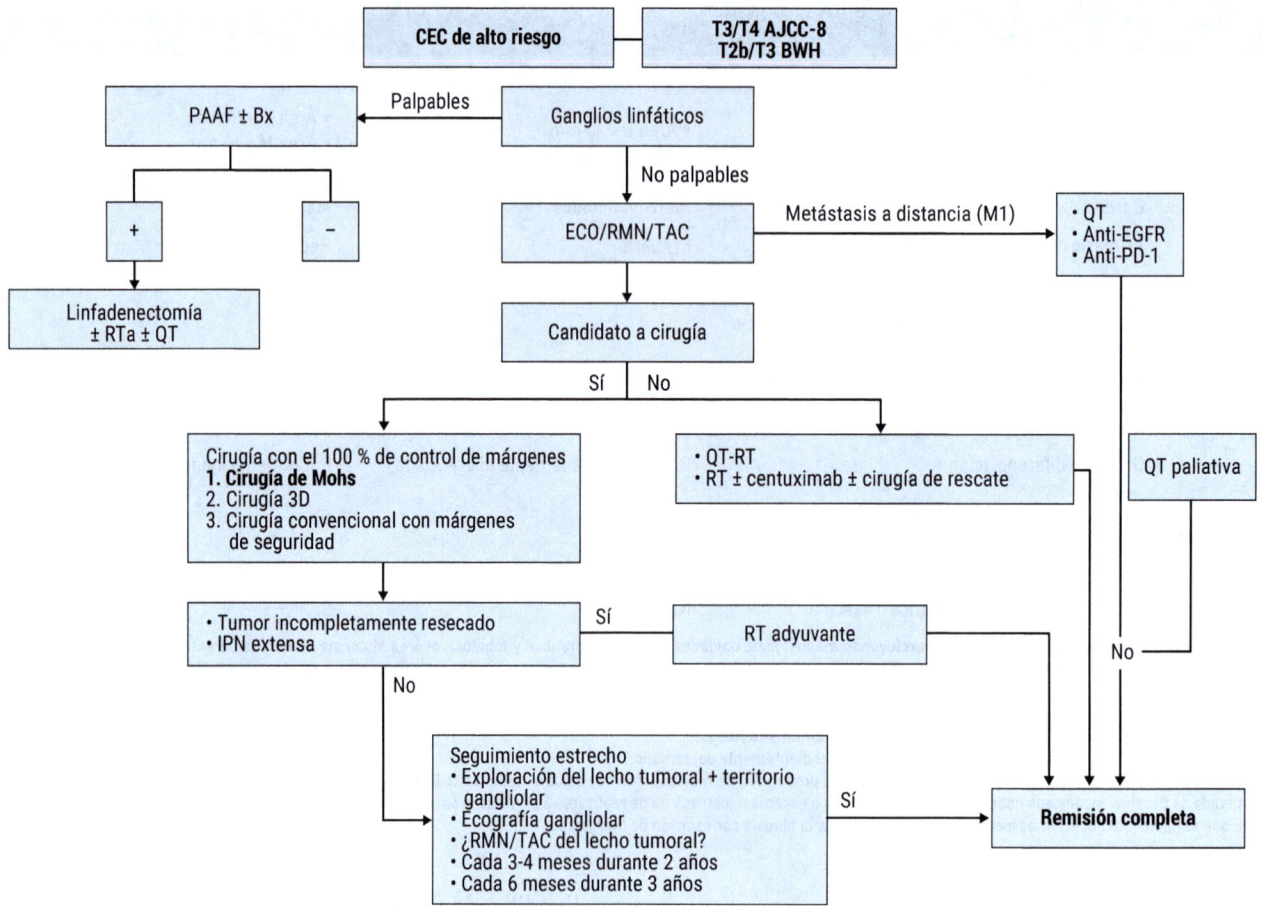

Figura 43-15. Algoritmo terapéutico del paciente con carcinoma epidermoide de alto riesgo.
*Cirugía 3D: evaluación completa del margen periférico y profundo circunferencial.
AJCC-8: 8ª edición de la clasificación TNM del American Joint Committee on Cancer; anti-EGFR: inhibidores del receptor del factor de crecimiento epidérmico (del inglés, anti-*epidermal growth factor receptor*); anti-PD-1: inhibidores de las proteínas 1 de muerte celular programada (del inglés, anti-*programmed cell death protein 1*); BWH: clasificación del Brigham and Women's Hospital; Bx: biopsia; CCM: cirugía micrográfica de Mohs; CEC: carcinoma espinocelular; ECO: ecografía; IPN: invasión perineural; PAAF: punción aspirativa con aguja fina; QT: quimioterapia; Qx: cirugía convencional; RMN: resonancia magnética nuclear; RT radioterapia; RTa: radioterapia adyuvante; TAC: tomografía axial computarizada.

una rinectomía, que invade cavidades corporales (craneal, torácica o abdominopélvica) o tiene alto riesgo de invadirlas, que afecta a la oreja y requiere aurilectomía, de cabeza y cuello con extensión directa a los senos paranasales, tumor con metástasis en tránsito, recurrencia profunda en una zona previamente sometida a extirpación de CCE suprayacente, que afecta al párpado o canto interno y amenaza con invasión orbitaria.

Para su tratamiento, se propone:

- Quimioterapia convencional (platinos + taxanos).
- Quimioterapia más radioterapia: platinos + radioterapia.
- Terapia dirigida con inhibidores de los receptores del factor de crecimiento epidérmico (anti-EGFR; del inglés, *anti-epidermal growth factor receptor*): cetuximab, panitumumab y gefitinib (± radioterapia).
- Inmunoterapia con inhibidores de la proteína 1 de muerte celular programada (anti-PD-1; del inglés, *anti-programmed cell death protein 1*):

– Cemiplimab (aprobado en julio de 2019 por la Agencia Europea de Medicamentos [EMA; del inglés, European Medicines Agency]), con dosis fija de 350 mg por vía intravenosa (infusión de 30 minutos) cada tres semanas. Efectos secundarios: muy frecuentes: fatiga, exantema, prurito, diarrea, náuseas; frecuentes: hepatitis, hipertransaminasemia, alteraciones de la función renal, alteraciones tiroideas, tos, neumonitis; poco frecuentes: miocarditis, hipofisitis, neuropatía, miopatía, mialgias, encefalitis, meningitis, artritis, poliartritis, xerosis, xeroftalmía.
– Pembrolizumab.

Seguimiento

Definición de seguimiento

Véase la **tabla 43-16**.

Tabla 43-16. Definición del seguimiento del paciente con carcinoma de células escamosas

Autoexploración del paciente	En cada visita, se realizará la educación del paciente y de los signos de alarma de sospecha de recidiva o segundos carcinomas epidermoides
Examen físico	• Incluye el examen físico general con dermatoscopia • Palpación de adenopatías locorregionales y búsqueda de posibles síntomas neurológicos • Palpación de la cicatriz de carcinoma epidermoide, de territorios de drenaje linfático regional, de trayecto intermedio y de vísceras abdominales
Estudios de imágenes complementarios	• Ecografía regional ganglionar • TAC toracoabdominopélvica • RMN cerebral • PET-TAC • En ningún caso está indicado el seguimiento de pacientes asintomáticos con ecografía abdominal ni con radiografía de tórax

PET: tomografía por emisión de positrones (del inglés, *positron emission tomography*); RMN: resonancia magnética nuclear; TAC: tomografía axial computarizada.

Cronología del seguimiento

Se realiza conforme a las siguientes consideraciones:
- CCE de bajo riesgo: seguimiento cada 3-6 meses durante 2-5 años.
- CCE de alto riesgo: seguimiento clínico cada 3-4 meses junto con ecografía ganglionar cada 6 meses durante 2 años. Permite una detección precoz de recurrencias (el 95 % de las recurrencias locales y metástasis ganglionares se detectan en los 2 primeros años).

CARCINOMA CUTÁNEO DE CÉLULAS BASALES O CARCINOMA BASOCELULAR

Introducción. Epidemiología y factores de riesgo

El carcinoma de células basales (CCB) es un cáncer de piel común que surge de la capa basal de la epidermis y sus apéndices. Estos tumores se han denominado «epiteliomas» debido a su bajo potencial metastásico. Sin embargo, el término *carcinoma* es apropiado, ya que son localmente agresivos y destructivos de la piel y las estructuras circundantes, incluido el hueso.

Al igual que con el CCE, las estimaciones de la incidencia de CCB son imprecisas, ya que, en la mayoría de los países, no existe un registro de este tipo de cáncer, a pesar de que es el más común del ser humano. La incidencia de CCB aumenta con la edad; las personas de 55 a 75 años tienen una incidencia 100 veces mayor que las personas menores de 20 años. El riesgo de desarrollar un CCB a lo largo de la vida es del 30 %.

En cuanto a la evolución natural de la enfermedad, la mayoría de los CCB permanecen localizados y su tasa de crecimiento es variable. Sin embargo, algunos se vuelven localmente agresivos o metastásicos, y la adquisición de aberraciones citogenéticas puede estar asociada a un comportamiento biológico agresivo.

Entre los factores de riesgo para el desarrollo de CCB, se incluyen factores ambientales, fenotípicos y genéticos. La exposición a la radiación UV de la luz solar es el factor de riesgo más importante para el CCB. Otros factores de riesgo establecidos incluyen: la exposición crónica al arsénico, la radioterapia, la terapia inmunosupresora a largo plazo y el síndrome de carcinoma nevoide de células basales (síndrome de Gorlin-Goltz o NBCCS; del inglés, *nevoid basal cell carcinoma syndrome*).

Entre los rasgos fenotípicos, destacan la pigmentación clara de la piel, el cabello y el color de ojos claros, y la capacidad de bronceado deficiente (fototipos I-II). Además, los pacientes con antecedentes personales de CCB tienen un mayor riesgo de sufrir lesiones posteriormente (del 40 al 50 % desarrollarán otra lesión dentro de los cinco primeros años).

Existen variantes genéticas predisponentes al desarrollo de CCB, además de impulsores mutacionales específicos de CCB. Entre ellos, los polimorfismos de la línea germinal en los genes que determinan los rasgos pigmentarios, como el receptor de la melanocortina 1 (MC1R; del inglés, *melanocortin 1 receptor*), el homólogo humano de la proteína de señalización agutí (ASIP; del inglés, *agouti signaling protein*) y tirosinasa (TYR). Los genes que afectan a la respuesta inmunitaria también pueden afectar a la susceptibilidad para presentar un CCB (la variación genética en el locus *CTLA4*).

Entre los trastornos hereditarios que están asociados a un riesgo mucho mayor de desarrollar CCB a una edad temprana y con una mayor morbilidad incluyen: NBCCS o síndrome de Gorlin (de herencia autosómica dominante; causado, en la mayoría de los casos, por mutaciones de la línea germinal del gen parcheado humano [*PTCH1*]), síndrome de Rombo, síndrome de Bazex-Dupré-Christol, síndrome de Muir-Torre, xerodermia pigmentosa y albinismo oculocutáneo.

> **!** El CCB es el cáncer más frecuente en el ser humano. Surge de los queratinocitos de la capa basal de la epidermis y sus apéndices y, aunque presentan un bajo potencial metastásico, son tumores localmente agresivos. Entre los factores de riesgo más importantes, se encuentran: fototipo I-II, radiación UV acumulada y alteraciones genéticas en la vía de señalización Hedgehod.

Clasificación de los tipos de carcinoma de células basales

Aproximadamente, el 70 % de los CCB aparecen en la cara, y el 15 % se presentarán en el tronco, siendo infrecuente en áreas como el pene, la vulva o la piel perianal. La presentación clínica del CCB se puede dividir en tres grupos, según la histopatología de la lesión: nodular, superficial y morfeiforme:

- Nodular (el 80 % de los casos): se presentan como una pápula rosada o de color piel con un brillo perlado, o translúcida, y con frecuencia se observan vasos telangiectásicos dentro de la lesión. Se puede observar un borde «enrollado», donde la periferia está más elevada que el centro. La ulceración es frecuente, y el término *ulcus rodens* se refiere a estos CCB nodulares ulcerados (**Figs. 43-16** y **43-17**).
- Superficial (el 15 % de los CCB): ocurren con mayor frecuencia en el tronco y, generalmente, se presentan como máculas, parches o placas delgadas ligeramente escamosas y no firmes de color rojo claro a rosado. El centro de la lesión a veces muestra un aspecto atrófico y la periferia puede estar bordeada por finas pápulas translúcidas. Un brillo perlado puede ser evidente cuando se ilumina un CCB superficial. Ocasionalmente, hay manchas de pigmento marrón o negro, lo que puede contribuir a la confusión con el melanoma (**Fig. 43-18**). Asintomáticos, los CCB superficiales tienden a crecer lentamente y pueden variar en tamaño, desde máculas que miden solo unos pocos milímetros de diámetro hasta lesiones de varios centímetros de diámetro si no se tratan.
- Morfeiforme o esclerosante/infiltrativo (del 5 al 10 %): estas lesiones suelen ser pápulas o placas lisas de color piel o rosa muy claro, que con frecuencia son atróficas; suelen tener una consistencia firme o endurecida con bordes mal definidos (**Fig. 43-19**).

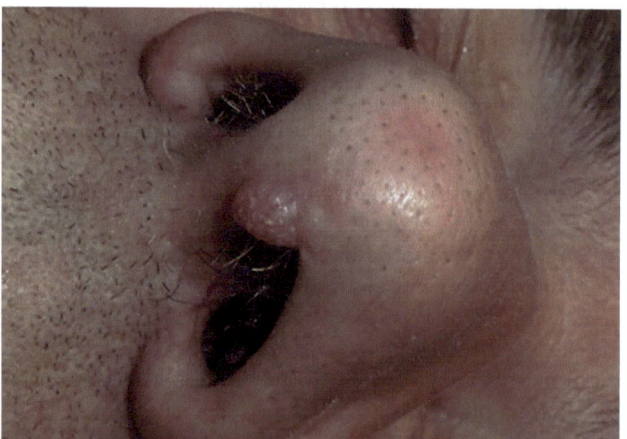

Figura 43-16. Carcinoma basocelular nodular.

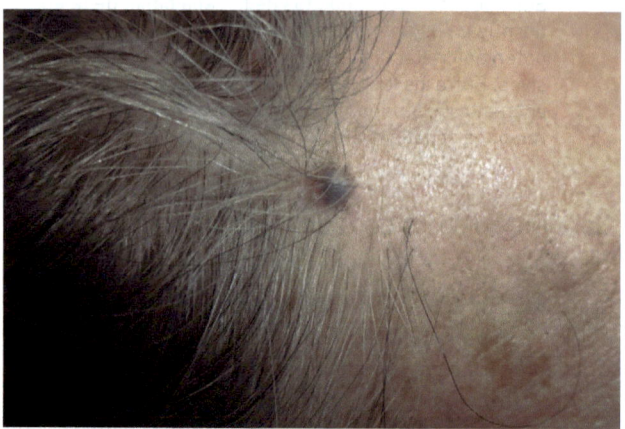

Figura 43-17. Carcinoma basocelular nodular y pigmentado.

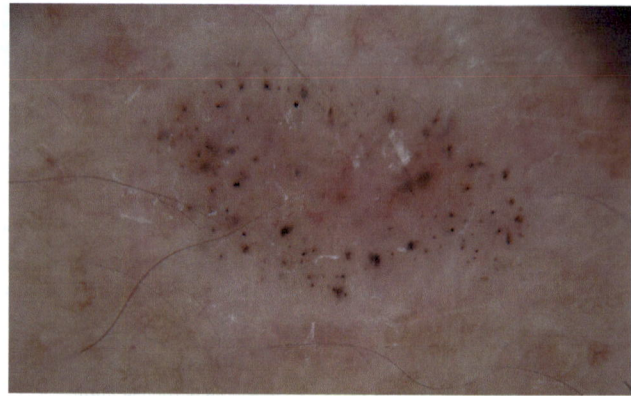

Figura 43-18. Carcinoma basocelular superficial en forma de máculas, placas delgadas de centro atrófico y manchas de pigmento marrón o negro en la periferia.

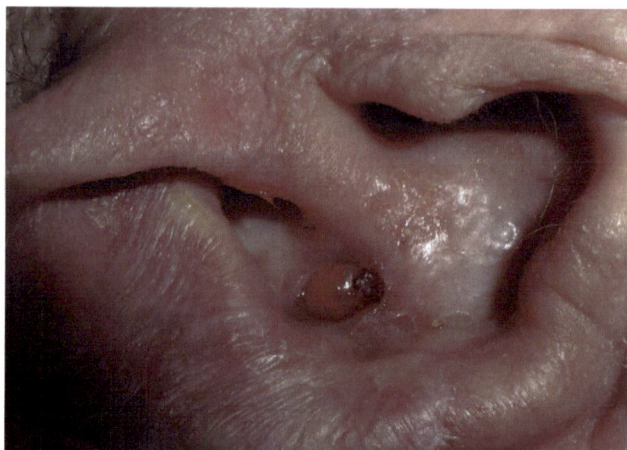

Figura 43-19. Carcinoma basocelular infiltrativo. Concha auricular.

- Se han descrito varios subtipos de CCB. El carcinoma de células basoescamosas es raro y presenta un comportamiento agresivo. Tanto los CCB nodulares como los superficiales pueden producir pigmento, denominándose entonces, *CCB pigmentados*.

Enfoque diagnóstico

Diagnóstico clínico y dermatoscópico

A menudo, se puede hacer el diagnóstico basándose en el examen clínico (exploración física y dermatoscopia). Las características dermatoscópicas del CCB incluyen la falta de una red pigmentada (que típicamente se asocia a lesiones melanocíticas) y la presencia de uno o más hallazgos característicos del CCB: vasos arboriformes, nidos ovoides azul grisáceos y ulceración (v. **Fig. 43-16**).

No obstante, generalmente, se realiza una biopsia de piel para proporcionar una confirmación patológica del diagnóstico y determinar el subtipo histológico.

Confirmación del diagnóstico

Las biopsias por afeitado, las biopsias por punción y las biopsias por escisión pueden ser apropiadas para el diagnóstico de

CCB (se debe tener en cuenta que las biopsias que eliminan solo una parte de la lesión no siempre brindan una evaluación precisa del subtipo histológico de un tumor). Algunos médicos optan por tratar las lesiones sin biopsia cuando la lesión exhibe características típicas, ausencia de características clínicas de alto riesgo y el paciente tiene antecedentes de múltiples CCB similares de bajo riesgo. Este proceder no está exento de riesgos (las características histológicas de un tumor brindan información adicional sobre el riesgo de recurrencia o el diagnóstico erróneo de un tumor diferente; por ejemplo, un melanoma amelanótico).

Evaluación de la enfermedad. Estadio

Ciertas características clínicas y patológicas del CCB están asociadas a un riesgo elevado de recurrencia después del tratamiento. El CCB recurrente puede reaparecer meses o años después del tratamiento inicial, lo que lleva a la destrucción del tejido local, morbilidad, mayor riesgo de metástasis y la necesidad de un nuevo tratamiento.

La NCCN de 2021 ha propuesto como características que identifican los CCB con baja/alta probabilidad de recurrencia las que se muestran en la **tabla 43-16**.

Las pruebas de imagen no son necesarias, a no ser que se sospeche invasión ósea o del tejido celular subcutáneo, fascia o nervios (principalmente, en la órbita, en cuyo caso, se puede solicitar una TAC o RMN).

Tratamiento

El tratamiento del CCB está indicado debido a los efectos localmente invasivos, agresivos y destructivos de este tumor en la piel y los tejidos circundantes. Las opciones de tratamiento para el CCB incluyen escisión quirúrgica, CMM, curetaje y electrocoagulación (CE), agentes tópicos, terapia fotodinámica (TFD), crioterapia y radioterapia. Las ventajas y desventajas de cada una de ellas se resumen en la **tabla 43-17**. La selección del tratamiento depende de las características del tumor, como el tamaño, la localización y la histología, así como la tolerabilidad del tratamiento, el coste y las preferencias del paciente. Las lesiones con alto riesgo de recurrencia pueden beneficiarse de la extirpación con procedimientos quirúrgicos que permitan una evaluación completa del margen periférico y profundo, como la CMM o la escisión por etapas con evaluación del margen circunferencial (CCPDMA; del inglés, *complete circumferential peripheral and deep margin assessment*).

La localización y el tamaño del tumor van a ser los determinantes más importantes para la elección de tratamiento adecuado por los siguientes motivos:

- Muchas áreas de la cara representan planos de división embriológicos; estos sitios ofrecen relativamente poca resistencia a la invasión tumoral.
- Los sitios de alto riesgo a menudo tienen una alta densidad de folículos pilosos y glándulas sebáceas lo que hace menos probable de eliminar todas las células tumorales con métodos más superficiales.
- La afectación de estructuras críticas, como el párpado, o áreas estéticamente sensibles dificulta la extirpación completa del tumor sin deterioro estético o funcional.
- Los tumores grandes pueden tener un crecimiento subclínico extenso, lo que requiere márgenes de escisión más amplios para la eliminación de la enfermedad y representa tasas más bajas de respuesta a las terapias destructivas.

El enfoque de los autores para el tratamiento y el seguimiento del CCB con bajo o alto riesgo de recurrencia se muestra en la **figura 43-20**.

Tabla 43-16. Características que definen el carcinoma basocelular de alto/bajo riesgo

	Parámetros	Bajo riesgo	Alto riesgo
Clínicos	Localización*/tamaño	<20 mm de diámetro en el tronco y las extremidades, excluyendo genitales, pretibial, manos y pies	• Área M • Área H • Cuello y cuero cabelludo • Manos, pies y genitales • ≥20 mm de diámetro en el tronco y las extremidades
	Bordes	Bien delimitados	Mal delimitados
	Primario o recurrencia	Primario	Recurrencia
	Inmunodepresión	No	Sí
	Sitio de radioterapia previa o proceso inflamatorio crónico	No	Sí
Histológicos	Patrón de crecimiento	Superficial o nodular	Infiltrante micronodular, morfeiforme, esclerosante o mixto
	Subtipo histológico	Infundíbulo quístico, fibroepitelioma de Pinkus	Basoescamosa (queratinizante) o carcinosarcomatosa
	Afectación perineural	No	Sí

*El área L consta del tronco y las extremidades (excluyendo manos, pies, unidades ungueales, pretibial y tobillos); el área M consta de mejillas, frente, cuero cabelludo, cuello y pretibial; y el área H consta del centro de la cara, párpados, cejas, piel periorbitaria, nariz, labios, mentón, mandíbula, piel/surcos preauriculares y posauriculares, sien, oído, genitales, manos y pies.

Tabla 43-17. Ventajas y desventajas de las diferentes modalidades de tratamiento en los carcinomas basocelulares

Modalidad de tratamiento	Ventajas	Desventajas
Escisión quirúrgica	• Margen controlado • Generalmente, realizado bajo anestesia local • Limita el daño innecesario • La cicatriz resultante se puede optimizar tanto estética como funcionalmente	• Ocasionalmente, se realiza bajo sedación o anestesia general • Tasa de curación más baja en comparación con la CMM • **Sacrificio innecesario de tejido normal**, que en áreas críticas o cosméticamente sensibles da como resultado una desfiguración potencialmente innecesaria
CMM	• **Un 100 % de control del margen** • Tasa de curación más alta para el CCB mientras se preserva el tejido normal • No requiere sedación ni anestesia general	• Mayor coste (excepto RT) • Invasivo • Procedimiento prolongado • Requiere **formación especial**
Criocirugía	• No requiere sedación ni anestesia general • Rentable • Relativamente rápido: requiere una sola visita • Excelentes resultados estéticos • Buena tasa de curación en tumores seleccionados apropiadamente	• Sin margen controlado • Requiere experiencia por parte del médico y cuidado de las heridas
Curetaje y EC	• No requiere sedación ni anestesia general • Rentable • Relativamente rápido: requiere una sola visita • Cuidado de la herida sencillo • Muy adecuado para **múltiples lesiones** • Excelentes resultados estéticos • Buena tasa de curación en tumores seleccionados apropiadamente	• Sin margen controlado • Tasa de recurrencia alta con lesiones más grandes (> 5 mm) en sitios de alto riesgo • Precaución en pacientes con **marcapasos**
RT	• No invasivo • Relativamente indoloro • Ahorro relativo de estructuras críticas • Alta tasa de curación para lesiones seleccionadas • Pacientes que de otro modo **no son candidatos** para cirugía	• Sin margen controlado • Requiere múltiples visitas • Peores resultados estéticos a largo plazo • Evitar en general en pacientes jóvenes, en el tronco o las extremidades y en sitios previamente irradiados • **Más caro**
Fluorouracilo e imiquimod tópicos	• No invasivo • Rara vez causa cicatrices • Pacientes que de otro modo no son candidatos para la cirugía	• Únicamente para CCB superficiales ubicados en áreas de bajo riesgo • **Reacción inflamatoria**, que puede ser mal tolerada • Requiere aplicación prolongada

CCB: carcinoma de células basales; CMM: cirugía micrográfica de Mohs; EC: electrocoagulación; RT: radioterapia.

La escisión se puede realizar en un entorno ambulatorio bajo anestesia local y generalmente es un procedimiento bien tolerado. El defecto quirúrgico generalmente se repara de inmediato, ya sea mediante el cierre lateral o mediante el uso de colgajos de tejido adyacente o injertos de piel. Esto permite que la cicatrización de heridas se complete en una o dos semanas. El tipo de cierre depende de varios factores, incluidos el tamaño, la profundidad y la ubicación del defecto; la disponibilidad y laxitud del tejido cercano; y la preferencia del paciente y del médico. Los resultados estéticos y funcionales a largo plazo suelen ser superiores en comparación con la radioterapia.

La CMM y la escisión por etapas o CCPDMA son los tratamientos preferidos para los CCB con alto riesgo de recurrencia, en particular, para los tumores de cabeza y cuello, manos y pies, pretibial y genitales. La CMM es una técnica quirúrgica especializada que utiliza cortes horizontales congelados intraoperatorios y permite la evaluación histológica de todos los márgenes periféricos y profundos del tumor, mientras se minimiza la cantidad de tejido normal que se debe resecar. La CCPDMA permite una evaluación completa de los márgenes del tejido fijado con formol, en lugar de las secciones congeladas procesadas rápidamente que se usan en la CMM estándar.

La CMM, en principio, no es indicación para CCB primarios en el tronco o las extremidades que carecen de características clínicas o histopatológicas agresivas, porque otros procedimientos tienen una eficacia similar y consumen menos tiempo y recursos.

 El tratamiento de elección para los CCB de bajo riesgo es la escisión quirúrgica con márgenes de 4-6 mm, mientras que, para los CCB de alto riesgo, es la CMM.

Tratamiento de los tumores localmente avanzados/ enfermedad metastásica

Cuando el CCB no es susceptible de tratamiento quirúrgico o radioterapia, existen terapias sistémicas con inhibidores de la vía Hedgehog (p. ej., vismodegib, sonidegib) y los inhibidores del punto de control inmunitario o quimioterapia.

Pronóstico

Para la mayoría de los pacientes con CCB de alto riesgo, el pronóstico es excelente. Aproximadamente, el 50 % de las

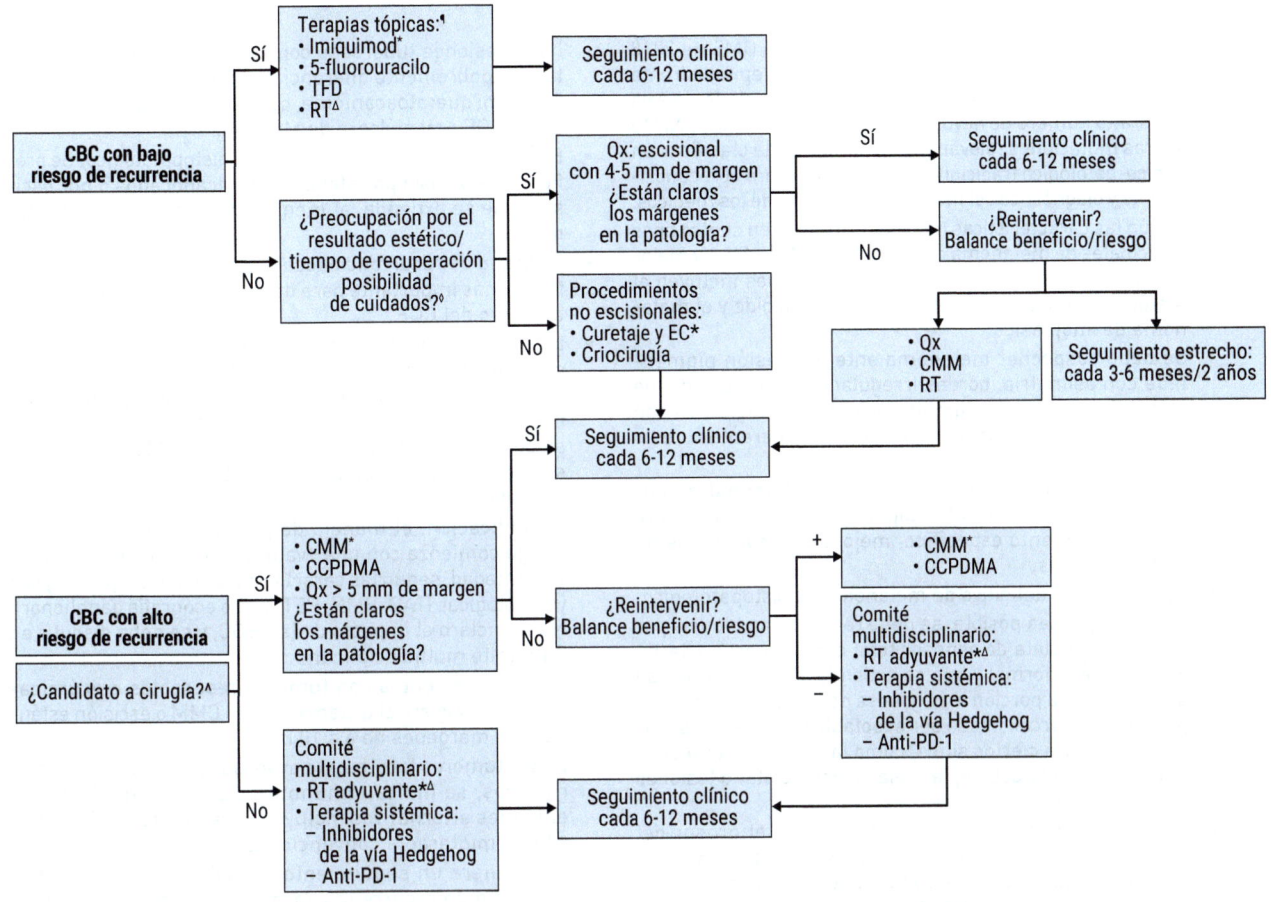

Figura 43-20. Algoritmo terapéutico del paciente con carcinoma basocelular.
*Método preferido.
¶Los CBC recurrentes después del tratamiento con terapias tópicas o TFD se consideran tumores de alto riesgo. Estas lesiones se tratan mejor con una nueva escisión convencional o CMM.
ᐃLa radioterapia no está indicada en pacientes <60 años debido al riesgo de complicaciones locales a largo plazo y en pacientes con síndromes genéticos que predisponen a cánceres de piel (p. ej., síndrome de Gorlin, xerodermia pigmentosa).
◊En pacientes con múltiple comorbilidad médica o una esperanza de vida limitada anticipada, el seguimiento clínico estrecho para un CBC de bajo riesgo puede ser una opción razonable.
^Los candidatos no quirúrgicos incluyen pacientes mayores con múltiple comorbilidad que pueden no tolerar la cirugía, pacientes con enfermedad localmente avanzada y pacientes que rechazan la cirugía.
Anti-PD-1: inhibidores de la proteína 1 de muerte celular programada (del inglés, *anti-programmed cell death protein 1*); CBC: carcinoma basocelular; CCPDMA: evaluación completa del margen periférico y profundo circunferencial (del inglés, *complete circumferential peripheral and deep margin assessment*); CMM: cirugía micrográfica de Mohs; EC: electrocoagulación; Qx: cirugía convencional; RT radioterapia; TFD: terapia fotodinámica.

recurrencias ocurren en los dos primeros años, y el 66 % en los tres primeros años.

La enfermedad metastásica es extremadamente rara (del 0,0029 al 0,05 %). En general, se ha considerado que el CCB metastásico tiene un pronóstico más sombrío, que parece mejorar con el empleo de un inhibidor de la vía Hedgehog (vismodegib).

Seguimiento

Se requiere un seguimiento estrecho después del tratamiento para detectar recurrencias locales y nuevos cánceres de piel.

Se recomienda una reevaluación cada seis meses durante el primer año después del tratamiento y, luego, anualmente (v. **Fig. 43-20**). La evaluación periódica debe incluir la inspección visual, la palpación de la piel y las estructuras adyacentes (recurrencias profundas), y se debe preguntar a los pacientes sobre cualquier cambio visible, textural o sensorial del área tratada. Cualquier área sospechosa se deberá biopsiar para su estudio histológico. En ausencia de un tumor recurrente, un nuevo CCB primario u otras lesiones inducidas por el daño actínico (p. ej., queratosis actínicas), el seguimiento adicional puede realizarse a intervalos más largos según el criterio del médico.

PUNTOS CLAVE

- La clasificación de melanoma cutáneo de la OMS de 2018 tiene en cuenta el sitio de origen (asociado al epitelio frente a no asociado al epitelio), el DSA, el fenotipo de los nevos (bajo/alto número de nevos) y la frecuencia de *BRAF, NRAS* y otras mutaciones relevantes. Sin embargo, la clasificación clínico-patológica tradicional puede ser útil para el reconocimiento y diagnóstico del melanoma por parte de los médicos.

- Según las características morfológicas, existen cuatro tipos principales de melanoma cutáneo: MES, MLM, MLA y melanoma nodular. Las variantes menos comunes incluyen el melanoma amelanótico, el melanoma spitzoide y el melanoma desmoplásico.

- Se debe sospechar melanoma ante una lesión pigmentada con asimetría, bordes irregulares, heterocroma, de diámetro ≥ 6 mm y/o cambio reciente. En pacientes con múltiples nevos, se debe sospechar si es diferente al resto «signo del patito feo».

- Entre las técnicas que ayudan en el diagnóstico clínico, destaca la dermatoscopia, que, aunque requiere un entrenamiento específico, mejora el reconocimiento de las lesiones.

- El diagnóstico definitivo de melanoma es histopatológico.

- Siempre que sea posible, se debe realizar una biopsia por escisión completa de espesor total con un margen de 1 a 3 mm de piel normal y que se extienda a una profundidad que abarque la porción más gruesa de la lesión. La biopsia por incisión parcial puede ser aceptable para lesiones muy grandes o para ciertos sitios, como la cara, la palma de la mano o la planta del pie, la oreja, el dedo distal o lesiones subungueales.

- El factor pronóstico más importante será el grosor del tumor (es decir, la profundidad de Breslow), medido en milímetros desde la capa de la granulosa hasta la célula maligna más profunda en la dermis o la grasa.

- Una vez que se ha confirmado el melanoma, hay que realizar una escisión amplia del sitio del melanoma primario con un margen quirúrgico apropiado según el grosor del tumor y la localización para el tratamiento definitivo y la estadificación anatomopatológica. Cuando la BSGC está indicada para la estadificación quirúrgica, se debe realizar en el mismo acto quirúrgico.

- Los márgenes quirúrgicos establecidos son: para el melanoma *in situ*, margen de 0,5 a 1 cm; para el melanoma T1 (de ≤ 1 mm de espesor o Breslow), margen de 1 cm; para el melanoma T2 (> 1 a 2 mm de espesor o Breslow): margen de 1 a 2 cm; para el melanoma T3/T4 (> 2 mm de espesor o Breslow), margen de 2 cm.

- La estadificación y el pronóstico del melanoma cutáneo se basan en el sistema TNM de la 8ª edición del AJCC. Este sistema de estadificación incorpora información sobre el tumor primario, los ganglios linfáticos regionales y los posibles sitios metastásicos distantes.

- Los pacientes con melanoma metastásico sin un primario conocido, probablemente, sean de origen cutáneo y deben clasificarse y tratarse con un enfoque similar para estos pacientes.

- El CCE *in situ* (enfermedad de Bowen), generalmente, se presenta como un parche o placa eritematosa, bien delimitada y escamosa en zonas fotoexpuestas. El CCE *in situ* de pene (eritroplasia de Queyrat) se presenta como una placa roja bien definida, aterciopelada. En el CCE invasivo, la presentación clínica suele variar en función de su diferenciación histológica, desde pápulas, placas o nódulos hiperqueratósicos indurados o firmes (bien diferenciadas)

hasta lesiones tuberosas con abundante tejido de granulación (pobremente diferenciado). Otras variantes clínicas incluyen: queratoacantoma, carcinoma verrugoso, CCE del labio, CCE oral y úlcera de Marjolin.

- El diagnóstico definitivo del CCE es histopatológico. Se prefiere una biopsia por afeitado, en sacabocados o por escisión que se extienda, al menos, hasta la dermis reticular media.

- El riesgo de recurrencia local, regional o a distancia es el factor más importante para determinar el enfoque del tratamiento del CCE.

- Las opciones de tratamiento para CCE con características sugestivas de un bajo riesgo de recurrencia y metástasis son la escisión quirúrgica (a ser posible, con márgenes quirúrgicos de 4 a 6 mm), la radioterapia, el curetaje y electrocoagulación y la crioterapia. La CMM se puede usar si existe preocupación por un resultado estético o funcional deficiente.

- Estadificación: el manejo de pacientes con CCE de alto riesgo comienza con una evaluación de la extensión de la enfermedad, según las características clínicas, patológicas y radiológicas (TAC, RMN, PET-TAC o ecografía ganglionar). No está claro el impacto de la BSGC, y se debe discutir en un comité multidisciplinario.

- Para los pacientes con tumores resecables quirúrgicamente, se sugiere el tratamiento con CMM o escisión estándar con márgenes de 6 a 10 mm.

- En los tumores localmente avanzados/candidatos no quirúrgicos, se indica inmunoterapia con anti-PD-1. Los enfoques alternativos incluyen la radioterapia definitiva y la quimioterapia convencional.

- Se requiere un seguimiento cuidadoso para evaluar la evidencia de recurrencia local, metástasis regionales o a distancia y complicaciones relacionadas con el tratamiento. Por lo general, se reevalúa a los pacientes cada 3-6 meses durante dos años y, luego, anualmente.

- El CCB es un cáncer de piel común que surge de la capa basal de la epidermis y sus apéndices. Aunque tienen un potencial metastásico bajo, son localmente agresivos y pueden destruir la piel y las estructuras circundantes.

- El CCB es la neoplasia maligna más común en las poblaciones blancas, y su incidencia está aumentando en todo el mundo.

- El CCB se ha relacionado con la exposición a la luz ultravioleta especialmente, durante la infancia.

- Aproximadamente, el 70 % de los CCB están presentes en la cabeza y la región facial. Las presentaciones más comunes de CCB son las formas nodular y superficial, que, en conjunto, representan más del 90 % de los casos.

- Las biopsias son útiles para confirmar un diagnóstico de CCB y determinar el subtipo histológico de un tumor. La biopsia está particularmente indicada en casos en los que el diagnóstico es incierto, el paciente no tiene antecedentes de CCB, la lesión muestra características sugestivas de un mayor riesgo de recurrencia del tumor después del tratamiento o cuando el tumor presenta características clínicas atípicas.

- La evaluación del riesgo de recurrencia de la lesión es el primer paso y el más importante en la elección del tratamiento para el CCB. Las características de bajo riesgo incluyen lesión primaria, tamaño < 20 mm en el tronco y las extremidades (excluyendo pretibial, manos y pies), histología nodular o superficial y paciente inmunocompetente.

(Continúa)

PUNTOS CLAVE (*cont.*)

- En los CCB primarios, nodulares o superficiales de bajo riesgo, se sugiere la escisión quirúrgica estándar con márgenes de 4 a 5 mm y la evaluación del margen posoperatorio. El curetaje y la electrocoagulación son una terapia alternativa de primera línea para este tipo de tumores.
- Las opciones terapéuticas para pacientes con CCB de bajo riesgo que no son candidatos a cirugía o que prefieren evitar la cirugía incluyen: terapias tópicas (imiquimod o 5-fluorouracilo), curetaje más electrocoagulación y terapia fotodinámica. La elección depende de la experiencia del clínico y de las características y preferencias del paciente.
- Para el tratamiento de CCB de bajo riesgo y extirpados de forma incompleta en el tronco o en las extremidades, recurrencia/persistencia tras agentes tópicos, la resección quirúrgica estándar o la CMM son una opción adecuada.
- Las características que confieren al CCB un alto riesgo de recurrencia son las siguientes: localización (cabeza y cuello, manos, pies y genitales), ≥ 20 mm de diámetro en tronco y extremidades, bordes mal definidos, recurrencia, sitios de radioterapia previa, características histopatológicas agresivas (micronodulares, morfeiformes, esclerosantes o infiltrativas mixtas, basoescamosas, carcinosarcomatosas), invasión perineural, paciente inmunodeprimido.
- Para los candidatos quirúrgicos con CCB de alto riesgo localizados en la cabeza y el cuello, las manos, los pies y los genitales, se sugiere la MMS en lugar de la escisión quirúrgica estándar o la radioterapia primaria. Incluso para tumores pequeños, la CMM permite la identificación de extensiones tumorales no aparentes, mientras maximiza la preservación del tejido normal. En entornos donde la CMM no está disponible, la escisión quirúrgica estándar con márgenes más anchos de 4 a 5 mm o la escisión por etapas con CCPDMA son enfoques quirúrgicos alternativos.
- Para los pacientes no quirúrgicos (p. ej., pacientes mayores, pacientes con múltiple comorbilidad que pueden no tolerar la cirugía, pacientes que rechazan la cirugía), se sugiere radioterapia primaria, terapia fotodinámica o imiquimod. La radioterapia está contraindicada para tumores localizados en áreas de escasa vascularización, en pacientes más jóvenes y en pacientes con síndrome de Gorlin (la radioterapia puede aumentar el riesgo de desarrollar más CCB).
- Seguimiento: después del tratamiento, se requiere un seguimiento para detectar recurrencias locales y nuevos cánceres de piel. Se recomienda una reevaluación cada seis meses durante el primer año y, posteriormente, de forma anual.
- Son tumores con buen pronóstico, el tratamiento adecuado ofrece una alta probabilidad de curación, aunque el paciente sigue teniendo un mayor riesgo de neoplasias malignas de la piel adicionales.

BIBLIOGRAFÍA

Ad Hoc Task Force; Connolly SM, Baker DR, Coldiron BM, Fazio MJ, Storrs PA, Vidimos BM, et al. AAD/ACMS/ASDSA/ASMS 2012 appropriate use criteria for Mohs micrographic surgery: a report of the American Academy of Dermatology, American College of Mohs Surgery, American Society for Dermatologic Surgery Association, and the American Society for Mohs Surgery. J Am Acad Dermatol. 2012;67(4):531-50.

Adalsteinsson JA, Muzumdar S, Waldman R, Hu C, Wu R, Ratner D, et al. Association between hydrochlorothiazide and the risk of in situ and invasive squamous cell skin carcinoma and basal cell carcinoma: a population-based case-control study. J Am Acad Dermatol. 2021;84(3):669-75.

Ariza SA, Calderón DC, Aristizábal JC, Parra-Medina R. How wide should the excision margins for facial small aggressive basal cell carcinoma be? Experience with 306 cases. Dermatol Surg. 2020;46(6):753-6.

Auerbach A, Mulvaney P, Goldberg D, Foley E, Maloney M. Single-cell squamous carcinoma: an underreported high-risk variant. Dermatol Surg. 2016;42 Suppl 1:S2-7.

Behbahani S, Malerba S, Samie FH. Acral lentiginous melanoma: clinicopathological characteristics and survival outcomes in the US National Cancer Database 2004-2016. Br J Dermatol. 2020;183(5):952-4.

Cameron MC, Lee E, Hibler BP, Barker CA, Mori S, Cordova M, et al. Basal cell carcinoma: epidemiology; pathophysiology; clinical and histological subtypes; and disease associations. J Am Acad Dermatol. 2019;80(2):303-17.

Ceder H, Ekström A, Hadzic L, Paoli J. Clinicopathological factors associated with incomplete excision of high-risk basal cell carcinoma. Acta Derm Venereol. 2021;101(7):adv00496.

Deutsch A, Balagula Y, McLellan BN. Anticancer therapies associated with secondary cutaneous malignancies: a review of the literature. J Am Acad Dermatol. 2020;83(5):1425-33.

Drucker AM, Adam GP, Rofeberg V, Gazula A, Smith B, Moustafa F, et al. Treatments of primary basal cell carcinoma of the skin: a systematic review and network meta-analysis. Ann Intern Med. 2018;169(7):456-66.

Elmore JG, Elder DE, Barnhill RL, Knezevich SR, Longton GM, Titus LJ, et al. Concordance and reproducibility of melanoma staging according to the 7th vs 8th edition of the AJCC Cancer Staging Manual. JAMA Netw Open. 2018;1(1):e180083.

George EA, Baranwal N, Kang JH, Qureshi AA, Drucker AM, Cho E. Photosensitizing medications and skin cancer: a comprehensive review. Cancers (Basel). 2021;13(10):2344.

Gershenwald JE, Scolyer RA, Hess KR. Melanoma of the skin. En: Amin MB, Edge SB, Greene FL, Byrd DR, Brokland RK, Washington MK, et al. (eds.). AJCC Cancer Staging Manual. 8ª ed. Nueva York: Springer International Publishing; 2017. p. 563-88.

Goepfert RP, Myers JN, Gershenwald JE. Updates in the evidence-based management of cutaneous melanoma. Head Neck. 2020;42(11):3396-404.

Grotz TE, Glorioso JM, Pockaj BA, Harmsen WS, Jakub JW. Preservation of the deep muscular fascia and locoregional control in melanoma. Surgery. 2013;153(4):535-41.

Hildreth NG, Shore RE, Hempelmann LH, Rosenstein M. Risk of extrathyroid tumors following radiation treatment in infancy for thymic enlargement. Radiat Res. 1985;102(3):378-91.

Hogue L, Harvey VM. Basal cell carcinoma, squamous cell carcinoma, and cutaneous melanoma in skin of color patients. Dermatol Clin. 2019;37(4):519-26.

Huang K, Fan J, Misra S. Acral lentiginous melanoma: incidence and survival in the United States, 2006-2015, an analysis of the SEER Registry. J Surg Res. 2020;251:329-39.

Hughes TM, Williams GJ, Gyorki DE, Kelly JW, Stretch JR, Varey AHR, et al. Desmoplastic melanoma: a review of its pathology and clinical behaviour, and of management recommendations in published guidelines. J Eur Acad Dermatol Venereol. 2021;35(6):1290-8.

Isaksson K, Mikiver R, Eriksson H, Lapins J, Nielsen K, Ingvar C, et al. Survival in 31 670 patients with thin melanomas: a Swedish population-based study. Br J Dermatol. 2021;184(1):60-7.

Kappelin J, Nielsen K, Nilsson F, Bjellerup M, Ahnlide I. Surgical treatment of basal cell carcinoma: a case series on factors influencing the risk of an incomplete primary excision. J Eur Acad Dermatol Venereol. 2020;34(11):2518-25.

Karagas MR, Gossai A, Pierce B, Ahsan H. Drinking water arsenic contamination, skin lesions, and malignancies: a systematic review of the global evidence. Curr Environ Health Rep. 2015;2(1):52-68.

Karagas MR, Zens MS, Li Z, Stukel TA, Perry AE, Gilbert-Diamond D, et al. Early-onset basal cell carcinoma and indoor tanning: a population-based study. Pediatrics. 2014;134(1):e4-12.

Kauvar ANB, Arpey CJ, Hruza G, Olbricht SM, Bennett R, Mahmoud BH. Consensus for nonmelanoma skin cancer treatment, part II: squamous cell carcinoma, including a cost analysis of treatment methods. Dermatol Surg. 2015;41(11):1214-40.

Keung EZ, Gershenwald JE. Clinicopathological features, staging, and current approaches to treatment in high-risk resectable melanoma. J Natl Cancer Inst. 2020;112(9):875-85.

Khalesi M, Whiteman DC, Tran B, Kimlin MG, Olsen CM, Neale RE. A meta-analysis of pigmentary characteristics, sun sensitivity, freckling and melanocytic nevi and risk of basal cell carcinoma of the skin. Cancer Epidemiol. 2013;37(5):534-43.

Kim TH, Seo JW, Hong YS, Song KH. Case-control study of chronic low-level exposure of inorganic arsenic species and non-melanoma skin cancer. J Dermatol. 2017;44(12):1374-9.

Kiprono SK, Chaula BM, Beltraminelli H. Histological review of skin cancers in African albinos: a 10-year retrospective review. BMC Cancer. 2014;14:157.

Kunishige JH, Brodland DG, Zitelli JA. Surgical margins for melanoma in situ. J Am Acad Dermatol. 2012;66(3):438-44.

Kunishige JH, Doan L, Brodland DG, Zitelli JA. Comparison of surgical margins for lentigo maligna versus melanoma in situ. J Am Acad Dermatol. 2019;81(1):204-12.

Littleton TW, Murray PM, Baratz ME. Subungual melanoma. Orthop Clin North Am. 2019;50(3):357-66.

Lo SN, Ma J, Scolyer RA, Haydu LE, Stretch JR, Saw RPM, et al. Improved risk prediction calculator for sentinel node positivity in patients with melanoma: the Melanoma Institute Australia Nomogram. J Clin Oncol. 2020;38(24):2719-27.

Lo SN, Scolyer RA, Thompson JF. Long-term survival of patients with thin (T1) cutaneous melanomas: a Breslow thickness cut point of 0.8 mm separates higher-risk and lower-risk tumors. Ann Surg Oncol. 2018;25(4): 894-902.

Lucker GPH, Speel EJM, Creytens DHK, Van Geest AJ, Peeters JHM, Claessen SMH, et al. Differences in imiquimod treatment outcome in two patients with bowenoid papulosis containing either episomal or integrated human papillomavirus 16. J Invest Dermatol. 2007;127(3):727-9.

MacDonald DS. A systematic review of the literature of nevoid basal cell carcinoma syndrome affecting East Asians and North Europeans. Oral Surg Oral Med Oral Pathol Oral Radiol. 2015;120(3):396-407.

Maurichi A, Miceli R, Camerini T, Mariani L, Patuzzo R, Ruggeri R, et al. Prediction of survival in patients with thin melanoma: results from a multi-institution study. J Clin Oncol. 2014;32(23):2479-85.

Mejbel HA, Torres-Cabala CA, Milton DR, Ivan S, Feldmeyer L, Namikawa K, et al. Prognostic significance of acral lentiginous histologic type in T1 melanoma. Mod Pathol. 2021;34(3):572-83.

Melanoma Margins Trial Investigating 1cm v 2cm Wide Excision Margins for Primary Cutaneous Melanoma [Internet]. En: Clinicaltrials.gov. National Library of Medicine [actualizado el 14 de abril de 2022; consulta el 16 de abril de 2024]. Disponible en: https://clinicaltrials.gov/ct2/show/NCT02385214

Mora RG, Perniciaro C. Cancer of the skin in blacks. I. A review of 163 black patients with cutaneous squamous cell carcinoma. J Am Acad Dermatol. 1981;5(5):535-43.

Morris DS, Elzaridi E, Clarke L, Dickinson AJ, Lawrence CM. Periocular basal cell carcinoma: 5-year outcome following Slow Mohs surgery with formalin-fixed paraffin-embedded sections and delayed closure. Br J Ophthalmol. 2009;93(4):474-6.

Mosterd K, Krekels GAM, Nieman FH, Ostertag JU, Essers BAB, Dirksen CD, et al. Surgical excision versus Mohs' micrographic surgery for primary and recurrent basal-cell carcinoma of the face: a prospective randomised controlled trial with 5-years' follow-up. Lancet Oncol. 2008;9(12):1149-56.

Mosterd K, Thissen MRTM, Van Marion AMW, Nelemans PJ, Lohman BGPM, Steijlen PM, et al. Correlation between histologic findings on punch biopsy specimens and subsequent excision specimens in recurrent basal cell carcinoma. J Am Acad Dermatol. 2011;64(2):323-7.

Muller FM, Dawe RS, Moseley H, Fleming CJ. Randomized comparison of Mohs micrographic surgery and surgical excision for small nodular basal cell carcinoma: tissue-sparing outcome. Dermatol Surg. 2009;35(9):1349-54.

Muzic JG, Schmitt AR, Wright AC, Alniemi DT, Zubair AS, Olazagasti Lourido JM, et al. Incidence and trends of basal cell carcinoma and cutaneous squamous cell carcinoma: a population-based study in Olmsted County, Minnesota, 2000 to 2010. Mayo Clin Proc. 2017;92(6):890-8.

Naruke Y, Nakashima M, Suzuki K, Kondo H, Hayashi T, Soda M, et al. Genomic instability in the epidermis induced by atomic bomb (A-bomb) radiation: a long-lasting health effect in A-bomb survivors. Cancer. 2009;115(16):3782-90.

Nasr I, McGrath EJ, Harwood CA, Botting J, Buckley P, Budny PG, et al.; British Association of Dermatologists' Clinical Standards Unit. British Association of Dermatologists guidelines for the management of adults with basal cell carcinoma 2021. Br J Dermatol. 2021;185(5):899-920.

National Comprehensive Cancer Network (NCCN) Clinical Practice Guidelines in Oncology. Basal cell skin cancer. Version 2.2022 [Internet]. Plym-outh Meeting: National Comprehensive Cancer Network; 2022 [consulta 16 de abril de 2024]. Disponible en: https://www.nccn.org/guidelines/patients

National Comprehensive Cancer Network (NCCN) Guidelines in Oncology. Squamous Cell Skin Cancer. Version 1.2023 [Internet]. Plymouth Meeting: National Comprehensive Cancer Network; 2023 [consulta 16 de abril de 2024]. Disponible en: https://www.nccn.org/guidelines/patients

Omland SH, Gniadecki R, Hædersdal M, Helweg-Larsen J, Haukali Omland L. Skin cancer risk in hematopoietic stem-cell transplant recipients compared with background population and renal transplant recipients: a population-based cohort study. JAMA Dermatol. 2016;152(2):177-83.

Patterson JW. Tumors of the epidermis. En: Patterson JW. Weedon's skin pathology. Filadelfia: Elsevier; 2016. p. 783-836.

Pekarek B, Buck S, Osher L. A comprehensive review on Marjolin's ulcers: diagnosis and treatment. J Am Col Certif Wound Spec. 2011;3(3):60-4.

Pellegrini C, Maturo MG, Di Nardo L, Ciciarelli V, Gutiérrez García-Rodrigo C, Concetta Fargnoli M. Understanding the molecular genetics of basal cell carcinoma. Int J Mol Sci. 2017;18(11):2485.

Peris K, Fargnoli MC, Garbe C, Kaufmann R, Bastholt L, Basset Seguin N, et al. Diagnosis and treatment of basal cell carcinoma: European consensus-based interdisciplinary guidelines. Eur J Cancer. 2019;118:10-34.

Phan K, Loya A. Mohs micrographic surgery versus wide local excision for melanoma in situ: analysis of a nationwide database. Int J Dermatol. 2019;58(6):697-702.

Porceddu SV. Prognostic factors and the role of adjuvant radiation therapy in non-melanoma skin cancer of the head and neck. Am Soc Clin Oncol Educ Book. 2015:e513-8.

Rafnar T, Sulem P, Stacey SN, Geller F, Gudmundsson J, Sigurdsson A, et al. Sequence variants at the TERT-CLPTM1L locus associate with many cancer types. Nat Genet. 2009;41(2):221-7.

Reinau D, Surber C, Jick SS, Meier CR. Epidemiology of basal cell carcinoma in the United Kingdom: incidence, lifestyle factors, and comorbidities. Br J Cancer. 2014;111(1):203-6.

Reiter O, Mimouni I, Gdalevich M, Marghoob AA, Levi A, Hodak E, et al. The diagnostic accuracy of dermoscopy for basal cell carcinoma: a systematic review and meta-analysis. J Am Acad Dermatol. 2019;80(5):1380-8.

Roozeboom MH, Mosterd K, Winnepenninckx VJL, Nelemans PJ, Kelleners-Smeets NWJ. Agreement between histological subtype on punch biopsy and surgical excision in primary basal cell carcinoma. J Eur Acad Dermatol Venereol. 2013;27(7):894-8.

Rosen H, Schmidt B, Lam HP, Meara JG, Labow BI. Management of nevus sebaceous and the risk of basal cell carcinoma: an 18-year review. Pediatr Dermatol. 2009;26(6):676-81.

Savoye I, Olsen CM, Whiteman DC, Bijon A, Wald L, Dartois L, et al. Patterns of ultraviolet radiation exposure and skin cancer risk: the E3N-SunExp Study. J Epidemiol. 2018;28(1):27-33.

Schierbeck J, Vestergaard T, Bygum A. Skin cancer associated genodermatoses: a literature review. Acta Derm Venereol. 2019;99(4):360-9.

Sebaratnam DF, Choy B, Lee M, Paver R, Fernández Peñas P. Direct cost-analysis of Mohs micrographic surgery and traditional excision for basal cell carcinoma at initial margin clearance. Dermatol Surg. 2016;42(5):633-8.

Shabbir M, Minhas S, Muneer A. Diagnosis and management of premalignant penile lesions. Ther Adv Urol. 2011;3(3):151-8.

Sin CW, Barua A, Cook A. Recurrence rates of periocular basal cell carcinoma following Mohs micrographic surgery: a retrospective study. Int J Dermatol. 2016;55(9):1044-7.

Skulsky SL, O'Sullivan B, McArdle O, Leader M, Roche M, Conlon PJ, et al. Review of high-risk features of cutaneous squamous cell carcinoma and discrepancies between the American Joint Committee on Cancer and NCCN Clinical Practice Guidelines in Oncology. Head Neck. 2017;39(3): 578-94.

Stacey SN, Sulem P, Masson G, Gudjonsson SA, Thorleifsson G, Jakobsdottir M, et al. New common variants affecting susceptibility to basal cell carcinoma. Nat Genet. 2009;41(8):909-14.

Stern RS; PUVA Follow-Up Study. The risk of squamous cell and basal cell cancer associated with psoralen and ultraviolet A therapy: a 30-year prospective study. J Am Acad Dermatol. 2012;66(4):553-62.

Stratigos A, Garbe C, Lebbe C, Malvehy J, Del Marmol V, Pehamberger H, et al. Diagnosis and treatment of invasive squamous cell carcinoma of the skin: European consensus-based interdisciplinary guideline. Eur J Cancer. 2015;51(14):1989-2007.

Suhge d'Aubermont PC, Bennett RG. Failure of curettage and electrodesiccation for removal of basal cell carcinoma. Arch Dermatol. 1984;120(11):1456-60.

Swetter SM, Thompson JA, Albertini MR, Barker CA, Baumgartner J, Boland G, et al. NCCN Guidelines® Insights: Melanoma: cutaneous, Version 2.2021. J Natl Compr Canc Netw. 2021;19(4):364-76.

Swetter SM, Tsao H, Bichakjian CK, Curiel-Lewandrowski C, Elder DE, Gershenwald JE, et al. Guidelines of care for the management of primary cutaneous melanoma. J Am Acad Dermatol. 2019;80(1):208-50.

Tang H, Fu S, Zhai S, Song Y, Asgari MM, Han J. Use of antihypertensive drugs and risk of keratinocyte carcinoma: a meta-analysis of observational studies. Pharmacoepidemiol Drug Saf. 2018;27(3):279-88.

Thomson J, Hogan S, Leonardi-Bee J, Williams HC, Bath-Hextall FJ. Interventions for basal cell carcinoma: abridged Cochrane systematic review and GRADE assessments. Br J Dermatol. 2021;185(3):499-511.

Tobin C, Sanger JR. Marjolin's ulcers: a case series and literature review. Wounds. 2014;26(8):248-54.

Utjés D, Malmstedt J, Teras J, Drzewiecki K, Gullestad HP, Ingvar C, et al. 2-cm versus 4-cm surgical excision margins for primary cutaneous melanoma thicker than 2 mm: long-term follow-up of a multicentre, randomised trial. Lancet. 2019;394(10197):471-7.

Valentín-Nogueras SM, Brodland DG, Zitelli JA, González-Sepúlveda L, Nazario CM. Mohs micrographic surgery using MART-1 immunostain in the treatment of invasive melanoma and melanoma in situ. Dermatol Surg. 2016;42(6):733-44.

Van Loo E, Mosterd K, Krekels GAM, Roozeboom MH, Ostertag JU, Dirksen CD, et al. Surgical excision versus Mohs' micrographic surgery for basal cell carcinoma of the face: a randomised clinical trial with 10 year follow-up. Eur J Cancer. 2014;50(17):3011-20.

Waldman A, Schmults C. Cutaneous squamous cell carcinoma. Hematol Oncol Clin North Am. 2019;33(1):1-12.

Wetzig T, Woitek M, Eichhorn K, Simon JC, Paasch U. Surgical excision of basal cell carcinoma with complete margin control: outcome at 5-year follow-up. Dermatology. 2010;220(4):363-9.

Wheatley K, Wilson JS, Gaunt P, Marsden JR. Surgical excision margins in primary cutaneous melanoma: a meta-analysis and Bayesian probability evaluation. Cancer Treat Rev. 2016;42:73-81.

Work Group; Invited Reviewers; Kim JYS, Kozlow JH, Mittal B, Moyer J, Olenecki T, Rodgers P. Guidelines of care for the management of basal cell carcinoma. J Am Acad Dermatol. 2018;78(3):540-59.

Carcinoma de células de Merkel. Dermatofibrosarcoma protuberante

44

L. Martos Cabrera y P. Rodríguez Jiménez

OBJETIVOS

- Definir el carcinoma de células de Merkel (CCM) y el dermatofibrosarcoma protuberante (DFSP).
- Revisar las manifestaciones clínicas y memorizar las pautas importantes de tratamiento (indicación de cirugía, márgenes quirúrgicos, etc.) y seguimiento (cronología, pertinencia de pruebas complementarias, etcétera).
- Identificar los factores de riesgo más importantes para el desarrollo del CCM y el DFSP.
- Proponer el diagnóstico, el manejo inicial del paciente con CCM y el DFSP, así como plantear diferentes opciones terapéuticas.
- Analizar la información para el diagnóstico y el abordaje terapéutico de los pacientes con CCM y el DFSP en diferentes situaciones clínicas.
- Aplicar dicha información a la práctica clínica.
- Predecir el resultado clínico, debatir las diferentes opciones terapéuticas, reconocer los supuestos tácticos y comprobar su coherencia.

CARCINOMA DE CÉLULAS DE MERKEL

El carcinoma de células de Merkel (CCM) de la piel es una neoplasia maligna cutánea rara y agresiva (riesgo de metástasis) que afecta predominantemente a adultos de edad avanzada con fototipos de piel claros.

Introducción. Epidemiología y factores de riesgo

El CCM de la piel es una neoplasia maligna cutánea rara y agresiva que afecta predominantemente a adultos de edad avanzada con fototipos de piel claros. Tiene una alta tasa de recurrencia y de metastatización. Es más frecuente en varones, con una media de edad en el momento del diagnóstico de 75 años.

Se ha observado un aumento de la incidencia durante las últimas décadas de la vida, y se prevé que continúe aumentando debido al envejecimiento progresivo de la población.

Patogenia

Tradicionalmente, de acuerdo con los estudios histológicos y ultraestructurales, se pensaba que el CCM surgía de las células de Merkel, que se encuentran en la capa basal de la epidermis y en los folículos pilosos, asociadas a las terminaciones nerviosas que reciben la sensación de tacto en las papilas dérmicas (mecanorreceptores). Sin embargo, esta hipótesis es controvertida y, actualmente, se sostiene que estos tumores se originan a partir de una célula madre totipotencial inmadura que adquiere características neuroendocrinas durante la transformación maligna. Según los estudios genómicos del cáncer y la comprensión de las dos etiologías diferentes de CCM (CCM positivos o negativos para el poliomavirus de células de Merkel [PVCM]), es plausible que los tumores de CCM no tengan una sola célula de origen.

La observación de que la integración del poliomavirus en el genoma tumoral precede a la expansión clonal de las células tumorales sugiere que una o más proteínas víricas son impulsoras oncogénicas.

Los mecanismos de oncogénesis que subyacen al CCM negativo para PVCM no se comprenden por completo, pero se cree que involucran mutaciones somáticas en genes supresores de tumores como *TP53* y retinoblastoma (*RB1*), así como alteraciones epigenéticas, como la metilación del ácido desoxirribonucleico (ADN) y los micro-ARN, lo que conduce a anomalías de expresión y actividad de oncogenes. En los tumores negativos para PVCM, la mayoría de las sustituciones en tándem son sustituciones de citosina-citosina por timina-timina (CC > TT), características de la firma mutacional ultravioleta (UV). Se han encontrado otras mutaciones oncogénicas activadoras en *HRAS*, *PIK3CA*, *KNSTRN*, *PREX2* y *RAC1*; y en genes supresores de tumores, incluidos *TP53*, *RBI*, *NOTCH1* y *PRUNE2*. Estos hallazgos sugieren que las aberraciones genéticas independientes de la infección por PVCM participan en la patogenia de los CCM negativos para virus.

Varios factores se han asociado al desarrollo del CCM, entre ellos:

- La infección por el PVCM: el PVCM es un virus de ADN de doble cadena sin envoltura. La prevalencia general del

PVCM en tumores de células de Merkel es del 79 % frente al 12 % en muestras de piel de control. El PVCM codifica dos oncoproteínas principales —el antígeno de tumor grande (LT; del inglés, *large tumor*) y el antígeno de tumor pequeño (sT; del inglés, *small tumor*)—, que se expresan de manera persistente en el CCM y se han implicado en la oncogénesis a través de múltiples mecanismos (p. ej., los antígenos LT con el dominio de unión RB1 intacto secuestran e inactivan el supresor tumoral, lo que da como resultado un crecimiento tumoral sostenido).

- Radiación UV: se cree que la exposición a la radiación UV desempeña un papel importante (especialmente relevante en el CCM-PVCM negativo) debido a las siguientes observaciones:
  - El CCM tiene predilección por las áreas expuestas al sol, con una incidencia mayor en personas de fototipos I-II. El CCM afecta predominantemente a personas de piel clara (el 95 % de los casos).
  - La presentación junto con otros cánceres de piel para los cuales la exposición al sol es un factor de riesgo importante es común.
  - Múltiples informes describen mutaciones de firma UVB en tumores de CCM.
  - En Australia, la incidencia de CCM es más alta, pero la prevalencia de tumores positivos para PVMC es mucho menor que en otras áreas geográficas.
- Inmunodepresión: la incidencia de CCM aumenta en pacientes inmunodeprimidos, quienes presentan un riesgo 24 veces mayor de padecer la enfermedad, especialmente, aquellos receptores de trasplantes de órganos, las personas infectadas por el virus de la inmunodeficiencia humana (VIH) y los pacientes con neoplasias malignas hematológicas. Además, en este grupo, el tumor aparece a una edad más temprana. Se desconoce el mecanismo por el cual la inmunodepresión interactúa con el PVCM y la exposición a la radiación UV en la patogenia del CCM. La inmunodepresión puede facilitar la replicación del PVCM y aumentar la posibilidad de integración del virus en la célula precursora tumoral. Además, la vigilancia inmunitaria reducida puede contribuir a la supervivencia y proliferación de células atípicas. Por último, se ha demostrado que los agentes inmunosupresores, como la azatioprina o los inhibidores de la calcineurina, actúan sinérgicamente con la radiación UV para inducir la mutagénesis y promover la carcinogénesis cutánea de manera independiente de la inmunodepresión.
- Piel clara, sexo masculino y edad avanzada: con un aumento de la incidencia de casi 10 veces por cada 20 años de edad cumplidos.

 Entre los factores de riesgo reconocidos para el CCM, se incluyen:
- Fototipos claros (I-II): afecta predominantemente a personas de piel clara (el 95 % de los casos).
- Infección por el PVCM.
- Sexo masculino y edad avanzada: con un aumento de la incidencia de casi 10 veces por cada 20 años de edad cumplidos.
- Inmunodepresión.

Manifestaciones clínicas

El CCM se presenta como una lesión nodular no dolorosa de crecimiento rápido en pacientes de piel clara, con daño actínico intenso, en regiones fotoexpuestas (**Fig. 44-1**). A menudo, el paciente es anciano o tiene alguna causa de inmunodepresión crónica. Ante este cuadro clínico, se requiere un alto índice de sospecha, ya que, frecuentemente, se diagnostica de forma errónea como una lesión benigna (p. ej., quiste, lipoma, granuloma piógeno) (**Figs. 44-2**, **44-3** y **44-4**). Diversos autores han propuesto el empleo del acrónimo AEIOU para evitar el retraso diagnóstico (**Tabla. 44-1**).

 Se debe sospechar de toda lesión nodular aparentemente benigna de crecimiento rápido en pacientes ancianos, ya que, frecuentemente, el reconocimiento de CCM se retrasa por errores de diagnóstico clínico.

Los datos sobre los hallazgos dermatoscópicos del CCM son limitados e inespecíficos. Es poco probable que la dermatoscopia sea útil en el diagnóstico clínico de CCM. Algunos de los hallazgos dermatoscópicos informados en pequeñas series retrospectivas incluyen áreas de color rojo lechoso, vasos lineales e irregulares, y vasos polimorfos (**Fig. 44-5**).

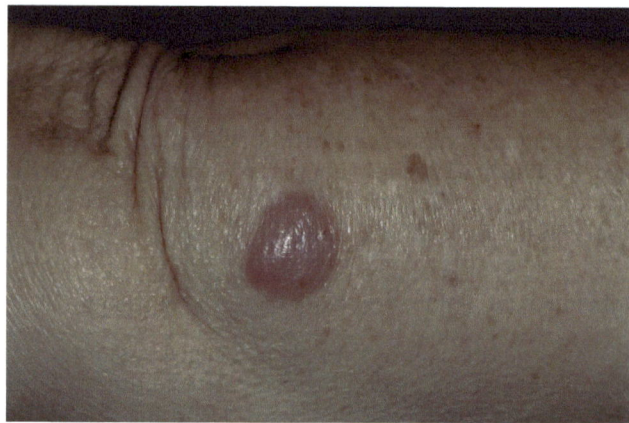

Figura 44-1. Carcinoma de células de Merkel; lesión nodular rosada.

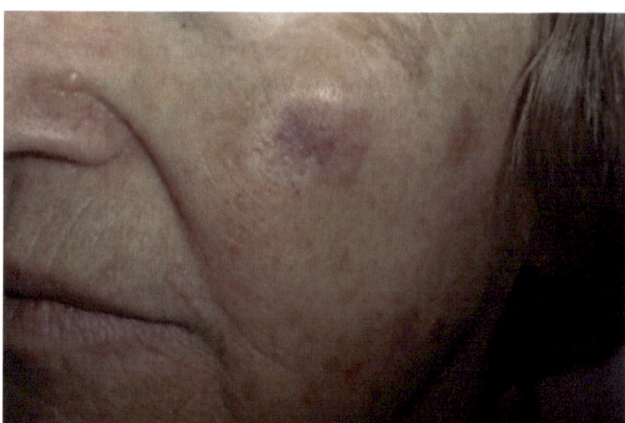

Figura 44-2. Carcinoma de células de Merkel; lesión nodular en la región facial de una paciente de edad avanzada con presencia de daño actínico, diagnosticada previamente de quiste epidérmico.

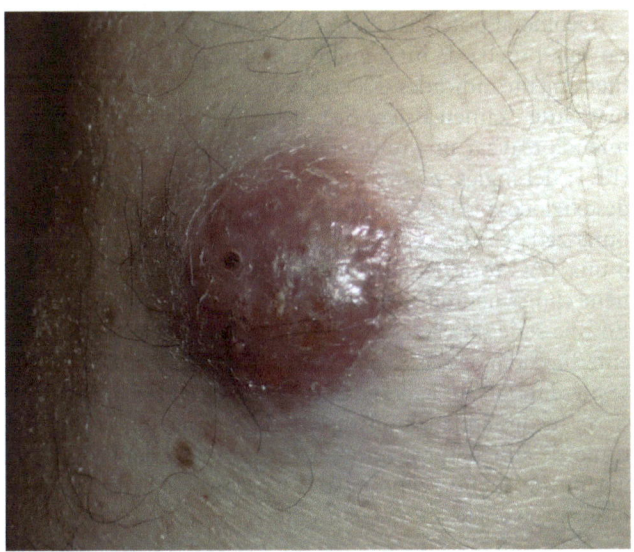

Figura 44-3. Carcinoma de células de Merkel; lesión nodular rosada.

AEIOU	CCM (% de casos que muestran la característica)
Tabla 44-1. Acrónimo AEIOU para el diagnóstico de carcinoma de células de Merkel	
A	**A**sintomático: 88%
E	**E**xpansión (crecimiento significativo en ≤3 meses): 63%
I	**I**nmunodepresión (infección por el VIH, receptor de trasplante de órgano sólido, leucemia linfocítica crónica): 8%
O	*O*verage (mayores de 50 años): 90%
U	Fotoexposición (**u**ltravioleta en una persona de piel clara): 81%

CCM: carcinoma de células de Merkel; VIH: virus de la inmunodeficiencia humana.

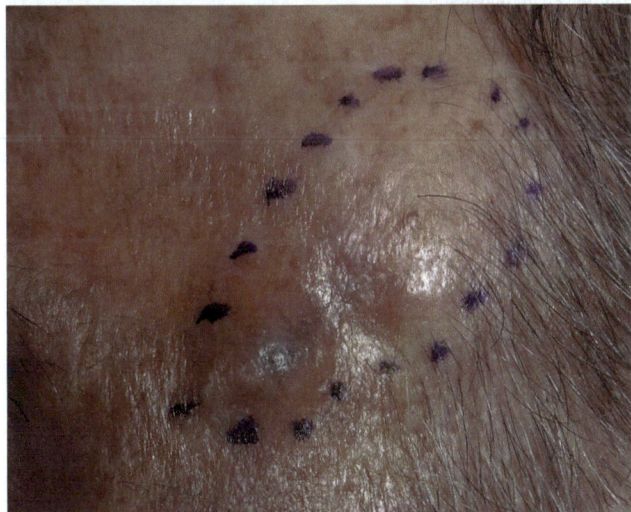

Figura 44-4. Carcinoma de células de Merkel; lesión multinodular en la región facial de un paciente de edad avanzada, de rápido crecimiento; también se sospechó inicialmente de un quiste epidérmico.

Desde el punto de vista clínico, el CCM puede imitar muchas lesiones benignas y malignas que se producen en la piel expuesta al sol (el carcinoma de células basales, el carcinoma de células escamosas, el queratoacantoma, el melanoma amelanótico, el granuloma piógeno, el lipoma y los tumores

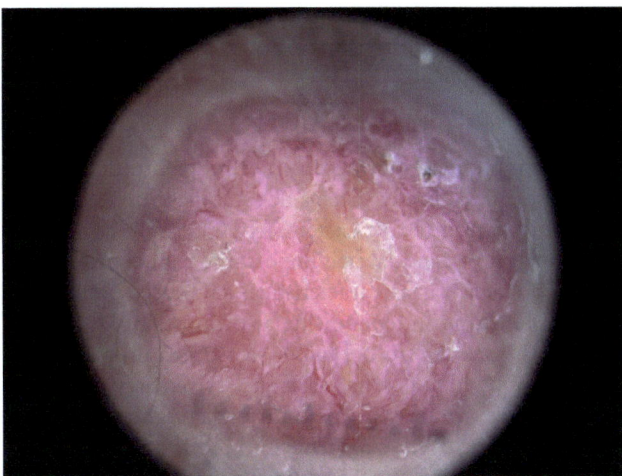

Figura 44-5. Dermatoscopia de un carcinoma de células de Merkel: áreas de color rojo lechoso, vasos lineales e irregulares, y vasos polimorfos.

anexiales), por lo que, para el diagnóstico, es necesaria una biopsia, preferiblemente, escisional o incisional, tomando una buena muestra de tejido que abarque hasta la dermis profunda.

El diagnóstico histopatológico requiere tanto estudios de rutina con hematoxilina y eosina como tinciones inmunohistoquímicas (IHQ) para distinguir el CCM de otros tumores pobremente diferenciados. Los CCM típicamente se presentan como una masa dérmica, que con frecuencia se extiende hacia el tejido subcutáneo. La epidermis se ve afectada con poca frecuencia, y la piel suprayacente rara vez se ulcera. El tumor se compone de hebras o nidos de células azules monótonamente uniformes, redondas, que contienen grandes núcleos basófilos con cromatina dispersa en polvo y nucléolos discretos, y citoplasma mínimo.

Ultraestructuralmente, las células tumorales de CCM, como las células de Merkel normales, contienen gránulos neurosecretores electrodensos paranucleares. En la IHQ, las células de Merkel muestran características tanto de células epiteliales como neuroendocrinas. Expresan marcadores epiteliales, como AE1/AE3, CAM 5.2, pancitoqueratina, antígeno de membrana epitelial y Ber-EP4, y pueden teñirse para varios marcadores neuroendocrinos, como cromogranina, sinaptofisina, calcitonina, péptido intestinal vasoactivo y receptor de somatostatina.

La inmunorreactividad para las citoqueratinas de bajo peso molecular (p. ej., CK20, CK5/6) distingue el CCM de otros tumores indiferenciados. El CCM se tiñe consistentemente de manera positiva para la CK20 de bajo peso molecular, que es un marcador bastante específico y sensible. Se debe informar de la profundidad (Breslow, en milímetros), del índice mitótico/mm^2 preferido, de la presencia de los linfocitos infiltrantes y del patrón de crecimiento tumoral (nodular o infiltrante).

 El diagnóstico del CCM es histológico. Se debe realizar una biopsia escisional siempre que sea clínicamente posible.

Enfoque para la estadificación y ampliación de márgenes del carcinoma de células de Merkel

Estadio y pronóstico

La extensión de la enfermedad en el momento diagnóstico está representada por el sistema de estadificación del American Joint Committee on Cancer (AJCC) (**Tabla 44-2**); es el determinante individual más importante para el pronóstico. Junto con esta, varias características clínicas y patológicas afectan de forma independiente al pronóstico: la positividad del PVCM dentro del tumor se asocia a un pronóstico favorable, que incluye una mejor supervivencia y un menor riesgo de recurrencia. Otros factores favorables clínicos e histológicos incluyen: sexo femenino, edad más joven en el momento del diagnóstico, competencia inmunitaria y ausencia de comorbilidad.

Evaluación de la enfermedad a distancia

Se realiza una vez que la biopsia ha confirmado el diagnóstico de CCM. La evaluación inicial debe incluir un examen completo de la piel y palpación de los ganglios linfáticos regionales.

Debido al potencial metastásico del CCM, se debe realizar una prueba de imagen en la evaluación inicial, estando fuertemente indicadas si se sospecha enfermedad metastásica mediante examen físico. Según la disponibilidad, se recomienda realizar una tomografía por emisión de positrones (PET; del inglés, *positron emission tomography*) con fluorodesoxiglucosa (FDG) combinada con tomografía axial computarizada (TAC) o resonancia magnética nuclear (RMN), o una TAC toracoabdominopélvica. Además, si el paciente tiene clínica neurológica, se debe obtener una RMN cerebral. En una serie observacional, las imágenes basales detectaron enfermedad metastásica oculta en el 13 % de los pacientes que se presentaron sin hallazgos sospechosos en el examen físico.

Se recomienda, asimismo, la determinación inicial del título de anticuerpos contra la oncoproteína del PVCM, ya que puede orientar el pronóstico y permitir la detección posterior de la enfermedad recurrente.

Tras el diagnóstico de un CCM, se debe realizar un examen físico completo, una prueba de imagen para determinar la existencia de enfermedad a distancia y locorregional (estudio pertinente de afectación) y serología para el PVCM.

Tabla 44-2. Grupos de estadios pronósticos según los parámetros del tumor (T), ganglio (N) y metástasis (M) de la 8ª edición del American Joint Committee on Cancer (AJCC) para el carcinoma de células de Merkel cutáneo

Estadio		Tumor primario (T)	Ganglios linfáticos regionales (N)	Metástasis a distancia (M)
0		*In situ* (limitado a la epidermis)	No	Sí
I	Clínico	≤ 2 cm	Ganglios– por examen por clínico* (sin estudio histológico**)	
I	Histopatológico	≤ 2 cm	Ganglios– por examen anatomopatológico	
IIA	Clínico	> 2 cm	Ganglios– por examen clínico (sin estudio histológico)	
IIA	Histopatológico	> 2 cm	Ganglios– por examen anatomopatológico	No
IIB	Clínico	El tumor primario invade hueso, músculo, fascia o cartílago	Ganglios– por examen clínico (sin estudio histológico)	No
IIB	Histopatológico	El tumor primario invade hueso, músculo, fascia o cartílago	Ganglios– por examen anatomopatológico	No
III	Clínico	Cualquier tamaño/profundidad o grosor	Ganglios + por examen clínico (sin estudio histológico)	No
IIIA	Histopatológico	Cualquier tamaño/profundidad o grosor	Ganglios+ por estudio histológico, no aparentes en el examen clínico	No
		No detectado («principal desconocido»)	Ganglios+ por examen clínico, confirmados histológicamente	No
IIIB	Histopatológico	Cualquiera	Ganglios+ por examen clínico y confirmados por examen anatomopatológico o metástasis en tránsito***	No
IV	Clínico	Cualquiera	± afectación ganglionar	Metástasis a distancia detectada a través de un examen clínico
IV	Histopatológico	Cualquiera	± afectación ganglionar	Metástasis a distancia confirmada histológicamente

*La detección clínica de enfermedad ganglionar o metastásica puede realizarse mediante inspección, palpación y/o prueba de imagen.
**La detección/confirmación histológica de enfermedad ganglionar puede realizarse mediante biopsia del ganglio linfático centinela, linfadenectomía o biopsia con aguja fina; y la de la enfermedad metastásica puede ser a través de una biopsia de la metástasis sospechosa.
***Metástasis en tránsito: un tumor distinto de la lesión primaria y localizado entre la lesión primaria y los ganglios linfáticos regionales que drenan o distal a la lesión primaria.
+: positivo; –: negativo; M: metástasis; N: ganglios (del inglés, nodes); T: tumor.

Tratamiento

Tratamiento inicial

El enfoque del tratamiento inicial depende de las características patológicas del tumor primario y de la presencia de afectación linfática o metástasis a distancia (**Fig. 44-6**). Para el tumor primario, se prefiere la cirugía en lugar de la radioterapia (RT) como tratamiento inicial. Sin embargo, dado que la RT adyuvante en el sitio primario a menudo está indicada después de la escisión, es importante equilibrar la extensión de la cirugía y la morbilidad que la acompaña (p. ej., cicatrización de heridas, estética y función). La escisión amplia del tumor de CCM primario es el tratamiento inicial estándar siempre que sea posible. Se recomienda un margen de, al menos, 1 a 2 cm de piel sana. Si los márgenes están cerca o afectados, la RT posoperatoria está indicada para aumentar la probabilidad de control local de la enfermedad (v. otras indicaciones de tratamiento adyuvante en el algoritmo terapéutico de la **figura 44-6**).

Se puede ofrecer la participación en un ensayo clínico de inmunoterapia adyuvante, si está disponible, a pacientes de alto riesgo después de completar la cirugía con o sin RT de los ganglios linfáticos regionales. El papel de la quimioterapia, ya sea sola o en combinación con RT, como adyuvante después de la cirugía para la terapia locorregional es incierto y/o controvertido.

> La resección quirúrgica es el tratamiento de elección, con márgenes de entre 1 y 2 cm, sin pretender una cirugía extensa. Se debe valorar la necesidad de un tratamiento adyuvante.

Tratamiento en la enfermedad locorregional recurrente

Se debe reevaluar cuidadosamente para excluir enfermedad diseminada. Si no se identifican metástasis a distancia, los

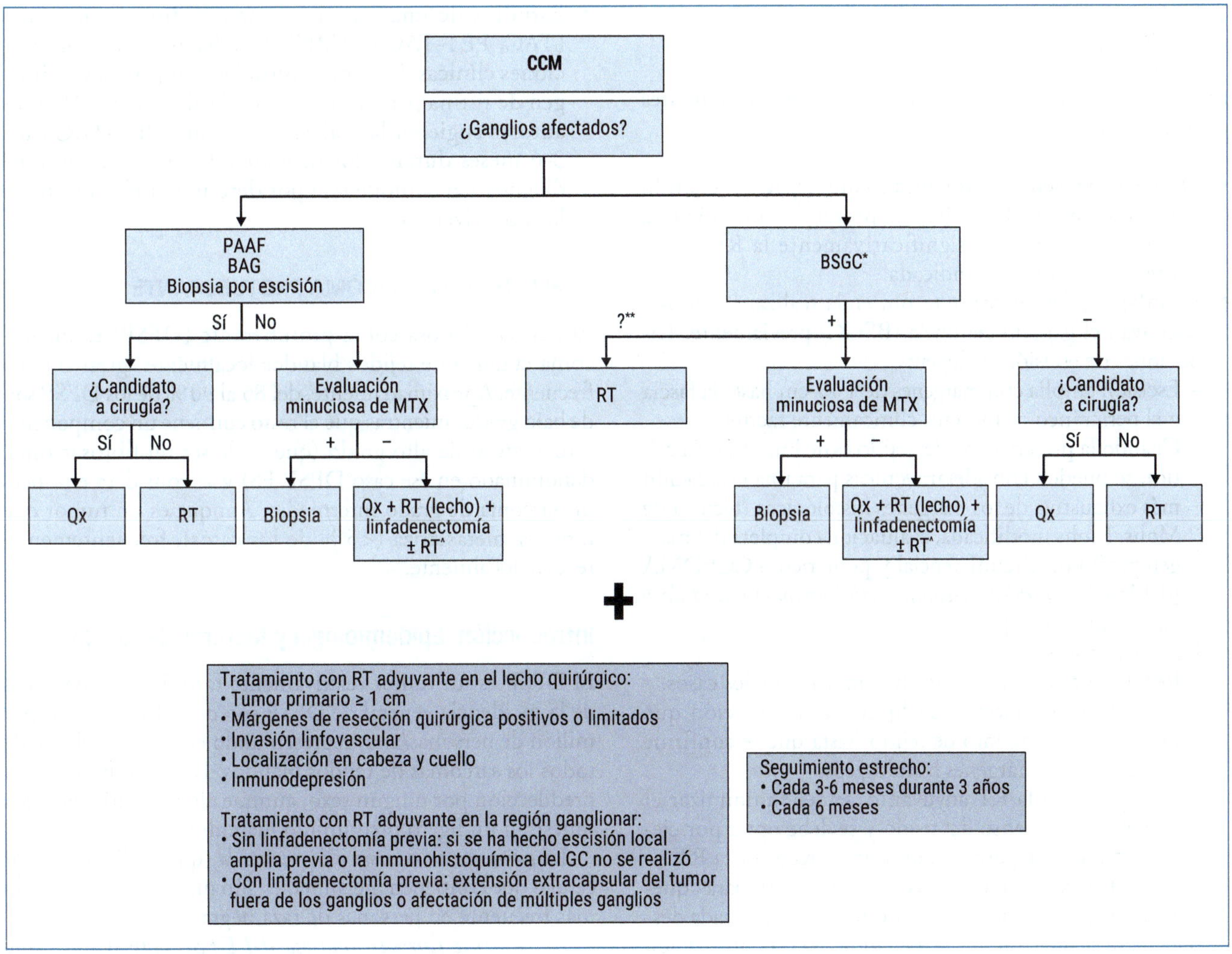

Figura 44-6. Algoritmo terapéutico para el carcinoma de células de Merkel.
*BSGC antes o junto con la terapia local definitiva. Excepto en aquellos tumores localizados en la región de la cabeza y el cuello, ya que el drenaje linfático es muy variable en esta localización.
**?: no se puede realizar.
^La RT adyuvante estará indicada si existe afectación de múltiples ganglios o extensión extraganglionar.
BAG: biopsia con aguja gruesa; BSGC: biopsia selectiva del ganglio centinela; CCM: carcinoma de células de Merkel; MTX: metástasis; PAAF: punción aspirativa con aguja fina; Qx: cirugía convencional; RT: radioterapia.

pacientes deben ser rescatados con un abordaje multimodal individualizado.

Manejo inicial de la enfermedad metastásica

Para valorar el tratamiento, se deben tener en cuenta los siguientes aspectos clínicos: los sitios de afectación de la enfermedad, la edad, la comorbilidad y las preferencias del paciente. Se prefiere un ensayo clínico de terapia sistémica siempre que sea posible. La inmunoterapia con inhibidores de los puntos de control —el inhibidor del ligando de muerte celular programada 1 (PD-L1; del inglés, *programmed cell death protein 1-ligand 1*) avelumab, o los inhibidores de la proteína de muerte celular programada (anti-PD-1; del inglés, *anti-programmed cell death protein 1*) pembrolizumab o nivolumab— es el enfoque de tratamiento inicial preferido para los pacientes. El papel de la inmunoterapia neoadyuvante en el tratamiento de pacientes con CCM no está establecido y sigue bajo investigación con CCM avanzado, sin contraindicaciones absolutas para dicha terapia.

Papel de la cirugía

En cuanto al papel de la cirugía, cabe hacer las siguientes consideraciones:

- Obtener márgenes histológicamente negativos cuando sea clínicamente factible, sin pretender una cirugía extensa que retrasaría significativamente la RT adyuvante si esta estuviese indicada.
- Abordajes quirúrgicos: se recomienda realizar la biopsia selectiva del ganglio centinela (BSGC) previamente. Las opciones de escisión incluyen:
  - Escisión amplia con márgenes de 1 a 2 cm hasta la fascia o el pericráneo cuando sea clínicamente factible.
  - Cuando la preservación del tejido es de importancia crítica, se pueden considerar técnicas para una evaluación más exhaustiva de los márgenes histológicos (técnica de Mohs, Mohs modificada, evaluación completa del margen profundo circunferencial y periférico o CCPDMA [del inglés, *complete circumferential peripheral and deep margin assessment*]).
- Reconstrucción:
  - Reconstrucción inmediata en la mayoría de los casos.
  - Se recomienda retrasar cualquier reconstrucción que implique movimiento de tejido hasta que se confirme la negatividad márgenes histológicos.
  - Si se planifica la RT adyuvante, se debe minimizar el movimiento extenso del tejido y se debe optar por cierres simples que permitan un inicio precoz de la RT.
- Papel de la cirugía en enfermedad metastásica: para aquellos pacientes con sospecha de enfermedad diseminada después de su evaluación inicial, está indicada la confirmación por biopsia de la metástasis.

Seguimiento

Los pacientes con CCM se benefician de un seguimiento frecuente debido a la alta tasa de recurrencias. La mediana de

tiempo hasta la recurrencia en pacientes es de, aproximadamente, ocho meses, y el 90 % de las recurrencias ocurren dentro de los 24 meses. El seguimiento debe individualizarse según los factores de riesgo y las posibles opciones terapéuticas (existen calculadoras de riesgo de recurrencia *online* —como la que está disponible en: https://merkelcell.org/prognosis/recur/—que permiten orientar dichas decisiones). Los autores recomiendan las siguientes pautas de seguimiento:

- Cada 3-6 meses durante tres años y, luego, cada 6-12 meses: examen físico completo (riesgo de segundas neoplasias: cáncer de piel no melanoma y neoplasias hematológicas) y palpación de los ganglios linfáticos.
- Pacientes seropositivos para PVCM: serologías cada tres meses durante cinco años. Si el título aumenta más del 30 % del valor anterior, se justifica un estudio de imagen para evaluar la posible recurrencia. Para los pacientes que no tienen enfermedad recurrente, se espera que los títulos disminuyan significativamente dentro de los tres meses posteriores al tratamiento.
- Estudios de imagen: el uso de estudios de imágenes (TAC, PET-TAC o RMN) debe basarse en las indicaciones clínicas. Se deben considerar las pruebas de imagen de rutina para los pacientes de alto riesgo. Algunos autores sugieren la realización de una PET-TAC cada 3-6 meses durante los primeros dos años después del diagnóstico, aunque está por determinar el impacto en la supervivencia.

DERMATOFIBROSARCOMA PROTUBERANTE

El dermatofibrosarcoma protuberante (DFSP) es un sarcoma cutáneo de tejidos blandos localmente agresivo poco frecuente. Aproximadamente, del 85 al 90 % de los DFSP son de bajo grado, mientras que el resto contiene un componente sarcomatoso de alto grado (que suele ser un fibrosarcoma, denominado en ese caso DFSP-FS) y se considera entonces un sarcoma de grado intermedio. Aunque es un tumor que rara vez metastatiza (< 5 % de los casos), frecuentemente, recurre localmente.

Introducción. Epidemiología y factores de riesgo

El DFSP es un tumor relativamente raro. Las estimaciones de la incidencia general de DFSP son de 0,8 a 4,5 casos por millón de personas/año, representando entre el 1 y el 6 % de todos los sarcomas de tejidos blandos. El DFSP no muestra predilección por ningún sexo, aunque algunas series grandes muestran un ligero predominio masculino.

La *variante de Bednar o pigmentada* (que se distingue por células que contienen melanina) es aún menos común, siendo más frecuente en personas de raza negra.

La *variante fibrosarcomatosa del DFSP* (DFSP-FS), que contiene un componente sarcomatoso de alto grado, representa, aproximadamente, del 5 al 15 % de los DFSP.

El DFSP surge con mayor frecuencia en adultos en la tercera década de la vida, aunque se ha descrito en todos los grupos de edad, incluidos niños y adultos mayores. El llamado *fibroblastoma de células gigantes* se considera la forma juvenil del DFSP, dada su morfología similar, translocación cromosómica idéntica y positividad para CD34.

Etiopatogenia. Patología molecular

Más del 90 % de los DFSP se caracterizan por una translocación única t(17;22) (q22;q13). Esta mutación genera una proteína de fusión (factor de crecimiento derivado de plaquetas beta [*PDGFB*; del inglés, *platelet-derived growth factor-beta*]/colágeno de tipo 1A1 [*COL1A1*]), que se procesa para producir la subunidad β del PDGFB (PDGFRb), lo que genera una activación autocrina continua del receptor, una tirosina-cinasa, fundamental para el desarrollo del tumor.

Se han implementado técnicas de hibridación por fluorescencia *in situ* (FISH; del inglés, *fluorescence in situ hybridization*) de alta sensibilidad para detectar el transcrito de fusión PDGFB/COL1A1, cuya presencia puede ser útil para el diagnóstico del DFSP. Además, proporciona la justificación para la inhibición dirigida de esta vía como posible estrategia de tratamiento.

La variante DFSP-FS también se caracteriza por una alta frecuencia de t(17;22), lo que respalda la teoría de la histogénesis común tanto del DFSP como del tejido fibrosarcomatoso. En algunos casos, la transformación clonal de DFSP a DFSP-FS (o menos comúnmente, DFSP con áreas de sarcoma pleomórfico) implica ganancias genómicas en el gen de fusión *PDGFB/COL1A1*. Estos resultados sugieren un papel para la proteína de fusión PDGFB/COL1A1 en el cambio sarcomatoso en el DFSP a lo largo del tiempo. Otros autores describen el desarrollo temprano de inestabilidad de microsatélites (MSI; *microsatellite instability*) y la posterior adquisición de mutaciones en *TP53*.

Manifestaciones clínicas

En su etapa más temprana, el DFSP se presenta como una placa indurada asintomática que crece lentamente durante meses o años (**Fig. 44-7**). Los tumores están cubiertos por piel atrófica, esclerodermiforme o telangiectásica (**Fig. 44-8**). La coloración varía desde el color de la piel a un marrón amarillento o rojizo, y violeta o azulado en los márgenes. La variante pigmentada de

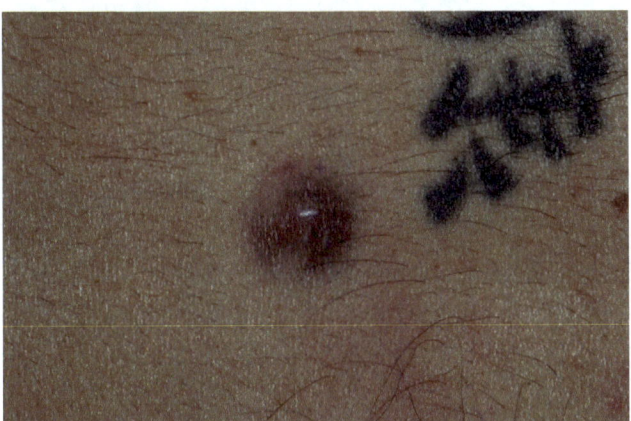

Figura 44-7. Dermatofibrosarcoma protuberante. Placa marrón-violácea ligeramente deprimida con crecimiento progresivo de años de evolución.

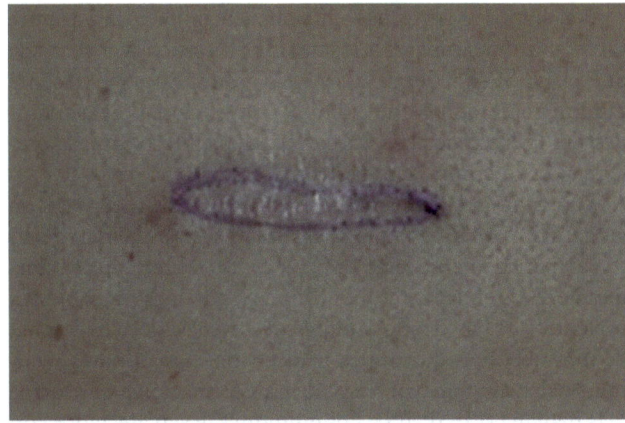

Figura 44-8. Dermatofibrosarcoma protuberante. Placa deprimida con piel atrófica y telangiectásica que simula una cicatriz.

Bednar normalmente contiene pigmentación marrón y tiene una superficie irregular. Aunque menos frecuentemente, el DFSP puede presentarse como un nódulo cutáneo firme.

A medida que el tumor crece lentamente, se vuelve elevado, firme y nodular; la piel circundante puede presentar telangiectasias. El nódulo a menudo se fija a la dermis, pero se mueve libremente sobre los tejidos más profundos, y la fijación a estructuras más profundas se observa en un estado más avanzado de la enfermedad. Una vez que aparecen los nódulos, el crecimiento suele acelerarse y el tumor puede ulcerarse, sangrar o tornarse doloroso. Sin tratamiento, el DFSP puede alcanzar dimensiones masivas, produciendo los grandes nódulos «protuberantes» que dan nombre a la enfermedad (**Fig. 44-9**). Sin embargo, en el momento del diagnóstico, la mayoría de los tumores son superficiales y de menos de 5 cm de diámetro.

La localización más común de un DFSP es el tronco (pecho y hombros) y las extremidades proximales. Menos frecuentemente, se pueden observar en la región de la cabeza y cuello (hasta en el 13 % de los casos) y en los genitales (1 %). El diagnóstico diferencial clínico es muy amplio.

En raras ocasiones, el DFSP surge dentro de una cicatriz preexistente (incluida una cicatriz de vacunación) o un tatuaje. La mayoría de los DFSP surgen de la dermis; sin embargo, también pueden surgir en los tejidos subcutáneos, a veces, como una masa en la mama o en la cabeza.

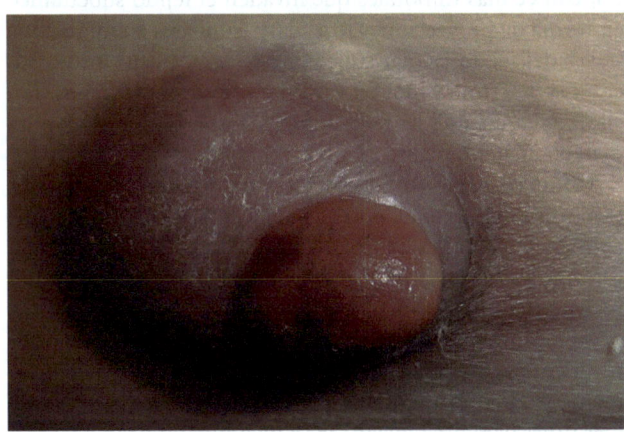

Figura 44-9. Dermatofibrosarcoma protuberante.

Los signos y síntomas clínicos asociados a la variante DFSP-FS son similares a los del DFSP clásico, y a pesar de que el DFSP-FS tiende a ser más grande y estar presente durante más tiempo que el DFSP convencional, ni la anamnesis ni la exploración física son útiles para reconocer la presencia de un componente sarcomatoso.

En cuanto a la enfermedad metastásica, las metástasis en los ganglios linfáticos regionales y las metástasis hematógenas son extremadamente raras (1-5 %), con solo unos pocos informes de casos en la literatura médica, siendo más probables en pacientes que han tenido múltiples recurrencias locales después de una resección quirúrgica inadecuada. Los tumores recurrentes tienen un mayor riesgo de transformación a una forma más maligna (DFSP-FS). Los pulmones se ven afectados con mayor frecuencia, pero se han descrito metástasis cerebrales, óseas y en otros tejidos blandos.

> ! La mayoría de los DFSP muestran un patrón de crecimiento indolente y, en la mayoría de los casos, la lesión ha estado presente durante años, lo que contribuye al retraso del diagnóstico.
> Debe sospecharse DFSP en cualquier paciente con antecedentes de un nódulo cutáneo firme y de crecimiento lento.

Enfoque diagnóstico

Diagnóstico clínico y dermatoscópico

Ante un paciente con sospecha de DFSP, se debe realizar una anamnesis detallada y una exploración física completa.

Confirmación del diagnóstico

El diagnóstico definitivo del DFSP es histopatológico. Se debe realizar una biopsia incisional, ya que, a menudo, la escisional no será posible por el tamaño del tumor.

Histológicamente, el DFSP se compone de células fusiformes monomórficas de apariencia benigna (baja actividad mitótica) dispuestas en un patrón irregularmente estoriforme. Las lesiones tempranas pueden tener una zona libre de tumor (zona de Grenz) entre el tumor y la epidermis. Una característica típica es su capacidad para invadir los tejidos circundantes, con células tumorales que invaden el tejido subcutáneo en forma de proyecciones irregulares similares a tentáculos a través del tejido celular subcutáneo. Esta característica dificulta la determinación del verdadero borde de la lesión. Por ello, son frecuentes las recidivas locales tras la exéresis con un margen aparentemente amplio.

Como se señaló anteriormente, una variante poco común es el tumor de Bednar, en el que hay células dendríticas que contienen melanina intercaladas entre las células fusiformes. Otras variantes descritas incluyen el DFSP mixoide, el esclerosante y el tipo atrófico de DFSP.

En cuanto a la IHQ, el DFSP generalmente se tiñe positivamente para CD34, hialuronato y vimentina, y negativamente para el factor XIIIa. El CD34 es una de las tinciones más útiles para diferenciar DFSP de dermatofibroma y otros tumores de tejidos blandos.

Las pruebas moleculares, FISH o reacción en cadena de la polimerasa (PCR; del inglés, *polymerase chain reaction*), no son necesarias en todos los casos. Deben utilizarse si el diagnóstico es dudoso o para predecir la probabilidad de respuesta al inhibidor de la tirosina-cinasa (TKI; del inglés, *tyrosine kinase inhibitor*) imatinib.

Entre el 10 y el 20 % de los tumores contienen un componente sarcomatoso de alto grado que suele ser un fibrosarcoma (las células fusiformes muestran un marcado pleomorfismo celular y nuclear con mayor tasa mitótica; pueden perder la positividad para CD34 en la IHQ).

El cambio sarcomatoso de un DFSP es una forma de progresión tumoral. La presencia de un componente sarcomatoso aumenta el grado del tumor de bajo a intermedio, pero se debate el impacto en el pronóstico general (no todas las series describen una mayor tasa de metástasis y un peor pronóstico).

Evaluación de la enfermedad a distancia

Estadio y pronóstico

No existe un sistema de estadificación uniforme para el DFSP; tres están en uso:

- El sistema de estadificación de la American Musculoskeletal Tumor Society (MSTS), que se basa en el grado histológico (usando un sistema de dos niveles: bajo frente a alto) y si el tumor está confinado a un compartimento anatómico (**Tabla 44-3**). Todos los DFSP entran en la categoría de enfermedad en estadio IA o IB.
- La 8ª edición del sistema de estadificación de tumores, ganglios (*nodes*) y metástasis (TNM) del AJCC para los sarcomas de tejidos blandos, que incluye el DFSP, separando los tumores de las extremidades y el tronco (**Tabla 44-4**) y los que surgen en la cabeza y el cuello (**Tabla 44-5**).
- El sistema de estadificación alemana cuya utilidad clínica no está clara, pues la mayoría de los tumores entran en la categoría de estadio I:
  - Estadio I: afectación tumoral local.
  - Etapa II: metástasis en los ganglios linfáticos.
  - Etapa III: metástasis a distancia.

Enfoque para la estadificación y ampliación quirúrgica del dermatofibrosarcoma protuberante

La mayoría de los DFSP son superficiales, y la extensión y la profundidad del tumor (movilización), así como la afec-

Tabla 44-3. Sistema de estadificación de la American Musculoskeletal Tumor Society (MSTS) para el dermatofibrosarcoma protuberante

Estadio	Grado de atipia histológica	Compartimento anatómico
IA	Bajo grado	Intracompartimental
IB	Bajo grado	Extracompartimental
IIA	Alto grado	Intracompartimental
IIB	Alto grado	Extracompartimental
III	Metástasis sistémicas o regionales	

Tabla 44-4. Octava edición del sistema de estadificación de tumores, ganglios y metástasis (TNM) del American Joint Committee on Cancer (AJCC) para los sarcomas de tejidos blandos, que incluye el dermatofibrosarcoma protuberante en las extremidades y el tronco

Categoría T (tumor)		Definición de grado (G)	
T0	Tumor primario desconocido		
Tx	No se puede evaluar el tumor	Gx	No se puede evaluar
T1	≤5 cm	G1	Diferenciación total, recuento mitótico y puntuación de necrosis de 2 o 3
T2	>5 cm y ≤10 cm	G2	Diferenciación total, recuento mitótico y puntuación de necrosis de 4 o 5
T3	>10 cm	G3	Diferenciación total, recuento mitótico y puntuación de necrosis de 6, 7 u 8
T4	>10 cm		

Categoría N (ganglios; del inglés, *nodes*)*	
N0	Sin metástasis regionales
Nx	Ganglios no evaluables (p. ej., resecados previamente por otros motivos)
N1	Afectación de ganglios linfáticos regionales

Categoría M (metástasis)	
M0	Sin metástasis a distancia
Mx	No se puede evaluar
M1	Metástasis en sitios distantes de la piel

Grupos pronósticos del AJCC

T	N	M	G	
T1	N0	M0	G1, Gx	IA
T2, T3, T4	N0	M0	G1, Gx	IB
T1	N0	M0	G2, G3	II
T2	N0	M0	G2, G3	IIIA
T3, T4	N0	M0	G2, G3	IIIB
Cualquier T	N1	M0	Cualquier G	IV
Cualquier T	Cualquier N	M1	Cualquier G	IV

*La diferenciación del tumor debe determinarse histológicamente y, generalmente, se puntúa de la siguiente manera:
- Grado de diferenciación:
  1. Sarcomas que se asemejan mucho al tejido mesenquimatoso adulto normal (p. ej., leiomiosarcoma de bajo grado).
  2. Sarcomas para los cuales la tipificación histológica es segura (p. ej., liposarcoma mixoide/células redondas).
  3. Sarcomas indiferenciados, sarcomas de tipo dudoso, sarcomas sinoviales, osteosarcoma de tejidos blandos, sarcoma de Ewing/tumor neuroectodérmico primitivo (PNET; del inglés, *primitive neuroectodermal tumor*) de tejidos blandos.
- Recuento mitótico: en el área más mitóticamente activa del sarcoma, se evalúan 10 campos sucesivos utilizando un objetivo de 40x:
  – 1: de 0 a 9 mitosis.
  – 2: de 10 a 19 mitosis.
  – 3: ≥20 mitosis.
- Necrosis tumoral:
  – 0: sin necrosis.
  – 1: <50% de necrosis tumoral.
  – 2: ≥50% de necrosis tumoral.

G: grado de diferenciación; M: metástasis; N: ganglios (del inglés, *nodes*); T: tumor.

Tabla 44-5. Octava edición del sistema de estadificación de tumores, ganglios y metástasis (TNM) del American Joint Committee on Cancer (AJCC) para los sarcomas de tejidos blandos, que incluye el dermatofibrosarcoma protuberante en cabeza y cuello

Categoría T (tumor)		Categoría N (ganglios)*		Categoría M (metástasis)	
T0	Tumor primario desconocido o en regresión completa	N0	Sin metástasis regionales	M0	Sin metástasis a distancia
Tx	No se puede evaluar el tumor	Nx	Ganglios no evaluables (p. ej., resecados previamente por otros motivos)	Mx	No se puede evaluar
T1	≤ 2 cm	N1	Afectación de ganglios linfáticos regionales	M1	Metástasis en sitios distantes de la piel
T2	> 2 cm ≤ 4 cm				
T3	> 4 cm				
T4	Tumor con invasión de estructuras adyacentes: • T4a: tumor con invasión orbitaria, base del cráneo/invasión dural, afectación del esqueleto facial o invasión de los músculos pterigoideos • T4b: tumor con invasión del parénquima cerebral, encapsulamiento de la arteria carótida, invasión del músculo prevertebral o compromiso del sistema nervioso central a través de la diseminación perineural				

*Esta es una nueva clasificación que necesita la recopilación de datos antes de definir una agrupación de estadios pronósticos.
M: metástasis; N: ganglios (del inglés, *nodes*); T: tumor.

tación de los ganglios regionales se pueden evaluar mediante un examen físico. Debido a que una característica del DFSP es el crecimiento asimétrico y las frecuentes extensiones en forma de dedos, es de suma importancia determinar el tamaño del tumor y el grado de penetración en los tejidos circundantes, y se debe prestar especial atención a la palpación alrededor del tumor y de los ganglios linfáticos regionales.

Los estudios de imagen no son necesarios en todos los casos de DFSP, pero pueden ser útiles en casos seleccionados (tumores grandes o recurrentes y sospecha de invasión ósea) para definir la extensión de la enfermedad y para planificar el tratamiento. La RMN es útil para determinar la extensión en profundidad del tumor, en particular, en lesiones grandes o recurrentes en sitios distintos de la cabeza y el cuello o la parte superior del tórax. Hay que saber que la RMN tiene poco valor para determinar la extensión tumoral lateral y ha perdido precisión para determinar la profundidad de infiltración en los tumores localizados en cabeza y cuello y tórax superior (generalmente, el plano afectado será más profundo de lo informado).

> 💡 La extensión de la invasión local puede ser difícil de apreciar antes de la cirugía, incluso tras las pruebas de imagen (RMN), sobre todo, en aquellos tumores localizados en la cabeza y en el cuello y la parte superior del tórax (el plano afectado será más profundo de lo informado).

La TAC no está indicada, excepto si se sospecha compromiso óseo subyacente o si existen datos clínicos o histológicos que sugieran mayor riesgo de metastatización (tumores recurrentes). Algunos autores sugieren la realización de una TAC de tórax si la lesión primaria es de duración prolon-

gada, de grado avanzado (transformación sarcomatosa) o recurrente (ya que los pulmones son el sitio de metástasis más frecuente).

Tratamiento

Enfermedad localizada

Papel de la cirugía

El tratamiento inicial de elección para el DFSP localizado es la resección amplia con márgenes libres. El tamaño y la ubicación del tumor dictan el procedimiento quirúrgico más apropiado (v. más adelante). Dado que las metástasis en los ganglios linfáticos son extremadamente raras, la disección ganglionar regional profiláctica no tiene indicación.

> ❗ Importancia de los márgenes de resección: debido a la capacidad del DFSP para invadir los tejidos circundantes de manera excéntrica (mediante proyecciones similares a tentáculos), la resección inicial frecuentemente es inadecuada, siendo el riesgo de recurrencia local tan alto como del 50 % si se emplean márgenes quirúrgicos «conservadores».
> El estado de los márgenes quirúrgicos es el factor pronóstico más importante en pacientes con DFSP.

Aunque las recurrencias localizadas con frecuencia se pueden salvar con cirugía adicional, los tumores localmente recurrentes tienen una mayor tendencia a la invasión profunda de la fascia, el músculo o el hueso, lo que aumenta el riesgo de resección inadecuada y defectos funcionales, así como estéticos. Además, la recurrencia local también predispone a metástasis a distancia.

> **!** Las directrices de la National Comprehensive Cancer Network (NCCN) recomiendan márgenes de 2 a 4 cm hasta la fascia (incluida) o hasta el pericráneo cuando sea clínicamente factible.

Por todas estas razones, debe evitarse la resección marginal y es obligatoria la evaluación histológica de los márgenes de resección finales.

Si se diagnostican márgenes positivos, la mayoría de las guías recomiendan una nueva resección, seguida de RT adyuvante o imatinib.

Aunque el DFSP es un tumor radiosensible, la RT rara vez se usa como tratamiento primario. La RT adyuvante (tras resección quirúrgica) se recomienda en tumores grandes, o cuando los márgenes quirúrgicos son cercanos o positivos y no es factible una cirugía adicional, reduciendo el riesgo de recurrencia local. La presencia de un componente sarcomatoso dentro del tumor (es decir, DFSP-FS) no se considera, por sí misma, como una indicación para la RT adyuvante.

Técnicas quirúrgicas

La resección quirúrgica completa es el tratamiento óptimo para el DFSP localizado. Se puede optar por una escisión local amplia (ELA), cirugía micrográfica de Mohs (CMM) o *slow* Mohs (CMM lenta) (**Tabla 44-6**).

> **!** Aunque se ha sugerido un posible beneficio para la CMM en series de casos retrospectivas, la elección entre la CMM y la ELA se basa en la decisión del cirujano, guiada por la localización, el tamaño del tumor, el riesgo de recurrencia percibido, la disponibilidad y el coste.

En cuanto a la técnica de CMM en el DFSP, se deben tener en cuenta las siguientes consideraciones:

- Se puede realizar una inmunotinción rápida para CD34 en los cortes congelados (aunque es menos fiable que la convencional).

- Para limitar el número de etapas requeridas, en un primer lugar, se reduce el volumen tumoral con la escisión justo más allá del margen tumoral visible y debajo de la masa tumoral; el primer pase de Mohs se toma luego como un margen relativamente ancho (de 0,5 a 1,0 cm) alrededor y debajo del tumor reducido.
- En pacientes con márgenes positivos, el tumor residual se extirpa con márgenes adicionales de 0,5 cm.
- Se recomienda enviar una etapa final (después de limpiar el tumor con el corte congelado) para incluir en parafina y fijar en formol para confirmar que los márgenes están libres.

> **!** La CMM permite la máxima conservación del tejido normal no afectado, lo que da como resultado heridas más pequeñas, que necesitan una reconstrucción menos compleja. Aunque no se han realizado ensayos aleatorizados, los datos disponibles parecen indicar que las tasas de recurrencia local son más bajas después de CMM que de ELA, por lo que se recomienda su realización siempre que esté disponible.

Con frecuencia, es necesaria la reconstrucción con injerto o colgajo de piel para reparar la herida resultante tras la resección con márgenes amplios. Sin embargo, la reconstrucción debe retrasarse hasta que se verifiquen los márgenes histológicos negativos.

> **!** Para áreas estéticamente sensibles, donde es preferible lograr márgenes estrechos, la CMM representa la terapia de elección donde esté disponible. En otras áreas estéticamente menos sensibles, la ELA con márgenes de 2 a 4 cm y la confirmación histológica del margen sigue siendo un procedimiento aceptable.

Enfermedad diseminada

Papel de la cirugía

Como se menciona anteriormente, la metástasis en los ganglios linfáticos es extremadamente rara. La estrategia de manejo es la linfadenectomía, aunque controvertida.

Tabla 44-6. Escisión local amplia frente a la cirugía micrográfica de Mohs y a la *slow* Mohs en el tratamiento del dermatofibrosarcoma protuberante

ELA	CMM	CMM «lenta» (*slow* Mohs)

• TR: 4-47 % — escisión marginal
• Margen de resección (no completamente definido):
  – <3 cm: alta TR (47 %)
  – 3-5 cm: aceptable
  – >5 cm: TR del 5 %
  3-4 cm, **hasta fascia (incluida)***
Retrasar las reconstrucciones complejas hasta el estudio de los márgenes
	• **Secciones congeladas**
	• **El 100 % del control del margen**
	• **DFSP grande o recurrente o áreas anatómicamente difíciles (cabeza o cuello)**
	• Inmunotinción rápida para CD34
	• TR - ELA, mientras se preserva el tejido normal
		• **Secciones incluidas en parafina y fijadas con formol**
		• Tinción IHQ convencional para CD34
		• Consume tiempo^

*Las directrices de la National Comprehensive Cancer Network (NCCN) recomiendan márgenes de 2 a 4 cm hasta la fascia (incluida) o hasta el pericráneo cuando sea clínicamente factible. La preferencia de los autores es obtener, al menos, 3 cm (hasta la fascia incluida) y hasta 5 cm de ancho, dependiendo del tamaño del tumor primario. Sin embargo, en la práctica, tales márgenes rara vez son posibles sin un déficit estético y/o funcional significativo, particularmente, en áreas anatómicamente difíciles, como la cabeza y el cuello. Se pueden considerar márgenes más estrechos siempre que el abordaje quirúrgico esté estandarizado y la evaluación anatomopatológica de los márgenes sea meticulosa.
^Puede alargar el procedimiento durante muchos días, lo que retrasa la reconstrucción de la herida quirúrgica.
DFSP: dermatofibrosarcoma protuberante; CMM: cirugía micrográfica de Mohs; ELA: escisión local amplia; IHQ: inmunohistoquímica; TR: tasa de recurrencia.

La metastectomía es un abordaje razonable para pacientes adecuadamente seleccionados con un tumor primario controlado y metástasis hematógenas, cuando son sitios aislados potencialmente resecables, especialmente, en la enfermedad metastásica pulmonar aislada.

Terapia dirigida molecularmente

Se han desarrollado TKI activos por vía oral que inhiben el receptor del PDGF y puede emplearse en el tratamiento del DFSP localmente avanzado. Aunque la NCCN sugiere realizar pruebas moleculares antes del tratamiento con imatinib y que su uso se limite a los pacientes que portan la t(17;22), se puede valorar el ensayo terapéutico en paciente con tumores con translocación negativa, ya que se han documentado respuestas.

Terapia adyuvante o neoadyuvante

El imatinib está aprobado en pacientes adultos con DFSP irresecable, recurrente y/o metastásico. Una carga tumoral reducida podría permitir realizar un procedimiento quirúrgico más conservador en un momento posterior. Varios estudios en fase II de imatinib neoadyuvante están en curso para valorar la duración óptima, la dosis adecuada y el beneficio terapéutico. También son necesarios más estudios para determinar el valor del imatinib en casos de márgenes positivos tras la extirpación quirúrgica o en pacientes con otros factores de riesgo de recurrencia tras la resección completa (como la presencia de la variante DFSP-FS).

Quimioterapia convencional

Hay pocos datos disponibles, pero sugieren una falta de respuesta del DFSP a los regímenes de quimioterapia combinada que se usan en otros sarcomas de tejidos blandos.

Pronóstico

En general, el pronóstico es bueno (con una supervivencia a los 10 años del 99,1 %). Los factores predictivos de una mayor mortalidad incluyen la localización en la cabeza/cuello o en las extremidades, un índice mitótico elevado, una mayor celularidad, la raza negra y el sexo masculino.

Seguimiento

La mayoría de las recurrencias locales se hacen evidentes dentro de los tres primeros años, pero entre el 25 y el 30 % se desarrollan después de cinco años. El intervalo libre de enfermedad se acorta progresivamente entre recurrencias.

No se ha establecido la estrategia óptima de vigilancia. Se sugiere que los pacientes sean evaluados cada seis meses durante los primeros 3-5 años y, luego, anualmente de por vida:

- Examen físico: inspección y palpación cuidadosa de la cicatriz (recurrencia local).
- No se justifica una vigilancia radiográfica extensa con TAC o analítica, a menos que haya síntomas o signos que sugieran diseminación metastásica. Valorar en lesiones recurrentes que han progresado durante muchos años y cuando está presente un componente fibrosarcomatoso (es decir, DFSP-FS).

PUNTOS CLAVE

- El CCM es una neoplasia maligna cutánea rara con tendencia a la recurrencia local y a dar metástasis a distancia. Afecta predominantemente a varones de edad avanzada con fototipos de piel clara.
- Múltiples factores parecen contribuir a la etiología del CCM, incluido el PVCM, la exposición a la radiación UV y la inmunodepresión.
- Los pacientes con CCM suelen presentar un nódulo de crecimiento rápido, indoloro, firme, no doloroso, de color piel o rojo azulado, localizado frecuentemente en la región de la cabeza y el cuello.
- El diagnóstico de CCM requiere un alto índice de sospecha. Los signos clínicos de alerta que deben motivar una biopsia se resumen en el acrónimo AEIOU (lesión asintomática, expansión rápida, inmunosupresión, edad mayor de 50 años, lesión en piel expuesta a UV).
- El diagnóstico definitivo es histológico y, por lo general, requiere de IHQ y tinciones de rutina para distinguir el CCM de otros tumores poco diferenciados.
- El estado inmunitario del paciente, las características histológicas del tumor (p. ej., invasión linfovascular, infiltración de linfocitos intratumorales) y la serología del PVCM brindan información pronóstica. La serología del PVCM se

puede utilizar como prueba de seguimiento para la detección precoz de recaídas.
- En la evaluación y manejo iniciales para un paciente con un CCM cutáneo confirmado por biopsia, la evaluación inicial debe determinar si hay evidencia clínica de compromiso de los ganglios linfáticos o metástasis a distancia. Los estudios de imagen (PET-TAC) son importantes debido al potencial metastásico de esta neoplasia.
- Para pacientes sin evidencia clínica de afectación ganglionar o metástasis a distancia, la BSGC, generalmente, está indicada para descartar enfermedad oculta.
- Para los pacientes cuya BSGC es positiva, se indica una reevaluación cuidadosa de la enfermedad metastásica oculta (incluidas las imágenes apropiadas si aún no se han realizado). Si no se detecta enfermedad metastásica a distancia, se propone linfadenectomía o RT definitiva. La RT adyuvante estará indicada si existe afectación de múltiples ganglios o extensión extraganglionar.
- Para los pacientes sin metástasis a distancia o linfáticas regionales, se recomienda la escisión de la lesión primaria con un margen de 1 a 2 cm, valorar RT adyuvante (tumor primario ≥1 cm, márgenes de resección quirúrgica positivos o limitados, invasión linfovascular o paciente inmunodeprimido).

(Continúa)

PUNTOS CLAVE (cont.)

- La radioterapia ganglionar adyuvante está indicada si existe un alto riesgo de fracaso terapéutico (escisión local amplia previa o IHQ del ganglio centinela no realizada).
- Para los pacientes que no son candidatos quirúrgicos o para aquellos en los que no es factible una escisión amplia del tumor primario, la RT definitiva es una alternativa a la cirugía.
- Para los pacientes con sospecha de compromiso de los ganglios linfáticos regionales según la evaluación clínica, es necesaria la confirmación por biopsia (punción aspirativa con aguja fina, biopsia central o biopsia por escisión).
- Si la afectación de los ganglios linfáticos regionales se confirma anatomopatológicamente y no hay evidencia de metástasis a distancia, se sugiere cirugía con fines curativos. También puede estar indicada la RT adyuvante.
- Si la afectación de los ganglios linfáticos regionales no puede confirmarse mediante un examen anatomopatológico apropiado (p. ej., la biopsia de ganglios linfáticos confirmatoria no es factible), se sugiere RT adyuvante en el ganglio sospechoso.
- En cuanto a la vigilancia, los pacientes con CCM deben tener un seguimiento frecuente debido a la alta tasa de recurrencia.
- El DFSP es un sarcoma cutáneo raro de grado bajo a intermedio con poco potencial metastásico, pero con tendencia significativa a la recurrencia local. El potencial de recurrencia está directamente relacionado con la extensión de la resección.
- Más del 90 % de los DFSP tienen una translocación que afecta a los cromosomas 17 y 22, t(17;22). Se produce un gen de fusión (*PDGFB/COL1A1*), que provoca una expresión desregulada de PDGFB y una activación autocrina continua del receptor β del PDGF (PDGFRb), una tirosina-cinasa. Esto proporciona tanto una prueba de diagnóstico molecular única para el DFSP como la justificación para la inhibición dirigida de esta vía como posible estrategia de tratamiento.
- El DFSP se presenta como una placa indurada asintomática del color de la piel, que crece lentamente durante meses o años. A medida que el tumor crece lentamente, se vuelve elevado, firme y nodular. Las localizaciones más frecuentes son el tronco y las extremidades proximales.
- El diagnóstico definitivo es histológico (hematoxilina y eosina, combinados con estudios IHQ). En caso de dudas, se pueden solicitar pruebas moleculares para detectar la proteína de fusión PDGFB/COL1A1.

- El sistema de estadificación más empleado es el de la MSTS, que se basa en el grado histológico (usando un sistema de dos niveles: bajo frente a alto) y si el tumor está confinado a un compartimento anatómico. La mayoría de los tumores son IA o IB.
- Las pruebas de imagen no son necesarias en todos los casos de DFSP, pero la RMN puede ser útil para definir la extensión de la enfermedad en casos de un tumor primario grande o recurrente. La TAC no está indicada, excepto si se sospecha compromiso óseo subyacente.
- Por lo general, no es necesario un estudio extenso para la estadificación; bastará con una radiografía de tórax preoperatoria. Para aquellos pacientes con tumores avanzados, de duración prolongada o si el tumor tiene una transformación sarcomatosa, se solicita una TAC de tórax.
- Principios del tratamiento quirúrgico de la enfermedad localizada: el tratamiento óptimo para los pacientes con DFSP localizado es la resección completa con márgenes negativos.
- ELA: Las directrices de la NCCN recomiendan márgenes de 2 a 4 cm incluyendo la fascia cuando sea clínicamente factible.
- CMM: es el abordaje quirúrgico de elección para el DFSP debido a su menor tasa de recurrencias y su capacidad para preservar el tejido normal.
- RT adyuvante: aunque el DFSP es un tumor radiosensible, la RT rara vez se usa como tratamiento primario. La resección conservadora con RT posoperatoria es un enfoque razonable en situaciones en las que la ELA por sí sola daría lugar a importantes déficits estéticos o funcionales, especialmente, si no se dispone de la experiencia necesaria para realizar la CMM. Si los márgenes son positivos, si es factible, se prefiere la resección quirúrgica.
- Vigilancia posterior al tratamiento: la mayoría de las recurrencias locales se hacen evidentes dentro de los tres años. No se ha establecido la estrategia óptima de vigilancia posterior al tratamiento. Se sugiere una revisión semestral durante tres años y, posteriormente, de forma anual.
- Tratamiento para la enfermedad metastásica y localmente avanzada:
  - Compromiso de los ganglios linfáticos: linfadenectomía.
  - Enfermedad resecable quirúrgicamente: resección.
  - Enfermedad recurrente, irresecable o metastásica: imatinib.

BIBLIOGRAFÍA

Albores-Saavedra J, Batich K, Chable-Montero F, Sagy N, Schwartz AM, Henson DE. Merkel cell carcinoma demographics, morphology, and survival based on 3870 cases: a population based study. J Cutan Pathol 2010;37(1): 20-7.

Becker JC, Stang A, DeCaprio JA, Cerroni L, Lebé C, Veness M, et al. Merkel cell carcinoma. Nat Rev Dis Primers 2017;3:17077.

Bernard J, Poulalhon N, Argenziano G, Debarbieux S, Dalle S, Thomas L. Dermoscopy of dermatofibrosarcoma protuberans: a study of 15 cases. Br J Dermatol. 2013;169(1):85-90.

Bhatia S, Storer BE, Iyer JG, Moshiri A, Parvathaneni U, Byrd D, et al. Adjuvant radiation therapy and chemotherapy in Merkel cell carcinoma: survival analyses of 6908 cases from the National Cancer Data Base. J Natl Cancer Inst. 2016;108(9):djw042.

Bishop AJ, Garden AS, Gunn GB, Rosenthal DI, Beadle BM, Fuller CD, et al. Merkel cell carcinoma of the head and neck: favorable outcomes with radiotherapy. Head Neck. 2016;38 Suppl 1:E452-8.

Bogucki B, Neuhaus I, Hurst EA. Dermatofibrosarcoma protuberans: a review of the literature. Dermatol Surg. 2012;38(4):537-51.

Butala AA, Jain V, Reddy VK, Sebro RA, Song Y, Karakousis G, et al. Impact of tumor-infiltrating lymphocytes on overall survival in Merkel cell carcinoma. Oncologist. 2021;26(1):63-9.

Cai H, Wang Y, Wu J, Shi Y. Dermatofibrosarcoma protuberans: clinical diagnoses and treatment results of 260 cases in China. J Surg Oncol. 2012;105(2):142-8.

Castle KO, Guadagnolo BA, Tsai CJ, Feig BW, Zagars GK. Dermatofibrosarcoma protuberans: long-term outcomes of 53 patients treated with conservative surgery and radiation therapy. Int J Radiat Oncol Biol Phys. 2013;86(3):585-90.

Chen YT, Tu WT, Lee WR, Huang YC. The efficacy of adjuvant radiotherapy in dermatofibrosarcoma protuberans: a systemic review and meta-analysis. J Eur Acad Dermatol Venereol. 2016;30(7):1107-14.

Cheraghlou S, Agogo GO, Girardi M. Evaluation of lymph node ratio association with long-term patient survival after surgery for node-positive Merkel cell carcinoma. JAMA Dermatol. 2019;155(7):803-11.

Church CD, Nghiem P. How does the Merkel polyomavirus lead to a lethal cancer? Many answers, many questions, and a new mouse model. J Invest Dermatol 2015;135(5):1221-4.

Cimino PJ, Robirds DH, Tripp SR, Pfeifer JD, Abel HJ, Duncavage EJ. Retinoblastoma gene mutations detected by whole exome sequencing of Merkel cell carcinoma. Mod Pathol. 2014;27(8):1073-87.

Dabner M, McClure RJ, Harvey NT, Budgeon CA, Beer TW, Amanuel B, et al. Merkel cell polyomavirus and p63 status in Merkel cell carcinoma by immunohistochemistry: Merkel cell polyomavirus positivity is inversely correlated with sun damage, but neither is correlated with outcome. Pathology. 2014;46(3):205-10.

D'Angelo SP, Russell J, Lebbé C, Chmielowski B, Gambichler T, Grob JJ, et al. Efficacy and safety of first-line avelumab treatment in patients with stage IV metastatic Merkel cell carcinoma: a preplanned interim analysis of a clinical trial. JAMA Oncol. 2018;4(9):e180077.

Daoud MA, Mete O, Al Habeeb A, Ghazarian D. Neuroendocrine carcinoma of the skin--an updated review. Semin Diagn Pathol. 2013;30(3):234-44.

Delyon J, Porcher R, Battistella M, Meyer N, Adamski H, Bertucci F, et al. A multicenter phase II study of pazopanib in patients with unresectable dermatofibrosarcoma protuberans. J Invest Dermatol. 2021;141(4):761-9.e2.

Feng H, Shuda M, Chang Y, Moore PS. Clonal integration of a polyomavirus in human Merkel cell carcinoma. Science. 2008;319(5866):1096-100.

Fields RC, Hameed M, Qin LX, Moraco N, Jia X, Maki RG, et al. Dermatofibrosarcoma protuberans (DFSP): predictors of recurrence and the use of systemic therapy. Ann Surg Oncol. 2011;18(2):328-36.

Foroozan M, Sei JF, Amini M, Beauchet A, Saiag P. Efficacy of Mohs micrographic surgery for the treatment of dermatofibrosarcoma protuberans: systematic review. Arch Dermatol. 2012;148(9):1055-63.

Foulongne V, Dereure O, Kluger N, Molès JP, Guillot B, Segondy M. Merkel cell polyomavirus DNA detection in lesional and nonlesional skin from patients with Merkel cell carcinoma or other skin diseases. Br J Dermatol. 2010;162(1):59-63.

Gunaratne DA, Howle JR, Veness MJ. Sentinel lymph node biopsy in Merkel cell carcinoma: a 15-year institutional experience and statistical analysis of 721 reported cases. Br J Dermatol. 2016;174(2):273-81.

Han W, Soltani K, Ming M, He YY. Deregulation of XPC and CypA by cyclosporin A: an immunosuppression-independent mechanism of skin carcinogenesis. Cancer Prev Res (Phila). 2012;5(9):1155-62.

Harms PW, Vats P, Verhaegen ME, Robinson DR, Wu YM, Dhanasekaran SM, et al. The distinctive mutational spectra of polyomavirus-negative Merkel cell carcinoma. Cancer Res. 2015;75(18):3720-7.

Harrington C, Kwan W. Radiotherapy and conservative surgery in the locoregional management of Merkel cell carcinoma: the British Columbia Cancer Agency experience. Ann Surg Oncol. 2016;23(2):573-8.

Hawryluk EB, O'Regan KN, Sheehy N, Guo Y, Dorosario A, Sakellis CG, et al. Positron emission tomography/computed tomography imaging in Merkel cell carcinoma: a study of 270 scans in 97 patients at the Dana-Farber/Brigham and Women's Cancer Center. J Am Acad Dermatol. 2013;68(4):592-9.

Hirano SA, Torosky CM. Dermatofibrosarcoma protuberans arising at a Rho(D) immune globulin injection site. Cutis. 2012;90(5):233-4.

Howard RA, Dores GM, Curtis RE, Anderson WF, Travis LB. Merkel cell carcinoma and multiple primary cancers. Cancer Epidemiol Biomarkers Prev. 2006;15(8):1545-9.

Italiano A, Di Mauro I, Rapp J, Pierron G, Auger N, Alberti L, et al. Clinical effect of molecular methods in sarcoma diagnosis (GENSARC): a prospective, multicentre, observational study. Lancet Oncol. 2016;17(4):532-8.

Jalilian C, Chamberlain AJ, Haskett M, Rosendahl C, Goh M, Beck H, et al. Clinical and dermoscopic characteristics of Merkel cell carcinoma. Br J Dermatol. 2013;169(2):294-7.

Kamar FG, Kairouz VF, Sabri AN. Dermatofibrosarcoma protuberans (DFSP) successfully treated with sorafenib: case report. Clin Sarcoma Res. 2013;3(1):5.

Kaufman HL, Russell J, Hamid O, Bhatia S, Terheyden P, D'Angelo SP, et al. Avelumab in patients with chemotherapy-refractory metastatic Merkel cell carcinoma: a multicentre, single-group, open-label, phase 2 trial. Lancet Oncol. 2016;17(10):1374-85.

Kérob D, Porcher R, Vérola O, Dalle S, Maubec E, Aubin F, et al. Imatinib mesylate as a preoperative therapy in dermatofibrosarcoma: results of a multicenter phase II study on 25 patients. Clin Cancer Res. 2010;16(12):3288-95.

Kreicher KL, Kurlander DE, Gittleman HR, Barnholtz-Sloan JS, Bordeaux JS. Incidence and survival of primary dermatofibrosarcoma protuberans in the United States. Dermatol Surg. 2016;42 Suppl 1:S24-31.

Lachance K, Akaike T, Cahill K, Zawacki L, Singh N, Doolittle-Amieva C, et al. 590 detecting Merkel cell carcinoma recurrence using a blood test: outcomes from 774 patients. J Invest Dermatol. 2019;139(5):S101.

Lebbe C, Becker JC, Grob JJ, Malvehy J, Del Marmol V, Pehamberger H, et al.; Diagnosis and treatment of Merkel cell carcinoma. European consensus-based interdisciplinary guideline. Eur J Cancer. 2015;51(16):2396-403.

Lee SJ, Mahoney MC, Shaughnessy E. Dermatofibrosarcoma protuberans of the breast: imaging features and review of the literature. AJR Am J Roentgenol. 2009;193(1):W64-9.

Lemm D, Mügge LO, Mentzel T, Höffken K. Current treatment options in dermatofibrosarcoma protuberans. J Cancer Res Clin Oncol. 2009;135(5):653-65.

Lemos BD, Storer BE, Iyer JG, Phillips JL, Bichakjian CK, Fang LC, et al. Pathologic nodal evaluation improves prognostic accuracy in Merkel cell carcinoma: analysis of 5823 cases as the basis of the first consensus staging system. J Am Acad Dermatol. 2010;63(5):751-61.

Leroux-Kozal V, Lévêque N, Brodard V, Lesage C, Dudez O, Makeieff M, et al. Merkel cell carcinoma: histopathologic and prognostic features according to the immunohistochemical expression of Merkel cell polyomavirus large T antigen correlated with viral load. Hum Pathol. 2015;46(3):443-53.

Liang E, Brower JV, Rice SR, Buehler DG, Saha S, Kimple RJ. Merkel cell carcinoma analysis of outcomes: a 30-year experience. PLoS One. 2015;10(6):e0129476.

Liu MA, Nguyen J, Driver JA. Influence of age and marital status on stage at diagnosis and survival of patients with Merkel cell carcinoma: a surveillance, epidemiology, and end results registry-based cohort study. J Am Acad Dermatol. 2018;79(6):1146-8.

Llombart B, Monteagudo C, Sanmartín O, López-Guerrero JA, Serra-Guillén C, Poveda A, et al. Dermatofibrosarcoma protuberans: a clinicopathological, immunohistochemical, genetic (COL1A1-PDGFB), and therapeutic study of low-grade versus high-grade (fibrosarcomatous) tumors. J Am Acad Dermatol. 2011;65(3):564-75.

Llombart B, Sanmartín O, López-Guerrero JA, Monteagudo C, Serra C, Requena C, et al. Dermatofibrosarcoma protuberans: clinical, pathological, and genetic (COL1A1-PDGFB) study with therapeutic implications. Histopathology. 2009;54(7):860-72.

Llombart B, Serra-Guillén C, Monteagudo C, López Guerrero JA, Sanmartín O. Dermatofibrosarcoma protuberans: a comprehensive review and update on diagnosis and management. Semin Diagn Pathol. 2013;30(1):13-28.

Loghdey MS, Varma S, Rajpara SM, Al-Rawi H, Perks G, Perkins W. Mohs micrographic surgery for dermatofibrosarcoma protuberans (DFSP): a single-centre series of 76 patients treated by frozen-section Mohs micrographic surgery with a review of the literature. J Plast Reconstr Aesthet Surg. 2014;67(10):1315-21.

Martin ECS, Vyas KS, Batbold S, Erwin PJ, Brewer JD. Dermatofibrosarcoma protuberans recurrence after wide local excision versus Mohs micrographic surgery: a systematic review and meta-analysis. Dermatol Surg. 2022;48(5):479-85.

Matin RN, Acland KM, Williams HC. Is Mohs micrographic surgery more effective than wide local excision for treatment of dermatofibrosarcoma protuberans in reducing risk of local recurrence? A critically appraised topic. J Br Dermatol. 2012;167(1):6-9.

Ming M, Zhao B, Qiang L, He YY. Effect of immunosuppressants tacrolimus and mycophenolate mofetil on the keratinocyte UVB response. Photochem Photobiol. 2015;91(1):242-7.

Moshiri AS, Doumani R, Yelistratova L, Blom A, Lachance K, Shinohara MM, et al. Polyomavirus-negative Merkel cell carcinoma: a more aggressive subtype based on analysis of 282 cases using multimodal tumor virus detection. J Invest Dermatol 2017;137(4):819-27.

National Comprehensive Cancer Network (NCCN). NCCN Clinical Practice Guidelines in Oncology. Merkel cell carcinoma [Internet]. Plymouth Meeting: NCCN; 2024 [consulta 16 de abril de 2024] . Disponible en: https://www.nccn.org/guidelines/guidelines-detail?category=1&id=1444

Navarrete-Dechent C, Mori S, Barker CA, Dickson MA, Nehal KS. Imatinib treatment for locally advanced or metastatic dermatofibrosarcoma protuberans: a systematic review. JAMA Dermatol. 2019;155(3):361-9.

Nghiem PT, Bhatia S, Lipson EJ, Kudchadkar RR, Miller NJ, Annamalai L, et al. PD-1 blockade with pembrolizumab in advanced Merkel-cell carcinoma. N Engl J Med. 2016;374(26):2542-52.

Nirenberg A, Steinman H, Dixon J, Dixon A. Merkel cell carcinoma update: the case for two tumours. J Eur Acad Dermatol Venereol. 2020;34(7):1425-31.

Paradisi A, Abeni D, Rusciani A, Cigna E, Wolter M, Scuderi N, et al. Dermatofibrosarcoma protuberans: wide local excision vs. Mohs micrographic surgery. Cancer Treat Rev. 2008;34(8):728-36.

Pastrana DV, Wieland U, Silling S, Buck CB, Pfister H. Positive correlation between Merkel cell polyomavirus viral load and capsid-specific antibody titer. Med Microbiol Immunol. 2012;201(1):17-23.

Poulsen M, Macfarlane D, Veness M, Estall V, Hruby G, Kumar M, et al. Prospective analysis of the utility of 18-FDG PET in Merkel cell carcinoma of the skin: a Trans Tasman Radiation Oncology Group Study, TROG 09:03. J Med Imaging Radiat Oncol. 2018;62(3):412-9.

Pulitzer MP, Amin BD, Busam KJ. Merkel cell carcinoma: review. Adv Anat Pathol. 2009;16(3):135-44.

Rutkowski P, Dębiec-Rychter M, Nowecki Z, Michej W, Symonides M, Ptaszynski K, et al. Treatment of advanced dermatofibrosarcoma protuberans with imatinib mesylate with or without surgical resection. J Eur Acad Dermatol Venereol. 2011;25(3):264-70.

Saiag P, Grob JJ, Lebbe C, Malvehy J, Del Mármol V, Pehamberger H, et al. Diagnosis and treatment of dermatofibrosarcoma protuberans. European consensus-based interdisciplinary guideline. Eur J Cancer. 2015;51(17):2604-8.

Samimi M, Molet L, Fleury M, Laude H, Carlotti A, Gardair C, et al. Prognostic value of antibodies to Merkel cell polyomavirus T antigens and VP1 protein in patients with Merkel cell carcinoma. Br J Dermatol. 2016;174(4):813-22.

Santos-Juanes J, Fernández-Vega I, Fuentes N, Galache C, Coto-Segura P, Vivanco B, et al. Merkel cell carcinoma and Merkel cell polyomavirus: a systematic review and meta-analysis. Br J Dermatol. 2015;173(1):42-9.

Serra-Guillén C, Llombart B, Nagore E, Guillén C, Requena C, Traves V, et al. Mohs micrographic surgery in dermatofibrosarcoma protuberans allows tumour clearance with smaller margins and greater preservation of healthy tissue compared with conventional surgery: a study of 74 primary cases. Br J Dermatol. 2015;172(5):1303-7.

Singh N, Alexander NA, Lachance K, Lewis CW, McEvoy A, Akaike G, et al. Clinical benefit of baseline imaging in Merkel cell carcinoma: analysis of 584 patients. J Am Acad Dermatol. 2021;84(2):330-9.

Siva S, Byrne K, Seel M, Bressel M, Jacobs D, Callahan J, et al. 18F-FDG PET provides high-impact and powerful prognostic stratification in the staging of Merkel cell carcinoma: a 15-year institutional experience. J Nucl Med. 2013;54(8):1223-9.

Strom T, Carr M, Zager JS, Naghavi A, Smith FO, Cruse CW, et al. Radiation therapy is associated with improved outcomes in Merkel cell carcinoma. Ann Surg Oncol. 2016;23(11):3572-8.

Sunshine JC, Jahchan NS, Sage J, Choi J. Are there multiple cells of origin of Merkel cell carcinoma? Oncogene. 2018;37(11):1409-16.

Tadmor T, Aviv A, Polliack A. Merkel cell carcinoma, chronic lymphocytic leukemia and other lymphoproliferative disorders: an old bond with possible new viral ties. Ann Oncol. 2011;22(2):250-6.

Tarabadkar ES, Fu T, Lachance K, Hippe DS, Pulliam T, Thomas H, et al. Narrow excision margins are appropriate for Merkel cell carcinoma when combined with adjuvant radiation: analysis of 188 cases of localized disease and proposed management algorithm. J Am Acad Dermatol. 2021;84(2):340-7.

Tilling T, Moll I. Which are the cells of origin in Merkel cell carcinoma? J Skin Cancer. 2012;2012:680410.

Topalian SL, Bhatia S, Amin A, Kudchadkar RR, Sharfman WH, Lebbé C, et al. Neoadjuvant nivolumab for patients with resectable Merkel cell carcinoma in the CheckMate 358 Trial. J Clin Oncol. 2020;38(22):2476-87.

Topalian SL, Bhatia S, Hollebecque A, Awada A, De Boer JP, Kudchadkar RR, et al. Non-comparative, open-label, multiple cohort, phase 1/2 study to evaluate nivolumab (NIVO) in patients with virus-associated tumors (CheckMate 358): efficacy and safety in Merkel cell carcinoma (MCC). Cancer Res. 2017;77(13 Supplement):CT074.

Tothill R, Estall V, Rischin D. Merkel cell carcinoma: emerging biology, current approaches, and future directions. Am Soc Clin Oncol Educ Book. 2015;e519-26.

Uitentuis SE, Bambach C, Elshot YS, Limpens J, Van Akkooi ACJ, Bekkenk MW. Merkel cell carcinoma, the impact of clinical excision margins and Mohs micrographic surgery on recurrence and survival: a systematic review. Dermatol Surg. 2022;48(4):387-94.

Uysal B, Sager O, Gamsiz H, Cicek A, Demiral S, Dincoglan F, et al. Evaluation of the role of radiotherapy in the management of dermatofibrosarcoma protuberans. J BUON. 2013;18(1):268-73.

Vandeven N, Lewis CW, Makarov V, Riaz N, Paulson KG, Hippe D, et al. Merkel cell carcinoma patients presenting without a primary lesion have elevated markers of immunity, higher tumor mutation burden, and improved survival. Clin Cancer Res. 2018;24(4):963-71.

Veness M, Howle J. Radiotherapy alone in patients with Merkel cell carcinoma: the Westmead Hospital experience of 41 patients. Australas J Dermatol. 2015;56(1):19-24.

Wang Y, Wang Y, Chen R, Tang Z, Liu S. A rare malignant disease, dermatofibrosarcoma protuberans of the breast: a retrospective analysis and review of literature. Biomed Res Int. 2020;2020:8852182.

Williams N, Morris CG, Kirwan JM, Dagan R, Mendenhall WM. Radiotherapy for dermatofibrosarcoma protuberans. Am J Clin Oncol. 2014;37(5): 430-2.

Winkler JK, Dimitrakopoulou-Strauss A, Sachpekidis C, Enk A, Hassel JC. Ipilimumab has efficacy in metastatic Merkel cell carcinoma: a case series of five patients. J Eur Acad Dermatol Venereol. 2017;31(9):e389-91.

Wong HH, Wang J. Merkel cell carcinoma. Arch Pathol Lab Med. 2010;134(11):1711-6.

Yoon SS, Maki RG, Asare EA, Cooper K, Hornick JL, Lazar AJ, et al. Soft tissue sarcoma of the trunk and extremities. En: Amin MB, Edge S, Green R, Byrd DR, Brookland RK, Washington MK, et al. (eds.). AJCC Cancer Staging Manual. 8ª ed. Chicago: American Joint Committee on Cancer; 2017. p. 507.

Zaar O, Gillstedt M, Lindelöf B, Wennberg-Larkö AM, Paoli J. Merkel cell carcinoma incidence is increasing in Sweden. J Eur Acad Dermatol Venereol. 2016;30(10):1708-13.

Biopsia selectiva del ganglio centinela. Linfadenectomías regionales: axilar, ilioinguinal, cervical y poplítea

45

R. Gómez Contreras, J. J. Estébanez García, F. Villalba Ferrer y C. A. Fuster Diana

 OBJETIVOS

- Definir el concepto de ganglio centinela.
- Explicar el funcionamiento y la utilidad de la linfadenectomía selectiva.
- Revisar la anatomía axilar, ilioinguinal, cervical y poplítea, así como el drenaje linfático en dichas áreas.
- Recopilar las distintas opciones de tratamiento y describir las técnicas quirúrgicas.
- Abordar las posibles complicaciones.

BIOPSIA SELECTIVA DEL GANGLIO CENTINELA

La linfadenectomía selectiva o biopsia selectiva del ganglio centinela (BSGC), consiste en el estudio excisional guiado de uno o varios ganglios, que son los primeros en recibir el drenaje linfático de una zona determinada (zona a estudio). Por este motivo, estos ganglios pasan a denominarse *ganglios centinela*.

Existen varias técnicas para la determinación de los ganglios centinela (**Tabla 45-1**): desde la marcación por colorantes (como el azul de metileno o el verde de indocianina), hasta la marcación con radioisótopos como el tecnecio 99 metaestable (^{99m}Tc) o nanopartículas ferrosas. Independientemente del método utilizado, tienen en común la infiltración de la sustancia alrededor de la zona a estudio para intentar superponer su migración a la que presenta propiamente dicha área.

Es de especial interés en patología tumoral, para conseguir determinar la posible migración linfática que tendrían las células tumorales.

El estudio de estos ganglios centinela limita en muchos de los casos linfadenectomías más extensas y agresivas (que asocian una mayor tasa de morbilidad), y permite un mejor estudio y estadificación de los tumores (mama, melanoma, etc.), puesto que se puede realizar el análisis directo de las estaciones linfáticas que reciben en primer lugar el drenaje linfático de la zona a estudio.

LINFADENECTOMÍA AXILAR

Anatomía de la axila

La axila se describe como una pirámide cuadrangular truncada, compuesta por un vértice, una base y cuatro paredes. Se encuentra comprendida entre el miembro superior y la parrilla costal.

El vértice es un desfiladero óseo formado por la unión de la clavícula, la escápula y la primera costilla. La base es excavada, de ahí su denominación de *fosa*, y está compuesta por la fascia axilar (superficial) y la piel que la recubre. La pared anterior incluye el músculo pectoral mayor, el músculo pectoral menor y los músculos subclavios, junto con la fascia clavipectoral que los envuelve. La pared posterior está formada por la escápula con la superposición de los músculos subescapular y dorsal ancho. La pared costal incluida desde la 2ª a la 6ª costilla, cubierta parcialmente por el músculo serrato, compone el límite axilar medial. A este nivel, discurre el nervio torácico largo. Por último, el límite lateral, que es el más estrecho de este espacio piramidal, está definido por el músculo coracobraquial y el fascículo corto del bíceps braquial, sobre la corredera bicipital del húmero.

El interior de esta pirámide está ocupado por tejido linfograso (ganglios linfáticos y grasa), a través del cual discurren pedículos vasculonerviosos y nervios sensitivos.

Tabla 45-1. División de las técnicas para la realización de linfadenectomía axilar selectiva en función de si su determinación es cuantitativa o cualitativa

Técnicas cuantitativas	Técnicas cualitativas	Técnicas mixtas
Radioisótopo del tecnecio (^{99m}Tc)	Azul de metileno	Verde de indocianina (ICG-^{99m}Tc)
Nanopartículas de óxido de hierro		

^{99m}Tc: tecnecio 99 metaestable; ICG: verde de indocianina (del inglés, *indocyanine green*).

El pedículo axilar penetra en la fosa axilar a través de su vértice y sale por un orificio situado en la base, por detrás del músculo coracobraquial.

La arteria axilar proporciona la vascularización de las paredes de la fosa axilar y las regiones circundantes. Está rodeada por el plexo braquial, y sobre su borde medial discurre la vena axilar. Esta arteria se puede dividir en función de su relación con el pectoral menor (primera porción por encima del pectoral menor, segunda porción por detrás y tercera porción por debajo).

De la primera porción, nace la arteria torácica larga. De la segunda porción, surgen las arterias toracoabdominal y torácica lateral (que irrigan al serrato anterior, músculos pectorales e intercostales). Por último, de la tercera porción, nacen las arterias subescapular (una de sus ramas, la toracodorsal, descenderá sobre la pared posterior para irrigar al dorsal ancho) y las arterias circunflejas anterior y posterior del húmero.

La vena axilar sigue el borde medial de la arteria, siendo sus ramas satélites a las arteriales.

Por lo que respecta a los nervios incluidos en el hueco axilar, además del plexo braquial que acompaña al pedículo axilar en su trayecto hasta el miembro superior; pueden destacarse:

- El nervio torácico largo (nervio de Bell): desciende por la parte posteromedial de la fosa, a lo largo del serrato anterior.
- El nervio toracodorsal: acompaña a la arteria y la vena formando el pedículo toracodorsal, que alcanza el músculo dorsal ancho, dando una rama para el serrato anterior.
- El asa de los pectorales: es una anastomosis entre los nervios pectorales medial y lateral. Se forma por delante de la arteria axilar y, por lo general, rodea al pectoral menor (inervando el pectoral mayor y el menor).
- El nervio intercostobraquial: cruza el hueco axilar en sentido transversal. Emite ramas cutáneas para la piel de la axila, y se anastomosa al nervio cutáneo medial del brazo. De los descritos previamente, este es el único nervio sensitivo puro, y su territorio abarca la fosa axilar, la parte lateral de la parrilla costal y la medial del brazo.

Drenaje linfático

Los ganglios linfáticos de la axila recogen el drenaje linfático proveniente del miembro superior, la mayor parte de la mama, la parrilla costal, la región dorsal, la parte baja del cuello y la región anterolateral superior del abdomen.

En algunos casos excepcionales, o tras cirugías previas, se pueden describir drenajes anómalos o poco frecuentes. Es el caso de pacientes con vaciamientos axilares previos. Estos pacientes pueden desarrollar trayectos de drenaje hacia el complejo linfático axilar contralateral (causa por la que se han descrito metástasis ganglionares contralaterales en recidivas locales por tumores de mama con tratamiento axilar previo).

La cantidad de ganglios axilares (suele haber entre 20 y 30) y el tejido linfograso es variable y depende de cada paciente.

! Su disposición se describe según tres niveles, descritos por Berg (**Fig. 45-1**), que son los más usados en la clínica:
- Nivel I: ganglios y tejido linfograso localizado lateral al pectoral menor (ganglios subescapulares y pectorales).
- Nivel II: ganglios y tejido linfograso localizado bajo el pectoral menor (ganglios centrales, laterales y de Rotter o interpectoral).
- Nivel III: ganglios y tejido linfograso localizado medial al pectoral menor (ganglios apicales).

El drenaje linfático es secuencial: los ganglios del nivel I drenan en los del nivel II, y estos en el nivel III. Por lo tanto, es rara la afectación linfática axilar de los niveles II y III sin afectación del nivel I.

Los vasos linfáticos que drenan a estos niveles transcurren a través del espacio axilar (superficiales y profundos), por lo que cualquier cirugía a dicho nivel (ya sea radical o conservadora) puede implicar una alteración en el drenaje, que asocie problemas derivados; siendo la máxima expresión el linfedema del miembro superior. Por lo tanto, una cirugía más limitada o menos agresiva implicará una menor afectación de dichos circuitos de drenaje y, sobre el papel, una menor comorbilidad asociada.

💡 El tejido linfograso axilar recoge el drenaje linfático del miembro superior, la región dorsal, la pared costal y la mama ipsilateral. Y lo hace de forma secuencial, por lo que identificar el ganglio o ganglios que reciben en primera instancia el drenaje linfático puede ayudar a determinar si hay o no afectación ganglionar.

Linfadenectomía axilar selectiva

Sin embargo, en el caso de la mama, no todo el drenaje linfático depende de la axila. En torno a 75 % del tejido mamario tiene drenaje directo a la axila, y el 25 % restante (que suele corresponderse con la parte más medial de la mama) drena principalmente al circuito ganglionar de la mamaria interna.

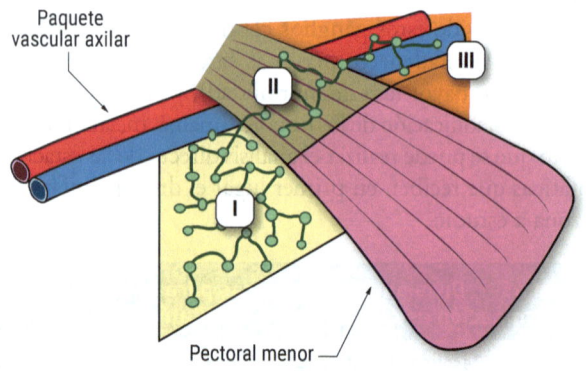

Figura 45-1. Descripción topográfica de los niveles ganglionares en función de su localización y relación respecto al músculo pectoral menor, según la clasificación de Berg.

El objetivo de la linfadenectomía axilar selectiva (LAS) es establecer la estrategia terapéutica y el pronóstico en función de los resultados histológicos (**Tabla 45-2**). Desde su aparición a finales de la década de 1990, ha supuesto una revolución en el manejo de los tumores como los de mama y melanoma, ya que, ante linfadenectomías selectivas negativas para afectación metastásica, se ha demostrado que la linfadenectomía radical (es decir, la extirpación completa de todo el tejido linfograso) no supone un aumento en la supervivencia global.

Además, presenta una menor morbilidad asociada, puesto que se reduce al mínimo la probabilidad de linfedema asociado al procedimiento quirúrgico, así como una menor probabilidad de comorbilidad menor: infección posquirúrgica, seroma, dolor, lesiones nerviosas o vasculares, etcétera.

La LAS no es específica de la cirugía mamaria, sino que puede ser útil en otros tumores como el melanoma o tumores de partes blandas. Es, sin embargo, en el contexto de patología mamaria donde más experiencia acumulada existe y más desarrollo ha alcanzado esta técnica.

Cuando se asocia a patología mamaria, la LAS se suele realizar durante el mismo tiempo quirúrgico que la cirugía mamaria, realizando un estudio extemporáneo para determinar el grado de afectación de forma intraoperatoria. Sin embargo, hay otras situaciones que requieren un procedimiento quirúrgico independiente, como son los hallazgos de tumores de mama incidentales (biopsias previas benignas), o en el estudio de otros tipos de tumores como el melanoma.

Se realizará bajo anestesia general, con el brazo en abducción a 90° para conseguir una adecuada exposición de la fosa axilar, pudiendo asociar cierto grado de decúbito lateral contrario a la zona que se va a tratar.

La marcación dependerá de la técnica usada, y se podrá realizar desde el día previo a la cirugía o intraoperatoriamente con la paciente ya dormida. En los casos de marcación con radioisótopo, debido a la complejidad en la manipulación de la sustancia, la marcación la realizarán los técnicos de medicina nuclear. Por el contrario, tanto los colorantes como las partículas ferrosas se pueden aplicar en el quirófano. Hay que tener en cuenta que, si el tiempo transcurrido tras la administración es muy breve, puede no dar tiempo a una correcta migración de la sustancia y, por lo tanto, un falso negativo en la determinación del ganglio centinela. Para favorecer esa migración y poder realizar la infiltración en el quirófano (generalmente, con el paciente ya anestesiado), se recurre a masajes de la zona para ayudar a un correcto drenaje linfático. Estos masajes se deben extender durante unos 10 minutos, han de ser circulares en sentido centrífugo y tener una intensidad moderada para ser efectivos.

Posteriormente a la marcación, se practica una incisión axilar transversa de 1-2 cm, que se realiza en la línea de la fosa axilar entre el pectoral mayor y el músculo dorsal (en caso de las marcaciones por radioisótopos o nanopartículas ferrosas, se puede estimar de forma aproximada la posición de la captación con las sondas específicas y, por lo tanto, realizar una incisión más dirigida).

A través de la incisión, se realiza la disección del tejido celular subcutáneo, hasta alcanzar la fascia clavipectoral, que da acceso al hueco axilar.

Una vez en la axila, la búsqueda del ganglio centinela dependerá de la técnica utilizada para su marcación, siendo más o menos compleja en función de la ubicación del ganglio o ganglios centinela, así como la cantidad de tejido linfograso axilar. En la mayoría de los casos, este ganglio centinela se encontrará en el nivel I de Berg.

> Pueden existir varios ganglios centinela.

Por lo tanto, si se ha empleado radioisótopo ^{99m}Tc o nanopartículas ferrosas, se usarán sus sondas específicas (capaces de captar radiación o magnetismo) para localizar el ganglio centinela. Por su parte, si se utilizaron colorantes como el azul de metileno o el verde de indocianina, se debe realizar un seguimiento de los pequeños canalículos linfáticos teñidos hasta alcanzar el ganglio centinela (**Fig. 45-2**).

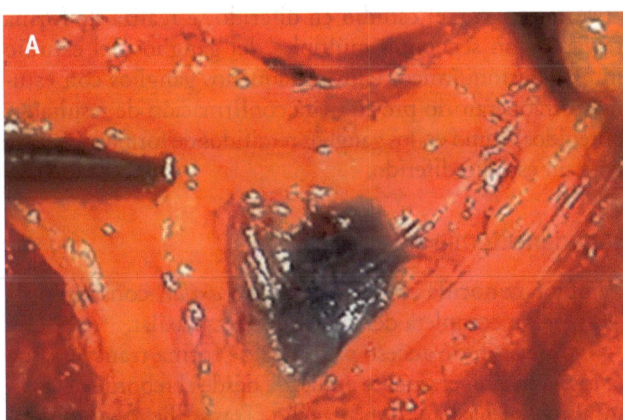

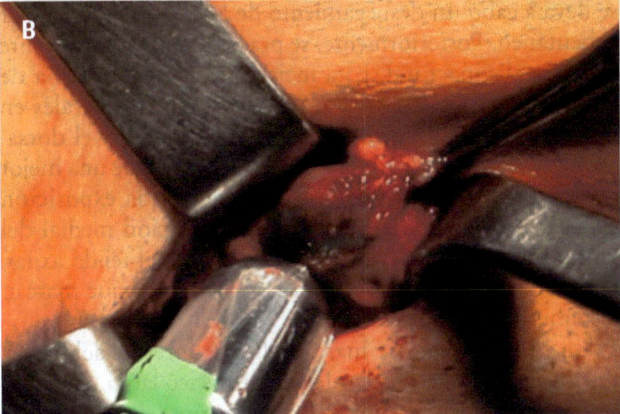

Figura 45-2. A) Ganglio centinela teñido con azul de metileno, **B)** Ganglio centinela identificado con sonda gamma.

Tabla 45-2. Objetivos de la linfadenectomía axilar selectiva

- Clasificación diagnóstica y terapéutica de procesos oncológicos
- Estadificación
- Indicación o no de tratamientos complementarios (como podría ser una linfadenectomía axilar radical)
- Favorecer el control local de la enfermedad
- Favorecer el aumento de la supervivencia, dada una mejor estadificación, ajustando mejor el tratamiento (este aumento de la supervivencia es dudoso en el caso de la mama)

> **!** Para una linfagammagrafía selectiva adecuada, hay que asegurarse de que no existe captación residual u otros ganglios teñidos (en caso de los colorantes). En las determinaciones cuantitativas como lo son las dependientes de radioisótopo o ferromagnetismo, se ha establecido como captación residual toda aquella con más de un 10 % de la de mayor intensidad obtenida.

> **!** Hay que tener en cuenta que la zona en la que se lesiona con mayor frecuencia el nervio torácico largo es en la proximidad del vértice axilar.

A la hora del estudio del ganglio centinela, se pueden diferenciar dos tipos de estudios: extemporáneo y diferido.

En caso de estudio extemporáneo, se realiza un estudio intraoperatorio por parte del anatomopatólogo con el fin de efectuar una determinación lo más rápida y fiable de una posible afectación ganglionar que pudiera condicionar la asociación de una linfadenectomía axilar radical. Esto es frecuente en la patología mamaria, y menos frecuente o sin uso en otros tumores. A su vez, este estudio extemporáneo se puede realizar de varias formas: un estudio histológico con cortes congelados (cualitativo y dependiente del observador) o por el método OSNA (del inglés, *one-step nucleic acid amplification*), que consiste en la determinación cuantitativa por transcripción inversa del ácido ribonucleico mensajero (ARNm) de la citoqueratina 19. Las ventajas del estudio molecular son el estudio completo del ganglio y la estandarización del diagnóstico y el estudio del ganglio centinela, permitiendo unificar protocolos. Los tumores que no expresan la citoqueratina 19 no pueden estudiarse de este modo.

Por su parte, el estudio en diferido se realiza de forma reglada, con secciones múltiples del ganglio y el estudio inmunohistoquímico, tanto en aquellos ganglios con estudio intraoperatorio previo (para confirmación de resultados obtenidos) como en los ganglios remitidos de forma específica para un estudio diferido.

Linfadenectomía axilar radical

También conocida como *vaciamiento axilar*, consiste en la extirpación completa del tejido linfograso axilar.

La incisión de acceso se realiza de forma transversa en la fosa axilar, ligeramente arqueada desde el reborde del pectoral mayor hasta el dorsal ancho. Tras realizar la incisión, se lleva a cabo un despegamiento de la piel y tejido celular subcutáneo. Posteriormente, se practica una incisión sobre la fascia clavipectoral. Esta incisión suele tener forma de «U» invertida en el vértice axilar y con límites laterales en músculo pectoral mayor y menor por un lado, y el dorsal ancho por el otro. Con esta disección, se consigue una mejor tracción del tejido linfograso y una adecuada exposición axilar, que se puede mejorar con la separación medial del borde del pectoral mayor. Una vez expuesto el tejido axilar, se deben determinar las referencias anatómicas que marcan los límites de la disección axilar.

En primer lugar, se marca el límite interno del vaciamiento: la parrilla costal y el nervio torácico largo. Con esta primera maniobra, se inicia la separación del tejido axilar del serrato anterior, identificando y respetando el nervio torácico largo.

Luego, se busca el borde inferior de la vena axilar, que constituye el límite superior del vaciamiento. En profundidad a dicho nivel, se puede exponer el pedículo vasculonervioso del toracodorsal, que se debe identificar en todo su recorrido y preservar.

Lateral al pedículo toracodorsal, se debe continuar con la disección del límite superior. Por delante de la vena axilar, existe un lipoma prevenoso que se puede considerar como vértice del vaciamiento.

Una vez delimitados los márgenes medial y superior, e identificados el nervio torácico largo y el pedículo toracodorsal (**Fig. 45-3**), se debe completar la disección axilar de arriba abajo (de vértice a base).

En este paso, es importante identificar e intentar preservar el nervio intercostobraquial, de origen sensitivo. Este nervio atraviesa el tejido linfograso que compone la axila, por lo que, para su correcta preservación, se ha de identificar, seguir, seccionar el tejido linfograso anterior al nervio y, posteriormente, hacer pasar por detrás de este el tejido de la disección (**Fig. 45-4**).

Tras la linfadenectomía, se debe comprobar la correcta hemostasia de la fosa axilar (**Fig. 45-5**).

Se aconseja la colocación de un drenaje aspirativo en el lecho, para evitar complicaciones posoperatorias frecuentes como lo es el seroma. Los drenajes no sirven para prevenir complicaciones como el sangrado o el hematoma posquirúrgico, sin embargo, sí que sirven para su identificación precoz. La salida del drenaje debe evitar la herida de la linfadenectomía.

Tras colocar el drenaje, se realiza la aproximación del tejido celular subcutáneo con puntos sueltos de sutura de reabsorción lenta, y se cierra el plano cutáneo con una sutura continua intradérmica de material de reabsorción rápida (monofilamento o trenzado).

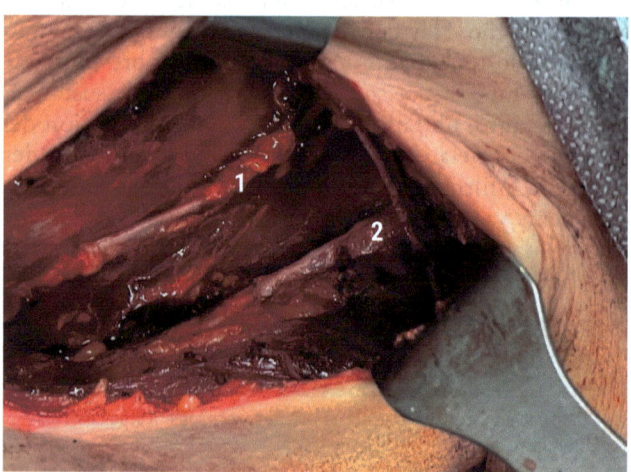

Figura 45-3. Disección axilar tras vaciamiento axilar, en la que se identifican el nervio torácico largo (1) en su recorrido desde el vértice axilar pegado a la pared costal y el serrato anterior, y el pedículo toracodorsal (2), discurriendo en el límite posterior del vaciamiento sobre el músculo dorsal ancho.

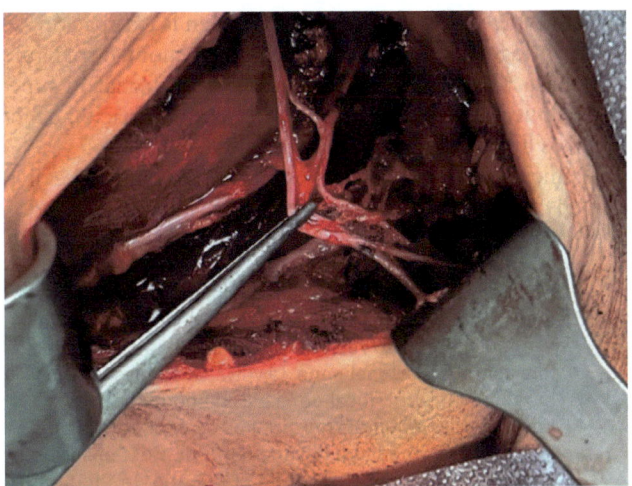

Figura 45-4. Nervio intercostobraquial preservado tras el vaciamiento.

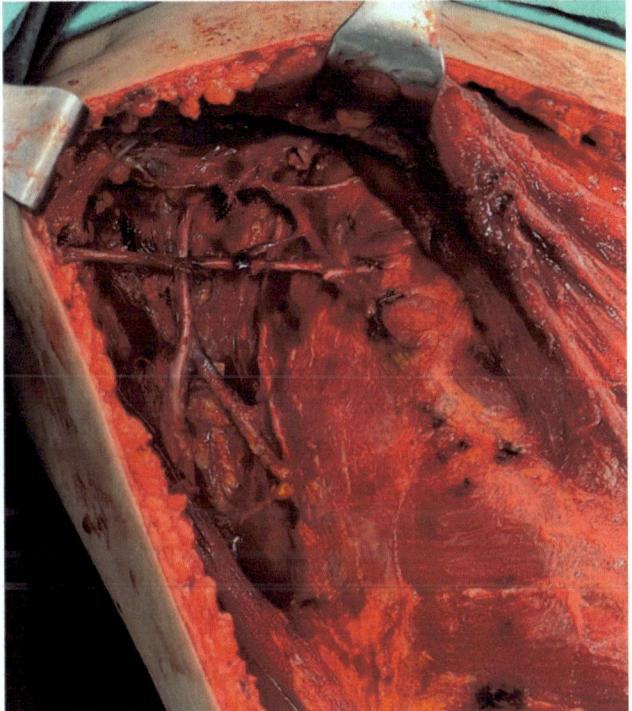

Figura 45-5. Lecho axilar tras vaciamiento axilar asociado a mastectomía. En la imagen, se pueden observar los elementos vasculonerviosos axilares que se han de preservar: vena axilar, pedículo toracodorsal, nervio torácico largo y nervio intercostobraquial. También se identifican los límites del vaciamiento antes descritos.

Generalmente, el control de dicho drenaje se realiza a los 3-4 días de la intervención, determinando su retirada en función del débito diario obtenido: volumen y aspecto.

> ! Es importante insistir a la paciente en marcar el volumen diario para establecer la tendencia del débito. Así pues, el drenaje se podrá retirar ante débitos escasos o en descenso, con un volumen diario menor de 30 mL y con aspecto seroso o serohemático. Ante débitos mayores, en ascenso o con un aspecto sucio o hemático franco, el drenaje se deberá mantener.

Complicaciones

Las complicaciones del vaciamiento axilar se podrían clasificar en las propias de un procedimiento quirúrgico y las propias del vaciamiento.

Como complicaciones comunes a otros procedimientos quirúrgicos, se pueden presentar: infección de herida quirúrgica, sangrado, dolor y molestias en región axilar.

A continuación, se describen las complicaciones específicas del vaciamiento axial.

Lesiones nerviosas

El nervio más frecuentemente lesionado durante los vaciamientos axilares es el intercostobraquial, que, en muchas ocasiones, se secciona de forma deliberada para realizar el vaciamiento. Su secuela suelen ser parestesias, que abarcan la región del hueco axilar, la parte interna de la parrilla costal y la zona medial del brazo.

En opinión de los autores del presente capítulo, se debe intentar su preservación y no seccionarlo de forma sistemática, ya que estas parestesias son una de las causas más frecuentes de molestias posoperatorias.

La lesión del asa pectoral produce una atrofia muscular que puede incluso provocar una dismetría, o dificultar reconstrucciones posteriores si se opta por accesos retromusculares.

Si se lesiona el nervio torácico largo, se provoca una sensación de quemadura y dolor lancinante en el hombro, una limitación en la elevación y abducción del hombro después de los 90°, junto con un despegamiento del omóplato. En su conjunto, esta deformidad se conoce como «escápula alada» (**Fig. 45-6**).

Si se lesiona el nervio o pedículo toracodorsal, suele estar comprometida la abducción del miembro superior, así como asociar una atrofia del músculo dorsal ancho, que también podría condicionar una reparación futura.

Lesiones vasculares

La más temible sería la lesión de la vena axilar, ya que esta se puede desgarrar durante la tracción realizada durante la realización de la linfadenectomía. En caso de lesión, si esta es

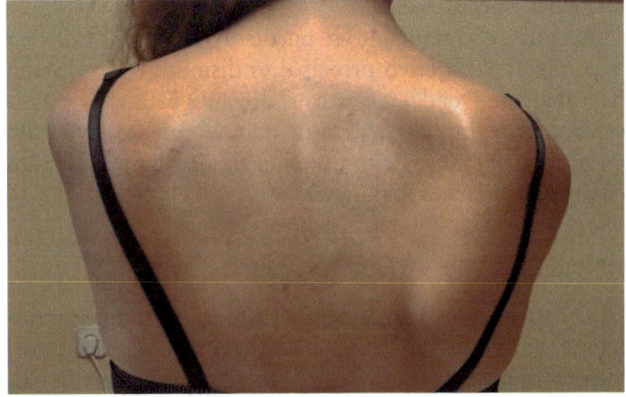

Figura 45-6. Paciente con lesión del nervio torácico largo. Como se describe, presenta una separación del omóplato característica denominada «escápula alada».

puntiforme, se debe reparar con puntos de monofilamento de 6/0. En la mayoría de los casos, su lesión requiere la intervención de un cirujano vascular.

Como se ha especificado antes, la lesión del pedículo toracodorsal provoca la atrofia del dorsal ancho.

Complicaciones linfáticas

Tempranas

El linfocele, conocido también como *linforrea* o *seroma*, es la complicación más frecuente tras el vaciamiento axilar, pudiendo aparecer hasta en el 80 % de los pacientes.

Se trata de un derrame serolinfático, que ocupa el lecho quirúrgico y que puede asociar una sintomatología muy variable: desde cursar de forma asintomática solo como abombamiento del lecho quirúrgico, hasta presentarse con dolor y limitación en la movilidad del miembro superior. Como factores de riesgo para su aparición, se definen: la obesidad, importante cantidad de grasa axilar y gran volumen de drenaje posquirúrgico.

El linfocele puede ser origen de otras complicaciones mayores como la infección quirúrgica, problemas en la cicatrización, favorecer el linfedema o, incluso, retrasar la instauración de tratamientos adyuvantes.

El tratamiento del linfocele debe establecerse en función de la clínica asociada. En caso de linfoceles pequeños con poca sintomatología, se puede optar por el tratamiento conservador: medidas compresivas, analgesia en caso de molestias y ejercicios para recuperación de la movilidad completa del miembro superior. Por su parte, el tratamiento de los linfoceles de gran tamaño o muy sintomáticos consistirá en el drenaje percutáneo bajo medidas de asepsia. Normalmente, suele requerir varias punciones para su solución.

Tardías

La complicación tardía más frecuente y característica del vaciamiento axilar es el linfedema. Este trastorno se debe a una alteración en el sistema linfático, que provoca un edema del miembro superior, de mayor o menor grado.

Se pueden distinguir dos fases en el linfedema: aguda y crónica. El tratamiento se debe instaurar cuanto antes por parte de un equipo multidisciplinario (contando con un fisioterapeuta especializado).

Así pues, el tratamiento se puede dividir en dos fases: en la primera, el objetivo principal es disminuir el volumen de linfedema (vendajes elásticos, drenajes manuales y ejercicios). La segunda fase es la de mantenimiento, evitando reagudizaciones (uso de compresión elástica diaria, cuidados cutáneos y drenajes manuales).

Linfadenectomía inguinal

La linfadenectomía inguinal está indicada, fundamentalmente, en la diseminación ganglionar de tumores sólidos, bien sea de origen cutáneo (el más frecuente es el melanoma), o bien otros como el carcinoma escamoso y el tumor de células de Merkel, de origen ginecológico en los cánceres de vulva y urológico en el cáncer de pene.

La linfadenectomía inguinal consiste en la extirpación del tejido linfograso incluido en el triángulo femoral o triángulo de Scarpa. Ocasionalmente, cuando existe afectación superior, se puede extender a la zona ilíaca con extirpación de los ganglios linfáticos ilíacos y obturadores.

Tradicionalmente, los ganglios linfáticos inguinales se dividen en dos grupos anatómicos: el superficial y el profundo.

> ❗ Los ganglios inguinales superficiales se encuentran superficiales a la fascia lata dentro de los límites del triángulo femoral y reciben el drenaje de la extremidad inferior, el escroto, el pene, la vulva, el clítoris, el ano y la región infraumbilical de la pared abdominal.
> Los ganglios inguinales profundos se encuentran bajo la fascia lata, medial a la vena femoral. Suelen ser de seis a ocho ganglios, incluido el ganglio de Cloquet. Reciben el drenaje de los ganglios inguinales superficiales y de los troncos linfáticos profundos asociados a los vasos femorales, que, a su vez, drenan los ganglios poplíteos.

Anatómicamente, el triángulo femoral está delimitado lateralmente por el músculo sartorio y medialmente por el músculo aductor largo. El límite inferior está formado por la unión de estos dos músculos y el superior lo constituye el ligamento inguinal.

Debajo de la piel, se encuentra la fascia superficial, compuesta por una capa superficial grasa (fascia de Camper) y una capa membranosa que es más profunda (fascia de Scarpa). La fascia de Scarpa se fusiona con la fascia lata (fascia profunda del muslo), y debajo de la fascia lata se encuentran el nervio y los vasos femorales.

Las estructuras vasculares que se encuentran dentro del triángulo femoral y que hay que respetar son la arteria y la vena femoral común y sus ramas superficial y profunda. La vena safena interna se puede conservar si no está infiltrada, aunque, en ocasiones, hay que extraerla con la pieza después de ligarla en el cayado safenofemoral y en el límite inferior de la disección. La conservación de la vena safena disminuye el riesgo de linfedema.

Los tres pedículos principales que recorren el triángulo femoral son ramas de la arteria femoral común y son la arteria epigástrica superficial, la arteria circunfleja ilíaca superficial, y las arterias pudendas externas superior e inferior.

Linfadenectomía inguinal abierta. Técnica quirúrgica

El paciente se coloca en decúbito supino. El miembro inferior puede permanecer extendido, aunque la rotación externa de la cadera con la flexión de la rodilla, apoyando el pie en la pierna contralateral facilita el acceso a la zona inguinal. Es interesante dibujar sobre la piel el triángulo femoral, que delimitará la extensión de la linfadenectomía, así como la incisión que se va a realizar.

La incisión dependerá de la preferencia del cirujano y de la extensión del tumor. Puede ser longitudinal o curvada, siendo recomendable en todos los casos incluir un huso de piel con el objetivo de disminuir el riesgo de necrosis cutánea y aumentar la tensión de los tejidos para disminuir el riesgo de seroma.

Una vez realizada la incisión elegida, se levantan los colgajos dermograsos con un espesor aproximado de 5 mm.

> ⚠ La identificación y preservación de la fascia de Camper es fundamental para asegurar el colgajo de piel y prevenir la necrosis de la piel.

En la zona superior se eleva la disección unos 5 cm por encima del ligamento inguinal, alcanzando medialmente el tubérculo púbico y lateralmente la espina ilíaca anterosuperior. En la zona inferior, los límites son los del triángulo femoral. Existe un ganglio con nombre propio, el ganglio de Cloquet, bajo el ligamento inguinal, en el anillo femoral, donde la vena femoral se convierte en ilíaca externa.

Se debe respetar el nervio cutáneo lateral del muslo, que se dirige por debajo del ligamento inguinal discurriendo a través del músculo sartorio. La disección lateral se extiende a lo largo del sartorio hasta el vértice del triángulo femoral. Se hallarán ramas cutáneas de la rama superficial del nervio femoral, que pueden ser respetadas o sacrificadas.

Una vez liberado el sartorio, la disección se dirige en bloque medialmente, hacia la arteria y la vena femoral común, donde se ligará la vena safena interna (si fuese necesario) en su cayado, finalizando medialmente en el músculo aductor largo. El límite inferior es el ángulo formado por el sartorio y el aductor largo. En este punto, se identifica la vena safena interna, ligándola si hay que sacrificarla (**Fig. 45-7**).

Es recomendable, una vez extirpado el ganglio de Cloquet, suturar el canal femoral. Se coloca drenaje aspirativo y se cierra por planos.

Ocasionalmente, se puede desinsertar el músculo sartorio en su origen en la espina ilíaca anterosuperior y suturarlo al ligamento inguinal, con el objetivo de proteger los vasos femorales.

Linfadenectomía inguinal endoscópica. Técnica quirúrgica

Actualmente, se están utilizando cada vez más frecuentemente las técnicas endoscópicas, y se aplican a la linfadenectomía inguinal, con el objetivo fundamental de disminuir la morbilidad con los mismos resultados oncológicos.

El paciente se coloca en decúbito supino con las piernas en abducción y una ligera rotación externa. Hay que dibujar el triángulo femoral para colocar de forma adecuada los trocares y facilitar la disección correcta (**Fig. 45-8**).

Se necesitan un trocar de Hasson y dos trocares de 5 mm, aunque esto dependerá también de las preferencias que tenga el cirujano.

Se realiza una incisión a unos 2 cm distal al vértice inferior del triángulo femoral. Se diseca el tejido celular subcutáneo hasta la fascia de Scarpa y se crea espacio para introducir el trocar de Hasson e insuflar CO_2 a 12 mmHg. Una vez conseguido el neumoperitoneo, se introducen dos trocares de 5 mm a unos 5 cm lateral y medial al triángulo dibujado y 5 cm proximal a la incisión previa.

Se procede a la disección del tejido linfograso de forma retrógrada, previa identificación de la vena safena interna (**Fig. 45-9**), dentro de los límites marcados previamente y que corresponden medialmente al músculo aductor largo, lateralmente al músculo sartorio y a nivel proximal 4-5 cm por encima del ligamento inguinal.

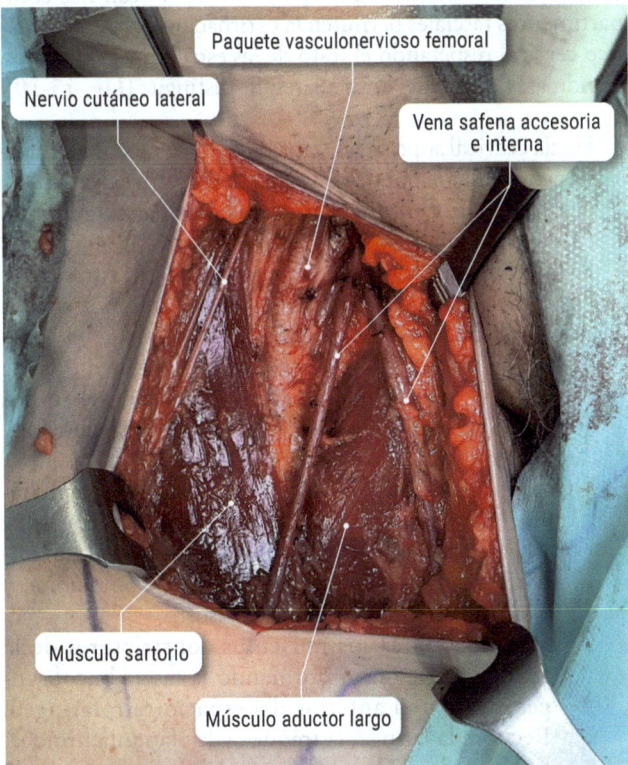

Figura 45-7. Lecho inguinal tras el vaciamiento ganglionar.

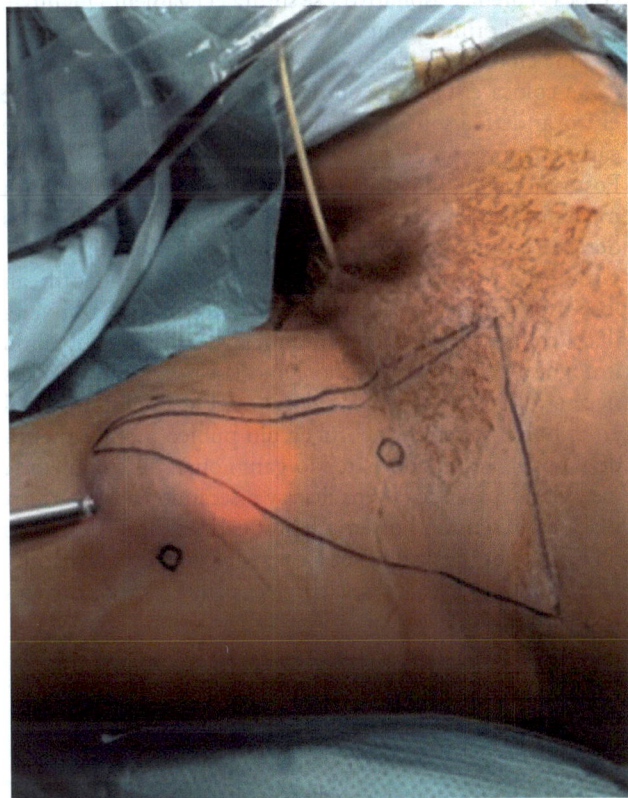

Figura 45-8. Triángulo femoral y posición correcta de los trocares.

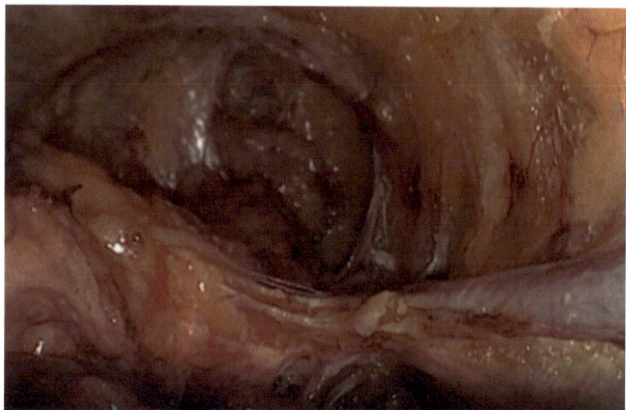

Figura 45-9. Visualización de la safena interna. (Cortesía del Dr. Gómez-Ferrer, del Instituto Valenciano de Oncología. [IVO-Valencia]).

Una vez completada la disección, se procede a la extracción del tejido linfograso disecado dentro de una bolsa de extracción por el orificio del trocar de Hasson.

Se revisa la hemostasia y se coloca un drenaje aspirativo de tipo Redon o Jackson-Pratt.

Linfadenectomía ilíaca o pélvica

En ocasiones, cuando existe afectación proximal al ligamento inguinal, hay que completar la linfadenectomía extendiéndola a nivel ilíaco.

Tradicionalmente, se seccionaba el ligamento inguinal por encima de los vasos femorales y se completaba la linfadenectomía hasta llegar a la bifurcación de las ilíacas, incluyendo la fosa obturatriz. Una vez extirpado el tejido linfograso, se coloca el drenaje aspirativo y se sutura el ligamento inguinal, cerrando el orificio femoral.

Hoy en día, esta cirugía se realiza por vía laparoscópica.

Se coloca el paciente en decúbito supino. Se introduce el trocar de Hasson a nivel umbilical. Se insufla dióxido de carbono a presión de 12 mmHg, creando neumoperitoneo. Posteriormente, se coloca un trocar de 10 mm, en la línea media inferior al trocar de Hasson, y dos de 5 mm laterales derecho e izquierdo a unos 7-8 cm de la línea media.

Se realiza un corte del peritoneo parietal, se identifican los vasos gonadales y se dirige la disección hacia la vena ilíaca común, disecando la adventicia y extirpando el tejido linfograso perivascular, seccionando la vena circunfleja si es necesario. Posteriormente, se localiza el ligamento inguinal en el borde superior, y el tubérculo púbico y el ligamento de Cooper, resecando el tejido ganglionar. Se completa la disección separando la vena ilíaca y disecando hacia la arteria ilíaca en el sentido posteroinferior, extirpando los ganglios de la fosa obturatriz una vez localizado el nervio obturador.

Se coloca el drenaje y se cierran los orificios de los trocares según la técnica habitual.

LINFADENECTOMÍA CERVICAL

Introducción

El vaciamiento cervical ganglionar es el método quirúrgico por el cual se reseca el contenido fibroadiposo situado en el cuello con el objetivo de tratar de las metástasis ganglionares de los cánceres de las vías aereodigestivas superiores, de las glándulas salivares, de la glándula tiroides y cutáneos de cabeza y cuello.

La invasión ganglionar constituye uno de los indicadores pronósticos más importantes, pues reduce la supervivencia a los cinco años un 50 % y aumenta la probabilidad de fracaso del tratamiento locorregional y de las metástasis a distancia.

Las técnicas disponibles para detectar la enfermedad cervical tienen una precisión limitada, de tal forma que las metástasis ganglionares subclínicas y sin evidencia preoperatoria en las pruebas de imagen y endoscópicas son frecuentes, apareciendo en un 10-30 % de los carcinomas epidermoides de la cavidad bucal y de la orofaringe y en un 40-60 % de los carcinomas papilares de tiroides. Por ello, cuando el riesgo de tener metástasis regional oculta es significativo (≥ 20 %), se opta por el vaciamiento cervical profiláctico.

Dado que la afectación ganglionar metastásica se produce de forma secuencial y predecible, el tratamiento quirúrgico de las áreas ganglionares en cánceres catalogados preoperatoriamente como N0, debe considerar los territorios preferentes de drenaje linfático del tumor primario. El vaciamiento selectivo previene las recidivas ganglionares, reduce las reintervenciones, es seguro si se realiza por cirujanos experimentados y permite la correcta estadificación tumoral y tratamiento, pero aumenta la comorbilidad de los pacientes que realmente son N0.

Anatomía del cuello

Fascias cervicales

En conjunto, constituyen la aponeurosis cervical. Los compartimentos fasciales permiten la extirpación del tejido linfático cervical respetando el resto de las estructuras vasculares, glandulares, neurales y musculares. Se distingue (**Fig. 45-10**):

- Fascia cervical superficial: capa de tejido conectivo situada inmediatamente por debajo de la dermis. Envuelve el músculo platisma. Quirúrgicamente, es difícil distinguirla del tejido graso que la rodea.
- Fascia cervical profunda: está constituida por tres capas —superficial, media y profunda— de tejido conectivo que envuelven los espacios cervicales profundos:
  - Capa superficial de la fascia cervical profunda o fascia del cuello: rodea todo el cuello, dividiéndose en dos hojas para envolver los músculos trapecio y esternocleidomastoideo.
  - Capa media de la fascia cervical profunda o fascia pretraqueal: sistema multicameral, que se divide en dos capas:
    - Muscular: rodea los músculos prelaríngeos (esternohioideo, esternotiroideo, tirohioideo y omohioideo) y la adventicia de los grandes vasos.
    - Visceral: rodea los músculos constrictores de la faringe y el esófago, formando la fascia bucofaríngea y la pared anterior del espacio retrofaríngeo. Recubre la laringe, la tráquea y la glándula tiroidea. La vaina carotídea está formada por la fusión de la fascia muscular y visceral.

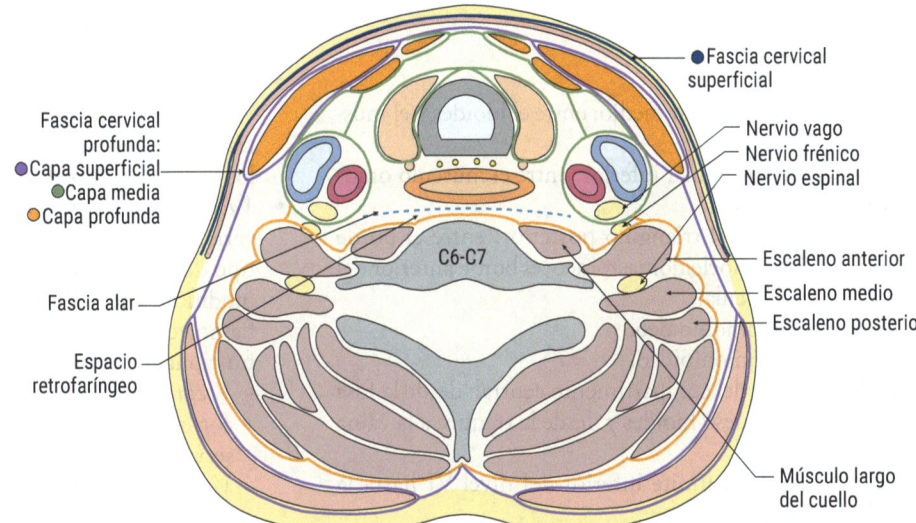

Figura 45-10. Compartimentos fasciales del cuello. C6: sexta vértebra cervical: C7: séptima vértebra cervical.

– Capa profunda de la fascia cervical profunda o fascia pre-vertebral: cubre los músculos prevertebrales y posvertebrales, escalenos, vértebras, plexo cervical, frénico y simpático cervical y plexo braquial. Por delante, se encuentra la fascia alar, que delimita el espacio retrofaríngeo.

Las consecuencias de la elevación de la fascia prevertebral durante el vaciamiento cervical pueden ser graves. Si la fascia es levantada, existe el riesgo de dañar las estructuras situadas en profundidad a esta; en particular, el plexo cervical y braquial, el tronco simpático y el nervio frénico.

El empleo de los planos fasciales como concepto para la exéresis de las áreas cervicales ganglionares está basado en conceptos anatómicos específicos con respecto a la relación entre las estructuras linfáticas y su distribución entre los tejidos del cuello. Su comprensión es necesaria para realizar un vaciamiento cervical funcional, puesto que estos compartimentos fasciales permitirán la extirpación del tejido linfático cervical mediante la separación de las estructuras subyacentes vasculares, glandulares, neurales y musculares.

 La técnica de planos fasciales requiere que toda la enfermedad ganglionar se limite al tejido linfático, lo que permitirá realizar un vaciamiento cervical funcional (vaciamiento radical modificado de tipo III).

El cirujano debe ser consciente de que, cuando la enfermedad ganglionar muestra características agresivas, como la invasión de tejidos blandos, en estos casos, el procedimiento debe convertirse en «vaciamiento cervical no funcional».

Ganglios de cabeza y cuello

Para abordar de forma competente las linfadenectomías cervicales, es imprescindible conocer la clasificación de la anatomía ganglionar cervical (**Fig. 45-11**).

Los grupos ganglionares se encuentran englobados por las capas superficial, media y profunda de la fascia cervical

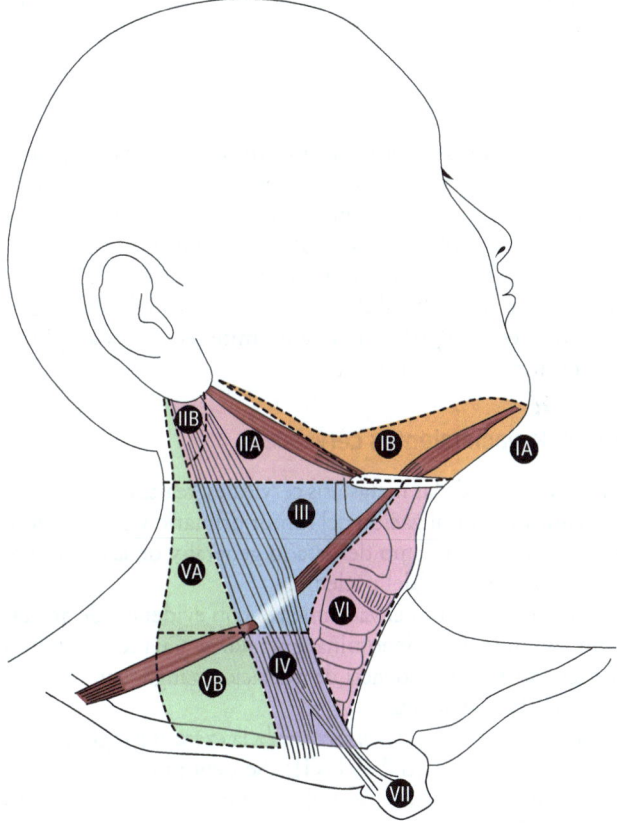

Figura 45-11. Grupos ganglionares cervicales.

profunda. Las linfadenectomías de estos compartimentos se realizan siguiendo los planos fasciales que envuelven y «empaquetan» los diferentes grupos ganglionares:

• Nivel I o grupo submentoniano y submandibular: entre la mandíbula, el hioides y el vientre posterior del digástrico:
  – Ia: submentoniano.
  – Ib: submandibular.

- Nivel II o grupo yugular superior: entre la base del cráneo y el hueso hioides:
  - IIa: infraespinal.
  - IIb: supraespinal.
- Nivel III o grupo yugular medio: entre el hioides y el músculo omohioideo.
- Nivel IV o grupo yugular inferior: entre el músculo omohioideo y la clavícula.
- Nivel V o grupo del triángulo posterior: entre el borde posterior del esternocleidomastoideo, el borde anterior del trapecio y la clavícula:
  - Va: craneal al omohioideo.
  - Vb: caudal al omohioideo.
- Nivel VI o grupo del compartimento central: desde la fosa supraesternal al hueso hioides y desde la tráquea a la vaina carotídea.
- Nivel VII: desde el límite inferior del nivel VI hasta la vena innominada.

El compartimento central está formado por los niveles VI y VII. El compartimento lateral lo integran los niveles I, II, III, IV y V.

Ganglio centinela

Los vaciamientos cervicales provocan comorbilidad en, aproximadamente, un 35 % de los casos. Por ello, en carcinomas de la cavidad bucal y de la orofaringe, catalogados preoperatoriamente como N0, se está empleando la linfogammagrafía y la detección del ganglio centinela. Si el ganglio centinela no es metastásico, la probabilidad de afectación ganglionar, según las series, es del 0-10 %, lo que permite reducir la amplitud de la intervención quirúrgica.

Tipos de vaciamientos cervicales

El tratamiento de las metástasis cervicales, reales o potenciales depende de la localización del tumor primario y de su estadio locorregional, así como del estado general y de las enfermedades concurrentes del paciente.

Cuando se realiza el vaciamiento con evidencia de afectación ganglionar, se denomina *terapéutico*. Cuando se realiza el vaciamiento sin evidencia de afectación ganglionar, recibe el nombre de *profiláctico*.

Se denomina *vaciamiento central* a la exéresis ganglionar del compartimento central (VI-VII). Se denomina *vaciamiento lateral* cuando la exéresis ganglionar afecta al compartimento lateral (I-V).

La clasificación recomendada por el equipo del Memorial Sloan Kettering Cancer Center de Nueva York permite la normalización de la terminología. Esta clasificación opone los *vaciamientos cervicales completos* a los *vaciamientos cervicales parciales o selectivos*. Se distingue:

- *Vaciamiento cervical radical tradicional*: resección de los niveles ganglionares I a V, incluyendo el músculo esternocleidomastoideo, la vena yugular interna y la rama cervical del nervio espinal. El procedimiento está indicado en pacientes con extensa enfermedad ganglionar o compromiso extracapsular que comprometa el músculo esternocleidomastoideo, la vena yugular interna y el nervio espinal accesorio.
- *Vaciamiento cervical radical tradicional ampliado*: en este vaciamiento, se amplía la resección del vaciamiento radical tradicional a otras estructuras, como los nervios craneales, los músculos, la piel, etcétera.
- *Vaciamiento cervical radical modificado*: se han descrito varios tipos de vaciamiento radical modificado, según el tipo de estructura que se conserva. El vaciamiento radical modificado de tipo III, tal como se describe en la bibliografía norteamericana, es idéntico al del vaciamiento radical funcional de la bibliografía francesa. Se divide en:
  - *Vaciamiento radical modificado de tipo I*: esta técnica corresponde al vaciamiento radical tradicional con conservación del nervio espinal.
  - *Vaciamiento radical modificado de tipo II*: corresponde al vaciamiento radical tradicional con conservación del nervio espinal y del músculo esternocleidomastoideo, pero se reseca la vena yugular interna.
  - *Vaciamiento radical modificado de tipo III o vaciamiento funcional*: esta técnica corresponde al vaciamiento radical tradicional con conservación del nervio espinal, el músculo esternocleidomastoideo y la vena yugular interna.
- *Vaciamientos parciales o selectivos*: este tipo de disección comprende la preservación de uno o varios niveles que usualmente se retiran en un vaciamiento radical tradicional o en uno funcional. Se resecan de forma selectiva algunos de los grupos ganglionares que presentan riesgo de micrometástasis en los cuellos N0. Se han propuesto varios tipos de vaciamientos cervicales parciales y la clasificación del Memorial Sloan Kettering Cancer Center considera cuatro tipos de técnicas selectivas:
  - *Vaciamiento supraomohioideo*: corresponde al vaciamiento de los niveles I, II y III. Es más utilizado en los cánceres de piel de la cara sobre la mejilla, el surco nasogeniano y para los carcinomas de la cavidad oral.
  - *Vaciamiento yugular*: vaciamiento de los niveles II, III y IV. Utilizado en los carcinomas de la faringe y de la laringe.
  - *Vaciamiento del compartimento central*: es una disección indicada especialmente en tumores de la glándula tiroides y corresponde al vaciamiento recurrencial descrito en la bibliografía francesa. Incluye el nivel VI. En ocasiones, es necesario extender esta disección al mediastino anterosuperior o nivel VII.
- *Vaciamiento posterolateral*: corresponde al vaciamiento del triángulo cervical posterior, del nivel V y de la cadena yugular profunda de los niveles II, III y IV. Está indicada en los melanomas y carcinomas epidermoides del cuero cabelludo posterior.

Técnica quirúrgica

Posición del paciente

Para el vaciamiento selectivo del compartimento central, se emplea la posición de Kocher.

En el vaciamiento del compartimento lateral, se realizará una hiperextensión del cuello con rotación de la cabeza en sentido opuesto al que va a ser intervenido y tracción del hombro homolateral hacia abajo para liberar correctamente el nivel V. Se procederá al marcaje del punto de Erb (**Fig. 45-12**).

Cervicotomía

La elección del tipo de incisión cutánea cervical debe tener en cuenta, además de la exposición óptima de la región cervical y de las cadenas ganglionares, la posible asociación de una intervención de resección tumoral acompañada o no de la reconstrucción quirúrgica, así como la unilateralidad o bilateralidad del vaciamiento ganglionar.

Para el vaciamiento selectivo del compartimento central, se utiliza la incisión de Kocher. En el vaciamiento

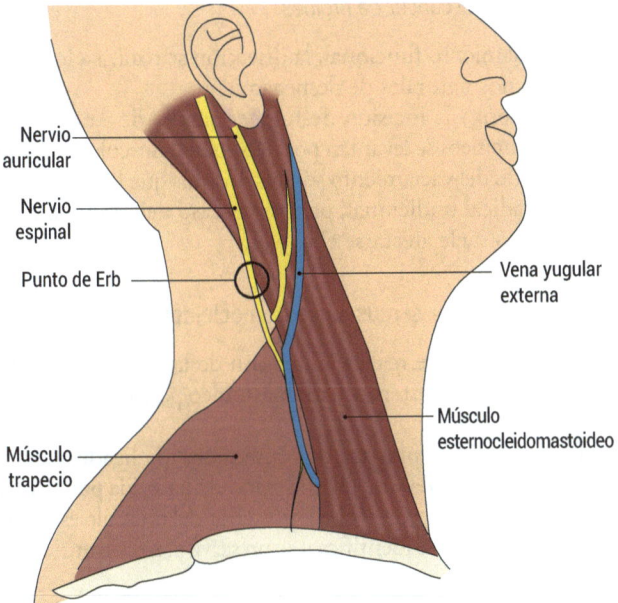

Figura 45-12. Punto de Erb: punto de salida del nervio espinal. Situado habitualmente 2-3 cm por encima del cruce de la vena yugular externa con el borde posterior del músculo esternocleidomastoideo.

del compartimento lateral, es muy utilizada la incisión en «L» de André al prolongar la incisión de Kocher. Para vaciamientos bilaterales, se suele emplear una incisión bimastoidea (**Fig. 45-13**).

Consideraciones en el vaciamiento selectivo del compartimento central en cirugía del cáncer de tiroides

Se realiza una incisión de Kocher, levantando los colgajos cutáneos por debajo del músculo platisma.

> **!** Tras la separación o sección de la musculatura pretiroidea, se procede a la resección del tejido celuloadiposo incluido en los siguientes límites (**Fig. 45-14**):
> • Superior:
>   – Traqueal anterior: hueso hioides.
>   – Traqueal medial: arteria tiroidea inferior.
> • Lateral: vaina anteromedial de la carótida.
> • Inferior: vena innominada (arteria innominada derecha y equivalente izquierdo).
> • Posterior: fascia prevertebral.
> • Anterior: plano posterior de los músculos pretiroideos.

La arteria innominada o tronco braquiocefálico solo existe en el lado derecho y se bifurca en carótida común y subclavia. En el lado izquierdo, la carótida común y la subclavia surgen directamente de la aorta.

Sí que existe vena innominada o tronco braquiocefálico venoso bilateral, formado por la confluencia de la vena yugular y la subclavia para drenar en la cava superior, por lo que el límite inferior también puede ser la vena innominada.

En el vaciamiento central derecho, se debe movilizar ampliamente el nervio recurrente y extirpar las adenopatías retrorrecurrenciales a lo largo del surco traqueoesofágico, y las prerrecurrenciales entre la tráquea y el ligamento tirotímico. A ser posible, este debe respetarse para así proteger la vascularización de la paratiroides inferior; de lo contrario, se debe identificar la paratiroides inferior y, si está desvascularizada, se procede a su autotrasplante previa confirmación anatomopatológica.

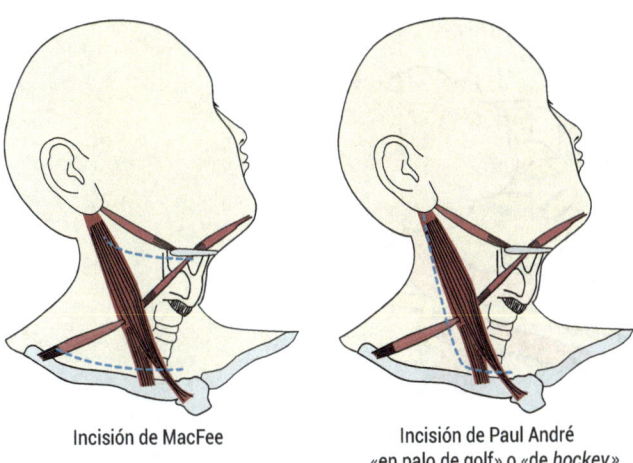
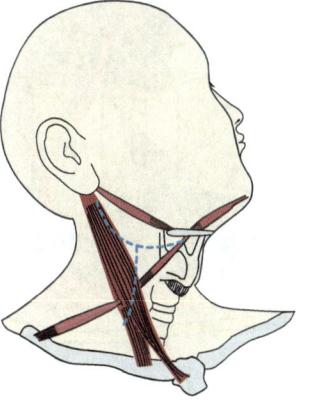
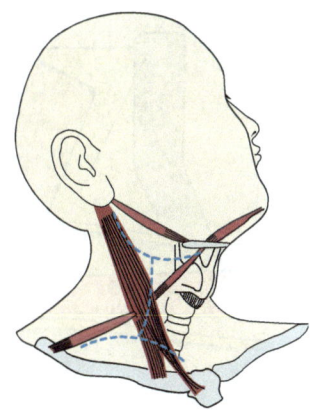

Incisión de MacFee

Incisión de Paul André «en palo de golf» o «de *hockey*»

Incisión de Sébileau-Carréga o en «Y»

Incisión de Hayes-Martin o «en doble Y»

Figura 45-13. Cervicotomías empleadas en el vaciamiento cervical.

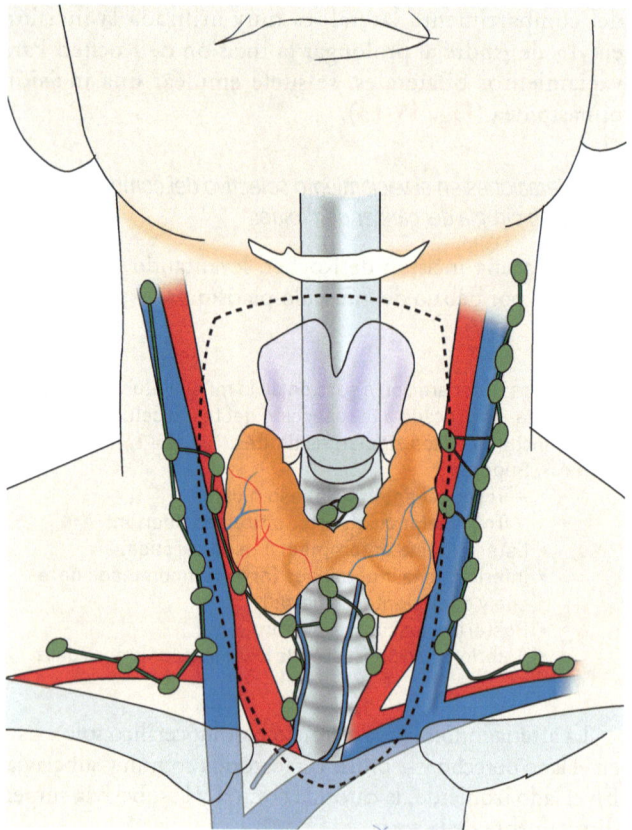

Figura 45-14. Límites del vaciamiento selectivo central en el cáncer de tiroides.

> **!** Hay que tener en cuenta que por encima de la arteria tiroidea inferior no suele haber adenopatías y, por lo tanto, a este nivel, la arteria tiroidea inferior sería el límite superior de la linfadenectomía (**Fig. 45-15**). Si es posible, esta arteria debe preservarse para evitar la isquemia de las paratiroides.

Hay que prestar especial atención al grupo de ganglios paraesofágicos de localización posterior y alta, puesto que son causa frecuente de recurrencia.

En el lado izquierdo, la linfadenectomía central es algo más simple, pues las adenopatías se disponen generalmente anteriores al nervio y se pueden ir separando del nervio «clipando» pequeños vasos que las nutren a lo largo del borde anterior del laríngeo inferior (**Fig. 45-16**).

Durante la disección, hay que evitar la isquemia del nervio recurrente tanto por calor como por tracción como prevención de una posible lesión funcional del nervio.

Es recomendable identificar y separar el timo del compartimento VI, y la timectomía no hay que realizarla si no hay afectación, puesto que solo hay ganglios intratímicos en un 2 % de los casos, siendo la hipocalcemia más frecuente cuando se asocia la timectomía.

Consideraciones en el vaciamiento funcional o radical modificado de tipo III para el cáncer de tiroides

En el vaciamiento funcional, la disección se realiza a lo largo de los planos naturales de despegamiento.

Se prolonga la incisión de Kocher en «L» de André. Los colgajos cutáneos se levantan por debajo del músculo platisma y los límites del vaciamiento son los mismos que los del vaciamiento radical tradicional, pero, en el caso del carcinoma de tiroides, no suele afectarse el nivel I.

Disección anterior al músculo esternocleidomastoideo

En primer lugar, se realiza la incisión de la aponeurosis a lo largo del músculo esternocleidomastoideo para denudarlo en todo su perímetro.

Esta incisión se practica tras la sección y la ligadura de la vena yugular externa a nivel de la glándula parótida por arriba, y a nivel de su cruce con el borde posterior del músculo esternocleidomastoideo. Se identifica y se preserva el nervio auricular.

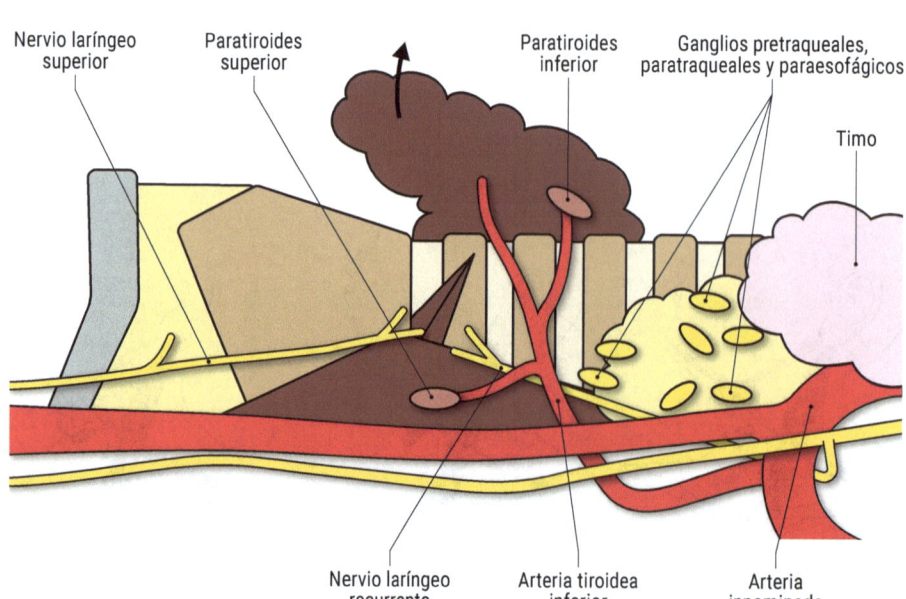

Figura 45-15. Arteria tiroidea inferior como límite del vaciamiento selectivo central en el cáncer de tiroides.

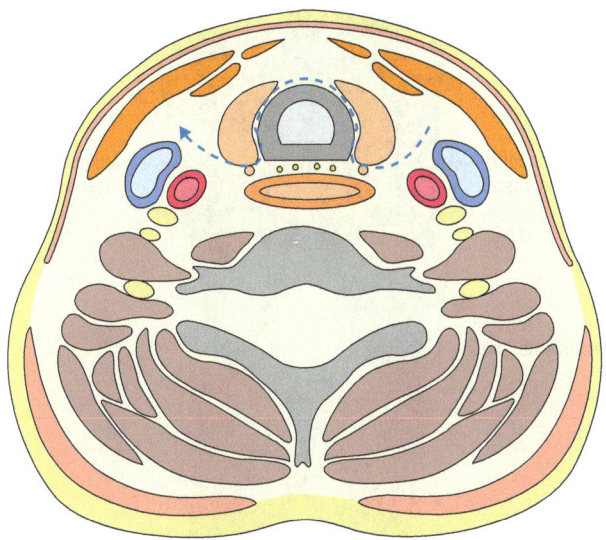

Figura 45-16. Relación del nervio recurrente con el tejido linfograso.

Se procede a separar por completo el músculo esternocleidomastoideo de su aponeurosis, en un plano casi avascular, localizando el nervio espinal en el vértice del campo quirúrgico en íntima relación con la vena yugular interna y debajo del vientre posterior del digástrico, dirigiéndose lateralmente hacia el músculo esternocleidomastoideo.

Se realiza la disección del grupo ganglionar IIb por encima del nervio espinal y se diseca del plano profundo (músculos esplenio y elevador de la escápula), pasándolo por debajo del nervio espinal para seguir con la disección del IIa y del resto de la cadena yugular.

Se diseca el ganglio subdigástrico; con lo cual, se expone el segmento más alto de la vena yugular interna. En este momento, puede procederse a su ligadura si se planea su resección. Si no es este el caso, comienza a denudarse la vena yugular interna mediante bisturí frío, abordándola lateralmente en sentido craneocaudal y retrayendo el paquete ganglionar hacia la línea media. En el tercio superior de la vena yugular interna, se identifica y diseca el tronco venoso tirolinguofacial, que suele poder conservarse.

Disección posterior al músculo esternocleidomastoideo

El acceso a esta región se realiza por detrás del músculo esternocleidomastoideo.

El límite inferior es el borde superior de la clavícula, el límite posterior es el borde anterior del músculo trapecio, y la frontera superior la forma el nervio espinal desde su salida del músculo esternocleidomastoideo hasta su penetración en el músculo trapecio.

La disección se inicia buscando el nervio espinal en el punto de Erb (v. **Fig. 45-12**), 2-3 cm por encima del cruce de la yugular externa con en el borde posterior del esternocleidomastoideo o 1-2 cm por encima del cruce del nervio auricular mayor con el borde posterior del esternocleidomastoideo.

El acceso a esta región se hace por detrás del músculo esternocleidomastoideo, movilizando el tejido celuloadiposo, siguiendo el nervio espinal y sin perder la relación con el omohioideo (se puede cortar) y los vasos cervicales transversos,

que marcan el límite externo y profundo de la disección y discurren por delante del plexo braquial y el nervio frénico.

La disección profunda se realiza superficialmente a la fascia profunda, respetando el plexo braquial entre los músculos escalenos anterior y posterior y el nervio frénico, que discurre sobre el escaleno anterior.

Se intenta salvar el plexo cervical profundo, que mejora la sensibilidad del área deltopectoral.

En el lado izquierdo, el conducto torácico se identifica en el punto en que el nervio frénico se adosa a la vena yugular interna en la base del cuello. Cualquier linforragia debe controlarse mediante ligaduras o clipaje.

Cuando la disección alcanza el borde anterior del músculo esternocleidomastoideo, este se retrae lateralmente y se desplaza el paquete ganglionar V por debajo del esternocleidomastoideo, tensándolo en dirección medial, lo que facilitará la disección de la vena yugular interna en su tercio medio (nivel III) y en su tercio distal nivel IV.

Se seccionan los ramos del plexo cervical superficial. Los ramos profundos se respetan al practicarse la disección por encima de la aponeurosis de los escalenos.

La cadena simpática cervical es posterior y medial respecto a la carótida interna.

La disección sobre el plano de los músculos profundos (escalenos), muy medial por detrás del eje carotídeo, corre el riesgo de lesionar la cadena simpática cervical, por lo que no debe ser sobrepasada para respetar el nervio simpático cervical.

La vaina se incide en vertical y después se diseca y se reclina de forma progresiva hacia delante. Entonces se visualizan las venas faciales, linguales y tiroideas, que deben ligarse y seccionarse para liberar la vena yugular interna, completando la linfadenectomía.

Complicaciones

Las principales complicaciones son:

- Vasculares: las hemorragias posoperatorias requieren drenaje quirúrgico y hemostasia del vaso causante. Las hemorragias secundarias suelen deberse a fístulas salivales por un faringostoma.
- Nerviosas: lesiones del nervio espinal, nervio hipogloso, nervio vago, nervio laríngeo inferior, ramo marginal de la mandíbula, simpático cervical, nervio lingual, plexo cervical o plexo braquial. El mecanismo lesional puede ser térmico, por compresión o por secciones parciales o completas.
- Linfáticas: la linforrea es más frecuente en el lado izquierdo, por la presencia del conducto torácico, y su frecuencia aumenta en pacientes que han recibido tratamiento radioterápico.

LINFADENECTOMÍA POPLÍTEA

Introducción

El vaciamiento poplíteo ganglionar es el método quirúrgico por el cual se reseca en bloque el contenido fibroadiposo y ganglionar situado en la fosa poplítea. Se emplea para los tumores adyacentes a la fosa poplítea o ante la presencia o riesgo potencialmente alto de metástasis en el tejido linfático poplíteo.

La principal neoplasia en la cual se emplea es en el melanoma. Como regla general, los melanomas situados en la parte distal de los miembros inferiores metastatizan en los ganglios situados de la región inguinal. Sin embargo, en ocasiones, presentan drenaje directo y metástasis en la región poplítea. La invasión ganglionar constituye un factor pronóstico independiente en el melanoma cutáneo.

La afectación metastásica de los ganglios poplíteos constituye un patrón de drenaje linfático alterado, que se considera un marcador de enfermedad avanzada con un mayor riego de recurrencia local.

Clínicamente, son raramente detectados (menos del 1 % de los casos de afectación de metástasis ganglionar) y, normalmente, indican enfermedad avanzada y diseminada no candidata a vaciamiento. Con el uso de la linfogammagrafía y la tomografía por emisión de positrones (PET; del inglés, *positron emission tomography*) como parte del estudio de extensión, ha aumentado la detección y el porcentaje de casos resecables.

 En pacientes con metástasis ganglionares, los principales factores predictivos de supervivencia son el estado clínico ganglionar —es decir, si son palpables o no— y el número de metástasis ganglionares.

Anatomía de la fosa poplítea

La fosa poplítea es una región anatómica situada en la parte posterior de la articulación de la rodilla. Presenta forma de rombo, delimitado superomedialmente por el músculo semitendinoso y el semimembranoso, superolateralmente por el músculo bíceps femoral e inferiormente por las dos cabezas del músculo gastrocnemio (**Fig. 45-17**).

Las estructuras vasculares más importantes son la arteria y la vena poplítea, que discurren en la profundidad del área poplítea. La arteria poplítea es medial y profunda respecto a la vena poplítea. Como variación anatómica, es posible encontrar dos venas poplíteas, de tal forma que la arteria discurre entre ambas.

La arteria poplítea se dividirá en dos ramas —la arteria tibial anterior y posterior— y, además, proporcionará una serie de ramas geniculares.

Las estructuras nerviosas más importantes son los nervios peroneo común y tibial. El nervio peroneo común se sitúa medial al músculo bíceps femoral y lateral respecto al nervio tibial.

El nervio cutáneo sural lateral se encarga de la inervación sensitiva de la superficie posterolateral de la pierna y se origina en el lateral del nervio peroneo común. Su ramo comunicante se fusiona con el nervio cutáneo sural medial a nivel medio de la pierna, originando el nervio sural. El ramo comunicante discurre sobre la cabeza lateral del músculo gastrocnemio.

El nervio cutáneo sural medial se origina en el nervio tibial y emerge por la fosa poplítea hasta discurrir superficialmente

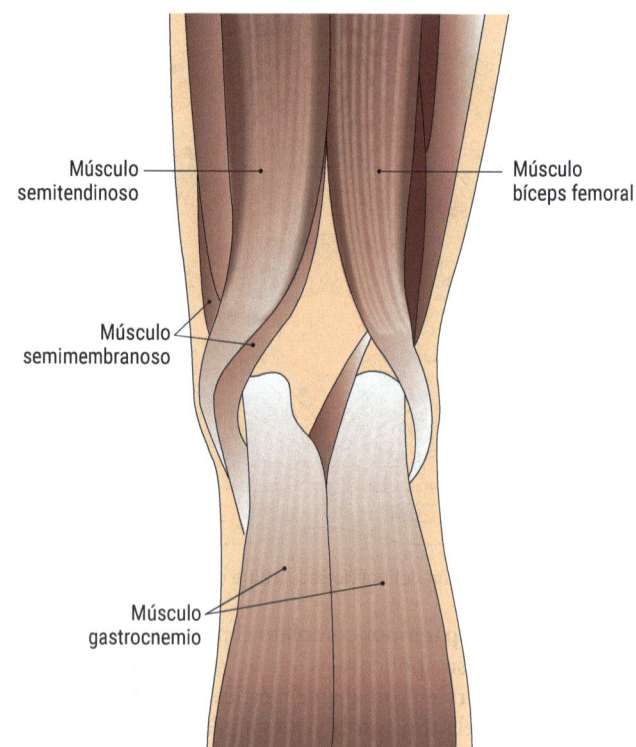

Figura 45-17. Musculatura delimitante de la fosa poplítea.

entre ambas cabezas del músculo gastrocnemio. Su sección ocasiona pérdida de sensibilidad cutánea (**Fig. 45-18**).

Normalmente, existen entre dos y nueve ganglios linfáticos embebidos en el tejido graso que rodea al sistema vasculonervioso. Reciben el drenaje linfático de las estructuras profundas de la parte distal del miembro inferior. Aunque es infrecuente,

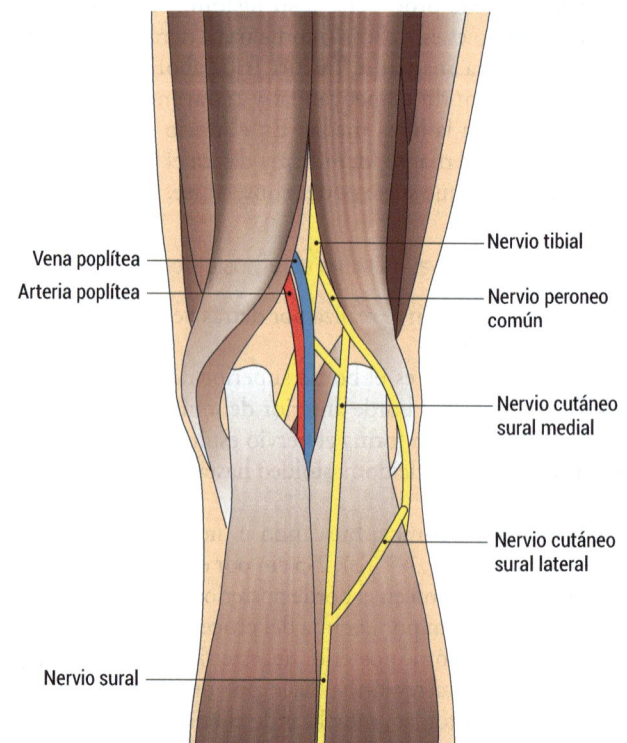

Figura 45-18. Principal vascularización e inervación de la fosa poplítea.

en algunas ocasiones, también reciben el drenaje linfático de la piel, a través de vasos linfáticos que acompañan a la vena safena. Dichos ganglios se sitúan bajo la fascia poplítea, lo que dificulta su exploración física.

Las eferencias de los ganglios poplíteos discurren acompañando a los vasos femorales normalmente hacia los ganglios inguinales profundos. Sin embargo, unas pocas discurren junto a la vena safena mayor, para finalizar en los linfáticos del grupo superficial subinguinal.

Ganglio centinela

La introducción de la técnica del ganglio centinela como parte del tratamiento del melanoma ha permitido detectar drenaje linfático en áreas menos comunes como el triángulo dorsal de la espalda, la región epitroclear y la fosa poplítea. Esto sucede en raras ocasiones y requiere una búsqueda exhaustiva y su biopsia, pues la probabilidad de que estén afectados estos territorios es la misma que cuando el ganglio centinela se ubica en sus localizaciones típicas.

La incidencia del ganglio centinela poplíteo en melanomas en miembros inferiores es del 1-10 %. Aparece predominantemente en lesiones distales a la rodilla y dorsolaterales.

La afectación ganglionar es el principal factor pronóstico en el melanoma. Si el ganglio centinela es negativo, supone un menor riesgo de recidiva local y una mayor supervivencia libre de recidivas. Además, facilita la correcta estadificación del tumor en los casos en que ni clínica ni radiológicamente se ha evidenciado la presencia de metástasis, pues su positividad hace que el melanoma se catalogue como, al menos, estadio III, permitiendo elegir el tratamiento adecuado.

! Criterios para el empleo del ganglio centinela:
- Ante un melanoma in situ (estadio 0), la biopsia de ganglio centinela está desaconsejada.
- Cuando la probabilidad de obtener un resultado positivo es menor del 5 %, se considera que esta técnica no está indicada. Esto sucede en estadio IA (T1a N0 M0, con Breslow < 0,8 mm sin ulceración y mitosis < 1/mm²), salvo que los márgenes de resección sean positivos.
- Ante una probabilidad de obtener un resultado positivo del 5-10 %, está en discusión el empleo de la técnica. Esto sucede en estadio IB (T1b, con Breslow < 0,8 mm con ulceración, o Breslow de 0,8-1,0 mm con o sin ulceración; o en T1a, con Breslow < 0,8 mm y con factores de mal pronóstico: mitosis > 2/mm² —sobre todo, en pacientes jóvenes—, invasión linfovascular, etc. Se deberán valorar el resto de factores pronósticos, así como la comorbilidad y las preferencias del paciente.
- Se considera que el empleo del ganglio centinela está indicado en estadio IB (T2a, 1 mm < Breslow < 2 mm sin ulceración) o II (T2b, 1 mm < Breslow < 2 mm con ulceración; o superior). En estos casos, la probabilidad de obtener un resultado positivo es superior al 10 %.

Indicaciones del vaciamiento poplíteo

El vaciamiento ganglionar sistémico no mejora la supervivencia global, pero sí que aumenta la comorbilidad.

El beneficio terapéutico del ganglio centinela es incierto y la práctica del vaciamiento ganglionar ante su positividad no está del todo justificada. En los casos de metástasis del ganglio centinela poplíteo donde se ha realizado una linfadenectomía, es frecuente que no se hallen más adenopatías y que, en el caso de encontrarse, no se evidencien otros ganglios afectados. Solo un 16-28 % de las linfadenectomías realizadas tras un ganglio centinela positivo evidencian metástasis suplementarias. Por ello, de forma preferente, se está considerando terapéutica la BSGC y se recomienda un seguimiento ecográfico de la fosa poplítea, sin llevar a cabo linfadenectomía, quedando reservado el vaciamiento ganglionar para las recidivas ganglionares.

El vaciamiento ganglionar sigue siendo el tratamiento de elección cuando hay adenopatías metastásicas evidentes mediante la exploración clínica y ausencia de metástasis viscerales a distancia. La cirugía deberá incluir, al menos, la totalidad del área afectada. El empleo terapéutico de la linfadenectomía consigue supervivencias a los cinco años del 30-50 %, valores que, por ahora, no se han alcanzado con ningún tratamiento no quirúrgico.

Técnica quirúrgica

Posición del paciente

Decúbito prono con la rodilla ligeramente flexionada.

Incisión

Se puede emplear una incisión en forma de «S», propuesta por Karakousis, o plastia en «Z», técnica modificada por Sholar, que permiten una correcta exposición del campo y evitan que la contracción producida durante la cicatrización ocasione deformidad (**Fig. 45-19**).

Procedimiento

Tras la incisión cutánea, se procede a disecar la fascia de Scarpa.

El colgajo lateral debe alcanzar proximalmente el músculo bíceps femoral y distalmente la cabeza lateral del músculo gastrocnemio. El colgajo medial debe alcanzar proximalmente el músculo semitendinoso y el semimembranoso, y distalmente la cabeza medial del músculo gastrocnemio.

Queda al fondo la vena safena inferior y la fascia poplítea. Dicha vena se ligará próxima a su inserción en la vena poplítea. Previamente a esto, deberán haberse identificado y disecado la vena poplítea y el nervio sural medial. Dicho nervio discurre superficialmente entre ambas cabezas del músculo gastrocnemio.

Se prosigue con la sección longitudinal de la aponeurosis poplítea, que permite acceder a la cuenca profunda.

En el área superolateral, bajo una capa de grasa, se identificará el nervio peroneo común, que debe ser disecado proximalmente hasta encontrar su origen en el nervio ciático y distalmente hasta la superficie del músculo peroneo largo. Otra forma de localizar el nervio peroneo es buscándolo en el vértice inferoexterno de la región poplítea junto a la cabeza del peroné.

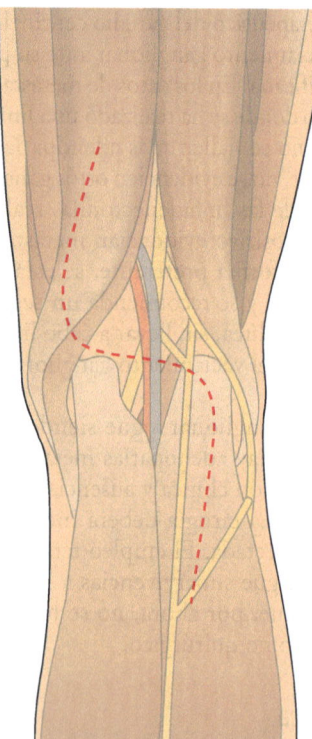

Figura 45-19. Incisión quirúrgica para el vaciamiento ganglionar poplíteo.

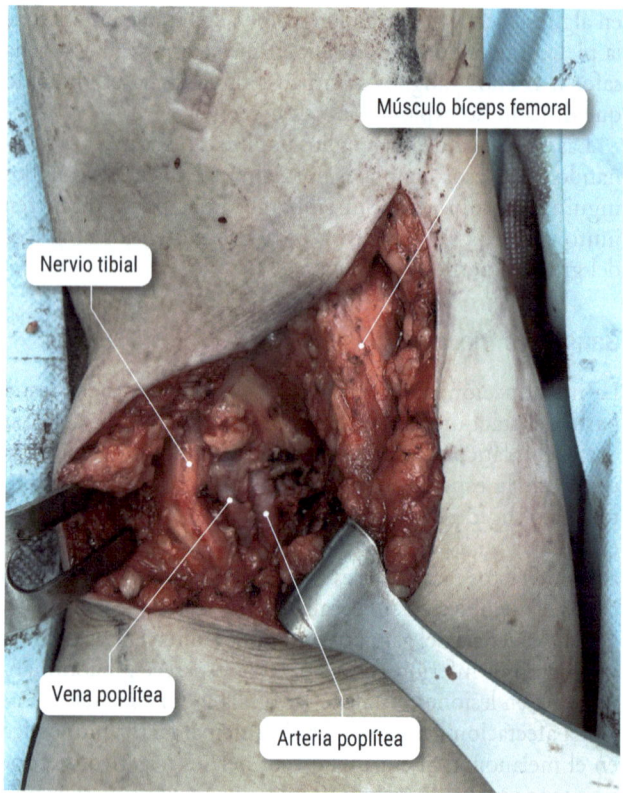

Figura 45-20. Lecho poplíteo tras el vaciamiento ganglionar.

La identificación del nervio peroneo y la disección hasta su origen permite identificar el nervio tibial y los cutáneos surales.

Normalmente, ambos nervios (peroneo y tibial) se referencian y separan para poder identificar la arteria y vena poplítea, que discurren en la profundidad del área poplítea. Ambos vasos son localizados entre las cabezas del músculo gastrocnemio.

Siempre que sea posible, se deberá preservar el nervio cutáneo sural lateral y su ramo comunicante. Si bien, es cierto que, en caso de infiltración tumoral, pueden ser resecados sin ocasionar grandes secuelas sensitivas siempre que se preserve el nervio sural medial.

Una vez identificadas las estructuras, se resecará todo el tejido fibroadiposo que rodea a los vasos poplíteos y se completa la disección mediante la resección de todo el tejido fibroadiposo comprendido entre el músculo isquiotibial y el gastrocnemio (**Fig. 45-20**).

Antes del cierre, se hará una cuidadosa hemostasia, destacando los vasos situados sobre la envoltura articular de la rodilla, y se colocará un drenaje de succión en el hueco poplíteo.

Complicaciones

Vasculares

Las hemorragias posoperatorias requieren drenaje quirúrgico y hemostasia del vaso causante, por riesgo de ocasionar isquemia del miembro inferior, así como un síndrome compartimental.

Nerviosas

Destaca la lesión del nervio peroneo, que provocaría pie equino por denervación de los músculos flexores del tobillo.

Linfáticas

Puede ocasionar linfedema, sobre todo, cuando se asocia linfadenectomía inguinal.

 PUNTOS CLAVE

- La linfadenectomía selectiva consiste en la biopsia guiada de uno o varios de los ganglios que son los primeros en recibir el drenaje linfático de una zona determinada.
- El tejido linfático axilar se dispone en los tres niveles de Berg y su drenaje es secuencial, de forma que los ganglios del nivel I drenan en los del nivel II, y estos en el nivel III. Por ello, el ganglio centinela suele encontrarse en el nivel I.

- Para una linfagammagrafía selectiva adecuada, hay que asegurarse de que no existe captación residual u otros ganglios teñidos (en el caso de los colorantes). En las determinaciones cuantitativas como lo son las dependientes de radioisótopo o ferromagnetismo, se ha establecido como captación residual toda aquella con más de un 10 % de la de mayor intensidad obtenida.

(Continúa)

PUNTOS CLAVE *(cont.)*

- La zona donde con mayor frecuencia se lesiona el nervio torácico largo es en la proximidad del vértice axilar.
- Durante los vaciamientos axilares, se debe intentar preservar el nervio intercostobraquial y no seccionarlo de forma deliberada, ya que las parestesias que genera en el hueco axilar, la parte interna de la parrilla costal y la zona medial del brazo son una de las causas más frecuentes de molestias posoperatorias.
- Durante la linfadenectomía inguinal, se deben preservar las estructuras vasculares que se encuentran dentro del triángulo femoral (la arteria y vena femoral común y sus ramas superficial y profunda). La vena safena interna puede ser sacrificada.
- Cuando existe afectación proximal al ligamento inguinal, hay que completar la linfadenectomía extendiéndola a nivel ilíaco.
- La técnica de planos fasciales requiere que toda la enfermedad ganglionar se limite al tejido linfático, lo que permitirá realizar un vaciamiento cervical funcional (vaciamiento radical modificado de tipo III).
- Para abordar de forma competente las linfadenectomías cervicales, es imprescindible conocer la clasificación de la anatomía ganglionar cervical (v. **Fig. 45-11**). Los grupos ganglionares se encuentran englobados por las capas superficial, media y profunda de la fascia cervical profunda.

- Las linfadenectomías de estos compartimentos se realizan siguiendo los planos fasciales que envuelven y «empaquetan» los diferentes grupos ganglionares.
- El punto de Erb es el punto de salida del nervio espinal, situado, habitualmente, 2-3 cm por encima del cruce de la vena yugular externa con el borde posterior del músculo esternocleidomastoideo.
- Por encima de la arteria tiroidea inferior, no suele haber adenopatías y, por lo tanto, a este nivel, la arteria tiroidea inferior sería el límite superior de la linfadenectomía (v. **Fig. 45-15**). Si es posible, esta arteria debe preservarse para evitar la isquemia de las paratiroides.
- La afectación ganglionar es el principal factor pronóstico en el melanoma. Ante metástasis ganglionares, los principales factores predictivos de supervivencia son el estado clínico ganglionar —es decir, si son palpables o no— y el número de metástasis ganglionares.
- Solo un 16-28 % de las linfadenectomías poplíteas realizadas tras un ganglio centinela positivo evidencian metástasis suplementarias. Por ello, de forma preferente, se está considerando terapéutica la BSGC y se recomienda un seguimiento ecográfico de la fosa poplítea, sin llevar a cabo linfadenectomía, quedando reservado el vaciamiento ganglionar para las recidivas ganglionares.

BIBLIOGRAFÍA

Barrasa Shaw A, Sancho Merle F, Fuster Diana C, Campos Máñez J, Vázquez Albadalejo C. Popliteal lymphadenectomy on sentinel lymph node melanoma metastasis. Clin Trans Oncol. 2006;8(3):218-20.

Bradley PJ, Gavilán J. Vaciamiento cervical funcional: técnica de los planos fasciales [Internet]. En: Fagan J (ed.). Atlas de acceso abierto de técnicas quirúrgicas en otorrinolaringología y cirugía de cabeza y cuello. Ciudad del Cabo: University of Cape Town [consulta 16 de abril de 2024]. Disponible en: https://vula.uct.ac.za/access/content/group/ba5fb1bd-be95-48e5-81be-586fbaeba29d/Vaciamiento%20cervical%20functional%20-%20técnica%20 de%20los%20planos%20fasciales.pdf

Cáncer de tiroides. En: Parrilla Paricio P, García-Granero Ximénez E, Martín Pérez E, Morales Conde S, Navarro Soto S, Targarona Soler EM (eds.). Cirugía AEC. 3ª ed. Madrid: Editorial Médica Panamericana; 2022.

Davis JR, Trocha SD, Hale AL, Bartz MJ. Videoscopic inguinal lymphadenectomy in malignant melanoma: safe in pregnancy? J Surg Case Rep. 2014;2014(11):rju103.

Gaudy-Marqueste C, Monestier S, Grob JJ. Melanoma. ECM - Dermatología. 2015;49(2):1-20.

Karakousis CP. The technique of popliteal lymph node dissection. Surg Gynecol Obstet. 1980;151(3):420-3.

National Comprehensive Cancer Network (NCCN). NCCN Clinical Practice Guidelines in Oncology (NCCN Guidelines®). Melanoma: cutaneous. Version 2.2024 [Internet]. Plymouth Meeting: National Comprehensive Cancer Network; 2024 [consulta 16 de abril de 2024]. Disponible en: https://www.nccn.org/guidelines/guidelines-detail?category=1&id=1492

Netter FH. Pelvis and perineum. En: Netter FH (ed.). Atlas of human anatomy. 7ª ed. Filadelfia: Elsevier; 2019.

Pelliccia P, Makeieff M. Vaciamientos ganglionares cervicales. EMC - Cirugía General. 2015;15(1):1-15.

Raimond E, Lipere A, Pelissier-Komorek A, Labrousse M, Gavillon N, Graesslin O. Vaciamiento axilar. EMC - Ginecología-Obstetricia. 2016;52(3):1-10.

Sierra García A, Piñero Madrona A, Illana Moreno J; Asociación Española de Cirujanos, Sección de Patología de la Mama (eds.). Cirugía de la mama. Guías clínicas de la Asociación Española de Cirujanos. 2ª ed. Madrid: Arán; 2006.

Spillane AJ, Haydu L, McMillan W, Stretch JR, Thompson JF. Quality assurance parameters and predictors of outcome for ilioinguinal and inguinal dissection in a contemporary melanoma patient population. Ann Surg Oncol. 2011;18(9):2521-8.

Tobías-Machado M, Tavares A, Ornellas AA, Rica Molina W Jr, Vaz Juliano R, Wroclawski ER. Video endoscopic inguinal lymphadenectomy: a new minimally invasive procedure for radical management of inguinal nodes in patients with penile squamous cell carcinoma. J Urol. 2007;177(3):953-7; dis. 958.

Teixeira F, Moutinho V Jr, Akaishi E, Mendes G, Perina A, Lima T, et al. Popliteal lymph node dissection for metastases of cutaneous malignant melanoma. World J Surg Onc. 2014;12:135.

Veronesi U, Goldhirsch A, Veronesi P, Gentilini OD, Leonardi MC (eds.). Breast cancer: innovations in research and management. Nueva York: Springer International Publishing; 2018.

Wright FC, Escallon JM, Cukier M, Tsang ME, Hameed U (eds.). Surgical oncology manual. 3ª ed. Nueva York: Springer International Publishing; 2020.

Wyld L, Markopoulos C, Leidenius M, Senkus-Konefka E (eds.). Breast cancer management for surgeons. A European multidisciplinary textbook. Nueva York: Springer International Publishing; 2018.

Sarcomas y tumores del estroma gastrointestinal retroperitoneales, pélvicos y viscerales abdominales. Cirugía radical

46

A. Barrasa Shaw

OBJETIVOS

- Describir la epidemiología y las formas histológicas de los sarcomas retroperitoneales, viscerales y tumores del estroma gastrointestinal (GIST).
- Identificar los factores de riesgo de recaída y diseminación.
- Analizar las estrategias diagnósticas adecuadas en el manejo del sarcoma retroperitoneal, visceral y el GIST.
- Revisar el abordaje quirúrgico de los sarcomas retroperitoneales.
- Actualizar el manejo sistémico del GIST.

INTRODUCCIÓN

Los sarcomas de partes blandas constituyen un grupo heterogéneo de neoplasias derivadas de tejidos mesenquimales: músculo, nervio, tejido conectivo y fibroso, grasa, etc., existiendo más de 50 variedades. Son tumores raros, que representan menos del 1 % de todos los cánceres.

Aun tratándose de un grupo heterogéneo, en general, comparten una serie de características que permiten, con excepciones, agruparlos para su estudio y tratamiento:

- Poca o muy poca afinidad por la diseminación linfática, por lo que en su tratamiento no son necesarios vaciamientos ganglionares extensivos.
- Facilidad para su extensión dentro de su compartimento anatómico, representando los límites de los compartimentos (fascias, periostio, peritoneo, pleura, adventicias vasculares, epineuro, etc.) planos de seguridad para su adecuada resección. Sin embargo, dentro del compartimento, son necesarios amplios márgenes para asegurar una extirpación con bajo riesgo de recaída local.
- Afinidad por la vía hematógena para la diseminación a distancia.
- Manifestación clínica en forma de masa de crecimiento rápido (con más o menos dolor según la ubicación) con escasa representación inicial de otros síntomas propios de los tumores como pérdida de peso, anorexia, náuseas o vómitos, tos, secreción hormonal, rectorragia, hemoptisis, etcétera.

Estas características generales son especialmente desventajosas en el caso de los sarcomas retroperitoneales, pélvicos y viscerales: es difícil identificar la existencia de una masa expansiva en la cavidad abdominal hasta que alcanza un importante volumen (lo que da tiempo al desarrollo de metástasis a distancia o la invasión de órganos antes de ser identificado), los límites de los teóricos compartimentos son difusos en el retroperitoneo, la presencia de vísceras sensibles limita la utilización de la radioterapia para tratar los márgenes de resección, el peritoneo supone una vía de diseminación y la proximidad de vísceras vitales impide la realización de extirpaciones extensivas con grandes márgenes de seguridad.

Como otros sarcomas, los viscerales y retroperitoneales presentan una mayor afinidad por la diseminación hematógena o transcelómica que por la linfática.

Como consecuencia de estos factores, el pronóstico de los sarcomas de partes blandas viene determinado, entre otras cosas, por la localización de la lesión. Así, los sarcomas de localización retroperitoneal son, entre los sarcomas, los que tienen peor supervivencia libre de enfermedad y, junto a los viscerales, los de peores tasas de supervivencia específica.

Este tema abordará específicamente los sarcomas retroperitoneales, pélvicos y viscerales por un lado, y el los tumores del estroma gastrointestinal (GIST; del inglés, *gastrointestinal stromal tumors*) por otro.

SARCOMAS RETROPERITONEALES, PÉLVICOS Y VISCERALES

Epidemiología e histología

Los sarcomas retroperitoneales y pélvicos suponen, aproximadamente, el 15 % de los sarcomas, con una incidencia anual de alrededor de 2,7 casos nuevos al año por millón de habitantes. Afecta en igual medida a hombres y mujeres y, aunque pueden aparecer a cualquier edad, es más frecuente en la sexta década de la vida. Por su parte, los sarcomas viscerales, incluido el GIST, suponen en torno al 22 % de los casos (**Fig. 46-1**).

Sin embargo, y a pesar de la relativa rareza de estos tumores, los sarcomas suponen la gran mayoría de las lesiones primarias solitarias extraviscerales que se presentan en el retroperitoneo.

> **!** Las estirpes tumorales que se presentan con más frecuencia son:
> • Sarcomas retroperitoneales:
>   – Liposarcoma bien diferenciado.
>   – Liposarcoma pobremente diferenciado.
>   – Leiomiosarcoma.
>   – Tumor fibroso solitario.
> • Sarcomas viscerales:
>   – GIST.
>   – Leiomiosarcoma.
>   – Liposarcoma.

Si bien existen más de 140 extirpes de sarcoma de partes blandas, en el retroperitoneo, entre el 80 y el 90 % de los casos, se hallará alguno de los siguientes cuatro tipos: liposarcoma bien diferenciado, liposarcoma desdiferenciado, leiomiosarcoma y tumor fibroso solitario. Cada uno de ellos con sus propias características, que les confieren un pronóstico diferente. El leiomiosarcoma es, además y con el GIST, el sarcoma visceral más frecuente (**Fig. 46-2**).

Liposarcoma bien diferenciado

Son tumores de muy bajo grado y prácticamente nula tendencia a la metástasis, que, sin embargo, sí tienen tendencia a la recaída local, hecho que condiciona que se cataloguen como neoplasias malignas. Es precisamente esta tendencia a la recaída local lo que condiciona la supervivencia de estos pacientes, que, a los cinco años está entre el 70 y el 90 %. Histológicamente, son tumores constituidos por adipocitos con algún adipoblasto aislado con núcleos atípicos. Se han descrito casos de desdiferenciación en sucesivas recaídas, pudiendo, con ello, ganar capacidad metastatizante estos tumores (**Fig. 46-3**).

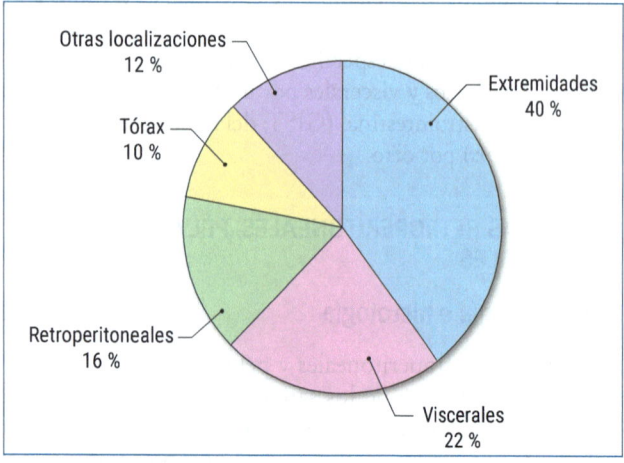

Figura 46-1. Porcentajes de sarcomas.

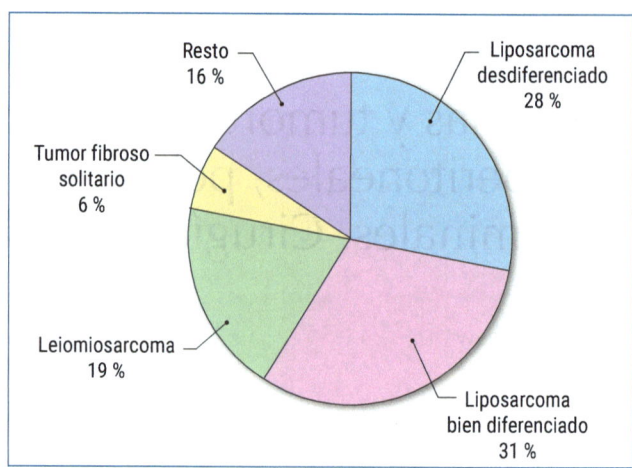

Figura 46-2. Porcentajes de sarcomas retroperineales.

Liposarcoma desdiferenciado

El liposarcoma desdiferenciado, por el contrario, está compuesto por áreas de tejido lipomatoso maduro, intercalado con áreas de tejido sarcomatoso no lipoideo. Como conse-

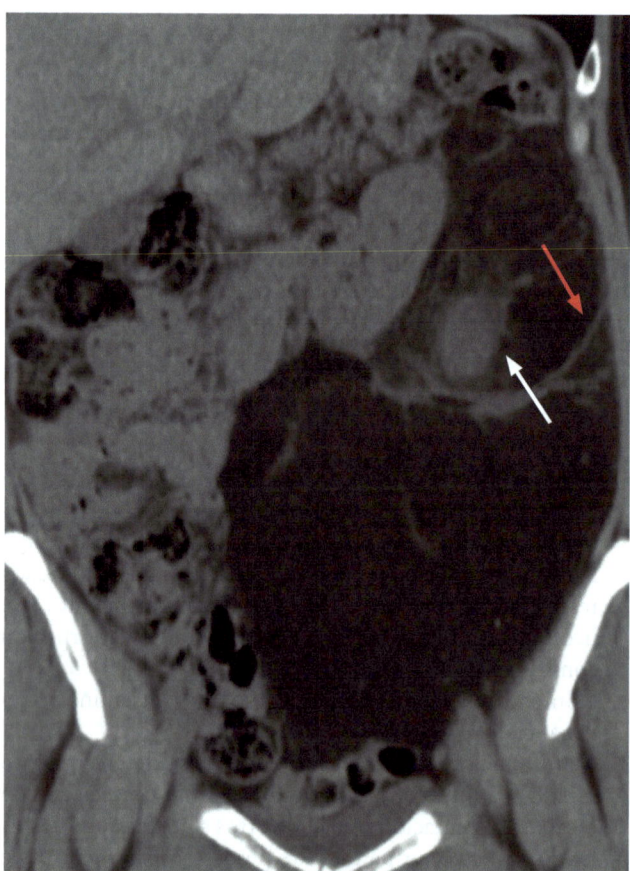

Figura 46-3. Liposarcoma bien diferenciado. Imagen coronal de tomografía axial computarizada sin contraste, que muestra una gran masa bien definida, heterogénea, con predominio de grasa, que desplaza medialmente el riñón izquierdo. Internamente, contiene algunos septos gruesos (flecha roja) y componentes nodulares de tejido blando (flecha blanca).
Tomado de: Al-Dasuqi K, Irshaid L, Mathur M. Radiologic-pathologic correlation of primary retroperitoneal neoplasms. Radiographics. 2020;40(6):1631-57.

cuencia de ello, y aunque las recaídas locales siguen siendo las más frecuentes, tiene mucha mayor tendencia a las metástasis a distancia y un pronóstico más sombrío que los liposarcomas bien diferenciados, con una caída de la supervivencia a los cinco años a alrededor del 50 % (**Fig. 46-4**).

Leiomiosarcoma

El leiomiosarcoma, originado fundamentalmente en las paredes musculares de estructuras viscerales y vasculares del retroperitoneo, tiene un carácter más agresivo, con mayor tendencia a la metástasis a distancia y transcelómica que a la recaída local. El pulmón es el órgano que con mayor frecuencia aloja estas metástasis, consecuencia de la anatomía del drenaje venoso del retroperitoneo. Con todo, la supervivencia de estos pacientes también llega a alcanzar el 50 % cuando son tratados en centros con experiencia (**Fig. 46-5**).

Tumor fibroso solitario

Derivado de las superficies serosas del peritoneo, tiene un carácter menos agresivo, con menor tendencia a la metástasis y a la recaída local, alcanzando supervivencias a los cinco años que superan el 80 %.

Otras estirpes que se pueden encontrar entre los sarcomas abdominales incluyen el tumor maligno de vaina de nervio periférico, el sarcoma anaplásico, el sarcoma sinovial o el tumor de Ewing, entre otros. Por otro lado, en el diagnóstico diferencial, se incluyen otras tumoraciones no sarcomatosas como el linfoma, los tumores de células germinales y otros tumores susceptibles de abordajes terapéuticos diferentes (**Fig. 46-6**).

Presentación clínica

Como en el caso de otros sarcomas de partes blandas, la forma de presentación más frecuente es la de una masa

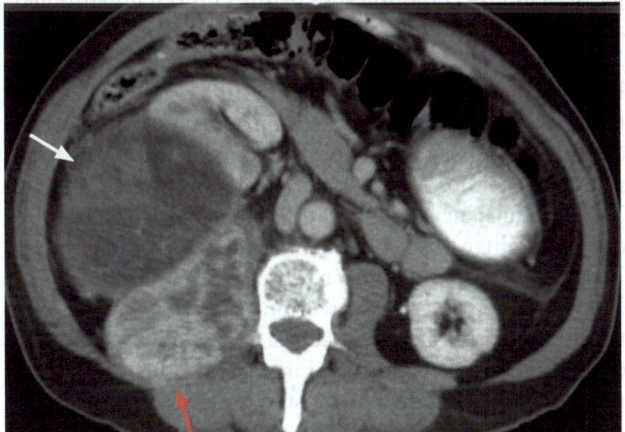

Figura 46-4. Liposarcoma desdiferenciado. Imagen axial de tomografía axial computarizada con contraste, en la que se muestra una gran masa perirrenal de apariencia bimórfica: un componente anterior lipoideo (flecha blanca) y otro posterior heterogéneo e hipercaptante (flecha roja).
Tomado de: Al-Dasuqi K, Irshaid L, Mathur M. Radiologic-pathologic correlation of primary retroperitoneal neoplasms. Radiographics. 2020;40(6):1631-57.

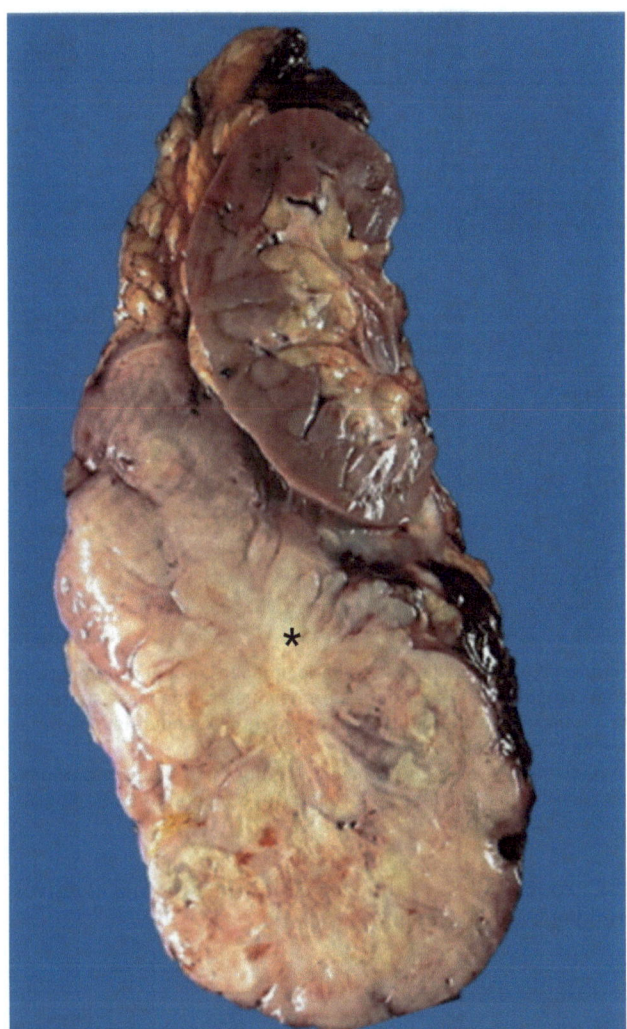

Figura 46-5. Leiomiosarcoma. Fotografía de la imagen macroscópica de una tumoración caudal y completamente extrarrenal, que muestra una apariencia estrellada de color blanco tostado (asterisco).
Tomado de: Al-Dasuqi K, Irshaid L, Mathur M. Radiologic-pathologic correlation of primary retroperitoneal neoplasms. Radiographics. 2020;40(6):1631-57.

de crecimiento progresivo. Esta circunstancia, teniendo en cuenta la anatomía del abdomen, da lugar a que los sarcomas viscerales y retroperitoneales puedan permanecer ocultos un prolongado período de crecimiento antes de ser detectados. Los síntomas suelen ser vagos y poco específicos: distensión abdominal, molestia o dolor leve, sensación de pesadez, saciedad precoz, deformidad abdominal, etc. o, en no pocos casos, ser un hallazgo casual durante un estudio por otras causas.

Esto es especialmente así para los tumores menos agresivos, lo que hace que el tamaño mediano de los tumores al diagnóstico alcance los 15 cm de diámetro. Sin embargo, no es infrecuente que los sarcomas puedan presentar síntomas de invasión u obstrucción de vísceras abdominales y estructuras retroperitoneales: trombosis venosas, obstrucción intestinal, hemorragia digestiva alta o baja según el segmento afectado, infiltración de estructuras nerviosas, etc., con la consiguiente expresión clínica. También es posible encontrar pérdida de peso, anorexia y otras manifestaciones de enferme-

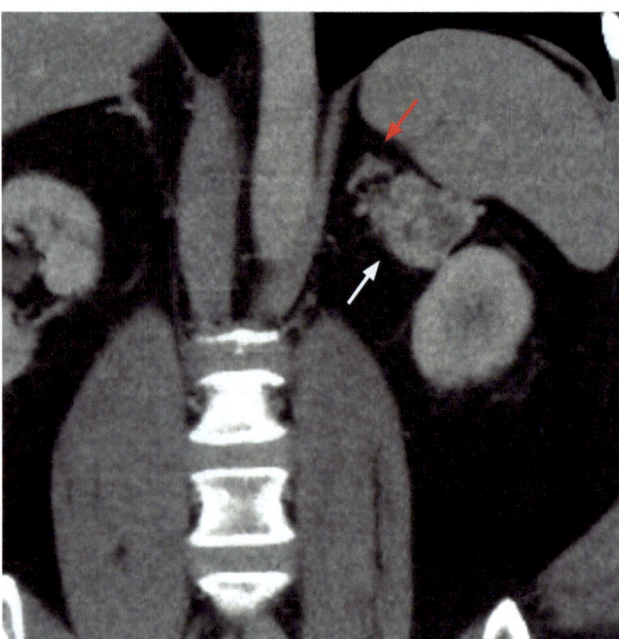

Figura 46-6. Tumor fibroso solitario. Imagen coronal de tomografía axial computarizada con contraste, que muestra una masa suprarrenal izquierda (flecha blanca) separada de la glándula suprarrenal (flecha roja), el riñón y el bazo.
Tomado de: Al-Dasuqi K, Irshaid L, Mathur M. Radiologic-pathologic correlation of primary retroperitoneal neoplasms. Radiographics. 2020;40(6):1631-57.

dad neoplásica, especialmente, en los tumores más agresivos como el leiomiosarcoma.

Estrategia diagnóstica

Sarcoma retroperitoneal y pélvico

El esfuerzo diagnóstico de una tumoración retroperitoneal se dirige, fundamentalmente, a dos objetivos: descartar lesiones susceptibles de tratamiento farmacológico o neoadyuvante y establecer la estadificación y resecabilidad de la neoplasia. Por ello, las pruebas diagnósticas fundamentales son la biopsia con aguja gruesa y la tomografía axial computarizada (TAC) toracoabdominopélvica con contraste intravenoso.

Dos de las neoplasias que se pueden presentar como una masa retroperitoneal similar a un sarcoma y que son susceptibles de un tratamiento farmacológico son los linfomas y los tumores germinales. Por ello, la anamnesis y la exploración física deben prestar atención a síntomas como las sudoraciones nocturnas, la pérdida de peso o la fiebre, e incluir una palpación testicular.

Del mismo modo, el estudio analítico preoperatorio debe incluir determinaciones de lactato-deshidrogenasa (LDH), alfafetoproteína y la subunidad beta de la gonadotropina coriónica humana (β-hCG; del inglés, *beta-human-chorionic gonadotropin*), ya que pueden sugerir el diagnóstico de linfoma o de tumor germinal. Actualmente, no hay marcadores tumorales específicos de sarcoma.

La radiografía simple (con o sin contraste) puede dar pistas sobre la existencia de una masa retroperitoneal y poner en alerta ante pacientes aún sin diagnosticar, pero tiene escaso valor en el estudio y la planificación del tratamiento. Una situación similar a lo que ocurre con la ecografía transabdominal: permite identificar lesiones sospechosas, pero aporta poco en el estudio y la planificación del tratamiento.

> **!** El estudio preoperatorio de los pacientes se fundamenta en:
> • Estudio de imagen mediante TAC con contraste oral e intravenoso.
> • Biopsia con técnica coaxial transretroperitoneal.

Todos los pacientes con sospecha de una masa retroperitoneal deben ser estudiados mediante una TAC abdominopélvica, que, finalmente, se debe ampliar al tórax como parte del estudio de extensión. La utilización de contraste intravenoso y oral permite definir con mejor precisión la relación entre el tumor y las estructuras vasculares, los uréteres, los órganos abdominales y las vísceras, facilitando la planificación quirúrgica y la evaluación de la resecabilidad de la lesión. Asimismo, es la técnica de elección para la identificación de alteraciones en estructuras adyacentes que condicionan —e, incluso, imposibilitan— la resección tumoral. Es el caso de, por ejemplo, la trombosis venosa o la hidronefrosis, que demuestran la infiltración de la estructura involucrada.

Por otro lado, la TAC con contraste intravenoso permite evaluar las características radiológicas de la propia lesión, circunstancia esta especialmente relevante en el caso de los sarcomas retroperitoneales, en los que el liposarcoma es particularmente prevalente y fácilmente identificable en la tomografía. Esto permite obviar la biopsia previa en los casos de tumores lipomatosos retroperitoneales y acometer directamente la resección bajo el diagnóstico de un tumor lipomatoso bien diferenciado o un liposarcoma bien diferenciado. Y, en el caso de áreas hiperdensas sospechosas de otras variedades de liposarcoma, permite seleccionar la localización de la biopsia si se plantea un tratamiento neoadyuvante.

La resonancia magnética nuclear (RMN) permite añadir información, que puede ayudar a perfilar la resecabilidad de la lesión y la necesidad o no de incluir en la pieza de resección estructuras sospechosas de infiltración tumoral, sobre todo, músculos, nervios, vasos, hueso y agujeros intervertebrales. Y esta circunstancia puede ser especialmente útil en tumores que se originan o se extienden a la pelvis, lugar donde la RMN puede ganar definición respecto a la TAC.

En caso de prever una resección renal, se debe evaluar la función renal residual bien con la propia TAC de estadificación tumoral con contraste intravenoso o bien realizando un renograma isotópico. Asimismo, en caso de sospecha de enfermedad diseminada, puede estar indicado completar el estudio mediante tomografía por emisión de positrones (PET; del inglés, *positron emission tomography*) o gammagrafía ósea. La cateterización de un uréter amenazado, o en las reintervenciones, ayuda a su identificación intraoperatoria, por lo que puede estar indicada en caso de pretender su preservación.

Mucho se ha debatido sobre la pertinencia de la realización de una biopsia previa a la cirugía exerética y el riesgo de favorecer la implantación tumoral en el trayecto de la biopsia. Y es que, en el caso de los sarcomas retroperitoneales, no es posible atender a la regla en el tratamiento de los sarcomas de extirpar el trayecto de la biopsia durante la cirugía definitiva, ya que una biopsia transabdominal incrementaría el riesgo de una diseminación transcelómica de la tumoración.

Sin embargo, se ha demostrado que la utilización de una técnica coaxial transretroperitoneal es segura y no incrementa el riesgo de recidiva local. Actualmente, y dado que los beneficios (descartar causas de masas retroperitoneales susceptibles de tratamiento sistémico, como linfomas o tumores germinales, o plantear tratamientos neoadyuvantes en las lesiones más agresivas) superan a los potenciales riesgos (implante de células en el trayecto), en las guías clínicas, se considera necesaria una biopsia percutánea mediante técnica coaxial antes de abordar el tratamiento del sarcoma retroperitoneal. La excepción a esta norma son los tumores de características mayoritariamente lipomatosas en la TAC, donde la biopsia va a ser poco rentable y existen pocas dudas diagnósticas o alternativas de tratamiento. La punción aspirativa con aguja fina (PAAF), por su escaso rendimiento y utilidad, y la biopsia laparoscópica transabdominal, por el riesgo de diseminación transcelómica, no están indicadas, siendo preferible la repetición de la biopsia con aguja gruesa (BAG) guiada por la TAC en caso de necesidad.

Ante el hallazgo incidental de una masa retroperitoneal en una cirugía laparoscópica o abierta, lo recomendado es evitar maniobras alrededor de la masa, establecer la existencia de tumor en la cavidad abdominal (si por el procedimiento se ha accedido) y remitir al paciente para estudio convencional con TAC y biopsia percutánea.

Sarcoma visceral abdominal

Los sarcomas viscerales abdominales solo son accesibles a biopsia en el caso de su ubicación en el estómago o el colon, donde, además, plantean el diagnóstico diferencial con lesiones primarias de la mucosa. Pero, en muchas ocasiones, la mucosa está intacta y la biopsia endoscópica no es viable. En este caso, se recomienda optar por la biopsia dirigida por ecoendoscopia y valorar el tratamiento quirúrgico en función de los hallazgos radiológicos, ya que la resección que se va a realizar sigue los mismos parámetros que otras resecciones viscerales por otras tumoraciones. Como en el caso de los sarcomas retroperitoneales, la biopsia transcelómica queda limitada a los casos de diseminación tumoral en que únicamente se plantea un tratamiento sistémico, paliativo o radical en neoplasias de otra extirpe (como linfomas).

Estrategia terapéutica en el sarcoma visceral, retroperitoneal y pélvico

El pilar fundamental en el tratamiento de los sarcomas es la extirpación completa y con márgenes de seguridad de la tumoración y el único tratamiento actualmente considerado con potencial curativo. Para ello, con frecuencia, es necesario incorporar órganos o vísceras abdominales en bloque con el tumor. La extirpación del riñón, la cola del páncreas, el bazo, el músculo o las porciones de colon, normalmente se realiza

con seguridad y escasas consecuencias bien toleradas por los pacientes, por lo que el umbral para su inclusión en la pieza es generalmente bajo. Sin embargo, la extirpación de la cabeza del páncreas, el duodeno, el hígado y grandes vasos o nervios comportan mayor morbilidad y secuelas posoperatorias, por lo que se suele limitar a las situaciones de infiltración macroscópica.

 El pilar fundamental en el tratamiento de los sarcomas abdominales es la extirpación completa y con márgenes del tumor íntegro.

No se han establecido unos criterios de resecabilidad claros, ya que depende del contexto del paciente y las posibilidades de reconstrucción de las estructuras afectadas, pudiéndose realizar resecciones que afectan a grandes vasos o estructuras óseas si se cuenta con el debido apoyo de especialistas de otras disciplinas como traumatología, cirugía vascular o cirugía torácica. Si en otros tumores al abordaje multidisciplinario es importante, en el caso de los sarcomas abdominales, es fundamental el concurso del comité oncológico, al que se sumen otros profesionales que pueden estar implicados en la consecución de una resección oncológica completa.

En general, los sarcomas retroperitoneales son poco sensibles a radioterapia y quimioterapia y su uso no se considera rutinario. Sin embargo, se puede contemplar en casos muy seleccionados y teniendo en cuenta las siguientes consideraciones:

- El tratamiento de elección del sarcoma retroperitoneal es la extirpación completa con márgenes macroscópicamente libres de enfermedad. La ausencia de planos fasciales y la proximidad de estructuras anatómicas disminuye la eficacia de la consideración de las resecciones como R0 o R1, con frecuencia, agrupándose como márgenes macroscópicamente libres.
- No existen estudios aleatorizados que demuestren la utilidad de los tratamientos sistémicos en el manejo de los pacientes con sarcomas abdominales, y las recomendaciones se basan en los resultados obtenidos con sarcomas de las extremidades. De esta manera, la ESMO (European Society for Medical Oncology) recomienda, en los casos en los que la resecabilidad oncológica se considere comprometida, valorar la utilización de radioterapia, quimioterapia o hipertermia, cuando se contemple la posibilidad de reducción tumoral o de histologías favorables como el sarcoma sinovial. Actualmente, está en marcha el estudio STRASS-II para valorar la eficacia de una cuádruple quimioterapia neoadyuvante.
- Para disminuir la morbilidad, es preferible la administración preoperatoria de la radioterapia, ya que el tumor puede actuar como distanciador de estructuras sensibles (como el intestino delgado) del área a radiar y el efecto sobre la cicatrización de la herida no es tan relevante en los sarcomas retroperitoneales como en el caso de los de las extremidades. Esta recomendación es más bien empírica y apoyada en escasos estudios retrospectivos. En el estudio prospectivo aleatorizado realizado por el grupo TARPSWG (estudio STRASS), no encuentran ningún

beneficio con la radioterapia preoperatoria, salvo, quizá (ya que no alcanzó significación estadística), para el liposarcoma.

- Ni la braquiterapia, ni la radioterapia intraoperatoria, ni la radioterapia posoperatoria en caso de resección completa han demostrado utilidad en términos de supervivencia global o supervivencia libre de enfermedad.
- Dada su morbilidad y eficacia, no se recomienda la irradiación posoperatoria en el caso de márgenes de resección afectados, siendo preferible reservarla para el caso de recidiva local.

Principios quirúrgicos en el sarcoma retroperitoneal y pélvico

El retroperitoneo no presenta estructuras anatómicas que permitan una estrategia de resección compartimental al estilo de la cirugía del sarcoma de las extremidades. Ni es aceptable establecer un margen de 2-3 cm, que englobaría elementos —especialmente, vasculares— con una morbimortalidad excesiva. Pero sí existen estructuras que, en función del tipo histológico del sarcoma, suponen una cierta resistencia a la progresión tumoral, resultando útiles como límites de la resección. Es el caso del peritoneo, la adventicia de los vasos, el periostio o las aponeurosis musculares.

Por otro lado, puede ser muy complicado comprobar la efectiva infiltración de un órgano intraabdominal, en ocasiones, condicionando la radicalidad oncológica de la cirugía. Como consecuencia de ello, la adopción progresiva de estrategias más liberales, aun a costa de una mayor tasa de extirpación de órganos no afectados, ha permitido aumentar la proporción de casos con cirugía oncológica radical.

Pero esta estrategia liberal, en términos de extirpación de órganos, resulta controvertida por sus consecuencias. Y más teniendo en cuenta que cada histología presenta algunas diferencias en cuando a recaída local y sistémica. De esta manera, mientras que el liposarcoma es un tumor que no suele atravesar la adventicia de los vasos y tiende a la recaída local en el retroperitoneo, el leiomiosarcoma —originario, normalmente, de la pared muscular de los vasos— presenta mayor facilidad para su infiltración. Es por esto por lo que la recomendación actual en el abordaje quirúrgico del sarcoma retroperitoneal es una estrategia basada en la histología, en el que la inclusión en la pieza de resección de órganos no claramente infiltrados por el tumor se condiciona, en cierta medida, por la histología y el grado de la neoplasia.

Tras las reuniones llevadas a cabo durante la E-Surge por el Grupo de Trabajo en Sarcoma de Partes Blandas y Hueso de la Organización Europea para la Investigación y el Tratamiento de Cáncer (EORTC-STBSG; del inglés, *European Organisation for Research and Treatment of Cancer -Soft Tissue and Bone Sarcoma Group*), se alcanzaron las siguientes recomendaciones en el abordaje quirúrgico de los sarcomas, basadas inicialmente en el liposarcoma para una extirpación ampliada:

- La incisión preferida es una amplia laparotomía media con la posibilidad de ampliación lateral (toracotomía, toracofrenolaparotomía, inguinal, transversa, etc.) según se precise para conseguir una exposición y un control vascular.

- Tras la valoración inicial de la cavidad abdominal y la determinación de la resecabilidad del tumor, se abordará la raíz del mesenterio y el epiplón, liberando y seccionando el colon transverso y su mesenterio, para acceder a los grandes vasos en la línea media.
- En el lado derecho, la sección del mesocolon se continuará seccionando el íleon terminal y los vasos cólicos derechos. Se liberará el hígado de sus ligamentos y se realizará una maniobra de Kocher para liberar el duodeno y la cabeza del páncreas. Dada su morbilidad, normalmente se intenta evitar la extirpación duodenopancreática si no está claramente infiltrado.
- En el lado izquierdo, la longitud de colon extirpado se adaptará a la localización del tumor, incluyendo o no la raíz de la arteria mesentérica y el colon correspondiente según se precise para un margen adecuado de resección del tumor. Del mismo modo, si existe un margen adecuado, se podrá liberar el ángulo de Treitz, la cola del páncreas o el bazo, pero deberán ser incluidos en la pieza en los tumores que afectan a la mitad superior del retroperitoneo izquierdo, seccionando el cuerpo del páncreas y la arteria y la vena esplénicas para liberar la aorta hasta el hiato esofágico. La extirpación de la 3ª y 4ª porciones duodenales, con el inicio del yeyuno, se reconstruye con una anastomosis duodenoyeyunal al final de la intervención.
- Posteriormente, se incidirá la adventicia de los grandes vasos para dejarla adherida a la pieza quirúrgica como margen de la resección. Las ramas de estos vasos se irán seccionando para evitar su lesión o avulsión por el peso de la pieza quirúrgica una vez liberada de los anclajes laterales y posteriores.
- Generalmente, es más fácil proceder craneamente desde los vasos ilíacos, para lo que se deberán identificar y seccionar los vasos gonadales y el uréter ipsilateral al tumor. Al ascender craneamente, se alcanzan los vasos renales, siendo recomendable clampar o seccionar primero la arteria para evitar el secuestro sanguíneo en el riñón.
- Alcanzado el hiato esofágico en la izquierda o los vasos suprahepáticos en la derecha, se continúa con el plano posterior dejando incluida en la pieza las fascias de la musculatura lumbar y el músculo que pueda estar infiltrado. Los nervios femoral y obturador ocasionan déficits musculares, por lo que se deben intentar preservar si no están infiltrados. Los nervios ilioinguinal, iliohipogástrico y genitofemoral ocasionan pérdida sensitiva y hay riesgo de neuralgia si se seccionan, pero son más prescindibles que los anteriores, por lo que el umbral para su sección es más bajo.
- La extirpación se completa con la incisión del peritoneo y el plano fascial lateral hasta alcanzar la disección previa.

Esta disección ampliada está indicada en los liposarcomas (tanto el bien diferenciado como el desdiferenciado), con una alta tendencia a la recaída local y menos a la diseminación metastásica, y puede requerir incisiones auxiliares o ampliaciones de la laparotomía para extirpar en bloque tumoraciones que finalmente se extienden al tórax o por orificios abdominales, como el inguinal, el obturador o el isquiático. Es fundamental una cuidadosa planificación en estos casos, en los que las nuevas tecnologías, como la impresión 3D pueden desempeñar cada día un papel más relevante.

 La estrategia quirúrgica se debe adaptar a la extirpe histológica del sarcoma retroperitoneal.

Para otras histologías con menor tendencia a la recaída local y mayor afinidad por las metástasis a distancia, las resecciones pueden ser más limitadas y sin sacrificio de órganos adyacentes, aunque siempre manteniendo la integridad tumoral y ampliando en las estructuras originarias de la lesión. De esta forma, en un abordaje quirúrgico centrado en la histología, serían recomendables las siguientes modificaciones en la estrategia quirúrgica:

- Leiomiosarcoma: extirpación de las estructuras vasculares involucradas sin intentar separarlas a través de la adventicia. La utilización de implantes artificiales o de vena permite reconstrucciones con baja morbilidad.

- Tumor maligno de las vainas nerviosas: sacrificio de las estructuras neurovasculares involucradas.
- Tumor fibroso solitario: preservar las estructuras adyacentes.

Estadificación y pronóstico

El American Joint Committee on Cancer (AJCC) mantiene en su 8ª edición una clasificación basada en el TNMG (tumor/ganglios [del inglés, *nodes*]/metástasis/grado) para los tumores de partes blandas del retroperitoneo, si bien, introduce más categorías en la T respecto a la 7ª edición y elimina las categorías de superficial y profundo (**Tabla 46-1**).

Esta clasificación, sin embargo, resulta de escasa utilidad a la hora de valorar el pronóstico de los pacientes, habiendo surgido otras herramientas de mayor valor pronóstico como el nomograma propuesto por Gronchi *et al.* para calcular la supervivencia (global y libre de enfermedad) a los siete años y que, además del tamaño y el grado, incluye otros parámetros, como son la edad del paciente, el subtipo histológico, la multifocalidad y la extensión de la resección. Este nomograma está disponible como aplicación informática (Sarculator) en

Tabla 46-1. Clasificación TNMG de los sarcomas retroperitoneales

T		Criterio	G		
	T1	<5 cm	**Diferenciación**		
	T2	5-10 cm	1		Similar al tejido maduro
	T3	10-15 cm	2		Estirpe histológica identificable
	T4	>15 cm	3		Sarcomas indiferenciados o embrionarios
			Índice mitótico		
			1		0-9 mitosis/10 CGA
N			2		10-19 mitosis/10 CGA
	N0	Sin afectación ganglionar	3		≥20 mitosis/10 CGA
	N1	Con afectación ganglionar	**Necrosis**		
			0		Sin necrosis
M			1		Necrosis <50% del tumor
	M0	Sin metástasis sistémicas	2		Necrosis ≥50% del tumor
	M1	Con metástasis sistémicas	**Grado** = diferenciación + índice mitótico + necrosis		
			G1		2 o 3
			G2		4 o 5
			G3		6-8
		Estadio			
	IA	T1 N0 M0 Gx-1			
	IB	T2-4 N0 M0 Gx-1			
	II	T1 N0 M0 G2-3			
	IIIA	T2 N0 M0 G2-3			
	IIIB	T3-4 N0 M0 G2-3 / Tx-4 N1 M0 Gx-3			
	IV	Tx-4 N0-1 M1 Gx-3			

CGA: campos de gran aumento; G: grado; M: metástasis; N: ganglios (del inglés, *nodes*); T: tumor.
Elaboración propia con datos de: American Joint Committee on Cancer. Soft tissue sarcoma of the retroperitoneum. En: Amin MB, Edge SB, Greene FL, Byrd DR, Brookland RK, Washington MK, et al. (eds.). AJCC Cancer Staging Manual. 8ª ed. Nueva York: Springer Cham; 2017. p. 531.

las tiendas de Apple y Android para su utilización en dispositivos móviles.

Manejo del sarcoma irresecable, recidivante o sistémico

Tal y como se ha comentado anteriormente, los sarcomas son poco sensibles al tratamiento quimioterápico y radioterápico, especialmente, las estirpes histológicas predominantes en la localización retroperitoneal. Por este motivo, en general, el tratamiento del sarcoma retroperitoneal metastásico o irresecable debe ser considerado paliativo y valorado en el contexto de un comité multidisciplinario. Los tratamientos basados en antraciclinas son de elección de forma inespecífica (sin ajustar por tipo histológico), con doxorubicina, pazopanib, eribulina, trabectedina o pembrolizumab con cierta actividad o en estudio, particularmente, para el caso del liposarcoma.

El abordaje quirúrgico no está indicado en el caso del sarcoma retroperitoneal irresecable o metastásico, salvo con intención paliativa y para aliviar la sintomatología del paciente.

 La única indicación quirúrgica en el sarcoma abdominal y pélvico irresecable o metastásico es la paliación de la sintomatología.

En cuanto a la recidiva local tras la extirpación, la posibilidad de exéresis de la recaída y la multifocalidad son factores determinantes en la supervivencia. Por ello, es recomendable un seguimiento posoperatorio con técnicas de imagen (preferentemente, TAC abdominal) cada 3-6 meses los primeros dos años. Los principios de resecabilidad, abordaje y adyuvancia son similares a los del tumor primario, si bien, el propio acto quirúrgico, la resecabilidad y la infiltración de órganos adyacentes se ven alterados por la cirugía inicial.

TUMOR DEL ESTROMA GASTROINTESTINAL

Epidemiología e histología

Siendo una tumoración relativamente rara, que supone entre el 1 y el 2 % de los cánceres gastrointestinales, es la estirpe más frecuente entre las no epiteliales. Por lo tanto, es el sarcoma visceral más frecuente. En la revisión clásica de Miettinen y Lasota, describen una incidencia aproximada de entre 10 y 20 casos por millón de habitantes y año, con un pico en la población de entre 55 y 65 años, siendo raro en menores de 40. Sin embargo, y a este respecto, cabe destacar que la incidencia del GIST depende, entre otras cosas, de disponer de adecuados sistemas de diagnóstico patológico en lo que supone un sesgo de selección.

Aparentemente derivado de las células intersticiales de Cajal (CIC), fue reconocido como entidad independiente a finales del pasado siglo, ya que, por su histología, se confundía con tumores procedentes del músculo liso. La característica definitoria es la positividad para KIT, el receptor transmembrana asociado a la tirosina-cinasa CD117. Adicionalmente,

alrededor del 70 % expresan CD34; entre el 20 y el 30 %, actina de músculo liso (SMA; del inglés, *smooth muscle actin*); el 10 %, S100; y menos del 5 %, desmina.

Morfológicamente, se pueden distinguir tres tipos de histología:

- De células fusiformes (70 %).
- Epitelioide (20 %).
- Mixto (10 %).

El de tipo fusiforme presenta similitudes con el leiomioma, si bien, el citoplasma es más pálido y de aspecto fibrilar, los núcleos más uniformes y puede presentar vacuolas citoplasmáticas yuxtanucleares. El de tipo epitelioide, en cambio, está compuesto por células redondeadas de citoplasma pálido o eosinofílico. Este tipo, además, es más común en población pediátrica y en el estómago y presenta mutaciones en el receptor alfa del factor de crecimiento derivado de plaquetas (PDGFRA; del inglés, *platelet-derived growth factor receptor-alpha*). El de tipo mixto presenta abruptas transiciones entre áreas fusiformes y epitelioides.

 La característica distintiva del GIST es la sobreactivación de la actividad de la tirosina-cinasa.

La sobreexpresión del receptor de la tirosina-cinasa KIT es la característica distintiva de los GIST. En la mayor parte de las ocasiones (80 %), esto es debido a una mutación activadora del gen *KIT*, tanto en casos esporádicos como hereditarios.

La mutación más frecuente en los casos esporádicos asienta sobre el exón 11, un dominio yuxtamembrana que inhibe la activación de la tirosina-cinasa y que queda anulado por esta mutación. Otras mutaciones afectan a los exones 9, 13, 14, 17 y 18, con el mismo efecto de aumento de la acción de la tirosina-cinasa. Estas mutaciones en los exones 13, 14, 17 y 18 aparecen con frecuencia como mutaciones secundarias en tumores que se asocian a resistencia a los inhibidores de la tirosina-cinasa.

En los casos sin hiperexpresión de KIT, hasta un 15 % según las series, la mutación se encuentra en otra tirosina-cinasa: el PDGFRA.

La gran mayoría de los GIST son esporádicos, pero hasta un 5 % de ellos pueden asociarse a síndromes genéticos, entre los que destacan el síndrome de GIST familiar primario, la neurofibromatosis de tipo 1 y el síndrome de Carney-Stratakis.

 Hasta un 5 % de los GIST aparecen en el contexto de síndromes hereditarios, asociándose a la aparición de otras neoplasias, fundamentalmente, paragangliomas, que deben ser investigados previamente a la cirugía para descartar la secreción de catecolaminas.

El síndrome de GIST familiar primario se caracteriza por la mutación en la línea germinal del gen *KIT* o el gen *PDGFRA*, lo que ocasiona familias con GIST en múltiples localizaciones y a edad temprana, junto con hiperpigmentación, paragangliomas o neurofibromatosis intestinal.

En la neurofibromatosis, no suele existir mutación de los genes *KIT/PDGFRA*, pero sí su sobreexpresión por mecanismos no aclarados.

Tampoco se suelen encontrar mutaciones de los genes *KIT/PDGFRA* en el síndrome (o díada) de Carney-Stratakis. Estos pacientes presentan GIST y paragangliomas en las primeras décadas de la vida, asociados a un déficit de succinato-deshidrogenasa (SDH) de transmisión autosómica dominante.

En otro síndrome, conocido como tríada de Carney, la hipermetilación del promotor de gen *SDHC*, no claramente hereditaria, condiciona la aparición de GIST, paragangliomas y condromas pulmonares, fundamentalmente, en mujeres jóvenes.

Clínica y diagnóstico

La clínica de presentación depende en gran medida de la ubicación de la lesión. Alrededor del 20 % son hallazgos incidentales de pequeño tamaño ubicados en el estómago o el intestino e identificados por estudios de imagen (fundamentalmente, TAC), endoscopias o cirugías por otros motivos. Cuando son sintomáticos, pueden presentarse con molestias vagas y dispepsia, o como sangrado gastrointestinal (alto o bajo según la ubicación) o como disfagia (los localizados en el esófago). Con el tiempo, los más agresivos pueden alcanzar grandes tamaños y debutar como masa abdominal palpable y, generalmente, móvil, o con metástasis hematógenas. De hecho, casi el 50 % de los GIST miden más de 5 cm en el momento del diagnóstico.

Con mucho, la localización más frecuente es el estómago, donde se ubican más de la mitad, seguido por el intestino delgado (32 %), el colon y recto (6 %) y esófago (1 %). Además, alrededor de un 5 % de los casos se originan fuera del tubo digestivo, por ejemplo, en el epiplón o el retroperitoneo.

El proceso diagnóstico en el GIST se fundamenta en los estudios de imagen y la endoscopia (alta o baja según los estudios de imagen) con ecoendoscopia y toma de muestras para estudio anatomopatológico.

 El diagnóstico del GIST se fundamenta en los estudios de imagen y la endoscopia (alta o baja según los estudios de imagen) con ecoendoscopia y toma de muestras para estudio anatomopatológico e inmunohistoquímico.

La TAC toracoabdominopélvica con contraste oral e intravenoso es el método de elección en el estudio de masas abdominales compatibles con GIST. Permite identificar la ubicación de las masas y su relación con los distintos órganos, la infiltración de otros órganos y la existencia de diseminación a distancia. Las masas provocadas por GIST tienen un aspecto sólido, de bordes redondeados y captan contraste en la TAC. Cuando alcanzan un gran tamaño, pueden tener un aspecto heterogéneo por necrosis, hemorragia o degeneración (**Fig. 46-7**). En la pelvis, la RMN permite una mejor caracterización de las lesiones rectales, que suelen tener una señal de baja intensidad en secuencias potenciadas T1 y de alta intensidad en secuencias potenciadas en T2.

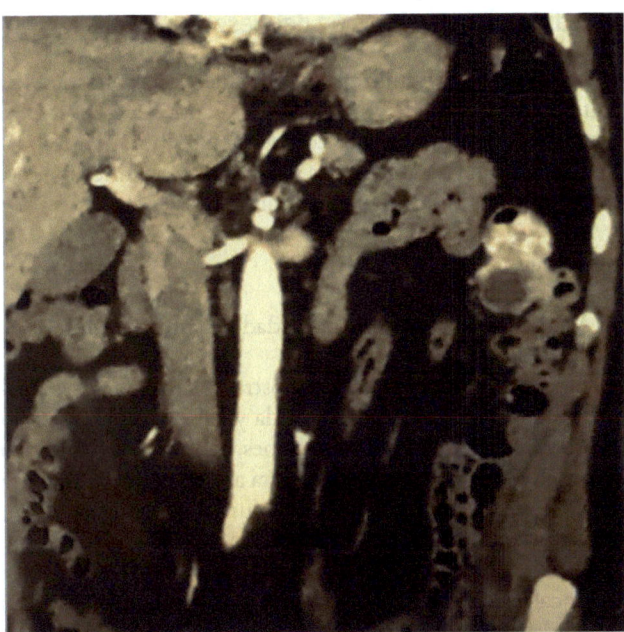

Figura 46-7. Tumor del estroma gastrointestinal yeyunal sangrante. Imagen coronal de tomografía axial computarizada con contraste, que muestra una tumoración parietal en el yeyuno de 3,6 cm de diámetro máximo, con engrosamiento circunferencial, de crecimiento exofítico, heterogénea, con realce en fase arterial, que persiste en fase venosa y presenta focos quísticos intratumorales.

La endoscopia digestiva alta con ecoendoscopia permite una caracterización de las lesiones situadas en el esófago, el estómago y el duodeno (lo que representa más de la mitad de las lesiones). El aspecto endoscópico es el de una lesión submucosa que abulta en la luz gastrointestinal, de márgenes suaves, sobre una mucosa normal u, ocasionalmente, ulcerada en el centro. La ecografía muestra una estructura homogénea, hipoecogénica, de márgenes bien definidos, ubicada en la muscular propia (o, excepcionalmente, en la submucosa en los casos originados en la muscular de la mucosa) y permite guiar la adquisición de tejido para el estudio anatomopatológico e inmunohistoquímico, ya que la biopsia endoscópica suele resultar negativa al obtener solo mucosa sana.

Los raros casos de GIST rectal se estudian mejor con RMN o ecografía endoanal (que permite, a su vez, guiar la toma de biopsias), aunque siguen precisando la TAC para el estudio de extensión. En el resto de localizaciones, fuera del alcance de los estudios endoscópicos o en los que los intentos endoscópicos han sido fallidos, está indicado un abordaje quirúrgico antes que una biopsia percutánea, que comporta el riesgo teórico de la rotura y diseminación de la neoplasia.

Las lesiones irresecables o metastásicas en las que se plantea un tratamiento inicial con inhibidores de la tirosina-cinasa, está indicada la biopsia percutánea guiada por ecografía o, mejor, TAC. Por otro lado, la PET-TAC está indicada, por su captación del isótopo, en la identificación de metástasis en los pacientes en riesgo por enfermedad hepática.

A diferencia del resto de sarcomas, en el caso de los GIST, la PAAF alcanza una sensibilidad del 82 % y una especificidad del 100 %, cifras que no se mejoran con una BAG.

Estadificación y valoración del riesgo

La clasificación más utilizada para establecer el pronóstico y el tratamiento es la TNMG del AJCC, estando en el momento actual (2023) en vigor la 8ª edición de 2017 (**Tabla 46-2**).

Existen, sin embargo, otros sistemas de estratificación del riesgo basados en los siguientes parámetros:

- Tamaño.
- Índice mitótico.
- Márgenes de resección/integridad de la tumoración.

Estos parámetros se han demostrado como factores pronósticos independientes de recaída y supervivencia, siendo este peor en las grandes tumoraciones, con un índice mitótico alto y cuyo margen de resección está afectado o el tumor está roto, bien espontáneamente, bien durante la cirugía.

Otros factores que se consideran incluyen:

- Localización del tumor primario: los primarios gástricos tendrían un pronóstico algo mejor que otras ubicaciones.
- Mutaciones del gen *KIT*, especialmente, en los exones 9 y 11: se ha relacionado con peor pronóstico.

Atendiendo a los factores de riesgo indicados, distintos centros han presentado diferentes modelos de estratificación del riesgo de recaída tras cirugía, entre los que destacan: el modelo pronóstico del Instituto de Patología de las Fuerzas Armadas (AFIP *Prognostic Model*), el esquema de estratificación de riesgo del Instituto Nacional de Salud (NIH *Risk Stratificacion Scheme*) o el consenso posterior propuesto por Joensuu. Adicionalmente, el MSKCC (Memorial Sloan Kettering Cancer Center) propone un nomograma para el cálculo de la probabilidad de supervivencia libre de enfermedad a los dos y los cinco años (**Tabla 46-3**).

Tratamiento

La resección con márgenes libres es el tratamiento de elección de los GIST localizados, tanto en el primario como en la recurrencia. Sin embargo, esta posibilidad se va a ver afectada por tres factores fundamentales:

- El tamaño tumoral.
- La ubicación, que va a condicionar el riesgo de recaída y la morbilidad de la extirpación.
- El índice mitótico.

Los tumores gástricos pequeños (< 2 cm) van a tener un bajo riesgo de recurrencia y se puede considerar una alternativa mantener una actitud expectante con controles endoscópicos o radiológicos. Esta posibilidad, sin embargo, no estaría

Tabla 46-2. Clasificación TNMG de los tumores del estroma gastrointestinal

T		Criterio		M		
	T1	<2 cm		M0	Sin metástasis sistémicas	
	T2	2-5 cm		M1	Con metástasis sistémicas	
	T3	5-10 cm				
	T4	>10 cm	G	Grado	Depende del índice mitótico	
				Bajo	≤ 5 mitosis/mm² o 50 CGA	
N				Alto	> 5 mitosis/mm² o 50 CGA	
	N0	Sin afectación ganglionar				
	N1	Con afectación ganglionar				

Estadios		Gástrico o epiploico				Resto de ubicaciones	
IA	T1-2	N0	M0 bajo	I	T1-2 N0 M0 bajo		
IB	T3	N0	M0 bajo				
				II	T3 N0 M0 bajo		
II	T1-2	N0	M0 alto				
	T4	N0	M0 bajo	IIIA	T1 N0 M0 alto		
					T4 N0 M0 bajo		
IIIA	T3	N0	M0 alto	IIIB	T2-4 N0 M0 alto		
IIIB	T4	N0	M0 alto				
				IV	Tx-4 N1 M0 cualquiera		
IV	Tx-4	N1	M0 cualquiera		Tx-4 N0-1 M1 cualquiera		
	Tx-4	N0-1	M1 cualquiera				

CGA: campo de gran aumento; G: grado; M: metástasis; N: ganglios (del inglés, *nodes*); T: tumor.
Elaboración propia con datos de: American Joint Committee on Cancer. Gastrointestinal sromal tumor. En: Amin MB, Edge SB, Greene FL, Byrd DR, Brookland RK, Washington MK, et al. (eds.). AJCC Cancer Staging Manual. 8ª ed. Nueva York: Springer Cham; 2017. p. 529.

Tabla 46-3. Elaboración propia con los principales modelos pronósticos de estratificación del riesgo de recaída tras resección en los tumores del estroma gastrointestinal: NIH, AFIP y consenso de Joensuu

Riesgo	Modelo predictivo	Tamaño tumoral (cm)	Recuento mitótico (× 50 CGA)	Localización
Muy bajo	NIH	<2	<5	Indiferente
	AFIP	≤2	≤5	Indiferente
		≤5	≤5	Gástrico
	Consenso	≤2	≤5	Indiferente
Bajo	NIH	≥2 y <5	<5	Indiferente
		>2 y ≤5	≤5	No gástrico
	AFIP	>5 y ≤10	≤5	Gástrico
		≤2	>5	Gástrico
	Consenso	>2 y ≤5	≤5	Indiferente
Intermedio	NIH	<5	5-oct	Indiferente
		5-oct	<5	Indiferente
	AFIP	>10	≤5	Gástrico
		>2 y ≤5	>5	Gástrico
		>5 y ≤10	≤5	No gástrico
	Consenso	≤5	>5 y ≤10	Gástrico
		>5 y ≤10	≤5	Gástrico
		≤2	>5 y ≤10	No gástrico
		≥5	≥5	Indiferente
Alto	NIH	>10	Indiferente	Indiferente
		Indiferente	>10	Indiferente
	AFIP	>10	Indiferente	No gástrico
		Indiferente	>5	No gástrico
		>5	>5	No gástrico
	Consenso	Indiferente	Indiferente	Rotura del tumor
		>10	Indiferente	Indiferente
		Indiferente	>10	Indiferente
		>5	>5	Indiferente
		>2 y ≤5	>5	No gástrico
		>5 y ≤10	≤5	No gástrico

AFIP: Armed Forces Institute of Pathology; CGA: campos de gran aumento; NIH: National Institute of Health.

avalada en GIST de otras localizaciones cuando el grado G sea alto. Por lo tanto, se hace obligatoria la biopsia en caso de valorar la posibilidad de un tratamiento no quirúrgico.

La resección endoscópica en estos casos está limitada por la posibilidad de la rotura del tumor y su diseminación y, por lo tanto, solo debería realizarse en contadas ocasiones y en centros de mucha experiencia.

Para el resto de lesiones, si la resección no comporta una morbilidad importante, la resección completa de la lesión íntegra y con un margen de tejido peritumoral es el tratamiento de elección. No existe indicación para la extirpación completa del órgano (fundamentalmente, el estómago) si una resección más limitada permite la exéresis adecuada de la lesión. Del mismo modo, dada la baja predisposición del GIST a la diseminación linfática, no se precisa la realización de linfadenectomías sistemáticas y únicamente se deben extir-

par los ganglios que se encuentren agrandados en los estudios preoperatorios o en la cirugía.

> **!** El tratamiento de elección del GIST resecable es su extirpación completa e íntegra con márgenes sanos de resección.
> La neoadyuvancia con inhibidores de la tirosina-cinasa puede estar justificada si la resección comporta una morbilidad importante.

El abordaje mínimamente invasivo es viable siempre que se preserven los principios de la resección completa e íntegra de la lesión, siendo recomendable la extracción mediante bolsa protectora de la pieza quirúrgica.

Pero hay un grupo de pacientes con lesiones resecables en los que esta intervención comporta una importante morbilidad. Es el caso de lesiones en la unión esofagogástrica, en el duodeno y en el recto. En esta situación, se puede considerar un tratamiento neoadyuvante con imatinib o avapritinib para reducir la morbilidad de la cirugía. Este abordaje comporta el riesgo de que la lesión progrese y se convierta en irresecable, comprometiendo con ello la supervivencia del paciente, por lo que su implementación se debe considerar únicamente en el contexto de un equipo multidisciplinario, con un seguimiento estrecho mediante TAC o RMN y tras biopsia y estudio molecular.

Tratamiento sistémico y paliativo. Inhibidores de la tirosina-cinasa

La aparición a comienzos de siglo de los inhibidores de la tirosina-cinasa ha supuesto un cambio radical en el pronóstico de los pacientes con GIST, que ha pasado de ser un tumor sin tratamiento sistémico efectivo y dependiente exclusivamente de la resección quirúrgica a permitir supervivencias medianas de 57 meses y > 50 % de supervivientes a los cinco años con enfermedad irresecable o metastásica.

El imatinib es el primer ejemplo de diseño de un tratamiento dirigido, al tratarse de una molécula diseñada para ocupar el dominio de unión entre la tirosina-cinasa y el sustrato susceptible de activación mediante fosforilación. De esta forma, se interrumpe la señalización provocada por la mutación activadora del gen *KIT*. Es específico de las tirosina-cinasas de KIT, PDGFRA y abl (propio de la leucemia mieloide crónica), con lo que bloquea el efecto de sus mutaciones activadoras, a la vez que permite que las células conserven una función de la tirosina-cinasa regulada por otras moléculas.

A pesar de la aparición de otros inhibidores de la tirosina-cinasa, el imatinib sigue siendo el fármaco de primera elección en el tratamiento sistémico del GIST en las siguientes situaciones:

- Tratamiento neoadyuvante para reducir la morbilidad de la resección de GIST.
- GIST resecado completamente con riesgo intermedio o alto de recaída.
- Resección incompleta de GIST.
- Enfermedad persistente.
- Enfermedad metastásica.

En un inicio, el tratamiento adyuvante con imatinib se ensayó para su mantenimiento durante un año en una dosis de 400 mg al día por vía oral, demostrándose un aumento de la supervivencia y la supervivencia libre en enfermedad en tumores mayores de 3 cm y con positividad inmunohistoquímica para KIT. El estudio de subgrupos posterior demostró mayor beneficio cuanto mayor era el riesgo.

 La introducción a principios de siglo de los inhibidores de la tirosina-cinasa ha supuesto una importante mejora en el pronóstico de los pacientes con GIST avanzado o de alto riesgo.

Sin embargo, Joensuu *et al.* demostraron en un estudio posterior una disminución de las recurrencias y de la mortalidad asociada a la neoplasia prolongando el tratamiento hasta tres años en pacientes de alto riesgo. Este abordaje se asocia a una mayor toxicidad del imatinib y se duplica la tasa de interrupciones del tratamiento no debidas a recurrencias. Independiente de la duración del tratamiento, casi todos los pacientes presentaron algún evento adverso, la mayor parte de grado I y II de la clasificación de Clavien-Dindo, destacando la toxicidad hematológica, seguida de toxicidad digestiva, edema y calambres.

De esta forma, actualmente, se recomienda mantener el tratamiento adyuvante cuando este se indica, al menos, tres años tras la cirugía. Y no está claro que futuros estudios no lleven a recomendar mantener el tratamiento durante períodos más prolongados, ya que se ven recaídas una vez suspendido el tratamiento. Es como si los inhibidores de la tirosina-cinasa únicamente mantuvieran las células quiescentes y con posibilidad de reactivarse una vez suspendido el tratamiento.

Por este motivo, actualmente, se recomienda mantener el tratamiento con imatinib hasta la progresión en los pacientes con GIST irresecable o metastásico o hasta la aparición de efectos secundarios intolerables. Esta progresión parece relacionada con la acumulación de mutaciones en el gen que codifica la proteína c-kit que confieren resistencia al imatinib. En esta situación, puede estar indicada la utilización de otros inhibidores de la tirosina-cinasa, con discretas prolongaciones de la supervivencia libre de progresión. El sunitinib está aprobado para su utilización en segunda línea; el regorafenib, en tercera línea; y el ripretinib, en cuarta. Otras opciones utilizadas en circunstancias específicas tras la progresión con las alternativas aprobadas incluyen: avapritinib, cabozantinib, everólimus con un inhibidor de la tirosina-cinasa, nilotinib, pazopanib, sorafenib o ponatinib.

Una situación especial la constituyen los tumores en los que la mutación asienta en el exón 18 del *PDGFRA*, confiriendo resistencia al imatinib. En estos pacientes, el fármaco de elección en primera línea es el avapritinib, con dasatinib en segunda línea y ripretinib como alternativa ante la progresión con los previos.

En los pacientes sin mutaciones en *KIT* y *PDGFRA* (*wildtype*) y deficitarios para SDH, se puede valorar la utilización de sunitinib, regorafenib, pazopanib o una combinación de imatinib con binimetinib. Dada la asociación a paragangliomas, en estos pacientes, es importante hacer una determinación de catecolaminas antes de abordar el tratamiento quirúrgico.

PUNTOS CLAVE

- Los sarcomas suponen la mayor parte de las tumoraciones que aparecen en el retroperitoneo extravisceral. La TAC abdominopélvica (ampliada a tórax para la estadificación) con contraste oral e intravenoso y la biopsia percutánea transretroperitoneal con técnica coaxial constituyen los pilares para el diagnóstico y la planificación del tratamiento.
- La extirpación completa y con márgenes libres constituye el único abordaje con intención curativa para la mayor parte de las estirpes de sarcoma retroperitoneal. Y esto se aplica tanto al tumor primario como a las recaídas locales, ya que la quimioterapia y la radioterapia consiguen escasas respuestas y, por lo tanto, tienen una función marginal.

- En el consenso alcanzado durante el E-Surge (2010 y 2011), se establecieron las bases para una extirpación compartimental del retroperitoneo, que pueden adaptarse a la histología y las condiciones del tumor.
- En el GIST, la resección sigue siendo la modalidad terapéutica con intención radical. Sin embargo, la irrupción de los inhibidores de la tirosina-cinasa —sobre todo, el imatinib— ha supuesto grandes cambios en la estrategia terapéutica y el pronóstico de estos tumores, pudiendo controlar el crecimiento de las lesiones irresecables y disminuir el riesgo de recaída de los tumores de riesgo tras la exéresis.

BIBLIOGRAFÍA

Albertsmeier M, Rauch A, Roeder F, Hasenhütl S, Pratschke S, Kirschneck M, et al. External beam radiation therapy for resectable soft tissue sarcoma: a systematic review and meta-analysis. Ann Surg Oncol. 2018;25(3):754-67.

Aufforth RD, Baker JJ, Kim HJ. Soft tissue sarcoma. En: Chu QD, Gibbs JF, Zibari GB (ed.). Surgical oncology. A practical and comprehensive approach. Nueva York: Springer Science + Business Media; 2015. p. 605-26.

Belfiori G, Sartelli M, Cardinali L, Tranà C, Bracci R, Gesuita R, et al. Risk stratification systems for surgically treated localized primary gastrointestinal stromal tumors (GIST). Review of literature and comparison of the three prognostic criteria: MSKCC Nomogramm, NIH-Fletcher and AFIP-Miettinen. Ann Ital Chir. 2015;86(3):219-27.

Berger-Richardson D, Swallow CJ. Needle tract seeding after percutaneous biopsy of sarcoma: risk/benefit considerations. Cancer. 2017;123(4):560-7.

Blanke CD, Demetri GD, Von Mehren M, Heinrich MC, Eisenberg B, Fletcher JA, et al. Long-term results from a randomized phase II trial of standard- versus higher-dose imatinib mesylate for patients with unresectable or metastatic gastrointestinal stromal tumors expressing KIT. J Clin Oncol. 2008;26(4):620-5.

Bonvalot S, Gronchi A, Le Péchoux C, Swallow CJ, Strauss D, Meeus P, et al. Preoperative radiotherapy plus surgery versus surgery alone for patients with primary retroperitoneal sarcoma (EORTC-62092: STRASS): a multicentre, open-label, randomised, phase 3 trial. Lancet Oncol. 2020;21(10):1366-77.

Bonvalot S, Raut CP, Pollock RE, Rutkowski P, Strauss DC, Hayes AJ, et al. Technical considerations in surgery for retroperitoneal sarcomas: position paper from E-Surge, a master class in sarcoma surgery, and EORTC-STBSG. Ann Surg Oncol. 2012;19(9):2981-91.

Brennan MF, Antonescu CR, Alektiar KM, Maki RG. Management of soft tissue sarcoma. 2ª. ed. Cham: Springer International Publishing; 2016.

Brennan MF, Antonescu CR, Moraco N, Singer S. Lessons learned from the study of 10,000 patients with soft tissue sarcoma. Ann Surg. 2014;260(3):416-21; dis. 421-2.

Callegaro D, Raut CP, Ng D, Strauss DC, Honoré C, Stoeckle E, et al. Has the outcome for patients who undergo resection of primary retroperitoneal sarcoma changed over time? A study of time trends during the past 15 years. Ann Surg Oncol. 2021;28(3):1700-9.

Cates JMM. The AJCC 8th Edition Staging System for Soft Tissue Sarcoma of the Extremities or Trunk: a cohort study of the SEER database. J Natl Compr Canc Netw. 2018;16(2):144-52.

Chok AY, Goh BKP, Koh YX, Lye WK, Allen JC Jr, Quek R, et al. Validation of the MSKCC Gastrointestinal Stromal Tumor Nomogram and comparison with other prognostication systems: single-institution experience with 289 patients. Ann Surg Oncol. 2015;22(11):3597-605.

Corless CL, Barnett CM, Heinrich MC. Gastrointestinal stromal tumours: origin and molecular oncology. Nat Rev Cancer. 2011;11(12):865-78.

Dematteo RP, Ballman KV, Antonescu CR, Maki RG, Pisters PW, Demetri GD, et al. Adjuvant imatinib mesylate after resection of localised, primary gastrointestinal stromal tumour: a randomised, double-blind, placebo-controlled trial. Lancet. 2009;373(9669):1097-104.

European Organisation for Research and Treatment of Cancer - EORTC. A randomized phase III study of neoadjuvant chemotherapy followed by surgery versus surgery alone for patients with high risk retroperitoneal sarcoma (RPS) [Internet]. En: Clinicaltrials.gov. ClinicalTrials.gov; 2021 [actualizado el 3 de abril de 2024; consulta 16 de abril de 2024]. Disponible en: https://clinicaltrials.gov/ct2/show/NCT04031677

Fairweather M, González RJ, Strauss D, Raut CP. Current principles of surgery for retroperitoneal sarcomas. J Surg Oncol. 2018;117(1):33-41.

Fisher SB, Chiang YJ, Feig BW, Cormier JN, Hunt KK, Torres KE, et al. An evaluation of the 8th edition of the American Joint Committee on Cancer (AJCC) staging system for retroperitoneal sarcomas using the National Cancer Data Base (NCDB): does size matter? Am J Clin Oncol. 2019;42(2):160-5.

Fletcher CDM, Berman JJ, Corless C, Gorstein F, Lasota J, Longley BJ, et al. Diagnosis of gastrointestinal stromal tumors: a consensus approach. Hum Pathol. 2002;33(5):459-65.

Gronchi A, Miah AB, Dei Tos AP, Abecassis N, Bajpai J, Bauer S, et al. Soft tissue and visceral sarcomas: ESMO-EURACAN-GENTURIS Clinical Practice Guidelines for diagnosis, treatment and follow-up. Ann Oncol. 2021;32(11):1348-65.

Gronchi A, Miceli R, Allard MA, Callegaro D, Le Péchoux C, Fiore M, et al. Personalizing the approach to retroperitoneal soft tissue sarcoma: histology-specific patterns of failure and postrelapse outcome after primary extended resection. Ann Surg Oncol. 2015;22(5):1447-54.

Gronchi A, Miceli R, Shurell E, Eilber FC, Eilber FR, Anaya DA, et al. Outcome prediction in primary resected retroperitoneal soft tissue sarcoma: histology-specific overall survival and disease-free survival nomograms built on major sarcoma center data sets. J Clin Oncol. 2013;31(13):1649-55.

Gronchi A, Strauss DC, Miceli R, Bonvalot S, Swallow CJ, Hohenberger P, et al. Variability in patterns of recurrence after resection of primary retroperitoneal sarcoma (RPS): a report on 1007 patients from the multi-institutional collaborative RPS Working Group. Ann Surg. 2016;263(5):1002-9.

Joensuu H. Risk stratification of patients diagnosed with gastrointestinal stromal tumor. Hum Pathol. 2008;39(10):1411-9.

Joensuu H, Eriksson M, Sundby Hall K, Hartmann JT, Pink D, Schütte J, et al. One vs three years of adjuvant imatinib for operable gastrointestinal stromal tumor: a randomized trial. JAMA. 2012;307(12):1265-72.

Miettinen M, Lasota J. Gastrointestinal stromal tumors--definition, clinical, histological, immunohistochemical, and molecular genetic features and differential diagnosis. Virchows Arch. 2001;438(1):1-12.

Miettinen M, Lasota J. Gastrointestinal stromal tumors: pathology and prognosis at different sites. Semin Diagn Pathol. 2006;23(2):70-83.

Mullen JT, Baldini EH. Clinical features, evaluation, and treatment of retroperitoneal soft tissue sarcoma. UpToDate. 2022. Disponible en: https://www.uptodate.com/contents/clinical-features-evaluation-and-treatment-of-retroperitoneal-soft-tissue-sarcoma

Muñoz P, Bretcha-Boix P, Artigas V, Asencio JM. Surgical principles of primary retroperitoneal sarcoma in the era of personalized treatment: a review of the frontline extended surgery. Cancers (Basel). 2022;14(17):4091.

Raut CP, Duensing A, Keedy VL. Clinical presentation, diagnosis, and prognosis of gastrointestinal stromal tumors. [Internet]. En: UpToDate. Waltham, MA: UpToDate. 2023. [Internet]. En: UpToDate. Waltham, MA: UpToDate, Inc. [Actualizado el 11 de abril de 2023; consulta 16 de abril de 2024] Disponible en: https://www.uptodate.com/contents/clinical-presentation-diagnosis-and-prognosis-of-gastrointestinal-stromal-tumors/print

Reichardt P. The story of imatinib in GIST - a journey through the development of a targeted therapy. Oncol Res Treat. 2018;41(7-8):472-7.

Sociedad Española de Oncología Médica (SEOM). Sarcomas - partes blandas [Internet]. SEOM. 29 Dic 2022 [consulta 16 de abril de 2024]. Disponible en: https://seom.org/info-sobre-el-cancer/sarcomas-partes-blandas?start=1

Søreide K, Sandvik OM, Søreide JA, Giljaca V, Jureckova A, Bulusu VR. Global epidemiology of gastrointestinal stromal tumours (GIST): a systematic review of population-based cohort studies. Cancer Epidemiol. 2016;40:39-46.

Stoeckle E, Coindre JM, Bonvalot S, Kantor G, Terrier P, Bonichon F, et al. Prognostic factors in retroperitoneal sarcoma: a multivariate analysis of a series of 165 patients of the French Cancer Center Federation Sarcoma Group. Cancer. 2001;92(2):359-68.

Swallow CJ, Strauss DC, Bonvalot S, Rutkowski P, Desai A, Gladdy RA, et al. Management of primary retroperitoneal sarcoma (RPS) in the adult: an updated consensus approach from the Transatlantic Australasian RPS Working Group. Ann Surg Oncol. 2021;28(12):7873-88.

Thway K. Well-differentiated liposarcoma and dedifferentiated liposarcoma: an updated review. Semin Diagn Pathol. 2019;36(2):112-21.

Turgeon MK, Cardona K. Soft tissue tumors of the abdomen and retroperitoneum. Surg Clin Norrth Am. 2020;100(3):649-67.

Van Houdt WJ, Schrijver AM, Cohen-Hallaleh RB, Memos N, Fotiadis N, Smith MJ, et al. Needle tract seeding following core biopsies in retroperitoneal sarcoma. Eur J Surg Oncol. 2017;43(9):1740-5.

Von Mehren M, Kane JM, Agulnik M, Bui MM, Carr-Ascher J, Choy E, et al. Soft tissue sarcoma, version 2.2022, NCCN Clinical Practice Guidelines in Oncology. J Natl Compr Cancer Netw. 2022;20(7):815-33.

Von Mehren M, Kane JM, Riedel RF, Sicklick JK, Pollack SM, Agulnik M, et al. NCCN Guidelines®: Gastrointestinal Stromal Tumors, Version 2.2022 [Internet]. 2022 [consulta 16 de abril de 2024]. Disponible en: https://jnccn.org/view/journals/jnccn/20/11/article-p1204.xml

Watson RR, Binmoeller KF, Hamerski CM, Shergill AK, Shaw RE, Jaffee IM, et al. Yield and performance characteristics of endoscopic ultrasound-guided fine needle aspiration for diagnosing upper GI tract stromal tumors. Dig Dis Sci. 2011;56(6):1757-62.

Wright FC, Escallon JM, Cukier M, Tsang ME, Hameed U (eds.). Surgical oncology manual. 3ª ed. Chad: Springer Nature; 2020.

Ye MS, Wu HK, Qin XZ, Luo F, Li Z. Hyper-accuracy three-dimensional reconstruction as a tool for better planning of retroperitoneal liposarcoma resection: a case report. World J Clin Cases. 2022;10(1):268-74.

Sarcomas de tronco y extremidades. Actitud terapéutica quirúrgica

47

A. Silvestre Muñoz, J. I. Cervera Miguel, P. Renovell Ferrer y A. Pérez Fidalgo

OBJETIVOS

- Describir los principales sarcomas que afectan al sistema musculoesquelético.
- Analizar su comportamiento y las técnicas disponibles para su diagnóstico.
- Establecer cómo identificarlos y diagnosticarlos.
- Valorar la actitud terapéutica de esta compleja enfermedad.

INTRODUCCIÓN

Los avances diagnósticos y terapéuticos en el abordaje de los sarcomas musculoesqueléticos ha permitido entender algo mejor esta compleja enfermedad, aunque su escasa incidencia obliga a no cejar en el empeño por identificar su comportamiento. Los descubrimientos con relación a su patogenia molecular han rediseñado la estrategia de diagnóstico y tratamiento. La mejora en las técnicas quirúrgicas y las nuevas alternativas terapéuticas (inmunoterapia) que se incorporan a las ya tradicionales terapias neoadyuvantes y adyuvantes han permitido aumentar la supervivencia y la calidad de vida de los pacientes.

La cooperación entre especialidades (abordaje multidisciplinar de la enfermedad) es la piedra angular del tratamiento de estos pacientes. A este respecto, cabe resaltar la necesidad de una mayor interacción entre oncólogos pediátricos y oncólogos de adultos para unificar esfuerzos y homogeneizar terapias y protocolos de una enfermedad que, en ocasiones, está a caballo entre la infancia/adolescencia y la edad adulta. La cirugía sigue siendo el tratamiento más efectivo en la enfermedad local (adulto no metastatizado), mientras que se pueden conseguir largas supervivencias mediante resecciones agresivas de las posibles metástasis que pudieran aparecer (enfermedad oligometastásica).

Aunque la quimioterapia tiene un impacto trascendental en el tratamiento de las lesiones musculoesqueléticas en los niños y adolescentes, su beneficio sigue siendo motivo de controversia en el tratamiento del sarcoma. Con este tratamiento, se ha mejorado la supervivencia de sarcomas óseos (sarcoma osteogénico, sarcoma de Ewing) y algunos de partes blandas (rabdomiosarcoma), pero, hasta la fecha, solo se han obtenido respuestas transitorias en determinados sarcomas de partes blandas y, además, sin carácter curativo. La consecución de un tratamiento sistémico efectivo para los sarcomas sigue siendo un reto para los profesionales.

Con relación al procedimiento quirúrgico, solo hay que tener en cuenta una observación, y es que no hay que olvidar que la cirugía de estas lesiones se debe realizar de acuerdo a un campo visual en el que el cirujano ha de trabajar en tres dimensiones.

BIOLOGÍA Y EVOLUCIÓN NATURAL DE LOS SARCOMAS

Se trata de un grupo raro y heterogéneo de lesiones que presentan una incidencia media que oscila entre 1 y 5 por cada 100.000 casos y año, lo que representa algo menos del 1 % de los nuevos cánceres diagnosticados (concretamente, el 0,92 %) y hasta el 15 % de las lesiones malignas en la edad pediátrica.

Forman un amplio espectro de neoplasias malignas de origen mesenquimal de etiología desconocida, en el que se identifican más de 70-80 tipos histológicos. La mayoría son de aparición esporádica, pero algunos pueden relacionarse con anomalías genéticas y factores ambientales. Tradicionalmente, los sarcomas se clasificaban en dos amplias categorías: sarcomas de partes blandas y sarcomas óseos; aunque, en la actualidad, se prefiere dividirlos en dos grupos: aquellos que presentan defectos simples en el cariotipo y los que presentan defectos complejos en este.

Según el Programa Nacional de Vigilancia y Epidemiología del Instituto Nacional del Cáncer, se pone de manifiesto una incidencia de sarcomas de partes blandas de, aproximadamente, 3,4 casos por cada 100.000. Esta incidencia es inferior a la real, ya que algunos sarcomas viscerales se contabilizan con los del propio órgano, más que con este tipo de tumores. Tienen una ligera predominancia en varones (1,4:1), con una media de edad de unos 59 años y una distribución bimodal, con un pico en la quinta década y otro en la octava década. Los sarcomas de partes blandas se localizan con más frecuencia en las extremidades (el 12 % en la extremidad superior y el 28 % en la extremidad inferior, siendo el muslo el lugar más frecuente de ubicación de estos sarcomas [44 %]). El tipo histológico más habitual de estos sarcomas de partes blandas en las extremidades es el liposarcoma. Con relación a los sarcomas de partes blandas viscerales, cabe resaltar que representan el 22 % de estos tumores y aquí se incluyen los tumores del estroma gastrointestinal (GIST; del inglés, *gastrointestinal stromal tumors*) —estómago (59 %), intestino delgado (31 %), recto (3,3 %), colon (2,7 %) y esófago (0,6 %)— y el leiomiosarcoma uterino.

Histológicamente, el liposarcoma es el más frecuente de los sarcomas de partes blandas, representando hasta el 20-25 % de todas estas lesiones, el cual se subdivide en bien diferenciado (atípico), desdiferenciado, mixoide y pleomórfico. Algo menos frecuentes son el leiomiosarcoma (14 %) y el sarcoma pleomórfico indiferenciado, antiguamente denominado «fibrohistiocitoma maligno» (14 %).

Sarcomas óseos

Este tipo de lesiones son todavía más infrecuentes que los sarcomas de partes blandas, representando el 0,2 % de los nuevos casos de cáncer en los Estados Unidos y Europa. Suelen afectar a la población más joven, siendo frecuentemente diagnosticados en pacientes de 20 años o menos. Representan el 14,5 % de todos los sarcomas. El sarcoma osteogénico es el más común de estos y es más habitual en adolescentes que en adultos. Por su parte, el sarcoma de Ewing es más frecuente en niños y adolescentes, aunque también se puede presentar en adultos. La media de edad de presentación son 15 años y, aunque puede presentarse en cualquier localización, suele afectar con más frecuencia a las extremidades. La primera localización del sarcoma de Ewing varía en función de la raza; así, en los caucásicos, en quienes es más frecuente, es en el 80 % de los casos de localización ósea, mientras que, en afroamericanos, solo el 55 % se localiza en los huesos, y el 45 % son de localización en partes blandas. La incidencia global es parecida en los diferentes países, aunque es más variable en el sarcoma de Ewing y el condrosarcoma que en el sarcoma osteogénico.

Hay algunas variantes de sarcomas óseos que afectan a la población adulta, como el condrosarcoma, que se diagnostica entre los 30 y 60 años y es el principal sarcoma óseo del adulto. Estos sarcomas óseos asientan predominantemente en varones, con escasos factores de riesgo.

Finalmente, cabe resaltar que los cordomas, que se consideran lesiones óseas de histología embrionaria, son muy infrecuentes, con una incidencia de 0,5 por millón de personas y año, mostrando un pico de incidencia a los 50-60 años, y siendo muy raros antes de los 40 años. Aunque siempre se sospecha esta infrecuente neoplasia más habitualmente en lesiones sacras, tiene una distribución equitativa en la base de cráneo (32 %), el raquis móvil (33 %) y el sacro (29 %).

Sarcomas cutáneos

Son los menos habituales de los sarcomas de partes blandas. Tienen una incidencia de 24,4 casos por millón de personas y año, siendo el sarcoma de Kaposi (el 71 % de los sarcomas cutáneos) el más habitual. Por su parte el dermatofibrosarcoma protuberante es el segundo en incidencia (el 18 % de los sarcomas cutáneos), lo que equivale a 4,5 casos por millón de personas y año. Suele localizarse en el tronco a una media de

edad de 42 años y es más habitual en afroamericanos que en caucásicos. Otras variantes histológicas de sarcomas cutáneos son el sarcoma pleomórfico indiferenciado, el leiomiosarcoma y el angiosarcoma.

Sarcomas pediátricos

A pesar del impacto relevante de los sarcomas en sujetos menores de 20 años, los sarcomas de partes blandas y óseos representan la tercera y cuarta causa de muerte por cáncer en este grupo etario, respectivamente. La incidencia de los sarcomas óseos —de 9,1 por millón— parece estable en las últimas décadas, siendo el sarcoma osteogénico (5,3 por millón) y el de Ewing (2,8 por millón) los subtipos más frecuentes. Por lo que respecta a los sarcomas de partes blandas, tienen una incidencia en la infancia de 12,5 por millón, que se ha incrementado ligeramente en el tiempo. El subtipo histológico más frecuente es el rabdomiosarcoma (4,9 por millón). En la edad pediátrica, la mitad de los casos de sarcomas de partes blandas son rabdomiosarcomas, mientras que los otros se denominan *tumores de partes blandas no rabdomiosarcomatosos*. En estos segundos, la supervivencia depende del tamaño y del grado histológico.

ETIOLOGÍA

Aunque existen alteraciones genéticas y factores ambientales relacionados con la aparición de los sarcomas, no hay que olvidar que muchas de estas lesiones son idiopáticas y de aparición esporádica. Se podría decir que la etiología de la mayoría de los sarcomas es mayormente desconocida.

Atendiendo a la susceptibilidad genética de muchas de estas lesiones, los sarcomas se dividen en dos grupos claramente diferenciados: aquellas lesiones con defectos simples en el cariotipo y aquellas lesiones con defectos complejos de este.

Los defectos simples consisten, por lo general, en translocaciones cromosómicas que alteran la función genética y/o proteica, lo que facilita el desarrollo del sarcoma, siendo la más conocida la del sarcoma de Ewing. Por el contrario, los defectos complejos del cariotipo provocan reordenamientos en los cromosomas, lo que altera el ciclo genético celular y provoca inestabilidad genética. Los sarcomas producidos por esta anomalía pueden presentarse en sujetos de edad avanzada, mostrando mutaciones en las vías de señalización del gen *P53* y del retinoblastoma. El leiomiosarcoma, el liposarcoma, el angiosarcoma y el sarcoma osteogénico son ejemplos de este tipo de tumores. Esta alteración compleja en el cariotipo también se produce como consecuencia de radioterapia previa.

Algunas de estas lesiones aparecen ligadas a síndromes genéticos, presentándose en estos casos en sujetos más jóvenes que las formas esporádicas. Como ejemplo de estos cuadros se encuentra el síndrome de Li-Fraumeni, de herencia autosómica dominante y que presenta una mutación en *TP53* como responsable. Se relaciona con el sarcoma osteogénico, el rabdomiosarcoma, el leiomiosarcoma y el liposarcoma, así como con tumores cerebrales, de mama, carcinoma corticosuprarrenal, leucemia y cáncer bronquial.

El retinoblastoma hereditario se desencadena por una mutación en la línea germinal del gen *RB1*, que tiene una gran penetrancia. El 80-90 % de los portadores padecen tumores oculares. El 25-30 % de los cánceres secundarios en los supervivientes del retinoblastoma hereditario son sarcomas óseos. Por su parte, los sarcomas de partes blandas se manifiestan entre 10 y 50 años tras el diagnóstico del retinoblastoma, representando el 12-32 % de los cánceres secundarios de los supervivientes del retinoblastoma y siendo el más frecuente de estos el leiomiosarcoma uterino.

La neurofibromatosis de tipo 1 (enfermedad de Von Recklinghausen) tiene una incidencia de 1 caso por cada 3.000 recién nacidos vivos, pero el fenotipo suele ser variable. En este caso, el gen *NF1* es el gen supresor del tumor y es el que codifica la proteína neurofibrina, reguladora negativa de la vía de señalización RAS-MAPK (del inglés, *mitogen activated protein kinase pathway*). En este cuadro, se producen neurofibromas, manchas de color «café con leche», gliomas ópticos, displasia ósea y nódulos de Lisch. En niños con neurofibromatosis de tipo 1, la prevalencia del rabdomiosarcoma es del 0,02-0,03 %, es decir, 20 veces más frecuente que en la población general. El rabdomiosarcoma asociado a la neurofibromatosis de tipo 1 se presenta habitualmente en la vejiga y en la próstata. La neurofibromatosis de tipo 1 se asocia también a otros tumores de partes blandas como el GIST o el tumor maligno de la vaina nerviosa periférica. La incidencia de este último, que aparece típicamente sobre neurofibromas plexiformes y tiene un muy mal pronóstico de supervivencia, es del 0,16 % en pacientes con neurofibromatosis de tipo 1, muy superior a la de la población general (0,001 %).

La poliposis adenomatosa familiar, además de favorecer la posible aparición de un carcinoma colorrectal, provoca el desarrollo de tumores desmoides en la pared abdominal, el mesenterio, la pared torácica y la región inguinal hasta en un 10 % de los casos. Estos tumores desmoides ocurren hasta 850-1.000 veces con más frecuencia en sujetos con poliposis familiar que en la población general y están asociados a una mutación en el gen *APC* (del inglés, *adenomatous polyposis coli*).

Los GIST están asociados a la mutación del gen que codifica el receptor de la tirosina-cinasa *KIT* (exones 8, 9, 11, 13 y 17) en el 70-80 % de los casos y a mutaciones del gen *PDGFRA* (que codifica la subunidad alfa del receptor de crecimiento derivado de plaquetas; del inglés, *platelet derived growth factor receptor alpha*) en el 5-15 % de casos. Cuando se relacionan con una mutación en la línea germinal de la enzima SDH (succinato-deshidrogenasa), se presentan en forma multifocal y asociados a paragangliomas y feocromocitomas.

Otros síndromes relacionados son el de Bloom (recesivo, en población judía askenazí, sarcoma osteogénico), el de Werner (recesivo, sarcoma osteogénico) y el de Rothmund-Thompson (mutación en el gen *RECQ4*, sarcoma osteogénico).

La radiación ionizante siempre se ha considerado un factor desencadenante relacionado con el desarrollo de sarcomas. Los pacientes expuestos a radiaciones ionizantes (radioterapia, exposición a una bomba atómica, etc.) tienen una mayor incidencia de sarcomas óseos (osteogénico) y de partes blandas (leiomiosarcoma). Por lo general, se consideran criterios de sarcoma inducido por radiación los que se muestran en la **tabla 47-1**.

Tabla 47-1. Criterios de sarcoma inducido por radiación

- Radioterapia previa para el tratamiento de enfermedad benigna o maligna
- Desarrollo del sarcoma en el área donde se aplicó la radioterapia
- Sarcoma histológicamente distinto al primer cáncer para el que se aplicó la radioterapia
- Período de latencia de, al menos, tres años entre la aplicación de la radioterapia y la aparición del sarcoma

Estas lesiones se pueden detectar tras la aplicación de radioterapia para el tratamiento del cáncer de mama, linfoma no hodgkiniano y cáncer de próstata, tratándose de sarcomas de alto grado como el sarcoma indiferenciado pleomórfico, angiosarcoma y leiomiosarcoma. El período de latencia entre la aplicación de la radioterapia y el desarrollo del sarcoma es de, aproximadamente, 16 años, siendo el riesgo de desarrollar sarcomas de partes blandas 30 veces mayor cuando la dosis de radioterapia ha superado los 44 grais (Gy) que cuando las dosis no han superado los 15 Gy. Hasta la fecha, no se ha comprobado que la radioterapia incremente el riesgo de aparición de sarcomas de partes blandas fuera del campo irradiado.

En concreto, la radioterapia del cáncer de mama se ha asociado a la aparición de angiosarcomas, sarcomas indiferenciados pleomórficos, fibrosarcomas, así como de linfangiosarcomas dentro del síndrome de Stewart-Treves, enfermedad rara, pero de mal pronóstico. Este síndrome, inicialmente relacionado con el linfedema posmastectomía, puede presentarse ante cualquier cuadro de linfedema (postraumático, filariosis, estasis venosa, etc.). No obstante, la incidencia de estas lesiones tras el cáncer de mama es extremadamente baja (31 sarcomas de partes blandas/100.000 personas/año y 7 angiosarcomas/100.000 personas/año), por lo que los beneficios de la radioterapia en el tratamiento del cáncer de mama que reduce la recaída local superan los riesgos.

Otro de los factores ambientales relacionados con el desarrollo de los sarcomas es la exposición a agentes químicos, como el cloruro de vinilo, que parece que incrementa el riesgo de desarrollo de angiosarcoma hepático. Esta es una sustancia que se usaba habitualmente en la industria del plástico en la década de 1970. El período de latencia entre la exposición a dicho compuesto y la aparición de la lesión es de hasta 36 años. Existe, asimismo, una relación positiva entre la exposición a clorofenoles y la aparición de sarcomas de partes blandas (con una razón de posibilidades u *odds ratio* [OR] de 1,79), así como con la exposición a aceites industriales utilizados en el corte de los metales (OR: 1,65).

Por último, ciertos virus —sobre todo, tras el desarrollo de la supresión inmunoterápica— se han relacionado con el desarrollo de sarcomas de partes blandas. La asociación más conocida es la del sarcoma de Kaposi con el herpesvirus de tipo 8 en pacientes infectados por el virus de la inmunodeficiencia humana. Este sarcoma se ha detectado también en pacientes inmunodeprimidos postrasplantados, pero que no presentan la infección vírica y en pacientes con colitis ulcerosa tratados con inmunosupresores. También parece existir una relación entre la infección por virus de Epstein-Barr y los tumores musculares de fibra lisa como el leiomiosarcoma que se relaciona con la inmunosupresión.

El abordaje de estas lesiones es multidisciplinar y requiere incluso en ocasiones colaboración entre oncólogos pediátricos y de adultos.

Suelen ser neoplasias con baja incidencia (< 1 % del cáncer adulto y alrededor del 15 % en niños), de aparición esporádica y etiología desconocida. Algunos casos se presentan ligados a síndromes genéticos (síndrome de Li-Fraumeni, retinoblastoma, neurofibromatosis de tipo 1, etc.). Cabe resaltar la importancia de la anamnesis. Pueden aparecer tras radioterapia en el área donde se aplicó tres años más tarde. Ocasionalmente, pueden presentarse tras la exposición a cloruro de vinilo o clorofenoles.

COMPORTAMIENTO Y ASPECTOS CLÍNICOS

Desde el punto de vista clínico, los sarcomas se presentan como una masa de crecimiento lento indolora o poco dolorosa. Cuando la lesión es de localización superficial, el paciente llega a percibir su crecimiento, pero, en los casos en que estas masas se localizan en profundidad y en aquellos que asientan en la endopelvis y en la cavidad abdominal, pueden no dar sintomatología alguna durante mucho tiempo, lo que hace que lleguen a la consulta con un tamaño, en ocasiones, irresecable.

Su comportamiento biológico permitía clasificarlos en lesiones de bajo grado, intermedio y alto grado, aunque la 8ª edición de clasificación del American Joint Committee on Cancer (AJCC) solo diferencia entre lesiones de bajo (G1) y alto grado (G2 y G3), como se verá más adelante. Todo esto representa la agresividad biológica y se correlaciona con la probabilidad de desarrollar metástasis.

Se trata de verdaderas masas sólidas, que crecen centrífugamente con la periferia como la parte más inmadura. A diferencia de las lesiones benignas, en las que existe una verdadera cápsula, los sarcomas están rodeados por una zona reactiva o seudocápsula (constituida por células tumorales comprimidas junto a una zona fibrovascular y un área de componente inflamatorio). Esta pseudocápsula está poco definida —especialmente, en las lesiones de alto grado—, por lo que las células tumorales pueden desbordarla y provocar lesiones satélites (*skip mestastases*) en el mismo compartimento. Esto obliga, como después se indicará, a realizar un estudio de imagen que permita identificar el compartimento entero. Estas lesiones satélites suelen ser micrometástasis locorregionales que no suelen haber invadido el torrente circulatorio. No obstante, podrían justificar las recaídas locales que se producen en ocasiones tras resecciones con márgenes negativos (R0).

Por lo general, estas lesiones suelen respetar las barreras anatómicas naturales (en contraste con los carcinomas, que infiltran tejidos vecinos), ya que se expanden a través de los tejidos menos resistentes, por lo que inicialmente son intracompartimentales. Con el tiempo, pueden violar estas barreras (cortical ósea, fascia), lo que los convierte en extracompartimentales y obliga a plantear una estrategia terapéutica diferente. No obstante, hay que estar alerta, ya que algunos sarcomas son bicompartimentales en su presentación inicial.

Por lo que respecta a la extensión directa del tumor a través del cartílago articular y la consecuente invasión articular, es rara y, cuando se produce, suele ser el resultado de una fractura patológica o a consecuencia de la invasión de tejidos pericapsulares (ligamentos cruzados en la rodilla, que son estructuras intraarticulares, pero extrasinoviales). Asimismo, cabe señalar que, aunque con poca frecuencia, se han podido comprobar metástasis transcapsulares hasta en el 1 % de los sarcomas osteogénicos.

La progresión y diseminación de los sarcomas se hace, preferentemente, a través del torrente sanguíneo; así, los sarcomas que asientan en las extremidades afectan al pulmón en fases iniciales y solo tardíamente comprometen al tejido óseo. Por el contrario, los sarcomas de localización abdominal y pélvica progresan preferentemente al pulmón y al hígado. El porcentaje de metastatización de estas lesiones es inferior al 15 % en los sarcomas de bajo grado, mientras que supera con creces ese 15 % en los de alto grado. Por otra parte, la afectación linfática regional es poco habitual en estas lesiones, siendo de, aproximadamente, un 7 % en los sarcomas óseos y del 13 % en algunos sarcomas de partes blandas (sarcoma sinovial) en su presentación inicial.

Los sarcomas óseos de alto grado suelen presentar micrometástasis en el momento del diagnóstico, a diferencia de los sarcomas de partes blandas. Así, se estima que el 20 % de los pacientes afectados de un sarcoma osteogénico presentan micrometástasis pulmonares en el momento de su detección, metástasis de pequeño tamaño que, en ocasiones, no son detectables en la tomografía axial computarizada (TAC) pulmonar del estudio de extensión. Por este motivo, la enfermedad solo puede ser tratada mediante un abordaje multidisciplinar, combinando quimioterapia sistémica (preoperatoria y posoperatoria) y cirugía amplia o radical. La enfermedad metastásica de los sarcomas de partes blandas es menos habitual, y la respuesta de estas lesiones a la quimioterapia, incierta, por lo que su papel en la supervivencia del paciente es todavía motivo de debate.

De entre los sarcomas óseos, cabe resaltar el sarcoma osteogénico, cuya característica fundamental es la producción de osteoide o matriz ósea inmadura, y que presenta dos picos de incidencia: la infancia-adolescencia y la edad adulta por encima de los 45-50 años, donde es secundario a la irradiación o a la enfermedad de Paget. Sus localizaciones principales son la vecindad de las «fisis fértiles» de huesos largos.

En función de la matriz predominante que posee, se subclasifica en osteoblástico, condroblástico, fibroblástico y telangiectásico, y radiológicamente puede presentar una imagen esclerosa (30 %), lítica (25 %) y mixta (45 %). Otra variante es el sarcoma osteogénico parostal (cortical posterior del fémur distal), de evolución lenta, bajo grado y metástasis tardías, con supervivencias del 75-85 % y que no suele precisar de adyuvancia. Además, existe la forma perióstica, que se localiza en la corteza, siendo de pequeño tamaño y aspecto espiculado. Antiguamente, se clasificaría como de grado intermedio, pero este grado ha desparecido, por lo que de acuerdo con la 8ª edición de la clasificación del AJCC, sería de alto grado. Finalmente, hay una variante de células pequeñas redondeadas, que remedan el sarcoma de Ewing, por lo que es fundamental identificar el osteoide en la biopsia, ya que se trata de una lesión de alto grado.

El condrosarcoma, que es propio de adultos de entre 40 y 60 años, constituido por tejido cartilaginoso y sin formación de osteoide, puede ser periférico (crece en superficie) o central (crece en el canal medular). Histológicamente, se clasifica en lesión de células claras, mesenquimal y desdiferenciado. Puede presentarse de forma primaria, que asienta sobre tejido sano y suele ser central, o de forma secundaria, sobre lesiones previas (osteocondromas, encondromas, etc.), que pueden ser centrales o periféricos. Las lesiones centrales son expansivas, muy destructivas e invaden partes blandas. La eficacia de la quimioterapia y de la radioterapia es discutible en estas lesiones, aunque pueden contemplarse en lesiones de alto grado o ante resección insuficiente.

El sarcoma de Ewing, propio de huesos largos en sujetos inmaduros caucásicos, es un tumor de células mesenquimales redondeadas. En el 90 % de los casos, presenta una translocación en los cromosomas 11-22, que se traduce en una proteína quimérica (EWSR1/FLI1). La lesión tiene un patrón moteado o permeativo, con alta incidencia de metástasis y recaída local.

Por lo que respecta a los sarcomas de partes blandas, el liposarcoma con sus variantes (mixoide, pleomórfico, diferenciado y desdiferenciado) puede alcanzar un gran tamaño —sobre todo, en su localización retroperitoneal—, lo que dificulta su tratamiento. La radioterapia está indicada si no se consiguen márgenes libres.

El sarcoma pleomórfico indiferenciado (antiguo histiocitoma fibroso maligno) tiene aspecto nodular, con bordes mal definidos e infiltrativos. Dado el tamaño que alcanza, suele tener zonas de necrosis y hemorragia, que hay que evitar en la obtención de la muestra (biopsia ecoguiada). Las formas mixoides tienen mejor pronóstico.

El fibrosarcoma —lesión poco frecuente de localización generalmente profunda (fascias y aponeurosis)— es de alto grado y, al crecer, pierde sus límites e infiltra estructuras vecinas.

Por lo que respecta al sarcoma sinovial, se localiza en la vecindad de las articulaciones, no en la propia articulación, afectando a pacientes jóvenes (menores de 40 años) y presentándose como una masa adherida a planos profundos, delimitada, nodular y de consistencia dura. Presenta diseminación linfática en ocasiones y puede contener calcificaciones en su interior, lo que le confiere mejor pronóstico. Es una lesión de alto grado y tiene una variante bifásica (células fusiformes o epiteliales) o monofásica (células fusiformes).

DIAGNÓSTICO DE LOS SARCOMAS

Como en todo procedimiento asistencial, la anamnesis y la exploración son parte esencial del proceso (antecedentes personales y familiares del paciente, síndromes genéticos y exposición a factores ambientales). Por supuesto, se debe realizar la palpación de la masa en el caso de que esta sea accesible, verificando la consistencia, dureza, adherencia a planos profundos, movilidad, desplazamiento, existencia de circulación colateral y, sobre todo, el ritmo de progresión o crecimiento. Existen, en ocasiones, referencias por parte del paciente a un traumatismo concomitante a la detección de la masa, pero los traumatismos son solo eventos incidentales, que, a veces, permiten detectar dicha tumoración.

Es importante desde el punto de vista diagnóstico tener claros los objetivos que hay conseguir, que son: conocer las principales técnicas de imagen empleadas para el estudio de los sarcomas y reconocer las características fundamentales de los principales sarcomas.

Sarcomas óseos

Los sarcomas óseos son, como se ha indicado, tumores muy infrecuentes que afectan, sobre todo, a niños y a adolescentes, coincidiendo con el período de mayor desarrollo esquelético. Por este mismo motivo, un elevado porcentaje se localizan alrededor de las denominadas «fisis fértiles», como las de la rodilla y el hombro, donde se localizan los cartílagos de crecimiento de mayor tamaño y actividad biológica. Se trata de lesiones que muestran un comportamiento agresivo y que tienen una elevada tasa de mortalidad y de discapacidad.

Los sarcomas óseos pueden ser también secundarios y aparecer sobre un hueso patológico, como en la enfermedad de Paget, en el infarto óseo o en la osteítis rádica (tras radioterapia). Finalmente, no hay que olvidar que estas lesiones pueden tener una forma de presentación extraesquelética, presentándose como una tumoración de partes blandas.

Diagnóstico por técnicas de imagen

Radiografía simple

La radiografía simple es la exploración fundamental en el estudio inicial de los tumores óseos. Proporciona información sobre la localización de la lesión, su morfología y sus relaciones con el hueso adyacente. Estas características junto con la edad permitirán realizar la primera aproximación diagnóstica. La radiografía en dos proyecciones debe incluir la totalidad del hueso y las articulaciones adyacentes. En la radiografía, es importante analizar el patrón de destrucción ósea («geográfico» o «no geográfico», el cual puede subdividirse en moteado o permeativo), la zona de transición, la destrucción de la cortical, el tipo de reacción perióstica, la invasión de partes blandas y la posible afectación de la articulación. Esto permite diferenciar los tumores óseos indolentes de los agresivos (**Fig. 47-1**).

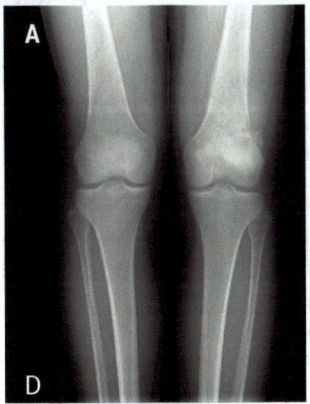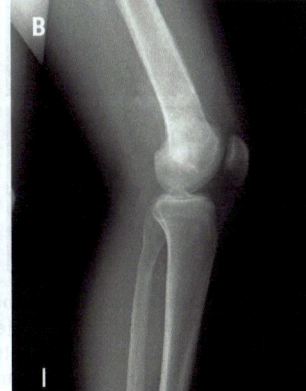

Figura 47-1. Osteosarcoma. Radiografía simple de las rodillas. **A)** Proyección anteroposterior. **B)** Proyección lateral. Lesión infiltrativa blástica (matriz osteoide) en el fémur distal izquierdo, con componente de partes blandas en su vertiente posterolateral y reacción perióstica agresiva. D: derecha; I: izquierda.

Tomografía axial computarizada

La TAC permite confirmar la lesión y estudiar con más detalle la matriz tumoral, el grado de afectación cortical, la localización de la lesión, la reacción perióstica y la extensión a partes blandas. Se puede obtener información sobre la relación de los tumores óseos con las estructuras vasculares mediante estudios de angiografía por TAC (angio-TAC). No hay que olvidar la extraordinaria utilidad en la realización de las técnicas intervencionistas.

No obstante, el papel de la TAC en la estadificación local del sarcoma óseo se ha visto reducido, aunque sigue siendo el método principal de análisis de lesiones localizadas en raquis y pelvis. La TAC no permite la evaluación de la invasión de la fisis con la misma fiabilidad que la resonancia magnética nuclear (RMN).

Resonancia magnética nuclear

La RMN consigue una buena delimitación tanto de la lesión como del componente tumoral extraóseo y determina la presencia de grasa, sangre, componente cartilaginoso o fibroso (**Fig. 47-2**). Es imprescindible para la estadificación local y debe ser utilizada en combinación con radiografías recientes. Como con la radiografía, hay que insistir en que la exploración incluya el tumor, el compartimento en el que se encuentra y las articulaciones adyacentes, ya que las lesiones satélites condicionan el tratamiento.

Las técnicas de imagen funcional son muy útiles en el diagnóstico y seguimiento radiológico del tumor óseo. La RMN de difusión determina el grado de celularidad tumoral y la RMN de perfusión dinámica con contraste intravenoso (CIV) permite conocer el perfil vascular:

- RMN de difusión: la técnica de RMN de difusión (DWI; del inglés, *diffusion-weighted imaging*) valora el movimiento de las moléculas del agua en los tejidos. El grado de restricción a la difusión de dichas moléculas es inversamente proporcional a la celularidad tisular y a la integridad de las membranas. Los tumores celularmente densos tendrán restricción de la difusión y se detectarán como aumento de señal en dicha secuencia (análisis cualitativo).
  El análisis cuantitativo se realiza mediante el cálculo del coeficiente de difusión aparente (ADC; del inglés, *apparent diffusion coefficient*). Las lesiones con verdadera restricción de la difusión presentarán baja señal en el mapa del ADC. Esto permitirá diferenciar el tejido tumoral viable de la zona de necrosis.
- RMN de perfusión dinámica: la administración de CIV (gadolinio) mejora la detección de la lesión y la delimita frente al tejido blando en vecindad. Este realce «estático» en una fase avanzada tras la administración de contraste muestra una imagen tardía de la lesión. En la RMN de perfusión dinámica se realizan secuencias repetidas cíclicamente durante los primeros 4 a 5 minutos tras la administración de CIV. Hay que seleccionar una región representativa de la lesión, que incluya la mayor parte de tejido sólido vascularizado.
- Con el estudio dinámico podemos estudiar la distribución del contraste mediante una curva de intensidad de señal-tiempo, la cual permite deducir la vascularización y perfusión tisular, la permeabilidad capilar y el espacio intersticial del tumor. También nos ayudará en la valoración de la respuesta al tratamiento.
  Los sarcomas suelen presentar curvas tipo III (pendiente elevada seguido de una posterior meseta) o tipo IV (alta pendiente y lavado precoz). La mayor pendiente se relaciona con mayor vascularización y permeabilidad capilar y el lavado con menor espacio extracelular. No obstante, algunos tipos de sarcomas manifiestan curvas tipo II, con baja pendiente sugestiva de benignidad histológica (p. ej. el osteosarcoma parostal).

En pacientes en los que exista una contraindicación absoluta para la realización de la RMN, la TAC de energía dual (DECT; del inglés, *dual-energy computed tomography*) tiene un papel potencial en la diferenciación del edema óseo de la infiltración tumoral.

Técnicas de medicina nuclear

Por lo que respecta a las técnicas de medicina nuclear más útiles en estas lesiones, se encuentran:

- Gammagrafía ósea: permite localizar tumores y lesiones en todo el esqueleto. Los radionúclidos más utilizados son los bisfosfonatos marcados con tecnecio 99 metaestable (^{99m}Tc) y el galio 67 (^{67}Ga).

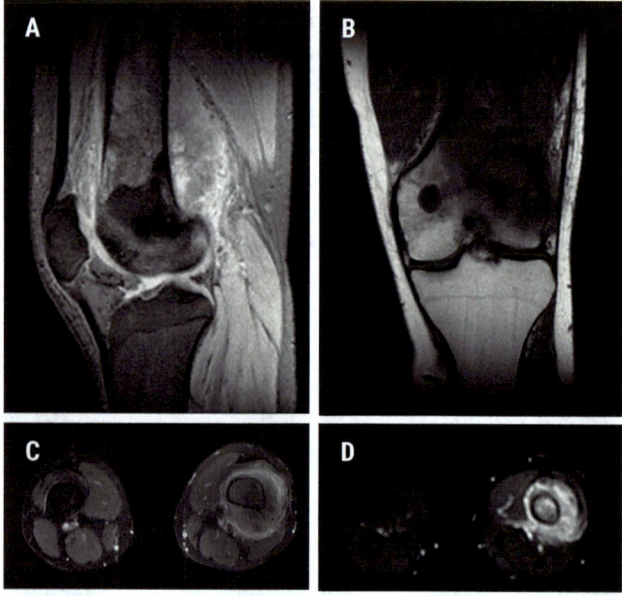

Figura 47-2. Osteosarcoma. Resonancia magnética nuclear de la rodilla izquierda. **A)**: secuencia EG (ecogradiente) potenciada en T2 en el plano sagital. **B)**: secuencia potenciada en T1 en el plano coronal, donde se observa una lesión infiltrativa en el fémur distal izquierdo, con áreas de esclerosis (matriz osteoide) y componente de partes blandas de predominio posterior. Asocia reacción perióstica agresiva e infiltración de la musculatura en la vecindad. **C)**: tras la administración de contraste intravenoso, se observa realce heterogéneo con áreas hipocaptantes por necrosis. **D)**: presenta restricción a la difusión.

- La tomografía por emisión de positrones (PET; del inglés, *positron emission tomography*) con fluorodesoxiglucosa marcada con flúor 18 (^{18}F-FDG) combinada con las técnicas de TAC o RMN diferencia entre una lesión benigna y maligna, distingue entre recidiva tumoral o fibrosis posquirúrgica y facilita la detección de metástasis no identificadas mediante otras técnicas de imagen. Este procedimiento combinado con la RMN aúna la resolución de partes blandas de la RMN con el análisis metabólico de la PET. Es de utilidad en la estadificación de la lesión, la planificación de la radioterapia y la evaluación de la respuesta al tratamiento, reduciendo la dosis acumulativa de radiación.

Inteligencia artificial

La introducción de la inteligencia artificial en el estudio de las lesiones del esqueleto y el uso del análisis de la textura radiómica ha desembocado en la utilización de modelos de RMN radiómica, que permiten diferenciar sarcomas de bajo y alto grado. La radiómica asociada a una máquina de aprendizaje desempeña mejor la función que el propio radiólogo, con una precisión diagnóstica de un 94,7 %. Los datos obtenidos por la radiómica parecen ser futuros biomarcadores en la predicción de la supervivencia de pacientes con sarcomas de partes blandas. En el futuro, la combinación de características clínicas y radiómicas podría optimizar el tratamiento y habilitar el tratamiento personalizado de pacientes con un sarcoma.

Valoración tumoral

En el diagnóstico radiológico de estas lesiones, se valoran las siguientes características:

- Localización: existen localizaciones características que ayudan en el diagnóstico diferencial. Por ejemplo, suele ser metafisario el osteosarcoma paraóstico (cortical posterior de la metáfisis distal del fémur), metafisodiafisario el sarcoma de Ewing y diafisario el osteosarcoma perióstico y el osteosarcoma de alto grado de superficie.
- Matriz cálcica: la calcificación osteoide (densa) es típica del osteosarcoma y la calcificación condroide (morfología en comas y arcos) se relaciona con el condrosarcoma.
- Delimitación tumoral: el borde lesional irregular de aspecto apolillado o permeativo sugiere mayor velocidad de crecimiento y, por lo tanto, agresividad.
- Reacción cortical: la destrucción cortical es un signo radiológico de agresividad.
- Reacción perióstica: estos tumores suelen mostrar una respuesta perióstica interrumpida, ya que son lesiones de rápido crecimiento. Por ejemplo, la reacción espiculada es frecuente en el osteosarcoma y el sarcoma de Ewing.
- Masa de partes blandas extraósea: en tumores como el sarcoma de Ewing, es característica la asociación a masa de partes blandas, a menudo, de gran tamaño.

Sarcomas de partes blandas

Los sarcomas de partes blandas son un grupo heterogéneo de tumores de origen mesenquimal. Representan, apro-

ximadamente, el 1 % de todas las neoplasias malignas en adultos. La localización más frecuente es en las extremidades (60 %), seguidas del tronco (19 %), del retroperitoneo (15 %) y de la cabeza y cuello (9 %). La diseminación es hematógena (en ocasiones, la linfática), con metástasis pulmonares, por lo que es necesaria la TAC de tórax en el estudio de extensión.

Diagnóstico por técnicas de imagen

Radiografía simple

Permite descartar un origen óseo, valora los planos grasos, la presencia de calcificaciones o matriz tumoral y la afectación ósea secundaria. Se recomienda realizar, al menos, dos proyecciones ortogonales (**Fig. 47-3**).

Ecografía

En general, se utilizan transductores lineales de alta frecuencia (entre 12 y 17 MHz), aunque, en lesiones profundas, se necesitarán transductores convexos de entre 5 y 9 MHz. Con la exploración de ecografía Doppler color, se puede valorar la vascularización de la lesión. En general, la presencia de flujo Doppler aumenta la especificidad para el diagnóstico de malignidad. Es una exploración valiosa para el cribado inicial de tumoraciones de partes blandas (**Fig. 47-4**), aunque no es útil en la valoración de lesiones no accesibles, como las lesiones óseas o intraarticulares. La ecografía también permitirá realizar procedimientos intervencionistas (biopsia ecoguiada), en los casos en los que sea necesaria.

La ecografía mejorada con contraste ha sido recientemente empleada en la detección de sarcomas de partes blandas, ya que permite evaluar las características vasculares del tumor. La elastografía ecográfica para sarcomas de partes blandas está hoy día en fase de validación.

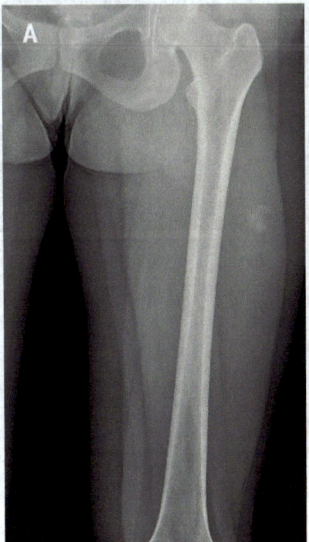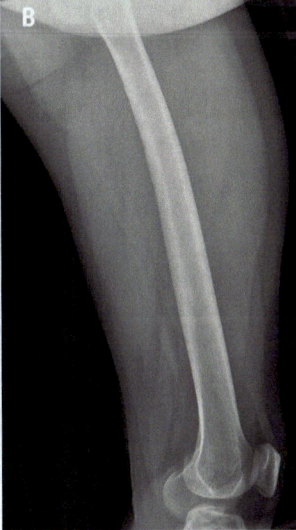

Figura 47-3. Sarcoma de Ewing. Radiografía simple del fémur izquierdo en proyecciones anteroposterior **(A)** y lateral **(B)**. Engrosamiento de partes blandas en la vertiente proximal y lateral del muslo izquierdo, asociado a calcificación irregular en su vertiente craneal. No se observa afectación del fémur adyacente.

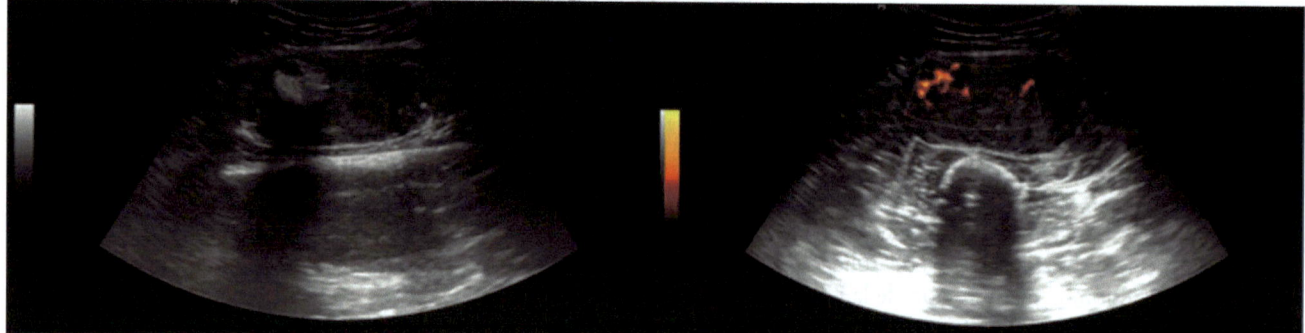

Figura 47-4. Sarcoma de Ewing. Ecografía del muslo izquierdo. Tumoración de partes blandas hipoecoica y heterogénea en el músculo vasto lateral izquierdo, con calcificaciones poco organizadas en su vertiente superior y señales Doppler color en su interior (vascularización intralesional). No se identifica contacto con la diáfisis femoral adyacente.

Tomografía axial computarizada

Permite valorar el patrón de mineralización (osteoide/condroide), la densidad de la lesión (grasa, líquido, etc.), la relación con el hueso adyacente y su vascularización (angio-TAC). Se realizará TAC en los casos que no sea posible realizar RMN y como guía para la toma de biopsias en lesiones no accesibles por ecografía.

La imagen de TAC con perfusión (pCT; del inglés, *perfusion computed tomography*) es una novedosa técnica que proporciona datos cuantitativos y cualitativos con relación a la microcirculación del tumor. Los parámetros obtenidos pueden ser utilizados como biomarcadores para evaluar la respuesta del tumor a terapias con diana en la vascularización tumoral.

Resonancia magnética nuclear

Es la técnica de imagen de elección. Permite la caracterización de la lesión, determinar su extensión local, organizar la pla-

nificación quirúrgica y la respuesta al tratamiento, así como su seguimiento (**Fig. 47-5**).

Se puede valorar los compartimentos afectados, la relación del tumor con la fascia (importante en la estadificación y planificación terapéutica), el edema peritumoral y la afectación neurovascular y ósea. La presencia de señal característica de un tejido permite sugerir un tipo específico de tumor (p. ej., señal grasa en algunos liposarcomas). Con la administración de CIV (gadolinio) delimita la tumoración y se puede diferenciar entre lesiones sólidas y líquidas. La RMN permite determinar la extensión local del sarcoma, lo que es crucial para la obtención de márgenes quirúrgicos libres de enfermedad (**Figs. 47-6** y **47-7**).

Para una planificación terapéutica óptima, hay que obtener a partir del estudio diagnóstico (en este caso, a partir de la RMN) datos en cuanto a la localización y extensión del tumor:

- Análisis del tejido sano circundante. Una resección ampliada implica una distancia de, al menos, 2 cm de la grasa, piel o

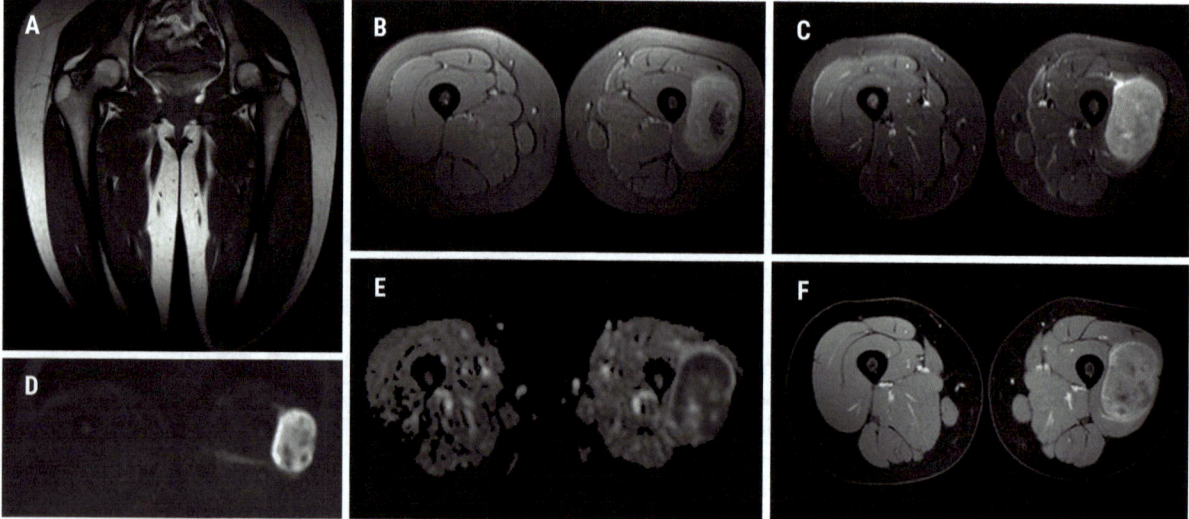

Figura 47-5. Sarcoma de Ewing. Resonancia magnética nuclear de los miembros inferiores. **A)** Tumoración de partes blandas en el vasto lateral izquierdo, discretamente hiperintensa en comparación con el músculo en la secuencia potenciada en T1 en el plano coronal con campo de visión (FOV; del inglés, *field of view*) amplio . **B)** Es hiperintensa, con área hipointensa correspondiente a calcificación en la secuencia eco de gradiente (EG) potenciada en T2 en el plano axial. **C)** Se observa una marcada hiperintensidad en la secuencia STIR del inglés, *short-tau inversion-recovery*) en el plano axial. **D)** Presenta restricción a la difusión con hiposeñal correspondiente en el coeficiente de difusión aparente (ADC; del inglés, *apparent diffusion coefficient*) **(E)**. **F)** Tras administración de contraste intravenoso, se observa realce heterogéneo. No se objetiva infiltración de las estructuras óseas adyacentes.

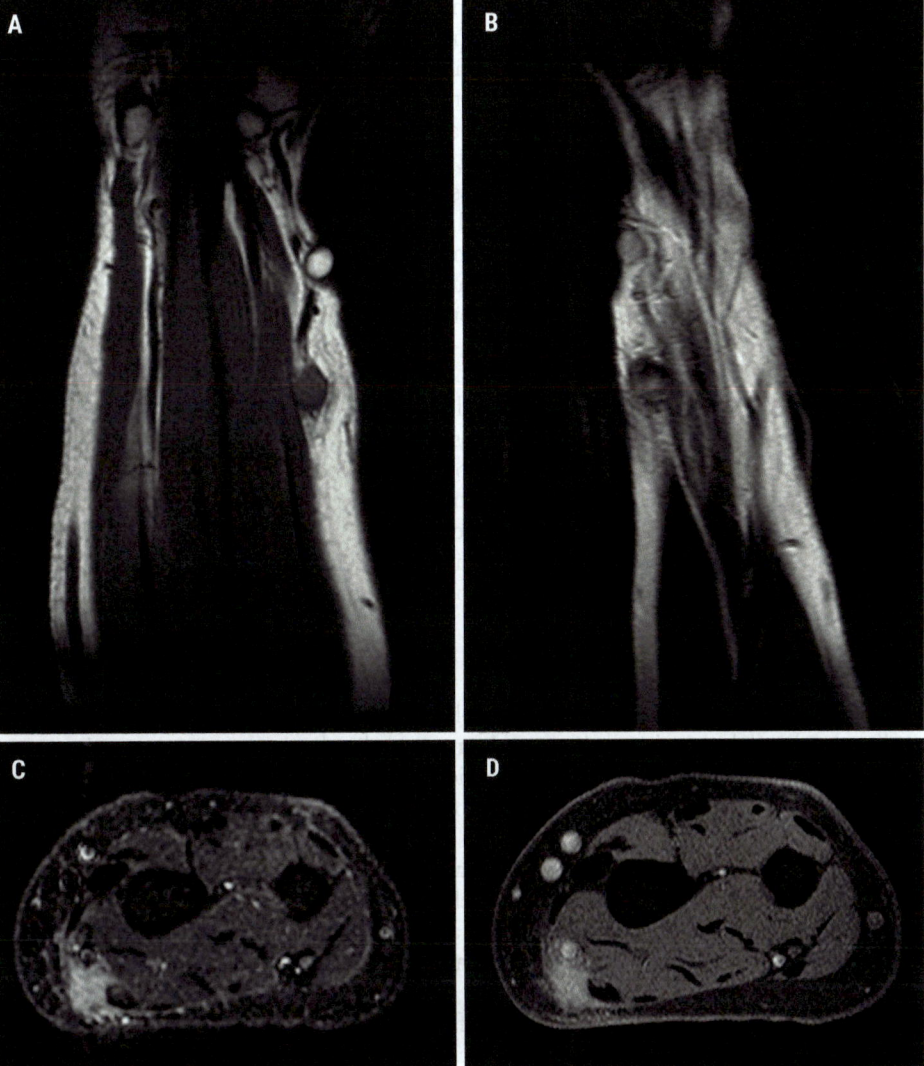

Figura 47-6. Sarcoma pleomórfico de alto grado. Resonancia magnética nuclear de antebrazo derecho. **A)** Tumoración infiltrativa de partes blandas adyacente al músculo flexor radial del carpo isointensa al músculo en secuencia T1 plano coronal. **B)** La misma imagen en secuencia T2 plano sagital. **C)** Es hiperintensa en secuencia de recuperación de inversión de tau breve (STIR; del inglés, *short-tau inversion-recovery*) en plano axial. **D)** Imagen con intensa captación tras la administración de contraste intravenoso. Se puede observar el marcador cutáneo en la vecindad a la lesión **(A** y **B)**.

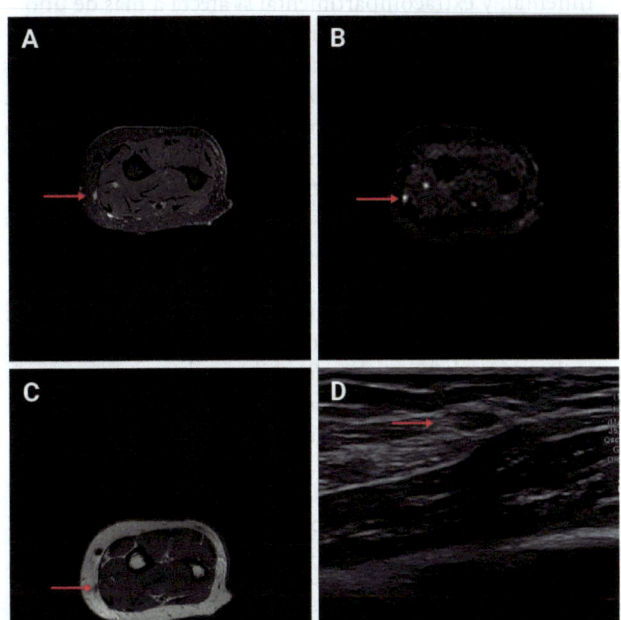

Figura 47-7. Sarcoma pleomórfico de alto grado, recidiva tumoral cuatro años después del diagnóstico inicial (flechas rojas). **A)** En la resonancia magnética nuclear de antebrazo derecho se identifica una pequeña lesión nodular adyacente al músculo flexor radial del carpo hiperintensa en secuencia STIR en el plano axial. **B)** Tiene restricción a la difusión. **C)** Se observa una leve captación de contraste intravenoso. **D)** En el estudio ecográfico prequirúrgico, se observa el nódulo hipoecoico milimétrico adyacente al músculo flexor radial del carpo.

músculo y, al menos, 1 mm de la fascia, como objetivo quirúrgico. Por esto, la diferenciación entre edema e infiltración tumoral (DCE-MRI y DWI) es de extrema importancia.

- La RMN con contraste tiene sus límites para diferenciar el tumor residual de los cambios reactivos tras la quimioterapia neoadyuvante y de la cicatriz residual poscirugía tras la aplicación de contraste. La DCE-MRI soluciona estos problemas, diferenciando el resto tumoral de la necrosis, cambios posterapia y tejido de granulación.
- En los sarcomas de partes blandas, el tamaño, la localización y el grado histológico son los factores pronósticos más importantes.

La RMN está indicada en el estudio de los tumores de partes blandas no accesibles o indeterminados por ecografía, si existe sospecha de malignidad por criterios clínicos o de imagen ecográfica, para la estadificación tumoral locorregional y en el seguimiento del tumor tratado.

Se están desarrollando otras técnicas, como la espectoscopia por RMN para la valoración de este tipo de tumores.

Valoración tumoral

En la valoración de los sarcomas de partes blandas, se debe analizar mediante las técnicas de imagen el tamaño, la localización, la extensión, la estadificación y la semiología lesional. Para ello, hay que evaluar los siguientes parámetros:

- Tamaño en sus tres ejes (transverso [T], anteroposterior [AP] y craneocaudal [CC]): para calcular el volumen, que es el mejor factor predictivo de respuesta al tratamiento. La comparación solo con el diámetro máximo puede infravalorar la respuesta.
- Localización: relación de la lesión con la fascia muscular profunda, para, así, determinar el compartimento o compartimentos afectados en el caso de las extremidades. Si se localiza en un único compartimento, será intracompartimental, y extracompartimental si afecta a más de uno.
- Extensión: relación o infiltración de estructuras vecinas.
- Estadificación: TNM (T: tamaño tumoral; N: metástasis ganglionares [del inglés, *nodes*]; M: metástasis a distancia). A este respecto, existen diferentes sistemas de estadificación de las lesiones, que posteriormente se analizarán.
- Semiología: características morfológicas y de señal, captación de contraste intravenoso, perfusión, difusión, lesiones satélites, adenopatías y metástasis.

Los signos radiológicos sugestivos de malignidad son: tamaño mayor de 5 cm, contorno irregular, señal heterogénea, alteración de la señal en los tejidos adyacentes, necrosis central, invasión de estructuras vecinas, intenso realce y captación precoz de contraste seguida de lavado.

 Se trata de masas indoloras, de crecimiento centrífugo, con seudocápsula, que suelen respetar las barreras anatómicas. Cuando se localizan profundamente (retroperitoneo), su diagnóstico es complejo y, generalmente, tardío.

 Suelen afectar a la vecindad de las fisis fértiles (sarcoma osteogénico) y suelen presentar micrometástasis en el momento del diagnóstico inicial.
Son signos de agresividad radiológica en una tumoración ósea la presencia de márgenes mal delimitados, la erosión cortical, la reacción perióstica de crecimiento rápido y la masa de partes blandas peritumoral.
Una tumoración mayor de 5 cm (superficial o profunda), indeterminada en ecografía o RMN o con sospecha de malignidad se debe considerar como un posible sarcoma.
Las metástasis pulmonares son las más frecuentes en los sarcomas, ya que la diseminación principal es hematógena. Es menos frecuente la afectación ganglionar.

BIOPSIA

Es una técnica esencial en el abordaje de estas lesiones. Una biopsia mal realizada puede provocar un error diagnóstico y puede repercutir en la supervivencia, obligando, en ocasiones, a la amputación para conseguir márgenes de resección libres. Hay que evitar a toda costa una biopsia no planificada, para prevenir complicaciones.

Dado que estas lesiones presentan un crecimiento centrífugo, la parte más inmadura es la periférica, existiendo una zona reactiva, compuesta por células mesenquimales, neovascularización y tejido inflamatorio, entre el tumor y el tejido circundante comprimido (hueso reactivo en los óseos y tejido fibroso en los de partes blandas). La zona reactiva puede estar invadida por nódulos, que representan lesiones satélites, que no son metástasis, mientras que los nódulos que se localizan en el mismo compartimento son *skip lesions*, propias de los sarcomas de alto grado y no de los de bajo grado.

La biopsia debe realizarse una vez concluida la estadificación de la lesión, para evitar interferencias en el proceso diagnóstico. Por lo general, a diferencia del carcinoma, deben obtenerse varias muestras; el «error de la toma de muestra» se debe a la obtención de una muestra no concluyente o incorrecta por una inadecuada biopsia. La planificación implica analizar la parte de lesión que se va a biopsiar y la zona más segura para hacerla.

El riesgo de la toma de muestras (abierta o por aguja) es que puede diseminar la lesión, lo que facilita la recaída local. En el tratamiento definitivo, hay que presuponer que el tracto de la biopsia está contaminado y hay que extirparlo con márgenes de seguridad. Es preferible unificar las tareas de biopsia y resección de la lesión en la misma persona.

Se recomienda obtener la muestra de la periferia de la tumoración y del componente de partes blandas cuando se trata de una tumoración ósea para evitar dañar la cortical y prevenir una fractura patológica. El trayecto de la aguja ha de ser lo más corto posible, no debe atravesar más de un compartimento y debe estar alejado del paquete vasculonervioso y de las articulaciones vecinas. La entrada y el trayecto deben coincidir con la vía de abordaje quirúrgico definitiva, por lo que es recomendable la interacción con el cirujano para la toma de la muestra. Hay que evitar en lo posible la toma de la muestra en las áreas de necrosis. Si se dispone de estudios de medicina nuclear, se debe elegir la zona con mayor actividad metabólica.

La biopsia puede ser a cielo cerrado (punción aspirativa con aguja fina [PAAF], biopsia con aguja gruesa [BAG]) o a cielo abierto, la cual puede ser incisional o excisional. La realizada a cielo abierto permite obtener suficiente material para su análisis morfológico, estructural y, además, posibilita otros procedimientos como la inmunohistoquímica, la citogenética, la genética molecular, la citometría de flujo y la microscopia electrónica, lo que ayuda en el diagnóstico y la clasificación de los tumores.

La biopsia por punción fue criticada por la escasez del material, que imposibilita la realización de técnicas auxiliares. Se ha comprobado que la PAAF con aguja de 22 números Gauge (G) es una técnica fiable, que facilita suficiente material en lesiones homogéneas, recidivas, así como en el mieloma múltiple y en las metástasis, pero no en el diagnóstico inicial del sarcoma.

Por el contrario, la BAG, mediante aguja de 14 G, que facilita unos milímetros de material, proporciona más del 90 % de precisión en la diferenciación de lesiones benignas y malignas. Las biopsias de los sarcomas se realizan con aguja gruesa y son guiadas con ecografía o TAC. En lesiones superficiales y menores de 3 cm, se podría realizar una biopsia escisional de entrada. En la **tabla 47-2**, se muestran los principios que se deben seguir en la realización de las biopsias.

En los últimos años, se ha asistido a un incremento en la práctica de un procedimiento denominado *biopsia líquida* en el diagnóstico de determinados cánceres. Recientemente, se ha incorporado este procedimiento al arsenal diagnóstico de algunos sarcomas, como el sarcoma osteogénico, el condrosarcoma y el sarcoma de Ewing, en los que el grado histológico es hasta la fecha el mejor factor pronóstico de enfermedad metastásica y de supervivencia. Lo que se pretende identificar en estos tumores es un biomarcador, que puede obtenerse mediante procedimientos no invasivos (biopsia líquida) y que tengan aplicación en el diagnóstico, pronóstico y aplicación de un tratamiento personalizado.

Se sabe que la biopsia tisular es la técnica de referencia en el diagnóstico de los sarcomas, pero es un procedimiento invasivo y puede tener un coste a largo plazo en pacientes pediátricos. La biopsia líquida es un procedimiento mínimamente invasivo, rápido, sin complicaciones, que permite una monitorización en tiempo real. Mediante este procedimiento, se pueden detectar células tumorales circulantes (CTC), ácido desoxirribonucleico extracelular (etDNA; del inglés, *extracelular deoxyribonucleic acid*) circulante, micro-

ARN tumoral circulante (ctmiRNA; del inglés, *circulating tumor micro-ribonucleic acid*) en plasma, ácido ribonucleico (ARN) no codificado, así como microvesículas y exosomas en la sangre del paciente.

No obstante, los sarcomas óseos tienen escasas mutaciones detectables en sangre en comparación con otros tumores, lo que hace que la biopsia líquida sea algo menos atractiva. A pesar de todo, el uso de la gota digital de reacción en cadena de la polimerasa (ddPCR; del inglés, *droplet digital polymerase chain reaction*) ha tenido éxito en la detección y monitorización de las mutaciones en los genes *IDH1* e *IDH2* (genes que codifican las deshidrogenasas de isocitrato de tipo 1 y de tipo 2, respectivamente) del condrosarcoma y en la detección de las proteínas de fusión EWS/ETS de los pacientes con sarcoma de Ewing. Hasta la fecha, la Food and Drud Admisnitration (FDA) de los Estados Unidos no ha aprobado técnicas de biopsia líquida para sarcomas óseos, pero hay estudios que han relacionado los niveles de etDNA en plasma para su aplicación en el tratamiento de los condrosarcomas. Su detección en lesiones de grado II está asociada a un peor pronóstico. El futuro de este procedimiento será el de intentar sustituir a la BAG, permitiendo obtener información en cuanto a posibles decisiones terapéuticas.

En los últimos años, se están utilizando la patología digital y el *deep learning* para el diagnóstico y pronóstico de los sarcomas de partes blandas. La anatomía patológica tiene un papel trascendental en el abordaje de estas lesiones, pero el número de expertos en su diagnóstico está limitado a escasos centros de referencia, lo que puede demorar la identificación de esta patología, con el consiguiente impacto negativo en la vida de los pacientes. La reproducibilidad en el diagnóstico de los sarcomas de partes blandas entre anatomopatólogos que no analizan con frecuencia estas lesiones es escasa y existe una alta variabilidad intraobservador e interobservador entre los anatomopatólogos no especialistas en sarcomas.

Esto ha llevado a la aplicación de la IA en el manejo de la patología de los sarcomas de partes blandas con fines diagnósticos, pronósticos y predictivos. Es posible diferenciar mediante IA a los pacientes con buen y mal pronóstico afectados de un leiomiosarcoma. Mediante el modelo *deep learning*, se pueden identificar correctamente los cinco subtipos más frecuentes de sarcomas de partes blandas, con una precisión del 87,5 % y una capacidad de discriminación media de 0,98.

ESTADIFICACIÓN DE LAS LESIONES

La estadificación de estas lesiones es una forma estandarizada de evaluar el riesgo de recaída, metástasis y la mortalidad del paciente en el momento del diagnóstico inicial. Es una parte del protocolo terapéutico y permite la colaboración entre centros, lo que tiene un valor especial en el estudio de los sarcomas.

Desde que en 1980 el Dr. William Enneking diseñara el primer método de estadificación de los sarcomas óseos, el sistema no se ha modificado. La Sociedad de Tumores Musculoesqueléticos (MSTS; del inglés, Musculoskeletal Tumor Society) adoptó el sistema de Enneking, basado en el grado

---

Tabla 47-2. Principios de la biopsia

- Incisión longitudinal lo más reducida posible. Evitar incisiones transversas
- Usar bisturí o cucharilla. En el hueso, ventana oblonga o redondeada. La longitud de la ventana no influye, pero sí la anchura
- Obtener suficiente material
- «Cultiva lo que biopsias y biopsia lo que cultivas»
- Hemostasia meticulosa. No emplear el torniquete para evitar exprimir la lesión y su diseminación
- Si se usa drenaje, colocarlo en la línea de incisión y no muy distante (área contaminada)

histológico, la localización (intracompartimental/extracompartimental) y la presencia de metástasis (Tabla 47-3).

Por el contrario, el sistema del AJCC ha sido sometido a continuas revisiones en función de los nuevos datos publicados. A pesar de la mayor actualidad basada en evidencia y la funcionalidad del sistema del AJCC, que establece diferencias en cuando al tamaño tumoral, la localización anatómica y la localización de las metástasis, numerosos centros siguen usando el sistema de la MSTS (Tabla 47-4).

El sistema del AJCC va ganando implantación, ya que facilita la atención multidisciplinaria propia de estas lesiones y está en continua renovación en función de los nuevos datos. Por su parte, el sistema de la MSTS tiene la ventaja de que fue diseñado por un cirujano basándose en sus observaciones quirúrgicas. Se fundamenta en factores intuitivos para el propio cirujano y tiene implicaciones directas en la planificación quirúrgica. Quizá el hecho de que los sarcomas óseos los tratan cirujanos ortopédicos ha permitido que el sistema de la MSTS permanezca inalterable y vigente. No obstante, los registros colaborativos del cáncer requerirían un mayor uso en estas lesiones del sistema del AJCC.

La primera modificación de la 8ª y última edición publicada en 2017 fue la incorporación de los segmentos pélvicos y de la columna como parte de la clasificación «T» en los tumores primarios. Los tumores, por lo tanto, pueden aparecer en tres localizaciones diferentes, como son el esqueleto apendicular, tronco, cráneo y huesos faciales; en la columna y en la pelvis. La definición de estos segmentos establece una estructura que permitirá mejorar la estadificación de estos tumores, ya que estudios previos mostraban peor pronóstico para los sarcomas óseos centrales.

Otro cambio notable en esta edición es eliminación del G4, y la integración de los G2/G3 como tumores de alto grado, quedando únicamente G1 como de bajo grado. Esta es una recomendación del Colegio Estadounidense de Anatomopatólogos y ayuda a la uniformidad en la estadificación de sarcomas óseos y de partes blandas.

En un futuro cercano, es posible que se pueda emplear la PET-TAC como tecnología para la estadificación de los sarcomas óseos, ya que tiene mayor especificidad y sensibilidad que la gammagrafía con tecnecio 99 metaestable y mayor precisión, sobre todo, en localizaciones axiales (pelvis, raquis, sacro). No obstante, su capacidad de detectar metástasis pulmonares es inferior a la de la TAC torácica.

Por lo que respecta a los sarcomas de partes blandas, la estadificación se realiza con el sistema de Enneking (Tabla 47-5), que no se ha modificado desde 1980, o el del AJCC (Tabla 47-6). No hay que olvidar que el grado de afectación linfática en este tipo de lesiones oscila entre el 2,6 y el 12,9 %. Por este motivo (escasa diseminación linfática), en el manual de la 8ª edición de la clasificación del AJCC, se ha hecho una sutil modificación en la designación del estado ganglionar

Tabla 47-3. Clasificación de los sarcomas óseos de la Sociedad de Tumores Musculoesqueléticos (clasificación de Enneking)

Estadio	Grado	Localización	Metástasis
IA	Bajo	Intracompartimental	No
IB	Bajo	Extracompartimental	No
IIA	Alto	Intracompartimental	No
IIB	Alto	Extracompartimental	No
III	Cualquiera	Cualquiera	Presentes (regionales o a distancia)

Tabla 47-4. Clasificación de sarcomas óseos del American Joint Committee on Cancer (AJCC)

Estadio	Tumor	Ganglios (adenopatías)	Metástasis	Grado	Resumen del estadio
IA	T1	N0	M0	G1 o Gx	T1 bajo grado
IB	T2 o T3	N0	M0	G1 o Gx	T2 o T3 bajo grado
IIA	T1	N0	M0	G2 o G3	T1 alto grado
IIB	T2	N0	M0	G2 o G3	T2 alto grado
III	T3	N0	M0	G2 o G3	T3 alto grado
IVA	Cualquier T	N0	M1a	Cualquier G	Metástasis pulmonares
IVB	Cualquier T	N1	Cualquier M	Cualquier G	Adenopatías regionales
	Cualquier T	Cualquier N	M1b	Cualquier G	Metástasis óseas o a distancia

T0 = no hay evidencia de tumor primario; Tx = el tumor primario no puede ser confirmado.
Tumores generales del esqueleto apendicular: T1 ≤8 cm de diámetro mayor; T2 ≥8 cm de diámetro mayor; T3: lesiones satélites (tumores discontinuos con la lesión ósea primaria).
Tumores de raquis: T1 = 1-2 segmentos vertebrales adyacentes; T2 = tres segmentos vertebrales adyacentes; T3 = cuatro o más segmentos vertebrales adyacentes o segmentos no adyacentes; T4 = invasión del canal espinal (T4a) o grandes vasos (T4b).
Tumores pélvicos: Gx = el grado no puede ser evaluado; G1 = bien diferenciado, bajo grado; G2 = moderadamente diferenciado, alto grado; G3 = pobremente diferenciado, alto grado; M0 = ausencia de metástasis a distancia; M1 = metástasis a distancia; M1 = metástasis a distancia en el pulmón (M1a), en el hueso u otras localizaciones distantes (M1b); N0 = ausencia de adenopatías regionales metastásicas (si no pueden confirmarse, se presupone que es un N0 por el poco frecuente afectación linfática en los sarcomas óseos); N1 = adenopatías regionales metastásicas; T1 = localizado en un segmento de la pelvis, tamaño ≤8 cm (T1a) o >8 cm (T1b) en su diámetro mayor; T2 = un segmento con extensión extraósea o dos segmentos sin extensión extraósea, tamaño ≤8 cm (T2a) o >8 cm (T2b) en su diámetro mayor; T3 = dos segmentos + extensión extraósea, tamaño ≤ 8 cm (T3a) o >8 cm (T3b) en su diámetro mayor; T4 = tres segmentos o cruzando las articulaciones sacroilíacas, afectación de la articulación sacroilíaca medial al foramen sacro (T4a) o englobando los vasos ilíacos externos/trombo tumoral macroscópico en vasos pélvicos mayores (T4b).
Reproducido con permiso de: Kneisi JS, et al. Bone. En: Amin MB, Edge SB, Greene FL, Byrd DR, Brookland RK, Washington MK, et al. (eds.). AJCC Cancer Staging Manual. 8ª ed. Nueva York: Springer: 2017. p. 477.
G: grado; M: metástasis a distancia; N: metástasis ganglionares [del inglés, *nodes*]; T: tamaño tumoral.

Tabla 47-5. Clasificación de sarcomas de partes blandas de la Sociedad de Tumores Musculoesqueléticos (clasificación de Enneking)

Estadio	Grado	Localización	Metástasis
IA	Bajo	Intracompartimental	No
IB	Bajo	Extracompartimental	No
IIA	Alto	Intracompartimental	No
IIB	Alto	Extracompartimental	No
III	Cualquiera	Cualquiera	Presentes (regionales o a distancia)

Para las lesiones malignas, se emplea la nomenclatura y numeración romana, mientras que, para las benignas, se utiliza la numeración arábiga 1, 2 y 3 para las lesiones latentes, activas y agresivas localmente, respectivamente.

de los sarcomas de partes blandas, donde, si los ganglios no eran confirmados microscópicamente, sino por exploración clínica o de imagen, el tumor debería ser considerado «cN0» o «ganglios negativos». La biopsia del ganglio centinela quedaría reservada para sarcomas de partes blandas con especial predilección por la diseminación linfática.

La mayor aceptación con relación a estos sarcomas de partes blandas del sistema del AJCC se debe a que otros especialistas, no solo cirujanos ortopédicos, abordan estas lesiones, lo que obliga a facilitar la comunicación interdisciplinaria.

En la presente edición (la 8ª) de la clasificación del AJCC, se ha eliminado cualquier referencia a la profundidad de la lesión como factor pronóstico. Esto es debido a que se ha comprobado que la profundidad no es un factor de riesgo independiente cuando se realiza un análisis multivariante. La otra gran modificación en esta edición es el incremento del número de categorías en el tamaño tumoral, que pasa de dos a cuatro (< 5 cm; de 5 a 10 cm; de 11 a 15 cm; y > 15 cm). Este cambio responde a que se ha comprobado que esta categorización en distintos tamaños se asocia a diferentes tasas de

mortalidad. No obstante, parece ser que las lesiones > 10 cm tienen peor pronóstico que las < 10 cm, lo que hace que se tienda en esta 8ª edición a agrupar los T3 y T4 (11-15 cm y > 15 cm) en un estadio conjunto IIIB.

Finalmente, la clasificación del AJCC dedica un apartado especial a las histologías menos frecuentes y sus localizaciones, que deben tenerse en cuenta en el momento de la estadificación de estas lesiones.

Es probable en un futuro cercano un incremento del papel de la PET-TAC y de la PET-RMN en el diagnóstico y estadificación de los sarcomas de partes blandas, ya que permiten obtener una imagen más rápida y exacta de las metástasis. La PET-TAC tiene un alto nivel de aceptación en la estadificación del rabdomiosarcoma y otros sarcomas con propensión a presentar diseminación linfática, aunque no hay evidencia suficiente para recomendar su uso rutinario. La PET-RMN puede ser otra alternativa con menor exposición a la radiación para pacientes pediátricos. Asimismo, la identificación de las anomalías genéticas permitirá estratificar el riesgo y la supervivencia global de estas lesiones, por lo que la genómica desempeñará un papel fundamental en la estadificación de los sarcomas.

 La planificación de la biopsia es trascendental y debe realizarse al finalizar el proceso diagnóstico. Deben tomarse varias muestras. El tracto está contaminado y hay que resecarlo con la pieza.
Es preferible obtener la muestra de la zona más activa.
En los sarcomas óseos, hay que evitar dañar la cortical, por lo que se obtiene de partes blandas.
La biopsia líquida y el *deep learning* (IA) se encuentran en evolución.
Es preferible la estadificación mediante la 8ª edición de la clasificación del AJCC.

TRATAMIENTO

El tratamiento de la enfermedad localizada es la cirugía, que puede considerarse la piedra angular en el tratamiento del sar-

Tabla 47-6. Clasificación de sarcomas de partes blandas del American Joint Committee on Cancer (AJCC)

Estadio	Tumor	Ganglios (adenopatías)	Metástasis	Grado	Resumen del estadio
IA	T1	N0	M0	G1, Gx	Tumor de bajo grado < 5 cm
IB	T2, T3 o T4	N0	M0	G1, Gx	Tumor de bajo grado > 5 cm
II	T1	N0	M0	G2, G3	Tumor de alto grado < 5 cm
IIIA	T2	N0	M0	G2, G3	Tumor de alto grado de 5-10 cm
IIIB	T3 o T4	N0	M0	G2, G3	Tumor de alto grado > 10 cm
IVA	Cualquiera	N1	M0	Cualquier G	Cualquier tumor con afectación de ganglios linfáticos
IVB	Cualquiera	Cualquier N	M1	Cualquier G	Cualquier tumor con metástasis a distancia
	Cualquier T	Cualquier N	M1b	Cualquier G	Metástasis óseas o a distancia

Gx = el grado no puede determinarse; G1 = grado 1 de la French Federation of Cancer Centers Sarcoma Group (FNCLCC) totalmente diferenciado, número de mitosis y puntuación de necrosis de 2-3; G2 = grado 2 de la FNCLCC totalmente diferenciado, número de mitosis y puntuación de necrosis de 4-5; G3 = grado 3 de la FNCLCC totalmente indiferenciado, número de mitosis y puntuación de necrosis de 2-3; M0 = ausencia de metástasis a distancia; M1 = con metástasis a distancia; N0 = ausencia de adenopatías regionales o no confirmadas; N1 = adenopatías regionales; Tx = el tumor primario no puede determinarse o valorarse; T0 = no hay evidencia de tumor primario; T1 = tumor inferior a 5 cm en su dimensión mayor; T2 = tumor > 5 y < 10 cm en su dimensión mayor; T3 = tumor > 10 y < 15 cm en su dimensión mayor; T4 = tumor > 15 cm en su dimensión mayor.
Reproducido con permiso de: Yoon SS, et al. Soft-tissue sarcomas of the trunk and extremities. En: Amin MB, SB, Greene FL, Byrd DR, Brookland RK, Washington MK, et al. (eds.). AJCC Cancer Staging Manual. 8ª ed. Nueva York: Springer, 2017; p. 511.

coma. No hay que olvidar que la calidad de la resección inicial influye en los resultados en cuanto a los términos de control local y supervivencia. El reto es conseguir una resección completa (R0) con una morbilidad tolerable y una adecuada función posterior. Es básico asumir como cirujanos que una resección con márgenes quirúrgicos positivos (R1-R2) supone un aumento del riesgo de recaída y un impacto en la supervivencia del paciente.

El tratamiento debe realizarse en centros especializados, con un abordaje multidisciplinario de la enfermedad, que incluya en la toma de decisiones a todos los especialistas implicados en esta enfermedad. La cirugía con resección libre de enfermedad en tres planos (3D) es la base del tratamiento en la fase localizada de la enfermedad y precisa un alto grado de especialización de los cirujanos. A este respecto, el tamaño preoperatorio de la lesión es importante y hay escuelas que optan por una radioterapia previa a la intervención con la finalidad de reducir el tamaño de la lesión e, incluso, por la perfusión aislada del miembro para reducir la vascularización y controlar el tamaño del tumor.

El tratamiento quirúrgico tiene como objetivo obtener adecuados márgenes en los tres planos del espacio con, al menos, 1-2 cm de tejido alrededor de la lesión. Este tipo de resección (R0) es un factor pronóstico importante en el tratamiento de los sarcomas. Cuando la lesión está próxima a los vasos o nervios, puede planificarse en el preoperatorio la utilización de terapias neoadyuvantes (quimioterapia o radioterapia) con la finalidad de preservar la extremidad.

Desde el punto de vista quirúrgico, existen los denominados *márgenes quirúrgicos exigibles* en función del tipo de lesión que se trate, que son cuatro tipos básicos de escisión, basados en la relación del plano de disección del tumor y su pseudocápsula:

Resección intralesional: resección incompleta de la lesión. Persiste la lesión y la pseudocápsula. Este tipo de cirugía no tiene criterio en el tratamiento de los sarcomas, salvo en casos en que se pretenda realizar un gesto paliativo para el alivio sintomático y la mejora de la funcionalidad.

Resección marginal: en este caso, el plano de disección se realiza a través de la pseudocápsula. Este tipo de escisión deja enfermedad microscópica y, al igual que el margen anterior, no tiene cabida en los sarcomas, salvo en casos en que se busca una restauración funcional sin importar el tratamiento de la enfermedad.

Resección amplia (en bloque): resección de la lesión, de la pseudocápsula y de un manguito de tejido circundante sano en todos los planos. Hay que recordar que el manguito de tejido comprende, al menos, 1-2 cm de piel, grasa, músculo e, incluso, tejido óseo sano y, al menos, 1-2 mm de fascia y/o estructuras vitales. Este sería el margen mínimo exigible para el tratamiento de las lesiones sarcomatosas.

Resección radical: implica la resección del tumor y del compartimento en el que se encuentra. Puede tratarse de una escisión marginal o amplia dependiendo de lo próximo que está el tumor del borde del compartimento. No obstante, este tipo de cirugía excluye la posibilidad de lesiones satélites (metástasis locales en el mismo compartimento).

Las lesiones benignas son tratadas mediante cirugías intralesionales o marginales; por el contrario, los sarcomas prima-

rios se abordan mediante escisión amplia o cirugía radical, y la enfermedad metastatizada, en función de la intención de la cirugía. La cirugía con fines curativos exige una escisión, al menos, con margen ampliado, que puede acompañarse de un tratamiento complementario preoperatorio y/o posoperatorio. En la actualidad, estos procedimientos pueden conseguirse mediante una cirugía de preservación de la extremidad, quedando la amputación reservada a casos en los que existe una infiltración del eje neurovascular de la extremidad que no responde a tratamiento neoadyuvante o a la aparición de complicaciones graves inmediatas o tardías tras el procedimiento quirúrgico. La amputación, aunque no se considera una intervención oncológica correcta o adecuada, puede ser en determinadas ocasiones un método para obtener un margen específico para conseguir el control local de la enfermedad y ofrecer una opción de curación.

Cuando se practica una resección compartimental o se efectúa una importante resección muscular para conseguir márgenes libres, la reconstrucción con un colgajo muscular o una reconstrucción con microcirugía deben ser consideradas en el momento de la cirugía. De esta forma, se puede conseguir un resultado funcional en un solo gesto quirúrgico, aunque estos procedimientos incrementan la morbilidad. Los colgajos musculares son los tradicionalmente empleados en las resecciones oncológicas (gemelo, colgajo miocutáneo del recto abdominal vertical [VRAM; del inglés, *vertical rectus abdominis myocutaneous flap*], etc.), pero deben evitarse en caso de uso de radioterapia neoadyuvante. A nivel del tejido óseo, la elección está en función de la localización de la lesión, el nivel de actividad del sujeto, la necesidad de terapia adyuvante y el potencial de crecimiento, siendo el peroné el principal donante. Se puede usar en tres formas para la reconstrucción: peroné vascularizado, peroné vascularizado más aloinjerto y doble peroné vascularizado. El uso de megaprótesis y aloinjerto estructural solo o combinado con una prótesis (aloinjerto-material compuesto [en inglés, *composite*]) son una alternativa atractiva y funcionalmente válida en la reconstrucción de sarcomas óseos, aunque no exenta de morbilidad (consultar en caso de necesidad de técnicas quirúrgicas).

Debe tenerse en cuenta la reparación de los nervios motores cuando se realiza una cirugía de preservación de la extremidad y, por necesidades de la cirugía, se sacrifica algún nervio motor. Por lo que respecta a la reparación de las estructuras vasculares, obviamente, la reconstrucción arterial es imprescindible para evitar la isquemia, mientras que la necesidad de la reconstrucción venosa no está claramente definida.

En aquellos casos en que los márgenes estén comprometidos en el informe anatomopatológico, debe planificarse un nuevo abordaje quirúrgico para aumentar los márgenes de seguridad en caso de que sea posible. La existencia de enfermedad residual en el lecho (ya sea macroscópica o microscópica) supone un peor pronóstico y es posible que no se consiga el control local de la enfermedad ni con la ayuda de radioterapia.

La cirugía de salvamento de la extremidad está asociada a un elevado riesgo de complicaciones posoperatorias como las de la herida quirúrgica. La diabetes, el tabaquismo, el tamaño de la lesión, la localización del tumor en la parte proximal de la extremidad inferior y la radioterapia preoperatoria son factores predictivos de complicaciones en la herida quirúrgica. La radioterapia preoperatoria aumenta este riesgo hasta en un 30-40 %, y la mayoría de las complicaciones ocurren en las seis primeras semanas tras la resección. El microorganismo más frecuentemente aislado en las posibles infecciones de la herida quirúrgica es *Staphylococcus aureus*, pero, dado que muchas infecciones son polimicrobianas, debe considerarse el uso de antibióticos que garanticen la cobertura de aerobios y anaerobios en el tratamiento de estas complicaciones. En caso de infección en el posoperatorio, debe contemplarse un desbridamiento secuencial y no en un solo tiempo.

Tumores pediátricos de partes blandas «no rabdomiosarcomatosos»

La resección quirúrgica es crucial y la radioterapia puede ser de ayuda cuando el tumor es grande o no se consiguen los márgenes deseados. Por el contrario, el papel de la quimioterapia es controvertido, como en todos los sarcomas de partes blandas. Las nuevas terapias moleculares buscan objetivos terapéuticos específicos, siendo el pazopanib un agente prometedor.

Rabdomiosarcoma

Aunque aparece a cualquier edad, es un tumor de la infancia, que difiere de otros tumores de partes blandas por su evolución natural. Tiene siempre un alto grado de malignidad, un alto grado de invasión local y una gran propensión a metastatizar. Hay que presuponer que todos los pacientes con el diagnóstico de rabdomiosarcoma presentan micrometástasis en el momento del diagnóstico y, por lo tanto, necesitarán terapia sistémica.

Por otra parte, tiene una buena respuesta a la quimioterapia (tasa de respuesta del 80-90 %) y radioterapia. Dada la quimiosensibilidad de esta lesión, la cirugía es, generalmente, un procedimiento para casos con respuesta incompleta, garantizando la función de la extremidad. Recientemente, además de factores como el tipo histológico, el tamaño y localización de la lesión y la presencia de metástasis, se ha incorporado la edad del paciente como un factor pronóstico desfavorable, que puede influir en la supervivencia. Los pacientes > 10 años parecen tener un peor pronóstico que los más jóvenes.

Puede afectar, aunque muy raramente, a adultos. En los adultos, la quimioterapia puede ser tan eficaz como en los niños, aunque la impresión es que, en el adulto, no se aplican correctamente los protocolos. Por este motivo, parece que una estrategia de cooperación entre oncólogos de adultos y niños permitiría mejores resultados.

Sarcoma sinovial

Es una lesión que interesa a adultos y niños y cuyo pronóstico depende de la resección quirúrgica, la presencia de metástasis, el tamaño y la localización. La correcta estrategia terapéutica es todavía motivo de debate, sobre todo, con relación al papel de la quimioterapia.

Se considera por los oncólogos pediátricos como una neoplasia quimiosensible y se ha tratado a adultos y niños con los mismos protocolos. Por el contrario, parece —al menos, en adultos— que es necesario efectuar un correcto control local de la lesión, ya que se trata de una lesión sensible a la quimioterapia y con resultados progresivamente peores con el incremento de la edad. Nuevamente, parece aconsejable la adopción de estrategias conjuntas entre oncólogos pediátricos y del adulto para converger en las terapias aplicadas. El sarcoma sinovial es una enfermedad que comienza en edades tempranas, posee un gran potencial metastásico y que tiene sensibilidad a la quimioterapia. En estudios recientes, se ha propuesto que la complejidad genética y la inestabilidad pueden ser un nuevo biomarcador que predice resultados y podrían explicar el diferente curso entre niños y adultos.

Sarcoma de Ewing

Puede localizarse en tejido óseo y en partes blandas y es característico de adolescentes caucásicos, con una mayor incidencia en varones. Asimismo, presenta una baja frecuencia de la mutación del gen *P53*, la que se asocia a un pronóstico infausto. En adolescentes y adultos jóvenes, se localiza en el tejido óseo en áreas diafisarias de huesos largos, pelvis y tórax.

Cuando aparece en adultos, hasta en el 25 % de los casos, está metastatizado, siendo el 30 % de las metástasis pulmonares. Si las metástasis son pulmonares, el pronóstico es mejor que si son de otra localización. El pronóstico depende de la edad, las metástasis, el tamaño y la localización.

Se trata de una neoplasia quimiosensible y hasta el 70 % de pacientes con enfermedad localizada se curan gracias a una terapia multimodal con varios fármacos y cirugía y/o radioterapia. Cuando la enfermedad está diseminada, el pronóstico es desalentador.

Otra alternativa terapéutica es el uso de altas dosis de quimioterapia junto con transfusión de células hematopoyéticas. La supervivencia tras la recidiva es mala, incluso puede afirmarse que la recaída en los primeros 24 meses tiene un pronóstico infausto.

El control local de la enfermedad sigue siendo motivo de debate y depende del tamaño y de la localización del tumor. Los datos retrospectivos indican que la radioterapia sola presenta una elevada tasa de recaída local y riesgo de eventos no deseados, así como un aumento del riesgo de neoplasia inducida por radioterapia. Por este motivo, una alternativa válida es el tratamiento local mediante radioterapia y/o cirugía de resección de la lesión en tumores de gran tamaño o con mala respuesta a la quimioterapia. Hoy en día, la mayoría de las escuelas están a favor de la cirugía o la terapia combinada como tratamiento local. La radioterapia está siempre recomendada en pacientes con tumores no resecables y enfermedad diseminada.

Sarcoma osteogénico (osteosarcoma)

La mayoría de los casos necesita de una terapia multimodal. Solo algunas variantes de sarcoma osteogénico tienen un menor potencial de metastatizar, como son el parostal y el central de bajo grado, por lo que estos tipos solo precisaran de cirugía. Hasta un 15-20 % de pacientes presentan metástasis pulmonares en el momento del diagnóstico. Las metástasis en el tejido óseo y en otros órganos o en el tejido linfático son infrecuentes.

Por lo general, se administra quimioterapia neoadyuvante durante 2-3 meses; posteriormente, se realiza la cirugía con márgenes amplios y, después, se aplica quimioterapia adyuvante. La terapia neoadyuvante permite analizar la respuesta del tumor al régimen elegido y esto se ha convertido en un factor pronóstico importante e independiente. Aparte de las medidas sistémicas, todos los focos de sarcoma osteogénico deben ser extirpados si se pretende la curación del paciente. La radioterapia queda reservada para aquellos casos o situaciones en los que la lesión no puede ser resecada con márgenes limpios.

El objetivo de la cirugía es conseguir márgenes amplios incluyendo la cicatriz de la biopsia, con un manguito de tejido sano alrededor. Esto se puede conseguir sin comprometer la extremidad; para ello, la reconstrucción biológica precisa, en ocasiones, del uso de una endoprótesis, megaprótesis o un aloinjerto-*composite* para reconstruir una articulación. Estas reconstrucciones no están exentas de complicaciones a corto y a largo plazo, como necrosis de la herida, infección, aflojamiento aséptico y fallo mecánico. La quimioterapia es parte esencial del tratamiento del sarcoma osteogénico y contiene los siguientes fármacos: doxorubicina, cisplatino, metotrexato e ifosfamida, siendo las combinaciones, habitualmente, de tres o cuatro agentes más eficaces. Con esta tratamiento multimodal, la supervivencia a los cinco años es de un 70 % para el sarcoma osteogénico. Como factores pronósticos adversos, cabe reseñar el tamaño de la lesión, la localización central y la enfermedad metastásica. La mala respuesta a la quimioterapia neoadyuvante supone una supervivencia inferior al 50 % y, por lo general, las mujeres tienen mejor supervivencia que los hombres, y los adolescentes que los adultos.

Hay que resaltar que la supervivencia no se ha modificado en las últimas tres décadas. Algunos sarcomas osteogénicos tienen mal pronóstico, siendo especialmente malo en los casos en que las recaídas ocurren precozmente. Está indicada la cirugía repetida para extirpar la lesión local tras la recaída y algunos pacientes pueden sobrevivir a múltiples recaídas. En cuanto a la resección de la metástasis, se recomienda hacerla mediante toracotomía, palpando los pulmones, y no mediante técnicas menos invasivas (toracoscopia). Los beneficios de una segunda línea de quimioterapia tras la resección quirúrgica no están bien definidos y proporcionan resultados inciertos.

Radioterapia en el tratamiento de los sarcomas

La resección quirúrgica con márgenes adecuados seguida de radioterapia es el tratamiento estándar en los sarcomas de partes blandas, con excelentes tasas de control local, mantenimiento de la función de la extremidad y correcta calidad de vida, sin afectar a la supervivencia promedio.

La radioterapia es posible utilizarla en los sarcomas de partes blandas como terapia neoadyuvante con la intención de reducir el tamaño de la lesión, o de forma adyuvante para mejorar el control local. Hay numerosas escuelas y trabajos que confirman el mejor control local con el empleo de la radioterapia posoperatoria, aunque no se han observado

mejores tasas de supervivencia. En la actualidad, la Sociedad Europea de Oncología Médica (ESMO; del inglés, European Society for Medical Oncology) recomienda el uso de radioterapia adyuvante cuando el tumor tiene un tamaño superior a 5 cm, es de alto grado, tiene una localización profunda o si la resección ha sido incompleta y muestra márgenes positivos (R1 y R2), no pudiendo ofrecerse una ampliación de los márgenes. También podría ser considerada su aplicación en casos seleccionados de lesiones superficiales de más de 5 cm por su localización o agresividad histológica, siempre tras el consenso en el comité de tumores de cada centro.

No existe consenso respecto al comienzo exacto de la radioterapia adyuvante, pero se estima que esta debería empezar entre las cuatro y las ocho semanas tras la cirugía. Las dosis recomendables son de 60 Gy en 30 fracciones en pacientes R0 y de 66 Gy en 33 fracciones para sujetos con R1. En caso de que el paciente hubiera recibido radioterapia neoadyuvante y fuera R1, se administra una dosis adyuvante de 16-20 Gy. En caso de empleo de radioterapia neoadyuvante, la cirugía se debe programar para el plazo de las 4-8 semanas tras la finalización de la radioterapia. En este escenario, las dosis son de 50 Gy en 25 fracciones.

Comparativamente con la radioterapia convencional y la 3D, la radioterapia de intensidad modulada (IMRT; del inglés, *intensity-modulated radiation therapy*) es más adecuada y muestra una menor toxicidad para el hueso (reducción del riesgo acumulado de sufrir una fractura de cadera) y los vasos linfáticos en el tratamiento del sarcoma de las extremidades. Asimismo, esta IMRT reduce de forma significativa la recaída local en comparación con el haz externo de la radioterapia en los sarcomas de partes blandas de las extremidades.

Quimioterapia en el tratamiento de los sarcomas

El papel de la quimioterapia perioperatoria sigue siendo motivo de controversia en su modalidad neoadyuvante y adyuvante en el caso de los sarcomas de partes blandas. La aplicación puede ser una opción en pacientes de alto riesgo tras una decisión compartida con el paciente. No obstante, no existe literatura médica que demuestren sus beneficios y, dada su toxicidad hematológica y gastrointestinal, pocos pacientes son candidatos para el tratamiento. Las indicaciones deben ser consensuadas y discutidas en un comité multidisciplinario. La quimioterapia adyuvante solo será indicada en pacientes con buen estado general y sin comorbilidad que presenten un sarcoma de localización profunda, de más de 5 cm, que haya sido correctamente resecado, independientemente de que hayan recibido o no radioterapia.

Parece que tiene un cierto beneficio en sujetos con lesiones en las extremidades y en la pared torácica y, en el caso de que se decida la quimioterapia como tratamiento principal, es mejor usarla en el preoperatorio. De esta forma, se puede conseguir cierto beneficio, al facilitar la cirugía, al margen del beneficio sistémico.

La perfusión aislada del miembro es una alternativa en sarcomas de partes blandas locales con márgenes resecables. En estas lesiones, ha mostrado una tasa de respuesta del 73,3 %, con una respuesta completa en el 25,58 % de casos. Este procedimiento es una técnica segura, aunque no cotidiana en pacientes con tumores localmente avanzados, que exige una correcta selección del paciente por la complejidad de la cirugía y la elevada tasa de complicaciones. La combinación de quimioterapia con hipertermia ha mostrado mejores supervivencias que la quimioterapia aislada. Recientemente, se combina la quimioterapia con la hipertermia y el factor de necrosis tumoral alfa, lo que ha conseguido en algunos casos de sarcomas de partes blandas la reducción del tamaño, por lo que podría ser considerado en casos seleccionados.

Ante la sospecha de lesiones primarias o metastásicas hipervascularizadas (metástasis por hipernefromas), se recomienda la embolización preoperatoria para un mejor control vascular de la lesión.

Sarcoma retroperitoneal

Representan el 13 % de los sarcomas de partes blandas en los adultos, siendo los más frecuentes el liposarcoma y el leiomiosarcoma. Los liposarcomas suelen ser de malignidad baja o intermedia. Tiene resultados insatisfactorios, sobre todo, porque son muy grandes en el momento del diagnóstico y su localización anatómica es de difícil acceso en la mayoría de pacientes. Incluso con resecciones completas, suelen tener peor pronóstico que los de las extremidades, independientemente del tamaño, el grado o el margen conseguido. Además, los tejidos circundantes tienen baja tolerancia a la radioterapia, por lo que las dosis que se deben usar son inferiores a las que se aplican en las extremidades.

Los de alto grado y los de naturaleza no lipomatosa tienen peor supervivencia, no obstante, a diferencia de lo que se tiene en cuenta en las extremidades, el tamaño de la lesión no es un factor pronóstico. Con la excepción del sarcoma epitelioide, los rabdomiosarcomas y el sarcoma de células claras casi nunca se diseminan por vía linfática, por lo que la presencia de adenopatías debe alertar de la posibilidad de metástasis por linfoma.

La resección completa de la lesión en el primer abordaje de la lesión es el principal factor pronóstico. En muchas ocasiones, es necesario extirpar el hemicolon y el riñón ipsilaterales. La posibilidad de resección va del 50 al 100 % y la planificación preoperatoria es crítica para conseguir un R0 o, como mal menor, un R1. En los casos en que se aplique radioterapia preoperatoria, hay que tener en cuenta que la tumoración suele desplazar la víscera radiosensible del área de radiación. Por este motivo, se pueden aplicar dosis de radioterapia más elevadas. Dado que los márgenes nunca son amplios y suelen ser positivos, algunos centros emplean radioterapia neoadyuvante con dosis adicional en los márgenes positivos tras la cirugía.

Tratamiento de la enfermedad oligometastásica

En los casos de enfermedad oligometastásica, que podría definirse como un estadio intermedio en pacientes con enfermedad local avanzada con la presencia de 1-5 metástasis, la resección completa de todas las metástasis es el tratamiento de elección, ya que la remisión de las metástasis es esencial para la curación de la enfermedad. El tratamiento de la enfermedad oligometastásica ha dado buenos resultados en los angiosarcomas, los sarcomas sinoviales y otros sarcomas de partes blandas.

La decisión de llevar a cabo una cirugía en esta situación debe tener en cuenta los siguientes factores para mejorar el pronóstico: histología de curso indolente, intervalo libre de enfermedad mayor de 12 meses y hasta cinco brotes de la enfermedad en el mismo órgano. La decisión de practicar una metastasectomía debe tomarse en un comité multidisciplinario y la exploración previa debe incluir una PET-TAC. Para realizar esta cirugía, se debe tener la enfermedad local controlada, garantizar una resección completa (margen recomendado de 5-10 mm), con una buena función pulmonar posterior, descartar lesiones en otras localizaciones y ausencia de un tratamiento más beneficioso que la cirugía. En ocasiones, la primera cirugía puede realizarse simultáneamente con la de las metástasis o *a posteriori*.

Se pueden efectuar cirugías mayores como las lobectomías o neumonectomías en lugar de metastasectomías, pero lo que no parece útil es la realización de una linfadenectomía mediastínica.

Tratamiento de la enfermedad metastásica

En estos casos, el tratamiento es paliativo y la quimioterapia es el pilar del tratamiento. La doxorubicina en monoterapia sigue siendo el fármaco de referencia del tratamiento paliativo.

Las metástasis de los sarcomas de partes blandas son, fundamentalmente, en el pulmón, siendo el tamaño y el grado histológico los dos parámetros que aumentan el riesgo de enfermedad metastásica. Las lesiones profundas > 10 cm metastatizan hasta en el 50-60 % de los casos. Es importante establecer si las metástasis son sincrónicas o metacrónicas, el volumen de estas y el tratamiento primario del sarcoma de partes blandas. Nuevamente, la decisión terapéutica de qué hacer con la enfermedad metastásica debe ser abordada en un comité multidisciplinario. Es fundamental biopsiar (siempre que la morbilidad y el riesgo de procedimiento lo permitan) la primera localización de metástasis en presentaciones atípicas y si ha transcurrido un largo intervalo de tiempo entre la aparición del tumor primario y la metástasis o si se sospecha otra neoplasia primaria.

En caso de metástasis sincrónicas en el momento del diagnóstico y en ausencia de enfermedad extrapulmonar, el tratamiento inicial de elección es la quimioterapia sistémica, quedando la cirugía reservada para las lesiones pulmonares residuales en casos de enfermedad estable o con buena respuesta a la quimioterapia. La enfermedad extrapulmonar en los sarcomas de partes blandas no se trata mediante cirugía, sino mediante quimioterapia sistémica. En caso de recidiva de la metástasis pulmonar, se puede plantear una nueva cirugía si la lesión se considera resecable.

En el caso de que el paciente este metastatizado en el momento del diagnóstico y siempre tras una decisión consensuada multidisciplinaria, parece aconsejable priorizar la quimioterapia y, posteriormente, llevar a cabo una resección quirúrgica del tumor primario con los márgenes adecuados, considerando la radioterapia en caso de resección incompleta.

Radioterapia en la enfermedad metastásica

La radioterapia, por su parte, tiene un papel definido en el tratamiento paliativo de las metástasis por su efecto antiálgico, hemostático y descompresivo. Se emplea con cierta asiduidad en casos de afectación ósea, pulmonar y cerebral. Está indicada en situaciones específicas para el alivio del dolor y el control local de las metástasis. La radioterapia estereotáctica ha mostrado la eficacia en el control de la enfermedad pulmonar, con una tasa de control de la enfermedad de hasta el 86-96 % y pocas complicaciones. Se trata de un procedimiento bien tolerado y puede ser considerada como una alternativa a la cirugía en casos concretos. Se utiliza, asimismo, en lesiones paraespinales, con tasas de control local del 85,9 %.

La radioterapia se emplea, por lo general, para aliviar síntomas como el dolor, el sangrado, etc. en huesos, sistema nervioso y vísceras. Existe poca literatura médica sobre el tratamiento de las metástasis de los sarcomas, dado que las diferentes series combinan lesiones sarcomatosas y no sarcomatosas. La ablación térmica muestra eficacia cuando las lesiones metastásicas óseas son menores de 2 cm.

Quimioterapia en la enfermedad metastásica

El objetivo es aliviar los síntomas y mejorar la calidad de vida. En los casos de recaída local no resecable, se plantea tratamiento sistémico con ifosfamida y antraciclinas. Si la recaída es linfática —situación poco frecuente, pero de muy mal pronóstico—, se considera la cirugía seguida de radioterapia y quimioterapia si la lesión es sensible para evitar cirugías mutilantes. Cuando la recaída es sistémica, pero solo con enfermedad pulmonar, se plantea la cirugía de las metástasis (si estas cumplen criterios) y la recaída se da en un intervalo menor de 12 meses o, en el caso de que existan más de tres metástasis, se plantea quimioterapia sistémica y reevaluación de la posibilidad quirúrgica de las lesiones.

Inmunoterapia en sarcomas con alteraciones complejas genéticas

Históricamente, los sarcomas fueron el primer modelo tumoral en el que se planteó la inmunoterapia como estrategia terapéutica. La alta incidencia de los sarcomas en pacientes inmunodeprimidos apoyaba la idea de la importancia de actuar sobre el sistema inmunitario en esta enfermedad. A pesar de los recientes avances en diagnóstico, la caracterización molecular y las quimioterapias combinadas, se ha observado un escaso progreso en cuanto a los resultados en pacientes con enfermedad avanzada. Es de esperar que este conocimiento permita en un futuro aplicar estos avances mediante ensayos con tratamientos dirigidos como la inmunoterapia y terapias combinadas frente a los sarcomas.

Entre las diferentes opciones de futuro de la inmunoterapia del cáncer, se encuentran la transferencia adoptiva de linfocitos T, los virus oncolíticos (OV; del inglés, *oncolytic viruses*) y el bloqueo del control inmunitario (ICB; del inglés, *immune checkpoint blockade*). No obstante, estas terapias que han adquirido protagonismo en el tratamiento de

otros tipos de cáncer, encuentran retos difíciles de superar en los sarcomas: *a)* por la falta de antígenos bien definidos frente a los que dirigir vacunas, anticuerpos monoclonales o receptores de antígenos quiméricos; (terapia CAR; del inglés, *chimeric antigen receptors*); *b)* la heterogeneidad de los sarcomas; y *c)* la ausencia de caracterización de un microentorno en algunos subtipos.

A pesar de esto, se están desarrollando estrategias terapéuticas inmunitarias frente a los sarcomas, la mayoría en fase de ensayo clínico:

- ICB, mediante inhibición de los receptores de los puntos de control que hay en la superficie de las células inmunitarias, cancerosas y del estroma. Estos receptores tienen una expresión mayor en los sarcomas que no presentan translocaciones (liposarcoma indiferenciado pleomórfico, mixofibrosarcoma, leiomiosarcoma) que en los que presentan translocaciones. Este procedimiento (ICB) también se ha combinado con quimioterapia (pembrolizumab + doxorubicina) en el tratamiento de la enfermedad metastásica y/o sarcomas irresecables.
- Terapias con células adoptivas (células inmunitarias del propio paciente o de donante sano que son manipuladas *in vitro* y expandidas). Un ejemplo son las *CAR-T cells*, que, en el sarcoma, encuentran barreras en el estroma. Las células NK se han empleado en animales de experimentación para el sarcoma osteogénico con resultados esperanzadores.
- Vacunas que estimulan el sistema inmunitario del paciente como la del gangliósido trivalente (GM2 y GD2), empleada en pacientes con sarcoma, con una respuesta en el 98 % de pacientes tratados, pero que no ha modificado la supervivencia. Se ha obtenido poca mejoría clínica, por lo que se precisaran modificaciones que garanticen mejores resultados.
- Virus oncolíticos que infectan y matan selectivamente las células tumorales. El virus vesicular de la estomatitis y el rabdovirus Maraba son muy eficaces frente a casi todas las líneas celulares de los sarcomas, mientras que los reovirus y el virus del herpes simple de tipo 1 solo son eficaces frente a las líneas celulares del sarcoma de Ewing. El sarcoma sinovial parece resistente a la infección de todos los virus probados hasta el momento. Probablemente, estos virus deberán ser usados en combinación con otras modalidades terapéuticas para mejorar su eficacia.
- Anticuerpos frente a antígenos tumorales como el GD2 (glicoesfingolípido relacionado con la proliferación celular), que se expresa en más de la mitad de los sarcomas osteogénicos y de partes blandas.
- Acciones sobre los macrófagos buscando su polarización hacia el fenotipo M1, que promueve la inmunidad frente al cáncer, y evitando la polarización al fenotipo M2, que provoca inmunosupresión, estimula la angiogénesis y favorece las metástasis.
- Modulación de las citocinas, que desempeñan un papel clave en la comunicación entre las células del sistema inmunitario. Por ejemplo, la manipulación de la ruta del factor de crecimiento transformate beta (TGF-β; del inglés, *transforming growth factor-beta*) es una estrategia terapéu-

tica para el sarcoma osteogénico, el sarcoma de Ewing y el rabdomiosarcoma.

Dado que las diferentes opciones señaladas anteriormente se han mostrado limitadas como monoterapia, numerosos estudios están aplicando la terapia combinada para el tratamiento del sarcoma. La dificultad radica en la caracterización de los componentes inmunitarios y biomarcadores de cada subtipo de sarcoma para realizar una selección adecuada de la terapia.

El tratamiento de la enfermedad local es la cirugía. La calidad de la resección influye en el control local y en la supervivencia.
La cirugía se debe llevar a cabo en centros especializados con comités multidisciplinares.
El tratamiento de la enfermedad oligometastásica es la resección de las metástasis. El pilar del tratamiento de la enfermedad metastásica es la quimioterapia.

PUNTOS CLAVE

- Los sarcomas son un amplio espectro de neoplasias de estirpe mesenquimal con baja incidencia (< 1% en adultos y 15 % en niños), de aparición esporádica y etiología desconocida. Precisan un abordaje multidisciplinar en centros terciarios con comité de tumores musculoesqueléticos.
- Son lesiones de crecimiento centrífugo que suelen respetar las barreras naturales y que metastatizan principalmente en el pulmón por diseminación hematógena, siendo la afectación ganglionar menos frecuente. Cuando se localizan en profundidad (retroperitoneo), el diagnóstico suele ser complejo y tardío.
- La planificación de la biopsia es fundamental, siendo recomendable obtener una muestra de la zona más activa de la lesión (parte blanda en los sarcomas óseos). La biopsia líquida y la IA proporcionarán en un futuro no lejano una inestimable ayuda en la detección de estas lesiones.

- Se dividen en dos grupos claramente diferenciados: las lesiones con defectos simples en el cariotipo y los casos con defectos complejos en el mismo. En la actualidad, se recomienda el estadiaje de acuerdo a los criterios de la 8ª edición de la AJCC.
- La cirugía es el tratamiento de la enfermedad local y la calidad de la misma influye en el control local y en la supervivencia. La resección debe efectuarse de acuerdo a un campo visual en el que el cirujano debe trabajar en tres dimensiones. El tratamiento de la enfermedad oligometastática es la resección de la metástasis, mientras que el de la enfermedad metastática es la quimioterapia.
- Existen grandes expectativas en cuanto a la supervivencia de estos pacientes con la inminente aplicación de tratamientos personalizados gracias a las dianas moleculares.

BIBLIOGRAFÍA

Abbott AM, Habermann EB, Parsons HM, et al. Prognosis for primary retroperitoneal sarcoma survivors. Cancer. 2012;118(13):3321-9.

American Joint Committee on Cancer: AJCC Cancer Staging Manual, 8th ed. New York: American Joint Committee on Cancer; 2017.

AJCC Cancer Staging Manual, 2020. Definitions, 8th edition.

Aquerreta JD, San-Julián M, Benito A, et al. Growth Plate Involvement in Malignant Bone Tumors: Relationship Between Imaging Methods and Histological Findings. In Cañadell's Pediatric Bone Sarcomas. Cham: Springer, 2016; p. 129-37.

Aran V, Devalle S, Meohas W, et al. Osteosarcoma, chondrosarcoma and Ewing sarcoma: Clinical aspects, biomarker discovery and liquid biopsy. Crit Rev Oncol Hematol. 2021 Jun;162:103340.

Asmar K, Saade C, Salman R, et al. The value of diffusion weighted imaging and apparent diffusion coefficient in primary Osteogenic and Ewing sarcomas for the monitoring of response to treatment: Initial experience. Eur J Radiol. 2020 Mar;124:108855.

Azadgoli B, Carre AL, Perrault DP, Wong AK. Complex reconstruction of the lower extremity following sarcoma resection: a literature review. Plast Aesthet Res. 2018; 5:3.

Baljer BC, Kolhe S, Chan CD, et al. Advances in image enhancement for sarcoma surgery. Cancer Lett. 2020 Jul 28;483:1-11.

Bedetti B, Wiebe K, Ranft A, et al. Local control in Ewing sarcoma of the chest wall: results of the EURO-EWING 99 trial. Ann Surg Oncol. 2015;22:2853-59.

Birdi HK, Jirovec A, Cortés-Kaplan S, et al. Immunotherapy for sarcomas: new frontiers and unveiled opportunities. J Immunother Cancer. 2021 Feb;9(2):e001580.

Bourcier K, Le Cesne A, Tselikas L, et al. Basic Knowledge in Soft Tissue Sarcoma. Cardiovasc Intervent Radiol. 2019 Sep;42(9):1255-61.

Brennan MF, Antonescu CR, Moraco N, et al. Lessons learned from the study of 10,000 patients with soft tissue sarcoma. Ann Surg. 2014;260(3):416-22.

Brownstein JM, DeLaney TF. Malignant Soft-Tissue Sarcomas. Hematol Oncol Clin North Am. 2020 Feb;34(1):161-75.

Burningham Z, Hashibe M, Spector L, Schiffman JD. The epidemiology of sarcoma. Clin Sarcoma Res. 2012;2(1):14.

Casali PG, Abecassis N, Bauer S, et al. Soft-tissue and visceral sarcomas: ESMO-EURACAN Clinical Practice Guidelines for diagnosis, treatment and follow-up. Ann Oncol. 2018 Oct 1;29(Suppl 4):iv51-iv67.

Chakiba C, Lagarde P, Pissaloux D, et al. Response to chemotherapy is not related to chromosome instability in synovial sarcoma. Ann Oncol. 2014;25:2267-71.

Collins JJ, Jammer B, Sladeczek FM, et al. Surveillance for angiosarcoma of the liver among vinyl chloride workers. J Occup Environ Med. 2014;56(11):1207-9.

Crombé A, Périer C, Kind M, et al. T2-based MRI Delta-radiomics improve response prediction in soft-tissue sarcomas treated by neoadjuvant chemotherapy. J Magn Reson Imaging. 2019 Aug;50(2):497-510.

De Sá Neto JL, Simão MN, Crema MD, Engel EE, Nogueira-Barbosa MH. Diagnostic performance of magnetic resonance imaging in the assessment of periosteal reactions in bone sarcomas using conventional radiography as the reference. Radiol Bras. 2017 May-Jun;50(3):176-81.

Drapé JL. Advances in magnetic resonance imaging of musculoskeletal tumours. Orthop Traumatol Surg Res. 2013 Feb;99(1 Suppl):S115-23.

DuBois SG, Krailo MD, Gebhardt MC, et al Comparative evaluation of local control strategies in localized Ewing sarcoma of bone: a report from the children's oncology group. Cancer. 2015;121:467-75.

Ferrari A, Dirksen U, Bielack S. Sarcomas of Soft Tissue and Bone. Prog Tumor Res. 2016;43:128-41.

Ferrari S, Bielack SS, Smeland S, et al. EURO-BOSS: A European study on chemotherapy in bone-sarcoma patients aged over 40: Outcome in primary high-grade osteosarcoma. Tumori. 2018;104:30-6.

Fletcher CDM, Bridge JA, Hogendoorn P, Mertens F. WHO Classification of Tumors of Soft Tissue and Bone, 4th ed. Geneva: World Health Organization; 2013.

Foersch S, Eckstein M, Wagner DC, et al. Deep learning for diagnosis and survival prediction in soft tissue sarcoma. Ann Oncol. 2021 Sep;32(9):1178-87.

Gamboa AC, Gronchi A, Cardona K. Soft-tissue sarcoma in adults: an update on the current state of histiotype-specific management in an era of personalized medicine. CA Cancer J Clin. 2020;70(3):200-29.

Gaspar N, Hawkins DS, Dirksen U, et al. Ewing Sarcoma: current management and future approaches through collaboration. J Clin Oncol. 2015;33:3036-46.

Gersing AS, Pfeiffer D, Kopp FK, et al. Evaluation of MR-derived CT-like images and simulated radiographs compared to conventional radiography in patients with benign and malignant bone tumors. Eur Radiol. 2019 Jan;29(1):13-21.

Gkavardina A, Tsagozis P. The use of megaprostheses for reconstruction of large skeletal defects in the extremities: a critical review. Open Orthop J. 2014;8:384-89.

Gronchi A, Ferrari S, Quagliuolo V, et al. Histotype-tailored neoadjuvant chemotherapy versus standard chemotherapy in patients with high-risk soft-tissue sarcomas (ISG-STS 1001): an international, open-label, randomized, controlled, phase-3, multicenter trial. Lancet Oncol. 2017;18:812-22.

Helman LJ, Meltzer P. Mechanisms of sarcoma development. Nat Rev Cancer. 2003;3(9):685–94.

Hui JYC. Epidemiology and etiology of sarcomas. Surg Clin N Am. 2016;6: 901-14.

Howlader N, Noone AM, Krapcho M, et al. SEER cancer statistics review, 1975-2012. Based on November 2014 SEER data submission, posted to the SEER web site. 2015. Available at: http://seer.cancer.gov/csr/1975_2012/. Accessed December 22, 2015.

Hui JYC. Epidemiology and etiology of sarcomas. Surg Clin N Am. 2016;96:901-14.

Igrec J, Fuchsjäger MH. Imaging of bone sarcomas and soft tissues sarcomas. Imaging of Bone. Fortschr Röntgenstr. 2021;193:1171-82.

Ioannidis GS, Nikiforaki K, Karantanas A. Statistical and spatial correlation between diffusion and perfusion MR imaging parameters: A study on soft tissue sarcomas. Physica Medica. 2019;65:59-66.

Kennedy S, Mayo Z, Gao Y, Miller BJ. What are the results of surgical treatment of postoperative wound complications in soft tissue sarcoma? A retrospective, multi center case series. Iowa Orthop J. 2018;38:131 36.

Kissel M, Helou J, Thariat J. Nouvelles définitions de la maladie oligometastatique et nouveaux concepts de prise en charge globale de la maladie metastatique. Bull Cancer (Paris). 2018;105:696-706.

Lee J, Hoang BH, Ziogas A, et al. Analysis of prognostic factors in Ewing sarcoma using a population-based cancer registry. Cancer 2010; 116(8):1964-73.

Malawer M, Sugarbaker PH. Musculoskeletal cancer surgery. Kluwer Academic Publishers; 2011.

Malinauskaite I, Hofmeister J, Burgermeister S, Neroladaki A, Hamard M, Montet X, Boudabbous S. Radiomics and Machine Learning Differentiate Soft-Tissue Lipoma and Liposarcoma Better than Musculoskeletal Radiologists. Sarcoma. 2020 Jan 7;2020:7163453.

Merletti F, Richiardi L, Bertoni F, et al. Occupational factors and risks of adult bone sarcomas: a multicentric case-control study in Europe. Int J Cancer. 2006;118(3):721-7.

Mintz DN, Hwang S. Bone tumor imaging, then and now. HSS J. 2014;10:230-9.

Nakamura T, Kawai A, Sudo A. Analysis of the patients with soft tissue sarcoma who received additional excision after unplanned excision: report from the Bone and soft tissue tumor registry in Japan. Jpn J Clin Oncol. 2017;47:1055-9.

Neuville A, Chibon F, Coindre J-M. Grading of soft tissue sarcomas: From histological to molecular assessment. Pathology. 2014;46:113-20.

Neuwirth MG, Song Y, Sinnamon AJ, Fraker DL, Zager JS, Karakousis GC. Isolated limb perfusion and infusion for extremity soft tissue sarcoma: a contemporary systematic review and meta-analysis. Ann Surg Oncol. 2017;24:3803-10.

Ogura K, Yasunaga H, Horiguchi H, et al. Impact of hospital volume on postoperative complications and in-hospital mortality after musculoskeletal tumor surgery: analysis of a national administrative database. J Bone Jt Surg Am. 2013;95:1684-91.

Patel DB, Matcuk GR Jr. Imaging of soft tissue sarcomas. Chin Clin Oncol. 2018;7:35.

Raciborska A, Bilska K, Rychlowska-Pruszynska M, et al. Internal hemipelvectomy in the management of pelvic Ewing sarcoma are outcomes better than with radiation therapy? J Pediatr Surg. 2014;49:1500-04.

Rajiah P, Sundaram M, Subhas N. Dual-Energy CT in Musculoskeletal Imaging: What Is the Role Beyond Gout? AJR Am J Roentgenol. 2019 Sep;213(3):493-505.

Spencer RMSSB, de Camargo VP, Silva MLG, et al. Brazilian consensus on the diagnosis and treatment of extremities soft tissue sarcomas. J Surg Oncol. 2020 Apr;121(5):743-58.

Rao A, Sharma C, Parampalli R. Role of diffusion-weighted MRI in differentiating benign from malignant bone tumors. BJR Open 2019;1:20180048.

Roberge D, Vakilian S, Alabed YZ, Turcotte RE, Freeman CR, Hickeson M. FDG PET/CT in initial staging of adult soft tissue sarcoma. Sarcoma. 2012;2012:960194.

Schwarz R, Bruland O, Cassoni A, Schomberg P, Bielack S. The role of radiotherapy in osteosarcoma. Cancer Treat Res. 2009;152:147-64.

Siegel RL, Miller KD, Jemal A. Cancer statistics, 2018. CA Cancer J Clin. 2018;68(1):7-30.

Spencer RMSSB, De Camargo VP, Silva MLG, et al. Brazilian consensus on the diagnosis and treatment of extremities soft tissue sarcomas. J Surg Oncol. 2020 Apr;121(5):743-58.

Spraker MB, Wootton LS, Hippe DS, et al. MRI Radiomic Features Are Independently Associated With Overall Survival in Soft Tissue Sarcoma. Adv Radiat Oncol. 2019 Feb 23;4(2):413-21.

Steffner RJ, Jang ES. Staging of bone and soft-tissue sarcomas. J Am Acad Orthop Surg. 2018;0:1-10.

The ESMO/European Sarcoma Network Working Group. Bone sarcomas: ESMO clinical practice guidelines for diagnosis, treatment and follow-up. Ann Oncol. 2014; 25(Suppl 3):iii113-23.

Theruvath AJ, Siedek F, Muehe AM, et al. Therapy Response Assessment of Pediatric Tumors with Whole-Body Diffusion-weighted MRI and FDG PET/MRI. Radiology. 2020;296:143-51.

Van Houdt WJ, Wei IH, Kuk D, et al. Yield of colonoscopy in identification of newly diagnosed desmoid-type fibromatosis with underlying familial adenomatous polyposis. Ann Surg Oncol. 2019;26(3):765-71.

Widemann BC, Italiano A. Biology and Management of Undifferentiated Pleomorphic Sarcoma, Myxofibrosarcoma, and Malignant Peripheral Nerve Sheath Tumors: State of the Art and Perspectives. J Clin Oncol. 2018 Jan 10;36(2):160-7.

Zhang Y, Yue B, Zhao X, et al. Benign or Malignant Characterization of Soft-Tissue Tumors by Using Semiquantitative and Quantitative Parameters of Dynamic Contrast-Enhanced Magnetic Resonance Imaging. Can Assoc Radiol J. 2020 Feb;71(1):92-9.

Perfusión de miembro aislado en el tratamiento de sarcomas de partes blandas y melanoma

48

A. Fernández Candela y J. Farré Alegre

OBJETIVOS

- Describir la técnica de la perfusión aislada de extremidad y sus indicaciones.
- Examinar la acción de los fármacos empleados en la perfusión aislada de extremidad.
- Establecer el papel de la hipertermia en la perfusión aislada de extremidad.
- Revisar la evidencia científica publicada hasta la fecha en perfusión aislada de extremidad.
- Analizar el estado actual de la práctica clínica de la perfusión aislada de extremidad y las perspectivas futuras.

INTRODUCCIÓN

La perfusión aislada de la extremidad (PAE) es una técnica originalmente descrita por Creecht *et al.* en 1958, que permite administrar de forma selectiva en una extremidad fármacos quimioterápicos y agentes biológicos en concentraciones entre 15 y 25 veces mayores que las que se podrían administrar por vía sistémica; de esta forma, se consigue alcanzar la eficacia terapéutica sin la aparición de toxicidad sistémica indeseable. Además, la perfusión se realiza en condiciones de hipertermia, que por sí misma es tóxica para las células tumorales, ya que genera estasis y disminución del flujo en la neovasculatura, causando daños intrínsecos en los tejidos tumorales.

La PAE, desde que fue descrita, ha tenido como indicaciones fundamentales el melanoma localmente avanzado (estadios IIIA-IIIC según la clasificación del American Joint Committee on Cancer [AJCC]) y los sarcomas de partes blandas (SPB) localmente avanzados situados en las extremidades. No obstante, desde la aparición de la terapia combinada de inhibición de la transducción de señales (inhibición BRAF/MEK), el manejo terapéutico del melanoma metastásico ha cambiado radicalmente, con una disminución marcada del uso de la PAE desde 2011, por lo que actualmente los SPB resultan la principal indicación de la perfusión aislada de la extremidad.

Los SPB son un grupo heterogéneo de tumores malignos con más de 50 subtipos histológicos con diversos comportamientos biológicos y moleculares, lo que genera diferentes respuestas a las estrategias terapéuticas existentes. Se trata de tumores relativamente raros, ya que suponen el 0,8 % de todos los tumores malignos del adulto y el 6,5 % de los tumores malignos de la infancia. Su patogenia no está claramente establecida, sin embargo, sí existen múltiples factores que condicionan su pronóstico, entre los que destacan la histología, el tamaño, el grado y el estadio tumoral, así como una

cirugía resectiva adecuada. Esta última es determinante, ya que la extirpación incompleta del tumor está abocada a una recidiva local.

Los SPB pueden aparecer en cualquier parte del cuerpo, pero un 60 % de ellos se originan en las extremidades, siendo un 6-10 % localmente avanzados al diagnóstico. La amputación, en comparación con las terapias conservadoras de la extremidad (resección quirúrgica amplia de la lesión + radioterapia), no ha demostrado aumentar la supervivencia global, por lo que las técnicas conservadoras son de elección en esta patología. Desafortunadamente, la resección quirúrgica amplia con la escisión completa del tumor no es siempre posible, ya que puede implicar secuelas funcionales graves de la extremidad. En estos casos, la perfusión aislada de extremidad con factor de necrosis tumoral alfa (TNF-α; del inglés, *tumor necrosis factor-alpha*) + melfalán ya demostró en 1996 ser segura y eficaz, con una elevada tasa de respuestas y una tasa de preservación de la extremidad del 82 %.

La PAE permite administrar de forma selectiva en una extremidad fármacos quimioterápicos y agentes biológicos en concentraciones entre 15 y 25 veces mayores que las que se podrían administrar por vía sistémica.

TÉCNICA DE LA PERFUSIÓN DE MIEMBRO AISLADO

La PAE se realiza en quirófano bajo anestesia general. Se puede realizar a tres niveles diferentes en la extremidad inferior (ilíaca, femoral o poplítea) y a dos en la superior (axilar y braquial). La técnica se inicia con la disección de los vasos indicados y la ligadura de sus colaterales. Se inserta una cánula dentro de la arteria (16-18 F) y otra en la vena (6-8 mm) y se conectan al circuito extracorpóreo con oxigenador (**Fig. 48-1**). Para conseguir el completo aislamiento de la circulación sistémica, se coloca un torniquete alrede-

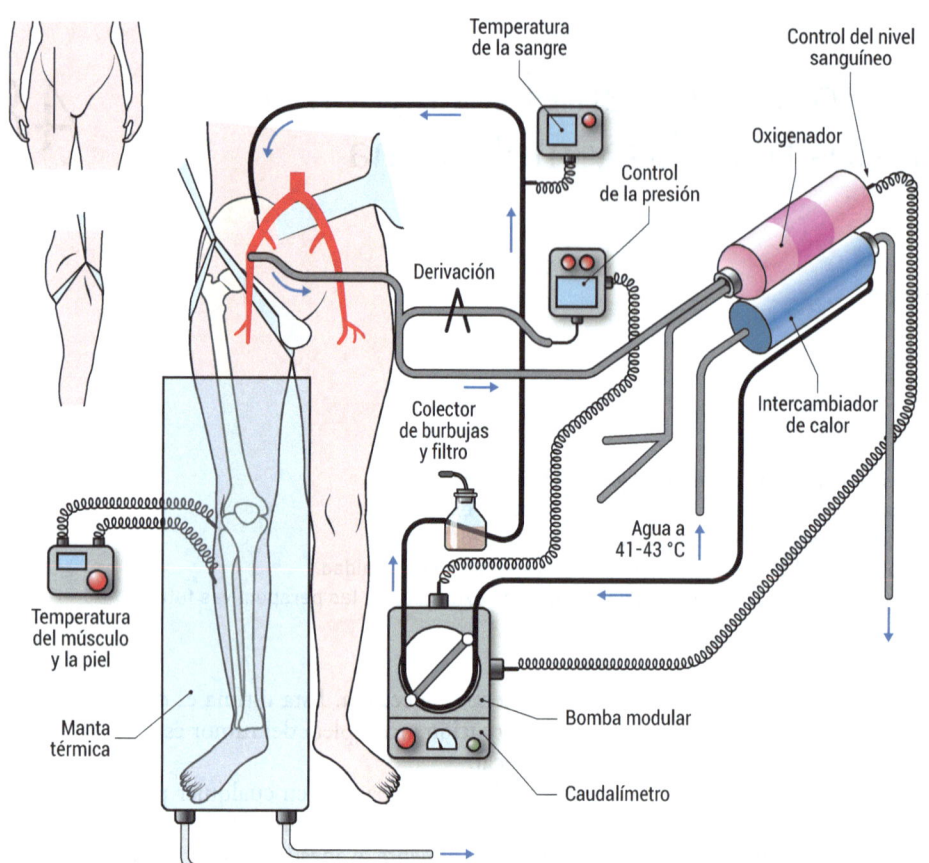

Figura 48-1. Circuito de circulación extracorpórea. Los elementos básicos del circuito son la bomba de perfusión, un oxigenador con reservorio integrado, un intercambiador de calor, las tubuladuras y el perfusor.

dor de la base de la extremidad y, a continuación, se inyecta ^{99m}Tc-albúmina microcoloide en el circuito de perfusión para monitorizar las posibles fugas, las cuales serían detectadas por una sonda gamma localizada en el precordio (**Figs. 48-2** y **48-3**). La temperatura es monitorizada mediante termómetros subcutáneos e intramusculares. Una vez se alcanza la hipertermia moderada (38,5 °C) y se comprueba la ausencia de fugas desde la extremidad hacia la circulación sistémica, se administran los fármacos (**Fig. 48-4**).

La dosis de TNF-α utilizada es de 3 mg para la extremidad superior y de 4 mg para la extremidad inferior durante 30 minutos. Transcurrido este tiempo, se administra melfalán (13 mg/L de volumen del miembro superior y 10 mg/L de volumen del miembro inferior). Se mantiene la perfusión

durante 60 minutos adicionales, salvo incidencias que obliguen a la interrupción del procedimiento. La secuencia de administración potencia el efecto conjunto de ambos fármacos, como se explicará más adelante, ya que los cambios en la microcirculación de las lesiones tumorales inducidos por el TNF-α y la hipertermia aumentan la eficacia del melfalán. Finalizada la perfusión, se infunde la extremidad con abundante suero fisiológico, se retiran el torniquete y las cánulas, se comprueba la hemostasia y se suturan los vasos sanguíneos.

Los pacientes permanecen en la unidad de cuidados intensivos durante las primeras 48 horas del posoperatorio para un control estricto. Se monitorizan las funciones vitales, el perímetro del miembro infundido y la permeabilidad vascular mediante ecografía Doppler para la detección precoz de la trombosis venosa profunda. Además, se realizan análisis seriados que incluyen la determinación de la creatina-fosfocinasa.

> La secuencia de administración en la PAE (primero, TNF-α y, posteriormente, melfalán) potencia el efecto conjunto de ambos fármacos, ya que los cambios en la microcirculación de las lesiones tumorales inducidos por el TNF-α y la hipertermia aumentan la eficacia del melfalán.

ACCIÓN DE LOS FÁRMACOS EMPLEADOS

A continuación, se describen brevemente las propiedades farmacológicas del melfalán y el TNF-α.

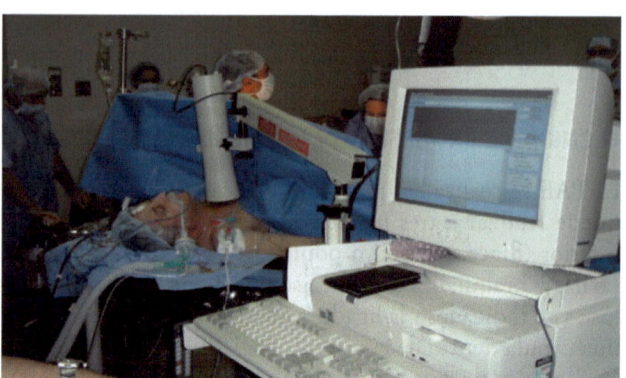

Figura 48-2. Paciente en quirófano durante la monitorización de fugas con sonda precordial (fuente propia).

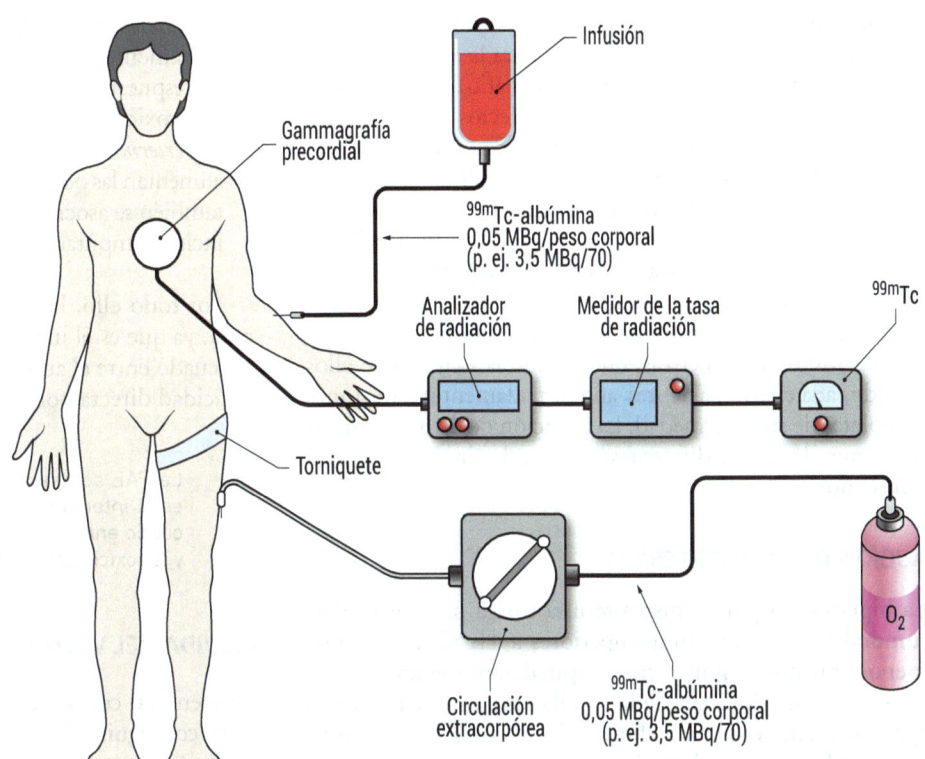

Figura 48-3. Monitorización continua de la radioactividad durante la perfusión con la sonda gamma localizada en el precordio del paciente. ^{99m}Tc: tecnecio 99 metaestable; MBq: megabequerelios; O_2: oxígeno.

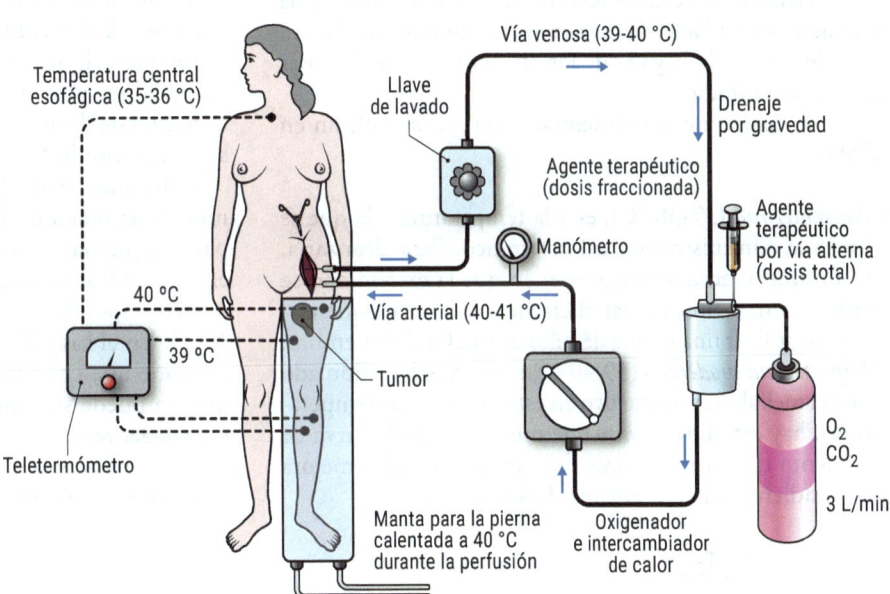

Figura 48-4. Representación esquemática de la técnica de perfusión aislada de la extremidad. ^{99m}Tc: tecnecio 99 metaestable; CO_2: dióxido de carbono; MBq: megabequerelios; O_2: oxígeno.

Melfalán

Se trata de un agente alquilante bifuncional que actúa inhibiendo la replicación celular. Resulta poco eficaz a nivel sistémico debido a las dosis elevadas necesarias, sin embargo, a nivel local, es particularmente eficaz, ya que presenta todas las características ideales para dicha administración: una semivida corta, baja toxicidad para el endotelio vascular y los tejidos de partes blandas, acción limitada al ciclo celular específico en el que se administra y una curva dosis-respuesta relativamente lineal para la toxicidad. La dosis que se debe administrar se calcula en función del volumen de la extre-

midad que se va a tratar. Se ha constatado que la adición de TNF-α a la perfusión aumenta la absorción del melfalán por el tumor entre cuatro y seis veces, lo que explica la sinergia que genera la combinación de estos fármacos.

Factor de necrosis tumoral alfa (TNF-α)

El TNF-α es una citocina que ataca directamente a los vasos tumorales, generando agregación plaquetaria, eritrostasis y destrucción endotelial. Estos cambios en la morfología vascular son los que facilitan la entrada del melfalán en las células tumorales. Su administración a nivel sistémico está asociada a toxicidad grave y efectos antitumorales insignificantes, lo que lo convierte en un fármaco ideal para la administración mediante PAE, ya que es en el único escenario en el que puede alcanzar la dosis necesaria para obtener efectos antitumorales.

Es por esto por lo que, actualmente, la combinación estándar de perfusión para el tratamiento de los SPB es melfalán + TNF-α. Los resultados de la PAE con dicha combinación han sido publicados en diversos artículos desde 1992, sin poder hallar diferencias estadísticamente significativas entre las diferentes combinaciones según las últimas revisiones sistemáticas. Prácticamente todos los pacientes presentan respuestas tumorales objetivas, obteniendo la mayoría de ellos (tres de cada cuatro pacientes, aproximadamente) remisiones completas de su enfermedad. La duración de dichas remisiones tumorales en las diferentes series es de alrededor de uno o dos años.

ACCIÓN DE LA HIPERTERMIA

La hipertermia por sí misma resulta tóxica para las células tumorales. A temperaturas superiores a 41 °C, estos fenómenos son muy significativos y pueden aumentar drásticamente la sensibilidad de las células tumorales a algunos agentes citostáticos como el melfalán, el cisplatino, el TNF-α, o a diferentes combinaciones de estos agentes. Además, la hipertermia revierte la vasoconstricción que se genera en la extremidad secundaria a las bajas temperaturas de quirófano, lo que impediría la llegada de los citostáticos a las lesiones que se deseara tratar.

Existen cuatro niveles de temperatura que se utilizan en las PAE:

- *Normotermia* (37-38 °C): es a la temperatura a la que se inicia la administración del citostático. Para alcanzarla, se utilizan medidas que previenen que la extremidad se enfríe, como son calentar el circuito con un tanque térmico o aplicar una manta de calor alrededor del miembro.
- *Hipertermia moderada* (39-40 °C): si bien se ha estipulado que el melfalán es más activo en este intervalo de temperaturas, hay estudios *in vitro* que muestran que la curva de aumento de eficacia de este fármaco con el calor mejora su pendiente solo por encima de los 41 °C.

- *Hipertermia verdadera límite o borderline* (40-41 °C): aparentemente, en este intervalo, se consigue una mayor tasa de respuestas completas, pero, posiblemente, también con una toxicidad regional aumentada.
- *Hipertermia verdadera* (41-43 °C): a estas temperaturas, se aumentan las posibilidades de responder al tratamiento, pero también se asocia a una toxicidad regional inaceptable, que incluye amputaciones y, sobre todo, si se utiliza melfalán.

Por todo ello, la PAE se realiza con hipertermia moderada, ya que es el intervalo en el que se consigue un balance adecuado entre el aumento de la eficacia de los fármacos y la toxicidad directa por hipertermia.

 La PAE se realiza con hipertermia moderada, ya que es el intervalo en el que se consigue un balance adecuado entre el aumento de la eficacia de los fármacos y la toxicidad directa por hipertermia.

MEDIDA DEL VOLUMEN DE LA EXTREMIDAD

Hoy en día, con la elevada prevalencia de la obesidad mórbida, conseguir administrar la dosis adecuada de quimioterápicos resulta todo un reto, por lo que se consideran diferentes modelos: ajuste por peso, ajuste por superficie corporal, ajuste por peso ideal, etc. El mismo problema se plantea en la PAE y, aunque originalmente la dosis del melfalán se calculaba ajustada por peso, el método más aceptado actualmente es el cálculo de dosis ajustado al volumen de la extremidad que se va a perfundir.

Clásicamente, el cálculo se realizaba sumergiendo la extremidad en un tanque de agua con un diámetro de 30 o 15 cm para las piernas o los brazos, respectivamente. Al retirar la extremidad del tanque, el agua que ha sido desplazada de este corresponde al volumen que ocupa la extremidad (**Fig. 48-5**). En el caso de la perfusión a través de la arteria ilíaca, se añade una corrección del 10 % para compensar la parte que no puede ser sumergida. Esta técnica, considerada de referencia, resulta laboriosa y complicada de implementar a todos los pacientes (p. ej., pacientes encamados), por lo que se diseñaron otras técnicas más fáciles y reproducibles, como

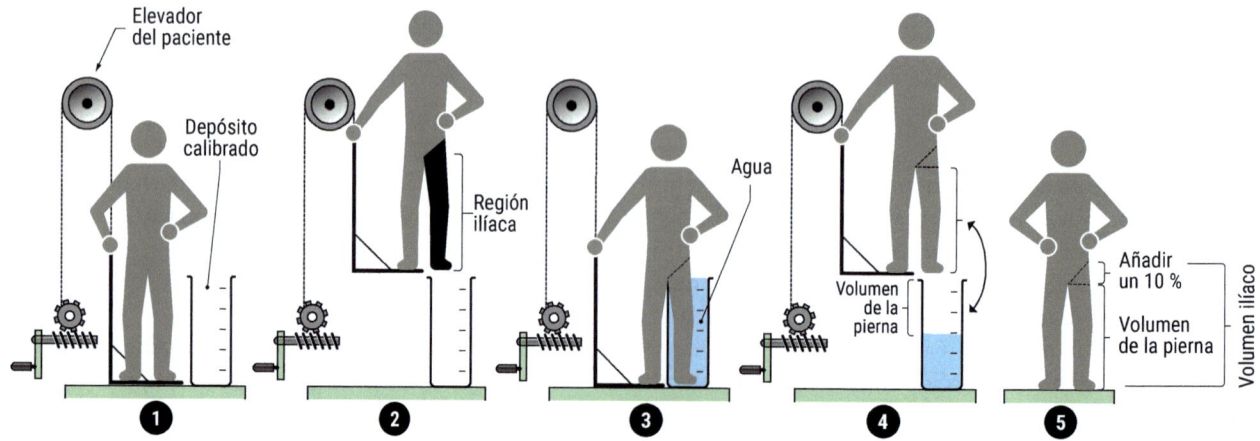

Figura 48-5. Determinación del volumen en una perfusión a través de la arteria ilíaca.

la medida de la circunferencia de la extremidad o el cálculo mediante técnicas de imagen como la tomografía axial computarizada (TAC) o la tomografía por emisión de positrones (PET; del inglés, *positron emission tomography*) asociada a TAC (PET-TAC).

La medida de la circunferencia de la extremidad se realiza a intervalos de 5 cm, iniciando las medidas en el tobillo en la extremidad inferior y en la muñeca en la extremidad superior. De esta manera, se obtiene un cálculo adecuado del volumen de la extremidad y puede realizarse a todos los pacientes. Al comparar esta técnica con el cálculo mediante TAC o PET-TAC, los estudios de Podleska *et al.* y Cecchin *et al.* revelaron un buen coeficiente de correlación entre ambas y, teniendo en cuenta que este tipo de pacientes suelen disponer de TAC o PET-TAC realizadas durante el algoritmo diagnóstico-terapéutico, resulta muy conveniente su uso. Además, la TAC y la PET-TAC permiten definir el porcentaje de cada tejido (óseo, adiposo y muscular) y el de agua, factores que influyen en la cinética del fármaco y, por lo tanto, en la dosis a administrar y en la toxicidad.

TIEMPO DE PERFUSIÓN

La técnica de PAE fue descrita en sus inicios con un tiempo de perfusión de 90 minutos, como se ha explicado previamente. No obstante, posteriormente, se demostró que el melfalán es asimilado por los tejidos principalmente durante los 30 primeros minutos, tras los cuales, su efecto cae drásticamente, mientras que la concentración de TNF-α se mantiene estable durante toda la perfusión. Con estos hallazgos, se comenzaron a realizar perfusiones de 60 minutos, en las que se añadía el melfalán a los 15 minutos del inicio de la perfusión, y se mantenía durante 45 minutos adicionales. Al comparar ambas técnicas, en 2011, Hoven-Gondrie *et al.* demostraron que no solo la perfusión de 60 minutos era segura y efectiva, sino que, además, no presentaba diferencias significativas en cuanto a resultados en supervivencia libre de enfermedad y supervivencia global con respecto a la PAE de 90 minutos.

 El tiempo de perfusión de 60 minutos ha demostrado ser seguro y efectivo, además de no presentar diferencias significativas en cuanto a resultados en supervivencia libre de enfermedad y supervivencia global con respecto a la PAE de 90 minutos.

TOXICIDAD

La toxicidad en la PAE está directamente relacionada con la fuga que se produzca hacia la circulación sistémica del TNF-α, la cual debe ser inferior al 3-4 %. Es por ello fundamental tanto la monitorización con la gammasonda precordial durante la perfusión como el lavado intenso de la extremidad al terminar la PAE. El objetivo del lavado profuso es el de disminuir la salida de TNF-α a la circulación sistémica una vez sea reinstaurada.

Para la evaluación de la toxicidad regional aguda, se utiliza la escala de toxicidad de Wieberdink (**Tabla 48-1**), la cual va desde el grado 1 (sin alteraciones) hasta el grado 5 (alteraciones que requieren amputación). Por su parte, la toxici-

Tabla 48-1. Clasificación de la toxicidad local según Wieberdink	
Grado 1	Sin efectos adversos
Grado 2	Pequeño eritema o edema
Grado 3	Considerable eritema o edema y aparición de ampollas. Pequeña alteración en la motilidad
Grado 4	Epidermólisis extensa o daño evidente de tejidos profundos que produce alteración funcional definitiva. Síndrome compartimental
Grado 5	Alteraciones que requieren amputación

Adaptada de: Grunhagen *et al.*

dad a largo plazo no está ampliamente documentada. Incluye edema, entumecimiento, atrofia muscular y déficit funcional. Este último fue evaluado por Grunhagen *et al.* y objetivaron un 7 % de casos con déficit funcional moderado y un 4 % con déficit funcional grave, que obligaba al uso de muletas, con una media de seguimiento de los pacientes de 22 meses.

EVALUACIÓN DE LA RESPUESTA

Se trata de una medida fundamental para determinar el pronóstico del paciente; sin embargo, no resulta fácil encontrar el método adecuado y muchos han sido propuestos para su evaluación:

- *Porcentaje de necrosis tumoral.* Fue el método inicialmente descrito. Un 90 % o más de necrosis tumoral tras la PAE era considerado buena respuesta; no obstante, por la naturaleza de estos tumores, muchos ya presentan necrosis al diagnóstico, por lo que establecer este porcentaje resulta difícil. Además, se demostró posteriormente que no se correlacionaba con la recurrencia local o la supervivencia global.
- *Disminución del tamaño tumoral.* De manera similar al método previo, no resulta un método fiable, ya que, tras el tratamiento, el tumor puede aumentar de tamaño por edema, necrosis o hemorragia, por lo que una disminución del tamaño tumoral no implica necesariamente una buena respuesta.
- *Escala Response Evaluation Criteria in Solid Tumors (RECIST).* Se trata de una escala introducida en 2000 y actualizada en 2009 en la que se considera:
  - *Respuesta completa*: desaparición completa de la enfermedad.
  - *Respuesta parcial*: disminución, al menos, del 30 % de la suma de los diámetros mayores.
  - *Enfermedad estable*: cuando no se puede hablar de respuesta, pero tampoco cumple los criterios de progresión.
  - *Progresión*: aumento de, al menos, un 20 % de la suma del diámetro mayor de la lesión medible más pequeña alcanzada en la respuesta o aparición de nuevas lesiones. Como se puede observar, dicha escala también se basa en la disminución del tamaño tumoral, por lo que tampoco es un buen método por lo explicado anteriormente.
- *The European Organization for Research and Treatment of Cancer-Soft Tissue and Bone Sarcoma Group* (EORTC-

Tabla 48-2. Escala para la evaluación de la respuesta tumoral propuesta por The European Organization for Research and Treatment of Cancer-Soft Tissue and Bone Sarcoma Group (EORTC-STBSG)

A	Ausencia de células teñidas
B	Células teñidas en <1 % de la pieza
C	Células teñidas en ≥1 % y <10 % de la pieza
D	Células teñidas en ≥10 % y <50 % de la pieza
E	Células teñidas en >50 % de la pieza

Adaptada de: Wardelmann *et al.*

STBSG): en 2016, el EORTC-STBSG propuso una escala basada en datos histológicos, en concreto, en el porcentaje de células teñibles en la pieza (**Tabla 48-2**), con el objetivo de estandarizar el examen anatomopatológico posterior a la resección de SPB tras la neoadyuvancia con radioterapia y/o quimioterapia. Sin embargo, al ponerlo en práctica, no se ha observado una relación directa entre el porcentaje de células teñidas y la tasa de recurrencia local o supervivencia global.

RESULTADOS

En el último metanálisis publicado en 2020, se evalúan los resultados de las series más grandes hasta la fecha, entre los que destacan los metanálisis publicados en 2012, 2013 y 2017. En esta revisión, se habla de una tasa de preservación de la extremidad que varía desde el 72 al 96 %, con una tasa de respuesta global del 72 al 82,5 %, siendo un 22-31 % respuesta completa y un 45,8-53,5 % respuesta parcial. La media de supervivencia global publicada es de 12 a 49 meses, con una supervivencia libre de enfermedad a los cinco años de 36 a 74 meses.

Por otro lado, demostrar la superioridad de la PAE con respecto a la quimioterapia + radioterapia en estos pacientes es complicado, ya que se trata de una patología rara, con pocos pacientes, por lo que la realización de estudios prospectivos no es viable. No obstante, existe un estudio de cohortes «pareadas» retrospectivo que compara la PAE previa a la cirugía conservadora + radioterapia posquirúrgica en casos seleccionados con respecto a la cirugía conservadora + radioterapia posoperatoria rutinaria. En este estudio, se objetivó que no había diferencias significativas en cuanto a la recurrencia local y a la supervivencia global, sin embargo, los pacientes sometidos a la PAE necesitaron en menor medida radioterapia posoperatoria (un 27 frente a un 82 %; nivel de significación estadística [p] <0,001).

No obstante, resulta difícil discutir el «tratamiento estándar» de tumores raros y heterogéneos. Para la toma de decisiones en estos casos, es necesario utilizar la mejor evidencia disponible, así como valorar cada caso individualmente en comités multidisciplinarios y en centros de referencia.

 La PAE ha demostrado conseguir una tasa de preservación de extremidad del 72 al 96 % y una media de supervivencia global de 12 a 49 meses, con una supervivencia libre de enfermedad a los cinco años de 36 a 74 meses.

PRESENTE Y FUTURO DE LA PERFUSIÓN AISLADA DE EXTREMIDAD

En 2020, se llevó a cabo una encuesta a 14 centros de alto volumen con unidades específicas para el tratamiento de los SPB. Los resultados de dicha encuesta reflejan la práctica clínica que se lleva a cabo hoy en día en cuanto a PAE (**Tabla 48-3**).

Como se puede observar, existe cierta variabilidad entre centros, lo cual es esperable en una patología tan heterogénea y poco frecuente como son los SPB. Además, no hay que olvidar que, a pesar de la buena respuesta local que pueden presentar estos tumores, la mitad de los pacientes desarrollarán metástasis a distancia durante el curso de su enfermedad. Por lo tanto, es fundamental en el avance del tratamiento de los SPB determinar qué tipo histológico responde mejor a cada línea de tratamiento (PAE, quimioterapia y radioterapia), para conseguir controlar la diseminación tumoral a distancia y, así, mejorar la supervivencia global de estos pacientes.

En la encuesta a los expertos anteriormente mencionada, también se les preguntó por la respuesta esperada a la PAE según el tipo histológico del SPB (**Tabla 48-4**).

Por otro lado, el futuro del tratamiento de los SPB también viene determinado por el constante avance de las terapias oncológicas sistémicas, de tal manera que puede aparecer algún agente que ofrezca un buen control de la enfermedad y que cambie el paradigma de estos tumores, como ha sucedido con el melanoma.

Otra área de investigación que está en auge es la terapia vírica oncológica. Se trata de una forma de inmunoterapia que utiliza un virus para infectar y destruir las células cancerosas. Con esta destrucción, se liberan los antígenos específicos del tumor a la circulación, lo que puede estimular una respuesta inmunitaria frente a él y aumentar la eficacia de terapias inmunitarias.

La inyección intravascular a través de la PAE de estos virus en combinación con la radioterapia ha demostrado retrasar el crecimiento tumoral y alargar la supervivencia global, por lo que se cree que la terapia vírica oncológica permite sensibilizar a las células ante los efectos tóxicos de la radiación ionizante.

Como conclusión, la PAE ha demostrado ser un procedimiento seguro y eficaz, que ha conseguido reducir su toxicidad a lo largo de los años. No se trata de una técnica que esté extendida globalmente, sin embargo, en centros de referencia, se trata de una herramienta más en el armamento terapéutico para evitar la amputación en este tipo de pacientes. El desarrollo de nuevos agentes para su uso en la PAE puede permitir la mejora de los resultados que se obtienen actualmente.

- El futuro de la PAE está ligado al avance de las terapias oncológicas sistémicas, así como la aplicación de nuevas técnicas como la terapia vírica oncológica.
- La PAE ha demostrado ser un procedimiento seguro y eficaz, que forma parte del armamento terapéutico de los SPB para conseguir evitar la amputación de la extremidad.

Tabla 48-3. Resultados de la encuesta internacional a 14 centros de referencia en sarcomas

Tipo de unidad quirúrgica	Unidad específica en sarcomas	41,7%
	Unidad de cirugía oncológica	58,3%
Volumen de resecciones de sarcoma	>100/año	30,8%
	50-100/año	38,4%
	<50/año	30,8%
¿Para qué indicación usas la PAE en sarcomas?	Tratamiento neoadyuvante primario de enfermedad distal (mano/muñeca o pie/tobillo)	63,6%
	Enfermedad localmente avanzada	90,9%
	Enfermedad multifocal	90,9%
	Enfermedad multirrecidivante	81,8%
	Recidiva local en campo irradiado	81,2%
	Enfermedad no resecable	72,7%
¿Has repetido la PAE en el mismo paciente?	Sí	75,0%
	No	25,0%
¿Cuántas veces has repetido la PAE en el mismo paciente?	2	55,6%
	3	33,3%
	4	11,1%
¿Operas siempre a los pacientes tras la PAE?	Sí	36,4%
	No	63,6%
¿Bajo que criterios excluirías la cirugía pos-PAE?	Respuesta radiológica completa	0,0%
	Enfermedad localmente avanzada	16,7%
	Probable secuela funcional poscirugía	33,3%
	Histología	0,0%
	Resultado patológico en la biopsia pos-PAE	0,0%
	Decisión del paciente	16,7%
	Otros	33,3%
¿Siempre usas TNF?	Sí	83,3%
	No	16,7%
¿Siempre usas la misma dosis de TNF?	Sí	50,0%
	No	50,0%
¿Modificas la dosis del TNF según la localización del tumor (extremidad superior o inferior)?	Sí	54,4%
	No	45,6%
¿Ajustas la dosis en función del volumen de la extremidad?	Sí	18,2%
	No	81,8%
¿Ajustas la dosis del melfalán en función del volumen de la extremidad?	Sí	66,7%
	No	33,3%
¿A qué temperatura empiezas la perfusión de los fármacos?	36 °C	0,0%
	37 °C	33,3%
	38 °C	55,6%
	39 °C	11,1%
	40 °C	0,0%
¿Cuál es el nivel de hipertermia objetivo?	38 °C	11,1%
	39 °C	66,7%
	40 °C	22,2%
	41 °C	0,0%

(Continúa)

Tabla 48-3. Resultados de la encuesta internacional a 14 centros de referencia en sarcomas (*cont.*)		
¿Cuál es el nivel de hipertermia objetivo?	38 °C	11,1%
	39 °C	66,7%
	40 °C	22,2%
	41 °C	0,0%
¿Cuál es el tiempo de circulación del TNF?	<10 min	0,0%
	10-14 min	12,5%
	15 min	50,0%
	16-20 min	37,5%
¿Cuál es el tiempo de circulación del melfalán?	<30 min	0,0%
	30-49 min	20,0%
	50 min	20,0%
	51-60 min	50,0%
	>60 min	10,0%
¿Utilizas de manera rutinaria otros fármacos?	Sí	9,1%
	No	90,9%
¿Has probado otros fármacos?	Sí	36,4%
	No	63,6%
¿Combinas rutinariamente la PAE con la linfadenectomía?	Sí	10,0%
	No	30,0%
	Depende del subtipo histológico	20,0%
	Depende de la afectación macroscópica linfática	40,0%
¿Cómo monitorizas de manera rutinaria las fugas sistémicas?	Monitorización continua con isótopo	80,0%
	Muestras sanguíneas sistémicas y del circuito extracorpóreo	10,0%
	Signos clínicos	30,0%
¿Con qué frecuencia experimentas fuga sistémica que obliga a parar el procedimiento?	Nunca	20,0%
	<5%	40,0%
	5-10%	30,0%
	>10%	10,0%
¿Cuántas semanas tras la PAE compruebas la respuesta?	4	20,0%
	5-6	40,0%
	7-8	10,0%
	>8	30,0%
¿Combinas radioterapia con PAE?	Sí, rutinariamente	10,0%
	Sí, solo en casos seleccionados	60,0%
	Nunca	30,0%
¿Combinas quimioterapia con PAE?	Sí, rutinariamente	0,0%
	Sí, solo en casos seleccionados	70,0%
	Nunca	30,0%

Adaptada de: Martin-Tellez *et al.*
PAE: perfusión aislada de la extremidad; TNF: factor de necrosis tumoral (del inglés, *tumor necrosis factor*).

Tabla 48-4. Resultado de la encuesta internacional a 14 centros de referencia en sarcomas

	Sin cambios	Respuesta parcial	Respuesta completa	No lo sé
Mixofibrosarcoma	9,1%	90,9%	0,0%	0,0%
Sarcoma sinovial	0,0%	90,9%	9,1%	0,0%
Angiosarcoma	0,0%	50,0%	41,7%	8,3%
Hemangioendotelioma epitelioide	9,1%	36,4%	18,2%	36,4%
Liposarcoma mixoide	9,1%	54,6%	27,3%	9,1%
Sarcoma pleomórfico no diferenciado	16,7%	66,7%	8,3%	8,3%
Sarcoma epitelioide	36,4%	27,3%	27,3%	9,1%
Schwannoma maligno	36,4%	36,4%	9,1%	18,2%
Leiomiosarcoma	9,1%	63,6%	0,0%	27,3%
Liposarcoma desdiferenciado	27,3%	36,4%	9,1%	27,3%
Fibromatosis de tipo desmoide	27,3%	36,4%	9,1%	27,3%
Otros	0,0%	40,0%	20,0%	40,0%

Adaptada de: Martin-Tellez *et al.*
PAE: perfusión aislada de la extremidad.

PUNTOS CLAVE

- Los sarcomas de partes blandas (SPB) se tratan de un grupo raro y heterogéneo de tumores malignos con diversos comportamientos biológicos y moleculares, lo que genera diferentes respuestas a las estrategias terapéuticas existentes.
- La perfusión aislada de extremidad (PAE) consiste en una técnica que permite administrar de forma selectiva en una extremidad, fármacos quimioterápicos y agentes biológicos a elevadas concentraciones sin generar toxicidad sistémica indeseable.

- La PAE permite conseguir una tasa de preservación de extremidad muy elevada (72-96 %) y una supervivencia libre de enfermedad de 36 a 74 meses, por lo que debe formar parte del armamento terapéutico de estos pacientes.
- Es difícil establecer un «tratamiento estándar» en estos tumores, por lo que es fundamental para la toma de decisiones utilizar la mejor evidencia disponible, así como valorar cada caso individualmente en comités multidisciplinares y en centros de referencia.

BIBLIOGRAFÍA

Bonvalot S, Gronchi A. ILP and RT: the study that will never be. Ann Surg Oncol. 2011;18(2):303-5.

Bretcha Boix P, Farré J, Brugarolas Masllorens A, Rebollo J, Sureda González M. Tratamiento con perfusión aislada de extremidad (ILP) con TNF y melfalán de las recurrencias de melanoma localizadas en extremidades: acreditación, indicaciones técnica. Oncología. 2006;29 Supl 1:110-4.

Calvo Aller E, Arcas Meca R, Crespo de la Jara A, Brugarolas Masllorens A, ten Hagen TLM, Eggermont AMM. Perfusión de extremidad aislada en oncología. Rev Oncol. 2003;5(3):128-38.

Cecchin D, Negri A, Frigo AC, Bui F, Zucchetta P, Bodanza V, et al. Calculating regional tissue volume for hyperthermic isolated limb perfusion: four methods compared. Eur J Surg Oncol. 2016;42(12):1898-905.

Creech O Jr, Krementz ET, Ryan RF, Winblad JN. Chemotherapy of cancer: regional perfusion utilizing an extracorporeal circuit. Ann Surg. 1958;148(4):616-32.

Grunhagen DJG, De Wilt JHW, Van Geel AN, Verhoef C, Eggermont AMM. Isolated limb perfusion with TNF-alpha and melphalan in locally advanced soft tissue sarcomas of the extremities. Recent Results Cancer Res. 2009;179:257-70.

De Wilt JH, Manusama ER, Van Tiel ST, Van Ijken MG, Ten Hagen TL, Eggermont AMM. Prerequisites for effective isolated limb perfusion using tumour necrosis factor alpha and melphalan in rats. Br J Cancer. 1999;80 (1-2):161-6.

De Wilt JH, Ten Hagen TL, De Boeck G, Van Tiel ST, De Bruijn EA, Eggermont AMM. Tumour necrosis factor alpha increases melphalan concentration in tumour tissue after isolated limb perfusion. Br J Cancer. 2000;82(5):1000-3.

Edge SB, Byrd DR, Compton CC, Fritz AG, Greene FL, Trotti A (eds.). AJCC Cancer Staging Handbook. 7ª ed. Nueva York: Springer-Verlag; 2010.

Eggermont AMM, De Wilt JHW, Ten Hagen TLM. Current uses of isolated limb perfusion in the clinic and a model system for new strategies. Lancet Oncol. 2003;4(7):429-37.

Eggermont AMM, Lejeune F, Mann B. Isolated limb perfusion (ILP) with Beromun (TNF alfa-1a; INN: tasonermin). Ingelheim am Rhein: Boehringer Ingelheim Pharma; 2003.

Eggermont AMM, Schraffordt Koops H, Klausner JM, Kroon BB, Schlag PM, Liénard D, et al. Isolated limb perfusion with tumor necrosis factor and melphalan for limb salvage in 186 patients with locally advanced soft tissue extremity sarcomas. The cumulative multicenter European experience. Ann Surg. 1996;224(6):756-64; dis. 764-5.

Grimer R, Judson I, Peake D, Seddon B. Guidelines for the management of soft tissue sarcomas. Sarcoma. 2010;2010:506182.

Grunhagen DJ, De Wilt JHW, Graveland WJ, Verhoef C, Van Geel AN, Eggermont AMM. Outcome and prognostic factor analysis of 217 consecutive isolated limb perfusions with tumor necrosis factor-alpha and melphalan for limb-threatening soft tissue sarcoma. Cancer. 2006;106(8):1776-84.

Hoven-Gondrie ML, Bastiaannet E, Van Ginkel RJ, Suurmeijer AJH, Hoekstra HJ. TNF dose reduction and shortening of duration of isolated limb perfusion for locally advanced soft tissue sarcoma of the extremities is safe and effective in terms of long-term patient outcome. J Surg Oncol. 2011;103(7):648-55.

Jakob J, Smith HG, Wilkinson MJ, Pencavel T, Miah AB, Thomas JM, et al. Regional chemotherapy by isolated limb perfusion prior to surgery compared with surgery and post-operative radiotherapy for primary, locally advanced extremity sarcoma: a comparison of matched cohorts. Clin Sarcoma Res. 2018;8:12.

Martin-Tellez KS, Van Houdt WJ, Van Coevorden F, Colombo C, Fiore M. Isolated limb perfusion for soft tissue sarcoma: current practices and future directions. A survey of experts and a review of literature. Cancer Treat Rev. 2020;88:102058.

Minor DR, Allen RE, Alberts D, Peng YM, Tardelli G, Hutchinson J. A clinical and pharmacokinetic study of isolated limb perfusion with heat and melphalan for melanoma. Cancer. 1985;55(11):2638-44.

Pai MP. Drug dosing based on weight and body surface area: mathematical assumptions and limitations in obese adults. Pharmacotherapy. 2012;32(9):856-68.

Podleska LE, Poeppel T, Herbrik M, Dahlkamp L, Grabellus F, Taeger G. Drug dosage in isolated limb perfusion: evaluation of a limb volume model for extremity volume calculation. World J Surg Oncol. 2014;12:81.

Rosenberg SA, Tepper J, Glatstein E, Costa J, Baker A, Brennan M, et al. The treatment of soft-tissue sarcomas of the extremities: prospective randomized evaluations of (1) limb-sparing surgery plus radiation therapy compared with amputation and (2) the role of adjuvant chemotherapy. Ann Surg. 1982;196(3):305-15.

Schellerer VS, Frenger J, Merkel S, Goehl J, Kersting S, Gruetzmann R, et al. Results of isolated limb perfusion for metastasized malignant melanoma. Surg Oncol. 2021;38:101603.

Stevenson MG, Hoekstra HJ, Song W, Suurmeijer AJH, Been LB. Histopathological tumor response following neoadjuvant hyperthermic isolated limb perfusion in extremity soft tissue sarcomas: evaluation of the EORTC-STBSG response score. Eur J Surg Oncol. 2018;44(9):1406-11.

Therasse P, Arbuck SG, Eisenhauer EA, Wanders J, Kaplan RS, Rubinstein L, et al. New guidelines to evaluate the response to treatment in solid tumors. European Organization for Research and Treatment of Cancer, National Cancer Institute of the United States, National Cancer Institute of Canada. J Natl Cancer Inst. 2000;92(3):205-16.

Vaynrub M, Taheri N, Ahlmann ER, Yao C, Fedenko AN, Allison DC, et al. Prognostic value of necrosis after neoadjuvant therapy for soft tissue sarcoma. J Surg Oncol. 2015;111(2):152-7.

Wardelmann E, Haas RL, Bovée JVMG, Terrier P, Lazar A, Messiou C, et al. Evaluation of response after neoadjuvant treatment in soft tissue sarcomas; the European Organization for Research and Treatment of Cancer-Soft Tissue and Bone Sarcoma Group (EORTC-STBSG) recommendations for pathological examination and reporting. Eur J Cancer. 2016;53:84-95.

Wieberdink J, Benckhuysen C, Braat RP, Van Slooten EA, Olthuis GA. Dosimetry in isolation perfusion of the limbs by assessment of perfused tissue volume and grading of toxic tissue reactions. Eur J Cancer Clin Oncol. 1982;18(10):905-10.

Wilkinson MJ, Smith HG, McEntee G, Kyula-Currie J, Pencavel TD, Mansfield DC, et al. Oncolytic vaccinia virus combined with radiotherapy induces apoptotic cell death in sarcoma cells by down-regulating the inhibitors of apoptosis. Oncotarget. 2016;7(49):81208-22.

Cáncer de cavidad torácica

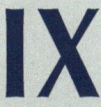

Carcinoma primario de pulmón

49

S. Maroto Molina, L. Sebastián Belloch, S. Bolufer Nadal, X. Vaillo Figuerola, J. M. Del Campo Mira,
J. Sesma Romero, F. Lirio Gran, C. Gálvez Muñoz, J. J. Mafé Madueño y L. J. Cerezal Garrido

OBJETIVOS

- Valorar la magnitud epidemiológica del cáncer de pulmón de célula no pequeña así como la importancia de los factores de riesgo implicados en su etiopatogenia.
- Identificar las principales manifestaciones clínicas de la enfermedad.
- Plantear el algoritmo diagnóstico del cáncer de pulmón, desde el papel actual de la detección precoz hasta la realización del estudio de extensión previo a cualquier tratamiento con intención curativa.
- Analizar la importancia de una correcta estadificación en el cáncer de pulmón mediante las distintas exploraciones disponibles en función de su grado de invasividad.
- Interpretar los resultados del estudio funcional preoperatorio realizado a los pacientes que van a ser sometidos a una resección pulmonar.
- Determinar cuáles son las mejores opciones de tratamiento tanto quirúrgicas como no quirúrgicas en función del estadio y del perfil biomolecular del tumor.
- Enumerar las principales complicaciones que se derivan del tratamiento quirúrgico del cáncer de pulmón y orientar su manejo.
- Establecer el seguimiento de un paciente intervenido de un carcinoma de pulmón.

INTRODUCCIÓN

El cáncer de pulmón (CP) tiene su origen en el parénquima pulmonar, mayoritariamente, en las células del epitelio respiratorio. Constituye en la actualidad uno de los mayores retos sanitarios a nivel global debido a su alta incidencia, a que se trata de una enfermedad cuyo manejo oncológico es de alta complejidad, generalmente, en el seno de comités multidisciplinarios, a que aparece habitualmente estigmatizada en el contexto del tabaquismo y, por último, a que su diagnóstico se produce normalmente en estadios avanzados, lo que conlleva una elevada mortalidad, así como un ingente gasto sanitario.

El objetivo de este capítulo es sintetizar los rasgos principales de esta patología desde un punto de vista quirúrgico.

CONTEXTO EPIDEMIOLÓGICO

Según la base de datos *online* GLOBOCAN 2020, recurso de la Agencia Internacional para la Investigación en Cáncer (IARC; del inglés, *International Agency for Research on Cancer*) dependiente de la Organización Mundial de la Salud (OMS), el CP es a nivel mundial, en ambos sexos y en todos los rangos de edad, el segundo tumor en incidencia (2.206.771 casos nuevos en el año 2020 [11,4 %]) tras el carcinoma de mama, pero el primero en mortalidad, generando 1.796. 144 muertes (18 %).

En España, según datos del Instituto Nacional de Estadística (INE), el cáncer fue la segunda causa de muerte en el año 2020 tras las enfermedades del sistema circulatorio (109.706 [22,2 %] sobre el total de defunciones). Las relativas al CP supusieron 21.918, un 25,3 % de fallecimientos por cáncer en hombres y un 12 % en mujeres, siendo la neoplasia que ocasionó mayor mortalidad. Los datos de la Red Española de Registros de Cáncer (REDECAN) mostraron que la supervivencia global a los cinco años estandarizada por edad en pacientes adultos diagnosticados de CP en España entre 2008 y 2013 se situó en el 13,8 %, debido a que gran parte de los pacientes se diagnosticaron con enfermedad metastásica.

FACTORES DE RIESGO

El desarrollo de un carcinoma de pulmón está basado en una exposición repetida a un factor inflamatorio sumada a una predisposición genética, sin que se haya encontrado ninguna relación causal atribuible en exclusiva a algún gen.

 El principal factor de riesgo asociado a esta neoplasia es el tabaquismo activo (el 90 % de los casos), seguido del tabaquismo pasivo, el radón, los agentes ocupacionales (siendo el asbesto el principal protagonista) y la elevada polución ambiental.

Se debe tener en cuenta la potencial sinergia entre ellos, a la que se suman enfermedades también predisponentes como la enfermedad pulmonar obstructiva crónica (EPOC), la fibrosis pulmonar idiopática y la tuberculosis pulmonar.

PRINCIPALES TIPOS HISTOLÓGICOS

Existen diferentes tipos histológicos de CP clasificados según su morfología, inmunohistoquímica y las técnicas moleculares, donde la genómica cobra cada vez más relevancia.

Asocian, además, características clínicas, localizaciones y comportamientos biológicos variables, con implicaciones en el manejo terapéutico (**Tabla 49-1**).

Tumores epiteliales

Los tumores epiteliales se clasifican, a su vez, en adenocarcinoma, carcinoma escamoso y carcinoma de células grandes.

Adenocarcinoma

Se origina en las glándulas epiteliales de la mucosa respiratoria. La histología de tipo adenocarcinoma es la más frecuente en

Tabla 49-1. Clasificación de los tumores pulmonares de la Organización Mundial de la Salud del año 2021 con los códigos de la Clasificación Internacional de Enfermedades (CIE-O)

	Papilomas	Papiloma de células escamosas, NOS	8052/0
		Papiloma de células escamosas invertido	8053/0
		Papiloma glandular	8260/0
		Papiloma mixto de células escamosas y glandular	8560/0
	Adenomas	Neumocitoma esclerosante	8832/0
		Adenoma alveolar	8251/0
		Adenoma papilar	8260/0
		Adenoma bronquiolar/tumor papilar muconodular ciliado	8140/0
		Cistoadenoma mucinoso	8470/0
		Adenoma glandular mucoso	8480/0
	Lesiones glandulares precursoras	Hiperplasia adenomatosa atípica	8250/0
		Adenocarcinoma *in situ*	8250/2
		Adenocarcinoma *in situ* no mucinoso	8253/2
Tumores epiteliales	Adenocarcinoma mínimamente invasivo	Adenocarcinoma mínimamente invasivo no mucinoso	8256/3
		Adenocarcinoma mínimamente invasivo mucinoso	8257/3
		Adenocarcinoma lepídico	8250/3
		Adenocarcinoma acinar	8551/3
	Adenocarcinoma no mucinoso invasivo	Adenocarcinoma papilar	8260/3
		Adenocarcinoma micropapilar	8265/3
		Adenocarcinoma sólido	8230/3
	Adenocarcinoma mucinoso invasivo		8253/3
	Adenocarcinomas	Adenocarcinoma mixto mucinoso y no mucinoso invasivo	8254/3
		Adenocarcinoma coloide	8480/3
		Adenocarcinoma fetal	8333/3
		Adenocarcinoma de tipo entérico	8144/3
		Adenocarcinoma NOS	8140/3
	Lesiones precursoras escamosas	Carcinoma de células escamosas *in situ*	8070/2
		Displasia escamosa leve	8077/0
		Displasia escamosa moderada	8077/2
		Displasia escamosa grave	8077/2
	Carcinoma de células escamosas NOS		8070/3
	Carcinomas de células escamosas	Carcinoma de células escamosas queratinizante	8071/3
		Carcinoma de células escamosas no queratinizante	8072/3
		Carcinoma de células escamosas basaloide	8083/3
	Carcinoma linfoepitelial		8082/3

(Continúa)

Tabla 49-1. Clasificación de los tumores pulmonares de la Organización Mundial de la Salud del año 2021 con los códigos de la Clasificación Internacional de Enfermedades (CIE-O) *(cont.)*

Tumores epiteliales	Carcinomas de células grandes	Carcinoma de células grandes		8012/3
	Carcinomas adenoescamosos	Carcinoma adenoescamoso		8560/3
	Carcinomas sarcomatoides	Carcinoma pleomórfico		8022/3
			Carcinoma de células gigantes	8031/3
			Carcinoma fusocelular	8032/3
		Blastoma pulmonar		8972/3
		Carcinosarcoma		8980/3
	Otros tumores epiteliales	Carcinoma NUT		8023/3
		Tumor torácico indiferenciado deficiente en SMARCA4		8044/3
	Tumores de tipo glándula salival	Adenoma pleomórfico		8940/0
		Carcinoma quístico adenoideo		8200/3
		Carcinoma epitelial-mioepitelial		8562/3
		Carcinoma mucoepidermoide		8430/3
		Carcinoma de células claras hialinizante		8310/3
		Mioepitelioma		8982/0
		Carcinoma mioepitelial		8982/3
Neoplasias neuroendocrinas pulmonares	Lesión precursora	Hiperplasia de células neuroendocrinas idiopática difusa		8040/0
	Tumores neuroendocrinos	Tumor carcinoide NOS/tumor neuroendocrino NOS		8240/3
			Carcinoide típico/tumor neuroendocrino de grado 1	8240/3
			Carcinoide atípico/tumor neuroendocrino de grado 2	8249/3
	Carcinomas neuroendocrinos	Carcinoma microcítico		8041/3
			Carcinoma microcítico combinado	8045/3
		Carcinoma neuroendocrino de células grandes		8013/3
			Carcinoma neuroendocrino de células grandes combinado	8013/3
Tumores de tejidos ectópicos	Melanoma			8720/3
	Meningioma			9530/0
Tumores mesenquimales específicos del pulmón	Hamartoma pulmonar			8992/0
	Condroma			9220/0
	Linfangiomatosis difusa			9170/3
	Blastoma pleuropulmonar			8973/3
	Sarcoma íntimo			9137/3
	Tumor miofibroblástico peribronquial congénito			8827/1
	Sarcoma mixoide pulmonar con fusión de EWSR1-CREB1			8842/3
	Tumores PEComatosos	Linfangioleiomiomatosis		9174/3
		PEComa benigno		8714/0
		PEComa maligno		8714/3
Tumores hematolinfoides	Linfoma MALT			9699/3
	Linfoma de células B grandes difuso NOS			9680/3
	Granulomatosis linfomatoide NOS			9766/1
		Granulomatosis linfomatoide de grado 1		9766/1
		Granulomatosis linfomatoide de grado 2		9766/1

MALT: (tumores del) tejido linfoide asociado a las mucosas (del inglés, *mucosa-associated lymphoid tissue*); NOS: no especificado (del inglés, *not otherwise specified*); NUT: (carcinomas de) proteína nuclear en los testículos; PEC: (tumores de) células epitelioides perivasculares (del inglés, *perivascular epithelioid cell*).

nuestro medio, la más frecuente en mujeres, habitualmente se presenta en el tercio externo del pulmón y metastatiza tanto a nivel ganglionar como a distancia (cerebro, bazo, hígado y glándula suprarrenal) con más frecuencia que el carcinoma escamoso.

Se subdivide en tres categorías:

- *Lesiones preinvasivas*: hiperplasia adenomatosa atípica y adenocarcinoma *in situ*, caracterizadas por no presentar invasión vascular, linfática o pleural. Estas formas preinvasivas pueden ser de tipo mucinosas, no mucinosas o mixtas. La supervivencia ronda el 100 % a los cinco años.
- *Adenocarcinoma mínimamente invasivo*: tamaño ≤ 3 cm con subtipo predominantemente lepídico y menos de 5 mm de componente invasivo.
- *Invasivo*: no mucinosos (lepídico, acinar, papilar, micropapilar, sólido) y mucinosos.

La inmunohistoquímica ayuda a distinguirlo de otros adenocarcinomas empleando un panel de inmunomarcadores, como el factor de transcripción tiroidea 1 (TTF1; del inglés, *thyroid transcription factor-1*), la citoqueratina 7 (CK7) y la 20 (CK20; característica del colon).

> ❗ Los adenocarcinomas invasivos no mucinosos constituyen los subtipos histológicos más comunes de cáncer de pulmón.

Consisten en tumores epiteliales malignos con evidencia morfológica o inmunohistoquímica de diferenciación glandular, asociando distintos patrones de crecimiento. En esta histología, únicamente se considera el tamaño del componente sólido, en lugar del tamaño total del tumor para la medición del factor T de la clasificación TNM (tumor/ganglios linfáticos [*nodes*]/metástasis).

> ❗ Otro rasgo característico de este tipo histológico es la presencia de STAS (del inglés, *spread through air spaces*). Se define como la diseminación de células tumorales a través de los espacios aéreos más allá del borde del tumor principal y se asocia a un peor resultado clínico en el adenocarcinoma de pulmón resecado.

Carcinoma escamoso

Se trata del carcinoma más frecuentemente diagnosticado por biopsia endobronquial debido a su localización predominantemente central (primeras divisiones bronquiales o tercio interno del pulmón).

Existen tres patrones de crecimiento: intraepitelial (*in situ*) con o sin invasión subepitelial; crecimiento lateral o de tipo *creeping*, consistente en invasión de la mucosa, submucosa e invasión de las glándulas epiteliales; y crecimiento de tipo penetrante, consistente en múltiples lesiones polipoideas, que, en ocasiones, ocluyen la luz bronquial e invaden estructuras por contigüidad.

Histológicamente, resulta característica la presencia de queratinización del epitelio y de puentes intercelulares o desmosomas. La inmunohistoquímica es típicamente positiva para p40, p63 y CK5/6 y, generalmente, resulta negativa para CK7.

Se clasifica en: queratinizante, no queratinizante, basaloide (constituye la entidad de menor grado de diferenciación y peor pronóstico) y lesiones preinvasivas.

En cuanto a su comportamiento, tiende a ser localmente agresivo, invadiendo directamente estructuras adyacentes. Las metástasis a distancia son menos frecuentes que en otros tipos de carcinomas de pulmón.

Carcinoma de células grandes

Representa el 9 % de los carcinomas de célula no pequeña y suele localizarse periféricamente en el tercio externo del pulmón; de ahí que invadan frecuentemente estructuras como la pared torácica, la pleura visceral u otras adyacentes. Histológicamente, se caracterizan por mostrar un citoplasma basofílico, nucléolos prominentes y una alta proporción de núcleo/citoplasma.

En ocasiones, no se diagnostican adecuadamente en las muestras obtenidas mediante biopsias, suponiendo un reto para los anatomopatólogos, quienes muchas veces identifican focos de células grandes entremezclados con células de otras variantes, como el adenocarcinoma o el carcinoma escamoso. En estos casos, el tumor debe ser clasificado como carcinoma de célula no pequeña tipo NOS o «*no otherwise specified*».

Tumores neuroendocrinos

El grupo de tumores llamados *neuroendocrinos* debe su origen a las glándulas secretoras neuroendocrinas del epitelio respiratorio, siendo el que más frecuentemente se asocia a síndromes paraneoplásicos. Existen cuatro subtipos: carcinoide típico, atípico, carcinoma neuroendocrino de células grandes (presenta una relación estrecha con el hábito tabáquico y su localización es frecuentemente periférica, lo que dificulta su diagnóstico por broncoscopia) y el de células pequeñas o microcítico (supone hasta un 10-15 % del total de carcinomas pulmonares diagnosticados). Este amplio grupo de tumores varía en términos de supervivencia y comportamiento: por ejemplo, la supervivencia a los cinco años de un tumor carcinoide típico intervenido quirúrgicamente ronda el 100 %; en contraposición con el carcinoma microcítico, que es un tumor muy agresivo y, a menudo, diagnosticado en estadios muy avanzados, en el que la cirugía rara vez forma parte del arsenal terapéutico.

MANIFESTACIONES CLÍNICAS

El 10 % de los pacientes que padecen un CP se encuentran asintomáticos, siendo habitualmente descubierto como un hallazgo casual en exploraciones radiológicas realizadas por otras causas. En el 90 % restante, los signos y síntomas clínicos constituyen a menudo el primer indicio de la enfermedad, reflejando un estadio localmente avanzado o metastásico. El 75 % presenta tos irritativa secundaria a una masa endobronquial, asociando en el 40-50 % de las ocasiones hemoptisis (que obliga al diagnóstico diferencial con las bronquiectasias). Otro 60 % presenta disnea, caquexia o pérdida de peso.

De las manifestaciones derivadas de la extensión tumoral intratorácica, presentes en el 50 % de los casos al diagnóstico, destacan las siguientes: parálisis del nervio laríngeo recurrente, disnea ocasionada por parálisis frénica, síndrome de Horner (típico en tumores del vértice pulmonar) y dolor neuropático en el territorio del nervio intercostal afectado, sugestivo de invasión de la pared torácica. Las relativas a la extensión tumoral extratorácica acompañan al diagnóstico en el 30-50 % de las ocasiones y traducen el asentamiento metastásico más frecuente de esta neoplasia: pulmón contralateral, hueso, cerebro, hígado y glándula suprarrenal.

SÍNDROMES PARANEOPLÁSICOS

Un 10 % de los CP debutan con un síndrome paraneoplásico. Se producen con mayor frecuencia, como se ha mencionado previamente, en los tumores de estirpe neuroendocrina debido a su naturaleza secretora y glandular. Estos se pueden presentar previamente al diagnóstico, durante o en una fase ulterior a este. Son consecuencia de la secreción de diversas sustancias por parte del propio tumor o de la génesis de anticuerpos contra células del propio organismo. Los más frecuentes son las acropaquias (relacionadas con el factor de crecimiento epidérmico), el síndrome de Cushing, el síndrome de secreción inadecuada de hormona antidiurética y la hipercalcemia. Otros síndromes menos frecuentes, pero más característicos, son el síndrome de Lambert-Eaton y la miastenia grave.

DIAGNÓSTICO PRECOZ EN EL CÁNCER DE PULMÓN

El propósito del diagnóstico precoz del CP es la detección de la enfermedad en fases tempranas para ofrecer una mejora en términos de morbilidad y mortalidad de manera coste-eficiente.

Se han publicado hasta la fecha estudios que han demostrado un aumento de la supervivencia en CP con el empleo de la tomografía axial computarizada (TAC) de baja dosis de radiación (TBDR).

El NLST, llevado a cabo en población estadounidense, fue el primer ensayo clínico prospectivo aleatorizado que incluyó una población con edades comprendidas entre los 55 y los 74 años, con un índice tabáquico ≥ 30 paquetes/año y que reclutó a alrededor de 50.000 personas. Mostró una reducción de más del 20 % en la mortalidad por CP y detectó un 40 % de los casos en estadios tempranos. La principal limitación del estudio vino marcada por una tasa de falsos positivos del 4 %.

El NELSON es el ensayo de mayor tamaño muestral realizado en Europa, concretamente, incluyendo población holandesa y belga. Con un tamaño muestral de 15.822 individuos, se objetivó una reducción de la mortalidad de más de un 20 %. Los criterios de inclusión en este caso fueron un hábito tabáquico ≥ 15 paquetes/año y el abandono de más de 10 años del hábito tabáquico, reduciendo, así, la tasa de falsos positivos encontrada en el estudio estadounidense.

> **!** En España, no se lleva a cabo un programa de diagnóstico precoz en cáncer de pulmón. No obstante, en el marco de algunos centros e impulsados por diferentes sociedades, se están desarrollando proyectos con el objetivo de implementarlo a nivel nacional.

ESTUDIOS DIAGNÓSTICOS

Siempre que se sospeche un carcinoma de pulmón, ya sea por un síntoma o signo guía o como un hallazgo casual, se debe realizar un correcto diagnóstico y una precisa estadificación, con la finalidad de obtener una muestra citohistológica y determinar el grado de extensión del tumor.

Algunos estudios diagnósticos solapan ambos objetivos; por ejemplo, la fibrobroncoscopia, que tiene utilidad para valorar el grado de extensión intrabronquial de una lesión central y permite a la vez tomar biopsias para su diagnóstico histológico.

La anamnesis ha de contemplar los posibles factores de exposición, así como la comorbilidad asociada, incluyendo la búsqueda de síntomas guía. Se continúa con una exploración física por órganos y sistemas que haga sospechar tanto la extensión locorregional del tumor como la presencia de metástasis en otras localizaciones (presentes en un porcentaje relevante de los casos al diagnóstico).

La realización de una analítica sanguínea que incluya hematócrito, función renal, enzimas hepáticas y fosfatasa alcalina aporta información sobre la posible comorbilidad y sugiere, además, la posibilidad de afectación extratorácica.

La radiografía de tórax a menudo establece de manera casual la sospecha de una neoplasia subyacente. Pueden apreciarse signos como un nódulo pulmonar solitario, masas con o sin cavitación, atelectasias, derrames pleurales o infiltrados pulmonares que no se resuelven a pesar del tratamiento antibiótico.

> **!** Aunque en la mayoría de las neoplasias pulmonares el diagnóstico de sospecha se establece mediante radiografía de tórax, la TAC con contraste es la técnica de elección para el estudio inicial.

Salvo pacientes con un deterioro importante del estado general, todo paciente candidato a un tratamiento con intención radical (cirugía, radioterapia, quimioterapia o combinaciones) se beneficia de la realización de una TC con contraste con cortes que incluyan el abdomen superior. Aporta información sobre el tamaño, la forma y las relaciones de la lesión. Además, la aplicación de contraste discrimina la relación de la lesión con las estructuras adyacentes e informa de signos que sugieran malignidad, como necrosis o cavitaciones, presencia de destrucción e invasión ósea o ausencia de tejido graso entre la masa y el mediastino. Se deben incluir los cortes superiores de la cavidad abdominal hasta el polo inferior de ambos riñones, con el objetivo de visualizar el hígado y las glándulas suprarrenales, ya que son localizaciones frecuentes de afectación metastásica. En caso de sospecharse, deben ser biopsiadas para su confirmación histológica.

El papel de la resonancia magnética nuclear (RMN) en el diagnóstico del CP queda relegado a pacientes con sospecha de metástasis cerebrales, ocasionalmente, en las hepáticas y las suprarrenales, además de ser útil en la valoración de la afectación de la pared torácica, especialmente, si hay estructuras nerviosas asociadas.

La tomografía por emisión de positrones (PET; del inglés, *positron emission tomography*) fusionada con la TAC (PET-TAC) informa sobre el grado de actividad metabólica de las lesiones radiológicas y permite correlacionarlo con las estructuras anatómicas. Su resultado positivo, considerado como el valor de captación estandarizado (SUV; del inglés, *standardized uptake value*) máximo > 2,5-3, no resulta exclusivo de entidades tumorales y plantea el diagnóstico diferencial con otra patología, como infecciones o enfermedades inflamatorias. Además, algunos adenocarcinomas de bajo grado o tumores de estirpe carcinoide pueden presentar valores negativos o captaciones límite. Es por ello por lo que, salvo alguna excepción, toda captación positiva debe confirmarse histológicamente. La PET-TAC resulta de gran ayuda a la hora de detectar metástasis tanto a nivel locorregional (afectación ganglionar, factor N del TNM) como a distancia (factor M). Muestra, además, una mayor sensibilidad que la TAC a la hora de distinguir una atelectasia de causa neoplásica. Por todo ello, resulta una prueba elemental en el estudio del cáncer de pulmón.

La historia clínica y las pruebas de imagen aportan información útil sobre la localización de las lesiones, su extensión y la afectación a otros niveles. No obstante, en la gran mayoría de casos, es necesaria la realización de biopsias que posibiliten el examen anatomopatológico y confirmen su naturaleza tumoral.

Para ello, se dispone, de manera escalonada, de unas técnicas no quirúrgicas menos invasivas y de otras quirúrgicas o invasivas, siendo de utilidad en ocasiones también para el proceso de estadificación tumoral. Es aconsejable iniciar el estudio con la realización de una fibrobroncoscopia, que permite una visualización directa de todo el árbol respiratorio desde la nariz hasta los bronquios segmentarios. Facilita tanto la obtención de una muestra anatomopatológica del tumor (mediante lavado, cepillado, biopsia bronquial en caso de tumores centrales o mediante punción transbronquial en tumores periféricos) como la estadificación respecto al factor T (localizándolo respecto a la carina traqueal y al bronquio principal) y la punción transbronquial de las adenopatías (factor N). La combinación de la fibrobroncoscopia con la ecografía endobronquial (EBUS; del inglés, *endobronchial ultrasound*) mejora el rendimiento diagnóstico y de estadificación tanto en el tumor como en las adenopatías. La sensibilidad de esta prueba ronda el 88 % para lesiones centrales y el 78 % para lesiones periféricas.

En tumores localizados en el tercio externo del pulmón que resultan inaccesibles a la fibrobroncoscopia, se recomienda la realización de una biopsia transtorácica mediante punción guiada tanto por ecografía como por TC. Se debe tener en cuenta la posibilidad de complicaciones relacionadas con el procedimiento, principalmente, en forma de neumotórax, hemotórax y hemoptisis.

Cuando existen adenopatías a nivel supraclavicular (localización más frecuente de metástasis ganglionar extratorácica) asociadas a un tumor pulmonar, es aconsejable la realización de una punción aspirativa o biopsia directa guiada con ecografía para su confirmación histológica.

Si no se llega a un diagnóstico con las pruebas no quirúrgicas, se puede recurrir a procedimientos quirúrgicos como la videotoracoscopia (VATS; del inglés, *video-assisted thoracoscopic surgery*) y la videomediastinoscopia (se desarrollarán en el apartado de estadificación). Entre las ventajas de la VATS, se encuentran la identificación de metástasis no visibles en las pruebas de imagen, la valoración directa de la extensión del tumor —y, por lo tanto, del factor T—, la posibilidad de realizar de manera simultánea una estadificación ganglionar del mediastino ipsilateral (factor N) y el acceso a la resección pulmonar para la confirmación diagnóstica y el tratamiento curativo definitivo.

ESTADIFICACIÓN

Clasificación TNM

La estadificación precisa en pacientes con CP es de vital relevancia, pues determinará las actuaciones terapéuticas posteriores. Al igual que ocurre en otras neoplasias, el sistema de estadificación está basado en la clasificación TNM, actualmente en su octava edición, propuesta por la Asociación Internacional para el Estudio del Cáncer de Pulmón (IASLC; del inglés, International Association for the Study of Lung Cancer) en el año 2023 (**Tabla 49-2**). La supervivencia a los cinco años varía considerablemente dependiendo del estadio según el sistema TNM, variando desde el 92 % para los estadios más iniciales hasta el 32 % en estadios localmente avanzados (**Fig. 49-1**).

El TNM clínico está basado en la historia clínica, las pruebas de imagen y demás pruebas diagnósticas y de estadificación tanto no quirúrgicas como quirúrgicas, y es el que se emplea para la toma de decisiones terapéuticas previas al tratamiento quirúrgico en caso de indicación. El TNM patológico o TNM posquirúrgico resulta del estudio anatomopatológico de la pieza de resección quirúrgica junto con los ganglios obtenidos durante esta, y sirve como base para la indicación de tratamientos posteriores.

El objetivo, por lo tanto, de una estadificación precisa es conocer la extensión de la enfermedad teniendo en cuenta sus implicaciones pronósticas y terapéuticas, así como tipificar histológicamente la lesión.

Métodos de estadificación

En ausencia de metástasis a distancia, la afectación ganglionar (factor N) constituye la pieza esencial que condiciona las distintas alternativas de tratamiento en el CP (**Fig. 49-2**).

Los territorios ganglionares intratorácicos se encuentran delimitados en regiones anatómicas específicas, con límites claramente definidos (**Fig. 49-3**). A su vez, se clasifican en:

- Territorios hiliares o N1 (del 10 al 14), que corresponden a los ganglios localizados a partir de ambos bronquios principales (10), entre ambos lóbulos o interlobulares (11), en los bronquios lobulares (12), bronquios segmentarios (13) y bronquios subsegmentarios (14).
- Territorios mediastínicos o N2 (del 2 al 9). Debido a su implicación pronóstica, resulta fundamental descartar su afectación para la toma de decisiones terapéuticas.

Cualquier territorio contralateral a la lesión primaria se clasifica como N3.

Tabla 49-2. Sistema de clasificación TNM (8ª edición) del cáncer de pulmón

T: tumor primario	Tx		No es posible valorar el tumor primario o se ha demostrado la existencia del tumor por la presencia de células malignas en el esputo o los lavados bronquiales, pero no se ve en las pruebas de imagen ni en la broncoscopia
	T0		No hay evidencia de tumor primario
	Tis		Carcinoma *in situ*
	T1		Tumor ≤ 3 cm de dimensión mayor rodeado por pulmón o pleura visceral sin evidencia broncoscópica de invasión más proximal que el bronquio lobular (es decir, no en el bronquio principal)[a]
		T1a(mi)	**Carcinoma mínimamente invasivo**[b]
		T1a	**Tumor ≤ 1 cm de dimensión mayor**[a]
		T1b	**Tumor > 1 cm, pero ≤ 2 cm de dimensión mayor**[a]
		T1c	**Tumor > 2 cm, pero ≤ 3 cm de dimensión mayor**[a]
	T2		Tumor > 3 cm, pero ≤ 5 cm o tumor con una de las siguientes características[c]: • **Afecta al bronquio principal independientemente de la distancia de la carina, pero sin afectación de la carina** • Invade la pleura visceral • **Asociado a atelectasias o neumonitis obstructiva que se extiende a la región hiliar afectando a parte del pulmón o a su totalidad**
		T2a	**Tumor > 3 cm, pero ≤ 4 cm de dimensión mayor**
		T2b	**Tumor > 4 cm, pero ≤ 5 cm en su dimensión mayor**
	T3		**Tumor > 5 cm, pero ≤ 7 cm en su dimensión mayor,** o asociado a un nódulo o nódulos tumorales separados en el mismo lóbulo que el tumor primario, o que invade directamente alguna de las estructuras siguientes: pared torácica (incluidos los tumores de la pleura parietal y del surco superior), nervio frénico y pericardio parietal
	T4		**Tumor > 7 cm en su dimensión mayor** o asociado a un nódulo o nódulos separados en un lóbulo ipsilateral distinto que el del tumor primario o que invade directamente alguna de las estructuras siguientes: **diafragma**, mediastino, corazón, grandes vasos, tráquea, nervio laríngeo recurrente, cuerpo vertebral y carina
N: afectación de los ganglios linfáticos regionales	Nx		No es posible valorar los ganglios linfáticos regionales
	N0		No existe metástasis a los ganglios linfáticos regionales
	N1		Metástasis en los ganglios linfáticos peribronquiales ipsilaterales y/o hiliares ipsilaterales e intrapulmonares, incluida la afectación por extensión directa
	N2		Metástasis en uno o más ganglios linfáticos mediastínicos ipsilaterales y/o subcarinales
		N2a	Una única estación de los territorios N2
		N2b	Múltiples estaciones de los territorios N2
	N3		Metástasis en uno o más ganglios linfáticos mediastínicos contralaterales, hiliares contralaterales, escalenos ipsilaterales o contralaterales o supraclaviculares
M: metástasis a distancia	M0		No existe metástasis a distancia
	M1		Presencia de metástasis a distancia
		M1a	Uno o más nódulos tumorales en un lóbulo contralateral; tumor con uno o más nódulos pleurales o pericárdicos o derrame pleural o pericárdico maligno[d]
		M1b	**Metástasis extratorácica única**[e]
		M1c	**Metástasis extratorácicas múltiples en uno o más órganos**
			M1c1 **Varias metástasis en un único órgano extratorácico**
			M1c2 **Varias metástasis en varios órganos extratorácicos**

Los cambios respecto a la 7ª edición se marcan en negrita.
[a] La infrecuente diseminación superficial del tumor de cualquier tamaño cuyo componente invasivo se limita a la pared bronquial, que se puede extender proximalmente al bronquio principal también se clasifica como T1a.
[b] Adenocarcinoma solitario, ≤ 3 cm con un patrón predominantemente lepídico y ≤ 5 cm en cualquiera de los focos.
[c] Los tumores T2 con estas características se clasifican como T2a si son ≤ 4 cm en su dimensión mayor o si no se puede determinar su tamaño, y como T2b si son > 4 cm, pero ≤ 5 cm en su dimensión mayor.
[d] La mayoría de los derrames pleurales (pericárdicos) con cáncer de pulmón se deben al tumor. En un pequeño número de pacientes, sin embargo, muchos análisis microscópicos del líquido pleural (pericárdico) son negativos y el líquido no es sanguinolento ni exudado. Cuando estos elementos y el juicio clínico descartan que el derrame no esté relacionado con el tumor, debe excluirse el derrame como descriptor para la estadificación.
[e] Incluye la afectación de un único ganglio linfático a distancia (no regional).

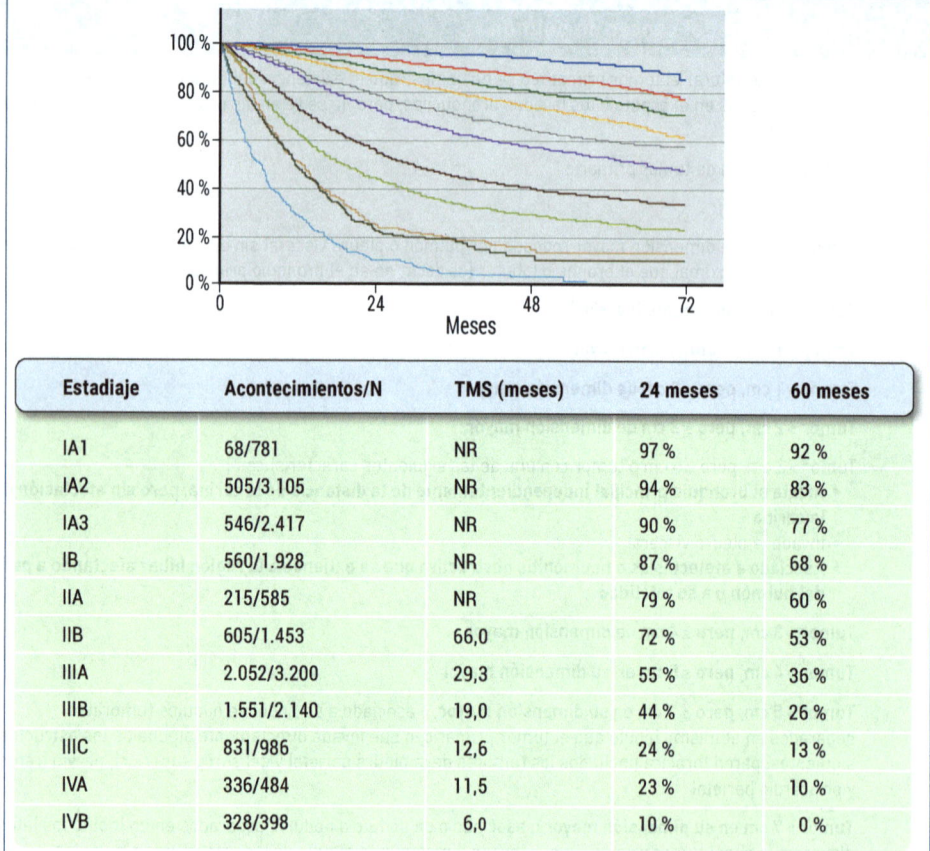

Estadiaje	Acontecimientos/N	TMS (meses)	24 meses	60 meses
IA1	68/781	NR	97 %	92 %
IA2	505/3.105	NR	94 %	83 %
IA3	546/2.417	NR	90 %	77 %
IB	560/1.928	NR	87 %	68 %
IIA	215/585	NR	79 %	60 %
IIB	605/1.453	66,0	72 %	53 %
IIIA	2.052/3.200	29,3	55 %	36 %
IIIB	1.551/2.140	19,0	44 %	26 %
IIIC	831/986	12,6	24 %	13 %
IVA	336/484	11,5	23 %	10 %
IVB	328/398	6,0	10 %	0 %

Figura 49-1. Supervivencia por estadios.
N: Número de eventos; TMS: Tiempo medio de supervivencia.

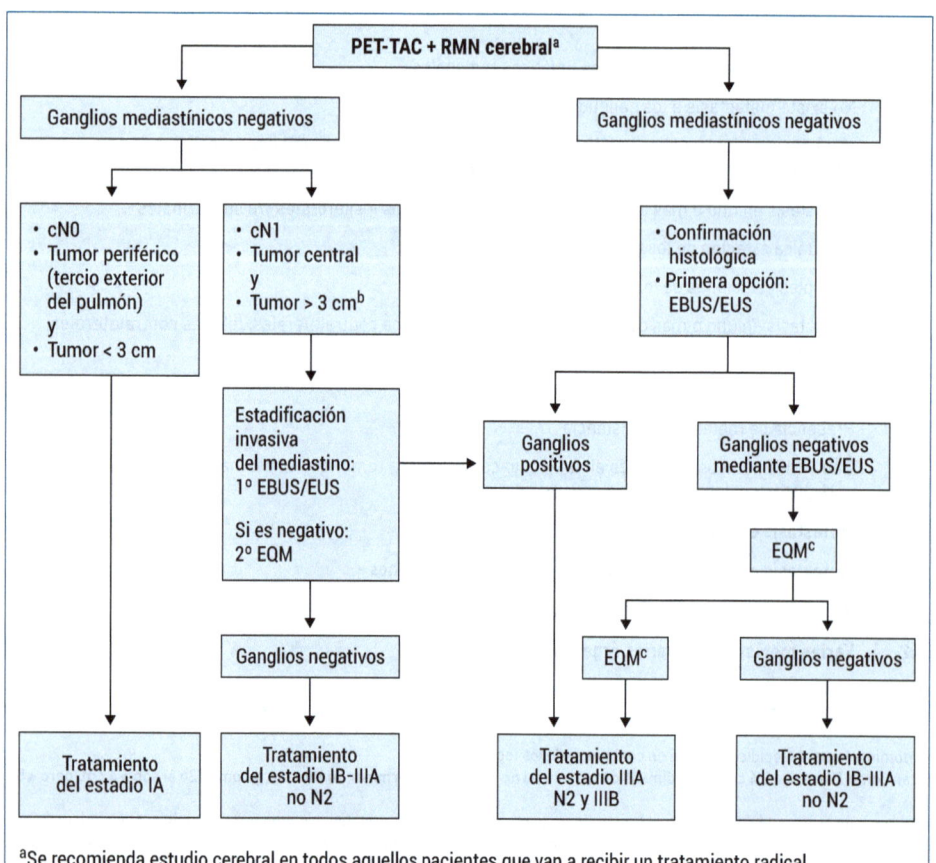

ªSe recomienda estudio cerebral en todos aquellos pacientes que van a recibir un tratamiento radical.
ᵇEspecialmente, en adenocarcinomas con elevada captación de FDG.
ᶜDebido al mayor VPN, se recomienda realizar EQM si la EBUS/EUS es negativa.

Figura 49-2. Algoritmo terapéutico del cáncer de pulmón; métodos e indicaciones de estadificación ganglionar mediastínica.
EBUS: ecografía endobronquial (del inglés, *endobronchial ultrasound*); EUS: ecografía endoscópica (del inglés, *endoscopic ultrasound*); EQM: exploración quirúrgica del mediastino; FDG: fluorodesoxiglucosa; PET: tomografía por emisión de positrones (del inglés, *positron emission tomography*); RMN: resonancia magnética nuclear; TAC: tomografía axial computarizada; VPN: valor predictivo negativo.

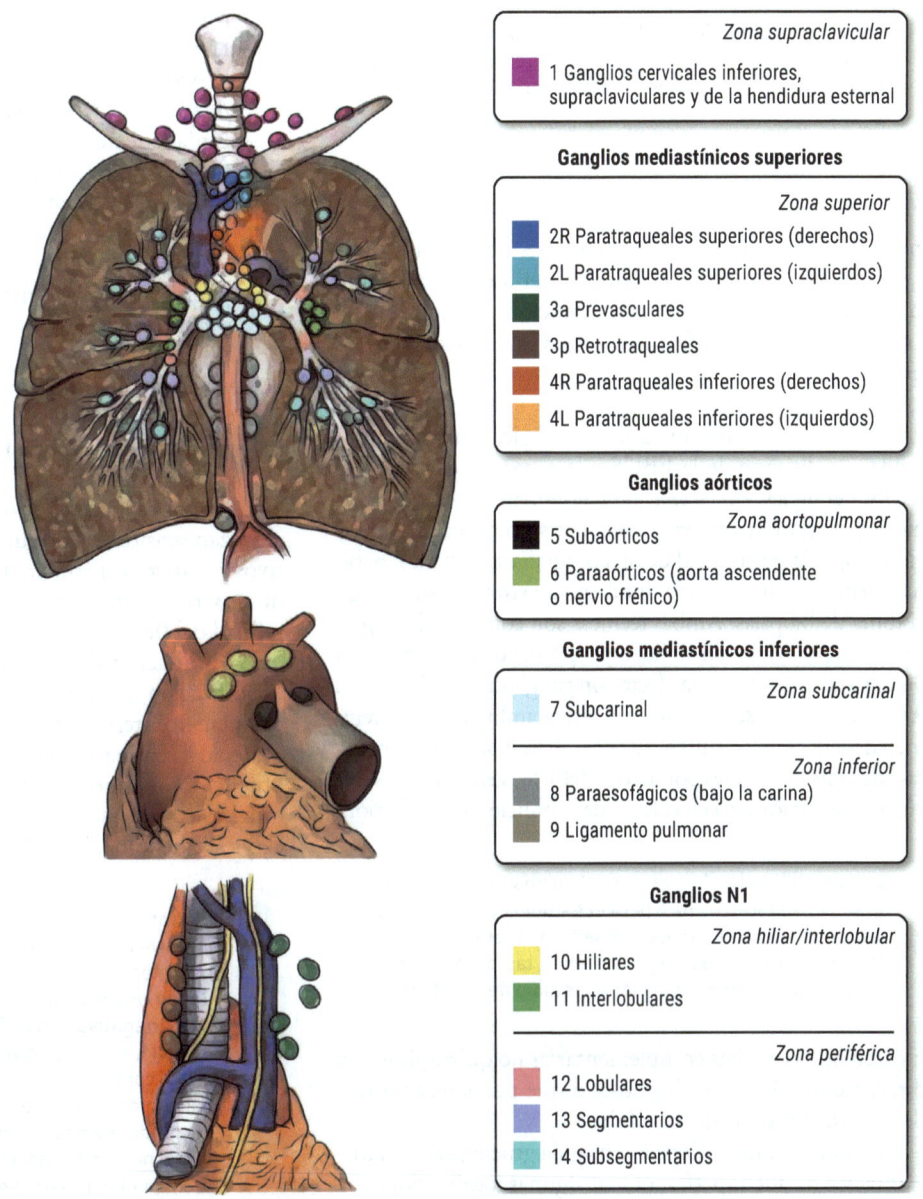

Figura 49-3. Territorios ganglionares de drenaje del cáncer de pulmón.

Zona supraclavicular

1 Ganglios cervicales inferiores, supraclaviculares y de la hendidura esternal

Ganglios mediastínicos superiores

Zona superior

2R Paratraqueales superiores (derechos)
2L Paratraqueales superiores (izquierdos)
3a Prevasculares
3p Retrotraqueales
4R Paratraqueales inferiores (derechos)
4L Paratraqueales inferiores (izquierdos)

Ganglios aórticos

Zona aortopulmonar

5 Subaórticos
6 Paraaórticos (aorta ascendente o nervio frénico)

Ganglios mediastínicos inferiores

Zona subcarinal

7 Subcarinal

Zona inferior

8 Paraesofágicos (bajo la carina)
9 Ligamento pulmonar

Ganglios N1

Zona hiliar/interlobular

10 Hiliares
11 Interlobulares

Zona periférica

12 Lobulares
13 Segmentarios
14 Subsegmentarios

Métodos no invasivos

La TAC con contraste constituye la prueba inicial también a la hora de estadificar el mediastino. Si bien su sensibilidad alcanza el 98 % para el factor T, esta se ve reducida al 70 % para el factor N.

La siguiente prueba de imagen imprescindible en el proceso de estadificación es la PET-TAC. La sensibilidad y el valor predictivo negativo para descartar afectación adenopática mediastínica ascienden hasta casi el 96 y el 92 %, respectivamente, aunque estos valores pueden disminuir dependiendo de si las adenopatías son inferiores a 1 cm.

> **!** La realización de una PET-TAC exclusivamente como método de estadificación del mediastino como paso previo a una cirugía con intención curativa solo se contempla si coexisten las siguientes condiciones: adenocarcinoma periférico, <3 cm, de componente principalmente subsólido y en ausencia de adenopatías patológicas en la PET-TAC.

La sensibilidad de esta prueba ronda el 70-80 %, mientras que la especificidad supera el 90 % para detectar afectación ganglionar mediastínica. Sin embargo, en lesiones mayores de 3 cm, la sensibilidad y especificidad muestran valores inferiores.

En cuanto a la detección de metástasis extracerebrales, la PET-TAC constituye la prueba de elección. En caso de positividad, esta debe ser confirmada histopatológicamente.

Un problema específico controvertido es la necesidad de evaluar la posible existencia de metástasis cerebrales mediante RMN. Por un lado, algunas guías clínicas la recomiendan para todos los pacientes, excepto para aquellos con estadio IA, mientras que otras la restringen a pacientes en estadio III/IV y sintomáticos.

> **!** Se deben interpretar los resultados de la PET-TAC con cautela, ya que existen falsos positivos en pacientes con lesiones inflamatorias, granulomatosis, antracosis, ganglios linfáticos reactivos y ganglios linfáticos que se hayan puncionado recientemente.

También se pueden dar falsos negativos en adenopatías necrosadas o en tumores con baja actividad metabólica (tumores carcinoides o adenocarcinomas de bajo grado).

Métodos invasivos

La mayoría de los carcinomas pulmonares obligan a realizar una prueba de estadificación invasiva del mediastino como paso previo a un tratamiento con intención radical.

Los métodos de estadificación invasivos se dividen en dos grupos:

1. Estadificación mediastínica no quirúrgica: fundamentalmente, se dispone de la EBUS y la ecografía endoscópica (EUS; del inglés, *endoscopic ultrasound*). Se trata de dos técnicas que aportan a las ya tradicionales fibrobroncoscopia y endoscopia la posibilidad de una ecografía simultánea, habitualmente, con una sonda lineal en su extremo, para dirigir la toma de biopsias. Ambas técnicas son combinables y presentan una elevada sensibilidad y especificidad, superiores al 90 % para el estudio de la afectación ganglionar mediastínica. Ambas, a su vez, se realizan de manera ambulatoria en régimen de sedación y resultan, en general, muy seguras, con una tasa de complicaciones por debajo del 1 %, siendo las más frecuentes la hemorragia en el lugar de la punción y la infección.

 La sensibilidad y el valor predictivo positivo de la EBUS y la EUS superan el 90 % para el estudio de la afectación ganglionar mediastínica. Presentan, además una baja tasa de complicaciones, resultando las pruebas invasivas de elección para iniciar el estudio del mediastino.

Existen otras pruebas complementarias no quirúrgicas con diferente rendimiento diagnóstico que pueden ser consideradas según el contexto clínico:
- Punción aspirativa/biopsia con aguja gruesa (BAG) transtorácica de adenopatías, útil en algunas localizaciones.
- Toracocentesis, punción/BAG guiada por TAC o biopsia pleural cerrada.
2. Estadificación mediastínica quirúrgica: a diferencia de las pruebas no quirúrgicas, precisan de anestesia general. Se consideran procedimientos seguros, con baja morbilidad y que se pueden realizar en régimen ambulatorio dependiendo del centro. No obstante, las complicaciones, aunque infrecuentes, pueden ser potencialmente graves (sangrado procedente de la vena cava, tronco arterial braquiocefálico o arteria pulmonar, mediastinitis por lesión esofágica, parálisis recurrencial y enfisema subcutáneo destacan entre las descritas). Los métodos quirúrgicos de estadificación mediastínica representan las técnicas de referencia debido a su elevado valor predictivo negativo. Sin embargo, existen limitaciones en cuanto al número de territorios ganglionares accesibles a cada una de ellas:
- Mediastinoscopia/videomediastinoscopia transcervical → 2R, 2L, 4R, 4L, 7, 10R y 10L.
- Mediastinoscopia/videomediastinoscopia extendida → 2R, 2L, 4R, 4L, 5, 6, 7, 10R y 10L.

- Mediastinotomía anterior → 5 y 6.
- Linfadenectomía mediastinoscópica videoasistida (VAMLA; del inglés, *video-assisted mediastinoscopic lymphadenectomy*) → 2R, 2L, 4R, 4L, 7, 8, 10R y 10L.
- Linfadenectomía mediastínica extendida transcervical (TEMLA; del inglés, *transcervical extended mediastinal lymphadenectomy*) → 2R, 2L, 4R, 4L, 5, 6, 7, 8, 9, 10R y 10L.
- VATS → 2L, 4L o 2R, 4R dependiendo del hemitórax intervenido, 5 y 6 en caso de tumores izquierdos, 7, 8, 9 y 10R o 10L.

La videomediastinoscopia transcervical (**Fig. 49-4**) consiste en la realización de una cervicotomía 1-2 cm por encima del *yúgulum* esternal, que facilita la introducción del videomediastinoscopio en el eje traqueobronquial, lo que permite explorar todos los territorios adyacentes a este. Sus resultados alcanzan sensibilidades que rondan el 80 % y valores predictivos negativos que superan el 90 % (89-96 %) en la mayoría de las series. La tasa de complicaciones es del 0,5 % y la mortalidad del 0,05 %.

La limitación de la videomediastinoscopia radica en la estadificación de los territorios ganglionares izquierdos, especialmente, los territorios 5 y 6, que constituyen una vía importante de diseminación en tumores del lóbulo superior. Para la obtención de muestras en dicha localización, se dispone de otras pruebas de estadificación, como la videomediastinoscopia cervical extendida, la TEMLA o la VATS.

 Es imperativo emplear una prueba de estadificación invasiva en casi todos los casos antes de un tratamiento con intención curativa. Se excluyen tumores periféricos, de tamaño menor de 3 cm y con adenopatías mediastínicas negativas en la PET-TC.
Al inicio, siempre se valorarán exploraciones no quirúrgicas, como la combinación de EBUS-EUS. Las técnicas quirúrgicas adquieren relevancia cuando existe alta sospecha de afectación mediastínica (PET-TAC positiva) y las técnicas de punción son negativas, excepto cuando la probabilidad pos-test sea inferior al 10 %. Sin embargo, las técnicas quirúrgicas son de primera elección en caso de tumores izquierdos, debido a la imposibilidad de alcanzar los territorios 5 y 6 por parte de la EBUS y la EUS.

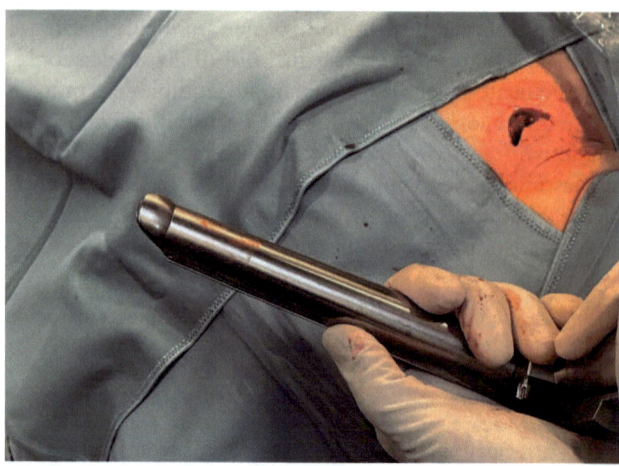

Figura 49-4. Videomediastinoscopia transcervical.

> ❗ Tras la finalización del tratamiento neoadyuvante, en caso de indicación, es obligatorio reestadificar el mediastino con una prueba invasiva, a considerar en primer lugar la EBUS-EUS y, en caso de resultado negativo, plantear un procedimiento quirúrgico previo al tratamiento definitivo.

EVALUACIÓN DE LA OPERABILIDAD

La operabilidad hace referencia a la capacidad del paciente para tolerar una resección pulmonar con un riesgo aceptable de complicaciones. Es importante tener en cuenta que hasta un tercio del total de pacientes con CP presentan comorbilidad como EPOC, cardiopatía isquémica o enfermedad arterial periférica. Además, la fibrilación auricular o la insuficiencia respiratoria son algunas de las principales complicaciones médicas que se pueden presentar durante el posoperatorio. Por lo tanto, la operabilidad se basa en valorar el riesgo cardiológico y la capacidad funcional respiratoria.

Valoración del riesgo cardiológico

Existen escalas validadas para estimar el riesgo cardiológico. Destacan el *Thoracoscore and Revised Cardiac Risk Index* (ThRCRI), propuesto por el American College of Chest Physicians. Esta última escala es la que suele emplearse en la práctica clínica habitual. Si el paciente presenta una puntuación ≥ 2, se recomienda que sea valorado por un cardiólogo para optimizar su situación clínica (**Tabla 49-3**).

Además, si el paciente presenta enfermedad cardiovascular de nueva aparición, enfermedad cardiovascular que requiera medicación o es incapaz de subir dos pisos de escaleras, se recomienda su derivación a cardiología para valoración.

Valoración funcional respiratoria

Una vez valorada la situación cardiológica, se debe llevar a cabo un estudio de la función pulmonar previo ajuste del tratamiento broncodilatador.

Se tienen en cuenta, fundamentalmente, dos parámetros:

- Volumen espiratorio forzado en el primer segundo (FEV_1; del inglés, *forced expiratory volume in 1 second*): constituye el volumen de aire espirado en el primer segundo. Una reducción en su valor está relacionada directamente con un aumento en el número de complicaciones. Se relaciona con la capacidad de movilización de secreciones.

Tabla 49-3. Variables que recoge el ThRCRI (Revised Cardiac Risk Index)

Consideración clínica	Puntuación
Cardiopatía isquémica previa	1,5
ACV o AIT previo	1,5
Previsión de neumonectomía	1,5
Cr > 2 mg/dL	

Una puntuación ≥ 2 recomienda realizar una valoración por un cardiólogo.
ACV: accidente cerebrovascular; AIT: accidente isquémico transitorio; Cr: creatinina.

- Capacidad de difusión pulmonar del monóxido de carbono (DLCO; del inglés, *diffusing capacity of lung for CO*): analiza la capacidad de difusión del monóxido de carbono de la vía aérea a la sangre. Sus valores se correlacionan con la capacidad de difusión del oxígeno a través de la membrana alveolocapilar y, al igual que el FEV_1, una disminución se relaciona con un aumento en el número de complicaciones.

> ❗ Existen dos posibles escenarios:
> 1. Tanto el FEV_1 como la DLCO se encuentran por encima del 80 %: el riesgo de complicaciones es bajo y, por lo tanto, resulta factible la resección pulmonar indicada (incluida una neumonectomía).
> 2. En caso de que alguno de los valores sea inferior al 80 %, se deben estimar los valores posoperatorios tanto del FEV_1 (FEV₁ppo) como de la DLCO (DLCO-ppo), así como realizar una prueba de ejercicio para el cálculo del consumo máximo de oxígeno (VO₂máx). En función de estos resultados, se establecerá la indicación del tipo de resección tolerable o se recomendarán tratamientos alternativos (**Fig. 49-5**).

En los pacientes en los que esté contemplada una neumonectomía, se debe solicitar una gammagrafía de perfusión pulmonar cuantificada. Consiste en la administración de un marcador radioactivo para valorar el grado de perfusión de ambos pulmones, lo que determinará su indicación.

TRATAMIENTO DEL CÁNCER DE PULMÓN

Tratamiento por estadios

Estadios I y II (25 % del total)

Son aquellos tumores denominados estadios iniciales. Su supervivencia oscila entre el 92 y el 68 % a los cinco años para el estadio I y entre el 60 y el 53 % en el estadio II. El tratamiento es habitualmente quirúrgico, salvo que el paciente sea inoperable, siendo la radioterapia estereotáxica (SBRT; del inglés, *stereotactic body radiation therapy*) una alternativa válida, sobre todo, en el estadio I. En el estadio II, el tratamiento es quirúrgico, añadiendo quimioterapia adyuvante posterior, que ha demostrado aumentar la supervivencia un 5 % a los cinco años. Existen líneas de investigación en estadios iniciales que combinan la inmunoterapia con la quimioterapia tanto en régimen neoadyuvante, elevando los porcentajes de respuestas patológicas completas, como en adyuvante, con resultados prometedores.

En el caso de los pacientes IIB con afectación N2 sería preciso un tratamiento oncológico de inducción siguiendo la pauta establecida por los ensayos clínicos.

Estadios IIIA y IIIB (35 % del total)

Se califican como estadios localmente avanzados e incluyen aquellos pacientes en estadios IIIA y IIIB. La supervivencia, en general, a los cinco años, es pobre, existiendo una diferencia notoria entre el estadio IIIA (36 %) y el IIIB (26 %). En cuanto al tratamiento en el estadio IIIA, la cirugía puede tener cabida de entrada en casos seleccionados o normalmente en el con-

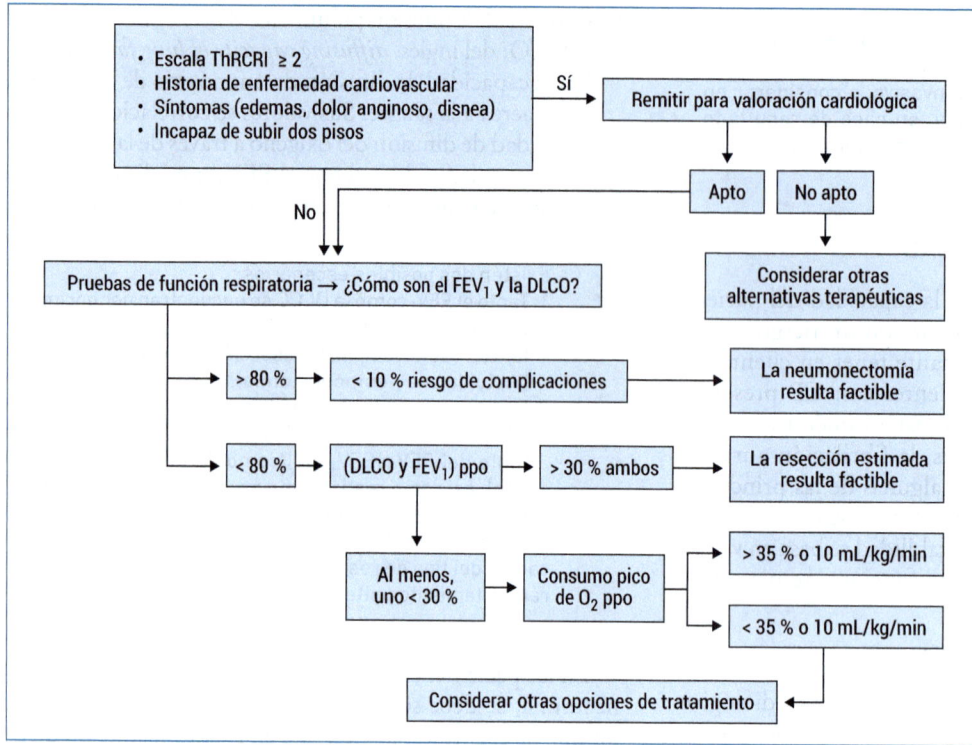

Figura 49-5. Algoritmo de valoración de la operabilidad del cáncer de pulmón.
DLCO: capacidad de difusión pulmonar del monóxido de carbono (del inglés, *diffusing capacity of lung for CO*); DLCOppo: DLCO estimada postoperatoria; FEV1: volumen espiratorio forzado en el primer segundo (del inglés, *forced expiratory volume in 1 second*); FEV1ppo: FEV estimado posoperatorio; O_2: oxígeno; ppo: posoperatorio; ThRCRI: Thoracic Revised Cardiovascular Risk Index.

texto de un tratamiento multimodal, mientras que, en el IIIB, se orienta hacia estrategias de tratamiento no quirúrgicas.

Estadio IV (40 % del total)

Se clasifican como estadios avanzados o metastásicos. La supervivencia a los cinco años es inferior al 10 % y el tratamiento se basa en la terapia sistémica, aunque la cirugía puede tener un papel paliativo en algunos casos muy puntuales y en la resección de algunas localizaciones metastásicas.

Estadios iniciales

Tratamiento quirúrgico

Respecto al abordaje quirúrgico, se recomienda utilizar aquel que permita una resección completa (R0), acorde a la experiencia del cirujano. Los más comunes son la toracotomía abierta, la VATS uniportal, biportal o triportal, y la cirugía robótica (RATS; del inglés, *robot-assisted thoracic surgery*) (**Figs. 49-6** y **49-7**).

 La cirugía mínimamente invasiva y, en concreto, el abordaje VATS en estadios iniciales ha demostrado en un ensayo clínico aleatorizado (VIOLET) reducir el dolor posoperatorio agudo y a largo plazo, además de las complicaciones, el tiempo de recuperación posoperatoria y la estancia hospitalaria, con unos resultados oncológicos comparables a los de la cirugía abierta.

En cuanto al tipo de resección pulmonar, la técnica de referencia es la lobectomía. En los últimos años, ha crecido el interés en demostrar el papel de las cirugías más conservadoras de parénquima pulmonar (segmentectomías anatómicas y resecciones en cuña o *wedge*), no solo como alternativa en pacientes que no toleran resecciones extensas, sino como tratamiento electivo del CP.

Recientemente, se han publicado los resultados del primer ensayo clínico (JCOG0802/WJOG4607L), japonés, que compara la supervivencia a largo plazo del tratamiento con lobectomía o segmentectomía anatómica. Este estudio ha demostrado que la segmentectomía no es inferior en cuanto a supervivencia a largo plazo comparada con la lobectomía en lesiones sólidas, periféricas y de menos de 2 cm. Las resecciones *wedge*, o resecciones no anatómicas, pueden ser también útiles en estadios muy iniciales en forma de nódulos periféricos de menos de 1 cm, sobre todo, en pacientes que no toleran una resección pulmonar mayor.

 En resumen, en los estadios iniciales de CP, la resección estándar es la lobectomía pulmonar. En nódulos pulmonares periféricos de menos de 2 cm, está igualmente indicada la segmentectomía anatómica. La resección pulmonar siempre se acompañará de una linfadenectomía hiliomediastínica reglada.

Tratamiento adyuvante

El tratamiento adyuvante con quimioterapia está indicado en estadios II resecados y en el estadio I con tamaño tumoral de más de 4 cm (IB). Los esquemas de tratamiento incluyen cisplatino, con un aumento del 5 % en la supervivencia global. Estudios recientes en adyuvancia han demostrado también beneficio en supervivencia libre de enfermedad de pacientes con tumores en estadios II y IIIA con mutaciones del receptor del factor de crecimiento epidérmico (EGFR; del inglés, *epidermal growth factor receptor*) con fármacos anti-EGFR

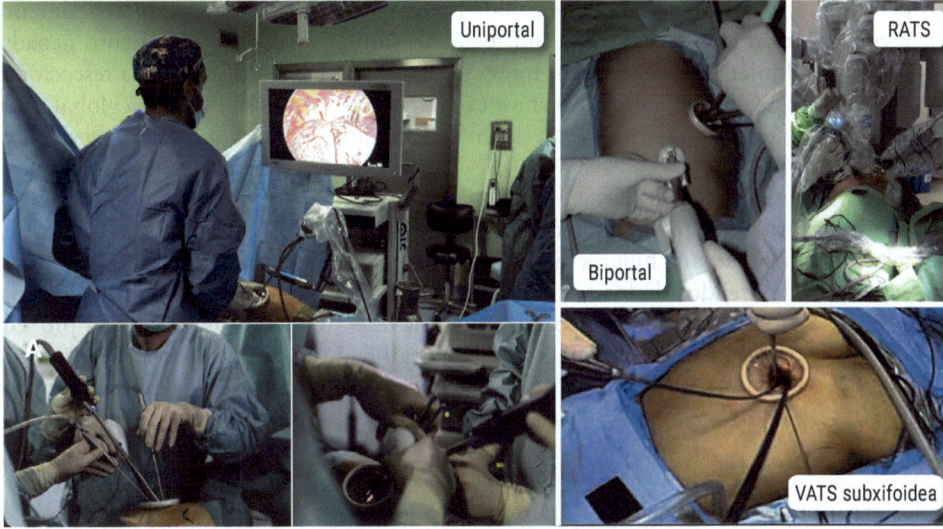

Figura 49-6. Abordaje mediante cirugía videoasistida (VATS). RATS: cirugía toracoscópica robótica (del inglés, *robot-assisted thoracoscopic surgery*); VATS: cirugía torácica videoasistida (del inglés, *video-assisted thoracic surgery*).

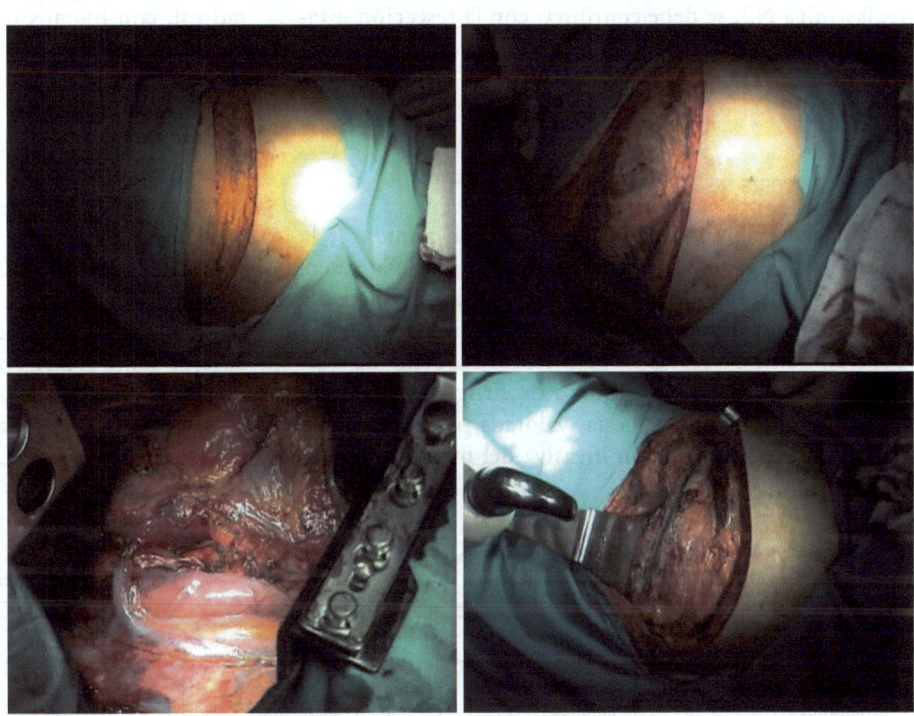

Figura 49-7. Abordaje por toracotomía posterolateral.

frente a quimioterapia convencional o placebo (gefitinib [ADJUVANT/CTONG1104] y osimertinib [ADAURA]). También la inmunoterapia ha demostrado beneficio en este sentido, avalada por el estudio IMPOWER010, mediante la administración de atezolizumab.

Radioterapia estereotáxica

Una alternativa a la cirugía de resección pulmonar en pacientes no operables o que deciden no someterse a una intervención quirúrgica es la SBRT. Está indicada en tumores periféricos de menos de 5 cm y sin afectación ganglionar. Las principales desventajas de este tratamiento son la ausencia de una verificación patológica completa y que la fibrosis posradioterapia puede enmascarar una recurrencia de la enfermedad.

 En los pacientes operables con tumores resecables, la cirugía de resección pulmonar con linfadenectomía hiliomediastínica reglada constituye el tratamiento de elección. La extensión de la resección dependerá del tamaño de la lesión y de la evaluación preoperatoria. El tratamiento con quimioterapia adyuvante con esquemas que incluyan cisplatino es de elección en estadios II y IB resecados, con un aumento del 5 % en la supervivencia global. En pacientes no operables que tienen tumores menores de 5 cm y sin afectación ganglionar, se recomienda el tratamiento con SBRT.

Estadios localmente avanzados

El estadio III de CP es un conjunto complejo y heterogéneo de escenarios. La correcta evaluación cardiorrespiratoria preoperatoria, la valoración de la comorbilidad y una adecuada estadificación mediastínica, son indispensables antes de plantear cualquier tratamiento con intención curativa. En casos de afectación tumoral mediastínica extensa o contralateral, los pacientes no se benefician de un tratamiento quirúrgico.

Además, las neoplasias en este estadio pueden suponer un reto técnico, tanto por la localización central de las lesiones y su relación con estructuras hiliares pulmonares, como por el efecto sobre los tejidos de los tratamientos sistémicos adyuvantes. Por último, el hecho de no conseguir una resección completa se asocia a un incremento de la mortalidad (**Fig. 49-8**).

N2 incidental en la cirugía

En los casos en los que se detecta durante el acto quirúrgico un estadio IIIA por afectación de una única estación mediastínica N2, se debe continuar con la resección establecida, siempre que no suponga la realización de una neumonectomía y, posteriormente, continuar el tratamiento adyuvante.

N2 potencialmente resecable

Los objetivos de la neoadyuvancia buscan aumentar la resecabilidad del tumor, reducir la magnitud de la resección pulmonar, mejorar el control local de la enfermedad y erradicar las metástasis subclínicas. El tratamiento del N2 potencialmente resecable se basa en un esquema de quimioterapia neoadyuvante seguido de cirugía en los casos en los que se obtiene respuesta, valorada preferiblemente mediante la reestadificación invasiva del mediastino. Los pacientes que experimentan un *downstaging* mediastínico con el tratamiento neoadyuvante son los que más se van a beneficiar de la resección quirúrgica.

El beneficio global de la quimioterapia neoadyuvante es del 5 % en la supervivencia a los cinco años. Por otro lado, existe evidencia en la que el empleo de quimiorradioterapia frente a quimioterapia sola no aporta supervivencia y sí un aumento de la morbilidad y mortalidad asociada a la cirugía.

Como premisa general del tratamiento quirúrgico, cabe considerar que los procedimientos plásticos reconstructivos de la arteria pulmonar y del árbol bronquial con preservación de parénquima son preferibles a la realización de una neumonectomía siempre que se garantice la resección completa de la lesión.

En lo relativo a la cirugía de los tumores T4, el tratamiento neoadyuvante con quimioterapia ha demostrado mejoría en la supervivencia frente a la quimiorradioterapia radical, con buenos resultados posoperatorios. Los casos han de ser cuidadosamente seleccionados y siempre tras una estadificación invasiva del mediastino.

Un escenario que merece una mención especial es el tumor de Pancoast o tumor del surco superior, donde la radioterapia neoadyuvante junto con la quimioterapia y posterior cirugía sigue constituyendo el estándar de tratamiento.

Desde el año 2017, la inmunoterapia, tanto sola como en combinación con la quimioterapia convencional, ha irrumpido con elevado entusiasmo en el contexto neoadyuvante con ensayos como el NADIM en España o el Check-Mate-816 a nivel internacional, logrando aumentar de manera relevante las tasas de respuesta patológica completa objetivadas en las resecciones quirúrgicas.

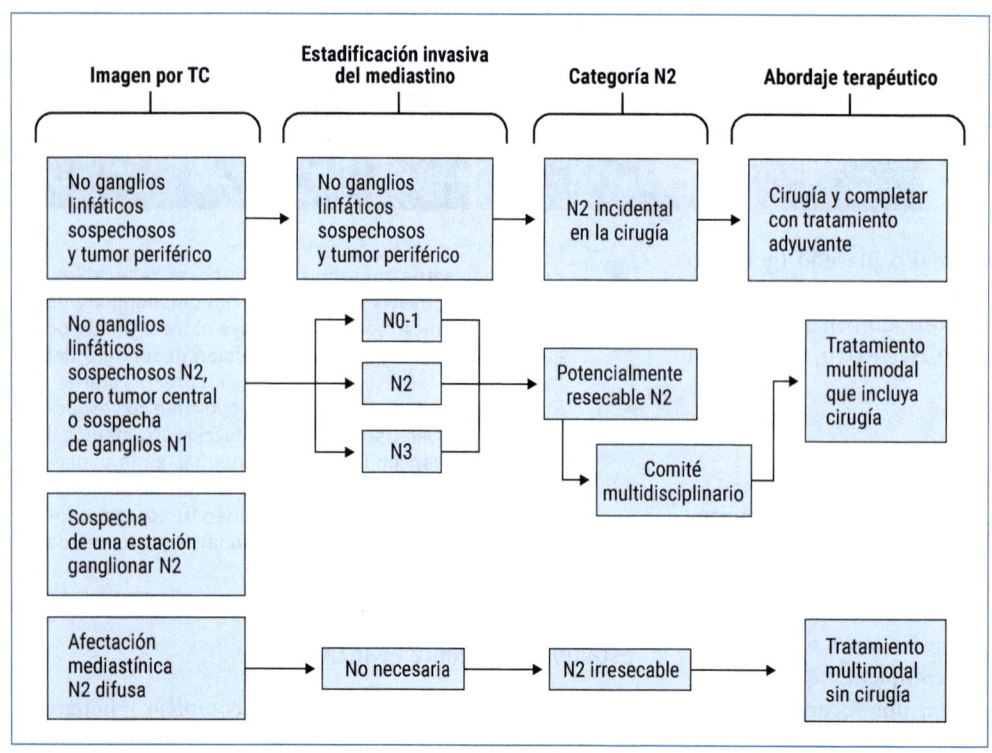

Figura 49-8. Algoritmo de actuación en el cáncer de pulmón en estadio III.
TAC: tomografía axial computarizada.

Afectación N2 bulky, multiestación y estadios IIIB y IIIC

El tratamiento de elección es la quimiorradioterapia concomitante. Se prefieren los esquemas basados en platino y la dosis de radioterapia recomendada es de 60-66 Gy fraccionada durante 6-7 semanas. En los casos en los que el paciente no tolere el tratamiento concomitante, se opta por un tratamiento secuencial.

El estudio PACIFIC publicado en 2017 demostró que, en aquellos pacientes sin progresión tras el tratamiento concurrente y con expresión del ligando 1 de la proteína 1 de muerte celular programada (PD-L1; del inglés, *programmed cell death protein 1-ligand 1*) mayor del 1 %, la consolidación con durvalumab se asocia a una mejoría significativa en la supervivencia global y libre de enfermedad frente al placebo.

DEFINICIÓN DE RESECCIÓN COMPLETA, INCOMPLETA E INCIERTA

La definición de *resección completa* en la cirugía del CP tiene en cuenta la presencia o ausencia de enfermedad residual después del procedimiento quirúrgico.

Su importancia radica tanto a nivel pronóstico como terapéutico, ya que puede definir la necesidad de un tratamiento complementario posterior a la cirugía y refleja la calidad de la esta en términos oncológicos.

Además, la supervivencia para un mismo estadio prequirúrgico cae del 72 % en una resección completa (R0) al 36 % cuando la resección es incompleta, tanto macroscópica (R2) como microscópicamente (R1). La definición R0 tras una cirugía en cáncer de pulmón debe cumplir los siguientes criterios:

- Los márgenes de resección (bronquial, vascular, alrededor del tumor y los márgenes de cualquier tejido resecado) deben estar libres de tumor comprobado microscópicamente.
- La resección pulmonar debe ir acompañada de una disección ganglionar sistemática o de una disección ganglionar sistemática específica del lóbulo. Se considera que el número mínimo de ganglios extirpados debe ser de seis, de los cuales, tres serán estaciones ganglionares intrapulmonares y/o hiliares, y tres estaciones ganglionares mediastínicas, incluyendo siempre el territorio subcarinal (7).
- La cápsula de los ganglios extirpados por separado y de los situados en el margen de la muestra de pulmón principal debe estar intacta, sin invasión tumoral extracapsular.
- El ganglio linfático mediastínico más alto extirpado debe estar libre de tumor.

La linfadenectomía específica del lóbulo incluye:

- Lóbulos superior y medio derechos: territorio paratraqueal derecho (4R) y subcarinal (7).
- Lóbulo inferior derecho: territorio subcarinal (7), paratraqueal inferior derecho (4R) y paraesofágico (8) o del ligamento pulmonar (9).
- Lóbulo superior izquierdo: territorio subcarinal (7), subaórtico (5) y paraaórtico (6).

- Lóbulo inferior izquierdo: territorio subcarinal (7), paraesofágico (8) y del ligamento pulmonar (9).
- Para todos los lóbulos: disección y examen histológico de los ganglios linfáticos hiliares e intrapulmonares (lobulares, interlobulares, segmentarios).

La *resección incompleta* se considera cuando existe una invasión tumoral de los márgenes de resección, afectación extracapsular de los ganglios linfáticos extirpados por separado o de los que se encuentran en el margen de la muestra de pulmón, presencia de ganglios linfáticos afectados no extirpados y/o derrame pleural o en el pericárdico positivo para malignidad. La afectación extracapsular ganglionar se encuentra asociada a un peor pronóstico y debe ser reflejada en los informes de anatomía patológica de la pieza quirúrgica.

Por último, existe el concepto de *resección incierta* o R(un). Se refiere como aquella situación en la que todos los márgenes están libres de tumor, pero la linfadenectomía no alcanza los estándares de calidad de una disección ganglionar sistemática o específica del lóbulo, existe carcinoma *in situ* en el margen bronquial, la citología del lavado pleural es positiva o el ganglio linfático mediastínico más alto se encuentra afectado. Esta categoría también muestra un 10 % menos de supervivencia respecto a la resección completa R0.

COMPLICACIONES POSQUIRÚRGICAS

Las principales complicaciones derivadas de una cirugía de resección pulmonar se clasifican en *tempranas*, si aparecen durante las primeras semanas del posoperatorio, o *tardías*, las que aparecen durante el seguimiento a largo plazo.

Durante el posoperatorio inmediato, la complicación más frecuente es la fibrilación auricular, con un pico de incidencia en los primeros tres días, especialmente, tras una neumonectomía e independientemente del abordaje empleado. Su tratamiento se basará en estrategias de control de la frecuencia o del ritmo con o sin anticoagulación.

La segunda complicación más frecuente es la fuga aérea prolongada, entendida como aquella que dura más de cinco días. Es más frecuente en pacientes con EPOC, diabéticos, pacientes que presentan múltiples adherencias y en la resección de lóbulos superiores.

Para su tratamiento, resulta fundamental la prevención, ya sea mediante una disección cuidadosa, la aplicación preventiva de elementos sellantes sobre el parénquima pulmonar, la liberación de la reflexión pleural a la altura del ligamento pulmonar para facilitar el ascenso del lóbulo inferior o el empleo de técnicas que no suponen la apertura cisural para llevar a cabo la resección anatómica.

La tercera complicación que cabe destacar, por su importancia y mortalidad asociada, es la fístula broncopleural. Consiste en la apertura del muñón bronquial a la cavidad pleural y se asocia a un elevado riesgo de infección. Es hasta cuatro veces más frecuente tras una neumonectomía, especialmente, del lado derecho.

Habitualmente, aparece en las primeras dos semanas tras el procedimiento y la clínica acompañante refleja un cuadro de tos, fatiga y síntomas de infección respiratoria o sepsis. En un primer momento, estos pacientes se benefician de la colocación de un drenaje pleural y de la administración de antibioticoterapia empírica intravenosa. Posteriormente, en función del tiempo transcurrido desde la intervención, puede realizarse una reparación primaria, pueden utilizarse dispositivos de sellado endobronquial e, incluso, puede ser necesaria la realización de una toracostomía abierta.

Además de las complicaciones citadas, se deben tener en cuenta otras como el sangrado, la torsión lobular que condiciona un infarto venoso pulmonar del lóbulo o segmento pulmonar remanente, la neumonía y el empiema, así como la herniación cardíaca en aquellos pacientes en los que se haya precisado una apertura del pericardio.

En cuanto a las complicaciones crónicas o tardías, el dolor crónico posoperatorio es la complicación más frecuente. Aunque el dolor las primeras semanas es menor en los procedimientos mínimamente invasivos, de vital importancia para la recuperación temprana, diversas series han demostrado que, al mes de la cirugía, el dolor se iguala para los diferentes abordajes.

Como factores predisponentes a un mayor dolor posoperatorio, se encuentran el uso de separadores durante más de 3 horas, la diabetes y la ingesta previa de analgésicos. Para su tratamiento, se recomienda la detección temprana y la derivación a una unidad del dolor para evitar su cronificación. La segunda complicación tardía por orden de frecuencia es la tos crónica, que afecta en torno al 25 % de los pacientes intervenidos.

Se relaciona con la disección de los ganglios linfáticos durante una resección pulmonar, especialmente, los del territorio subcarinal y, actualmente, no existen medidas eficaces para su tratamiento. Además de las mencionadas, existen otras complicaciones como la herniación pulmonar, la insuficiencia respiratoria crónica o el empiema tardío.

COMITÉS MULTIDISCIPLINARIOS

La heterogeneidad del CP, la constante evolución de sus tratamientos y el importante impacto social de esta enfermedad hacen que el tratamiento del CP sea una tarea compleja y exigente. La histología de la lesión, los síntomas o el estado basal y las preferencias del paciente son factores que se deben tener en cuenta a la hora de elegir las mejores opciones terapéuticas. Estas incluyen la cirugía, la radioterapia y los tratamientos sistémicos, precisando en muchas ocasiones un tratamiento combinado.

Por todo ello, es imperativo que el abordaje del CP en cualquier estadio sea multidisciplinario, con comunicación constante y estrecha entre especialistas. Los comités de tumores, en los que participan todas las especialidades implicadas en el manejo del CP, tienen como objetivo optimizar el tratamiento y mejorar los resultados obtenidos en cada caso a través de decisiones que se toman de manera conjunta y basadas en la evidencia científica.

SEGUIMIENTO

El seguimiento de los pacientes con CP va a depender del estadio en el que se encuentre la enfermedad y del tipo de tratamiento recibido. En todo caso, estos pacientes se someterán a un seguimiento estrecho y, preferiblemente, multidisciplinario.

La supervivencia acumulada a los cinco años de la cirugía con intención curativa es del 50-60 %, con un descenso significativo a medida que aumenta la estadificación patológica del tumor.

Además de la mortalidad asociada a las complicaciones posquirúrgicas y la comorbilidad del paciente, uno de los factores que más influye en el descenso de la supervivencia es el desarrollo de recidivas. Estas tienen un pico de incidencia a los nueve meses tras el tratamiento, así como al final del segundo y del cuarto año.

Además, el riesgo de una segunda neoplasia pulmonar no decae con el paso de los años, manteniéndose en un 3-6 %. Por ello, se recomienda realizar un seguimiento clínico y radiológico para la detección precoz de las recaídas que permita iniciar un potencial tratamiento sin demora.

En los pacientes con CP irresecable que hayan recibido tratamiento con quimioterapia, inmunoterapia, radioterapia o una combinación de ellas, también se realizará un seguimiento periódico.

Periodicidad del seguimiento

En 2021, la Sociedad Española de Cirugía Torácica (SECT) publicó un documento de consenso en el que se revisaron las principales guías clínicas y sus recomendaciones, con el objetivo de armonizar un protocolo de seguimiento para los pacientes tratados quirúrgicamente de CP.

 En este documento, se propone realizar una revisión con TAC de tórax cada seis meses durante los dos primeros años y, posteriormente, anual hasta los cinco años, pudiéndose alargar el seguimiento hasta los 10 años.

Entrevista clínica y pruebas complementarias

La importancia de la entrevista clínica reside en la detección temprana de síntomas que puedan orientar hacia una complicación postratamiento, una recaída o la aparición de una segunda neoplasia.

También es fundamental insistir en el cese del hábito tabáquico, ya que, con ello, se consiguen mejores resultados en los tratamientos empleados.

En general, no se recomienda el uso de radiografía simple de tórax para el seguimiento del CP en ausencia de complicaciones pleuropulmonares, siendo de elección la TC torácica.

Por otro lado, la PET-TC no se recomienda en el seguimiento rutinario de estos pacientes, pero sí que ha demostrado ser de utilidad en casos de sospecha de recidiva o progresión de la enfermedad.

También ha demostrado su capacidad para detectar de forma precoz la respuesta al tratamiento sistémico.

PUNTOS CLAVE

- El CP es el cáncer que genera más mortalidad en el ámbito mundial, y su principal factor de riesgo es el tabaquismo.
- La mayoría de los pacientes se diagnostican en estadios localmente avanzados o metastásicos, siendo la tos irritativa el síntoma más común derivado de la extensión endobronquial.
- Actualmente, no existe un programa de cribado en España, pero se están desarrollando proyectos para implantarlo en el ámbito nacional.
- La correcta estadificación es imprescindible para conocer la extensión de la enfermedad, tanto por sus implicaciones pronósticas como terapéuticas. Los esfuerzos se centrarán en tipificar la histología de la lesión y en un exhaustivo estudio del mediastino.
- La operabilidad se basa en valorar el riesgo cardiológico y la capacidad funcional respiratoria, evaluando, fundamentalmente, el FEV_1 y la DLCO.
- Los comités multidisciplinarios son imprescindibles en el diagnóstico, tratamiento y seguimiento del CP y tienen como objetivo optimizar el tratamiento y mejorar los resultados obtenidos.
- El tratamiento del CP se debe adecuar al estadio y al perfil biomolecular del tumor.

- La cirugía mínimamente invasiva ha demostrado obtener unos resultados oncológicos comparables a los de la cirugía abierta.
- En estadios localizados, el tratamiento es habitualmente quirúrgico, salvo que el paciente sea inoperable, siendo la SBRT una alternativa válida. Los estadios localmente avanzados se benefician de un tratamiento multimodal, con tratamiento sistémico neoadyuvante seguido de cirugía en casos seleccionados. Para los estadios avanzados, el tratamiento será sistémico, con quimioterapia, inmunoterapia y radioterapia. En estos casos, la cirugía tiene cabida en el contexto de tratamiento paliativo.
- Las principales complicaciones tempranas tras la cirugía de resección pulmonar son la fibrilación auricular, la fuga aérea prolongada y la fístula broncopleural. Las complicaciones tardías más frecuentes son el dolor crónico posoperatorio y la tos crónica.
- Se recomienda realizar un seguimiento clínico estrecho, realizando TAC de tórax cada seis meses durante los primeros dos años y, posteriormente, anual hasta los cinco años, pudiéndose alargar el seguimiento hasta los 10 años.

BIBLIOGRAFÍA

Alberg AJ, Brock MV, Ford JG, Samet JM, Spivack SD. Epidemiology of lung cancer: diagnosis and management of lung cancer, 3rd ed: American College of Chest Physicians evidence-based clinical practice guidelines. Chest. 2013;143 (5 Supl):e1S-e29S.

Batchelor TJP, Rasburn NJ, Abdelnour-Berchtold E, Brunelli A, Cerfolio RJ, González M, et al. Guidelines for enhanced recovery after lung surgery: recommendations of the Enhanced Recovery After Surgery (ERAS®) Society and the European Society of Thoracic Surgeons (ESTS). Eur J Cardiothorac Surg. 2019;55(1):91-115.

Berghmans T, Lievens Y, Aapro M, Baird AM, Beishon M, Calabrese F, et al. European Cancer Organisation Essential Requirements for Quality Cancer Care (ERQCC): lung cancer. Lung Cancer. 2020;150:221-39.

Borras JM, Albreht T, Audisio R, Briers E, Casali P, Esperou H, et al.; European Policy statement on multidisciplinary cancer care. Eur J Cancer. 2014;50(3):475-80.

Brunelli A, Kim AW, Berger KI, Addrizzo-Harris DJ. Physiologic evaluation of the patient with lung cancer being considered for resectional surgery: diagnosis and management of lung cancer, 3rd ed: American College of Chest Physicians evidence-based clinical practice guidelines. Chest. 2013;143 (5 Suppl):e166S-90S.

Brunelli A, Postmus PE. Preoperative functional evaluation of the surgical candidate. En: Pass H, Ball D, Scagliotti G (eds.). IASLC thoracic oncology (second edition). Filadelfia: Elsevier; 2018. p. 265-73.

Cerfolio RJ, Bryant AS, Ojha B. Restaging patients with N2 (stage IIIa) non-small cell lung cancer after neoadjuvant chemoradiotherapy: a prospective study. J Thorac Cardiovasc Surg. 2006;131(6):1229-35.

Cilleruelo Ramos A (coord.). Documento de consenso SECT sobre seguimiento a largo plazo de los pacientes operados de cáncer de pulmón [Internet]. Madrid: Sociedad Española de Cirugía Torácica (SECT); 2021 [consulta 17 de abril de 2024]. Disponible en: https://www.sect.es/images/PDF/03_Doc_SECT_Seguimiento.pdf

Collins LG, Haines C, Perkel R, Enck RE. Lung cancer: diagnosis and management. Am Fam Physician. 2007;75(1):56-63.

De Castro J, Cobo M, Isla D, Puente J, Reguart N, Cabeza B, et al. Recommendations for radiological diagnosis and assessment of treatment response in lung cancer: a national consensus statement by the Spanish Society of Medical Radiology and the Spanish Society of Medical Oncology. Clin Transl Oncol. 2015;17(1):11-23.

De Leyn P, Dooms C, Kuzdzal J, Lardinois D, Passlick B, Rami-Porta R, et al. Revised ESTS guidelines for preoperative mediastinal lymph node staging for non-small-cell lung cancer. Eur J Cardiothorac Surg. 2014;45(5): 787-98.

Demicheli R, Fornili M, Ambrogi F, Higgins K, Boyd JA, Biganzoli E, et al. Recurrence dynamics for non-small-cell lung cancer: effect of surgery on the development of metastases. J Thorac Oncol. 2012;7(4):723-30.

Dooms C, Verbeken E, Stroobants S, Nackaerts K, De Leyn P, Vansteenkiste J. Prognostic stratification of stage IIIA-N2 non-small-cell lung cancer after induction chemotherapy: a model based on the combination of morphometric-pathologic response in mediastinal nodes and primary tumor response on serial 18-fluoro-2-deoxy-glucose positron emission tomography. J Clin Oncol. 2008;26(7):1128-34.

Eschmann SM, Friedel G, Paulsen F, Reimold M, Hehr T, Budach W, et al. 18F-FDG PET for assessment of therapy response and preoperative re-evaluation after neoadjuvant radio-chemotherapy in stage III non-small cell lung cancer. Eur J Nucl Med Mol Imaging. 2007;34(4):463-71.

Fong KM, Rosenthal A, Giroux DJ, Nishimura KK, et al. The IASLC Lung Cancer Staging Project: Proposals for the Revision of the M Descriptors in the Forthcoming 9th edition of the TNM Classification of Lung Cancer. J Thorac Oncol. 2024 Feb 4:S1556-0864(24)00060-1.

Gao SJ, Kim AW, Puchalski JT, Bramley K, Detterbeck FC, Boffa DJ, et al. Indications for invasive mediastinal staging in patients with early non-small cell lung cancer staged with PET-CT. Lung Cancer. 2017;109:36-41.

Goldstraw P, Chansky K, Crowley J, Rami-Porta R, Asamura H, Eberhardt WEE, et al. The IASLC Lung Cancer Staging Project: proposals for revision of the TNM stage groupings in the forthcoming (eighth) edition of the TNM Classification for Lung Cancer. J Thorac Oncol. 2016;11(1):39-51.

Guevara M, Molinuevo A, Salmerón D, Marcos-Gragera R, Carulla M, Chirlaque MD, et al. Cancer survival in adults in Spain: a population-based study of the Spanish Network of Cancer Registries (REDECAN). Cancers (Basel). 2022;14(10):2441.

Guirado M, Sánchez-Hernández A, Pijuán L, Teixidó C, Gómez-Caamaño A, Cilleruelo-Ramos A. Quality indicators and excellence requirements for a multidisciplinary lung cancer tumor board by the Spanish Lung Cancer Group. Clin Transl Oncol. 2022;24(3):446-59.

Heinke MY, Vinod SK. A review on the impact of lung cancer multidisciplinary care on patient outcomes. Transl Lung Cancer Res. 2020;9(4):1639-53.

Hu Y, McMurry TL, Isbell JM, Stukenborg GJ, Kozower BD. Readmission after lung cancer resection is associated with a 6-fold increase in 90-day postoperative mortality. J Thorac Cardiovasc Surg. 2014;148(5):2261-7.e1.

Huang J, Osarogiagbon RU, Giroux DJ et al. The IASLC Lung Cancer Staging Project: Proposals for the Revision of the N Descriptors in the Forthcoming 9th Edition of the TNM Classification for Lung Cancer. J. Thorac Oncol. 2023.

Instituto Nacional de Estadística. Fallecidos por cáncer en España [Internet]. INE; 2023 [consulta 17 de abril de 2024]. Disponible en: https://ine.es/infografias/infografia_fallecidos_cancer.pdf

Janssen-Heijnen MLG, Van Erning FN, De Ruysscher DK, Coebergh JWW, Groen HJM. Variation in causes of death in patients with non-small cell lung cancer according to stage and time since diagnosis. Ann Oncol. 2015;26(5):902-7.

Kameda K, Eguchi T, Lu S, Qu Y, Tan KS, Kadota K, et al. Implications of the eighth edition of the TNM proposal: invasive versus total tumor size for the T descriptor in pathologic stage I-IIA lung adenocarcinoma. J Thorac Oncol. 2018;13(12):1919-29.

Kandathil A, Kay FU, Butt YM, Wachsmann JW, Subramaniam RM. Role of FDG PET/CT in the eighth edition of TNM staging of non-small cell lung cancer. Radiographics. 2018;38(7):2134-49.

Lim E, Batchelor TJP, Dunning J, Shackcloth M, Anikin V, Naidu B, et al. Video-assisted thoracoscopic versus open lobectomy in patients with early-stage lung cancer: one-year results from a randomized controlled trial (VIOLET). J Clin Oncol. 2021;39(15_suppl):8504.

López-Abente G, Núñez O, Pérez-Gómez B, Aragonés N, Pollán M. La situación del cáncer en España: informe 2015 [Internet]. Madrid: Instituto de Salud Carlos III; 2015 [consulta 17 de abril de 2024]. Disponible en: https://www.isciii.es/QueHacemos/Servicios/VigilanciaSaludPublicaRENAVE/EnfermedadesCronicas/Documents/informes/cancer2015.pdf

Lou F, Huang J, Sima CS, Dycoco J, Rusch V, Bach PB. Patterns of recurrence and second primary lung cancer in early-stage lung cancer survivors followed with routine computed tomography surveillance. J Thorac Cardiovasc Surg. 2013;145(1):75-81; dis. 81-2.

National Lung Screening Trial Research Team. Lung cancer incidence and mortality with extended follow-up in the National Lung Screening Trial. J Thorac Oncol. 2019;14(10):1732-42.

Nicholson AG, Tsao MS, Beasley MB, Borczuk AC, Brambilla E, Cooper AW, et al. The 2021 WHO classification of lung tumors: impact of advances since 2015. J Thorac Oncol. 2022;17(3):362-87.

Pillay B, Wootten AC, Crowe H, Corcoran N, Tran B, Bowden P, et al. The impact of multidisciplinary team meetings on patient assessment, management and outcomes in oncology settings: a systematic review of the literature. Cancer Treat Rev. 2016;42:56-72.

Postmus PE, Kerr KM, Oudkerk M, Senan S, Waller DA, Vansteenkiste J, et al. Early and locally advanced non-small-cell lung cancer (NSCLC): ESMO Clinical Practice Guidelines for diagnosis, treatment and follow-up. Ann Oncol. 2017;28(suppl_4):iv1-iv21.

Rindi G, Klimstra DS, Abedi-Ardakani B, Asa SL, Bosman FT, Brambilla E, et al. A common classification framework for neuroendocrine neoplasms: an International Agency for Research on Cancer (IARC) and World Health Organization (WHO) expert consensus proposal. Mod Pathol. 2018;31(12):1770-86.

Ripley RT, McMillan RR, Sima CS, Hasan SM, Ahmad U, Lou F, et al. Second primary lung cancers: smokers versus nonsmokers after resection of stage I lung adenocarcinoma. Ann Thorac Surg. 2014;98(3):968-74.

Roberts ME, Neville E, Berrisford RG, Antunes G, Ali NJ; BTS Pleural Disease Guideline Group. Management of a malignant pleural effusion: British Thoracic Society Pleural Disease Guideline 2010. Thorax. 2010;65 Suppl 2:ii32-40.

Robinson DH, Toledo AH. Historical development of modern anesthesia. J Invest Surg. 2012;25(3):141-9.

Sánchez-Salcedo P, Berto J, De Torres JP, Campo A, Alcaide AB, Bastarrika G, et al. Lung cancer screening: fourteen year experience of the Pamplona early detection program (P-IELCAP). Arch Bronconeumol. 2015;51(4):169-76.

Saw SPL, Ong BH, Chua KLM, Takano A, Tan DSW. Revisiting neoadjuvant therapy in non-small-cell lung cancer. Lancet Oncol. 2021;22(11):e501-16.

Schieppati E. La punción mediastinal a través de la carina traqueal. Rev As Med Argent. 1949;63(663-664):497-9.

Siegel RL, Miller KD, Fuchs HE, Jemal A. Cancer statistics, 2021. CA Cancer J Clin. 2021;71(1):7-33.

Siegel RL, Miller KD, Jemal A. Cancer statistics, 2020. CA Cancer J Clin. 2020;70(1):7-30.

Speck RM, Courneya KS, Mâsse LC, Duval S, Schmitz KH. An update of controlled physical activity in cancer survivors: a systematic review and meta-analysis. J Cancer Surviv. 2010;4(2):87-100.

Sung H, Ferlay J, Siegel RL, Laversanne M, Soerjomataram I, Jemal A, et al. Global cancer statistics 2020: GLOBOCAN estimates of incidence and mortality worldwide for 36 cancers in 185 countries. CA Cancer J Clin. 2021;71(3):209-49.

Travis WD, Asamura H, Bankier AA, Beasley MB, Detterbeck F, Flieder DB, et al. The IASLC Lung Cancer Staging Project: proposals for coding T categories for subsolid nodules and assessment of tumor size in part-solid tumors in the forthcoming eighth edition of the TNM classification of lung cancer. J Thorac Oncol. 2016;11(8):1204-23.

WHO Classification of Tumours Editorial Board. WHO classification of tumours of the lung, pleura, thymus and heart. Lyon: International Agency for Research on Cancer (IARC); 2015.

Zhang C, Liu J, Tong J, Sun X, Song S, Huang G. 18F-FDG PET evaluation of pathological tumour response to neoadjuvant therapy in patients with NSCLC. Nucl Med Commun. 2013;34(1):71-7.

Zielinski M, Szubowski A, Kołodziej M, Orzechowski S, Laczynska E, Pankowski J, et al. Comparison of endobronchial ultrasound and/or endosophageal ultrasound with transcervical extended mediastinal lymphadenectomy for staging and restaging of non-small-cell lung cancer. J Thorac Oncol. 2013;8(5):630-6.

Metástasis pulmonares

50

S. Naranjo Gozalo, L. Sánchez Moreno y D. Andia Torrico

OBJETIVOS

- Describir las pruebas de imagen necesarias para el diagnóstico de las metástasis pulmonares, así como los diferentes patrones radiológicos de la enfermedad pulmonar metastásica.
- Identificar los factores pronósticos que influyen en la supervivencia de los pacientes sometidos a metastasectomía pulmonar y analizar su influencia en la toma de decisiones para sentar la indicación de metastasectomía pulmonar.
- Recordar los criterios o condiciones necesarias para considerar la resección quirúrgica en pacientes con metástasis pulmonares.
- Desarrollar la evaluación preoperatoria necesaria para aquellos pacientes candidatos a metastasectomía pulmonar.
- Exponer las diferentes técnicas quirúrgicas de metastasectomía pulmonar y planificar la mejor aproximación quirúrgica en cada paciente.
- Distinguir los diferentes resultados y aplicaciones de la metastasectomía pulmonar en función de la histología del tumor primario.
- Revisar las principales alternativas de tratamiento local en el manejo de las metástasis pulmonares.

INTRODUCCIÓN

Biología de las metástasis

La biología de la enfermedad tumoral metastásica implica mucho más que la simple proliferación celular. Es un intrincado proceso, con una serie de pasos secuenciales e interrelacionados resultado de múltiples eventos moleculares e interacciones complejas entre las células tumorales y el hospedador.

La teoría de la «semilla y el suelo» propuesta por Stephen Paget en 1889 sigue siendo la base de investigación para intentar dilucidar este complejo proceso. La inestabilidad genética en las células madre de un tumor primario puede derivar a una evolución clonal y, así, dentro de un tumor existir subpoblaciones celulares biológicamente heterogéneas y con diferente potencial para metastatizar.

Las células «semillas» son seleccionadas por su habilidad para completar uno, varios o todos los diferentes pasos de la llamada *cascada metastásica*: invadir, embolizar, escapar a la respuesta inmunitaria del hospedador, prender, extravasarse y multiplicarse en un nuevo ambiente. Este nuevo ambiente será el «suelo», y es un microambiente único y favorable que permite el éxito de esta colonización organoespecífica, incluyendo una arquitectura celular y un «nicho» capaz de soportar el proceso de metástasis. Distintas vías moleculares y mecanismos están implicados en esta secuencia de eventos necesarios para el desarrollo de la enfermedad metastásica: angiogénesis, adhesión celular, motilidad celular, extravasación, etc. Las complejas interacciones entre factores celulares del tumor y del hospedador determinan qué órganos pueden ser sostén de metástasis.

Paralelo a este conocimiento biológico y molecular, y a la elucidación de las vías que gobiernan estas interacciones, se han ido desarrollando nuevas opciones terapéuticas. Sin embargo, la resección quirúrgica sigue siendo todavía una piedra angular en el tratamiento de los pacientes con enfermedad metastásica.

Metástasis pulmonar

Las metástasis pulmonares son un patrón bastante común de enfermedad metastásica. El 40 % de las metástasis pulmonares coexisten con metástasis a múltiples órganos, el 30 % se acompaña de metástasis a otro órgano solamente y en el 20 % el pulmón es la única forma de enfermedad a distancia. Un factor contribuyente puede ser la exposición del lecho capilar pulmonar a todo el volumen circulatorio, siendo la diseminación por vía hematógena la más frecuente. Otras vías de diseminación incluyen la linfática, la aerógena o la invasión directa.

En la *diseminación hematógena*, grupos de células tumorales pueden quedar detenidas o adheridas en el endotelio de los capilares pulmonares. Tras complejas interacciones, algunas de esas células podrán traspasar el endotelio, asentarse en un nicho y crecer. La diseminación hematógena venosa es la principal vía de siembra en el cáncer renal, el osteosarcoma, el coriocarcinoma, el melanoma, los tumores germinales y los de tiroides por su amplio drenaje venoso, presentando, generalmente, lesiones pulmonares periféricas y, por lo común, asintomáticas. La diseminación hematógena a través de las arterias bronquiales suele dar lesiones centrales de localización parahiliar.

En la *vía linfática*, las células tumorales viajan a través de los vasos linfáticos, logrando depósitos en el parénquima pulmonar o bien afectando difusamente al intersticio en forma de linfangitis carcinomatosa. En este último caso, la disnea es el síntoma predominante, siendo frecuente en el carcinoma de mama, de pulmón o de próstata. Las metástasis situadas en el parénquima pulmonar pueden, a su vez, diseminarse a los ganglios linfáticos hiliares y mediastínicos, implicando esto un peor pronóstico.

La *diseminación aerógena* se produce por la migración de las células tumorales a través de los espacios aéreos de una zona del pulmón a otra y es característica del tumor primario pulmonar. La *invasión directa* es la vía menos frecuente de diseminación al pulmón.

Perspectiva histórica de la metastasectomía pulmonar

Desde finales del siglo XIX y hasta mediados del siglo XX, aparecen en la literatura médica casos clínicos aislados y pequeñas series de casos de metastasectomía pulmonar, con referencias típicas a Tudor Edwards en 1927, Torek en 1930 o Barney y Churchill en 1939. En estos inicios, se fueron estableciendo los primeros criterios de metastasectomía: control del primario, único sitio metastásico y buenas condiciones del paciente.

Posteriormente, aumentaron, casi de forma exponencial, las publicaciones médicas referentes a esta práctica, generalmente, series de casos, de centros únicos, incluyendo una o varias patologías primarias, destacando las metastasectomías en sarcomas y en el cáncer colorrectal. Estas publicaciones sugerían que la resección quirúrgica prolongaba la supervivencia y el intervalo libre de enfermedad en algunos pacientes, pero no concretaban ni clarificaban el papel de la metastasectomía pulmonar, pues los estudios solían carecer de análisis comparativos de supervivencia, la duración de los seguimientos era muy variable o eran inconsistentes respecto a las terapias acompañantes. De hecho, se marcaba un sesgo de selección inherente claro, al seleccionar para metastasectomía a aquellos pacientes que tenían factores pronósticos favorables.

En 1997, El Registro Internacional de Metástasis Pulmonares, con una serie de 5.206 pacientes sometidos a metastasectomía pulmonar, presentó supervivencias a los 5, 10 y 15 años del 36, el 26 y el 22 %, respectivamente. Existía un hallazgo consistente en el registro y los estudios institucionales: independientemente del tipo de cáncer, cuantas menos metástasis hubiera y mayor fuera el intervalo de tiempo antes de su aparición, mayor era la supervivencia tras la metastasectomía.

Se fue definiendo la práctica, marcada también por los avances en técnicas anestésicas y quirúrgicas, que mejoraban la seguridad, favoreciendo la ampliación de indicaciones. Sin embargo, sigue sin existir evidencia científica, al no haber estudios aleatorizados, y la creencia en su efectividad solo se basa en los registros y estudios de seguimiento quirúrgico.

El único ensayo clínico aleatorizado, llevado a cabo en Gran Bretaña y publicado en 2019, es el PulMiCC, NCT01106261. En este ensayo, se aleatorizó a 65 pacientes con metástasis pulmonares por cáncer colorrectal en dos grupos: metastasectomía frente a control activo. El estudio se detuvo por bajo reclutamiento. La supervivencia a los cinco años fue similar en aquellos pacientes sometidos a cirugía y en los sometidos a control (del 36,4 frente al 29,65 %), al igual que la supervivencia media. Sin embargo, este ensayo tiene poca potencia para poder extraer conclusiones, y tampoco marca la contribución de la terapia sistémica ni la influencia de factores pronósticos moleculares. Todo ello hace aún más evidente la necesidad de más ensayos aleatorizados bien diseñados que puedan realmente aclarar los beneficios de la metastasectomía pulmonar.

Aunque el grado de la evidencia científica de la cirugía de las metástasis pulmonares es limitado, esta técnica es, actualmente, una práctica común, siendo, tras la resección pulmonar por cáncer, la operación más frecuente llevada a cabo en los servicios de cirugía torácica en el mundo, formando parte de un concepto de tratamiento personalizado para el cáncer avanzado.

CLÍNICA Y DIAGNÓSTICO DE LAS METÁSTASIS PULMONARES

Manifestaciones clínicas

La mayoría de las metástasis pulmonares cursan de forma asintomática y son detectadas en los estudios de extensión de otro tumor primario o en los estudios rutinarios de seguimiento tras el tratamiento de este.

En algunos pacientes, sin embargo, pueden existir síntomas como dolor torácico, tos, disnea o hemoptisis, determinados bien por la localización, bien por el tamaño, el patrón de invasión, la posible afectación endobronquial o la propia histología del tumor primario. Así, por ejemplo, una metástasis con afectación central o endobronquial puede llevar a la obstrucción con atelectasia, la retención de secreciones y la infección, generando disnea, o a la hemoptisis si presenta mucha vascularización. Las lesiones periféricas con capacidad de invadir la pleura parietal y la pared torácica podrán cursar con dolor o, si son cavitadas, como ocurre a veces en los sarcomas, pueden desarrollar un neumotórax.

Pruebas de imagen

La prueba de imagen estándar de elección para el diagnóstico de las metástasis pulmonares es la tomografía axial computarizada (TAC). La TAC helicoidal con contraste no solo podrá sugerir el diagnóstico, sino que va a ser fundamental para la selección de posibles candidatos a tratamiento quirúrgico y para la correcta planificación de la cirugía. La Sociedad Europea de Cirujanos Torácicos (ESTS; del inglés, *European Society of Thoracic Surgeons*), dentro del *Lung Metastasectomy Project*, estableció unas recomendaciones sobre los requisitos de imagen necesarios. Dichos requisitos incluían como prueba mínima estándar la TAC helicoidal con cortes de 3-5 mm de espesor. Actualmente, la mayoría de los servicios disponen de la TAC multicorte o multidetector revisando imágenes con máxima intensidad de proyección y reconstrucción multiplanar, siendo esta la prueba de elección y de mayor sensibilidad.

Patrones radiológicos de la enfermedad pulmonar metastásica

Los patrones radiológicos de la enfermedad metastásica son:

- *Nódulos pulmonares múltiples:* es la forma de presentación más frecuente, representando el 75 % de los casos. Este patrón se da frecuentemente en la diseminación por vía hematógena, apareciendo múltiples nódulos, predominantemente, de distribución periférica, morfología redondeada, de tamaño y número variables, con afectación unilateral o bilateral. Todos los tumores pueden presentarla, siendo muy característica de los sarcomas. Existe una variante miliar por diseminación masiva de émbolos tumorales, con opacidades nodulares numerosas y pequeñas (1-4 mm) y que puede presentarse en tumores muy bien vascularizados, como los carcinomas de tiroides, renales o melanomas.
- *Linfangitis carcinomatosa:* representa la invasión tumoral de los linfáticos pulmonares. Suele corresponder a un patrón intersticial, con un resalte de los espacios intersticiales broncovasculares alternando con micronodulaciones, líneas B de Kerley constantes y posibles adenopatías hiliares y mediastínicas. Generalmente, el diagnóstico se encuadra dentro de un proceso neoplásico conocido, pero, a veces, es preciso el diagnóstico diferencial a través de biopsia con patología intersticial pulmonar. Los carcinomas gástricos, pancreáticos, de mama y de pulmón tienen tendencia a esta forma de metastatizar.
- *Nódulo pulmonar o masa única:* suele tratarse de una lesión, de tamaño variable, que suele estar bien circunscrita, con bordes lisos, aunque puede existir lobulación. Tienen tendencia a localizarse en la periferia de los lóbulos inferiores, aunque una localización típica de las metástasis colorrectales solitarias son los lóbulos superiores. A veces, son más centrales o hiliares.

En la práctica diaria, es posible encontrar también hallazgos radiológicos atípicos en las lesiones como: bordes irregulares, cavitación (carcinomas de células escamosas, sarcomas), calcificación (sarcomas óseos, mama, tiroides), hemorragia adyacente a los nódulos metastásicos (melanomas, angiosar-comas, tumores renales), neumotórax espontáneo (lesiones periféricas con cavitación), tumor endobronquial, o patrón de consolidación del espacio aéreo (metástasis alveolares o «lepídicas») **(Fig. 50-1)**.

Cuando se detectan una o varias lesiones pulmonares en un paciente con antecedente de enfermedad oncológica, la primera idea respecto al diagnóstico es la recurrencia metastásica. A pesar de que las piezas encajen, el patrón radiológico concuerde o, incluso, exista recidiva local del primario, a veces, es preciso hacer el diagnóstico diferencial con patología pulmonar benigna de tipo inflamatorio, granulomatoso o infeccioso, o con patología pulmonar maligna primaria, sobre todo, en pacientes con antecedente tabáquico u otras exposiciones de riesgo.

La biopsia transparietal o la transbronquial y la ecobroncoscopia (EBUS; del inglés, *endobronchial ultrasound*) pueden ser necesarias para la obtención de tejido y estudio anatomopatológico, ayudando a descartar o confirmar el diagnóstico. La inmunohistoquímica es de gran utilidad especialmente en pacientes con factores de riesgo de cáncer de pulmón y antecedentes de enfermedad maligna de tipo epidermoide o adenocarcinoma, donde el estudio histológico confirma la malignidad y la estirpe, pero no el órgano de origen.

> 💡 Los patrones radiológicos de la enfermedad pulmonar metastásica son:
> - Nódulos pulmonares múltiples.
> - Nódulo pulmonar o lesión pulmonar única.
> - Linfangitis carcinomatosa.

FACTORES PRONÓSTICOS EN LA METASTASECTOMÍA PULMONAR

La variada literatura médica publicada —y, en especial, los datos obtenidos del Registro Internacional de Metástasis Pulmonares—, a pesar de tener un grado de evidencia limitado, sí ha permitido, mediante su análisis crítico y registro de evolución posoperatoria, identificar varios factores que pueden influir potencialmente en la supervivencia de los pacientes sometidos a metastasectomía pulmonar. De hecho, Pastorino *et al.*, llegaron a establecer una clasificación de los pacientes en grupos según los diferentes factores analizados y la supervivencia.

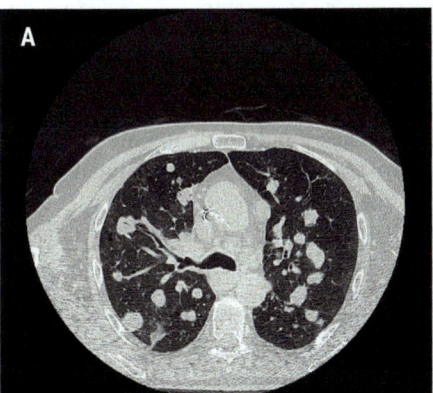
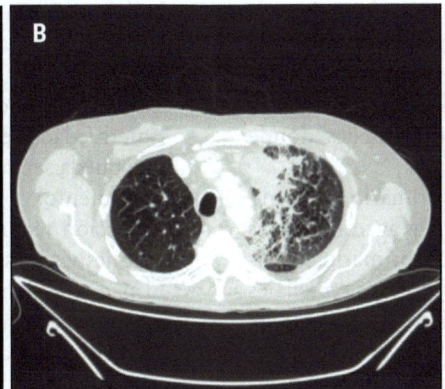
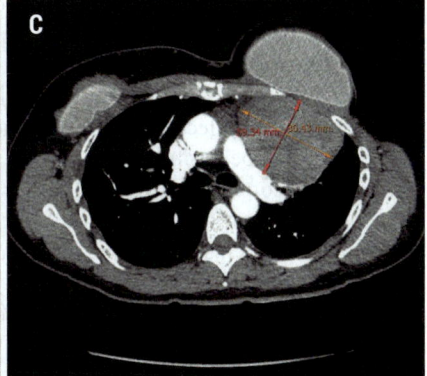

Figura 50-1. Diferentes patrones radiológicos de enfermedad metastásica pulmonar. **A)** Nódulos pulmonares múltiples bilaterales («suelta de globos»). **B)** Masa pulmonar + linfangitis carcinomatosa. **C)** Masa pulmonar en el lóbulo superior izquierdo en una paciente con neoplasia de mama.

Los diferentes factores pronósticos analizados en tumores de diferente naturaleza con el fin de identificar a aquellos pacientes que podrían obtener mayor beneficio de una metastasectomía son:

- *Número de metástasis:* a menor número de lesiones, mejores resultados. Esto es comprensible, pues, a mayor número y mayor probabilidad de resección incompleta, el potencial de que existan micrometástasis ocultas aumenta, y refleja un comportamiento tumoral más agresivo, hecho que no va a cambiar por resecar las lesiones. El documento de consenso publicado por la ESTS establece en tres lesiones o menos la recomendación para llevar a cabo la resección. Pero, de nuevo, no existe un número determinado que se constituya como una contraindicación absoluta. El punto clave es que sea factible poder resecar todos los focos tumorales más que el número absoluto de lesiones.
- Resecabilidad: si se consigue la resección completa, la supervivencia es mayor. De hecho, la principal contraindicación de la metastasectomía es la irresecabilidad, a excepción de que los objetivos quirúrgicos sean otros.
- *Intervalo libre de enfermedad* (ILE): el ILE comprende el período entre la extirpación del tumor primario y el diagnóstico de la enfermedad metastásica. Se asume que un ILE corto indica mayor agresividad del tumor y, por lo tanto, peor pronóstico. Pastorino señaló un ILE mayor de 36 meses como un factor predictivo independiente de supervivencia. En general, se acepta que, si el ILE es mayor de 12 meses, la supervivencia es mayor. Sin embargo, intervalos menores o, incluso, presentaciones sincrónicas no son contraindicaciones absolutas para metastasectomía.
- *Afectación linfática:* la afectación de ganglios linfáticos a nivel hiliar o mediastínico es un factor de mal pronóstico. Esta capacidad de diseminación linfática a partir de un foco pulmonar parece similar a la de los tumores primarios pulmonares y es variable según la estirpe tumoral, objetivándose más en tumores de colon, renales o de mama y menos en sarcomas. Es difícil conocer el valor real de la afectación ganglionar, porque existe una gran variabilidad en los diferentes estudios respecto a la realización de biopsia ganglionar. En 2021, la ESTS publicó un estudio con unas cifras de análisis ganglionar realizado en el 58 % de los pacientes (biopsia en el 21 % y linfadenectomía en el 37 %), frente al 4,6 % publicado en 1997. Ante la sospecha de diseminación linfática, la ESTS recomienda la confirmación histológica previa. La afectación de estaciones N3 o N2 suele contraindicar la metastasectomía (exceptuando la afectación N2 en tumores renales, donde la decisión debe ser individualizada).
- *Histología:* conocer el origen del tumor primario, así como su posible comportamiento biológico y agresividad es importante. La histopatología del tumor primario condiciona la evolución. Los pacientes con tumores epiteliales tienen supervivencias de hasta el 40 % frente al 20 % de los pacientes con sarcomas.
- *Marcadores tumorales:* son útiles para el cribado y el diagnóstico, pero, en líneas generales, su valor no se relaciona con el pronóstico. Sin embargo, en el carcinoma colorrectal, los valores preoperatorios de antígeno carcinoembrio-

nario (CEA; del inglés, *carcinoembryonic antigen*) se han asociado a peor pronóstico.
- *Remetastasectomía:* la recaída en forma de nuevas lesiones pulmonares es algo frecuente, sucediendo, aproximadamente, en la mitad de los pacientes que se someten a metastasectomía pulmonar. La remetastasectomía en aquellos pacientes adecuadamente indicados se asocia a mejores resultados de supervivencia, ayudando al control local de la enfermedad en el tórax. Este control decae ante nuevas y repetidas remetastasectomías.

Los factores pronósticos que más se tienen en cuenta a la hora de plantear una metastasectomía pulmonar quirúrgica son la resecabilidad, el ILE y la afectación linfática.

INDICACIÓN DE CIRUGÍA EN METÁSTASIS PULMONARES

La selección de los pacientes candidatos a metastasectomía pulmonar debe ser llevada a cabo siempre por un comité multidisciplinario de tumores, que incluya al oncólogo médico, al oncólogo radioterapeuta, al cirujano torácico y al radiólogo torácico. Este grupo de profesionales tendrá un objetivo: ofrecer la cirugía solo a aquellos pacientes que puedan beneficiarse de ella, bien en términos de supervivencia, bien de paliación de síntomas y, en el caso de no estar indicada, determinar los tratamientos alternativos más óptimos.

Los determinantes pronósticos reflejados en el anterior apartado deben tenerse en consideración dentro del comité multidisciplinario. A ello se sumarán el tipo de intervención que vaya a ser necesaria para conseguir la resecabilidad completa, siendo de mayor riesgo aquellas que impliquen resecciones pulmonares mayores, y la operabilidad del paciente, es decir, su capacidad para tolerar la intervención que se ha planeado para él. Es fundamental la correcta evaluación preoperatoria que identifique los factores de riesgo y la comorbilidad.

Teniendo todos los datos en cuenta, el comité deberá tomar la decisión más adecuada, personalizada para cada paciente. La clave del éxito está ligada, principalmente, a la correcta selección de pacientes.

Los *requisitos o criterios fundamentales* para considerar la resección pulmonar de metástasis son:

- Tumor primario controlado o controlable.
- Enfermedad metastásica extrapulmonar ausente y, si existe, que pueda ser controlada con cirugía u otra modalidad de tratamiento.
- Resección técnicamente posible y completa de todas las lesiones visibles.
- El paciente debe poder tolerar la resección, presentando una adecuada reserva cardiopulmonar.
- No existen tratamientos alternativos mejores.

Existen *otras indicaciones* de resección parcial o completa de metástasis pulmonares en pacientes que no cumplen los criterios previamente señalados:

- Cuando es necesario establecer un diagnóstico y no puede excluirse una patología pulmonar primaria.
- En pacientes con sintomatología debida a las metástasis pulmonares que no puede controlarse de otra manera y mientras la intervención sea segura (p. ej., infecciones/abscesos, obstrucción endobronquial, etcétera).
- Resección de lesiones residuales tras tratamiento sistémico (en especial, tumores germinales).
- Necesidad de obtener tejido tumoral para estudios de análisis genómico o molecular que puedan guiar futuras terapias, o con intención de nuevas estrategias terapéuticas dentro de ensayos clínicos.

Es importante entender que la presencia de metástasis supone enfermedad tumoral avanzada, y la metastasectomía quirúrgica es una acción local. Debe ser englobada dentro de una terapia multimodal, que tiene como eje central la terapia sistémica, bien como alternativa, bien como ayuda antes o después de la cirugía, así como otros ejes alternativos de acción local como la radioterapia estereotáxica (SBRT; del inglés, *stereotactic body radiation therapy*) o la ablación por radiofrecuencia. Este tratamiento multimodal debe ser individualizado cuidadosamente en cada paciente.

No existen guías en la literatura médica que marquen el mejor momento para realizar la metastasectomía pulmonar en relación con la finalización de la terapia sistémica, incluso si esta requiere de inhibidores de la cicatrización. Una práctica común es conseguir el mayor control sistémico antes de plantearse la metastasectomía.

> La decisión de llevar a cabo una metastasectomía pulmonar debe ser tomada en conjunto por un comité multidisciplinario y el objetivo es ofrecer la cirugía a aquellos pacientes que obtengan un beneficio de ella.

EVALUACIÓN PREOPERATORIA EN METASTASECTOMÍA PULMONAR

Pruebas para la correcta evaluación y planificación quirúrgica

Como se ha señalado previamente, la TAC multicorte, con máxima intensidad de proyección y reconstrucción multiplanar, es la técnica de imagen ideal para la detección de lesiones pulmonares. Si no, como mínimo, para una correcta planificación, el requisito es una TAC helicoidal con cortes de 3-5 mm. Las imágenes de la TAC determinarán la afectación unilateral o bilateral y el tipo de resección pulmonar a llevar a cabo para conseguir un R0 intentando preservar la mayor cantidad de tejido pulmonar. Lo ideal es disponer de dichas imágenes dentro de las cuatro semanas anteriores a la resección planificada para tener información actualizada, pudiendo ser esto modificado en función del juicio clínico y las características de cada paciente.

En pacientes con metástasis pulmonares de presentación sincrónica con el primario o con un intervalo libre de enfermedad muy corto, puede optarse por retrasar la intervención y repetir una nueva prueba de imagen pasados 2-3 meses, para así descartar la posibilidad de que se manifiesten lesiones extratorá-

cicas o intratorácicas aún latentes que hubieran contraindicado la cirugía o modificado la aproximación quirúrgica.

Como complemento, se recomienda la realización de una tomografía por emisión de positrones (PET) asociada a TAC (PET-TAC) con fluorodesoxiglucosa marcada con flúor 18 (^{18}F-FDG), que permite identificar depósitos patológicos sugestivos de metástasis a nivel extratorácico o a nivel ganglionar. Su sensibilidad es del 83-87 %, bajando al 50 % en lesiones menores de 1 cm.

Cualquier sospecha de metástasis extratorácica debe ser estudiada en profundidad, pues puede conllevar una contraindicación para la cirugía. En el caso de sospecha de afectación ganglionar por TAC o por PET, se recomienda la biopsia diagnóstica, bien por EBUS, bien por técnicas quirúrgicas como la mediastinoscopia. La afectación N2 es contraindicación para cirugía, salvo alguna excepción.

Algunos autores recomiendan también la realización de TAC cerebral en pacientes con tumores con elevada predisposición a metastatizar en el cerebro (mama, melanoma, etc.) (**Tabla 50-1**).

Pruebas para la evaluación del riesgo quirúrgico

El riesgo quirúrgico viene definido, principalmente, por dos factores: el tipo de resección necesaria y la capacidad del paciente para tolerarla y poder ser llevada a cabo con seguridad. Esto condiciona la morbimortalidad perioperatoria.

La evaluación del riesgo quirúrgico en estos pacientes es similar a la que se realiza en los pacientes que se evalúan para cirugía en el cáncer de pulmón.

Se realizará una evaluación estándar, con anamnesis y exploración física, determinación del estado funcional (PS; del inglés, *performance status*) y de la comorbilidad asociada. Se evaluará, por supuesto, la reserva cardiopulmonar. Las pruebas de función respiratoria incluirán una espirometría básica (medición del volumen espiratorio forzado en el primer segundo [FEV1; del inglés, *forced expiratory volume in 1 second*] y de la capacidad vital forzada [FVC; del inglés, *forced vital capacity*]), con difusión si se precisa (difusión pulmonar del monóxido de carbono [DLCO; del inglés, *diffusing capacity of lung for CO*] y el coeficiente de transferencia de monóxido de carbono [K_{CO}]). En función de estas pruebas iniciales, podrá ampliarse el estudio con pruebas de esfuerzo como la ergometría con consumo de oxígeno o la prueba de

---

Tabla 50-1. Pruebas de imagen recomendadas para la correcta planificación quirúrgica de una metastasectomía pulmonar

- Ideal: TAC multicorte, máxima intensidad de proyección y reconstrucción multiplanar
- Mínimo: TAC helicoidal con cortes de 3-5 mm
- Dentro de las cuatro semanas anteriores a la resección planificada
- PET-TAC con ^{18}F-FDG para descartar metástasis ocultas a distancia o a nivel ganglionar
- Recomendable: TAC cerebral en tumores con tendencia a metastatizar en cerebro

FDG: fluorodesoxiglucosa; PET: tomografía por emisión de positrones (del inglés, *positron emission tomography*); TAC: tomografía axial computarizada.

la marcha (en inglés, *walking test*) o, incluso, la gammagrafía de perfusión pulmonar en el caso de necesitar hacer cálculos de la función pulmonar posresección (**Fig. 50-2**).

TÉCNICAS QUIRÚRGICAS EN METASTASECTOMÍA PULMONAR

El objetivo principal de la cirugía es claro: la identificación y extirpación de todas las lesiones metastásicas, es decir, conseguir una resección R0. Para ello, debe seguirse también otra premisa: intentar ser económico en dicha resección para preservar la mayor cantidad de parénquima pulmonar posible. Esta aproximación conservadora permitirá mantener una mayor reserva cardiopulmonar en previsión de posibles recaídas que requieran una nueva intervención.

Otro objetivo mucho menos frecuente, dado que las metástasis pulmonares rara vez producen síntomas, puede ser el alivio sintomático (dolor, sangrado, obstrucción, etc.). En estos casos, pueden llegar a obviarse los objetivos previos y la cirugía se llevará a cabo cuando no existan otras alternativas y sea segura.

Las tasas de morbilidad y mortalidad en metastasectomía pulmonar publicadas en 2021 por la ESTS de acuerdo con el Registro Internacional de Metástasis Pulmonares con más de 8.000 pacientes son del 14,7 y el 0,8 %, respectivamente.

Acceso al tórax

El acceso al tórax podrá ser por vía abierta/toracotomía o por cirugía mínimamente invasiva (CMI), que incluye la cirugía torácica videoasistida (VATS; del inglés, *videoassisted thoracic surgery*) y la cirugía torácica asistida por robot (RATS; del inglés, *robotic-assisted thoracic surgery*).

La CMI permite el acceso al tórax a través de pequeñas incisiones, variables en número, evitando la toracotomía y presentando, respecto a esta, una menor tasa de complicaciones, menor estancia posoperatoria y una recuperación más rápida del paciente, lo que favorece la administración de tratamiento sistémico posterior precoz. La cirugía abierta presenta como mayor ventaja la capacidad para poder palpar todo el parénquima pulmonar con precisión, pudiendo encontrar lesiones no detectadas en las pruebas de imagen. Por ello, históricamente, se propugnó que la palpación manual era necesaria para poder encontrar todas las lesiones cuando estas son múltiples, en especial, las lesiones de origen sarcomatoso. Sin embargo, en la actualidad, la alta resolución de la TAC permite identificar la mayoría de las lesiones, de un tamaño de hasta 3-4 mm o, por lo menos, las que serían palpables. Además, la VATS permite la palpación digital a través de los puertos de acceso, y se han descrito diversas técnicas de marcaje de nódulos pulmonares que pueden ayudar a la localización de aquellos más pequeños y profundos.

La CMI ha sido ampliamente aceptada en los últimos 15 años. Su uso en metastasectomía pulmonar era marginal en el registro de 1997, mientras que, en los últimos datos, más de la mitad de estas intervenciones se hacen por esta vía.

Elegir el acceso más adecuado va a depender de diversos factores, como el número, el tamaño, la localización, la estabilidad de las lesiones, así como de las preferencias del cirujano. No existe ningún consenso al respecto, con defensores y detractores de ambos accesos, ni tampoco hay ningún estudio aleatorizado que los compare en cuanto a resultados.

La toracotomía de elección variará según la localización anatómica de las metástasis y de la afección unilateral o bilateral. La toracotomía anterior, posterolateral o la axilar se emplean en el abordaje unilateral. En el caso de afectación bilateral, puede optarse por la esternotomía media, la esternotoracotomía bilateral (conocida también en inglés como *clamshell thoracotomy*) o la doble toracotomía anterior.

El número de puertos de la VATS puede ser también variable y, generalmente, está condicionado por las preferencias del cirujano (triportal, biportal o uniportal habitualmente), así como en la RATS, que suele emplear 3-4 puertos de acceso (**Tabla 50-2**).

Extensión de la resección

Los procedimientos de resección pulmonar empleados se definen por la cantidad de tejido pulmonar que extirpan, y será el objetivo R0 el que determine dicha extensión en la resección.

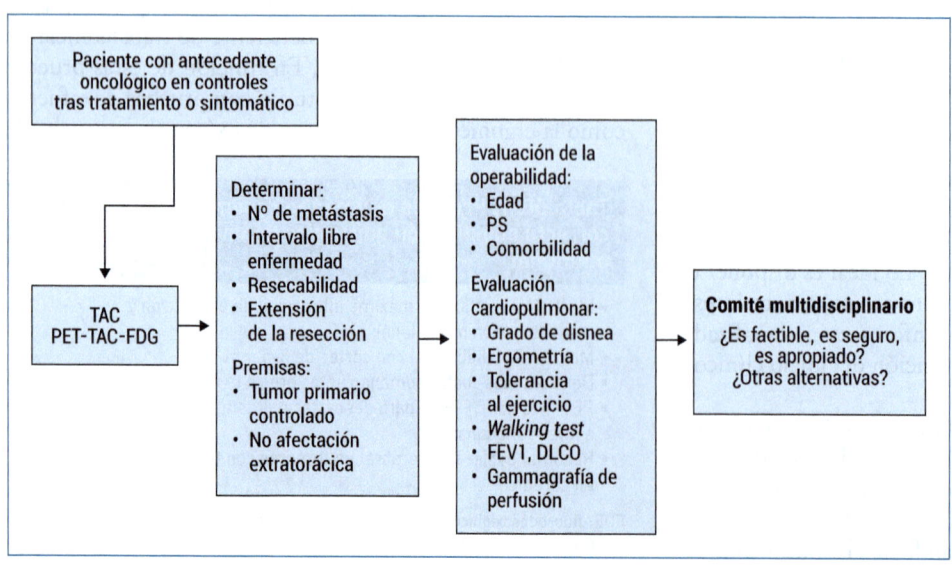

Figura 50-2. Evaluación preoperatoria en metastasectomía pulmonar.
DLCO: difusión pulmonar del monóxido de carbono (del inglés, *diffusing capacity of lung for CO*); FDG: fluorodesoxiglucosa; FEV1: volumen espiratorio forzado en el primer segundo (del inglés, *forced expiratory volume in 1 second*); PET: tomografía por emisión de positrones (del inglés, *positron emission tomography*); PS: estado funcional (del inglés, *performance status*); TAC: tomografía axial computarizada.

Tabla 50-2. Abordajes al tórax en metastasectomía pulmonar

Abordaje abierto	Unilateral	Toracotomía anterior	• Buen acceso anterior y apical. Palpación manual del parénquima • Dificultad para llegar a las regiones posteriores y basales del pulmón y las estaciones ganglionares posteriores, subcarinal y basales • Menos dolor que la posterolateral
		Toracotomía posterolateral	• Buena exposición de todo el pulmón y las estaciones ganglionares • Palpación manual de todo el parénquima • Más dolorosa
		Toracotomía axilar	• Dificultad para llegar a la zona basal del pulmón y las estaciones ganglionares basales • Menos dolorosa que las previas
	Bilateral	Esternotomía media	• Dificultad para llegar a las regiones posteriores y basales del pulmón y las estaciones ganglionares posteriores, subcarinal y basales • Menos dolorosa que la *clamshell*
		Esternotoracotomía bilateral (*clamshell*)	• Buena exposición de ambos pulmones y de las estaciones ganglionares • Palpación manual bilateral
		Doble toracotomía anterior	• Similar a la toracotomía anterior • Generalmente, se hace en dos tiempos
Abordaje mínimamente invasivo	VATS	Uniportal, biportal, triportal	• Buena visualización de todo el hemitórax, el pulmón y las estaciones ganglionares • Puede descartar afectación pleural o irresecabilidad • No es posible la palpación manual, pero sí la digital a través de puertos, o a través de instrumentos • Posibilidad de técnicas de marcaje de nódulos • Menos dolor, menos inmunodepresión, menor estancia hospitalaria y recuperación más temprana • Si hay dudas de resecabilidad, es necesario convertir a abordaje abierto
	RATS	3-4 puertos	• Características similares a la VATS • Visión tridimensional y mejor maniobrabilidad de los instrumentos, al permitir mayor rotación y giro • No es posible la palpación del parénquima • Posibilidad de técnicas de marcaje de nódulos

RATS: cirugía torácica asistida por robot (del inglés, *robotic-assisted thoracic surgery*); VATS: cirugía torácica videoasistida (del inglés, *videoassisted thoracic surgery*).

Al estar la mayoría de las lesiones metastásicas localizadas en la periferia del pulmón, la resección más común es la resección en cuña o atípica. Segmentectomía y lobectomía están indicadas en lesiones más centrales o hiliares donde un margen adecuado no sea posible con una resección menor, y siempre que el paciente tenga buena reserva cardiopulmonar. La neumonectomía o las resecciones ampliadas (resección en bloque de pulmón junto a otras estructuras torácicas como pared torácica, diafragma, etc.) son más cuestionables. Se han descrito este tipo de resecciones en menos del 3 % de los pacientes. Evidentemente, la morbimortalidad posoperatoria aumenta cuanto mayor es la cantidad de tejido pulmonar extirpado. Mientras que la mortalidad en resecciones sublobulares es menor del 1 %, en una neumonectomía, puede oscilar entre el 5 y el 10 %. Este riesgo es, por lo tanto, también un factor para tener en cuenta. A pesar de poder obtener resultados óptimos en supervivencia a largo plazo en casos muy seleccionados, la neumonectomía rara vez está indicada como tratamiento quirúrgico de la enfermedad metastásica pulmonar. Considerarla requiere la presencia de factores pronósticos favorables, como: lesión única, sin afectación ganglionar y resección completa.

Técnica de resección

El empleo de grapadoras quirúrgicas es lo más habitual para la realización de las resecciones atípicas, sobre todo, en las lesiones periféricas. También han descrito diversos autores la resección asistida por láser con Nd-YAG (cristal granate de itrio y aluminio dopado con iones de neodimio; del inglés, *neodymium-doped ytrium aluminium garnet*), que permite tasas elevadas de resección completa con preservación de parénquima pulmonar y, además, con una mínima distorsión del pulmón residual, contribuyendo a evitar lobectomías o resecciones mayores. Como contrapunto, presenta unas mayores tasas de fuga aérea prolongada, así como una mayor dificultad para la evaluación anatomopatológica de márgenes.

Linfadenectomía

La necesidad de muestreo ganglionar o linfadenectomía es aún tema de controversia. La afectación ganglionar está asociada a menor supervivencia y el efecto terapéutico de una linfadenectomía de rutina no está definido. Sin embargo, se incide en la importancia de la disección ganglionar sistemática o, al menos, la biopsia asociadas a la metastasectomía, para valorar el pronóstico y la necesidad de tratamientos complementarios.

Con todas estas posibilidades, la cuestión será: ¿qué hacer a quién? De nuevo, la decisión deberá ser personalizada en cada paciente. Conseguir R0 determinará el tipo de resección que se debe llevar a cabo asociando la linfadenectomía o, como mínimo, la biopsia, y se intentará preservar la mayor cantidad de tejido pulmonar. Respecto al tipo de abordaje, pueden tenerse en cuenta las siguientes recomendaciones:

- En pacientes que cumplan criterios para metastasectomía con una lesión o un número limitado de lesiones localizadas de forma unilateral en el tercio periférico del pulmón, es preferible la CMI a la cirugía abierta, debido a sus beneficios sobre la toracotomía. Si la afectación es bilateral, puede optarse por CMI secuencial o en un mismo tiempo quirúrgico.
- En el caso de lesiones profundas o hiliares que requieran resecciones mayores (segmentectomía, lobectomía, etc.), estas también pueden llevarse a cabo por CMI. La valoración de CMI o cirugía abierta será determinada por el equipo quirúrgico.
- En el caso de que los objetivos R0 y la preservación de tejido pulmonar no sean asequibles o puedan ser dudosos a través de CMI, se optará por la cirugía abierta si con este acceso dichos objetivos sí pueden cumplirse.
- En pacientes que por sus características requieran cirugía abierta desde el inicio, puede ser una opción retrasar la cirugía el tiempo prudencial que permita objetivar la estabilidad de la enfermedad, evitando, así, una cirugía innecesaria en aquellos casos de rápida progresión.
- No debe descartarse la opción de combinar modalidades de tratamiento. Por ejemplo, en lesiones múltiples, optar por la resección quirúrgica de lesiones periféricas y combinar la SBRT o la radiofrecuencia en lesiones más profundas que podrían implicar una resección mayor y, así, preservar el parénquima pulmonar.

METASTASECTOMÍA PULMONAR SEGÚN LA HISTOLOGÍA

Carcinoma colorrectal

Se estima que hasta un 20 % de estos pacientes presentarán metástasis pulmonares. A pesar del gran número de series publicadas hasta la fecha, no existen ensayos clínicos aleatorizados que demuestren la superioridad del tratamiento quirúrgico frente a los nuevos quimioterápicos o, incluso, frente a la observación. El estudio aleatorizado PulMiCC desarrollado por Treasure *et al.*, que incluía 24 centros en Reino Unido, tuvo que suspenderse en 2019 por bajo reclutamiento. La supervivencia descrita tras la cirugía es del 30-68 % a los 5 años y del 20-37 % a los 10 años. Los factores relacionados con el pronóstico incluyen el número y tamaño de las lesiones, los niveles preoperatorios de CEA, la afectación ganglionar o el ILE menor de dos años. Es la única histología donde la presencia de metástasis hepáticas y pulmonares sincrónicas no contraindica el tratamiento quirúrgico en ambas localizaciones. Aunque la evidencia es baja por basarse en estudios retrospectivos, la mayoría de los expertos recomiendan la administración de quimioterapia adyuvante tras la resección.

Carcinoma renal

En torno al 30 % de los pacientes presentan metástasis en el momento del diagnóstico del tumor primario, y hasta un 50 % las desarrollarán con los años. La aparición de nuevos agentes

terapéuticos sistémicos ha mejorado la supervivencia, aunque solo se produce una respuesta completa en menos de un tercio de los pacientes. La resección completa se asocia a tasas de supervivencia a los cinco años entre el 20 y el 74 %. La resección completa, el ILE mayor de dos años y la metástasis única son factores de buen pronóstico.

Sarcomas

El pulmón es el órgano donde metastatizan con mayor frecuencia, habitualmente, con múltiples nódulos. Un 10 % presenta metástasis en el momento del diagnóstico del primario y, hasta en un 25-70 % de los pacientes, las lesiones aparecen durante el seguimiento. La cirugía es el tratamiento de elección en estos tumores por la escasa efectividad de la quimioterapia, aceptándose un abordaje quirúrgico agresivo, al tratarse, generalmente, de pacientes jóvenes.

La supervivencia a los cinco años varía entre el 15 y el 50,9 %. A mayor ILE y menor número de metástasis, mejor pronóstico. Por el contrario, los tumores de alto grado o la afectación bilateral se asocian a mal pronóstico. Tiene, además, una alta tasa de recidiva (45-83 %). No existe acuerdo sobre la recomendación de tratamiento quimioterápico adyuvante.

Tumores de células germinales

Son tumores muy sensibles a la quimioterapia, por lo que la cirugía queda reservada para aquellos casos sin respuesta al tratamiento o para determinar si existe tumor residual tras el tratamiento. La existencia de metástasis extrapulmonares, cifras elevadas de marcadores tumorales y la presencia de tumor viable tras el tratamiento con quimioterapia, se asocian a peor pronóstico.

Melanoma

La aparición de metástasis pulmonares en el melanoma maligno se asocia a un pobre pronóstico. La mayoría de los pacientes presenta ya enfermedad más extendida con afectación extratorácica. Los datos retrospectivos sugieren un posible papel de la cirugía en pacientes seleccionados con metástasis aisladas donde pueda obtenerse la resección completa. La mayoría de estudios son previos al uso actual de la inmunoterapia en esta extirpe tumoral.

Carcinoma de mama

La cirugía no suele ser el tratamiento de primera elección, ya que, con quimioterapia y hormonoterapia, se consiguen buenas respuestas. La intervención queda reservada para la toma de muestras para estudios moleculares, en caso de enfermedad residual o en pacientes muy seleccionadas con metástasis únicas. Las cifras de supervivencia a los cinco años publicadas rondan el 46 %.

Carcinoma de cabeza y cuello

Las metástasis a distancia son poco frecuentes en este tipo de tumores (aproximadamente, del 10 %), pero hasta en el 70-85 % de las ocasiones, asientan a nivel pulmonar. La histología más frecuente es el carcinoma escamoso, siendo el carcinoma adenoide quístico el que se asocia a mejor pronóstico. Se han publicado tasas de supervivencia a los cinco años tras metastasectomía entre el 20,9 y el 59,4 %. La resección incompleta, un ILE corto y la edad avanzada se han señalado como factores asociados a peor supervivencia.

Tumores ginecológicos

Existen series con buenos resultados en metastasectomía pulmonar en el carcinoma escamoso y adenocarcinoma de cérvix con supervivencias del 47 y el 40 %, respectivamente y, sobre todo, en el carcinoma de endometrio, con supervivencias de hasta el 76 %. En el coriocarcinoma, la primera opción es el tratamiento sistémico, pudiendo ser la cirugía una opción ante la falta de respuesta y en casos seleccionados.

Tumores hepáticos

La recidiva del carcinoma hepatocelular es más frecuente en el ámbito intrahepático. Cuando esta sucede extrahepáticamente, el pulmón es el órgano más frecuentemente afectado. Se considera la resección quirúrgica teniendo en cuenta factores pronósticos, como un ILE mayor de 12 meses, un número de metástasis menor de tres, un tamaño menor de 3 cm y niveles de alfafetoproteína menores de 500 ng/mL antes de la resección. En el hepatoblastoma, el tratamiento estándar de las metástasis pulmonares es la quimioterapia sistémica neoadyuvante, con resección de enfermedad residual en casos seleccionados, recomendándose quimioterapia adyuvante posterior.

Carcinoma gástrico

La linfangitis carcinomatosa o la carcinomatosis pleural suelen ser las formas de afectación intratorácica más comunes en este tipo de tumores, siendo las lesiones pulmonares extremadamente raras. La metastasectomía en estos casos puede conseguir supervivencias a los cinco años de hasta el 33 % en pacientes con lesiones aisladas e ILE mayores de dos años.

TERAPIAS ALTERNATIVAS

En cierto número de pacientes, la cirugía está contraindicada por la comorbilidad asociada, la mala función pulmonar, la recurrencia en pacientes previamente intervenidos, la presencia de metástasis extratorácicas o porque el propio paciente rechaza la cirugía. En estos casos, se puede optar por otras técnicas menos invasivas para evitar el posible crecimiento de estas lesiones o para paliar la sintomatología producida por ellas.

Radioterapia estereotáxica

La SBRT permite administrar una dosis alta de radioterapia en una zona concreta, lo que limita la toxicidad en los tejidos adyacentes. En los últimos años, se han publicado múltiples estudios con resultados clínicos excelentes y escasos efectos adversos (cansancio, neumonitis, dolor, etc.). Está especialmente indicada en lesiones de localización periférica en un número total inferior a cinco. El volumen tumoral parece ser un factor pronóstico, obteniéndose mejores resultados en tumores menores de 3 cm. Esta técnica se aplica de forma ambulatoria en 3-8 sesiones, separadas un mínimo de 24 horas y un máximo de 72 horas.

Es difícil comparar los resultados entre cirugía y SBRT, ya que los pacientes que finalmente son operados suelen tener menor comorbilidad y un buen estado general. Además, la mayoría de los estudios no son prospectivos aleatorizados, por lo que, a pesar de los buenos resultados publicados, la evidencia científica es baja. Las cifras de control local a los dos años en los estudios publicados oscilan entre el 67 y el 96 %.

Radiofrecuencia

La radiofrecuencia es una técnica más invasiva, en la que se introduce, guiada por imagen, una sonda en la lesión y se administra energía térmica a dicho nivel con el fin de producir la necrosis de los tejidos. Está limitada por la diferente consistencia de las lesiones, lo que podría dificultar la introducción de la aguja, y por la pérdida de calor a través del aire, la circulación sanguínea y los bronquios. Por ello, se recomienda que se traten lesiones menores de 2 cm y que no se encuentren próximas a un vaso sanguíneo o un bronquio, ya que disminuye la eficacia del procedimiento.

La complicación más frecuentemente registrada es el neumotórax, precisando la colocación de un drenaje en hasta la mitad de las ocasiones.

Las principales limitaciones de esta técnica son el riesgo de lesión vascular y bronquial, la necesidad de disipar el calor generado y la incertidumbre de haber eliminado todas las células tumorales. Hasta en un 40 % de los casos, no se consigue la eliminación del tumor y, hasta en la mitad de los casos, se objetiva recidiva.

Quimioterapia locorregional

En las últimas décadas, se han estudiado y desarrollado también tratamientos quimioterápicos locorregionales, que persiguen concentrar la mayor cantidad de dosis de fármacos en el pulmón, minimizando los efectos y la toxicidad sistémicos. Para conseguir este objetivo, se han descrito diversas metodologías como: la perfusión pulmonar aislada (ILP; del inglés, *isolated lung perfusion*), la quimioembolización o la quimioterapia inhalada.

La ILP implica un procedimiento quirúrgico durante el cual la circulación de la sangre a los pulmones se separa de la sistémica, introduciéndose un agente quimioterápico concentrado en altas dosis para que llegue directamente a las lesiones pulmonares que se desea tratar. Los agentes quimioterápicos estudiados han sido varios: factor de necrosis tumoral, doxorubicina, paclitaxel, melfalán, cisplatino o gemcitabina, entre otros, habiendo estudios en diversos modelos animales y también ensayos clínicos en fase I sobre humanos.

La ILP requiere anestesia general y, generalmente, toracotomía para la disección y canulación de la arteria y ambas venas pulmonares. El pulmón se conecta a través de esas cánulas a un circuito similar al de la circulación extracorpórea, con una bomba, un oxigenador de membrana y un intercambiador de temperatura. La perfusión del agente quimioterápico podrá ser de un solo paso, en la que el efluente recogido por las venas tras circular por el pulmón se retira; o con recirculación, donde ese efluente se recoge y se vuelve a perfundir al pulmón.

Hay diferentes variaciones descritas de la técnica: perfusión anterógrada o retrógrada; oclusión de flujo de sangre; oclusión de flujo de sangre endovascular; liberación retardada con *clamp*; perfusión arterial pulmonar selectiva; perfusión pulmonar aislada transcatéter por videotoracoscopia; hipertermia.

Las principales complicaciones descritas de la ILP afectan principalmente al pulmón, con posibilidad de neumonitis, edema o pérdida de capacidad pulmonar, siendo la toxicidad sistémica menor, pero no inexistente. A pesar de los ensayos en humanos que demuestran la factibilidad y reproducibilidad de esta técnica, los resultados muestran pobres supervivencias a largo plazo. Fuera de lo que es la investigación clínica, la ILP no está aún garantizada en el tratamiento de las metástasis pulmonares.

En la quimioembolización, microesferas degradables cargadas con fármaco quimioterápico son liberadas o embolizadas transcatéter a través de las arterias pulmonares que alimentan al tumor.

La terapia inhalatoria persigue la administración inhalada de quimioterapia, u otros productos génicos o biológicos. Ambos terrenos están aún en vías de investigación y desarrollo.

 PUNTOS CLAVE

- El proceso de metástasis implica un complejo mecanismo con diversos pasos interrelacionados que dependen de múltiples eventos moleculares e interacciones entre la célula tumoral y el hospedador. La metástasis pulmonar es un patrón muy común de enfermedad metastásica, siendo las posibles vías de diseminación la hematógena, la linfática y la aerógena.

- La metastasectomía pulmonar es una de las intervenciones quirúrgicas más comunes llevadas a cabo en los servicios de cirugía torácica, formando parte de un concepto de tratamiento personalizado del cáncer avanzado.

- La decisión de llevar a cabo una metastasectomía pulmonar ha de ser tomada en el seno de un comité multidisciplinario. Dicho comité debe conocer los factores pronósticos y los requisitos fundamentales, así como llevar a cabo una adecuada evaluación preoperatoria. La correcta selección de pacientes es la clave del éxito.

- La técnica quirúrgica de metastasectomía tiene el objetivo de conseguir la resecabilidad completa con la preservación de la mayor cantidad de tejido pulmonar posible. Elegir el tipo de resección, así como el acceso más adecuado, va a depender de diversos factores como el número, el tamaño, la localización, la estabilidad de las lesiones y las preferencias del equipo quirúrgico.

- Aunque la histología no supone una contraindicación para llevar a cabo una metastasectomía pulmonar, es importante conocer los resultados y el pronóstico en función de esta.

- Existen otros tratamientos locales alternativos en metástasis de pulmón. Pueden emplearse solos o asociados a la cirugía para conseguir los mejores resultados en cada paciente. No debe olvidarse el contexto de enfermedad tumoral avanzada, siendo el tratamiento sistémico fundamental en el manejo de estos pacientes.

- El conocimiento biológico y molecular de las vías de las metástasis es la base del desarrollo de nuevas alternativas terapéuticas en la enfermedad oncológica avanzada. Hasta que se consigan resultados óptimos, la cirugía seguirá siendo un pilar fundamental en el tratamiento de las metástasis pulmonares.

BIBLIOGRAFÍA

Anraku M, Yokoi K, Nakagawa K, Fujisawa T, Nakajima J, Akiyama H, et al.; Metastatic Lung Tumor Study Group of Japan. Pulmonary metastases from uterine malignancies: results of surgical resections in 133 patients. J Thorac Cardiovasc Surg. 2004;127(4):1107-12.

Cariboni U, De Sanctis R, Giaretta M, Voulaz E, Morenghi E, Colombo P, et al. Survival outcome and prognostic factors after pulmonary metastasectomy in sarcoma patients: a 18-year experience at a single high-volume referral center. Am J Clin Oncol. 2019;42(1):6-11.

Casiraghi M, De Pas T, Maisonneveuve P, Brambilla D, Ciprandi B, Galetta D, et al. A 10-year single-center experience on 708 lung metastasectomies: the evidence of the "International Registry of Lung Metastases". J Thorac Oncol. 2011;6(8):1373-8.

Caudle AS, Ross MI. Metastasectomy for stage IV melanoma: for whom and how much? Surg Oncol Clin N Am. 2011;20(1):133-44.

Detterbeck FC, Grodzky T, Gleeson F, Robert JH. Imaging requirements in the practice of pulmonary metastasectomy. J Thorac Oncol. 2010;5(6 Suppl 2): S134-9.

Dupuy DE, Mayo-Smith WW, Abbot GF, DiPetrillo T. Clinical applications of radio-frequency tumor ablation in the thorax. Radiographics. 2002;22 Spec No:S259-69.

Eckardt J, Licht PB. Thoracoscopic or open surgery for pulmonary metastasectomy: an observer blinded study. Ann Thorac Surg. 2014;98(2):466-9; dis. 469-70.

González M, Brunelli A, Szanto Z, Passani S, Falcoz PE. Report from the European Society of Thoracic Surgeons database 2019: current surgical practice and perioperative outcomes of pulmonary metastasectomy. Eur J Cardiothorac Surg. 2021;59(5):996-1003.

González M, Poncet A, Combescure C, Robert J, Beat Ris H, Gervaz P. Risk factors for survival after lung metastasectomy in colorectal cancer patients: a systematic review and meta-analysis. Ann Surg Oncol. 2013; 20(2):572-9.

Handy JR, Bremner RM, Crocenzi TS, Detterbeck FC, Fernando HC, Fidias PM, et al. Expert Consensus Document on Pulmonary Metastasectomy. Ann Thorac Surg. 2019;107(2):631-49.

Higashiyama M, Kodama K, Higaki N, Takami K, Murata K, Kameyama M, et al. Surgery for pulmonary metastases from colorectal cancer: the importance of prethoracotomy serum carcinoembryonic antigen as an indicator of prognosis. Jpn J Thorac Cardiovasc Surg. 2003;51(7): 289-96.

Internullo E, Cassivi SD, Van Raemdonck D, Friedel G, Treasure T; ESTS Pulmonary Metastasectomy Working Group. Pulmonary metastasectomy: a survey of current practice amongst members of the European Society of Thoracic Surgeons. J Thorac Oncol. 2008;3(11):1257-66.

Jiménez Fuentes E, Arrieta Rodríguez OG, Herrera Gómez A, Chinchilla Trigos LA. Metástasis a pulmón: manejo individualizado. Gac Mex Oncol. 2016;15(6):350-7.

Kaifi JT, Gusani NJ, Deshaies I, Kimchi ET, Reed MF, Mahraj RP, et al. Indications and approach in surgical resection of lung metastases. J Surg Oncol. 2010;102(2):187-95.

Koong HN, Pastorino U, Ginsberg RJ. Is there a role for pneumonectomy in pulmonary metastasectomy? International Registry of Lung Metastases. Ann Thorac Surg. 1999;68(6):2039-43.

Landreneau RJ, Hazelrigg SR, Johnson JA, Boley TM, Nawarawong W, Curtis JJ. Neodymium:yttrium-aluminium garnet laser-assisted pulmonary resections. Ann Thorac Surg. 1991;51(6):973-7; dis. 977-8.

Liu D, Abolhoda A, Burt ME, Martini N, Bains MS, Downwy RJ, et al. Pulmonary metastasectomy for testicular germ cell tumors: a 28-year experience. Ann Thorac Surg. 1998;66(5):1709-14.

Mangiameli G, Cioffi U, Alloisio M, Testori A. Lung metastases: current surgical indications and new perspectives. Front Surg. 2022;9:884915.

Margaritora S, Cesario A, Galetta D, Kawamukai K, Meacci E, Granone P. Staged axillary thoracotomy for bilateral lung metastases: and effective and minimally invasive approach. Eur J Cardiothorac Surg. 1999;16 Suppl 1: S37-9.

Molnar TF, Gebitekin C, Turna A. What are the considerations in the surgical approach in pulmonary metastasectomy? J Thorac Oncol. 2010;5(6 Suppl 2): S140-4.

Mountain CF, McMurtrey MJ, Hermes KE. Surgery for pulmonary metastasis: a 20-year experience. Ann Thorac Surg. 1984;38(4):323-30.

Murthy SC, Kim K, Rice TW, Rajeswaran J, Bukowski R, DeCamp MM, et al. Can we predict long-term survival after pulmonary metastasectomy for renal cell carcinoma? Ann Thorac Surg. 2005;79(3):996-1003.

Pastorino U, Buyse M, Friedel G, Ginsberg RJ, Girard P, Goldstraw P, et al. Long-term results of lung metastasectomy: prognostic analyses based on 5206 cases. J Thorac Cardiovasc Surg. 1997;113(1):37-49.

Rolle A, Koch R, Alpard SK, Zwishenberger JB. Lobe-sparing resection of multiple pulmonary metastases with a new 1318-nm Nd:YAG laser--first 100 patients. Ann Thorac Surg. 2002;74(3):865-9.

Ruiterkamp J, Ernst MF. The role of surgery in metastatic breast cancer. Eur J Cancer. 2011;47 Suppl 3: S6-22.

Salah S, Ardissone F, González M, Gervaz P, Riquet M, Watanabe K, et al. Pulmonary metastasectomy in colorectal cancer patients with previously resected liver metastasis: pooled analysis. Ann Surg Oncol. 2015;22(6):1844-50.

Schlachtenberger G, Doerr F, Menghesha H, Heldwein MB, Lauinger P, Wolber P, et al. Pulmonary metastasectomy for metastatic head and neck cancer prolongs survival significantly compared to non-surgical therapy. Eur J Cardiothorac Surg. 2022;62(2):ezac098.

Schueller G, Herold CJ. Lung metastases. Cancer Imaging. 2003;3:126-8.

Schultz DB, Filippi AR, Thariat J, Mornex F, Loo BW Jr, Ricardi U. A review: stereotactic ablative radiotherapy for pulmonary oligometastases and oligometastatic lung cancer. J Thorac Oncol. 2014;9(10):1426-33.

Scott CD, Harpole DH. The biology of pulmonary metastasis. Thorac Surg Clin. 2016;26(1):1-6.

Sihag S, Muniappan A. Lymph node dissection and pulmonary metastasectomy. Thorac Surg Clin. 2016;26(3):315-23.

Spaggiari L, Grunenwald DH, Girard P, Solli P, Le Chevalier T. Pneumonectomy for lung mestastases: indications, risks, and outcome. Ann Thorac Surg. 1998;66(6):1930-3.

Talmadge JE, Fidler IJ. AARC centennial series: the biology of cancer metastasis: historical perspective. Cancer Res. 2010;70(14):5649-69.

Torek F. Removal of metastatic carcinoma of the lung and mediastinum: suggestions as to technic. Arch Surg. 1930;21(6):1416-24.

Treasure T. Pulmonary metastasectomy: a common practice based on weak evidence. Ann R Coll Surg Engl. 2007;89(8):744-8.

Treasure T, Farewell V, Macbeth F, Monson K, Williams NR, Brew-Graves C, et al.; PulMiCC Trial Group. Pulmonary Metastasectomy versus Continued Active Monitoring in Colorectal Cancer (PulMiCC): a multicentre randomised clinical trial. Trials. 2019;20(1):718.

Treasure T, Fiorentino F, Scarci M, Møller H, Utley M. Pulmonary metastasectomy for sarcoma: a systematic review of reported outcomes in the context of Thames Cancer Registry data. BMJ Open. 2012;2(5):e001736.

Treasure T, Miloševi M, Fiorentino F, Macbeth F. Pulmonary metastasectomy: what is the practice and where is the evidence of effectiveness? Thorax. 2014;69(10):946-9.

Treasure T, Williams NR. Lung metastasectomy for colorectal cancer in the PulMiCC randomised controlled trial. Lancet Reg Health Eur. 2021;3:100080.

Van Geel AN, Pastorino U, Jauch KW, Judson IR, Van Coevorden F, Buesa JM, et al. Surgical treatment of lung metastases: The European Organization for Research and Treatment of Cancer-Soft Tissue and Bone Sarcoma Group study of 255 patients. Cancer. 1996;77(4):675-82.

Vogl TJ, Lehnert T, Zangos S, Eichler K, Hammerstingl R, Korkusuz H, et al. Transpulmonary chemoembolization (TPCE) as a treatment for unresectable lung metastases. Eur Radiol. 2008;18(11):2449-55.

Ward A, Prokrym K, Pass H. Isolated lung perfusion for pulmonary metastases. Thorac Surg Clin. 2016;26(1):55-67.

Tumores mediastínicos y pleurales

51

J. C. Trujillo-Reyes y E. Martínez Téllez

OBJETIVOS

- Repasar la anatomía quirúrgica del mediastino.
- Establecer un enfoque general diagnóstico-terapéutico de los pacientes que presentan una lesión ocupante de espacio en el mediastino.
- Identificar los principales tumores sólidos que es posible encontrar en el mediastino según su localización anatómica.
- Analizar los distintos tumores tímicos desde un punto de vista histopatológico.
- Describir los distintos métodos diagnósticos mediante pruebas de imagen como la tomografía axial computarizada (TAC), la resonancia magnética nuclear (RMN) o la tomografía por emisión de positrones (PET).
- Revisar el papel de las técnicas de medicina nuclear en cuanto a complementarias de la radiología para el diagnóstico y estadificación de las lesiones tímicas.
- Examinar el carácter multidisciplinario del tratamiento de los tumores tímicos, donde en muchas ocasiones la combinación de cirugía, quimioterapia y radioterapia será la opción más acertada.
- Repasar la anatomía quirúrgica del espacio pleural.
- Establecer un enfoque general diagnóstico-terapéutico de los pacientes que presentan una lesión ocupante de espacio en la pleura.
- Identificar los principales tumores sólidos que es posible encontrar en la pleura.
- Analizar los distintos tumores pleurales benignos y malignos, haciendo hincapié en el tumor fibroso pleural y el mesotelioma pleural maligno.
- Describir los distintos métodos diagnósticos mediante pruebas de imagen como la TAC, la RMN o la PET.
- Examinar el carácter multidisciplinario del tratamiento de los tumores pleurales, donde en muchas ocasiones la combinación de cirugía, quimioterapia y radioterapia será la opción más acertada.

TUMORES MEDIASTÍNICOS

Introducción

El mediastino es la región media entre ambos espacios pleurales. Se trata de un espacio virtual donde se localizan estructuras de la cavidad torácica como pueden ser grandes vasos, corazón, etc. Anatómicamente, se divide en mediastino anterior, medio y posterior, así como superior e inferior. Hay que conocer los límites de cada uno de los compartimentos, ya que será crucial a la hora de decidir qué tipo de patología se puede encontrar y cuál debe ser el mejor proceso diagnóstico-terapéutico en cada una de ellas.

Cuando se habla de tumores del mediastino, es importante destacar los tumores de origen tímico. El timo (*thymu(s)*, 'corazón o alma') fue descrito ya en la antigua Grecia, probablemente, por su localización anatómica. Galeno identificó la diferencia de tamaño que adquiere la glándula a lo largo de la vida, pero no se sabía su valor funcional. No fue hasta 1962 cuando Jaques Millar descubrió su papel en el sistema inmunitario.

La glándula tímica está formada por linfocitos, timocitos y un estroma epitelial. Forma parte de los órganos linfoides primarios junto a la médula ósea. Está situada en el mediastino anterior y ayuda al desarrollo del sistema linfático en la maduración de los linfocitos T durante la infancia, con involución de la glándula posteriormente. En algunos casos, esta involución no se produce, existiendo un crecimiento anómalo de las células tímicas y pudiendo aparecer distintos tipos de tumores. Los timomas y los carcinomas tímicos, aun siendo poco prevalentes, son los tumores más frecuentes del mediastino anterior.

En este apartado, se describirán los distintos tumores que se pueden desarrollar en el mediastino, con especial hincapié en los tumores de origen en la glándula tímica.

Aspectos básicos de la anatomía quirúrgica del mediastino

El mediastino es el espacio anatómico comprendido entre ambos pulmones. Es importante conocer los límites que lo delimitan (**Fig. 51-1**):

- Anterior: el esternón.
- Posterior: la columna vertebral.

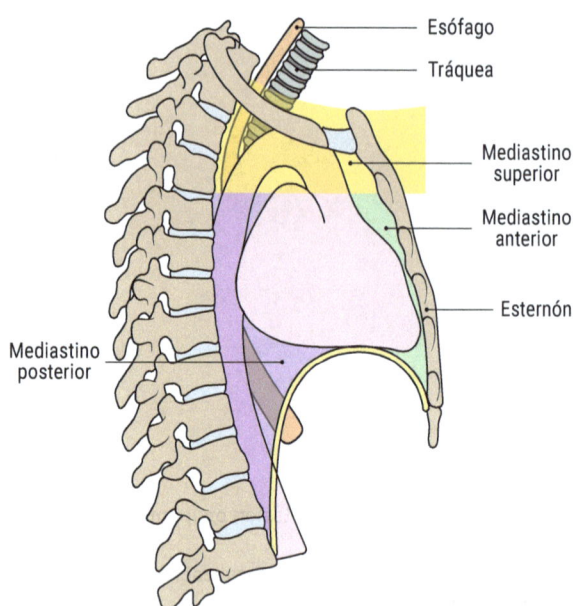

Figura 51-1. Regiones o compartimentos del mediastino. (Imagen de elaboración propia).

- Laterales: pleura parietal de cada uno de los lados.
- Inferior: lo marca el diafragma.
- Superior: el opérculo torácico.

Teniendo en cuenta sus límites, se puede dividir el mediastino en los siguientes compartimentos:

- *Mediastino superior:* marcado en su límite inferior por una línea que iría desde el ángulo de Louis hasta la cuarta vértebra dorsal (D4).
- *Mediastino anterior:* desde el esternón hasta una línea imaginaria trazada desde el cuello, por delante de la tráquea y por detrás del corazón hasta el diafragma; la estructura anatómica más importante que se ha de tener en cuenta en este compartimento es la glándula tímica.
- *Mediastino medio:* su límite anterior será la línea imaginaria definida en el compartimento anterior hasta otra línea que une cada vértebra dorsal a 1 cm posterior a su borde anterior; las estructuras anatómicas más importantes incluidas en este compartimento son: tráquea y bronquios principales, ganglios linfáticos mediastínicos, cayado aórtico y sus grandes vasos, vena cava e innominada, ambos nervios frénicos, corazón, pericardio y ambos nervios vagos.
- *Mediastino posterior:* definido por la línea imaginaria que marca el límite posterior del mediastino medio hasta la pared torácica posterior; se incluyen en él el esófago y el nervio vago, la aorta descendente, la vena ácigos, el conducto torácico, los ganglios linfáticos y la cadena ganglionar simpática.

 Es básico el conocimiento del mediastino para poder realizar una evaluación diagnóstico-terapéutica correcta.

Lesiones ocupantes de espacio no agudas del mediastino

En el enfoque general y la evaluación inicial de un paciente con una lesión ocupante de espacio en el mediastino, es importante tener en cuenta que es de vital importancia conocer la anatomía de cada uno de los compartimentos del mediastino. De esta manera, será posible orientarse e identificar de qué estructura puede provenir la lesión que se está estudiando.

La sintomatología que presenta el paciente puede servir de ayuda, pero, en muchas ocasiones, puede ser común en diferentes tipos de lesiones o, incluso, inexistente. Los síntomas más comunes son dolor inespecífico en el tórax, tos, presencia del síndrome de la vena cava superior, fiebre y/o disfagia.

En cuanto a las pruebas de imagen, en radiografía de tórax, se puede observar un ensanchamiento mediastínico inespecífico, pero que puede llevar a completar el estudio con otras pruebas de imagen.

La tomografía axial computarizada (TAC) es la técnica de elección para completar el estudio, debido a su mejora en la definición y la alta disponibilidad en la mayoría de centros hospitalarios.

La resonancia magnética nuclear (RMN) del tórax se reserva para determinados casos, siendo cada vez menos utilizada debido a las mejoras en la TAC. Puede ayudar a determinar el diagnóstico en caso de lesiones quísticas, por ejemplo.

La tomografía por emisión de positrones (PET; del inglés, *positron emission tomography*) se reserva para casos de etiología tumoral, ya que puede ayudar a definir su naturaleza histológica y el grado de extensión de la enfermedad.

Tumores sólidos del mediastino

Los tumores más frecuentes del mediastino son los timomas, linfomas, teratomas, tumores de tiroides intratorácicos y tumores neurogénicos. Ellos conforman el 75 % de los tumores del mediastino. La frecuencia dependerá del compartimento, como se detalla a continuación.

Tumores del mediastino anterior

Tumores que se originan en la glándula tímica

La glándula tímica está formada por linfocitos, timocitos y un estroma epitelial. Está situada en el mediastino anterior y contribuye al desarrollo del sistema linfático, pues está implicada en la maduración de los linfocitos T durante la infancia, con involución de la glándula posteriormente. En algunos casos, esta involución no sucede y se produce un crecimiento anómalo de las células tímicas, pudiendo aparecer distintos tipos de tumores. Los timomas y los carcinomas tímicos, aun siendo poco prevalentes, son los tumores más frecuentes del mediastino anterior.

Clasificación anatomopatológica

Los tipos histológicos de tumores del timo han sido objeto de debate y desavenencias en la literatura médica mundial; a pesar de lo cual, la clasificación de la Organización Mundial de la Salud (OMS) sigue la misma pauta en el momento actual que en las ediciones previas de 2005 y 2015. Hay un grupo específico de estudiosos que mantiene su discrepancia desde hace años. La clasificación internacional de estos tumores que siempre se considera en todas las guías es, por lo tanto, la establecida por la OMS, en sus diversas ediciones, siendo la actual la publicada en el año 2021. La adaptación práctica de esta clasificación para el presente tema se halla en la **tabla 51-1**.

Teniendo en cuenta que el diagnóstico diferencial de los tumores del timo puede ser histológicamente complejo, hay un grupo de trabajo, denominado ITMIG (International Thymig Malignancie Interest Group), que ha hecho aportaciones prácticas para mejorar las clasificaciones de la OMS.

Es importante recordar que el timo es una estructura con doble componente: epitelial —los llamados *corpúsculos de Hassall*— y linfoide, formado por una población celular de predominio T. Este hecho explica que la mayor parte de subtipos de neoplasias tímicas sean epiteliales, siendo los más frecuentes los timomas y, en segundo lugar, las diversas variantes de carcinomas tímicos. Hay otras variantes neoplásicas, de menos incidencia, entre las que destacan los tumores neuroendocrinos. De esta forma y a modo de introducción, se pueden considerar los timomas como tumores epiteliales malignos con un denso componente de linfocitos y, por otra parte, tumores que son semejantes a los de otras localizaciones, tanto los englobados como carcinomas tímicos, como los del grupo de tumores neuroendocrinos.

A continuación, se describen los datos más significativos de cada una de las variantes principales, incorporando las evaluaciones inmunohistoquímicas, que, en muchas ocasiones, permiten definir el tumor con mayor certeza.

El primer grupo de tumores, denominados *timomas*, son proliferaciones epiteliales malignas con morfología variable,

que se asocian a un número de linfocitos, cuyo conjunto y relación con las células epiteliales permite subclasificar los timomas. Las letras utilizadas en la clasificación indican progresión de agresividad de los timomas, siendo la variante timoma A la de menos capacidad de infiltración y de diseminación. En el otro extremo, el tumor más agresivo es la variante timoma B3. Los timomas son de tamaño significativo, pudiendo alcanzar más de 10 cm. Macroscópicamente, se hallan formados por nódulos de tamaño variable, rodeados de trama firme, que, al microscopio, corresponde a estroma fibroso denso. La norma de estos tumores es la buena delimitación periférica, si bien, se hallan timomas con infiltración de pulmón o de otras estructuras del mediastino. La presencia de una buena delimitación histológica y, por lo tanto, quirúrgica, con infiltración en fases avanzadas, fue la base para la clasificación en estadios de Masaoka en 1981, que aún se utiliza en el momento actual de forma generalizada (**Tabla 51-2**), aunque hay alguna propuesta alternativa en la literatura médica.

En la breve descripción que se realiza de los aspectos más significativos de los subtipos de timomas, se indican marcadores inmunohistoquímicos. Fundamentalmente, son anticuerpos para definir células epiteliales y diferentes formas de linfocitos. Hay un marcador que ha emergido los últimos años, el PAX-8, cuya utilidad se considera dudosa, ya que hay estudios que demuestran positividad marcada en timomas si se utiliza un anticuerpo policlonal, pero negatividad en caso de que el anticuerpo sea de tipo monoclonal.

Así pues, los tumores tímicos se clasifican en las siguientes categorías:

- *Timoma A:* neoplasia tímica formada por nidos irregulares de células epiteliales de morfología escasamente atípica, ovales o fusiformes, con mínimo componente linfocitario

Tabla 51-1. Clasificación de tumores del timo de la Organización Mundial de la Salud (OMS) de 2021*

Tumores epiteliales	Timoma	Timoma A
		Timoma AB
		Timoma B1
		Timoma B2
		Timoma B3
		Timoma micronodular con estroma linfoide
		Timoma metaplásico
		Lipofibroadenoma
	Carcinoma tímico	Carcinoma escamoso, carcinoma basaloide, carcinoma linfoepitelial, carcinoma NUT, carcinoma de células claras, adenocarcinoma papilar de bajo grado, carcinoma mucoepidermoide, carcinoma tímico con rasgos de tipo adenoide quístico, adenocarcinoma de tipo entérico, adenocarcinoma NOS, carcinoma adenoescamoso, carcinoma sarcomatoide, carcinoma indiferenciado y carcinoma tímico NOS
Tumores neuroendocrinos	Tumor neuroendocrino de grado 1 (carcinoide) y de grado 2 (carcinoide atípico)	
	Carcinoma de células pequeñas	
	Carcinoma neuroendocrino de células grandes	
Otros tumores		

*Tomado de: WHO Classification of Tumours Editorial Board. Thoracic tumours. Lyon: IARC Press; 2021.
NOS: no especificado (del inglés, *not otherwise specified*); NUT: carcinoma de proteína nuclear en los testículos (*nuclear protein in testis gene*).

Tabla 51-2. Estadios de Masaoka para los timomas*

I	Tumor encapsulado macroscópica y microscópicamente
IIa	Invasión microscópica de la cápsula del tumor
IIb	Infiltración macroscópica de timo o del tejido adiposo mediastínico. Adherencia a la pleura mediastínica o al pericardio
III	Infiltración macroscópica de la pleura mediastínica, el pericardio u órganos vecinos: grandes vasos, pared torácica, miocardio o esófago
IVa	Metástasis pleural o pericárdica
IVb	Metástasis a ganglios linfáticos o por vía hematógena

*Adaptado por J. Ramírez (autor) de: Masaoka A, Monden Y, Nakahara K, Tanioka T. Follow-up study of thymomas with special reference to their clinical stages. Cancer. 1981;48(11):2485-92.

asociado. El tumor puede ser sólido, microquístico o ser fundamentalmente quístico, con la celularidad neoplásica formando un ribete en la pared interna. En el marcaje inmunohistoquímico, destaca la positividad para marcadores epiteliales y extensa, pero no completa, negatividad para los linfoides. Este hecho hace que sea preciso descartar otras neoplasias mediastínicas no tímicas, como el tumor fibroso solitario o los tumores neuroendocrinos de bajo grado. Su incidencia media se considera del 15 %.

- *Timoma AB:* neoplasia del timo que tiene células epiteliales con escasa atipia y predominio de morfología alargada con escaso componente linfocitario, asociado a zonas ricas en linfocitos T inmaduros. El aspecto macroscópico es usualmente sólido, con buena delimitación periférica, lo cual le hace estar habitualmente en los estadios bajos de Masaoka I o II. Es la variante más frecuente, representando el 25 % de los timomas.

- *Timoma B1:* el primero de los timomas de tipo B tiene una morfología que remeda la corteza del timo normal, pudiendo contener focos de tipo medular. Consiste en una proliferación epitelial, pero que muestra un predominio claro de células de hábito linfoide, quedando las células epiteliales en un segundo plano, que resalta con el estudio inmunohistoquímico. La positividad para p40/63 es irregular, siendo una población minoritaria. Se aprecia positividad extensa para TdT. Su incidencia media se considera del 18 % de los timomas.

- *Timoma B2:* neoplasia epitelial tímica en la que predomina el componente linfocitario de mayor forma que en el B1. La inmunohistoquímica muestra una densa retícula de células epiteliales mezcladas con los linfocitos, siendo la positividad para p40/63 superior al tipo previo. Las células linfoides son positivas para TdT. Su incidencia alcanza el 24 % de los timomas.

- *Timoma B3:* neoplasia epitelial tímica con predominio de células atípicas con pequeños nucléolos dominando la imagen histológica. A esta población epitelial se le añade una minoritaria de linfocitos acompañantes. Macroscópicamente no están bien definidos y la superficie de corte puede presentar áreas de hemorragia o necrosis. Es frecuente que este patrón contenga algunas áreas de tipo B2. Se aprecia un predominio de todos los marcadores epiteliales y pre-

sencia ocasional de linfocitos T inmaduros, positivos para TdT. Su incidencia media es del 19 %.

- *Carcinoma tímico:* es el grupo de tumores malignos epiteliales que muestran un patrón morfológico semejante a los carcinomas originados en otras localizaciones, pero en los cuales se puede demostrar su origen de células epiteliales del timo. En algunas ocasiones, de forma incorrecta se les denomina «timoma C». Este grupo de tumores siempre supone una gran dificultad diagnóstica, ya que, desde el punto de vista morfológico, el único criterio para orientar el origen tímico es la positividad de las células del carcinoma para CD5 y para CD117 (*KIT*). Cuando se puede realizar la extirpación del tumor, comprobando que no es de origen pulmonar, ni corresponde a una metástasis, es posible asegurar el diagnóstico de forma bastante aceptable.

- *Tumores neuroendocrinos:* son un interesante grupo de neoplasias malignas originadas en células neuroendocrinas. Su caracterización es semejante a la utilizada para los tumores neuroendocrinos originados en el pulmón, localización esta en la que son más frecuentes. Esa experiencia es aplicable a los casos en los que se demuestra su origen tímico. El grupo lo forman cuatro variantes de agresividad dispar y progresiva, dos de bajo grado (*carcinoide* y *carcinoide atípico*), que muestran una supervivencia, tras la cirugía, excelente. Las otras dos variantes, que son de mayor agresividad, se denominan *carcinoma neuroendocrino de células grandes* y *carcinoma de células pequeñas*.

- *Otros tumores infrecuentes*, con baja incidencia:
  - Timoma micronodular con estroma linfoide.
  - Timoma metaplásico.
  - Lipofibroadenoma.

La somera descripción de los tipos principales de tumores del timo revela una conclusión muy evidente y es el hecho de la gran dificultad diagnóstica de estos tumores. Teniendo en cuenta la práctica clínica en los hospitales, una de las técnicas más eficientes para el diagnóstico tumoral es la biopsia por punción con aguja gruesa (BAG). En el caso de tumores mediastínicos, de probable origen tímico, esta técnica no puede ser en sí misma la definitiva, ya que se precisa una completa correlación clínica y de imagen para poder alcanzar un diagnóstico final.

En cuanto a los factores pronósticos tisulares, en el momento actual, no se han identificado biomarcadores tisulares que permitan un tratamiento específico en ninguna de las variantes descritas de tumores del timo. La positividad de CD117 (*KIT*) así como la positividad para el ligando 1 de la proteína 1 de muerte celular programada (PD-L1; del inglés, *programmed cell death protein 1-ligand 1*) abren opciones de futuro de gran interés. Respecto a los estudios moleculares realizados en el tejido procedente de las biopsias y piezas de resección, han evidenciado múltiples alteraciones genéticas que son objeto de estudio e investigación actualmente, pero que no comportan cambios en el tratamiento de los pacientes.

 Los timomas deben considerarse todos ellos de etiología maligna.

Sintomatología

Clínicamente, de un 25 a un 50 % se presentan como una masa asintomática en el mediastino anterior. Otro 25 % presentan síntomas locales como tos, dolor torácico inespecífico, síndrome de la vena cava superior y/o disfagia.

La clínica inicial en forma de metástasis a distancia es inusual en los timomas.

En los casos de carcinoma tímico, casi el 70 % de los casos tienen síntomas al diagnóstico en forma de tos persistente; es más frecuente el dolor o el debut con síndrome de la vena cava superior. La invasión local extensa y las metástasis a distancia son comunes.

Tumores tímicos y sus síndromes paraneoplásicos

El diagnóstico de timoma puede darse conjuntamente con un síndrome paraneoplásico asociado. Es lógico pensar que, dado que la glándula tímica es una pieza clave en el sistema inmunitario, sus alteraciones puedan ser la causa de síndromes que tienen en común la autoinmunidad. En el timo, se produce lo que se denomina *selección positiva y negativa de los linfocitos T*. Un hecho que provoca que los linfocitos completen su maduración o, por contra, mueran. Cuando la selección negativa se altera, aquellos linfocitos T que presentan una alta afinidad por antígenos propios no mueren y pueden dar lugar a la autotolerancia. Tal y como se describe en la **tabla 51-3**, la lista de enfermedades autoinmunitarias asociadas

Tabla 51-3. Síndromes autoimmunitarios y paraneoplásicos asociados a timoma*

Enfermedades neuromusculares	• Miastenia grave • Encefalopatía límbica • Neuropatía periférica • Neuromiotonía • Síndrome de la persona rígida • Polimiositis
Alteraciones hematológicas	• Aplasia celular pura • Anemia perniciosa • Pancitopenia • Anemia hemolítica
Alteraciones autoinmunitarias y colagenopatías	• Lupus eritematoso sistémico • Artritis reumatoide • Síndrome de Sjögren • Esclerodermia • Neumonitis intestinal
Trastornos endocrinos	• Síndrome autoinmunitario poliglandular • Síndrome de Addison • Tiroiditis
Alteraciones dermatológicas	• Pénfigo • Liquen plano • Candidiasis mucocutánea crónica • *Alopecia areata*
Miscelánea	• Miocarditis de células gigantes • Glomerulonefritis/síndrome nefrótico • Colitis ulcerosa • Osteoartropatía hipertrófica

*Adaptado de: Travis WD, Brambilla E, Burke E, Marx A, Nicholson AG (eds.); WHO Classification of Tumours of the Lung, Pleura, Thymus and Heart. 4ª ed. Lyon: International Agency for Research on Cancer; 2015.

a tumores tímicos descrita por la OMS es muy extensa. Tal es su extensión que puede hacerse la lectura al revés: ante el diagnóstico de una enfermedad autoinmunitaria, se recomienda hacer un estudio de imagen dirigido para descartar la presencia de un tumor tímico.

El tratamiento del síndrome paraneoplásico deberá ser específico de la enfermedad autoinmunitaria y, a su vez, del tratamiento del tumor. Debe realizarse un enfoque multidisciplinario que ayude al manejo y tratamiento de ambas enfermedades conjuntamente y por separado.

La enfermedad autoinmunitaria más comúnmente asociada es la miastenia grave (MG), diagnosticada en un 30 % de los pacientes con timoma:

• Miastenia grave: es una enfermedad de origen autoinmunitario producida por anticuerpos frente a proteínas postsinápticas de la unión neuromuscular. Fruto de la producción de estos anticuerpos, se produce una alteración en la transmisión neuromuscular.
  Produce clínica de fatigabilidad, debilidad, ptosis y oftalmoplejia, etc. En casos donde aparece una crisis miasténica, se produce insuficiencia respiratoria con necesidad de soporte ventilatorio.
  La clínica de la MG es muy heterogénea:
  – Según la localización de los síntomas: puede presentarse con clínica puramente ocular o generalizada.
  – Según el tipo de anticuerpo: anti-RACh, anti-Musk, anti-LRP4 o seronegativas.
  – Según la alteración tímica hallada: tumor tímico, hiperplasia tímica, sin alteraciones.
  – Según la edad de inicio: < 50 años, > 50 años y < 65, > 65 años.

Su diagnóstico se basa, fundamentalmente, en la historia clínica y la exploración neurológica y la determinación de anticuerpos en sangre periférica.

En cuanto al estudio electrofisiológico, se realizan estimulaciones repetitivas a baja frecuencia o el estudio de fibra aislada. También son muy utilizadas las pruebas farmacológicas. Actualmente, la más empleada es prueba del bromuro de piridostigmina (en inglés, *mestinon test*), estando la prueba del edrofonio (en inglés, *tensilon test*) ya en desuso.

Su diagnóstico en muchas ocasiones no es sencillo, llevando inicialmente a diagnósticos erróneos y, consecuentemente, a tratamientos inefectivos.

Dada la heterogeneidad de la enfermedad, su diagnóstico debe hacerse de forma individualizada.

La MG asociada a timoma se da en un 10-15 % de los pacientes. Habitualmente, presentan positividad para anticuerpos contra el receptor de la acetilcolina (anti-ACh). El tratamiento del tumor debe realizarse independientemente de la presencia de MG, pero, además, mejora la sintomatología de la MG.

Según un estudio del Registro Español de Enfermedades Neuromusculares del Centro de Investigación Biomédica en Red de Enfermedades Raras (CIBERER), donde se analizaron 964 casos de MG, 148 asociadas a timoma, se observó que los pacientes con MG asociada a timoma presentan una clínica más grave, pero que, con un tratamiento correcto, pueden tener una evolución similar a aquellos que no presentan timoma.

• *Otros síndromes paraneoplásicos: el síndrome de Goods.*
Merece una especial mención este síndrome poco frecuente, donde los pacientes presentan infecciones agudas o crónicas de repetición, las más habituales son las pulmonares, asociadas a veces al desarrollo de bronquiectasias. Se asocia a la presencia de un tumor tímico, lo que obliga a la realización de una TAC de tórax. El tratamiento del síndrome de Goods incluye siempre la exéresis quirúrgica del tumor.

 El síndrome paraneoplásico más frecuentemente asociado es la MG, pero no el único. El listado es extenso.

Diagnóstico y estadificación de los tumores tímicos

En muchas ocasiones, el diagnóstico de una masa tímica es de manera incidental al realizar pruebas de imagen, sobre todo, TAC, por un motivo no directamente relacionado con la lesión.

Si existen síntomas, ya se ha visto que pueden ser inexistentes o muy poco específicos.

El papel de la imagen es inicialmente diagnosticar y realizar estadificación con énfasis en determinar si existe invasión local o a distancia. También es útil en el seguimiento, para detectar recurrencia y permitir resecarla adecuadamente, ya que, si existe resección completa de la recurrencia, el pronóstico es similar al de aquellos pacientes sin recurrencia.

Cuando se detectan múltiples adenopatías mediastínicas, derrame pleural o metástasis pulmonares, se ha de pensar en otras neoplasias (carcinoma tímico y cáncer de pulmón) más que en timoma.

La prueba más utilizada para su diagnóstico y estadificación es la TAC.

En la radiografía, aunque es menos sensible, se puede observar el efecto de masa, sobre todo, un aumento del espacio paratraqueal derecho, cuando la lesión tímica es suficientemente grande.

Debido a que el timo sufre una involución grasa progresiva con la edad, la celda tímica en adultos no tiene que mostrar masas de partes blandas mayores de 7 mm y no debe tener bordes convexos después de los 19 años. Además, su grosor máximo ha de ser menor de 13 mm en pacientes mayores de 20 años. Estas características de imagen son útiles para detectar una posible hiperplasia tímica (**Fig. 51-2**)

A continuación, se repasarán las lesiones tímicas más frecuentes con sus características radiológicas y que se deben tener en cuenta para el diagnóstico diferencial:

• Quistes tímicos: normalmente son uniloculares, aunque pueden ser multiloculados. Una dificultad añadida es que pueden tener contenido denso o hemorrágico y mostrar mayor densidad o lesiones heterogéneas en la TAC, siendo difícil diferenciarlos de lesiones sólidas, para lo cual resulta útil la RMN (**Fig. 51-3**).

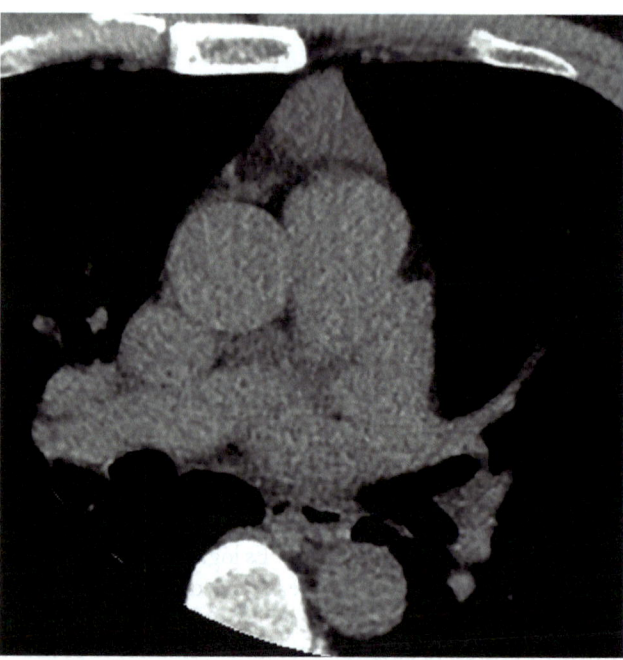

Figura 51-2. Imagen de tomografía axial computarizada correspondiente a un paciente con hiperplasia tímica. (Imagen cedida por el Hospital de la Santa Creu i Sant Pau, Barcelona).

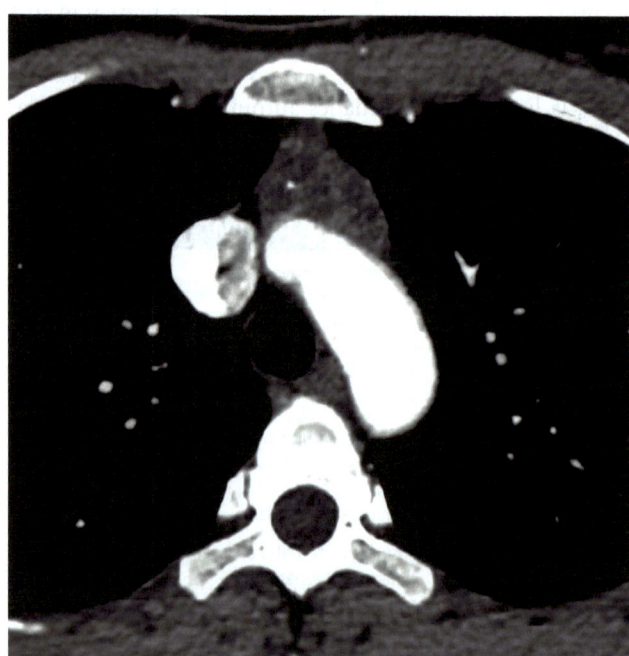

Figura 51-3. Imagen de tomografía axial computarizada correspondiente a un paciente con un quiste tímico. (Imagen cedida por el Hospital de la Santa Creu i Sant Pau, Barcelona).

• Timolipoma: es un tumor raro, benigno, de crecimiento lento, más frecuente en adultos jóvenes, normalmente asintomático y, por lo tanto, cuando se detecta, puede ser grande. Se caracteriza por una masa grasa con septos fibrosos.

• Lesiones hamartomatosas o vasculares: cuyos contornos serán lobulados y bien definidos y pueden mostrar una morfología tubular, pudiendo mostrar calcificaciones o vasos anómalos (**Fig. 51-4**).

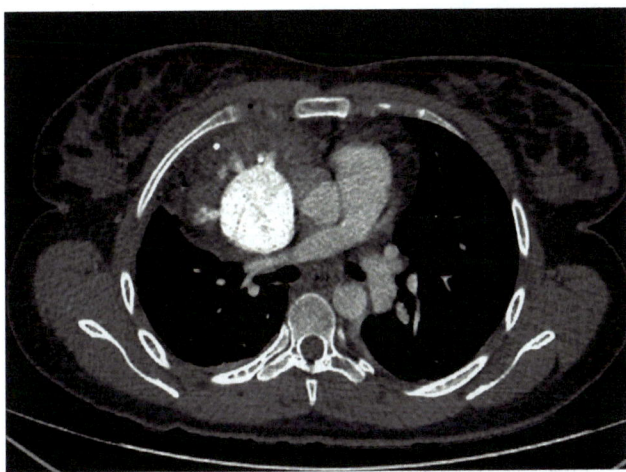

Figura 51-4. Imagen de tomografía axial computarizada correspondiente a un paciente con lesión hamartomatosa tímica. (Imagen cedida por el Hospital de la Santa Creu i Sant Pau, Barcelona).

- Tumores epiteliales del timo (TET): por imagen, la mayoría de los timomas son neoplasias sólidas encapsuladas, de entre 1 y 10 cm, redondas u ovaladas, de bordes lisos o lobulados, en el mediastino anterior. Aproximadamente, un tercio presentan necrosis, hemorragia o componente quístico y, aproximadamente, un tercio invade la cápsula y se extiende regionalmente. Aunque suelen encontrarse en el mediastino anterior, pueden localizarse adyacentes a los grandes vasos o al pericardio. Más raramente, se presentan en los ángulos cardiofrénicos o paracardíacos (**Fig. 51-5**) y, más raramente, en el cuello o en otros compartimentos mediastínicos. Son lesiones de crecimiento lento, que pueden ser agresivas localmente, pero las metástasis a distancia son raras.

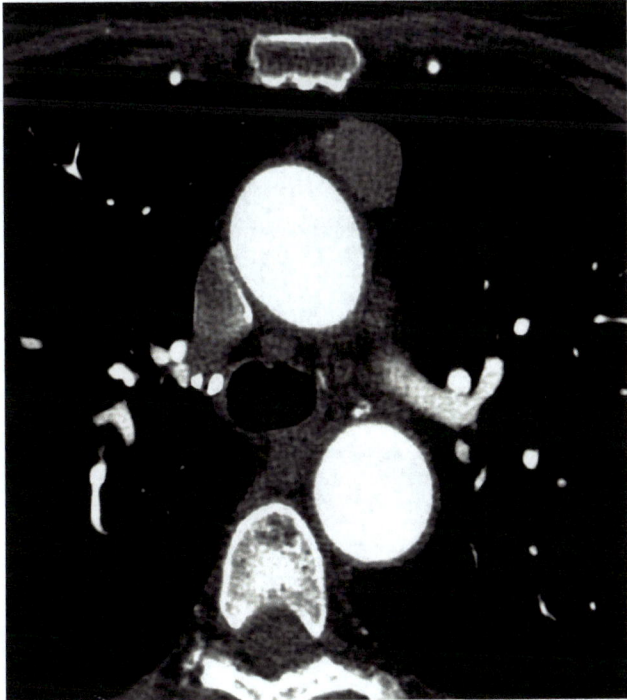

Figura 51-5. Imagen de tomografía axial computarizada correspondiente a un paciente con timoma. (Imagen cedida por el Hospital de la Santa Creu i Sant Pau, Barcelona).

La RMN puede ayudar a realizar el diagnóstico diferencial adecuado de las lesiones tímicas que no muestran características claras de benignidad.

En la RMN, los timomas tienen señal similar al músculo en las secuencias potenciadas en T1, y heterogéneo en las secuencias potenciadas en T2 (pudiendo tener un componente quístico). La RMN es particularmente útil para diferenciar quistes tímicos complicados con contenido mucinoso o hemorrágico que pueden simular un componente sólido en TAC y también para detectar un componente sólido en una lesión aparentemente quística.

La RMN con la secuencia dinámica tras contraste intravenoso puede diferenciar timomas de otras masas, ya que los timomas tienen un realce más precoz que las demás masas.

Las imágenes de medicina nuclear pueden proporcionar información adicional en casos de lesiones tímicas tanto para su caracterización, como para la estadificación y seguimiento. Los tumores primarios que surgen del timo pueden derivar de células epiteliales tímicas (timoma o carcinoma tímico), linfocitos (linfoma), células de Kulchitsky (tumores neuroendocrinos) o tejido tímico y graso (timolipomas). Debido a esta diversidad de histologías, las diferentes técnicas planares o tomográficas pueden aprovecharse de las características diferenciales de metabolismo o expresión de receptores para completar su diagnóstico y estadificación, habitualmente, realizado mediante técnicas radiológicas.

De manera clásica, se han utilizado radiotrazadores oncotrópicos propios de la medicina nuclear convencional (gammagrafía planar o tomografía por emisión de fotón único [SPECT; del inglés, *single-photon emission computed tomography*]) para caracterizar lesiones tumorales tímicas. El talio 201 (^{201}Tl) o el tecnecio 99 metaestable (^{99m}Tc-sestamibi y ^{99m}Tc-tetrofosmina) han sido agentes útiles para la obtención de imágenes tumorales y se han empleado con el fin de determinar la malignidad de las lesiones tímicas. No obstante, en la actualidad, es la PET-TAC utilizando ^{18}F-fluoro-2-desoxi-D-glucosa (^{18}F-FDG-PET-TC) la que desempeña un papel importante en la mayoría de entornos oncológicos, entre ellos, la caracterización de tumores tímicos.

La ^{18}F-FDG-PET es una poderosa herramienta para el diagnóstico, la estadificación y el seguimiento de las neoplasias en general. La ^{18}F-FDG es un análogo de la glucosa que refleja la actividad metabólica de órganos y neoplasias y se correlaciona con la tasa de crecimiento tumoral. En relación con el rendimiento diagnóstico de la ^{18}F-FDG-PET en pacientes con tumores epiteliales tímicos, diversas revisiones han concluido que la técnica resulta útil para diferenciar entre timomas y carcinoma tímico, con limitaciones para diferenciar el timoma de bajo riesgo y el de alto riesgo. La técnica no está recomendada en la actualidad para la determinación de malignidad por la mayoría de guías clínicas, ya que no se ha podido demostrar su utilidad en la diferenciación de timomas de bajo grado e hiperplasia tímica. Se tiene que tener en cuenta que la captación de FDG se observa con frecuencia en la hiperplasia tímica, particularmente, en pacientes pediátricos y adultos más jóvenes con rebote tímico después de la quimioterapia (QT). Esta captación es generalmente uniforme y de baja intensidad, pero puede ser confundida con tumores de bajo grado. La ^{18}F-FDG-PET es opcional en caso de tumores con histología agresiva para completar la estadificación, principalmente, para la detección de metástasis a distancia.

Los carcinoides tímicos son raros y tienen una mayor incidencia en pacientes con síndrome de neoplasia endocrina múltiple de tipo 1 (MEN1). Son tumores neuroendocrinos bien diferenciados. Sus características de imagen son similares a las del timoma invasivo, pero son más agresivos, causando más frecuentemente síndrome de la vena cava superior. Existen otros radiofármacos útiles en el diagnóstico de las lesiones tímicas: son los relacionados con la expresión de los receptores de la somatostatina en tumoraciones de estirpe neuroendocrina. Los estudios gammagráficos con ^{111}In-octeotrida y, actualmente, los realizados mediante PET con ^{68}Ga-DOTA-TOC se usan no solo para definir el estado del receptor y la extensión de la enfermedad en los tumores neuroendocrinos de bajo grado, sino también en otros timomas malignos. En la evaluación de los tumores tímicos de estirpe neuroendocrina, hay que tener en cuenta que los tumores más diferenciados muestran mayor expresión de receptores de somatostatina evaluable por ^{111}In-octeotrida o ^{68}Ga-DOTATOC. A medida que disminuye la diferenciación del tumor, es mayor la captación de ^{18}F-FDG por este, hecho que permite tanto evaluar el seguimiento de los tumores como su posible tratamiento con radiofármacos análogos de receptores de la somatostatina como el ^{177}Lu-DOTATATE.

 La prueba de imagen de elección para el diagnóstico y estadificación de los tumores mediastínicos es la TAC.

Respecto a la estadificación de los tumores tímicos, se emplea la 9ª edición de la clasificación TNM (tumor/ganglios [*nodes*]/metástasis) del American Joint Committee on Cancer (AJCC), que se muestra en la **tabla 51-4**.

Tabla 51-4. Clasificación TNM (9ª edición) para los tumores tímicos

Descriptor T (tumor)	• T1: tumor limitado al timo encapsulado o no encapsulado, o invasión directa al mediastino o invasión directa a la pleura mediastínica pero no invade ninguna otra estructura mediastínica. – T1a: ≤ a 5 cm en su diámetro mayor a – T1b: > 5 cm en su diámetro mayor a a Independientemente de la invasión de pleura mediastínica • T2: tumor que invade directamente al pericardio (parcialmente o en su totalidad), el pulmón o el nervio frénico • T3: tumor que invade directamente tronco venoso braquiocefálico, vena cava superior, pared torácica o arterias o venas pulmonares extrapericárdicas • T4: tumor que invade aorta, troncos supraaórticos, arterias pulmonares intrapericárdicas, miocardio, tráquea o esófago
Descriptor N (ganglios linfáticos)	• N0: sin afectación adenopática • N1: adenopatías peritímicas • N2: adenopatías intratorácicas profundas o cervicales
Descriptor M (metástasis)	• M0: sin metástasis • M1a: implantes separados en pleura o pericardio • M1b: nódulos intrapulmonares o metástasis en otros órganos

Tratamiento de los tumores tímicos

El tratamiento dependerá del tipo histológico y el grado de invasión. Se incluye la QT/inmunoterapia, la radioterapia y la cirugía. Esta última tiene un papel importante, ya que, hasta en aquellos casos con tumores avanzados, la cirugía de *debulking* posee relevancia debido a la peculiar biología de estos tumores. La cirugía recomendada es la denominada *timectomía máxima*, que incluye todo el contenido glandular que se halla en el mediastino (**Fig. 51-6**).

Su pronóstico dependerá del grado de invasión del tumor (representado en la clasificación Masaoka-Koga) y la posibilidad de resección completa.

Hoy en día, se sabe que es de vital importancia realizar un abordaje multidisciplinario de los tumores tímicos.

Tratamiento quirúrgico

El tratamiento quirúrgico desempeña un papel fundamental dentro del tratamiento de los tumores tímicos.

Dada su baja prevalencia, se recomienda realizar este abordaje dentro de un comité multidisciplinario y en centros con experiencia. La valoración multidisciplinaria ayudará a realizar un mejor abordaje diagnóstico terapéutico.

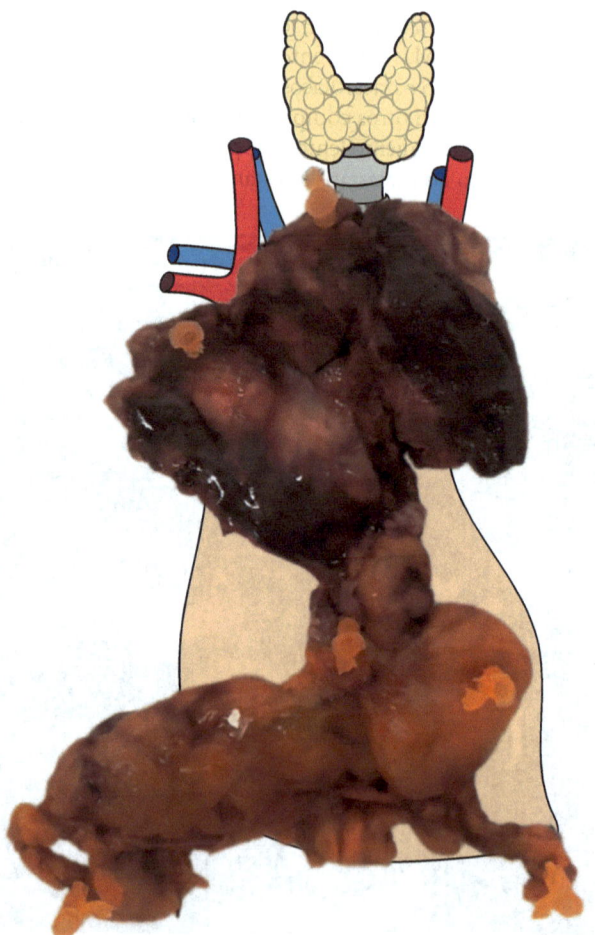

Figura 51-6. Pieza de resección correspondiente a una timectomía máxima orientada en el mapa del mediastino.

Como ya se ha comentado anteriormente, uno de los factores pronósticos más importantes es la adquisición de una resección completa. La posibilidad de resección completa es prácticamente del 100 % en los estadios I, disminuyendo progresivamente a medida que aumenta el estadio.

 La adquisición de una resección completa es crucial como factor pronóstico de estos tumores.

Resección completa

Tan importante es este concepto para aumentar las tasas de supervivencia que hay que poner todo el empeño en conseguir dicho objetivo. La definición de resección completa la dará en análisis anatomopatológico, con lo que es de vital importancia una correcta comunicación entre cirugía, el quirófano y el anatomopatólogo que analizará la pieza de resección. En la **figura 51-6**, se puede observar la pieza de timectomía orientada en el mapa de mediastino recomendado por el ITMIG. En dicho mapa, es posible orientar correctamente la pieza y, además, se puede indicar con puntos u otro tipo de marcaje aquellas zonas donde existen dudas de que se haya producido una rotura de la pieza al manipularla o la de mayor proximidad al nervio frénico, por ejemplo.

¿Qué define un margen positivo?:

• Hay que diferenciar entre un margen artefactado por el corte de un verdadero margen positivo.
• En ocasiones, existen adherencias con la superficie en contacto (por ejemplo, la pleura o el pericardio). Se debe hacer un análisis microscópico para diferenciar entre adherencia e infiltración.
• Las áreas que pueden suponer dificultades para su interpretación deben marcarse inmediatamente para facilitar su análisis.
• ¿Cuál es el margen recomendado? No existe dicha definición cuando se habla de tumores tímicos. Según expertos como Detterbeck o Travis, se debe considerar aquel que sea negativo independientemente de si se habla de 1 mm o 1 cm.

Tipo de resección recomendada

Es fundamental conocer la anatomía de la glándula tímica antes de plantearse la resección. El 90 % del tejido tímico se encontrará en los lóbulos superiores e inferiores de la glándula, pero existen otras localizaciones donde puede encontrarse tejido tímico (**Fig. 51-7**).

Jaretzki *et al.* definieron desde un punto de vista técnico y de acuerdo con la extensión los distintos tipos de timectomía.

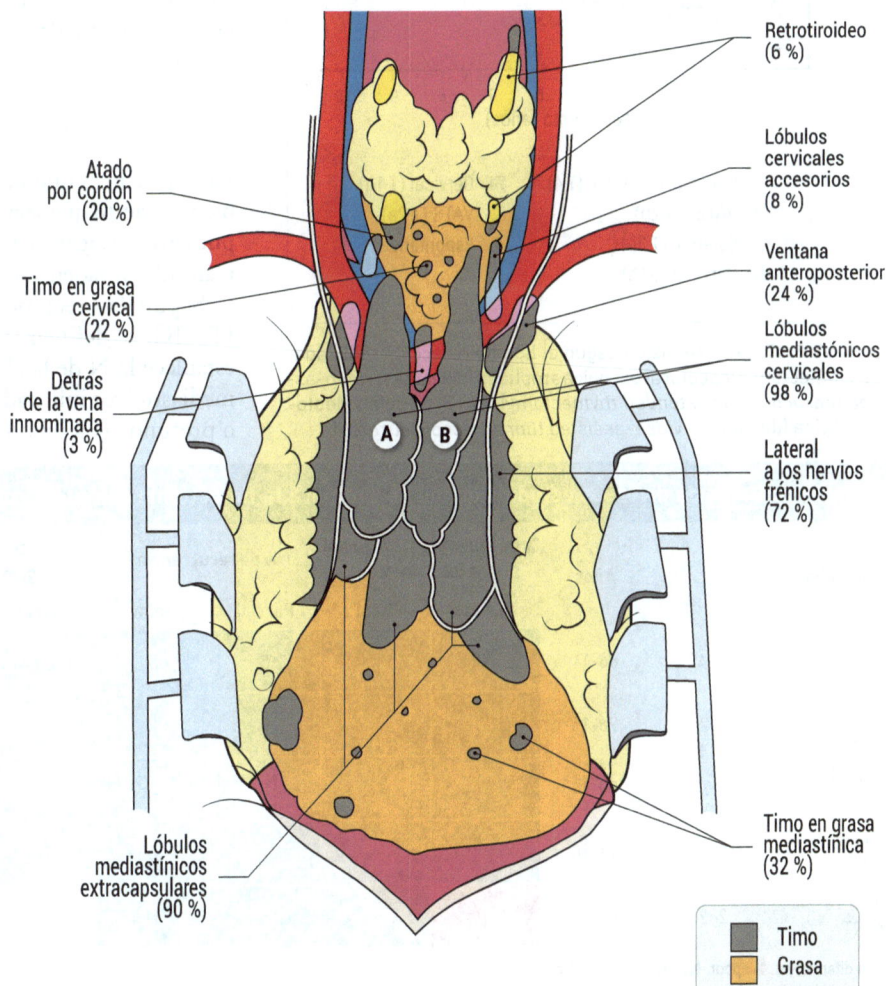

Figura 51-7. Esquema de la glándula tímica.

En los casos en que la timectomía se realiza para la exéresis de un tumor tímico, deben seguirse, además, los criterios puramente oncológicos, siendo, por lo tanto, necesario en algunas ocasiones la resección en bloque de estructuras vecinas como el pericardio, la pleura o el pulmón.

¿Timectomía máxima o timectomía parcial?

Sonnet *et al.* publicaron en 2004 que en los casos de resección de la glándula tímica por MG, a mayor cantidad de tejido tímico resecado, mayor es la tasa de remisión (**Fig. 51-8**).

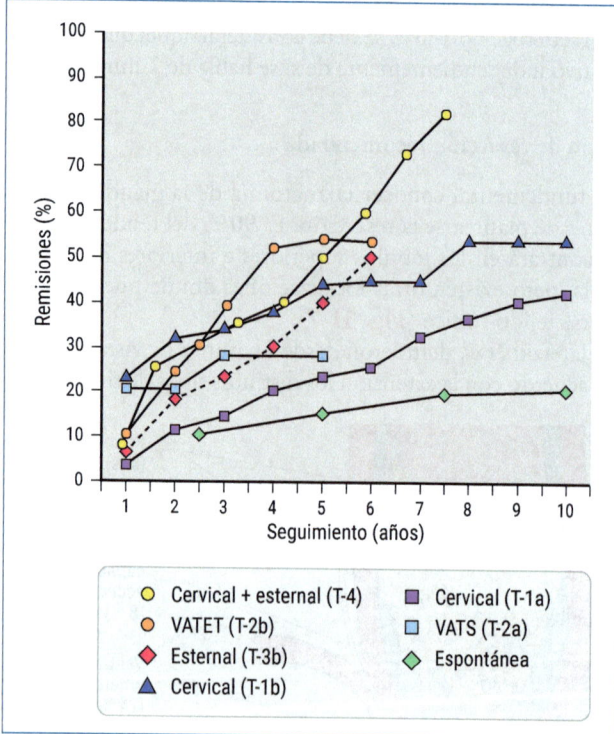

Figura 51-8. Tasa de remisión según el tipo de resección realizada. VATET: timectomía videotoracoscópica ampliada (del inglés, *video-assisted thoracoscopic extended thymectomy*); VATS: cirugía videotoracoscópica (del inglés, *video-assisted thoracoscopic surgery*).

El mismo año, Zielinski *et al.* publicaron unos resultados similares. Por lo tanto, en casos de coexistencia de MG con un tumor tímico, se recomienda la resección máxima posible, añadiendo, además, los requisitos de resección oncológica según cada caso.

En los casos de tumor tímico sin MG concomitante, existe mayor controversia.

En la **tabla 51-5**, se observa cómo, en esta revisión de diversos estudios, no existen diferencias en cuanto a supervivencia a los cinco años y tasa de recidiva entre la realización de una timectomía total o parcial.

De acuerdo con los datos del grupo coreano de patología tímica (estudio KART), tampoco se encontraron diferencias en cuanto a supervivencia y recidiva en timomas sin MG en estadio I.

Lo mismo ocurre con el trabajo presentado en 2015 durante el congreso del ITMIG, donde no se objetivaron diferencias en cuanto a supervivencia y recidiva con un total de 1.150 timectomías analizadas (**Fig. 51-9**).

Si bien son resultados concluyentes y de series largas, debe recalcarse que no es infrecuente encontrar segundos focos de tumor tímico cuando se realiza una timectomía máxima.

Con lo cual, hay que ser cautos al analizar dichos resultados. Esto hace que muchos grupos como el de los autores continúen recomendando la timectomía máxima como resección recomendada independientemente de que el paciente presente MG asociada o no.

¿Se debe realizar linfadenectomía?

La respuesta es que sí, dado que son un factor pronóstico. Si bien, es cierto que según la base de datos del grupo ITMIG se pudieron recoger menos de un 20 % de casos donde se había realizado linfadenectomía.

Según las recomendaciones publicadas por el grupo ITMIG, se definen los compartimentos mediastínicos y se establece la N de la clasificación TNM según si los ganglios mediastínicos infiltrados se encuentran en la parte superficial o profunda (**Fig. 51-10**).

Tabla 51-5. Datos de diversos estudios donde se compara la timectomía completa con la timectomía parcial

Estudio	n	Años	% de supervivencia global a los 5 años		% de recurrencia		% de miastenia grave nueva		Tipo de evidencia
			Parcial	Total	Parcial	Total	Parcial	Total	
Gu ChART	1.047	86-11	89[10 años]	91[10 años]	5	3	0	0,8	Claramente sesgada
Tassi 17 Italia	92	96-15	90	97	0	3	5	12	Claramente sesgada
Louie 17 ITMIG	1.173*	00-14	97	96	3	4	0,3	1,6	Probablemente sesgada
Nakagawa JART	281*	91-10	97	97	2	4	-	-	Probablemente sesgada
Nam 16 KART	282*	00-13	86	99	5	4	-	-	Probablemente sesgada

■: sin diferencias. ■: peor. ■: mejor (p <0,05).
*Propensión ajustada.

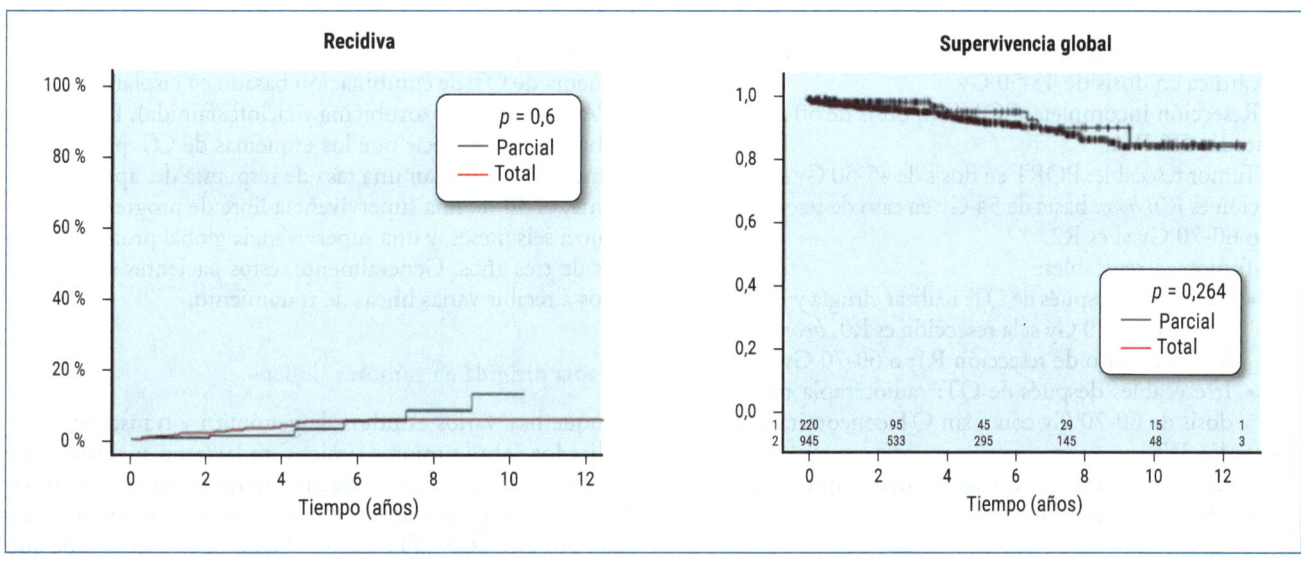

Figura 51-9. Timectomía parcial frente a timectomía total en pacientes de la base de datos del *International Thymic Malignancy Interest Group* (ITMIG) sin miastenia grave con estadios I y II de Masaoka-Koga. No se observan diferencias en la supervivencia global ni la recidiva entre pacientes correctamente emparejados.
p: nivel de significación estadística.
Adaptado de: Louie *et al.*, presentado en el congreso del ITMIG 2015.

Complicaciones del tratamiento quirúrgico

La mortalidad asociada a la cirugía de los tumores tímicos es, aproximadamente, del 2,5 % (0,7-4,9 %) y la morbilidad está dada, principalmente, por complicaciones respiratorias.

Las complicaciones pueden ser:

- Relacionadas con el acto quirúrgico y la vía de abordaje: hemorragia, infección, lesiones de los nervios frénicos o recurrente, atelectasia pulmonar, neumonía, etcétera.
- Relacionadas con la MG: agudizaciones y, la más temida, la crisis miasténica. Actualmente, debido a la mejora de los cuidados preoperatorios e intraoperatorios y la mejora de la técnica quirúrgica, se ha reducido la incidencia de crisis miasténica tras la resección.

Tratamiento radioterápico

Las indicaciones del tratamiento radioterápico de los timomas se basan en estudios retrospectivos, que indican que la radioterapia posoperatoria (PORT; del inglés, *post-operative radiotherapy*) podría retrasar las recidivas y mejorar la supervivencia en pacientes con estadios localmente avanzados.

En resumen, y de acuerdo con las guías españolas, se puede decir que el tratamiento radioterápico debe considerarse en:

- **Estadio I**: en el caso de resección incompleta, considerar PORT en dosis de 50-54 grais (Gy).
- **Estadio IIA**:
  - Histología B3: considerar PORT en dosis de 45-50 Gy.
  - Resección incompleta: PORT en dosis de 50-54 Gy.

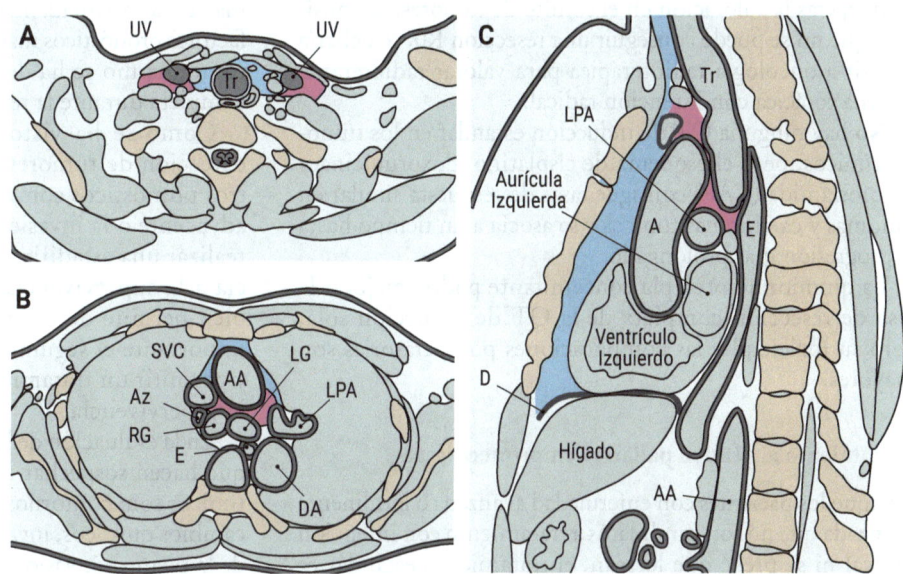

Figura 51-10. Definición de los compartimentos mediastínicos.

- **Estadio IIB**:
  - Resección completa: PORT en caso de afectación pericárdica en dosis de 45-50 Gy.
  - Resección incompleta: PORT en dosis de 50-54 Gy.
- **Estadio III-IVA**:
  - Tumor resecable: PORT en dosis de 45-50 Gy si la resección es R0; *boost* hasta de 54 Gy en caso de resección R1; o 60-70 Gy si es R2.
  - Tumores irresecables:
    - Resecables después de QT: realizar cirugía y PORT en dosis de 45-50 Gy si la resección es R0; *boost* de hasta 54 Gy en caso de resección R1; o 60-70 Gy si es R2.
    - Irresecables después de QT: radioterapia radical en dosis de 60-70 Gy con o sin QT concomitante.
- **Estadio IVB**:
  - Radioterapia paliativa antiálgica o descompresiva en caso de afectación vascular.

Tratamiento sistémico

Estadios localizados-localmente avanzados

Cuando un paciente ha sido intervenido por un tumor tímico, no está indicado el tratamiento adyuvante con QT ni con otros antineoplásicos en aquellos pacientes con timoma con resección R0 o R1. Sí se podría valorar la opción de QT posoperatoria en aquellos pacientes intervenidos por carcinomas tímicos con resección R1 o con estadio II o superior, sobre todo, cuando no han recibido QT con intención neoadyuvante.

En aquellos tumores tímicos localmente avanzados que no son candidatos a cirugía de entrada, pero que sí podrían serlo si se consigue una reducción tumoral, en pacientes con estadios III//VA, está indicado el tratamiento quimioterápico neoadyuvante con 2-4 ciclos de QT. La QT de inducción ha demostrado una tasa de respuesta de, aproximadamente, un 70 % y una tasa de cirugía de resección completa de, al menos, el 50 %.

En aquellos casos que reciben QT neoadyuvante y tras esta se podría conseguir una resección quirúrgica completa, se debería ofrecer cirugía de resección. No obstante, en caso de que, tras la valoración en el comité de tumores, se considere que no se puede conseguir una resección R0, se debería remitir a oncología radioterápica para valorar radioterapia externa torácica con intención radical.

No hay ninguna QT de inducción estándar en los tumores tímicos, pero el esquema de cisplatino, doxorubicina y ciclofosfamida (CAP) consigue tasas de respuesta similar en timomas y carcinomas tímicos y se asocia a un tiempo hasta la progresión más prolongado.

La quimiorradioterapia concomitante podría mejorar la tasa de resección completa de la QT de inducción sola, pero su toxicidad y las complicaciones posoperatorias son mayores.

Tratamiento sistémico paliativo en primera línea

En aquellos pacientes con enfermedad avanzada o localmente avanzada que no son candidatos a tratamiento con intención radical ni se prevé que lo sean, el tratamiento estándar es la QT sistémica con intención paliativa, para aumentar la supervivencia y mejorar la calidad de vida. El estándar es un esquema de QT de combinación basado en cisplatino, como el PAC (platino, doxorubicina y ciclofosfamida). De manera global, se puede decir que los esquemas de QT paliativa en primera línea aportan una tasa de respuesta de, aproximadamente, el 30 %, una supervivencia libre de progresión de en torno a seis meses, y una supervivencia global prolongada de más de tres años. Generalmente, estos pacientes son candidatos a recibir varias líneas de tratamiento.

Terapia dirigida en tumores tímicos

Aunque hay varios estudios de genómica y transcriptómica realizados sobre tumores tímicos, todavía no se dispone de una buena clasificación molecular ni de dianas terapéuticas. No obstante, gracias al estudio molecular más amplio realizado por el TCGA (The Cancer Genome Atlas), se sabe que las mutaciones más frecuentes en tumores tímicos son las de *HRAS*, *NRAS*, *TP53* y *GTF2l*, aunque no hay evidencia disponible de terapias antidiana en estos tumores.

Inmunoterapia en tumores tímicos

La inmunoterapia ha demostrado también actividad en los tumores tímicos, aunque hay que tener cuidado con la toxicidad inmunomediada, sobre todo, en los timomas, más asociados a síndromes autoinmunitarios.

Los tumores tímicos son de los tumores con más baja carga mutacional tumoral; solo un 6 % de estos tumores en estadio metastásico presentan una carga mutacional tumoral > 10 mutaciones/megabase (mut/Mb). Por otra parte, la expresión de PD-L1 en tumores tímicos oscila entre el 34 y el 94% en función de los diferentes puntos de corte. No está claro el valor pronóstico y predictivo de PD-L1 y hay datos discordantes.

Factores pronósticos de los tumores tímicos

La supervivencia a los cinco años del diagnóstico de los timomas es, aproximadamente, del 90 %. Se consideran dos los factores pronósticos más importantes: el grado de invasión del tumor, como se ha descrito anteriormente, y la resección completa durante la resección quirúrgica.

Como se ha visto, la TAC es muy sensible para la detección de tumores tímicos y permite evaluar parámetros pronósticos como la invasión de la grasa mediastínica adyacente o la invasión de estructuras vasculares. Permite realizar una estadificación con criterios TNM, que se asocia a la supervivencia y a las tasas de recurrencia. También permite detectar siembra pleural o extrapleural. Es importante el seguimiento para diagnosticar recurrencias y permitir un tratamiento precoz adecuado, que mejorará la supervivencia.

En la evaluación de la masa tímica, los hallazgos de imagen que hacen sospechar timomas de alto riesgo o carcinomas tímicos son: contornos lobulados, lesiones heterogéneas con cambios quísticos, invasión de la grasa mediastínica, invasión de la pleura e invasión de los grandes vasos.

Los hallazgos asociados a más tasa de recurrencia o metástasis incluyen bordes irregulares o lobulados, forma ovalada, invasión de la grasa mediastínica o los grandes vasos y siembra pleural.

Tratamiento de la recidiva de los tumores tímicos

Hay que diferenciar la recidiva de la persistencia de la enfermedad debido a una exéresis incompleta. La vía de abordaje no debe ser motivo para justificar una exéresis incompleta; deben existir los mismos criterios oncológicos independientemente de la vía de abordaje elegida.

La recidiva se produce en un 20 % de los timomas. Puede ser tardía y se ha descrito una media de 5,6 años tras el primer tratamiento. En los timomas, será generalmente torácica y, por orden de frecuencia, a nivel pleural (*drop metastases*), lecho quirúrgico, y pericardio. En los carcinomas tímicos, la recidiva oscila entre el 40 y el 60 %, pudiendo ser local o a distancia.

Debe valorarse una nueva resección quirúrgica, dado que puede ofrecer una mejora en la supervivencia en pacientes seleccionados (valoración multidisciplinaria). Se han descrito supervivencias a los cinco años del 100 % en timomas B1, del 56 % en B2 y del 60 % en B3.

Si no es posible una nueva intervención quirúrgica, se valorará el tratamiento con radioterapia o sistémico con readministración del mismo esquema de QT previa si fue efectivo y ha sido administrado en un período anterior a 12 meses y si las condiciones del paciente lo permiten.

Si la recidiva es inferior a 12 meses, la indicación es de segunda línea de tratamiento sistémico. No existe un tratamiento estándar de segunda línea.

Seguimiento tras el tratamiento de los tumores tímicos

Se recomienda el seguimiento a largo plazo y de forma multidisciplinaria de los tumores tímicos, dada la biología especial que presentan estos tumores. Su biología hace que estos tumores puedan recidivar pasado largo tiempo de su tratamiento, por lo que se debe considerar la vigilancia durante el resto de la vida, recomendándose un mínimo de 10 años.

 El tratamiento y seguimiento de estos tumores debe realizarse de forma multidisciplinaria.

Además, el timoma se ha relacionado con un aumento del riesgo de segundas neoplasias malignas.

El método para el seguimiento es el siguiente:

- En T1-2 N0M0 y cirugía R0, se recomienda realizar un seguimiento con TAC anual.
- En >T3 con afectación ganglionar mediastínica o R1/R2, se recomienda TAC cada seis meses durante los primeros tres años y, posteriormente, TAC anual.

Teratomas

El teratoma es un tumor embrionario del grupo de los disembriomas heteroplásicos. Es relativamente frecuente (20-28 %)

entre las tumoraciones de mediastino. Derivan de las tres hojas blastodérmicas. Son más frecuentes en pacientes jóvenes y cursan, generalmente, de forma asintomática (36 %). El 80 % de los tumores germinales del mediastino son teratomas benignos; sin embargo, se deben extirpar porque un retraso puede originar infección, rotura o degeneración maligna.

Los tumores germinales se considerarán primarios si no hay lesiones gonadales o adenopatías retroperitoneales. Se dividen en seminomatosas y no seminomatosas. El tipo más frecuente son los teratomas maduros. En imagen, se caracterizan por lesiones heterogéneas, en las que se detecta una combinación de líquido, grasa, calcio y masa de partes blandas (**Fig. 51-11**). La presencia de calcio se observa hasta en el 50 % de los teratomas y de grasa entre el 50 y el 75 %. Cuando son de estirpe maligna, suelen mostrar características de imagen de agresividad, como la presencia de componente sólido y ausencia de grasa o calcificación.

Linfomas

Los linfomas pueden invadir el timo como parte de un tumor diseminado o estar localizados únicamente en el mediastino anterior (**Fig. 51-12**). La mayoría de los linfomas tímicos son linfomas de Hodgkin, siendo la esclerosis nodular el tipo más común. Normalmente, en imagen, se detecta un aumento de tamaño del timo con una o más masas. Es difícil diferenciarlo de otras masas únicamente por la imagen, y también puede ser difícil distinguir la infiltración linfática del timo de la hiperplasia tímica en pacientes jóvenes, para lo cual, puede ser de utilidad la PET-TAC con FDG.

Tumores que se originan en las glándulas tiroidea y paratiroidea

El *bocio intratorácico* se define como aquel bocio que se encuentra parcial o totalmente en el mediastino y que puede

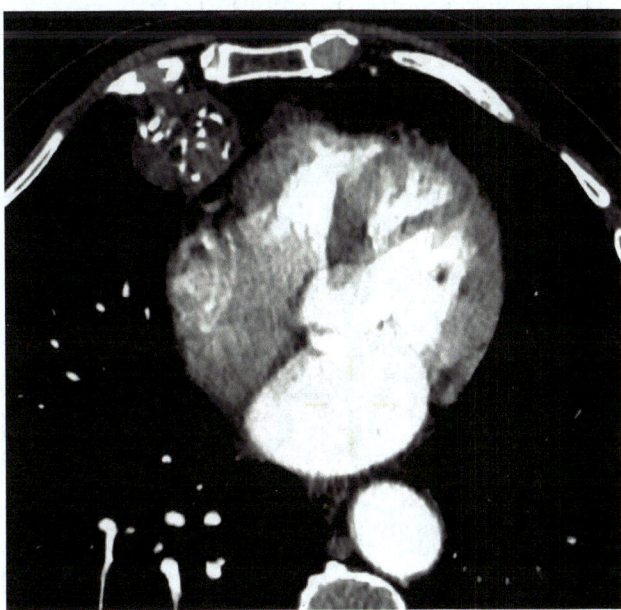

Figura 51-11. Imagen de tomografía axial computarizada correspondiente a un paciente con teratoma mediastínico. (Imagen cedida por el Hospital de la Santa Creu i Sant Pau, Barcelona).

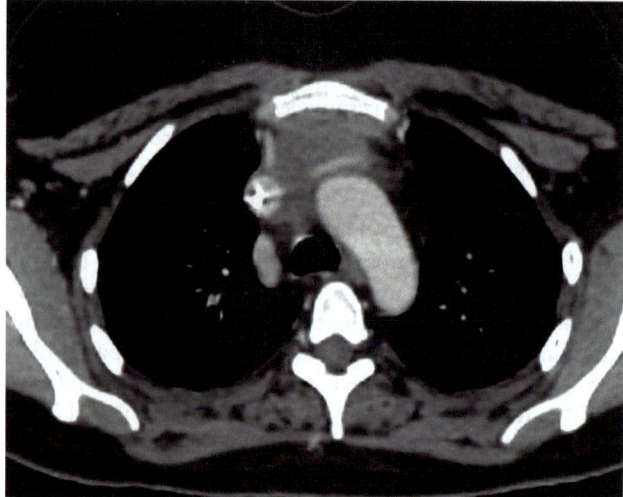

Figura 51-12. Imagen de tomografía axial computarizada correspondiente a un paciente con linfoma mediastínico. (Imagen cedida por el Hospital de la Santa Creu i Sant Pau, Barcelona).

localizarse en el mediastino anterior o posterior. El bocio intratorácico primario es una entidad rara, siendo más frecuente el secundario, que se produce a consecuencia del crecimiento tiroideo cervical.

El diagnóstico se realiza con cierta facilidad, en su mayoría, con pruebas de imagen, y el tratamiento es variado, pero, de elección, se recomienda la cirugía (**Fig. 51-13**).

Las dos complicaciones más frecuentes durante la cirugía del bocio son la parálisis de cuerda vocal por lesión del nervio recurrente y la hipocalcemia permanente por hipoparatiroidismo.

En algunos pacientes, es posible encontrar *glándulas paratiroideas ectópicas* en el mediastino. Su identificación y exéresis es necesaria en caso de hiperfuncionalidad, habitualmente, en forma de adenomas. La combinación entre cervicotomía y videotoracoscopia suele ser la técnica de elección mayormente utilizada para su exéresis.

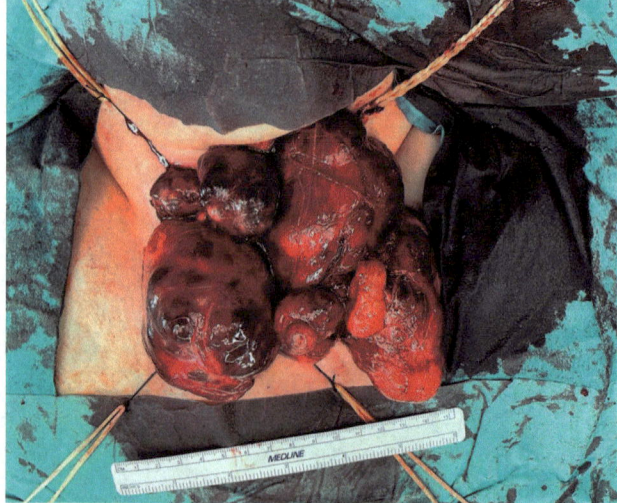

Figura 51-13. Imagen de pieza de resección de un bocio endotorácico. (Imagen cedida por el Servicio de Cirugía Torácica del Hospital de la Santa Creu i Sant Pau, Barcelona).

Tumores del mediastino medio

En el mediastino medio, los tumores sólidos más frecuentes son los linfomas y las masas de origen vascular. La sintomatología puede ser inexistente, pero, en el caso de los linfomas, puede aparecer fiebre y pérdida de peso asociada. Debido a su localización, pueden comprimir vasos sanguíneos y causar un síndrome de la vena cava superior o compresión de la vía aérea. La técnica de imagen de elección es la TAC torácica. La biopsia será necesaria para su confirmación histológica. En caso de linfomas, será precisa la realización de una BAG para poder conseguir un diagnóstico definitivo. Su tratamiento dependerá del tipo histológico definitivo.

Tumores del mediastino posterior

Los tumores sólidos más frecuentes del mediastino posterior son los tumores de origen neurogénico. Suelen situarse en el canal paravertebral, originándose mayoritariamente en la cadena simpática, aunque también pueden proceder de los nervios intercostales. En la **tabla 51-6**, se pueden ver los diferentes tipos de tumores neurogénicos del mediastino posterior.

Destaca el paraganglioma, forma de feocromocitoma extraadrenal q,ue puede ser hiperfuncionante, por lo que es obligada la determinación preoperatoria de catecolaminas en la orina.

Quistes del mediastino

Los quistes mediastínicos no neoplásicos forman un grupo de lesiones benignas infrecuentes de origen congénito, por desarrollo anómalo del árbol traqueobronquial y/o del intestino primitivo.

No suelen presentar sintomatología asociada, a no ser que alcancen un tamaño considerable y provoquen síntomas compresivos. Constituyen con frecuencia un hallazgo radiológico casual. Su diagnóstico suele ser por un hallazgo radiológico, siendo difícil su diagnóstico diferencial; por ello, es relativamente frecuente que se indique la cirugía para establecer el diagnóstico definitivo. La técnica de imagen de elección es la TAC, aunque, en estos casos, la RMN puede ser de gran utilidad para identificar el contenido quístico de la lesión. Un punto discutido en estos tumores es el tratamiento que se debe realizar, que, según los autores, oscila desde una actitud expectante a la resección quirúrgica, sin existir en el momento

Tabla 51-6. Tumores neurogénicos del mediastino posterior

Originados en la vaina nerviosa	• Neurilemoma (schwannoma o neurinoma) • Neurofibroma • Schwannoma maligno
Originados de los ganglios simpáticos	• Neuroblastoma • Ganglioneuroma • Ganglioneuroblastoma
Originados en los «paraganglios»	• Paraganglioma • Quemodectoma • Feocromocitoma
Neuroepitelioma o tumor de Askin	

actual un consenso sobre la mejor opción terapéutica. Dentro de este grupo, se encuentran (en función de las características histológicas de su pared, que no de su localización en el tórax):

- Quistes pleuropericárdicos.
- Quistes broncogénicos.
- Quistes de duplicación entérica.

TUMORES PLEURALES

Introducción

La pleura normal es una fina lámina lisa y semitransparente que recubre —separadamente en el lado izquierdo y derecho del tórax— el pulmón, la porción lateral de las estructuras mediastínicas y la cara interna de la pared torácica.

La pleura puede estar comprometida por un grupo de lesiones neoplásicas de carácter benigno o maligno y, además, es sitio común de metástasis. Los tumores metastásicos son los más frecuentes, seguidos del mesotelioma pleural maligno (MPM).

Las lesiones de origen mesotelial plantean un reto diagnóstico por los rasgos comunes que hacen difícil la diferenciación entre unos y otros.

En este apartado, se describirán los principales tumores pleurales benignos y malignos, destacando el tumor fibroso pleural solitario y el MPM.

Anatomía del espacio pleural

La cavidad pleural es un espacio anatómico virtual, rodeado por dos membranas serosas (pleura parietal y visceral), que contienen solo una fina capa de líquido, que permite el desplazamiento entre ellas con los movimientos respiratorios.

Cuando se examina con microscopia óptico, la estructura pleural presenta cinco capas, que pueden variar marcadamente según las zonas.

Se ha estimado que el volumen de líquido pleural en un adulto es de $0{,}26 \pm 0{,}1$ mL/kg, con claro predominio de macrófagos.

Este espacio se hace real al ser ocupado por algún material, ya sea sólido, líquido o aire.

Tumores benignos de la pleura

Los tumores benignos de la pleura son poco frecuentes y se caracterizan por crecimiento circunscrito, de tipo polipoideo o pedunculado, originados en la pleura parietal o visceral.

Tumor fibroso pleural

Es el tumor benigno pleural más frecuente en el adulto, aunque su incidencia es baja (2,8 casos por 100.000 habitantes). Son tumores que se presentan con mayor frecuencia en la edad adulta, en la quinta o sexta décadas de la vida sin predilección por el sexo.

Está considerada la segunda neoplasia pleural primaria tras el MPM; no está asociada a la exposición a tóxicos.

Las células de este tumor presentan características fibroblásticas y mesenquimatosas (células subendoteliales).

 El tumor pleural benigno más frecuente es el tumor fibrosos pleural solitario.

El tumor se origina en la pleura visceral en un 80 % de los casos y, con frecuencia, tiene un pedículo vascularizado. El resto parten de la pleura parietal mediastínica o diafragmática, suelen ser sésiles y tienen mayor probabilidad de recidiva. Suelen ser un hallazgo casual en pruebas de imagen y se visualizan como una masa de bordes definidos.

Los síntomas son inespecíficos (tos, disnea, fiebre o pérdida de peso). En ocasiones, derivan del compromiso del propio volumen de la lesión. El 20 % producen síndromes paraneoplásicos (síndrome de Doege-Potter, osteoartropatía pulmonar hipertrófica, ginecomastia, etc.) por la secreción de proteínas.

La prueba diagnóstica de elección es la TAC. La confirmación histológica suele precisar una BAG. El tratamiento es su extirpación completa, microscópica y macroscópicamente. Son raras las recidivas.

Otros tumores pleurales benignos

Existen otros tumores mucho más infrecuentes de etiología benigna, como se puede ver en la **tabla 51-7**.

En ocasiones, la presencia de estas lesiones exige la realización de biopsias, ya que, por imagen, puede ser difícil diferenciarlas de lesiones malignas o potencialmente malignas.

Tumores malignos

Tumores de bajo potencial de malignidad

Existe un grupo de tumores pleurales considerados raros con bajo potencial de malignidad:

- Mesotelioma papilar bien diferenciado.
- Tumor desmoide.
- Carcinoma mucoepidermoide.

Tumor fibroso pleural maligno

Un 15 % de los tumores fibrosos pleurales benignos malignizan (con una gran agresividad local) y pueden alcanzar volúmenes considerables.

Tabla 51-7. Otros tumores pleurales benignos	
Tumores pleurales benignos	• Tumores adenomatoideos • Proliferación mesotelial benigna • Schwannoma • Seudotumor fibroso calcificado de la pleura • Lipoma • Placas pleurales nodulares • Pleuritis reactiva eosinofílica

En otras ocasiones, el origen del tumor fibroso pleural maligno no proviene de su homólogo benigno.

En 1989, English *et al.* describieron los criterios aceptados de malignidad:

- Alta celularidad.
- Marcado pleomorfismo celular.
- Actividad mitótica mayor de cuatro mitosis/10 campos de gran aumento.
- Invasión vascular.
- Atipia celular.
- Necrosis.

La presencia de un solo criterio ya debe servir para considerarlos malignos.

Mesotelioma pleural maligno

Introducción

Se trata de un tumor poco frecuente y letal para el que existen pocas opciones de tratamiento. La primera mención de este tumor fue en 1931, pero no fue hasta 1937 cuando se describió con detalle. En 1960, Wagner *et al.* comunicaron 33 casos de MPM difuso en trabajadores de las minas de amianto en Sudáfrica.

 El MPM es un tumor muy agresivo, letal, con pocas opciones de tratamiento curativo.

Epidemiología

Es un tumor de baja incidencia, muy agresivo y de mal pronóstico. La exposición al amianto es el principal factor de riesgo para el MPM, conocida, como se ha comentado anteriormente, desde 1960.

El tipo de fibras de amianto es un factor de riesgo esencial. Las anfíbolas son fibras rectas y estrechas que pueden desplazarse y acumularse en la región subpleural. Este tipo de fibras son las mayormente relacionadas con el desarrollo de MPM.

Es difícil establecer una conexión entre el desarrollo de la enfermedad y la duración o intensidad de la exposición al amianto, aunque normalmente los pacientes que lo desarrollan son aquellos que han presentado una exposición más intensa.

La mayoría de los pacientes son hombres en edad adulta debido al largo tiempo de latencia (al menos, 20 años) entre la exposición y el desarrollo del cáncer.

Tipos histológicos

Histológicamente, se diferencian los siguientes tipos:

- Epitelioide (60 %).
- Sarcomatoso (20 %), de peor pronóstico.
- Desmoplásico.
- Bifásico o mixto.

Clínica

El MPM tiene un cuadro clínico insidioso y mal definido. El síntoma más frecuente es el dolor torácico, acompañado de disnea y, en menor medida, de tos irritativa (por derrame pleural). Los síntomas suelen ir cambiando a medida que avanza la enfermedad, siendo el más frecuente la disnea en fases iniciales y pasando a ser el dolor torácico a medida que el tumor avanza.

Diagnóstico

La prueba de imagen de elección es la TAC, pudiendo variar la presentación del tumor dependiendo de la fase en la que se encuentra la enfermedad. El diagnóstico de un derrame pleural, a veces, insidioso, de etiología no filiada, con un engrosamiento pleural en la TAC, debe hacer pensar en esta entidad.

La mayor parte de los casos precisará de una confirmación histológica, por biopsia pleural cerrada o abierta (quirúrgica). La toracocentesis inicial dará en menos del 50 % de los casos una citología positiva. La toracoscopia es el procedimiento con mayor rendimiento diagnóstico, permitiendo una evaluación de la cavidad pleural y realizar biopsias dirigidas de las zonas más sospechosas.

En la **tabla 51-8**, se resume la exploración inicial estándar en pacientes con MPM.

Estadificación y factores pronósticos

El estadio de la enfermedad determinará la indicación de tratamiento, si es multimodal o paliativo y, para ello, se necesitará una correcta estadificación.

Las técnicas quirúrgicas de estadificación son las mismas que para el carcinoma pulmonar no microcítico, añadiendo la laparoscopia exploradora para confirmar la enfermedad en estadio IV no visible por pruebas de imagen.

En la **figura 51-14**, se puede ver el proceso diagnóstico y de estadificación recomendado. Tras los resultados de las pruebas, se podrá clasificar el MPM según el sistema internacional de estadificación del AJCC/UICC (American Joint Committee on Cancer/Union for International Cancer Control).

Como factores pronósticos, se han identificado los siguientes, que confieren un pronóstico negativo de la enfermedad:

- Subtipo histológico.
- Fase del tumor.

Tabla 51-8. Exploración inicial estándar en pacientes con mesotelioma pleural maligno
Tipo de infección
1. Revisión de la patología para confirmar el diagnóstico de tejidos (incluyendo inmunohistoquímica ± microscopia electrónica)
2. TAC de tórax y hemiabdomen superior
3. PET-TAC de cuerpo entero
4. Pruebas de función pulmonar, incluyendo difusión
5. Medida de la relación ventilación/perfusión de los pulmones
6. Prueba de esfuerzo
7. Estadificación mediastínica

PET: tomografía por emisión de positrones (del inglés, *positron emission tomography*); TAC: tomografía axial computarizada.

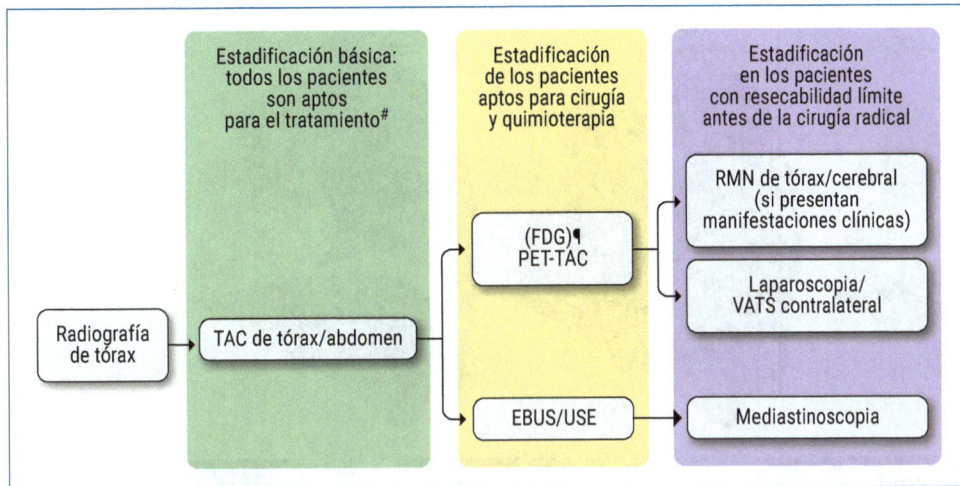

Figura 51-14. Estadificación de pacientes con mesotelioma pleural maligno.
#Los pacientes que no son aptos para ningún tratamiento podrían obtener algún beneficio de la TAC en términos de terapia paliativa (pleurodesis).
¶Después del talcaje, la PET-TAC es menos precisa que la RMN.
EBUS: ecografía endobronquial (del inglés, *endobronchial ultrasound*); FDG: fluorodesoxiglucosa; PET: tomografía por emisión de positrones (del inglés, *positron emission tomography*); RMN: resonancia magnética nuclear; TAC: tomografía axial computarizada; USE: ecoendoscopia (del inglés, *endoscopic ultrasound*); VATS: cirugía torácica videoasistida (del inglés, *video-assisted thoracoscopic surgery*).

- Sexo femenino.
- Exposición previa a amianto.

 Es importante identificar la presencia de factores pronósticos, que marcarán la evolución de los pacientes.

Tratamiento

Las opciones para el tratamiento del MPM incluyen cirugía, radioterapia, QT, terapia génica y cuidados paliativos. La mayoría de los casos precisan de una valoración multidisciplinaria, donde se incluyen la mayor parte de los tratamientos descritos.

 El tratamiento del MPM es multidisciplinario, incluyendo cirugía, radioterapia y tratamientos sistémicos.

Tratamiento quirúrgico

El tratamiento quirúrgico del mesotelioma está englobado dentro de un tratamiento multimodal, ya que por él solo no tiene sentido.

Sigue existiendo controversia entre de los cirujanos torácicos con respecto al abordaje quirúrgico óptimo para el MPM, pero, en general, se acepta que el objetivo debe ser lograr una resección macroscópica completa, comúnmente definida como ausencia de tumor residual visible o palpable (una resección R1). Esto es, de manera realista, lo mejor que se puede esperar lograr quirúrgicamente con el MPM u otras neoplasias malignas pleurales, ya que es casi seguro que quedará una enfermedad microscópica residual incluso después del intento más agresivo de extirpación quirúrgica. Esto es consecuencia del hecho de que el tumor recubre/

invade todas las superficies del hemitórax afectado. El principio de una resección R0 simplemente no es posible en la mayoría de los casos.

Hay dos enfoques para intentar la resección macroscópica completa: sacrificar el pulmón o salvar el pulmón, cada uno con relativas ventajas y desventajas. La cirugía donde el pulmón se sacrifica se denomina *neumonectomía extrapleural* (EPP; del inglés, *extrapleural pneumonectomy*), y tiene las ventajas de ser un procedimiento muy estandarizado, que simplifica el uso de radiación adyuvante, al evitar la radiotoxicidad pulmonar y, casi con seguridad, deja atrás una carga menor de enfermedad microscópica residual que la cirugía conservadora de pulmón.

Las desventajas son, principalmente, los problemas de seguridad y calidad de vida relacionados con la pérdida de un pulmón y también las complicaciones relacionadas con la reconstrucción protésica necesaria del diafragma y el pericardio.

La principal ventaja de la cirugía donde el pulmón se preserva, denominada *pleurectomía/decorticación* (P/D), es que se evitan los problemas de seguridad y calidad de vida relacionados con la resección pulmonar, incluida la disminución o eliminación de la necesidad de reconstrucciones protésicas.

De este modo, existen diferentes tipos de técnicas quirúrgicas para el MPM:

- EPP: extracción en bloque del pulmón, la pleura parietal y la visceral, el diafragma y el pericardio (**Fig. 51-15**).
- P/D: extirpación de todo el tumor macroscópico sin resección del pulmón ni el diafragma ni del pericardio.
- P/D extendida: es el mismo procedimiento que la EPP, pero el pulmón se deja *in situ*.
- Pleurectomía parcial (PP): resección parcial de la pleura parietal o visceral o ambas sin extirpación de todo el tumor macroscópico.

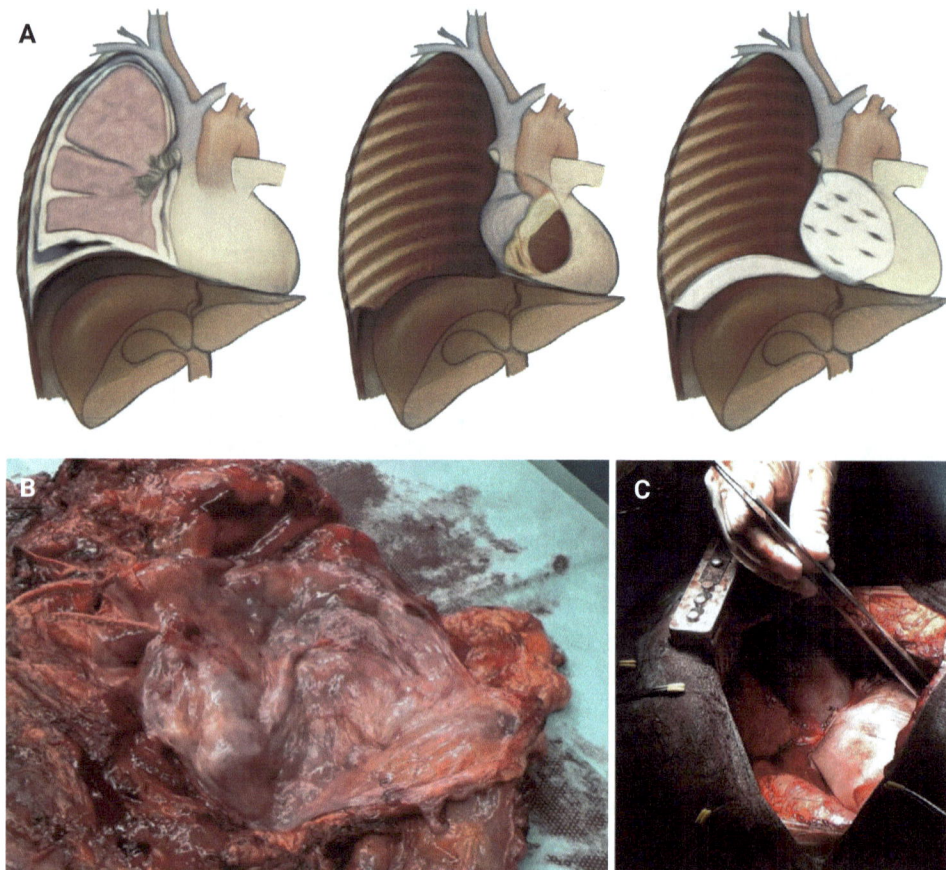

Figura 51-15. Imagen de neumonectomía extrapleural. **A)** Esquema gráfico de la resección. **B)** Pieza de anatomía patológica. **C)** Imagen del campo quirúrgico, donde se observa la colocación protésica en el pericardio.

Existe un ensayo controlado aleatorizado (*Mesothelioma and Radical Surgery* [MARS]) y dos estudios observacionales que compararon enfoques terapéuticos quirúrgicos y no quirúrgicos en pacientes con MPM.

El ensayo MARS se diseñó como un estudio de factibilidad y no tuvo suficiente potencia para evaluar cualquier beneficio (o ausencia de este) de la EPP. El número de pacientes fue bajo y el número de eventos registrados fue muy limitado; estas características redujeron a un nivel bajo la confianza del panel en los efectos estimados.

Estos resultados de una gran cohorte retrospectiva de 1.365 pacientes consecutivos con MPM sugieren que los pacientes con factores de buen pronóstico (es decir, edad <70 años e histología epitelioide) tienen una supervivencia similar, ya sea solo con tratamiento médico, P/D o EPP.

Un sesgo de los estudios retrospectivos es que la elección de P/D o EPP depende en gran medida de la experiencia de los centros, debido a la gran variabilidad de los informes de resultados con respecto a la morbilidad, la mortalidad, la calidad de vida y la supervivencia global y libre de enfermedad.

Por lo tanto, debido a la baja confianza general y los resultados contradictorios entre los estudios, no se considera emitir una recomendación hasta que se disponga de datos más consistentes. Actualmente, está en marcha el ensayo aleatorizado multicéntrico que compara la P/D extendida con pacientes no sometidos a cirugía (ensayo MARS-2), están reclutando actualmente en el Reino Unido. Se esperan con interés los resultados de este estudio.

> La EPP está entredicho por no haber demostrado una mejora en la supervivencia y su elevada morbimortalidad.

Hay que tener en consideración el tratamiento quirúrgico paliativo de estos pacientes. Se ha identificado un ensayo controlado aleatorizado (ensayo MesoVATS), que comparó la PP por VATS con la pleurodesis con talco en pacientes con MPM. MesoVATS fue un ensayo controlado aleatorizado realizado en 12 centros del Reino Unido.

El resultado primario fue la supervivencia global al año. No hubo diferencias entre grupos en la supervivencia global al año ni a los seis meses de seguimiento.

Las complicaciones quirúrgicas fueron significativamente más comunes después de la VATS-PP que después de la pleurodesis con talco.

Tratamiento con radioterapia

Tres revisiones sistémicas y una revisión Cochrane, llevadas a cabo en los últimos 15 años, ponen de manifiesto la escasez de alto nivel de evidencia sobre la utilización de radioterapia en esta enfermedad.

En general, ha sido indicada como parte del tratamiento radical trimodal con cirugía y QT, pudiendo ser administrada antes de la cirugía o posteriormente de forma adyuvante, como tratamiento paliativo para el control del dolor y como profilaxis de siembra tumoral en los trayectos de incisión y colocación de drenajes. En el caso del tratamiento adyuvante, la irradiación va a estar condicionada por la elección de la cirugía: EPP o P/D.

Siguiendo las recomendaciones de la European Society for Medical Oncology (ESMO) recientemente publicadas respecto a la radioterapia en el tratamiento del mesotelioma:

- Debe ser considerada en la paliación del dolor provocado por la infiltración local de estructuras torácicas.
- No está recomendada la utilización de radioterapia profiláctica sobre trayectos utilizados para el diagnóstico y procedimientos terapéuticos en la pleura.
- Puede ser considerada como tratamiento adyuvante después de cirugía para reducir la recidiva local, aunque no hay evidencia disponible para su utilización como tratamiento estándar.
- Cuando se utiliza de manera posoperatoria, se deben mantener las dosis de restricción en órganos de riesgo para evitar la toxicidad.

Tratamiento con quimioterapia

El desarrollo de la QT sistémica en el MPM llevó más de 20 años de escasos avances en las décadas de 1980 y 1990. El único tratamiento con cifras mejores, pero discretamente, fue el cisplatino, con respuestas que alcanzaban el 23 %.

El tratamiento de primera línea más eficaz y estandarizado en las últimas dos décadas, combinando pemetrexed (quimioterápico antifolato) con cisplatino, quedó establecido a partir de los resultados del ensayo clínico de fase III EMPHACIS, en el que se valoró el beneficio de añadir pemetrexed al tratamiento con cisplatino en pacientes con MPM.

Al igual que en otras patologías neoplásicas, se ha explorado la sustitución de cisplatino por el análogo carboplatino, dado su diferente perfil de toxicidad, más manejable, y se han publicado resultados similares.

En caso de progresión tumoral tras un tratamiento de primera línea, en pacientes que mantengan un buen estado general, se puede considerar el retratamiento con platinos y pemetrexed si existe beneficio prolongado > 12 meses desde la finalización de la primera línea.

Otras opciones de tratamiento se han basado fundamentalmente en monoterapia con fármacos activos, como la vinorelbina o la gemcitabina, con beneficios modestos.

Tratamiento con inmunoterapia

La moderna inmunoterapia basada en los inhibidores de los puntos de control (CPI; del inglés, *checkpoint inhibitors*) anti-CTLA-4 (antígeno 4 del linfocito T citotóxico; del inglés, *cytotoxic T-lymphocyte antigen 4*) y PD-(L)1 también ha sido objeto de investigación en el MPM, obteniéndose resultados positivos, que han incrementado el arsenal terapéutico en esta patología.

La expresión de PD-L1 (B7-H1) se puede encontrar en, aproximadamente, el 40 % de los MPM; es más frecuente en tumores de estirpe sarcomatoide y se asocia a peor supervivencia.

Cabe destacar el ensayo de fase III aleatorizado llamado Checkmate 743. Este estudio supone un avance notable en el tratamiento sistémico del MPM por varios motivos, entre los que destacan los siguientes:

- Es el primer ensayo que ofrece un tratamiento que supera los resultados con QT habitual en las últimas dos décadas.
- Confirma la hipótesis de que el MPM puede tratarse exitosamente con inmunoterapia exclusivamente.
- Ofrece un tratamiento especialmente beneficioso en el subtipo más agresivo del MPM, la variante sarcomatoide.

Otros tumores pleurales malignos

Otros tumores de diversa etiología que se presentan con mucha menor incidencia son:

- Tumores de músculo liso.
- Sarcomas vasculares.
- Sarcoma sinovial.
- Tumores desmoplásicos de células pequeñas redondas.
- Blastoma pleuropulmonar.
- Adenocarcinoma pseudomesoteliomatoso.
- Liposarcoma pleural.
- Tumor neuroectodérmico primitivo de la región toracopulmonar (tumor de Askin).

 PUNTOS CLAVE

- El timoma es el tumor mediastínico más frecuente, siendo todos ellos tumores malignos y tumores poco frecuentes.
- Mediante las pruebas de imagen, hay que buscar y detectar las características de agresividad que obligan a un diagnóstico histológico y tratamiento más precoces.
- La presencia de síndromes paraneoplásicos asociados como la MG pueden ayudar a su diagnóstico.
- La cirugía es el pilar del tratamiento de los tumores tímicos, pero siempre debe hacerse desde un punto de vista multidisciplinario.

- La cirugía toracoscópica es hoy en día el método de abordaje más estandarizado.
- Es esencial una cuidadosa delimitación de los volúmenes de irradiación, para lo que puede ser de gran ayuda la colocación de clips durante la cirugía y la comunicación del cirujano torácico con el oncólogo radioterápico. Técnicas avanzadas como la planificación con TAC 4D, y radioterapia de intensidad modulada podrían disminuir la toxicidad de la irradiación y mejorar los resultados.
- El tratamiento sistémico se puede administrar en el con-

(Continúa)

PUNTOS CLAVE (cont.)

texto perioperatorio o en contexto paliativo en pacientes sin posibilidad de tratamiento radical.

- Se recomienda un seguimiento de por vida debido a su riesgo de recidiva a largo plazo y el desarrollo de segundas neoplasias.
- Los tumores de origen neurogénico son los tumores más frecuentes del mediastino posterior, destacando el paraganglioma.
- Los tumores más frecuentes del mediastino medio son los linfomas.
- Es básico en conocimiento de la anatomía del espacio pleural para un correcto abordaje diagnóstico-terapéutico de los tumores pleurales.
- Existen muchos tipos de tumores primarios de la pleura, pero su incidencia es menor que las de las lesiones metastásicas procedentes de tumores de otras localizaciones.

- En ocasiones, el proceso diagnóstico requiere de la repetición de la obtención de muestras debido a la dificultad diagnóstica.
- El tumor fibroso solitario pleural es el más frecuente de los tumores benignos.
- El MPM es el tumor pleural primario más frecuente, siendo hoy en día un tumor letal, con escasa respuesta a los tratamientos que se pueden ofrecer.
- El tipo de resección recomendada en el MPM continúa en entredicho, pero parece que la P/D en combinación con radioterapia y QT ofrece unos resultados similares con menor morbilidad asociada que la EPP.
- La cirugía citorreductora del MPM dentro de un esquema de tratamiento multimodal puede mejorar la supervivencia.
- La irrupción de la inmunoterapia abre la opción a una nueva combinación de tratamientos que mejoran la supervivencia de los pacientes.

BIBLIOGRAFÍA

Ahmad U. The eighth edition TNM stage classification for thymic tumors: what do I need to know? J Thorac Cardiovasc Surg. 2021;161(4):1524-9.

Ashton M, O'Rourke N, Currie S, Rimner A, Chalmers A. The role of radical radiotherapy in the management of malignant pleural mesothelioma: a systematic review. Radiother Oncol. 2017;125(1):1-12.

Baas P, Scherpereel A, Nowak AK, Fujimoto N, Peters S, Tsao AS, et al. First-line nivolumab plus ipilimumab in unresectable malignant pleural mesothelioma (CheckMate 743): a multicentre, randomised, open-label, phase 3 trial. Lancet. 2021;397(10272):375-86.

Beasley MB, Brambilla E, Travis WD. The 2004 World Health Organization classification of lung tumors. Semin Roentgenol. 2005;40(2):90-7.

Benveniste MFK, Rosado-de-Christenson ML, Sabloff BS, Moran CA, Swisher SG, Marom EM. Role of imaging in the diagnosis, staging, and treatment of thymoma. Radiographics. 2011;31(7):1847-61; discussion 1861-3.

Berghmans T, Durieux V, Holbrechts S, Jungels C, Lafitte JJ, Meert AP, et al. Systemic treatments for thymoma and thymic carcinoma: a systematic review. Lung Cancer. 2018;126:25-31.

Bernard C, Frih H, Pasquet F, Kerever S, Jamilloux Y, Tronc F, et al. Thymoma associated with autoimmune diseases: 85 cases and literature review. Autoimmun Rev. 2016;15(1):82-92.

Bovolato P, Casadio C, Billè A, Ardissone F, Santambrogio L, Ratto GB, et al. Does surgery improve survival of patients with malignant pleural mesothelioma?: a multicenter retrospective analysis of 1365 consecutive patients. J Thorac Oncol. 2014;9(3):390-6.

Ceresoli GL, Zucali PA, Gianoncelli L, Lorenzi E, Santoro A. Second-line treatment for malignant pleural mesothelioma. Cancer Treat Rev. 2010;36(1):24-32.

Chapman E, Berenstein EG, Diéguez M, Ortiz Z. Radiotherapy for malignant pleural mesothelioma. Cochrane Database Syst Rev. 2006;2006(3):CD003880.

Chiappetta M, Lococo F, Pogliani L, Sperduti I, Tabacco D, Bria E, et al. Masaoka-Koga and TNM staging system in thymic epithelial tumors: prognostic comparison and the role of the number of involved structures. Cancers (Basel). 2021;13(21):5254.

DaSilva MC, Sugarbaker DJ. Technique of extrapleural pneumonectomy. Operative Techn Thorac Cardiovasc Surg. 2010;15(4):282-93.

Davenport E, Malthaner RA. The role of surgery in the management of thymoma: a systematic review. Ann Thorac Surg. 2008;86(2):673-84.

Demirci S, Turhan K, Ozsan N, Yalman D, Cakan A, Cok G, et al. Prognostic factors for survival in patients with thymic epithelial tumors. Thorac Cardiovasc Surg. 2011;59(3):153-7.

Detterbeck FC. Evaluation and treatment of stage I and II thymoma. J Thorac Oncol. 2010;5(10 Suppl 4):S318-22.

Detterbeck FC, Moran C, Huang J, Suster S, Walsh G, Kaiser L, et al. Which way is up? Policies and procedures for surgeons and pathologists regarding resection specimens of thymic malignancy. Zhongguo Fei Ai Za Zhi. 2014;17(2):95-103.

Engels EA, Pfeiffer RM. Malignant thymoma in the United States: demographic patterns in incidence and associations with subsequent malignancies. Int J Cancer. 2003;105(4):546-51.

England DM, Hochholzer L, McCarthy MJ. Localized benign and malignant fibrous tumours of the pleura. A clinicopathlogic review of 223 cases. Am J Surg Pathol. 1989; 13(8):640-58.

Evoli A, Minisci C, Di Schino C, Marsili F, Punzi C, Batocchi AP, et al. Thymoma in patients with MG: characteristics and long-term outcome. Neurology. 2002;59(12):1844-50.

Fernández Fau L, Freixinet Gilart J (eds.). Tratado de cirugía torácica. Madrid: Editores Médicos S.A.; 2010.

Flores RM, Zakowski M, Venkatraman E, Krug L, Rosenzweig K, Dycoco J, et al. Prognostic factors in the treatment of malignant pleural mesothelioma at a large tertiary referral center. J Thorac Oncol. 2007;2(10):957-65.

Friedberg JS. State of the art in the technical performance of lung-sparing operations for pleural mesothelioma. Semin Thorac Cardiothorac Surg. 2013;25(2):125-43.

Fukumoto K, Taniguchi T, Ishikawa Y, Kawaguchi K, Fukui T, Kato K, et al. The utility of [18F]-fluorodeoxyglucose positron emission tomography-computed tomography in thymic epithelial tumours. Eur J Cardiothorac Surg. 2012;42(6):e152-6.

Girard N. Thymic epithelial tumours: from basic principles to individualised treatment strategies. Eur Respir Rev. 2013;22(127):75-87.

Girard N, Ruffini E, Marx A, Faivre-Finn C, Peters S; ESMO Guidelines Committee. Thymic epithelial tumours: ESMO Clinical Practice Guidelines for diagnosis, treatment and follow-up. Ann Oncol. 2015;26 Suppl 5: v40-55.

Huang J, Detterbeck FC, Wang Z, Loehrer PJ Sr. Standard outcome measures for thymic malignancies. J Thorac Oncol. 2010;5(12):2017-23.

Jaretzki A 3rd, Barohn RJ, Ernstoff RM, Kaminski HJ, Keesey JC, Penn AS, et al. Myasthenia gravis: recommendations for clinical research standards. Task Force of the Medical Scientific Advisory Board of the Myasthenia Gravis Foundation of America. Ann Thorac Surg. 2000;70(1):327-34.

Kageyama M, Seto H, Shimizu M, Nagayoshi T, Watanabe N, Kamei T, et al. Thallium-201 single photon emission computed tomography in the evaluation of thymic carcinoma. Radiat Med. 1994;12(5):237-9.

Kaira K, Sunaga N, Ishizuka T, Shimizu K, Yamamoto N. The role of [18F]fluorodeoxyglucose positron emission tomography in thymic epithelial tumors. Cancer Imaging. 2011;11(1):195-201.

Klemperer P, Rabin CB. Primary neoplasms of the pleura. A report of five cases. Arch Pathol. 1931;11:385-412.

Kondo K. Optimal therapy for thymoma. J Med Invest. 2008;55(1-2):17-28.

Kondo K, Van Schil P, Detterbeck FC, Okumura M, Stratton K, Giroux D, et al. The IASLC/ITMIG Thymic Epithelial Tumors Staging Project: proposals for the N and M components for the forthcoming (8th) edition of the TNM classification of malignant tumors. J Thorac Oncol. 2014;9(9 Suppl 2):S81-7.

Kucukoner M, Kaplan MA, Inal A, Urakci Z, Abakay O, Tanrikulu AC, et al. Clinical characteristics, treatment and survival outcomes in malignant pleural mesothelioma: an institutional experience in Turkey. J BUON. 2014;19(1):164-70.

Lim E; MARS 2 Investigators. A feasibility study comparing (extended) pleurectomy decortication versus no pleurectomy decortication in the multimodality management of patients with malignant pleural mesothelioma: the MARS 2 study. Lung Cancer. 2016;91(Suppl 1):S71.

Mancuso MR, Neal JW. Novel systemic therapy against malignant pleural mesothelioma. Transl Lung Cancer Res. 2017;6(3):295-314.

Mansfield AS, Roden AC, Peikert T, Sheinin YM, Harrington SM, Krco CJ, et al. B7-H1 expression in malignant pleural mesothelioma is associated with sarcomatoid histology and poor prognosis. J Thorac Oncol. 2014;9(7):1036-40.

Marx A, Willcox N, Leite MI, Chuang WY, Schalke B, Nix W, et al. Thymoma and paraneoplastic myasthenia gravis. Autoimmunity. 2010;43(5-6):413-27.

Masaoka A, Monden Y, Nakahara K, Tanioka T. Follow-up study of thymomas with special reference to their clinical stages. Cancer. 1981;48(11):2485-92.

Miller JF. Immunological function of the thymus. Lancet. 1961;2(7205):748-9.

Mittal MK, Sureka B, Sinha M, Mittal A, Thukral BB. Thymic masses: a radiological review. S Afr J Radiol. 2013;17(3):108-11.

Narm KS, Lee CY, Do YW, Jung HS, Byun GE, Lee JG, et al. Limited thymectomy as a potential alternative treatment option for early-stage thymoma: a multi-institutional propensity-matched study. Lung Cancer. 2016;101:22-7.

Nicholson AG, Detterbeck FC, Marino M, Kim J, Stratton K, Giroux D, et al. The IASLC/ITMIG Thymic Epithelial Tumors Staging Project: proposals for the T component for the forthcoming (8th) edition of the TNM classification of malignant tumors. J Thorac Oncol. 2014;9(9 Suppl 2):S73-80.

Oramas DM, Moran CA. Thymoma: challenges and pitfalls in biopsy interpretation: challenges and pitfalls in biopsy interpretation. Adv Anat Pathol. 2021;28(5):291-7.

Planas G, Trujillo-Reyes JC, Guarino M, Martínez-Téllez E, Cladellas-Gutiérrez E, Pérez JI, et al. What to do when the parathyroid gland is not found during a transcervical exploration? Interact Cardiovasc Thorac Surg. 2021;33(1):82-4.

Popat S, Baas P, Faivre-Finn C, Girard N, Nicholson AG, Nowak AK, et al. Malignant pleural mesothelioma: ESMO Clinical Practice Guidelines for diagnosis, treatment and follow-up. Ann Oncol. 2022;33(2):129-42.

Price A. What is the role of radiotherapy in malignant pleural mesothelioma? Oncologist. 2011;16(3):359-65.

Radovich M, Pickering CR, Felau I, Ha G, Zhang H, Jo H, et al. The integrated genomic landscape of thymic epithelial tumors. Cancer Cell. 2018;33(2):244-258.e10.

Reid A, De Klerk N, Ambrosini G, Olsen N, Pang SC, Musk AW. The additional risk of malignant mesothelioma in former workers and residents of Wittenoom with benign pleural disease or asbestosis. Occup Environ Med. 2005;62(10):665-9.

Rico M, Flamarique S, Casares C, García T, López M, Martínez M, et al. GOECP/SEOR radiotherapy guidelines for thymic epithelial tumours. World J Clin Oncol. 2021;12(4):195-216.

Riely GJ, Huang J. Induction therapy for locally advanced thymoma. J Thorac Oncol. 2010;5(10 Suppl 4):S323-6.

Rintoul RC, Ritchie AJ, Edwards JG, Waller DA, Coonar AS, Bennett M, et al. Efficacy and cost of video-assisted thoracoscopic partial pleurectomy versus talc pleurodesis in patients with malignant pleural mesothelioma (MesoVATS): an open-label, randomised, controlled trial. Lancet. 2014;384(9948):1118-27.

Rosell L, Wihl J, Hagberg O, Ohlsson B, Nilbert M. Function, information, and contributions: an evaluation of national multidisciplinary team meetings for rare cancers. Rare Tumors. 2019;11:2036361319841696.

Ross JS, Vanden Borre P, Almog N, Schrock AB, Chung J, Vergilio JA, et al. Comprehensive genomic profiling (CGP) of thymic gland carcinomas. Ann Oncol. 2017;28 Suppl 5:V595-6.

Ruffini E, Huang J, Cliento V et al. The International Association for the Study of Lung Cancer Thymic Epithelial Tumors Staging Project: Proposal for a Stage Classification for the Forthcoming (Ninth) Edition of the TNM Classification of Malignant Tumors. 2023;Vol. 18, No.12:1655-71.

Scherpereel A, Opitz I, Berghmans T, Psallidas I, Glatzer M, Rigau D, et al. ERS/ESTS/EACTS/ESTRO guidelines for the management of malignant pleural mesothelioma. Eur Respir J. 2020;55(6):1900953.

Serpico D, Trama A, Haspinger ER, Agustoni F, Botta L, Berardi R, et al. Available evidence and new biological perspectives on medical treatment of advanced thymic epithelial tumors. Ann Oncol. 2015;26(5):838-47.

Sonett JR, Jaretzki A 3rd. Thymectomy for nonthymomatous myasthenia gravis: a critical analysis. Ann N Y Acad Sci. 2008;1132(1):315-28.

Suster D, Miller JA, Pihan G, Mackinnon AC, Suster S. Expression patterns for Bcl-2, EMA, β-catenin, E-cadherin, PAX-8, and MIB1 in thymomas. Modern Pathol. 2021;34(10):1831-8.

Suster S, Moran CA. Problem areas and inconsistencies in the WHO classification of thymoma. Semin Diagn Pathol. 2005;22(3):188-97.

Tomaszek S, Wigle DA, Keshavjee S, Fischer S. Thymomas: review of current clinical practice. Ann Thorac Surg. 2009;87(6):1973-80.

Tomita S, Ishibashi K, Hashimoto K, Sugino T, Yanagida T, Kushida N, et al. Suppression of SOCS3 increases susceptibility of renal cell carcinoma to interferon-α. Cancer Sci. 2011;102(1):57-63.

Travis WD, Brambilla E, Burke E, Marx A, Nicholson AG (eds.). WHO Classification of Tumours of the Lung, Pleura, Thymus and Heart. 4ª ed. Lyon: International Agency for Research on Cancer; 2015.

Travis WD, Brambilla E, Riely GJ. New pathologic classification of lung cancer: relevance for clinical practice and clinical trials. J Clin Oncol. 2013;31(8):992-1001.

Treasure T, Lang-Lazdunski L, Waller D, Bliss JM, Tan C, Entwisle J, et al. Extra-pleural pneumonectomy versus no extra-pleural pneumonectomy for patients with malignant pleural mesothelioma: clinical outcomes of the Mesothelioma and Radical Surgery (MARS) randomised feasibility study. Lancet Oncol. 2011;12(8):763-72.

Treglia G, Sadeghi R, Giovanella L, Cafarotti S, Filosso P, Lococo F. Is (18)F-FDG PET useful in predicting the WHO grade of malignancy in thymic epithelial tumors? A meta-analysis. Lung Cancer. 2014;86(1):5-13.

Treglia G, Spitilli MG, Calcagni ML, Giordano A. The role of nuclear medicine in the management of thymomas. Ann Ital Chir. 2007;78(5):371-4.

Ung YC, Yu E, Falkson C, Haynes AE, Stys-Norman D, Evans WK; Lung Cancer Disease Site Group of Cancer Care Ontario's Program in Evidence-based Care. The role of radiation therapy in malignant pleural mesothelioma: a systematic review. Radiother Oncol. 2006;80(1):13-8.

Vogelzang NJ, Rusthoven JJ, Symanowski J, Denham C, Kaukel E, Ruffie P, et al. Phase III study of pemetrexed in combination with cisplatin versus cisplatin alone in patients with malignant pleural mesothelioma. J Clin Oncol. 2003;21(14):2636-44.

Wagner JC, Sleggs CA, Marchand P. Diffuse pleural mesothelioma and asbestos exposure in the North Western Cape Province. Br J Ind Med. 1960;17(4):260-71.

Watanabe A, Watanabe T, Obama T, Mawatari T, Ohsawa H, Ichimiya Y, et al. Prognostic factors for myasthenic crisis after transsternal thymectomy in patients with myasthenia gravis. J Thorac Cardiovasc Surg. 2004;127(3):868-76.

Weis CA, Yao X, Deng Y, Detterbeck FC, Marino M, Nicholson AG, et al. The impact of thymoma histotype on prognosis in a worldwide database. J Thorac Oncol. 2015;10(2):367-72.

Weissferdt A, Kalhor N, Bishop JA, Jang SJ, Ro J, Petersson F, et al. Thymoma: a clinicopathological correlation of 1470 cases. Hum Pathol. 2018;73:7-15.

Wychulis AR, Payne WS, Clagett OT, Woolner LB. Surgical treatment of mediastinal tumors: a 40 year experience. J Thorac Cardiovasc Surg. 1971;62(3):379-92.

Zhao J, Wang H, Li Q. Value of 18F-FDG PET/computed tomography in predicting the simplified WHO grade of malignancy in thymic epithelial tumors. Nucl Med Commun. 2020;41(4):405-10.

Zieliński M, Kuzdzal J, Szlubowski A, Soja J. Comparison of late results of basic transsternal and extended transsternal thymectomies in the treatment of myasthenia gravis. Ann Thorac Surg. 2004;78(1):253-8.

Cirugía mínimamente invasiva del cáncer torácico

52

I. Muguruza Trueba

OBJETIVOS

- Repasar los avances históricos que han posibilitado el desarrollo de la cirugía mínimamente invasiva torácica.
- Analizar la implicación de los distintos avances tecnológicos en la evolución de las distintas técnicas de cirugía mínimamente invasiva.
- Reconocer las diferencias técnicas entre los distintos sistemas empleados y las posibilidades que ofrecen al cirujano.
- Describir el funcionamiento de los sistemas robóticos quirúrgicos.
- Revisar los distintos abordajes empleados en cirugía mínimamente invasiva del tórax.
- Exponer las características del instrumental empleado.
- Explicar la técnica quirúrgica de las resecciones pulmonares y de tumores del mediastino.
- Evaluar los beneficios de la cirugía torácica mínimamente invasiva frente a la cirugía abierta.
- Examinar la evidencia existente acerca de la seguridad oncológica y la seguridad del paciente de la cirugía toracoscópica y robótica.

INTRODUCCIÓN

En las últimas décadas, la cirugía torácica, al igual que otras especialidades, ha experimentado un notable cambio en las técnicas de abordaje al tórax, propiciado por los avances tecnológicos. La disponibilidad de cámaras de vídeo de reducido calibre e instrumental específico para su introducción a través de pequeños orificios realizados en la pared torácica ha permitido que un número creciente de procedimientos puedan ser realizados sin la necesidad de practicar aperturas amplias del tórax.

Estas técnicas constituyen la llamada *cirugía torácica mínimamente invasiva* (CTMI) y, en lo relativo al tratamiento de procesos oncológicos del tórax, engloban, fundamentalmente, la cirugía torácica videoasistida o videotoracoscópica (VATS; del inglés, *video-assisted thoracoscopic surgery*), la cirugía torácica robótica (RATS; del inglés, *robot-assisted thoracic surgery*) y las técnicas quirúrgicas específicas para el abordaje del mediastino.

La toracotomía, en el caso de los procesos oncológicos del pulmón y la cavidad pleural, ha sido muy ampliamente utilizada desde la estandarización de las técnicas de resección pulmonar desde el siglo XX, y permite un acceso excelente al hilio pulmonar para realizar intervenciones seguras. La más clásica, la toracotomía posterolateral, practica una incisión cutánea desde la parte posterior de la punta de la escápula hacia delante, siguiendo el eje costal. En sus distintas variantes, puede seccionar los músculos dorsal ancho y serrato mayor o preservar uno de ellos o ambos, para después incidir en el espacio intercostal y acceder así a la cavidad pleural de forma amplia entre dos costillas, utilizando un separador para retraer ambas costillas. En

ocasiones, es necesario ampliar la separación entre costillas realizando fracturas quirúrgicas de estas (costotomías) que posibiliten disminuir la tensión entre ellas y procurar una apertura más amplia, con mejor campo quirúrgico. Otras toracotomías buscan disminuir el traumatismo quirúrgico preservando la musculatura en mayor o menor medida, así como la necesidad de realizar costotomías. Con todo, el traumatismo quirúrgico derivado de una toracotomía resulta significativo, asociado a la aparición de dolor posoperatorio y restricciones funcionales motoras en el período de recuperación. Pese a los avances en la técnica quirúrgica mínimamente invasiva, la toracotomía continúa siendo utilizada, sobre todo, en el tratamiento de los tumores más avanzados localmente.

Coincidiendo con la disponibilidad de sistemas de grabación de vídeo de tamaño más reducido surge la CTMI, que, mediante la introducción de la punta de una cámara y un sistema de iluminación a través de un pequeño orificio en la cavidad pleural, «acerca» la visión del cirujano sobre el campo quirúrgico, mejorándola, así como haciendo innecesario seccionar músculos o introducir separadores costales para tener una buena exposición del área donde se realiza la cirugía. A través de otros orificios, se puede introducir diverso material de diámetro reducido que permite realizar el acto quirúrgico sin una apertura del tórax.

La evolución de las técnicas quirúrgicas se ha visto facilitada según los cirujanos torácicos han ido ganando experiencia con la CTMI, disminuyendo el número de orificios realizados en los procedimientos y, de esta manera, el traumatismo quirúrgico.

La instrumentación empleada también ha ido experimentando un importante avance, disponiendo en la actualidad de material más sofisticado y articulado, que tiene su máxima expresión en la cirugía robótica (**Figs. 52-1** y **52-2**).

EVOLUCIÓN HISTÓRICA

Pese a que existen algunas experiencias puntuales previas, los orígenes de la CTMI pueden encontrarse a finales del siglo XIX, cuando la observación de que la existencia de un neumotórax permitía colapsar las cavidades tuberculosas condujo a la realización de neumotórax terapéuticos. Estos se veían dificultados por la existencia de adherencias pleurales que impedían dicho colapso. En 1910, Hans Christian Jacobaeus describió un procedimiento para cauterizar dichas adherencias inspeccionando la cavidad pleural mediante un toracoscopio rudimentario, tras la realización de un neumotórax artificial.

Esta técnica, inicialmente diseñada para tratar la enfermedad tuberculosa, tuvo una rápida difusión, y las indicaciones fueron extendiéndose a otros procesos pleurales, como la pleurodesis o el tratamiento del neumotórax. Con la evolución de los tratamientos antibióticos, fue cayendo posteriormente en desuso a mitad del siglo XX.

La toracoscopia moderna comenzó a realizarse a principios de la década de 1990, con la introducción de la tec-

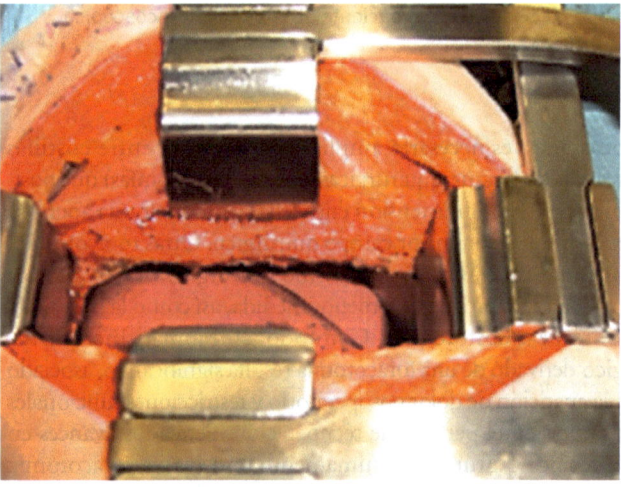

Figura 52-1. Toracotomía.

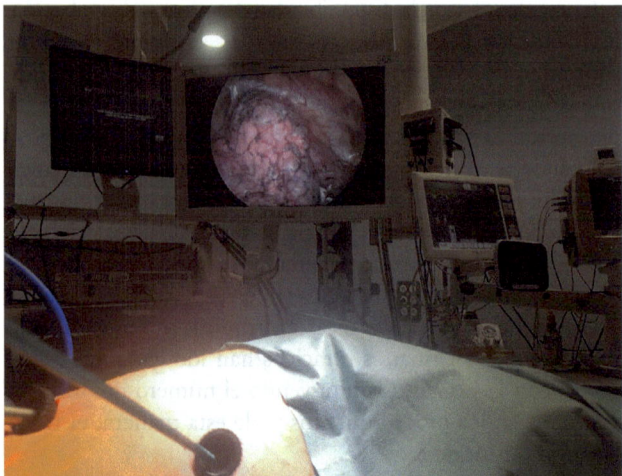

Figura 52-2. Cirugía torácica mínimamente invasiva.

nología de fibra óptica y el desarrollo de las cámaras de vídeo endoscópicas y cables de fibra óptica, que permitieron iluminar la cavidad pleural y obtener una calidad de imagen muy superior a la que se había conseguido previamente. Las pantallas para la visualización del vídeo suponían una mejora significativa respecto a la visión reducida que aportaban los sistemas toracoscópicos previos. Otro hito que marcó el desarrollo inicial de la VATS fue la introducción de las endograpadoras lineales, que posibilitaban la realización de resecciones del parénquima pulmonar y que actualmente son introducidas a través de los trocares. La difusión de la toracoscopia resultó muy rápida en la última década del siglo XX, convirtiéndose en un estándar para la realización de la cirugía del neumotórax, la simpatectomía y múltiples procesos de resecciones pulmonares atípicas, entre otras.

Un elemento imprescindible para el desarrollo de la CTMI ha sido el uso sistemático de la ventilación unipulmonar en las últimas décadas del siglo XX, mediante la utilización de tubos de doble luz o bloqueadores bronquiales, que permiten el colapso de un pulmón y la creación de un neumotórax en el campo operatorio, que posibilita la introducción del material quirúrgico y la visualización de las estructuras. Las técnicas de anestesia regional facilitan también una rápida movilización de los pacientes en el posoperatorio y una reducción del uso de analgesia sistémica.

En 1991, Roviaro realizó la primera lobectomía por VATS. La posibilidad de realizar resecciones mayores de forma segura y con un menor traumatismo para el paciente fue el inicio de una carrera por desarrollar estos procedimientos e ir disminuyendo el número de puertos de acceso al tórax. Inicialmente, se empleaban, al menos, cuatro puertos de entrada, pero la experiencia y pericia de los cirujanos permitió ir reduciéndolos a tres, a dos e, incluso, a un solo puerto, constituyendo la cirugía monopuerto. La realización de resecciones mayores a través de un solo puerto ha sido desarrollada y difundida por el español Diego González Rivas, como figura más destacada.

En la actualidad, se practican VATS sofisticadas de neoplasias torácicas a través de uno o dos puertos mayoritariamente, permitiendo unos resultados oncológicos no inferiores a la cirugía abierta y una reducción de la morbimortalidad, así como una mejoría en la calidad de vida de los pacientes. La experiencia del cirujano desempeña un papel esencial en la complejidad de los procedimientos que se abordan en cada centro.

Recientemente, aunque de forma más minoritaria por el momento, se ha comenzado a utilizar la vía subxifoidea para la realización de resecciones mayores en los procesos oncológicos del tórax. Otra modalidad incipiente es la realización de estas intervenciones en pacientes no intubados, que puede disminuir el traumatismo quirúrgico y aumentar las indicaciones en pacientes de operabilidad límite.

 La VATS emplea distintos abordajes que se caracterizan por el número de incisiones y su localización, variando según las preferencias de los cirujanos y las ventajas que aportan en cada patología.

Tras unas fases iniciales desarrolladas en la década de 1990, durante los primeros años del siglo XXI, comenzó a desarrollarse la cirugía robótica torácica aplicada a la realización de resecciones mayores de tumores pulmonares y mediastínicos, practicándose las primeras resecciones en 2001. El sistema Da Vinci —durante años, la única plataforma— cuenta recientemente con otros sistemas competidores en fase inicial. En estos dispositivos, la acción del cirujano se realiza de forma remota, sin contacto con el paciente, controlando los movimientos de los brazos robóticos con sus manos y sus pies desde una consola separada de la mesa de operaciones. Esta consola también cuenta con dos oculares, a través de los cuales el cirujano monitoriza el proceso. El carro quirúrgico incorpora cuatro brazos que son utilizados para portar la cámara y el instrumental que se introduce a través de puertos acoplados a él y que permiten el acceso a la cavidad pleural. La cámara es tridimensional (3D) y de alta definición, con una magnificación de la imagen de 10 veces, permitiendo una visión excelente al cirujano, que se siente completamente inmerso en el campo quirúrgico.

La insuflación de CO_2 permite un colapso pulmonar mayor que en la VATS y un campo quirúrgico más amplio. El instrumental utilizado es articulado, lo que permite moverlo con siete grados de libertad, eliminando el temblor. De esta manera, se posibilita una cirugía muy precisa. Los movimientos amplios de las manos y dedos del cirujano se traducen en movimientos finos del instrumental, carentes de temblor. La introducción de máquinas endograpadoras robóticas y elementos de energía permite hacer los procedimientos de forma completamente autónoma al cirujano.

En el momento actual, numerosos equipos quirúrgicos están incorporando esta plataforma robótica en sus quirófanos y, tras un período de formación y acreditación específica, se lleva a cabo la curva de aprendizaje. Según aumenta la experiencia de los cirujanos y del equipo auxiliar, se incrementa también la complejidad de los procedimientos realizados. En lo relativo al número de incisiones practicadas, al igual que en la VATS, se está asistiendo a un proceso de simplificación de las vías de acceso, posibilitándose las cirugías con menor número de puertos de entrada, existiendo incluso un modelo de robot (Da Vinci SP o Single Port) que introduce tres instrumentos y una cámara 3D a través de un solo puerto de 25 mm (**Fig. 52-3**).

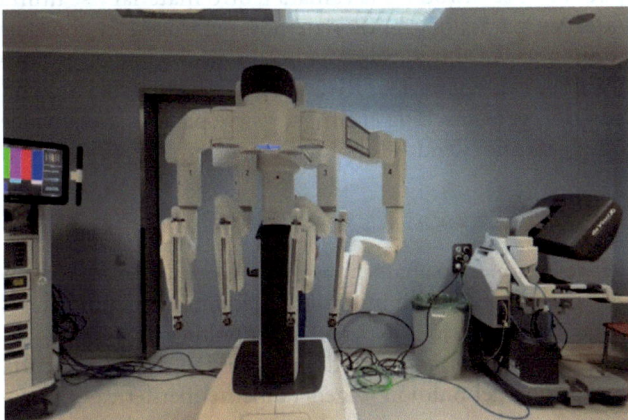

Figura 52-3. Modelo de robot Da Vinci Xi.

La CTMI se ha convertido en los últimos 30 años en un estándar en el abordaje de la patología oncológica torácica, habiéndose reducido considerablemente las indicaciones de toracotomía. La evolución de la tecnología con nuevas herramientas más complejas, como el instrumental articulado o el robotizado, así como la rápida adquisición de experiencia por parte de los cirujanos, hacen que los cambios sean constantes y se dirijan hacia una cirugía con mínimo estrés quirúrgico, que permita una más rápida recuperación del paciente sin perder eficacia oncológica.

 La RATS es una modalidad quirúrgica de reciente aparición que está experimentando un rápido crecimiento y que presenta unas diferencias cualitativas significativas con otros abordajes mínimamente invasivos.

CIRUGÍA TORÁCICA VIDEOASISTIDA (VATS)

Material utilizado en cirugía torácica videoasistida

La VATS fundamenta su realización en el colapso pulmonar y neumotórax completo, que se logra mediante la intubación selectiva de los pulmones con tubos de doble luz o bloqueadores bronquiales.

Una vez realizada la intubación selectiva, el paciente es ventilado de forma unipulmonar, permitiendo el colapso del pulmón del lado de la cirugía.

Otro pilar esencial es la introducción del material quirúrgico a través de puertos de entrada, empleándose trocares de distinto calibre, siendo los de 5, 10, 11 o 12 mm los más usados. Generalmente, no se utiliza insuflación de CO_2, al producirse un neumotórax suficiente cuando el anestesista deja de ventilar el pulmón del lado de la intervención.

Los trocares son rígidos en su mayoría, algo que facilita su introducción rápida, pero que puede comprimir el nervio intercostal, por lo que también se utilizan para el mismo propósito dispositivos plásticos que dilatan el punto de acceso sin necesidad de utilizar material rígido. Existen diferentes calibres y son los más utilizados en la cirugía de uno o dos puertos, en la que una de las aperturas es de 3 o 4 cm para permitir la extracción de la pieza quirúrgica y facilitar la introducción simultánea de varios instrumentos.

Las cámaras utilizadas en la actualidad suelen tener un diámetro de 5 o 10 mm y poseen una resolución elevada, contando con la iluminación suministrada por las fuentes de luz incorporadas, que permiten una óptima visualización. La punta de la cámara puede tener distintas angulaciones, siendo las de 0° y las de 30° las más utilizadas. En las resecciones torácicas, la mayoría de los cirujanos prefiere la angulación de 30° en la punta, dado que permite la visualización de las zonas de más difícil acceso en el campo quirúrgico.

El instrumental utilizado es variado e incluye pinzas y anillos para traccionar del pulmón y otras estructuras, aspiradores de escaso calibre, distintos dispositivos de energía como los termoselladores o los bisturís armónicos, que permiten disecar los tejidos y seccionarlos, a la vez que practican hemostasia en la zona al sellar los vasos sanguíneos. También son utilizados en ocasiones para seccionar los vasos pulmonares y sistémicos de menor calibre, en los que el uso de una máquina endograpadora no resulta óptimo. Otro material empleado son: los portaagujas, las tijeras y el resto de arsenal quirúrgico disponible para la cirugía endoscópica.

El material de VATS suele consistir en un mango conectado a un vástago largo de un calibre fino de 5-8 mm con el instrumental en la punta, que es el convencional de cirugía laparoscópica. En cirugía toracoscópica de resección pulmonar, un amplio número de cirujanos torácicos prefiere el uso de material específico más parecido al de cirugía abierta, que cuenta con una longitud adecuada y un instrumental en la punta de mayor calibre que el de cirugía endoscópica, apto para ser introducido por las incisiones de 3 o 4 cm utilizadas y que facilita la disección de los vasos pulmonares. Para la extracción de las piezas quirúrgicas, se utilizan bolsas resistentes a la tracción (**Fig. 52-4**).

Las máquinas endograpadoras son el pilar fundamental en el que se basan las secciones de tejido vascular, pulmonar y bronquial, al grapar a ambos lados de una línea de corte, facilitando una adecuada hemostasia y aerostasia. Tienen una altura de grapa dependiendo del tejido que se va a seccionar, siendo las vasculares las de grapa con pata más pequeña y las bronquiales las de pata más larga. Proporcionan una elevada seguridad. Pueden estar motorizadas o ser accionadas de forma manual por el cirujano. En el caso de las ramas vasculares más finas, puede ser adecuado el uso de distintos tipos de clips de material plástico o metálicos, debido a la gran discrepancia de su tamaño con el de las cargas de las máquinas endograpadoras. El termosellado también es otra opción en estos casos, así como el uso de dispositivos harmónicos (**Fig. 52-5**).

Procedimientos quirúrgicos en cirugía torácica videoasistida (VATS) oncológica

Los procedimientos más comunes son los de resección pulmonar y de resección de tumores de mediastino, así como linfadenectomías.

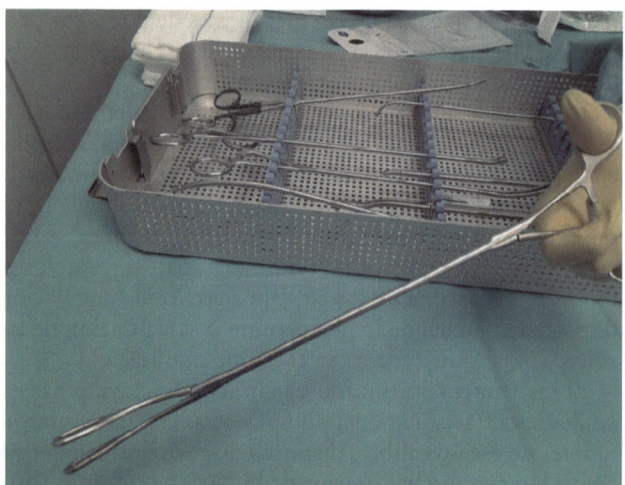

Figura 52-4. Material toracoscópico específico de cirugía monopuerto.

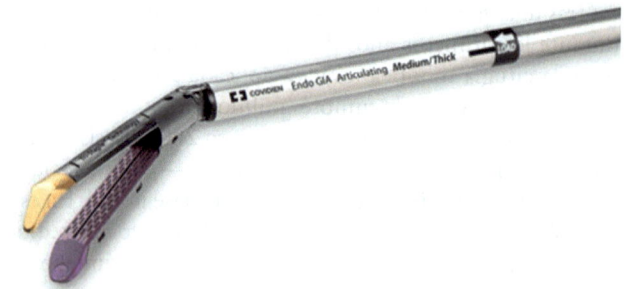

Figura 52-5. Endograpadora.

Las resecciones pulmonares se pueden dividir en anatómicas y no anatómicas. Siguiendo criterios oncológicos, las anatómicas se utilizan para el tratamiento de los tumores primarios, mientras que las no anatómicas se utilizan para biopsia de nódulos pulmonares, resección de metástasis pulmonares de tumores de otro origen no pulmonar o la obtención de biopsias intraoperatorias previas a la realización de una resección no anatómica. También se utilizan en ocasiones en pacientes con una escasa reserva funcional pulmonar, en los que la resección más amplia no resulta adecuada.

Vías de acceso de cirugía torácica videoasistida

En el inicio de la VATS, era muy común el uso de cuatro e, incluso, cinco puertos de entrada, uno de los cuales se ampliaba al final para la extracción de la pieza quirúrgica. El principio era tener una entrada para la cámara, otra para separar y colocar el pulmón y dos para realizar la disección de las estructuras, pudiendo cambiar la disección de un sentido anteroposterior a posteroanterior según las circunstancias.

Según fue aumentando la experiencia de los cirujanos, pronto pudo reducirse a tres puertos, alguno de los cuales, algo más amplio, podía ser usado para dos finalidades, como introducir la cámara y separar o aspirar. La técnica de disección también se fue simplificando y mayoritariamente los cirujanos fueron prefiriendo el abordaje anterior, a la vez que encontraban mayor facilidad al introducir varios instrumentos por uno de los puertos, el más amplio. Actualmente, la cirugía de dos puertos es probablemente la más utilizada y se basa en un puerto anterior de 3 o 4 cm por el que se introduce el instrumental quirúrgico y otro de 10-12 mm por el que se introduce la cámara u otro material y se utiliza también para alojar el drenaje posoperatorio. El abordaje monoportal o uniportal se ha hecho muy popular, promovido por el Dr. González Rivas. A través de una sola incisión anterior, se realiza toda la cirugía y sirve para dejar el drenaje posoperatorio, siendo el abordaje menos invasivo (**Fig. 52-6**).

Resecciones pulmonares no anatómicas. Técnica

Las resecciones no anatómicas o resecciones en cuña se realizan mayoritariamente utilizando máquinas endograpadoras aptas para la sección de parénquima pulmonar.

Una vez localizado el nódulo o la lesión diana, se recorta dicha zona del pulmón —generalmente, periférica—, practicando una cuña a su alrededor con el uso de máquinas endograpadoras de parénquima, con el margen tumoral que

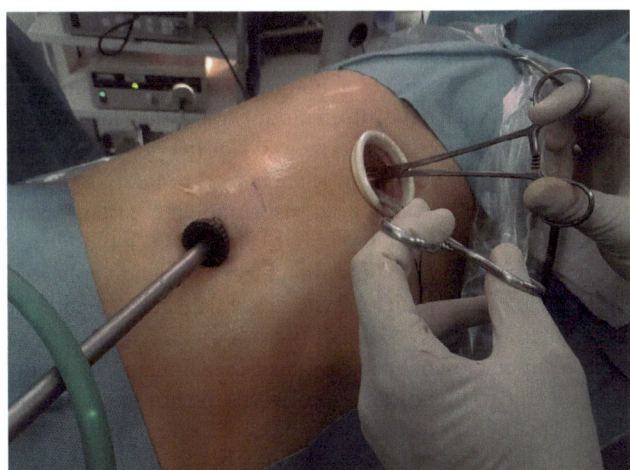

Figura 52-6. Cirugía torácica videoasistida (VATS) biportal.

resulte adecuado. El paciente es colocado en decúbito lateral habitualmente (**Fig. 52-7**).

Resecciones pulmonares anatómicas. Técnica

Las resecciones anatómicas extirpan la región del pulmón elegida, que puede ser desde uno o varios segmentos hasta uno o varios lóbulos o el pulmón completo, una vez que se aíslan y seccionan sus ejes vasculares y bronquiales, así como el parénquima dependiente de dichos ejes, resecando la región pulmonar elegida de forma anatómica, disminuyendo así la posibilidad de recidiva local, al incluir el eje vascular y linfático por el que puede drenar la región afectada por el tumor. La resección anatómica más realizada en el caso del cáncer de pulmón es la lobectomía, que actualmente es el estándar en la cirugía oncológica pulmonar. En otros casos, se pueden realizar resecciones segmentarias anatómicas pulmonares o neumonectomías completas, siguiendo una técnica similar.

La lobectomía pulmonar, con el paciente colocado en decúbito lateral, comienza con la disección del hilio del lóbulo, con identificación y separación de las ramas venosas y arteriales de dicho lóbulo, así como del bronquio lobular. Estas estructuras son seccionadas con máquinas endograpadoras, ligaduras o distintos tipos de clips, así como el parénquima unido a otros lóbulos, para lo cual, se utilizan, fundamentalmente, máquinas endograpadoras. En el caso de la neumonectomía, se aíslan las dos venas pulmonares y la arteria principal, así como el bronquio principal, que son seccionados también con endograpadoras.

En el caso de las segmentectomías anatómicas, el principio es el mismo, identificando y seccionando los pedículos vasculares y el bronquio, aislando posteriormente el parénquima dependiente de dicho segmento. Para identificar las líneas de separación del parénquima, en el caso de las lobectomías, suele ser suficiente con la identificación de la cisura pulmonar de forma visual. Cuando son incompletas dichas cisuras, se puede insuflar el pulmón una vez seccionado el bronquio, resecando el parénquima siguiendo la línea de atelectasia del lóbulo no insuflado, al no tener el bronquio permeable. Existen otras posibilidades para identificar el plano de parénquima por el que se debe realizar la resección segmentaria o lobular, que incluyen la utilización de verde de indocianina inyectado de forma sistémica y la visualización con cámaras de espectro cercano al infrarrojo de las zonas en las que el verde no es visible, al no tener aporte vascular una vez que este ha sido seccionado. Es necesario un conocimiento preciso de la anatomía pulmonar para realizar este tipo de resecciones anatómicas.

En oncología torácica, acompañando a la resección pulmonar, siempre se debe realizar una linfadenectomía completa. Puede tratarse de un muestreo amplio de las distintas estaciones ganglionares o de una disección completa del mediastino, pero resulta inexcusable, dada la trascendencia de conocer el estadio real de la enfermedad y la conveniencia de aplicar medidas de tratamiento adyuvantes a la cirugía como la quimioterapia o la radioterapia posoperatorias en los casos en los que se evidencia afectación hiliar o mediastínica (N1, N2). Las estaciones ganglionares analizadas son las del hemitórax donde se localiza el tumor e incluyen las paratraqueales y prevasculares (2, 3 y 4), fundamentalmente, en el lado derecho, por la interferencia de la aorta en el lado izquierdo, la subcarinal, paraesofágica y del ligamento pulmonar (7, 8 y 9) en ambos lados, la ventana aortopulmonar y paraaórticas izquierdas (5 y 6) y las hiliares, interlobulares, lobulares y segmentarias (10, 11, 12 y 13). En las linfadenectomías lobuloespecíficas, se realiza una resección de los ganglios de las estaciones a las que habitualmente drena cada lóbulo.

Otro tipo de resecciones anatómicas son las broncoplásticas y las angioplásticas. Cuando un tumor de un lóbulo pulmonar afecta de forma tangencial a bronquios o arterias que van a otros lóbulos y estos últimos deben ser preservados, se pueden realizar resecciones de parte de dichos bronquios o vasos y reimplantarlos posteriormente, con el fin de evitar hacer una neumonectomía, con más coste funcional para el paciente (**Fig. 52-8**).

Las resecciones pulmonares requieren de un conocimiento anatómico preciso y de la realización de una disección cuidadosa de las estructuras vasculares, bronquiales y del parénquima pulmonar para lograr los objetivos quirúrgicos. La

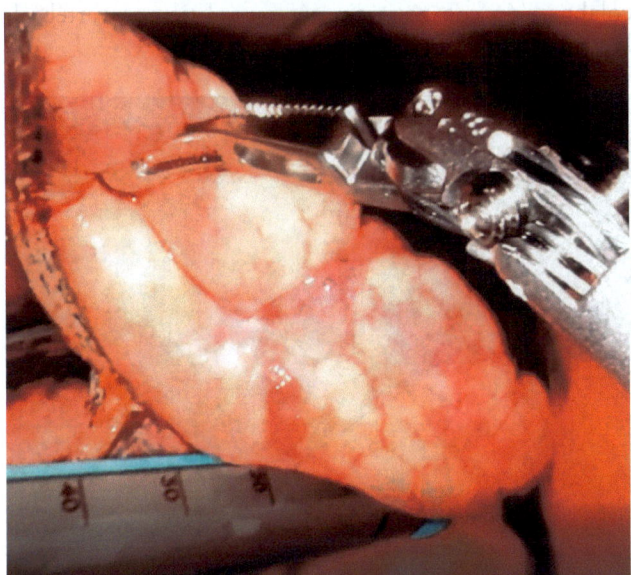

Figura 52-7. Resección en cuña.

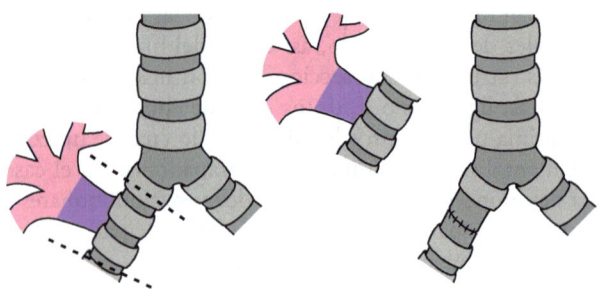

Figura 52-8. Resecciones broncoangioplásticas.

linfadenectomía hiliomediastínica siempre debe acompañar a la resección de un tumor pulmonar.

Resección de tumores del mediastino

Los tumores del mediastino más frecuentes son los del mediastino anterior, sobre todo, los timomas. La resección de estos requiere seguir principios de cirugía oncológica con adecuados márgenes de resección siempre que sean factibles. Los tumores de la celda anterior del mediastino se encuentran en la grasa tímica y prevascular, resultando el estándar la resección del timo junto al tumor, intervención llamada *timectomía*. En ocasiones, pueden infiltrar la pleura mediastínica, el pericardio, el pulmón o las estructuras vasculares de la zona. La resección debe ser en un bloque que incluya el tumor y las estructuras afectadas junto al margen de seguridad.

Los abordajes de VATS de estos tumores pueden hacerse en decúbito supino o en decúbito lateral, siendo quizá algo más usado el primero. Puede utilizarse insuflación con CO_2 para aumentar el espacio disponible. En ese caso, se suelen emplear tres puertos de entrada, ampliándose al final uno de ellos para extraer la pieza quirúrgica. También se utilizan con mucha frecuencia abordajes con dos puertos o monoportales, generalmente, desde la región submamaria algo lateralizada, aunque también se emplea la vía subxifoidea en ocasiones. El material utilizado suele incluir pinzas o anillos de agarre, algún dispositivo de energía y clips para ligar las ramas de la vena innominada. En el caso de estar afectado el pulmón, se utilizan endograpadoras para su sección. Los defectos de pericardio se pueden sustituir con una malla.

Timectomía

Es la intervención practicada para el tratamiento de la mayoría de los timomas, así como en los casos de miastenia grave. Los márgenes quirúrgicos de una timectomía son los nervios frénicos lateralmente, los ligamentos tirotímicos cranealmente, el pericardio y grandes vasos en la cara posterior, el esternón y los vasos mamarios en la zona anterior y el diafragma caudalmente.

Tras identificar el nervio frénico, se incide la pleura mediastínica y se separa la grasa tímica, incluyendo el tumor, de las estructuras circundantes, el pericardio y los troncos vasculares por el plano posterior, el diafragma inferiormente, y el esternón y los vasos mamarios por el plano anterior, con apertura de la pleura contralateral hasta el nervio frénico del lado opuesto al de la entrada del instrumental, identifi-

cando cranealmente la vena innominada y seccionando sus ramas tímicas y, posteriormente, los ligamentos tirotímicos o «cuernos» del timo, que es el margen craneal, practicando la resección completa del timo en bloque. El margen lateral es la pleura parietal, anterior al trayecto de los nervios frénicos en ambos lados. Si el pericardio se encuentra afectado, se reseca una pastilla de este con la pieza, así como en el caso de estar afectado el pulmón, se debe realizar la resección en bloque del tumor con el fragmento pulmonar afectado, siendo aplicable este principio a cualquier otra estructura afectada, cuando es técnicamente factible. Debe dejarse un drenaje.

La recuperación del paciente suele ser muy rápida, siendo dado de alta en menos de 24 horas en muchos casos. Comparado con los abordajes a través de esternotomía, resulta una vía excelente, con mínimo traumatismo quirúrgico y gran eficacia oncológica (**Fig. 52-9**).

Las resecciones de tumores de mediastino deben preservar los nervios frénicos, salvo que exista afectación tumoral de estos. La resección en bloque con las posibles estructuras afectadas es un principio básico oncológico.

Tumores del mediastino posterior. Técnica

Otros tumores del mediastino frecuentemente tratados son los del mediastino posterior, fundamentalmente, tumores neurogénicos, de localización paravertebral. Las vías de acceso se diseñan en función del nivel vertebral en que se encuentran y los tumores son resecados marcando unos límites quirúrgicos de seguridad en los que se incide la pleura parietal de forma circunferencial al tumor, llevando a cabo una disección roma del tumor, separándolo de las costillas, músculos intercostales y vértebras, con hemostasia cuidadosa por la elevada vascularización de la zona, utilizando preferiblemente energía bipolar en la proximidad del agujero de conjunción. Las estructuras nerviosas afectadas se resecan con la pieza (nervios intercostales, raíces o cadena simpática). Si el tumor penetra en el agujero de conjunción («en reloj de arena»), a veces, es necesaria la colaboración con neurocirugía para el tiempo vertebral. Debe dejarse un drenaje posoperatorio.

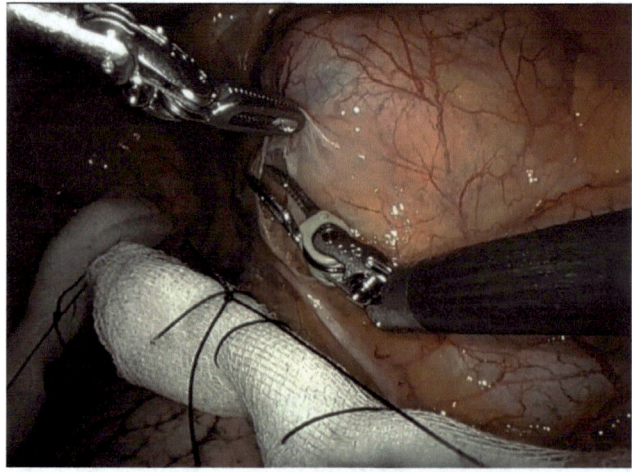

Figura 52-9. Timectomía. Apertura de la pleura parietal anterior al nervio frénico.

CIRUGÍA TORÁCICA ROBÓTICA (RATS)

Material utilizado en cirugía torácica robótica. Robot Da Vinci

Los sistemas robóticos empleados para cirugía se encuentran en una fase de continuo desarrollo tras su introducción a comienzos del siglo xx. Entre ellos, el más utilizado hasta la fecha es el sistema Da Vinci, aprobado por la Food and Drug Administration (FDA) de los Estados Unidos en el año 2000 y que ha experimentado distintas modificaciones en este tiempo para optimizar su uso en las distintas especialidades.

Consta de una consola desde la que el cirujano puede controlar todo el sistema, incluyendo los movimientos de la cámara, el instrumental quirúrgico, los dispositivos de energía y los distintos aspectos de configuración del sistema, utilizando su cabeza, sus manos y sus pies. La visión está incorporada en la consola mediante dos oculares que permiten una visión magnificada 10 veces, de alta definición y en tres dimensiones, a la que se pueden añadir imágenes auxiliares junto a la visión del campo quirúrgico. Existe la posibilidad de cambiar la visualización con fluorescencia, seleccionada por el cirujano desde la misma consola y sin cambiar de cámara. Dispone de dos *joysticks* para la manipulación del instrumental quirúrgico y siete pedales para el control de la energía, grapadoras y cámara, entre otras funciones. Tiene una pantalla y mando para ajustes ergonómicos y cambios de configuración de los parámetros (**Fig. 52-10**).

El carro del paciente es el segundo elemento, que incorpora los cuatro brazos robóticos. Cada uno de ellos se acopla a un trocar y realiza sus movimientos en torno a un punto en el espacio o centro remoto ubicado en el trocar, para evitar dañar los tejidos del paciente. La cámara se puede instalar en cualquiera de ellos y es intercambiable. El cirujano asistente trabaja en la mesa de operaciones, cambiando el instrumental de los brazos según las indicaciones del cirujano principal. El carro del paciente cuenta con un sistema de posicionamiento inicial guiado por láser para la colocación inicial de la cámara y una disposición del resto de los brazos automatizada, según el procedimiento que se vaya a realizar, aunque también existe la posibilidad de hacer las maniobras de posicionamiento de los brazos de forma manual (**Fig. 52-11**).

La torre de visión es la unidad donde se conecta la cámara y se encarga de la elaboración y el procesamiento de la imagen, incorporando, además, un monitor desde el cual el cirujano asistente sigue el procedimiento y el sistema de energía, pudiendo alojar otros elementos auxiliares, como el insuflador de CO_2 (**Fig. 52-12**).

Como ya se ha explicado, el sistema Da Vinci permite usar el instrumental con una excelente visión del campo y con gran precisión de movimientos. Dispone de un simulador para realizar entrenamiento en los distintos procedimientos e instrumentos y puede acoplarse una segunda consola para otro cirujano, con propósitos docentes, fundamentalmente.

Los movimientos del instrumental se aproximan a los 360° sobre siete ejes, superando la capacidad humana. El diámetro del material quirúrgico robótico es apto para introducirlo en los trocares disponibles, entre 8 y 12 mm. Estos trocares son reconocidos por el sistema y pasan a formar parte del brazo robótico una vez acoplados (*docking* o acoplamiento). En ocasiones, se coloca un puerto accesorio no robotizado que permite al asistente introducir y retirar material o aspirar el campo, entre otras acciones.

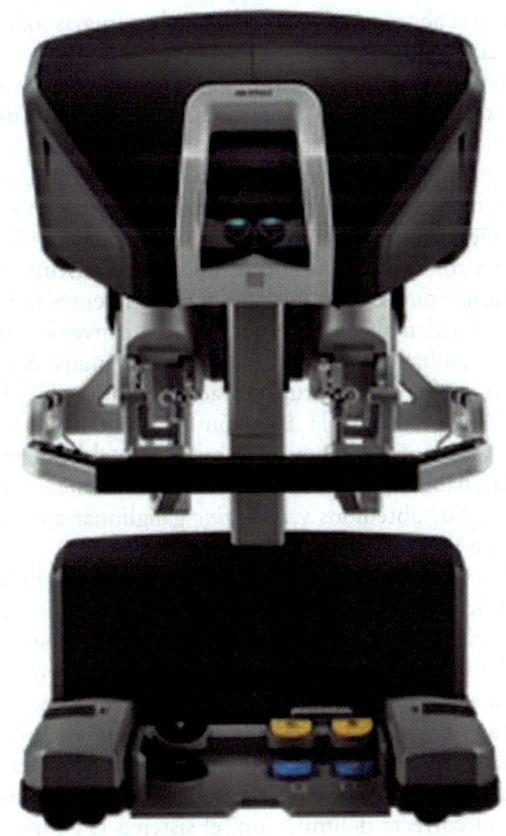

Figura 52-10. Consola Da Vinci.

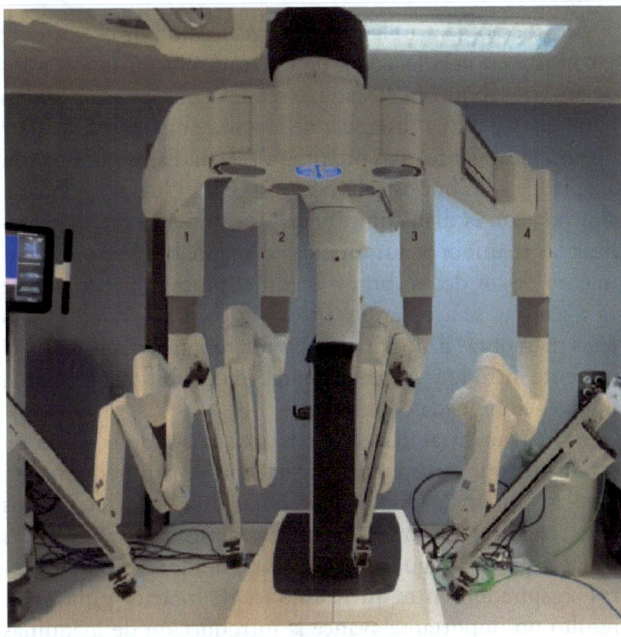

Figura 52-11. Carro del paciente Da Vinci.

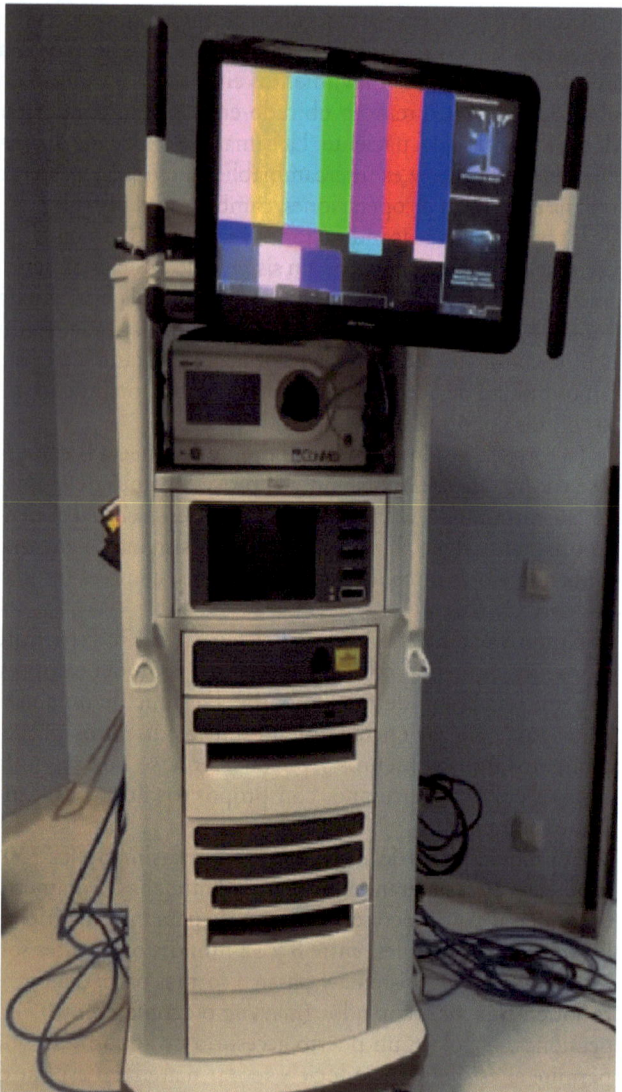

Figura 52-12. Carro de visión.

El proceso de acoplamiento es realizado por el asistente y consiste en la colocación de los trocares y su unión a los brazos del robot. Los trocares se separan, al menos, 8 o 9 cm entre ellos y a una distancia de la zona objetivo entre 10 y 20 cm, idealmente, más próxima a 20 cm. Estos puertos son acoplados a los brazos robóticos; en primer lugar, la cámara, alineada con la diana quirúrgica y, posteriormente, tras realizar las maniobras automáticas o manuales de posicionamiento de los demás brazos según el procedimiento que se va a realizar, se acoplan los otros brazos. Una vez realizadas estas maniobras de unión del sistema robótico al paciente, el asistente introduce el instrumental en cada brazo para que la intervención pueda comenzar.

El instrumental disponible abarca una amplia gama de productos, que incluyen en la actualidad elementos de energía bipolar, termoselladores, instrumental ultrasónico, elementos para coagulación monopolar, pinzas de agarre para distintas situaciones, portaagujas, disectores, aplicadores de clips, tijeras o aspirador, entre otros. En cirugía torácica pulmonar, resultó un importante avance la introducción de máquinas endograpadoras robotizadas, que eliminan la necesidad de

manejo de este tipo de máquinas por parte del asistente y permiten al cirujano principal realizar todo el procedimiento de forma autónoma.

Resecciones anatómicas pulmonares con cirugía torácica robótica

En las resecciones pulmonares anatómicas, el abordaje más común utiliza tres puertos de 8 mm y uno de 12 mm, pudiendo existir un puerto adicional para el cirujano asistente. El puerto de 12 mm es utilizado para la introducción de las máquinas endograpadoras y su posición varía en función del lóbulo o segmento que se va a resecar. Tras una adecuada planificación, se introduce el puerto de la cámara, para poder introducir el resto de puertos con visión directa. La disposición de los trocares varía entre los distintos autores, aunque el séptimo, octavo o noveno espacio intercostal son los preferidos, para garantizar un adecuado espacio de trabajo, procurando situarlos en el mismo nivel intercostal para una facilitar la técnica y disminuir el traumatismo o posibles secuelas para el paciente, aunque el puerto más anterior puede elevarse un espacio intercostal para facilitar las maniobras.

El puerto más posterior se sitúa, al menos, a 4 cm de la apófisis espinosa y el resto de puertos se separan, al menos, 8 o 9 cm del anterior. El puerto del asistente se sitúa más caudal, triangulando para evitar interferencias del instrumental quirúrgico. Este abordaje clásico presenta muchas modificaciones según los distintos autores, en un intento de disminuir el número de accesos para reducir el traumatismo quirúrgico. En la actualidad, se están describiendo técnicas que buscan incluso el abordaje monoportal para las cirugías robóticas de resección pulmonar.

Para las resecciones pulmonares anatómicas, se utilizan cámaras de 0 o de 30°, y el cirujano cuenta con un brazo robótico instrumentado para separar el pulmón y otros dos para realizar la disección. Para dicha disección de las estructuras, es muy común utilizar una pinza de agarre y un elemento con energía bipolar, monopolar o un elemento avanzado de energía como un harmónico o un sellador vascular. El hilio pulmonar puede ser abordado desde diferentes posiciones, que se pueden alternar en función de la conveniencia y anatomía, resultando esta una de las mayores ventajas de este tipo de cirugía frente a la cirugía toracoscópica. La linfadenectomía suele preceder a la disección hiliar para facilitar esta, y suele tener un sentido ascendente, desde el ligamento pulmonar, habiéndose descrito un mayor rendimiento, número de ganglios obtenidos y *upstaging* ganglionar con la RATS que con la VATS.

Una vez realizada la linfadenectomía, los vasos hiliares son identificados y disecados, pudiendo utilizarse cintas elásticas para facilitar la introducción de las máquinas endograpadoras, que llevan a cabo la sección vascular. El mismo proceder se utiliza en la disección del bronquio. La identificación de las cisuras puede ser más o menos compleja en función de la anatomía del paciente y del tipo de resección, siendo más difíciles de identificar y realizar las cisuras intersegmentarias. Para su correcta delimitación, el sistema Da Vinci cuenta con la posibilidad de utilizar la fluorescencia proporcionada por la inyección sistémica de verde de indocianina, dado que la cámara integrada dispone de la posibilidad de alternar la visión normal con visión próxima al infrarrojo y puede distinguir las zonas de perfusión normal del verde de indocianina de aquellas áreas del segmento a resecar, por las que el producto no perfunde una vez que se ha interrumpido el aporte vascular con la sección de las arterias segmentarias durante el procedimiento, posibilitando la identificación de las cisuras y seccionándolas con máquinas endograpadoras.

Otro método alternativo es la insuflación pulmonar por parte del anestesista una vez seccionado el bronquio, lo cual permite visualizar las zonas de atelectasia dependientes de dicho bronquio y practicar las cisuras. Las piezas quirúrgicas, al igual que en la VATS, siempre son extraídas usando bolsas en el caso de las piezas de tejido pulmonar o dedos de guante en el caso de las linfadenectomías.

Resección con cirugía torácica robótica (RATS) de tumores del mediastino

Los tumores del mediastino son otra de las indicaciones de cirugía robótica. El abordaje de estos va a depender de su localización. Como en las resecciones con RATS pulmonares, en la actualidad, se están describiendo técnicas que disminuyen el número de puertos utilizados, reduciéndolos incluso a un solo puerto de acceso. La técnica más utilizada, que constituye el abordaje clásico, suele utilizar tres puertos de acceso en uno de los hemitórax, con una triangulación adecuada, que permite poder utilizar el potencial del robot sin tener interferencias entre el instrumental.

En el caso de los tumores del mediastino anterior, la técnica más utilizada emplea un puerto de cámara y otros dos para la disección del tumor, utilizando una pinza de agarre y un instrumento con energía en la mayor parte de los casos. La colocación de los puertos varía según la localización de la lesión y las preferencias del cirujano. En el caso de tumores del mediastino anterior y timectomías, es frecuente el uso de tres puertos entre el segundo o tercer espacio intercostal por la parte craneal y el quinto o sexto espacio el más caudal, entre la línea axilar anterior y media, preservando la distancia adecuada con la zona objetivo para un adecuado funcionamiento de los brazos robóticos y la distancia entre trocares.

El trocar más caudal se coloca en ocasiones en posición subpectoral y los dos más craneales en la región subaxilar. Es posible usar un cuarto puerto no robotizado para el asistente. La lateralidad puede ser tanto derecha como izquierda, puesto que habitualmente se extirpa la totalidad del tejido situado entre ambos nervios frénicos, con apertura de ambas pleuras, pero la elección se realiza en función de la anatomía del tumor, las posibles estructuras afectadas y las preferencias del equipo quirúrgico. Como en la VATS, la técnica consiste en la extirpación en bloque del tumor junto con la grasa pericárdica y la glándula tímica, asegurando los márgenes de resección y resecando con la pieza las estructuras afectadas en su caso, como puede ser un fragmento pulmonar o de pericardio. Las ramas tímicas de la vena innominada deber ser identificadas y clipadas o selladas con instrumentos de energía y el nervio frénico debe ser preservado de forma meticulosa, evitando el uso de calor en su proximidad. La técnica quirúrgica no difiere de la empleada en la VATS.

En las timectomías y tumores del mediastino, también ha sido descrita la técnica que utiliza un abordaje subxifoideo para la cámara y un brazo robótico en cada hemitórax, haciendo una aproximación y disección de la lesión desde el diafragma hacia craneal, con la ventaja de tener una mejor visualización de los nervios frénicos de ambos lados y la dificultad de introducir la cámara entre la musculatura del recto abdominal y la apófisis xifoides.

Los tumores de mediastino posterior deben ser abordados en función de la altura a la que se encuentren, siendo frecuente utilizar abordajes anteroposteriores y craneocaudales en los tumores más bajos, haciendo una adecuada triangulación que preserve la distancia entre trocares y con la diana quirúrgica. En muchos casos, es suficiente con emplear tres trocares en la línea axilar media o posteriorentre los espacios cuarto y noveno. En tumores más craneales, se pueden hacer abordajes más similares a los de las resecciones pulmonares, con algunas variaciones según la complejidad del procedimiento, el nivel de la lesión y las preferencias. Esto mismo es aplicable a los tumores del mediastino medio. La técnica es similar a la VATS (**Fig. 52-13**).

> Las resecciones de RATS de tumores pulmonares y del mediastino utilizan distintas vías de abordaje condicionadas por las características del sistema robótico, para optimizar su uso evitando interferencias entre los brazos y a una adecuada distancia de la zona objetivo. De esta forma, se aprovecha el potencial y las ventajas que aporta el robot.

LOCALIZACIÓN Y RESECCIÓN DE NÓDULOS PULMONARES CON CIRUGÍA TORÁCICA VIDEOASISTIDA Y ROBÓTICA

Uno de los problemas más frecuentes en el momento actual es la localización de nódulos pulmonares o lesiones subsólidas que deben ser resecados. La mayor tasa de diagnósticos de este tipo de nódulos solitarios tras la realización de tomografías axiales computarizadas (TAC) torácicas como hallazgo casual o la detección en programas de cribado de cáncer de pulmón hace frecuente que se recurra a la cirugía para diagnosticar y tratar lesiones sospechosas de contener potencial tumoral y que, por su escaso diámetro y localización, no puedan ser diagnosticadas de forma menos invasiva.

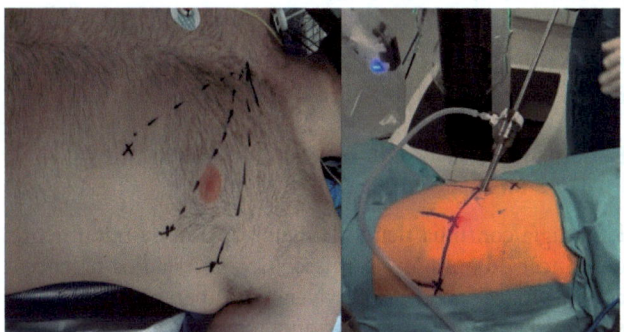

Figura 52-13. Posicionamiento de los puertos del sistema Da Vinci en el mediastino y resección pulmonar.

Esta situación a menudo es un reto quirúrgico cuando se emplean algunas técnicas de VATS o la técnica de RATS, dada la dificultad o imposibilidad de palpar las lesiones como se hace en cirugía abierta. En el caso de lesiones subsólidas («en vidrio deslustrado»), esta dificultad es común a todos los abordajes.

En estos casos, es preciso recurrir a una resección de todo el segmento implicado o, más comúnmente, a la localización del nódulo con una técnica auxiliar.

La colocación de arpones preoperatorios en las lesiones por parte del radiólogo es una de las técnicas empleadas, teniendo el inconveniente de la posible movilización accidental del arpón, la demora de tiempo y consumo de recursos y la posible aparición de efectos indeseables como el neumotórax.

Otra opción es el marcaje de la lesión por parte del radiólogo con distintas sustancias que puedan ser detectadas durante la cirugía, identificándose así la zona a resecar. Una de ellas es el verde de indocianina, que, inyectado en la lesión de forma percutánea, puede ser visualizado durante la cirugía utilizando cámaras apropiadas con visión cercana al infrarrojo que detectan la fluorescencia del producto. El sistema Da Vinci incorpora esta cámara y también está disponible para la VATS en algunas torres empleadas en la actualidad. Además de posibles complicaciones como el neumotórax, tiene el inconveniente de una vida media relativamente corta y la posibilidad de difundir por la vía aérea.

Otro tipo de localizador es el tecnecio radioactivo, que puede ser inyectado percutáneamente en la lesión vehiculado en distintos tipos de partículas o en semillas. Posteriormente, es identificado mediante el uso de una gammasonda endoscópica, que detecta la emisión de radiación en la zona y teóricamente permite la identificación de la lesión a resecar y, posteriormente, la comprobación de los márgenes de resección. Cuando se inyecta en un medio líquido, comparte con el verde de indocianina el riesgo de neumotórax, así como de difundir y extenderse por los espacios aéreos. Las semillas radioactivas no se movilizan con facilidad, pero su manipulación en quirófano y tras la cirugía tiene una regulación específica que debe ser observada.

Otra forma de localización sería la colocación endoscópica intraoperatoria guiada por navegación electromagnética de distintos tipos de colorantes o sustancias trazadoras como las comentadas previamente, así como de elementos sólidos palpables o «fiduciales» de distintos tipos. La existencia de quirófanos híbridos con tecnología de TAC o de fluoroscopia permite este tipo de técnicas.

BENEFICIO DE LA CIRUGÍA MÍNIMAMENTE INVASIVA EN EL TRATAMIENTO DE LOS TUMORES TORÁCICOS

Beneficios de la cirugía torácica mínimamente invasiva en resecciones pulmonares

La cirugía continúa siendo la mejor opción de tratamiento del cáncer de pulmón no microcítico en estadios precoces, con una mayor tasa de supervivencia y supervivencia libre de enfermedad frente a otras opciones terapéuticas. Las ventajas no acaban en el control local de la enfermedad, puesto que, en una era de avances en el conocimiento de los mecanismos celulares que permiten la progresión de los tumores, resulta esencial disponer de la información que proporciona el estudio histológico del tumor, los estudios de marcadores celulares y de las mutaciones que caracterizan a cada neoplasia, favoreciendo de esta manera un mejor conocimiento de la enfermedad y de las posibles dianas terapéuticas a las que pueda resultar sensible. Una correcta estadificación quirúrgica permite seleccionar las mejores terapias adyuvantes al procedimiento quirúrgico, y el conocimiento de los marcadores y mutaciones presentes abren la puerta a una selección para tratamientos específicamente dirigidos contra las dianas específicas de cada paciente.

En los estudios realizados, la cirugía mínimamente invasiva ha demostrado unas diferencias significativas con la toracotomía en distintos trabajos relevantes, como un menor sangrado quirúrgico, disminución de las complicaciones posoperatorias, disminución de la mortalidad a los 30 días, retirada más precoz de los drenajes, menores estancias hospitalarias y mejor recuperación de la función pulmonar y calidad de vida de los pacientes tras la cirugía.

Al comparar la RATS y la VATS, se ha descrito una menor tasa de reconversión, estancia hospitalaria y necesidad de trasfusión en la cirugía robótica. Una crítica habitual hacia la RATS es que precisa de más incisiones que la VATS. No se ha demostrado una diferencia en el dolor agudo o crónico entre ambas opciones terapéuticas, ni otras consecuencias médicas asociadas a este hecho. La mayoría de los abordajes robóticos buscan concentrar las incisiones en el mínimo número de niveles intercostales, aunque la diferencia estética persiste.

Existe un interés en el desarrollo de la técnica de RATS en reducir las heridas quirúrgicas, habiéndose descrito abordajes de uno o dos puertos para la cirugía de resección pulmonar mayor, aunque son minoritarios. El desarrollo tecnológico busca también este objetivo, con productos como el sistema Da Vinci SP de un solo puerto, aunque en la actualidad no está optimizado para la cirugía torácica. Serán necesarios nuevos desarrollos tecnológicos y de la técnica quirúrgica para ir reduciendo el número de incisiones y acercarla al estado actual de la VATS.

Desde el punto de vista oncológico, la cirugía mínimamente invasiva ofrece tasas de eficacia similares a las de la cirugía abierta. Distintos trabajos han mostrado una mejor calidad de las linfadenectomías y tasa de *upstaging* con la cirugía robótica al ser comparada con la VATS, sin una clara repercusión en la supervivencia de los pacientes. Los resultados oncológicos podrían ser superponibles.

Respecto al consumo de recursos, la RATS continúa mostrando un mayor gasto de material respecto a otros abordajes, aunque la reducción en las estancias medias detectada en varios estudios podría compensar en parte este exceso económico. También los tiempos quirúrgicos resultan más prolongados en distintos trabajos. La elevada inversión inicial en los equipos robóticos y el coste del instrumental precisa de un elevado rendimiento para ser paliada. La experiencia de los equipos quirúrgicos proporciona una mayor eficiencia en las tareas de preparación de la cirugía durante las fases previas al inicio de la cirugía. La curva de aprendizaje de los cirujanos muestra también una progresiva reducción de los tiempos operatorios. La escasa oferta de equipos robóticos actual se manifiesta en que existe un actor principal en el mercado, con unos elevados costes de desarrollo de los equipos, así como de su producción. La falta de competencia también desempeña un papel relevante. La entrada en el mercado de nuevos sistemas robóticos y la reducción de los costes de producción podrían disminuir los gastos relacionados con la RATS en un futuro.

 La CTMI aporta, al menos, la misma seguridad oncológica que la cirugía abierta, disminuyendo las complicaciones y mejorando la recuperación de los pacientes.

Beneficios de la cirugía torácica mínimamente invasiva en resecciones de tumores del mediastino

El tratamiento quirúrgico mínimamente invasivo de los tumores del mediastino ha sido extensamente estudiado en el caso de las timectomías, al resultar la cirugía más frecuentemente empleada en el tratamiento de neoplasias del mediastino.

La CTMI presenta diferencias favorables significativas con la esternotomía media en términos de complicaciones posoperatorias, pérdida hemática, retirada de drenajes más temprana, menor respuesta inflamatoria sistémica, menor estancia hospitalaria y resultado estético. No se aprecian diferencias en complicaciones a medio plazo con la cirugía abierta ni en el resultado oncológico en términos de supervivencia y recaídas.

Cuando se han comparado la RATS y la VATS, algunos estudios demuestran una superioridad del abordaje robótico en pérdida hemática, días hasta la retirada del drenaje, estancia posoperatoria y complicaciones posoperatorias, sin diferencias significativas en tiempos quirúrgicos en centros experimentados.

 PUNTOS CLAVE

- La evolución de las técnicas de CTMI ha posibilitado unos procedimientos más seguros y con resultados oncológicos, al menos, superponibles a los de la cirugía abierta.
- La VATS se ha convertido en un estándar de tratamiento para la mayoría de procesos oncológicos del tórax en el momento actual.
- El distinto material utilizado en la VATS está adaptado a las peculiaridades de la cirugía torácica y a las distintas vías de abordaje preferidas.
- Las vías de acceso de la VATS se han ido simplificando con el tiempo y, gracias a la evolución de la técnica quirúrgica, permiten procedimientos con cada vez menor agresión.
- La RATS supone un cambio significativo en la técnica quirúrgica respecto a la VATS, facilitando una mayor variedad de técnicas de manejo de los tumores torácicos.
- El sistema Da Vinci es el sistema robótico más extendido, cuyo conocimiento detallado es esencial para practicar la cirugía robótica en la actualidad.

- El instrumental utilizado en RATS aumenta las capacidades físicas del cirujano y se encuentra en un proceso de constante evolución.
- Las resecciones pulmonares y de tumores de mediastino con RATS son la técnica quirúrgica torácica en mayor expansión en el momento actual, y su práctica requiere un entrenamiento previo y la realización de una curva de aprendizaje.
- Para la localización de nódulos y tumores torácicos en CTMI, es preciso actualizar los conocimientos de distintas técnicas que permiten la ubicación de las dianas quirúrgicas con una mínima invasión, eliminando la necesidad de palparlas.
- El beneficio de las resecciones pulmonares y de tumores de mediastino por CTMI respecto a la cirugía abierta ha sido extensamente comprobado en las publicaciones médicas, al disminuir el traumatismo quirúrgico y las complicaciones derivadas de él, con una mejor experiencia y recuperación de los pacientes y unos resultados oncológicos, al menos, superponibles a los de la cirugía abierta.

BIBLIOGRAFÍA

Agatsuma H, Yoshida K, Yoshino I, Okumura M, Higashiyama M, Suzuki K, et al. Video-assisted thoracic surgery thymectomy versus sternotomy thymectomy in patients with thymoma. Ann Thorac Surg. 2017;104(3):1047-53.

Agostini P, Lugg ST, Adams K, Vartsaba N, Kalkat MS, Rajesh PB, et al. Postoperative pulmonary complications and rehabilitation requirements following lobectomy: a propensity score matched study of patients undergoing video-assisted thoracoscopic surgery versus thoracotomy. Interact Cardiovasc Thorac Surg. 2017;24(6):931-7.

Aiolfi A, Nosotti M, Micheletto G, Khor D, Bonitta G, Perali C, et al. Pulmonary lobectomy for cancer: systematic review and network meta-analysis comparing open, video-assisted thoracic surgery, and robotic approach. Surgery. 2021;169(2):436-46.

Bendixen M, Jørgensen OD, Kronborg C, Andersen C, Bjørn Licht P. Postoperative pain and quality of life after lobectomy via video-assisted thoracoscopic surgery or anterolateral thoracotomy for early stage lung cancer: a randomised controlled trial. Lancet Oncol. 2016;17(6):836-44.

Cerfolio RJ. Total port approach for robotic lobectomy. Thorac Surg Clin. 2014;24(2):151-6, v.

Cerfolio RJ, Bryant AS, Skylizard L, Minnich DJ. Initial consecutive experience of completely portal robotic pulmonary resection with 4 arms. J Thorac Cardiovasc Surg. 2011;142(4):740-6.

Desai H, Natt B, Kim S, Bime C. Decreased in-hospital mortality after lobectomy using video-assisted thoracoscopic surgery compared with open thoracotomy. Ann Am Thorac Soc. 2017;14(2):262-6.

Erus S, Tanju S, Kapdağlı M, Özkan B, Dilege Ş, Toker A. The comparison of complication, pain, quality of life and performance after lung resections with thoracoscopy and axillary thoracotomy. Eur J Cardiothorac Surg. 2014;46(4):614-9.

Fadayomi AB, Bravo Iniguez CE, Chowdhury R, Coppolino A, Jacobson F, Jaklitsch M, et al. Propensity score adjusted comparison of minimally invasive versus open thymectomy in the management of early stage thymoma. Thorac Cardiovasc Surg. 2018;66(4):352-8.

Farivar AS, Cerfolio RJ, Vallières E, Knight AW, Bryant A, Lingala V, et al. Comparing robotic lung resection with thoracotomy and video-assisted thoracoscopic surgery cases entered into the Society of Thoracic Surgeons database. Innovations (Phila). 2014;9(1):10-5.

Friedant AJ, Handorf EA, Su S, Scott WJ. Minimally invasive versus open thymectomy for thymic malignancies: systematic review and meta-analysis. J Thorac Oncol. 2016;11(1):30-8.

Gharagozloo F, Margolis M, Tempesta B, Strother E, Najam F. Robot-assisted lobectomy for early-stage lung cancer: report of 100 consecutive cases. Ann Thorac Surg. 2009;88(2):380-4.

Giudicelli R, Thomas P, Lonjon T, Ragni J, Morati N, Ottomani R, et al. Video-assisted minithoracotomy versus muscle-sparing thoracotomy for performing lobectomy. Ann Thorac Surg. 1994;58(3):712-7; discussion 7-8.

González-Rivas D. Uniportal thoracoscopic surgery: from medical thoracoscopy to non-intubated uniportal video-assisted major pulmonary resections. Ann Cardiothorac Surg. 2016;5(2):85-91.

González-Rivas D, Paradela M, Fieira E, Velasco C. Single incision video-assisted thoracoscopic lobectomy: initial results. J Thorac Cardiovasc Surg. 2012;143(3):745-7.

Ilonen IK, Räsänen JV, Knuuttila A, Salo JA, Sihvo EI. Anatomic thoracoscopic lung resection for non-small cell lung cancer in stage I is associated with less morbidity and shorter hospitalization than thoracotomy. Acta Oncol. 2011;50(7):1126-32.

Jacobaeus HC. Ueber die Möglichkeit die Zystoskopie bei Untersuchung seröser Hönlungen anzuwnden. Münch Med Wochenschr. 1910;57:2090-2.

Kent MS, Hartwig MG, Vallières E, Abbas AE, Cerfolio RJ, Dylewski MR, et al. Pulmonary Open, Robotic and Thoracoscopic Lobectomy (PORTaL) Study: an analysis of 5721 cases. Ann Surg. 2023;277(3):528-33.

Kent MS, Wang T, Whyte R, Curran T, Flores R, Gangadharan S. Open, video-assisted thoracic surgery, and robotic lobectomy: review of a national database. Ann Thorac Surg. 2014;97(1):236-42; discussion 242-4.

Kirby TJ, Mack MJ, Landreneau RJ, Rice TW. Lobectomy--video-assisted thoracic surgery versus muscle-sparing thoracotomy. A randomized trial. J Thorac Cardiovasc Surg. 1995;109(5):997-1001; discussion 1001-2.

Kneuertz PJ, D'Souza DM, Richardson M, Abdel-Rasoul M, Moffatt-Bruce SD, Merritt RE. Long-term oncologic outcomes after robotic lobectomy for early-stage non-small-cell lung cancer versus video-assisted thoracoscopic and open thoracotomy approach. Clin Lung Cancer. 2020;21(3):214-24.

Kneuertz PJ, Singer E, D'Souza DM, Abdel-Rasoul M, Moffatt-Bruce SD, Merritt RE. Hospital cost and clinical effectiveness of robotic-assisted versus video-assisted thoracoscopic and open lobectomy: a propensity score-weighted comparison. J Thorac Cardiovasc Surg. 2019;157(5):2018-26.e2.

Kuritzky AM, Aswad BI, Jones RN, Ng T. Lobectomy by video-assisted thoracic surgery vs muscle-sparing thoracotomy for stage I lung cancer: a critical evaluation of short- and long-term outcomes. J Am Coll Surg. 2015;220(6):1044-53.

Kwon ST, Zhao L, Reddy RM, Chang AC, Orringer MB, Brummett CM, et al. Evaluation of acute and chronic pain outcomes after robotic, video-assisted thoracoscopic surgery, or open anatomic pulmonary resection. J Thorac Cardiovasc Surg. 2017;154(2):652-9.e1.

Li JF, Hui BG, Li X, Xiao RX, Jiang GC, Liu J, et al. Video-assisted thoracic surgery for thymoma: long-term follow-up results and prognostic factors-single-center experience of 150 cases. J Thorac Dis. 2018;10(1):291-7.

Liu CC, Wang BY, Shih CS, Liu YH. Subxiphoid single-incision thoracoscopic left upper lobectomy. J Thorac Cardiovasc Surg. 2014;148(6):3250-1.

Liu TJ, Lin MW, Hsieh MS, Kao MW, Chen KC, Chang CC, et al. Video-assisted thoracoscopic surgical thymectomy to treat early thymoma: a comparison with the conventional transsternal approach. Ann Surg Oncol. 2014;21(1):322-8.

Melfi FMA, Menconi GF, Mariani AM, Angeletti CA. Early experience with robotic technology for thoracoscopic surgery. Eur J Cardiothorac Surg. 2002;21(5):864-8.

Menna C, De Falco E, Teodonio L, Andreetti C, Maurizi G, Ciccone AM, et al. Surgical wound-site inflammation: video-assisted thoracic surgery versus thoracotomy. Interact Cardiovasc Thorac Surg. 2019;28(2):240-6.

Nomori H, Horio H, Naruke T, Suemasu K. What is the advantage of a thoracoscopic lobectomy over a limited thoracotomy procedure for lung cancer surgery? Ann Thorac Surg. 2001;72(3):879-84.

Oh DS, Reddy RM, Gorrepati ML, Mehendale S, Reed MF. Robotic-assisted, video-assisted thoracoscopic and open lobectomy: propensity-matched analysis of recent premier data. Ann Thorac Surg. 2017;104(5):1733-40.

O'Sullivan KE, Kreaden US, Hebert AE, Eaton D, Redmond KC. A systematic review and meta-analysis of robotic versus open and video-assisted thoracoscopic surgery approaches for lobectomy. Interact Cardiovasc Thorac Surg. 2019;28(4):526-34.

Park BJ, Flores RM, Rusch VW. Robotic assistance for video-assisted thoracic surgical lobectomy: technique and initial results. J Thorac Cardiovasc Surg. 2006;131(1):54-9.

Passera E, Rocco G. From full thoracotomy to uniportal video-assisted thoracic surgery: lessons learned. J Vis Surg. 2017;3:36.

Rajaram R, Mohanty S, Bentrem DJ, Pavey ES, Odell DD, Bharat A, et al. Nationwide assessment of robotic lobectomy for non-small cell lung cancer. Ann Thorac Surg. 2017;103(4):1092-100.

Raza A, Woo E. Video-assisted thoracoscopic surgery versus sternotomy in thymectomy for thymoma and myasthenia gravis. Ann Cardiothorac Surg. 2016;5(1):33-7.

Rocco G. One-port (uniportal) video-assisted thoracic surgical resections--a clear advance. J Thorac Cardiovasc Surg. 2012;144(3):S27-31.

Roviaro G, Rebuffat C, Varoli F, Vergani C, Mariani C, Maciocco M. Videoendoscopic pulmonary lobectomy for cancer. Surg Laparosc Endosc. 1992;2(3):244-7.

Şehitogullari A, Nasır A, Anbar R, Erdem K, Bilgin C. Comparison of perioperative outcomes of videothoracoscopy and robotic surgical techniques in thymoma. Asian J Surg. 2020;43(1):244-50.

Shen C, Li J, Li J, Che G. Robot-assisted thoracic surgery versus video-assisted thoracic surgery for treatment of patients with thymoma: a systematic review and meta-analysis. Thorac Cancer. 2022;13(2):151-61.

Usuda K, Maeda S, Motomo N, Tanaka M, Ueno M, Machida Y, et al. Pulmonary function after lobectomy: video-assisted thoracoscopic surgery versus muscle-sparing mini-thoracotomy. Indian J Surg. 2017;79(6):504-9.

Veronesi G, Agoglia BG, Melfi F, Maisonneuve P, Bertolotti R, Bianchi PP, et al. Experience with robotic lobectomy for lung cancer. Innovations (Phila). 2011;6(6):355-60.

Wang BY, Liu CC, Shih CS. Short-term results of thoracoscopic lobectomy and segmentectomy for lung cancer in Koo Foundation Sun Yat-Sen Cancer Center. J Thorac Dis. 2010;2(2):64-70.

Wu WJ, Zhang FY, Xiao Q, Li XK. Does robotic-assisted thymectomy have advantages over video-assisted thymectomy in short-term outcomes? A systematic view and meta-analysis. Interact Cardiovasc Thorac Surg. 2021;33(3):385-94.

Ye B, Tantai JC, Li W, Ge XX, Feng J, Cheng M, et al. Video-assisted thoracoscopic surgery versus robotic-assisted thoracoscopic surgery in the surgical treatment of Masaoka stage I thymoma. World J Surg Oncol. 2013;11:157.

Yoshino I, Hashizume M, Shimada M, Tomikawa M, Tomiyasu M, Suemitsu R, et al. Thoracoscopic thymomectomy with the da Vinci computer-enhanced surgical system. J Thorac Cardiovasc Surg. 2001;122(4):783-5.

Zhao Y, Li G, Zhang Y, Hu H, Zhang J, Sun Y, et al. Comparison of outcomes between muscle-sparing thoracotomy and video-assisted thoracic surgery in patients with cT1 N0 M0 lung cancer. J Thorac Cardiovasc Surg. 2017;154(4):1420-9.

Procedimientos diagnósticos en el cáncer de la cavidad torácica

53

U. Jiménez Maestre, N. Uribe-Etxebarría Lugariza-Aresti y O. Ojanguren Martiarena

OBJETIVOS

- Describir todas las técnicas invasivas disponibles en el cáncer de la cavidad torácica.
- Seleccionar la técnica más apropiada en cada caso en función de su rendimiento y utilidad.
- Establecer estrategias diagnósticas en las distintas neoplasias de la cavidad torácica.

INTRODUCCIÓN

A pesar de que en la cavidad torácica se encuentran otros órganos susceptibles de desarrollar neoplasias como el esófago (ya tratado en otros capítulos) e, incluso, la propia pared torácica, este capítulo sobre el diagnóstico se limitará a abordar el cáncer primario de pulmón, los tumores pleurales y los tumores mediastínicos.

Durante el proceso diagnóstico del cáncer de pulmón, hay que tener muy presente que se trata de una enfermedad con múltiples variantes y que, más allá del subtipo histológico (células pequeñas, adenocarcinoma, carcinoma epidermoide, carcinoma neuroendocrino, etc.), será de vital importancia el estudio molecular en las muestras tumorales, pues existen múltiples dianas con tratamiento específico, así como marcadores que intentan seleccionar a los pacientes que más se pueden beneficiar de las diferentes estrategias terapéuticas (quimioterapia, inmunoterapia, terapias dirigidas o combinaciones de todas ellas). Este hecho obligará a optimizar al máximo la muestra (especialmente, las pequeñas obtenidas mediante punción o técnicas endoscópicas) y a realizar técnicas de laboratorio que permitan convertir las muestras citológicas en tisulares, por ejemplo, con la obtención de citobloques. No en vano, el cáncer de pulmón se ha convertido en paradigma de la medicina de precisión en oncología.

> **!** Las determinaciones de biomarcadores imprescindibles en el cáncer de pulmón no microcítico (CPNM), según el último consenso de la Sociedad Española de Anatomía Patológica y la Sociedad Española de Oncología Médica (SEAP-SEOM), son el receptor del factor de crecimiento epidérmico (EGFR; del inglés, *epidermal growth factor receptor*), la cinasa de linfoma anaplásico (ALK; del inglés, *anaplastic lymphoma kinase*), ROS1, menores de 50 años y/o no fumadores, y exclusivamente el ligando 1 de la proteína 1 de muerte celular programada (PD-L1; del inglés, *programmed cell death protein 1-ligand 1*) en el CPNM escamosos en fumadores y/o mayores de 50 años; BRAF y PD-L1 en los CPNM no escamosos y en CPNM escamosos.

La comprobación de la existencia de estas alteraciones moleculares es de obligado cumplimiento en la actualidad, y se espera que puedan ir en aumento, por lo que deberá ser tenido en cuenta a la hora de escoger la técnica diagnóstica más apropiada por el facultativo prescriptor y evaluado en el seno del comité multidisciplinario.

Para una mejor comprensión de todas las técnicas disponibles, se comentarán inicialmente las técnicas diagnósticas guiadas por imagen; posteriormente, las endoscópicas y, por último, las quirúrgicas, para al final del capítulo proponer las estrategias diagnosticas más adecuadas en cada situación clínica (nódulo pulmonar solitario, cáncer de pulmón, tumores mediastínicos y neoplasias pleurales).

TÉCNICAS DIAGNÓSTICAS GUIADAS POR IMAGEN

Las técnicas diagnósticas guiadas por imagen han sido y son ampliamente utilizadas en el diagnóstico de las neoplasias torácicas, especialmente, la punción transtorácica de nódulos pulmonares, descrita por primera vez en 1965. Obviamente, el progreso de las técnicas de imagen ha hecho que actualmente las biopsias sean guiadas por tomografía axial computarizada (TAC), ecografía e, incluso, TAC con navegación electromagnética respecto a las originales radiología convencional y fluoroscopia, en las que la eficacia diagnóstica era mucho menor, y la morbilidad, mayor.

Utilidad de la ecografía en el diagnóstico de neoplasias torácicas

La biopsia guiada por ecografía es la técnica más accesible y rentable para lesiones primarias y secundarias de la pared torácica (al ser fácilmente evaluable por esta técnica). En el caso de engrosamiento o nodularidad pleural con sospecha de malignidad en la TAC o en la tomografía por emisión de positrones (PET; del inglés, *positron emission tomography*) con TAC (PET-TAC), la biopsia guiada por ecografía puede ser una excelente alternativa cuando no exista derrame pleural o este sea leve, pues si hay derrame pleural moderado-grave, la mejor opción en opinión de los autores será la toracoscopia diagnóstica-terapéutica, que permitirá no solo la toma de biopsias de mucha calidad, sino también la valoración global de la cavidad pleural del lado estudiado y una eventual pleurodesis en los casos indicados. Por último, la ecografía también puede ser una herramienta útil para el diagnóstico histológico de los nódulos pulmonares. Aquellos de localización subpleural y los que infiltren la pleura parietal o la pared torácica pueden ser visibles para esta técnica, alcanzándose una sensibilidad para el diagnóstico de malignidad de hasta el 91 %, con una especificidad del 100 %. La asociación a la PET-TAC —especialmente, para el diagnóstico de malignidad pleural— puede ayudar en la selección del lugar más óptimo para la biopsia.

De igual forma, la ecografía es de gran utilidad para la biopsia percutánea de adenopatías cervicales, supraclaviculares, axilares y retropectorales durante el proceso de diagnóstico y estadificación del cáncer de pulmón.

Utilidad de la tomografía axial computarizada en el diagnóstico de neoplasias torácicas

La punción o biopsia transtorácica guiada por TAC (CT-TNNA; del inglés, *CT-guided transtoracic needle aspiration*) es una de las técnicas más usadas en el diagnostico de los nódulos pulmonares solitarios y el cáncer de pulmón. En una reciente revisión en la que se analizan 75 artículos sobre el rendimiento diagnóstico y la seguridad de las biopsias guiadas por imagen, el rendimiento diagnóstico global de la CT-TNNA fue del 92,1 %, con idéntica sensibilidad para el diagnóstico de malignidad y una especificidad del 100 %. Hay varios factores que pueden afectar al rendimiento diagnóstico de esta técnica, siendo inferior para nódulos menores de 10 mm e imágenes «en vidrio deslustrado» puras (GGO; del inglés, *ground glass opacities*). Además, la localización en lóbulos inferiores, la concurrencia de un neumotórax durante el procedimiento o la localización central pueden influir, disminuyendo el rendimiento.

> **!** La CT-TNNA es la primera opción para obtener el diagnóstico histológico en nódulos pulmonares con alta probabilidad de malignidad (v. más adelante en el manejo del nódulo pulmonar solitario), si bien, cada caso debe consultarse con el radiólogo experto en este tema para asegurar la idoneidad de la técnica y la accesibilidad de la lesión en estudio a esta.

Respecto a las complicaciones, la mayoría son leves y no precisan tratamiento específico (pequeño foco de hemorragia alveolar perilesional, hemoptisis leve autolimitada, etc.). El neumotórax es una complicación leve y no requiere drenaje pleural en la mayoría de las ocasiones. En la citada revisión, la incidencia global de neumotórax fue del 20,5 %, precisando drenaje globalmente el 7,3 % de los pacientes, existiendo, no obstante, una amplia variación entre el 0 y el 30 %. La profundidad de la lesión, el diámetro mayor de la aguja o la presencia de enfisema son los factores de riesgo que más se asocian al neumotórax pospunción. Los autores recomiendan prever la posible aparición de esta complicación, especial-

mente, en los casos de riesgo, y tener al alcance personal entrenado y el material necesario para colocar un drenaje pleural en caso de que fuese necesario (neumotórax sintomático intraprocedimiento). En cualquier caso, se debe hacer una radiografía (Rx) simple de tórax unas horas tras la biopsia y antes del alta del paciente para comprobar la ausencia de esta y otras complicaciones.

Más adelante en este capítulo, se explicará el papel actual de la TAC en la broncoscopia con navegación electromagnética, nuevo procedimiento híbrido de gran relevancia y proyección en el diagnóstico y tratamiento de los nódulos pulmonares.

TÉCNICAS DIAGNÓSTICAS ENDOSCÓPICAS

Fibrobroncoscopia

La fibrobroncoscopia o broncoscopia flexible es un procedimiento por el que, utilizando un tubo flexible, se puede realizar un examen directo del árbol traqueobronquial, detectando anomalías endobronquiales, y permitiendo, además, la toma de muestras biópsicas endobronquiales, transbronquiales y de secreciones, y realizar lavados y cepillados citológicos y microbiológicos. Además, fuera del campo de este tema, puede resultar de extrema utilidad en el tratamiento de las neoplasias pulmonares y traqueobronquiales, sobre todo, en la repermeabilización paliativa de la vía aérea mediante dilatación y colocación de prótesis endoluminales. Se excluye deliberadamente la broncoscopia rígida como técnica diagnóstica, al considerarse de utilización actualmente poco habitual. No obstante, resultará tremendamente útil en el campo del tratamiento.

Los fibrobroncoscopios más habituales tienen un diámetro de entre 4 y 6 mm y una longitud de 50 a 60 cm. Poseen un canal de trabajo para la aspiración y la instrumentación, y otro por el que transcurre la fibra óptica, para poder trasmitir a la pantalla las imágenes junto a una fuente de luz.

La técnica suele realizarse con anestesia tópica con o sin sedación y el instrumento se introduce a través de una de las fosas nasales o a través de la boca (dependiendo del explorador, el confort del paciente, la accesibilidad, etc.). También es frecuente realizarla a través de traqueostomas o cánulas de traqueotomía en pacientes portadores.

> **!** La fibrobroncoscopia es la técnica básica a partir de la cual se realizarán otras más complejas y que se irán detallando más adelante (ecobroncoscopia [EBUS; del inglés, *endobronchial ultrasound*], criobiopsia o broncoscopia de navegación electromagnética).

La sospecha y la estadificación de una neoplasia broncopulmonar es, probablemente, la indicación más frecuente para la realización de una broncoscopia, pues permite, como ya se ha señalado, la obtención de muestras biópsicas de tumores endobronquiales o infiltración submucosa con un rendimiento diagnóstico en tumores centrales visibles superior al 90 %. Si bien, con la aparición de la EBUS y que luego se detallará, la biopsia transbronquial «ciega» ha caído en desuso, ha sido una técnica ampliamente utilizada en el diagnóstico y la estadificación del cáncer de pulmón. Entre las técnicas que se pueden realizar a través del fibrobroncoscopio, también se encuentran el broncoaspirado con estudio citológico (BAS; del inglés, *bronchial aspiration*), que, en el caso de las neoplasias es preferible realizar sobre el lóbulo o segmento pulmonar de sospecha según la TAC previa, o el cepillo telescopado y el lavado broncoalveolar (BAL; del inglés, *broncoalveolar lavage*); estos últimos más indicados para estudios microbiológicos.

Para su realización, el paciente deberá haber permanecido a dieta absoluta las 4-6 horas previas, si bien, se permite la toma de medicación importante con un poco de agua (inmunosupresores, antiepilépticos, etc.). En pacientes con enfermedad pulmonar obstructiva crónica (EPOC) y asma, se recomienda que tomen la medicación inhalada. Asimismo, deberá realizarse previamente una analítica con recuento de plaquetas y un estudio básico de coagulación para detectar alteraciones a este nivel y, en su caso, corregirlas o estudiarlas.

La Sociedad Estadounidense de Cardiología realiza algunas recomendaciones sobre profilaxis antibiótica en broncoscopia rígida, pero no para la flexible. Aunque no existe un consenso, esta medida puede realizarse en algunos casos de valvulopatía cardíaca, como la valvulopatía mitral o aórtica de origen reumático, prótesis valvulares, cardiopatías congénitas cianóticas, historia previa de endocarditis o fístulas arteriovenosas.

Aunque es una técnica con escasa morbimortalidad (del 0,6 y el 0,013 %, respectivamente) y las contraindicaciones son escasas, hay que hacer una valoración del riesgo-beneficio. Hay situaciones consideradas de alto riesgo, como el infarto agudo de miocardio (IAM) reciente o la angina inestable, los casos de hipoxemia refractaria, coagulopatías no controladas o insuficiencia renal grave. Las alteraciones de la coagulación suponen un mayor riesgo de sangrado y son una contraindicación relativa si no se corrigen. Si la broncoscopia es solo exploradora, se puede realizar, según los expertos, con un recuento de plaquetas > 20.000 μL. Para la realización de un cepillado bronquial y biopsia, deben administrarse plaquetas si el recuento es menor de 50.000 μL. Para el manejo de fármacos anticoagulantes y antiagregantes, la broncoscopia con biopsia se considera de alto riesgo quirúrgico y habría que ajustar al riesgo trombótico del paciente (se recomienda seguir el documento de consenso publicado por Vivas *et al.*). En estos casos, se aconseja evitar el acceso nasal por el riesgo de hemorragia.

Ecobroncoscopia

La EBUS es una técnica de especial interés diagnóstico en el tratamiento y estadificación del cáncer de pulmón. Hay dos tipos de EBUS, la sectorial y la radial, ambas con indicaciones distintas, pero que tienen en común la utilización de ultrasonidos para, junto a un fibrobroncoscopio, visualizar estructuras adyacentes a la vía aérea (EBUS sectorial) o dentro de ella (EBUS radial).

Ecobroncoscopia sectorial

Se trata de un aparato similar al fibrobroncoscopio, al que, en su extremo distal, se ha acoplado una sonda de ecografía, que permite visualizar las estructuras anatómicas y patológicas

que rodean a la vía aérea en tiempo real. Asimismo, dispone de sistema de toma de muestras con agujas de 21 y 19 G.

Dado que la estadificación del cáncer de pulmón se trata en otro apartado, no se entrará en detalle sobre sus indicaciones, si bien, hay que saber que la estadificación mediastínica invasiva es la indicación fundamental de esta técnica.

> **!** Permite localizar y biopsiar (ecobroncoscopia con punción aspirativa transbronquial [EBUS-TBNA; del inglés, *transbronchial needle aspiration*]) adenopatías localizadas en las estaciones paratraqueales derechas altas y bajas (2-4R), retrotraqueal (3P), paratraqueales izquierdas altas y bajas (2-4L), subcarinal (7), hiliares derechas e izquierdas (10R y 10L), interlobulares derechas e izquierdas (11R y 11L) y, ocasionalmente, las lobulares (12R y 12L). Habitualmente, no puede acceder a las estaciones 5 (ventana aortopulmonar, salvo grandes adenopatías [*bulky*]) y 6 (aorta ascendente), 8 (paraesofágica) y 9 (ligamento pulmonar).

Numerosos estudios han demostrado su utilidad en la evaluación del mediastino en pacientes con cáncer de pulmón, habiéndose observado globalmente una sensibilidad del 92 %, una especificidad del 100 % y un rendimiento diagnóstico del 95 %. En un estudio publicado en 2008, la sensibilidad para la TBNA clásica fue del 36 %, aumentando al 69 % con la EBUS. Adicionalmente, se sabe que la combinación de EBUS-TBNA y la ecoendoscopia (EUS) con punción aspirativa con aguja fina (EUS-FNA; del inglés, *endoscopic ultrasound-fine needle aspiration*) aumenta en gran medida el rendimiento de la estadificación mediastínica, pues la asociación de la EUS (punción ecoguiada transesofágica) permite el acceso a la estación 8 y algunas 7 bajas o muy posteriores, en las que la EBUS tiene más limitaciones. El análisis rápido en la sala de endoscopia con el anatomopatólogo presente (ROSE; del inglés, *rapid on-site evaluation*) también ha demostrado disminuir el número de procedimientos diagnósticos a un mismo paciente, así como el número de punciones, por lo que es práctica habitual en la mayoría de las unidades de endoscopia respiratoria. Por último, en este apartado, cabe comentar que el rendimiento diagnóstico de la EBUS-TBNA es menor en la reestadificación tras terapia de inducción debido a la fibrosis y los cambios histológicos producidos por la quimioterapia y/o la radioterapia. De la misma forma, hay que apuntar que aún se desconoce el rendimiento de esta técnica en la reestadificación tras inducción con inmunoterapia, algo que puede resultar trascendental tras la publicación de los excelentes resultados de los primeros ensayos que utilizan la quimioinmunoterapia como estrategia de inducción y su posible repercusión.

> **!** Las indicaciones para realizar una EBUS-TBNA dentro del proceso de estadificación mediastínica de un cáncer de pulmón son:
> - Adenopatías mediastínicas hipercaptantes en la PET-TAC.
> - Tumores centrales.
> - Tumores mayores de 3 cm de diámetro.
> - Neoplasias N1 por TAC y/o PET-TAC.

A pesar de lo comentado, la mediastinoscopia cervical (v. más adelante) sigue considerándose la técnica de referencia en la valoración mediastínica en pacientes con cáncer de pulmón. No obstante, dado el carácter miniinvasivo y teniendo en cuenta los resultados comentados de la EBUS, esta última suele ser la primera prueba a realizar en este contexto en la mayoría de los algoritmos diagnóstico-terapéuticos, reservándose la mediastinoscopia cervical para aquellos casos sospechosos no confirmados o no accesibles a la EBUS sectorial.

Por otra parte, hay que saber que algunas neoplasias centrales sin imagen endobronquial visible desde la EBUS sectorial pueden ser biopsiadas, teniendo, por lo tanto, un papel en el diagnóstico del tumor primario y no solo en la estadificación.

Las muestras obtenidas mediante esta técnica son aptas para estudios inmunohistoquímicos y moleculares, tal y como se ha comentado al inicio de este capítulo.

Se trata de una técnica ambulatoria, que se realiza, al igual que la fibrobroncoscopia convencional, bajo anestesia local y sedación, por lo que, a efectos de preparación y manejo de fármacos anticoagulantes y antiagregantes, se deberán seguir las mismas recomendaciones ya comentadas. Las contraindicaciones generales serían las mismas que para una fibrobroncoscopia convencional (IAM reciente, fallo cardíaco, EPOC grave, etc.). Si bien la hemorragia, el neumotórax o la mediastinitis son complicaciones posibles de la técnica, se pueden considerar excepcionales. Más frecuentes son, sin embargo, aquellas asociadas a la sedación y las dificultades de ventilación. La hipoxemia puede obligar incluso a suspender el procedimiento y/o a la intubación endotraqueal del paciente.

Por lo tanto y en resumen, la EBUS-TBNA es una técnica muy segura, además de eficaz, considerándose actualmente el estándar en la estadificación mediastínica del cáncer de pulmón.

Ecobroncoscopia radial

A través del canal de trabajo de un fibrobroncoscopio convencional, se puede introducir una minisonda ecográfica que permite obtener una visión de 360° en torno a ella. Esta técnica se conoce como *EBUS radial*. Una de las diferencias fundamentales con la EBUS sectorial, además del tipo de imagen, es que la radial no permite la punción en tiempo real. Sin embargo, presenta como ventaja respecto a aquella su pequeño diámetro, posibilitando el acceso a divisiones bronquiales muy distales hasta casi subpleurales.

Si bien fue una técnica que empezó a utilizarse a principios de la década de 1990 para la localización de adenopatías mediastínicas y posterior con punción con aguja convencional, fue rápidamente superada, para esta indicación, por la EBUS sectorial, al realizar la punción de los ganglios en tiempo real, aumentando mucho, como se ha visto, su rendimiento diagnóstico. Por ello, en la actualidad, su principal indicación es la localización y biopsia de nódulos pulmonares no accesibles a otras técnicas diagnósticas o en los que se considere que pueda aumentar su rendimiento.

La técnica en cuestión consiste en realizar una fibrobroncoscopia dirigiéndose hacia la división bronquial en la que con las pruebas de imagen previas (TAC) esté la lesión. Posteriormente, se introduce una guía y la minisonda para localizar ecográficamente la lesión. A continuación, se extrae la minisonda, dejando la guía en la lesión para, posteriormente, realizar un cepillado y biopsia a través de esta a ciegas sin control ecográfico. Si bien no es imprescindible, requiere generalmente el control fluoroscópico (**Fig. 53-1**).

Es una técnica ambulatoria con idénticas recomendaciones anestésicas, de manejo y contraindicaciones que la EBUS sectorial.

Para el diagnóstico de nódulos pulmonares, el mayor rendimiento se obtiene en lesiones malignas de más de 20 mm y que presenten el «signo del bronquio abierto» positivo (**Fig. 53-2**). Este signo radiológico consiste en un

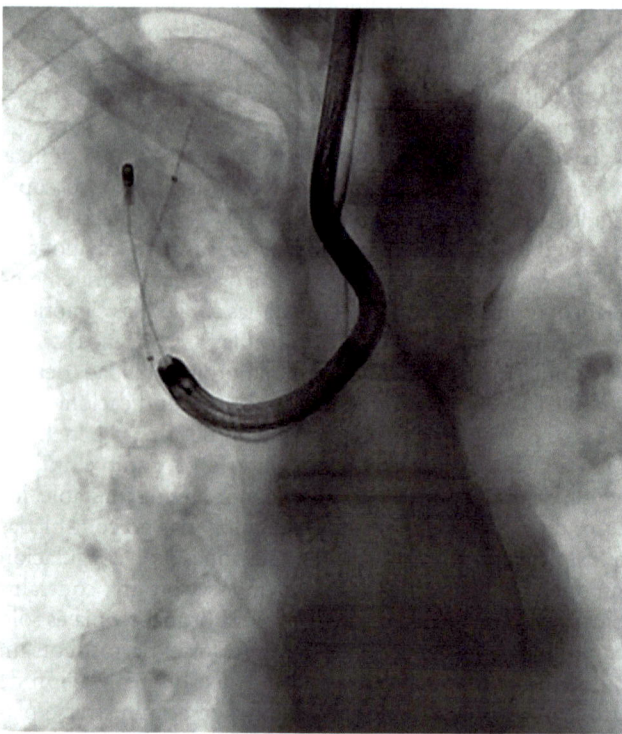

Figura 53-1. Imagen de fluoroscopia durante la realización de una ecobroncoscopia (EBUS) radial. Se observa la minisonda y la guía alcanzando una lesión en el lóbulo superior derecho.

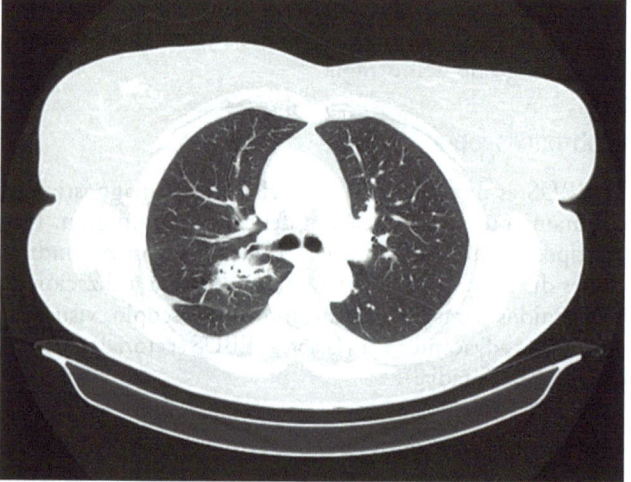

Figura 53-2. Imagen de tomografía axial computarizada, en la que se observa el «signo del bronquio» positivo en una lesión central en el segmento posterior del lóbulo superior derecho.

bronquio lleno de aire visto como un área tubular hipodensa orientada hacia un nódulo pulmonar periférico. La existencia de este signo aumenta el rendimiento diagnóstico por encima del 80 %, disminuyendo por debajo del 50 % en caso de no existir. Otros factores que disminuyen el rendimiento son: lesiones benignas; tamaño menor de 20 mm; nódulos muy periféricos; y localización en segmentos apicales o posterobasales. Más recientemente, se ha extendido la utilización de criosondas para la realización de biopsias transbronquiales en patología intersticial pulmonar. Se ha demostrado la superioridad diagnóstica con la utilización de esta técnica, al observarse que el tamaño de la muestra obtenida mediante congelación es mucho mayor, aumentando su capacidad diagnóstica. Del mismo modo, la criobiopsia transbronquial guiada a través de EBUS radial de lesiones pulmonares aumenta su utilidad. En un estudio reciente, el rendimiento global con esta técnica fue del 60,5 %, aumentando al 74,2 % en los casos en los que la lesión era ecográficamente visible.

Las recomendaciones generales para indicar una EBUS radial en el diagnóstico de nódulos serán la imposibilidad de CT-TNNA por alto riesgo de complicaciones, negatividad de otras técnicas diagnósticas o la existencia de signos del bronquio en la TAC.

Técnicas híbridas (endoscópico-radiológicas)

Tal y como se ha visto y como es habitual es cualquier técnica diagnóstica, tanto las técnicas radiológicas como las endoscópicas tienen limitaciones; los nódulos de muy pequeño tamaño las primeras y los periféricos las segundas.

La progresiva implantación de programas de diagnóstico precoz en cáncer de pulmón y la utilización masiva de la TAC han dado lugar a un aumento muy significativo del número de nódulos pulmonares en estudio. No obstante, muchos de ellos serán nódulos benignos y deberían ser pocos pacientes los que se sometan a técnicas invasivas para biopsia. En cualquier caso, con esta perspectiva, es prioritario disponer de técnicas con gran rendimiento diagnóstico, poco invasivas y con mínimas complicaciones para hacer frente al diagnóstico del gran número de nódulos pulmonares diagnosticados cada día. Es en este escenario donde las técnicas híbridas radiológico-endoscópicas están cobrando gran relevancia.

Se habla, en concreto, de la broncoscopia de navegación, comúnmente conocida por sus siglas en inglés ENB (*electromagnetic navigation bronchoscopy*). Si bien ambos términos se utilizan como sinónimos, una es una evolución tecnológica de la otra. La ENB se ayuda de la creación de un campo electromagnético que rodea el tórax del paciente y una sonda electromagnética dirigible. Antes, como paso previo de planificación del procedimiento, los pacientes deben realizarse una TAC torácica, cuyas imágenes serán archivadas. La reconstrucción del árbol bronquial permite marcar puntos de referencia virtuales, como la carina principal o las carinas secundarias y más distales. El marcaje de dichos puntos permitirá al sistema triangular la posición de la sonda dentro del campo electromagnético y, en consecuencia, dentro del tórax del paciente durante la intervención. Se marca, asimismo, el nódulo diana, facilitando y dirigiendo el recorrido del bron-

coscopio hasta el objetivo. En el momento del procedimiento, a través del broncoscopio, se introduce la sonda, registrando los mismos puntos que en la planificación. El *software* que acompaña al sistema se encargará de comparar la imagen virtual (planificación) y real para poder iniciar el proceso de navegación, que consistirá en avanzar una guía extensible hasta alcanzar la lesión. Por el contrario, la broncoscopia de navegación se basa en el «mapa de carreteras» que le proporciona la reconstrucción de la vía aérea basándose en la TAC sin utilizar sensores de posición.

Desde la primera publicación utilizando ENB en 2006, múltiples estudios han publicado resultados sobre el rendimiento diagnóstico de estas técnicas, con la introducción de diversas mejoras tecnológicas, estando a la venta varias plataformas.

La gran heterogeneidad de los estudios publicados (distintas tecnologías y plataformas, características de los pacientes y las lesiones, etc.) hacen difícil precisar la eficacia diagnóstica de esta tecnología. Se sabe que la asociación a otras modalidades de imagen, en especial la EBUS radial, aumenta el rendimiento diagnóstico en comparación con el sistema de navegación aislado, y que afectan factores como la localización del nódulo, el tamaño o la existencia del «signo del bronquio». El estudio NAVIGATE, realizado utilizando la plataforma superDimension™ (Medtronic, Mineápolis, Minnesota, EE. UU.), fue un estudio observacional y prospectivo que incluyó a 1.000 pacientes de 29 centros de Estados Unidos. Casi el 50 % de los nódulos biopsiados medían menos de 20 mm, siendo la distancia media entre la lesión y la pleura de 9 mm (periféricos). La navegación y obtención de muestra de tejido fue exitosa en el 94,4 %, con un rendimiento diagnóstico del 72,9 % y una sensibilidad para malignidad del 68,8 %, datos excelentes teniendo en cuenta las características de las lesiones.

En este trabajo, el 4,3 % de los pacientes sufrieron neumotórax, y el 1,5 %, un sangrado significativo. El SPiN Thoracic Navigation System® es la plataforma diseñada por Veran Medical Technologies, que permite adicionalmente la punción percutánea de nódulos guiada por navegación electromagnética (ENM-TTNA; del inglés, *electromagnetic navigation-transthoracic needle aspiration*), posibilitando el acceso endobronquial y percutáneo en un único procedimiento. Esta combinación de ENB y ENM-TTNA ha obtenido un rendimiento diagnóstico de hasta el 87 %.

Por último, cabe citar otros procedimientos «navegacionales» no ENB en desarrollo que utilizan otras tecnologías, como la fluoroscopia aumentada o la broncoscopia asistida por robot. Nuevas plataformas todavía pendientes de resultados permiten la combinación de varias tecnologías para alcanzar la lesión (ENB, fluoroscopia, acceso transbronquial, etcétera).

En resumen, estas (no tan) nuevas tecnologías (pero que se están desarrollando recientemente) son un arma disponible aún en pocos centros, pero que permiten el acceso mínimamente invasivo (y, probablemente, en un futuro, el tratamiento) a nódulos muy pequeños y periféricos de muy difícil diagnóstico con otras técnicas. Los autores creen que serán de especial relevancia en un futuro cercano, máxime con la introducción de programas de diagnóstico precoz.

Procedimientos quirúrgicos

La indicación de los procedimientos diagnósticos quirúrgicos debe estar supeditada a una valoración coste-beneficio lo más individualizada posible. Las técnicas invasivas no deben ser consideradas como una alternativa a los estudios no invasivos, sino que ambos métodos deben ser complementarios.

Existen diferentes procedimientos quirúrgicos diagnósticos en el tórax.

Mediastinoscopia cervical estándar y videomediastinoscopia

La mediastinoscopia fue descrita por Carlens en 1959.

Indicaciones

Sus indicaciones principales son:
- Biopsias de adenopatías mediastínicas: principalmente, para el diagnóstico y la estadificación del cáncer de pulmón, linfomas y sarcoidosis.
- Biopsias y resecciones de masas del mediastino superior.

Contraindicaciones

Sus contraindicaciones son:

- Absolutas:
  – Rigidez de cuello.
  – Arterioesclerosis grave del tronco arterial braquiocefálico y del cayado aórtico.
  – Aneurisma de aorta ascendente.
  – Bocio muy voluminoso.
  – Alteración de la coagulación.
- La mediastinoscopia previa, el síndrome de vena cava superior y la desviación pronunciada de la tráquea se consideran contraindicaciones relativas.

Técnica

Se coloca al paciente en decúbito supino, con la cabeza en hiperextensión, con un saco a nivel interescapular y las extremidades superiores junto al cuerpo.

Bajo anestesia general e intubación oral simple, se realiza una cervicotomía supraesternal de unos 3-4 cm de longitud. Se abre el tejido celular subcutáneo y el músculo platisma. A continuación, se separan los músculos pretraqueales hasta llegar a la cara anterior de la tráquea. Se abre la fascia pretraqueal y, posteriormente, se realiza disección digital de la fascia pretraqueal y paratraqueal bilateral. Se introduce el mediastinoscopio por delante de la tráquea y posterior a la arteria innominada (**Fig. 53-3**).

 Permite la exploración de ganglios paratraqueales altos y bajos bilaterales y subcarinales anteriores. No se pueden biopsiar ganglios de la zona de la carina posterior y la ventana aortopulmonar (subaórticos y paraaórticos), ganglios paraesofágicos y del ligamento pulmonar.

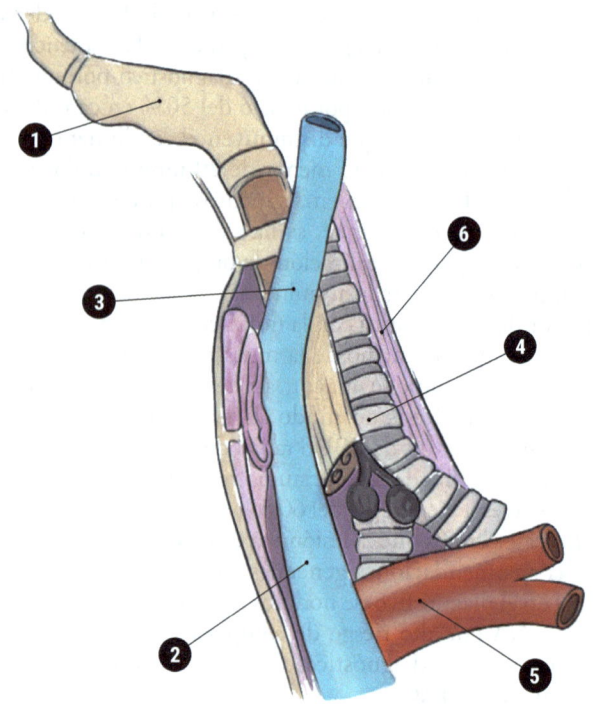

Figura 53-3. Introducción del mediastinoscopio (**1**: mediastinoscopio; **2**: aorta; **3**: arteria innominada; **4**: tráquea; **5**: arteria pulmonar; **6**: esófago).

Complicaciones

Las complicaciones descritas son del 3 %, y la mortalidad, inferior al 0,5 %.

Las complicaciones más frecuentes son:

- Parálisis del nervio recurrente izquierdo (temporal en la mayoría de los casos).
- Hemorragias de grandes vasos.
- Neumotórax.
- Perforación esofágica.
- Perforación traqueobronquial.
- Lesión pulmonar.

La mediastinoscopia se ha ido sustituyendo por la videomediastinoscopia, que, al poder ver el mediastino mediante una pantalla de vídeo, facilita el aprendizaje y aumenta la precisión diagnóstica, ya que aumenta de tamaño las estructuras y es posible visualizar mejor el campo quirúrgico (**Fig. 53-4**).

La mediastinoscopia presenta una sensibilidad del 80 %, una precisión diagnóstica de entre el 83,8 y el 98,9 %, con una especificidad del 100 % y un valor predictivo negativo del 81-98,6 %.

Mediastinoscopia cervical extendida

Es una variante de la mediastinoscopia cervical estándar. Fue descrita por primera vez por Specht en 1965 y popularizada por Ginsberg en 1987.

Indicaciones

Su principal indicación es la biopsia de adenopatías de la ventana aortopumonar o estación 5.

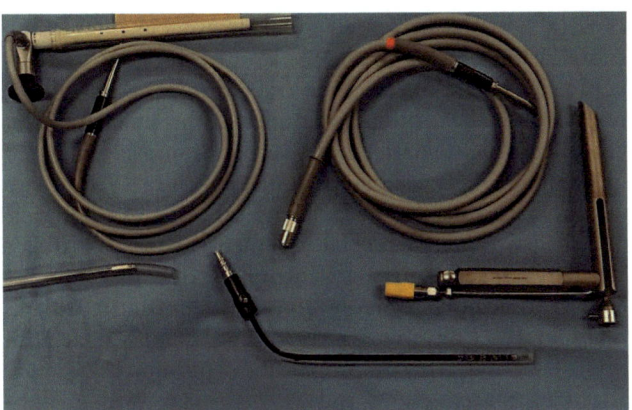

Figura 53-4. Videomediastinoscopio (mediastinoscopio, cámara de videomediastinoscopia, cable de luz, aspirador y pinza de biopsia).

Técnica

Tras la realización de una mediastinoscopia estándar y utilizando la misma incisión de la mediastinoscopia cervical, se consigue acceder a las adenopatías de la ventana aortopulmonar. Para ello, se realiza un plano de disección con dirección entre la arteria innominada y la arteria carótida izquierda y, posteriormente, por debajo de la vena innominada izquierda y por encima del cayado aórtico. Se introduce el mediastinoscopio y se biopsian las zonas ganglionares anteriormente descritas.

Complicaciones

Las complicaciones descritas son de entre el 0 y el 7,2 % y son las mismas que para la mediastinoscopia cervical.

Mediastinotomía anterior

Descrita por Chamberlain en 1966.

Indicaciones

Mediante esta técnica, se pueden realizar biopsias de masas del mediastino anterior, ventana aortopulmonar, zona periaórtica y pulmonares.

Técnica

Precisa anestesia general e intubación orotraqueal simple. Se realiza una incisión paraesternal sobre el segundo o tercer espacio intercostal derecho o izquierdo en función de la localización de la lesión. Tras disecar el tejido celular subcutáneo y ambos músculos pectorales (mayor y menor), queda expuesta la pared costal. Por lo general, se secciona la musculatura del segundo o tercer espacio intercostal, lo que proporciona acceso al espacio graso mediastínico anterior. Algunos cirujanos prefieren despericondrizar el segundo o tercer cartílago esternocostal y, posteriormente, extirparlo, lo que proporciona un campo quirúrgico más amplio y un mejor control del paquete vascular mamario interno. Siempre que sea posible, se preservarán los vasos mamarios.

Su limitación es que solo se puede explorar unilateralmente el mediastino.

La sensibilidad es del 71 % y la tasa de falsos negativos de hasta el 9 %.

Contraindicaciones relativas

Son contraindicaciones relativas:

- Síndrome de la vena cava superior.
- Irradiación mediastínica previa.
- Esternotomía previa.
- Aneurisma del cayado aórtico.

Complicaciones

Las complicaciones más frecuentes son la hemorragia por lesión de la mamaria interna, neumotórax, lesión nerviosa de los nervios frénico, laríngeo recurrente izquierdo y vago y lesión del conducto torácico.

Videotoracoscopia

A principios del siglo XX, Hans Christian Jacobeus, un internista sueco, describe la toracoscopia como técnica de exploración de la cavidad pleural, utilizando para ello un cistoscopio.

Junto con el desarrollo de la cirugía laparoscópica, la cirugía toracoscópica ha tenido una evolución muy importante, llegando al estado actual, en el que se realizan desde la simple exploración a intervenciones complejas, como pueden ser las resecciones mayores.

Su mayor limitación es que únicamente se puede valorar un hemitórax, pues, si se precisase la exploración bilateral, sería necesario realizar la técnica bilateralmente.

Indicaciones

La videotoracoscopia está indicada en:

- Patología pleural:
  - Estudio de derrames pleurales: una vez evacuado el derrame pleural, se puede explorar la cavidad pleural para corroborarla la existencia o no de metástasis pleurales y/o pulmonares y tomar biopsias selectivas en caso necesario. De estar indicado, es habitual asociar la realización de una pleurodesis. Se puede realizar con anestesia local y sedación (práctica habitual de los autores) o con anestesia general e intubación selectiva. Lo habitual es utilizar un puerto único de 10-11 mm, por el que se introduce un tubo rígido llamado *toracoscopio* (o *pleuroscopio*), que contiene la óptica, fuente de luz y un canal de instrumentación para aspirar y tomar muestras.
  - Estudio de la patología pleural en casos de engrosamiento o masas pleurales sin derrame pleural. La técnica es idéntica a la empleada cuando hay derrame pleural y la diferencia fundamental es que en esta suele ser necesaria la anestesia general y la intubación selectiva.
  - Hemotórax espontáneo o traumático: permite diagnosticar el origen y realizar hemostasia.
  - Quilotórax: es una vía adecuada para identificar, disecar y ligar el conducto torácico.

- Patología pulmonar:
  - Nódulos pulmonares: permite su extirpación y análisis histológico.
  - Neumopatía intersticial: permite valorar el estado del pulmón y tomar las biopsias.
  - Cáncer de pulmón: independientemente de la posibilidad de realizar resecciones mayores, la utilidad diagnóstica de la videotoracoscopia en el cáncer de pulmón es la valoración de la resecabilidad, que ha supuesto una reducción de toracotomías exploradoras. Se pueden ver las invasiones pleurales no sospechadas, nódulos metastásicos, invasión tumoral a grandes vasos e invasión intrapericárdica.

  Según las series, la sensibilidad oscila entre el 75 y el 99 %, y los falsos negativos, entre el 4 y el 7 %. Tiene un intervalo de complicaciones del 0-9 %.

- Patología mediastínica: especialmente, en los tumores, para valorar la resecabilidad y la histología.

  En caso de sospecha de linfoma, es muy útil, sobre todo, para la valoración de las estaciones ganglionares anteriormente descritas.

- Patología esofágica: permite valorar la resecabilidad en el cáncer de esófago del tercio medio o superior, sin necesidad de la toracotomía.

> ! Una de las mayores indicaciones de la videotoracoscopia en el cáncer de pulmón es el diagnóstico de las metástasis ganglionares. La videotoracoscopia derecha permite la exploración de la cavidad torácica derecha, la biopsia de estaciones ganglionares paratraqueales altas y bajas, subcarinales, paraesofágicas, ligamento pulmonar e hiliares derechas. La videotoracoscopia izquierda permite la exploración de la cavidad torácica izquierda, la biopsia de estaciones ganglionares de la ventana aortopulmonar, subcarinales, paraesofágicas, ligamento pulmonar e hiliares izquierdas.

Contraindicaciones

Las contraindicaciones son:

- Absolutas: sínfisis pleurales que no puedan liberarse, especialmente, en las paquipleuritis, que impidan la exploración de la cavidad torácica.
- Relativas:
  - Adherencias firmes parciales.
  - Que el paciente no tolere la ventilación unipulmonar.

Técnica

Aunque en casos especiales, como puede ser el estudio de los derrames pleurales, se puede realizar la técnica con sedación y anestesia local, lo habitual es que para una correcta visualización de la cavidad torácica sea necesaria la intubación bronquial selectiva para poder colapsar el pulmón.

Se coloca al paciente en decúbito lateral, aunque, en casos especiales, es posible realizarla en decúbito supino, especialmente, cuando se va a explorar bilateralmente. La cámara se suele introducir en el 8º espacio intercostal, sobre la línea axilar media. Si se introduce un toracoscopio, que tiene un canal de trabajo interno por el que se pueden realizar biopsias simples, como pueden ser las biopsias de pleura parietal. Para biopsias más complejas, o que requieran retracción de alguna estructura, se utiliza un videotoracoscopio y se pueden emplear orificios accesorios, que suelen triangularse. Habitualmente, con dos orificios auxiliares es suficiente para introducir dos instrumentos para la disección, toma de biopsias, hemostasia u otras maniobras. Al terminar la videotoracoscopia, se deja un drenaje pleural, tras comprobar que el pulmón se expande adecuadamente.

Complicaciones

Las complicaciones más frecuentes son las infecciones de la herida quirúrgica, fuga aérea persistente o sangrado. Las complicaciones más graves, como empiema pleural y sangrado grave con hemotórax posoperatorio, son excepcionales, al igual que la mortalidad, que no supera el 0,09 %.

Toracotomía exploradora

Indicaciones

Presenta las mismas indicaciones que la videotoracoscopia.

> Actualmente, queda reservada para casos excepcionales tras el fracaso de todas las técnicas mínimamente invasivas o en el caso de contraindicación para estas.

Se pueden realizar diferentes vías de abordaje, como pueden ser la toracotomía posterior, posterolateral, transerrática/anterior y la submamaria. La decisión de realizar un acceso u otro dependerá de la localización de la lesión y la experiencia del equipo quirúrgico. Las vías de acceso más frecuentes, no obstante, son la posterolateral y la transerrática/anterior.

La toracotomía exploradora se realiza con anestesia general y ventilación unipulmonar. Una vez se accede a la cavidad pleural, se localiza mediante palpación o visión directa la lesión. Se pueden realizar biopsias de la pared torácica y el mediastino, biopsias excisionales pulmonares en lesiones periféricas o, incluso, resecciones regladas diagnóstico-terapéuticas para lesiones intraparenquimatosas centrales no accesibles a resecciones menores.

Complicaciones

Las posibles complicaciones son:

- Dolor.
- Atelectasias y neumonías intrahospitalarias: relacionadas con el mayor dolor torácico.
- Infección de la herida quirúrgica.
- Fuga aérea persistente.
- Hemorragia posoperatoria.

Linfadenectomía mediastinoscópica videoasistida

La linfadenectomía mediastinoscópica videoasistida (VAMLA; del inglés, *video-assisted mediastinoscopic lymphadenectomy*) fue descrita por Hürtgen en 2002 y desarrollada por Coblenza.

Objetivo

Tiene como objetivo la extirpación completa de adenopatías paratraqueales altas y bajas bilaterales y la subcarinal junto al tejido graso que las rodea.

En 1992, Linder y Dahan desarrollaron el videomediastinoscopio bivalvo. Este instrumento proporciona un mayor espacio de canal de trabajo, permitiendo al cirujano realizar una disección bimanual e introducir instrumental de mayor calibre. Este instrumento ha sido clave en el desarrollo de la linfadenectomía mediastínica a través de una vía transcervical.

Técnica

Se lleva a cabo con anestesia general e intubación orotraqueal simple. Se realiza una cervicotomía supraesternal de 3-5 cm. A continuación, se abre el tejido celular subcutáneo y el músculo platisma. Se separan los músculos pretraqueales hasta llegar a la cara anterior de la tráquea. Se abre la fascia pretraqueal y, posteriormente, se realiza disección digital de la fascia pretraqueal y paratraqueal bilateral. Se introduce el mediastinoscopio bivalvo. Con la apertura de ambas valvas del mediastinoscopio, se consigue un campo operatorio amplio, que permite la disección bimanual. Estos mediastinoscopios disponen de un sistema de aspiración e irrigación que permite mantener la óptica limpia.

Una vez introducido el mediastinoscopio, se reseca la región subcarinal y la parte superior del espacio paraesofágico. Posteriormente, se resecan las estaciones ganglionares paratraqueales derechas altas y bajas y, a continuación, las estaciones ganglionares izquierdas altas y bajas. Posteriormente, la disección ganglionar se puede ampliar a las adenopatías hiliares del bronquio principal y del bronquio intermediario.

Contraindicaciones

Las contraindicaciones son:

- Rigidez de cuello.
- Arteriosclerosis grave del tronco arterial braquicefálico y del cayado aórtico.
- Aneurisma de la aorta ascendente.
- Bocios muy voluminosos.
- Alteración de la coagulación.
- Presencia de afectación ganglionar mediastínica de tipo *bulky*.
- Cirugía cardíaca previa: se puede realizar disección del mediastino medio, pero no de la zona de la ventana aortopulmonar.

Presenta una morbilidad del 6,25-9 % y una mortalidad del 0 %. La sensibilidad, la especificidad, la tasa de falsos negativos y la tasa de falsos positivos son del 88,2, el 100, el 1,7 y el 0 %, respectivamente.

Complicaciones

Las complicaciones más frecuentes son la disfonía por lesión recurrencial (3,4-9 %) y la lesión venosa o arterial.

Linfadenectomía mediastínica transcervical extendida

La linfadenectomía mediastínica transcervical extendida (TEMLA; del inglés, *transcervical extended mediastinal lymphadenectomy*) fue descrita por Kuzdzal en 2005 y desarrollada por Zielinski.

> **!** Permite la extirpación de todas las adenopatías y tejido graso periadenopático de todas las estaciones ganglionares mediastínicas, excepto las adenopatías del ligamento pulmonar. También se han realizado mediante esta técnica resección de tumores mediastínicos, timectomías, lobectomías pulmonares superiores derechas e izquierdas y esofagectomías en combinación con laparotomía o laparoscopia.

Técnica

Se requiere anestesia general e intubación orotraqueal simple. Se realiza una cervicotomía supraesternal de entre 5 y 7 cm. Se disecan y suturan ambas venas yugulares anteriores. Se diseca ampliamente por debajo del platisma, la glándula tiroides, por debajo de la horquilla esternal y lateralmente hasta ambos músculos esternocleidomastoideos. Se abre la fascia que recubre ambas arterias carótidas y se identifican ambos nervios laríngeos recurrentes y nervios vagos.

Se utiliza un retractor esternal para la elevación esternal.

Mediante esta técnica, se disecan inicialmente las adenopatías cervicales bajas: posteriormente, las adenopatías paratraqueales derechas altas y bajas y las adenopatías hiliares derechas. A continuación, se pueden disecar las adenopatías prevasculares y retrotraqueales. Se continúa con la disección de las adenopatías paratraqueales izquierdas altas y bajas y, finalmente, las estaciones ganglionares subcarinales y periesofágicas.

El uso del mediastinoscopio bivalvo solo es necesario para los compartimentos ganglionares más distales (estaciones subcarinales y paraesofágicas).

A diferencia de la VAMLA, los instrumentos no se introducen por el canal de trabajo, sino por los lados, y en todo momento se utiliza instrumental de cirugía abierta, excepto cuando se disecan las estaciones subcarinales y paraesofágicas. Presenta una morbilidad del 7,3 % y una mortalidad del 0,6 %.

Complicaciones

Las principales complicaciones son la paresia-parálisis recurrencial, lesiones vasculares e insuficiencia respiratoria.

Contraindicaciones

Tiene las mismas contraindicaciones que la VAMLA. En la **tabla 53-1**, se muestra un resumen de todas las técnicas quirúrgicas disponibles y las áreas a las que accede cada una de ellas.

Estrategias diagnósticas en cánceres de la cavidad torácica

Estrategias diagnósticas en el cáncer de pulmón

El cáncer de pulmón suele sospecharse en pacientes con una Rx de tórax patológica o con síntomas causados tanto por la extensión local o a distancia del tumor. El método diagnóstico utilizado depende del tipo de cáncer, el tamaño y la localización del tumor primario, la presencia de metástasis al diagnóstico y el estado funcional del paciente. A lo largo de este apartado, se explorará la secuencia diagnóstica utilizada para estudiar estos tumores.

> ❗ Siempre que sea posible, se establecerá el diagnóstico y la estadificación al mismo tiempo, enfocándose en la lesión que establezca el estadio más avanzado (p. ej., una toracocentesis con estudio citológico para diagnosticar un estadio IV). Sin embargo, en la práctica diaria, los pacientes pueden requerir múltiples estudios de imagen y pruebas invasivas para un correcto diagnóstico y estadificación.

Tabla 53-1. Técnicas quirúrgicas y áreas de acceso

Mediastinoscopia/ videomediastinoscopia	Paratraqueales altas y bajas bilaterales y subcarinal anterior (2R, 2L, 4R, 4L y 7)
Mediastinoscopia extendida	Igual que la mediastinoscopia más los ganglios de la ventana aortopulmonar (2R , 2L, 4R, 4L, 5, 6 y 7)
Mediastinotomía anterior izquierda	Ventana aortopulmonar (5 y 6)
Videotoracoscopia derecha	Paratraqueales altas y bajas derechas, subcarinal, paraesofágica, ligamento pulmonar e hiliares pulmonares e interlobulares derechas (2R, 4R, 7, 8, 9, 10R y 11)
Videotoracoscopia izquierda	Ventana aortopulmonar, subcarinales, paraesofágicas, ligamento pulmonar e hiliares pulmonares e interlobulares izquierdas (5, 6, 7, 8, 9, 10 L y 11)
Toracotomía (derecha o izquierda)	Igual que la videotoracoscopia
VAMLA	Paratraqueales altas y bajas bilaterales y subcarinales, paraesofágicas, e hiliares pulmonares bilaterales (2R, 2L, 4R, 4L, 7, 8, 10R y 10L)
TEMLA	Cervicales bajas, paratraqueales altas y bajas bilaterales, ventana aortopulmonar, subcarinales, paraesofágicas, e hiliares pulmonares bilaterales (1, 3, 2R, 2L, 4R, 4L, 5, 6, 7, 8, 10R y 10L)

TEMLA: linfadenectomía mediastínica transcervical extendida (del inglés, *transcervical extended mediastinal lymphadenectomy*); VAMLA: linfadenectomía mediastinoscópica videoasistida (del inglés, *video-assisted mediastinoscopic lymphadenectomy*).

Es importante destacar la necesidad de realizar el diagnóstico y estadificación de una manera eficiente, procurando establecer el diagnóstico en una media de seis semanas.

> ❗ En pacientes con un retraso en el diagnóstico superior a las ocho semanas desde la primera prueba de imagen, se recomienda la actualización de las pruebas de imagen, para evaluar los cambios en la estadificación y su posible influencia en la estrategia terapéutica.

Evaluación inicial

Los objetivos principales en la evaluación inicial de un paciente con sospecha de cáncer de pulmón son los siguientes:

- Evaluar la extensión y el estadio de la enfermedad.
- Evaluar el objetivo y la modalidad de biopsia.
- Conocer el tipo histológico, así como los marcadores moleculares y las mutaciones del tumor.
- Evaluar la comorbilidad y los posibles síndromes paraneoplásicos que puedan influir en el pronóstico de la enfermedad.

El diagnóstico de sospecha se establece ante un paciente que presente síntomas sugestivos de cáncer de pulmón (tos con hemoptisis, disnea), por un hallazgo incidental en una prueba de imagen o por la manifestación de un síndrome paraneoplásico.

En todo paciente con sospecha de cáncer de pulmón, ha de realizarse una historia clínica y una exploración física detallada, con particular atención a síntomas que puedan sugerir metástasis (pérdida ponderal >5 kg, dolor musculoesquelético, síntomas neurológicos, etcétera).

En cuanto a las pruebas de laboratorio, ha de realizarse una analítica sanguínea que incluya los siguientes elementos para identificar posibles metástasis o síndromes paraneoplásicos: hemograma, electrólitos, calcio, fosfatasa alcalina, aspartato-aminotransferasa, creatinina, albúmina y lactato-deshidrogenasa (LDH).

> ❗ Actualmente, no se recomienda la realización de la medición de marcadores tumorales, como el antígeno carcinoembrionario (CEA; del inglés, *carcinoembryonic antigen*), dado que no han mostrado utilidad clínica en pacientes con cáncer de pulmón.

Diagnóstico radiológico

Tomografía axial computarizada

Se debe realizar una TAC con contraste intravenoso a todos los pacientes con sospecha de cáncer de pulmón. Han de incluirse la región cervical baja, el hígado y las glándulas suprarrenales en el estudio.

Ha de tenerse en cuenta que la TAC tiene una baja sensibilidad para la identificación de metástasis ganglionares.

Tomografía por emisión de positrones

La PET-TAC con fluorodesoxiglucosa (FDG-PET-TAC) de cuerpo entero combina la obtención de la imagen anatómica por parte de la TAC y la actividad metabólica (medida según la avidez del tumor por la ^{18}F-FDG).

> ! La TAC ofrecerá:
> - Información preliminar sobre la estadificación TNM (tumor/ganglios [*nodes*]/metástasis).
> - Información sobre afecciones asociadas: atelectasias, neumonía posobstructiva, enfermedad pulmonar subyacente, etcétera.
> - Información sobre cómo obtener el diagnóstico histológico.
> - Base para la realización de más estudios de imagen (PET, resonancia magnética nuclear [RMN]).

Las ventajas que ofrece la realización de la PET-TAC son las siguientes:

- Información sobre la estadificación TNM: la PET-TAC es más sensible que la TAC con contraste en la detección de invasión tumoral, enfermedad oculta, afectación de ganglios linfáticos y metástasis tanto intratorácicas como extratorácicas.
- Potencial reducción de toracotomías exploradoras evitables: el uso de la PET-TAC está vinculado a una reducción de cirugías en pacientes en los que la enfermedad no es completamente resecable o pacientes con enfermedades benignas.
- Al integrar la imagen de la TAC y de la PET, también ofrece las ventajas citadas previamente en el apartado de la TAC.

> ! La PET-TAC también presenta varias limitaciones:
> - Puede haber falsos positivos con lesiones benignas que presenten una alta avidez por la FDG como infecciones, inflamación o enfermedad granulomatosa. Por esta razón, ha de obtenerse una confirmación histológica de las captaciones positivas en el ámbito mediastínico o extratorácicas, a no ser que exista evidencia suficiente para no precisarla.
> - Por otro lado, también puede haber falsos negativos, típicamente en focos microscópicos de metástasis o nódulos pulmonares de pequeño tamaño con histologías con baja avidez por la FDG (típicamente, el adenocarcinoma pulmonar).
> - Presenta una baja sensibilidad para la detección de metástasis cerebrales.

Resonancia magnética nuclear

La RMN con gadolinio es la técnica de elección para la detección de metástasis cerebrales y a nivel de la médula espinal.

> ! Ha de realizarse de manera rutinaria a pacientes con síntomas sugestivos de metástasis cerebrales y a pacientes con alto grado de sospecha de metástasis cerebrales, aunque no presenten síntomas (pacientes con un estadio III/IV por TAC).

En centros en los que no está disponible, puede realizarse una TAC cerebral con contraste como alternativa.

La RMN también es útil en la evaluación de la infiltración tanto de la pared torácica como de estructuras nerviosas en pacientes que presenten clínica sugestiva (dolor torácico, síndrome de Horner en tumores del surco superior, etcétera).

Diagnóstico anatomopatológico

> ! No puede establecerse un diagnóstico de cáncer de pulmón sin la obtención de una muestra que lo confirme. Es fundamental elegir la prueba diagnóstica que ofrezca la mayor información no solo sobre el diagnóstico, sino también sobre la estadificación y que, a su vez, entrañe el menor riesgo para el paciente.

También ha de tenerse en cuenta que es necesaria la obtención de muestras suficientes para la realización de técnicas de inmunohistoquímica y el análisis de mutaciones.

De acuerdo con las guías diagnósticas actuales, las técnicas diagnósticas a emplear difieren según la localización de la lesión, la estadificación mediastínica y la existencia de metástasis al diagnóstico.

Lesiones centrales

Citología de esputo

La citología de esputo está recomendada en pacientes que presentan nódulos o masas centrales y a los que no puede realizarse una broncoscopia flexible u otros métodos invasivos.

Ha de tenerse en cuenta que una citología positiva para cáncer de pulmón no ofrece información sobre su estadificación y que, probablemente, no permita la realización de estudios moleculares sobre la muestra.

Broncoscopia flexible

La broncoscopia flexible convencional permite la toma de muestras de diversas maneras: aspirado, cepillado, biopsia endobronquial y biopsia transbronquial (guiada por radiología).

Como ya se ha comentado previamente, esta técnica presenta una sensibilidad elevada a la hora de diagnosticar masas centrales o lesiones que obstruyen la vía aérea. Sin embargo, la sensibilidad disminuye en lesiones periféricas pequeñas o lesiones que se encuentran dislates a los bronquios subsegmentarios.

> ! La broncoscopia es una técnica esencial en la estadificación de lesiones centrales y que muestran infiltración bronquial, carinal o traqueal en las pruebas de imagen.

Ecobroncoscopia sectorial

La EBUS sectorial permite la realización de biopsias transbronquiales tanto de lesiones centrales como de ganglios linfáticos de las regiones paratraqueal, retrotraqueal, subcarinal e hiliares.

Lesiones periféricas

Biopsia guiada por radiología

Consiste en la obtención de una biopsia con aguja gruesa (BAG) o una punción aspirativa con aguja fina (PAAF) de la lesión pulmonar guiada por técnica de imagen (ecografía o TAC, dependiendo de la profundidad de la lesión). Es el método preferido para diagnosticar lesiones periféricas o en casos en los que no se ha podido obtener un diagnóstico con otras pruebas (EBUS, biopsia transbronquial, etcétera).

Ecobroncoscopia radial

La EBUS radial permite la biopsia transbronquial de lesiones periféricas, así como la valoración de la infiltración de la pared traqueal.

Biopsia quirúrgica

En casos en los que no ha sido posible la obtención de un diagnóstico histológico por técnicas mínimamente invasivas, puede recurrirse a la biopsia quirúrgica (mediante toracotomía o, preferiblemente, un abordaje videotoracoscópico).

Técnicas híbridas endoscópico-radiológicas

Como se ha desarrollado en el apartado correspondiente, se utilizan principalmente para la obtención de muestras en lesiones periféricas. Ha de tenerse en cuenta que la disponibilidad de estas técnicas es todavía limitada en nuestro medio.

Estadificación mediastínica

La estadificación mediastínica es fundamental a la hora de ofrecer al paciente la estrategia terapéutica óptima. Se ha tener en cuenta la localización de los ganglios linfáticos que han de ser biopsiados para elegir la técnica diagnóstica adecuada, así como determinar si se realizará una biopsia de las estaciones sospechosas apoyándose en la PET-TAC o si se realizará un muestreo sistemático de todas las estaciones ganglionares.

Ecobroncoscopia sectorial (EBUS-TBNA)

Como ya se ha mencionado previamente, permite la obtención de muestras de ganglios linfáticos de las estaciones 2R, 2L, 4R, 4L, 7, 10R, 10L, 11R y 11L.

 Ha de ofrecerse a todos los pacientes con sospecha de afectación ganglionar por prueba de imagen y que puedan beneficiarse de un tratamiento curativo.

Ecoendoscopia (EUS-FNA)

La punción mediante EUS puede utilizarse para la estadificación de estaciones paratraqueales, 7, 8 y 9, y para obtener muestras del tumor primario cuando es accesible mediante esta técnica. Además, es una herramienta útil en la determi-nación de infiltración de estructuras mediastínicas como el esófago o la pared de la aorta.

Mediastinoscopia (tradicional o extendida)

El rol de la mediastinoscopia en la evaluación de la infiltración de ganglios mediastínicos ha quedado relegado a un segundo lugar por técnicas menos invasivas como la EBUS. Sin embargo, ha de considerarse en pacientes con una biopsia por EBUS/EUS negativa si el grado de sospecha de afectación mediastínica es alto y la confirmación cambiase la estrategia terapéutica.

La elección de la técnica ha sido descrita en el epígrafe correspondiente.

Mediastinotomía anterior

La mediastinotomía anterior se utiliza para acceder a las estaciones ganglionares 5 y 6, que no son accesibles por técnicas mínimamente invasivas o por la mediastinoscopia cervical tradicional.

Linfadenectomía mediastinoscópica videoasistida (VAMLA)-linfadenectomía mediastínica transcervical extendida (TEMLA)

La VAMLA permite el acceso a las mismas estaciones que la mediastinoscopia tradicional, con la ventaja de que permite explorar mejor la región subcarinal posterior.

La TEMLA permite el acceso a las estaciones 1, 2, 3, 4, 5, 6, 7 y 8.

En la **figura 53-5**, se resumen los pasos a tener en cuenta a la hora de diagnosticar un cáncer de pulmón.

Estrategias diagnósticas en el cáncer de pulmón

El derrame pleural maligno denota un proceso tumoral maligno en un estadio avanzado. Alrededor de dos tercios de los derrames malignos son secundarios a cánceres de pulmón, mama o linfomas. En el siguiente apartado, se explorará la secuencia diagnóstica del derrame pleural maligno.

Evaluación inicial

El derrame pleural maligno suele sospecharse en pacientes que presentan disnea y una Rx de tórax patológica, si bien, hasta un cuarto de los pacientes con derrame pleural maligno pueden no presentar disnea.

Otros síntomas que pueden presentar estos pacientes son síntomas constitucionales, como fiebre, debilidad, pérdida ponderal o sudores nocturnos y pueden estar presentes al diagnóstico. En pacientes que presentan dolor torácico, ha de sospecharse la infiltración de estructuras de la pared torácica.

Ha de realizarse una historia clínica detallada en todos los pacientes con sospecha de derrame pleural maligno incluyendo la exposición laboral a asbesto, que es la principal causa de mesotelioma.

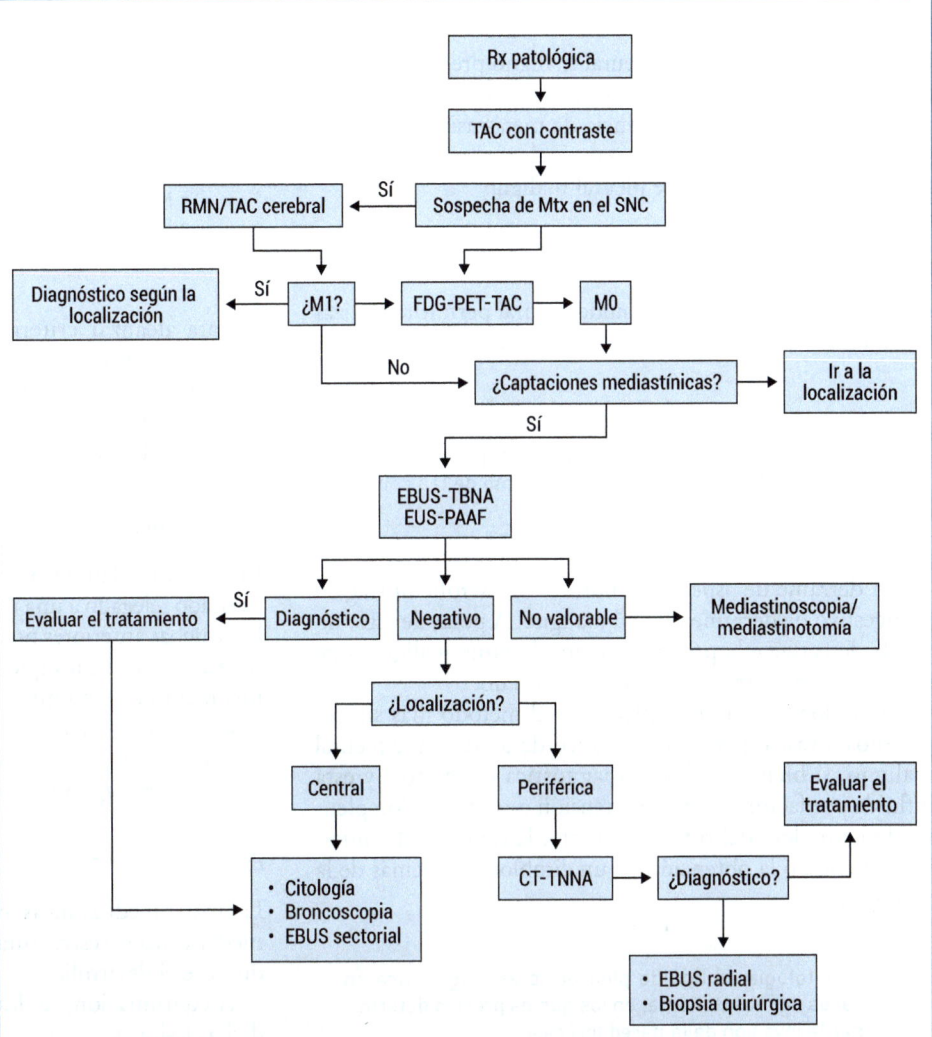

Figura 53-5. Estrategia diagnóstica del cáncer de pulmón.
EBUS: ecobroncoscopia (del inglés, *endobronchial ultrasound*); EUS: ecoendoscopia (del inglés, *endoscopic ultrasound*); FDG: fluorodesoxiglucosa; M: metástasis: Mtx: metástasis; PAAF: punción aspirativa con aguja fina; PET: tomografía por emisión de positrones (del inglés, *positron emission tomography*); RMN: resonancia magnética nuclear; Rx: radiografía; TBNA: punción aspirativa transbronquial (del inglés, *transbronchial needle aspiration*);T-NNA: punción o biopsia aspirativa transtorácica guiada (del inglés, *guided transtoracic needle aspiration*); SNC: sistema nervioso central; TAC: tomografía axial computarizada.

La exploración física ha de ser exhaustiva, buscando no solo la extensión y afectación del derrame, sino también el posible tumor primario (ganglios linfáticos, un examen ginecológico buscando un cáncer de mama u ovárico, etcétera).

Diagnóstico radiológico

Radiografía de tórax

Suele ser el primer paso en el diagnóstico de un derrame pleural maligno. Es capaz de detectar derrames desde los 50 mL en proyecciones en decúbito lateral.

> ! Un derrame pleural masivo con desviación mediastínica contralateral y que recurre tras una toracocentesis evacuadora es muy sugestivo de malignidad.

Ecografía torácica

La ecografía tiene una sensibilidad del 100 % para la identificación del derrame pleural. Además, ofrece la ventaja de que puede servir para identificar engrosamientos y nodularidad pleural y afectación de la pared torácica.

Tomografía axial computarizada

La TAC torácica es superior a la Rx de tórax, y la ecografía torácica, para la detección de alteraciones a nivel de la pleura parietal. Además, no solo permite la evaluación de la pleura y de la cuantía del derrame, sino que también permite evaluar el parénquima pulmonar y el mediastino.

La nodularidad pleural, la irregularidad de la pleura y el engrosamiento de la pleura mediastínica o diafragmática por encima de los 10 mm son características patológicas que sugieren un derrame pleural maligno.

Tomografía por emisión de positrones

La PET-TAC con FDG presenta una sensibilidad elevada en el diagnóstico de derrame pleural maligno. Sin embargo, ha de tenerse en cuenta la posibilidad de falsos positivos en derrames urémicos, infecciones y la captación tras una pleurodesis química con talco.

Resonancia magnética nuclear

Actualmente, el papel de la RMN queda relegado al estudio de la infiltración tumoral de la pared torácica y el diafragma.

Diagnóstico anatomopatológico

El diagnóstico de derrame pleural maligno precisa la confirmación de células malignas en una citología de líquido pleural o la confirmación de la existencia de metástasis o un tumor primario pleural. Existen diversas técnicas para la obtención del diagnóstico de derrame pleural maligno.

Toracocentesis diagnóstica

La extracción de 20 mL de líquido pleural permitirá realizar un análisis bioquímico y citológico de este.

 Habitualmente, el derrame pleural maligno es un exudado de predominio linfocítico con una glucosa inferior a 60 mg/dL debido al alto metabolismo de las células tumorales.

Un derrame de aspecto hemorrágico o serohemorrágico es sugestivo de derrame pleural maligno. A pesar de esto, no puede descartarse la presencia de un derrame maligno ante el hallazgo de un trasudado de aspecto claro.

La citología de líquido pleural es el método más simple y menos invasivo para el diagnóstico de un derrame pleural maligno, si bien, su eficacia diagnóstica es variable y está influida por factores como la extensión de la afectación pleural, la naturaleza del tumor primario, la cantidad de muestra analizada o la obtención de un citobloque, además de la citología.

 La citología de líquido pleural no es diagnóstica en casos de mesotelioma, en los que es preciso determinar la invasión de la pared torácica.

La determinación de marcadores tumorales en el líquido pleural no se recomienda, dado que pueden estar presentes en derrames benignos.

Biopsia pleural guiada por radiología

Existen distintos métodos para la obtención de biopsias pleurales transtorácicas. Tradicionalmente, se realizaban biopsias a ciegas con agujas de Abrams o Cope. Era necesaria la obtención de, al menos, cinco muestras para realizar el diagnóstico. Actualmente, debido a la alta disponibilidad de apoyo radiológico, es preferible la realización de las punciones guiadas por ecografía o TAC, lo que ha aumentado ostensiblemente la tasa diagnóstica en derrames pleurales con citología negativa frente a las biopsias a ciegas.

Toracoscopia

La toracoscopia es la técnica de referencia para el diagnóstico del derrame pleural maligno. Consiste en la introducción de una óptica a través de un trocar y permite la evacuación del derrame pleural, la visualización de la cavidad torácica y la toma de biopsias bajo visión directa.

Puede realizarse bajo sedación o anestesia general, según las características del paciente.

 Las características endoscópicas que sugieren malignidad son las siguientes:
• Nodularidad pleural.
• Masas polipoideas.
• Ulceraciones pleurales.
• Engrosamiento pleural difuso con irregularidades.

Para alcanzar criterios de calidad, han de tomarse, al menos, tres muestras de tres localizaciones distintas y de una profundidad adecuada (especialmente, en el mesotelioma pleural, en el que es imprescindible la identificación de invasión extrapleural).

Biopsia pleural abierta

En la actualidad, el papel de la biopsia pleural abierta ha quedado relegado a una última opción en pacientes en los que las pruebas anteriores no han obtenido diagnóstico, especialmente, en pacientes que han sido sometidos previamente a una pleurodesis química, en los que la repetición de la toracoscopia no es factible.

En la **figura 53-6**, se resumen los pasos a tener en cuenta a la hora de diagnosticar un derrame pleural maligno.

Estrategias diagnósticas en masas mediastínicas

Las masas mediastínicas malignas se desarrollan sobre órganos mediastínicos o estructuras que pasan a través del mediastino durante el desarrollo.

A continuación, se describirá la secuencia diagnóstica de dichas lesiones.

Evaluación inicial

En muchas ocasiones, las masas mediastínicas son un hallazgo casual en Rx de tórax, TAC torácica o RMN.

La evaluación inicial de un paciente con el hallazgo de una masa mediastínica requiere una historia clínica y exploración física exhaustivas suplementadas con la realización de análisis clínicos y técnicas de imagen.

La historia clínica ha de dirigirse a síntomas y signos relacionados con las masas mediastínicas, tanto de carácter local (como fenómenos compresivos de estructuras mediastínicas) como de síndromes paraneoplásicos (como la miastenia grave o la aplasia pura de células rojas en los timomas).

La edad y el sexo del paciente ayudan a orientar el diagnóstico diferencial, dado que la incidencia de los distintos subtipos de masas mediastínicas varía significativamente según estos factores.

Del mismo modo, la exploración física no ha de centrarse únicamente en el tórax y áreas adyacentes al mediastino, sino que ha de ser completa, explorando cabeza, cuello, extremidades superiores, tórax y abdomen, además de áreas en las que puedan evidenciarse adenopatías patológicas y una exploración genital en varones.

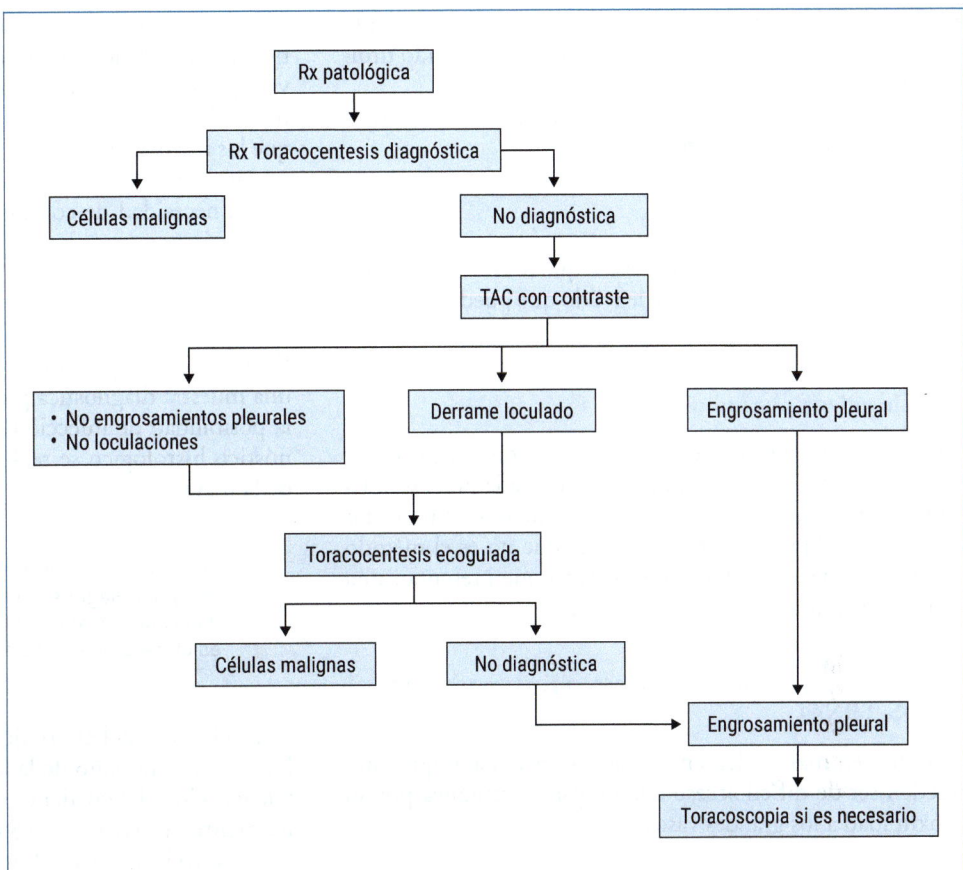

Figura 53-6. Estrategia diagnóstica en el derrame pleural maligno. Rx: radiografía; TAC: tomografía axial computarizada.

Ha de realizarse una analítica sanguínea completa en pacientes con masas en el mediastino anterior. Los marcadores tumorales son de especial interés en los timomas y cánceres germinales.

> ! La batería de marcadores que han de solicitarse son los siguientes:
> - Anticuerpos antirreceptores de acetilcolina: pueden ser positivos en algunos pacientes con timoma e indicar la presencia de miastenia grave.
> - Alfafetoproteína (AFP): se encuentra elevada en entre el 60-80 % de carcinomas germinales no seminomatosos.
> - Subunidad beta de la gonadotropina coriónica humana (β-hCG; del inglés, *beta-human chorionic gonadotropin*): se encuentra elevada en el 10 % de seminomas y en un 30-50 % de tumores no seminomatosos.
> - LDH: puede estar elevada en pacientes con tumores no seminomatosos y en linfomas.

Diagnóstico radiológico

Radiografía de tórax

Las masas mediastínicas pueden objetivarse en la Rx simple de tórax. Los hallazgos que han de hacer sospechar de una masa mediastínica son el ensanchamiento mediastínico, la ausencia, desplazamiento o engrosamiento de las líneas mediastínicas normales, o la aparición de una masa dependiente del mediastino que forma ángulos obtusos con los campos pulmonares.

Tomografía axial computarizada

Ha de realizarse una TAC con contraste intravenoso en pacientes con una Rx de tórax patológica. La TAC confirma la presencia de la masa mediastínica y da información sobre la localización, el tamaño, la relación con estructuras vecinas y las características de la masa (presencia de grasa, contenido líquido o calcificación de esta). Toda la información que ofrece la TAC —sobre todo, la invasión y compresión de estructuras vecinas— es crucial para la planificación del tratamiento adecuado para cada paciente.

Otras pruebas de imagen

Además de la TAC torácica, pueden realizarse más pruebas de imagen para completar el diagnóstico:

- PET-TAC: es útil en la evaluación de linfomas, particularmente, para la elección del sitio de biopsia. Ha de tenerse en cuenta que etiologías benignas como los teratomas o quistes tímicos pueden presentar captaciones patológicas por esta prueba de imagen.
- RMN torácica o cardíaca: es útil para diferenciar invasión de compresión de estructuras mediastínicas en masas anteriores de gran tamaño en las que esta distinción puede ser complicada por TAC con contraste.
- RMN de columna: ofrece una evaluación detallada de masas del mediastino posterior adyacentes a la columna. Es superior a la TAC en la determinación de invasión foraminal o del canal espinal.

- Gammagrafía con tecnecio 99 metaestable (^{99m}Tc) o yodo 131/123 ($^{131/123}$I): útil para la identificación de tejido tiroideo ectópico.
- Gammagrafía con ^{99m}Tc-sestamibi: útil para la identificación de tejido paratiroides ectópico.

Diagnóstico anatomopatológico

El diagnóstico definitivo de la masa requiere el análisis anatomopatológico de una muestra de tejido que puede obtenerse de diversas maneras.

Biopsia guiada por radiología

La mayoría de masas en el mediastino anterior y posterior son accesibles a una biopsia percutánea guiada por TAC. La BAG es superior a la PAAF para la obtención de muestras diagnósticas. Ha de tenerse en cuenta que no es el método diagnóstico de elección en linfomas, ya que presentan una alta tasa de punciones no diagnósticas.

Ecobroncoscopia con punción aspirativa transbronquial (EBUS-TBNA)

Se indica en masas adyacentes a la vía aérea, dado que estas pueden ser de difícil acceso a la biopsia percutánea por su proximidad a los grandes vasos.

Ecoendoscopia con punción aspirativa con aguja fina (EUS-FNA)

Se indica en lesiones posteriores periesofágicas, sin embargo, ha de tenerse en cuenta la naturaleza de la lesión, puesto que no está indicado realizar una punción guiada por EUS de lesiones quísticas, por la posibilidad de infección del contenido del quiste.

Mediastinoscopia y mediastinotomía anterior

Están indicadas en lesiones que no son accesibles por las técnicas citadas previamente o cuando estas técnicas no pueden proporcionar un diagnóstico histológico definitivo, como en el caso de los linfomas.

La elección de la técnica depende de la localización de la lesión. En lesiones retroesternales, se realizará la biopsia mediante una mediastinotomía anterior. Las lesiones en el mediastino anterior típicamente desplazan las estructuras lateralmente, permitiendo la biopsia de la masa sin entrar en la cavidad pleural, minimizando el riesgo de complicaciones a nivel del espacio pleural y la diseminación pleural del tumor. Se realizará una mediastinoscopia en lesiones que se encuentren en el mediastino medio.

Biopsia videoasistida

La biopsia mediante cirugía torácica videoasistida (VATS; del inglés, *video-assisted thoracoscopic surgery*) se indica de manera general cuando el diagnóstico no ha sido posible a través de otros métodos. Puede ser realizada en ambos hemitórax y

ofrece una visión anatómica excelente del mediastino, permitiendo tomar muestras adyacentes a estructuras como la aorta y los grandes vasos o el corazón. No se realiza de manera rutinaria, dado que presenta una mayor tasa de complicaciones que los métodos menos invasivos, asocia mayor tasa de dolor y, generalmente, requiere de la hospitalización del paciente por la necesidad de colocar un drenaje torácico posterior a la cirugía.

Escisión quirúrgica

En las lesiones quísticas, no está indicada la obtención de una muestra diagnóstica previa a la resección quirúrgica por la posibilidad de infección de estas. En estos casos, el diagnóstico histológico se realizará tras la resección quirúrgica de la masa.

> **!** La escisión quirúrgica de una masa sugestiva de linfoma sin diagnóstico histológico está contraindicada, dado que el tratamiento de elección en estos pacientes es el tratamiento sistémico.

La elección del abordaje quirúrgico depende de la localización y el tamaño de la lesión, la naturaleza de la lesión y la elección del cirujano, variando desde abordajes mínimamente invasivos (VATS triportal, subxifoideo, robótico o transcervical) hasta abordajes abiertos clásicos (toracotomía, esternotomía media, esternotoracotomía bilateral (*clamshell*) o hemi-*clamshell*, etcétera).

Estrategias diagnósticas en tumores primarios de la pared torácica

Los tumores malignos primarios más frecuentes en la pared torácica son los sarcomas, que pueden originarse en el tejido cartilaginoso u óseo o en partes blandas. A lo largo de este apartado, se explorará la secuencia diagnóstica de estos tumores.

Evaluación inicial

Los tumores malignos de la pared torácica suelen sospecharse en pacientes que acuden a consulta por la aparición de una tumoración en dicha zona, si bien, también puede ser un hallazgo incidental en una prueba de imagen realizada por otro motivo.

En sarcomas de partes blandas, muchos pacientes no presentan sintomatología acompañante, dado que el dolor se asocia a una enfermedad avanzada.

Por el contrario, los pacientes con sarcomas dependientes de hueso o cartílago suelen presentar dolor al diagnóstico.

> La historia clínica y la exploración física han de centrarse en delimitar el tamaño de la lesión e investigar la velocidad de crecimiento de esta, ya que esta última arrojará información sobre la agresividad del tumor.

Cirugía paliativa de los tumores de tórax

54

J. M. Matilla González, C. Disdier Vicente y B. De Vega Sánchez

OBJETIVOS

- Definir el concepto de cirugía paliativa en los tumores de la cavidad torácica.
- Identificar las posibilidades de mejorar la calidad de vida de los pacientes y sus familiares en relación con los tumores de la cavidad torácica.
- Analizar el enfoque multidisciplinario del tratamiento paliativo y el momento de realizarlo.
- Recordar los criterios o condiciones necesarias para considerar la resección quirúrgica en pacientes con cáncer de pulmón en estadio IV.
- Revisar el concepto de oligometástasis y valorar sus opciones de tratamiento.
- Describir las diferentes indicaciones quirúrgicas para el diagnóstico y la valoración de un posible tratamiento sistémico.
- Reconocer las complicaciones más frecuentes en los pacientes afectados de tumores de la cavidad torácica.
- Realizar un enfoque general de las complicaciones y de las posibilidades del tratamiento paliativo de los pacientes diagnosticados de neoplasias de la cavidad torácica.
- Distinguir las indicaciones del tratamiento del derrame pleural maligno y el momento de aplicar las distintas soluciones.
- Exponer el concepto de obstrucción de la vía aérea y sus distintas posibilidades de tratamiento.

INTRODUCCIÓN Y DEFINICIÓN

De entre las distintas subespecialidades de la medicina, los cuidados paliativos son de los más recientes en evolucionar y desarrollarse. No es hasta 1967 cuando Dame Cicely lanzó la primera unidad de hospitalización en el Reino Unido. La Organización Mundial de la Salud describe los cuidados paliativos como «un enfoque que mejora la calidad de vida de los pacientes y sus familias frente a los problemas asociados con enfermedades potencialmente mortales».

Para ello, los cuidados paliativos tienen un enfoque interdisciplinario para prevenir, aliviar el sufrimiento y apoyar lo mejor posible la calidad de vida de los pacientes y sus familias.

> Los cuidados paliativos pueden ofrecerse adecuadamente a pacientes en cualquier momento a lo largo del curso de su enfermedad, incluso concurrente con terapias que prolongan la vida y no se limitan solo al final de la vida o al cuidado intrahospitalario.

La *cirugía paliativa* se define, por lo tanto, como un procedimiento que hace disminuir los síntomas y mejora la calidad de vida de un paciente inmerso en un proceso incurable que no ofrece la posibilidad de curar la causa inicial, pero sí la de mejorar su calidad de vida, así como la de su familia.

> La clave para mejorar los resultados de los cuidados paliativos se basa en dos aspectos fundamentales, la selección adecuada de los pacientes y el trabajo en equipo multidisciplinario.

Por otra parte, los proveedores de cuidados paliativos deben ser experimentados en estimar el pronóstico a corto plazo de la enfermedad. Este dato es fundamental, ya que los distintos médicos que intervienen en el proceso pueden tener múltiples opiniones, a veces, incongruentes, que es necesario conciliar dentro del contexto de un trabajo multidisciplinario que ponga su centro en la atención al paciente. Los proveedores de cuidados paliativos también sirven para facilitar una comunicación sostenida entre el paciente y todos aquellos involucrados en su cuidado, proporcionar servicios psicosociales, espirituales, y apoyo práctico tanto a los pacientes como a sus familias y sus cuidadores, y ayudan en la coordinación de la atención de diferentes opciones de tratamiento, como son la cirugía o la broncoscopia terapéutica.

En los servicios de cirugía torácica, más del 80 % de los pacientes derivados para su evaluación tienen un diagnóstico de malignidad; por lo tanto, los cirujanos torácicos deben tener la mente abierta ante este tipo de situaciones. De entre los tumores que se alojan en el interior de la cavidad torácica, el cáncer de pulmón sigue siendo la primera causa de muerte por cáncer a nivel mundial. Como la mayoría de los tumores sólidos, el de pulmón es habitualmente diagnosticado en fases avanzadas de su evolución natural, lo que conlleva que su mortalidad a los cinco años desde el diagnóstico sea de un 85-90 %, siendo el 80 % de los pacientes inoperables en el momento del diagnóstico. Si bien, el cáncer de pulmón no será el único que pueda precisar un tratamiento quirúrgico paliativo en la esfera torácica. Como defiende Banerjee, «se espera que el cirujano torácico tome la iniciativa y no simplemente defina los límites de la responsabilidad en la restauración de una vida cómoda y digna al paciente». Además, la mayoría de los cirujanos torácicos realizan algunos procedimientos quirúrgicos que serían considerados paliativos en lugar de tener intención curativa. A menudo, hay varias opciones para el tratamiento de un síntoma que el cirujano torácico puede evaluar, como derrame pleural y pericárdico, obstrucción de las vías respiratorias, hemoptisis, fístula traqueoesofágica y disfagia.

CIRUGÍA EN EL CÁNCER DE PULMÓN NO MICROCÍTICO EN ESTADIO IV

La función de la cirugía es tradicionalmente limitada en el tratamiento de los pacientes diagnosticados de cáncer de pulmón no microcítico (NSCLC; del inglés, *non-small cell lung cancer*) en estadio IV.

> **!** Sin embargo, la cirugía puede estar indicada para el diagnóstico, la evaluación de la respuesta a la terapia sistémica y los tratamientos paliativos; por otra parte, pacientes muy seleccionados pueden ser considerados para la resección pulmonar con intención curativa o, incluso, para un procedimiento de rescate.

Los procedimientos curativos o con intención de rescate (si bien, muchos son paliativos) deben realizarse teniendo en cuenta la comorbilidad y otros aspectos del paciente, con el objetivo de conseguir una mortalidad inferior al 2 %, una tasa de morbilidad aceptable y tasas de supervivencia a los cinco años en el intervalo del 11 al 30 %.

Hellman y Weichselbaum introdujeron el concepto de *oligometástasis* en 1995 y propusieron que los pacientes con enfermedad metastásica limitada podrían beneficiarse de un tratamiento local. Sin embargo, no existe un consenso sobre la definición precisa del concepto de oligometástasis ni ha sido bien establecido el número de metástasis consideradas óptimas para el tratamiento. Se ha llegado a establecer el número de metástasis tratables de tres en un mismo órgano y un total de cinco en total. Dependiendo de su definición, la enfermedad oligometastásica puede llegar, aproximadamente, hasta el 7 % de los pacientes recién diagnosticados de NSCLC.

El control de la enfermedad oligometastásica incluye la radioterapia estereotáxica (SBRT; del inglés, *stereotactic body radiation therapy*), la radioterapia fraccionada convencional, la cirugía y la ablación por radiofrecuencia. Se han realizado ensayos clínicos para el tratamiento de la enfermedad oligometastásica en radioterapia, cirugía o ambas, sin embargo, aún no se ha determinado el tratamiento óptimo; muchas veces, son tratamientos paliativos.

Las tasas de control local en la enfermedad oligometastásica son, generalmente, equivalentes entre la cirugía y la SBRT, cerca del 80-95 % a los dos años. Los resultados de estos estudios retrospectivos dependen en gran parte de la selección de los pacientes y se necesita evidencia prospectiva aleatorizada para dilucidar los resultados del tratamiento. En la 8ª edición de la clasificación TNM (tumor/ganglios [*nodes*]/metástasis) de los tumores torácicos, se introdujo una nueva subcategoría que comprende a los pacientes con una metástasis en un único órgano distante, definida como enfermedad M1b, en contraste con los pacientes con múltiples metástasis en uno o más órganos distantes (M1c).

El ensayo de Gómez *et al.* (estudio prospectivo aleatorizado) demuestra una supervivencia libre de progresión notablemente mejorada con la terapia de consolidación local en comparación con la terapia de mantenimiento sistémico o la observación en el NSCLC oligometastásico. Los pacientes que recibieron terapia local tuvieron una supervivencia libre de progresión de 11,9 meses en el grupo de tratamiento de consolidación local en comparación con 3,9 meses en el grupo de terapia de mantenimiento estándar (cociente de riesgos instantáneos [HR; del inglés, *hazard ratio*] = 0,35; nivel de significación estadística [*p*] = 0,0054). La supervivencia global al año fue del 48 % en el grupo de terapia local, en comparación con el 20 % en el grupo de terapia de mantenimiento. Además, el tiempo transcurrido hasta el desarrollo de una nueva lesión fue mayor en el grupo de terapia local: 11,9 frente a 5,7 meses en el grupo de terapia de mantenimiento.

Entre los pacientes con NSCLC en estadio IV que se sometieron a resección quirúrgica, la afectación ganglionar y un mayor factor T se asoció a una peor supervivencia. Hay otros aspectos que pueden influir en el pronóstico. La resección quirúrgica se asocia a una mejor supervivencia en comparación con la quimiorradiación en pacientes cuya extensión del tumor local estaba en estadio I-II (cT1-2, N0-1 o cT3, N0). El uso de cualquier cirugía distinta a la lobectomía (resección en cuña, segmentectomía y neumonectomía) también se asoció a una peor supervivencia. En el subconjunto de pacientes con NSCLC que se sometieron a tratamiento cT1-2, N0-1, M1 o cT3, N0, M1, se observa que la resección quirúrgica del tumor primario se asoció a una supervivencia del 25,1 % a los cinco años, que fue mejor que la del grupo de pacientes de quimiorradiación. Por otra parte, las posibilidades de curación podrían tener un comportamiento biológico favorable relacionado con la histología, ya que el adenocarcinoma es el subconjunto histológico encontrado con mayor frecuencia en las series quirúrgicas. En todo caso, las pruebas para el tratamiento quirúrgico son limitadas, ya que solo se dispone de series prospectivas relativamente pequeñas. Las series prospectivas sugieren que la resección quirúrgica debe ser completa para poder obtener una supervivencia a largo plazo y que la afectación ganglionar mediastínica sería un factor de mal pronóstico; por lo tanto, debería ser previamente descartada.

Un subgrupo de pacientes que requiere mayor discusión son los que presentan nódulos pulmonares contralaterales, que han sido poco analizados. El Comité de Factores de Estadificación y Pronósticos de la Asociación Internacional para el Estudio del Cáncer de Pulmón (IASLC; del inglés, International Association for the. Study of Lung Cancer) llevó a cabo una revisión sistemática de la literatura médica, con el objetivo de distinguir un segundo primario de una metástasis en pacientes que tienen más de un nódulo pulmonar. Esta revisión concluyó que no se podían establecer conclusiones definitivas, y que muchos factores de uso común conllevan un riesgo sustancial de clasificación errónea, ya que la mayoría de los segundos tumores pulmonares primarios tienen la misma histología. Se ha demostrado que tanto la cirugía como la radioterapia dan como resultado supervivientes a largo plazo en este contexto.

> ❗ En definitiva, las lesiones solitarias en el pulmón contralateral deben, en la mayoría de los casos, ser consideradas como tumores primarios sincrónicos y, si es posible, tratadas con terapia con intención curativa.

FUNCIÓN DE LA CIRUGÍA EN EL TRATAMIENTO PALIATIVO

Indicación de la cirugía para el diagnóstico y evaluación de la terapia sistémica

Los procedimientos quirúrgicos invasivos como las biopsias incisionales, la mediastinoscopia, la videotoracoscopia (VATS; del inglés, *video-assisted thoracic surgery*) (**Fig. 54-1**) o laparoscopia pueden ser necesarios cuando se sospecha enfermedad metastásica en la exploración por tomografía por emisión de positrones (PET; del inglés, *positron emission tomography*). El objetivo es obtener muestras de tejido que permitan realizar un estudio anatomopatológico completo cuando no se ha podido obtener por otras vías. Entre estos casos, se encuentran los pacientes con nódulos pulmonares contralaterales, metástasis a distancia o sospecha de afectación ganglionar mediastínica en quienes las biopsias realizadas por ecografía endobronquial/ecoendoscopia (EBUS/EUS; del inglés, *endobronchial ultrasound/endoscopic ultrasound*) son o no concluyentes o insuficientes para el estudio patológico, inmunohistoquímica y pruebas genéticas moleculares.

Tratamiento de las complicaciones

Las intervenciones paliativas pueden ser útiles en caso de complicaciones locales relacionadas con el tumor primario o focos metastásicos que no pueden tratarse con medidas conservadoras; hay múltiples ejemplos de estas situaciones: empiema, hemoptisis masiva, compresión medular y fracturas óseas patológicas. Estas acciones vienen condicionadas por el pronóstico vital del paciente. En estos casos, se puede

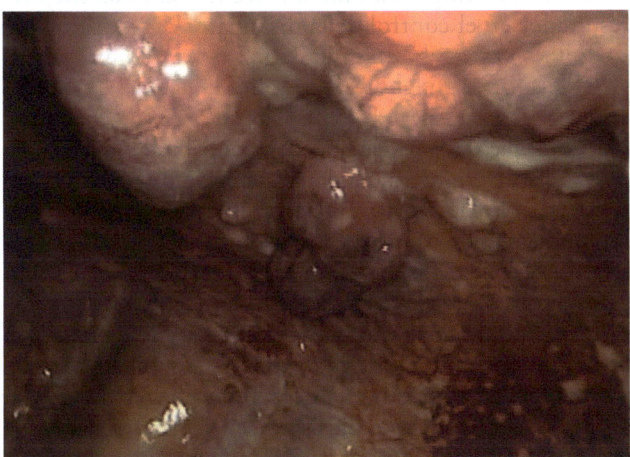

Figura 54-1. Metástasis pleurales.

obtener una supervivencia a largo plazo en pacientes seleccionados con afectación a distancia también limitada, pero, de momento, solo se han publicado informes de casos.

Metástasis óseas

El sistema esquelético es la tercera localización más frecuente de metástasis, tras el pulmón y el hígado. La inflamación y elevación del periostio es la causa más frecuente del dolor, siendo el objetivo principal la paliación de este. En la actualidad, el manejo incluye la terapia basada en la radioterapia externa, con corticoides y analgesia adecuada, aunque existen otras opciones como la ablación térmica del tumor, radiofrecuencia, crioterapia o terapia fotodinámica (TFD) para la eliminación del tumor. La cirugía profiláctica se indica en caso de metástasis en huesos largos (sobre todo, el fémur) o de carga con una metástasis lítica que afecte a más del 50 % de la cortical.

Compresión medular

La presencia de metástasis espinales que provoquen compresión medular exige un abordaje multidisciplinario. La columna vertebral es el sitio más frecuente de la presencia de metástasis óseas, y algunos estudios recogen hasta una frecuencia del 30-36 % de metástasis en pacientes con un tumor primario pulmonar. Implica la presencia de dolor en el ámbito espinal con deterioro neurológico y relajación de esfínteres, junto con datos radiológicos de afectación del saco dural. El tratamiento inicial es con corticoides, incluso antes de la confirmación radiológica. El tratamiento de elección es la radioterapia externa convencional. La cirugía está indicada cuando la compresión causa inestabilidad de la médula espinal o existe retropulsión ósea y siempre asociada a la radioterapia. En pacientes con síntomas de dolor, compresión de la médula espinal e inestabilidad, la resección en bloque ha obtenido buenos resultados.

Síndrome de la vena cava superior

Aproximadamente, el 90 % de los casos de síndrome de la vena cava superior son resultado de una neoplasia; el 75 % de los casos, secundario a un cáncer de pulmón (el 50 % NSCLC y el 25 % carcinoma pulmonar de células pequeñas [SCLC; del inglés, *small cel lung cancer*]); y un 15 %, debido a las causas restantes: linfoma no Hodgkin (LNH), cáncer de mama, cáncer de esófago, tumores germinales y timomas.

Está causado por el propio tumor, adenopatías o trombosis de la vena cava superior. El incremento de la presión venosa (entre 20 y 40 mmHg, siendo el intervalo normal de 2 a 8 mmHg) en el territorio de la vena cava superior produce edema en la cabeza, el cuello y los brazos, a menudo, con cianosis, plétora y circulación colateral en los vasos venosos subcutáneos. El edema puede comprometer funcionalmente la laringe y la faringe, manifestándose como tos, ronquera, disnea, estridor y disfagia. El edema cerebral puede llevar al dolor de cabeza, confusión e, incluso, al coma. El edema cerebral, aunque poco frecuente, puede ser grave o, incluso, mortal. El retorno venoso disminuido puede desencadenar

Tratamiento

El tratamiento del DPM es paliativo, siendo el objetivo principal aliviar la disnea y mejorar la calidad de vida del paciente, evitando su recidiva.

En un estudio multicéntrico internacional con 540 pacientes con DPM, el 53,6 % precisó tratamiento invasivo con pleurodesis o drenaje pleural permanente. En otro estudio retrospectivo de 556 pacientes con diagnóstico reciente de cáncer de pulmón, el 84 % requirió de alguna intervención paliativa sobre el espacio pleural.

Aunque una actuación precoz, en teoría, reduciría la posibilidad de desarrollar loculaciones o atrapamiento pulmonar, debe valorarse el riesgo-beneficio de los tratamientos invasivos, que, como norma general, deben reservarse para los pacientes que desarrollan síntomas.

> **!** La mayoría de publicaciones como la guía de práctica clínica de la Sociedad Torácica Estadounidense (ATS; del inglés, *American Thoracic Society*) sobre el manejo del DPM afirma que los casos asintomáticos no precisan tratamiento independientemente de su tamaño, debido a la inconsistencia de los datos, la mayoría referidos a pacientes con cáncer de pulmón.

Toracocentesis evacuadora

La primera opción de tratamiento del DPM es la realización de una toracocentesis terapéutica o evacuadora. Esta consiste en la evacuación del derrame empleando drenajes de fino calibre o mediante dispositivos especiales destinados a esta técnica. Se trata de una medida paliativa, que incluso se puede realizar en régimen ambulatorio. Es una técnica a considerar en los pacientes más frágiles o con esperanza de vida limitada, ya que puede controlar de forma rápida la sintomatología del paciente. La complicación más importante de esta técnica es el edema pulmonar *ex vacuo*, con una incidencia del 0,5 %. Para evitar esta complicación, se recomienda no evacuar más de 1,5 litros de líquido de una sola vez o finalizar la evacuación cuando presente tos, síntomas vasovagales o molestias torácicas. La recidiva entre los pacientes con un DPM tras el drenaje es alta (el 50-55 % de los casos), siendo la recidiva precoz en el tiempo (el 58 % en las dos primeras semanas).

Pleurodesis

Una opción terapéutica del derrame pleural maligno es la colocación de un drenaje pleural para evacuar completamente el líquido pleural e instilar agentes esclerosantes con el objeto de conseguir la pleurodesis, cuyo objetivo es mejorar la sintomatología respiratoria y evitar su recidiva.

Entre los agentes esclerosantes más efectivos para realizar una pleurodesis, se encuentra el talco; Pearson y MacGregor fueron los primeros en describir su uso. Para que sea efectivo, es preciso conseguir la evacuación del derrame y conseguir la reexpansión pulmonar completa. El talco puede administrarse mediante toracoscopia con un pulverizador (*poudrage*), o a través del propio drenaje torácico. En este último caso, diluido en suero salino (*slurry*), acompañado en algunos casos de anestésico local para evitar reacciones vagales y el dolor; además, sus efectos pueden ser más limitados, ya que el talco tiende a localizarse en las proximidades del drenaje. Los principales efectos secundarios son el dolor torácico de características pleuríticas y la fiebre, menos frecuente es el síndrome de dificultad respiratoria (para evitarlo, no se deben usar partículas superiores a 15 μm).

Las tasas de efectividad de la administración del talco según una u otra técnica son similares y superiores al 70-80 %, si bien, la distribución más homogénea del talco cuando es aplicada por toracoscopia podría evitar posteriores loculaciones. Una revisión del año 2010 mostró una mayor efectividad del talco en polvo frente al talco *slurry* sin diferencias en la mortalidad. Las guías de la European Respiratory Society (ERS), la European Association of Cardiothoracic Surgery (EACTS) y la European Society of Medical Oncology (ESMO) sugieren que la aplicación de talco *poudrage* es ligeramente superior al talco *slurry*. Por el contrario, la ATS, la Society of Thoracic Surgery (STS) y la Society of Thoracic Radiology (STR) indican una eficacia similar siempre que el pulmón esté expandido.

Si la pleurodesis fracasa, es posible realizar una nueva toracoscopia y repetir la pleurodesis. Cuando la pleurodesis fracasa, la causa no solo es la recidiva del derrame, sino también la falta de expansión pulmonar y la aparición posterior de derrames loculados. La falta de expansión pulmonar tras una toracocentesis evacuadora alcanza hasta el 30 % de los pacientes, favorece la recidiva del derrame y hace ineficaz la realización de una pleurodesis; por lo tanto, su evaluación es crucial para determinar el mejor tratamiento de un paciente con DPM. Por otra parte, hasta en un 14 % de los casos, tras el primer intento de pleurodesis, aparecen derrames loculados.

En estos derrames loculados, se produce una cantidad anormalmente alta, que conlleva la compartimentación del espacio pleural. En estos casos, el drenaje no consigue la reexpansión pulmonar, la pleurodesis sería ineficaz y el catéter tampoco conseguiría evacuar la totalidad del derrame y, por lo tanto, la resolución del problema y el alivio de los síntomas. En estos casos, se pueden utilizar fibrinolíticos, aumentando el débito del drenaje, pero solo conseguirán aliviar la sintomatología si se consigue la reexpansión pulmonar completa. En caso de un pulmón atrapado por un engrosamiento de la pleura visceral, los catéteres pleurales permanentes o las derivaciones pleuroperitoneales pueden proporcionar un alivio sintomático.

Catéter pleural permanente o drenaje pleural tunelizado

A pesar de la existencia de diferentes opciones terapéuticas para el manejo sintomático de los pacientes con DPM, no existen en la actualidad estudios que permitan establecer de forma contundente la mejor alternativa. Las guías clínicas europeas posicionan el empleo del drenaje pleural tunelizado (DPT) como una de las opciones terapéuticas que pueden emplearse en pacientes afectados de DPM, alegando una mejora en la disnea, calidad de vida, ausencia de requerimiento de hospitalización y menor necesidad de procedimientos pleurales posteriores.

> ❗ Resulta imprescindible un adecuado consenso entre médico y paciente en el manejo de los síntomas derivados de enfermedades neoplásicas, así como un adecuado conocimiento del entorno y el apoyo sociofamiliar disponible antes de decantarse por una de las opciones.

Antes de la instauración de un dispositivo permanente o con un implante esperado mayor de 30 días, como en el caso del catéter pleural tunelizado, debería confirmarse el control de la disnea mediante la evacuación de derrame pleural (alcanzada en el 95,4 % de los casos de la serie de Cases *et al.*).

Sin embargo, es necesario recordar que no se ha encontrado variaciones en la supervivencia global de los pacientes tratados con DPT. Igualmente, es necesaria la posibilidad de un seguimiento clínico-radiológico estrecho para confirmar la mejoría clínica tras la evacuación de la cavidad pleural, así como el empeoramiento clínico al aumentar la acumulación de este. En la actualidad, el DPT es el tratamiento de elección en más de la mitad de los casos en los Estados Unidos.

El estudio más extenso realizado hasta el momento demostró una mayor tasa de pleurodesis, mejor puntuación en los cuestionarios de calidad de vida, menor dolor torácico y menor disnea en aquellos pacientes a los que se les administró en el momento de la colocación 4 g de talco en monodosis a través del DPT en ausencia de atrapamiento pulmonar. Las únicas contraindicaciones absolutas para la implantación de un DPT son la ausencia de control de la disnea tras la evacuación pleural, la imposibilidad de manejo domiciliario o la presencia de infección pleural activa.

Las complicaciones, en general, son escasas (13-20 %). Las más frecuentes son: loculaciones (el tratamiento con terapia fibrinolítica intrapleural puede conseguir su resolución de forma ambulatoria), rotura del catéter, dolor con la evacuación pleural (en pacientes de escasa envergadura, puede resultar útil disminuir la longitud total del DPT previamente a su implante), presencia de metástasis en el tracto del DPT (pueden requerir tratamiento con radioterapia), y las más temidas, la presencia de infecciones pleurales (ocurren en menos del 4 %, pero requieren tratamiento antibiótico y, en ocasiones, recambio del drenaje pleural). Resulta fundamental el seguimiento estrecho con el paciente y familiares para la detección precoz de cualquiera de las complicaciones previamente mencionadas, así como el momento idóneo para la retirada del DPT en caso de alcanzarse la pleurodesis (el 40-70 % de los casos). Es aconsejable, al menos, el seguimiento telefónico semanal. La retirada del DPT es un procedimiento ambulatorio, que permite la extracción de DPT tras la administración de anestesia local.

Tratamiento quirúrgico

Las derivaciones pleuroperitoneales que transfieren el derrame pleural al interior de la cavidad abdominal pueden proporcionar un alivio en el caso de derrames pleurales recurrentes. Sin embargo, esta técnica requiere la colaboración del paciente para bombear el líquido desde la pleura al peritoneo, debido a la presión negativa intrapleural. Esta situación conlleva en muchas ocasiones la obstrucción del sistema y la necesidad de retirarlo.

Se han descrito procedimientos quirúrgicos muy agresivos, como son la pleurectomía total o subtotal (resección de la pleura parietal y visceral), la decorticación (*decallotage*, extirpación de la coraza fibrosa de la pleura visceral), y la pleuroneumonectomía extrapleural, a veces, en combinación con quimioterapia intraoperatoria o quimioterapia hipertérmica, siempre que se haya excluido otras metástasis extratorácicas o la afectación de los ganglios linfáticos mediastínicos.

La pleuroneumonectomía extrapleural utilizada en el tratamiento de la tuberculosis y posteriormente en el tratamiento del mesotelioma se ha planteado como posibilidad de tratamiento en la diseminación pleural de otros tumores. El timoma es un tumor con tendencia a la diseminación pleural, y varios grupos han comunicado su experiencia en resecciones extendidas, incluso la neumonectomía extrapleural, en el tratamiento de enfermedad localmente avanzada. El grupo del Hospital General de Massachusetts, en una serie de cinco pacientes en los que se realizó pleuroneumonectomía extrapleural, obtuvo que la supervivencia a los cinco años fue del 53 % (intervalo de confianza [IC] del 95 %: 25-75 %). En otra serie del Memorial Sloan-Kettering Center de 18 pacientes tras tratamiento con quimioterapia de inducción, entre los que había cuatro pleuroneumonectomías extrapleurales, la supervivencia a los cinco años fue del 78 % (incluyendo también otros tipos de resección).

En el caso de los sarcomas, la diseminación pleural es difícil de tratar con cualquier tipo de tratamiento, lo que incluye a la cirugía. En una publicación de Sugarbaker *et al.*, se recogían los resultados en 10 pacientes con diseminación pleural de sarcoma con una supervivencia media de 3,7 meses. Las publicaciones son anecdóticas y una pleuroneumonectomía extrapleural no estaría indicada para esos casos.

Su uso se limita a los casos en que ha fallado la pleurodesis química o en los pacientes que sufren de un atrapamiento pleural sintomático. Sin embargo, estas intervenciones conllevan un riesgo operatorio mayor y, actualmente, no se dispone de estudios prospectivos. La consideración de su uso ha de tener en cuenta las características invasivas del procedimiento, el período de recuperación del paciente, su pronóstico vital y que no exista un tratamiento mejor. Por esos motivos, se desaconseja la toracotomía para estos procedimientos. En una pequeña serie de 19 pacientes con DPM refractario a otros tratamientos y sometidos a pleurectomía videotoracoscópica uniportal, la resolución del derrame alcanzó el 91,4 % de los casos sin morbimortalidad asociada al procedimiento.

Es frecuente el desarrollo de DPM en la evolución temporal de las neoplasias torácicas, condicionando una merma en la esperanza de vida. Sin embargo, la primera premisa que debería de ser valorada es la presencia de síntomas que condicionen una limitación en las actividades diarias del paciente. La ausencia de sintomatología debería decantar la balanza riesgo-beneficio a la no actuación. La decisión de aplicar una técnica u otra depende de las características del paciente: si ya tiene un drenaje colocado, la disponibilidad y necesidad de obtener muestras para un estudio citológico o inmunohistoquímico. Los siguientes puntos deberían de ser siempre valorados antes de orientarse por una técnica u otra: estado funcional, deseo del paciente, apoyo sociofamiliar y mejoría sintomática tras la evacuación de la cavidad pleural.

Obstrucción neoplásica de la vía aérea central

El tratamiento de la obstrucción de la vía aérea central (OVAC) es la indicación más grave, compleja e importante de la broncoscopia intervencionista terapéutica. Frecuentemente, es necesaria la participación multidisciplinaria y coordinada de radiólogos, anestesiólogos, oncólogos, cirujanos torácicos y neumólogos intervencionistas.

Los tumores primarios de la vía aérea avanzados son la etiología más frecuente de la OVAC. Otras etiologías son los tumores metastásicos en la vía aérea (renal, mama, tiroideo, sarcoma, etc.) y tumores con crecimiento adyacente (tumores de cabeza y cuello, tumores esofágicos, carcinoma de tiroides, tumores mediastínicos, etc.).

Aproximadamente, el 30 % de los tumores pulmonares presentan obstrucción endobronquial, y el 40 % de los pacientes con cáncer de pulmón fallecerán por complicaciones locales como hemoptisis, infección respiratoria o asfixia.

Su evaluación broncoscópica constituye el primer paso en el manejo de estos pacientes ya que confirma el diagnóstico, permite evaluar una eventual posibilidad de resección quirúrgica y puede establecer el tratamiento endoscópico de elección (**Fig. 54-2**).

La indicación de repermeabilizar endoscópicamente la vía aérea central de etiología neoplásica (tráquea, bronquios principales y bronquio intermediario) se establece cuando: 1) la obstrucción central pone en peligro la vida de forma inminente; 2) existen síntomas derivados de la obstrucción de la vía aérea como disnea, hemoptisis, neumonitis obstructiva, atelectasia o una reducción de la luz traqueobronquial en más del 50 % (**Fig. 54-3**); 3) la esperanza de vida es mayor

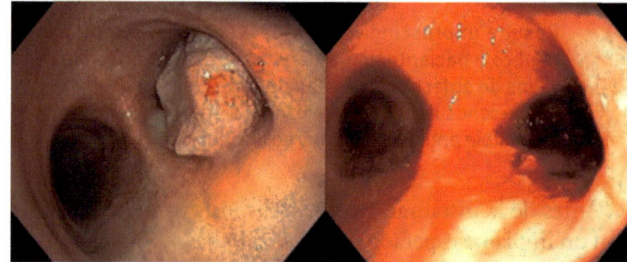

Figura 54-3. Neoplasia en el bronquio principal derecho antes y después del tratamiento.

de cuatro semanas, independiente de la obstrucción; 4) existe estabilidad hemodinámica; 5) el estado de coagulación es aceptable o existe una diátesis hemorrágica reversible; 6) la vía aérea distal a la obstrucción es permeable, y 7) si hay colapso pulmonar, la evolución es menor de cuatro semanas.

La elección del procedimiento broncoscópico ablativo (láser, electrocauterio, crioterapia, etc.) dependerá de la disponibilidad y experiencia del centro, del mayor o menor componente de compresión extrínseca, del grado de obstrucción y de la urgencia de actuación por la sintomatología de asfixia. Algunas técnicas como la crioterapia, la braquiterapia o la TFD pueden tardar hasta dos semanas en ser eficaces y no estarán indicadas en las estenosis críticas. La braquiterapia y las endoprótesis pueden utilizarse con la intención de prolongar el efecto conseguido con el láser, el electrocauterio, la dilatación con balón o el propio broncoscopio rígido. Cuando predomina la compresión extrínseca, la permeabilización tras dilatación por balón o BR debe ser estabilizada con la inserción de una endoprótesis para evitar recidivas precoces. Una vez resecado endoscópicamente el tumor o colocada la prótesis, se continuará con poliquimiorradioterapia en las dos semanas posteriores.

TÉCNICAS TERAPÉUTICAS BRONCOSCÓPICAS

Broncoscopia rígida, resección mecánica y balones dilatadores

La BR ofrece una gran seguridad en la permeabilización de la vía aérea, por su maniobrabilidad, la posibilidad de introducción de distintos instrumentos y por asegurar el control de la ventilación. Son contraindicaciones de la técnica la rigidez cervical, la apertura bucal insuficiente, la inestabilidad cardiovascular o la falta de experiencia del equipo médico. La anestesia general y la ventilación se pueden realizar a través del tubo rígido de forma convencional o mediante un sistema *jet* según la preferencia del equipo de anestesia o las necesidades del paciente.

El propio broncoscopio dilata la mayoría de las estenosis cuando se introduce a través de la luz traqueobronquial. También pueden utilizarse dilatadores con balón, frecuentemente, transitorio en neoplasias, pero que puede servir como paso intermedio hasta tomar la decisión de un tratamiento más resolutivo. En tumores exofíticos, la resección con el bisel del broncoscopio es el método más eficaz y rápido para desobstruir la luz traqueobronquial. Un tratamiento previo con láser tiene por objeto lograr la hemostasia para disminuir el

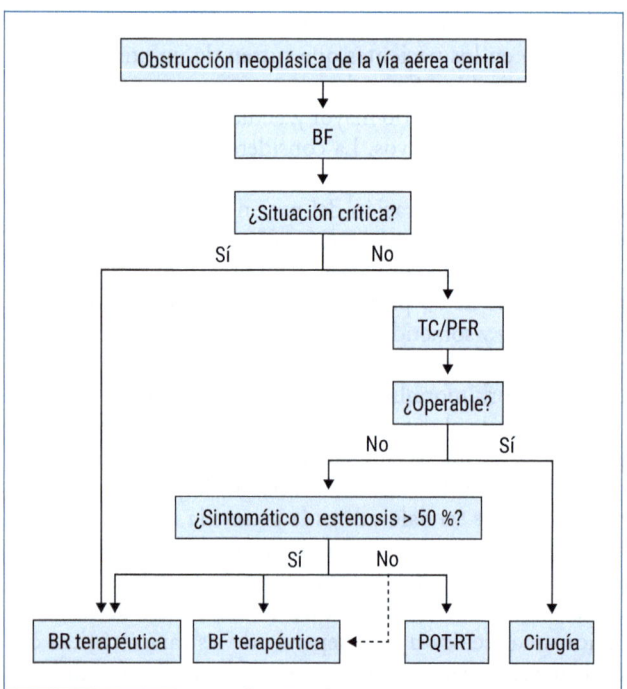

Figura 54-2. Actuación en la estenosis neoplásica de la vía aérea central.
BF: broncoscopia flexible; BR: broncoscopia rígida; PFR: pruebas de función respiratoria; PQT: poliquimioterapia; RT: radioterapia; TAC: tomografía axial computarizada.

sangrado en el procedimiento. Las complicaciones más comunes de la BR son las derivadas de la inserción (dolor cervical o faríngeo, rotura dental, laceraciones en encías, lengua o labios o de la pared traqueobronquial).

Fotocoagulación con láser

El láser emplea sus efectos fotoquímico y fototérmico con fines terapéuticos: a) el efecto fotoquímico destruye, mediante un proceso fotodinámico, células previamente fotosensibilizadas con porfirinas (TFD); y b) el efecto térmico, el más utilizado, transforma la energía absorbida por el tejido en calor, se utiliza para cortar y coagular. El calor originado por el láser ocasiona la destrucción de los tejidos por coagulación, carbonización, vaporización y/o combustión. El corte se produce por un láser con alta absorción y escasa dispersión, mientras que, la coagulación se produce con baja penetración y alta dispersión. En las neoplasias, el efecto deseado es la fotocoagulación.

La indicación principal del láser es la repermeabilización de la vía aérea central obstruida por tejido neoplásico. La obstrucción deber ser sintomática, de crecimiento endoluminal y con lecho distal viable. Las contraindicaciones son: fístulas traqueoesofágicas, oclusión completa de la vía aérea con lecho bronquial no funcional, lesiones extraluminales, coagulopatías no corregidas, hipertensión endocraneal, marcada hipoxemia o broncoespasmo. La invasión o compresión de algunas estructuras es una contraindicación para la resección: a) en el caso de la arteria pulmonar, solo aumentará la ventilación del espacio muerto y podría ocasionar hipoxemia y mayor disnea; b) la manipulación de una lesión bronquial que invade el esófago, por el riesgo de fístula traqueoesofágica.

Durante la aplicación del láser debe reducirse la fracción inspiratoria de oxígeno (FiO$_2$) por debajo del 40 % para evitar la ignición de la vía aérea. Es necesaria la protección de todo el personal con gafas específicas para la longitud de onda utilizada.

La tasa de éxito del broncoláser se sitúa entre el 84 y el 92 %. La supervivencia en grupos históricos con tumores malignos sin tratamiento ha sido del 24 % a los cuatro meses y del 0 % a los siete meses, mientras que, con estas medidas paliativas, la supervivencia a los siete meses es del 60 % y, al año, del 28 %. El láser es bastante seguro, aunque se describe un riesgo de mortalidad del 2 % ocasionado por hemorragia, ignición en el árbol bronquial, neumotórax, fístula traqueoesofágica, perforación bronquial e hipoxemia. Estas complicaciones deben ser menores del 5 %. Otras complicaciones posibles son los problemas cardíacos, la embolia cerebral y sistémica, el edema pulmonar no cardiogénico y la hemorragia posoperatoria. Para algunos autores, la mortalidad en más de 7.000 casos ha sido del 0 % y, en pacientes en situaciones extremas, del 2,5 %. Se considera que la mortalidad intraoperatoria no debe superar el 1/1.000.

Electrocauterio endobronquial y coagulación con plasma de argón

El electrocauterio endobronquial utiliza la acción terapéutica del calor generado por una corriente eléctrica alterna de alta frecuencia suministrada a través de sondas, electrobisturí o asas de diatermia, que se introducen en la vía respiratoria mediante el BR o el broncoscopio flexible. La profundidad alcanzada es de unos 3-5 mm. El efecto tisular es similar al logrado con el láser, aunque ligeramente menos profundo.

La desobstrucción de lesiones tumorales malignas es la indicación más importante. También se ha utilizado con éxito en el tratamiento del carcinoma in situ y en el control de la hemoptisis. La única contraindicación formal del electrocauterio es la presencia de marcapasos o desfibriladores que se pueden ver afectados por la corriente transmitida, aunque, en la actualidad, este problema se puede solventar fácilmente. Los resultados del electrocauterio son comparables a los obtenidos con otras técnicas; en la repermeabilización de la vía aérea ocluida por tumores, se obtiene un éxito —entendiendo este como la desobstrucción de más del 50 % de la estenosis— del 70 % al 90 % de los casos.

Otro mecanismo es la coagulación con plasma de argón, electrocauterio que utiliza el gas argón ionizado (plasma); por lo tanto, se evita el contacto directo con la lesión, disminuyendo el riesgo de sangrado durante la aplicación. Esta técnica tiene excelente capacidad de coagulación en superficie y no sigue necesariamente una dirección frontal, sino que puede adoptar un arco lateral, buscando tejido no coagulado más próximo a la punta del catéter. Dichas características hacen que este modo sea muy utilizado en hemostasia superficial y en el tratamiento del carcinoma in situ.

Crioterapia

La crioterapia endobronquial es un modo de tratamiento que se basa en la aplicación de temperaturas muy bajas sobre los tejidos para provocar su destrucción por congelación. Los agentes criogénicos más utilizados son gases en fase líquida sometidos a gran presión, que disminuyen su temperatura cuando se descomprimen bruscamente al pasar a su estado gaseoso (principio de Joule-Thompson). El mecanismo de destrucción celular se produce por congelación de una parte del agua extracelular, que hace que los solutos se concentren en el agua extracelular no congelada y la célula se deshidrate y se desnaturalice. El efecto de permeabilización de la vía aérea es retardado y requiere unos 15 días para que se desprenda el tejido desvitalizado, por lo que no es un buen método de ablación en situaciones de emergencia. No obstante, la adhesión del tejido a la sonda congelada puede servir para arrancar por tracción tumores friables y permeabilizar la luz de forma inmediata (criorrecanalización). Se recomienda realizar de uno a tres ciclos de congelación-descongelación en cada punto de tratamiento y continuar con áreas próximas a unos 5-6 mm.

Las indicaciones para la crioterapia son las mismas que para el tratamiento con láser; sin embargo, por su efecto retardado, no es un tratamiento aconsejable en obstrucciones muy graves de la vía aérea. Los carcinomas, así como los tumores carcinoides y el carcinoma adenoide quístico pueden ser tratados de forma paliativa. El tratamiento del carcinoma in situ consigue unas tasas de éxito del 89 % al año y del 70 % a los tres años. En ocasiones, puede emplearse para controlar tumores sangrantes con una eficacia del 80 %. Con este tratamiento, no es necesario reducir la FiO_2, por lo que se puede utilizar en pacientes con insuficiencia respiratoria. La combinación de crioterapia con radioterapia y poliquimioterapia pueden tener efectos sinérgicos.

La crioterapia es un método muy seguro y el riesgo de perforación es mucho menor. Se han descrito casos de hemorragia masiva por desprendimiento de la escara, así como insuficiencia respiratoria y fiebre por la infección secundaria a obstrucción bronquial por tejido esfacelado.

Braquiterapia endobronquial

La braquiterapia consiste en la irradiación muy próxima entre la fuente radioactiva y la lesión que se quiere tratar, que permite aplicar dosis más altas en el tumor respetando el tejido circundante sano. Dependiendo de la dosis de radiación, existen tres modalidades: braquiterapia de baja tasa (1 gray [Gy] por hora), de tasa intermedia (de 2 a 10 Gy por hora) y de alta tasa (mayor de 10 Gy por hora). Esta última es la más empleada, ya que tan solo requiere sesiones de 10-15 minutos, no precisa ingreso, la dosificación de la radiación es más controlable y el riesgo de irradiación del personal sanitario es despreciable.

El material radioactivo más utilizado es el iridio 192 y las semillas de este material se colocan en una cápsula de metal que mide milímetros, fijada a un cable de acero, que se introducirá a través de un catéter hueco que previamente se ha insertado con el broncoscopio en la lesión que se va a tratar.

La braquiterapia endobronquial se realiza transbronquialmente de forma intersticial colocando la fuente radioactiva dentro del tumor. Si existe estenosis, la luz se permeabiliza mediante dilatación con balón o resección con láser y se introduce posteriormente un catéter hueco, con el extremo distal sellado para evitar la migración. A continuación, se retira el broncoscopio manteniendo el catéter en el interior de la vía aérea. Después de una simulación, se introduce en el catéter hueco la fuente de iridio 192 que estará conectada a un dispositivo denominado *afterloading* y el paciente se irradiará en una habitación aislada en sesiones de 10 a 15 minutos, que pueden repetirse hasta cuatro veces en intervalos semanales. El régimen de dosis y fraccionamiento no está estandarizado.

La braquiterapia está indicada en el tratamiento paliativo del NSCLC o metástasis sintomáticas, cuando no sea posible la cirugía o radioterapia y siempre que pueda implantarse el catéter por broncoscopia. La indicación más frecuente es la persistencia de tumor y la recidiva tumoral en la vía aérea tras la administración de dosis plenas de radioterapia. También es posible utilizar la braquiterapia en el carcinoma precoz con intención curativa. Esta técnica está contraindicada si se requiere una desobstrucción urgente, existe fistulización, invasión vascular o se ha realizado una braquiterapia previa en los últimos seis meses. La tasa de recanalización varía del 60 al 90 % en distintas series, con mejoría en la disnea, hemoptisis y alivio de la tos en la mayoría de los casos. La hemoptisis masiva y la formación de fístulas son las complicaciones más importantes. La incidencia de hemoptisis mortal varía del 0 al 42 % según las series. La localización en los bronquios de los lóbulos superiores y el bronquio principal derecho se asocian a mayor incidencia de hemoptisis.

Terapia fotodinámica

La TFD tiene como objetivo la destrucción selectiva de las células tumorales, una vez activadas por un sensibilizante, mediante la aplicación de una luz láser de una determinada longitud de onda.

La TFD precisa la sensibilización del tejido tumoral mediante la inyección intravenosa lenta (3-5 minutos) de 2 mg/kg de porfirina sódica 48 horas antes. Una vez transcurrido ese tiempo, se realiza una broncoscopia flexible y se introduce por el canal de trabajo del broncoscopio una fibra de cuarzo que transmite la luz del láser que iluminará la lesión que se quiere tratar. El poder de penetración del láser en el tejido es de 3 a 5 mm. Mediante la acción del láser, se crea una forma activa de oxígeno denominada *oxígeno singulete*, capaz de producir reacciones perioxidativas en la membrana celular, citoplasma y orgánulos intracelulares que causan el daño y muerte celular. Dos días después del tratamiento, debe realizarse una broncoscopia de limpieza para extraer moco y detritos.

En la paliación de tumores, la TFD comparada con la fotorresección con láser ha demostrado una eficacia similar a la semana y mayor tasa de respuesta al mes (respuestas parciales y completas del 42-62 % y del 19-36 %, respectivamente). También el tiempo de respuesta y supervivencia puede ser mayor con la TFD. Además, puede ser más fácil el tratamiento de en lesiones periféricas, ya que puede aplicarse con broncoscopia flexible.

La fotosensibilidad cutánea y ocular es el mayor inconveniente de este tratamiento, ya que las células epidérmicas y de la retina permanecen sensibilizadas durante un período de cuatro a seis semanas, lo que obliga a tomar precauciones para evitar la exposición solar, fuentes de luz o calor intenso. La TFD está contraindicada de forma general en pacientes con porfiria o alergia a porfirinas. Esta técnica no debe emplearse cuando se requiera una desobstrucción urgente, o en tumores voluminosos localizados en la tráquea o la carina traqueal por el riesgo de obstrucción de la luz con el material esfacelado y el edema postratamiento.

Endoprótesis traqueobronquiales (*stents*)

Los *stents* o prótesis son tubos de diferentes formas, tamaños y materiales, que se utilizan para mantener la luz de diversas estructuras.

Las prótesis traqueobronquiales se pueden clasificar en dos grandes categorías: metálicas y de silicona. Las de silicona fueron las primeras que se desarrollaron y la mayoría de los estudios confirman buena tolerancia a largo plazo. Su principal ventaja es que son fácilmente extraíbles y sus desventajas son: la migración, la retención de secreciones y necesidad de utilización de BR para su colocación. Las metálicas son más distensibles; ciertos tipos se pueden colocar con el broncoscopio flexible, y se adaptan mejor a la morfología de la vía aérea, pero suelen producir tejido de granulación y fracturarse. Asimismo, presentan mayores dificultades para su retirada. Ambos tipos son estructuralmente fuertes y su fuerza resiste la compresión que produce la estenosis.

El objeto de los *stents* traqueobronquiales es estabilizar la vía aérea principal. La colocación de prótesis en estenosis con un calibre de la luz de la vía aérea central menor del 50 % alivia los síntomas, prolonga la supervivencia y mejora la calidad de vida. Aunque la indicación fundamental se realiza en estenosis secundarias a compresión extrínseca tumoral, puede colocarse tras la repermeabilización de una lesión neoplásica intraluminal como tratamiento preventivo de una reobstrucción. Es necesaria la fluidificación de la vía aérea utilizando aerosoles con suero fisiológico y mucolíticos cada 8 horas con objeto de evitar la retención de secreciones y formación de tapones de moco.

Las complicaciones no son infrecuentes y varían en frecuencia y gravedad según las prótesis utilizadas. Estas pueden ser: formación de tejido de granulación, retención de secreciones, migración, hemoptisis, infección o colonización bacteriana o micótica y fractura de la prótesis.

PUNTOS CLAVE

- Los cuidados paliativos pueden ofrecerse adecuadamente a pacientes en cualquier momento a lo largo del curso de su enfermedad, incluso concurrente con terapias que prolongan la vida, y no se limitan solo al final de la vida o al cuidado intrahospitalario.
- La clave para mejorar los resultados de los cuidados paliativos se basa en dos aspectos fundamentales: la selección adecuada de los pacientes y el trabajo en un equipo multidisciplinario.
- En algunos pacientes con cáncer de pulmón en estadio IV, la cirugía puede estar indicada para el diagnóstico, la evaluación de la respuesta a la terapia sistémica y tratamientos paliativos; por otra parte, pacientes muy seleccionados pueden ser considerados para la resección pulmonar con intención curativa o, incluso, para un procedimiento de rescate.
- En pacientes con presencia de dos nódulos pulmonares sincrónicos al diagnóstico, las lesiones solitarias en el pulmón contralateral deben, en la mayoría de los casos, ser consideradas como tumores primarios sincrónicos y, si es posible, tratadas con terapia con intención curativa.
- Los procedimientos quirúrgicos invasivos como biopsias incisionales, la mediastinoscopia, la VATS o la laparoscopia pueden ser necesarios cuando se sospecha enfermedad metastásica en la exploración por PET, cuyo objetivo es conseguir un estudio anatomopatológico lo más completo posible que permita al paciente optar a otras posibilidades de tratamiento, no solo paliativas.
- Las intervenciones paliativas pueden ser útiles en caso de complicaciones locales relacionadas con el tumor primario o focos metastásicos que no pueden tratarse con medidas conservadoras.
- La mayoría de publicaciones sobre el manejo del DPM afirman que los casos asintomáticos no precisan tratamiento.
- Resulta imprescindible un adecuado consenso entre médico y paciente en el manejo de los síntomas derivados de enfermedades neoplásicas, así como un adecuado conocimiento del entorno y apoyo sociofamiliar disponible, antes de decantarse por una de las opciones.
- Los siguientes puntos deberían de ser siempre valorados antes de orientarse por una técnica en el momento de realizar un tratamiento paliativo: estado funcional, deseo del paciente, apoyo sociofamiliar y posibilidades de mejoría de los síntomas teniendo en cuenta los riesgos del procedimiento.

BIBLIOGRAFÍA

Agrawal A, Murgu S. Multimodal approach to the management of malignant pleural effusions: role of thoracoscopy with pleurodesis and tunneled indwelling pleural catheters. J Thorac Dis. 2020;12(5):2803-11.

Alexandrakis MG, Passam FH, Kyriakou DS, Bouros D. Pleural effusions in hematologic malignancies. Chest. 2004;125(4):1546-55.

Anderson PR, Coia LR. Fractionation and outcomes with palliative radiation therapy. Semin Radiat Oncol. 2000;10(3):191-9.

Antony VB, Loddenkemper R, Astoul P, Boutin C, Goldstraw P, Hott J, et al. Management of malignant pleural effusions. Eur Respir J. 2001;18(2):402-19.

Arapis K, Caliandro R, Stern JB, Girard P, Debrosse D, Gossot D. Thoracoscopic palliative treatment of malignant pleural effusions: results in 273 patients. Surg Endosc. 2006;20(6):919-23.

Ashworth A, Rodrigues G, Boldt G, Palma D. Is there an oligometastatic state in non-small cell lung cancer? A systematic review of the literature. Lung Cancer. 2013;82(2):197-203.

Banerjee Amit. The role of palliative care in cardio-thoracic surgery. En: Vadivelu N, Kaye AD, Berger JM (eds.). Essentials of palliative care. Nueva York: Springer Science Business Media; 2013.

Bernard A, De Dompsure RB, Hagry O, Favre JP. Early and late mortality after pleurodesis for malignant pleural effusion. Ann Thorac Surg. 2002;74(1):213-7.

Bhatnagar R, Keenan EK, Morley AJ, Kahan BC, Stanton AE, Haris M, et al. Outpatient talc administration by indwelling pleural catheter for malignant effusion. N Engl J Med. 2018;378(14):1313-22.

Bibby AC, Dorn P, Psallidas I, Porcel JM, Janssen J, Froudarakis M, et al. ERS/EACTS statement on the management of malignant pleural effusions. Eur J Cardiothorac Surg. 2019;55(1):116-32.

Bolliger CT, Mathur PN, Beamis JF, Becker HD, Cavaliere S, Colt H, et al.; European Respiratory Society/American Thoracic Society. ERS/ATS statement on interventional pulmonology. Eur Respir J. 2002;19(2):356-73.

Burrows CM, Mathews WC, Colt HG. Predicting survival in patients with recurrent symptomatic malignant pleural effusions: an assessment of the prognostic values of physiologic, morphologic, and quality of life measures of extent of disease. Chest. 2000;117(1):73-8.

Cardillo G, Facciolo F, Carbone L, Regal M, Corzani F, Ricci A, et al. Long-term follow-up of video-assisted talc pleurodesis in malignant recurrent pleural effusions. Eur J Cardiothorac Surg. 2002;21(2):302-5; dis. 305-6.

Cases E, Seijo L, Disdier C, Lorenzo MJ, Cordovilla R, Sanchis F, et al. Use of indwelling pleural catheter in the outpatient management of recurrent malignant pleural effusion. Arch Bronconeumol. 2009;45(12):591-6.

Cavaliere S, Dumon JF. Laser bronchoscopy. En: Bolliger CT, Mathur PN (eds.). Interventional bronchoscopy. Prog Respir Res. 2000;30:108-19.

Celermajer DS, Boyer MJ, Bailey BP, Tattersall MH. Pericardiocentesis of symptomatic malignant pericardial effusion: a study of 36 patients. Med J Aust. 1991;154(1):19-22.

Chahine J, Shekhar S, Mahalwar G, Imazio M, Collier P, Klein A. Pericardial involvement in cancer. Am J Cardiol. 2021;145:151-9.

Chalhoub M, Saqib A, Castellano M. Indwelling pleural catheters: complications and management strategies J Thorac Dis. 2018;10(7):4659-66.

Chan RH, Dar AR, Yu E, Stitt LW, Whiston F, Truong P, et al. Superior vena cava obstruction in small-cell lung cancer. Int J Radiat Oncol Biol Phys. 1997;38(3):513-20.

Clementsen P, Evald T, Grode G, Hansen M, Jacobsen GK, Faurschou P. Treatment of malignant pleural effusion: pleurodesis using a small percutaneous catheter. A prospective randomized study. Respir Med. 1998;92(3):593-6.

Clive AO, Jones HE, Bhatnagar R, Preston NJ, Maskell N. Interventions for the management of malignant pleural effusions: a network meta-analysis. Cochrane Database Syst Rev. 2016;2016(5):CD010529.

Collen C, Christian N, Schallier D, Meysman M, Duchateau M, Storme G, et al. Phase II study of stereotactic body radiotherapy to primary tumor and metastatic locations in oligometastatic nonsmall-cell lung cancer patients. Ann Oncol. 2014;25(10):1954-9.

Colt HG. Silicon airway stents and expandible endobrochial stents. En: Beamis JF Jr, Mathur PN (eds.). Interventional pulmonology. Nueva York: McGraw Hill; 1999:97-127.

Coulter TD, Mehta AC. The heat is on: impact of endobronchial electrosurgery on the need for Nd-YAG laser photoresection. Chest. 2000;118(2):516-21.

Courtheoux P, Alkofer B, Al Refaï M, Gervais R, Le Rochais JP, Icard P. Stent placement in superior vena cava syndrome. Ann Thorac Surg. 2003;75(1):158-61.

Dame Cicely Saunders [Obituaries]. BMJ. 2005;331.

David EA, Clark JM, Cooke DT, Melnikow J, Kelly K, Canter RJ. The role of thoracic surgery in the therapeutic management of metastatic non-small cell lung cancer. J Thorac Oncol. 2017;12(11):1636-45.

Davies HE, Mishra EK, Kahan BC, Wrightson JM, Stanton AE, Guhan A, et al. Effect of an indwelling pleural catheter vs chest tube and talc pleurodesis for relieving dyspnea in patients with malignant pleural effusion: the TIME2 randomized controlled trial. JAMA. 2012;307(22):2383-9.

De Ruysscher D, Wanders R, Hendriks LE, Van Baardwijk A, Reymen B, Houben R, et al. Progression-free survival and overall survival beyond 5 years of NSCLC patients with synchronous oligometastases treated in a prospective phase II trial (NCT 01282450). J Thorac Oncol. 2018;13(12):1958-61.

Detterbeck FC, Franklin WA, Nicholson AG, Girard N, Arenberg DA, Travis WD, et al. The IASLC lung cancer staging project: background data and proposed criteria to distinguish separate primary lung cancers from metastatic foci in patients with two lung tumors in the forthcoming eighth edition of the TNM classification for lung cancer. J Thorac Oncol. 2016;11(5):651-65.

Detterbeck FC, Parsons AM. Thymic tumors. Ann Thorac Surg. 2004;77(5):1860-9.

Díaz-Jiménez JP, Martínez-Ballarín JE, Llunell A, Farrero E, Rodríguez A, Castro MJ. Efficacy and safety of photodynamic therapy versus Nd-YAG laser resection in NSCLC with airway obstruction. Eur Respir J. 1999;14(4):800-5.

Díaz-Jiménez JP, Rodríguez AN. Broncoscopia láser. En: Neumología intervencionista. Capítulo 3. Puebla: Tecnograf S.A.; 2000. p. 31-57.

DiBonito L, Falconieri G, Colautti I, Bonifacio D, Dudine S. The positive pleural effusion. A retrospective study of cytopathologic diagnoses with autopsy confirmation. Acta Cytol. 1992;36(3):329-32.

Dipper A, Jones HE, Bhatnagar R, Preston NJ, Maskell N, Clive AO. Interventions for the management of malignant pleural effusions: a network meta-analysis. Cochrane Database Syst Rev. 2020;4(4):CD010529.

Downey RJ, Ng KK, Kris MG, Bains MS, Miller VA, Heelan R, et al. A phase II trial of chemotherapy and surgery for non-small cell lung cancer patients with a synchronous solitary metastasis. Lung Cancer. 2002;38(2):193-7.

Dresler CM, Olak J, Herndon JE 2nd, Richards WG, Scalzetti E, Fleishman SB, et al. Phase III intergroup study of talc poudrage vs talc slurry sclerosis for malignant pleural effusion. Chest. 2005;127(3):909-15.

Duan PG, Li RY, Jiang YQ, Wang HR, Zhou XG, Li XL, et al. Recurrent adamantinoma in the thoracolumbar spine successfully treated by three-level total en bloc spondylectomy by a single posterior approach. Eur Spine J. 2015;24 Suppl 4:S514-21.

Duchateau N, Van Bouwel E, Van Schil PE. Salvage operation in case of oligometastatic disease. Ann Thorac Surg. 2017;103(5): e409-11.

Dumon JF, Shapshay S, Bourcereau J, Cavaliere S, Meric B, Garbi N, et al. Principles for safety in application of neodymium-YAG laser in bronchology. Chest. 1984;86(2):163-8.

Edell ES, Colt HG, Dumon JF. Tracheobronchial prostheses. En: Prakash UBS (ed.). Bronchoscopy. Nueva York: Raven Press Ltd.; 1994. p. 301-11.

Eickhoff A, Hartmann D, Kiesslich R, Turi S, Eickhoff JC, Jakobs R, et al. A multicenter, prospective randomized trial comparing two types of self-expanding stents in the palliation of malignant dysphagia: SEMS (Ultraflex Stent) versus SEPS (Polyflex Stent). JFZ Gastroenterol. 2008;46(9):425.

Eberhardt WEE, Mitchell A, Crowley J, Kondo H, Kim YT, Turrisi A 3rd, et al. The IASLC Lung Cancer Staging Project: proposals for the revision of the M descriptors in the forthcoming eighth edition of the TNM classification of lung cancer. J Thorac Oncol. 2015;10(11):1515-22.

Endo C, Hasumi T, Matsumura Y, Sato N, Deguchi H, Oizumi H, et al. A prospective study of surgical procedures for patients with oligometastatic non-small cell lung cancer. Ann Thorac Surg. 2014;98(1):258-64.

Erst A, Fellen-Kopman DF, Becker HD, Mehta AC. Central airway obstruction. Am J Respir Crit Care Med. 2004;169(12):1278-97.

Ernst A, Silvestri GA, Johnstone D; American College of Chest Physicians. Interventional pulmonary procedures: guidelines from the American College of Chest Physicians. Chest. 2003;123(5): 1693-717.

Feller-Kopman DJ, Reddy CB, DeCamp MM, Diekemper RL, Gould MK, Henry T, et al. Management of malignant pleural effusions. An official ATS/STS/STR clinical practice guideline. Am J Respir Crit Care Med. 2018;198(7):839-49.

Fitzgerald DB, Koegelenberg CFN, Yasufuku K, Lee YCG. Surgical and non-surgical management of malignant pleural effusions. Expert Rev Respir Med. 2018;12(1):15-26.

Freeman RK, Arevalo G, Ascioti AJ, Dake M, Mahidhara RS. An assessment of the frecuency of palliative procedures in thoracic surgery. J Surg Educ. 2017;74(5): 878-82.

Freeman RK, Ascioti AJ, Mahiidhara RS. A propensity-matched comparison of pleurodesis or tunneled pleural catheter in patients undergoing diagnostic thoracoscopy for malignancy. Ann Thorac Surg. 2013;96(1):259-64.

Freeman RK, Ascioti AJ, Mahidhara RJ. Palliative therapy for patients with unresectable esophageal carcinoma. Surg Clin North Am. 2012;92(5):1337-51.

Fysh ETH, Bielsa S, Budgeon CA, Read CA, Porcel JM, Maskell NA, et al. Predictors of clinical use of pleurodesis and/or indwelling pleural catheter therapy for malignant pleural effusion. Chest. 2015;147(6):1629-34.

Genc O, Petrou M, Ladas G, Goldstraw P. The long-term morbidity of pleuroperitoneal shunts in the management of recurrent malignant effusions. Eur J Cardiothorac Surg. 2000;18(2):143-6.

Gómez DR, Blumenschein GR Jr, Lee JJ, Hernández M, Ye R, Camidge DR, et al. Local consolidative therapy versus maintenance therapy or observation for patients with oligometastatic non-small-cell lung cancer without progression after first-line systemic therapy: a multicentre, randomised, controlled, phase 2 study. Lancet Oncol. 2016;17(12):1672-82.

González-Fajardo JA, García-Yuste M, Flórez S, Ramos G, Álvarez T, Coca JM. Hemodynamic and cerebral repercussions arising from surgical interruption of the superior vena cava. Experimental model. J Thorac Cardiovasc Surg. 1994;107(4):1044-9.

Greillier L, Barlési F, Doddoli C, Durieux O, Torre JP, Giménez C, et al. Vascular stenting for palliation of superior vena cava obstruction in non-small-cell lung cancer patients: a future 'standard' procedure? Respiration. 2004;71(2):178-83.

Hautmann H, Gamarra F, Pfeifer KJ, Huber RM. Fiberoptic bronchoscopic balloon dilatation in malignant tracheobronchial disease: indications and results. Chest. 2001;120(1):43-9.

Hazelrigg SR, Mack MJ, Landreneau RJ, Acuff TE, Seifert PE, Auer JE. Thoracoscopic pericardiectomy for effusive pericardial disease. Ann Thorac Surg. 1993;56(3):792-5.

Hellman S, Weichselbaum RR. Oligometastases. J Clin Oncol. 1995;13(1):8-10.

Hernández RK, Wade SW, Reich A, Pirolli M, Liede A, Lyman GH. Incidence of bone metastases in patients with solid tumors: analysis of oncology electronic medical records in the United States. BMC Cancer. 2018;18(1):44.

Hetzel M, Hetzel J, Schumann C, Marx N, Babiak A. Cryorecanalization: a new approach for the immediate management of acute airway obstruction. J Thorac Cardiovasc Surg. 2004;127(5):1427-31.

Homasson JP, Mathur PN. Cryotherapy in endobronchial disorders. En: Beamis JF, Mathur PN (eds.). Interventional pulmonology. Nueva York: McGraw-Hill; 1999. p. 68-81.

Huang J, Rizk NP, Travis WD, Seshan VE, Bains MS, Dycoco J, et al. Feasibility of multimodality therapy including extended resections in stage IVA thymoma. J Thorac Cardiovasc Surg. 2007;134(6):1477-83; discussion 1483-4.

Hurt K, Bilton D. Haemoptysis: diagnosis and treatment. Acute Med. 2012;11(1):39-45.

Iyengar P, Lau S, Donington JS, Suh RD. Local therapy for limited metastatic non-small cell lung cancer: what are the options and is there a benefit? Am Soc Clin Oncol Educ Book. 2016;35:e460-7.

Jneid H, Maree AO, Palacios I. Pericardial tamponade: clinical presentation, diagnosis and catheter based therapies. En: Parrillo JE, Dellinger RP (eds.). Critical care medicine: principles of diagnosis and management in the adult. 3ª ed. Filadelfia: Mosby; 2007. p. 85-92.

Johnson KK, Rosen JE, Salazar MC, Boffa DJ. Outcomes of a highly selective surgical approach to oligometastatic lung cancer. Ann Thorac Surg. 2016;102(4):1166-71.

Kara M, Alzafer S, Okur E, Halezeroglu S. The use of single incision thoracoscopic pleurectomy in the management of malignant pleural effusion. Acta Chir Belg. 2013;113(4):270-4.

Karmy-Jones R, Cuschieri J, Vallières E. Role of bronchoscopy in massive hemoptysis. Chest Surg Clin N Am. 2001;11(4):873-906.

Kennedy L, Rusch VW, Strange C, Ginsberg RJ, Sahn SA. Pleurodesis using talc slurry. Chest. 1994;106(2):342-6.

Kim SH, Brennan MF, Russo P, Burt ME, Coit DG. The role of surgery in the treatment of clinically isolated adrenal metastasis. Cancer. 1998;82(2):389-94.

Kimura M, Tojo T, Naito H, Nagata Y, Kawai N, Taniguchi S. Effects of a simple intraoperative intrathoracic hyperthermotherapy for lung cancer with malignant pleural effusion or dissemination. Interact Cardiovasc Thorac Surg. 2010;10(4):568-71.

Klapper JA, Tong BC. The role of thoracic surgery in palliative care: a review. J Palliat Care Med. 2012;2:7.

Koegelenberg CFN, Diacon AH. Pleural controversy: close needle pleural biopsy or thoracoscopy - which first? Respirology. 2011;16(5):738-46.

Koegelenberg CFN, Shaw JA, Irusen EM, Lee YCG. Contemporary best practice in the management of malignant pleural effusion. Ther Adv Respir Dis. 2018;12:1753466618785098.

Kolschmann S, Ballin A, Gillissen A. Clinical efficacy and safety of thoracoscopic talc pleurodesis in malignant pleural effusions. Chest. 2005;128(3):1431-5.

Lanuti M. Surgical management of oligometastatic non-small cell lung cancer. Thorac Surg Clin. 2016;26(3):287-94.

Leverenz A, Heckmayr M, Tischer-Neuhauss R, Gatzemeier U. Intrapleural palliative treatment of malignant pleural effusions with talcum versus placebo (pleural tube alone). Lung Cancer. 2000;29(1):274-5.

Light RW, Hamm H. Malignant pleural effusion: would the real cause please stand up? Eur Respir J. 1997;10(8):1701-2.

Loddenkemper R. Diagnosis of diffuse pleural mesotheliomas. Pneumologie. 1991;45(4):159-61.

Lorkowski J, Grzegorowska O, Kozie MS, Kotela I. Effects of breast and prostate cancer metastases on lumbar spine biomechanics: rapid in silico evaluation. Adv Exp Med Biol. 2018;1096:31-9.

Losken A, Thourani VH, Carlson GW, Jones GE, Culberston JH, Miller JI, et al. A reconstructive algorithm for plastic surgery following extensive chest wall resection. Br J Plast Surg. 2004;57(4):295-302.

Mariya Y, Sekizawa G, Matsuoka Y, Seki H, Sugawara T. Outcome of stereotactic radiosurgery for patients with non-small cell lung cancer metastatic to the brain. J Radiat Res. 2010;51(3):333-42.

Martinoni A, Cipolla CM, Cardinale D, Civelli M, Lamantia G, Colleoni M, et al. Long-term results of intrapericardial chemotherapeutic treatment of malignant pericardial effusions with thiotepa. Chest. 2004;126(5):1412-6.

Maskell NA, Gleeson FV, Davies RJO. Standard pleural biopsy versus CT-guided cutting-needle biopsy for diagnosis of malignant disease in pleural effusions: a randomised controlled trial. Lancet. 2003;361(9366):1326-30.

Mingarini Terra R, Monteiro De la Vega AJ. Treatment of malignant pleural effusion. J Vis Surg. 2018;4:110.

Mordant P, Arame A, De Dominicis F, Pricopi C, Foucault C, Dujon A, et al. Which metastasis management allows long-term survival of synchronous solitary M1b non-small cell lung cancer? Eur J Cardiothorac Surg. 2012;41(3): 617-22.

Muruganandan S, Azzopardi M, Thomas R, Fitzgerald DB, Kuok YJ, Cheah HM, et al. The Pleural Effusion And Symptom Evaluation (PLEASE) study of breathlessness in patients with a symptomatic pleural effusion. Eur Respir J. 2020;55(5):1900980.

Novoa NM, Varela G, Jiménez MF. Surgical management of oligometastatic non-small cell lung cancer. J Thorac Dis. 2016;8(Suppl 11):S895-900.

Nowak H, Szwacka DM, Pater M, Mrugalski WK, Milczarek MG, Staniszewska M, et al. Holistic approach to the diagnosis and treatment of patients with tumor metastases to the spine. Cancers (Basel). 2022;14(14):3480.

Olson JE, Ryan MB, Blumenstock DA. Eleven years' experience with pericardial-peritoneal window in the management of malignant and benign pericardial effusions. Ann Surg Oncol. 1995;2(2):165-9.

Ost DE, Niu J, Zhao H, Grosu HB, Giordano SH. Quality gaps and comparative effectiveness of management strategies for recurrent malignant pleural effusions. Chest. 2018;153(2):438-52.

Ostler PJ, Clarke DP, Watkinson AF, Gaze MN. Superior vena cava obstruction: a modern management strategy. Clin Oncol (R Coll Radiol) 1997;9(2):83-9.

Ozdemir Y, Torun N, Guler OC, Yildirim BA, Besen AA, Yetisken AG, et al. Local control and vertebral compression fractures following stereotactic body radiotherapy for spine metastases. J. Bone Oncol. 2019;15:100218.

Palma DA, Olson R, Harrow S, Gaede S, Louie AV, Haasbeek C, et al. Stereotactic ablative radiotherapy versus standard of care palliative treatment in patients with oligometastatic cancers (SABR-COMET): a randomised, phase 2, open-label trial. Lancet. 2019;393(10185):2051-8.

Pearson FG, MacGregor DC. Talc poudrage for malignant pleural effusion. J Thorac Cardiovasc Surg. 1966;51(5):732-8.

Petty WJ, Urbanic JJ, Ahmed T, Hughes R, Levine B, Rusthoven K, et al. Long-term outcomes of a phase 2 trial of chemotherapy with consolidative radiation therapy for oligometastatic non-small cell lung cancer. Int J Radiat Oncol Biol Phys. 2018;102(3):527-35.

Pilling JE, Dusmet ME, Ladas G, Goldstraw P. Prognostic factors for survival after surgical palliation of malignant pleural effusion. J Thorac Oncol. 2010;5(10):1544-50.

Planchard D, Popat S, Kerr K, Novello S, Smit EF, Faivre-Finn, et al. Metastatic non-small cell lung cancer: ESMO Clinical Practice Guidelines for diagnosis, treatment and follow-up. Originally published in 2018. Ann Oncol. 2018;29(Suppl 4):iv192-237).

Porcel JM. The case against performing pleural biopsies for the aetiological diagnosis of exudates. Rev Clin Esp (Barc). 2017;217(7):423-6.

Porcel JM, Gasol A, Bielsa S, Civit C, Light RW, Salud A. Clinical features and survival of lung cancer patients with pleural effusions. Respirology. 2015;20(4):654-9.

Porcel JM, Lui MMS, Lerner AD, Davies HE, Feller-Kopman D, Lee YCG. Comparing approaches to the management of malignant pleural effusions. Expert Rev Respir Med. 2017;11(4):273-84.

Puig CA, Wigle D. Surgery for stage IV non-small cell lung cancer? J Thorac Dis. 2020;12(4):1612-4.

Puri V, Pyrdeck TL, Crabtree TD, Kreisel D, Krupnick AS, Colditz GA, et al. Treatment of malignant pleural effusion: a cost-effectiveness analysis. Ann Thorac Surg. 2012;94(2):374-80.

Putnam JB Jr, Light RW, Rodríguez RM, Ponn R, Olak J, Pollak JS, et al. A randomized comparison of indwelling pleural catheter and doxycycline pleurodesis in the management of malignant pleural effusions. Cancer. 1999;86(10):1992-9.

Putnam JB Jr, Walsh LG, Swisher SG, Roth JA, Suell DM, Vaporciyan AA, et al. Outpatient management of malignant pleural effusion by a chronic indwelling pleural catheter. Ann Thorac Surg. 2000;69(2):369-75.

Qureshi RA, Collinson SL, Powell RJ, Froeschle PO, Berrisford RG. Management of malignant pleural effusion associated with trapped lung syndrome. Asian Cardiovasc Thorac Ann. 2008;16(2):120-3.

Raman T, Mcclelland S, Bartter T, Meena T. Management of exudative pleural effusions - a survey of American Association of Bronchology and Interventional Pulmonology (AABIP). J Thorac Dis. 2018;10(6):3874-8.

Rathinam S, Waller DA. Pleurectomy decortication in the treatment of the "trapped Lung" in benign and malignant pleural effusions. Thorac Surg Clin. 2013;23(1):51-61, vi.

Refaat MM, Katz WE. Neoplastic pericardial effusion. Clin Cardiol. 2011;34(10):593-8.

Reynolds T. Using lasers and light-activated drugs, researchers home in on early lung cancers. J Natl Cancer Inst. 1998;90(6):417-8.

Rezk NASA, Aly NYA, El-Hadidy TA, Dashti K. CT-guided biopsy versus conventional Abram's needle biopsy in malignant pleural effusion. Egypt J Chest Dis Tuberc. 2015;64(2):405-9.

Rice TW, Rodríguez RM, Light RW. The superior vena cava syndrome: clinical characteristics and evolving etiology. Medicine (Baltimore). 2006;85(1):37-42.

Riquet M, Foucault C, Berna P, Assouad J, Dujon A, Danel C. Prognostic value of histology in resected lung cancer with emphasis on the relevance of the adenocarcinoma subtyping. Ann Thorac Surg. 2006;81(6):1988-95.

Roberts ME, Neville E, Berrisford RG, Antunes G, Ali NJ; BTS Pleural Disease Guideline Group. Management of a malignant pleural effusion: British Thoracic Society pleural disease guideline 2010. Thorax. 2010;65 Suppl 2:ii32-40.

Rodríguez-Panadero F, Borderas Naranjo F, López Mejías J. Pleural metastatic tumours and effusions. Pleural metastatic tumours and effusions. Frequency and pathogenic mechanisms in a post-mortem series. Eur Respir J. 1989;2(4):366-9.

Rowell NP, Gleeson FV. Steroids, radiotherapy, chemotherapy and stents for superior vena caval obstruction in carcinoma of the bronchus: a systematic review. Clin Oncol (R Coll Radiol). 2002;14(5):338-51.

Saravana-Bawan S, David E, Sahgal A, Chow E. Palliation of bone metastases-exploring options beyond radiotherapy. Ann Palliat Med. 2019;8(2):168-77.

Sears D, Hajdu SI. The cytologic diagnosis of malignant neoplasms in pleural and peritoneal effusions. Acta Cytol. 1987;31(2):85-97.

Seijo LM, Sterman DH. Interventional pulmonology. N Engl J Med. 2001;344(10):740-9.

Selvaggi G, Scagliotti GV. Management of bone metastases in cancer: a review. Crit Rev Oncol Hematol. 2005;56(3):365-78.

Shafiq M, Feller-Kopman D. Management of malignant pleural effusions. Clin Chest Med. 2020;41(2):259-67.

Shafiq M, Sethi J, Ali MS, Ghori UK, Saghaie T, Folch E. Pleural cryobiopsy: a systematic review and meta-analysis. Chest. 2020;157(1):223-30.

Shaw P, Agarwal R. Pleurodesis for malignant pleural effusions. Cochrane Database Syst Rev. 2004;(1):CD002916.

Smayra T, Otal P, Chabbert V, Chemla P, Romero M, Joffre F, et al. Long-term results of endovascular stent placement in the superior caval venous system. Cardiovasc Intervent Radiol. 2001;24(6):388-94.

Soler-Soler J, Sagristà-Sauleda J, Permanyer-Miralda G. Management of pericardial effusion. Heart. 2001;86(2):235-40.

Soni A, Ren Z, Hameed O, Chanda D, Morgan CJ, Siegal GP, et al. Breast cancer subtypes predispose the site of distant metastases. Am J Clin Pathol. 2015;143(4):471-8.

Stanford W, Jolles H, Ell S, Chiu LC. Superior vena cava obstruction: a venographic classification. AJR Am J Roentgenol. 1987;148(2):259-62.

Stathopoulos GT, Kalomenidis I. Malignant pleural effusion: tumor-host interactions unleashed. Am J Respir Crit Care Med. 2012;186(6):487-92.

Sugarbaker DJ, Tilleman TR, Swanson SJ, Jaklitsch MT, Mentzer SJ, Mujoomdar AA, et al. The role of extrapleural pneumonectomy in the management of pleural cancers. J Clin Oncol. 2009;27:7577.

Sutedja C, Van Boxem TJ, Schramel FM, Fran M, Van Felius C, Postmus P. Bronchoscopic electrocautery as an alternative for Nd:YAG laser in patients with intraluminal tumor. Eur Respir. 1996;9:258s-259s.

Tanigawa N, Sawada S, Mishima K, Okuda Y, Mizukawa K, Ohmura N, et al. Clinical outcome of stenting in superior vena cava syndrome associated with malignant tumors: comparison with conventional treatment. Acta Radiol. 1998;39(6):669-74.

Tanvetyanon T, Robinson LA, Schell MJ, Strong VE, Kapoor R, Coit DG, et al. Outcomes of adrenalectomy for isolated synchronous versus metachronous adrenal metastases in non-small-cell lung cancer: a systematic review and pooled analysis. J Clin Oncol. 2008;26(7):1142-7.

Tree AC, Khoo VS, Eeles RA, Ahmed M, Dearnaley DP, Hawkins MA, et al. Stereotactic body radiotherapy for oligometastases. Lancet Oncol. 2013;14(1):e28-37.

Utley M, Treasure T. Interpreting data from surgical follow-up studies: the role of modeling. J Thorac Oncol. 2010;5(6 Suppl 2):S200-2.

Van Breussegem A, Hendriks JM, Lauwers P, Van Schil PE. Salvage surgery after high-dose radiotherapy. J Thorac Dis. 2017;9(Suppl 3):S193-200.

Villaruz LC, Kubicek GJ, Socinski MA. Management of non-small cell lung cancer with oligometastasis. Curr Oncol Rep. 2012;14(4):333-41.

Walker S, Mercer R, Maskell N, Rahman NM. Malignant pleural effusion management: keeping the flood gates shut. Lancet Respir Med. 2020;8(6):609-18.

Wang Z, Wu YB, Xu LL, Jin ML, Diao XL, Wang XJ, et al. Diagnostic value of medical thoracoscopy in malignant pleural effusion induced by non-Hodgkin's lymphoma. Oncol Lett. 2017;14(6):8092-9.

Wolf AS, Flores RM. Extrapleural pneumonectomy for pleural malignancies. Thorac Surg Clin. 2014;24(4):471-5.

World Health Organization. Palliative care [Internet]. WHO; 2020 [consulta el 25 de abril de 2024]. Disponible en: https://www.who.int/news-room/fact-sheets/detail/palliative-care

Wright CD. Pleuropneumonectomy for the treatment of Masaoka stage IVA thymoma. Ann Thorac Surg. 2006;82(4):1234-9.

Xu F, Song J, Xu B, Wang J, Mao J, Liu H, et al. Clinical study of systemic chemotherapy combined with bronchoscopic interventional cryotherapy in the treatment of lung cancer. BMC Cancer. 2020;20(1):1089-98.

Yang CFJ, Gu L, Shah SA, Yerokun BA, D'Amico TA, Hartwig MG, et al. Long-term outcomes of surgical resection for stage IV non-small-cell lung cancer: a national analysis. Lung Cancer. 2018;115:75-83.

Zheng GL, Zhou H, Zhou XG, Lin H, Li XL, Dong J. Is traditional closed thoracic drainage necessary to treat pleural tears after posterior approach thoracic spine surgery? Spine (Phila Pa 1976). 2018;43(3):E185-92.

Zimmerman S, Davis M. Rapid fire: superior vena cava syndrome. Emerg Med Clin North Am. 2018;36(3):577-84.

Tumores ginecológicos y urológicos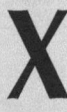

Cáncer de endometrio, cáncer de cuello uterino y cáncer de vulva

55

C. Arab Eblen y S. Ramírez Araya

OBJETIVOS

- Conocer los fundamentos, las indicaciones, los resultados y los principales estudios del tratamiento quirúrgico en el cáncer de endometrio, cervicouterino y de vulva.

MANEJO Y TÉCNICA QUIRÚRGICA DEL CÁNCER DE ENDOMETRIO

Introducción

La cirugía del cáncer de endometrio (CE) tiene un rol fundamentalmente de estadificación desde el año 1988. Desde entonces, el abordaje por laparotomía ha ido evolucionado a un abordaje mínimamente invasivo, manteniéndose hasta el día de hoy la histerectomía total extrafascial con salpingooforectomía bilateral (SOB) y linfadenectomía como la técnica de referencia, aunque, en la actualidad, la realización rutinaria de esta última es motivo de controversia.

Vía de elección: ¿cirugía robótica, laparoscópica o laparotomía?

En sus inicios, el abordaje del CE y la estadificación quirúrgica por laparotomía se consolidó tras la recomendación de la FIGO (Federación Internacional de Ginecología y Obstetricia) en 1988. Posteriormente, el estudio LAP2, un ensayo clínico aleatorizado, evidenció que el abordaje laparoscópico tenía tasas de conversión del 26 %, con tiempos quirúrgicos prolongados, pese a un menor número de días de hospitalización y de complicaciones posoperatorias. Actualmente, los avances tecnológicos, la mayor experiencia quirúrgica y los menores tiempos quirúrgicos proporcionales a la curva de aprendizaje del cirujano hacen de la miniinvasión (MI) la vía de elección para el CE.

La laparoscopia, en comparación con la laparotomía, reporta tasas de funcionalidad significativamente más altas a las seis semanas poscirugía, mayor apreciación de la imagen corporal, menor dolor posoperatorio, menor sangrado intraoperatorio, mayor calidad de vida, y reincorporación a las actividades de la vida diaria y al área laboral de forma precoz. En ensayos clínicos aleatorizados, se ha observado una mayor tasa de efectos adversos en la laparotomía y peor calidad de vida a los seis meses en comparación con la MI.

A partir del año 2000, se introduce la cirugía robótica y, si bien gran parte del debate se ha centrado en el coste-beneficio y los resultados posquirúrgicos, las aportaciones en cuanto a la ergonomía del cirujano y la instrumentación avanzada hacen de esta una alternativa relevante a la hora de enfrentarse a la cirugía de pacientes con obesidad, condición muy frecuente en el CE.

En revisiones sistemáticas y estudios retrospectivos donde se comparan las tres técnicas —laparotomía, laparoscopia y robótica—, se observaron que la última técnica se asocia a menores pérdidas hemáticas y complicaciones intraoperatorias, necesidad de transfusión, tiempos quirúrgicos, tasas de conversión y días de hospitalización.

Las tasas de conversión en cirugía MI son de un 4,9 frente a un 9,9 % para la robótica y la laparoscopia, respectivamente, sin diferencias estadísticamente significativas, no así en población obesa, donde sí existen diferencias significativas, con tasas de conversión del 3,8 frente al 7,0 %, respectivamente, en el índice de masa corporal (IMC) ≥ 40 kg/m².

Un estudio de coste-efectividad destacó la diferencia de coste promedio por cirugía, siendo la técnica robótica, aproximadamente, un 15 % más cara, lo que se debe tener en consideración en el momento de elegir la técnica.

En cuanto al pronóstico oncológico, respecto a la laparoscopia comparada con la laparotomía, no se han observado diferencias en supervivencia libre de enfermedad (SLE) con un seguimiento de 4,5 años. Al comparar laparoscopia con la cirugía robótica, no se han encontrado diferencias a los tres años de SLE y a los cinco años supervivencia global (SG).

Manipulador uterino y probabilidad de recurrencia

Un estudio multicéntrico de 951 pacientes evaluó el uso de manipulador en mujeres con CE tras 46 meses de seguimiento (intervalo: 12-163 meses), concluyendo que no afecta al riesgo de recurrencia y tampoco tiene impacto en la supervivencia. Por el contrario, los resultados de un estudio español reciente observan que el uso de manipulador uterino sí aumenta la frecuencia de recurrencias en estadios iniciales.

Linfadenectomía en el cáncer endometrial: ¿cuándo está indicada?

Los ganglios linfáticos pélvicos son el sitio con mayor frecuencia de metástasis en estadios precoces. La linfadenectomía y su utilidad terapéutica han sido motivo de controversia a lo largo del tiempo e, incluso, más recientemente, su papel en la estadificación para definir e individualizar el tratamiento adyuvante de acuerdo con los factores pronósticos.

Los documentos de consenso de las sociedades europeas de oncología médica (ESMO; del inglés, European Society for Medical Oncology), radioterapia y oncología (ESTRO; del inglés, European Society for Therapeutic Radiology and Oncology) y oncología ginecológica (ESGO; del inglés, European Society of Gynaecological Oncology) establecen que, en las pacientes con tumores de bajo riesgo de recurrencia, endometrioides, con grado histológico (GH) 1 y 2 e invasión miometrial menor del 50 %, no se recomienda la linfadenectomía de rutina por la baja frecuencia de compromiso de los ganglios linfáticos y el impacto en la supervivencia. En tumores de riesgo intermedio —es decir, histologías endometrioides con invasión miometrial mayor del 50 %, o una invasión miometrial menor del 50 % y GH 3—, se podría considerar la linfadenectomía como de estadificación sin beneficio en la supervivencia. Finalmente, en las pacientes de alto riesgo de recurrencia —GH 3 con invasión miometrial mayor del 50 % o histologías de alto riesgo—, se sugiere realizar linfadenectomía.

Existen dos estudios prospectivos aleatorizados, con un reclutamiento de 1.400 pacientes en estadios I en donde no se observó el beneficio de la linfadenectomía pélvica en la SLE y la SG.

¿En qué casos se sugiere realizar linfadenectomía paraaórtica?

Se recomienda realizar linfadenectomía paraaórtica (PA) cuando los ganglios linfáticos pélvicos son positivos (**Fig. 55-1**). La resección de ganglios linfáticos no tiene un rol terapéutico, sin embargo, determina la extensión de la enfermedad y el tipo de tratamiento adyuvante. En estadios III y IV con ganglios linfáticos sospechosos, se debe realizar resección. No se recomienda realizar linfadenectomía pélvica o PA de forma rutinaria, ya que no tiene impacto terapéutico.

En estudios prospectivos, se ha observado que, en histología de endometrio sin factores de riesgo uterino, solo en el 1,6 % se encontró compromiso de los ganglios linfáticos PA cuando los pélvicos resultaron negativos.

En un trabajo de cohortes prospectivo de 946 pacientes que evaluó el compromiso metastásico en los ganglios linfáticos PA, se observó un 4 % de positividad. Esta probabilidad disminuyó al 0,6 % si no existía compromiso de los ganglios linfáticos pélvicos, compromiso miometrial menor del 50 % en el tipo histológico endometrioide y ausencia de invasión vasculolinfática.

En los tumores de alto grado no endometrioides, existe una mayor probabilidad de presentar metástasis PA sin compromiso de los pélvicos.

Específicamente en los grupos de riesgo intermedio y alto de recurrencia, el estudio SEPAL buscó determinar si en estas

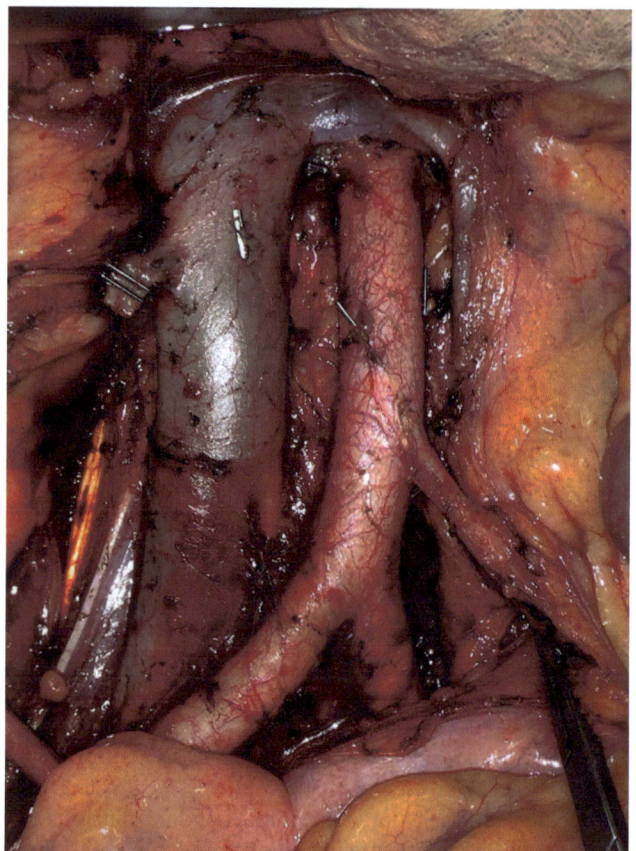

Figura 55-1. Linfadenectomía paraaórtica.

pacientes la linfadenectomía pélvica de forma rutinaria con o sin linfadenectomía PA mejoraba la SG. Este ensayo clínico aleatorizado observó que la SLE y SG fueron superiores en el grupo de linfadenectomía pélvica y PA.

En cuanto a la extensión, esta debe realizarse hasta el nivel de los vasos renales, ya que, en el 77 % de las pacientes que tienen compromiso de los ganglios linfáticos PA, este se encuentra sobre la arteria mesentérica inferior.

En cuanto al número de ganglios linfáticos resecados en una linfadenectomía PA, se ha encontrado que un número menor de 10 tiene un riesgo dos veces mayor de recurrencia que en pacientes a las que se resecaron ≥ 10 ganglios.

¿Ganglio centinela o linfadenectomía sistémica?

La linfadenectomía sistémica no está exenta de morbilidad para la paciente, aumentando el número de complicaciones en los primeros 30 días poscirugía y, por lo tanto, el coste de hospitalización, sin tener grandes beneficios en los estadios de bajo riesgo de CE. La linfadenectomía pélvica y PA se asocia a linfedema, formación de quistes linfáticos y lesión de fibras nerviosas como del nervio genitofemoral, además de posibles lesiones vasculares e intestinales.

El ganglio centinela (GC) permite la correcta estadificación, mejorando la calidad de vida por medio de la disminución del tiempo operatorio y las complicaciones derivadas de la linfadenectomía completa. Por el contrario, la linfadenectomía sistémica se asocia en estudios de cohorte retrospectivos a linfedema en un 36,9 % y linfocele en un 17,3 %

de las extremidades inferiores. Se ha visto una correlación directamente proporcional a la cantidad de ganglios linfáticos extirpados y la probabilidad de presentar linfedema. A pesar de que el número exacto sobre los cuales se presenta esta complicación es controvertido, en la mayoría de los trabajos, se ha observado cuando se resecan sobre 10 ganglios linfáticos pélvicos.

Es así como la técnica del GC supera a la linfadenectomía sistemática, sin afectar a la supervivencia, con tasas de detección y correlación histológica aceptables gracias a la ultraestadificación. Inicialmente, se vio que, a pesar de que el GC era factible y preciso en estadios precoces, la linfadenectomía continuó siendo la técnica de referencia, ya que hasta un 15 % de las pacientes a las que se les realizó biopsia selectiva del GC tuvo falsos negativos. En estudios posteriores, se lograron tasas de detección del 85-100 % con una bilateralidad del 60 al 97 %.

En el estudio de cohortes prospectivo multicéntrico FIRES, se evaluó la eficacia del GC en el estadio I con diferentes histologías y grados que se sometían a estadificación con linfadenectomía pélvica con o sin linfadenectomía PA, utilizando la técnica laparoscópica asistida por robot con verde de indocianina. Con un reclutamiento de 385 pacientes, se determinó que la sensibilidad de esta técnica fue de un 97,2 %; el valor predictivo negativo (VPN), del 99,6 %; y la tasa de falsos negativos, de un 3 %. Este estudio permitió establecer que el GC con verde de indocianina tiene una mayor precisión diagnóstica, pudiendo reemplazar de forma segura a la linfadenectomía sistemática.

Las recomendaciones de las guías de práctica clínica son la evaluación e inspección adecuada del retroperitoneo en búsqueda de GC bilaterales; en caso de no lograr la evaluación de GC de una hemipelvis, se debe completar la linfadenectomía ipsilateral. Ante el hallazgo de cualquier ganglio sospechoso, este debe ser resecado independiente del mapeo o tinción. Por último, la evaluación de todos los ganglios linfáticos debe ser con ultraestadificación, la cual mejora la detección y disminuye la frecuencia de falsos negativos.

La evidencia actual señala que la administración del colorante debe realizarse a nivel cervical por la mayor incidencia de detección de GC bilateral a nivel pélvico.

Respecto al CE de alto riesgo, el 30 % de las pacientes tendrá enfermedad a distancia en el momento del diagnóstico. En un 28 % de los ganglios linfáticos positivos con un posible, pero no comprobado, impacto terapéutico de la linfadenectomía en la supervivencia, no obstante, el GC surge como una herramienta segura si se ubica bilateralmente; en caso contrario, debe completarse la linfadenectomía PA.

¿Qué marcador utilizar: verde de indocianina, azul patente o tecnecio 99?

Existen distintas técnicas utilizadas para la marcación de los ganglios linfáticos: verde de indocianina y azul patente con o sin tecnecio 99 (^{99}Tc).

Estudios de cohortes prospectivos con 100 pacientes comparan las tres técnicas de marcación en pacientes diagnosticadas de cáncer endometrial en estadio I donde se realizó biopsia selectiva del GC por vía robótica. La tasa global de detección fue de un 92 % sin reacciones adversas relacionadas. El verde de indocianina tuvo una tasa de detección significativamente más alta que el azul patente o de metileno tanto en la detección general (del 87 frente al 71 %, respectivamente; nivel de significación estadística [p] = 0,005), marcación bilateral (del 65 frente al 43 %, respectivamente; p = 0,002). Comparado con el ^{99}Tc, las tasas de detección fueron similares tanto a nivel general (del 87 frente al 88 %, respectivamente; p = 0,83) como bilateral (del 65 % con verde de indocianina frente al 71 % con ^{99}Tc; p = 0,36). Sin embargo, este último es un radioisótopo utilizado en medicina nuclear que requiere de instrumentalización y un equipo adecuado para prevenir la radiación.

En un estudio de cohortes retrospectivo del año 2016, se evaluó el impacto de la obesidad en las tasas de éxito del mapeo en 472 casos, donde la detección bilateral fue de un 85 % frente al 54 % con verde de indocianina y azul patente, respectivamente. A mayor IMC, las tasas de detección eran menores en ambos grupos; sin embargo, el verde de indocianina tuvo mejor detección bilateral y global comparado con el azul patente en este tipo de poblaciones.

Actualmente, el verde de indocianina constituye el método de referencia, dada su mayor sensibilidad, no obstante, su coste y la necesidad de instrumental especial limitan su uso.

Técnica quirúrgica en los diferentes estadios: ¿cuándo se debe indicar citorreducción?

En estadios I de la FIGO, la histerectomía radical de tipo B no tuvo impacto en la supervivencia ni mayor control locorregional comparada con la histerectomía de tipo A o extrafascial.

Se debe considerar, además de la linfadenectomía, la omentectomía en estadios I en la histología serosa, en el carcinosarcoma o en el carcinoma indiferenciado. Por el contrario, se puede omitir la omentectomía en las histologías de células claras y endometrioide.

En estadios II de la FIGO, el tipo de cirugía tiene evidencia diversa. Un metanálisis de Liu *et al.* tuvo como objetivo investigar el impacto de la histerectomía radical con el de la histerectomía extrafascial en la supervivencia en este grupo de pacientes, no encontrando diferencias significativas en SLE y SG.

En estadios más avanzados de CE (estadios III-IV de la FIGO), se debe realizar cirugía de citorreducción con residuo tumoral cero, ya que tiene impacto en la SLE y la SG. En estudios de cohortes retrospectivos, se observó que lograr una citorreducción óptima en estadios avanzados mejora la SG en 12 meses en comparación con las pacientes con enfermedad residual tras la cirugía. En estudios más antiguos, se analizó a 58 pacientes, de las que un 15,5 % no tuvo enfermedad residual poscirugía, el 19 % tuvo enfermedad residual ≤ 1 cm, y el 55,1 % tuvo enfermedad residual > 1 cm. La mediana de SLE fue de 40,3 meses (intervalo de confianza [IC] del 95 %: 0-93,9), 11 meses (IC del 95 %: 9,9-12,1) y 2,2 meses (IC del 95 %: 0,1-4,2), respectivamente. En cuanto a la SG, la mediana fue de 42,2 meses (IC del 95 %, no estimable), 19 meses (IC del 95 %: 13,9-24,1) y 2,2 meses (IC del 95 %: 0,1-4,2), respectivamente.

La cirugía de intervalo tras quimioterapia neoadyuvante en estadios avanzadas de CE es una alternativa de manejo en pacientes en estadios avanzados a pesar de su poca evidencia. En un estudio de cohortes retrospectivo, se evaluó a 102 pacientes en estadios avanzados a quienes se les realizó cirugía de intervalo, observándose una SLE de 18 meses frente a 13 meses en los casos con residuo tumoral cero frente a los casos con residuo tumoral < 1 cm, respectivamente.

CIRUGÍA DEL CÁNCER DE CUELLO UTERINO

Historia de la histerectomía radical y abordaje actual

La histerectomía radical que se conoce actualmente constituye el manejo estándar del cáncer cervicouterino en etapa inicial, implicando la escisión del cuerpo y cuello uterinos en conjunto con los parametrios (ligamentos redondos, ancho, cardinal y uterosacros) y, al menos, el tercio superior de la vagina.

El procedimiento requiere un conocimiento completo de la anatomía pélvica, dada la proximidad a estructuras por el potencial riesgo de lesión y morbilidad.

La primera cirugía por cáncer cervicouterino fue realizada por el Dr. Freund (1878), cuya técnica consistía en efectuar una histerectomía total por vía vaginal. Sin embargo, este procedimiento tenía una mortalidad aproximada del 70 %, posiblemente, por enfermedad residual en la región parametrial.

A fines del siglo XIX, el Dr. John Clark, tras estudiar la diseminación linfática, describe la histerectomía radical abdominal (1895), considerando tres pasos que la diferencia de técnicas previas: 1) cateterismo ureteral para disección del uréter hasta su entrada en la vagina; 2) ligadura del ligamento ancho, ligamento redondo y ligamento infundibulopélvico (disecando la arteria uterina en su salida de la arteria hipogástrica); y 3) resección de mayor cantidad de tejido vaginal.

Posteriormente, el Dr. Friedrich Schauta (1902), ginecólogo austríaco, logra desarrollar la histerectomía radical por vía vaginal, con intención de disminuir la alta mortalidad de la histerectomía radical abdominal, describiendo una tasa de mortalidad del 10 % y de curación del 40 % a los cinco años.

En 1911, el Dr. Ernst Wertheim, ginecólogo austríaco alumno de Schauta, publica aspectos concretos de su técnica en el *American Journal of Obstetrics and Diseases of Women and Children*, describiendo 500 casos de histerectomía radical abdominal, con una tasa de resecabilidad del 50 %, una tasa de mortalidad del 18 % y una tasa de curación a los cinco años del 42 %. Posteriormente, perfecciona su técnica agregando linfadenectomía selectiva ante sospecha macroscópica. Dada la publicación de sus primeros resultados y prevención de complicaciones (hemorragia, lesión del tracto urinario, fístula y sepsis), se atribuye a Wertheim el desarrollo y la mejora de la técnica de la histerectomía radical.

Posteriormente, Stoeckel modifica la técnica de Schauta, describiendo histerectomía radical vaginal con linfadenectomía (1920).

De forma contemporánea, Latzko (1919) y Hidekaz y Okabayashi (1921) modifican la cirugía descrita por Wertheim y aumentan la radicalidad, al describir los espacios avasculares de la pelvis y resecar extensamente el parametrio, separando la hoja posterior del ligamento vesicouterino (Okabayashi), lo que permitía independizar completamente la vejiga y el uréter de las caras laterales del cérvix y la vagina, con apertura de los espacios paravesical y pararrectal.

A diferencia de la Wertheim, Latzko fundamentaba su técnica en la disección de espacios avasculares, linfadenectomía y, posteriormente, histerectomía radical, permitiendo una resección parametrial extensa.

Okabayashi, junto a su profesor Takayama, desarrollan una técnica (modificación de Okabayashi) con preservación del sistema nervioso autónomo pélvico (nervios hipogástricos, esplácnicos pélvicos, plexo pélvico y las ramas vesicales del plexo pélvico).

Posteriormente, Kobayashi describe la preservación de nervios esplácnicos individualizando en el ligamento cardinal el paquete vascular del paquete nervioso durante la resección de los parametrios, previniendo la disfunción vesical durante la cirugía, técnica que fue modificándose por Sakamoto y Takizawa en 1988 y por Sakuragi en 2005.

Joe Vincent Meigs, ginecólogo estadounidense, observa recurrencia posterior al tratamiento con radioterapia en pacientes en estadio I y II, reevaluando la importancia y el rol del acto quirúrgico en el tratamiento de cáncer cervicouterino en estadio inicial. Así, en 1930, actualiza la técnica de Wertheim agregando linfadenectomía pélvica y extirpación más extensa de parametrios. Su técnica se asociaba a < 1 % de mortalidad intraoperatoria (asociado al aumento del uso de antibióticos y transfusiones), con ganglios positivos en el 17 % de los casos y supervivencia del 75 % a los cinco años para cáncer cervicouterino en estadios precoces.

En 1934, Taussig describió un beneficio de supervivencia cuando se agregó la linfadenectomía pélvica a la radioterapia estándar.

Dado que la linfadenectomía no podía ser realizada por vía vaginal, la técnica de Schauta fue quedando en desuso, hasta que Navratil (1950) y Subodh Mitra (1951), italiano, quien describe la linfadenectomía pélvica ilioobturatriz extraperitoneal en concomitancia con histerectomía vaginal, con el fin de disminuir la tasa de complicaciones de la histerectomía radical abdominal, sin embargo, fue poco aceptada por la necesidad de incisión inguinal bilateral.

Piver, Rutledge y Smith (PRS), en 1974, plantean un nuevo sistema de clasificación con cinco tipos de histerectomía por laparotomía para el tratamiento de cáncer cervicouterino, describiendo el alcance de la disección en cada una de ellas según la etapa, siento las clases I-III las realizadas con mayor frecuencia.

En Francia, Dargent observa que el abordaje vaginal tuvo menos complicaciones operatorias y menor morbilidad que la vía abdominal, sin disminuir la tasa de curación.

En 1980, Dargent, Mathevet y Querleu, siguiendo a Canis, describieron la histerectomía radical vaginal asistida por laparoscopia. Dargent describe la ligadura abdominal de los pedículos superiores, la arteria uterina y parametrios, mientras que la variante de Querleu completa la disección vesical, ureteral y vaginal por vía laparoscópica.

Las primeras publicaciones respecto a la histerectomía radical laparoscópica aparecieron en 1992, llegando a ser en dicha época el estándar de manejo para pacientes con cáncer de cuello uterino en estadio temprano en diferentes centros de referencia a nivel mundial, pese a una mayor curva de aprendizaje y la necesidad de disponibilidad de recursos. Por su parte, la introducción del sistema robótico Da Vinci proporcionó una visión tridimensional mejorada y una mayor amplitud y precisión de movimiento con instrumentos articulados, lo que facilita la disección, con tiempos quirúrgicos similares a la laparotomía, pero con menores pérdidas hemáticas y una estancia hospitalaria menor.

Nezhat publica el primer caso de histerectomía radical laparoscópica total en 1992.

En 2007, el Dr. Shingo Fuji describe y estandariza la técnica quirúrgica con preservación nerviosa, la cual, pese a no reducir la radicalidad ni modificar el pronóstico, disminuye la morbilidad a nivel vesical y rectal simpático y parasimpático y la recuperación posoperatoria.

En 2008, Morrow y Querleu, en la revista *Lancet Oncology*, proponen la nueva clasificación de la histerectomía radical, que incluye la preservación nerviosa.

Durante el transcurso de los años, la cirugía mínimamente invasiva (MIS; del inglés, *minimally invasive surgery*) como vía de abordaje para histerectomía radical comienza a desplazar al abordaje abdominal, por sus resultados oncológicos comparables, y menor tiempo operatorio, estancia hospitalaria y morbilidad.

Posteriormente en el LAAC (*Laparoscopic Approach to Cervical Cancer*), estudio clínico aleatorizado, prospectivo y multicéntrico que comparó la MIS con la laparotomía, se observó un deterioro tanto en el control local como en la supervivencia en el grupo de MIS. Resultados similares fueron obtenidos en distintas revisiones y series de centros posteriores a su publicación.

En la actualidad, la clasificación de histerectomía radical (**Fig. 55-2**) utilizada es la de Morrow-Querleu (Kyoto, 2008), que establece las siguientes categorías:

- Tipo A: histerectomía extrafascial (resección mínima paracervical).
- Tipo B: transección de paracérvix hasta el uréter:
  – B1: sin extirpar los ganglios linfáticos paracervicales.
  – B2: resección de los ganglios linfáticos paracervicales.

- Tipo C: transección paracervical junto con el sistema vascular ilíaco interno:
  – C1: con preservación nerviosa.
  – C2: sin preservación de nervios autonómicos (**Fig. 55-3**).
- Tipo D: resección con extensión lateral:
  – D1: resección de paracérvix complejo con vasos hipogástricos (parametrectomía extendida, Mibayashi).
  – D2: resección de todo el paracérvix con vasos hipogástricos, fascia y músculos.

Cirugía menos radical

En el ConCerv, estudio prospectivo multicéntrico de fase II, se observó la factibilidad y seguridad de realizar cirugía sin radicalidad parametrial en pacientes con carcinoma de cuello uterino de bajo riesgo y estadios tempranos.

Cirugía de preservación reproductiva

Dentro de las alternativas disponibles, se encuentra la conización cervical, la traquelectomía simple y la traquelectomía radical —abdominal, vaginal y por miniinvasión— (**Fig. 55-4**), con o sin linfadenectomía pélvica.

Se debe considerar:

- Tamaño tumoral, la invasión linfovascular (IVL) y la experiencia en las distintas técnicas quirúrgicas.
- Indicada en los tipos histológicos de carcinoma escamoso y adenocarcinoma. En las variantes de alto riesgo como los tumores neuroendocrinos, adenoescamoso variante *glassy cell*, seroso o de células claras y sarcomas, está contraindicada.

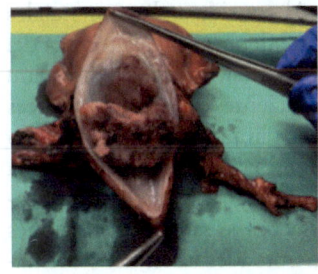
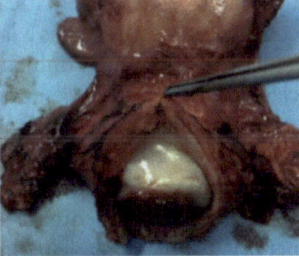

Figura 55-3. Histerectomía radical de tipo C2.

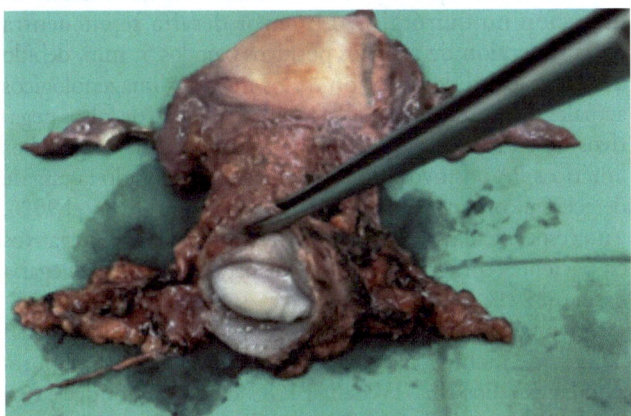

Figura 55-2. Pieza operatoria de histerectomía radical.

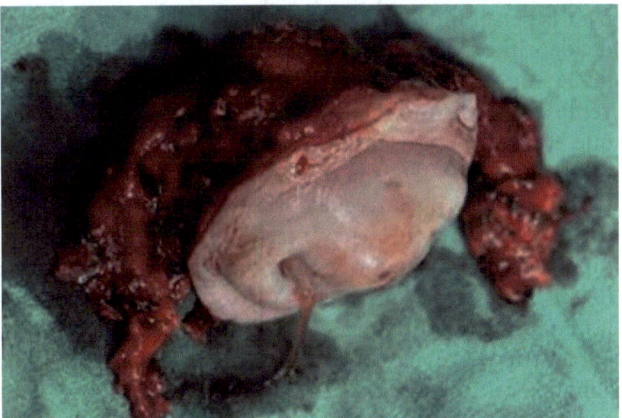

Figura 55-4. Pieza operatoria de traquelectomía radical.

El abordaje según el estadio es el siguiente:

- Estadio Ia1: conización cervical con márgenes libres, sin diferencias en la supervivencia a los cinco años respecto a la histerectomía. Si está presente la IVL en el estadio Ia1, realizar la extirpación del ganglio centinela o linfadenectomía pélvica sistemática; considerar la evaluación parametrial.
- Estadio Ia2: conización cervical con márgenes libres más evaluación de los ganglios linfáticos con ganglio centinela o linfadenectomía pélvica sistemática. Si existe IVL, realizar traquelectomía radical.
- Estadio Ib1 con ganglios linfáticos negativos:
  - ≤ 2 cm e IVL negativa: traquelectomía simple o conización cervical más ganglio centinela o linfadenectomía pélvica sistemática.
  - ≤ 2 cm e IVL positiva: traquelectomía radical vaginal o traquelectomía radical abdominal más ganglio centinela o linfadenectomía pélvica sistemática.
  - Traquelectomía radical por vía miniinvasiva en evaluación.
- Estadio Ib2 (tamaño tumoral de 2-4 cm) y ganglios linfáticos negativos: evaluar la factibilidad de traquelectomía radical abdominal más ganglio centinela o linfadenectomía pélvica sistemática o quimioterapia neoadyuvante y, según la respuesta, evaluar la conización cervical, la traquelectomía simple o la traquelectomía radical.

Ganglio centinela

Existen diversos métodos de identificación intraoperatoria del ganglio centinela, dentro de los cuales, destaca el ^{99}Tc, el uso de colorantes azules y el verde de indocianina. En estudios de coste-efectividad, la utilización de la técnica del ganglio centinela ha demostrado ser menos costosa que la linfadenectomía pélvica sistemática. Al considerar las potenciales complicaciones asociadas a la linfadenectomía, la técnica del ganglio centinela es también más eficiente que la disección clásica. Solo un 15-20 % de las pacientes en estadios precoces tendrán metástasis en los ganglios linfáticos pélvicos, por lo que el 80 % de ellas serán sometidas a la linfadenectomía sistemática sin necesidad, la cual no está exenta de complicaciones como el aumento de las pérdidas sanguíneas, lesiones nerviosas, linfedema de las extremidades inferiores y formación de quistes linfáticos.

En un metanálisis publicado por Zhang *et al.*, se compara la sensibilidad diagnóstica de los distintos métodos de identificación del ganglio centinela en 2.112 pacientes de 24 estudios. Al comparar la tasa de detección, el uso de verde de indocianina (sensibilidad del 85,5 %) fue superior que el uso de azul (sensibilidad del 75,2 %), ^{99}Tc (sensibilidad del 74,7 %), o la combinación de ambos (84 %). La localización más frecuente fue en el territorio ilíaco externo, seguido del ilíaco interno, ganglios interilíacos, hipogástrico, obturador, y en la bifurcación de la arteria ilíaca. Se describieron algunos casos de ganglios centinelas en sitios poco habituales, como en la ilíaca común, paraaórtico, presacro y parametrial. La tasa descrita de ganglios centinelas en sitios infrecuentes varía según los autores entre un 0,8 y un 11,4 %.

Respecto a los posibles efectos adversos, solo se registraron casos con complicaciones graves, como anafilaxis y *shock* vasomotor, con la administración de tinción azul. No se registraron complicaciones graves con el uso de ^{99}Tc o verde de indocianina.

Papel de la estadificación quirúrgica

El tratamiento del cáncer cervicouterino localmente avanzado consiste habitualmente en radioquimioterapia concurrente más braquiterapia. La presencia de metástasis en los ganglios linfáticos es uno de los principales factores pronósticos. La SLE observada a los cinco años disminuye al 34 y al 12 % en pacientes con ganglios pélvicos y PA positivos, respectivamente.

Conocer la extensión de la diseminación ganglionar es importante para determinar la necesidad de utilizar radioterapia de campo extendido para cubrir el territorio ganglionar PA. Se desaconseja la irradiación indiscriminada del territorio PA debido a que genera importante morbilidad y solo un 5-33 % de los pacientes presentan enfermedad en este territorio.

No está claramente definido el límite superior del territorio linfático PA en el cáncer de cuello uterino. Algunos autores utilizan como punto de referencia las arterias renales, similar al cáncer de ovario y trompas; mientras que otros utilizan la arteria mesentérica inferior como límite. En pacientes con cáncer cervicouterino, la supervivencia a los tres años en presencia de ganglios linfáticos PA positivos en tratamiento con radioterapia de campo extendido y quimioterapia es de un 34-39 %.

En pacientes con enfermedad localmente avanzada, entre un 10 y un 30 % de las pacientes tendrán metástasis en el territorio ganglionar PA. La supervivencia media de las pacientes con metástasis ganglionar en este territorio es significativamente menor que en aquellas pacientes sin compromiso ganglionar (de 77 frente a 21 meses).

Con respecto a la detección imagenológica de ganglios PA, si se utiliza tomografía axial computarizada (TAC), la sensibilidad es de un 67 %, mientras que el uso de resonancia magnética nuclear (RMN) es útil para evaluar si existe extensión al parametrio, pero su sensibilidad para los ganglios PA es solo de un 38 %. En revisiones recientes, se ha visto que el uso de la tomografía por emisión de positrones (PET; del inglés, *positron emission tomography*) mejora la tasa de detección de un 68 a un 94 %, por lo que hoy es considerado el mejor método de detección no quirúrgico. El mayor desafío se encuentra en la detección de ganglios positivos bajo los 5 mm, debido a la incapacidad de detección de los métodos imagenológicos actuales. El estudio con TAC y RMN tiene tasas de falsos negativos de entre el 20 y el 50 % para la detección de ganglios linfáticos PA positivos. El uso de PET ha mejorado la tasa de detección, con una sensibilidad que varía entre el 38 y el 95 %, y una especificidad de hasta un 92 %. La tasa de falsos negativos en pacientes con ganglios linfáticos pélvicos positivos llegaría hasta un 22 %.

En una revisión sistemática realizada por Ouldamer en 2012, que incluyó a 917 pacientes con cáncer cervicouterino en estadios IIb1-IV de la FIGO de 2009, donde se realizó linfadenectomía PA a 733 de ellas, resultó positiva en el 8,45 % de los casos. En la misma serie, se observa que, de las pacientes con ganglios linfáticos pélvicos positivos, el 26,08 % tenían compromiso del territorio PA (razón de posibilidades u *odds ratio* [OR]: 22,85) y solo un 1 % de las pacientes con ganglios pélvicos negativos tenían compromiso del territorio PA. La tasa de detección de ganglios linfáticos positivos fue mayor en aquellas pacientes sometidas a linfadenectomía que en los casos estadificados mediante el uso de imágenes (del 27,3 frente al 13,2 %; $p < 0,001$).

Debido a la alta tasa de falsos negativos, las pacientes con estudio de diseminación ganglionar negativo podrían beneficiarse de la disección ganglionar PA para su correcta estadificación, y, por ende, de un correcto esquema de tratamiento.

En pacientes con extensión hasta el territorio ganglionar pélvico (IIIc1), la linfadenectomía lumboaórtica está indicada para conocer la extensión de la enfermedad, pero también se observa que existe una mejoría en la supervivencia de la enfermedad tras la disección. En el estudio publicado por Leblanc, el cual incluye a 184 pacientes con enfermedad localmente avanzada (estadios IIb2-IVa de la FIGO de 2009), mostró que la SLE de las pacientes sometidas a disección ganglionar PA seguida de radioterapia de campo extendido era similar a la de las pacientes con ganglios negativos que recibieron radioterapia de pelvis (del 67 % a los tres años y del 58,3 % a los cinco años de seguimiento). Posteriormente, en el año 2013, Gouy publica un estudio prospectivo multicéntrico que incluye a 237 pacientes con enfermedad localmente avanzada, excluyendo a las pacientes con metástasis ovárica o carcinomatosis peritoneal, sin evidencia de compromiso del territorio ganglionar PA en la PET. Del total de linfadenectomías PA, se encontraron 29 casos con biopsia positiva para metástasis ganglionar, lo que corresponde a una tasa de falsos negativos del 12 % para la PET. La supervivencia a los 30 meses del grupo de pacientes con metástasis ganglionares menores de 5 mm sometidas a linfadenectomía y posterior radioterapia de campo extendido fue similar a la del grupo sin compromiso ganglionar, resultado equiparable al registrado en el estudio de Leblanc. Dentro de los factores pronósticos identificados en este estudio, destacan: *a)* el tamaño de los ganglios comprometidos, observando similar supervivencia en pacientes con ganglios menores de 5 mm que en el grupo sin metástasis ganglionar (del 69 frente al 74 %), distinta a la del grupo con ganglios mayores de 5 mm, donde la supervivencia fue significativamente menor (17 %); *b)* el número de ganglios afectados, en donde se observa que la supervivencia de las pacientes sin metástasis es similar a la de las portadoras de un ganglio afectado (del 81 frente al 74 %), siendo significativamente menor en el grupo portador de dos o más ganglios afectados (16 %). El pronóstico de las pacientes portadoras de estos dos factores (tamaño mayor de 5 mm, y dos o más ganglios afectados) no parecía mejorar con la linfadenectomía, teniendo en cuenta que el diseño de este estudio no es el óptimo para determinar causalidad, ya que no es posible aislar el efecto de la linfadenectomía del resto del tratamiento. Debido al diseño de estos estudios, y considerando que, como parte del esquema actual de tratamiento, las participantes reciben radioquimioterapia posterior, no es posible aislar el potencial efecto terapéutico de la linfadenectomía del resto del tratamiento.

Marnitz *et al.* publicaron en 2020 un estudio prospectivo multicéntrico, denominado UTERUS-11, en donde se seleccionaron 240 pacientes con cáncer localmente avanzado (esta-

dios IIb-IVa de la FIGO 2009), que fueron aleatorizadas en dos grupos: en el primero, se realizó estadificación quirúrgica mediante linfadenectomía PA y, en el segundo grupo, estadificación clínica (exploración física y pruebas de imagen). Cabe destacar que dentro de la metodología de diagnóstico, no se utiliza la PET de manera rutinaria, lo que podría conllevar un infradiagnóstico del compromiso ganglionar. Al comparar la tasa de detección de compromiso ganglionar, el grupo quirúrgico tiene una mayor tasa de detección de ganglios positivos (del 22 frente al 11,3 %), concordante con lo publicado en la literatura médica previa. En términos de SLE, se observó que las pacientes sometidas a linfadenectomía tenían una mayor supervivencia, pero que no alcanzaba la significación estadística, salvo en el subgrupo de pacientes en estadio IIb (riesgo relativo [RR]: 0,51; IC del 95 %: 0,3-0,86). Esto podría explicarse debido al reducido número de pacientes incluidas en el estudio.

Nasioudis *et al.* publican una revisión retrospectiva utilizando la *Nacional Cancer Database*, en donde se incluyen 3.540 pacientes con cáncer localmente avanzado (Ib2-IVa). La supervivencia observada a los cuatro años fue similar en el grupo sometido a linfadenectomía que en el grupo de pacientes sin linfadenectomía (del 62,9 frente al 63 %). Al subdividir a las pacientes según el estadio de la FIGO, no se observan diferencias significativas entre ambos grupos (**Fig. 5-5**).

Cirugía de rescate. Exenteración pélvica

Consiste en la extirpación total o parcial del aparato genital femenino de carácter curativo en pacientes con enfermedad recurrente tras el tratamiento primario con radioquimioterapia concurrente, que puede incluir según la extensión de la enfermedad, el útero y el cuello uterino, la vagina, la vulva, la vejiga y el recto.

La exenteración pélvica (**Fig. 55-6**) se divide según el nivel de resección del aparato genital que acompaña al suelo pélvico y al resto de órganos pélvicos extirpados en:

- Tipo I (supraelevadora).
- Tipo II (transelevadora).
- Tipo III (infraelevadora); incluye vulvectomía.
- Anterior (incluye vejiga).
- Posterior (incluye recto).
- Total (incluye vejiga y recto) (**Fig. 55-7**).

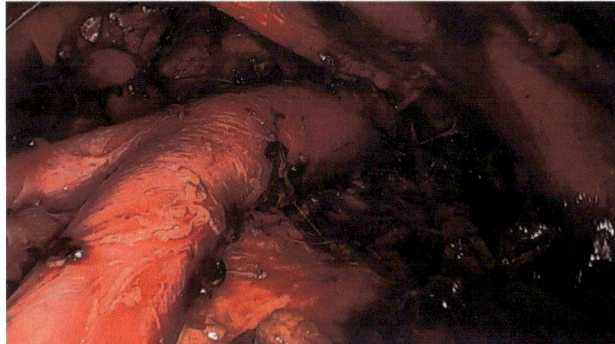

Figura 55-5. Linfadenectomía paraaórtica extraperitoneal en el papel de la estadificación quirúrgica.

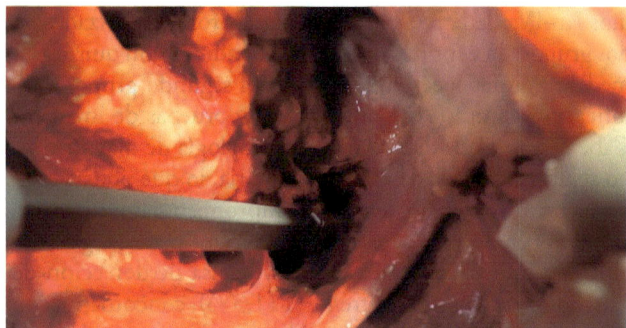

Figura 55-6. Exenteración pelviana.

Esta intervención debe realizarse en centros con experiencia que dispongan de cirujanos especializados en la fase de resección y reconstrucción pélvica y un equipo multidisciplinario.

Los factores pronósticos favorables a considerar son:

- Intervalo libre de enfermedad >2 años.
- Márgenes de resección libres.
- Abordaje de tumores <3 cm, mayor según la experiencia del operador.

Las indicaciones son las siguientes:

- Recurrencia central y lateropélvica.
- En pacientes con persistencia tumoral, presencia o aparición de la enfermedad con un intervalo <6 meses tras

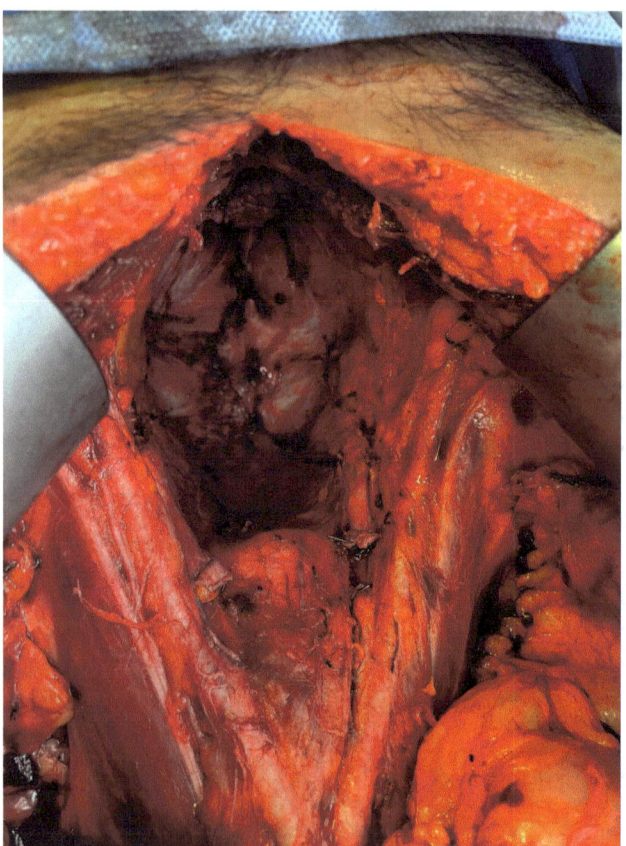

Figura 55-7. Exenteración pelviana total supraelevadora.

radioquimioterapia, evaluar el beneficio de la indicación. Peor pronóstico.

En el estudio preoperatorio:

- Siempre se debe realizar la documentación histológica de la persistencia o recidiva
- RMN de pelvis: tamaño tumoral y extensión anatómica.
- PET-TAC: detección ganglionar y distinción entre fibrosis y recurrencia.

Las contraindicaciones son:

- Diseminación intraperitoneal y metástasis a distancia.
- Compromiso ganglionar extrapélvico.
- Compromiso del nervio ciático y plexo lumbosacro.
- Paciente con mal estado funcional y comorbilidad.
- Fístulas en pacientes en cuidados paliativos.

ABORDAJE QUIRÚRGICO DEL CÁNCER VULVA

Epidemiología

El cáncer de vulva representa entre un 2 y un 5 % de los cánceres de origen ginecológico, siendo el subtipo más frecuente el carcinoma de células escamosas, que abarca más del 80 % de los casos, seguido, en segundo lugar, por el melanoma.

La vulva tiene componentes cutáneos, mucosos y glandulares; por lo tanto, los tumores pueden tener su origen en distintos tejidos. La incidencia del cáncer de vulva aumenta con la edad, siendo la incidencia máxima cerca de la séptima década de vida.

Anatomía quirúrgica de la vulva

La vulva se encuentra en el triángulo anterior del perineo e incluye los labios mayores y menores, el clítoris, el vestíbulo vaginal, las glándulas parauretrales y las glándulas de Bartolino. La mayoría de los tumores malignos se encuentran en la piel de los labios.

El drenaje linfático de la vulva es primariamente a la región inguinofemoral y, de forma secundaria, a la región de los vasos ilíacos internos y externos. El drenaje es compartido con el tercio inferior de la vagina y la porción más externa del ano. Dependiendo de la localización del tumor, su tamaño y la cercanía a la línea media, el drenaje linfático puede ser unilateral o bilateral; además, si la lesión está muy cerca del clítoris, el drenaje puede ser directamente a la región ilíaca.

La extensión de la vulva (**Fig. 55-8**) está representada anteriormente por el monte de Venus, lateralmente por los pliegues genitocrurales, que dividen los labios mayores con la raíz del muslo, y posteriormente por el perineo, mientras que su límite interno es el anillo himeneal.

La vulva se encuentra cubierta superficialmente por piel, mientras que su borde profundo o suelo está representado por el diafragma urogenital o membrana perineal, que se continúa con la fascia femoral hacia el muslo. Entre ambos planos, se

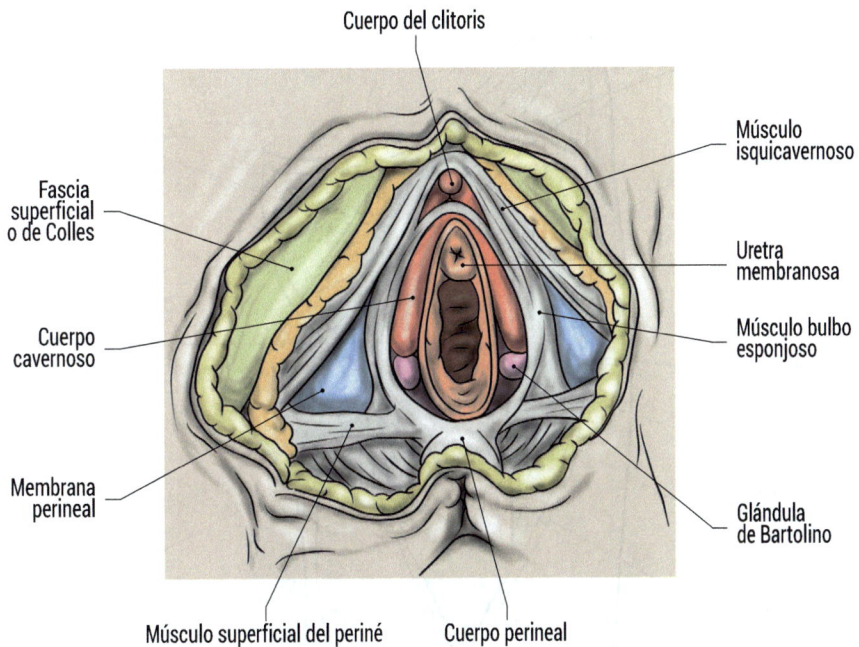

Figura 55-8. Anatomía de la vulva.

encuentra el tejido adiposo, que se divide en superficial y profundo por la fascia superficial o de Colles.

Este conocimiento anatómico es relevante quirúrgicamente, ya que permite identificar tres profundidades, que sirven para determinar los tres tipos principales de escisión vulvar:

- Superficial: extirpación solo de la piel/mucosa.
- Simple: extirpación de la piel/mucosa junto con la porción superficial del tejido graso que se encuentra sobre la fascia superficial o de Colles.
- Radical: extirpación del tejido vulvar en todo su espesor, desde la superficie hasta el diafragma urogenital o membrana perineal.

Con respecto a la ingle, esta incluye lo que es el llamado *triángulo femoral*, cuya base es el ligamento inguinal, el límite lateral es el margen medial del musculo sartorio y el límite medial es el margen lateral del musculo aductor largo. Desde el plano más superficial a más profundo, se halla la piel, el tejido adiposo (que se divide por la fascia superficial o de Camper en una porción superficial que no incluye ganglios linfáticos y una porción profunda), terminando con la fascia femoral; entre estos dos últimos, se encuentra tejido adiposo, vasos sanguíneos (que incluyen los circunflejos superficiales, epigástricos superficiales, pudendos externos y venas safenas), además de los ganglios linfáticos inguinofemorales.

La fosa oval o apertura safena (**Fig. 55-9**) es una abertura de la fascia femoral, donde se encuentran los ganglios linfáticos femorales profundos. Los límites de esta fosa son: lateralmente, la arteria femoral; medialmente, la vena; y como límite superior, lateral e inferior, el ligamento falciforme; y está cubierta por un engrosamiento de tejido conjuntivo llamado *lámina cribosa*, que se debe diferenciar de la femoral.

La fascia femoral y la lámina cribosa dividen los ganglios inguinofemorales en superficiales y profundos.

Los ganglios inguinofemorales superficiales (**Fig. 55-10**), a su vez, se dividen en:

- Superficiales del grupo superior: situados medialmente a los vasos circunflejos superficiales.
- Superficiales del grupo inferior: a lo largo de la parte terminal de la gran vena safena, antes de su entrada en la vena femoral.

Los ganglios inguinofemorales profundos están situados dentro de la fosa oval, medial a la vena femoral.

Tipos histológicos

Aproximadamente, el 80 % de los tumores malignos de la vulva son carcinomas de células escamosas, seguidos de los melanomas, aunque, en algunos estudios, se describe el carcinoma de células basales en segundo lugar.

Dentro de las histologías, se encuentran:

- Carcinoma escamoso.
- Melanoma.
- Carcinoma verrucoso.
- Enfermedad de Paget.
- Adenocarcinoma.
- Carcinoma de células basales.
- Carcinoma de la glándula de Bartolino.

Estadificación

La estadificación del cáncer de vulva es quirúrgica desde 1988. El diagnóstico final depende de la evaluación histológica y de los ganglios linfáticos afectados. La estadifi-

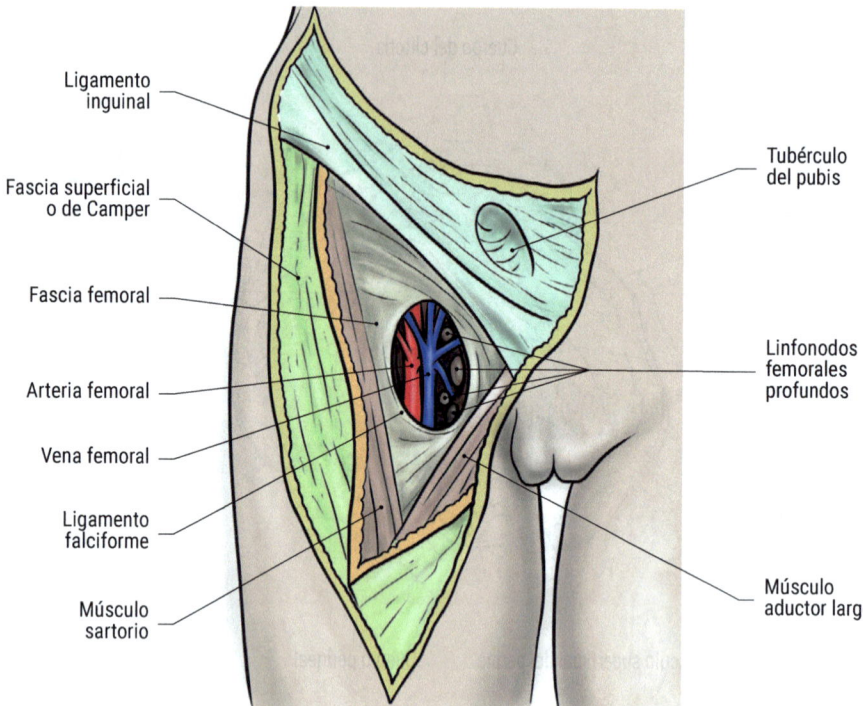

Figura 55-9. Fosa oval en el triángulo femoral.

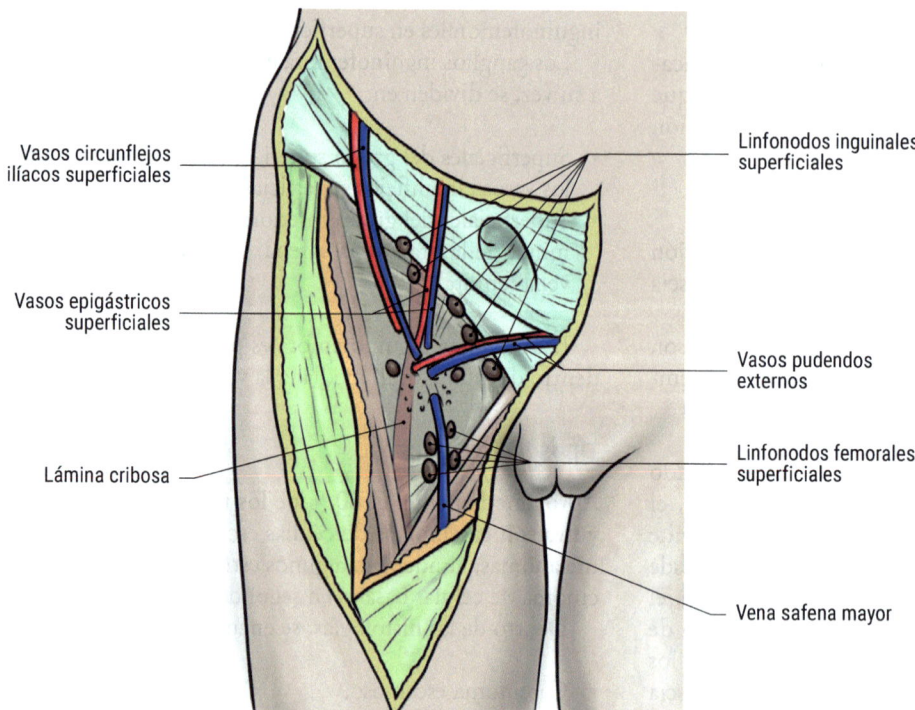

Figura 55-10. Ganglios inguino-femorales superficiales.

cación de la FIGO es la más utilizada y su última revisión fue el año 2021 (**Tabla 55-1**). Este sistema es aplicable a la mayoría de las lesiones malignas de la vulva, exceptuando el melanoma.

El tratamiento depende de la histología y del estadio, sin embargo, es predominantemente quirúrgico, particularmente, para el cáncer células escamosas de vulva, aunque la radioquimioterapia concurrente es una alternativa efectiva, sobre todo, en estadios avanzados.

Historia y conceptos de la cirugía vulvar

La cirugía debe ser el tratamiento de primera línea en el cáncer de vulva siempre que sea factible, ya que permite tener la estadificación definitiva del tumor, basada en su diagnóstico histológico.

El antiguo concepto de vulvectomía radical, en la cual había una ablación total del órgano, ha sido sustituido por una cirugía menos radical, también llamada *vulvectomía radical modificada*, que habla de profundidad y los márgenes de

Tabla 55-1. Clasificación de la Federación Internacional de Ginecología y Obstetricia (FIGO) para la estadificación del cáncer de vulva

Estadio	Descripción
I	Confinado a la vulva: • IA: tumor ≤2 cm con invasión estromal ≤1 mm* • IB: tumor >2 cm o invasión estromal >1 mm
II	Tumor de cualquier tamaño con extensión al tercio inferior de la uretra, el tercio inferior de la vagina o el tercio inferior del ano sin compromiso ganglionar
III	Tumor de cualquier tamaño con extensión a la porción superior de las estructuras perineales adyacentes o con compromiso de ganglios linfáticos móviles y no ulcerados: • IIIA: con extensión a los dos tercios superiores de la uretra, la vagina, la mucosa vesical, la mucosa rectal o metástasis ganglionares regionales ≤5 mm • IIIB: metástasis ganglionares regionales >5 mm • IIIC: metástasis ganglionares regionales con extensión extracapsular
IV	Tumor de cualquier tamaño con fijación al hueso, metástasis ganglionares regionales fijas o ulceradas, o metástasis a distancia: • IVA: tumor con fijación ósea, metástasis ganglionares regionales fijas o ulceradas • IVB: metástasis a distancia

*Profundidad de la invasión: se mide desde la unión epitelioestromal de la papila dérmica superficial más cercana hasta el punto más profundo de invasión, aunque la última revisión de la FIGO de 2021 recomienda que la profundidad se mida desde la membrana basal de la cresta displásica adyacente hasta el punto más profundo de invasión, ya que se correlacionaría más con el resultado del tratamiento.

resección, disminuyendo la morbilidad causada en una cirugía tan agresiva como aquella y que incluye riesgos como la dehiscencia o infección de la herida operatoria (50 %), linfedema (30 %), parestesias de nervio femoral y alteraciones sexuales, entre otras.

Esta antigua cirugía, descrita por Taussig y Way, consistía en una gran incisión «en alas de mariposa» (**Fig. 55-11**), que incluía porciones de glúteos, pliegues genitocrurales y piel del triángulo de Scarpa y la extirpación de toda la vulva con los ganglios linfáticos inguinofemorales y ganglios a lo largo de la fascia femoral, del músculo sartorio y aductor largo en bloque. Esta cirugía mostró mejorar la tasa de supervivencia del 20 al 60 % a los cinco años, pero se asociaba a complicaciones importantes, como dehiscencia e infección de la herida. Más tarde, se demostró que el drenaje linfático vulvar no se extendía a los muslos, reduciendo esta gran incisión y llevándolo a los actuales conceptos de radicalidad y disección de vulva e ingle en incisiones separadas.

Hacker *et al.* observaron que el abordaje más conservador con incisiones separadas para la lesión y la linfadenectomía era seguro, publicando los resultados de 100 pacientes sometidas a esta técnica, sin encontrar recurrencias a nivel de la ingle, aunque sí en dos pacientes hubo recurrencia a nivel del puente de la piel, sin embargo, ambas presentaron metástasis a nivel de los ganglios linfáticos.

Radicalidad en el cáncer de vulva

Actualmente, se habla de *radicalidad* cuando el margen macroscópico es de 10 mm como mínimo (en fresco, sin tensar la piel de alrededor del tumor) o de 8 mm en la pieza fijada y con una profundidad hasta la fascia inferior del diafragma urogenital.

En cuanto a la vulvectomía radical en comparación a la exéresis local radical, un estudio retrospectivo no encontró diferencias en la supervivencia de pacientes en estadio I entre ambos grupos, con un 100 frente a un 97 % de supervivencia, respectivamente. En estadios II, tampoco se ha logrado observar diferencias significativas a favor de un abordaje más radical.

De Hullu *et al.* registraron tasas similares de recurrencia local entre pacientes tratadas con exéresis local amplia y pacientes tratadas con vulvectomía radical (del 11,4 frente al 7,5 %). Al igual que otros autores, no encontraron diferencias estadísticamente significativas en la supervivencia de ambos grupos. Además, se ha visto que la morbilidad asociada es mayor para la vulvectomía radical; así, se ha encontrado una mayor frecuencia de linfedema en comparación con la exéresis radical (de un 26 frente a un 7,5 %), dehiscencia de herida operatoria (de un 23 frente a un 7,5 %), así como también mayor formación de linfoceles (de un 6,7 frente a un 3,2 %).

Cuando se analizan los márgenes libres de tumor, Heaps *et al.*, no observaron recurrencia local en pacientes some-

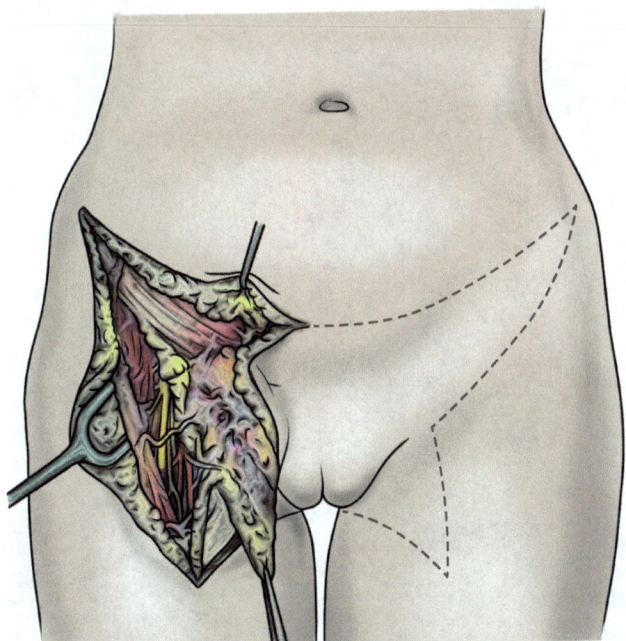

Figura 55-11. Vulvectomía radical «en alas de mariposa».

tidas a una exéresis radical amplia con márgenes libres de tumor ≥ 8 mm, mientras que, con márgenes menores que este, la probabilidad de recurrencia aumenta hasta incluso un 50 %. Otro estudio en el que se comparó la cirugía radical antigua descrita con la menos radical confirma estos resultados, encontrando que, en el grupo de pacientes sometidas a cirugía menos radical, con márgenes libres de tumor ≥ 8 mm, no había recidiva local a los dos y a los cuatro años de seguimiento frente a un 22,5 % de recidiva en el grupo de márgenes < 8 mm. Sin embargo, en una revisión sistemática que incluyó 22 estudios, con datos de 3.657 pacientes y que tenía como objetivo evaluar factores pronósticos para las recurrencias locales en el cáncer de vulva, se observó una tasa de recurrencia local media estimada de un 4 %; 11 de estos estudios evaluaban la recurrencia según los márgenes libres del tumor, de los cuales, 10 utilizaban un valor de corte de 8 mm y, en cinco de estos estudios, no se encontraron diferencias en la frecuencia de recurrencia entre ambos grupos.

Técnicas quirúrgicas

Las técnicas quirúrgicas empleadas son:

- Tumorectomía o exéresis radical: escisión tumoral con criterios de radicalidad mencionados anteriormente.
- Se realiza en estadios IA, IB y en casos resecables de estadios II. Tanto el estadio IB como el II serán acompañados de linfadenectomía ipsilateral si el tumor es lateral (> 2 cm de la línea media) o bilateral en tumores mediales y, en casos en que el tumor se encuentre cercano a la uretra, se debe considerar la extirpación de 1-2 cm distales de uretra, siempre y cuando no comprometa la continencia urinaria.
- Vulvectomía radical: incluye la escisión radical en bloque de toda la vulva; se realiza cuando no es posible efectuar la exéresis radical del tumor. Generalmente, se utiliza en tumores grandes o multifocales, con el fin de extirpar el tumor con márgenes libres, abarcando el clítoris, ambos lados de la vulva y el perineo, teniendo cuidado de no comprometer los esfínteres uretrales y anales.
- Exenteración pélvica: descrita históricamente en el cáncer recurrente de cérvix, incluye la extirpación en bloque de útero, cérvix, vagina, anexos, tracto urinario inferior y rectosigma, dependiendo de la extensión de la enfermedad; si bien este procedimiento podría ser curativo, se asocia a una mortalidad del 3-5 % y con una morbilidad que alcanza el 60 %, dejándose esta opción, en general, como medida de rescate en el cáncer de vulva recurrente y en los que no hay sospecha de metástasis.

En etapas avanzadas, la cirugía no se considerará tratamiento de elección cuando la escisión requiera de una exéresis de uretra o ano con la consiguiente creación de estomas.

Linfadenectomía

Los ganglios linfáticos inguinofemorales constituyen el primer escalón de drenaje linfático de la vulva y, por lo

tanto, son las áreas de estudio obligatorio dentro del tratamiento quirúrgico, sin embargo, con una morbilidad no despreciable, lo que ha llevado al estudio y desarrollo de técnicas como el ganglio centinela. El manejo apropiado de los ganglios linfáticos inguinales es el factor más importante para reducir la mortalidad en el cáncer de vulva precoz, ya que las recurrencias a este nivel se asocian a peor supervivencia.

Las lesiones lateralizadas a > 2 cm de la línea media (**Fig. 55-12**) drenan hacia los ganglios linfáticos inguinales superficiales ipsilaterales, mientras que las lesiones en la línea media pueden drenar hacia cualquier lado.

En el caso del estadio IA, que son lesiones de 2 cm o menos en que se confirme una profundidad e invasión de 1 mm o menos en la biopsia, la tumorectomía radical basta como tratamiento y no es necesario realizar linfadenectomía.

Todas las pacientes con cáncer de vulva en estadio IB o II deben someterse a linfadenectomía inguinofemoral (**Fig. 55-13**). Menos del 1 % de las pacientes que tienen lesiones laterales pequeñas (aquellas que se encuentran a ≥ 2 cm de la línea media de la vulva y sean < 4 cm) y ganglios linfáticos ipsilaterales negativos tienen metástasis en los ganglios linfáticos contralaterales, por lo que la linfadenectomía ipsilateral es adecuada para estas pacientes. El enfoque actual es realizar la resección del tumor primario y los ganglios a través de dos incisiones separadas, lo que permite una mejor curación respecto a la resección en bloque.

Las pacientes con tumores a menos de 2 cm de la línea media o que la cruzan, especialmente, aquellos que com-

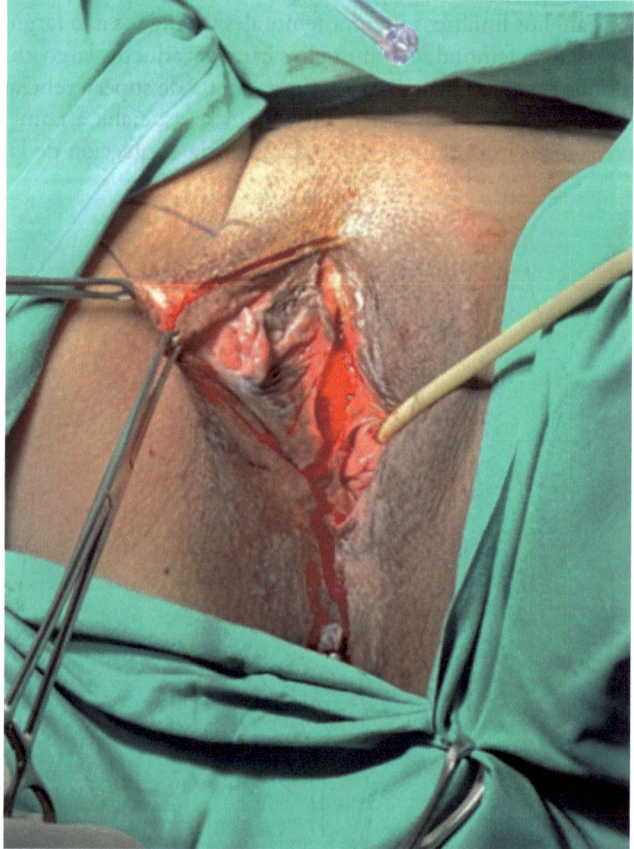

Figura 55-12. Lesión tumoral lateral.

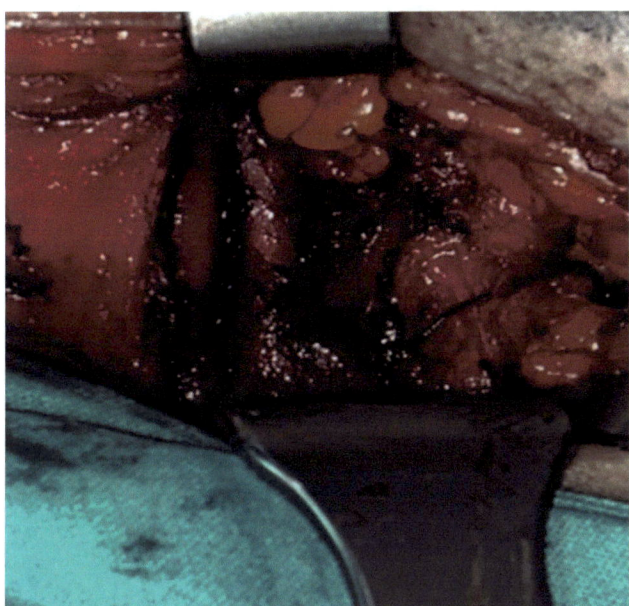

Figura 55-13. Linfadenectomía inguinofemoral.

prometen el labio menor o cuyo tamaño es > 4 cm o con ganglios ipsilaterales afectados, deben someterse a linfadenectomía bilateral.

Se ha estudiado el rol de la radioterapia primaria frente a la linfadenectomía inguinofemoral, en una revisión de Cochrane, que finalmente solo incluyó un estudio aleatorizado, en el que encontró un 18,5 % de recurrencia inguinal en el grupo de la radioterapia en comparación con un 0 % en el grupo de la cirugía, además de una tendencia a una SG mejor en este último grupo, aunque la morbilidad fue menor en el grupo de radiación. Por lo tanto, la linfadenectomía debe seguir formando parte del tratamiento quirúrgico de entrada, y la radioterapia solo hay que reservarla para pacientes que no sean candidatas a cirugía.

Ganglio centinela

El procedimiento consiste en detectar metástasis en el ganglio centinela (que es el primer ganglio linfático donde drena el tumor), omitiendo la linfadenectomía en pacientes con este ganglio negativo, lo que permite reducir la morbilidad asociada a la linfadenectomía inguinofemoral.

El estudio GROINSS-V evaluó el uso del ganglio centinela en estadios precoces del cáncer de vulva, encontrando una tasa de recurrencia del 2,3 % en tumores unifocales, con supervivencias del 97 % a los tres años de seguimiento, demostrando su seguridad en este grupo de pacientes.

Las indicaciones para poder realizar la técnica del ganglio centinela según el estudio GROINSS-V son:

- Tumor unifocal confinado a la vulva.
- Menor de 4 cm de diámetro.
- Invasión estromal > 1 mm.
- Ganglios linfáticos negativos clínicamente.

La detección del ganglio centinela puede hacerse con tecnecio radiomarcado o con azul patente. Si no se logra marcar

el ganglio, debe realizarse linfadenectomía inguinofemoral unilateral. Por otro lado, si el ganglio centinela es positivo, se debe realizar linfadenectomía inguinofemoral bilateral.

En el estudio GROINSS-V II, se evaluó la eficacia de la radiación inguinofemoral sin linfadenectomía para pacientes con solo ganglio centinela positivo de 2 mm o menos de diámetro (micrometástasis), encontrando una tasa de recurrencia inguinal aislada ipsilateral del 1,6 % a los dos años de seguimiento, por lo que se considera una alternativa segura a la linfadenectomía.

Reconstrucción vulvar

La reconstrucción de la vulva puede ser necesaria tras cualquier tipo de cirugía, ya sea con o sin linfadenectomía. El cierre del defecto puede ser tan simple como un cierre primario, pero, en algunos casos, se requiere incluso de colgajos libres.

El manejo debe ser multidisciplinario y es esencial identificar y modificar factores de riesgo como el tabaquismo, la diabetes, la ateroesclerosis o la inmunodepresión, que dificultan y empeoran el pronóstico de la reconstrucción.

Además, hay que comprender los objetivos y las expectativas de la paciente en la reconstrucción, considerando las necesidades funcionales tras la cirugía; por ejemplo, una paciente joven puede desear la reconstrucción vaginal para mantener su función sexual, a diferencia de una mujer de edad avanzada, que puede quedar conforme con un cierre sin reconstrucción de la vagina.

Un *colgajo* es una unidad de tejido que se transfiere de una parte del cuerpo a otra, conservando un punto de unión a su sitio de origen y manteniendo el suministro de sangre intacto.

Los principales colgajos utilizados para el cierre vulvar incluyen:

- Colgajos fasciocutáneos: contienen piel, grasa subcutánea, fascia y el pedículo vascular.
- Colgajos musculocutáneos: contienen piel, tejido subcutáneo, músculo y el pedículo vascular.

Las lesiones pequeñas, menores de 20 cm², se pueden cerrar de forma primaria la mayor parte de las veces. En el caso de lesiones de tamaño moderado (20-60 cm²), las opciones de cierre pueden incluir colgajos e injertos y, en lesiones mayores, se necesitan habitualmente colgajos locorregionales para el cierre.

El cierre primario se utiliza en defectos que permiten el afrontamiento de los bordes de la piel sin tensión. Cuando esto no es posible, se debe pasar a otras opciones.

Los principales tipos de colgajos utilizados en la reconstrucción del cáncer vulvar son:

- Colgajo fasciocutáneo VY (**Fig. 55-14**): en este tipo de colgajo la letra «V» representa la incisión inicial en forma de V que se crea a lo largo de piel y el tejido subcutáneo, mientras que la «Y» representa cómo se cierra la piel. El principal utilizado es el de pliegue glúteo, en el cual el aporte sanguíneo viene de la arteria pudenda interna, y la inervación, del nervio pudendo y del cutáneo posterior del muslo.

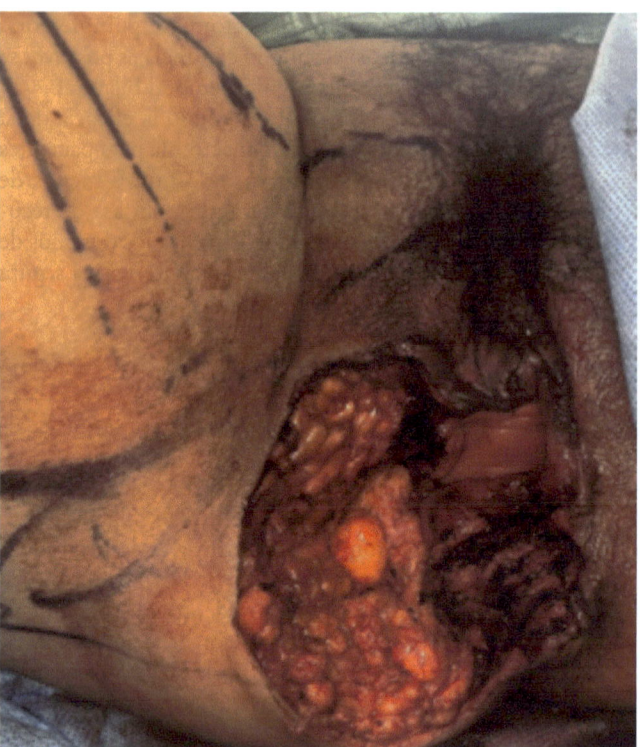
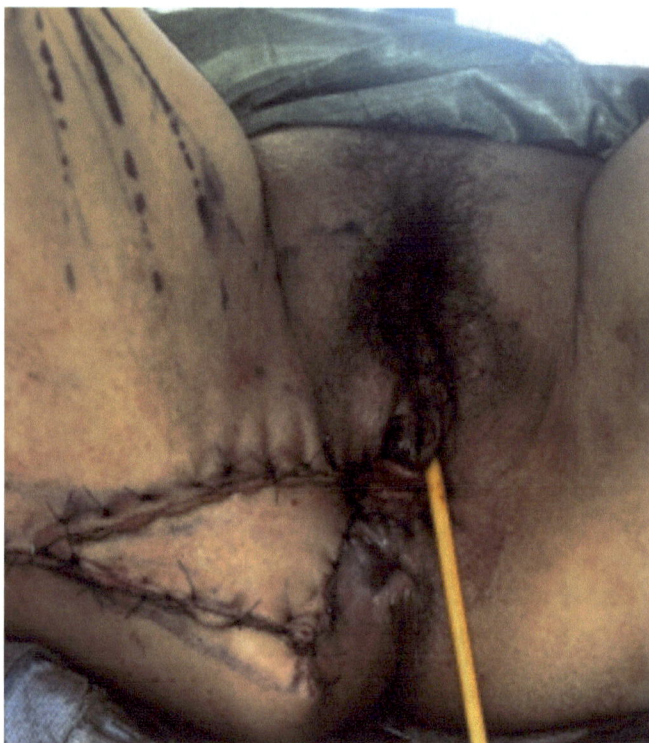

Figura 55-14. Colgajo VY.

- Colgajo pudendo o de Singapur (**Fig. 55-15**): es un colgajo locorregional, parcialmente sensitivo, basado en los vasos labiales posteriores y las ramas labiales posteriores del nervio pudendo.
- Colgajo anterolateral de muslo (ALT; del inglés, *anterolateral thigh*): basado en perforantes de la rama descendente de la arteria circunfleja femoral lateral. Este tipo de colgajo se utiliza en reconstrucciones que involucran al monte de Venus, ya que proporciona el grosor adecuado, además de tener un pedículo largo, suficiente para alcanzar el defecto.

- Colgajo posterior del muslo: se basa en la rama descendente de la arteria glútea inferior y se puede recolectar junto con el nervio cutáneo femoral posterior.
- Colgajo miocutáneo del recto interno o grácil: su aporte sanguíneo viene de ramas de la arteria femoral profunda, a través de la arteria circunfleja medial y también parte de la arteria femoral superficial.
- Colgajo miocutáneo de recto abdominal vertical (VRAM; del inglés, *vertical rectus abdominis myocutaneous*): utilizado para el cierre de grandes defectos y volúmenes. Su aporte sanguíneo viene de la arteria epigástrica inferior.

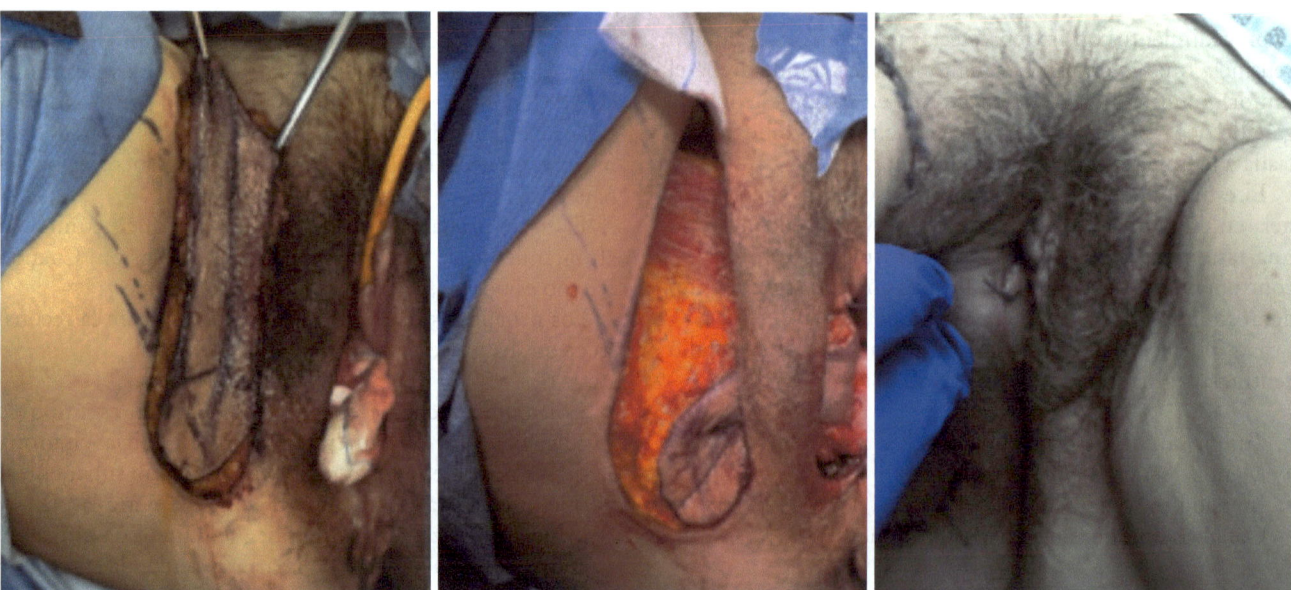

Figura 55-15. Colgajo de Singapur.

Se han desarrollado múltiples algoritmos con el fin de simplificar la reconstrucción vulvar; en ellos, se usa la localización y extensión del defecto, además del antecedente de radiación, laxitud de la piel, entre otros factores, para la elección de la reconstrucción más adecuada. Así, en un algoritmo publicado recientemente, cuando la estructura involucrada incluye vulva y perineo, los colgajos fasciocutáneos VY son de elección; en casos de defectos que incluyan el monte de Venus, los colgajos abdominales y anterolaterales de muslo son una alternativa (este último es considerado uno de los más útiles y versátiles, con fuerte vascularización axial que permite adelgazar y dividir el colgajo). En casos de resección abdominoperineal o exenteración pélvica en los que hay que rellenar espacio muerto, los colgajos miocutáneos son los de elección.

Recomendaciones

- En estadios precoces, el tratamiento quirúrgico debe ser la exéresis radical del tumor siempre que esta sea posible.
- La meta de la cirugía es obtener márgenes libres de tumor, considerando márgenes de 1 cm.

- En tumores multifocales, se puede considerar la vulvectomía radical como tratamiento.
- Los tumores en estadio IA no requieren practicar una linfadenectomía.
- En el caso de tumores unifocales < 4 cm, sin sospecha clínica ni por imágenes de compromiso de los ganglios linfáticos, se recomienda realizar la detección del ganglio centinela durante la cirugía.
- En el caso de tumores ≥ 4 cm, con ganglios linfáticos positivos o que sean multifocales, se debe realizar una linfadenectomía bilateral mediante incisiones separadas a las del tumor.
- Si el tumor es lateral, se recomienda realizar linfadenectomía ipsilateral, mientras que, si el tumor es de la línea media, la linfadenectomía debe ser bilateral.
- Si no se encuentra ganglio centinela, se debe realizar linfadenectomía inguinofemoral.
- En el caso de ganglio centinela positivo, la linfadenectomía bilateral es obligatoria.
- La cirugía de reconstrucción vulvar debe ser realizada por un equipo multidisciplinario.

PUNTOS CLAVE

- La cirugía del cáncer ginecológico ha experimentado una evolución en cuanto a su radicalidad.
- La reducción en la extensión de las resecciones en cáncer de vulva, el abordaje mínimamente invasivo en el cáncer de endometrio, el desarrollo de la técnica del linfonodo centinela y la cirugía de preservación reproductiva en cáncer cervicouterino, son herramientas que en la actualidad permiten ofrecer tratamientos quirúrgicos individualizados, con una mejora en la calidad de vida de las pacientes, sin producir un deterioro en el pronóstico oncológico.

BIBLIOGRAFÍA

Abu-Rustum NR, Alektiar K, Iasonos A, Lev G, Sonoda Y, Aghajanian C, et al. The incidence of symptomatic lower-extremity lymphedema following treatment of uterine corpus malignancies: a 12-year experience at Memorial Sloan-Kettering Cancer Center. Gynecol Oncol. 2006;103(2):714-8.

Abu-Rustum NR, Gómez JD, Alektiar KM, Soslow RA, Hensley ML, Leitao MM Jr, et al. The incidence of isolated paraaortic nodal metastasis in surgically staged endometrial cancer patients with negative pelvic lymph nodes. Gynecol Oncol. 2009; 115(2):236-8.

Abu-Rustum NR, Khoury-Collado F, Pandit-Taskar N, Soslow RA, Dao F, Sonoda Y, et al. Sentinel lymph node mapping for grade 1 endometrial cancer: is it the answer to the surgical staging dilemma? Gynecol Oncol. 2009;113(2):163-9.

Achouri A, Huchon C, Bats AS, Bensaid C, Nos C, Lécuru F. Complications of lymphadenectomy for gynecologic cancer. Eur J Surg Oncol. 2013;39(1): 81-6.

ASTEC study group; Kitchener H, Swart AMC, Qian Q, Amos C, Parmar MKB. Efficacy of systematic pelvic lymphadenectomy in endometrial cancer (MRC ASTEC trial): a randomised study. The Lancet. 2009; 373(9658):125-36.

Balat O, Edwards C, Delclos L. Complications following combined surgery (radical vulvectomy versus wide local excision) and radiotherapy for the treatment of carcinoma of the vulva: report of 73 patients. Eur J Gynaecol Oncol. 2000;21(5):501-3.

Ballester M, Dubernard G, Lécuru F, Heitz D, Mathevet P, Marret H, et al. Detection rate and diagnostic accuracy of sentinel-node biopsy in early stage endometrial cancer: a prospective multicentre study (SENTI-ENDO). Lancet Oncol. 2011;12(5):469-76.

Beets-Tan RG, Beets GL, Borstlap AC, Oei TK, Teune TM, Von Meyenfeldt MF, et al. Preoperative assessment of local tumor extent in advanced rectal cancer: CT or high-resolution MRI? Abdom Imaging. 2000;25(5):533-41.

Benedetti Panici P, Basile S, Maneschi F, Lissoni AA, Signorelli M, Scambia G, et al. Systematic pelvic lymphadenectomy vs no lymphadenectomy in early-stage endometrial carcinoma: randomized clinical trial. J Natl Cancer Inst. 2008;100(23):1707-16.

Benn T, Brooks RA, Zhang Q, Powell MA, Thaker PH, Mutch DG, et al. Pelvic exenteration in gynecologic oncology: a single institution study over 20 years. Gynecol Oncol. 2011;122(1):14-8.

Bentivegna E, Gouy S, Maulard A, Chargari C, Leary A, Morice P. Oncological outcomes after fertility-sparing surgery for cervical cancer: a systematic review. Lancet Oncol. 2016;17(6):e240-53.

Berek JS, Howe C, Lagasse LD, Hacker NF. Pelvic exenteration for recurrent gynecologic malignancy: survival and morbidity analysis of the 45-year experience at UCLA. Gynecologic Oncol. 2005;99(1):153-9.

Bodurtha Smith AJ, Jones TN, Miao D, Nickles Fader A. Minimally invasive radical hysterectomy for cervical cancer: a systematic review and meta-analysis. J Minim Invasive Gynecol. 2021;28(3):544-55.e7.

Brar H, Hogen L, Covens A. Cost-effectiveness of sentinel node biopsy and pathological ultrastaging in patients with early-stage cervical cancer. Cancer. 2017;123(10):1751-9.

Canis M, Mage G, Pouly JL, Pomel C, Wattiez A, Glowaczover E, et al. Laparoscopic radical hysterectomy for cervical cancer. Baillieres Clin Obstet Gynaecol. 1995; 9(4):675-89.

Chiantera V, Rossi M, De Iaco P, Koehler C, Marnitz S, Ferrandina G, et al. Survival after curative pelvic exenteration for primary or recurrent cervical cancer: a retrospective multicentric study of 167 patients. Int J Gynecol Cancer. 2014;24(5):916-22.

Chiou HY, Chiu LH, Chen CH, Yen YK, Chang CW, Liu WM. Comparing robotic surgery with laparoscopy and laparotomy for endometrial cancer management: a cohort study. Int J Surg. 2015;13:17-22.

Clair KH, Tewari KS. Robotic surgery for gynecologic cancers: indications, techniques and controversies. J Obstet Gynaecol Res. 2020; 46(6):828-43.

Colombo N, Creutzberg C, Amant F, Bosse T, González-Martín A, Ledermann J, et al. ESMO-ESGO-ESTRO Consensus Conference on Endometrial Cancer: diagnosis, treatment and follow-up. Ann Oncol. 2016;27(1):16-41.

Concin N, Matias-Guiu X, Vergote I, Cibula D, Mirza MR, Marnitz S, et al. ESGO/ESTRO/ESP guidelines for the management of patients with endometrial carcinoma. Int J Gynecol Cancer. 2021;31(1):12-39.

Cordero García JM, López de la Manzanara Cano CA, García Vicente AM, Garrido Esteban RA, Palomar Muñoz A, Talavera Rubio MP, et al. Estudio del ganglio centinela en el cáncer de endometrio en estadios iniciales: resultados preliminares. Rev Esp Med Nucl Imagen Mol. 2012;31(5):243-8.

Covens A. Preserving fertility in early cervical cancer with radical trachelectomy. Contemporary Obstet Gynecol. 2003;2:46-66.

Covens A, Vella ET, Kennedy EB, Reade CJ, Jiménez W, Le T. Sentinel lymph node biopsy in vulvar cancer: systematic review, meta-analysis and guideline recommendations. Gynecol Oncol. 2015;137(2):351-61.

Cusimano MC, Simpson AN, Dossa F, Liani V, Kaur Y, Acuna SA, et al. Laparoscopic and robotic hysterectomy in endometrial cancer patients with obesity: a systematic review and meta-analysis of conversions and complications. Am J Obstet Gynecol. 2019;221(5):410-28.e19.

De Hullu JA, Hollema H, Lolkema S, Boezen M, Boonstra H, Burger MPM, et al. Vulvar carcinoma. The price of less radical surgery. Cancer. 2002;95(11):2331-8.

De Lange NM, Ezendam NPM, Kwon JS, Vandenput I, Mirchandani D, Amant F, et al. Neoadjuvant chemotherapy followed by surgery for advanced-stage endometrial cancer. Curr Oncol. 2019;26(2):e226-32.

Dellinger TH, Hakim AA, Lee SJ, Wakabayashi MT, Morgan RJ, Han ES. Surgical management of vulvar cancer. J Natl Compr Canc Netw. 2017;15(1):121-8.

Díaz-Feijóo B, Torné A, Tejerizo Á, Benito V, Hernández A, Ruiz R, et al.; SEGO Spain-GOG Group. Prognostic value and therapeutic implication of laparoscopic extraperitoneal paraaortic staging in locally advanced cervical cancer: a Spanish multicenter study. Ann Surg Oncol. 2020;27(8):2829-39.

Dowdy SC, Borah BJ, Bakkum-Gámez JN, Weaver AL, McGree ME, Haas LR, et al. Prospective assessment of survival, morbidity, and cost associated with lymphadenectomy in low-risk endometrial cancer. Gynecol Oncol. 2012;127(1):5-10.

Du J, Li Y, Wang Q, Batchu N, Zou J, Sun C, et al. Sentinel lymph node mapping in gynecological oncology. Oncol Lett. 2017;14(6):7669-75.

Dursun P, Gultekin M, Ayhan A. The history of radical hysterectomy. J Low Genit Tract Dis. 2011;15(3):235-45.

Eklind S, Lindfors A, Sjöli P, Dahm-Kähler P. A prospective, comparative study on robotic versus open-surgery hysterectomy and pelvic lymphadenectomy for endometrial carcinoma. Int J Gynecol Cancer. 2015;25(2):250-6.

Eriksson AGZ, Montovano M, Beavis A, Soslow RA, Zhou Q, Abu-Rustum NR, et al. Impact of obesity on sentinel lymph node mapping in patients with newly diagnosed uterine cancer undergoing robotic surgery. Ann Surg Oncol. 2016;23(8):2522-8.

Farias-Eisner R, Cirisano FD, Grouse D, Leuchter RS, Karlan BY, Lagasse LD, et al. Conservative and individualized surgery for early squamous carcinoma of the vulva: the treatment of choice for stage I and II (T1-2N0-1M0) disease. Gynecol Oncol. 1994;53(1):55-8.

Ferrandina G, Anchora LP, Gallotta V, Fagotti A, Vizza E, Chiantera V, et al. Can we define the risk of lymph node metastasis in early-stage cervical cancer patients? A large-scale, retrospective study. Ann Surg Oncol. 2017;24(8):2311-8.

Figge DC, Tamimi HK, Greer BE. Lymphatic spread in carcinoma of the vulva. Am J Obstet Gynecol. 1985;152(4):387-94.

Fotopoulou C, Neumann U, Kraetschell R, Schefold JC, Weidemann H, Lichtenegger W, et al. Long-term clinical outcome of pelvic exenteration in patients with advanced gynecological malignancies. J Surg Oncol. 2010;101(6):507-12.

Frey JN, Hampl M, Mueller MD, Günthert AR. Should groin recurrence still be considered as a palliative situation in vulvar cancer patients?: a brief report. Int J Gynecol Cancer. 2016;26(3):575-9.

Friedman JD, Reece GR, Eldor L. The utility of the posterior thigh flap for complex pelvic and perineal reconstruction. Plast Reconstr Surg. 2010;126(1):146-55.

Fujii S, Takakura K, Matsumura N, Higuchi T, Yura S, Mandai M, et al. Anatomic identification and functional outcomes of the nerve sparing Okabayashi radical hysterectomy. Gynecol Oncol. 2007;107(1):4-13.

Gaia G, Holloway RW, Santoro L, Ahmad S, Di Silverio E, Spinillo A. Robotic-assisted hysterectomy for endometrial cancer compared with traditional laparoscopic and laparotomy approaches: a systematic review. Obstet Gynecol. 2010;116(6):1422-31.

Galaal K, Bryant A, Fisher AD, Al-Khaduri M, Kew F, Lopes AD. Laparoscopy versus laparotomy for the management of early stage endometrial cancer. Cochrane Database Syst Rev. 2012;(9):CD006655.

Gentileschi S, Servillo M, Garganese G, Fragomeni S, De Bonis F, Scambia G, et al. Surgical therapy of vulvar cancer: how to choose the correct reconstruction? J Gynecol Oncol. 2016;27(6):e60.

Geppert B, Lönnerfors C, Bollino M, Arechvo A, Persson J. A study on uterine lymphatic anatomy for standardization of pelvic sentinel lymph node detection in endometrial cancer. Gynecol Oncol. 2017;145(2):256-61.

Gouy S, Morice P, Narducci F, Uzan C, Martínez A, Rey A, et al. Prospective multicenter study evaluating the survival of patients with locally advanced cervical cancer undergoing laparoscopic para-aortic lymphadenectomy before chemoradiotherapy in the era of positron emission tomography imaging. J Clin Oncol. 2013;31(24):3026-33.

Gribsby PW, Siegel BA, Dehdashti F. Lymph node staging by positron emission tomography in patients with carcinoma of the cervix. J Clin Oncol. 2001;19(17):3745-9.

Guidelines of care for complex closures, flaps, and grafts. American Academy of Dermatology. J Am Acad Dermatol. 1996;34(4):703-8.

Hacker NF, Eifel PJ, Van der Velden J. Cancer of the vulva. Int J Gynaecol Obstet. 2015;131 Suppl 2:S76-83.

Hacker NF, Leuchter RS, Berek JS, Castaldo TW, Lagasse LD. Radical vulvectomy and bilateral inguinal lymphadenectomy through separate groin incisions. Obstet Gynecol. 1981;58(5):574-9.

Hamilton CA, Pothuri B, Arend RC, Backes FJ, Gehrig PA, Soliman PT, et al. Endometrial cancer: a society of gynecologic oncology evidence-based review and recommendations. Gynecol Oncol. 2021;160(3):817-26.

Hand LC, Maas TM, Baka N, Mercier RJ, Greaney PJ, Rosenblum NG, et al. Utilizing V-Y fasciocutaneous advancement flaps for vulvar reconstruction. Gynecol Oncol Rep. 2018;26:24-8.

Hareyama H, Ito K, Hada K, Uchida A, Hayakashi Y, Hirayama E, et al. Reduction/prevention of lower extremity lymphedema after pelvic and para-aortic lymphadenectomy for patients with gynecologic malignancies. Ann Surg Oncol. 2012;19(1):268-73.

Heaps JM, Fu YS, Montz FJ, Hacker NF, Berek JS. Surgical-pathologic variables predictive of local recurrence in squamous cell carcinoma of the vulva. Gynecol Oncol. 1990;38(3):309-14.

Hollenbeck ST, Toranto JD, Taylor BJ, Ho TQ, Zenn MR, Erdmann D, et al. Perineal and lower extremity reconstruction. Plast Reconstr Surg. 2011;128(5):551e-63e.

Holloway RW, Gupta S, Stavitzski NM, Zhu X, Takimoto EL, Gubbi A, et al. Sentinel lymph node mapping with staging lymphadenectomy for patients with endometrial cancer increases the detection of metastasis. Gynecol Oncol. 2016;141(2):206-10.

How J, Gotlieb WH, Press JZ, Abitbol J, Pelmus M, Ferenczy A, et al. Comparing indocyanine green, technetium, and blue dye for sentinel lymph node mapping in endometrial cancer. Gynecol Oncol. 2015;137(3):436-42.

Janda M, Gebski V, Brand A, Hogg R, Jobling TW, Land R, et al. Quality of life after total laparoscopic hysterectomy versus total abdominal hysterectomy for stage I endometrial cancer (LACE): a randomised trial. Lancet Oncol. 2010;11(8):772-80.

Janda M, Gebski V, Davies LC, Forder P, Brand A, Hogg R, et al. Effect of total laparoscopic hysterectomy vs total abdominal hysterectomy on disease-free survival among women with stage I endometrial cancer: a randomized clinical trial. JAMA. 2017;317(12):1224-33.

Jewell EL, Huang JJ, Abu-Rustum NR, Gardner GJ, Brown CL, Sonoda Y, et al. Detection of sentinel lymph nodes in minimally invasive surgery using indocyanine green and near-infrared fluorescence imaging for uterine and cervical malignancies. Gynecol Oncol. 2014;133(2):274-7.

Joo WD, Schwartz PE, Rutherford TJ, Seong SJ, Ku J, Park H, et al. Microscopic omental metastasis in clinical stage I endometrial cancer: a meta-analysis. Ann Surg Oncol. 2015;22(11):3695-700.

Jørgensen SL, Mogensen O, Wu C, Lund K, Iachina M, Korsholm M, et al. Nationwide introduction of minimally invasive robotic surgery for early-stage endometrial cancer and its association with severe complications. JAMA Surg. 2019;154(6):530-8.

Kaban A, Topuz S, Erdem B, Sozen H, Numano lu C, Saliho lu Y. Is omentectomy necessary for non-endometrioid endometrial cancer. Gynecol Obstet Invest. 2018;83(5):482-6.

Kaur M, Joniau S, D'Hoore A, Vergote I. Indications, techniques and outcomes for pelvic exenteration in gynecological malignancy. Curr Opin Oncol. 2014;26(5):514-20.

Kim HS, Kim K, Ryoo SB, Seo JH, Kim SY, Park JW, et al.; FUSION Study Group. Conventional versus nerve-sparing radical surgery for cervical cancer: a meta-analysis. J Gynecol Oncol. 2015;26(2):100-10.

Koh W, Greer B, Abu-Rustum N, Campos S, Cho K, Chon H, et al. Vulvar cancer. NCCN Clinical Practice Guidelines in Oncology. J Natl Compr Canc Netw. 2017;15(1):92-120.

Kornblith AB, Huang HQ, Walker JL, Spirtos NM, Rotmensch J, Cella D. Quality of life of patients with endometrial cancer undergoing laparoscopic International Federation of Gynecology and Obstetrics Staging compared with laparotomy: a Gynecologic Oncology Group study. J Clin Oncol. 2009;27(32):5337-42.

Koskas M, Amant F, Mirza MR, Creutzberg CL. Cancer of the corpus uteri: 2021 update. Int J Gynaecol Obstet. 2021;155 Suppl 1(Suppl 1):45-60.

Kumar S, Mariani A, Bakkum-Gámez JN, Weaver AL, McGree ME, Keeney GL, et al. Risk factors that mitigate the role of paraaortic lymphadenectomy in uterine endometrioid cancer. Gynecol Oncol. 2013;130(3):441-5.

Lakhman Y, Nougaret S, Miccò M, Scelzo C, Vargas HA, Sosa RE, et al. Role of MR imaging and FDG PET/CT in selection and follow-up of patients treated with pelvic exenteration for gynecologic malignancies. Radiographics. 2015;35(4):1295-313.

Landoni F, Colombo A, Milani R, Placa F, Zanagnolo V, Mangioni C. Randomized study between radical surgery and radiotherapy for the treatment of stage IB-IIA cervical cancer: 20-year update. J Gynecol Oncol. 2017;28(3):e34.

Landoni F, Maneo A, Colombo A, Placa F, Milani R, Perego P, et al. Randomised study of radical surgery versus radiotherapy for stage Ib-IIa cervical cancer. Lancet. 1997;350(9077):535-40.

Landoni F, Zanagnolo V, Rosenberg PG, Lopes A, Radice D, Bocciolone L, et al. Neoadjuvant chemotherapy prior to pelvic exenteration in patients with recurrent cervical cancer: single institution experience. Gynecol Oncol. 2013;130(1):69-74.

Leblanc E, Narducci F, Frumovitz M, Lesoin A, Castelain B, Baranzelli MC, et al. Therapeutic value of pretherapeutic extraperitoneal laparoscopic staging of locally advanced cervical carcinoma. Gynecol Oncol. 2007;105(2):304-11.

Lee PK, Choi MS, Ahn ST, Oh DY, Rhie JW, Han KT. Gluteal fold V-Y advancement flap for vulvar and vaginal reconstruction: a new flap. Plast Reconstr Surg. 2006;118(2):401-6.

Liu T, Tu H, Li Y, Liu Z, Liu G, Gu H. Impact of radical hysterectomy versus simple hysterectomy on survival of patients with stage 2 endometrial cancer: a meta-analysis. Ann Surg Oncol. 2019;26(9):2933-42.

Mäenpää MM, Nieminen K, Tomás EI, Laurila M, Luukkaala TH, Mäenpää JU. Robotic-assisted vs traditional laparoscopic surgery for endometrial cancer: a randomized controlled trial. Am J Obstet Gynecol. 2016;215(5):588.e1-7.

Malzoni M, Tinelli R, Cosentino F, Fusco A, Malzoni C. Total laparoscopic radical hysterectomy versus abdominal radical hysterectomy with lymphadenectomy in patients with early cervical cancer: our experience. Ann Surg Oncol. 2009;16(5):1316-23.

Mariani A, Dowdy SC, Cliby WA, Gostout BS, Jones MB, Wilson TO, et al. Prospective assessment of lymphatic dissemination in endometrial cancer: a paradigm shift in surgical staging. Gynecol Oncol. 2008;109(1):11-8.

Marnitz S, Tsunoda AT, Martus P, Vieira M, Affonso Junior RJ, Nunes J, et al. Surgical versus clinical staging prior to primary chemoradiation in patients with cervical cancer FIGO stages IIB-IVA: oncologic results of a prospective randomized international multicenter (Uterus-11) intergroup study. Int J Gynecol Cancer. 2020;30(12):1855-61.

Masià J, Vives L. Colgajo anterolateral del muslo: anatomía quirúrgica, técnica de disección y aplicaciones clínicas. Cirugía Plástica Ibero-Latinoamericana. 2006;32(4):269-79.

May T, Shoni M, Vitonis AF, Quick CM, Growdon WB, Muto MG. The role of para-aortic lymphadenectomy in the surgical staging of women with intermediate and high-risk endometrial adenocarcinomas. Int J Surg Oncol. 2013;2013:858916.

Micheletti L, Preti M. Surgery of the vulva in vulvar cancer. Best Pract Res Clin Obstet Gynaecol. 2014;28(7):1074-87.

Moore LJ, Wilson MR, Waine E, Masters RSW, McGrath JS, Vine SJ. Robotic technology results in faster and more robust surgical skill acquisition than traditional laparoscopy. J Robot Surg. 2015;9(1):67-73.

Morrison J, Baldwin P, Buckley L, Cogswell L, Edey K, Faruqi A, et al. British Gynaecological Cancer Society (BGCS) vulval cancer guidelines: recommendations for practice. Eur J Obstet Gynecol Reprod Biol. 2020;252:502-25.

Nasioudis D, Rush M, Taunk NK, Ko EM, Haggerty AF, Cory L, et al. Oncologic outcomes of surgical para-aortic lymph node staging in patients with advanced cervical carcinoma undergoing chemoradiation. Int J Gynecol Cancer. 2022;32(7):823-7.

Nezhat CR, Burrell MO, Nezhat FR, Benigno BB, Welander CE. Laparoscopic radical hysterectomy with paraaortic and pelvic node dissection. Am J Obstet Gynecol. 1992;166(3):864-5.

Niteki R, Ramírez PT, Frumovitz M, Krause KJ, Tergas AI, Wright JD, et al. Survival after minimally invasive vs open radical hysterectomy for early-stage cervical cancer: a systematic review and meta-analysis. JAMA Oncol. 2020;6(7):1019-27.

Olawaiye AB, Cotler J, Cuello MA, Bhatla N, Okamoto A, Wilailak S, et al. FIGO staging for carcinoma of the vulva: 2021 revision. Int J Gynaecol Obstet. 2021;155(1):43-7.

Oonk MHM, Slomovitz B, Baldwin PJW, Van Doorn HC, Van der Velden J, De Hullu JA, et al. Radiotherapy versus inguinofemoral lymphadenectomy as treatment for vulvar cancer patients with micrometastases in the sentinel node: results of GROINSS-V II. J Clin Oncol. 2021;39(32):3623-32.

Ørtoft G, Høgdall C, Juhl C, Petersen LK, Hansen ES, Dueholm M. Location of recurrences in high-risk stage I endometrial cancer patients not given postoperative radiotherapy: a Danish gynecological cancer group study. Int J Gynecol Cancer. 2019;29(3):497-504.

Ouldamer L, Fichet-Djavadian S, Marret H, Barillot I, Body G. Upper margin of para-aortic lymphadenectomy in cervical cancer. Acta Obstet Gynecol Scand. 2012;91(8):893-900.

Padilla-Iserte P, Lago V, Tauste C, Díaz-Feijóo B, Gil-Moreno A, Oliver R, et al. Impact of uterine manipulator on oncological outcome in endometrial cancer surgery. Am J Obstet Gynecol. 2021;224(1):65.e1-11.

Pareja R. Surgical staging for locally-advanced cervical cancer: the answer remains 'NO'. Int J Gynecol Cancer. 2022;32(7):828-9.

Park HK, Helenowski IB, Berry E, Lurain JR, Neubauer NL. A comparison of survival and recurrence outcomes in patients with endometrial cancer undergoing robotic versus open surgery. J Minim Invasive Gynecol. 2015;22(6):961-7.

Parry-Jones E. Lymphatics of the vulva. J Obstet Gynaecol Br Commonw. 1963;70:751-65.

Pavlov A, Bhatt N, Damitz L, Ogunleye AA. A review of reconstruction for vulvar cancer surgery. Obstet Gynecol Surv. 2021;76(2):108-13.

Pecorelli S. Revised FIGO staging for carcinoma of the vulva, cervix, and endometrium. Int J Gynaecol Obstet. 2009;105(2):103-4.

Peiretti M, Zapardiel I, Zanagnolo V, Landoni F, Morrow CP, Maggioni A. Management of recurrent cervical cancer: a review of the literature. Surg Oncol. 2012;21(2):e59-66.

Piver MS, Rutledge F, Smith JP. Five classes of extended hysterectomy for women with cervical cancer. Obstet Gynecol. 1974;44(2):265-72.

Plante M. Evolution in fertility-preserving options for early-stage cervical cancer: radical trachelectomy, simple trachelectomy, neoadjuvant chemotherapy. Int J Gynecol Cancer. 2013;23(6):982-9.

Plante M. Bulky early-stage cervical cancer (2-4 cm lesions): upfront radical trachelectomy or neoadyuvant chemotherapy followed by fertility-preserving surgery: which is the best option? Int J Gynecol Cancer. 2015;25(4):722-8.

Plante M, Touhami O, Trinh XB, Renaud MC, Sebastianelli A, Grondin K, et al. Sentinel node mapping with indocyanine green and endoscopic near-infrared fluorescence imaging in endometrial cancer. A pilot study and review of the literature. Gynecol Oncol. 2015;137(3):443-7.

Polan RM, Rossi EC, Barber EL. Extent of lymphadenectomy and postoperative major complications among women with endometrial cancer treated with minimally invasive surgery. Am J Obstet Gynecol. 2019;220(3):263.e1-8.

Rajkumar S, Nath R, Lane G, Mehra G, Begum S, Sayasneh A. Advanced stage (IIIC/IV) endometrial cancer: role of cytoreduction and determinants of survival. Eur J Obstet Gynecol Reprod Biol. 2019;234:26-31.

Ramírez PT, Frumovitz M, Pareja R, López A, Vieira M, Ribeiro R, et al. Minimally invasive versus abdominal radical hysterectomy for cervical cancer. N Engl J Med. 2018;379(20):1895-904.

Ramírez PT, Pareja R, Rendón GJ, Millán C, Frumovitz M, Schemeler KM. Management of low-risk early stage cervical cancer: should conization, simple trachelectomy, or simple hysterectomy replace radical surgery as the new standard of care? Gynecol Oncol. 2014;132(1):254-9.

Rogers LJ, Cuello MA. Cancer of the vulva. Int J Gynaecol Obstet. 2018;143 Suppl 2:4-13.

Roque DR, Wysham WZ, Soper JT. The surgical management of cervical cancer: an overview and literature review. Obstet Gynecol Surv. 2014;69(7): 426-41.

Rossi EC, Jackson A, Ivanova A, Boggess JF. Detection of sentinel nodes for endometrial cancer with robotic assisted fluorescence imaging: cervical versus hysteroscopic injection. Int J Gynecol Cancer. 2013;23(9):1704-11.

Rossi EC, Kowalski LD, Scalici J, Cantrell L, Schuler K, Hanna RK, et al. A comparison of sentinel lymph node biopsy to lymphadenectomy for endometrial cancer staging (FIRES trial): a multicentre, prospective, cohort study. Lancet Oncol. 2017;18(3):384-92.

Roy M, Plante M. Place of Schauta's radical vaginal hysterectomy. Best Pract Res Clin Obstet Gynaecol. 2011;25(2):227-37.

Sagebiel TL, Viswanathan C, Patnana M, Devine CE, Frumovitz M, Bhosale PR. Overview of the role of imaging in pelvic exenteration. Radiographics. 2015;35(4):1286-94.

Salgarello M, Farallo E, Barone-Adesi L, Cervelli D, Scambia G, Salerno G, et al. Flap algorithm in vulvar reconstruction after radical, extensive vulvectomy. Ann Plast Surg. 2005;54(2):184-90.

Salvo G, Ramírez PT, Leitao M, Cibula D, Fotopoulou C, KucuKmetin A, et al. International radical trachelectomy assessment: IRTA study. Int J Gynecol Cancer. 2019;29(3):635-8.

Schmeler KM, Pareja R, Lopez Blanco A, Humberto Fregnani J, Lopes A, Perrotta M, et al. ConCerv: a prospective trial of conservative surgery for low-risk early-stage cervical cancer. Int J Gynecol Cancer. 2021;31(10): 1317-25.

Schmidt AM, Imesch P, Fink D, Egger H. Indications and long-term clinical outcomes in 282 patients with pelvic exenteration for advanced or recurrent cervical cancer. Gynecol Oncol. 2012;125(3):604-9.

Sharma C, Deutsch I, Lewin SN, Burke WM, Qiao Y, Sun X, et al. Lymphadenectomy influences the utilization of adjuvant radiation treatment for endometrial cancer. Am J Obstet Gynecol. 2011;205(6):562.e1-9.

Shazly SAM, Murad MH, Dowdy SC, Gostout BS, Famuyide AO. Robotic radical hysterectomy in early stage cervical cancer: a systematic review and meta-analysis. Gynecol Oncol. 2015;138(2):457-71.

Shepherd JH, Crawford RA, Oram DH. Radical trachelectomy: a way to preserve fertility in the treatment of early cervical cancer. Br J Obstet Gynaecol. 1998;105(8):912-6.

Shih KK, Yun E, Gardner GJ, Barakat RR, Chi DS, Leitao MM Jr. Surgical cytoreduction in stage IV endometrioid endometrial carcinoma. Gynecol Oncol. 2011;122(3):608-11.

Smith ES, Moon AS, O'Hanlon R, Leitao MM Jr, Sonoda Y, Abu-Rustum NR, et al. Radical trachelectomy for the treatment of early-stage cervical cancer: a systematic review. Obstet Gynecol. 2020;136(3):533-42.

Sociedad Española de Ginecología y Obstetricia. Guía de asistencia práctica. Oncoguía SEGO: cáncer escamoso invasor de vulva 2016. Prog Obstet Ginecol. 2017;60(2):176-96.

Stehman FB, Look KY. Carcinoma of the vulva. Obstet Gynecol. 2006;107(3):719-33.

Taussig F. Cancer of the vulva: an analysis of 155 cases (1911-1940). Am J Obstet Gynecol. 1940;40:764-79.

Todo Y, Kato H, Kaneuchi M, Watari H, Takeda M, Sakuragi N. Survival effect of para-aortic lymphadenectomy in endometrial cancer (SEPAL study): a retrospective cohort analysis. Lancet. 2010;375(9721):1165-72.

Uccella S, Bonzini M, Malzoni M, Fanfani F, Palomba S, Aletti G, et al. The effect of a uterine manipulator on the recurrence and mortality of endometrial cancer: a multi-centric study by the Italian Society of Gynecological Endoscopy. Am J Obstet Gynecol. 2017;216(6):592.e1-11.

Van der Velden J, Fons G, Lawrie TA. Primary groin irradiation versus primary groin surgery for early vulvar cancer. Cochrane Database Syst Rev. 2011;2011(5):CD002224.

Van der Velden J, Van Lindert AC, Gimbrere CH, Oosting H, Heintz AP. Epidemiologic data on vulvar cancer: comparison of hospital with population-based data. Gynecol Oncol. 1996;62(3):379-83.

Van der Zee A, Oonk MH, De Hullu JA, Ansink AC, Vergote I, Verheijen RH, et al. Sentinel node dissection is safe in the treatment of early-stage vulvar cancer. J Clin Oncol. 2008;26(6):884-9.

Volpi L, Sozzi G, Capozzi VA, Ricco' M, Merisio C, Di Serio M, et al. Long term complications following pelvic and para-aortic lymphadenectomy for endometrial cancer, incidence and potential risk factors: a single institution experience. Int J Gynecol Cancer. 2019;29(2):312-9.

Walker JL, Piedmonte MR, Spirtos NM, Eisenkop SM, Schlaerth JB, Mannel RS, et al. Laparoscopy compared with laparotomy for comprehensive surgical staging of uterine cancer: Gynecologic Oncology Group Study LAP2. J Clin Oncol. 2009;27(32):5331-6.

Wang YZ, Deng L, Xu HC, Zhang Y, Liang ZQ. Laparoscopic versus laparotomy for the management of early stage cervical cancer. BMC Cancer. 2015;15:928.

Way S. The anatomy of the lymphatic drainage of the vulva and its influence on the radical operation for carcinoma. Ann R Coll Surg Engl. 1948;3(4):187-209.

Wethington SL, Sonoda Y, Park KJ, Alektiar KM, Tew WP, Chi DS, et al. Expanding the indication for radical trachelectomy: a report on 29 patients with stage IB1 tumors measuring 2 to 4 centimeters. Int J Gynecol Cancer. 2013;23(6):1092-8.

Wright JD, Burke WM, Wilde ET, Lewin SN, Charles AS, Kim JH, et al. Comparative effectiveness of robotic versus laparoscopic hysterectomy for endometrial cancer. J Clin Oncol. 2012;30(8):783-91.

Wright JD, Nathavithrana R, Lewin SN, Sun X, Deutsch I, Burke WM, et al. Fertility-conserving surgery for young women with stage IA1 cervical cancer: safety and access. Obstet Gynecol. 2010;115(3):585-90.

Yap J, O'Neill D, Nagenthiran S, Dawson CW, Luesley DM. Current insights into the aetiology, pathobiology, and management of local disease recurrence in squamous cell carcinoma of the vulva. BJOG. 2017;124(6):946-54.

Yost KJ, Cheville AL, Al-Hilli MM, Mariani A, Barrette BA, McGree ME, et al. Lymphedema after surgery for endometrial cancer: prevalence, risk factors, and quality of life. Obstet Gynecol. 2014;124(2):307-15.

Zhang X, Bao B, Wang S, Yi M, Jiang L, Fang X. Sentinel lymph node biopsy in early stage cervical cancer: a meta-analysis. Cancer Med. 2021;10(8):2590-600.

Cáncer de ovario y trompa

56

A. Conde Adán y J. De Santiago García

 OBJETIVOS

- Describir el diagnóstico y el manejo de las masas anexiales sospechosas.
- Analizar el abordaje del cáncer de ovario en estadio inicial y la importancia de su estadificación.
- Revisar el abordaje quirúrgico del cáncer de ovario avanzado, y determinar si la paciente es candidata a citorreducción primaria o cirugía de intervalo.
- Exponer los principales procedimientos quirúrgicos del cáncer de ovario avanzado: procedimientos de citorreducción.

INTRODUCCIÓN

El cáncer de ovario es el octavo tumor en frecuencia en las mujeres. El riesgo de desarrollar cáncer de ovario a lo largo de la vida es de alrededor del 1,3-1,5 %.

Se considera el tumor ginecológico de mayor mortalidad. Dada su escasa clínica y ausencia de cribado poblacional, suele detectarse en estadios avanzados en alrededor del 60-85 % de las pacientes. La supervivencia en estadio I y II a los cinco años es del 89 y el 71 %, respectivamente, mientras que los estadios III y IV tienen una supervivencia del 41 y el 20 %, respectivamente, a los cinco años.

El tratamiento quirúrgico es clave en la enfermedad. Las recurrencias son frecuentes, por lo que varias cirugías y líneas de tratamiento quimioterápico serán lo usual en la mayoría de las pacientes.

Resumir el cáncer de ovario y de trompa es un desafío, debido a la complejidad y agresividad de la enfermedad. Se intentará desarrollar a lo largo del tema una introducción a los aspectos más relevantes para comprender y abordar el proceso quirúrgico.

CLÍNICA

En estadios iniciales, la enfermedad puede ser totalmente asintomática o presentar síntomas leves e inespecíficos, fundamentalmente, asociados a dolor y sensación de inflamación abdominal. Esto hace que se atribuyan a otras enfermedades, sobre todo, digestivas, y se retrase el diagnóstico a etapas tardías.

DIAGNÓSTICO

Anamnesis y exploración

Ante la sospecha de cáncer de ovario, la primera aproximación diagnóstica debe basarse en una anamnesis detallada, acerca de los síntomas y antecedentes personales y familiares,

y una exploración física que incluya pelvis, el abdomen y las regiones inguinales.

Ecografía

Tras esto, la ecografía suele ser la primera aproximación por imagen (barata y frecuentemente disponible en consulta). Debe realizarse ecografía vaginal y abdominal. En manos expertas, la sensibilidad y especificidad para distinguir entre benignidad y malignidad es muy alta.

Pueden utilizarse distintas escalas para la valoración de las masas anexiales. La recomendada por la Sociedad Española de Ginecología y Obstetrica (SEGO) es la desarrollada por el grupo IOTA (International Ovarian Tumor Analysis (IOTA), que se basa en criterios morfológicos de la tumoración (**Tabla 56-1**).

Marcadores tumorales

El antígeno del cáncer 125 (Ca-125; del inglés, *cancer antigen 125*) es tradicionalmente el marcador más usado ante la sospecha de cáncer de ovario y la recidiva, aunque presenta una baja sensibilidad y especificidad en estadios precoces. Es fre-

Tabla 56-1. Clasificación del grupo IOTA (International Ovarian Tumor Analysis (IOTA) de la valoración ecográfica de las lesiones anexiales

Características ecográficas de benignidad: se requieren las 5B, ninguna M	Características ecográficas de malignidad: ≥ 1 presente
B1: lesión unilocular	M1: lesión sólida irregular
B2: componente sólido < 7 mm	M2: papilas ≥ 4
B3: sombras acústicas	M3: ascitis
B4: si es un tumor multilocular, < 10 cm sin áreas sólidas	M4: tumor multilocular, sólido, irregular > 10 cm
B5: vascularización ausente	M5: vascularización abundante

cuente que se encuentre elevado en procesos benignos, como la endometriosis o los miomas y varía según el momento del ciclo menstrual. Es el mejor marcador en la posmenopausia.

Establecida la sospecha, se debe completar el estudio con la determinación de marcadores tumorales en sangre. El Ca-125 es elevado en el 50 % de estadios tempranos y en más del 80 % en estadios avanzados. La proteína del epidídimo humano 4 (HE4; del inglés, *human epididymis protein 4*) se ha mostrado también útil, con una mayor especificidad.

La combinación de Ca-125, HE4 y el estado menopáusico se utiliza como índice (ROMA) para establecer la sospecha de malignidad.

El Ca-19.9 y el antígeno carcinoembrionario (CEA; del inglés, *carcinoembryonic antigen*) dan idea de una posible histología mucinosa o de un posible origen gastrointestinal. Otros marcadores como la alfafetoproteína (AFP), la subunidad beta de la gonadotropina coriónica humana (β-hCG; del inglés, *beta-human chorionic gonadotropin*) o la inhibina son útiles para los subtipos células germinales y tumores de la granulosa.

Estudio de extensión

Aunque las técnicas de imagen no pueden usarse en exclusiva para determinar si un tumor es o no citorreducible, ya que la valoración de mesenterio y la serosa intestinal es dificultosa, son de ayuda en el estudio preoperatorio.

Ante la sospecha de un cáncer de ovario y para la planificación terapéutica, debe realizarse una tomografía axial computarizada (TAC) toracoabdominopélvica (TAP). Esta sirve para valorar la extensión local y a distancia y la resecabilidad y para descartar la presencia de lesiones supradiafragmáticas que puedan suponer una modificación en la actitud terapéutica (estadio IV).

Otras pruebas que pueden utilizarse como estudio inicial, aunque contempladas por la guías solo en determinados casos, dado su coste y baja disponibilidad, son la resonancia magnética nuclear y la tomografía por emisión de positrones, asociada a TAC. La resonancia magnética nuclear con secuencias de difusión parece más sensible para detectar carcinomatosis peritoneal, y la tomografía por emisión de positrones permite una mejor caracterización metabólica de las lesiones encontradas.

 Ante una masa anexial sospechosa, deberá realizarse ecografía transvaginal/abdominal. Se aconseja la determinación de marcadores tumores: Ca-125, CEA, Ca-19.9 ± HE4, añadiendo β-hCG y AFP en pacientes jóvenes o con sospecha de tumor germinal. El estudio de estadificación incluirá, al menos, TAC TAP.

ESTADIFICACIÓN

Para la estadificiación de los tumores anexiales, se emplean la clasificación de la International Federation of Gynecology and Obstetrics (FIGO) y la 8ª edición de la clasificación TNM (tumor/ganglios [*nodes*]/metástasis) del American Joint Committee on Cancer (AJCC, 2017) (**Tabla 56-2**).

PREVENCIÓN

No existe una estrategia de cribado poblacional eficaz. En mujeres con riesgo genético demostrado de desarrollar la enfermedad, como las portadoras de la mutación BRCA, el

Tabla 56-2. Clasificación de la Federación Internacional de Ginecología y Obstetricia (FIGO) y la 8ª edición de la clasificación TNM del American Joint Committee on Cancer (AJCC, 2017) para la estadificación de los tumores anexiales

	FIGO	TNM-AJCC
Estadio I	• Limitado al ovario o las trompas de Falopio:	
	– IA: limitado al ovario o la trompa	T1A
	– IB: limitado a ambos ovarios o trompas	T1B
	– IC: uno o ambos ovarios afectados con alguno de los siguientes:	T1C
	▪ IC1: rotura del ovario en quirófano	
	▪ IC2: cápsula rota preoperatoria o tumor en la superficie ovárica	N0M0
	▪ IC3: células malignas en ascitis o lavado peritoneal	
Estadio II	• Tumor de ovario/s con extensión pélvica o tumor peritoneal primario:	
	– IIA: implantes en útero, ovarios o trompas	T2A
	– IIB: implantes en otros tejidos pélvicos intraperitoneales	T2B N0 M0
Estadio III	• Diseminación extrapélvica o metástasis ganglionar:	
	– IIIA: metástasis microscópica peritoneal fuera de la pelvis (por encima del promontorio) ± afectación ganglionar	
	▪ III A1: solo metástasis en ganglios pélvicos o paraaórticos	T1-2 N1 M0
	○ III A1 (i): <10 mm de diámetro mayor	
	○ III A1 (ii): >10 mm de diámetro mayor	
	▪ III A2: metástasis microscópicas extrapélvicas ± afectación ganglionar	T3a N0/N1 M0
	– IIIB: metástasis macroscópica peritoneal ≤2 cm ± afectación ganglionar	T3b N0/N1 M0
	– IIIC: metástasis macroscópica peritoneal >2 cm ± afectación ganglionar o afectación de la cápsula hepática o esplénica	T3c N0/N1 M0
Estadio IV	• Metástasis a distancia:	Cualquier T N
	– IV: derrame pleural con citología positiva	M1a
	– IVB: metástasis parenquimatosas y a órganos extraabdominales (p. ej., metástasis al parénquima hepático/esplénico)	M1b

TNM: tumor/ganglios (nodes)/metástasis.

riesgo a lo largo de la vida de desarrollar cáncer de ovario es del 44-49 % en pacientes con BRCA 1 y del 17-21 % en pacientes con BRCA 2. Se aconseja la realización de salpingooforectomía bilateral alrededor de los 35-40 años en la mutación BRCA 1 y en torno los 40-45 años para la mutación BRCA 2.

El 15-20 % del total de cánceres de ovario se desarrolla en pacientes con mutaciones BRCA.

Otro 5 % se debe a la herencia de genes como *RAD51C*, *RAD51D*, *BRIP1*, *STK11* y del síndrome de Lynch (*MLH1*, *MSH2*, *MSH6*, *PMS2*); generan una probabilidad de cáncer a lo largo de la vida del 5 %, y se aconseja la anexectomía bilateral a los 45 años.

Se recomienda realizar la anexectomía por vía laparoscópica, y efectuar una inspección de la cavidad abdominopélvica, lavado peritoneal para citología y anexectomía bilateral. Los anatomopatólogos deben realizar cortes seriados cada 2-3 mm, aconsejándose el protocolo SEE-FIM (*Sectioning and Extensively Examining of the Fimbriated End Protocol*), el cual divide la fimbria en cuatro secciones longitudinales.

El índice de neoplasia oculta, invasiva o intraepitelial, se encuentra en torno al 2,6 % (el 2-17 % según los estudios).

Según la teoría del origen tubárico del cáncer de ovario, se observa sobreexpresión de p53 en la trompa; posteriormente, los denominados STIC (del inglés, *serous tubal intraepithelial carcinoma*) y, finalmente, cáncer de ovario.

Se puede plantear la salpingectomía bilateral profiláctica en mujeres con deseo gestacional cumplido, aconsejándose, una vez llegadas a los 40-45 años, completar la ooforectomía. Actualmente, el estudio TUBAL está intentando demostrar el beneficio de esta teoría.

En cuanto al seguimiento de la mutación BRCA, en tanto la cirugía profiláctica no se haya completado, se aconseja realizar semestralmente ecografía transvaginal + determinación de Ca-125.

TRATAMIENTO

Manejo de estadios iniciales de cáncer de ovario

La estadificación del cáncer de ovario es quirúrgica, por lo que todas las localizaciones de posible diseminación deben ser valoradas. Estas son, además de los órganos pélvicos, el peritoneo pélvico y abdominal y los ganglios linfáticos pélvicos y paraaórticos.

Aunque el abordaje tradicionalmente recomendado es el laparotómico (**Fig. 56-1**), en estos estadios, la laparoscopia permite una adecuada estadificación y tratamiento inicial. Aunque de valor controvertido, la evidencia muestra que puede utilizarse de forma oncológicamente segura o no inferior. Debe procurarse una adecuada y exhaustiva revisión de la cavidad y biopsiar todas las lesiones sospechosas y prestar especial atención a las adherencias. Debe también realizarse la recogida de líquido ascítico para citología en caso de existir ascitis, o realizar lavado peritoneal.

La cirugía estándar para la estadificación en etapas precoces comprende la histerectomía y doble anexectomía, linfadenectomía pélvica y paraaórtica, omentectomía y biopsias peritoneales (**Tabla 56-3**).

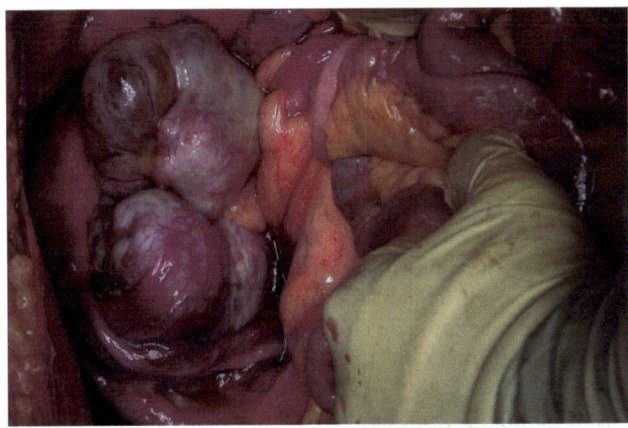

Figura 56-1. Masas anexiales en el cáncer de ovario.

Tabla 56-3. Cirugía de estadificación en el cáncer de ovario inicial

Abordaje laparotómico (supraumbilical-infraumbilical)/laparoscópico	
Estadificación intraperitoneal	• Cuidadosa inspección intraabdominal • Lavado peritoneal para evaluación citológica/ascitis • Omentectomía infracólica • Apendicectomía (si se sospecha afectación macroscópica o tumor primario metastásico o mucinoso) • Histerectomía total • Anexectomía bilateral • Biopsias peritoneales de zonas sospechosas o aleatorias en su defecto (peritoneo vesical, fondo de saco, ambas correderas parietocólicas, peritoneo pélvico y cúpula diafragmática)
Estadificación retroperitoneal	• Linfadenectomía pélvica y paraaórtica (límites craneocaudales de la vena renal izquierda-nervio obturador/vasos circunflejos)

En tumores de estirpe mucinosa, puede evitarse la linfadenectomía pélvica y paraaórtica, sin embargo, la apendicectomía está indicada en casos de tumores mucinosos de ovario.

Manejo de estadios avanzados

La combinación de cirugía y quimioterapia son la base del tratamiento en estos casos y una secuencia adecuada de las dos es clave para el pronóstico de la paciente.

Se consideran los siguientes tipos de cirugía en el cáncer de ovario avanzado:

- Cirugía de citorreducción primaria: es aquella que se realiza antes de cualquier tratamiento quimioterápico, y tiene como objetivo resecar toda la enfermedad visible y realizar una correcta estadificación.
- Cirugía de intervalo: se realiza cuando en el diagnóstico se considera que la enfermedad que presenta la paciente es irresecable. En estos casos, se inicia el tratamiento con quimioterapia neoadyuvante y, cuando se ha conseguido disminuir la carga tumoral, se realiza la cirugía de citorreducción.
- Cirugía de citorreducción secundaria: consiste en una cirugía de citorreducción tras recaídas. En este escenario, es

crucial estudiar de forma individualizada cada caso y evaluar de forma rigurosa los criterios que cumple la paciente para poder beneficiarse de este tipo de cirugía. De no ser así, no se mejorará la supervivencia y se aumentará de forma significativa la morbilidad.

- Cirugía paliativa: no tiene como objetivo eliminar la enfermedad o aumentar la supervivencia, sino tratar o paliar los síntomas asociados a la presencia de enfermedad (obstrucción intestinal o urinaria, fístulas, etcétera).
- En ocasiones, se habla de cirugía de rescate, como la que se realiza en casos de cirugía tras completar la quimioterapia de primera línea.

Citorreducción primaria

El objetivo fundamental de la citoreducción primaria y secundaria es la extirpación de toda la enfermedad visible. La cantidad de tumor residual tras la cirugía es un factor independiente relacionado con la supervivencia.

En caso de poder realizar una citoreducción primaria, el pronóstico de la paciente mejora. Los tumores generan resistencias al tratamiento con platino y la quimioterapia actuará de modo más eficaz en implantes microscópicos que en grandes masas tumorales; los tumores pequeños necesitan menos ciclos de tratamiento, evitándose el desarrollo de santuarios de resistencia a los fármacos.

En estudios pivotales de tratamiento de cáncer de ovario avanzado, se muestra la importancia de la cirugía citorreductora inicial en el cáncer de ovario avanzado. El estudio ICON 5 (con 4.312 pacientes en estadios III y IV) muestran datos de supervivencia global (SG) de 68 meses cuando se alcanzaba residuo tumoral 0 y de 40 meses cuando se conseguía una enfermedad residual menor de 1 cm. Cuando las pacientes quedaban con enfermedad mayor de 1 cm, tenían una mediana de supervivencia de 33 meses. Por lo tanto, en las pacientes en que se conseguía una citoreducción completa, se duplicaba su supervivencia (**Tabla 56-4**). Estudios posteriores obtienen resultados similares (AGO-OVAR, Winter).

Citorreducción de intervalo

A pesar de los beneficios claros de la citoreducción inicial, existen algunas pacientes en las que no es posible alcanzar el objetivo de citoreducción completa (R0) o con < 1 cm de enfermedad visible.

En estos casos, se propone administrar 3-4 ciclos de quimioterapia neoadyuvante y reevaluación con citoreducción

Tabla 56-4. Grados de resección

R0-completa	Sin evidencia macroscópica de tumor residual tras la cirugía
R1	Implante residual de mayor tamaño al finalizar la cirugía <1 cm
R2	Implante residual de mayor tamaño al finalizar la cirugía ≥1 cm
Óptima (R0)	Sin evidencia macroscópica de tumor residual tras la cirugía
Subóptima (R1, R2)	Evidencia macroscópica de tumor residual tras la cirugía

posterior (de intervalo). El objetivo debe ser el mismo: conseguir una máxima reducción del tumor, con el objetivo de lograr la ausencia de tumor tras la cirugía.

Un estudio del EORTC-GCG/NCIG-CTG (European Organisation for Research and Treatment of Cancer-Gynaecological Cancer Group/National Cancer Institute of Canada-Clinical Trials Group) aleatorizó a pacientes en estadio IIIC-IV con alta carga tumoral a tratamiento estándar con cirugía citorreductora primaria seguida de seis ciclos de quimioterapia basada en platino frente a un grupo experimental con quimioterapia neoadyuvante, con cirugía de intervalo tras el tercer ciclo y quimioterapia posterior con otros tres ciclos (**Fig. 56-2**).

La SG resultó similar en ambos grupos tras citoreducción óptima (< 1 cm): 29 meses en citoreducción primaria y 30 meses en cirugía de intervalo. El estudio encontró, además, que el número de muertes perioperatorias, la tasa de infección, de hemorragia grave y las complicaciones venosas fueron menores en el grupo de quimioterapia neoadyuvante.

Este estudio ha sido puesto en entredicho por distintos motivos; el más significativo es la menor tasa de supervivencia comparada con los estudios previos vistos anteriormente, 29 meses frente a más de 43 meses en los de AGO-OVAR. Además, la tasa de citorreducciones completas es significativamente baja (menor del 20 %).

El estudio TRUST, que compara neoadyuvancia con citorreducción primaria, tratará de analizar el abordaje inicial exigiendo un porcentaje mínimo de resección completa del 50 % en los grupos que participen en el estudio.

Selección de pacientes para citorreducción primaria

Como se verá más adelante, la cirugía citorreductora en el cáncer de ovario comprende una seria de actos quirúrgicos

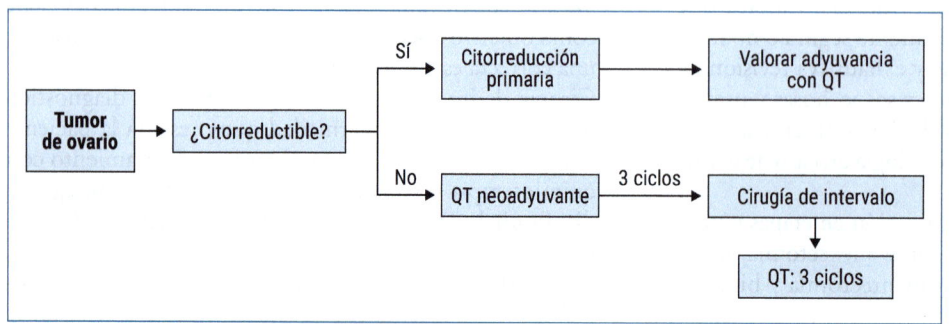

Figura 56-2. Citorreducción de intervalo.
QT: quimioterapia.

abrasivos y radicales que asocian una alta morbilidad quirúrgica si se quiere conseguir una resección óptima de la enfermedad.

La administración de quimioterapia neoadyuvante en estos casos puede asociarse a una menor morbilidad, con un incremento de las posibilidades de conseguir una citorreducción completa.

La elección de pacientes para citorreducción primaria se basa en una serie de criterios:

- Relativos a la paciente: las pacientes mayores de 75 años, con mal estado funcional, grado de la ASA (American Society of Anesthesiologists) > 3, estado de desnutrición (albúmina < 3 g/dL) y enfermedad extensa o voluminosa son candidatas a quimioterapia neoadyuvante. La presencia de comorbilidad que no permita el esfuerzo quirúrgico necesario también contraindica una citorreducción primaria. La paciente debe estar informada y aceptar los riesgos y consecuencias de la cirugía (estomas, transfusiones).
- Relativos a la enfermedad: determinadas localizaciones de la enfermedad se asocian a escasa posibilidad de conseguir una citorreducción completa u óptima.
  Tradicionalmente, se han considerado los siguientes como criterios de irresecabilidad:
  - Extensión de la enfermedad a la raíz del mesenterio de forma extensa con mesenteritis retráctil.
  - Invasión no resecable de tronco celíaco e hilio hepático.
  - Carcinomatosis difusa de intestino delgado cuya resección lleve a un síndrome de intestino corto.
  - Afectación difusa de la superficie gástrica o del duodeno.
  - Presencia de metástasis viscerales múltiples, hepáticas, pulmonares, etcétera.
- Relativos al centro/cirujano: como se ha comentado, la cirugía del cáncer de ovario avanzado es compleja y requiere, en muchas ocasiones, un abordaje conjunto por distintas especialidades (cirugía digestiva, urología) y un tratamiento posoperatorio también complejo. Su realización en centros especializados y de referencia, con decisiones tomadas por parte de un comité multidisciplinario y por ginecólogos oncólogos con experiencia, se asocia a un mayor porcentaje de citorreducciones completas y, por ende, a mejor supervivencia.

> El abordaje quirúrgico del cáncer de ovario, siempre que sea posible, ha de ser la citorreducción primaria. Si la enfermedad no es resecable, se valorará la estrategia quirúrgica de cirugía de intervalo. En ambas, el objetivo final es la resección macroscópica de la enfermedad visible.

No resulta fácil predecir con las pruebas preoperatorias habituales en qué pacientes se podrá conseguir una citorreducción óptima. Las pruebas de imagen no son capaces en muchas ocasiones de valorar con precisión la carga y la localización de la enfermedad.

Aunque se han descrito escalas y modelos basados en la imagen y otras pruebas perioperatorias (índice de carcinomatosis peritoneal y otros), los modelos son escasamente reproducibles entre distintos centros, no todos los centros tienen disponibilidad de métodos concretos, y es necesaria una elevada superespecialización en la interpretación, lo que condiciona que un elevado número de pacientes sean consideradas no candidatas a cirugía primaria, pacientes que podrían ser candidatas y beneficiarse de una cirugía inicial.

Abordaje laparoscópico inicial

Para evitar esto, algunos centros utilizan de forma rutinaria la laparoscopia para la valoración de la cavidad abdominal y la extensión de la enfermedad, así como la radicalidad de la cirugía necesaria para su extirpación. No informa solo de cuánta enfermedad hay y dónde está, sino también si va a ser posible extirparla y si es razonable la magnitud del esfuerzo quirúrgico en esa paciente concreta. Permite, además, la toma de biopsias en caso de no considerar a la paciente candidata para cirugía primaria.

Permite, por lo tanto, identificar a las pacientes susceptibles de citorreducción completa y reducir las laparotomías inútiles en pacientes que tienen una enfermedad irresecable, pero también complicaciones adversas y un retraso no deseado en el inicio de la quimioterapia, contribuyendo a una mejor calidad de vida, sin aumentar significativamente los costes.

La herramienta laparoscópica más utilizada es el índice de Fagotti (**Tabla 56-5**), que asigna una puntuación de 0 a 2 para la presencia de carcinomatosis peritoneal, epiplón en coraza (en inglés, *omental cake*), carcinomatosis diafragmática, retracción mesentérica, infiltración del intestino, infiltración del estómago y metástasis superficial hepática. Las puntuaciones altas del índice, por encima de 10, se asocian a baja posibilidad de citorreducción completa inicial, por lo que debe considerarse a la paciente candidata a quimioterapia neoadyuvante.

El índice de carcinomatosis peritoneal (PCI; del inglés, *peritoneal cancer index*) (**Fig. 56-3**), tradicionalmente usado en cirugía intestinal, puntúa la carcinomatosis de 0 a 39 a través de 13 regiones anatómicas. Las puntuaciones > 20-25 asocian peores tasas de citorreducción completa.

Tanto el índice de Fagotti como el PCI son herramientas valiosas para determinar la posibilidad de citorreducción completa, pero el factor más importante continúa siendo dependiente del cirujano.

En el supuesto caso de que la paciente no pudiera tolerar una cirugía, se debe realizar una biopsia dirigida por ecografía transvaginal, abdominal o TAC para obtener un diagnóstico histológico antes de empezar el tratamiento quimioterápico.

CÁNCER DE OVARIO EN ESTADIO PRECOZ. PROCEDIMIENTOS QUIRÚRGICOS

Se considera cáncer de ovario en estadio precoz el cáncer de ovario que está en estadios I y II. Representan el 20 % de los diagnósticos, con una supervivencia a los cinco años del 80-95 %, mientras que los estadios avanzados presentan una supervivencia del 30-40 %.

Ante un cáncer que aparentemente se localice en los ovarios o en la pelvis, es necesaria la estadificación, de manera que

Tabla 56-5. Índice de Fagotti

Parámetro	Puntuación
Afectación omental	0: Implantes aislados 2: Afectación difusa hasta la curvatura mayor gástrica
Carcinomatosis peritoneal	0: Afectación limitada en determinadas regiones: gotieras, o peritoneo pélvico, que permita su resección 2: Afectación masiva y/o miliar irresecables
Carcinomatosis diafragmática	0: Resecable 2: Afectación masiva o confluente de la mayor parte de la superficie diafragmática
Raíz de mesenterio*	0: No retracción de la raíz del mesenterio 2: Nódulos o afectación del mesenterio valorada como limitación de movilización de segmentos intestinales
Afectación intestinal*	0: Afectación resecable sin riesgo de intestino corto 2: Difusa que haga imposible la resección sin provocar un síndrome del intestino corto
Afectación gástrica	2: Nódulos infiltrando el omento, bazo u omento gastrohepático
Metástasis hepáticas	2: Cualquier lesión capsular >2 cm

*Criterios de irresecabilidad: infiltración raíz del mesenterio. Afectación miliar de la serosa del intestino delgado.
Se asigna un valor de 0 o 2 dependiendo de si la enfermedad está presente en estas ubicaciones.
Si las pacientes puntúan ≥10, es muy poco probable que se produzca una citorreducción óptima. Si obtienen una puntuación <10, se consideran candidatas a cirugía citorreductora.
Adaptado de: Fagotti A, Ferrandina G, Fanfani F, Garganese G, Vizzielli G, Carone V, et al. Prospective validation of a laparoscopic predictive model for optimal cytoreduction in advanced ovarian carcinoma. Am J Obstet Gynecol. 2008;199(6):642.e1-6. Petrillo M, Vizzielli G, Fanfani F, Gallotta V, Cosentino F, Chiantera V, et al. Definition of a dynamic laparoscopic model for the prediction of incomplete cytoreduction in advanced epithelial ovarian cancer: proof of a concept. Gynecol Oncol. 2015;139(1):5-9.

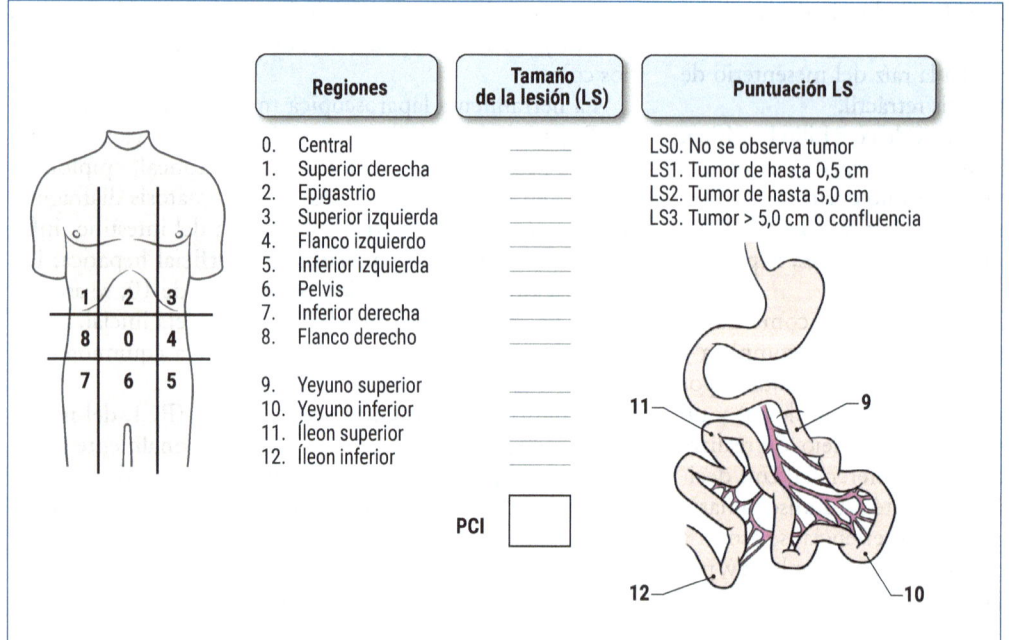

Figura 56-3. Índice de carcinomatosis peritoneal (PCI).

se descarte que el tumor se encuentre en un estadio superior, lo cual ocurre en el 10-20 % de las pacientes, empeorando su pronóstico. El estudio ACTION ha demostrado mejor supervivencia en las pacientes correctamente estadificadas, siendo un factor pronóstico independiente para la supervivencia libre de enfermedad (SLE) y la SG.

Tradicionalmente, se realiza laparotomía mediante incisión xifopúbica, aunque es factible un abordaje por laparoscopia. Un estudio de Chi *et al.* comparó el abordaje laparoscópico con el laparotómico, demostrando menor estancia hospitalaria, menores complicaciones y menor intervalo de tiempo entre la cirugía y la adyuvancia. La rotura del tumor empeora el pronóstico, tanto en laparotomía como en laparoscopia, aunque esta es más frecuente en mínima invasión y masas grandes, por lo que este abordaje solo debe realizarse en manos expertas.

Además de la histerectomía más doble anexectomía, se deben realizar los siguientes procedimientos:

- Lavado peritoneal: aspirado de ascitis; en caso de ser insuficiente, lavado con suero y aspirado para análisis citológico. El lavado peritoneal positivo es indicador de metástasis peritoneales y se relaciona con la invasión capsular y metástasis en el epiplón.
- Omectectomía radical: incluye la resección del epiplón mayor y menor (se describirá la técnica en los procedimientos de citorreducción).
- Linfadenectomía paraaórtica (**Fig. 56-4**):
  – Límites anatómicos: músculo psoas y uréter derecho, vena cava hasta vena renal izquierda, aorta hasta ilíacas comunes y uréter y psoas izquierdo.

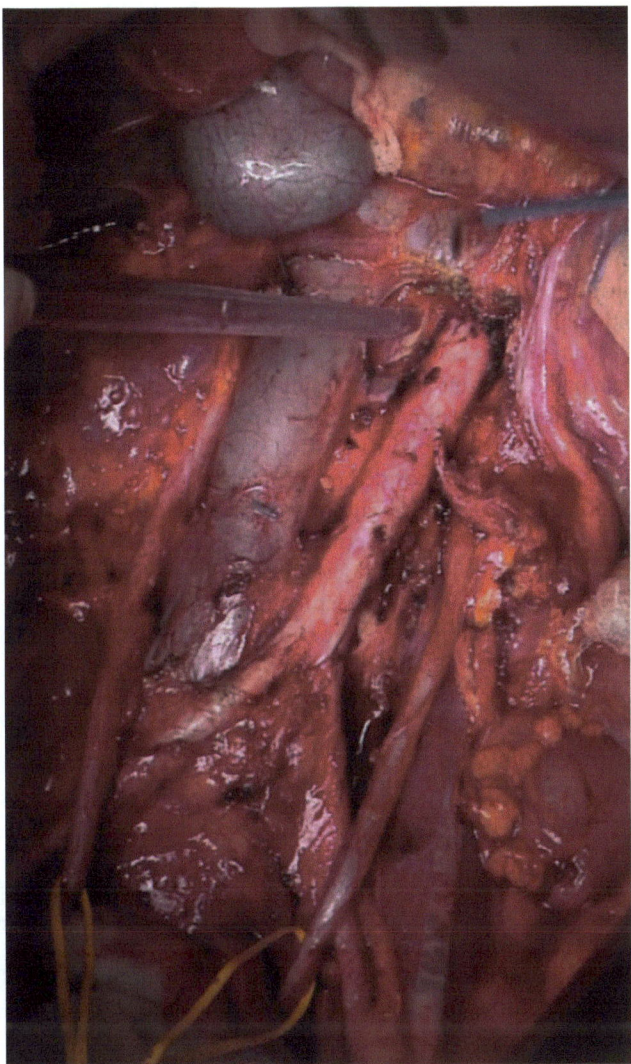

Figura 56-4. Linfadenectomía paraaórtica.

– Técnica: primero se expone el campo quirúrgico movilizando las asas intestinales hacia el plano craneal; se realiza una incisión transversal sobre el peritoneo a la altura de la ilíaca común derecha; medial al uréter derecho, se diseca el espacio hasta la vena renal izquierda, límite superior de la linfadenectomía. En caso de laparoscopia, en este paso, se introduce el separador de manera que se obtenga una «tienda de campaña» que separe las asas intestinales. Una vez localizados ambos uréteres, se comienza la disección en sentido ascendente de los grupos ganglionares precavos y preaórticos. Durante la disección, es de especial importancia preservar la arteria mesentérica inferior, que se origina en la aorta en su cara anterolateral izquierda a unos 4-5 cm de la bifurcación ilíaca; a unos 2 cm superior a esta, se encuentra la salida de las arterias gonadales/ováricas: la derecha, en la cara aórtica anterior; y la izquierda, algo más superior y en la cara lateral izquierda. Se continúa con la disección del grupo interaortocavo; a este nivel, cruza la arteria ovárica derecha. Se debe tener precaución de no dañar la cisterna del quilo o de Pecket para evitar la ascitis quilosa. Se continúa con el grupo de ganglios paracavos derechos; cabe recordar que la pared

de la vena cava es frágil, por lo que se deben evitar tracciones sobre ella. Por último, se prosigue con el grupo de ganglios laterales a la aorta, paraaórticos izquierdos, donde se encontrarán ramas arteriales lumbares.

- Linfadenectomía pélvica bilateral:
  – Límites anatómicos (**Fig. 56-5**): visión de la pelvis derecha desde la posición izquierda del cirujano principal.
  – Técnica: se realiza la apertura del peritoneo pélvico 1 cm lateral y paralelo al ligamento infundibulopélvico. Se expone la arteria ilíaca externa e interna; se diseca desde la arteria umbilical de modo romo hacia el plano profundo, exponiendo el nervio obturador.
  Se identifica el músculo psoas y el nervio genitofemoral para evitar su lesión.
  La disección del tejido ganglionar debe intentar realizarse en bloque y comienza sobre el borde interno del músculo psoas, sobre los vasos ilíacos externos a la altura de la ilíaca común. Se extirpa el tejido ganglionar hasta los vasos circunflejos en el canal inguinal. Se moviliza de modo medial el tejido linfograso y se liberan los ganglios del paquete obturador e ilíacos internos.

- Biopsias peritoneales:
  – Límites anatómicos: se debe biopsiar el peritoneo del fondo de saco de Douglas, pélvico, diafragma, surcos parietocólicos, prevesical y las adherencias o superficies irregulares o inflamatorios, que pueden esconder enfermedad.
  – Técnica: en biopsia a ciegas, se realiza una leve tracción peritoneal con pinza y el corte de una pequeña porción de 1-2 cm con tijera fría/monopolar en laparoscopia o bisturí eléctrico/tijera en cirugía abierta. En caso de área sospechosa de carcinomatosis, se resecará la totalidad de la lesión. El estudio ACTION registró un descenso en la SG en pacientes a las que no se habían hecho biopsias a ciegas respecto a las correctamente estadificadas (del 89 frente al 65 %).
  Las pacientes correctamente estadificadas con tumores de bajo riesgo (**Tabla 56-6**) no se beneficiarán de la quimioterapia.

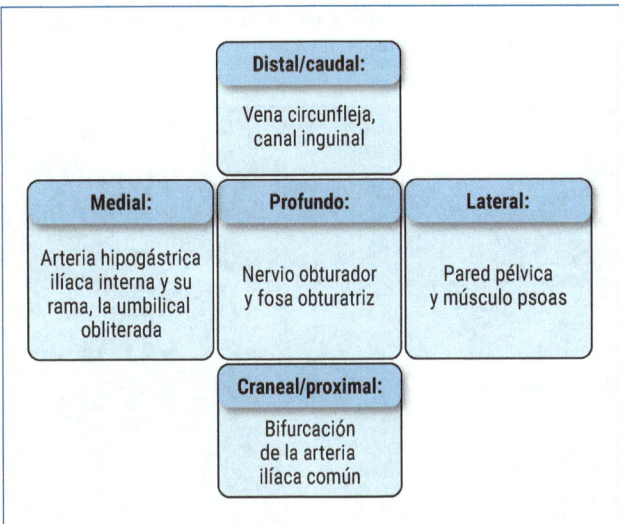

Distal/caudal:
Vena circunfleja, canal inguinal

Medial:
Arteria hipogástrica ilíaca interna y su rama, la umbilical obliterada

Profundo:
Nervio obturador y fosa obturatriz

Lateral:
Pared pélvica y músculo psoas

Craneal/proximal:
Bifurcación de la arteria ilíaca común

Figura 56-5. Límites anatómicos en la linfadenectomía pélvica bilateral.

Tabla 56-6. Categorización del riesgo en el cáncer anexial

Bajo riesgo	Estadio IA-G1
Riesgo intermedio	Estadios IB-C-G1 IA-G2
Alto riesgo	Estadios IB-IC G2-2 o superiores

BIOPSIA SELECTIVA DEL GANGLIO CENTINELA EN EL CÁNCER DE OVARIO

Se estima que, en el 14 % de las pacientes con cáncer de ovario en aparente estadio inicial, cambia en dicho estadio inicial tras el estudio ganglionar, asignándose un estadio superior en caso de afectación ganglionar.

La detección del ganglio centinela para ultraestadificación tumoral es muy utilizada en el cáncer de cérvix, endometrio o vulva; varios estudios están investigando su uso en el cáncer de ovario.

Las vías de drenaje tumoral del cáncer de ovario son la parametrial superior e inferior y la vía del infundíbulo pélvico, la cual drena a la región paraaórtica.

La técnica laparoscópica consiste en la inyección de tecnecio 99 o verde de indocianina en el ligamento uteroovárico y el ligamento infundibulopélvico a través de una aguja que se inyecta desde la pared abdominal; se continúa con la posterior localización y sección del ganglio centinela mediante la cámara de fluorescencia. La detección de ganglios pélvicos o paraaórticos se encuentra en torno al 90 % (**Fig. 56-6**).

Aunque el estándar en la estadificación del cáncer de ovario inicial continúa incluyendo la linfadenectomía pélvica y paraaórtica, dado que a estas no se les asocia un valor terapéutico, se espera que las indicaciones de biopsia selectiva del ganglio centinela (BSGC) aumenten en el futuro.

 La vía de abordaje en el cáncer de ovario inicial es la laparotomía media. Se puede considerar la laparoscopia en ginecólogos oncólogos con experiencia y bajo condiciones oncológicas de seguridad.
Se requiere la estadificación intraperitoneal y retroperitoneal completa.

PROCEDIMIENTOS QUIRÚRGICOS EN EL CÁNCER DE OVARIO AVANZADO. PROCEDIMIENTOS DE CITORREDUCCIÓN

Como se ha comentado, la cirugía del cáncer de ovario comprende una serie de técnicas complejas sobre la pelvis, el abdomen medio y superior, así como un abordaje retroperitoneal complejo para la extirpación ganglionar. En las últimas décadas, se han desarrollado y aplicado cada vez más un importante número de este tipo de técnicas con la inclusión, además, de resecciones multiviscerales.

La resección completa de todas las lesiones visibles es esencial para conseguir aumentar la SLE y a largo plazo. Requiere de distintos procedimientos viscerales y sobre el peritoneo del abdomen. Se describirán a continuación las resecciones viscerales y procedimientos de peritonectomía parietal más habituales que se deben utilizar para resecar adecuadamente toda la evidencia visible de enfermedad. Su utilización dependerá de la localización y distribución de la enfermedad.

Desde el punto de vista técnico, es importante poner interés en la disección del retroperitoneo y la utilización de la energía de electroevaporación. En lo que se refiere al cáncer avanzado de ovario, los lugares anatómicos mas frecuentemente afectados son: el intestino delgado, el colon (fundamentalmente, colon sigmoide y recto), la superficie hepática y el bazo (**Fig. 56-7**).

El abordaje recomendado para este tipo de cirugías es la laparotomía xifopúbica. Es importante la utilización de un separador abdominal robusto y versátil, de tipo Thomson o BookWalter.

Los procedimientos de peritonectomía incluyen cinco localizaciónes anatómicas fundamentalmente y otras cinco localizaciones con su correspondiente resección visceral. Estas han sido descritas con profundidad por Sugarbaker:

- Peritonectomía pélvica.
- Peritonectomía del cuadrante superior derecho.
- Peritonectomía del cuadrante superior izquierdo.
- Peritonectomía parietal anterior.
- Bursectomía omental.
- Útero, ovarios y colon rectosigmoide.
- Omentectomía mayor y bazo.

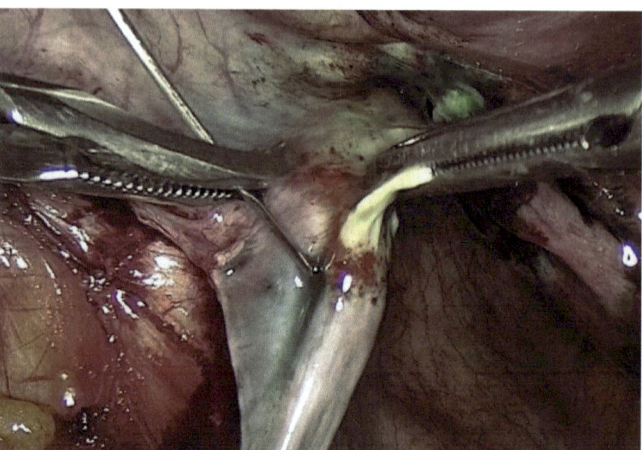
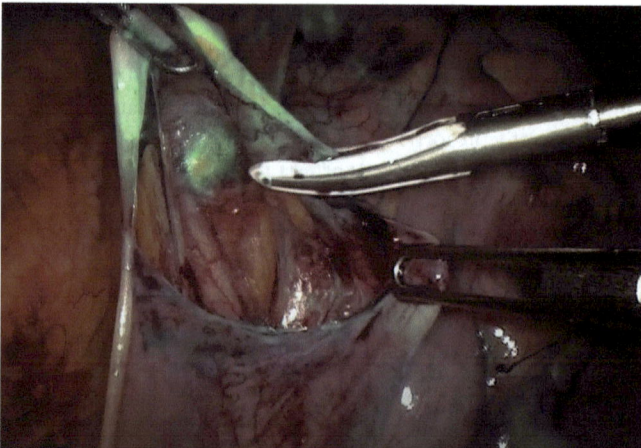

Figura 56-6. Biopsia selectiva del ganglio centinela. Ganglio centinela paraaórtico.

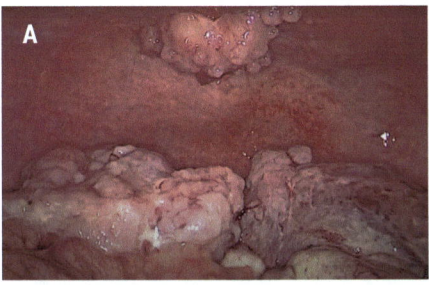 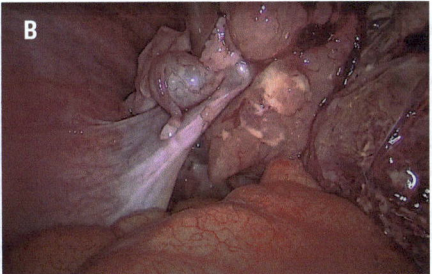 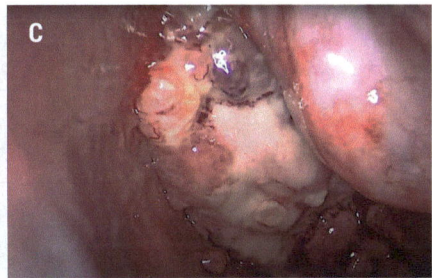

Figura 56-7. Cáncer de ovario avanzado **(A)**. Masas anexiales **(B** y **C)**.

- Vesícula biliar y epiplón menor.
- Resección de incisiones abdominales antiguas, ombligo y almohadilla de grasa epigástrica.
- Tumor en la cápsula de Glisson del hígado.

Peritonectomía pélvica y resección de útero, ovarios y colon rectosigmoide

La pelvis es la localización preferente e inicial en el cáncer de ovario avanzado, por lo que este procedimiento es el más frecuente para alcanzar una citorreducción completa. Supone la extirpación en bloque del peritoneo pélvico, el útero, ambos ovarios, el colon sigmoide y el tercio superior y parte del tercio medio del recto. La extirpación completa del peritoneo pélvico y, en especial, del peritoneo prevesical y del fondo de saco de Douglas es necesaria en casi la totalidad de procedimientos de citorreducción en estadios IIIC.

El primer paso siempre es la selección del límite superior de la peritonectomía, que habitualmente se localiza a nivel del promontorio sacro o anillo pélvico superior; en cualquier caso, incluyendo toda la enfermedad pélvica visible. La peritonectomía se realiza desde lateral a medial y superior a inferior desde la incisión de laparotomía media.

La disección del peritoneo de esta forma permite la identificación adecuada de ambos uréteres, los vasos ilíacos y los vasos uterinos. La identificación (y marcado) y disección de los uréteres hasta su entrada en la vejiga es un paso fundamental. Esta maniobra es aún más importante en pacientes que han recibido quimioterapia neoadyuvante, ya que puede existir fibrosis peritoneal y distorsión anatómica, con posibilidad de lesionar los uréteres de forma más fácil.

La disección en profundidad de este peritoneo va a llevar a la identificación y sección de las arterias uterinas y ligamentos redondos de ambos lados, alcanzar la porción ureteral distal hasta la vejiga y separar la vagina de la vejiga lo suficiente para su sección posterior.

La desperitonización de la vejiga comienza desde la cúpula vesical. La tracción de la vejiga con una pinza atraumática facilita la mabiobra. De la misma manera, la tracción del útero permite exponer con facilidad la plica vesicouterina y progresar la peritonectomía hasta alcanzar la vagina.

Técnica de exenteración posterior

Para conseguir la movilización del colon sigmoide y el recto, se aborda desde arriba el espacio presacro, siendo preciso ligar y seccionar los vasos rectosigmoideos. No es necesario la mayoría de las veces ligar la arteria mesentérica inferior en su origen de forma sistemática, solo en los casos en que se requiera una gran movilización del colon para realizar colostomía, situación no habitual. La sección del sigma se realiza al nivel que comenzó la peritonectomía, tras una adecuada movilización del colon izquierdo hasta el ángulo esplénico.

Se progresa en sentido caudal la disección, de forma roma generalmente digital, del espacio presacro. En este punto, el espacio creado en la disección lateral y posterior permite la exposición completa y movilización del mesorrecto. Al contrario que en los tumores del recto, no es necesaria la extirpación completa e íntegra del mesorrecto, por lo que solo se realiza la disección de este para conseguir una adecuada movilización del recto medio. Al realizarlo, se va notando cómo el recto asciende y queda expuesto para su posterior sección al nivel que interese.

Una vez realizado esto, se completa la extracción de la pieza preferentemente en bloque, lo que habitualmente se realiza mediante sección de la vagina en su cara anterior con electrobisturí, primero en su parte central, tras lo que se progresa de forma lateral hasta el paracolpio. Este, generalmente, se sella y corta con sellador. La apertura de la cara posterior de la vagina se realiza con precaución hasta la grasa del espacio rectovaginal caudal al peritoneo del fondo de saco de Douglas, que queda arriba y que permite exponer la cara anterior del tercio distal del recto, que se intentará preservar para evitar una resección baja. Cabe recordar que, en el cáncer de ovario, la resección rectal es necesaria para extirpar de forma completa la enfermedad del fondo de saco de Douglas, por lo que no es necesaria una disección distal amplia. Esto permite preservar un muñón rectal bien vascularizado.

Una vez extirpada la pieza, se debe ver una imagen pélvica con el peritoneo pélvico resecado, los uréteres disecados y visibles en todo su trayecto, el muñón rectal seccionado y el muñón vaginal disecado de este. La vagina seccionada se sutura con una línea continua de material reabsorbible.

La anastomosis colorrectal es entonces un paso crucial para evitar complicaciones en el posoperatorio, por lo que se debe ser cuidadosos, para que ambos extremos estén bien vascularizados y se consiga una anastomosis sin tensión. Se usa de forma sistemática una grapadora circular de 31 mm con refuerzo seroseroso. Tras la anastomosis, se realiza una prueba de estanqueidad, bien mediante prueba de burbujas, bien con povidona yodada (**Fig. 56-8**).

Complicaciones

Una de las principales preocupaciones a la hora de realizar una resección colorrectal es la morbilidad que puede generar. En el caso de la anastomosis colorrectal en el cáncer de ovario, las

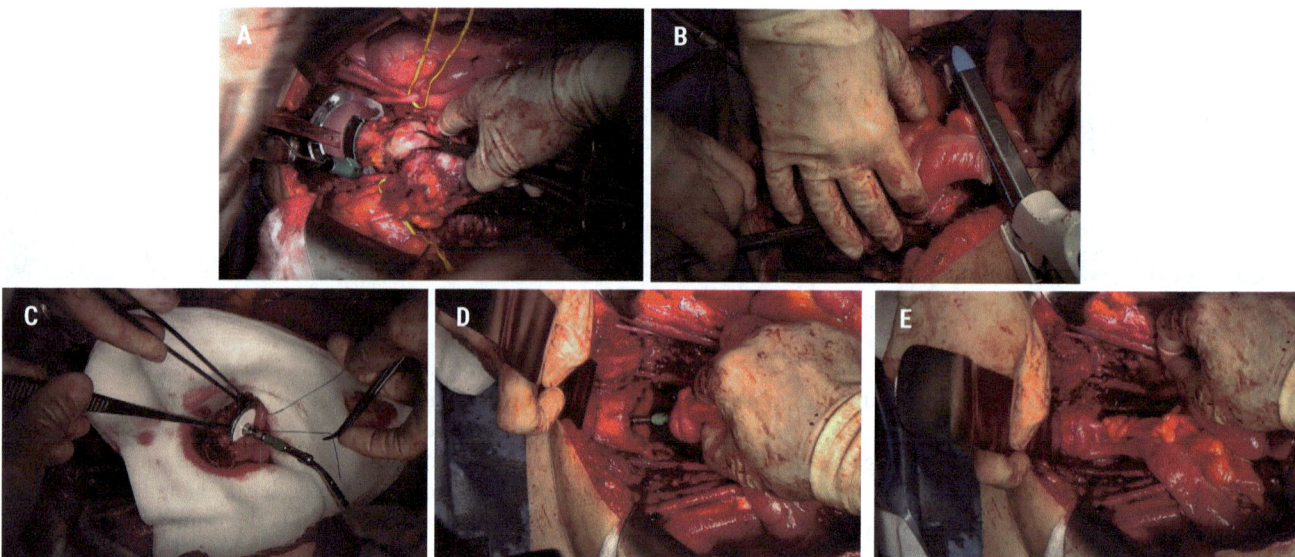

Figura 56-8. A-D) Exenteración posterior. **E)** Visión final de la anastomosis recto-sigma.

fugas anastomóticas son mucho menos frecuentes que en los cánceres de recto, y en pocas ocasiones será necesario realizar una ileostomía o colostomía de descarga; la fuga anastomótica en el cáncer de ovario se encuentra en torno al 1,24-9 %, mientras que, en cirugía colorrectal, es del 2,6-26 %, en donde las resecciones suelen ser más bajas y el paciente suele tener peores condiciones médicas.

Los factores de riesgo para la fuga de una anastomosis son el número de resecciones intestinales; en caso de la colorrectal, la distancia al margen anal; la edad avanzada de la mujer; los niveles bajos de albúmina sérica; las anastomosis manuales; las transfusiones múltiples, y la duración quirúrgica prolongada.

Estudios recientes evalúan el papel del verde de indocianina para valorar la adecuada perfusión de la anastomosis.

Dada la baja tasa de fuga anastomótica y dado el impacto en la calidad de vida y los efectos secundarios de los estomas, se debe realizar una política restrictiva de estomas. La ileostomía de protección es una buena alternativa ante una probabilidad alta de fuga anastomótica, aunque no debe realizarse sistemáticamente, ya que tiene posibles complicaciones, como el síndrome de intestino corto, el prolapso y la incarceración de la ostomía. Se puede valorar también la realización de colostomía, pero, nuevamente, debe restringirse, ya que la reversión del estoma no está exenta de riesgos y muchas mujeres tendrán dificultades para entrar nuevamente a quirófano, como las que mantienen tratamiento con antiangiogénicos.

Una alternativa que plantea el grupo de La Fe en Valencia aboga por una ileostomía fantasma, que consiste en la liberación del asa de íleon, la cual se rodea con una sutura que se aboca a la piel a través de una pequeña sección; al quinto día posquirúrgico, se realiza una rectoscopia para valorar la integridad de la anastomosis: si es defectuosa, se realizará una ileostomía de descarga; en caso de buen estado, se retirará la sutura, se procederá al cierre de la piel y la paciente no tendrá estoma.

💡 Dada la baja tasa de fuga anastomótica en el cáncer de ovario, se intenta limitar los estomas.

Omectectomía y eventual esplenectomía

Se trata de una técnica constante en cualquier procedimiento de citorreducción.

Técnica de omectectomía radical

El epiplón es elevado y separado desde el lado derecho al izquierdo del colon transverso. Normalmente, es utilizada la electrocirugía y los selladores de vasos para su realización. Esta disección puede continuarse por debajo del peritoneo que cubre el mesocolon transverso para exponer el borde inferior del páncreas y extirpar la lesión a ese nivel si existe.

Es crucial evitar la lesión de la arteria y la vena cólica media, que transcurren a través del mesocolon. Estos vasos son fácilmente identificables mediante palpación de su pulsatilidad. La parte derecha del epiplón se libera totalmente del ángulo hepático del colon derecho. En ausencia de afectación macroscópica de la arcada gastroepiploica, los vasos pueden ser preservados. Si existe enfermedad, las ramas de la arcada se ligan o sellan y luego se seccionan. Debe tenerse cuidado en no seccionar los vasos gástricos cortos si se reseca la arcada gastroepiploica. La disección y sección progresan hacia el pedículo esplénico.

En ocasiones, la existencia de enfermedad *bulky* o la afectación del pedículo esplénico hacen necesaria la esplenectomía. Se estima la existencia de afectación del bazo en el 20 % de los cánceres de ovario avanzados. La metástasis única se estima en el 2,3-7,1 %.

Técnica de esplenectomía

La disección del pedículo esplénico puede realizarse desde su vertiente anterior, aunque es más segura la movilización del bazo y el abordaje del pedículo desde su cara posterior. El bazo es liberado mediante la sección correlativa de los ligamentos gastroesplénico, esplenorrenal y esplenocólico. Su liberación y movilización anterior permiten la visualización del pedículo esplénico y del borde de la cola del páncreas, lo que hace más segura su ligadura y sección.

Complicaciones

Entre las posibles complicaciones que pueden surgir, se encuentran la fístula pancreática, la fístula digestiva, la trombocitosis y el aumento de infecciones. Es necesario vacunar a la paciente en los 2-4 semanas siguientes frente a *Streptococcus pneumoniae*, *Haemophilus influenzae* de tipo B y *Neisseria meningitidis*.

Peritonectomía del cuadrante superior derecho

Para realizarla, es necesaria una adecuada movilización del hígado. La sección del ligamento redondo y falciforme, el ligamento triangular derecho y el ligamento coronario consigue esta adecuada exposición. El hígado entonces es movilizado hacia el lado izquierdo y mantenido en esta posición con una valva accesoria.

Peritonectomía diafragmática

Se estima que el 40 % de las pacientes con cáncer de ovario avanzado tienen afectación diafragmática.

Técnica

Generalmente, se comienza la peritonectomía desde el borde medial de la laparotomía debajo de la parte posterior derecha de la vaina del recto. El peritoneo se va disecando de forma roma, con electrobisturí o tijera, manteniendo tracción sobre él para conseguir separar el peritoneo del músculo diafragma. La disección derecha continúa hasta que se encuentra el área desnuda del hígado. En ese momento, y en caso de existir afectación en la superficie superior del hígado, esta se electroevapora o se realiza extirpación de la cápsula de Glisson.

En muchas ocasiones, es necesaria la extirpación del peritoneo del espacio de Morrison, lo que se realiza conjuntamente con la extirpación del peritoneo diafragmático.

El procedimiento más usado es el *stripping* peritoneal diafragmático (**Fig. 56-9**); únicamente en casos seleccionados de lesiones de < 1 mm se puede realizar coagulación de implantes.

> El cáncer de ovario se caracteriza por su diseminación peritoneal. La peritonectomía total de las áreas afectadas por carcinomatosis es parte fundamental de la cirugía.

Ocasionalmente, por accidente, por existencia de enfermedad invasiva o por tumor adherente a la porción central tendinosa diafragmática, se produce la apertura o la necesidad de extirpación de una porción del diafragma. El cierre del defecto se realiza mediante sutura no absorbible con sutura continua. La necesidad de drenaje torácico es muy infrecuente, aunque, tras la realización de la peritonectomía, es habitual la existencia de derrame pleural, lo que debe tenerse en cuenta en el posoperatorio.

Una vez finalizado el proceso, se realiza una maniobra de estanqueidad. Se administra suero en el campo quirúrgico y se realiza una inspiración forzada; en caso de fuga, se visualizarán burbujas, pudiendo suturarse el defecto. Un estudio aleatorizó a las pacientes a la colocación o no de tubo de tórax durante la cirugía, concluyendo que las pacientes a las que se le coloca tienen menor derrame pleural (del 18,2 frente al 65,9 %) y menor dificultad respiratoria (del 6,8 frente al 22,7 %).

La quimioterapia neoadyuvante, cuando existe enfermedad peritoneal difusa, dificulta la disección del peritoneo diafragmático en gran medida, haciendo más frecuente la lesión o la necesidad de resección transdiafragmática.

Complicaciones

Las posibles complicaciones del procedimiento son el derrame pleural, el neumotórax y el absceso subdiafragmático.

Peritonectomía del cuadrante superior izquierdo

De la misma manera que en el lado derecho, la peritonectomía se comienza en el borde libre del peritoneo en la incisión quirúrgica de la laparotomía, en un plano por debajo de la parte posterior de la aponeurosis del recto.

Mediante la aplicación de tracción sobre el peritoneo con un instrumento o a mano, este se diseca y se libera del músculo diafragmático hasta alcanzar la mitad superior de la grasa perirrenal. Puede ser necesaria la sección de los triangulares y coronarios izquierdos, con movilización del hígado hacia el lado izquierdo. La disección se finaliza en el borde lateral del bazo.

Peritonectomía mesentérica

Se trata de un procedimiento que se ha incorporado de forma rutinaria en los últimos años. La afectación masiva del mesenterio y la mesenteritis retráctil se considera un criterio de irresecabilidad, aunque la afectación de forma miliar o local puede ser eliminada.

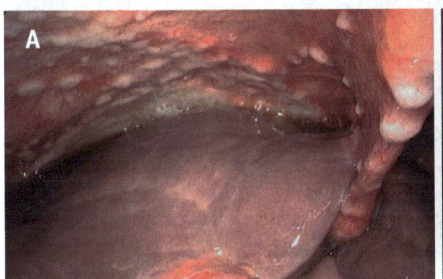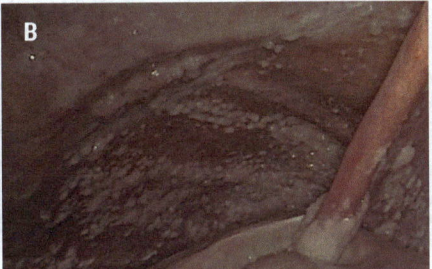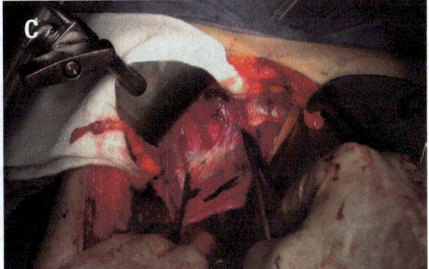

Figura 56-9. A y **B)** Carcinomatosis diafragmática. **C)** *Stripping* diafragmático.

Los implantes superficiales sobre el mesenterio pueden ser electrocoagulados o extirpados con peritoneo adyacente.

La disección se comienza en la raíz del mesenterio del intestino delgado con una incisión peritoneal. A continuación, se diseca lentamente el peritoneo de la grasa mesentérica con una combinación de disección roma y electroquirúrgica a través de un plano superficial avascular. Mediante tracción suave, para evitar daño vascular, se progresa en la disección hasta el borde mesentérico del intestino delgado y su superficie serosa.

Cirugía videotoracoscópica

Los cánceres de ovario en estadio IV han sido considerados por algunos grupos como no susceptibles de cirugía de inicio; sin embargo, el desarrollo de la cirugía videotoracoscópica (VATS; del inglés, *video-assisted thoracoscopic surgery*) permite la evaluación de la cavidad pleural y de la existencia de enfermedad macroscópica (**Fig. 56-10**).

Las indicaciones de la VATS ante el cáncer ovario son:

- Diagnóstico ante sospecha de derrame pleural en pruebas de imagen.
- Resección de enfermedad tumoral intratorácica y ganglionar.
- Ablación térmica de lesiones pleurales.
- Tratamiento del derrame pleural.
- Asesoramiento de afectación diafragmática.

Diferentes estudios han demostrado que en pacientes con enfermedad abdominal resecable, tratando las lesiones pleurales, se puede conseguir una citorreducción completa. Chi y Juretzka han objetivado que, ante la sospecha de derrame pleural, el 65 % tenían enfermedad macroscópica, incluso con citología pleural negativa.

El 73 % presentaban nódulos > 1 cm, con lo que, en caso de tener resección abdominal completa, de no haberse realizado el tratamiento añadido de VATS, no serían realmente R0.

Técnica

Se realiza una intubación anestésica que utilice tubo doble, el cual permite el colapso de un pulmón y la ventilación del contralateral.

La paciente se sitúa en decúbito lateral. Se realiza una incisión en la línea axilar media en el sexto espacio intercostal para la introducción de la cámara. Los puertos accesorios se colocan en la línea anterior y/o posterior axilar entre el cuarto y el sexto espacios intercostal.

Si existe derrame pleural, se drena y se produce a la inspección de la cavidad torácica. Si existen lesiones, se extirpan, se biopsian o se fulguran.

Complicaciones

Al finalizar la intervención, se puede dejar un tubo de tórax a través de alguna de las incisiones para tratar el neumotórax y el derrame pleural.

Hígado. Hepatectomía parcial

Si hay una afectación de la superficie hepática, esta puede coagularse, resecarse o combinar ambas técnicas.

En caso de afectación del parénquima, si la metástasis es única, se puede considerar la resección de un segmento hepático. El beneficio-riesgo debe valorarse si la metástasis es *bulky* o involucra grandes vasos.

En primer lugar, se realiza la movilización hepática descrita previamente. Es frecuente la realización de la maniobra de Pringle, que consiste en el clampaje de la porta hepática mediante un *clamp* o *vessel loop*. La resección se suele realizar con bisturí eléctrico o coagulación con plasma de argón, en ocasiones, ayudando mediante ecografía a su localización.

Varios estudios han confirmado la mejoría en supervivencia de pacientes en estadio IVB, que incluyen resección de metástasis hepáticas, siendo 37 meses frente a 17 meses en citorreducción subóptima. Según Bristow *et al.*, la supervivencia mejora de 27 a 50 meses con la resección hepática en estadios IV.

Estudio LION

El estudio LION (*Limphadenectomy in Ovarian Neoplasms*) aleatorizó a la realización o no de linfadenectomía pélvica y paraaórtica a 647 mujeres afectadas de cáncer de ovario avanzado en las que los ganglios no eran sospechosos ni en las pruebas de imagen ni a la palpación en la cirugía. La SG fue de 65,5 meses en las sometidas a linfadenectomía y de 69,2 meses en las que la técnica no fue realizada.

QUIMIOTERAPIA INTRAPERITONEAL

El papel de la quimioterapia intraperitoneal es fuente de controversia. Su teórico beneficio parte de la mayor concentración que alcanza el platino (× 10-20) y el taxol (× 1.000) en el peritoneo respecto del plasma, y se basa en la colocación de un catéter intraperitoneal tras finalizar la cirugía citorreductora y se administra durante seis ciclos.

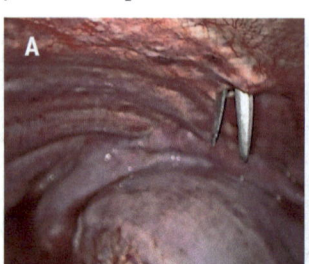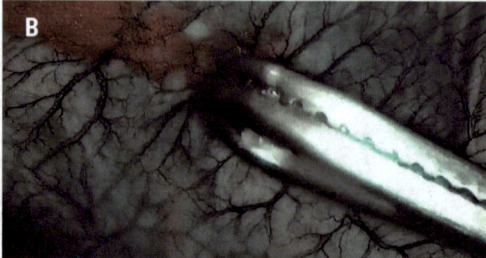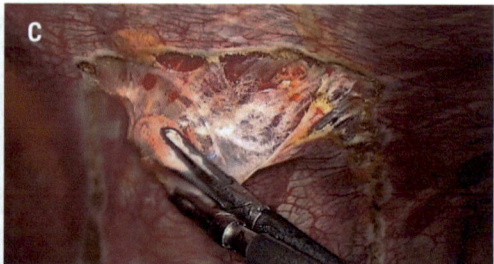

Figura 56-10. Cirugía videotoracoscópica (VATS) en una paciente en estadio IV con derrame pleural. Tras la pleurectomía parcial mediante VATS, se consigue la resección completa en el abdomen.

Existen tres estudios aleatorizados y un metanálisis que encontraron mejorías significativas en SG y SLE con la utilizaciónde quimioterapia intraperitoneal. Por contra, otro estudio (GOG 253) no mostró diferencias de supervivencia cuando se asociaba al tratamiento bevacizumab.

Además, el uso de cisplatino (actualmente, no estándar) asociaba mayor toxicidad, y la administración secuencial de quimioterapia a través de un catéter intraperitoneal acarreaba complicaciones relacionadas al catéter con peor tolerancia y dolor asociado. Esto provocaba que un número importante de pacientes no completasen el tratamiento. Estos inconvenientes han llevado a que paulatinamente se haya abandonado su utilización.

Podría considerarse su utilización en casos muy seleccionados de estadios III, con enfermedad residual menor de 1 cm, pacientes con mutación BRCA (con alta sensibilidad al platino) o que no vayan a recibir bevacizumab.

La quimioterapia intraperitoneal intraoperatoria hipertérmica (HIPEC; del inglés, *hyperthermic intraperitoneal chemotherapy*) es frecuentemente utilizada en carcinomatosis de origen gastrointestinal. Se basa en el efecto citotóxico directo sobre el peritoneo asociada a la quimioterapia intraperitoneal, su mayor concentración tisular y el efecto directo de la hipertemia, que provoca muerte celular por rotura de membrana, desnaturalización de proteínas y alteraciones en la permeabilidad del calcio.

No existe evidencia de calidad que respalde su uso como tratamiento primario en el cáncer de ovario durante la cirugía de citorreducción primaria. Van Driel refiere una mejoría en la SG de 10,8 meses en pacientes sometidas a quimioterapia intraperitoneal tras cirugía de intervalo.

Existe un estudio aleatorizado que evaluó el uso de HIPEC durante la cirugía de intervalo, mostrando mejor supervivencia para el grupo de la HIPEC. El estudio ha recibido críticas metodológicas, lo que ha llevado a que no se considere en este momento como tratamiento estándar, y no se aconseja su uso fuera de ensayos clínicos.

La técnica de circuito cerrado descrita por Sugarbaker, Coliseum, es una de las más conocidas. En ella, se eleva la piel, se introduce el fármaco 30-90 minutos a 41-43 °C mediante dos catéteres de perfusión y tres de succión; y se coloca una protección en forma de campana; el cirujano puede movilizar el fármaco usando unos guantes especiales.

 La quimioterapia de tipo HIPEC no se recomienda en el cáncer de ovario. Solo debe usarse en el contexto de ensayos clínicos. La quimioterapia intraperitoneal no se considera de primera elección, pero puede valorarse en casos seleccionados de pacientes en estadio III con enfermedad residual < 1 cm no subsidiarias de bevacizumab.

CITORREDUCCIÓN SECUNDARIA

Más del 80 % de las pacientes con cáncer de ovario avanzado presentarán recidiva en los primeros cinco años, por lo que la estrategia adecuada para el tratamiento de la recidiva puede considerarse tanto o más importante en estas pacientes. La controversia en este caso no es la secuencia de tratamientos, sino si la cirugía es útil en estas pacientes. Todas ellas requerirán quimioterapia posterior y no se considera la utilización de quimioterapia con cirugía posterior.

El beneficio en supervivencia se demuestra cuando se consigue citorreducción completa. Solo se contemplaría una cirugía subóptima en un contexto paliativo.

A la hora de valorar la posibilidad de citorreducción secundaria, se deben tener en cuenta una serie de circunstancias; unas que pueden considerarse como factor pronóstico y otras que afectan a la posibilidad de conseguir una citorreducción completa:

- Localización/extensión de la enfermedad.
- Resultado de la cirugía inicial.
- Presencia de ascitis.
- Subtipo histológico.
- Estado de BRCA.
- Estado de la paciente según la clasificación del *Eastern Cooperative Oncology Group* (ECOG).
- Intervalo libre de tratamiento.
- Número de terapias previas.
- Toxicidad residual.
- Comorbilidad (especial atención a la edad).

Algunos estudios aleatorizados han mostrado que las pacientes con recaída con intervalo libre mayor de seis meses (sensibles al platino), sin ascitis y con citorreducción primaria completa pueden ser consideradas como candidatas a citorreducción secundaria (criterios de puntuación AGO *score*). En estas pacientes, alcanzar una citorreducción completa se asocia a mayor intervalo libre de enfermedad y SG.

El estudio AGO DESKTOK I diseñó una escala para predecir la resección; las pacientes con un estado funcional bueno (ECOG 0), que habían conseguido la resección completa en la primera cirugía y ascitis < 500 mL, eran susceptibles de resección exitosa, por lo que las denominan «AGO *score positive*»; la citorreducción fue completa en el 76 % de estas. La presencia de carcinomatosis peritoneal es un marcador de menor probabilidad de resección completa, aunque, si esta se consigue, la supervivencia no empeora.

El estudio DESKTOP III aleatorizó a 407 pacientes, objetivando que las pacientes sometidas a citorreducción secundaria + quimioterapia tenían una SG de 53,7 meses, alcanzando los 61,9 meses en caso de citorreducción completa; mientras que las pacientes sometidas solo a quimioterapia vivían 46 meses de media.

El metanálisis de Bristow *et al.* observó que cada 10 % de aumento en la tasa de cirugía completa suponía tres meses más de vida para la media del grupo estudiado.

Zang *et al.* refiere como factores predictivos de mejor supervivencia tras la citorreducción secundaria las recidivas únicas, ECOG 0-1, citorreducción óptima, la administración de seis ciclos de quimioterapia *a posteriori*, y las recurrencias de > 24 meses.

 La citorreducción secundaria debe ser valorada en pacientes sensibles al platino en caso de enfermedad resecable quirúrgicamente. En caso de resección R0, se aumenta la SLE y la SG.

CITORREDUCCIÓN TERCIARIA

El grupo del Memorial Sloan Kettering Cancer Center ha propuesto como factores asociados a SLE el intervalo al tratamiento de la recurrencia previa de más de 12 meses y una citorreducción terciaria con < 0,5 cm de residuo tumoral. Las pacientes con residuo tumoral de 5 mm tenían una SLE de 36,3 meses frente a 10,6 meses aquellas con residuo tumoral superior a 5 mm. Otro estudio cifra la superviencia en 48 meses para las pacientes con citorreducción terciaria completa y en 11 meses para las que presentan residuo tumoral.

Otros factores asociados al éxito de la citorreducción terciaria son lesiones únicas, la mayor masa tumoral no sobrepase los 5 cm, las localizaciones pélvicas y la ausencia de carcinomatosis.

La quimioterapia adyuvante junto con la cirugía aumenta la supervivencia. El estudio de Tang *et al.* objetivó una SG de 26,7 meses en las pacientes tratadas con cirugía y quimioterapia frente a 15,1 meses en las tratadas con quimioterapia solo. Fotopoulou *et al.* detectan una supervivencia mayor, de 37 meses en las pacientes con los dos tratamientos frente a 11 meses para las pacientes tratadas solo con cirugía.

El papel de cirugía cuaternaria y siguientes es similar, teniendo importancia si la lesión es única o múltiple y, una vez más, siendo crucial la habilidad del equipo quirúrgico para conseguir una citorreducción completa.

TUMORES *BORDERLINE*

Grupo heterogéneo de tumores que se define histológicamente por presentar proliferación papilar con atipia nuclear sin invasión del estroma. Suponen, aproximadamente, el 15 % de las neoplasias ováricas. Alrededor del 70-80 % se diagnostican en estadio I. En este estadio, la supervivencia a los 5 y 10 años es superior al 95 %.

El diagnóstico de sospecha se realiza mediante ecografía vaginal, en la que se visualizará una imagen quística, con presencia de papilas. En Doppler color, el índice de resistencia (IR) será más bajo que en formaciones benignas. El Ca-125 es normal en el 50 % de las pacientes; en las que se ve alterado, no suele elevarse por encima de 100 U/mL. En estirpe mucinosa, el Ca-19.9 podría estar elevado.

Se debe realizar una anexectomía con biopsia intraoperatoria, en caso de confirmarse el diagnóstico de *borderline*, se realiza lavado peritoneal, anexectomía contralateral, histerectomía, omentectomía y biopsias peritoneales. En caso de tumores de estirpe mucinosa, se recomienda la realización de apendicectomía. La linfadenectomía pélvica y paraaórtica ante la ausencia de nódulos *bulky* no se recomienda, ya que no mejora el pronóstico de la enfermedad.

La vía de abordaje puede ser laparoscópica o laparotómica. La quimioterapia no se aconseja en estadios iniciales.

El seguimiento incluirá exploración, ecografía transvaginal y determinación de Ca-125; deberá ser largo, ya que las recidivas pueden ocurrir 15 años tras el diagnóstico. El tratamiento de las recidivas será fundamentalmente quirúrgico; la resección completa condiciona el pronóstico, con un 83 % de supervivencia a los cinco años en resecciones completas frente a un 26 % en cirugías incompletas.

Un tercio de las pacientes afectadas son < 40 años, por lo que se pueden plantear estrategias de preservación de la fertilidad. Puede considerarse quistectomía unilateral o bilateral y estadificación.

PRESERVACIÓN DE LA FERTILIDAD

Se estima que entre el 3 y el 17 % de los cánceres de ovario ocurren en mujeres menores de 40 años.

En pacientes jóvenes y con deseos genésicos, es posible contemplar la preservación de la fertilidad en casos de histologías favorables (endometrioides, mucinosos), bajo grado histológico y tumor limitado a uno o ambos ovarios. Aunque la evidencia no es alta, puede considerarse, tras información y consentimiento del la paciente, en casos de pacientes con estadio IA-IB G1-G2 y IC1 G1-2, este último con mayor número de recidivas.

La cirugía preservadora de la fertilidad debe incluir anexectomía del anejo afecto, lavado peritoneal, linfadenectomía pélvica y paraaórtica, omentectomía, biopsias peritoneales y biopsias de áreas sospechosas. Se debe realizar biopsia endometrial para descartar la presencia de cáncer de endometrio concomitante.

Un estudio que analizó la supervivencia en mujeres en estadio IA y IC unilateral, con un seguimiento medio de 63 meses, determinó que el riesgo de muerte en mujeres con cirugía de preservación no era superior al de las que había realizado estadificación completa (cociente de riesgos instantáneos [HR; del inglés, *hazard ratio*] = 0,80; intervalo de confianza [IC] del 95 %: 0,49-1,29).

La biopsia del ovario contralateral no se aconseja de rutina si este es macroscópicamente normal, ya que se estima afectación microscópica entre el 0 y el 2,5 % en ovarios sin hallazgos.

La tasa de recidiva global tras preservación en estadios iniciales es similar al tratamiento quirúrgico convencional, en torno al 10 %.

Una vez que el deseo gestacional esté cumplido, se aconseja completar la cirugía con histerectomía y anexectomía contralateral. En el caso de tumores *borderline* mucinosos, la recidiva suele ser en forma de tumor invasivo.

 La cirugía preservadora de la fertilidad en el cáncer de ovario (útero + ovario contralateral) puede valorarse en estadios IA-IB G1-G2, IC1 G1- G2 tras una adecuada estadificación quirúrgica.

MANEJO PERIOPERATORIO

Se deben tener en cuenta las siguientes consideraciones:

- No es necesario realizar preparación intestinal de rutina; si se realiza, se asociará a antibióticos.
- Suspender el bevacizumab 28 días antes de la cirugía.
- Prequirúrgicamente, realizar la corrección de la anemia, cruzar y reservar sangre. Considerar el ácido tranexámico durante la cirugía para disminuir la pérdida hemática.
- Se aconseja la administración de carbohidratos prequirúrgicos.

- Colocación de drenaje en pacientes con ascitis, resección linfática importante, anastomosis.
- No se aconseja estoma de protección de rutina tras la anastomosis colorrectal.
- Se aconseja antibioticoterapia profiláctica en las 2 horas previas a la intervención; no se mantendrá el antibiótico de rutina posquirúrgico; se valorará ante posibles complicaciones.
- Cierre de la fascia con sutura lentamente reabsorbible; se prefiere la técnica *small bites*. Hemostasia cuidadosa subcutánea y aproximación o drenaje en pacientes muy obesas.
- Tolerancia en las primeras 24 horas; se recomienda aplicar protocolos de movilización precoz, de acuerdo con los protocolos ERAS (del inglés, *enhanced recovery after surgery*).
- Prevención de tromboprofilaxis con heparina de bajo peso molecular durante cuatro semanas.
- Apoyo social y psicooncológico.

COMPLICACIONES

El conocimiento de las posibles complicaciones que pueden encontrarse en el posoperatorio es fundamental para su detección precoz y para disminuir la morbimortalidad de esta cirugía.

Complicaciones médicas

En la **tabla 56-7**, se revisan algunas de las complicaciones médicas más frecuentes.

Otras complicaciones que pueden ocurrir son: derrame pleural, neumonía, ascitis quilosa (que se tratará con dieta libre de grasas), y trombocitosis (común tras la esplenectomía; no se necesita tratamiento si las plaquetas son < 1 millón/μL).

Complicaciones quirúrgicas

Las posibles complicaciones quirúrgicas son:

- Hemorragia: intraoperatoriamente, existe riesgo de lesión vascular, sobre todo, ante linfadenectomía pélvica o paraaórtica con riesgo de lesión de la vena cava, la arteria aorta o las ilíacas externas. El sangrado activo posoperatorio requiere nueva cirugía; en caso de sangrado de la anastomosis rectovaginal, se puede intentar rectoscopia.
- Vía urinaria: se puede sospechar ante dolor abdominal asociado a oliguria o hematuria; en caso de drenaje, es útil la determinación de la creatinina en el líquido de drenaje abdominal, ya que esta será superior al valor de creatinina en sangre. Se indica urografía por TAC. Las lesiones parciales del uréter pueden solucionarse mediante colocación de *stent* mediante cistografía; si la lesión es total, requerirá reimplante o ureteroscitotomía. Las lesiones vesicales supratrigonales < 1 cm pueden repararse usando una sonda vesical siete días; el resto requerirán cirugía.
- Intestinales:
  - Perforación: sospecha ante dolor abdominal y contenido fecaloideo en el drenaje. La radiografía de abdomen mos-

Tabla 56-7. Complicaciones médicas más frecuentes en el posoperatorio

Médicas	Síntomas	Exploración	Día de aparición	Pruebas diagnósticas	Tratamiento
Íleo paralítico	Dolor abdominal difuso, distensión, náuseas o vómitos	Ruidos hidroaéreos disminuidos o ausentes Distensión, timpanismo	2º-3er día	Rx abdominal: asas dilatadas en el intestino, ausencia de gas en el colon, niveles hidroaéreos AS: HG, BQ, iones	Dieta absoluta Sonda nasogástrica; si presenta vómitos, no clampar, no inicio Al desaparecer la distensión, iniciar líquidos Si persiste, nutrición parenteral
Infección de la herida	Fiebre, secreción	Eritema, secreción	4º-7º día	AS, hemocultivos, exudado	Antibióticos, apertura de la herida/drenaje en quirófano
ITU	Disuria	Dolor a la presión suprapúbica, puñopercusión +	3er día	SO, UC	Antibióticos
TVP (1-20 %)	Dolor en la extremidad inferior	Eritema, pérdida de pulsos	A partir del 3er día	Ecografía Doppler El dímero D negativo excluye la TAC	HBPM 5-7 días; posteriormente, anticoagulación oral/HBPM durante 3-6 meses
TEP (1,5-16 %)	Disnea, dolor pleural, tos, hemoptisis	Taquicardia, cianosis, fiebre, hipotensión *Puede coexistir con derrame pleural, atelectasia y neumonía	A partir del 4º día	Rx de tórax, ECG (onda Q en V3, inversión de la onda T en V3) Gasometría (disminución de la presión arterial de O_2 y pH) Angio-TAC pulmonar	Ingreso en la UCI HBPM 5-7 días; posteriormente, anticoagulación oral/HBPM durante 3-6 meses

AS: análisis de sangre; BQ: bioquímica; ECG: electrocardiograma; HBPM: heparina de bajo peso molecular; HG: hemograma; ITU: infección del tracto urinario; O_2: oxígeno; Rx: radiografía; SO: sangre en orina; TAC: tomografía axial computarizada; TEP: tromboembolia pulmonar; TVP: trombosis venosa profunda; UC: urocultivo; UCI: unidad de cuidados intensivos.

trará neumoperitoneo; la TAC es más sensible y mostrará colección. Manejo conservador si es de pequeño tamaño y tiene buena evolución: dieta absoluta, antibioticoterapia. En caso de isquemia u obstrucción, se realizará cirugía.
  – Dehiscencia de anastomosis, síntomas superponibles a perforación, requieren cirugía.
• Fístula: rectovaginal, vesicovaginal, enterocutánea. En casos de fístulas de pequeño tamaño, se puede considerar el manejo conservador; en la mayoría, se requiere cirugía.
• Otras: colecciones hemáticas, abscesos, linfoceles.

QUIMIOTERAPIA ADYUVANTE

Los pilares del tratamiento del cáncer de ovario son la cirugía y la quimioterapia. En el caso de estadios avanzados, tras el tratamiento quirúrgico inicial, será necesario completar con quimioterapia adyuvante basada en taxanos y platino. El tratamiento estándar se basa en la quimioterapia intravenosa; en las pacientes con citorreducción óptima, en ocasiones, se puede plantear quimioterapia intraperitoneal.

QUIMIOTERAPIA CONVENCIONAL

La combinación de seis ciclos de carboplatino (área bajo la curva [ABC] 5-6) y paclitaxel (175 mg/m^2) cada tres semanas es el tratamiento estándar.

El cisplatino es más tóxico que el carboplatino; ambos tienen supervivencias similares.

El docetaxel produce más mielosupresión, neutropenia, hipersensibilidad, náuseas y vómitos; el paclitaxel produce más neuropatías, mialgias y debilidad.

Otra alternativa es la doxorubicina liposomal pegilada y el carboplatino.

Se ha propuesto el esquema de dosis densas tras el ensayo japonés JGOG 3016, que consiste en administrar carboplatino cada tres semanas, administrando semanalmente paclitaxel en dosis de 80 mg/m^2 en los días 1, 8 y 15. Esta pauta administrada a mujeres con citorreducción óptima demostró mayor supervivencia: SLE de 28,2 meses frente a 17,5 meses en el tratamiento estándar, a expensas de mayor toxicidad. Posteriores ensayos no han confirmado este beneficio en supervivencia. El ensayo MITO 7 aplicó una dosis de paclitaxel semanal inferior (60 mg/m^2), consiguiendo una SLE de 18 meses frente a 17 meses del trisemanal; a pesar de no ser este aumento significativo en SLE, la toxicidad fue menor que con el estándar, por lo que se contempla la administración de dosis densas modificadas en pacientes frágiles.

Los inhibidores de la poli-ADP-ribosa-polimorasa (PARP; del inglés, *poly-(ADP-ribose)-polymerase*) han sido estudiados como terapia de mantenimiento. El estudio PRIMA demostró que el niraparib aumenta la SLE de 8,2 a 13,8 meses. En pacientes con mutación HRD, el beneficio pasaba de 10,4 a 21,9 meses. En las pacientes con mutación BRCA que han respondido al tratamiento con CarboTaxol (carboplatino con paclitaxel), se recomienda mantenimiento con olaparib.

En cuanto a los fármacos antigiogénicos, se ha demostrado el beneficio de la administración concomitante de bevacizumab en primera línea desde el segundo ciclo. El estudio GOG 218 propone mantener el bevacizumab hasta el ciclo 22 en pacientes citorreducidas de manera óptima o subóptima, aumentando la SLE cuatro meses. El estudio ICON-7 ha demostrado un beneficio en la SG en el subgrupo de alto riesgo (estadio III y citorreducción subóptima, estadio IV, pacientes inoperables) a las que se administra bevacizumab en terapia de mantenimiento durante 12 ciclos, pasando de 34,5 meses a 39,3 meses de supervivencia. El bevacizumab presenta hipertensión como efecto secundario.

PUNTOS CLAVE

• La cirugía es piedra angular del tratamiento del cáncer de ovario y trompa. La citorreducción completa, sin residuo tumoral, ha demostrado aumentar el pronóstico de las enfermas.

• La citorreducción primaria debe ser considerada como estrategia preferente en el cáncer de ovario avanzado; en caso de que el tumor no sea resecable o la paciente no pueda tolerar la cirugía, se indicará cirugía de intervalo, previa administración de quimioterapia neoadyuvante. En ambos casos, el objetivo quirúrgico final será la resección macroscópica de la enfermedad.

• En el cáncer de ovario inicial, es necesaria la estadificación quirúrgica, evitando infraestimar la extensión real de la enfermedad.

• El tratamiento del cáncer de ovario deberá ser abordado por un equipo multidisciplinario coordinado en un comité de tumores.

• Debido a la gran complejidad del cáncer de ovario, la cirugía debe ser realizada por ginecólogos oncólogos especialmente entrenados y en centros de gran volumen, debiendo ser referidas las pacientes desde el diagnóstico.

BIBLIOGRAFÍA

Angeles MA, Martínez-Gómez C, Migliorelli F, Chantalat E, Martínez A, Ferron G. Right diaphragmatic peritonectomy for ovarian carcinomatosis in 10 steps. Int J Gynecol Cancer. 2020;30(4):556-7.

Armstrong DK, Bundy B, Wenzel L, Huang HQ, Baergen R, Lele S, et al. ntraperitoneal cisplatin and paclitaxel in ovarian cancer. N Engl J Med. 2006;354(1):34-43.

Ballesteros Pomar MD, Vidal Casariego A. Síndrome de intestino corto: definición, causas, adaptación intestinal y sobrecrecimiento bacteriano. Nutr Hosp. 2007;22 Suppl 2:74-85.

Bizzarri N, Chiantera V, Ercoli A, Fagotti A, Tortorella L, Conte C, et al. Minimally invasive pelvic exenteration for gynecologic malignancies: a multi-institutional case series and review of the literature. J Minim Invasive Gynecol. 2019;26(7):1316-26.

Bogani G, Ditto A, Martinelli F, Lorusso D, Chiappa V, Donfrancesco C, et al. Surgical techniques for diaphragmatic resection during cytoreduction in advanced or recurrent ovarian carcinoma: a systematic review and meta-analysis. Int J Gynecol Cancer. 2016;26(2):371-80.

Braicu EI, Krause CL, Torsten U, Mecke H, Richter R, Hellmeyer L, et al. HE4 as a serum biomarker for the diagnosis of pelvic masses: a prospective, multicenter study in 965 patients. BMC Cancer. 2022;22(1):831.

Bristow RE, Karlan BY, Chi DS (eds.). Surgery for ovarian cancer principles and practice. 2ª ed. Nueva York: Informa Healthcare; 2010.

Bristow RE, Montz FJ, Lagasse LD, Leuchter RS, Karlan BY. Survival impact of surgical cytoreduction in stage IV epithelial ovarian cancer. Gynecol Oncol. 1999;72(3):278-87.

Bristow RE, Puri I, Chi DS. Cytoreductive surgery for recurrent ovarian cancer: a meta-analysis. Gynecol Oncol. 2009;112(1):265-74.

Bristow RE, Tomacruz RS, Armstrong DK, Trimble EL, Montz FJ. Survival effect of maximal cytoreductive surgery for advanced ovarian carcinoma during the platinum era: a meta-analysis. J Clin Oncol. 2002;20(5):1248-59.

Burger RA, Brady MF, Bookman MA, Fleming GF, Monk BJ, Huang H, et al.; Gynecologic Oncology Group. Incorporation of bevacizumab in the primary treatment of ovarian cancer. N Engl J Med. 2011;365(26):2473-83.

Chang SJ, Hodeib M, Chang J, Bristow RE. Survival impact of complete cytoreduction to no gross residual disease for advanced-stage ovarian cancer: a meta-analysis. Gynecol Oncol. 2013;130(3):493-8.

Chi DS, Abu-Rustum NR, Sonoda Y, Ivy J, Rhee E, Moore K, et al. The safety and efficacy of laparoscopic surgical staging of apparent stage I ovarian and Fallopian tube cancers. Am J Obstet Gynecol. 2005;192(5):1614-9.

Chi DS, Eisenhauer EL, Lang J, Huh J, Haddad L, Abu-Rustum NR, et al. What is the optimal goal of primary cytoreductive surgery for bulky stage IIIC epithelial ovarian carcinoma (EOC)? Gynecol Oncol. 2006;103(2):559-64.

Chi DS, Zivanovic O, Levinson KL, Kolev V, Huh J, Dottino J, et al. The incidence of major complications after the performance of extensive upper abdominal surgical procedures during primary cytoreduction of advanced ovarian, tubal, and peritoneal carcinomas. Gynecol Oncol. 2010;119(1):38-42.

Cianci S, Fedele C, Vizzielli G, Pasciuto T, Gueli Alletti S, Cosentino F, et al. Surgical outcomes of diaphragmatic resection during cytoreductive surgery for advanced gynecological ovarian neoplasia: a randomized single center clinical trial - DRAGON. Gynecol Oncol. 2022;164(2):271-7.

Cibula D, Widschwendter M, Májek O, Dusek L. Tubal ligation and the risk of ovarian cancer: review and meta-analysis. Hum Reprod Update. 2011;17(1):55-67.

Conner JR, Meserve E, Pizer E, Garber J, Roh M, Urban N, et al. Outcome of unexpected adnexal neoplasia discovered during risk reduction salpingo-oophorectomy in women with germ-line BRCA1 or BRCA2 mutations. Gynecol Oncol. 2014;132(2):280-6.

Dell'Orto F, Laven P, Delle Marchette M, Lambrechts S, Kruitwagen R, Buda A. Feasibility of sentinel lymph node mapping of the ovary: a systematic review. Int J Gynecol Cancer. 2019;29(7):1209-15.

Du Bois A, Reuss A, Pujade-Lauraine E, Harter P, Ray-Coquard I, Pfisterer J. Role of surgical outcome as prognostic factor in advanced epithelial ovarian cancer: a combined exploratory analysis of 3 prospectively randomized phase 3 multicenter trials: by the Arbeitsgemeinschaft Gynaekologische Onkologie Studiengruppe Ovarialkarzinom (AGO-OVAR) and the Groupe d'Investigateurs Nationaux Pour les Etudes des Cancers de l'Ovaire (GINECO). Cancer. 2009;115(6):1234-44.

European Society of Gynaecological Oncology. ESGO textbook of gynaecologic oncology, golden edition. 4ª Ankara: ed. Güneş Publishing; 2018.

Fagotti A, Ferrandina G, Fanfani F, Ercoli A, Lorusso D, Rossi M, et al. A laparoscopy-based score to predict surgical outcome in patients with advanced ovarian carcinoma: a pilot study. Ann Surg Oncol. 2006;13(8):1156-61.

Fagotti A, Vizzielli G, Costantini B, Lecca A, Gallotta V, Gagliardi ML, et al. Learning curve and pitfalls of a laparoscopic score to describe peritoneal carcinosis in advanced ovarian cancer. Acta Obstet Gynecol Scand. 2011;90(10):1126-31.

Fotopoulou C, Braicu EI, Kwee SL, Kuhberg M, Richter R, Pietzner K, et al. Salvage surgery due to bowel obstruction in advanced or relapsed ovarian cancer resulting in short bowel syndrome and long-life total parenteral nutrition: surgical and clinical outcome. Int J Gynecol Cancer. 2013;23(8):1495-500.

Fotopoulou C, Planchamp F, Aytulu T, Chiva L, Cina A, Ergönül Ö, et al. European Society of Gynaecological Oncology guidelines for the peri-operative management of advanced ovarian cancer patients undergoing debulking surgery. Int J Gynecol Cancer. 2021;31(9):1199-206.

Fotopoulou C, Richter R, Braicu IE, Schmidt SC, Neuhaus P, Lichtenegger W, et al. Clinical outcome of tertiary surgical cytoreduction in patients with recurrent epithelial ovarian cancer. Ann Surg Oncol. 2011;18(1):49-57.

Fotopoulou C, Savvatis K, Kosian P, Braicu IE, Papanikolaou G, Pietzner K, et al. Quaternary cytoreductive surgery in ovarian cancer: does surgical effort still matter? Br J Cancer. 2013;108(1):32-8.

Fotopoulou C, Zang R, Gultekin M, Cibula D, Ayhan A, Liu D, et al. Value of tertiary cytoreductive surgery in epithelial ovarian cancer: an international multicenter evaluation. Ann Surg Oncol. 2013;20(4):1348-54.

González-Martín A, Pothuri B, Vergote I, DePont Christensen R, Graybill W, Mirza MR, et al.Niraparib in patients with newly diagnosed advanced ovarian cancer. N Engl J Med. 2019;381(25):2391-402.

Grimm C, Harter P, Alesina PF, Prader S, Schneider S, Ataseven B, et al. The impact of type and number of bowel resections on anastomotic leakage risk in advanced ovarian cancer surgery. Gynecol Oncol. 2017;146(3):498-503.

Harter P, Du Bois A, Hahmann M, Hasenburg A, Burges A, Loibl S, et al. Surgery in recurrent ovarian cancer: the Arbeitsgemeinschaft Gynaekologische Onkologie (AGO) DESKTOP OVAR trial. Ann Surg Oncol. 2006;13(12):1702-10.

Harter P, Hahmann M, Lueck HJ, Poelcher M, Wimberger P, Ortmann O, et al. Surgery for recurrent ovarian cancer: role of peritoneal carcinomatosis: exploratory analysis of the DESKTOP I Trial about risk factors, surgical implications, and prognostic value of peritoneal carcinomatosis. Ann Surg Oncol. 2009;16(5):1324-30.

Harter P, Sehouli J, Lorusso D, Reuss A, Vergote I, Marth C, et al. A randomized trial of lymphadenectomy in patients with advanced ovarian neoplasms. N Engl J Med. 2019;380(9):822-32.

Harter P, Sehouli J, Reuss A, Hasenburg A, Scambia G, Cibula D, et al. Prospective validation study of a predictive score for operability of recurrent ovarian cancer: the Multicenter Intergroup Study DESKTOP II. A project of the AGO Kommission OVAR, AGO Study Group, NOGGO, AGO-Austria, and MITO. Int J Gynecol Cancer. 2011;21(2):289-95.

Harter P, Sehouli J, Vergote I, Ferron G, Reuss A, Meier W, et al. Randomized trial of cytoreductive surgery for relapsed ovarian cancer. N Engl J Med. 2021;385(23):2123-31.

Houvenaeghel G, De Nonneville A, Blache G, Buttarelli M, Jauffret C, Mokart D, et al. Posterior pelvic exenteration for ovarian cancer: surgical and oncological outcomes. J Gynecol Oncol. 2022;33(3):e31.

Jacquet P, Sugarbaker PH. Clinical research methodologies in diagnosis and staging of patients with peritoneal carcinomatosis. Cancer Treat Res. 1996;82:359-74.

Jeejeebhoy KN. Short bowel syndrome: a nutritional and medical approach. CMAJ. 2002;166(10):1297-302.

Jónsdóttir B, Lomnytska M, Poromaa IS, Silins I, Stålberg K. The peritoneal cancer index is a strong predictor of incomplete cytoreductive surgery in ovarian cancer. Ann Surg Oncol. 2021;28(1):244-51.

Katsumata N, Yasuda M, Isonishi S, Takahashi F, Michimae H, Kimura E, et al. Long-term results of dose-dense paclitaxel and carboplatin versus conventional paclitaxel and carboplatin for treatment of advanced epithelial ovarian, Fallopian tube, or primary peritoneal cancer (JGOG 3016): a randomised, controlled, open-label trial. Lancet Oncol. 2013;14(10):1020-6.

Kotsopoulos J, Narod SA. Prophylactic salpingectomy for the prevention of ovarian cancer: who should we target? Int J Cancer. 2020;147(5):1245-51.

Lago V, Bello P, Matute L, Padilla-Iserte P, Marina T, Agudelo M, et al. Sentinel lymph node technique in apparent early ovarian cancer: laparoscopic technique. J Minim Invasive Gynecol. 2020;27(5):1019-20.

Lago V, Flor B, Matute L, Padilla-Iserte P, García-Granero A, Bustamante M, et al. Ghost ileostomy in advanced ovarian cancer: a reliable option. Int J Gynecol Cancer. 2018;28(7):1418-26.

Lago V, Fotopoulou C, Chiantera V, Minig L, Gil-Moreno A, Cascales-Campos PA, et al. Risk factors for anastomotic leakage after colorectal resection in ovarian cancer surgery: a multi-centre study. Gynecol Oncol. 2019;153(3):549-54.

Leitao MM Jr, Kardos S, Barakat RR, Chi DS. Tertiary cytoreduction in patients with recurrent ovarian carcinoma. Gynecol Oncol. 2004;95(1):181-8.

Liu PC, Benjamin I, Morgan MA, King SA, Mikuta JJ, Rubin SC. Effect of surgical debulking on survival in stage IV ovarian cancer. Gynecol Oncol. 1997;64(1):4-8.

Oliver Pérez MR, Magriñá J, Tejerizo García A, Jiménez López JS. Prophylactic salpingectomy and prophylactic salpingoophorectomy for adnexal high-grade serous epithelial carcinoma: a reappraisal. Surg Oncol. 2015;24(4):335-44.

Mahe E, Tang S, Deb P, Sur M, Lytwyn A, Daya D. Do deeper sections increase the frequency of detection of serous tubal intraepithelial carcinoma (STIC) in the «sectioning and extensively examining the FIMbriated end» (SEE-FIM) protocol? Int J Gynecol Pathol. 2013;32(4):353-7.

Marchetti C, De Felice F, Boccia S, Sassu C, Di Donato V, Perniola G, et al. Hormone replacement therapy after prophylactic risk-reducing salpingo-oophorectomy and breast cancer risk in BRCA1 and BRCA2 mutation carriers: a meta-analysis. Crit Rev Oncol Hematol. 2018;132:111-5.

Martel-Billard C, Goillot V, Jacquin A, Lecointre L, Faller E, Boisramé T, et al. Laparoscopic transperitoneal para-aortic lymphadenectomy in 10 steps. J Minim Invasive Gynecol. 2018;25(3):386-7.

Matsuo K, Huang Y, Matsuzaki S, Klar M, Roman LD, Sood AK, et al. Minimally invasive surgery and risk of capsule rupture for women with early-stage ovarian cancer. JAMA Oncol. 2020;6(7):1110-3.

Melamed A, Rizzo AE, Nitecki R, Gockley AA, Bregar AJ, Schorge JO, et al. All-cause mortality after fertility-sparing surgery for stage I epithelial ovarian cancer. Obstet Gynecol. 2017;130(1):71-9.

Mourton SM, Temple LK, Abu-Rustum NR, Gemignani ML, Sonoda Y, Bochner BH, et al. Morbidity of rectosigmoid resection and primary anastomosis in patients undergoing primary cytoreductive surgery for advanced epithelial ovarian cancer. Gynecol Oncol. 2005;99(3):608-14.

Navarro Santana B, García Torralba E, Verdú Soriano J, Laseca M, Martín Martínez A. Protective ostomies in ovarian cancer surgery: a systematic review and meta-analysis. J Gynecol Oncol. 2022;33(2):e21.

Naz S, Hashmi AA, Ali R, Faridi N, Hussian SD, Edhi MM, et al. Role of peritoneal washing cytology in ovarian malignancies: correlation with histopathological parameters. World J Surg Oncol. 2015;13:315.

Oza AM, Cook AD, Pfisterer J, Embleton A, Ledermann JA, Pujade-Lauraine E, et al. Standard chemotherapy with or without bevacizumab for women with newly diagnosed ovarian cancer (ICON7): overall survival results of a phase 3 randomised trial. Lancet Oncol. 2015;16(8):928-36.

Padilla P, Santaballa A, Domingo S. Ginecología oncológica. Manual práctico. Madrid: Editorial Médica Panamericana; 2018.

Peiretti M, Bristow RE, Zapardiel I, Gerardi M, Zanagnolo V, Biffi R, et al. Rectosigmoid resection at the time of primary cytoreduction for advanced ovarian cancer. A multi-center analysis of surgical and oncological outcomes. Gynecol Oncol. 2012;126(2):220-3.

Pignata S, Scambia G, Katsaros D, Gallo C, Pujade-Lauraine E, De Placido S, et al. Carboplatin plus paclitaxel once a week versus every 3 weeks in patients with advanced ovarian cancer (MITO-7): a randomised, multicentre, open-label, phase 3 trial. Lancet Oncol. 2014;15(4):396-405.

Ramírez P, Frumovitz M, Abu-Rustum NR. Principles of gynecologyc oncology surgery. 1ª ed.. Filadelfia: Elsevier Health; 2018.

Reuss A, Du Bois A, Harter P, Fotopoulou C, Sehouli J, Aletti G, et al. TRUST: Trial of Radical Upfront Surgical Therapy in advanced ova-rian cancer (ENGOT ov33/AGO-OVAR OP7). Int J Gynecol Cancer. 2019;29(8):1327-31.

Scambia G, Nero C, Uccella S, Vizza E, Ghezzi F, Cosentino F et al. Sentinel-node biopsy in early stage ovarian cancer: a prospective multicentre study (SELLY). Int J Gynecol Cancer. 2019;29(9):1437-9.

Scholz HS, Tasdemir H, Hunlich T, Turnwald W, Both A, Egger H. Multivisceral cytoreductive surgery in FIGO stages IIIC and IV epithelial ovarian cancer: results and 5-year follow-up. Gynecol Oncol. 2007;106(3): 591-5.

Sherman ME, Piedmonte M, Mai PL, Ioffe OB, Ronnett BM, Van Le L, et al. Pathologic findings at risk-reducing salpingo-oophorectomy: primary results from Gynecologic Oncology Group Trial GOG-0199. J Clin Oncol. 2014;32(29):3275-83.

Stewart L; Advanced Ovarian Cancer Trialists Group. Chemotherapy for advanced ovarian cancer. Advanced Ovarian Cancer Trialists Group. Cochrane Database Syst Rev. 2000;(2):CD001418.

Tang J, Liu DL, Shu S, Tian WJ, Liu Y, Zang RY. Outcomes and patterns of secondary relapse in platinum-sensitive ovarian cancer: implications for tertiary cytoreductive surgery. Eur J Surg Oncol. 2013;39(7):786-91.

Tewari KS, Burger RA, Enserro D, Norquist BM, Swisher EM, Brady MF, et al. Final overall survival of a randomized trial of bevacizumab for primary treatment of ovarian cancer. J Clin Oncol. 2019;37(26):2317-28.

Timmerman D, Planchamp F, Bourne T, Landolfo C, Du Bois A, Chiva L, et al. ESGO/ISUOG/IOTA/ESGE Consensus Statement on pre-operative diagnosis of ovarian tumors. Int J Gynecol Cancer. 2021;31(7):961-82.

Timmers PJ, Zwinderman K, Coens C, Vergote I, Trimbos JB. Lymph node sampling and taking of blind biopsies are important elements of the surgical staging of early ovarian cancer. Int J Gynecol Cancer. 2010;20(7): 1142-7.

Trimbos B, Timmers P, Pecorelli S, Coens C, Ven K, Van der Burg M, et al. Surgical staging and treatment of early ovarian cancer: long-term analysis from a randomized trial. J Natl Cancer Inst. 2010;102(13):982-7.

Vergote I, Tropé CG, Amant F, Kristensen GB, Ehlen T, Johson N, et al. Neoadjuvant chemotherapy or primary surgery in stage IIIC or IV ovarian cancer. N Engl J Med. 2010;363(10):943-53.

Zang RY, Li ZT, Tang J, Cheng X, Cai SM, Zhang ZY, et al. Secondary cytoreductive surgery for patients with relapsed epithelial ovarian carcinoma: who benefits? Cancer. 2004;100(6):1152-61.

Zapardiel I, Diestro MD, Aletti G. Conservative treatment of early stage ovarian cancer: oncological and fertility outcomes. Eur J Surg Oncol. 2014;40(4):387-93.

Cirugía mínimamente invasiva y robótica en el cáncer ginecológico

57

F. J. García Santos y M. Bellón del Amo

OBJETIVOS

- Recordar las indicaciones de la cirugía de mínima invasión (CMI) en la oncología ginecológica.
- Aplicar los últimos avances en la planificación de procedimientos quirúrgicos.
- Revisar cómo ha sido la introducción de la CMI en la ginecología oncológica, cuáles han sido los puntos críticos y aquellos que aún actualmente siguen en discusión.
- Describir los procesos, valorar las situaciones y establecer la toma de decisiones oportunas tanto en circunstancias habituales como en aquellas de aparición inesperada.
- Valorar aspectos específicos de situaciones médicas y durante el procedimiento anestésico que permitirán conocer situaciones especiales y llevar a cabo procedimientos más o menos estandarizados según el tipo de patología.

INTRODUCCIÓN

La aplicación de los avances científicos tecnológicos en la ejecución de los procedimientos quirúrgicos complejos por parte de los cirujanos modernos ha conseguido mejorar el estado de salud de los pacientes, lo que ha permitido acortar el tiempo de recuperación postoperatorio; la cirugía de mínima invasión (CMI) puede considerarse uno de dicho avances. La cirugía ginecológica laparoscópica en procedimientos ginecológicos no oncológicos tiene un largo recorrido de más de tres décadas.

En el manejo multidisciplinario de las pacientes con cáncer, la cirugía es una parte fundamental; su papel incide en momentos muy diferentes durante todo el tratamiento (**Tabla 57-1**).

La CMI mediante laparoscopia y con asistencia robótica forma parte de un elevado número de procedimientos quirúrgicos dentro de la oncología ginecológica; en algunas unidades de hospitales de tercer nivel, hasta en proporciones superiores al 80 % del total de las cirugías. Los procedimientos de mínima invasión se han convertido en la técnica de referencia de la resolución de muchos procesos ginecológicos. En España, se diagnostican cada año unos 10.000 casos de cáncer ginecológico, siendo en incidencia el segundo en la mujer, tras el cáncer de mama.

A lo largo de este capítulo, se van a desarrollar las generalidades, ya que las particularidades de cada tumor ginecológico se han analizado en los capítulos 55 y 56.

Durante años, se han ido desarrollando estrategias para disminuir los costos en CMI hasta conseguir su optimización adecuada. Se considera que hay diferentes aspectos que influyen en los costes de la CMI en ginecología (**Fig. 57-1**).

Hace ya más de una década, los ginecólogos oncólogos dedicados a la cirugía de tumores ginecológicos acogieron con gran beneplácito un enfoque nuevo para el tratamiento quirúrgico de esta patología con el ensayo en fase III LAP2 del Grupo de Oncología Ginecológica (GOG). Con este y otros ensayos, surgió el gran esfuerzo de ampliar las indicaciones para la CMI. En años recientes, un ensayo en fase III publicado en el *New England Journal of Medicine*, enfocado en el manejo del cáncer cervical (LACC, *Laparoscopic Approach to Cervical Cancer*), comparaba los datos de 631 pacientes en cuanto a supervivencia utilizando la CMI o la cirugía clásica; transcurrido la mitad del tiempo de este ensayo de no inferioridad, hubo de ser cerrado, al observar que las tasas de mortalidad y las de supervivencia libre de enfermedad (SLE) eran significativamente peores en la cohorte de CMI.

Durante las dos últimas décadas, se han publicado un elevado número de estudios que avalan su aplicabilidad en el cáncer ginecológico. Actualmente, son por todos reconocidas las ventajas (**Tabla 57-2**) que la CMI tiene sobre la cirugía abierta.: menor sangrado, menor dolor, menor tiempo de hospitalización, pronta incorporación a la vida cotidiana y, por último, un aspecto de gran importancia en el ámbito oncológico, la posibilidad del uso temprano de la terapia adyuvante.

La visión de una imagen amplificada permite realizar con precisión la radicalidad requerida en estos procedimientos, se mejora el detalle y la identificación de estructuras anatómicas, lo que redunda en menores pérdidas hemáticas y, por

Tabla 57-1. Aplicaciones de la cirugía en el manejo del paciente oncológico

- Prevención
- Diagnóstico
- Estadificación (evaluación de la extensión)
- Tratamiento curativo
- Manejo de complicaciones y secuelas (producidas por los tratamientos)
- Manejo de la paliación

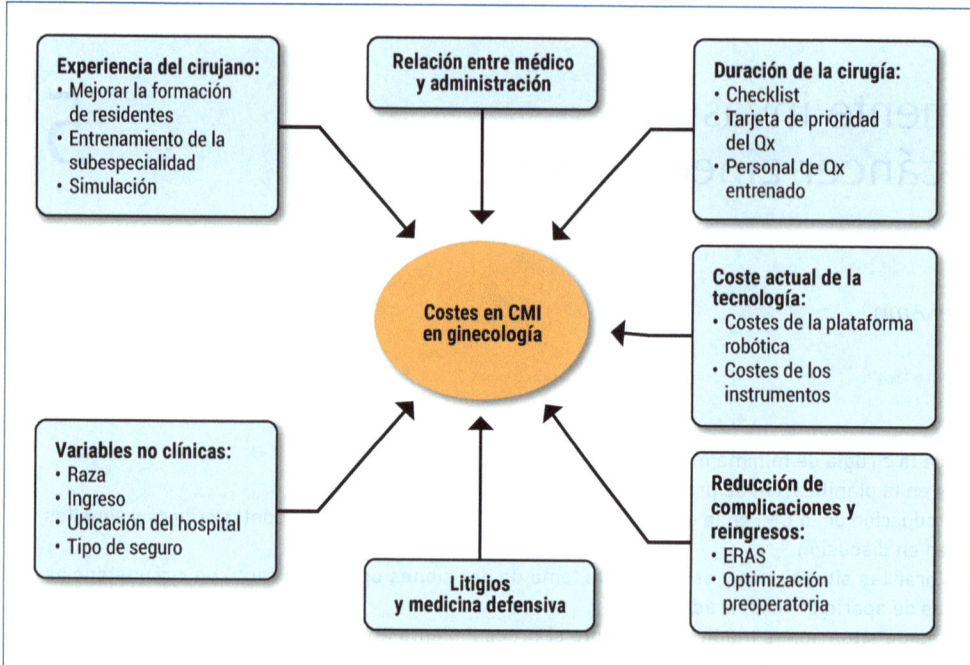

Figura 57-1. Factores que condicionan los costes en cirugía de mínima invasión en ginecología. CMI: cirugía de mínima invasión; ERAS: rehabilitación mejorada después de cirugía (*Enhanced Recovery After Surgery*). Qx: quirófano.

Tabla 57-2. Ventajas de la cirugía de mínima invasión sobre la cirugía clásica

- Menor pérdida hemática
- Menor dolor
- Menor tiempo de hospitalización
- Mejor cosmesis y estética
- Pronta reincorporación a la vida cotidiana
- Inicio temprano de la terapia adyuvante

ende, menor morbilidad posoperatoria. Algunas pacientes con tumores ginecológicos son de alto riesgo quirúrgico, por lo tanto, la CMI va a disminuir el riesgo de complicaciones tromboembólicas, digestivas (íleo paralítico) y complicaciones de la herida quirúrgica (seromas, infecciones o eventraciones).

La menor morbilidad con una estancia posquirúrgica reducida y una mejora en la calidad de vida son, pues, una evidencia, además de lograrse idénticos resultados oncológicos.

CAMBIOS FISIOLÓGICOS DURANTE LA LAPAROSCOPIA

La cirugía laparoscópica genera algunos cambios en la fisiología cardiovascular y pulmonar de las pacientes. Estos cambios son debidos, principalmente, a la absorción del dióxido de carbono (CO_2) utilizado para insuflar la cavidad abdominal, al aumento de la presión intraabdominal por el neumoperitoneo y por la posición de Trendelenburg. La absorción del gas a través del peritoneo puede hacer que se acumule a nivel sistémico (hipercapnia); de forma secundaria, esta elevación de CO_2 en sangre genera un estímulo sobre el sistema simpático, se aumentan las resistencias periféricas (pulmonar y sistémica), con la consiguiente elevación de la presión arterial.

El profesional que se encarga de la anestesia en estos pacientes debe conocer estos cambios en la fisiología car-

diovascular. La ventilación compensadora debe corregir la hipercapnia cuando esta ocurra; si no es así, se producirá acidosis, con mala función de la contractilidad miocárdica y, por ende, fallo cardíaco. *Per se*, la hipercapnia también puede generar taquicardia y arritmias; de igual forma, puede aparecer bradicardia por estimulación vagal (manipulación del aparato genital interno, distensión del cuello uterino al colocar manipuladores y al distender el peritoneo).

El aumento de la presión intraabdominal origina una disminución de flujo visceral abdominal y en la vena cava inferior; esto genera acumulación de sangre en extremidades inferiores y aumento de la resistencia venosa; la consecuencia clara es la disminución del gasto cardíaco por bajada del retorno venoso.

A nivel pulmonar, hay una disminución de su función. El diafragma se desplaza hacia arriba de forma secundaria a la presión abdominal ejercida por el CO_2 y por el desplazamiento de vísceras abdominales; la caja torácica y el diafragma, debido a las presiones de insuflación, se encuentran tensos. Se produce una disminución del volumen pulmonar total, así como de la capacidad residual funcional; esto deriva en la disminución de la reserva de oxigenación. Existe tendencia a cierto grado de colapso pulmonar y a la aparición de atelectasia, se produce desequilibrio entre la ventilación y la perfusión, con aumento del gradiente alveolocapilar de oxígeno; en conjunto, se produce una oxigenación deficiente. Así, para conseguir una buena ventilación, se precisarán presiones ventilatorias más altas.

A nivel renal, la disminución del gasto cardíaco que acontece durante la laparoscopia genera una hipoperfusión renal, además de por la presión visceral que se ejerce sobre el riñón, por la liberación de sustancias como renina, aldosterona y hormona antidiurética (ADH; del inglés, *antidiuretic hormone*). Disminuye la tasa de filtrado glomerular y del gasto urinario; este cambio es transitorio y de fácil recuperación tras cesar la compresión del gas abdominal (**Tabla 57-3**).

Tabla 57-3. Cambios fisiológicos a nivel renal durante la laparoscopia

	Hipoperfusión renal
Riñón	• Bajada del gasto cardíaco • Aumento de la presión visceral • Liberación de renina, aldosterona y ADH

ADH: hormona antidiurética (del inglés, *antidiuretic hormone*).

CIRUGÍA DE MÍNIMA INVASIÓN EN SITUACIONES ESPECIALES DE SALUD

Después del repaso a los cambios fisiológicos que acontecen durante la insuflación de CO_2 dentro del abdomen y por la posición de Trendelenburg, es comprensible entender que cardiopatías, alteraciones pulmonares, hemoperitoneo masivo con hipovolemia o el propio embarazo pueden condicionar la realización de procedimientos de mínima invasión (trabajar con menos grados de Trendelenburg, emplear menos presión de CO_2, etcétera).

En situaciones de distensión intestinal o de obstrucción de víscera hueca, será importante realizar previamente descompresión gástrica. La obesidad y el paciente no estable hemodinámicamente fueron en el pasado contraindicaciones relativas para laparoscopia; hoy en día, no es así, más aún, en caso de cirujano experto y hábil.

Obesidad

El exceso ponderal dificulta la ventilación mecánica adecuada. En el pasado, la obesidad se consideraba contraindicación relativa para la realización de una laparoscopia en ginecología. Es esencial en estos casos una coordinación adecuada con los anestesiólogos para encontrar el grado adecuado en la posición de Trendelenburg y obtener buenos resultados en la realización de la cirugía. Se puede afirmar, por lo tanto, que las pacientes obesas se benefician en la cirugía de una vía de acceso de mínima invasión.

Embarazo

Es posible realizar CMI en cualquier trimestre de la gestación, pero es fundamental que los cirujanos y anestesistas conozcan los cambios fisiológicos que acontecen en el embarazo y cómo se pueden acrecentar durante el procedimiento laparoscópico. En el tiempo perioperatorio, es de gran importancia desplazar el útero a la izquierda, con la colocación de un dispositivo cuneiforme; se disminuye, así, la reducción de retorno venoso como consecuencia del aumento del tamaño uterino. También se produce un aumento de la trombosis venosa, por la hipercoagulabilidad gestacional, por lo que será de elección colocar de forma rutinaria medias compresivas. Nunca se emplearan manipuladores uterinos intracervicales. Se deberá limitar la presión de insuflación a 10 mmHg y mantener niveles de CO_2 televentilatorios de 32-34 mmHg; se deberá colocar el trocar de entrada en el lugar elegido de forma adecuada en orientación cefálica y limitar al mínimo la manipulación uterina. No se recomienda el uso sistemático de tocolíticos profilácticos perioperatorios.

Extracción de grandes piezas quirúrgicas

La extracción de grandes piezas quirúrgicas, una vez llevados a cabo los procedimientos, puede hacerse a través de la vía vaginal, por donde se pueden extraer especímenes de gran tamaño: útero con grandes miomas, masas anexiales e, incluso, vísceras resecadas de forma parcial o total, según los casos (epiplón, tubo digestivo, etcétera) **(Fig. 57-2)**.

Es de gran importancia aislar las piezas en el momento de la extracción, más aún, si va a ser necesaria la fragmentación o la morcelación para su extracción, y evitar, así, la diseminación tumoral dentro de la cavidad abdominal.

En ocasiones, se decide llevar a cabo la ampliación de uno de los orificios de los trocares de acceso para extraer las piezas, no influyendo en exceso este procedimiento en la posterior recuperación de la paciente, aunque sí en la cosmesis de la pared abdominal, con una cicatriz de mayor envergadura.

El hecho de aplicar una nueva tecnología al ámbito de la cirugía oncológica, además, tiene el hándicap de demostrar que la supervivencia lograda con ella es, al menos, igual, si no superior, a la de la técnica estándar. En estos últimos años, diferentes publicaciones han puesto en entredicho la afirmación anterior, y se están cuestionando las vías de abordaje con CMI en algunos tumores ginecológicos, en algunos estadios concretos y con histologías determinadas. Existen multitud de estudios que han comparado costes para el abordaje terapéutico del mismo tumor por vías laparotómica y con CMI (laparoscópica), con gastos cercanos a 17.000 $ para la primera y de menos de 13.000 $ para la segunda.

APORTACIONES DE LA CIRUGÍA MÍNIMAMENTE INVASIVA AL TRATAMIENTO ONCOLÓGICO GINECOLÓGICO

¿Cuáles son las aportaciones de la CMI al tratamiento oncológico ginecológico? En general, serían dos grandes grupos:

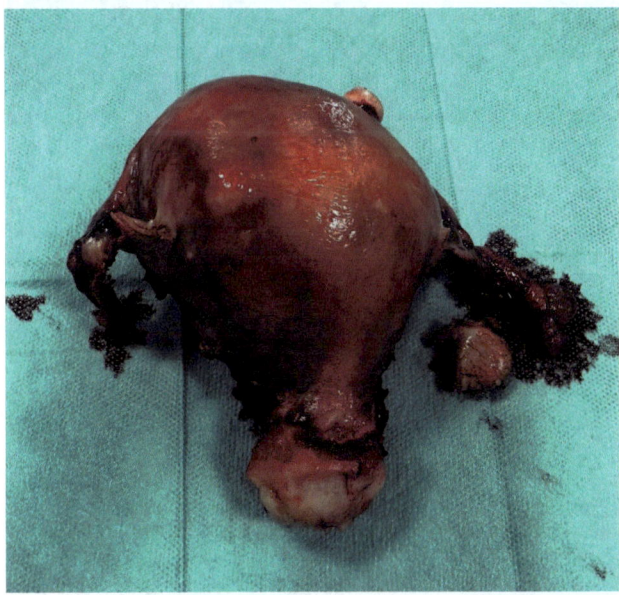

Figura 57-2. Gran espécimen (útero miomatoso) extraído por vía vaginal tras histerectomía asistida por laparoscopia.

las de cirugía de estadificación y las de cirugía reglada de tumores ginecológicos:

- Histerectomía simple y radical.
- Traquelectomía.
- Parametrectomía.
- Manejo quirúrgico de masas anexiales complejas.
- Cirugía de tumores *borderline* de ovario y de carcinomas invasores precoces.
- Asistencia laparoscópica a la cirugía exenterativa.
- Laparoscopia quirúrgica de estadificación (identificación del ganglio centinela, linfadenectomía paracervical-parametrial, disección linfática laparoscópica extraperitoneal y transperitoneal). Los territorios de drenaje linfático en oncología ginecológica que se deben considerar son: el inguinal, el pélvico bilateral y el lumboaórtico o paraaortocavo.

Aunque en menor medida que en años previos, todavía existen ciertas dificultades para adoptar estas nuevas tecnologías por una pequeña parte de cirujanos oncológicos ginecológicos. Lo costoso de los equipos, las largas y a veces difíciles curvas de aprendizaje, la visión 2D, los movimientos a veces contrarios a los intuitivos, pueden ser motivo de no desarrollar adecuadamente la CMI (**Fig. 57-3**).

Cuando se analizan los resultados en el plazo de seis semanas después de la cirugía, los pacientes intervenidos con CMI tienen una mejor calidad de vida en general (forma física, apariencia personal y reanudación de actividades de la vida cotidiana). Además, el aumento de la esperanza de vida hace que sea más probable que una persona sea sometida a más intervenciones quirúrgicas diferentes, de tal forma que, a más mínima invasión en la actualidad, mejores resultados en el futuro.

Cáncer endometrial

El cáncer de endometrio es uno de los tumores ginecológicos más frecuentes (es la cuarta localización tumoral más frecuente en la mujer). En Estados Unidos, se diagnostican alrededor de 45.000 casos al año (prevalencia), con cerca de 8.000 muertes.

Su diagnóstico se realiza de forma precoz en más del 80 % de las ocasiones, y su tratamiento primario es el quirúrgico inicial con o sin manejo adyuvante posterior. En los tumores de bajo riesgo (endometrioides, grado de diferenciación 1-2, con infiltración menor del 50 %), no se considera la linfadenectomía, porque solo se consigue aumentar la morbilidad sin lograr beneficio en supervivencia global (SG) y SLE. Existen numerosos estudios que han demostrado la seguridad y factibilidad del abordaje de este tipo de tumores uterinos con CMI y, por lo tanto, será la norma para su manejo.

La cirugía se lleva a cabo en posición de litotomía, para facilitar, así, la extracción vaginal de la pieza; el equipo de los autores no utiliza en ningún tumor manipuladores uterinos. Para llevar a cabo la entrada en la cavidad abdominal, emplean el trocar de Hasson, que se introduce periumbilicalmente mediante una técnica «abierta»; la presión de trabajo del CO_2 media es de 12 mmHg. Se colocan los trocares accesorios de 5 mm (o los robóticos de 8 mm) en ambas fosas ilíacas y en los flancos, colocando a la paciente en Trendelenburg (20°-25°). En el caso de la cirugía con asistencia robótica (AR), a continuación, se lleva a cabo el denominado *docking* o «acoplamiento» de los brazos del robot a los trocares, no superando este en grupos con experiencia los 2-3 minutos. En el caso de realizar linfadenectomía lumboaórtica, se colocaba un trocar supraumbilical de 10 mm para introducir la óptica y, así, poder trabajar en el campo superior de forma transperitoneal.

El grupo de los autores llevó a cabo el estudio de costes comparando el abordaje laparotómico, el laparoscópico y con asistencia robótica en 347 pacientes; en 71, se hizo asistencia robótica; en 84, laparoscopia convencional; y, en 192, procedimiento laparotómico. Claramente, la CMI en el cáncer de endometrio era más ventajosa en cuanto a pérdidas hemáticas, dolor y estancia hospitalaria. Resultaban procedimientos seguros cuando se comparaban con la laparotomía y, en el caso de los autores, no se evidenciaron diferencias en los costes entre las tres técnicas (2012). Las tasas de conversión a laparotomía fueron muy bajas tanto en los casos de laparoscopia clásica como en los de asistencia robótica (del 2,4 frente al 8,1 %). La curva de aprendizaje es considerablemente inferior con la asistencia robótica que con la laparoscopia convencional; así, se estima que se alcanza con alrededor de 20 casos (**Fig. 57-4**).

A fecha de hoy, existe clara evidencia del ahorro en costes que supone este abordaje quirúrgico frente al abordaje laparotómico (12.907 $ frente a 17.174 $) en los tumores de endometrio.

Un grupo de pacientes que claramente se beneficia de la CMI cuando padecen un cáncer de endometrio son las

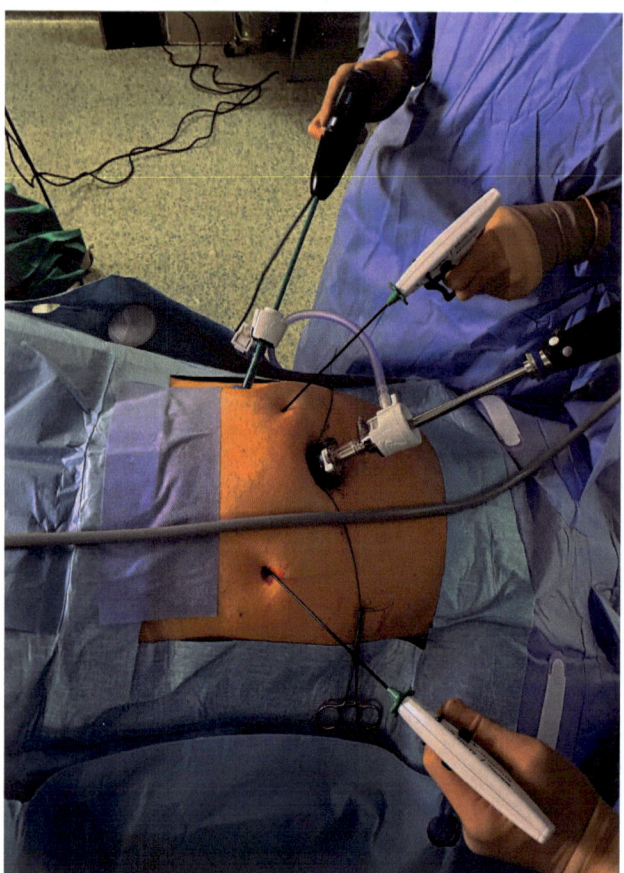

Figura 57-3. Imagen de un quirófano de cirugía de mínima invasión.

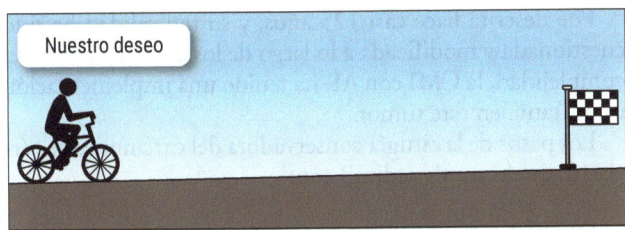

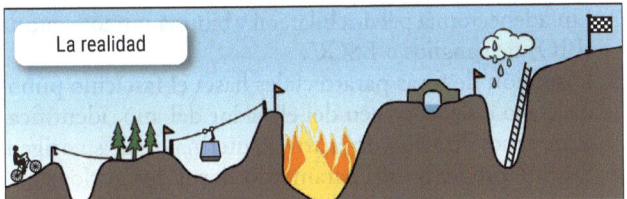

Figura 57-4. Curva de aprendizaje.

Tabla 57-4. Resultados de la comparación de la intervención de tumores endometriales con asistencia robótica y laparoscopia clásica estratificados por índice de masa corporal

IMC (kg/m^2)	AR	LC	*p*
<25	60 mL**	100 mL**	<0,05
25-30	2 días*	4 días*	<0,05
>30	87,5 mL**	180 mL**	<0,05
>30	3,4 %***	6 %***	<0,05

*Tiempo de ingreso hospitalario; **Pérdidas hemáticas; ***Porcentajes de conversión. AR: asistencia robótica; IMC: índice de masa corporal; LC: laparoscopia clásica; *p*: nivel de significación estadística.

pacientes obesas, más aún, aquellas con índice de masa corporal (IMC) superior a 30 kg/m^2. A lo largo de cuatro años, en el centro de los autores, fueron revisados 234 casos de tumores de endometrio tratados quirúrgicamente, 133 con AR y 101 con laparoscopia clásica (LC); fueron estratificadas por IMC <25 kg/m^2, ≤30 kg/m^2 y >30 kg/m^2.

En el grupo de la LC, el 41,6 % de las pacientes tenían IMC inferiores a 25 kg/m^2, y el 21,8 % de los casos, por encima de 30 kg/m^2, mientras que, en el grupo de la AR, eran el 36,6 y el 21,8 %, respectivamente. Ambos grupos resultaron homogéneos para ser comparados con relación a la edad, el IMC, los riesgos anestésicos, los valores previos de hemoglobina y el estadio tumoral (**Fig. 57-5**).

En la **tabla 57-4**, aparecen agrupados los resultados de la comparación entre ambos tipos de abordaje con CMI respecto al tiempo de ingreso hospitalario, pérdidas hemáticas y porcentajes de conversión.

El tiempo quirúrgico fue claramente inferior en los casos de AR comparado con los de la LC, siendo más evidente cuanto mayor era el IMC (> 30 kg/m^2), si bien, estas diferencias no resultaron estadísticamente significativas. No se encontraron diferencias en el número de ganglios pélvicos o lumboaórticos obtenidos mediante uno u otro procedimiento; las tasas de conversión a laparotomía fueron mayores en el grupo de la LC y en relación directa de forma lineal al IMC. La existencia de graves adherencias abdominales y la dificultad para controlar un sangrado agudo también fueron causas de conversión. Como complicaciones posquirúrgicas que requirieron reintervención, destacan las hernias laparotómicas y las dehiscencias de la cúpula vaginal; no hubo diferencias entre ambas formas de abordaje, como se refleja en la **tabla 57-5**.

Las limitaciones que la cirugía laparoscópica tenía para el abordaje de pacientes con obesidad han sido parcialmente resueltas con el abordaje de mínima invasión con AR. Existen ya varios metaanálisis que han estudiado a este grupo de paciente. Se han obtenido tasas de reconversión de tan solo el 3,8 % en casos de AR si se comparan con los que ocurren con el abordaje de LC (7 %) para pacientes con IMC por encima de 40 kg/m^2.

No existen diferencias entre las tasas de recurrencia de la enfermedad entre ninguno de los diferentes tipos de tratamiento quirúrgico (AR: 9 %; LC: 14 %; vaginal/laparoscópico: 11 %; y laparotomía: 15 %).

Recientemente, el metaanálisis publicado por Wang *et al.* sobre 27 estudios y más de 6.500 pacientes corrobora todo lo anterior y concluye diciendo que la AR en el cáncer de endometrio es segura cuando se compara con los abordajes laparoscópicos clásicos y laparotómicos, con menores pérdidas hemáticas, menores tasas de transfusión y de conversión, y similar número de ganglios obtenidos en las linfadenectomías.

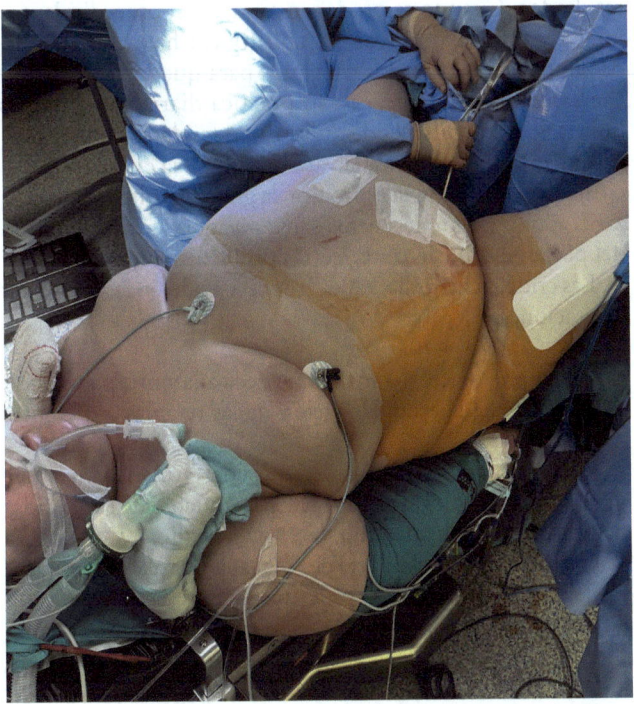

Figura 57-5. Paciente con índice de masa corporal elevado tras cirugía de mínima invasión por un tumor endometrial con asistencia robótica.

Tabla 57-5. Complicaciones que requirieron reintervención en la intervención de tumores endometriales con asistencia robótica y laparoscopia clásica

Complicaciones Reintervención	AR	LC
Hernias	3,7 %	3,9 %
Dehiscencias	11 %	8 %

AR: asistencia robótica; LC: laparoscopia clásica.

Como se desarrolla más adelante en el apartado sobre laparoscopia con puerto único (LESS; del inglés, *laparoendoscopic single site*), la cirugía de cáncer de endometrio para estadios I de enfermedad es reproducible, segura y con efectos estéticos muy satisfactorios para las pacientes, siendo de gran interés la combinación con el protocolo ERAS (Enhaced Recovery After Surgery), por obtenerse ventajas obvias en el periodo perioperatorio. También queda confirmado que el tratamiento quirúrgico del CE con este abordaje no afecta al pronóstico global de las pacientes (SLE y SG).

Cáncer de cuello uterino

La cirugía del cáncer de cuello uterino (el segundo cáncer más común en las mujeres) reglada es de las más complejas de los tumores ginecológicos: la histerectomía radical tipo de Wertheim-Meigs (histerectomía, parametrectomía, extirpación de manguito vaginal y linfadenectomía pélvica bilateral) frente a biopsia selectiva del ganglio centinela (BSGC). (**Figs. 57-6** y **57-7**).

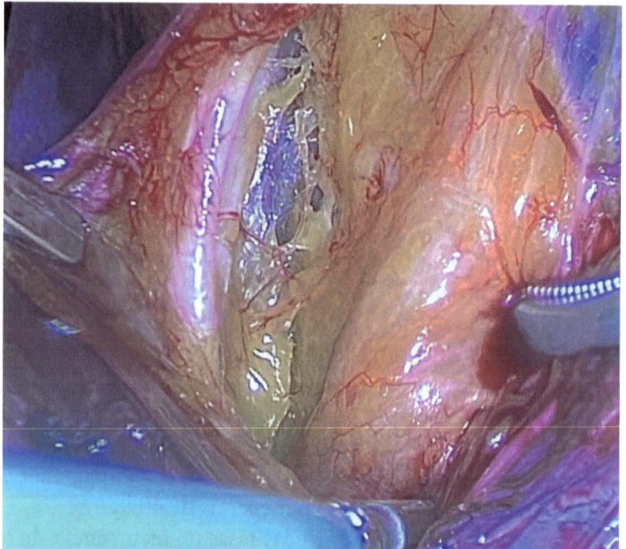

Figura 57-6. Linfadenectomía pélvica en Wertheim-Meigs.

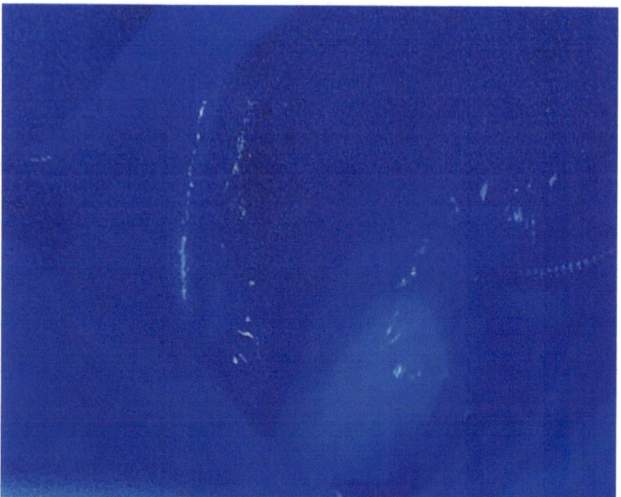

Figura 57-7. Imagen de ganglio centinela por inmunofluorescencia.

Fue descrita hace casi 125 años, y su radicalidad ha sido cuestionada y modificada a lo largo de los años. Debido a su complejidad, la CMI con AR ha tenido una implementación importante en este tumor.

Los pasos de la cirugía conservadora del carcinoma de cérvix (traquelectomía radical) son:

1. Disección de espacios paravesicales.
2. Linfadenectomía pélvica bilateral y biopsia intraoperatoria (BIO) de ganglios o BSGC.
3. Disección de fosas pararrectales hasta el fascículo pubococcígeo e ileococcígeo del elevador del ano; identificación y movilización de la arteria uterina desde su origen.
4. Sección progresiva del parametrio en sus dos tercios superiores, con la preservación de los nervios esplácnicos, que transcurren por la parte más caudal de este, con preservación de la arteria uterina; solo se secciona la vena uterina superior.
5. Separación del uréter de la hoja posterior del ligamento ancho hasta el cruce con la arteria uterina; identificación y movilización del nervio hipogástrico, que se encuentra por debajo del uréter.
6. Sección del peritoneo del Douglas, separación del recto de la vagina (espacio rectovaginal) y sección de los ligamentos uterosacros a 2 cm por debajo de la finalización del cérvix.
7. Disección del ligamento vesicovaginal (pilar vesical) hasta encontrar el uréter terminal en su entrada a la vejiga.
8. Disección del tejido paracervical, con la identificación de la arteria uterina en todo su trayecto; uréter disecado hasta el trígono vesical.

Volviendo a los resultados del ensayo LACC, se va a desarrollar una pequeña valoración que trate de explicar sus resultados. Cuando se producen avances en procedimientos y en tecnología (innovación quirúrgica) hay un aumento de «la presión» sobre los cirujanos para que los incorporen (herramientas y técnicas) a su práctica diaria. Los ensayos quirúrgicos son difíciles de realizar; la estandarización de procedimientos quirúrgicos, la variabilidad de la experiencia del cirujano en una cirugía específica, la gran dificultad para realizar el «doble ciego» de sujetos e investigadores y las diferencias del paciente son, sin duda, serios problemas metodológicos.

Las críticas al estudio LACC se han basado en las siguientes limitaciones:

• Falta de valoración centralizada de la anatomía patológica, así como de la estandarización de las terapias adyuvantes posteriores.
• Gran variabilidad en la experiencia del cirujano con la histerectomía radical abierta y la CMI; muchas de las recaídas provenían de lugares concretos del estudio.
• Gran complejidad de esta cirugía, añadida a la variabilidad de cirujano, paciente y procedimiento.
• Evaluación preoperatoria subjetiva de la paciente/caso clínico, sin técnicas de imagen preoperatorias estandarizadas.

Un dato del ensayo del LACC muy llamativo es que, en la cohorte de CMI, el tiempo de SLE no mostró un porcentaje menor del previsto (del 86 frente al 90 % esperado); lo que sí ocurrió fue que, en la de cirugía abierta, la SLE sí fue mayor que la esperada (96,5 %).

A raíz de este ensayo, se han llevado a cabo estudios peri-LACC o pos-LACC. Destaca el de Melamed *et al.*, realizado en Estados Unidos (2018), en el que se puede apreciar cómo se observa una disminución significativa y sistemática cada año después de la realización de cirugía robótica en pacientes en estadios IA2-IB1; quizás sea un reflejo de la «curva empinada de aprendizaje». Será interesante en el futuro observar qué ha ocurrido más allá de los cuatro años iniciales que analizaba este estudio. La manipulación del tumor con el uso de movilizadores uterinos, la insuflación abdominal de CO_2 y la exposición del tumor en la cavidad peritoneal han sido otras circunstancias que se han postulado y podrían tener impacto en estos resultados.

Cáncer de ovario

El cáncer de ovario es el tercero más frecuente del aparato reproductor femenino (en España, se registran alrededor de 3.200 casos al año). La CMI también tiene utilidad en la evaluación de masas anexiales complejas, cirugías de estadificación completas en estadios iniciales y para determinar la resecabilidad en la enfermedad avanzada (**Figs. 57-8** y **57-9**). Como aspectos de controversia en el manejo del cáncer de ovario con CMI, destacan la diseminación tumoral por rotura de la masa anexial, la infraestadificación y las metástasis en el lugar de colocación de los trocares.

El abordaje del cáncer de ovario con CMI ha conseguido aumentar el número absoluto de citorreducción óptima, ha disminuido el porcentaje de laparotomías no necesarias, y es de gran importancia señalar que el tiempo que transcurre desde la cirugía hasta el inicio del tratamiento sistémico adyuvante ha bajado de cinco semanas a 10-12 días si se comparan laparotomía y laparoscopia.

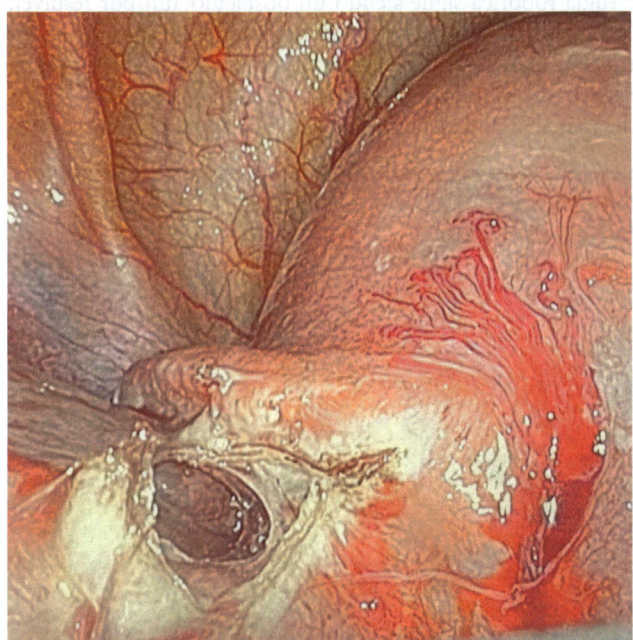

Figura 57-8. Biopsias peritoneales. Estudio de extensión en cirugía primaria de cáncer de ovario precoz.

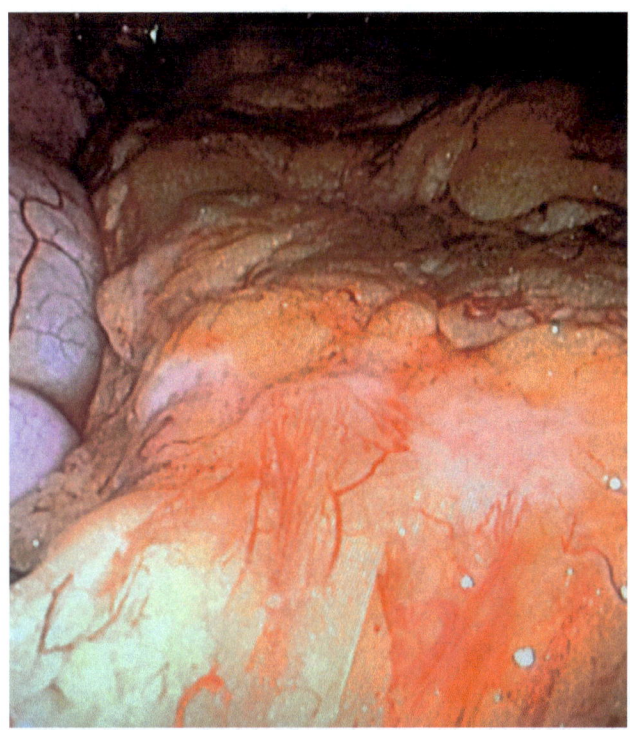

Figura 57-9. Imagen de cirugía de mínima invasión que identifica implantes omentales en un carcinoma de cérvix diseminado.

ASISTENCIA ROBÓTICA EN CIRUGÍA DE MÍNIMA INVASIÓN

La AR aplicada desde los primeros años del siglo XXI ha venido a intentar paliar algunas de las limitaciones comentadas con anterioridad. Los robots telemanipulados con interfase hombre-máquina son los sistemas más complejos, con la tecnología más avanzada, pero también con los costes más elevados (**Fig. 57-10**).

¿Qué ha aportado la tecnología robótica a la CMI? (**Tabla 57-6**).

Los componentes de las plataformas robóticas son bastante comunes, a pesar de existir diferentes tecnologías ofrecidas por las distintas empresas (**Figs. 57-11** y **57-12**):

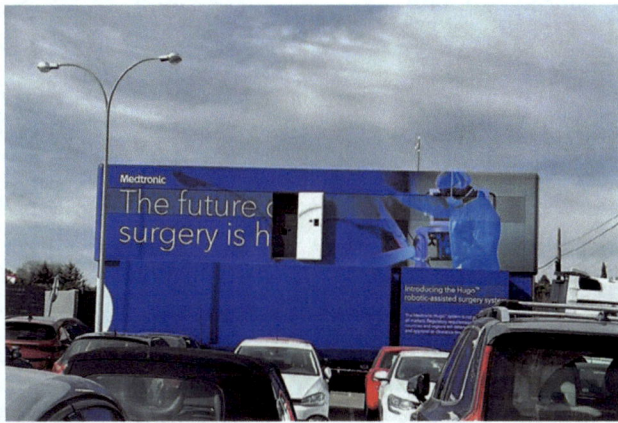

Figura 57-10. Imagen del «set de información» móvil la de la plataforma robótica HUGO; difusión de información sobre asistencia robótica en las facultades de medicina.

Tabla 57-6. Aportaciones de la asistencia robótica a la cirugía de mínima invasión

- Visión tridimensional
- Movimiento de instrumentos con amplios grados de libertad
- Tutorización y asistencia a distancia (procedimientos quirúrgicos complejos)
- Imagen magnificada

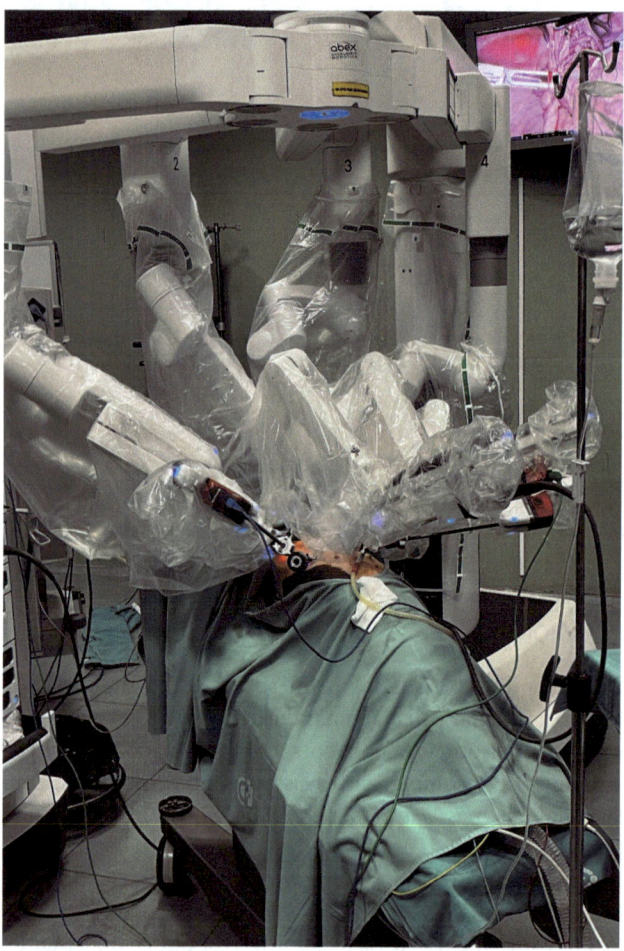

Figura 57-11. Plataforma Da Vinci: carro del paciente.

- Consola: como lugar de trabajo del cirujano, desde donde manejará la cámara y el resto de instrumentos mediante controles exclusivamente con las manos, o bien con la ayuda de los pies, los cuales movilizarán los pedales.
- Brazos robóticos: que movilizarán los instrumentos a través del trocar; los brazos serán interactivos y podrán estar unidos a un «carro» o bien actuar de forma individual. Su número será variable; lo habitual son tres o cuatro según los procedimientos.
- Cámara: con visión tridimensional de alta calidad.
- Instrumentos: que presentan un alto grado de rotación, flexibilidad y precisión; van a conseguir ser transmisores a través del «filtro informático» de los movimientos exactos que el cirujano realiza desde la consola.

La implementación de estas nuevas tecnologías ha logrado tiempos operatorios más cortos en algunos procedimientos, y ha permitido mejorar la destreza del cirujano y recortar la curva de aprendizaje; de forma indirecta, la ausencia de temblor y la mayor comodidad del cirujano se suman a las ventajas descritas de la AR. La cirugía endoscópica con AR se considera un trampolín para resolver las barreras técnicas de la CMI y contribuye a su adopción de una forma más generalizada.

Dentro de las indicaciones correctas y crecientes en ginecología, destacan las siguientes:

- Cáncer ginecológico en el que se hace preciso el estudio del ganglio centinela.
- Cánceres ginecológicos que hagan necesaria la linfadenectomía lumboaórtica (**Figs. 57-13** y **57-14**).
- Cáncer ginecológico en el que se estime que precisa la linfadenectomía pélvica, más aún, en pacientes de edad avanzada y con IMC por encima de 30 kg/m^2.

Sin embargo, la viabilidad económica (eficiencia) de la cirugía robótica sigue siendo un obstáculo aún por resolver. Se espera que, con un mayor desarrollo de la tecnología robótica y la aparición de nuevas plataformas competidoras con las existentes, disminuya el problema del alto coste (**Tabla 57-7**), desapareciendo, así, las argumentaciones económicas que se

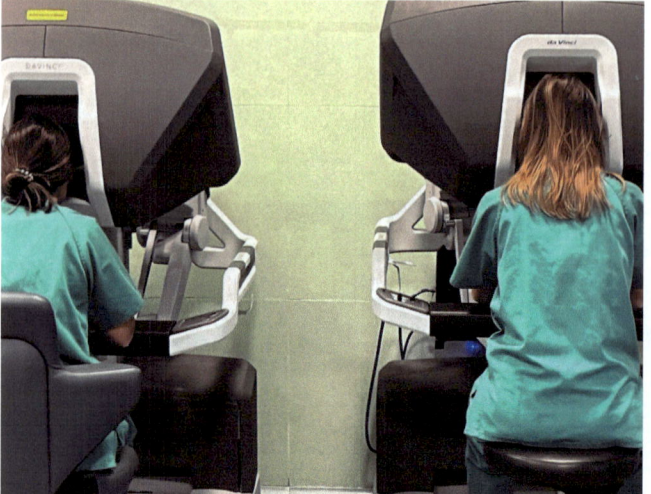

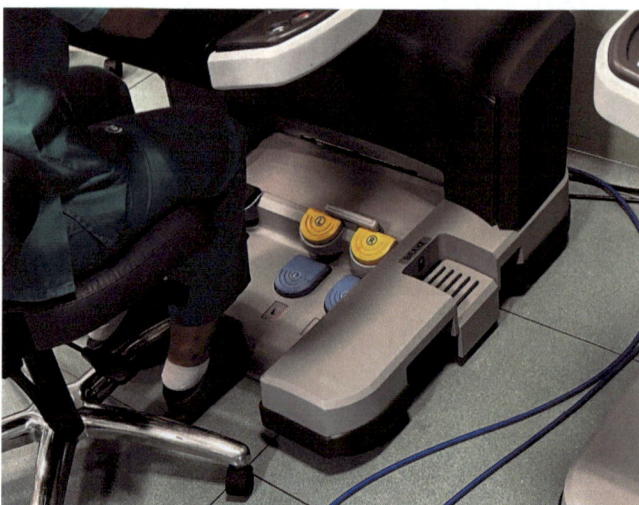

Figura 57-12. Plataforma Da Vinci: consola.

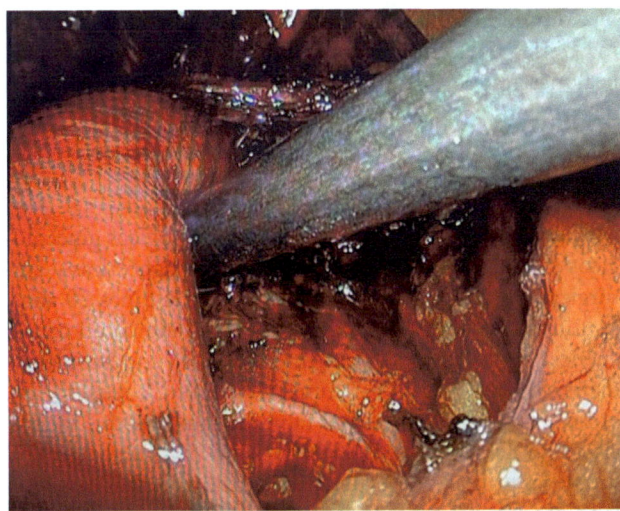

Figura 57-13. Linfadenectomía lumboaórtica transperitoneal. Se observa la salida de la arteria iliolumbar.

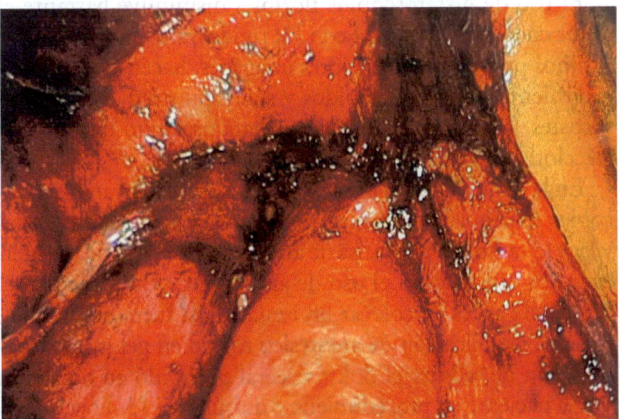

Figura 57-14. Linfadenectomía lumboaórtica transperitoneal. Se observa la llegada de la vena gonadal derecha a la cava y el inicio de la arteria mesentérica inferior.

Tabla 57-7. Costes de la cirugía según la vía

Costes según la vía	Dólares
Cirugía abdominal	43.622
Cirugía vaginal	31.934
Cirugía con asistencia robótica	49.526
Cirugía laparoscópica convencional	38.312

emplean, a veces, no de forma justificada, para pretender frenar el desarrollo robótico en su aplicación dentro de la CMI.

En el siglo XXI, estos dos enfoques innovadores —plataformas robóticas y cirugía laparoscópica de un solo puerto (SPLS; del inglés, *single-port laparoscopic surgery*)— toman la iniciativa en el desarrollo presente de la CMI.

Como ya se dijo en la introducción de este capítulo, la CMI es el estándar en la mayoría de las cirugías ginecológicas tanto por patología benigna como en la oncológica, y se estima que la cirugía con AR lo será en un futuro próximo.

Son las cirugías de estadificación de cáncer de ovario y endometrio y la cirugía radical del cáncer de cérvix los pro-

cedimientos que han ido incrementando el uso de la AR en la práctica quirúrgica oncológica ginecológica.

La curva de aprendizaje para la estadificación del cáncer de endometrio con plataformas robóticas se conseguía con solo 20 casos, con el sistema quirúrgico Da Vinci; fue más corta que con la cirugía laparoscópica convencional. Aunque, al inicio, hubo falta de datos que mostraran la curva de aprendizaje de la cirugía robótica en la histerectomía radical, todos los autores que investigaron la viabilidad de la histerectomía radical robótica en comparación con la laparotomía informaron de resultados quirúrgicos aceptables en sus experiencias iniciales.

La simulación en la cirugía robótica es más parecida a la cirugía convencional que a la laparoscopia; es por ello por lo que se ha convertido en una clara alternativa en el manejo de patología oncológica y benigna compleja. Desde el punto de vista de la eficiencia en el gasto, el factor más importante, en general, será encontrar el equilibrio entre la atención y el manejo del paciente, el uso adecuado de recursos en función del coste general y el reembolso.

En 2010, Intuitive Surgical (Sunnyvale, California, Estados Unidos) desarrolló de forma combinada las ventajas de la cirugía con AR y la SPLS, aunque de forma muy limitada. Fue en junio de 2018 cuando la Food and Drug Administration (FDA) de los Estados Unidos aprobó la plataforma Da Vinci SP (cuarta generación del sistema Da Vinci) para cirugías urológicas. Consta de una cámara articulada y tres instrumentos que se colocan de forma simultánea dentro de un puerto multicanal de 25 mm de diámetro, con sistema EndoWrist SP, que le confiere movimiento con siete orientaciones posibles diferentes (grados de libertad o DoF; del inglés, *degrees of freedom*). Ya se ha aplicado en algunas cirugías ginecológicas, solventándose algunas de las limitaciones de la generación previa de puerto único con sistema robótico (SSRS; del inglés, *single-site robotic surgery*).

Ya no se debe considerar la CMI con AR como un novedoso procedimiento de innovación tecnológica en manos de pocos, sino como una herramienta quirúrgica resultado de la evolución de la investigación biomédica que se deberá acoger con prudencia, pero con la seguridad de que en los procesos donde la eficiencia de su uso es evidente deberá ser empleado, evitándose, así, abordajes laparotómicos clásicos.

CIRUGÍA DE MÍNIMA INVASIÓN LAPAROSCÓPICA DE PUERTO ÚNICO

La LESS/SPLS tiene el objetivo de mejorar el efecto estético de la CMI y la posible morbilidad de las incisiones múltiples. Representa un paso más en la evolución de la CMI. Las innovaciones tecnológicas en el campo de la cirugía laparoscópica han sido notables, y los procedimientos, complicados. De hecho, el enfoque de puerto único ya se había utilizado ampliamente en ginecología; la primera ligadura de trompas con incisión única se realizó en 1969. En la década de 1970, se realizaban ligaduras tubáricas laparoscópicas con anillos de Yoon a través de una única incisión umbilical.

Pasado ese tiempo, Pelosi realizó una histerectomía total con salpingooforectomía bilateral mediante técnica de punción única en 1991. Sin embargo, no se generalizó el uso de la histerectomía con SPLS debido a dificultades técnicas, principalmente, por fallos en la triangulación, que es necesaria para mantener un campo operatorio adecuado durante la cirugía laparoscópica. La dificultad de la técnica, el coste de los instrumentos flexibles y su difícil manipulación han hecho que no haya tenido una amplia implantación. Todas estas debilidades comportan tiempos quirúrgicos y curvas de aprendizaje más prolongadas; ambos son obstáculos importantes para la generalización de la SPLS.

Hoy en día, se están desarrollando e introduciendo en ginecología dispositivos diseñados para superar los desafíos técnicos anteriormente descritos de la LESS (**Tabla 57-8**). Incluyen puertos laparoscópicos diseñados para aplicar múltiples instrumentos a través de una sola incisión, endoscopios flexibles/largos e instrumentos articulados/de longitud variable y plataformas robóticas Da Vinci con instrumentos articulados. Con el desarrollo de nuevos equipamientos, es posible que se logre remplazar en algunos casos el clásico abordaje laparoscópico multipuerto.

En 2009, se hacen las primeras comunicaciones de manejo de neoplasias ginecológicas mediante LESS (13 casos): una estadificación de cáncer de endometrio, una estadificación de cáncer de ovario, una disección de ganglios linfáticos pélvicos retroperitoneales, dos histerectomías con salpingooforectomía bilateral, siete salpingooforectomías bilaterales y una quistectomía de ovario.

Había estudios observacionales y ensayos clínicos que comunicaban mejores resultados con LESS que con laparoscopia convencional en lo referente a recuperación y dolor posoperatorio; sin embargo, un metanálisis reciente describe resultados semejantes, sin ser capaz de mostrarse superior al abordaje con puerto único.

Se podría resumir diciendo que existen claras ventajas del uso de SPLS en ginecología:

- Las complicaciones quirúrgicas relacionadas con la inserción de trocares (lesión de vasos de la pared abdominal, herniación y daño de vísceras e infección de heridas) se reducen al eliminar la necesidad de puertos auxiliares.
- Se reduce el dolor posoperatorio, que resulta de la incisión en la piel y la introducción de los trocares a través de la fascia y del músculo.
- Se obtienen mejores resultados estéticos.
- La extracción de las muestras en LESS resulta más sencilla a través de la incisión umbilical, más grande que la de la laparoscopia convencional.

Se podría concluir diciendo que la técnica de puerto único y la cirugía endoscópica transluminal a través de orificios naturales (NOTES; del inglés, *natural orifice transluminal endoscopic surgery*) híbrida son procedimientos válidos en casos seleccionados de cirugía oncológica ginecológica.

Tabla 57-8. Dispositivos y desarrollos técnicos para la implantación de cirugía laparoscópica de puerto único en ginecología

- Puertos laparoscópicos especiales para múltiples instrumentos
- Endoscopios flexibles y largos
- Instrumentos articulados de longitud variable
- Plataformas robóticas

Como desventajas asociadas a la SPLS, se encuentran el mayor riesgo de hernia umbilical debido a una incisión umbilical más grande y la dificultad en la formación/capacitación de cirujanos para CMI con esa forma de abordaje.

CIRUGÍA HISTEROSCÓPICA

Mediante este abordaje, los cirujanos oncológicos ginecológicos pueden llevar a cabo histeroscopias diagnósticas y quirúrgicas y ablaciones endometriales. En los últimos 20 años, la utilidad de la histeroscopia se ha ampliado como consecuencia del diseño de instrumentos eficaces y endoscopios de diámetro menor (de 3,5-3 mm a 2,7 mm). De igual forma, ópticas de 0° habitualmente (aunque también con indicaciones de ópticas oblicuas de 12°, 25° o 30° grados); con el uso de las primeras, la entrada en la cavidad es más intuitiva, la valoración del canal es mejor y la necesidad de dilatación cervical previa es menor, por lo tanto, se produce un menor traumatismo uterino.

El uso de histeroscopios flexibles disminuye bastante el dolor cuando se compara con los rígidos; sin embargo, estos últimos proporcionan mejores imágenes, hacen que los procedimientos sean más rápidos y se disminuyen, así, tiempo y costes. No hay clara evidencia para usar uno u otro, y la elección la realizará al cirujano.

En la mayoría de los procedimientos que emplean histeroscopios de pequeño calibre, no es necesaria la dilatación cervical y, por lo tanto, no se precisa de anestesia cervical local. Existen estudios que valoran el uso de anestésico local tópico en el ectocérvix antes de colocar un tentáculo si fuera necesario e, incluso, la aplicación de anestésico tópico en gel intracavitario, a fin de reducir el dolor visceral percibido en ocasiones por la paciente en procedimientos quirúrgicos (polipectomía, miomectomía con pinzas, energía eléctrica o mecánica con morcelación).

Existen publicaciones que presentan cirugías histeroscópicas del cánceres de endometrio en pacientes jóvenes y con deseos genésicos, con procedimientos que extirpan el tumor con márgenes endometriales de seguridad y en profundidad hasta el margen miometrial; el procedimiento se llevaría a cabo con dilatación cervical hasta 10 mm, con ópticas de 0°, glicina al 1,5 % como líquido de distensión a 70 mmHg de presión y empleando asa de 5 mm con corte a 100 W de potencia. Se realizaron posteriores seguimientos cada tres meses con examen ginecológico, estudio ecográfico transvaginal, determinación del marcador tumoral CA-125 e histeroscopia diagnóstica con biopsias. A los seis meses de la cirugía, se realizaba tomografía axial computarizada o resonancia magnética nuclear como seguimiento.

Se han descrito una media del 11,1 % de recurrencias, la mayor parte de ellas a partir del primer año. La evidencia de tasas de embarazo en pacientes tratadas con histeroscopia quirúrgica es muy limitada, en gran medida, por el daño ocasionado con la resección endometrial.

CIRUGÍA VAGINAL

La cirugía vaginal es un claro ejemplo de CMI en el campo de la ginecología. Como ventajas principales, además de las generales y comunes a otras, destacan la posibilidad de realizar el procedimiento con anestesia locorregional y la cosmesis, no dejar cicatrices visibles.

La **NOTES** es un método quirúrgico que ha ido emergiendo en el campo de la ginecología en los últimos años. Se emplea la vagina como vía de abordaje a la cavidad abdominal (V-NOTES; del inglés, *vaginal natural orifice transluminal endoscopic surgery*) y, así, evitar cicatrices en la piel abdominal (**Fig. 57-15**). Puede llevarse a cabo sin ningún tipo de asistencia transparietal, y se hablará entonces de *NOTES pura*, o bien, si existe cierto grado de ayuda, será una *NOTES híbrida*. Hay autores que esta asistencia parietal la realizan con puerto único (LESS), lo cual puede facilitar el abordaje quirúrgico y permitir un manejo más sencillo de algunos procedimientos de alto grado de complejidad.

Ya existen trabajos recientes que comparan la V-NOTES con la SPLS en el tratamiento del cáncer de endometrio (Guna *et al.*, 2022). Los autores comparan:

- Duración de la cirugía (minutos).
- Pérdida hemática intraoperatoria (hematócrito, hemoglobina y leucocitos antes y después de la cirugía).
- Tiempo de recuperación posoperatoria (horas).
- Duración de la estancia hospitalaria (días).
- Tasa de infecciones (porcentaje).
- Número de ganglios pélvicos extraídos.
- Puntuación en la escala visual analógica (EVA) a las 24 horas.
- Grado de satisfacción con la cirugía.
- Cualificación con test de calidad de vida a los tres meses de la cirugía.

El tiempo de duración de la cirugía y la pérdida hemática intraoperatoria en las pacientes sometidas a un procedi-

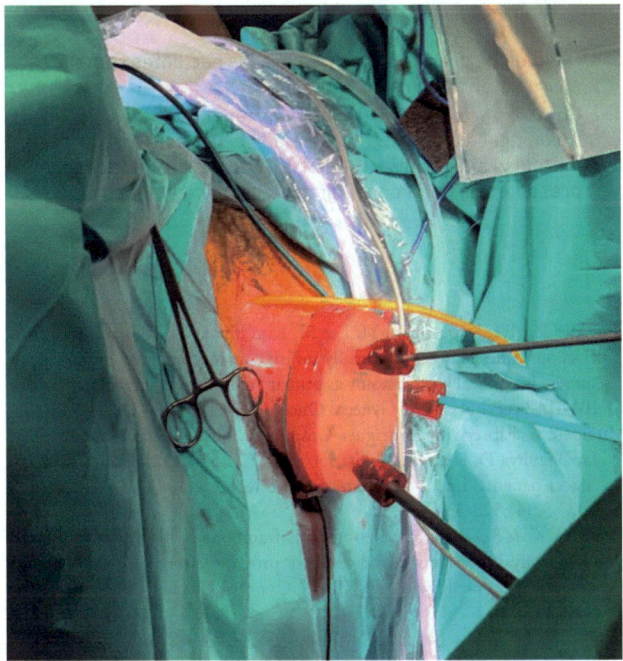

Figura 57-15. Cirugía endoscópica transluminal a traves de orificios naturales (NOTES).

miento de LESS fueron mayores; mientras que los tiempos de recuperación posoperatoria y de estancia hospitalaria, la tasa de infección de la incisión, la puntuación de la EVA a las 24 horas posoperatorias y la tasa de complicaciones del grupo V-NOTES fueron significativamente más bajos que los del primer grupo. Además, el grupo de V-NOTES tuvo un número mayor de lesiones pélvicas. También fue más elevado el número de ganglios linfáticos por procedimiento, así como los grados de satisfacción tras la cirugía y calidad de vida tres meses después de la cirugía, que también lo fueron (**Tabla 57-9**).

Se consideran criterios de exclusión pacientes con endometriosis, comorbilidad médica grave, sospecha de procesos infecciosos o inflamatorios abdominales previos, cirugías abdominales previas múltiples o sospecha de enfermedad diseminada.

Las complicaciones estudiadas incluyeron obstrucción intestinal, retención urinaria, linfocele pélvico y trombosis venosa profunda. Se utilizó un cuestionario de satisfacción quirúrgica para evaluar y comparar a los dos grupos de pacientes (puntuación total de 10 puntos):

- Puntuación de 7-10: muy satisfecha.
- Puntuación de 4-6: satisfecha.
- Puntuación inferior a 4: insatisfecha (4,07 para V-NOTES y 23,08 en los casos de de SPLS).

Se estableció la tasa de satisfacción quirúrgica como la suma de los dos primeros grupos entre el total de pacientes por 100 %. La escala de calidad de vida aplicada fue la FACT-G (*Functional Assessment of Cancer Therapy-General*) de la Organización Europea para la Investigación y el Tratamiento del Cáncer (EORTC; del inglés, European Organisation for. Research and Treatment of Cancer) para comparar la calidad de vida de ambos grupos de pacientes tres meses después de la cirugía (se evaluaban las funciones física, cognitiva y emocional, así como la función de rol y la social), con una puntuación total de 100 puntos (**Tabla 57-10**).

La cirugía endoscópica natural transvafinal (TNES; del inglés, *transvaginal natural endoscopic surgery*) en comparación con la cirugía vaginal tradicional muestra claramente el alcance que tiene la cirugía a través de la «laparoscopia vaginal», con una ampliación del campo de visión quirúrgica y el manejo más fácil en áreas estrechas, que no se podrían alcanzar con los dedos, con la ayuda de instrumentos laparoscópicos.

Cuando, además, se implementa la aplicación del protocolo ERAS, propuesto por vez primera por el cirujano danés Kehlet en 1997, se optimizan algunos de los datos señalados anteriormente a favor de la LESS en comparación con el abordaje multipuerto.

Se puede concluir que la V-NOTES en conjunto tiene mejores resultados quirúrgicos que la SPLS, tiene una recuperación posoperatoria más rápida y una mayor seguridad (menor tasa de complicaciones) en el procedimiento, lo que podría significar en el futuro el impulso de su mayor promoción y desarrollo. Queda por saber y estudiar de la NOTES, aún aportando más beneficios a las pacientes, cuál sería el impacto en el pronóstico de pacientes con cáncer de endometrio.

Tabla 57-9. Resultados del estudio comparativo entre la cirugía laparoscópica de puerto único (LESS/SPLS) y la cirugía endoscópica natural transvaginal (TNES/V-NOTES) (Guna et al., 2022)

Datos estudiados (N = 100 casos de ADCE)	LESS/SPLS (52 casos)	TNES/V-NOTES (48 casos)
Tiempo quirúrgico (minutos)	92,63	105,33
Pérdida hemática preoperatoria y a los 3 días (mL)	23,18	26,87
Tiempo de recuperación posoperatoria (horas)	18,81	15,76
Tiempo medio de estancia hospitalaria (días)	7,08	5,29
Tasa de infección de la herida quirúrgica	8,33	23,08
Puntuación de la EVA (24 horas posoperatorias)	2,50	2,37
Tasa de complicaciones	25	10,42
Ganglios por procedimiento	31,63	24,81
Satisfacción trás la cirugía (tasa %)	76,92	95,83
Calidad de vida (3 meses después)	+	++

ADCE: adenocarcinomas de endometrio; EVA: escala visual analógica; LESS: cirugía laparoscópica de puerto único (del inglés, *laparoendoscopic single site*); N: tamaño de la población; SPLS: cirugía laparoscópica de puerto único (del inglés, *single-port laparoscopic surgery*); TNES: cirugía endoscópica natural transvaginal (del inglés, *transvaginal natural endoscopic surgery*); V-NOTES: cirugía endoscópica transluminal a través del orificio natural vaginal (del inglés, *vaginal natural orifice transluminal endoscopic surgery*).

Tabla 57-10. Comparación de los datos de calidad de vida (a los tres meses de la cirugía) entre la V-NOTES y SPLS mediante la escala FACT-G de la EORTC

Datos de calidad de vida (FACT-G)	SPLS	V-NOTES
Función física	43,69	51,77
Función cognitiva	51,82	61,22
Función emocional	44,74	53,65
Función de rol	52,72	60,28
Función social	45,98	56,21

EORT: European Organisation for Research and Treatment of Cancer; FACT-G: evaluación funcional del tratamiento del cáncer-General (FACT-G, Functional Assessment of Cancer Therapy-General); SPLS: cirugía laparoscópica de puerto único (del inglés, *single-port laparoscopic surgery*); V-NOTES: cirugía endoscópica transluminal a través del orificio natural vaginal (del inglés, *vaginal natural orifice transluminal endoscopic surgery*).

PUNTOS CLAVE

- La CMI en el tratamiento del cáncer ginecológico ha servido para reducir la morbilidad quirúrgica, los tiempos de estancia hospitalaria y el tiempo de recuperación y vuelta del paciente a la vida cotidiana.
- La AR en CMI aporta menor pérdida hemática, y mayor precisión y seguridad; además, ayuda en la cosmesis, factor

- también de gran importancia para las pacientes sometidas a cirugía oncológica ginecológica.
- Como aportación de las nuevas tecnologías en CMI, la reconstrucción en 4D, la realidad virtual aumentada y las «cirugías sin cicatriz» (V-NOTES) son los grandes avances presentes ya en la oncología ginecológica.

BIBLIOGRAFÍA

Conte C, Marchetti C, Loverro M, Giudice MT, Rosati A, Gallota V, et al. Role of minimally invasive secondary cytoreduction in patients with recurrent ovarian cancer. Int J Gynecol Cancer. 2023;33(2):137-44.

Eoh KJ, Nam EJ, Kim SW, Shin M, Kim SJH, Kim JA, et al. Nationwide comparison of surgical and oncologic outcomes in endometrial cancer patients undergoing robotic, laparoscopic, and open surgery: a population-based cohort study. Cancer Res Treat. 2021;53(2):549-57.

Eriksson AGZ, Graul A, Yu MC, Halko A, Chi DS, Zivanovic O, et al. Minimal access surgery compared to laparotomy for secondary surgical cytoreduction in patients with recurrent ovarian carcinoma: perioperative and oncologic outcomes. Gynecol Oncol. 2017;146(2):263-7.

Galaal K, Donkers H, Bryant A, Lopes AD. Laparoscopy versus laparotomy for the management of early stage endometrial cancer. Cochrane Database Syst Rev. 2018;10(10):CD006655.

Gallotta V, Certelli C, Oliva R, Rosati A, Federico A, Loverro M, et al. Robotic surgery in ovarian cancer. Best Pract Res Clin Obstet Gynaecol. 2023;90:102391.

Kim SI, Cho JH, Seol A, Kim YI, Lee M, Kim HS, et al. Comparison of survival outcomes between minimally invasive surgery and conventional open surgery for radical hysterectomy as primary treatment in patients with stage IB1-IIA2 cervical cancer. Gynecol Oncol. 2019;153(1):3-12.

Miralpeix E, Fabregó B, Rodríguez-Cosmen C, Solé-Sedeño JM, Gayete S, Jar-Bogunya D, et al. Prehabilitation in an ERAS program for endometrial cancer patients: impact on post-operative recovery. Int J Gynecol Cancer. 2023;33(4):528-33.

Mitric C, Kosa SD, Kim SR, Nelson G, Laframboise S, Bouchard-Fortier G. Cost-analysis of an enhanced recovery program after minimally invasive gynecologic oncology surgery. Int J Gynecol Cancer. 2023;ijgc-2023-004528.

Senguttuvan R, Lugo Santiago N, Kohut AY, Tergas A, Song M, Cohen J, et al. Minimally invasive surgery for endometrial cancer: a decade-long, 265,000 patient experience from the national cancer database (1234). Gynecol Oncol. 2023;176:S150.

Carcinoma de células renales. Cáncer vesical

58

J. A. Herranz Yagüe y A. R. Arnaiz Pérez

 OBJETIVOS

- Conocer la prevalencia, y describir la incidencia, la etiología y la patogenia del cáncer de células renales y vesical.
- Revisar los procedimientos diagnósticos de pruebas de imagen, laboratorio y seguimiento en ambos tumores.
- Sintetizar las diferentes anatomías patológicas de ambos tumores, así como su relevancia clínica.
- Valorar según la complejidad y estadificación del tumor renal si el paciente es candidato a cirugía conservadora de nefronas (nefrectomía parcial/técnicas ablativas/observación) o no, y repasar las clasificaciones para valorar si realizar una cirugía citorreductora en cáncer renal avanzado/metastásico.
- Evaluar los tratamientos adyuvantes de tumor vesical superficial e identificar su progresión.
- Analizar los detalles del tratamiento quirúrgico del tumor infiltrante: cistoprostatectomía, linfadenectomía y tipos de derivación urinaria.
- Catalogar los esquemas de quimioterapia usados en el cáncer de vejiga.

CARCINOMA DE CÉLULAS RENALES

Introducción y epidemiología

El carcinoma de células renales (CCR) supone del 2-3 % de todos los cánceres, en el que se ha producido un incremento anual del 2 % en todo el mundo en los últimos años. Es el 14.º cáncer más frecuente.

La incidencia varía según la localización geográfica, teniendo Europa, Australia y América del Norte las tasas más altas. Hay un predominio de los varones sobre las mujeres en una proporción de 2:1; y la incidencia máxima tiene lugar entre la sexta y la séptima décadas de la vida.

El CCR se caracteriza por ser la lesión sólida más frecuente en el riñón, que supone hasta un 90 % de todos los tumores renales malignos. En este capítulo, se tratan los aspectos más relevantes en cuanto a su etiología y diagnóstico, así como los algoritmos de tratamiento.

Etiología

Los factores etiológicos relacionados de forma clara son el tabaquismo, la obesidad y la hipertensión arterial (HTA).

Otros factores de riesgo relacionados son la enfermedad renal quística y la enfermedad renal crónica (ERC).

El desarrollo de técnicas de imagen como la ecografía y la tomografía axial computarizada (TAC) ha aumentado el número de CCR diagnosticados de forma incidental.

Estadificación

La clasificación TNM (tumor/ganglios [*nodes*]/metástasis) del American Joint Committee on Cancer (AJCC) es el estándar para uso clínico y científico. Este sistema tiene en cuenta el tamaño del tumor, la invasión venosa, la invasión de la cápsula renal y la afectación suprarrenal, si existe invasión de los ganglios linfáticos, y la presencia o no de metástasis a distancia (**Tabla 58-1**).

Clasificación y factores pronósticos

Existen clasificaciones basadas en aspectos histológicos, como la clasificación de Fuhrman, la cual tiene en cuenta el tamaño, la forma nuclear y la prominencia nucleolar, asignándoles un grado.

Se han desarrollado otras clasificaciones para determinar la complejidad prequirúrgica según la anatomía renal:

- Clasificación RENAL: valora la complejidad prequirúrgica en nefrectomías parciales. Para ello, tiene en cuenta las características anatómicas:
  - Tamaño tumoral (radio máximo) (R).
  - Componente exofítico/endofítico (E).
  - Cercanía al sistema colector (N).
  - Localización anterior o posterior al hilio renal (A).
  - Localización superior o inferior respecto las líneas polares (L).
- Clasificación PADUA (*Preoperative Aspect and Dimensions Used for an Anatomical Classification of Renal Tumours*): tiene en cuenta el tamaño del tumor renal, su localización respecto a las líneas polares y al borde renal, si tiene una localización anterior o posterior, y si afecta al sistema colector y/o al seno renal.

En cuanto a los factores pronósticos, diversos factores se relacionan con el riesgo de recidiva en el CCR.

Tabla 58-1. Clasificación TNM del American Joint Committee on Cancer (AJCC) del carcinoma de células renales

Tipo de infección	Clasificación

Tamaño del tumor (T)	• Tx: no puede ser estadificado
	• T0: no hay evidencia de tumor primario
	• T1: tumor ≤7 cm limitado al riñón:
	  – T1a: tumor ≤4 cm en su diámetro máximo limitado al riñón
	  – T1b: tumor >4 cm y ≤7 cm en su diámetro máximo
	• T2: tumor >7 cm limitado al riñón:
	  – T2a: tumor >7 cm y ≤10 cm en su diámetro máximo limitado al riñón
	  – T2b: tumor >10 cm en su diámetro máximo limitado al riñón
	• T3: tumor que se extiende a las venas principales o tejidos perirrenales, pero no a la glándula suprarrenal ipsilateral, o más allá de la fascia de Gerota:
	  – T3a: tumor que se extiende por la vena renal o las segmentarias, o invade el tejido perirrenal y/o la grasa del seno; no más allá de la fascia de Gerota
	  – T3b: tumor que infiltra la vena cava infradiafragmática
	  – T3c: tumor que infiltra la vena cava supradiafragmática o invasión de la pared de la vena cava
	• T4: tumor que infiltra tejidos más allá de la fascia de Gerota (incluyendo la glándula suprarrenal ipsilateral)

Ganglios linfáticos regionales (N)	• Nx: no es posible la estadificación de los ganglios afectados • N0: no hay evidencia de ganglios afectados • N1: afectación linfática metastásica
Metástasis a distancia (M)	• M0: no hay evidencia de metástasis a distancia • M1: metástasis a distancia

El estadio TNM y el grado nuclear de Fuhrman han sido los clásicos, pero existen otros relacionados con la supervivencia:

- Factores anatómicos: se agrupan habitualmente en el sistema de estadificación TNM.
- Factores histológicos: incluyen el grado de Fuhrman, el subtipo de CCR, la presencia de características sarcomatoides, la invasión microvascular, la necrosis tumoral, y la invasión del sistema colector. El grado nuclear de Fuhrman es el sistema de clasificación más aceptado, tratándose de un factor pronóstico independiente por las discrepancias intraobservador e interobservador.
- Factores clínicos: incluyen el estado funcional, los síntomas localizados (dolor en el flanco, hematuria macroscópica y masa palpable abdominal), la caquexia, la anemia y el recuento de plaquetas.
- Factores moleculares: numerosos marcadores moleculares, como la anhidrasa carbónica IX (CAIX), el factor de crecimiento del endotelio vascular (VEGF; del inglés, *vascular endothelial growth factor*), el factor inducible por hipoxia (HIF; *hypoxia inducible factor*), el factor Ki-67 (proliferación), el p53, el gen *PTEN*, la E-cadherina, la proteína C-reactiva (PCR), la osteopontina, y el CD44 (adhesión celular) han sido investigados.

Clínica

La mayoría de los tumores renales no producen ninguna clínica hasta estadios avanzados de la enfermedad, y más del 50 % de los CCR son detectados incidentalmente con métodos de imagen no invasivos, en estadios asintomáticos.

La *tríada clásica de Guyon* se caracteriza por dolor en el flanco, hematuria macroscópica y masa abdominal palpable. Esta tríada es rara, estando presente en el 6-10 % de los casos, y está relacionada con la enfermedad avanzada.

En el cáncer renal, son habituales los síndromes paraneoplásicos, que aparecen en, aproximadamente, el 30 % de pacientes con CCR sintomáticos.

Algunos pacientes presentan síntomas causados por la enfermedad metastásica, como dolor óseo o tos persistente (**Tabla 58-2**).

La exploración física no tiene un papel relevante en el diagnóstico del CCR. Se podrán palpar:

- Masas abdominales.
- Linfadenopatías cervicales.
- Varicocele (por compresión de la vena renal).
- Edema bilateral de los miembros inferiores (por afectación venosa).

En cuanto a los datos de laboratorio, las alteraciones más frecuentes suelen ser la anemia (30 %), la microhematuria (60 %) y la elevación de la sedimentación glomerular.

Diagnóstico

El diagnóstico se realiza mediante pruebas de imagen o biopsia.

Tabla 58-2. Síndromes paraneoplásicos más comunes

- Hipertensión
- Caquexia
- Pérdida de peso
- Fiebre
- Neuromiopatías
- Amiloidosis
- Hematócrito elevado
- Anemia
- Función hepática alterada (síndrome de Stauffer)
- Hipercalcemia
- Policitemia

Pruebas de imagen

La mayoría de los tumores son diagnosticados con ecografías abdominales o TAC realizadas por otras razones médicas. Las masas renales pueden clasificarse como sólidas o quísticas según los resultados de imagen.

Las pruebas de imagen más comúnmente utilizadas para detectar y caracterizar las masas renales son la ecografía, la TAC o la resonancia magnética (RMN).

La ecografía posee menor sensibilidad que la TAC y la RMN para detectar masas corticales, pero es de utilidad para establecer si una lesión es sólida o quística. La ecografía con contraste puede ser de ayuda en casos específicos, por ejemplo, en los fallos renales crónicos con contraindicaciones relativas para el uso de contrastes yodados o gadolinio, en las masas quísticas complejas, o en el diagnóstico diferencial de enfermedad vascular (**Fig. 58-1**).

La TAC se considera la técnica de elección para el estudio de masas renales. Tanto la TAC como la RMN se usan para la caracterización.

En las imágenes de la TAC, es determinante comparar las unidades de Hounsfield (UH) antes y después de la administración de contraste. Un cambio de 15 UH o más es indicativo de captación de contraste por la masa y, por lo tanto, de ser sospechosa de malignidad. Por el contrario, una masa sólida con captación de –20 UH es indicativa de grasa, y permite realizar el diagnóstico de angiomiolipoma (AML) (**Fig. 58-2**).

La TAC proporciona la siguiente información:

- Función y morfología del riñón contralateral.
- Extensión del tumor primario (*extrarrenal spread*).
- Afectación venosa.
- Afectación de ganglios linfáticos locorregionales.
- Condiciones de la glándula suprarrenal y el hígado.

El criterio más importante para el diagnóstico de masas renales sólidas malignas es la presencia de contraste.

La TAC y la RMN permiten diagnosticar los CCR en la mayoría de casos. Sin embargo, estas pruebas pueden

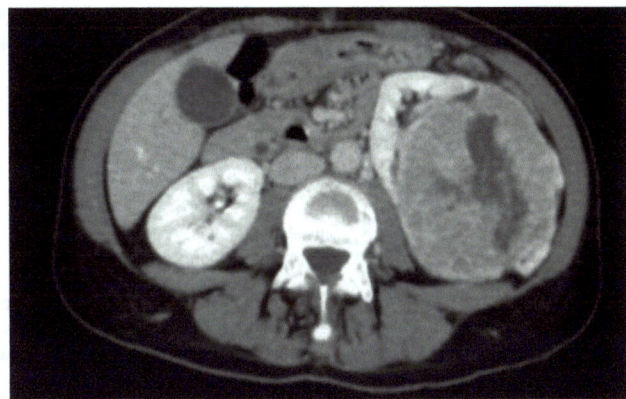

Figura 58-2. Masa renal izquierda gigante (9,5 × 8,7 × 12 cm) de aspecto muy heterogéneo, con gran necrosis central y regiones muy vascularizadas.

no distinguir entre oncocitomas y AML libres de grasa de tumores renales malignos.

La RMN está indicada en pacientes con alergia a contrastes intravenosos y en pacientes embarazadas o que tienen insuficiencia renal.

Para la evaluación de masas renales quísticas, la clasificación de Bosniak agrupa los quistes renales en cuatro categorías basándose en su apariencia, en un intento de predecir su malignidad.

La clasificación de Bosniak también determina el tratamiento de cada categoría (**Tabla 58-3**).

- El carcinoma de células claras es la lesión sólida más frecuente en el riñón, y significa alrededor del 90 % de todos los tumores renales malignos.
- La mayoría de los tumores renales no producen ninguna clínica hasta estadios avanzados. Más del 50 % de los CCR son detectados incidentalmente con métodos de imagen no invasivos.
- La tríada clásica de Guyon de dolor en el flanco, hematuria macroscópica y masa abdominal palpable, es rara (6-10 %) y está relacionada con la enfermedad avanzada.
- La TAC se considera la técnica de elección para el estudio de masas renales.

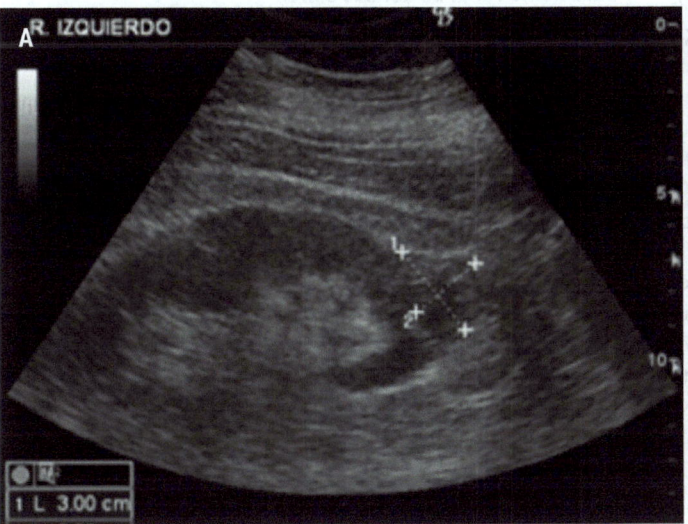

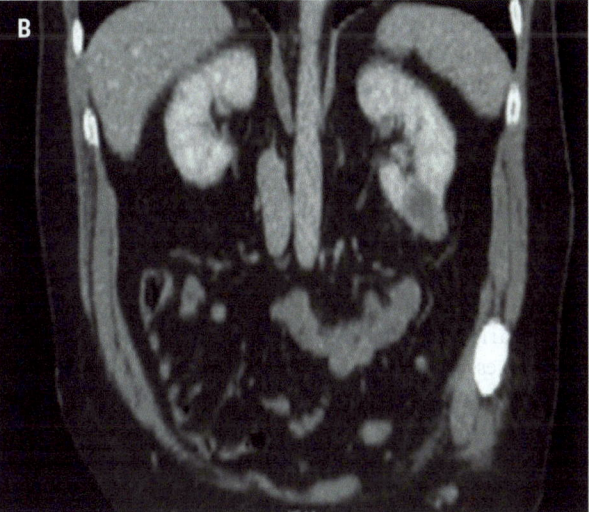

Figura 58-1. Masa renal en el polo inferior del riñón izquierdo. **A)** Imagen ecográfica; **B)** Imagen por tomografía axial computarizada.

Tabla 58-3. Clasificación de Bosniak

Categoría	Características	Riesgo de malignidad
I: benigno	Quiste benigno simple con: • Densidad similar al agua • Pared delgada y homogénea • Sin septos • Sin calcificaciones • Sin hipercaptación	Benigno
II: probablemente benigno	• Algunos septos finos en los cuales se puede percibir hipercaptación • Calcificaciones finas en paredes o septos • Alta atenuación uniforme en lesiones <3 cm con bordes definidos sin hipercaptación	Benigno
IIF: sospechoso	Mayor cantidad de tabiques finos con presencia de mínimo realce asociado a un mínimo engrosamiento de septos o paredes: • Puede contener calcificaciones nodulares, pero no hay realce con el contraste • Sin aumento en los tejidos blandos • Lesiones totalmente intrarrenales o <3 cm sin realce, bien delimitadas	Seguimiento a 5 años Algunos son malignos
III: probablemente maligno	Masas quísticas indeterminadas con paredes irregulares engrosadas o septos en los que se pueda ver realce	Cirugía o vigilancia activa Alrededor del 50% son malignos
IV: maligno	• Estas lesiones son lesiones quísticas claramente malignas • Lesiones con realce de componentes de tejido blando	Tratamiento quirúrgico recomendado Tumor maligno en la mayoría de los casos

Biopsia de tumores renales

Las biopsias renales percutáneas se utilizan de forma creciente debido a que cada vez se detectan masas más pequeñas. Las indicaciones de biopsia guiada se incrementan para reducir el número de exéresis inútiles.

Las contraindicaciones de la biopsia renal son:

• Infección urinaria activa.
• Trastornos de la coagulación.
• Relativas: HTA y AML; por el riesgo hemorrágico.

Se distinguen varias situaciones:

• Indicación electiva en las masas con sospecha de metástasis.
• Masa renal sólida irresecable o con enfermedad metastásica, con el fin de definirla histológicamente para dirigir el tratamiento sistémico.
• Dudas diagnósticas.
• Antes de tratamientos ablativos o de vigilancia.
• Obtención de la histología previa a tratamientos ablativos.

El objetivo es determinar la malignidad, el tipo histológico y el grado del tumor renal evaluado.

Debido a la alta precisión diagnóstica que tienen las pruebas de imagen convencionales, la biopsia del tumor renal no es necesaria antes del tratamiento quirúrgico en pacientes con una esperanza de vida larga y una lesión claramente sospechosa.

Las complicaciones más frecuentes de este procedimiento son:

• Hematoma subcapsular/perinéfrico.
• Hematuria.

• Hemorragia clínicamente significativa (0,0-1,4%), generalmente, autolimitada.

Diagnóstico histológico

Las neoplasias renales comprenden un amplio espectro de entidades histológicas descritas en 2004 por la Organización Mundial de la Salud (OMS), y modificadas por la ISUP (International Society of Urological Pathology): clasificación de Vancouver. Desde el punto de vista clínico, son importantes tres tipos de CCR: carcinoma de células claras (CCRCC; del inglés, *clear cell renal cell carcinoma*), papilar (PRCC; del inglés, *papillary renal cell carcinoma*) y cromófobo (CRCC; del inglés, *chromophobe renal cell carcinoma*).

Carcinoma renal de células claras

Macroscópicamente, el CCRCC está bien circunscrito; la cápsula suele estar ausente.

Son características la pérdida del cromosoma 3p y la mutación de Von Hippel-Lindau (VHL).

La tasa de supervivencia a los cinco años ronda el 91, el 74, el 67 y el 32% para los estadios TNM I, II, III y IV, respectivamente. La variante indolente de CCRCC es el CCR quístico multilocular, que supone, aproximadamente, el 4% del total de CCRCC.

Carcinoma renal de células papilares

Macroscópicamente, el PRCC está bien delimitado con pseudocápsula, amarilla o marrón, con estructura suave. Genéticamente, el PRCC muestra trisomías de los cromosomas 7 y 17, y la pérdida del cromosoma Y papilar. El pronóstico del PRCC de tipo 2 es peor, con un riesgo relativo de 2,16 frente a 3,28 para el de tipo 1.

Carcinoma renal de células cromófobas

La imagen típica del CRCC se presenta como un bronceado, relativamente homogéneo y resistente. Suele ser una masa pálida, bien delimitada, sin cápsula.

La pérdida de los cromosomas 2, 10, 13, 17 y 21, son los cambios genéticos típicos.

El pronóstico es relativamente bueno, con alta supervivencia específica del cáncer, y supervivencia libre de recurrencia a los cinco y a los diez años.

Otros tumores renales

Los tipos más frecuentes de cáncer renal son el CCRCC, el PRCC y el CRCC, representando el 85-90 % de los tumores renales malignos. El resto se describen a continuación.

Carcinoma canalicular de Bellini (carcinoma de conductos colectores)

El carcinoma de conductos colectores es un tipo muy raro de CCR, que debuta frecuentemente en un estadio avanzado. El 40 % de los pacientes presenta diseminación metastásica en el momento del diagnóstico, con un tiempo estimado de supervivencia de 1-3 años.

Carcinoma sarcomatoideo

Representa una transformación de alto grado de diferentes tipos de CCR sin que se trate de una entidad histológica distinta. Los cambios sarcomatoideos en el CCR conllevan un peor pronóstico.

Carcinoma medular renal

Es una neoplasia maligna que afecta, principalmente, a varones jóvenes con rasgo drepanocítico. Supone un 2 % de todos los tumores renales primarios en personas jóvenes de entre 10 y 20 años de edad. En el 95 % de los casos, se observa enfermedad metastásica en el momento del diagnóstico.

Carcinoma asociado a nefropatía terminal

Los cambios degenerativos quísticos (nefropatía quística adquirida [NQA]) y una mayor incidencia de CCR son características típicas de la nefropatía terminal (NT).

La incidencia de NQA ronda el 50 % de los pacientes sometidos a diálisis.

Se identifican CCR en riñones terminales en, aproximadamente, el 4 % de los pacientes.

El riesgo durante toda la vida de padecer un CCR es, como mínimo, 10 veces mayor que el de la población general.

Oncocitoma

Los oncocitomas renales son tumores benignos que representan cerca del 3-7 % de los tumores renales. Las características de imagen aisladas son poco fiables para diferenciar entre oncocitoma y CCR. El diagnóstico histopatológico sigue siendo el método de referencia. La biopsia percutánea puede dar lugar a un diagnóstico preoperatorio, pero presenta una especificidad baja, porque también se identifican células oncocitósicas en el CCR, la variante de células granulares de CCR y la variante eosinófila de PRCC (de tipo 2).

Tumores renales hereditarios

Pueden identificarse en las siguientes entidades: síndrome de Von Hippel-Lindau, PRCC hereditario, síndrome de Birt-Hogg-Dubé, leiomiomatosis hereditaria, esclerosis tuberosa y la translocación constitucional del cromosoma 3.

Tumores mesenquimatosos

Los tumores mesenquimatosos incluyen diferentes tipos de sarcomas y son relativamente raros, excepto el AML.

Angiomiolipoma

Es un tumor mesenquimatoso benigno constituido por una proporción variable de tejido adiposo, células musculares lisas fusiformes, epitelioides, y vasos sanguíneos de pared gruesa anómalos. Puede aparecer de forma esporádica, lo cual es cuatro veces más probable en las mujeres. También surge en la esclerosis tuberosa, en cuyo caso, es múltiple, bilateral, de mayor tamaño y con probabilidad de causar hemorragias espontáneas.

Representa en torno al 1 % de los tumores extirpados quirúrgicamente.

La ecografía, la TAC y la RMN confirman a menudo el diagnóstico debido a la presencia de tejido adiposo. La biopsia rara vez resulta útil.

Las principales complicaciones del AML renal son la hemorragia retroperitoneal y la hemorragia en el sistema colector urinario, que puede ser mortal.

Las indicaciones primarias de intervención comprenden síntomas como dolor, hemorragia o sospecha de neoplasia maligna. Una intervención profiláctica es justificable en caso de: tumores grandes (el umbral recomendado de intervención es 4 cm), mujeres en edad fértil, y pacientes en los que el seguimiento o el acceso a asistencia de urgencias no es adecuado.

La mayoría de los casos de AML pueden tratarse mediante técnicas conservadoras de nefrectomía parcial, aunque algunos casos de AML precisan una nefrectomía completa.

Tratamiento del cáncer renal

Tratamiento del cáncer renal localizado (T1-2 N0 M0)

En este estadio, las opciones son diversas: desde la nefrectomía parcial (NP) hasta la radical (NR), los tratamientos ablativos o la vigilancia. La Asociación Europea de Urología recomienda:

- cT1: NP.
- cT2: NR. En estos estadios, se recomienda NP si el paciente es monorreno o con enfermedad renal crónica, si es técnicamente posible.

No se recomienda suprarrenalectomía ipsilateral si no hay evidencia de invasión clínica o radiológica.

Existe controversia en la enfermedad localizada sobre si realizar linfadenectomía o no. Sí parece existir beneficio en los pacientes de alto riesgo.

Nefrectomía radical

Clásicamente, se ha considerado la técnica de referencia para el tratamiento quirúrgico de los tumores renales, pero, hoy en día, la técnica *nephron sparing surgery* ha ido ganando relevancia.

La vía de abordaje (abierta, laparoscópica o robótica) no presenta cambios a niveles oncológicos en estadios T1-T2a, pero las técnicas mínimamente invasivas sí comportan menor morbilidad. Se recomienda realizar NR en tumores renales T1 no tratables con nefrectomía parcial y en estadios T2.

Nefrectomía parcial

Ya sea una NP o una tumorectomía, está comprobado que disminuye el riesgo cardiovascular y la mortalidad específica, aportando un aumento de supervivencia global en comparación con la NR.

En este caso, la vía de abordaje tampoco tiene diferencias en cuanto a la supervivencia global ni específica del cáncer, pero sí en cuanto a las complicaciones, siendo menor en las mínimamente invasivas respecto a la abierta.

El principal problema de esta técnica son los márgenes positivos (el 2-8 % en la mayoría de series), siendo más frecuentes en casos imperativos, como los pacientes monorrenos o con tumores renales bilaterales, y en casos desfavorables (pT2a, pT3a, grado III-IV).

La relevancia oncológica de los márgenes sigue siendo tema de debate. La gran mayoría de estudios retrospectivos indican que no afecta al riesgo de metástasis ni a la supervivencia específica del cáncer. Otros, en cambio, señalan que el margen afectado es un factor predictivo independiente de recidiva local o a distancia.

En cuanto a las técnicas de NP, los estudios que comparan NP por laparoscopia y cirugía abierta no encuentran diferencias en la supervivencia libre de progresión, ni en la supervivencia global cuando existe experiencia en laparoscopia; habiendo evidencia de una menor tasa de transfusiones en los casos de laparoscopia. No existen diferencias estadísticamente significativas en la mortalidad posoperatoria, analizándose trombosis y embolias pulmonares. Sin embargo, el tiempo operatorio es mayor en el grupo de la laparoscopia. El tiempo de isquemia caliente es menor en el grupo de la cirugía abierta. El deterioro del filtrado glomerular es mayor en las NP por laparoscopia en el posoperatorio inmediato, pero no en el seguimiento a los tres y los seis años. En cuanto a la técnica retroperitoneal o transperitoneal, los resultados son similares en el perioperatorio (**Fig. 58-3**).

Tratamientos ablativos

Estas técnicas han demostrado ser una opción efectiva en pacientes frágiles y/o con morbilidad en casos de masas pequeñas. Las principales técnicas son la crioterapia y la radiofrecuencia, pudiéndose realizar percutáneamente o por laparoscopia.

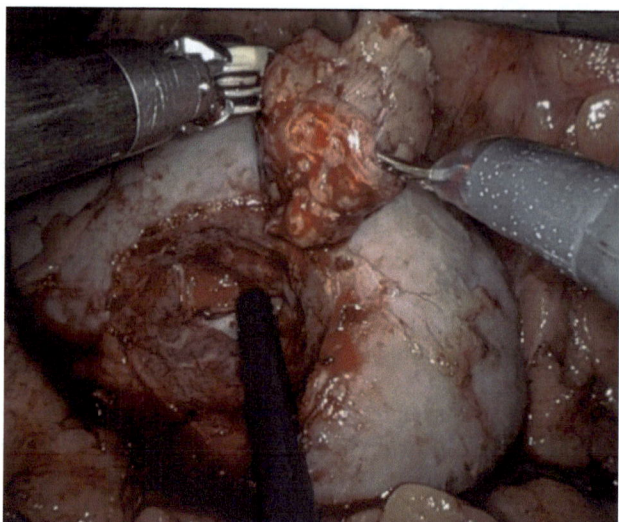

Figura 58-3. Nefrectomía parcial izquierda robótica de tumor endofítico.

Vigilancia

Consiste en el control inicial del tamaño del tumor mediante pruebas de imagen (ecografía, TAC o RMN), con una intervención tardía reservada para tumores que muestran progresión. El crecimiento en la mayoría de los casos es bajo, y la progresión a enfermedad metastásica es rara (1-2 %).

- Se recomienda realizar nefrectomía radical en tumores renales T1 (≤7 cm) no tratables con NP y en estadios T2.
- No se recomienda suprarrenalectomía ipsilateral si no hay evidencia de invasión clínica o radiológica.
- Existe controversia acerca de la linfadenectomía en la enfermedad localizada. Sí parece existir beneficio en los pacientes de alto riesgo.
- En masas renales pequeñas y en paciente añosos, se puede plantear observación o tratamientos ablativos como la crioterapia o la radiofrecuencia.

Tratamiento del cáncer renal avanzado

En casos de tumor renal localmente avanzado, con afectación vascular (trombo venoso), se recomienda realizar nefrectomía con extirpación del trombo tumoral.

Tratamiento adyuvante

Hoy en día, la adyuvancia tras nefrectomía sin evidencia de enfermedad residual no está recomendada. Únicamente existe un estudio de adyuvancia con sunitinib en pacientes de alto riesgo que demostró un aumento en la supervivencia libre de recidiva; sin embargo, no demostró aumento de la supervivencia global.

En la actualidad, se están realizando estudios con inmunoterapia (pembrolizumab).

Tratamiento cáncer renal metastásico

A pesar de que cada vez se diagnostican más cánceres renales de forma incidental en etapas más tempranas, aproximadamente, un tercio de los pacientes de CCR presentan metástasis en el momento del diagnóstico, y un 20-40 % las desarrollarán durante el seguimiento.

Los pacientes con enfermedad metastásica pueden clasificarse en grupos pronósticos. La escala mayormente utilizada es la del Memorial Sloan Kettering Cancer Center (MSKCC).

Según la suma de factores pronósticos, los grupos quedan determinados en:
- 0 factores de riesgo: pronóstico favorable.
- 1-2 factores: pronóstico intermedio.
- > 2 factores: mal pronóstico.

El MSKCC cuenta como factores pronósticos un índice de Karnofsky < 80 %, los niveles de hemoglobina, el tiempo desde el diagnóstico > 1 año, y los niveles de lactato-deshidrogenasa de más de 1,5 veces el límite superior de la normalidad.

El tratamiento que se puede ofrecer a estos pacientes es cirugía citorreductora, metastasectomía o tratamiento sistémico.

Cirugía citorreductora

En la época previa a los tratamientos sistémicos actuales, la nefrectomía citorreductora (NC) seguida del tratamiento con interferón se asociaba a mayor supervivencia que en los pacientes que solo recibían tratamiento sistémico. Sin embargo, el desarrollo de las terapias diana ha hecho que en la actualidad el papel de esta cirugía esté en controversia:

- Estudio CARMENA: estudio de no inferioridad del tratamiento con sunitinib frente a NC seguida de sunitinib. El estudio concluye que el sunitinib en monoterapia no fue inferior en supervivencia global a la NC + sunitinib en pacientes con riesgo favorable-intermedio del MSKCC.
- Estudio SURTIME: estudio comparativo sobre la realización de NC inicial o diferida (NC inicial + sunitinib frente a sunitinib inicial + NC diferida + sunitinib). Demostró mayor supervivencia global en el grupo de NC diferida tras sunitinib.

A pesar de la falta de evidencia de nivel 1 que respalde el papel de la citorreducción en combinación con los nuevos tratamientos, la cirugía sigue siendo una parte integral del tratamiento multimodal para pacientes seleccionados. En la actualidad, se recomienda:

- No realizar NC en paciente con MSKCC de mal pronóstico.
- No realizar NC inmediata en pacientes de riesgo intermedio que tengan un tumor primario sincrónico asintomático y precisen tratamiento sistémico.
- Realizar NC inmediata en pacientes con buen estado funcional que no requieran terapia puente sistémica.
- Realizar NC inmediata en pacientes con oligometástasis cuando se pueda realizar el tratamiento local completo de las metástasis.

Metastasectomía

Las localizaciones más frecuentes de metástasis del CCR son: pulmón, hueso, hígado y cerebro. La metastasectomía es el tratamiento local más apropiado para la mayoría de las metástasis, excepto para las cerebrales y óseas, que se benefician de la radioterapia para control sintomático y paliativo.

Parece existir una mejor supervivencia global, mejor supervivencia específica del cáncer y retraso del inicio sistémico cuando se realiza una metastasectomía completa. Los pacientes que probablemente más se beneficien de la cirugía son aquellos con enfermedad metastásica resecable aislada y un largo intervalo libre de enfermedad. Si después de la metastasectomía no existe enfermedad residual, no se recomienda tratamiento sistémico.

Tratamiento sistémico

El tratamiento sistémico del CCR metastásico está en continuo cambio. La mayor parte de los estudios son en pacientes con subtipo de células claras. En el resto de grupos papilar y cromófobo, los resultados de la terapia dirigida son menores.

El tratamiento dirigido en CCR no de células claras se ha centrado en el temsirólimus, el sorafenib, el sunitinib y el pembrolizumab. Los principales grupos de tratamiento se exponen a continuación:

- Quimioterapia: 5-fluorouracilo (5-FU), gemcitabina y doxorubicina. No se recomienda en la actualidad; únicamente tienen utilidad en el carcinoma medular y en el carcinoma de conductos colectores.
- Terapia diana: en el CCR esporádico, la acumulación del HIF debida a la inactivación del VHL da como resultado una sobreexpresión de VEGF y factor de crecimiento derivado de las plaquetas (PDGF; del inglés, *platelet-derived growth factor*), que promueven la neoangiogénesis y la progresión del CCR. Los principales efectos adversos de los fármacos antiangiogénicos son diarrea, vómitos, astenia, HTA, sangrado, riesgo de tromboembolia y toxicidad cutánea y hematológica. En la **tabla 58-4**, se muestran los distintos grupos de fármacos empleados.
- Inmunoterapia: la inmunoterapia clásica basada en citocinas y en interferón está en desuso. Actualmente, el tratamiento se centra en la inmunoterapia. Estos anticuerpos se dirigen contra el receptor inhibidor de la proteína 1 de muerte celular programada (PD-1; del inglés, *programmed cell death protein 1*) de los linfocitos T o la señalización del antígeno 4 de los linfocitos T citotóxicos (CTLA-4; del inglés, *cytotoxic T-lymphocyte antigen 4*) para restaurar la inmunidad de los linfocitos T específicas del tumor. Se distinguen dos grandes grupos:

Tabla 58-4. Fármacos empleados en la terapia diana del carcinoma de células renales

Grupos	Fármacos
Inhibidores de la tirosina-cinasa	Sunitinib, sorafenib, pazopanib, axitinib, cabozantinib, lenvatinib, tivozanib
Anticuerpo monoclonal anti-VEGF	Bevacizumab
Inhibidores de mTOR	Temsirólimus, everólimus

mTOR: diana de la rapamicina en las células de mamíferos (del inglés, *mammalian target of rapamycin*); VEGF: factor de crecimiento del endotelio vascular (del inglés, *vascular endothelial growth factor*).

– Anticuerpo monoclonal inhibidor transmembrana de PD-1 y del ligando 1 de la PD-1 (PD-L1; del inglés, *programmed cell death protein 1-ligand 1*): nivolumab, pembrolizumab, atezolizumab y avelumab.
– Inhibidor del CTLA-4: ipilimumab.

Actualmente, la combinación de inmunoterapia con inhibidores de la tirosina-cinasa se considera el tratamiento de elección en el CCR metastásico. En la **tabla 58-5**, se recogen las recomendaciones de las guías europeas.

CARCINOMA VESICAL

En este apartado, se describe la importancia en el diagnóstico y tratamiento precoz del cáncer de vejiga, así como el seguimiento adecuado para evitar la progresión de una enfermedad cuya incidencia está en aumento y cuya aparición está muy relacionada con el consumo de tabaco.

Epidemiología

El cáncer de vejiga es la décima neoplasia más frecuente del mundo, destacando entre los varones, en quienes escala hasta la sexta posición. La incidencia mundial es de 9,5 y de 2,4 casos por 100.000 habitantes/año en hombres y mujeres. Además de ser más frecuente en hombres, también tiene peor pronóstico que respecto a las mujeres (3,3 muertes frente a 0,86 muertes por 100.000 habitantes/año). No obstante, su incidencia y mortalidad varía según la exposición a los factores de riesgo, así como a la disponibilidad de las pruebas diagnósticas y los tratamientos. En algunos registros, se observa una tendencia descendente de la incidencia y mortalidad, reflejo del menor impacto de los agentes causales (principalmente, el tabaquismo).

La media de edad al diagnóstico es de 73 años, siendo más del 90 % de estos pacientes mayores de 55 años. La raza blanca es más propensa a ser diagnosticada de este cáncer. En el momento del diagnóstico, el 75 % de los pacientes presentan una enfermedad confinada al órgano (estadio Ta, Cis, T1), siendo un porcentaje aún mayor en pacientes jóvenes.

Etiología

El tabaco es el principal factor de riesgo en el cáncer de vejiga. El riesgo se incrementa con la duración del tabaquismo y su intensidad. Por el momento, se desconoce el riesgo inducido por los cigarrillos electrónicos, bien es cierto que se han identificado carcinógenos en la orina de personas consumidoras de estos productos.

Tabla 58-5. Recomendaciones de las guías europeas para el tratamiento sistémico del carcinoma de células renales metastásico

	Elección	Alternativa
Todos los grupos de riesgo (favorable)	Nivolumab/cabozantinib Pembrolizumab/axitinib Pembrolizumab/lenvatinib	Sunitinib Pazopanib
Riesgo intermedio-pobre	Nivolumab/ipilimumab	Cabozantinib

La exposición laboral a aminas aromáticas, hidrocarburos aromáticos policíclicos (ambos también presentes en el tabaco) e hidrocarburos clorados supone el segundo factor de riesgo para desarrollar cáncer de vejiga. Estos agentes carcinógenos se encuentran en plantas industriales de procesamiento de pintura, cemento, metal y derivados del petróleo.

Hasta el momento, no se ha demostrado ninguna variación genética familiar para el cáncer de vejiga. Se ha observado también un riesgo asociado a las radiaciones ionizantes y, en menor medida, a fármacos como la ciclofosfamida y la pioglitazona. Cabe destacar la relación que existe, más frecuentemente en zonas endémicas, entre la esquistosomiasis y el carcinoma de tipo escamoso vesical.

El cáncer de vejiga es el sexto tumor más frecuente en varones y está estrechamente relacionado con el tabaquismo. En zona endémicas de esquistosomiasis, es frecuente el carcinoma vesical escamoso.

Anatomía patológica

De un plano superficial a más profundo, la mucosa vesical consta de un epitelio transicional, que se encuentra anclado a la lámina propia, una fina capa de tejido conjuntivo y, por debajo de esta, se encuentra la capa submucosa, formada por tejido conjuntivo laxo, por donde llega la inervación y el drenaje de la mucosa. Más en profundidad, se encuentra la capa muscular, formada por el músculo detrusor y que se divide en tres capas con fibras de músculo liso dispuestas en este orden: longitudinal, circular, longitudinal. Por último, la adventicia o serosa es la que recubre el órgano en profundidad.

Desde la última actualización de la OMS de 2004/2016, la graduación histológica actualmente se divide en dos: bajo grado o alto grado. Previamente, se utilizaba la clasificación de la OMS de 1973 que va de G1 a G3 (de menor a mayor agresividad). Estas graduaciones son equivalentes, habiéndose reclasificado en la de la clasificación de la OMS de 2004/2016 los tumores G2 de grado intermedio en alto y bajo grado. Estas clasificaciones tienen un importante valor pronóstico (**Tabla 58-6**).

El tipo de tumor vesical más frecuente (> 90 %) es el carcinoma urotelial. El resto de variantes del carcinoma urotelial tienen un peor pronóstico que un urotelial puro de alto grado y, por lo tanto, en muchas ocasiones, es necesario un tratamiento más agresivo: carcinoma urotelial con diferenciación parcial escamosa o glandular, carcinoma micropapilar, microquístico, adenocarcinoma (descartar siempre un primario extravesical), variante *nested* («en nidos»), limpoepitelioma-*like*, plasmocitoide, de células pequeñas, sarcomatoide y neuroendocrino.

Diagnóstico

Síntomas

La hematuria es el principal síntoma de cáncer vesical, tanto microscópica como macroscópica. La hematuria macroscópica monosintomática se asocia con un estadio mayor. Es importante incidir en que hay que sospechas de carcinoma

Tabla 58-6. Estadificación del cáncer de vejiga

Estadio T (tumor)	• Tx No se puede evaluar el tumor primario • T0 Sin evidencia de tumor primario • **Ta Carcinoma papilar no invasivo** • **Tic o Cis* Carcinoma *in situ*: «tumor plano»** • **T1 Tumor que invade el tejido subepitelial** • *T2a Tumor que invade la capa muscular superficial* • *T2b Tumor que invade la capa muscular profunda* • *T3a Tumor que invade microscópicamente el tejido perivesical* • *T3b Tumor que invade macroscópicamente el tejido perivesical*
Estadio N (afectación ganglionar)	• *Nx No se pueden evaluar los ganglios* • *N0 Sin afectación ganglionar* • *N1 Metástasis ganglionar única en la pelvis* • *T4b Tumor invade suelo pélvico o pared abdominal*
Estadio M (afectación a distancia)	• M0 Sin metástasis a distancia • M1a Afectación ganglionar extrarregional • M1b Otras metástasis a distancia • Estadio N (afectación ganglionar)
Estadio N (afectación ganglionar)	• Nx No se pueden evaluar los ganglios • N0 Sin afectación ganglionar • N1 Metástasis ganglionar única en la pelvis • N2 Metástasis ganglionar múltiple en la pelvis • N3 Metástasis ganglionar en el área de la arteria ilíaca común

En negrita, tumor no musculoinvasivo; en cursiva, tumor musculoinvasivo.
*Cis es considerado de alto grado.

in situ (Cis) en caso de pacientes con síntomas urinarios de vaciado irritativos.

Pruebas complementarias

La base del diagnóstico del tumor vesical es la ecografía del aparato urinario, citología de orina y cistoscopia. La ecografía de orina permite detectar con una sensibilidad moderada alteraciones en el tracto urinario, en este caso, principalmente, hidronefrosis y/o masas vesicales. La citología de orina tiene una alta sensibilidad para los tumores de alto grado (84 %) y Cis (28-100 %); sin embargo, es significativamente menor para los de bajo grado (16 %). Su positividad obliga a descartar un tumor urotelial en todo el tracto urinario (incluida la vía urinaria superior); su negatividad no descarta un tumor. La cistoscopia con cistoscopio flexible permite la visualización directa de lesiones vesicales, las cuales tienen un aspecto característico; pueden ser tumoraciones papilares, pediculadas o sólidas. En caso de tumores planos como el Cis, el diagnóstico se vuelve más complejo y requiere de la combinación de los hallazgos de la cistoscopia con biopsia vesical (biopsias frías de áreas eritematosas sospechosas) y citología. Para aumentar la sensibilidad diagnóstica del Cis, se han desarrollado técnicas de cistoscopia fotodinámica donde se aplican intravesicalmente sustancias fotodinámicas (ácido aminolevulínico [ALA], entre otros), que se fijan a regiones inflamatorias de la vejiga y que luego son visualizadas aplicando un filtro de luz violeta.

La TAC o la urografía por TAC (con fase excretora que permite objetivar defectos de repleción) queda relegada en caso de sospecha de afectación de tracto urinario superior y no se realiza de entrada para el diagnóstico de tumores íntegramente vesicales. La TAC toracoabdominopélvica es la prueba de referencia en lo que al estudio de extensión se refiere y se solicita en caso de confirmarse la presencia de un tumor infiltrante (al menos, T2).

Cada vez más se está popularizando el uso de la RMN multiparamétrica (RMNmp), existiendo actualmente una clasificación VI-RADS (Vesical Imaging-Reporting and Data System), para distinguir las neoplasias musculoinfiltrantes. Sin embargo, su uso no se ha protocolizado aún.

Cribado de cáncer vesical

Dada la baja sensibilidad de la citología de orina, se han ido desarrollando diferentes pruebas urinarias que analizaban múltiples marcadores moleculares. Se han propuesto protocolos en el contexto de ensayos clínicos para el cribado en pacientes de alto riesgo utilizando tiras de orina y, en caso de presentar hematuria, la realización de estas pruebas (se han probado FGFR3, NMP22® y UroVysion). Por el momento, no está indicado el cribado de cáncer vesical. La utilidad de estas pruebas parece estar en el diagnóstico de recidivas en el seguimiento de tumores de riesgo intermedio, dado que permitirían ahorrar la realización de cistoscopias.

Resección transuretral de vejiga

La resección transuretral de vejiga (RTUv) es el procedimiento estándar diagnóstico y terapéutico, dado que permite la resección del tumor y la toma de biopsias para su estadificación local (**Fig. 58-4**). Se puede realizar mediante resector bipolar o monopolar, siendo el primero mejor en eficacia y seguridad, puesto que usa suero salino para la infusión de líquido intravesical que permite su funcionamiento (los resectores monopolares requieren glicina, la cual, en resecciones prolongadas, puede reabsorberse en el denominado «síndrome de reabsorción», que provoca alteraciones iónicas agudas graves).

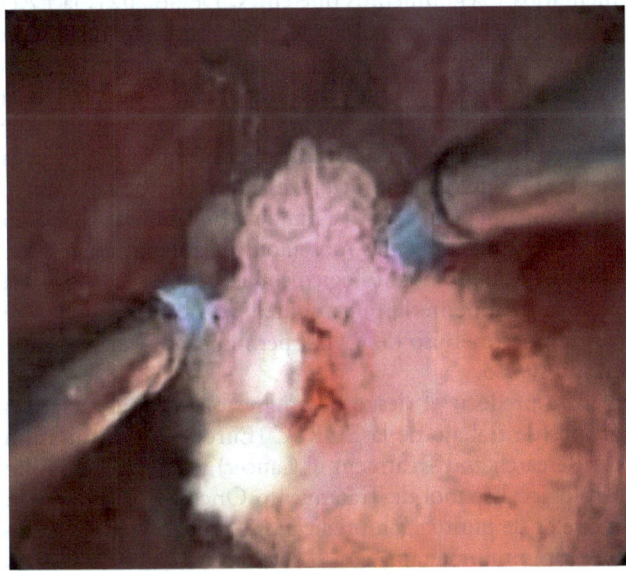

Figura 58-4. Resección transuretral de vejiga en un tumor en la cara lateral izquierda.

La forma de resección depende de la experiencia del operador, su localización y el tamaño. Puede ser en múltiples trozos o en bloque (todo en una pieza). Lo fundamental de la resección es que sea completa y que aporte una muestra suficiente de detrusor. Según los últimos estudios, la resección en bloque aporta un mayor porcentaje de muestra de detrusor (86-100 %). Es importante destacar que, en caso de tumores papilares recidivados de bajo grado y de pequeño tamaño, se puede realizar directamente fulguración (se electrocoagulan sin necesidad de obtener muestra).

Se deben tomar biopsias de toda área de mucosa anormal, además de diferentes zonas de la mucosa sana (trígono, cúpula, paredes laterales, anterior y posterior, uretra prostática) en caso de presentar citología positiva previa a la intervención. En estos casos, es de especial utilidad el uso de técnicas fotodinámicas.

En ciertos casos, se debe realizar una segunda RTUv a las 2-6 semanas: resección incompleta previa, ausencia de detrusor en la muestra y tumores con estadio T1 (se detecta persistencia de tumor en un 51-58 % y una infraestadificación en el 8-11 % de los casos).

 El principal síntoma del cáncer vesical es la hematuria, aunque es típica del Cis la sintomatología irritativa. Su diagnóstico se basa en la cistoscopia principalmente. No existe cribado actualmente para esta neoplasia. La RTUv es diagnóstica y terapéutica; en los tumores con estadio T1, hay que repetirla, dado el alto porcentaje de persistencia e infraestadificación.

Tratamiento de tumores no mioinvasivos

Clasificación y riesgo de progresión

Una vez realizada la RTUv, se obtiene el resultado anatomopatológico del tumor. Es imprescindible clasificar cada caso según sus características para poder estratificarlos en grupos de riesgo, que requerirán de tratamientos complementarios y seguimientos diferentes. Desde 2021, la EAU (European Association of Urology) ha propuesto una nueva clasificación según las características y los factores de riesgo de progresión (**Tabla 58-7**). Es importante destacar que la RTUv tan solo consigue profundizar hasta la capa muscular del detrusor; no se debe resecar más en profundidad para evitar el riesgo de perforación vesical, por lo que el estadio local con esta técnica se va a limitar a informar de si es o no musculoinfiltrante (si es musculoinfiltrante, lo refieren en el informe anatomopatológico como «al menos» T2). Para conocer realmente la profundidad de afectación local, se ha propuesto el uso de RMN, pero aún no se ha estandarizado su uso.

Para predecir el riesgo de progresión o recurrencia, los grupos de trabajo de la EORTC (European Organisation for Research and Treatment of Cancer) y el CUETO (Club Urológico Español de Tratamiento Oncológico) presentan modelos de puntuación predictivos para pacientes no tratados con inmunoterapia con el bacilo de Calmette y Guérin (BCG) (EORTC) y pacientes tratados previamente con el BCG (EORTC y CUETO) (**Tabla 58-8**).

Tabla 58-7. Estratificación del riesgo de progresión de la European Association of Urology

Grupo de riesgo	
Bajo riesgo	Tumor primario, único, Ta T1 de bajo grado/G1, <3 cm, sin Cis sincrónico, ≤70 años
	Tumor primario Ta T1 de bajo grado/G1, sin Cis sincrónico, con ninguno o un solo factor de riesgo*
Riesgo intermedio	Pacientes sin Cis sincrónico que no cumplen criterios ni para bajo ni para alto riesgo
Alto riesgo	Todos los T1G3 sin Cis, excepto los incluidos en muy alto riesgo
	• Ta de bajo grado/G2 o T1 G1, sin Cis, con los tres factores de riesgo* • Ta de alto grado/G3 o T1 de bajo grado con, al menos, dos factores de riesgo* • T1G2, sin Cis, con, al menos, un factor de riesgo*
Muy alto riesgo	• Ta de alto grado/G3 con Cis y los tres factores de riesgo* • T1G2 y Cis con, al menos, dos factores de riesgo* • T1 de alto grado/G3 con Cis con, al menos, un factor de riesgo* • T1 de alto grado/G3 sin Cis con los tres factores de riesgo*

*Factores de riesgo adicionales: > 70 años, tumor múltiple, diámetro tumoral ≥3 cm.
Cis: carcinoma *in situ*; G: grado; T: tumor.

Tabla 58-8. Factores predictivos del riesgo de recurrencia de los grupos de trabajo de la EORTC y el CUETO

EORTC	CUETO
Número de tumores	Edad
Diámetro tumoral	Sexo
Tasa de recurrencia previa	Estado de recurrencia anterior
Estadio T	Número de tumores
Cis concurrente	Estadio T
Graduación de la OMS de 1973	Cis concurrente
	Graduación de la OMS de 1973

Cis: carcinoma *in situ*; CUETO: Club Urológico Español de Tratamiento Oncológico; EORTC: European Organisation for Research and Treatment of Cancer; OMS: Organización Mundial de la Salud.

Tratamiento adyuvante en tumores no musculoinvasivos

Instilación intravesical inmediata de quimioterapia posresección transuretral de vejiga

La instilación inmediata de quimioterapia (QT) intravesical en las primeras 24 horas tras la RTUv actúa destruyendo las células tumorales circulantes, además de tener un efecto ablativo sobre las células residuales del lecho de resección y sobre pequeños tumores no visibles. Los agentes más utilizados son la mitomicina C y la epirubicina, aunque también se han descrito efectos beneficiosos con pirarubicina y gemcitabina. La instilación única de quimioterapia reduce un 14 % el riesgo de recurrencia a los cinco años. Los pacientes que se benefician de la aplicación de esta práctica son aquellos con neoplasia *de novo* o tumores recurrentes de riesgo intermedio con una tasa de recurrencia > 1/año.

Instilaciones adicionales de quimioterapia intravesical

La repetición de las instilaciones de QT aumenta aún más la supervivencia libre de recidiva en los pacientes con tumores vesicales de riesgo intermedio tanto si han recibido una dosis posoperatoria inmediata como si no. No hay un acuerdo sobre el tipo de calendario adecuado y cuántas instilaciones realizar; cada centro realiza su propio protocolo.

Inmunoterapia con el bacilo de Calmette y Guérin intravesical

La terapia con BCG intravesical se realiza en tumores de riesgo intermedio y de alto riesgo. Se pauta en dos fases: en la fase de inducción, se pautan seis instilaciones semanales; y, en la fase de mantenimiento, se pautan tres instilaciones semanales a los 3, 6 y 12 meses en tumores de riesgo intermedio. En tumores de alto riesgo, la fase de mantenimiento se realiza hasta los tres años (con ciclos a los 24 y 36 meses), dado que disminuye el riesgo de recidiva en estos casos (el mantenimiento de BCG durante tres años no ha demostrado aumentar la supervivencia libre de recidiva en los de riesgo intermedio).

En los casos refractarios o no respondedores al BCG (presencia de recidiva durante el tratamiento con BCG o recidiva a los seis meses de finalizar el tratamiento), la primera alternativa que proponer al paciente es la cistectomía precoz. En caso de recidivas tardías de BCG, se puede indicar un nuevo ciclo de BCG, teniendo en cuenta que en las recidivas tardías de alto grado hay que individualizar cada caso, ya que son los que más se beneficiarían de una cistectomía precoz.

Es imprescindible para un correcto tratamiento clasificar cada caso en un grupo de riesgo. En los pacientes de bajo riesgo y riesgo intermedio, disminuye la tasa de recurrencia si se les administra una instilación posoperatoria de QT intravesical. En los pacientes de riesgo intermedio, el beneficio es mayor si se repiten las instilaciones según un calendario protocolizado. Los pacientes de alto riesgo deben ser vigilados de cerca con cistoscopia cada tres meses durante los primeros dos años y se benefician de instilaciones de BCG, que se pueden repetir anualmente; la presencia de recidiva precoz durante la inducción de BCG es indicativa de mal pronóstico de progresión y se debe sopesar la opción de cistectomía precoz.

Tratamiento de los tumores musculoinvasivos

Quimioterapia neoadyuvante

En caso de tumores uroteliales vesicales con estadio ≥ T2, la QT neoadyuvante basada en platinos disminuye un 16 % la mortalidad global, reduce el riesgo de metástasis a largo plazo, aumenta la supervivencia específica del cáncer (del 30 al 36 % a los 10 años), y mejora el control locorregional de la enfermedad independientemente del tratamiento definitivo. Por lo tanto, es obligatoria en los pacientes aptos para cisplatino (estado funcional de 0-1 y filtrado glomerular > 50-60 mL/min) la administración de QT neoadyuvante en combinación con otros agentes quimioterápicos (metotrexato + vinblastina + doxorubicina, metotrexato + vinblastina, metotrexato, doxorubicina o 5-FU), dado que producen una respuesta patológica poscistectomía (ypT0N0) del 30-42 % según las series.

Radioterapia y tratamiento

No se recomienda la radioterapia (RT) neoadyuvante, ya que no mejora la supervivencia global. Como adyuvancia, es una opción que se puede añadir a la QT adyuvante en casos de alto riesgo (pT3b-T4, márgenes positivos o N+). Tiene un papel hemostático paliativo en caso de sangrados incoercibles y forma parte del tratamiento de los protocolos de preservación vesical junto con la RTUv y la QT.

Tratamiento de preservación vesical

Este tratamiento se reserva para pequeños tumores solitarios, N0, sin Cis asociado, sin hidronefrosis y buena función vesical pretratamiento. Consiste en el tratamiento secuencial de RTUv, QT con esquemas de cisplatino y RT vesical. Los resultados de supervivencia en estos pacientes son similares a los conseguidos en los pacientes sometidos a cistectomía precoz.

Los tumores infiltrantes se benefician de QT neoadyuvante con esquemas de cisplatino. La RT en monoterapia no se debe plantear como tratamiento. La terapia trimodal (RTUv, QT y RT) solo se plantea en pacientes muy seleccionados con baja carga tumoral.

Cistectomía parcial

El papel de la cistectomía parcial es más bien limitado; su uso se recomienda en casos de tumores de uraco (donde se reseca la cúpula vesical), en caso de protocolos de preservación vesical (tumores de pequeño tamaño, alejados de los orificios ureterales) y en caso de tumores no infiltrantes de alto riesgo en divertículos. En este último caso, la RTUv es insuficiente para su estadificación, dado que los divertículos vesicales carecen de capa muscular o presentan una capa muscular muy delgada y la afectación en profundidad se ve facilitada. En estos casos, se realiza la diverticulectomía o cistectomía parcial, que puede ser mediante abordaje abierto o mínimamente invasivo.

Cistectomía radical: técnica quirúrgica

La cistoprostatectomía radical con linfadenectomía ilíaca bilateral tras QT neoadyuvante es el tratamiento de elección en el tumor vesical musculoinvasivo. La realización de dicha técnica consta de tres partes, que se pueden realizar mediante abordaje abierto clásico, laparoscópico o robótico transperitoneal. A continuación, se describe la técnica quirúrgica.

Cistoprostatectomía

En la cirugía abierta, el primer paso es acceder al espacio preperitoneal y movilizar la vejiga hacia las paredes laterales de la pelvis a ambos lados. Después, se rodea el remanente del uraco y se secciona cerca del nivel del ombligo. Se incide el peritoneo por fuera de los ligamentos umbilicales mediales hasta los anillos inguinales profundos de ambos lados, donde se identificarán y seccionarán los conductos deferentes. Este paso en cirugía mínimamente invasiva se realiza transperitonealmente descendiendo la vejiga, y la colocación de trocares es prácticamente igual a la de la prostatectomía radical. Se procede entonces a la búsqueda de los uréteres realizando una ventana peritoneal a nivel del cruce de los ilíacos; para ello, en ocasiones, es necesario movilizar el sigma para despejar el área del uréter izquierdo.

Una vez se identifican los uréteres, se disecan cuidadosamente a nivel proximal y distal, manteniendo la mayor cantidad de tejido adyacente para preservar al máximo posible su aporte vascular. A continuación, se realiza la ligadura y la sección a nivel distal de los uréteres. Es costumbre enviar un margen ureteral distal intraoperatorio a fin de corroborar que no presenta neoplasia; sin embargo, su realización sistemática es controvertida, dado que la mayoría de recidivas ureterales se localizan lejos de la anastomosis. Posteriormente, se excluyen los uréteres fuera del campo quirúrgico para continuar con la ligadura y la sección de los pedículos vasculares vesicales de ambos lados ayudándose de la retracción medial de la vejiga.

En el varón, se abre el peritoneo suprayacente a las vesículas seminales para exponer el plano entre la vejiga y el recto. Este espacio se diseca, como en la prostatectomía radical, pegado a las vesículas y a la cara posterior de la próstata hasta el ápex a través de la fascia de Denonvilliers. Los vasos que irrigan lateralmente esta zona y que van apareciendo según se avanza en la disección conforman el pedículo vascular posterior de la vejiga, que debe ser ligado y seccionado para liberar por completo el plano posterior. Tras ello, se aborda anteriormente la próstata, realizando una abertura lateral de la fascia endopélvica y seccionando el complejo venoso dorsal sobre la uretra anterior, distal al ápex prostático, para finalizar seccionando la uretra y extrayendo la pieza.

Cabe destacar que el sangrado que se produce a nivel del complejo venoso dorsal puede llegar a ser muy cuantioso, por lo que la hemostasia debe ser muy cuidadosa a este nivel, ayudándose de puntos transfixivos al periostio del pubis, material hemostático laminar o fibrilar, dispositivos de sellado o la combinación de los anteriores. En caso de pacientes que deseen preservar su función eréctil (principalmente, jóvenes), se puede realizar la técnica de preservación de bandeletas neurovasculares descrita en la prostatectomía radical, siempre y cuando el tumor no presente una extensa afectación local que comprometa su pronóstico oncológico.

En la mujer, la cistectomía implica la exenteración pélvica anterior. Primero, se identifica el cuello uterino y se incide el manguito vaginal posterior, ingresando en la cúpula. Esto permite la identificación de los pedículos vasculares posteriores y laterales de la vejiga, que se ligan y seccionan cuidadosamente para una correcta hemostasia (se trata del principal foco de sangrado intraoperatorio y posoperatorio). Después, se toma en bloque la pared vaginal anterior, el útero y el cuello, y la vejiga, incluyendo la resección de la uretra al completo (salvo si se va a realizar una derivación urinaria ortotópica como se verá más adelante). Tras extraer la pieza, se incide la pared vaginal posterior en forma semicircular y se desarrolla un plano entre la vagina y la pared rectal anterior, creando, así, un colgajo vaginal suficiente para cubrir el defecto.

Linfadenectomía

Se puede realizar al inicio de la intervención, a mitad (aprovechando el espacio creado para la disección ureteral) o al final de la cistectomía. Los límites de la linfadenectomía convencional (ilioobturatriz) son el nervio genitofemoral en el plano lateral, la arteria ilíaca interna en el plano medial, el ligamento de Cooper en el plano caudal y el cruce del uréter en la arteria ilíaca común en el plano craneal.

Es imprescindible la realización de una buena linfadenectomía, ya que el 25 % de los pacientes sometidos a cistectomía presentan afectación ganglionar y la cantidad de ganglios resecados está asociada a mayor supervivencia global. Por ello, se ha incentivado extender la linfadenectomía hasta el territorio de la ilíaca común (linfadenectomía extendida) o la zona de la aorta distal/mesentérica inferior (linfadenectomía extendida), aunque, hasta el momento, la ampliación de la linfadenectomía presenta resultados contradictorios. Lo que sí hay que destacar es que cualquier extensión de linfadenectomía es mejor que no realizarla.

Derivación urinaria

Es el último paso de la cirugía. Supone la reconstrucción de la vía excretora urinaria. Su correcta realización marcará la calidad de vida del paciente, ya que la comorbilidad a medio y largo plazo de la cistectomía provienen de esta fase. Las derivaciones están clasificadas según si son ortotópicas (salida de la orina a través de la uretra) o heterotópicas (salida de la orina a través de uno o dos estomas), continentes o incontinentes, y según el tipo de reservorio usado para la reconstrucción (predominantemente, íleon: conducto ileal de tipo Bricker y neovejiga de tipo Studer) (**Fig. 58-5**).

La derivación urinaria de tipo Bricker (v. **Fig. 58-5A**) fue descrita en 1950 y es la más comúnmente utilizada. Para ello, se selecciona un segmento de 10-15 cm de íleon (dejando 10-15 cm de íleon terminal) y se aísla realizando una sección y anastomosis intestinal del tracto intestinal. Uno de los bordes de esta asa aislada formará el estoma de la fosa ilíaca derecha y, al otro extremo, se le realiza la anastomosis de los uréteres. Para dicha anastomosis, se han descrito diversas técnicas; la utilizada más frecuentemente es el implante directo. Para la anastomosis de los uréteres, se requiere una amplia espatulación del extremo ureteral distal, la ausencia de tensión al implante y la tutorización con catéteres ureterales mono-J durante, al menos, tres semanas (si no presenta complicaciones). Dado que el conducto ileal se halla en el lado derecho, para evitar tensión del uréter izquierdo, se realiza un túnel en el mesosigma, por donde pasa el uréter al otro lado a implantarse.

A

B

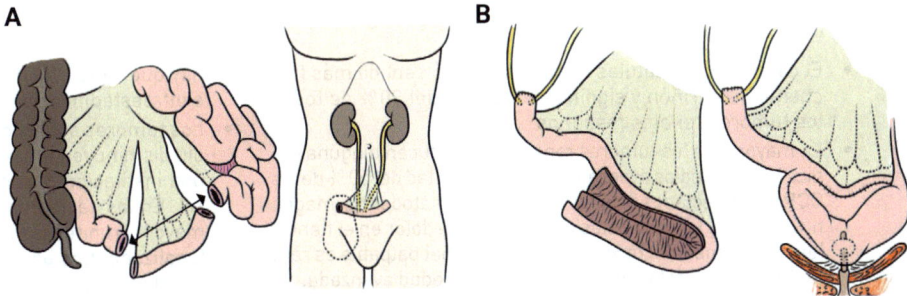

Figura 58-5. Derivaciones urinarias.
A) Bricker. **B)** Studer.

La derivación urinaria de tipo Studer (v. **Fig. 58-5B**) es la derivación urinaria ortotópica más utilizada. Como criterios imprescindibles para plantearla en un paciente, se requiere de un margen negativo uretral, una correcta agilidad manual y el consentimiento a realizarse autocateterismos (el asa de intestino usado como reservorio no tiene función contráctil y, a pesar de enseñar a miccionar al paciente con maniobra de Credé y relajación del suelo pélvico, es frecuente a lo largo de los años la necesidad de autocateterismos en algún momento), y una correcta función renal (puede haber un empeoramiento de la alteración hidroelectrolítica por absorción a nivel del reservorio; hay un mayor riesgo de acidosis metabólica hiperclorémica). Para su realización, se aísla un segmento de 55 cm de íleon terminal; posteriormente, se realiza una plastia en «U», dejando un extremo más largo, que se usará como conducto y donde se implantan los uréteres. Posteriormente, el reservorio se anastomosa a la uretra, la cual se ha disecado cuidadosamente antes para conservar el esfínter externo. Durante el posoperatorio, el paciente porta sonda hasta confirmar la ausencia de fuga de la anastomosis; una vez retirada, se le entrena al paciente para la micción y el uso de autocateterismos si fuera necesario.

En caso de pacientes con baja reserva funcional y/o múltiple comorbilidad, una opción más sencilla es la realización de una ureterostomía cutánea (bilateral o unilateral «en cañón de escopeta»). Sin embargo, el uso de esta derivación urinaria obliga a la cateterización ureteral crónica, ya que el principal problema de estos estomas urinarios tan estrechos es la aparición de estenosis a nivel de la piel por la reacción cutánea a la exposición continua de orina ácida.

> Es mejor realizar cualquier tipo de linfadenectomía a no realizarla. La anastomosis ileoureteral debe quedar sin tensión y ser lo suficientemente ancha para evitar cualquier tipo de fuga urinaria y estenosis posterior. Si un paciente con derivación de Bricker o Studer presenta uropatía obstructiva por estenosis de la unión ureteroileal, no es posible la cateterización anterógrada y la desobstrucción se hace mediante nefrostomía.

Adyuvancia

La adyuvancia con cisplatino está reservada a todos aquellos tumores T2-T4 y/o N+ que no hayan recivido QT neoadyuvante. Hace poco, se ha aprobado el uso de nivolumab (inhibidor del PD-L1) en adyuvancia para pacientes de alto riesgo de recidiva (>T3 y/o N+) con expresión del marcador PD-L1. La RT no tiene ninguna utilidad a nivel adyuvante.

Tratamiento del cáncer de vejiga metastásico

Los pacientes con cáncer de vejiga metastásicos se dividen en tres grupos: pacientes *fit* (aptos) para cisplatino, *fit* para carboplatino y *unfit* (no aptos) para platinos. El principal factor de mal pronóstico en estos pacientes es la presencia de metástasis viscerales.

Los esquemas combinados con cisplatinos (gemcitabina + cisplatino o metotrexato + vinblastina + cisplatino) son la primera línea de tratamiento en los pacientes con estado funcional de 0-1 y filtrado glomerular > 50-60 mL/min (*fit* para cisplatino). Estas combinaciones permiten una tasa de respuesta del 46-49 % y una supervivencia media de 14 meses. Los pacientes con mejor respuesta en este grupo son aquellos con metástasis únicamente ganglionares, obteniendo una supervivencia global del 10-14 % a los cinco años.

El 50 % de los pacientes con cáncer de vejiga metastásico no son *fit* para cisplatino. La combinación de gemcitabina y carboplatino es menos efectiva y se reserva para pacientes con estado funcional de 2 o filtrado glomerular de 30-60 mL/min (*fit* para carboplatino). En casos de pacientes que no son *fit* para platinos y que presentan PD-L1, la alternativa es el uso de inhibidores de este marcador como el atezolizumab y pembrolizumab. Esta última molécula es la usada para el tratamiento de la progresión en segunda línea tras platinos. Como tercera línea, se reserva el uso de enfortumab vedotina (anticuerpo monoclonal de la nectina-4, altamente expresada en el carcinoma urotelial).

En caso de pacientes que tras el tratamiento con platinos presentan regresión o estabilidad confirmada de la enfermedad, se recomienda el uso de avelumab (otro inhibidor del PD-L1) como mantenimiento en todos estos pacientes, independientemente de la expresión de PD-L1.

> La base de la QT en el cáncer de vejiga es el cisplatino. La sobreexpresión de PD-L1 es frecuente en el carcinoma urotelial, por lo que las moléculas inhibidoras de este marcador se usan como tratamiento en los pacientes metastásicos: atezolizumab y pembrolizumab en los pacientes *unfit* para platinos y avelumab como mantenimiento tras la respuesta a platinos.

PUNTOS CLAVE

- El carcinoma de células claras es la lesión sólida más frecuente en el riñón y significa alrededor del 90 % de todos los tumores renales malignos.
- La mayoría de los tumores renales no producen ninguna clínica hasta estadios avanzados. Más de la mitad del 50 % de los CCR son detectados incidentalmente con métodos de imagen no invasivos. La tríada clásica de Guyon de dolor en el flanco, hematuria macroscópica y masa abdominal palpable es rara (6-10 %) y está relacionada con la enfermedad avanzada.
- La TAC se considera la técnica de elección para el estudio de masas renales.
- Se recomienda realizar nefrectomía radical en tumores renales T1 (≤ 7 cm) no tratables con NP y en estadios T2. No se recomienda la suprarrenalectomía ipsilateral si no hay evidencia de invasión clínica o radiológica. Existe controversia acerca de la linfadenectomía en la enfermedad localizada. Sí parece existir beneficio en los pacientes de alto riesgo. En masas renales pequeñas y en paciente añosos, se puede plantear la observación o tratamientos ablativos como la crioterapia o la radiofrecuencia.
- Hoy en día, la adyuvancia tras nefrectomía sin evidencia de enfermedad residual no está recomendada.
- El cáncer de vejiga es el cuarto tumor más frecuente en varones y está estrechamente relacionado con el tabaquismo. En zonas endémicas de esquistosomiasis, es frecuente el carcinoma vesical escamoso.
- El principal síntoma de cáncer vesical es la hematuria, aunque es típica del Cis la sintomatología irritativa. Su diagnóstico se basa en la cistoscopia principalmente. La RTUv es diagnóstica y terapéutica; en los tumores con estadio T1,

hay que repetirla, dado el alto porcentaje de persistencia e infraestadificación.
- Los tumores superficiales de bajo riesgo y riesgo intermedio disminuyen la tasa de recurrencia si se les administra una instilación posoperatoria de quimioterapia intravesical. En los pacientes de riesgo intermedio, el beneficio es mayor si repiten las instilaciones según un calendario protocolizado. Los pacientes de alto riesgo deben ser vigilados de cerca con cistoscopia cada tres meses durante los primeros dos años y se benefician de instilaciones de BCG, que se pueden repetir anualmente; la presencia de recidiva precoz durante la inducción de BCG es indicativa de mal pronóstico de progresión y se debe sopesar la opción de cistectomía precoz.
- Los tumores infiltrantes se benefician de QT neoadyuvante con esquemas de cisplatino. La RT en monoterapia no se debe plantear como tratamiento. La terapia trimodal (RTUv, QT y RT) solo se plantea en pacientes muy seleccionados con baja carga tumoral.
- Es mejor realizar cualquier tipo de linfadenectomía a no realizarla. La anastomosis ileoureteral debe quedar sin tensión y ser lo suficientemente ancha para evitar cualquier tipo de fuga urinaria y estenosis posterior.
- La base de la QT en el cáncer de vejiga es el cisplatino. La sobreexpresión de PD-L1 es frecuente en el carcinoma urotelial, por lo que las moléculas inhibidoras de este marcador se usan como tratamiento en los pacientes metastásicos: atezolizumab y pembrolizumab en los pacientes *unfit* para platinos y avelumab como mantenimiento tras la respuesta a platinos.

BIBLIOGRAFÍA

Advanced Bladder Cancer (ABC) Meta-analysis Collaborators Group. Adjuvant chemotherapy for muscle-invasive bladder cancer: a systematic review and metaanalysis of individual participant data from randomised controlled trials. Eur Urol. 2022;81(1):50-61.

Al-Bayati O, Hasan A, Pruthi D, Kaushik D, Liss MA. Systematic review of modifiable risk factors for kidney cancer. Urol Oncol. 2019;37(6):359-71.

Balar AV, Galsky MD, Rosenberg JE, Powles T, Petrylak DP, Bellmunt J, et al. Atezolizumab as first-line treatment in cisplatin-ineligible patients with locally advanced and metastatic urothelial carcinoma: a single-arm, multicentre, phase 2 trial. Lancet. 2017;389(10064):67-76.

Bellmunt J, De Wit R, Vaughn DJ, Fradet Y, Lee JL, Fong L, et al. Pembrolizumab as second-line therapy for advanced urothelial carcinoma. N Engl J Med. 2017;376(11):1015-26.

Bellmunt J, Hussain M, Gschwend JE, Albers P, Oudard S, Castellano D, et al. Adjuvant atezolizumab versus observation in muscle-invasive urothelial carcinoma (IMvigor010): a multicentre, open-label, randomised, phase 3 trial. Lancet Oncol. 2021;22(4):525-37.

Bosniak MA. The use of the Bosniak classification system for renal cysts and cystic tumors. J Urol. 1997;157(5):1852-3.

Bruins HM, Veskimae E, Hernández V, Imamura M, Neuberger MM, Dahm P, et al. The impact of the extent of lymphadenectomy on oncologic outcomes in patients undergoing radical cystectomy for bladder cancer: a systematic review. Eur Urol. 2014;66(6):1065-77.

Bukavina L, Bensalah K, Bray F, Carlo M, Challacombe B, Karam JA, et al. Epidemiology of renal cell carcinoma: 2022 update. Eur Urol. 2022;82(5):529-42.

Burger M, Catto JWF, Dalbagni G, Grossman HB, Herr H, Karakiewicz P, et al. Epidemiology and risk factors of urothelial bladder cancer. Eur Urol. 2013;63(2):234-41.

Capitanio U, Bensalah K, Bex A, Boorjian SA, Bray F, Coleman J, et al. Epidemiology of renal cell carcinoma. Eur Urol. 2019;75(1):74-84.

Compérat EM, Burger M, Gontero P, Mostafid AH, Palou J, Rouprêt M, et al. Grading of urothelial carcinoma and the new "World Health Organisation Classification of Tumours of the Urinary System and Male Genital Organs 2016". Eur Urol Focus. 2019;5(3):457-66.

Cooper S, Flood TA, El Khodary M, Shabana WM, Papadatos D, Lavallee LT, et al. Diagnostic yield and complication rate in percutaneous needle biopsy of renal hilar masses with comparison with renal cortical mass biopsies in a cohort of 195 patients. AJR Am J Roentgenol. 2019;212(3):570-5.

De la Rosette J, Martov A, Hurle R, Favre G, Mamoulakis C, Castanheira de Oliveira M, et al. Conventional white light imaging-assisted transurethral resection of bladder tumour (TURBT) versus IMAGE1S-assisted TURBT in non-muscle-invasive bladder cancer patients: trial protocol and 18 months results. World J Urol. 2022;40(3):727-38.

Del Giudice F, Pecoraro M, Vargas HA, Cipollari S, De Berardinis E, Bicchetti M, et al. Systematic review and meta-analysis of Vesical Imaging-Reporting and Data System (VI-RADS) inter-observer reliability: an added value for muscle invasive bladder cancer detection. Cancers (Basel). 2020;12(10):2994.

Diana P, Klatte T, Amparore D, Bertolo R, Carbonara U, Erdem S, et al. Screening programs for renal cell carcinoma: a systematic review by the EAU young academic urologists renal cancer working group. World J Urol. 2023;41(4):929-40.

Fahmy O, Khairul-Asri MG, Schubert T, Renninger M, Malek R, Kübler H, et al. A systematic review and meta-analysis on the oncological long-term outcomes after trimodality therapy and radical cystectomy with or without neoadjuvant chemotherapy for muscle-invasive bladder cancer. Urol Oncol. 2018;36(2):43-53.

Ferlay J, Parkin DM, Steliarova-Foucher E. Estimates of cancer incidence and mortality in Europe in 2008. Eur J Cancer. 2010;46(4):765-81.

Fernández-Gómez J, Madero R, Solsona E, Unda M, Martínez-Piñeiro L, González M, et al. Predicting nonmuscle invasive bladder cancer recurrence and progression in patients treated with bacillus Calmette-Guerin: the CUETO scoring model. J Urol. 2009;182(5):2195-203.

Fritsche HM, Burger M, Svatek RS, Jelderes C, Karakiewicz PI, Novara G, et al. Characteristics and outcomes of patients with clinical T1 grade 3 urothelial carcinoma treated with radical cystectomy: results from an international cohort. Eur Urol. 2010;57(2):300-9.

Fritsche HM, May M, Denzinger S, Otto W, Siegert S, Giedl C, et al. Prognostic value of perinodal lymphovascular invasion following radical cystectomy for lymph node-positive urothelial carcinoma. Eur Urol. 2013;63(4):739-44.

Gontero P, Compérat E, Domínguez Escrig JL, Liedberg F, Mariappan P, Masson-Lecompte A, et al. EAU guidelines on non-muscle-invasive bladder cancer (Ta, T1 and CIS) [Internet]. Arnhem: European Associaton of Urology Guidelines Office; 2023 [consulta el 1 de mayo de 2024]. Disponible en: https://d56bochluxqnz.cloudfront.net/documents/full-guideline/EAU-Guidelines-on-Non-muscle-Invasive-Bladder-Cancer-2023_2023-03-10-101110_jued.pdf

Gontero P, Sylvester R, Pisano F, Joniau S, Oderda M, Serretta V, et al. The impact of re-transurethral resection on clinical outcomes in a large multicenter cohort of patients with T1 high-grade/Grade 3 bladder cancer treated with bacilli Calmette-Guérin. BJU Int. 2016;118(1):44-52.

Gordon PC, Thomas F, Noon AP, Rosario DJ, Catto JWF. Long-term outcomes from re-resection for high-risk non-muscle-invasive bladder cancer: a potential to rationalize use. Eur Urol Focus. 2019;5(4):650-7.

Grimm MO, Van der Heijden AG, Colombel M, Muilwijk T, Martínez-Piñeiro L, Babjuk MM, et al. Treatment of high-grade non-muscle-invasive bladder carcinoma by standard number and dose of BCG instillations versus reduced number and standard dose of BCG instillations: results of the European Association of Urology Research Foundation randomised phase III clinical trial "NIMBUS". Eur Urol. 2020;78(5):690-8.

Grossman HB, Natale RB, Tangen CM, Speights VO, Vogelzang NJ, Trump DL, et al. Neoadjuvant chemotherapy plus cystectomy compared with cystectomy alone for locally advanced bladder cancer. N Engl J Med. 2003;349(9):859-66.

Ha HK, Koo PJ, Kim SJ. Diagnostic accuracy of F-18 FDG PET/CT for preoperative lymph node staging in newly diagnosed bladder cancer patients: a systematic review and meta-analysis. Oncology. 2018;95(1):31-8.

Hammers H, Sternberg C, Mcdermott DF, Larkin J, Ravaud A, Rini B, et al. A Phase 3, randomized, open-label study of nivolumab combined with ipilimumab versus sunitinib monotherapy in subjects with previously untreated, advanced or metastatic renal cell carcinoma. NCT02231749. Cochrane Central Register of Controlled Trials. 2015.

Howard JM, Woldu SL, Daneshmand S, Lotan Y. Enhanced endoscopy with IMAGE1 S CHROMA improves detection of nonmuscle invasive bladder cancer during transurethral resection. J Endourol. 2021;35(5):647-51.

Huncharek M, McGarry R, Kupelnick B. Impact of intravesical chemotherapy on recurrence rate of recurrent superficial transitional cell carcinoma of the bladder: results of a meta-analysis. Anticancer Res. 2001;21(1B):765-9.

Iwata T, Kimura S, Abufaraj M, Janisch F, Karakiewicz PI, Seebacher V, et al. The role of adjuvant radiotherapy after surgery for upper and lower urinary tract urothelial carcinoma: a systematic review. Urol Oncol. 2019;37(10):659-71.

Jensen JB, Ulhøi BP, Jensen KME. Evaluation of different lymph node (LN) variables as prognostic markers in patients undergoing radical cystectomy and extended LN dissection to the level of the inferior mesenteric artery. BJU Int. 2012;109(3):388-93.

Jensen JB, Ulhøi BP, Jensen KME. Extended versus limited lymph node dissection in radical cystectomy: impact on recurrence pattern and survival. Int J Urol. 2012;19(1):39-47.

Kim SP, Alt AL, Weight CJ, Costello BA, Cheville JC, Lohse C, et al. Independent validation of the 2010 American Joint Committee on Cancer TNM classification for renal cell carcinoma: results from a large, single institution cohort. J Urol. 2011;185(6):2035-9.

Kimura S, Iwata T, Abufaraj M, Janisch F, D'Andrea D, Moschini M, et al. Impact of gender on chemotherapeutic response and oncologic outcomes in patients treated with radical cystectomy and perioperative chemotherapy for bladder cancer: a systematic review and meta-analysis. Clin Genitourin Cancer. 2020;18(2):78-87.

Klatte T, Ficarra V, Gratzke C, Kaouk J, Kutikov A, Macchi V, et al. A literature review of renal surgical anatomy and surgical strategies for partial nephrectomy. Eur Urol. 2015;68(6):980-92.

Klatte T, Rossi SH, Stewart GD. Prognostic factors and prognostic models for renal cell carcinoma: a literature review. World J Urol. 2018;36(12):1943-52.

Kramer MW, Altieri V, Hurle R, Lusuardi L, Merseburger AS, Rassweiler J, et al. Current evidence of transurethral en-bloc resection of nonmuscle invasive bladder cancer. Eur Urol Focus. 2017;3(6):567-76.

Lane BR, Abouassaly R, Gao T, Weight CJ, Hernández AV, Larson BT, et al. Active treatment of localized renal tumors may not impact overall survival in patients aged 75 years or older. Cancer. 2010;116(13):3119-26.

Lawrentschuk N, Colombo R, Hakenberg OW, Lerner SP, Månsson W, Sagalowsky A, et al. Prevention and management of complications following radical cystectomy for bladder cancer. Eur Urol. 2010;57(6):983-1001.

Leow JJ, Martin-Doyle W, Rajagopal PS, Patel CG, Anderson EM, Rothman AT, et al. Adjuvant chemotherapy for invasive bladder cancer: a 2013 updated systematic review and meta-analysis of randomized trials. Eur Urol. 2014;66(1):42-54.

Levi F, Ferlay J, Galeone C, Lucchini F, Negri E, Boyle P, et al. The changing pattern of kidney cancer incidence and mortality in Europe. BJU Int. 2008;101(8):949-58.

Li M, Toniolo J, Nandurkar R, Papa N, Lawrentschuk N, Davis ID, et al. Continuous bladder irrigation after transurethral resection of non-muscle invasive bladder cancer for prevention of tumour recurrence: a systematic review. ANZ J Surg. 2021;91(12):2592-8.

Ljungberg B, Albiges L, Abu-Ghanem Y, Bedke J, Capitanio U, Dabestani S, et al. European Association of Urology guidelines on renal cell carcinoma: the 2022 update. Eur Urol. 2022;82(4):399-410.

Lokeshwar VB, Habuchi T, Grossman HB, Murphy WM, Hautmann SH, Hemstreet GP 3rd, et al. Bladder tumor markers beyond cytology: International Consensus Panel on bladder tumor markers. Urology. 2005;66(6 Suppl 1):35-63.

Loriot Y, Necchi A, Park SH, García-Donas J, Huddart R, Burgess E, et al.; BLC2001 Study Group. Erdafitinib in locally advanced or metastatic urothelial carcinoma. N Engl J Med. 2019;381(4):338-48.

Maisch P, Koriarz A, Vajgrt J, Narayan V, Kim MH, Dahm P. Blue vs white light for transurethral resection of non-muscle-invasive bladder cancer: an abridged Cochrane Review. BJU Int. 2022;130(6):730-40.

Mao X, Zhou Z, Cui Y, Zhang Y, Yang M. Outcomes and complications of bipolar vs. monopolar energy for transurethral resection of bladder tumors: a systematic review and meta-analysis of randomized controlled trials. Front Surg. 2021;8:583806.

Mir MC, Derweesh I, Porpiglia F, Zargar H, Mottrie A, Autorino R. Partial nephrectomy versus radical nephrectomy for clinical T1b and T2 renal tumors: a systematic review and meta-analysis of comparative studies. Eur Urol. 2017;71(4):606-17.

Mulawkar P, Sharma G, Garge P. Evaluation of spectra A and B modes in diagnosis of suspicious bladder lesions. J Endourol. 2021;35(8):1184-9.

Niu S, Graw S, Jensen D, Glazyrine V, Wyre H, Holzbeierlein JM, et al. Preoperative risk factors predicting postoperative complications in radical cystectomy for bladder cancer. Bladder Cancer. 2020;6(2):151-9.

Palou J, Rodríguez-Rubio F, Huguet J, Segarra J, Ribal MJ, Alcaraz A, et al. Multivariate analysis of clinical parameters of synchronous primary superficial bladder cancer and upper urinary tract tumor. J Urol. 2005;174(3):859-61; discussion 861.

Perlis N, Zlotta AR, Beyene J, Finelli A, Fleshner NE, Kulkarni GS. Immediate post-transurethral resection of bladder tumor intravesical chemotherapy prevents non-muscle-invasive bladder cancer recurrences: an updated meta-analysis on 2548 patients and quality-of-evidence review. Eur Urol. 2013;64(3):421-30.

Powles T, Csőszi T, Özgüroğlu M, Matsubara N, Géczi L, Cheng SYS, et al.; KEYNOTE-361 Investigators. Pembrolizumab alone or combined with chemotherapy versus chemotherapy as first-line therapy for advanced urothelial carcinoma (KEYNOTE-361): a randomised, open-label, phase 3 trial. Lancet Oncol. 2021;22(7):931-45.

Powles T, Durán I, Van der Heijden MS, Loriot Y, Vogelzang NJ, De Giorgi U, et al. Atezolizumab versus chemotherapy in patients with platinum-treated locally advanced or metastatic urothelial carcinoma (IMvigor211): a multicentre, open-label, phase 3 randomised controlled trial. Lancet. 2018;391(10122):748-57.

Powles T, Park SH, Voog E, Caserta C, Valderrama BP, Gurney H, et al. Avelumab maintenance therapy for advanced or metastatic urothelial carcinoma. N Engl J Med. 2020;383(13):1218-30.

Schoots IG, Zaccai K, Hunink MG, Verhagen PCMS. Bosniak classification for complex renal cysts reevaluated: a systematic review. J Urol. 2017;198(1):12-21.

Shelley MD, Barber J, Wilt T, Mason MD. Surgery versus radiotherapy for muscle invasive bladder cancer. Cochrane Database Syst Rev. 2002;(1):CD002079.

Soria F, Droller MJ, Lotan Y, Gontero P, D'Andrea S, Gust KM, et al. An up-to-date catalog of available urinary biomarkers for the surveillance of non-muscle-invasive bladder cancer. World J Urol. 2018;36(12):1981-95.

Soukup V, Čapoun O, Cohen D, Hernández V, Babjuk M, Burger M, et al. Prognostic performance and reproducibility of the 1973 and 2004/2016 World Health Organization grading classification systems in non-muscle-invasive bladder cancer: a European Association of Urology Non-muscle Invasive Bladder Cancer Guidelines Panel systematic review. Eur Urol. 2017;72(5):801-13.

Stein JP, Skinner DG. Radical cystectomy for invasive bladder cancer: long-term results of a standard procedure. World J Urol. 2006;24(3):296-304.

Sylvester RJ, Brausi MA, Kirkels WJ, Hoeltl W, Calais Da Silva F, Powell PH, et al. Long-term efficacy results of EORTC genito-urinary group randomized phase 3 study 30911 comparing intravesical instillations of epirubicin, bacillus Calmette-Guérin, and bacillus Calmette-Guérin plus isoniazid in patients with intermediate- and high-risk stage Ta T1 urothelial carcinoma of the bladder. Eur Urol. 2010;57(5):766-73.

Sylvester RJ, Van der Meijden APM, Oosterlinck W, Witjes JA, Bouffioux C, Denis L, et al. Predicting recurrence and progression in individual patients with stage Ta T1 bladder cancer using EORTC risk tables: a combined analysis of 2596 patients from seven EORTC trials. Eur Urol. 2006;49(3):466-75; dis. 475-7.

Thompson RH, Boorjian SA, Lohse CM, Leibovich BC, Kwon ED, Cheville JC, et al. Radical nephrectomy for pT1a renal masses may be associated with decreased overall survival compared with partial nephrectomy. J Urol. 2008;179(2):468-71; discussion 472-3.

Vassantachart A, Daneshmand S, Cai J, Miranda G, Ghodoussipour S, Schuckman AK, et al. Feasibility and outcomes of orthotopic ileal neobladder reconstruction following pelvic irradiation. Urology. 2021;148:198-202.

Von der Maase H, Hansen SW, Roberts JT, Dogliotti L, Oliver T, Moore MJ, et al. Gemcitabine and cisplatin versus methotrexate, vinblastine, doxorubicin, and cisplatin in advanced or metastatic bladder cancer: results of a large, randomized, multinational, multicenter, phase III study. J Clin Oncol. 2000;18(17):3068-77.

Wein AJ, Partin AW, Peters CA, Kavoussi LR, Dmochowski RR, (eds.). Campbell-Walsh-Wein urology twelfth edition review. Filadelfia: Elsevier; 2020.

Witjes JA, Babjuk M, Bellmunt J, Bruins HM, De Reijke TM, De Santis M, et al. EAU-ESMO consensus statements on the management of advanced and variant bladder cancer-an international collaborative multistakeholder effort(†): under the auspices of the EAU-ESMO Guidelines Committees. Eur Urol. 2020;77(2):223-50.

Yu EY, Petrylak DP, O'Donnell PH, Lee JL, Van der Heijden MS, Loriot Y, et al. Enfortumab vedotin after PD-1 or PD-L1 inhibitors in cisplatin-ineligible patients with advanced urothelial carcinoma (EV-201): a multicentre, single-arm, phase 2 trial. Lancet Oncol. 2021;22(6):872-82.

Zehnder P, Studer UE, Skinner EC, Dorin RP, Cai J, Roth B, et al. Super extended versus extended pelvic lymph node dissection in patients undergoing radical cystectomy for bladder cancer: a comparative study. J Urol. 2011;186(4):1261-8.

Cáncer de próstata. Cáncer de testículo y pene

59

C. Pascual Mateo

OBJETIVOS

- Analizar la epidemiología, los factores de riesgo y el modelo de cribado del cáncer de próstata.
- Repasar las clasificaciones del cáncer de próstata en estadios y los grupos de riesgo (TNM).
- Revisar los tipos de tratamiento para el manejo del cáncer de próstata localizado y locorregional.
- Describir las herramientas diagnósticas y terapéuticas del cáncer de próstata avanzado.
- Aprender los fundamentos del manejo del cáncer de testículo y pene.

CÁNCER DE PRÓSTATA

A continuación, se revisan los datos más relevantes de esta neoplasia.

Epidemiología

El cáncer de próstata es la neoplasia sólida no cutánea más frecuente en varones y el cuarto tumor más frecuentemente diagnosticado en ambos sexos. En Estados Unidos, se diagnostican unos 200.000 casos de cáncer de próstata al año y se producen unas 30.000 muertes al año por esta casusa. En España, se estima que en 2022 se diagnosticaron unos 30.884 cánceres de próstata, siendo el cáncer más frecuentemente diagnosticado en varones.

En cuanto a la prevalencia, el cáncer de próstata ocupa el tercer lugar, con una prevalencia en 2020 de casi 260.000 de manera puntual y de 122.025 a los cinco años. Respecto a la mortalidad, el cáncer de próstata se sitúa en el quinto lugar, con 5.922 muertos por cáncer de próstata en 2020 (el tercer puesto en varones) (**Fig. 59-1**).

El cáncer de próstata muestra una gran disparidad racial; los varones afroamericanos presentan mayor incidencia y mortalidad que los varones de raza blanca; por el contrario, las menores tasas de incidencia y mortalidad se evidencian en asiáticos.

Antecedentes familiares

El riesgo de desarrollar cáncer de próstata aumenta con el número de familiares afectados, la cercanía de parentesco y la edad de diagnóstico.

Mutaciones en BRCA

La presencia de alteraciones en el gen *BRCA2* aumenta el riesgo de padecer cáncer de próstata de alto riesgo, localmente avanzado o metastásico, y condiciona peores tasas de supervivencia.

Dieta

No se ha determinado una asociación entre los factores dietéticos y el cáncer de próstata. Se ha estudiado el posible papel protector del selenio y la vitamina E solos o en combinación, sin demostrarse efecto alguno.

Finasterida

Fármaco empleado en el manejo de la hiperplasia benigna de próstata (HBP), que reduce los niveles de testosterona intracelular, al bloquear la enzima 5α-reductasa. Aunque ha demostrado un descenso de la prevalencia de hasta un 25 %, se ha observado un incremento relativo de tumores de alto riesgo, por lo que no se ha aceptado su papel como profilaxis del cáncer de próstata.

 Se han descrito tres factores de riesgo para el cáncer de próstata: la edad, la raza y la predisposición genética. Por el contrario, no hay evidencia suficiente para aprobar medidas preventivas por el momento.

Se define como cáncer de próstata hereditario cuando existen tres familiares directos afectados de cáncer de próstata o dos con familiares diagnosticados con menos de 55 años.

Cribado

El cribado recomendado por las guías de la AUA (American Urological Association) está indicado para varones entre 55 y 69 años con una esperanza de vida mayor de 10 años y que deseen someterse a dicho cribado. Las guías europeas recomiendan ofrecer el cribado a varones bien informados con una esperanza de vida mayor de 10 años, con una estrategia individualizada adaptada al riesgo; se debe evitar llevar a cabo dicho cribado sin explicar los beneficios y riesgos.

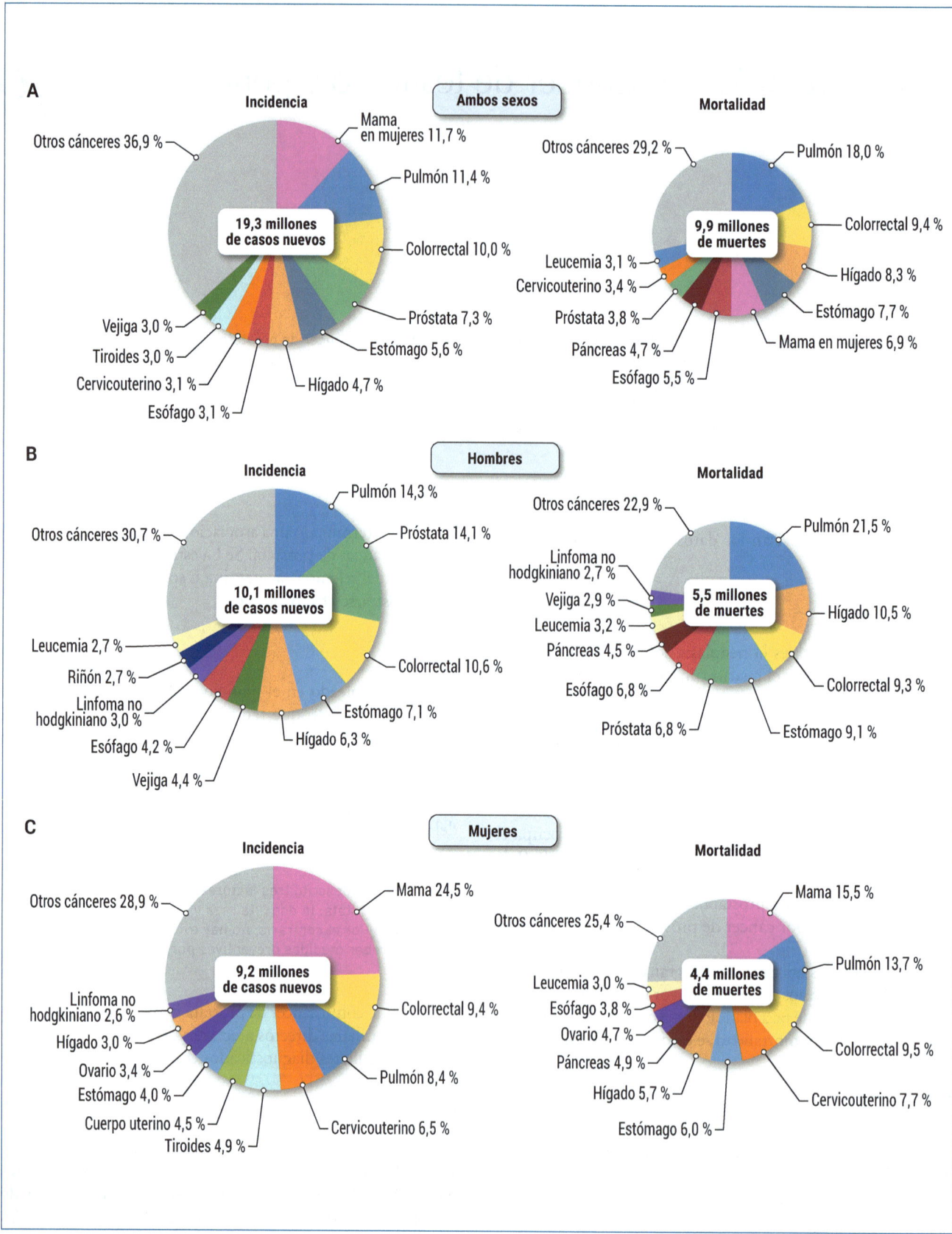

Figura 59-1. Gráfica de GLOBOCAN de la evolución epidemiológica de los tumores en el ámbito mundial. Datos estadísticos mundiales sobre el cáncer de 2020: estimaciones de GLOBOCAN de las tasas de incidencia y mortalidad a nivel mundial es de 36 tipos de cáncer en 185 países. Distribución de casos y fallecimientos de los 10 tipos de cáncer más comunes en 2020 . **A)** Porcentajes de casos en ambos sexos. **B)** Porcentajes de casos en hombres. **C)** Porcentajes de casos en mujeres. Para cada sexo, el área de la gráfica circular refleja la proporción del número total de casos o fallecimientos; los cánceres de piel no melanoma (excluido el carcinoma de células basales por su incidencia) se incluyen en la categoría de «Otros cánceres».

El cribado se lleva a cabo mediante la determinación de los niveles de antígeno prostático específico (PSA; del inglés, *prostate-specific antigen*) en sangre periférica. Hay que tener en cuenta que el PSA es una molécula específica del órgano, pero no del cáncer, ya que sus valores pueden encontrarse alterados por infecciones, medicamentos, edad, instrumentaciones y tratamientos.

Se debe ofrecer llevar a cabo un análisis de PSA a pacientes bien informados con alto riesgo de cáncer de próstata:

- Varones mayores de 50 años.
- Varones mayores de 45 años y antecedentes familiares de cáncer de próstata.
- Africanos mayores de 45 años.
- Varones portadores de mutaciones en *BRCA2* mayores de 40 años.

> Las posibles causas de elevación del PSA son:
> - Cáncer de próstata.
> - HBP.
> - Prostatitis.
> - Tacto rectal.
> - Traumatismo perineal.
> - Eyaculación reciente.
> - Otras.

Biopsia de próstata

El diagnóstico del cáncer de próstata pasa invariablemente por la confirmación histológica mediante la obtención de muestras por biopsia; existen dos modalidades: transrectal y perineal. La biopsia perineal es técnicamente más compleja, pero asocia menor riesgo de infección.

Las biopsias de próstata se pueden realizar bajo anestesia local con o sin sedación y requieren preparación con antibióticos profilácticos y enemas de limpieza.

Las biopsias sextantes (seis cilindros) clásicas han demostrado ser infradiagnósticas; hoy en día, se recomienda obtener, al menos, ocho cilindros en próstatas menores de 30 mL y 12 cilindros en mayores de 30 mL. En el caso de haberse identificado en la resonancia magnética nuclear multiparamétrica (RMNmp) una lesión sospechosa, se debe llevar a cabo una biopsia aleatoria, además de la biopsia dirigida a la lesión sospechosa; esta biopsia dirigida puede ser guiada de forma cognitiva, mediante *software* por fusión o guiada *in situ*.

Entre las complicaciones más destacadas, se encuentran el sangrado (hematuria: 50 %; hemospermia: 50 %; o hematoquecia: 30 %), las infecciones (prostatitis o bacteriemia en el 5-10 %) y retención aguda de orina (1-3 %).

Anatomía patológica

La gran mayoría de los cánceres de próstata son adenocarcinomas (más del 90 %); existen otras histologías que surgen de células estromales, epiteliales o ectópicas.

Dentro de los adenocarcinomas, existen variantes o diferenciaciones, entre las que destaca la variante neuroendocrina (células pequeñas), que suele producirse en estados avanzados

de la enfermedad como resultado del tratamiento de privación androgénica y que asocia mal pronóstico.

Histológicamente, las células prostáticas tumorales tienen núcleo hipercromático con nucléolo prominente, citoplasma abundante y basófilo. En cuanto al patrón arquitectónico, la capa de células basales está ausente.

El 70 % de los tumores se origina en la zona periférica; un 20 %, en la zona transicional; y un 10 %, en la zona central. Por este motivo, la biopsia aleatoria se dirige a la zona periférica.

Lesiones precursoras

Se consideran lesiones precursoras del cáncer de próstata:

- Neoplasia prostática intraepitelial (PIN; del inglés, *prostatic intraepithelial neoplasm*): proliferación celular dentro de conductos y glándulas preexistentes, con aumento del núcleo y nucléolo y con presencia de capa de células basales; en caso de PIN de alto grado extensa, el riesgo de cáncer de próstata es mayor y se indica una rebiopsia.
- Proliferación atípica de células acinares (ASAP; del inglés, *atypical small acinar proliferation*): considerada un claro precursor del cáncer de próstata, su presencia en una biopsia de próstata obliga a repetir dicha prueba.

Gradación

La International Society of Urological Pathology (ISUP) perteneciente a la Organización Mundial de la Salud (OMS) introdujo los grupos de riesgo basados en el grado de Gleason:

- ISUP 1: grado de Gleason de 2 a 6.
- ISUP 2: grado de Gleason 3 + 4.
- ISUP 3: grado de Gleason 4 + 3.
- ISUP 4: grado de Gleason 8.
- ISUP 5: grado de Gleason 9 o 10.

Definición de cáncer de próstata clínicamente no significativo

Desde la introducción del cribado con PSA, el fenómeno de la sobredetección y sobretratamiento ha sido una de las principales preocupaciones en el manejo de la enfermedad.

En el momento del diagnóstico, es importante identificar si un cáncer de próstata es clínicamente significativo, en cuyo caso, dejado a su evolución, desarrollaría metástasis y la muerte, frente a un tumor clínicamente no significativo, para evitar un sobretratamiento; un porcentaje importante de cánceres de próstata de bajo riesgo no requieren tratamiento, evitando, así, efectos adversos innecesarios de un sobretratamiento.

Clasificación TNM

La clasificación empleada es la TNM (tumor/ganglios [*nodes*]/metástasis) de 2017 del American Joint Committee on Cancer (AJCC):

- T: tumor primario.

– Tx: no puede ser determinado el tumor primario.
– T0: no hay evidencia de tumor primario.
– T1: tumor no palpable.
  ▪ T1a: hallazgo incidental en la pieza histológica que afecta a menos del 5 % del tejido resecado.
  ▪ T1b: hallazgo incidental en la pieza histológica que afecta a más del 5 % del tejido resecado.
  ▪ T1c: diagnóstico en la biopsia de próstata (PSA elevado o tacto rectal sospechoso).
– T2: tumor palpable y confinado a la próstata.
  ▪ T2a: afectación menor de medio lóbulo (un solo lado).
  ▪ T2b: afectación mayor de medio lóbulo (un solo lado).
  ▪ T2c: afectación de ambos lóbulos.
– T3: tumor que se extiende más allá de la cápsula prostática.
  ▪ T3a: extensión extracapsular (unilateral o bilateral).
  ▪ T3b: invasión de vesículas seminales (unilateral o bilateral).
– T4: tumor con invasión de estructuras vecinas o fijo.
• N: ganglios linfáticos regionales (pélvicos).
  – NX: no es posible la determinación de la afectación ganglionar.
  – N0: no hay afectación ganglionar.
  – N1: metástasis en ganglios linfáticos pélvicos.
• M: metástasis a distancia.
  – M0: no hay evidencia de afectación de ganglios inguinales a distancia.
  – M1: evidencia de metástasis a distancia.
    ▪ M1a: metástasis en ganglios no regionales.
    ▪ M1b: metástasis óseas.
    ▪ M1c: metástasis en otros sitios (viscerales).

Para la estadificación patológica (pTNM), hay que tener en cuenta que existen ciertas discrepancias entre el estadio clínico y patológico:

• En piezas de prostatectomía radical, el menor estadio es el pT2 (no existe el estadio pT1).
• No hay subclasificación pT2, a diferencia del estadio clínico.

Grupos de riesgo de recaída bioquímica

En la **tabla 59-1**, se muestran los grupos de riesgo de recaída bioquímica (RBQ) del cáncer de próstata.

Diagnóstico

A continuación, se detallan las características del diagnóstico clínico y mediante pruebas complementarias.

Diagnóstico clínico

El cáncer de próstata hoy en día es diagnosticado en la mayor parte de los casos mediante cribado empleando la determinación del PSA y/o tacto rectal.

Los síntomas del cáncer de próstata son inespecíficos (**Tabla 59-2**).

Analítica: antígeno prostático específico (PSA)

El PSA es una glicoproteína del grupo de las calicreínas. De forma fisiológica, se encarga de la licuefacción del semen para permitir su salida.

Toda patología que afecte a la próstata puede romper la barrera hematoprostática y permitir el paso de PSA al torrente sanguíneo, elevando los niveles de PSA; por ello, el PSA es una molécula específica del órgano, pero no específica de cáncer. Es el método de cribado más común y coste-efectivo para la detección precoz del cáncer de próstata.

Se estima que por encima de 4 ng/mL el riesgo de cáncer de próstata es de un 25 % y asciende hasta el 60 % a partir

Tabla 59-2. Manifestaciones clínicas del cáncer de próstata en distintos estadios

Síntomas de cáncer de próstata localizado	• Asintomático
	• Elevación del PSA
	• Síntomas de HBP:
	  – Chorro flojo
	  – Necesidad de prensa abdominal para la micción
	  – Frecuencia
	  – Urgencia
	  – Nicturia
	  – Tenesmo vesical

Síntomas de cáncer de próstata localmente avanzado	• Hematuria • Disuria • Dolor suprapúbico/perineal • Incontinencia • Insuficiencia renal • Hemospermia • Tenesmo rectal • Atrapamiento ureteral (dolor lumbar, insuficiencia renal, etcétera)
Síntomas de cáncer de próstata metastásico	• Dolor óseo • Síntomas de compresión medular • Adenopatías • Anuria y dolor lumbar por atrapamiento ureteral • Letargia • Síndrome constitucional (astenia, anorexia, pérdida de peso)

HBP: hiperplasia benigna de próstata; PSA: antígeno prostático específico (del inglés, *prostate-specific antigen*).

Tabla 59-1. Grupos de riesgo de recaída bioquímica del cáncer de próstata

Localizados			Localmente avanzado
Bajo riesgo	Riesgo medio	Alto riesgo	Muy alto riesgo
PSA < 10 ng/mL y grado de Gleason <7 y cT1-cT2a	PSA = 10-20 ng/mL o grado de Gleason = 7 o cT2b	PSA > 20 ng/mL o grado de Gleason >7 o cT2c	Cualquier valor de PSA o cualquier grado de Gleason o cT3-cT4 o cN+

PSA: antígeno prostático específico (del inglés, *prostate-specific antigen*).

de 10 ng/mL; por debajo del nivel de corte de 4 ng/mL también se ha observado cáncer de próstata clínicamente significativo.

El punto de corte para indicar una biopsia es variable: clásicamente, se había establecido en 4 ng/mL; a raíz de los grandes estudios de cribado (ERSPC, PLCO), se ha postulado descender a 3 ng/mL. También debe tenerse en cuenta la edad.

Dentro del PSA, se han introducido una serie de variantes para intentar mejorar el rendimiento diagnóstico: velocidad de PSA; proporción libre/total; densidad de PSA. Asimismo, se han introducido otros tipos de análisis: PCA3, (*Prostate Health Index*), SelectMDx®.

Pruebas de imagen

A continuación, se describen las distintas pruebas de imagen empleadas en el diagnóstico del cáncer de próstata.

Ecografía

La ecografía transrectal es esencial para el guiado de la biopsia de próstata. La información del volumen prostático es más fiable que la ecografía abdominal.

En ocasiones, se pueden detectar lesiones sospechosas, habitualmente, hipoecoicas y en zona periférica (60-70 %).

Tomografía computarizada

La tomografía computarizada (TC) forma parte esencial del estudio de extensión en los pacientes con adenocarcinoma de próstata (**Fig. 59-2**).

No está indicada en todos los casos y los criterios para indicar el estudio de extensión son:
- Tumores de alto riesgo.
- Tumores de riesgo intermedio que cumplen dos de los siguientes tres criterios:
  – PSA > 10 ng/mL.
  – ISUP ≥ 3.
  – cT2b o superior.

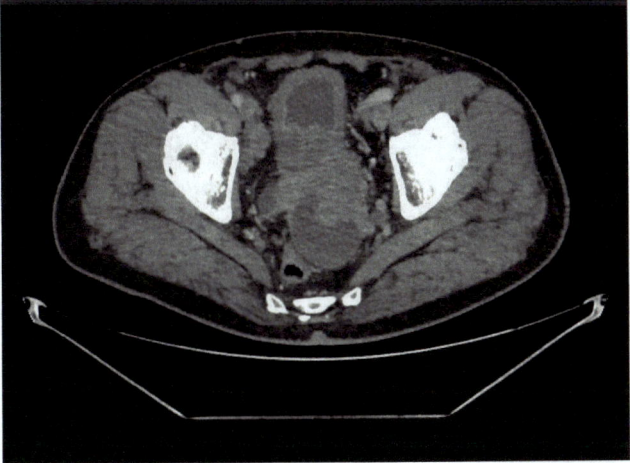

Figura 59-2. Tomografía computarizada de un cáncer de próstata localmente avanzado.

Resonancia magnética multiparamétrica de próstata

La RMNmp ha supuesto un gran avance en el diagnóstico por imagen.

El sistema de datos e informe en imagen prostática (PI-RADS®, Prostate Imaging Reporting and Data System) es un consenso que permite la evaluación sistemática de las lesiones detectadas en la RMNmp de próstata y que estima su potencial maligno apoyando en la toma de decisiones a la hora de indicar y dirigir las biopsias de próstata (biopsia por fusión).

Clasifica las lesiones en cinco grupos:

- PI-RADS 1: muy bajo riesgo (la presencia de cáncer clínicamente significativo es muy improbable).
- PI-RADS 2: bajo riesgo (la presencia de cáncer clínicamente significativo es improbable).
- PI-RADS 3: riesgo medio (la presencia de cáncer clínicamente significativo es dudosa).
- PI-RADS 4: alto riesgo (la presencia de cáncer clínicamente significativa es probable).
- PI-RADS 5: muy alto riesgo (la presencia de cáncer clínicamente significativo es muy probable).

> **!** En cuanto a la RMNmp de próstata:
> - No es una herramienta de cribado del cáncer de próstata.
> - Se debe ofrecer una RMmp previa a la biopsia de próstata.
> - Si la RMNmp identifica una lesión PI-RADS 3-5, hay que llevar a cabo una biopsia dirigida y aleatoria.
> - Si la RMNmp es negativa (PI-RADS 1-2) y la sospecha de tumor es baja, se puede obviar la biopsia; pero, si la sospecha es alta, se debe ofrecer biopsia de próstata aleatoria.

Tomografía por emisión de positrones asociada a tomografía axial computarizada con antígeno de membrana específico de próstata

La tomografía por emisión de positrones (PET; del inglés, *positron emission tomography*) asociada a TAC (PET-TAC) empleando antígeno de membrana específico de próstata (PSMA; del inglés, *prostate-specific membrane antigen*), marcado con galio 68, permite una detección precoz de la recurrencia bioquímica tras cirugía local, así como depósitos patológicos tumorales en otras etapas de la enfermedad.

Estudio de extensión

El estudio de extensión se lleva a cabo mediante el empleo de la TAC y la gammagrafía ósea.

Este estudio no está indicado en todos los pacientes con nuevo diagnóstico de cáncer de próstata, sino que está indicado en todos los tumores de alto riesgo (PSA > 20 ng/mL, grado de Gleason de 8-10) y en tumores de riesgo intermedio cuando se cumplen dos de los siguientes criterios (guías RADAR-III) (**Fig. 59-3**):

- PSA > 10 ng/mL.
- Grado de Gleason ≥ 7.
- cT2b.

Manejo del cáncer de próstata localizado

Una vez realizado el diagnóstico histológico y el estudio de extensión (si estuviese indicado), la decisión del tratamiento en pacientes con tumores localizados requiere tener en cuenta distintos factores:

- Sobrediagnóstico y sobretratamiento: con la introducción del cribado mediante PSA, se ha observado que algunos de los tumores diagnosticados son clínicamente no significativos.
- Calidad de vida: la situación basal del paciente en cuanto a la calidad miccional, sexual e intestinal, son aspectos esenciales a la hora de tomar la decisión de iniciar un tratamiento y del tipo de tratamiento, ya que suponen un gran impacto en su calidad de vida.

La importancia de una toma de decisiones razonadas ha llevado a desarrollar diversos nomogramas que emplean variables clínico-histológicas (PSA, edad, tacto rectal, estadio clínico, grado de Gleason, volumen de enfermedad) que facilitan la toma de decisiones.

 Los nomogramas más empleados a la hora de la toma de decisiones son:
- Tablas del Memorial Sloan Kettering Cancer Center.
- Tablas de Partin.
- Nomograma de evaluación del riesgo de cáncer de próstata (CAPRA; del inglés, *Cancer of the Prostate Risk Assessment*) CAPRA.

Vigilancia activa

La vigilancia activa es una estrategia terapéutica segura y efectiva en pacientes con neoplasia de próstata de bajo riesgo.

Consiste en vigilar de manera activa al paciente, demorando el tratamiento activo al momento indicado y evitando así los efectos adversos de dichos tratamientos.

Es un abordaje ampliamente aceptado en todas las guías de manejo del cáncer de próstata (American Urological Association [AUA], National Comprehensive Cancer Network [NCCN], European Association of Urology [EAU], American Society of Clinical Oncology [ASCO], European Society of Medical Oncology [ESMO]), pero los criterios de inclusión varían de un grupo a otro y no existen protocolos de seguimiento universalmente aceptados.

El seguimiento se basa en la determinación periódica de PSA, tacto rectal y biopsias de próstata. El papel de la RMNmp en este contexto se encuentra actualmente en estudio. Casi todas las guías están de acuerdo en la necesidad de realizar una biopsia de próstata al año de la primera biopsia.

Se calcula que un 25 % de los pacientes pasan a tratamiento activo a los cinco años. La mortalidad por cáncer de próstata en pacientes con vigilancia activa oscila entre el 0,5 y el 5 % a los 15 años (dependiendo de los criterios de inclusión) (**Tabla 59-3**).

 La vigilancia activa no debe confundirse con el *watchful waiting* o «espera vigilante», que consiste en tratar al paciente de forma sintomática cuando presente síntomas y que no pretende preservar la opción de tratamiento curativo.

Prostatectomía radical

La prostatectomía radical consiste en la extirpación de la próstata y las vesículas seminales uniendo el cuello vesical con la

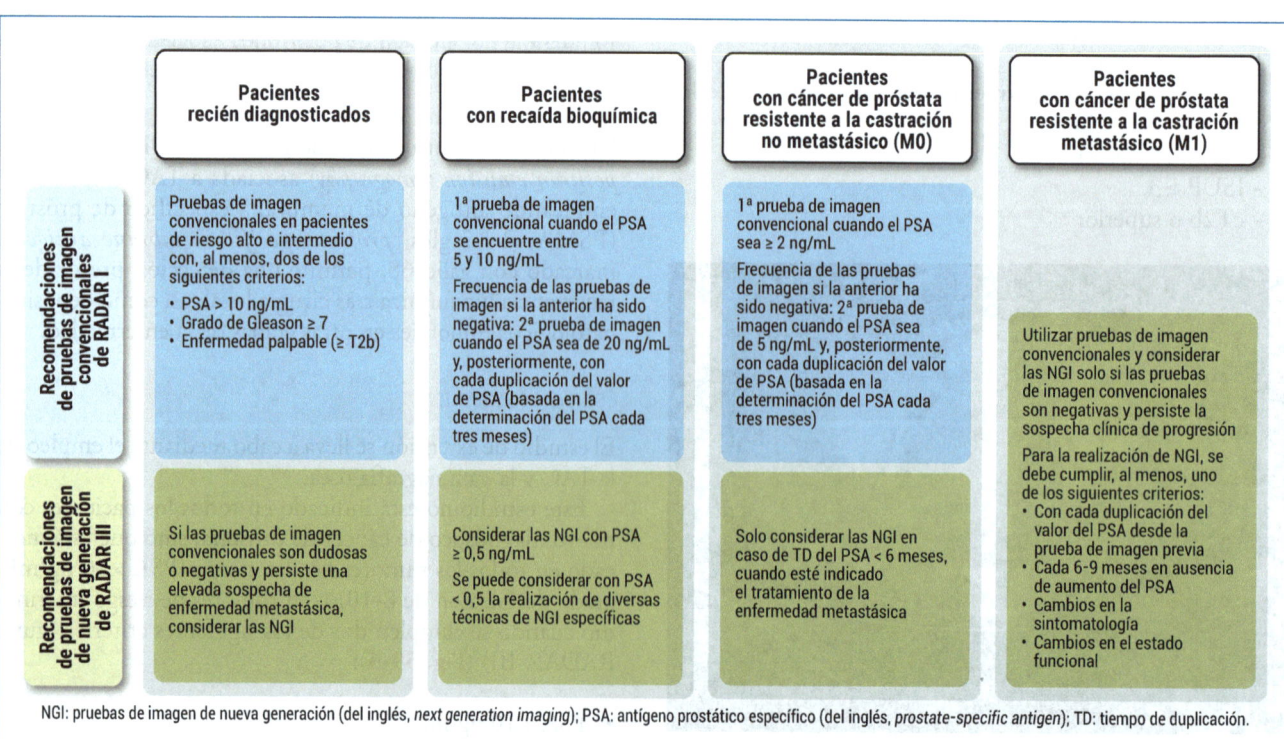

Figura 59-3. Esquema de las guías RADAR III para solicitar pruebas de imagen en las distintas etapas de la enfermedad.

Tabla 59-3. Criterios de vigilancia activa

Indicación	• PSA <15 ng/mL • ISUP 1 • Bajo volumen tumoral (menos de 4 mm afectados en cilindros y afectación de menos de 3 cilindros de un total de 12) • Esperanza de vida > 10 años y candidato a tratamiento activo si es preciso
Seguimiento	• Control con clínica y PSA de forma trimestral/semestral • RMN sin evidencia de progresión PI-RADS • Biopsia de próstata de repetición (la primera al año) para confirmar la ausencia de progresión histológica
Criterios de paso a tratamiento activo	• Progresión clínica (tacto rectal) • Progresión analítica (velocidad de PSA > 1 ng/mL) • Progresión histológica (grado de Gleason o aumento del número de cilindros afectados) • Decisión del paciente

ISUP: International Society of Urological Pathology; PI-RADS: *Prostate Imageing Reporting and Data System*; PSA: antígeno prostático específico (del inglés, *prostate-specific antigen*); RMN: resonancia magnética nuclear.

uretra. La técnica de referencia del tratamiento quirúrgico es la prostatectomía radical abierta según la técnica de Walsh; no obstante, en los últimos años, el gran desarrollo de las técnicas laparoscópicas y robóticas han permitido los mismos resultados oncológicos y funcionales de una forma mínimamente invasiva reduciendo el impacto en el paciente, mejorando la recuperación y disminuyendo el sangrado. Hoy en día, la prostatectomía radical robótica es la técnica más empleada en los Estados Unidos.

La linfadenectomía en el cáncer de próstata no está indicada de manera rutinaria. Solo está indicada en casos seleccionados de tumores de mayor riesgo.

> **!** El nomograma de Briganti es una herramienta que permite determinar si un determinado paciente requiere linfadenectomía en el mismo procedimiento que la prostatectomía. Incluye las siguientes variables: PSA, tacto rectal, grado de Gleason y volumen tumoral (en forma de porcentaje de cilindros afectados).

Las complicaciones posoperatorias de la prostatectomía radical son: sangrado, infección, lesión rectal, daño ureteral, fístula urinaria y estenosis de la anastomosis uretrocervical. A las complicaciones propias del procedimiento, hay que añadir las de la linfadenectomía en el caso de que se realice: edema de miembros inferiores, trombosis venosa, formación de linfoceles, daño del nervio obturador y lesiones vasculares.

La prostatectomía radical conlleva dos secuelas con un acusado impacto en la calidad de vida del paciente:

• Incontinencia urinaria: la extirpación de la próstata, así como la lesión de los nervios conduce a una alteración de la dinámica miccional. Tras la cirugía, los pacientes deben iniciar un proceso rehabilitador consistente en ejercicios de suelo pélvico que fortalezcan los músculos elevadores del ano. Se considera que la incontinencia es recuperable hasta un año después de la cirugía; a partir de aquí, la recuperación es mínima.

• Disfunción eréctil: es una secuela inherente a la cirugía, ya que los nervios erectores van íntimamente unidos a la cápsula prostática y la prostatectomía los lesiona. En casos seleccionados, se pueden llevar a cabo procedimientos con preservación de los haces neurovasculares. En el posoperatorio, se debe ofrecer a los pacientes iniciar tratamiento con inhibidores de la fosfodiesterasa 5 (PDE5; del inglés, *phosphodiesterase 5*) para intentar rehabilitar dicha función eréctil. El tratamiento de la disfunción eréctil consiste en la administración de los mencionados inhibidores de la PDE5, inyecciones intracavernosas de alprostadil y, en casos refractarios, plantear una prótesis de pene.

Radioterapia

Existen distintas formas de radioterapia.

Terapia de radiación de intensidad modulada

La terapia de radiación de intensidad modulada (IMRT; del inglés, *intensity-modulated radiation therapy*) varía la intensidad del haz para permitir un mayor control oncológico con menor afectación de los tejidos sanos circundantes. Es especialmente útil cuando el órgano que se va a radiar tiene forma irregular o compleja.

Radioterapia externa

Consiste en la aplicación de terapia de radiación externa en un número bien definido de dosis de forma diaria; suele fragmentarse en dosis diarias de 1,5 a 2 grais (Gy).

Braquiterapia

A su vez, se distinguen dos tipos de braquiterapia:

• Braquiterapia de baja dosis: consiste en la implantación de semillas permanentes que van liberando radiación de forma progresiva.
• Braquiterapia de alta dosis: consiste en la implantación de unos catéteres temporales que administran una radiación de mayor intensidad en menor tiempo.

En tumores de bajo riesgo, se opta bien por braquiterapia, bien radioterapia externa de forma aislada; en tumores de alto riesgo, se pueden combinar ambos tratamientos.

Está contraindicada en casos de síntomas obstructivos importantes, ya que aumenta el riesgo de retención aguda de orina.

Las complicaciones más frecuentes de la radioterapia son la cistitis y la proctitis rádica. El sangrado rectal es poco frecuente, de pequeña intensidad y autolimitado; en ocasiones, requiere supositorios o enemas.

La incontinencia urinaria y la disfunción eréctil son menos frecuentes que en la cirugía, y su manejo es similar.

Terapia focal del cáncer de próstata

El objetivo de la terapia focal es tratar solo el foco de cáncer de próstata dentro de la glándula prostática sin tratar toda ella, con lo que se alcanza un buen control oncológico minimizando el impacto en la calidad de vida de los tratamientos radicales (esfera urinaria y sexual).

Se han descrito distintos tipos de terapia focal:

- Ultrasonidos focales de alta intensidad (HIFU; del inglés, *high-intensity focused ultrasound*).
- Crioterapia.
- Braquiterapia.

El seguimiento en estos casos se debe realizar con PSA, pero la presencia de parénquima prostático residual peritumoral hace que el seguimiento requiera RMNmp, así como biopsias de próstata seriadas.

Recaída bioquímica tras terapia local

Tras la cirugía, los niveles de PSA deben caer a niveles indetectables; tras la radioterapia, los niveles de PSA pueden sufrir una elevación inicial para posteriormente descender a un nivel mínimo conocido como *valor nadir*. El seguimiento de la enfermedad tiene como objetivo detectar las complicaciones del tratamiento y vigilar el estado oncológico de la enfermedad, lo que se evalúa mediante determinaciones periódicas del PSA.

Los criterios de RBQ (elevación del PSA) difieren en función del tratamiento local y se encuentran bien definidos:

- RBQ posprostatectomía: al menos, dos determinaciones de PSA por encima de 0,2 ng/mL separadas, como mínimo, una semana.
- RBQ posradioterapia: una elevación de 2 ng/mL por encima del valor nadir.

Es importante tener en cuenta que no todos los pacientes con RBQ van a desarrollar progresión clínica y metástasis, precisar tratamientos de rescate o morir por cáncer de próstata.

Grupos de riesgo en recaída bioquímica de la European Association of Urology

La EAU establece los siguientes grupos de riesgo en la RBQ:

- Bajo riesgo:
  - Tras cirugía: tiempo de duplicación del PSA (TD-PSA) mayor de un año + ISUP menor de 4.
  - Tras radioterapia: lapso hasta la detección de la RBQ mayor de 18 meses + ISUP menor de 4.
- Alto riesgo:
  - Tras cirugía: TD-PSA menor de un año o ISUP de 4-5.
  - Tras radioterapia: intervalo hasta la detección de la RBQ menor de 18 meses o ISUP de 4-5.

Pruebas de imagen en pacientes con recaída bioquímica

Las pruebas de imagen convencionales (TAC y gammagrafía ósea) tienen escaso rendimiento para identificar el sitio de la recidiva. Las denominadas pruebas de imagen de nueva generación (NGI; del inglés, *next generation imaging*) permiten localizar el sitio de la recidiva con niveles de PSA menores.

Según las guías RADAR-III, está indicado llevar a cabo un primer estudio cuando los niveles de PSA se sitúan entre 5 y 10 ng/mL; si no se identifican hallazgos de interés, se deben repetir cuando el PSA llega a 20 ng/mL y en cada duplicación de PSA. En este contexto, se debe considerar el empleo de NGI cuando el PSA asciende de 0,5 ng/mL (incluso a partir de 0,2 ng/mL en el caso de disponer de PET-TAC con PSMA).

Por lo tanto, tras cirugía:

- Si el nivel de PSA asciende por encima de 0,2 ng/mL, se puede realizar una PET-TAC con PSMA (si los resultados van a modificar el tratamiento).
- Si el nivel de PSA asciende por encima de 1 ng/mL, se puede realizar una PET-TAC con colina o con fluciclovina (si los resultados van a modificar el tratamiento).

Tras radioterapia:

- Se debe solicitar una RMNmp y, en función de los hallazgos, realizar rebiopsia de próstata aleatoria con o sin biopsia dirigida.
- Se puede realizar una PET-TAC con PSMA, colina o fluciclovina si los resultados van a modificar el tratamiento.

Tratamientos en pacientes con recaída bioquímica tras tratamiento local

A continuación, se describe el manejo terapéutico de los pacientes con RBQ tras cirugía y tras radioterapia.

Tratamientos posprostatectomía

La radioterapia es el tratamiento estándar de la RBQ tras cirugía local del cáncer de próstata. Se debe ofrecer este tipo de tratamiento cuando el paciente alcanza el nivel de 0,2 ng/mL. No se debe demorar el tratamiento en función de los resultados de las pruebas de imagen (PET-TAC).

Tratamiento posradioterapia

Según los criterios de Phoenix, se define la RBQ en este contexto cuando se observa una elevación del PSA de 2 ng/mL sobre el valor nadir.

En pacientes con RBQ tras radioterapia y sospecha de recidiva local, está indicado llevar a cabo una nueva biopsia de próstata con objeto de identificar la presencia o ausencia de enfermedad recurrente y evaluar el grado tumoral:

- Prostatectomía radical de rescate: si se confirma la recaída local en la biopsia de próstata, en casos seleccionados, se puede ofrecer una prostatectomía radical de rescate. Hay que tener en cuenta que esta cirugía en un campo previamente radiado es técnicamente difícil y asocia mayores tasas de incontinencia urinaria, disfunción eréctil y daño rectal.

- Terapia focal:
  - Crioterapia derescate.
  - Braquiterapia.
  - HIFU de rescate.

En pacientes con RBQ posradioterapia y biopsia confirmatoria, se deben valorar estas opciones, especialmente, en pacientes con tumores de bajo riesgo (bajos tiempos de duplicación de PSA, tiempo de recidiva largo, niveles bajos de PSA).

Manejo del cáncer de próstata avanzado

El cáncer de próstata avanzado existe en cuatro formas diferentes:

- Cáncer de próstata recurrente sin posibilidad de tratamiento de rescate (CPHS M0).
- Cáncer de próstata hormonosensible metastásico (CPHS M1).
- Cáncer de próstata resistente a la castración no metastásico (CPRC M0).
- Cáncer de próstata resistente a la castración metastásico (CPRC M1).

La enfermedad metastásica es la causa de casi todas las muertes por cáncer de próstata. La enfermedad metastásica es actualmente incurable y la supervivencia a los cinco años se sitúa en torno al 35 %.

El tratamiento estándar de la enfermedad avanzada es la terapia hormonal (terapia privación androgénica). En la última década, se han introducido nuevos tratamientos asociados a esta terapia hormonal clásica, como son la quimioterapia (docetaxel, cabazitaxel), así como tratamientos hormonales de nueva generación (abiraterona, antagonistas del receptor androgénico de nueva generación [ARTA; del inglés, *androgen receptor targeted agents*]); asimismo, se están ensayando nuevos tratamientos como inmunoterapia, inhibidores de la angiogénesis o inhibidores del factor de crecimiento.

La terapia hormonal fue descrita por primera vez por Huggins y Hodges en 1941 al documentar una mejoría clínica y analítica (fosfatasa alcalina y fosfatasa ácida) en pacientes con cáncer de próstata metastásico sometidos a orquiectomía o estrógenos.

Las células epiteliales prostáticas son dependientes de andrógenos, y la ausencia de andrógenos induce una apoptosis celular e involución prostática. De la misma manera, las células tumorales prostáticas son altamente sensibles a los andrógenos, así como a su privación.

El 95 % de los andrógenos circulantes es producido por las células de Leydig testiculares y se encuentran bajo control del eje hipotálamo-hipófiso-gonadal (**Fig. 59-4**).

La hormona liberadora de la hormona luteinizante (LHRH; del inglés, *luteinizing hormone-releasing hormone*) hipotalámica estimula la producción de hormona luteinizante (LH; del inglés, *luteinizing hormone*) a nivel hipofisario, la cual, a su vez, estimula la producción de testosterona a nivel de las células de Leydig testiculares.

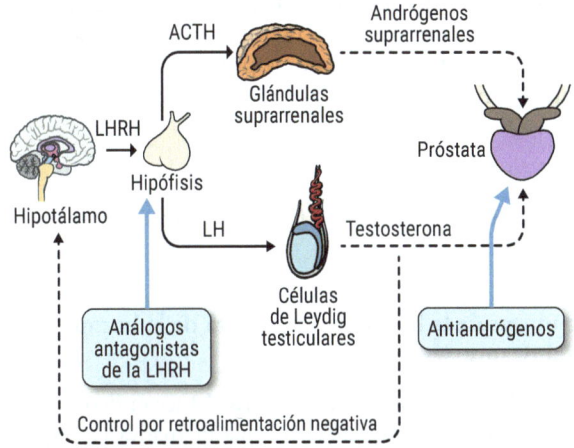

Figura 59-4. Esquema del eje hipotálamo-hipófiso-gonadal. ACTH: corticotropina (del inglés, adrenocorticotropic hormone); LH: hormona luteinizante (del inglés, *luteinizing hormone*); LHRH: hormona liberadora de la hormona luteinizante (del inglés, *luteinizing-hormone releasing hormone*).

El 5 % restante de los andrógenos circulantes (fundamentalmente, deshidroepiandrosterona) son producidos a nivel de la glándula suprarrenal y se encuentran bajo control del eje hipotálamo-hipófiso-suprarrenal.

La testosterona se transforma mediante la 5α-reductasa en dihidrotestosterona (DHT), que es un metabolito cinco veces más potente; esta DHT se une al receptor androgénico citoplasmático y el conjunto se transloca al núcleo celular activando la transcripción de genes.

La privación androgénica genera una reducción en los niveles de PSA y una mejoría clínica en la mayoría de los pacientes. Sin embargo, este tratamiento no es eficaz de forma indefinida y llega un momento en que el tumor se vuelve refractario a la privación androgénica; esta nueva etapa se define como resistente a la castración y el tumor vuelve a progresar, con demostrando deterioro clínico y radiológico. Se desconoce el mecanismo exacto de la resistencia a la castración, pero los principales mecanismos descritos son la selección de clones tumorales androgenoindependientes o la síntesis de andrógenos intracelulares. El tiempo medio desde el inicio de la terapia de privación androgénica en pacientes metastásicos hasta la progresión de la enfermedad es de 14 meses.

Tipos de privación androgénica

La privación androgénica se puede llevar a cabo mediante castración quirúrgica y castración médica o farmacológica.

Castración quirúrgica

La castración quirúrgica consiste en la eliminación quirúrgica del parénquima testicular productor de testosterona. Es un procedimiento simple denominado *orquiectomía subalbugínea*, que se lleva a cabo bajo anestesia. En el procedimiento, se procede a la incisión de la túnica albugínea con eliminación del parénquima testicular (túbulos seminíferos), hemostasia y posterior cierre de la cápsula. De esta manera, se preserva la cápsula y el epidídimo.

Los niveles de testosterona caen a niveles de privación androgénica (menores de 50 ng/mL) en unas 8 horas; se trata, por lo tanto, del mecanismo de privación androgénica más rápido y eficaz.

Castración médica

En la castración médica o farmacológica, se emplean tres grupos de fármacos.

Agonistas de la hormona liberadora de la hormona luteinizante

Los análogos o agonistas de la LHRH fueron descritos en la década de 1980, convirtiéndose en una alternativa a la orquiectomía. Se consideran igual de eficaces que la castración quirúrgica.

Se administran de forma mensual, trimestral o semestral por vía intramuscular o subcutánea (dependiendo del principio activo).

Existen tres principios activos aprobados por la Food and Drug Administration (FDA) de los Estados Undos y la Agencia Europea de Medicamentos (EMA; del inglés, European Medicines Agency): goserelina, triptorelina y leuprorelina.

La administración del agonista de la LHRH produce una sobreestimulación en la hipófisis anterior, causando una elevación inicial acusada de la LH y, con ello, de la testosterona (conocido como «efecto *flare*»), que dura unos 14 días y, a continuación, una supresión de la LH con descenso de la testosterona; para controlar este «efecto *flare*» y evitar un crecimiento inicial tumoral, se debe administrar un ciclo de antiandrógenos durante un mes, comenzando dos semanas antes de la administración del agonista de la LHRH.

Antagonistas de la hormona liberadora de la hormona luteinizante

La administración de antagonistas de la LHRH produce un descenso rápido de la testosterona sin causar «efecto *flare*» (no precisan, por lo tanto, la administración de antiandrógenos adyuvantes).

Existen dos antagonistas de la LHRH aprobados por la FDA y la EMA: degarelix y relugolix. El degarelix se administra de forma mensual mediante inyección subcutánea; el relugolix (aprobado recientemente) se administra de forma oral.

Antiandrógenos

Su papel es bloquear la unión de la testosterona a su receptor. Se administran de forma oral.

Los antiandrógenos de primera generación aprobados por la FDA y la EMA son la flutamida, la bicalutamida y el acetato de ciproterona. Se pueden utilizar en monoterapia, como adyuvantes de los análogos de la LHRH y de forma combinada con los análogos (bloqueo androgénico máximo). Sus principales efectos adversos son la ginecomastia, el dolor mamario, los sofocos y las alteraciones hepáticas.

Los antiandrógenos de nueva generación son la enzalutamida, la apalutamida y la darolutamida. Se emplean en casos de tumores metastásicos y en tumores resistentes a la castración. Sus efectos adversos varían entre los distintos compuestos: caídas, fatiga, exantema, convulsiones, etcétera.

En pacientes con enfermedad metastásica y síntomas asociados, se debe ofrecer tratamiento sistémico con terapia de privación androgénica para paliar los síntomas y reducir el riesgo de complicaciones y secuelas (siempre asociando antiandrógenos como inducción para evitar el fenómeno *flare* y un deterioro clínico importante inicial). En pacientes con enfermedad metastásica asintomáticos, se le debe ofrecer tratamiento con terapia de privación androgénica.

La monoterapia con antiandrógenos hoy en día está descartada.

Se debe ofrecer terapia combinada a los pacientes con cáncer de próstata metastásico, bien con quimioterápicos o bien con tratamientos hormonales de nueva generación (abiraterona o antiandrógenos de nueva generación). Por lo tanto, la monoterapia con terapia de privación androgénica en estos pacientes se considera un infratratamiento hoy en día.

Efectos adversos de la terapia de privación androgénica

La terapia de deprivación androgénica es un tratamiento efectivo y bien tolerado, pero asocia algunos efectos adversos que deben ser conocidos para su prevención y manejo:

- Pérdida de la libido y disfunción eréctil.
- Sofocos y sudores.
- Ganancia de peso.
- Letargia y fatiga.
- Ginecomastia.
- Anemia.
- Cambios cognitivos, depresión y pérdida de memoria.
- Osteoporosis/fractura patológica.

> **!** En pacientes metastásicos, la hormonoterapia y la quimioterapia son los dos grandes grupos de tratamientos con beneficio en la supervivencia.
> Se emplean inhibidores de la reabsorción ósea que mejora la calidad de vida, al reducir los episodios óseos sintomáticos.
> El tratamiento depende de diversos factores: calidad de vida del paciente, carga tumoral, agresividad del tumor, comorbilidad y tratamientos del paciente.
> El cáncer de próstata metastásico sigue siendo una enfermedad incurable.

Cáncer de próstata resistente a la castración

Se considera que un cáncer de próstata se ha hecho resistente a la castración cuando, a pesar de la terapia de privación androgénica, se observan dos elevaciones consecutivas del PSA o cuando se evidencia una progresión sintomática.

Los mecanismos por los que un tumor evoluciona a un estado hormonorrefractario son múltiples y están todavía en estudio: proliferación de clones androgenoindependientes, amplificación intrínseca del receptor androgénico, estimulación aberrante de vías de transcripción androgenodependientes y bloqueo de la apoptosis inducida por la terapia de privación androgénica. Uno de los mecanismos de androgenorresistencia de mayor relevancia ha sido el descubrimiento de la síntesis de andrógenos intracelulares en las células de cáncer de próstata, lo que ha generado una nueva vía de tratamientos con la introducción de los antiandrógenos de nueva generación (enzalutamida, apalutamida y darolutamida).

El CPRC es una enfermedad incurable que requiere de tratamientos sistémicos avanzados (hormonal, quimioterapia, inmunoterapia). Los tratamientos dirigidos al eje androgénico de segunda generación incluyen los inhibidores de la síntesis de andrógenos (abiraterona) y los inhibidores del receptor androgénico —ARTA o ARSI (del inglés, *androgen-receptor signaling inhibitors*)— (enzalutamida, apalutamida y darolutamida).

Tratamientos dirigidos al eje androgénico

Dentro de este grupo de tratamientos, hay que distinguir los tratamientos dirigidos a la inhibición de la síntesis de andrógenos y los antiandrógenos. Asimismo, dentro de cada uno de estos grupos, existen fármacos de primera y de segunda generación.

Inhibidores de la síntesis de andrógenos

Dentro de este grupo, se encuentran el ketoconazol y la abiraterona.

Primera generación: ketoconazol

El ketoconazol es un fármaco antifúngico que interrumpe la vía de síntesis de andrógenos inhibiendo la actividad de la enzima CYP-11A y la enzima CYP-17A. Se administra en dosis de 400 mg cada 8 horas junto con corticoides y reduce los niveles de PSA en un 50 % de los pacientes.

Segunda generación: abiraterona

Fue introducida en la práctica clínica en el año 2011. Actúa reduciendo la producción de andrógenos mediante el bloqueo de las enzimas 17α-hidroxilasa y 17,20-liasa. Este bloqueo reduce la producción de andrógenos a nivel testicular, suprarrenal y tumoral.

El efecto adverso de este mecanismo de acción es el aumento de la producción de mineralocorticoides, que producen retención de líquidos, hipopotasemia e hipertensión. Este efecto adverso se controla asociando prednisona al tratamiento con abiraterona.

En el ensayo pivotal COU-AA-301 (abiraterona como rescate del tratamiento con docetaxel), la adición de abiraterona prolongaba la supervivencia frente al placebo (14,8 frente a 10,9 meses), además de aportar beneficio en el control del dolor y reducir los eventos óseos asociados a la enfermedad. Estos beneficios fueron confirmados cuando la abiraterona se utilizaba antes de la quimioterapia con docetaxel.

Antiandrógenos

En este grupo, se hallan la bicalutamida, la enzalutamida, la apalutamida y la darolutamida.

Primera generación: bicalutamida

Antagonista selectivo del receptor androgénico que puede ser administrado solo o combinado con los análogos de la LHRH.

Segunda generación

Son antiandrógenos de segunda generación:

- Enzalutamida.
- Apalutamida.
- Darolutamida.

Se trata de tratamientos dirigidos al receptor androgénico con una acción más completa que los de primera generación, ya que, además de bloquear la unión de la testosterona a su receptor, bloquean la traslocación del receptor androgénico al núcleo, su unión al ácido desoxirribonucleico y la interacción con los coactivadores. Han demostrado beneficio en la supervivencia en tumores resistentes a la castración.

Inmunoterapia

El sipuleucel-T fue aprobado en 2010 para el tratamiento del cáncer de próstata.

En el ensayo pivotal IMPACT, se aplicó este tratamiento a pacientes con CPRC metastásico, observándose un beneficio en la supervivencia de 4,1 meses y una reducción del 22 % en el riesgo de muerte.

Quimioterapia

Los fármacos empleados en el tratamiento quimioterápico del cáncer de próstata son el docetaxel y el cabazitaxel.

Docetaxel

Fue el primer quimioterápico aprobado para el tratamiento del cáncer de próstata en 2004. Ha sido durante mucho tiempo el único tratamiento efectivo para los CPRC metastásicos.

En su ensayo pivotal (TAX-327), el docetaxel demostró un beneficio en la supervivencia de 2,4 meses comparado con el tratamiento con mitoxantrona; además, se documentó un beneficio en cuanto a dolor, reducción de PSA y calidad de vida. Está aprobado para el tratamiento de los tumores CPRC metastásicos asintomáticos o mínimamente sintomáticos, así como los CPHS metastásicos con alta carga tumoral.

Cabazitaxel

Quimioterápico de segunda generación aprobado para el manejo de pacientes con CPRC metastásico como tratamiento de rescate al docetaxel. Fue aprobado en 2010 a raíz de los hallazgos de su ensayo pivotal TROPIC (beneficio de 2,1 meses frente a la mitoxantrona).

Tras una respuesta inicial a la terapia de privación androgénica, el PSA comienza a elevarse pasado un tiempo variable como resultado del desarrollo de clones celulares androgenoindependientes.

En pacientes con CPRC M0 (metástasis indetectables en pruebas de imagen) de alto riesgo (TD-PSA menor de 10 meses), se debe ofrecer tratamiento con antiandrógenos de nueva generación (ARTA): apalutamida, darolutamida o enzalutamida. Ha demostrado mejoría en la supervivencia libre de metástasis.

Las opciones de tratamiento de primera línea en CPRC M1 son la abiraterona, el docetaxel, la enzalutamida, el sipuleucel-T o el dicloruro de radio 223; la elección del tratamiento depende de los síntomas, las terapias previas, la comorbilidad y el estado del paciente.

Las terapias de segunda línea son cabazitaxel, abiraterona, enzalutamida y dicloruro de radio 223; la elección del tratamiento depende de los mismos factores que en la primera línea. Han demostrado también mejorar la supervivencia y la calidad de vida.

Las terapias óseas (denosumab, bisfosfonatos) mejoran los eventos relacionados con el hueso en pacientes con cáncer de próstata avanzado.

La radioterapia puede usarse para el tratamiento sintomático y/o dirigida a metástasis (radiocirugía estereotáctica o SBRT; del inglés, *stereotactic body radiation therapy*) en los tumores oligometastásicos.

CÁNCER DE TESTÍCULO

El cáncer de testículo es un tumor con ciertas peculiaridades que lo hacen especial dentro de los tumores urológicos: es un grupo de tumores heterogéneo, tiene una alta tasa de curación, es poco frecuente y presenta una distribución de edad amplia.

Epidemiología

El cáncer de testículo es el tumor más frecuentemente diagnosticado en varones menores de 40 años y el segundo más frecuente tras la leucemia en varones entre los 15 y los 19 años. Su incidencia aumenta con la edad desde el nacimiento y alcanza un pico entre los 25 y los 35 años. La incidencia es mayor en varones blancos y menor en afroamericanos.

Los factores de riesgo descritos son: raza blanca, criptorquidia, historia personal y/o familiar de cáncer de testículo y neoplasia *in situ* de células germinales.

Anatomía patológica

Se distingue entre seminomas y tumores no seminomatosos:

- Seminomas: tipo más frecuente de tumores de células germinales; aparece entre la cuarta y la quinta década de la vida.
- Tumores no seminomatosos (NSGCT; del inglés, *nonseminomatous germ cell tumors*):
  - Carcinoma embrionario.
  - Coriocarcinoma: variante poco frecuente y agresiva; muestra niveles elevados de la fracción beta de la gonadotropina coriónica humana (β-hCG; del inglés, *beta-human chorionic gonadotropin*); su principal vía de diseminación es la hematógena y los sitios más frecuentes de diseminación metastásica son el pulmón, el hígado y el cerebro.
  - Tumor del saco vitelino (en inglés, *yolk sac tumor*): tumor de células germinales más frecuente pediátrico; puede aparecer en el mediastino; muestra niveles elevados de alfafetoproteína (AFP), pero nunca de β-hCG.
  - Teratoma: contiene elementos de dos o tres de las capas de células germinales (endodermo, mesodermo, ectodermo) bien diferenciadas o moderadamente diferenciadas. Elevan los niveles de AFP en algunos casos. Tienden al crecimiento local y, en ocasiones, invaden estructuras por vecindad. Son menos sensibles a la quimioterapia.

Diagnóstico

El diagnóstico es clínico y se realiza mediante pruebas complementarias.

Diagnóstico clínico

La forma más frecuente de presentación es una masa testicular palpable indolora.

La presencia de metástasis regionales o a distancia se encuentra en el 60-70 % de los NSGCT y hasta en un 15 % de los seminomas puros; entre un 10 y un 20 % de los pacientes con metástasis muestran síntomas.

Pruebas de laboratorio

El cáncer de testículo es un tumor que dispone de marcadores tumorales séricos: AFP, β-hCG y LDH (lactato-deshidrogenasa). La determinación de estos parámetros es útil en el diagnóstico y en el manejo de los tumores:

- AFP: tiene una semivida de 5-7 días; se expresa en tumores del saco vitelino y en el carcinoma embrionario.
- β-hCG: tiene una semivida de 24-36 horas y se encuentra elevado en los coriocarcinomas, en los carcinomas embrionarios y en algunos seminomas.
- LDH: tiene una semivida de 24 horas y es un marcador inespecífico de carga tumoral.

Pruebas de imagen

Las pruebas de imagen se emplean para el diagnóstico y la estadificación del cáncer testicular.

Ecografía escrotal

Todos los pacientes con masa testicular palpable deben ser sometidos a ecografía escrotal, que se considera la prueba de referencia del diagnóstico de cáncer de testículo.

Estadificación

La técnica de elección para el estudio de extensión es la TAC toracoabdominopélvica.

El pronóstico y el manejo de los tumores de testículo se basan en los siguientes parámetros:

• Histología del tumor primario.
• Marcadores tumorales (AFP, β-HCG, LDH).
• TNM de la enfermedad.

Clasificación TNM

La clasificación empleada es la TNM de 2016:

• T: tumor primario:
  – Tx: no puede ser determinado el tumor primario.
  – T0: no hay evidencia de tumor primario.
  – T1: tumor limitado al testículo y epidídimo, sin invasión linfovascular ni vaginal.
  – T2: tumor limitado al testículo y epidídimo, con invasión linfovascular o vaginal.
  – T3: tumor que invade el cordón espermático.
  – T4: tumor que invade el escroto.
• N: ganglios linfáticos regionales (pélvicos):
  – NX: no es posible la determinación de la afectación ganglionar.
  – N0: no hay afectación ganglionar.
  – N1: al menos, un ganglio regional afectado, menor de 2 cm en su eje mayor.
  – N2: al menos, un ganglio regional afectado, entre 2 y 5 cm en su eje mayor.
  – N3: al menos, un ganglio regional afectado, mayor de 5 cm en su eje mayor.
• M: metástasis a distancia:
  – Mx: metástasis a distancia no evaluables.
  – M0: no hay evidencia de afectación metastásica.
  – M1: evidencia de metástasis a distancia:
    ▪ M1a: metástasis en ganglios no regionales o metástasis pulmonares.
    ▪ M1b: otras metástasis a distancia.
• S: marcadores tumorales:
  – Sx: marcadores no disponibles.
  – S0: marcadores normales.

– S+: marcadores elevados:
  ▪ S1: LDH menor de 1,5 veces y β-hCG menor de 5.000 y AFP menor 1.000 ng/mL.
  ▪ S2: LDH de 1,5-10 veces o β-hCG entre 5.000 y 50.000 o AFP entre 1.000 y 10.000 ng/mL.
  ▪ S3: LDH mayor de 10 veces o β-hCG mayor 50.000 o AFP mayor de 10.000 ng/mL.

Estadificación

En la **tabla 59-4**, se muestra el pronóstico del cáncer testicular.

Manejo del cáncer de testículo

El tratamiento inicial siempre pasa por la orquiectomía radical por vía inguinal (clampaje precoz del cordón espermático); no se debe hacer la orquiectomía por vía transescrotal, ya que podría diseminar el tumor de forma local y distorsionar el drenaje linfático hacia los ganglios inguinales, en vez de los retroperitoneales, que son su vía de diseminación natural. Es un procedimiento poco invasivo, con pocas complicaciones y buena recuperación.

Manejo de los seminomas

En función del estadio, el manejo de los seminomas es el siguiente:

• Estadio I: es la forma más frecuente de presentación del seminoma. Las opciones aprobadas son la observación, la radioterapia y la quimioterapia (carboplatino). Las tasas de curación ascienden prácticamente al 100 % y el tratamiento de elección es la vigilancia. El seguimiento es laborioso, requiriendo pruebas de imagen seriadas durante largo tiempo, ya que se han documentado recidivas pasados los cuatro años.
  – Quimioterapia: la administración de 1 ciclo de carboplatino permite alcanzar remisión completa en un alto porcentaje de los casos con baja toxicidad.
  – Radioterapia: se suelen administrara entre 20 y 25 Gy aplicados en las zonas de diseminación.

Tabla 59-4. Pronóstico del cáncer de testículo

Pronóstico	Seminoma	NSGCT
Bueno	Cualquier primario; sin metástasis visceral ni pulmonar; AFP normal, cualquier hCG o LDH	Primario testicular/retroperitoneal; sin metástasis visceral ni pulmonar y con buenos marcadores tumorales: AFP < 1.000 ng/mL, hCG < 5.000 mUI/mL, LDH < 1,5 veces el límite superior de la normalidad
Intermedio	Cualquier primario; presencia de metástasis viscerales no pulmonares; AFP normal, cualquier hCG o LDH	Primario testicular/retroperitoneal; sin metástasis visceral ni pulmonar; con marcadores intermedios: AFP de 1.000-10.000 ng/mL, o hCG de 5.000-50.000 mUI/mL, o LDH 1,5-10 veces el límite superior de la normalidad
Malo	Ningún paciente con seminoma se clasifica como de alto riesgo	Primario en mediastino; o presencia de metástasis visceral no pulmonar; o marcadores tumorales elevados: AFP > 10.000 ng/mL, o hCG > 50.000 mUI/mL, o LDH > 10 veces el límite superior de la normalidad

AFP: alfafetoproteína; hCG: gonadotropina coriónica humana (del inglés, *human chorionic gonadotropin*); LDH: lactato-deshidrogenasa; NSGCT: tumores de células germinales no seminomatosos (del inglés, *non-seminomatous germ cell tumors*).

- Estadios IIA y IIB: los tratamientos más empleados son la radioterapia en dosis de 30 Gy o la quimioterapia.
- Estadios IIC y III: quimioterapia de inducción.

Manejo de los tumores de células germinales no seminomatosos

A continuación, se detalla el manejo terapéutico de los NSGCT en función del estadio.

Estadio I

Los factores de riesgo más comunes para presentar micrometástasis son la invasión linfovascular y la presencia de carcinoma embrionario; en ausencia de estos factores, el riesgo de diseminación es inferior al 20 %. El tratamiento es el siguiente:

- Vigilancia: permite evitar los efectos adversos de los tratamientos. Más del 90 % de las recaídas tienen lugar en los dos primeros años (se han documentado recaídas hasta pasados cinco años en menos del 1 % de los casos).
- Linfadenectomía retroperitoneal: el primer escalón de drenaje linfático del testículo es el retroperitoneo; en este grupo (NSGCT de grado I), las tasas de curación de la linfadenectomía retroperitoneal son elevadas y evitan la necesidad de un seguimiento estricto.
- Quimioterapia: el esquema clásico empleado en los tumores de testículo implica el uso de bleomicina, etopósido y cisplatino (BEP) en un solo ciclo aislado. La administración de un ciclo de BEP tras la orquiectomía en NSGCT en estadio I ofrece las menores tasas de recaída, pero el tratamiento de rescate es más dificultoso (linfadenectomía retroperitoneal).

Estadio IS

El tratamiento consiste en la quimioterapia con el esquema BEP.

Estadios IIA y IIB

El tratamiento óptimo resulta controvertido: se puede llevar a cabo bien una linfadenectomía retroperitoneal (con quimioterapia adyuvante) o bien quimioterapia (con o sin linfadenectomía retroperitoneal posterior); en ambos casos, se alcanzan tasas de curación superiores al 95 %.

Los pacientes en este grupo con marcadores elevadores y/o ganglios retroperitoneales mayores de 3 cm deben recibir quimioterapia de inducción; mientras que la linfadenectomía retroperitoneal se reserva a pacientes en este grupo con bajo riesgo de enfermedad sistémica.

Estadios IIC y III

El tratamiento de elección es la administración de tres o cuatro ciclos de quimioterapia (BEP × 3 o EP × 4).

Se calcula que entre un 38 y un 68 % de los pacientes muestran masas retroperitoneales residuales posquimioterapia mayores de 1 cm. En estos casos, se debe plantear llevar a cabo una linfadenectomía retroperitoneal.

Tras esta linfadenectomía retroperitoneal de las masas residuales, se pueden establecer tres escenarios:

- Necrosis (40 %).
- Teratoma (45 %).
- Tumor viable (15 %).

Manejo de las recaídas

En el manejo de las recaídas de los NSGCT:

- Si el tratamiento primario fue la linfadenectomía retroperitoneal, se debe administrar quimioterapia de inducción; este esquema ha demostrado buenos resultados, con tasas de curación superiores al 95 %.
- Si el tratamiento primario fue quimioterapia, se debe intentar un segundo ciclo de quimioterapia y, en caso de falta de eficacia, rescatar con linfadenectomía retroperitoneal. La presencia de tumor viable en la cirugía es un factor de mal pronóstico.

CÁNCER DE PENE

A continuación, se describen las principales características de este tumor.

Epidemiología

El cáncer de pene es uno de los tumores menos frecuentes del tracto urinario. No obstante, su incidencia muestra amplias variaciones geográficas: en Europa y Estados Unidos, supone menos del 1 % del total de tumores, mientras que, en algunas áreas de Asia, África y Sudamérica, puede llegar a suponer hasta el 10 % de los tumores.

Su frecuencia aumenta con la edad, alcanzando el pico en la sexta década de la vida.

Etiología y factores de riesgo

La incidencia varía con la edad, la circuncisión, la tasa de infección por el virus del papiloma humano (VPH) y el estilo de vida e higiene. Entre los factores de riesgo descritos, se encuentran la infección por el VPH-16, la fimosis, el tabaco, los procesos inflamatorios crónicos, el liquen escleroso, los traumatismos peneanos y tener múltiples parejas sexuales:

- Fimosis: aumenta el riesgo entre 11 y 16 veces.
- Inflamación peneana crónica: balanopostitis relacionadas con fimosis, liquen escleroso.
- Tratamientos dermatológicos con fototerapia: con psoraleno o radiación ultravioleta A.
- Tabaco: incrementa el riesgo en cinco veces.
- Infección por el VPH.
- Múltiples parejas sexuales.

Anatomía patológica

El carcinoma escamoso de pene muestra un curso progresivo continuo, y su diseminación es, fundamentalmente, por vía linfática a los ganglios inguinales.

El cáncer de pene es esencialmente un carcinoma de células escamosas, pero se han descrito una gran cantidad de variantes. Los subtipos histológicos de carcinoma escamoso de pene comprenden: carcinoma de células escamosas de pene, basaloide, verrucoso, papilar, sarcomatoide, mixto, seudohiperplásico, cuniculado, pseudoglandular, basaloide-verrucoso, adenoescamoso, mucoepidermoide y células claras, entre otros.

Las lesiones premalignas identificadas son:

- Lesiones esporádicamente asociadas a carcinoma escamoso de pene:
  - Papulosis bowenoide del pene (infección por el VPH).
  - Liquen escleroso.
- Lesiones premalignas establecidas:
  - Neoplasia peneana intraepitelial.
  - Enfermedad de Buschke-Löwenstein (condiloma gigante).
  - Enfermedad de Bowen.
  - Enfermedad de Paget.

Clínica

Su presentación clínica es mediante una lesión verrucosa en el pene (glande, prepucio o cuerpo de pene). En el carcinoma de pene, la exploración física aporta información de valor diagnóstico y pronóstico. En la lesión primaria, se debe reflejar el tamaño, la localización, la afectación de cuerpos cavernosos y la invasión de tejidos. A nivel inguinal, se debe llevar a cabo una exploración meticulosa para identificar posibles adenopatías.

Si es diagnosticado precozmente, puede curarse hasta en el 80 % de los casos, pero, una vez iniciada la diseminación metastásica, su pronóstico empeora notablemente.

Es necesaria una biopsia de la lesión primaria para confirmar el diagnóstico, estudiar la profundidad de la lesión, el grado histológico y la presencia de invasión vascular.

Las pruebas analíticas no aportan información.

Pruebas de imagen

Las pruebas de imagen no aportan información adicional en casos de tumores pequeños primarios sin adenopatías palpables.

La ecografía puede dar información sobre la infiltración de los cuerpos cavernosos.

En casos con sospecha de afectación de cuerpos cavernosos, la RMN puede mejorar la estadificación, especialmente, si se pretende la preservación peneana.

En casos de identificar adenopatías inguinales palpables, se debe llevar a cabo una TAC toracoabdominopélvica para estudiar los ganglios pélvicos.

En caso de no identificar adenopatías en la exploración, las pruebas de imagen aportan poco beneficio.

Clasificación TNM

Para la estadificación, se emplea la clasificación TNM del AJCC:

- T: tumor primario:
  - Tx: no puede ser determinado el tumor primario.
  - T0: no hay evidencia de tumor primario.
  - Tis: carcinoma *in situ*.

- Ta: carcinoma verrucoso no invasivo.
- T1: invasión del tejido subepitelial:
  - T1a: sin invasión linfovascular; tumor bien o moderadamente diferenciado.
  - T1b: invasión linfovascular o tumor pobremente diferenciado.
- T2: invasión del cuerpo esponjoso (con o sin invasión de la uretra).
- T3: invasión del cuerpo cavernoso (con o sin invasión de la uretra).
- T4: tumor que invade otras estructuras adyacentes.
- N: ganglios linfáticos regionales (pélvicos):
  - Nx: no es posible la determinación de la afectación ganglionar.
  - N0: no hay afectación ganglionar.
  - N1: adenopatía inguinal única unilateral móvil.
  - N2: adenopatías inguinales múltiples o bilaterales móviles.
  - N3: adenopatías inguinales fijas o pélvicas.
- M: metástasis a distancia:
  - M0: no hay evidencia de afectación metastásica.
  - M1: evidencia de metástasis a distancia.

Grado (G) de diferenciación:

- G1: bien diferenciado.
- G2: moderadamente diferenciado.
- G3: pobremente diferenciado.
- G4: indiferenciado.

Tratamiento

A continuación, se describe el tratamiento de la lesión primaria, el tratamiento según el estadio del cáncer y el tratamiento de las adenopatías inguinales.

Tratamiento de la lesión primaria

La resección quirúrgica de la lesión primaria con un adecuado margen de seguridad es el tratamiento estándar. Las tasas de recurrencia locales se sitúan entre el 0 y el 8 %.

Existen tratamientos conservadores que están indicados en caso de tumores localizados (terapia con láser, terapia tópica, glandectomía, etcétera).

Tratamiento por estadios

El tratamiento es el siguiente:

- Tis: 5-fluorouracilo tópico, imiquimod, ablación con láser (de CO_2 o Nd:YAG), reparación de la superficie (*resurfacing*) del glande.
- Ta-T1a/G1-G2: escisión local con márgenes y circuncisión (o bien resección láser con circuncisión), ablación con láser, glandectomía, radioterapia (lesiones de pequeño tamaño), *resurfacing* del glande.
- T1b/G3 y T2: escisión local con márgenes, glandectomía con circuncisión, radioterapia (lesiones de pequeño tamaño menores de 4 cm).

- T3: amputación parcial con reconstrucción, radioterapia (lesiones de pequeño tamaño).
- T3 con afectación uretral: amputación parcial o total con uretrostomía perineal.
- T4: neoadyuvancia con quimioterapia seguida de cirugía si hay respuesta.

Tratamiento de los ganglios inguinales

La afectación ganglionar es un factor de mal pronóstico en el cáncer de pene. De hecho, la existencia de diseminación ganglionar y su grado de extensión son los factores pronósticos más importantes en esta neoplasia.

Por lo tanto, abordar de forma precoz dichos ganglios aporta no solo información pronóstica, sino también un impacto positivo en la supervivencia.

La afectación ganglionar es bilateral y se lleva a cabo de forma ordenada y escalonada; los ganglios afectados en primer lugar son los inguinales superficiales; desde aquí, pasan a los ganglios inguinales profundos y, posteriormente, a las cadenas pélvicas y a los ganglios retroperitoneales.

> **!** Las indicaciones de linfadenectomía inguinal son (**Figs. 59-5** y **59-6**):
> - Ganglios inguinales no palpables (cN0):
>   – Tis, TaG1, T1G1: vigilancia.
>   – >T1G2: linfadenectomía inguinal modificada bilateral (o biopsia del ganglio centinela).
> - Ganglios inguinales palpables (cN+):
>   – cN1-cN2: linfadenectomía inguinal radical bilateral.
>   – cN3: quimioterapia neoadyuvante; si hay buena respuesta: linfadenectomía inguinal radical bilateral.
> - Ganglios pélvicos:
>   – pN2-pN3 (dos o más ganglios inguinales afectados o afectación extracapsular ganglionar): linfadenectomía pélvica unilateral.
> - Quimioterapia adyuvante: en caso de afectación ganglionar pN2-pN3 o pélvica.
> - Radioterapia: tratamiento paliativo.

La linfadenectomía pélvica, en caso de estar indicada, puede llevarse a cabo en el mismo acto que la inguinal o de forma diferida. Las indicaciones de linfadenectomía pélvica son: presencia de ganglios patológicos pélvicos en prueba de imagen o bien afectación de dos o más ganglios en la zona inguinal o extensión extracapsular inguinal.

La linfadenectomía es un procedimiento que conlleva una marcada morbilidad: trombosis venosas, infección de herida quirúrgica, necrosis de los bordes de la herida, linfedema de miembro inferior y escroto.

Radioterapia

Se emplean dos modalidades de radioterapia.

Radioterapia externa

Son tratamientos efectivos en casos seleccionados de carcinoma de células escamosas de pene; las tasas de control local de la enfermedad oscilan entre el 55 y el 70 %, con tasas de preservación peneana entre el 39 y el 66 %.

Está especialmente indicada en pacientes con mal estado general y con enfermedad localmente avanzada (locorregional).

Braquiterapia

Consiste en la implantación temporal de material radioactivo tanto en la lesión como en los tejidos circundantes. Las tasas de control local de la enfermedad oscilan entre el 77 y el 88 %, con tasas de preservación peneana a los cinco años entre el 74 y el 88 %.

Quimioterapia

Los esquemas más habituales son cuatro ciclos de regímenes basados en platino y taxanos.

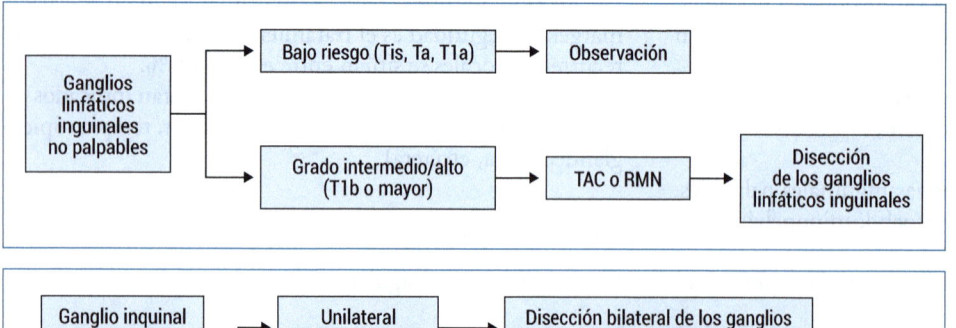

Figura 59-5. Algoritmo para la linfadenectomía inguinal después de la cirugía para el carcinoma de pene con ganglios no palpables. RMN: resonancia magnética nuclear; TAC: tomografía axial computarizada.

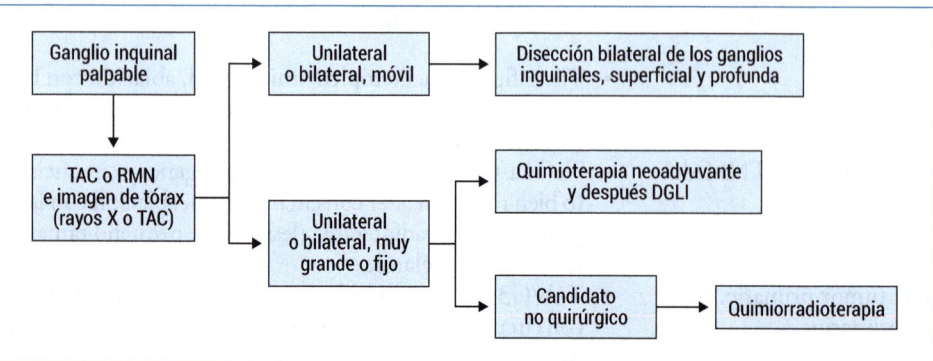

Figura 59-6. Algoritmo para la linfadenectomía inguinal después de la cirugía para el carcinoma de pene con ganglios palpables. DGLI: disección de ganglios linfáticos inguinales; RMN: resonancia magnética nuclear; TAC: tomografía axial computarizada.

Seguimiento

El esquema de seguimiento es muy variable y depende del tratamiento primario y de los hallazgos histológicos y de las pruebas de imagen.

La duración mínima del seguimiento tiene que ser de cinco años.

En líneas generales, durante los dos primeros años, las revisiones deben ser trimestrales y, posteriormente, semestrales o anuales.

En cuanto al esquema de la revisión, la exploración física es esencial en todas las revisiones para identificar la recidiva tanto local como ganglionar, empleando pruebas de imagen de forma opcional ante casos dudosos.

PUNTOS CLAVE

- El cáncer de próstata es el tumor sólido más frecuente en los varones. De etiología multifactorial, su incidencia aumentó notablemente a raíz de la detección precoz mediante determinación del PSA en sangre periférica.
- Los cánceres de próstata son fundamentalmente adenocarcinomas. Su grado de diferenciación se basa en la escala de Gleason. Para la clasificación de los grupos de riesgo, se emplean el PSA, el estadio clínico (tacto rectal) y el grado de Gleason en la biopsia de próstata.
- El tratamiento del cáncer de próstata localizado tiene cuatro ramas: la vigilancia activa, la prostatectomía radical, la radioterapia y la terapia focal (HIFU, crioterapia, terapia fotodinámica, etcétera).
- El manejo del cáncer de próstata avanzado ha alcanzado una enorme complejidad en la última década, debido a la introducción de nuevas herramientas diagnósticas de nueva

generación (PET-TAC con colina, PET-TAC con PSMA, RMN de cuerpo entero) y nuevas herramientas terapéuticas (tratamientos hormonales de nueva generación, quimioterapia, inmunoterapia, etcétera).
- El cáncer de pene es un tumor poco frecuente. Histológicamente, se trata de carcinomas escamosos con múltiples variantes. De diseminación fundamentalmente ganglionar, su tratamiento es quirúrgico (resección con adecuados márgenes) y quimioterapia adyuvante en casos indicados.
- El cáncer de testículo es un tumor poco frecuente; suele aparecer en pacientes de menor edad que el resto de tumores genitourinarios. De diversas estirpes histológicas, su tratamiento consiste en la resección del tumor primario. Son tumores quimiosensibles y radiosensibles y de muy buen pronóstico.

BIBLIOGRAFÍA

Albers P, Siener R, Kliesch S, Weissbach L, Krege S, Sparwasser C, et al. Risk factors for relapse in clinical stage I nonseminomatous testicular germ cell tumors: results of the German Testicular Cancer Study Group Trial. J Clin Oncol. 2003;21(8):1505-12.

Albertsen PC, Klotz L, Tombal B, Grady J, Olesen TK, Nilsson J. Cardiovascular morbidity associated with gonadotropin releasing hormone agonists and an antagonist. Eur Urol. 2014;65(3):565-73.

Andriole GL, Crawford ED, Grubb RL 3rd, Buys SS, Chia D, Church TR, et al. Prostate cancer screening in the randomized Prostate, Lung, Colorectal, and Ovarian Cancer Screening Trial: mortality results after 13 years of follow-up. J Natl Cancer Inst. 2012;104(2):125-32.

Antunes AA, Dall'Oglio MF, Srougi M. Organ-sparing treatment for penile cancer. Nat Clin Pract Urol. 2007;4(11):596-604.

Bill-Axelson A, Holmberg L, Garmo H, Taari K, Busch C, Nordling S, et al. Radical prostatectomy or watchful waiting in prostate cancer - 29-year follow-up. N Engl J Med. 2018;379(24):2319-29.

Bill-Axelson A, Holmberg L, Ruutu M, Häggman M, Andersson SO, Bratell S, et al. Radical prostatectomy versus watchful waiting in early prostate cancer. N Engl J Med. 2005;352(19):1977-84.

Bolla M, Van Poppel H, Tombal B, Vekemans K, Da Pozzo L, De Reijke TM, et al. Postoperative radiotherapy after radical prostatectomy for high-risk prostate cancer: long-term results of a randomised controlled trial (EORTC trial 22911). Lancet. 2012;380(9858):2018-27.

Chung P, Mayhew LA, Warde P, Winquist E, Lukka H; Genitourinary Cancer Disease Site Group of Cancer Care Ontario's Program in Evidence-based Care. Management of stage I seminomatous testicular cancer: a systematic review. Clin Oncol (R Coll Radiol). 2010;22(1):6-16.

Coleman MP, Quaresma M, Berrino F, Lurz JM, De Angelis R, Capocaccia R, et al.; CONCORD Working Group. Cancer survival in five continents: a worldwide population-based study (CONCORD). Lancet Oncol. 2008;9(8):730-56.

Crook J. Radiotherapy approaches for locally advanced penile cancer: neoadjuvant and adjuvant. Curr Opin Urol. 2017;27(1):62-7.

D'Amico AV, Chen MH, Renshaw AA, Loffredo M, Kantoff PW. Androgen suppression and radiation vs radiation alone for prostate cancer: a randomized trial. JAMA. 2008;299(3):289-95.

D'Amico AV, Denham JW, Crook J, Chen MH, Goldhaber SZ, Lamb DS, et al. Influence of androgen suppression therapy for prostate cancer on the frequency and timing of fatal myocardial infarctions. J Clin Oncol. 2007;25(17):2420-5.

D'Amico AV, Whittington R, Malkowicz SB, Schultz D, Blank J, Broderick GA, et al. Biochemical outcome after radical prostatectomy, external beam radiation therapy, or interstitial radiation therapy for clinically localized prostate cancer. JAMA. 1998;280(11):969-74.

De Bono JS, Logothetis CJ, Molina A, Fizazi K, North S, Chu L, et al. Abiraterone and increased survival in metastatic prostate cancer. N Engl J Med. 2011;364(21):1995-2005.

Epstein JI, Amin MB, Reuter VE, Humphrey PA. Contemporary Gleason grading of prostatic carcinoma: an update with discussion on practical issues to implement the 2014 International Society of Urological Pathology (ISUP) Consensus Conference on Gleason Grading of Prostatic Carcinoma. Am J Surg Pathol. 2017;41(4):e1-7.

European Association of Urology. (EAU). Guidelines: Penile Cancer [Internet]. EUA; 2022 [consulta el 1 de mayo de 2024]. Disponible en: https://uroweb.org/guideline/penile-cancer/

European Association of Urology. (EAU). Guidelines: Testicular Cancer [Internet]. EUA; 2022 [consulta el 1 de mayo de 2024]. Disponible en: https://uroweb.org/guideline/testicular-cancer/

Fizazi K, Shore N, Tammela TL, Ulys A, Vjaters E, Polyakov S, et al. Darolutamide in nonmetastatic, castration-resistant prostate cancer. N Engl J Med. 2019;380(13):1235-46.

Fizazi K, Tran NP, Fein L, Matsubara N, Rodríguez-Antolín A, Alekseev BY, et al. Abiraterone acetate plus prednisone in patients with newly diagnosed high-risk metastatic castration sensitive prostate cancer (LATITUDE): final overall survival analysis of a randomised, double-blind, phase 3 trial. Lancet Oncol. 2019;20(5):686-700.

Gillessen S, Attard G, Beer TM, Beltran H, Bossi A, Bristow R, et al. Management of patients with advanced prostate cancer: the report of the Advanced Prostate Cancer Consensus Conference APCCC 2017. Eur Urol. 2018;73(2):178-211.

Horenblas S, Van Tinteren H, Delemarre JF, Moonen LM, Lustig V, Van Waardenburg EW. Squamous cell carcinoma of the penis. III. Treatment of regional lymph nodes. J Urol. 1993;149(3):492-7.

Hoyle AP, Ali A, James ND, Cook A, Parker CC, De Bono JS, et al. Abiraterone in «high-» and «low-risk» metastatic hormone-sensitive prostate cancer. Eur Urol. 2019;76(6):719-28.

Hugosson J, Roobol MJ, Månsson M, Tammela TLJ, Zappa M, Nelen V, et al. A 16-yr follow-up of the European Randomized Study of Screening for Prostate Cancer. Eur Urol. 2019;76(1):43-51.

Johansson E, Steineck G, Holmberg L, Johansson JE, Nyberg T, Bill-Axelson A, et al. Quality of life after radical prostatectomy or watchful waiting with or without androgen deprivation therapy: the SPCG-4 randomized trial. Eur Urol Oncol. 2018;1(2):134-42.

Kasivisvanathan V, Rannikko AS, Borghi M, Panebianco V, Mynderse LA, Vaarala MH, et al. MRI-targeted or standard biopsy for prostate-cancer diagnosis. N Engl J Med. 2018;378(19):1767-77.

Kliesch S, Schmidt S, Wilborn D, Aigner C, Albrecht W, Bedke J, et al. Management of germ cell tumours of the testis in adult patients. German Clinical Practice Guideline Part I: epidemiology, classification, diagnosis, prognosis, fertility preservation, and treatment recommendations for localized stages. Urol Int. 2021;105(3-4):169-80.

Klotz L, Boccon-Gibod L, Shore ND, Andreou C, Persson BE, Cantor P, et al. The efficacy and safety of degarelix: a 12-month, comparative, randomized, open-label, parallel-group phase III study in patients with prostate cancer. BJU Int. 2008;102(11):1531-8.

Klotz L, Vesprini D, Sethukavalan P, Jethava V, Zhang L, Jain S, et al. Long-term follow-up of a large active surveillance cohort of patients with prostate cancer. J Clin Oncol. 2015;33(3):272-7.

Leijte JA, Kerst JM, Bais E, Antonini N, Horenblas S. Neoadjuvant chemotherapy in advanced penile carcinoma. Eur Urol. 2007;52(2):488-94.

Lowrance WT, Breau RH, Chou R, Chapin BF, Crispino T, Dreicer R, et al. Advanced Prostate Cancer: AUA/ASTRO/SUO Guideline PART I. J Urol. 2021;205(1):14-21.

Lowrance WT, Breau RH, Chou R, Chapin BF, Crispino T, Dreicer R, et al. Advanced Prostate Cancer: AUA/ASTRO/SUO Guideline PART II. J Urol. 2021;205(1):22-9.

Mandel P, Steuber T, Ahyai S, Kriegmair M, Schiffmann J, Boehm K, et al. Salvage radical prostatectomy for recurrent prostate cancer: verification of European Association of Urology guideline criteria. BJU Int. 2016;117(1):55-61.

Messing EM, Manola J, Yao J, Kiernan M, Crawford D, Wilding G, et al. Immediate versus deferred androgen deprivation treatment in patients with node-positive prostate cancer after radical prostatectomy and pelvic lymphadenectomy. Lancet Oncol. 2006;7(6):472-9.

National Comprehensive Cancer Network (NCCN). NCCN Guidelines. Penile cancer [Internet]. Vesion 1.2023. Plymouth Meeting: National Comprehensive Cancer Network; 2023 [consulta el 1 de mayo de 2024]. Disponible en: https://www.nccn.org/guidelines/guidelines-detail?category=1&id=1456

National Comprehensive Cancer Network (NCCN). NCCN Guidelines. Testicular cancer [Internet]. Version 1.2023. Plymouth Meeting: National Comprehensive Cancer Network; 2023 [consulta el 1 de mayo de 2024]. Disponible en: https://www.nccn.org/guidelines/guidelines-detail?category=1&id=1468

Ost P, Bossi A, Decaestecker K, De Meerleer G, Giannarini G, Karnes RJ, et al. Metastasis-directed therapy of regional and distant recurrences after curative treatment of prostate cancer: a systematic review of the literature. Eur Urol. 2015;67(5):852-63.

Pokorny MR, De Rooij M, Duncan E, Schöder FH, Parkinson R, Barentsz JO, et al. Prospective study of diagnostic accuracy comparing prostate cancer detection by transrectal ultrasound-guided biopsy versus magnetic resonance (MR) imaging with subsequent MR-guided biopsy in men without previous prostate biopsies. Eur Urol. 2014;66(1):22-9.

Rouvière O, Puech P, Renard-Penna R, Claudon M, Roy C, Mège-Lechevallier F, et al.; MRI-FIRST Investigators. Use of prostate systematic and targeted biopsy on the basis of multiparametric MRI in biopsy-naive patients (MRI-FIRST): a prospective, multicentre, paired diagnostic study. Lancet Oncol. 2019;20(1):100-9.

Saad F, Gleason DM, Murray R, Tchekmedyian S, Venner P, Lacombe L, et al. A randomized, placebo-controlled trial of zoledronic acid in patients with hormone-refractory metastatic prostate carcinoma. J Natl Cancer Inst. 2002;94(19):1458-68.

Sanda MG, Cadeddu JA, Kirkby E, Chen RC, Crispino T, Fontanarosa J, et al. Clinically localized prostate cancer: AUA/ASTRO/SUO Guideline. Part I: risk stratification, shared decision making, and care options. J Urol. 2018;199(3):683-90.

Smith MR, Finkelstein JS, McGovern FJ, Zietman AL, Fallon MA, Schoenfeld DA, et al. Changes in body composition during androgen deprivation therapy for prostate cancer. J Clin Endocrinol Metab. 2002;87(2):599-603.

Spratt DE, Dess RT, Zumsteg ZS, Lin DW, Tran PT, Morgan TM, et al. A systematic review and framework for the use of hormone therapy with salvage radiation therapy for recurrent prostate cancer. Eur Urol. 2018;73(2):156-65.

Sung H, Ferlay J, Siegel RL, Laversanne M, Soerjomataram I, Jemal A, et al. Global cancer statistics 2020: GLOBOCAN estimates of incidence and mortality worldwide for 36 cancers in 185 countries. Cancer J Clin. 2021;71(3):209-49.

Thompson IM, Goodman PJ, Tangen CM, Lucia MS, Miller GJ, Ford LG, et al. The influence of finasteride on the development of prostate cancer. N Engl J Med. 2003;349(3):215-24.

Thompson IM, Pauler DK, Goodman PJ, Tangen CM, Lucia MS, Parnes HL, et al. Prevalence of prostate cancer among men with a prostate-specific antigen level ≤ 4.0 ng per milliliter. N Engl J Med. 2004;350(22):2239-46.

Thompson IM, Tangen CM, Paradelo J, Lucia MS, Miller G, Troyer D, et al. Adjuvant radiotherapy for pathological T3N0M0 prostate cancer significantly reduces risk of metastases and improves survival: long-term followup of a randomized clinical trial. J Urol. 2009;181(3):956-62.

US Preventive Services Task Force; Grossman DC, Curry SJ, Owens DK, Bibbins-Domingo K, Caughey AB, Davidson KW, et al. Screening for prostate cancer: US Preventive Services Task Force Recommendation Statement. JAMA. 2018;319(18):1901-13.

Walsh PC. Immediate versus deferred treatment for advanced prostatic cancer: initial results of the Medical Research Council trial. The Medical Research Council Prostate Cancer Working Party Investigators Group. J Urol. 1997;158(4):1623-4.

Wegelin O, Van Melick HHE, Hooft L, Bosch JLHR, Reitsma HB, Barentsz JO, et al. Comparing three different techniques for magnetic resonance imaging-targeted prostate biopsies: a systematic review of in-bore versus magnetic resonance imaging-transrectal ultrasound fusion versus cognitive registration. Is there a preferred technique? Eur Urol. 2017;71(4):517-31.

Wiegel T, Bartkowiak D, Bottke D, Bronner C, Steiner U, Siegmann A, et al. Adjuvant radiotherapy versus wait-and-see after radical prostatectomy: 10-year follow-up of the ARO 96-02/AUO AP 09/95 trial. Eur Urol. 2014;66(2):243-50.

Wilt TJ, Brawer MK, Jones KM, Barry MJ, Aronson WJ, Fox S, et al. Radical prostatectomy versus observation for localized prostate cancer. N Engl J Med. 2012;367(3):203-13.

Wilt TJ, Jones KM, Barry MJ, Andriole GL, Culkin D, Wheeler T, et al. Follow-up of prostatectomy versus observation for early prostate cancer. N Engl J Med. 2017;377(2):132-42.

Cirugía mínimamente invasiva y robótica en el cáncer urológico

60

R. Roldán Testillano

OBJETIVOS

- Establecer las indicaciones de la cirugía mínimamente invasiva.
- Describir el material utilizado en la cirugía y el estado de este, la disposición del quirófano, y del equipo quirúrgico (enfermería, auxiliares, anestesia, etcétera).
- Revisar las distintas vías de abordaje dentro del laparoscópico y robótico, conociendo sus ventajas y desventajas.
- Determinar el gas a emplear para generar el neumoperitoneo, la presión y los efectos que puede tener este en el ámbito sistémico.
- Identificar las principales complicaciones de la cirugía robótica y laparoscópica.
- Analizar la importancia del entrenamiento de la cirugía mínimamente invasiva antes de su aplicación en el paciente real.
- Exponer las principales ventajas e inconvenientes de la cirugía laparoscópica y robótica.

INTRODUCCIÓN

Hace más de 100 años, el «padre de la medicina moderna», Sir William Osler, desafió a los cirujanos a refinar perpetuamente su oficio, declarando: «Diseases that harm require treatments that harm less». Con la intención de conseguir este objetivo, los urólogos del siglo XX alcanzaron grandes logros en este campo; sin embargo, en los últimos 30 años, el desarrollo tecnológico ha permitido una deriva hacia la cirugía mínimamente invasiva (CMI), que ha predominado en la urología, con el objetivo de maximizar los resultados minimizando todo lo posible el daño producido al paciente.

El término *laparoscopia* es una palabra compuesta por las raíces *laparos* (que hace referencia a la cavidad abdominal) y *escopia* (visión). Esta técnica fue desarrollada en el siglo XX, y ha conseguido revolucionar la urología, aplicándose en la mayoría de técnicas quirúrgicas.

De forma paralela, ha ido creciendo la cirugía asistida por robot, el culmen de la tecnología mínimamente invasiva, añadiendo importantes mejoras, como el instrumental articulado, la disminución del temblor, la imagen 3D de alta definición y una posición ergonómica del cirujano; consiguiendo, así, suplir las carencias de la laparoscopia convencional.

Han surgido un número creciente de estudios multicéntricos que comparan los procedimientos laparoscópicos y robóticos con la cirugía abierta, mostrando una eficacia equivalente y una eficiencia aceptable, así como las claras ventajas de la disminución del dolor posoperatorio, mejoría estética, recuperación precoz, menor tiempo de estancia hospitalaria e, incluso, un menor coste.

Por lo tanto, mientras que la cirugía abierta parece tener un papel cada vez menor en el tratamiento de enfermedades uro-

lógicas, la laparoscopia y la cirugía robótica se han convertido en la corriente principal de cirugía urológica, apareciendo ya como recomendación en las guías de práctica clínica en cada vez más patologías.

En el caso de las cirugías oncológicas, se han ido abriendo camino en las indicaciones de tumores cada vez más complejos.

Este tema proporciona una base del conocimiento acerca de la CMI en el ámbito urológico.

SELECCIÓN DEL PACIENTE Y CONTRAINDICACIONES

Pese a los beneficios demostrados por la CMI, son técnicas que no deben generalizarse a todo tipo de pacientes; por lo tanto, es preciso una correcta selección.

Para una correcta selección del paciente, se debe tener en cuenta si se ha sometido a cirugías previas, hay que realizar una exploración física completa, detallando la localización y extensión de todas las cicatrices abdominales; además, se debe realizar una analítica, un electrocardiograma y una radiografía de tórax.

En pacientes con enfermedad pulmonar obstructiva crónica (EPOC), se deben realizar estudios de función respiratoria, dados los efectos que tiene el gas utilizado en el neumoperitoneo —habitualmente, CO_2— sobre estos pacientes.

Son contraindicaciones absolutas de la CMI:

- Coagulopatía no corregible.
- Obstrucción intestinal que no tenga intención de tratarse.
- Infección significativa de la pared abdominal.
- Hemoperitoneo masivo o hemorretroperitoneo.
- Peritonitis generalizada.
- Ascitis de causa sospechosamente maligna.

Contraindicaciones de la CMI:
- Coagulopatía no corregible.
- Obstrucción intestinal que no tenga intención de tratarse.
- Infección significativa de la pared abdominal.
- Hemoperitoneo masivo o hemorretroperitoneo.
- Peritonitis generalizada.
- Ascitis de causa sospechosamente maligna.

Determinadas condiciones dificultan un abordaje laparoscópico o robótico:

- Obesidad mórbida: hace que la cirugía sea técnicamente un reto; dada la necesidad de instrumentos de mayor longitud, disminuye el rango de movimiento de los trocares y de los instrumentos, necesita presiones de neumoperitoneo mayores, y distorsión anatómica debido al tejido graso.
- Sin embargo, en comparación con la cirugía abierta, el procedimiento mínimamente invasivo presenta muchas más ventajas en la cirugía renal y suprarrenal, con menor tasa de sangrado, inicio de la deambulación y la tolerancia oral antes, menos dolor y menos días de hospitalización y convalecencia.
- No obstante, en la prostatectomía y en la cistectomía, no es tan claro su beneficio cuando se trata de pacientes con obesidad mórbida.
- Cirugía previa extensa abdominal o pélvica: puede suponer una fuente de complicaciones a la hora de generar el neumoperitoneo. En estos casos, se recomienda el uso del trocar de Hasson o de la aguja de Veress.
- Embarazo: siempre se deben considerar los riesgos/beneficios de cualquier procedimiento quirúrgico en este estado. Si se opta por la CMI, se debe tener en cuenta una distancia segura del fondo uterino, colocando los trocares más cefálicos. Además, se deben evitar elevadas presiones de neumoperitoneo, ya que, de por sí, existe una disminución del retorno venoso por una compresión extrínseca de la vena cava. Lo aconsejable son presiones en torno a 8-12 mm Hg.
- En caso de poder elegir, se prefiere el segundo trimestre, cuando la organogénesis está completada.

- La correcta selección de los pacientes y la identificación de las posibles contraindicaciones para llevar a cabo un procedimiento laparoscópico o robótico son vitales para obtener resultados exitosos. Una buena anamnesis, centrándose en cirugías previas, y una correcta exploración física, detallando la ubicación de todas las cicatrices abdominales, son los pasos iniciales imprescindibles en la evaluación del paciente para una CMI.
- Las contraindicaciones de la cirugía laparoscópica o robótica incluyen la coagulopatía no corregible, la obstrucción intestinal sin intención de tratarse, la infección importante de la pared abdominal, el hemoperitoneo masivo o hemorretroperitoneo, la peritonitis generalizada y la sospecha de ascitis maligna.

PREPARACIÓN PREQUIRÚRGICA

Como en cualquier procedimiento quirúrgico, la preparación preoperatoria del quirófano y del paciente, y la posición de este van a depender del tratamiento que se vaya a realizar.

Configuración del quirófano

Debe haber suficiente espacio para todo el material, especialmente, en la cirugía robótica. Además, se debe comprobar el correcto funcionamiento de este antes de la cirugía y siempre tener preparado un equipo de cirugía abierta en caso de complicaciones o necesidad de procedimiento abierto emergente.

En la laparoscopia, no puede faltar la torre de laparoscopia, que debe incluir el monitor, la fuente de luz, cámara y controles de la cámara, trocares laparoscópicos, sistema de grabación e insuflador.

La cirugía robótica cuenta con tres componentes:

- Sistema de brazos robóticos: donde están conectados todos los instrumentos y son manipulados mecánicamente dentro del paciente.
- Consola del cirujano: es la estación de trabajo desde la cual el cirujano manipula los instrumentos.
- Torre central: contiene una pantalla de visión, insuflador, fuente de luz y los componentes del sistema de cámara.

Posición del paciente

Las posiciones más frecuentes son el decúbito supino, con o sin colocación de perneras, y el decúbito lateral.

Se deben tener siempre en cuenta los puntos corporales de mayor presión, evitando el contacto directo de las prominencias óseas con la mesa quirúrgica, previniendo así lesiones del nervio ciático y del plexo axilar.

En algunas posiciones forzadas como el Trendelenburg, que permite una movilización de las vísceras para un mejor acceso a la pelvis, es necesaria siempre la sujeción de los hombros y la cabeza y, en el decúbito lateral, los topes laterales.

Profilaxis antitrombótica

Es aconsejable el uso de medias compresivas neumáticas y de profilaxis con heparina subcutánea. En pacientes con elevado riesgo trombótico, se usarán ambas y se continuará su uso poscirugía.

Sondaje vesical

La colocación de sonda vesical preoperatoria permite una adecuada monitorización de la diuresis y, además, minimiza el riesgo de lesión vesical durante la cirugía.

Maniobras preoperatorias útiles e la cirugía laparoscópica/robótica:
- Profilaxis antitromboembólica con heparina y con medias compresivas.
- Correcta posición del paciente, teniendo en cuenta eminencias óseas y plexos nerviosos.
- Sondaje vesical.

PRINCIPIOS BÁSICOS DE LA CIRUGÍA MÍNIMAMENTE INVASIVA

Tanto el abordaje laparoscópico como el robótico se inician de la misma forma, generando un espacio quirúrgico a base de insuflar gas (el más frecuente CO_2) en la cavidad donde se va a trabajar, habitualmente, abdominal (transperitoneal) o retroperitoneal, aunque existen otros abordajes como el inguinal (para linfadenectomías en cirugías oncológicas) y el pélvico extraperitoneal.

Acceso transperitoneal

El acceso a la cavidad abdominal es el primer paso antes de establecer el neumoperitoneo. Este se puede hacer de dos modos: acceso cerrado y abierto.

Acceso cerrado

Con la aguja de Veress. Se genera el neumoperitoneo mediante la punción ciega de una aguja conectada a la toma de gas (habitualmente, CO_2). En posición perpendicular, al puncionar la aguja, se encontrarán dos puntos de resistencia: la fascia de la pared abdominal y el peritoneo. Es el abordaje empleado por más del 60 % de los urólogos europeos y norteamericanos.

El lugar de punción de la aguja variará en función de la posición en la que se encuentre el paciente:

- En decúbito supino:
  – Supraumbilical: riesgo de lesión de grandes vasos.
  – Fosa ilíaca izquierda/derecha: riesgo de perforación colónica.
- En decúbito lateral, punto de Palmer (subcostal en la línea media clavicular izquierda o derecha): riesgo de lesión hepática o esplénica.

Las lesiones más frecuentes al emplear la aguja de Veress para el acceso peritoneal según el lugar de punción son:
- En decúbito supino: si la punción es supraumbilical, existe riesgo de lesionar grandes vasos. Si la punción es en alguna de las fosas ilíacas, el riesgo es de perforación colónica.
- En decúbito lateral: se aconseja el punto de Palmer (subcostal en la línea media clavicular), con riesgo de lesión hepática o esplénica.

Una vez progresada la aguja de Veress hasta la cavidad intraperitoneal, se aconseja comprobar su correcto posicionamiento antes de comenzar a insuflar gas. Para ello, se deben realizar los siguientes pasos:

1. Aspirar con jeringa, con el fin de detectar sangre o contenido intestinal.
2. Inyectar suero salino y aspirar, para asegurar que la punta se encuentra en la cavidad intraperitoneal.
3. Iniciar la insuflación con flujos bajos.

Una vez comprobada su correcta inserción, se aplicará la presión deseada, habitualmente, 10-15 mm Hg.

Al generar neumoperitoneo con la aguja de Veress, se debe comenzar a insuflar gas a flujos bajos y, una vez asegurada su correcta posición, aplicar la presión deseada.

Acceso abierto

El acceso abierto se lleva a cabo mediante la técnica de Hasson o minilaparotomía abierta. Se realiza una mínima incisión semicircular periumbilical y transversal de unos 2 cm, con apertura individual de la fascia, de la musculatura de los rectos anteriores y del peritoneo. Tras confirmar la correcta entrada en la cavidad, se dan dos puntos en cada borde de la fascia, que ayudarán al cierre del acceso tras la cirugía y, finalmente, se introduce el trocar de Hasson con punta roma, colocando el flujo de CO_2 para conseguir la generación del neumoperitoneo. Esta técnica está indicada en casos con cirugías previas donde se prevé que existan adherencias, o en casos en los que haya que extraer piezas que obliguen a abrir la piel posteriormente.

Los riesgos disminuyen, pero el acceso es más lento y, a veces, con más fuga de aire.

Esta técnica puede ser empleada en numerosos accesos, incluyendo el pélvico extraperitoneal, el inguinal, el retroperitoneal, etcétera.

Acceso con puerto de asistencial manual

Se realiza una incisión algo más amplia que con la técnica de Hasson y se coloca el trocar específico. Posteriormente, se colocan el resto de trocares.

Acceso con puerto único

Es un trocar que incluye en el mismo dispositivo distintos orificios para el endoscopio y el resto de instrumentos, minimizando, así, el número de trocares necesarios. Es eficiente, pero disminuye el rango de movimientos, al estar todos muy próximos entre ellos.

Acceso retroperitoneal o extraperitoneal

Permite el acceso a órganos urológicos sin vulneración de la cavidad peritoneal; fundamentalmente, al espacio de Retzius o a la fosa renal. Su principal ventaja es la minimización de riesgos (perforación de víscera hueca, íleo paralítico, adherencias, etc.), pero tiene su máxima dificultad en el propio espacio, ya que se debe generar y, además, es limitado. Es una técnica empleada en tumores renales posteriores, pacientes con adherencias o cirugías previas peritoneales.

A diferencia del acceso transperitoneal, no es un espacio virtual, sino que, como se indicaba anteriormente, se debe crear de forma artificial. La técnica más comúnmente utilizada es el acceso abierto con trocar de Hasson. Si el órgano que se va a tratar se encuentra en la fosa renal, se hace una incisión transversal de 2-2,5 cm en la línea axilar media, justo debajo del borde de la 12ª costilla. Bajo visión directa, se atraviesa la capa posterior de la fascia toracolumbar y las fibras musculares son separadas. Se introduce el dedo índice para generar digitalmente el espacio necesario y colocar el balón de dilatación. Una vez colocado, se infla en dos ocasiones, una en posición cefálica y otra hacia caudal, para dilatar completamente el espacio retroperitoneal.

Este balón de dilatación se coloca anterior al músculo psoas y a la fascia, y posterior a la fascia de Gerota.

Una vez creado el espacio e insuflado el gas, se procede a colocar el resto de trocares. En la cirugía robótica, este acceso suele estar muy limitado por cuestiones de espacio.

 El espacio retroperitoneal y extraperitoneal no es un espacio virtual, sino que debe ser generado de forma artificial, bien mediante la disección digital, bien con el empleo de balones de dilatación.

Trocares

Una vez se ha generado el neumoperitoneo y se ha accedido a la cavidad que se va a intervenir, y tras haber comprobado la ausencia de lesiones, se procede a la colocación del resto de trocares bajo visión directa, los cuales permiten al laparoscopista introducir instrumentos y mantener el neumoperitoneo.

En cuanto a la colocación de los trocares, lo más importante es la configuración elegida, evitando el choque de los instrumentos tanto intracorpóreo como extracorpóreo, consiguiendo el mayor rango de movimiento sin colisión.

En la cirugía robótica, estos deben estar separados entre ellos unos 8-10 cm y, al menos, a 2 cm de cualquier prominencia ósea.

Es muy importante tener en cuenta la anatomía vascular de la superficie abdominal del paciente a la hora de introducirlos, evitando los sangrados. Por ello, es útil la transiluminación desde el interior de la cavidad peritoneal con el endoscopio.

Tanto en el procedimiento laparoscópico como en el robótico, al finalizar el procedimiento, antes de la retirada de trocares, es necesario disminuir la presión intraabdominal a 5 mmHg.

Después de una correcta hemostasia, se pueden retirar los trocares bajo visión directa para evitar la herniación de contenido intraabdominal por los orificios creados y extraer el CO_2 restante.

El cierre de la fascia es algo muy cuestionado. La mayoría recomiendan solo el cierre con Vicryl® 0 de aquellos trocares ≥ 10 mm situados en la línea media, por el riesgo de hernia incisional. Sin embargo, algunos estudios han demostrado que, aunque el trocar sea de 12 mm, independientemente del lugar, no requeriría cierre.

A la hora de extraer la pieza quirúrgica, se buscará realizar la menor incisión posible, evitando regiones anatómicas eventrógenas como la línea media.

- La creación del neumoperitoneo puede ser mediante un abordaje cerrado (p. ej., con aguja de Veress) o abierto (p. ej., con trocar de Hasson). El acceso abierto se recomienda en pacientes en los que se anticipen extensas adherencias por intervenciones quirúrgicas previas.
- La mayoría de estudios demuestran que todo trocar ≥ 10 mm debería ser cerrado.

INSTRUMENTOS EN CIRUGÍA MÍNIMAMENTE INVASIVA

En la actualidad, existen infinidad de instrumentos empleados tanto en laparoscopia como en cirugía robótica, tanto desechables como no desechables, de numerosas casas comerciales y con características muy diversas, lo cual podría merecer dedicar un capítulo entero a ello.

El arsenal quirúrgico comprende herramientas que utilizan energías monopolares, bipolares, que permiten todo tipo de disecciones, selladores de vasos, grapadoras manuales o automáticas, aplicadores de clips quirúrgicos, instrumentos para embolsar las piezas de forma intracorpórea con el fin de evitar la siembra tumoral, etcétera.

Se han desarrollado incluso suturas para este tipo de abordajes, como las barbadas, con *loops* en el extremo distal para evitar la necesidad de anudar, etcétera.

Instrumentos en laparoscopia

Existen instrumentos para visualización, instrumentos de agarre y disección, instrumentos de corte y hemostasia, instrumentos de sutura y anastomosis e instrumentos para grapar.

Instrumentos para visualización

Para crear la imagen de laparoscopia, se necesitan cuatro componentes: el laparoscopio, la fuente de luz, la cámara y el monitor.

Las lentes pueden ser de 0° o 30°. Existen laparoscopios flexibles, que pueden rotar hasta en cuatro direcciones, alcanzando grados de visión de 100° a 120°.

Lo más novedoso en cuanto a visualización son los sistemas 3D.

Instrumentos de agarre y disección

La mayoría de los instrumentos de agarre son de 5 mm. Existen múltiples variaciones entre ellos, en función de la configuración de la punta (roma, puntiaguda, recta, curva, angulada), de su superficie (traumática o atraumática), del diseño de agarre y de las propiedades que pueda tener de cauterizar. Además, pueden tener la posibilidad de bloqueo/desbloqueo, rotar la punta o articularse.

Instrumentos de corte y hemostasia

Algunos ejemplos son las tijeras de laparoscopia (con múltiples variedades según su punta, pueden articularse e, incluso, rotar), bisturí, dispositivos de electrocoagulación (monopolar o bipolar), ultrasónicos o láser.

También hay disponibles preparados farmacológicos (agentes hemostáticos) con capacidad de sellar y coagular a base de fibrina, trombina, etcétera.

Instrumentos de sutura y anastomosis

Se distinguen los siguientes instrumentos:

- Portagujas: una pala fija y la otra móvil. Todas con mecanismo de bloqueo, y algunas pueden rotar.

- Clips: evitan tener que anudar la sutura, y disminuyen el tiempo quirúrgico.
- Sutura barbada: acelera la sutura y evita anudar. Son monofilamento; sus dientes están orientados en dirección opuesta a la dirección de la aguja. Agarra tejido sin deshacer el punto.

Instrumentos para grapar

Existen múltiples instrumentos para el sellado. El primero fue introducido en 2010. Todos ellos disponen de múltiples tamaños de carga, la posibilidad de rotar y articularse.

Instrumentos en robótica

Existe una variedad muy amplia de instrumentos articulados. La punta tiene la libertad de articularse hasta 90°, imitando los movimientos de muñeca de la mano del cirujano.

Todos ellos también sirven para corte, hemostasia, agarre, disección, sutura, anastomosis, etcétera.

CONSIDERACIONES DEL NEUMOPERITONEO

Para este tipo de intervenciones, es preciso generar espacios anatómicos con gas; es por ello por lo que cabe destacar algunas consideraciones en cuanto a la elección del gas o cómo afectan estos gases a la fisiología del paciente durante la anestesia, siempre teniendo en cuenta las posiciones quirúrgicas utilizadas, y cómo estas influyen a nivel sistémico.

Elección del gas

El principal gas utilizado es el CO_2; no obstante, existen alternativas al CO_2, con sus ventajas e inconvenientes.

Dióxido de carbono (CO_2)

Es el gas más utilizado en cirugía laparoscópica y robótica gracias a sus propiedades: inerte, incoloro, incombustible, muy soluble en sangre y barato.

Su rápida absorción se debe a que es muy soluble en agua y difunde fácilmente por los tejidos; además, tiene un alto gradiente de difusión por la diferencia de concentraciones de CO_2 entre el espacio creado y el resto de componentes.

Sin embargo, esta rápida absorción puede dar lugar a potenciales problemas, como hipercapnia o arritmias cardíacas. En concreto, los pacientes con EPOC no son capaces de compensar la absorción de CO_2 aumentando la ventilación, y esto puede suponer un inconveniente; es por ello por lo que, en este tipo de pacientes, se recomiendan gasometrías arteriales durante un procedimiento laparoscópico o robótico prolongado.

Además, el CO_2 estimula el sistema nervioso simpático, lo que desencadena un aumento de la frecuencia cardíaca, de la contractilidad cardíaca y un aumento de las resistencias vasculares.

Óxido nítrico (N_2O)

Es menos irritante, ocasiona menos desajustes en el equilibrio ácido-básico y genera menos efectos cardiovasculares.

Sin embargo, reduce la precarga y aumenta la tensión arterial media, la frecuencia cardíaca y la presión venosa central. Además, es combustible, por lo que solo se puede utilizar en procedimientos que no van a requerir electrocoagulación.

Helio (He)

Es inerte e incombustible. Tiene efectos favorables en la presión arterial y no causa hipercapnia. Es muy útil en pacientes con enfermedad pulmonar.

Sin embargo, es más caro y está asociado a altas tasas de embolia gaseosa, debido a su baja solubilidad en sangre. Es por ello por lo que, si va a ser utilizado, el neumoperitoneo se debe generar al inicio con CO_2 y, posteriormente, se debe cambiar y mantener con helio.

Otros gases

En el pasado, se utilizó oxígeno y aire ambiente, pero tenía grandes efectos adversos, como la embolia gaseosa, explosión y combustión; por todo ello, se dejó de utilizar. Otras posibles fuentes de insuflación son el xenón, el argón y el criptón.

> Las características fundamentales del CO_2, el gas más empleado en cirugía robótica y laparoscópica, son:
> - Es inerte.
> - Es incoloro.
> - Es incombustible.
> - Es elevada solubilidad en sangre.
> - Es barato.

Elección de la presión del neumoperitoneo

Dependiendo del abordaje empleado para la cirugía, la presión a la que se debe encontrar el gas insuflado puede ser relevante. Tanto si el abordaje es intraperitoneal, como retroperitoneal o extraperitoneal, la presión utilizada puede acarrear complicaciones.

La presión más comúnmente seleccionada para cirugía laparoscópica o robótica es 10-15 mmHg, siendo 12 mmHg la más habitualmente utilizada y con menos alteraciones en los parámetros cardíacos. Menor presión supone menos efectos adversos, pero también menor campo de visión y cirugía más complicada para el urólogo.

Trabajar con bajas presiones disminuye el dolor posoperatorio; incluso presiones < 10 mmHg reducen la tasa de oliguria. Por otro lado, una presión de 20 mmHg disminuye el sangrado venoso durante el procedimiento.

> - La presión empleada debe oscilar entre los 10 y los 15 mmHg, siendo 12 mmHg la más generalizada.
> - El aumento progresivo de la presión intraabdominal produce efectos a nivel cardiovascular, renal y respiratorio, entre otros.

En la **tabla 60-1**, se detallan los efectos cardiovasculares, renales y respiratorios en función de la presión utilizada.

Tabla 60-1. Efectos cardiovasculares, renales y respiratorios en función de la presión utilizada de CO_2 en el neumoperitoneo

	Efectos	5 mmHg	10 mmHg	20 mmHg	40 mmHg
Cardiovasculares	Frecuencia cardíaca	↑	↑	↑	↓
	Presión arterial media	↑	↑	↑	↑
	Resistencias sistémicas	↑	↑	↑	↑
	Retorno venoso	=/↓	↑/↓	↑/↓	↓
	Gasto cardíaco	=/↓	=/↑	=/↓	↓
Renales	Filtrado glomerular	=	↓	↓↓	↓↓
	Excreción urinaria	=	↓	↓↓	↓↓
Respiratorios	CO_2 exhalado	=	=/↑	=/↑	↑
	Presión parcial de CO_2	=	↑	↑	↑
	pH arterial	=	=/↓	↓	↓

CO_2: dióxido de carbono

Efectos cardiovasculares del neumoperitoneo

El neumoperitoneo puede afectar al flujo venoso, al ritmo cardíaco y a la presión venosa central.

Flujo venoso

Los efectos del neumoperitoneo dependen de la presión auricular.

Si la presión auricular es baja (estados normales o de hipovolemia), un neumoperitoneo > 20 mmHg disminuye el retorno venoso, porque aumenta la compresión sobre la vena cava.

Si la presión auricular es alta (estados hipervolémicos), la vena cava resiste la presión intraabdominal elevada; aunque una presión > 40 mmHg hace que los vasos de capacitancia colapsen, aumentan las resistencias vasculares, disminuye el flujo sanguíneo y reduce el retorno venoso.

El retorno venoso de las extremidades inferiores también se reduce con presiones intraabdominales elevadas, lo que facilita la formación de trombos.

Arritmias cardíacas

La hipercapnia puede causar taquicardia y extrasístoles ventriculares.

La irritación peritoneal puede causar una estimulación vagal y, con ello, bradiarritmias.

Además, las disritmias pueden ser un aviso de un neumotórax, hipoxia o embolia gaseosa.

Presión venosa central

El aumento de la presión intraabdominal puede elevar de forma irreal la presión venosa central.

Efectos renales del neumoperitoneo

El aumento de la presión intraabdominal se ha visto asociado a una disminución del volumen de orina producido. Esto se debe a que, con el aumento de la presión intraabdominal, disminuye el flujo sanguíneo renal y, además, hay una compresión del parénquima, lo cual lleva a la oliguria.

Para evitarlo, se recomiendan presiones de 10 mmHg o menos. Además, se aconseja el uso de furosemida, manitol o dopamina, en vez de una excesiva hidratación o mucho volumen, que llevan al edema.

Efectos respiratorios del neumoperitoneo

El neumoperitoneo puede tener efectos respiratorios debidos a la presión del gas insuflado o a la posición del paciente.

Efectos mediados por la presión

Debido al aumento de la presión intraabdominal, el movimiento diafragmático está limitado. El espacio muerto pulmonar permanece sin cambios, pero la capacidad funcional disminuye. Aunque, por lo general, no es de gran importancia en una persona sana, sí lo puede ser en pacientes con EPOC; por ello, es recomendable utilizar técnicas de presión en este tipo de pacientes.

Efectos debidos a la posición

La posición en Trendelenburg eleva el diafragma y disminuye la capacidad vital respiratoria, lo que puede ocasionar edema pulmonar, por ello hay que vigilar el aporte de flujo durante el procedimiento.

Efectos del neumoperitoneo en el flujo sanguíneo mesentérico y en la movilidad intestinal

El flujo sanguíneo no solo disminuye en los vasos renales, también en los mesentéricos y en otros órganos. Esto raramente puede ocasionar una trombosis mesentérica.

Lo que sí ha demostrado el uso de la laparoscopia frente a la cirugía abierta es una menor tasa de íleo paralítico posquirúrgico. El mecanismo exacto responsable de este hecho aún se desconoce; se ha postulado el estado de hipercapnia como responsable.

Efectos del neumoperitoneo en el equilibrio ácido-básico

Los procedimientos laparoscópicos prolongados llevan a un estado de hipercapnia y a acidosis respiratoria.

La acidosis respiratoria se debe a la absorción transperitoneal de CO_2 durante el establecimiento y mantenimiento del neumoperitoneo. Esto puede ser peligroso en pacientes con EPOC, en los cuales es necesario el control gasométrico arterial durante la cirugía y *a posteriori*, debido a su incapacidad de compensar la eliminación pulmonar de CO_2.

> En cuanto a los efectos fisiológicos del neumoperitoneo, a mayor presión de CO_2, se producirá:
> - Aumento de la frecuencia cardíaca (a partir de 40 mmHg, se produce un descenso).
> - Aumento de la presión arterial media.
> - Aumento de las resistencias vasculares periféricas.
> - Variabilidad más o menos importante en el retorno venoso y gasto cardíaco.
> - Descenso progresivo del filtrado glomerular.
> - Descenso progresivo de la producción urinaria.
> - Aumento progresivo del CO_2 exhalado en la capnografía.
> - Aumento progresivo de la presión parcial de CO_2.
> - Descenso progresivo del pH arterial.

Efectos hemodinámicos relacionados con la posición paciente y el tipo de abordaje

El neumoperitoneo puede tener efectos hemodinámicos como consecuencia de la posición del paciente durante el procedimiento y del tipo de abordaje empleado.

Efectos debidos a la posición

Los efectos hemodinámicos del neumoperitoneo varían en función de la posición del paciente durante el procedimiento:

- Decúbito supino: la precarga no varia o disminuye cuando la presión intraabdominal es < 15 mmHg. Sin embargo, la presión arterial media y las resistencias vasculares aumentan. Si la presión intraabdominal es > 20 mmHg, disminuye el retorno venoso; con ello, la precarga y, a su vez, la presión arterial media.
- Anti-Trendelenburg: aumentan la frecuencia cardíaca y las resistencias vasculares sistémicas, y disminuyen la presión arterial media y el gasto cardíaco.
- Trendelenburg: caen la frecuencia cardíaca y las resistencias vasculares sistémicas, y aumentan la presión arterial media y el gasto cardíaco.

Efectos debidos al tipo de abordaje

El abordaje extraperitoneal podría tener menos efectos hemodinámicos comparado con el transperitoneal, ya que este tiene cambios más pronunciados de gasto cardíaco, presión arterial pulmonar, presión venosa central, presión venosa ilíaca, etcétera.

COMPLICACIONES EN LA CIRUGÍA MÍNIMAMENTE INVASIVA

Los estudios recientes demuestran una tasa de complicaciones relacionadas con la cirugía urológica laparoscópica y robótica de un 13-22 %, con una tasa de mortalidad inusual.

Las más frecuentes son las lesiones vasculares, seguidas de la lesión de órganos adyacentes al órgano que se pretende tratar.

Dada la sofisticación del material quirúrgico utilizado, existe una dependencia técnica muy importante, y tanto el cirujano como todo el personal de quirófano deben haber recibido formación acerca del funcionamiento del equipo, reconocerlo y saber cuándo puede estar fallando, para, de ese modo, minimizar los riesgos, teniendo el equipo al día, con las revisiones recomendadas por el fabricante y cumpliendo las recomendaciones de las casas comerciales.

A continuación, se detallan algunas de las complicaciones más frecuentes en los abordajes laparoscópicos y robóticos:

- Complicaciones relacionadas con la creación del neumoperitoneo: ya se utilice un abordaje cerrado (p. ej., con aguja de Veress) o abierto (p. ej., con trocar de Hasson), las complicaciones son similares, aunque menos frecuentes mediante un abordaje abierto:
  - Daño de una víscera, en concreto, de un asa intestinal: puede conllevar una distensión abdominal asimétrica. Si se sospecha, debe detenerse la insuflación y corregir el defecto.
  - Daño vascular: puede ocasionar una embolia gaseosa. El primer signo de que esto está sucediendo es un colapso cardiovascular. Otros signos son: disritmias, taquicardia, cianosis y edema pulmonar. El diagnóstico suele ser realizado por el anestesista, tras una caída rápida de la saturación de oxígeno. El tratamiento debe ser inmediato, cesando la insuflación de gas, colocando al paciente en decúbito lateral izquierdo y en posición de Trendelenburg, forzando al émbolo a ir al ápex del ventrículo derecho, mientras se hiperventila con oxígeno al 100 %. Esta complicación suele ser devastadora.
  - Las presiones > 15 mm Hg mantenidas durante mucho tiempo pueden causar un barotrauma. También lo pueden causar ciertas técnicas de ventilación que usen presión espiratoria positiva, que desencadenen la rotura de una bulla. El signo inicial es la hipotensión, con una caída brusca del retorno venoso por compresión de la vena cava.
  - Colocación preperitoneal e insuflación de gas en preperitoneo. Si la aguja de Veress se coloca en un lugar inapropiado, como puede ser el subcutáneo, el resultado será un enfisema subcutáneo. También lo puede causar una fuga de CO_2 por los puertos de los trocares. El signo patognomónico es el crepitar del abdomen y tórax, pudiendo alcanzar el escroto en los varones.
- Complicaciones relacionadas con la colocación del primer trocar:
  - Lesión de órganos gastrointestinales: es la lesión más común. No evidenciar una perforación intestinal puede suponer una peritonitis e, incluso, la muerte del paciente.

Es por ello por lo que, en caso de ser vista, es obligatoria su reparación en el momento.

- Lesión de vasos intraabdominales: es una complicación rara, pero muy grave; ocurre en un 0,11-2 % de los casos. Es más común en procedimientos retroperitoneales. Los vasos más frecuentemente lesionados son la aorta y las arterias ilíacas comunes. El primer signo es la hipotensión y la taquicardia. Esto obliga a actuar de forma urgente.
- Lesión vesical: está más asociada a la colocación de un trocar cercano a la vejiga. La incidencia varía del 0,02 al 8,3 %. El signo inicial es la neumaturia o la hematuria macroscópica. El daño debe ser reparado siempre bajo sutura, no siendo recomendable dejarlo cerrar por sí solo dejando una sonda. La mejor forma de prevenirlo es el sondaje vesical previo a todo procedimiento laparoscópico.

- Complicaciones asociadas a la colocación de los siguientes trocares:
  - Sangrado: si se evidencia sangrado activo al colocar un trocar, es signo de daño de un vaso de la pared abdominal. El tratamiento es coagular el punto de sangrado o suturar el área de hemorragia con sutura absorbible 0-0. La mejor forma de evitar este sangrado es mediante la transiluminación de la pared abdominal; esto será especialmente útil en pacientes delgados.
  - Posición de los trocares: si la colocación de los trocares es muy cercana entre ellos, estos chocarán. En el robot, es necesario que se coloquen con unos 8-10 cm de distancia entre ellos.

- Complicaciones relacionadas con el procedimiento quirúrgico:
  - Arritmias: la más común es la taquicardia sinusal. La laparoscopia favorece el desarrollo de arritmias debido a la insuflación de CO_2, la hipercapnia, la posición de Trendelenburg y los fármacos utilizados durante el procedimiento anestésico, como el halotano. Es por ello por lo que resulta esencial una monitorización continua de los parámetros cardiovasculares y pulmonares.
  - Cambios en la presión sanguínea: la hipertensión se puede producir por la propia anestesia general, por las elevadas presiones intraabdominales o por la hipercapnia. La hipotensión puede ser resultado de la hipoxia, de un neumotórax o neumomediastino, embolia gaseosa o de la hemorragia.
  - Aspiración de contenido gástrico: más frecuente en pacientes con hernia de hiato, obesidad, diabetes y obstrucción intestinal.
  - Hipotermia: se debe a la suma de la baja temperatura en quirófano junto con la disminución de esta con el neumoperitoneo; por cada 50 L de CO_2 insuflado, disminuye 0,3 °C la temperatura corporal.
  - Lesión intestinal: puede ser térmica o mecánica. La térmica puede pasar desapercibida durante la intervención y el paciente suele empezar a tener clínica a los 5-7 días de la cirugía. Se manifiesta como fiebre, náuseas o datos de peritonitis. El manejo puede ser conservador, con tratamiento antibiótico o, si la evolución no es favorable y terminan con fístulas, quirúrgico. Por el contrario, la lesión intestinal mecánica se puede deber a una

gran variedad de instrumentos afilados que se utilizan, y la clínica suele ser más temprana, en el posoperatorio inmediato. El tratamiento suele ser siempre quirúrgico.
- Lesión vascular: es un evento raro. El uso de trocares de punta roma, la miniaturización de los instrumentos y la visión del campo han minimizado este tipo de lesiones. Si el sangrado es venoso, subiendo la presión del neumoperitoneo a 25 mm Hg puede disminuir o, incluso, detener el sangrado. También se pueden utilizar elementos que favorezcan la coagulación o pegamentos. Aunque si el sangrado es abundante, se deberá convertir a un procedimiento abierto e, incluso, consultar a cirugía vascular.
- Lesión nerviosa: puede ser el resultado de una lesión directa o por la posición del paciente.
  Una inadecuada posición del paciente junto con un largo tiempo quirúrgico puede causar daño nervioso por estiramiento o compresión.
  El daño más frecuente es el del plexo braquial; este se puede ver afectado de múltiples formas: con una abducción del brazo > 90°, una rotación externa extrema de la cabeza del húmero, etc. Otros nervios que se pueden ver dañados son el nervio femoral y el ciático. Por todo ello, la prevención es primordial, con una adecuada posición del paciente, una mesa óptima con dispositivos de protección de todas las eminencias óseas, etcétera.
  La lesión directa de los nervios puede ser por daño mecánico directo o por contacto con monopolar.
- Lesión del tracto urinario:
  - Lesión vesical: cuando sucede, puede ser objetivada durante la propia cirugía por salida de líquido claro en la región pélvica, hematuria o gas en la bolsa de diuresis. En ese caso, el tratamiento es la reparación directa. Si pasa desapercibida, el paciente puede comenzar con oliguria, hiponatremia, etc. El diagnóstico será mediante una cistografía o una tomografía axialcomputarizada (TAC). Y el tratamiento depende de si la perforación es extraperitoneal o intraperitoneal. Si es extraperitoneal, el tratamiento es conservador, basado en sondaje vesical. Si es intraperitoneal, requiere de drenaje mediante laparoscopia o abierto.
  - Lesión ureteral: suele ser el resultado de daño térmico por el uso de monopolar en la vecindad del uréter.
    La mayoría de estas lesiones pasan inadvertidas durante el procedimiento laparoscópico. Es a los 2-3 días de la cirugía cuando los pacientes comienzan con dolor en el flanco o en el abdomen, fiebre y signos de peritonitis.
    El diagnóstico se realiza con una TAC abdominal o pélvica, y el tratamiento es la colocación de un catéter doble J (CDJ) y sondaje vesical. Si el CDJ no pudiese ser colocado, se debería realizar una nefrostomía percutánea (NPC).
- Lesión pancreática: puede lesionarse la cola del páncreas durante una adrenalectomía izquierda (8,6 %) o durante una nefrectomía radical izquierda (2,1 %). En la mayoría de las ocasiones (75 %), el diagnóstico es posquirúrgico. El paciente comienza con dolor abdominal, lipasa y amilasa elevadas, y la TAC revela una colección que debe ser drenada de forma percutánea.

– Lesión esplénica: el avance de la cirugía laparoscópica ha hecho que haya una disminución significativa de esta lesión (de un 4,3 a un 1,5 %). En la mayoría de los casos, el diagnóstico es intraoperatorio y el tratamiento puede ser la coagulación con argón o con nuevos agentes hemostáticos.

• Complicaciones relacionadas con evisceración de contenido abdominal: la más conocida es el atrapamiento intestinal. Durante la retirada de los trocares y el cierre del gas, el epiplón o el intestino pueden quedar atrapados en uno de los puertos. El paciente comenzará al segundo o tercer día posoperatorio con íleo y dolor. El tratamiento es quirúrgico. La principal forma de evitarlo es retirar los trocares bajo visión directa.

• Complicaciones posoperatorias tempranas:

– Dolor: el dolor en algunos de los puertos es lo habitual. Cuando solo se limita a uno, hay que comprobar que no haya herniación, daño del intestino o infección. También hay que valorar si hay sangrado o hematoma.

Si el dolor abdominal es difuso, el paciente comienza con malestar y signos de irritación peritoneal, se debe valorar si no hay daño intestinal.

– Hernia incisional: suele suceder en los trocares mayores de 10 mm. La clínica habitual es malestar general, náuseas, signos de obstrucción intestinal, dolor abdominal, etc. El diagnóstico es mediante TAC y el tratamiento es quirúrgico.

– Trombosis venosa profunda o tromboembolia pulmonar: no hay evidencia de que esta complicación sea mayor en la cirugía laparoscópica o robótica que en la cirugía abierta. Se recomienda el uso de medias compresivas neumáticas durante la intervención y después de 48-72 horas poscirugía, junto con bajas dosis de heparina no fraccionada o de bajo peso molecular.

– Infección de la herida: la incidencia es menor que en los procedimientos abiertos. Es necesaria una buena preparación antiséptica y un campo estéril, con un cierre meticuloso de la herida.

– Rabdomiólisis: se trata de una complicación potencialmente grave. Tiene una incidencia del 0,4 %, aunque cuando el abordaje es retroperitoneal, esta incidencia asciende hasta un 1 %.

Los pacientes que más riesgo tienen son aquellos de sexo masculino, con un índice de masa corporal (IMC) ≥ 25 kg/m², que se someten a un procedimiento laparoscópico en decúbito lateral con la mesa quirúrgica flexionada (p. ej., nefrectomías), ya que esta es la posición con mayor presión en el flanco.

La rabdomiólisis se manifiesta inmediatamente en la zona de reanimación posquirúrgica. Los pacientes se quejan de dolor muy intenso por debajo de la cintura, y presentan coluria y una creatina-cinasa mayor de 5.000 U/dL. Lo más importante es la prevención.

• Complicaciones posoperatorias tardías: son aquellas que suceden pasadas las tres semanas desde la cirugía. Suelen ser raras. Estas complicaciones incluyen:

– Hernia incisional: ya comentada previamente.

– Complicaciones linfáticas: son más comunes en los procedimientos pélvicos (p. ej., en la prostatectomía radical). La incidencia varía de un 0,4 a un 1,3 %. También se puede observar tras un trasplante renal.

El linfocele tarda semanas en desarrollarse y la clínica que puede dar es de efecto masa, edema en los miembros inferiores o, incluso, trombosis venosa. El diagnóstico es mediante TAC, y el tratamiento es el drenaje percutáneo. La forma de prevenirlo es mediante un clipaje correcto de los vasos linfáticos. La coagulación con monopolar se ha visto que no funciona bien; es preferible el bipolar o el harmónico, que sí han mostrado efectividad.

El primer signo de tromboembolia pulmonar es un aumento abrupto del CO_2 espiratorio final, acompañado de una caída brusca de la saturación de oxígeno, y luego una disminución abrupta del CO_2 espiratorio final.

Las lesiones intestinales térmicas pueden ocurrir por uno de estos tres mecanismos: activación directa inapropiada, roce de otro instrumento o fallo en el aislamiento térmico.

La colocación de los trocares debe ser cuidadosamente planeada para evitar el cruce, los giros y los golpes de instrumentos, o la colisión entre los brazos del robot.

ENTRENAMIENTO EN CIRUGÍA MÍNIMAMENTE INVASIVA

Si algo destaca en la cirugía robótica y laparoscópica es su constante evolución técnica, ya sea en las propias técnicas quirúrgicas, como en todos los materiales e instrumental utilizado; lo cual obliga al urólogo a mantenerse al día y a un entrenamiento previo. Este es necesario, pues el instrumental empleado es completamente distinto al que se utiliza para los abordajes abiertos, con rangos de movimiento en momentos limitados, con una visión en algunas ocasiones en 2D, y con una ergonomía poco habitual.

Algunos de estos «problemas» quedan resueltos con el abordaje robótico, al implementar una visión 3D, con mayores rangos de movimientos, más parecidos a la técnica abierta; aunque, por el contrario, se pierde la sensación táctil, y supone un esfuerzo extra la familiarización con la consola robótica.

Por todos estos motivos, para la CMI, es necesario que los cirujanos entrenen y mejoren sus habilidades. Primero deben desarrollarse fuera del quirófano, para después transferirlas a este.

Existe una amplia variedad de modelos para practicar: desde puestos de laparoscopia inanimados, a simuladores robóticos, o prácticas en animales vivos o en cadáveres humanos. Todo ello sirve para estandarizar la técnica, desarrollar una curva de aprendizaje segura y probar el instrumental previamente a su uso con pacientes reales.

CIRUGÍA ROBÓTICA Y LAPAROSCÓPICA EN UROLOGÍA: VENTAJAS Y DESVENTAJAS

Probablemente, la urología sea la especialidad con más técnicas quirúrgicas robóticas, estandarizadas y generalizadas.

De forma general, se puede afirmar que la cirugía laparoscópica y la cirugía robótica presentan ventajas respecto al abordaje abierto, una vez superada la curva de aprendizaje, en la mayoría de los procedimientos realizados:

• Mejoría en los resultados quirúrgicos y funcionales.

- Disminución de las complicaciones de forma global.
- Disminución de la estancia posoperatoria.
- Resultados oncológicos equiparables.
- Curvas de aprendizaje cada vez más cortas, gracias a los programas de aprendizaje y simulación.
- Mejoría del resultado estético.

Pero también tienen sus inconvenientes:

- Mayores tiempos quirúrgicos en algunas técnicas.

- Mayor coste.
- Necesidad de formación especializada de todo el equipo quirúrgico (enfermeras, auxiliares, anestesistas, etcétera).

No obstante, los mayores tiempos quirúrgicos y el mayor coste han desaparecido en aquellos centros de referencia, donde estas técnicas están muy estandarizadas, pues han logrado disminuir el tiempo quirúrgico y los pacientes tienen una menor estancia hospitalaria, con menos complicaciones posquirúrgicas, reduciéndose, así, el coste global.

PUNTOS CLAVE

- Los procedimientos laparoscópicos eran casi impensables al principio de la década de 1990; sin embargo, ahora se realizan de forma rutinaria.
- Además, el uso del robot permite desarrollar procedimientos reconstructivos complejos con precisión y con grandes resultados.

- Por todo ello, es necesario el conocimiento de los principios básicos de la CMI, incluyendo los efectos fisiológicos del neumoperitoneo, el acceso al abdomen y el manejo de las complicaciones.

BIBLIOGRAFÍA

Abboudi H, Khan MS, Aboumarzouk O, Guru KA, Challacombe B, Dasgupta P, et al. Current status of validation for robotic surgery simulators - a systematic review. BJU Int. 2013;111(2):194-205.

Anast JW, Stoller ML, Meng MV, Master VA, Mitchell JA, Bassett WW, et al. Differences in complications and outcomes for obese patients undergoing laparoscopic radical, partial or simple nephrectomy. J Urol. 2004;172(6 Pt 1):2287-91.

Fitzgerald S, Andrus CH, Baudendistel LJ, Dahms TE, Kaminski DL. Hypercarbia during carbon dioxide pneumoperitoneum. Am J Surg. 1992;163(1):186-90.

Han M, Partin AW. Simple prostatectomy: open and robot-assisted laparoscopic approaches. En: Partin AW, Dmochowski RR, Kavoussi LR, Peters CA, Wein AJ (eds.). Campbell Walsh Wein Urology. 12ª ed. Filadelfia: Elsevier; 2020. p. 3449-56.

Harris MN, Plantevin OM, Crowther A. Cardiac arrhythmias during anesthesia for laparoscopy. Br J Anaesth. 1984;56(11):1213-7.

Moreir DM, Kavoussi LR. Laparoscopic and robotic surgery of the kidney. En: Partin AW, Dmochowski RR, Kavoussi LR, Peters CA, Wein AJ (eds.). Campbell Walsh Wein Urology. 12ª ed. Filadelfia: Elsevier; 2020. p. 2279-308.

Navai N, Dinney CPN. Surgical management of bladder cancer: transurethral, open, and robotic. En: Partin AW, Dmochowski RR, Kavoussi LR, Peters CA, Wein AJ (eds.). Campbell Walsh Wein Urology. 12ª ed. Filadelfia: Elsevier; 2020. p. 3133-59.

Patel RM, Kaler KS, Landman J. Fundamentals of laparoscopic and robotic urologic surgery. En: Partin AW, Dmochowski RR, Kavoussi LR, Peters CA, Wein AJ (eds.). Campbell Walsh Wein Urology. 12ª ed. Filadelfia: Elsevier; 2020. p. 203-34.

Su LM, Otto BJ, Costello AJ. Laparoscopic and robotic-assisted laparoscopic radical prostatectomy and pelvic lymphadenectomy. En: Partin AW, Dmochowski RR, Kavoussi LR, Peters CA, Wein AJ (eds.). Campbell Walsh Wein Urology. 12ª ed. Filadelfia: Elsevier; 2020. p. 3566-86.

Índice analítico

Los números de página seguidos de *f* indican figura; los seguidos de *t* indican tabla.